Ulrich Schwabe, Dieter Paffrath, Wolf-Dieter Ludwig,
Jürgen Klauber (Hrsg.)

Arzneiverordnungs-Report 2017

T0175338

Ulrich Schwabe
Dieter Paffrath
Wolf-Dieter Ludwig
Jürgen Klauber (Hrsg.)

Arzneiverordnungs-Report 2017

Aktuelle Daten, Kosten, Trends und Kommentare

Mit 97 Abbildungen und 256 Tabellen

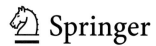 Springer

Herausgeber

Prof. em. Dr. med. Ulrich Schwabe
Pharmakologisches Institut
Universität Heidelberg
Im Neuenheimer Feld 366
69120 Heidelberg

Dr. rer. soc. Dieter Paffrath
Bachstraße 29
50858 Köln

Prof. Dr. med. Wolf-Dieter Ludwig
Arzneimittelkommission der deutschen Ärzteschaft
Herbert-Lewin-Platz 1
10623 Berlin

Jürgen Klauber
Wissenschaftliches Institut der AOK (WIdO)
Rosenthaler Straße 31
10178 Berlin

Ergänzendes Material finden Sie unter http://extras.springer.com

ISBN 978-3-662-54629-1   978-3-662-54630-7 (eBook)
https://doi.org/10.1007/978-3-662-54630-7

Die Deutsche Nationalbibliothek verzeichnet diese Publikation in der Deutschen Nationalbibliografie;
detaillierte bibliografische Daten sind im Internet über http://dnb.d-nb.de abrufbar.

Springer
© Springer-Verlag GmbH Germany 2017
Das Werk einschließlich aller seiner Teile ist urheberrechtlich geschützt. Jede Verwertung, die nicht ausdrücklich vom Urheberrechtsgesetz zugelassen ist, bedarf der vorherigen Zustimmung des Verlags. Das gilt
insbesondere für Vervielfältigungen, Bearbeitungen, Übersetzungen, Mikroverfilmungen und die Einspei-
cherung und Verarbeitung in elektronischen Systemen.
Wichtiger Hinweis: Die Erkenntnisse in der Medizin unterliegen laufendem Wandel durch Forschung und
klinische Erfahrungen. Sie sind darüber hinaus vom wissenschaftlichen Standpunkt der Beteiligten als
Ausdruck wertenden Dafürhaltens geprägt. Wegen der großen Datenfülle sind Unrichtigkeiten gleichwohl
nicht immer auszuschließen. Alle Angaben erfolgen insoweit nach bestem Wissen aber ohne Gewähr.
Die Wiedergabe von Gebrauchsnamen, Handelsnamen, Warenbezeichnungen usw. in diesem Werk berechtigt auch ohne besondere Kennzeichnung nicht zu der Annahme, dass solche Namen im Sinne der Waren-
zeichen- und Markenschutz-Gesetzgebung als frei zu betrachten wären und daher von jedermann benutzt
werden dürften.
Der Verlag, die Autoren und die Herausgeber gehen davon aus, dass die Angaben und Informationen in
diesem Werk zum Zeitpunkt der Veröffentlichung vollständig und korrekt sind. Weder der Verlag noch die
Autoren oder die Herausgeber übernehmen, ausdrücklich oder implizit, Gewähr für den Inhalt des Werkes,
etwaige Fehler oder Äußerungen. Der Verlag bleibt im Hinblick auf geografische Zuordnungen und
Gebietsbezeichnungen in veröffentlichten Karten und Institutionsadressen neutral.

Umschlaggestaltung: deblik Berlin
Fotonachweis Umschlag: © nikesidoroff/fotolia.com

Gedruckt auf säurefreiem und chlorfrei gebleichtem Papier

Springer ist Teil von Springer Nature
Die eingetragene Gesellschaft ist Springer-Verlag GmbH, DE
Die Anschrift der Gesellschaft ist: Heidelberger Platz 3, 14197 Berlin, Germany

Vorwort der Herausgeber

Die Arzneimittelausgaben des Jahres 2016 sind trotz weitreichender Reformen durch das Arzneimittelmarktneuordnungsgesetz (AMNOG) weiter auf 38,5 Mrd. € (+3,9% gegenüber dem Vorjahr) angestiegen. Dagegen fiel die Zunahme des Verordnungsvolumens nach definierten Tagesdosen (DDD) im Fertigarzneimittelmarkt deutlich geringer aus (+2,1%). Es wurden also nicht nur mehr, sondern vor allem teurere Arzneimittel verordnet. Hauptursachen der Ausgabenentwicklung waren die überproportionalen Kostensteigerungen in führenden Indikationsgruppen mit einem hohen Anteil patentgeschützter Arzneimittel. Zur Bewältigung der steigenden Arzneimittelkosten analysieren wir die Marktentwicklung im Hinblick auf die weiterhin beachtenswerten Wirtschaftlichkeitsreserven. Die Analysen im Arzneiverordnungs-Report basieren auf den Verordnungsdaten des GKV-Arzneimittelindex für ambulante Patienten, der in der Trägerschaft des AOK-Bundesverbandes in bewährter Weise vom Wissenschaftlichen Institut der AOK (WIdO) erstellt wird.

An erster Stelle danken wir unseren Autoren aus Pharmakologie, Klinik, Praxis, Gesundheitsökonomie und Krankenversicherung für ihre engagierte Mitarbeit. Weiterhin danken wir für zahlreiche Anregungen, die wir von unseren erfahrenen Herausgeberberatern erhalten haben. Unser Dank gilt auch allen Mitarbeiterinnen und Mitarbeitern des WIdO, die an der Erstellung des statistischen Teils und der sorgfältigen Datenkontrolle des Gesamtwerks mitgewirkt haben. Schließlich gilt unser Dank dem Springer-Verlag für die professionelle Organisation der Publikation des Arzneiverordnungs-Reports trotz enger zeitlicher Vorgaben.

Heidelberg, Köln, Berlin, 17. August 2017

Ulrich Schwabe
Dieter Paffrath
Wolf-Dieter Ludwig
Jürgen Klauber

Inhaltsverzeichnis

Teil III
Arzt- und Patientengruppen

Teil IV
Anhang

Autorenverzeichnis

Anlauf, Manfred, Prof. Dr. med.
Friedrich-Plettke-Weg 12
27570 Bremerhaven
manfred.anlauf@t-online.de

Bauckmann, Jana, Dr.
Wissenschaftliches Institut der AOK (WIdO)
Rosenthaler Straße 31
10178 Berlin
jana.bauckmann@wido.bv.aok.de

Berlit, Peter, Prof. Dr. med.
Klinik für Neurologie im Alfried Krupp
Krankenhaus Rüttenscheid
Alfried-Krupp-Straße 21
45131 Essen
peter.berlit@krupp-krankenhaus.de

Böger, Rainer H., Prof. Dr. med.
Institut für Experimentelle und Klinische
Pharmakologie
Universitäts-Krankenhaus Eppendorf
Martinistraße 52
20246 Hamburg
boeger@uke.uni-hamburg.de

Busse, Reinhard, Prof. Dr. med.
Fakultät Wirtschaft und Management
Technische Universität Berlin
Straße des 17. Juni 135 (H80)
10623 Berlin
mig@tu-berlin.de

Eschenhagen, Thomas, Prof. Dr. med.
Institut für Experimentelle und Klinische
Pharmakologie
Universitäts-Krankenhaus Eppendorf
Martinistraße 52
20246 Hamburg
t.eschenhagen@uke.uni-hamburg.de

Freichel, Marc, Prof. Dr. med.
Pharmakologisches Institut der Universität
Heidelberg
Im Neuenheimer Feld 366
69120 Heidelberg
marc.freichel@pharma.uni-heidelberg.de

Fricke, Uwe, Prof. Dr. rer. nat.
Institut für Pharmakologie der Universität
zu Köln
Gleueler Straße 24
50924 Köln
uwe.fricke@uk-koeln.de

Günther, Judith, Dr. rer. nat.
PharmaFacts, Gesellschaft zur Forschung
und Beratung im Bereich Arzneimittelversorgung mbH
Wilhelmstraße 1e
79098 Freiburg
jg@phacts.de

Haas, Antje, Dr. med.
GKV-Spitzenverband
Reinhardtstraße 28
10117 Berlin
antje.haas@gkv-spitzenverband.de

Halling, Frank, Dr. med. Dr. med. dent.
Gesundheitszentrum Fulda
Gerloser Weg 23a
36039 Fulda
dr.halling@t-online.de

Hamann, Karl-Friedrich, Prof. Dr. med.
Grillparzerstraße 51
81675 München
karl-friedrich-hamann@t-online.de

Hein, Lutz, Prof. Dr. med.
Institut für Experimentelle und Klinische
Pharmakologie und Toxikologie
Albert-Ludwig-Universität
Albertstraße 25
79104 Freiburg
lutz.hein@pharmakol.uni-freiburg.de

Kasperk, Hans Christian, Prof. Dr. med.
Dr. med. dent. Dr. h.c.
Sektion Osteologie an der Medizinischen Klinik
(Krehl-Klinik)
Abt. Innere Medizin I und Klinische Chemie
des Universitätsklinikums Heidelberg
Im Neuenheimer Feld 410
69120 Heidelberg
christian.kasperk@med.uni-heidelberg.de

Kern, Winfried V., Prof. Dr. med.
Universitätsklinikum Freiburg
Innere Medizin II/Infektiologie
Hugstetter Straße 55
79106 Freiburg
winfried.kern@uniklinik-freiburg.de

Kleinert, Jana-Muriel
GKV-Spitzenverband
Reinhardtstraße 28
10117 Berlin
jana.kleinert@gkv-spitzenverband.de

Klose, Gerald, Prof. Dr. med.
Gemeinschaftspraxis Dres. Thomas Becken-
bauer und Stefan Maierhof
Am Markt 11
28195 Bremen
klose.bremen@t-online.de

Laitenberger, Ulrich, Dr.
Télécom ParisTech
Département Sciences économiques et sociales
46 Rue Barrault
75013 Paris
laitenberger@enst.fr

Lemmer, Björn, Prof. Dr. med. Dr. h.c.
Institut für Pharmakologie und Toxikologie
Fakultät für Klinische Medizin Mannheim
der Universität Heidelberg
Maybachstraße 14–16
68169 Mannheim
bjoern.lemmer@medma.uni-heidelberg.de

Lohse, Martin J., Prof. Dr. med.
Max-Delbrück-Centrum für Molekulare Medizin
Robert-Rössle-Straße 10
13125 Berlin-Buch
lohse@toxi.uni-wuerzburg.de

Ludwig, Wolf-Dieter, Prof. Dr. med.
Arzneimittelkommission der deutschen
Ärzteschaft
Herbert-Lewin-Platz 1
10623 Berlin
wolf-dieter.ludwig@akdae.de

Mengel, Klaus, Dr. med.
Höferstraße 15
68199 Mannheim
emengel@gmx.de

Mössner, Joachim, Prof. Dr. med.
Medizinische Klinik und Poliklinik für
Gastroenterologie und Rheumatologie
Universitätsklinikum Leipzig
Liebigstraße 20
04103 Leipzig
joachim.moessner@medizin.uni-leipzig.de

Mühlbauer, Bernd, Prof. Dr. med.
Institut für Klinische Pharmakologie
Zentralkrankenhaus Sankt-Jürgen-Straße
28205 Bremen
muehlbauer@pharmakologie-bremen.de

Müller-Oerlinghausen, Bruno, Prof. Dr. med.
Bartningallee 11–13
10555 Berlin
bruno.mueller-oerlinghausen@web.de

Niepraschk-von Dollen, Katja, Dr. rer. med.
Wissenschaftliches Institut der AOK
Rosenthaler Straße 31
10178 Berlin
katja.niepraschk-vonDollen@wido.bv.aok.de

Oßwald, Hartmut, Prof. Dr. med.
Händelstraße 10
79312 Emmendingen
hartmut.osswald@uni-tuebingen.de

Panteli, Dimitra
Fachgebiet Management im Gesundheitswesen
Technische Universität Berlin
Straße des 17. Juni 135 (H80)
10623 Berlin
dimitra.panteli@tu-berlin.de

Schmidt, Gerhard, Prof. Dr. med.
Institut für Pharmakologie und Toxikologie
der Universität
Robert-Koch-Straße 40
37075 Göttingen
gerhard.schmidt@med.uni-goettingen.de

Schröder, Helmut
Wissenschaftliches Institut der AOK (WIdO)
Rosenthaler Straße 31
10178 Berlin
helmut.schroeder@wido.bv.aok.de

Schröder, Melanie
Wissenschaftliches Institut der AOK
Rosenthaler Straße 31
10178 Berlin
melanie.schroeder@wido.bv.aok.de

Schwabe, Ulrich, Prof. em. Dr. med.
Pharmakologisches Institut der Universität
Heidelberg
Im Neuenheimer Feld 366
69120 Heidelberg
ulrich.schwabe@pharma.uni-heidelberg.de

Strowitzki, Thomas, Prof. Dr. med.
Universitäts-Frauenklinik
Gynäkologische Endokrinologie und
Fertilitätsstörungen
Im Neuenheimer Feld 440
69120 Heidelberg
thomas.strowitzki@med.uni-heidelberg.de

Tebinka-Olbrich, Anja, Dr.
GKV-Spitzenverband
Reinhardtstraße 28
10117 Berlin
anja.tebinka-olbrich@gkv-spitzenverband.de

Telschow, Carsten, Dr. rer. nat.
Wissenschaftliches Institut der AOK
Rosenthaler Straße 31
10178 Berlin
carsten.telschow@wido.bv.aok.de

von Stackelberg, Johann-Magnus
GKV-Spitzenverband
Reinhardtstraße 28
10117 Berlin
j-m.stackelberg@gkv-spitzenverband.de

Weber, Franz, Prof. Dr. med.
Thiemannstraße 18
45219 Essen
fc.weber@t-online.de

Weiss, Jana
Wissenschaftliches Institut der AOK
Rosenthaler Straße 31
10178 Berlin
jana.weiss@wido.bv.aok.de

Wille, Hans, Dr. med.
Institut für Klinische Pharmakologie
Klinikum Bremen-Mitte
Gesundheit Nord gGmbH
St. Jürgenstraße 1
28177 Bremen
h.wille@pharmakologie-bremen.de

Zawinell, Anette, Dr. rer. nat.
Wissenschaftliches Institut der AOK
Rosenthaler Straße 31
10178 Berlin
anette.zawinell@wido.bv.aok.de

Zeller, W. Jens, Prof. Dr. med.
Deutsches Krebsforschungszentrum
Im Neuenheimer Feld 280
69120 Heidelberg
j.zeller@dkfz.de

Zentner, Annette, Dr.
GKV-Spitzenverband
Reinhardtstraße 28
10117 Berlin
annette.zentner@gkv-spitzenverband.de

Ziegler, Reinhard, Prof. Dr. med. h.c.
Mozartstraße 20
69121 Heidelberg

Berater der Herausgeber

Alten, Rieke, Dr. med.
Abteilung Innere Medizin II, Rheumatologie,
Klinische Immunologie, Osteologie,
Physikalische Therapie und Sportmedizin,
Klinisch osteologisches Schmerzzentrum
Schlosspark-Klinik
Heubnerweg 2
14059 Berlin

Bausch, Jürgen, Dr. med.
Bad Sodener Straße 19
63628 Bad Soden-Salmünster

Diener, Hans-Christoph, Prof. Dr. med.
Neurologische Universitäts-Klinik
Hufelandstraße 55
45122 Essen

Dreikorn, Kurt, Prof. Dr. med.
Stadtländerstraße 58
28355 Bremen

Erdmann, Erland, Prof. Dr. med.
Klinik III für Innere Medizin
der Universität zu Köln
Joseph-Stelzmann-Straße 9
50924 Köln

Flockerzi, Veit, Prof. Dr. med.
Universität des Saarlandes
Institut für Pharmakologie und Toxikologie
66421 Homburg

Hansen, Leonhard, Dr. med.
Bahnhofstraße 12
52477 Alsdorf

Harjung, Hans, Dr. med.
Bessunger Straße 101
64347 Griesheim

Kaesbach, Wolfgang
Saturn Straße 2B
45277 Essen

**Kochen, Michael M., Prof. Dr. med., MPH,
FRCGP**
Ludwigstraße 37
79104 Freiburg

Meinertz, Thomas, Prof. Dr. med.
Universitäres Herzzentrum Hamburg
Universitätsklinikum Hamburg-Eppendorf
Martinistraße 52
20246 Hamburg

Merk, Hans F., Prof. Dr. med.
Direktor (em.) Hautklinik
Klinik für Dermatologie & Allergologie
Universitätsklinikum der RWTH Aachen
Pauwelsstraße 30
52074 Aachen

Niebling, Wilhelm, Prof. Dr. med.
Scheuerlenstraße 2
79822 Titisee-Neustadt

Rostalski, Birger
Reihe Bäume 16
56218 Mülheim-Kärlich

Schönhöfer, Peter, Prof. Dr. med.
Rütenhöfe 7 b
28355 Bremen

Wettengel, Ralf, Prof. Dr. med.
Schillbachstraße 13
07743 Jena

Teil I
Allgemeine Verordnungs- und Marktentwicklung

Arzneiverordnungen 2016 im Überblick

Ulrich Schwabe und Wolf-Dieter Ludwig

© Springer-Verlag GmbH Germany 2017
U. Schwabe, D. Paffrath, W.-D. Ludwig, J. Klauber (Hrsg.), *Arzneiverordnungs-Report 2017*
DOI 10.1007/978-3-662-54630-7_1

Die Arzneimittelausgaben der Gesetzlichen Krankenversicherung (GKV) sind nach der vorjährigen Zunahme auch im Jahre 2016 erneut um 3,9% auf 38,464 Mrd. € (+1,440 Mrd. €) gegenüber dem Vorjahr angestiegen und liegen jetzt bei 17,0% der Leistungsausgaben der GKV (Bundesministerium für Gesundheit 2017a). Die Gesamtausgaben der GKV stiegen um 4,3% auf 226,638 Mrd. €. Den größten Block in den GKV-Ausgaben bilden mit weitem Abstand die Kosten für Krankenhausbehandlung mit 73,702 Mrd. € (+3,7%). Danach folgen die Ausgaben für ärztliche Behandlung mit 40,723 Mrd. € (+4,2%), die genannten Arzneimittelausgaben und die Ausgaben für zahnärztliche Behandlung mit 13,876 Mrd. € (+2,9%). Die Gesamtzahl der GKV-Versicherten hat sich von Juli 2015 bis Juli 2016 auf 71,449 Mio. (Vorjahr 70,737 Mio., +1,01%) erhöht, so dass die Veränderungswerte je Versicherten entsprechend geringere Ausgabenanstiege ergeben.

1.1 Segmente des Arzneimittelmarktes

Der GKV-Arzneimittelmarkt des Jahres 2016 gliedert sich in den großen Bereich der Fertigarzneimittel mit einem Umsatz von 36,119 Mrd. € und den deutlich kleineren Bereich der Nichtfertigarzneimittel (5,722 Mrd. €), der vor allem aus Rezepturarzneimitteln besteht (◘ Tabelle 1.1). Lange Zeit wurde im Arzneiverordnungs-Report ausschließlich der GKV-Fertigarzneimittelmarkt dargestellt,

obwohl bekannt war, dass vor allem im Bereich der Onkologie der weitaus überwiegende Teil der Verordnungen auf Rezepturarzneimittel in Form von parenteralen Infusionslösungen entfällt, während onkologische Fertigarzneimittel nur einen kleinen Verordnungsanteil haben. Nach der 2010 eingeführten gesetzlichen Auskunftspflicht für die Herstellung von Rezepturarzneimitteln war es möglich, auch den Bereich der onkologischen Nichtfertigarzneimittel im Arzneiverordnungs-Report genauer zu analysieren (▸ Kapitel 37).

Im GKV-Fertigarzneimittelmarkt, der den meisten Analysen im Arzneiverordnungs-Report zugrunde liegt, haben die Bruttoumsätze gegenüber dem Vorjahr erneut zugenommen (◘ Abbildung 1.1). Die Nettokosten der Fertigarzneimittel (Bruttoumsatz minus gesetzliche Hersteller- und Apothekenabschläge) sind 2016 um 2,4% auf 33,573 Mrd. € gestiegen, was einer Zunahme um 774 Mio. € gegenüber 2015 entspricht (◘ Tabelle 1.2). Umsatzstärkste Gruppe der Fertigarzneimittel sind Patentarzneimittel, gefolgt von Generika und generikafähigen Erstanbieterpräparaten, also ehemals patentgeschützten Arzneimitteln, die trotz generischer Alternative weiterhin in Form teurer Originalpräparate verordnet wurden. Kaum ins Gewicht fallen bisher Biosimilars, obwohl die Gruppe der biosimilarfähigen Erstanbieterpräparate erneut deutlich gewachsen ist. Schließlich gibt es noch eine Restgruppe unklassifizierter Arzneimittel, die weder dem Patentmarkt noch dem Generikamarkt zugeordnet werden können (◘ Tabelle 1.1). Ganz

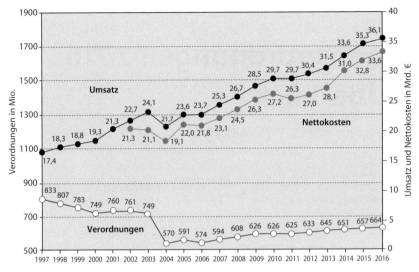

☐ Abbildung 1.1 Verordnungen und Umsatz 1997 bis 2016 und ab 2002 mit Nettokosten im GKV-Fertigarzneimittelmarkt (ab 2001 mit neuem Warenkorb).

☐ Tabelle 1.1 Marktsegmente des GKV-Arzneimittelmarktes 2016. Angegeben sind Umsatz, Nettokosten (Umsatz abzüglich gesetzliche Hersteller- und Apothekenabschläge ohne vertragliche Rabatte nach § 130a Abs. 8 SGB V), definierte Tagesdosen (DDD) und Verordnungen.

Marktsegmente	Umsatz Mrd. €	Nettokosten Mrd. €	Verordnungen Mio.	DDD Mrd.	DDD-Kosten €
Fertigarzneimittelmarkt					
Patentarzneimittel	15,859	14,996	46,3	2,852	5,26
Generika	12,072	11,077	505,9	33,302	0,33
Generikafähige Erstanbieterpräparate	4,593	4,233	69,5	2,724	1,55
Biosimilars	0,259	0,246	0,5	0,020	12,55
Biosimilarfähige Erstanbieterpräparate	1,160	1,089	2,5	0,154	7,08
Unklassifizierte Arzneimittel*	2,176	1,993	38,8	2,008	0,96
Zwischensumme	36,119	33,573			0,82
abzgl. gesetzliche Abschläge	2,550				
abzgl. Herstellerrabatte (KJ1)	3,888	3,888			
Summe Fertigarzneimittelmarkt	29,680	29,685	663,6	41,058	0,72
Nicht-Fertigarzneimittelmarkt					
Rezepturarzneimittel**	4,058		11,6		
In-vitro-Diagnostika	0,713		25,5		
Sonstige Apothekenprodukte	0,950		40,3		
Zwischensumme	5,722		77,3		
Gesamtmarkt	**41,840**		**740,9**		

* Arzneimittel ohne Informationen zu Patent- bzw. Schutzfristen, die weder dem geschützten noch dem generikafähigen Markt zugeordnet werden können. Dazu gehören beispielsweise homöopathische Arzneimittel, Impfstoffe oder aus menschlichem Blut gewonnene Arzneimittel wie Blutgerinnungsfaktoren.
** ParenteraleInfusionslösungen, Zytostatikazubereitungen, Rezepturen und Auseinzelungen gemäß Tabelle 51.3.

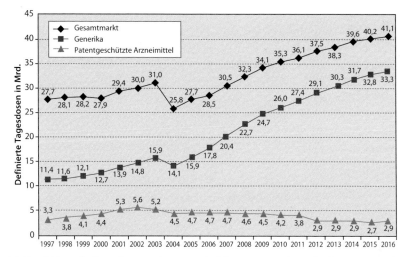

● **Abbildung 1.2** Entwicklung des Verordnungsvolumens nach definierten Tagesdosen für den Gesamtmarkt, den Generikamarkt und patentgeschützte Arzneimittel von 1997 bis 2016.

anders verteilt sich das Verordnungsvolumen nach definierten Tagesdosen (DDD) in den einzelnen Gruppen des Fertigarzneimittelmarktes. Hier stehen Generika mit 33,321 Mrd. DDD weit an der Spitze und haben damit einen Verordnungsanteil von über 81%. Den Rest teilen sich generikafähige Arzneimittel, Patentarzneimittel, Biosimilarmarkt und unklassifizierte Arzneimittel mit erheblich kleineren DDD-Volumina.

Die verordnungsmäßige Dominanz der Generika besteht schon seit über 20 Jahren, hat sich aber in der derzeitigen Ausprägung erst seit 2004 entwickelt (● Abbildung 1.2). Seitdem ist das Verordnungsvolumen der Generika auf mehr als das Doppelte angestiegen und liegt jetzt elffach höher als das der patentgeschützten Arzneimittel, das in diesem Zeitraum um 36% abnahm. Aus der gegenläufigen Entwicklung der Verordnungsvolumina resultiert 2016 erneut ein enormer Unterschied der mittleren DDD-Nettokosten der patentgeschützten Arzneimittel mit 5,26 € im Vergleich zu den DDD-Kosten der Generika, die mit 0,33 € gegenüber dem Vorjahr konstant geblieben sind (● Tabelle 1.1). Auch die generikafähigen Erstbieterpräparate sind mit DDD-Kosten von 1,55 € fünffach teurer als Generika, so dass durch eine schnelle Umstellung generikafähiger Originalpräparate ein rechnerisches Einsparpotenzial von 3,3 Mrd. € realisiert werden könnte.

Der Vergleich der Tagestherapiekosten offenbart zugleich das wesentliche Problem der gesamten Kostenentwicklung im Arzneimittelmarkt. Bei den patentgeschützten Arzneimitteln liegen sie inzwischen im Durchschnitt 16-mal so hoch wie bei den Generika. Trotz steigender Kosten bleibt das DDD-Volumen der patentgeschützten Arzneimittel auf niedrigem Niveau und hat damit im Verhältnis zu den Generika einen nur noch geringen Anteil an der Arzneimittelversorgung. Generika gewinnen jedes Jahr weitere Marktanteile hinzu und decken in erster Linie den Mehrbedarf an Arzneimitteln, während patentgeschützte Arzneimittel mit ihren hohen Kosten immer seltener verordnet werden. Im Generikamarkt scheint der Wettbewerb zumindest teilweise zu funktionieren, während im Patentmarkt die sinkenden Marktanteile früher über Preiserhöhungen kompensiert wurden. Seit dem Inkrafttreten des Preismoratoriums im Jahre 2010, das zuletzt im Mai 2017 durch das GKV-Arzneimittelversorgungsstärkungsgesetz (AMVSG) bis zum 31. Dezember 2022 verlängert wurde, sind Umsatzsteigerungen nur noch durch entsprechend höhere Preise von neu eingeführten Produkten möglich. Allerdings sind die Umsätze patentgeschützter Arzneimittel trotz leicht steigender Verordnungen 2016 nur geringfügig angestiegen (● Abbildung 1.3). Hauptursache für den geringen Anstieg der Patentarzneimittel ist die massive Abnahme der Verordnungskosten für Hepatitis-C-Therapeutika um 495 Mio. € (► Kapitel 33, Tabelle 33.3).

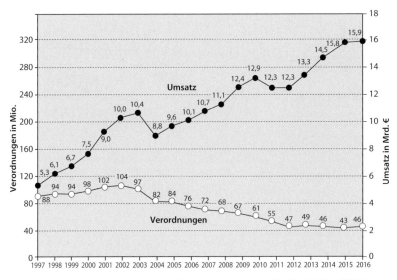

◘ Abbildung 1.3 Verordnungen und Umsatz patentgeschützter Arzneimittel 1997 bis 2016 im GKV-Fertigarzneimittelmarkt (ab 2001 mit neuem Warenkorb).

1.2   Verordnungsschwerpunkte nach Indikationen

Die wichtigsten Verordnungsentwicklungen sind in der Übersicht über die 40 führenden Arzneimittelgruppen des Jahres 2016 erkennbar (◘ Tabelle 1.2). Die therapeutischen Schwerpunkte werden seit 2016 aufgrund der stetig steigenden Kostendynamik der Arzneitherapie auf der Basis von Verordnungskosten analysiert. Dadurch treten schlagartig Arzneimittelgruppen mit neuen, teuren Patentarzneimitteln und sehr kleinen Verordnungsvolumina in den Vordergrund. Die geänderte kostenorientierte Systematik ermöglicht mit den 40 führenden Arzneimittelgruppen eine weitgehende Erfassung des Gesamtmarkts nach Nettokosten (93,6 %), Verordnungen (89,1 %) und DDD-Volumen (94,1 %). Eine vollständige Übersicht über alle Arzneimittelgruppen findet sich in dem Kapitel mit der ergänzenden statistischen Übersicht (► Kapitel 51, Tabelle 51.7).

An der Spitze der umsatzstärksten Arzneimittelgruppen nach Nettokosten stehen mit weitem Abstand die Immunsuppressiva (◘ Tabelle 1.2). Zu dieser Gruppe gehören gemäß WHO-ATC-Kodierung nicht nur zytotoxische Immunsuppressiva und Calcineurininhibitoren, die in der Transplantationsmedizin unentbehrlich sind (► Kapitel 31,

Immuntherapeutika), sondern auch zahlreiche Biologika aus der Gruppe der TNFα-Inhibitoren, der Interleukin-Inhibitoren und weiterer selektiv wirkender Immunsuppressiva, die in der Rheumatologie (► Kapitel 19, Antirheumatika und Antiphlogistika), Gastroenterologie (► Kapitel 33, Magen-Darmmittel und Lebertherapeutika) und Neurologie (► Kapitel 35, Mittel zur Behandlung der multiplen Sklerose) ihren festen Platz haben. Die Immunsuppressiva haben ihre Spitzenposition 2016 durch eine erneute überdurchschnittliche Zunahme des Verordnungsvolumens weiter ausgebaut, was mit einem noch stärkeren Kostenanstieg verbunden ist (◘ Tabelle 1.2).

Auf den zweiten Platz sind die Antidiabetika vorgerückt, die mit einem geringfügig gestiegenen Verordnungsvolumen deutlich höhere Nettokosten aufweisen, ein Zeichen für das weitere Vordringen teurer Patentarzneimittel. Zu dem Kostenanstieg haben die DPP-4-Hemmer (Gliptine) wesentlich beigetragen, die trotz fehlender Evidenz in den letzten 10 Jahren Mehrkosten von ca. 500 Mio. € verursacht haben (► Kapitel 14, Abbildung 14.1). Nicht berücksichtigt sind bei dieser Auswertung die Kosten der Glucoseteststreifen in Höhe von 676 Mio. € (► Kapitel 51, Ergänzende statistische Übersicht, Tabelle 51.3), so dass sich die Gesamtkosten der Antidiabetika und der zugehörigen Diagnostika auf 2.950 Mio. € belaufen.

◘ Tabelle 1.2 Umsatzstärkste Arzneimittelgruppen 2016.

Rang	Arzneimittelgruppe	Nettokosten		Verordnungen		DDD	
		Mio. €	% Änd.	Mio.	% Änd.	Mio.	% Änd.
1	Immunsuppressiva	4.082,9	14,3	2,8	3,9	125,9	8,1
2	Antidiabetika	2.273,7	4,8	29,5	1,3	2.184,4	2,4
3	Antithrombotische Mittel	1.845,4	14,3	22,2	3,7	1.698,8	3,7
4	Antivirale Mittel	1.760,8	−21,0	1,7	−3,6	45,8	−0,8
5	Psychopharmaka	1.720,4	−6,3	47,3	0,9	2.202,9	0,5
6	Antiasthmatika	1.648,5	2,6	25,5	0,4	1.302,8	1,3
7	Onkologika	1.628,3	13,8	0,9	2,7	22,1	2,4
8	Analgetika	1.622,2	2,3	45,6	4,1	662,5	2,6
9	Angiotensinhemmstoffe	1.478,2	0,7	58,7	2,0	8.894,8	2,6
10	Immunstimulanzien	1.143,1	−3,1	0,6	−6,5	22,0	−2,6
11	Ophtalmika	1.069,7	11,1	17,4	1,3	769,5	2,2
12	Hormonantagonisten	798,7	8,3	1,7	2,6	147,5	1,9
13	Ulkustherapeutika	729,8	−3,1	33,7	1,2	3.902,2	3,9
14	Antiepileptika	723,9	1,7	11,2	3,0	413,5	3,3
15	Antibiotika	676,2	−1,9	37,9	−1,8	368,0	−0,5
16	Antiphlogistika und Antirheumatika	658,2	−0,9	40,9	−0,2	1.108,6	−0,4
17	Lipidsenker	606,8	11,8	21,8	4,9	2.190,2	7,0
18	Betarezeptorenblocker	584,8	−1,6	41,4	0,8	2.232,5	−1,1
19	Antiparkinsonmittel	456,4	−0,3	6,0	0,4	155,1	0,3
20	Diuretika	404,9	2,1	22,3	1,4	1.865,8	−0,4
21	Enzymersatzmittel	393,6	11,1	0,1	1,8	1,2	6,1
22	Hypophysen– und Hypothalamus-hormone	381,4	1,6	0,4	0,1	14,6	0,4
23	Schilddrüsentherapeutika	367,6	−2,3	27,6	2,6	1.800,8	1,6
24	Antihypertonika	367,1	5,1	5,0	2,1	354,1	0,7
25	Sexualhormone	358,2	−1,5	10,1	−3,4	861,7	−4,3
26	Allergene	345,6	−4,3	0,8	−3,2	139,3	−5,9
27	Immunsera und Immunglobuline	342,8	6,8	0,3	1,1	3,5	4,6
28	Urologika	335,7	−8,7	7,9	2,4	668,4	2,8
29	Osteoporosemittel	332,0	−0,7	2,7	−2,3	213,8	−0,7
30	Antihämorrhagika	307,5	2,5	0,3	−3,6	2,9	−3,7
31	Antianämika	283,9	6,2	4,1	6,1	292,7	7,5
32	Herztherapeutika	263,6	−0,8	6,7	−6,1	408,9	−7,1
33	Calciumantagonisten	249,6	−0,3	19,6	2,7	2.178,7	2,8
34	Antidiarrhoika	221,5	3,6	3,4	−0,2	100,7	2,7
35	Blutersatzmittel	220,1	−1,3	2,6	−2,7	27,2	2,2
36	Corticosteroide (systemisch)	167,2	1,9	9,1	0,8	437,3	0,6
37	Corticosteroide (dermatologisch)	161,4	−0,3	9,6	0,8	318,5	2,7
38	Muskelrelaxanzien	139,0	4,4	2,9	5,9	117,9	3,8
39	Gichtmittel	133,9	7,2	7,1	1,5	385,0	1,0
40	Impfstoffe	128,8	−6,9	1,8	−11,7	1,9	−10,5
	Summe Rang 1–40	31.412,9	2,5	591,3	1,1	38.644,3	2,0
	GKV–Fertigarzneimittelmarkt	33.573,1	2,4	663,6	1,0	41.057,7	2,1

Ebenfalls weiter vorgerückt sind die antithrombotischen Mittel mit einem ähnlichen Kostenanstieg wie im Vorjahr. Er ist durch die weiter steigende Verordnung der neuen oralen Antikoagulantien (Thrombinantagonisten, Faktor-Xa-Antagonisten) bedingt und hat dazu geführt, dass sie erstmals mehr als die traditionellen Vitamin-K-Antagonisten verordnet wurden. Das hat in den letzten fünf Jahren Mehrkosten von 1,1 Mrd. € verursacht, obwohl die Vitamin-K-Antagonisten nach der Bewertung in anerkannten Leitlinien weiterhin einen höheren Evidenzgrad als die neuen oralen Antikoagulantien haben. Hinzu kommt eine beunruhigende Zunahme der Verdachtsmeldungen von schwerwiegenden Blutungen durch die neuen oralen Antikoagulantien (▶ Kapitel 18, Antithrombotika und Antihämorrhagika).

Die antiviralen Mittel sind 2016 nach einem erheblichen Kostenrückgang auf Platz 4 zurückgefallen, was vor allem durch den massiven Einbruch des Verordnungsvolumens der Hepatitis-C-Therapeutika um 33% bedingt ist (▶ Kapitel 33, Magen-Darmmittel und Lebertherapeutika, Tabelle 33.3). Noch stärker haben die Nettokosten dieser Arzneimittelgruppe auf 495 Mio. € (2015 1.259 Mio. €, −39%) abgenommen. Der stärkere Kostenrückgang ist vor allem dadurch bedingt, dass die neuen Hepatitis-C-Kombinationen geringere Verordnungskosten als die Monopräparate wie Sofosbuvir (*Sovaldi*) haben. Bemerkenswert ist schließlich eine neue Elbasvir-Grazoprevir-Kombination (*Zepatier*) mit fast 50% geringeren Therapiekosten als die fixen Sofosbuvirkombinationen. Die zweite Teilgruppe der Virostatika betrifft antiretrovirale Mittel zur Behandlung der HIV-Infektion, die 2016 ebenfalls hohe Kosten verursacht haben, sich aber im Vergleich zu 2015 kaum verändert haben (800 Mio. €, −0,3%) (▶ Kapitel 12, Antibiotika und Chemotherapeutika, Tabelle 12.10).

Einen erneuten deutlichen Kostenanstieg zeigen die Onkologika, die mit den hier dargestellten Fertigarzneimitteln jedoch völlig unterrepräsentiert sind, da sie nur einen Kostenanteil von 33% an den Gesamtkosten der Onkologika einschließlich der Rezepturarzneimittel von 5.834 Mio. € haben. Wie seit vielen Jahren ist die Gesamtgruppe der Onkologika die umsatzstärkste Arzneimittelgruppe mit einem Kostenanteil von 13,9% am GKV-Gesamt-

arzneimittelmarkt von 41,840 Mrd. € (▶ Kapitel 37, Tabelle 37.1).

Ebenfalls stark unterrepräsentiert sind die Nettokosten der Impfstoffe, da im GKV-Arzneimittelindex nur ein sehr kleiner Teil der ärztlichen Verordnungen über die Auswertungen von GKV-Rezepten erfasst wird. Die Gesamtausgaben der GKV für Schutzimpfungen lagen 2016 etwa zehnfach höher und betrugen 1,116 Mrd. € ohne ärztliches Honorar (Bundesministerium für Gesundheit 2017a).

Insgesamt summieren sich die Mehrkosten der 20 führenden Indikationsgruppen mit gestiegenen Kosten auf 1.506 Mio. € (◧ Tabelle 1.3). Demgegenüber stehen zehn wichtige Indikationsgruppen mit deutlich gesunkenen Verordnungskosten, die insgesamt 732 Mio. € betragen (◧ Tabelle 1.3). Davon entfällt der größte Anteil auf den massiven Kostenrückgang der antiviralen Mittel mit 468 Mio. € (siehe oben). In einigen Indikationsgruppen beruhen die gesunkenen Arzneimittelkosten dieses Segments aber nicht auf einer Abnahme des Verordnungsvolumens sondern gehen im Gegenteil sogar mit einem erhöhten DDD-Volumen einher. Besonders ausgeprägt ist die gegenläufige Entwicklung bei den Urologika und den Psychopharmaka, die aufgrund weiter zunehmender Generikaverordnungen deutliche Abnahmen der Nettokosten zeigen (◧ Tabelle 1.3).

Die aktuelle Kostenentwicklung der 30 führenden Arzneimittel verdeutlicht weitere Schwerpunkte der Ausgabendynamik des Arzneimittelmarktes. Die Nettokosten dieser Arzneimittel sind wiederum stärker angestiegen (+3,3%) als im Gesamtmarkt (+2,4%) und haben damit Mehrausgaben von 264 Mio. € verursacht (◧ Tabelle 1.4). In dieser Spitzengruppe sind jetzt vier TNFα-Inhibitoren vertreten, die überwiegend zur Behandlung anderweitig therapierefraktärer Patienten mit rheumatoider Arthritis, aber zunehmend auch bei weiteren Indikationen (ankylosierende Spondylitis, Psoriasisarthritis, Psoriasis, Morbus Crohn, Colitis ulcerosa) eingesetzt werden. Das seit vielen Jahren führende Präparat Adalimumab (*Humira*) hat weiter zugelegt, während Etanercept (*Enbrel*) und Infliximab (*Remicade*) nach der Einführung von Biosimilars für Infliximab (*Remsima, Inflectra*) und Etanercept (*Benepali*) zurückfielen (◧ Tabelle 1.4). Allein diese

◘ **Tabelle 1.3** Kostenentwicklung führender Indikationsgruppen 2016.

Arzneimittelgruppe	Nettokosten			DDD	
	Mio. €	% Änd.	Änd. Mio. €	Mio.	% Änd.
Gestiegene Kosten					
Immunsuppressiva	4.082,9	14,3	512,2	125,9	8,1
Antithrombotische Mittel	1.845,4	14,3	231,5	1.698,8	3,7
Onkologika	1.628,3	13,8	197,0	22,1	2,4
Lipidsenker	606,8	11,8	64,0	2.190,2	7,0
Enzymersatzmittel	393,6	11,1	39,3	1,2	6,1
Ophtalmika	1.069,7	11,1	106,8	769,5	2,2
Hormonantagonisten	798,7	8,3	61,1	147,5	1,9
Gichtmittel	133,9	7,2	9,0	385,0	1,0
Immunsera und Immungloboline	342,8	6,8	21,8	3,5	4,6
Antianämika	283,9	6,2	16,6	292,7	7,5
Antihypertonika	367,1	5,1	17,7	354,1	0,7
Antidiabetika	2.273,7	4,8	105,1	2.184,4	2,4
Muskelrelaxanzien	139,0	4,4	5,8	117,9	3,8
Antidiarrhoika	221,5	3,6	7,7	100,7	2,7
Antiasthmatika	1.648,5	2,6	42,1	1.302,8	1,3
Antihämorrhagika	307,5	2,5	7,5	2,9	−3,7
Analgetika	1.622,2	2,3	37,2	662,5	2,6
Diuretika	404,9	2,1	8,3	1.865,8	−0,4
Corticosteroide (systemisch)	167,2	1,9	3,1	437,3	0,6
Antiepileptika	723,9	1,7	12,4	413,5	3,3
Summe Kostenanstiege	19.061,2	7,3	1.506,2	13.078,5	2,8
Abnehmende Kosten					
Antivirale Mittel	1.760,8	−21,0	−467,9	45,8	−0,8
Urologika	335,7	−8,7	−31,9	668,4	2,8
Psychopharmaka	1.720,4	−6,3	−115,7	2.202,9	0,5
Impfstoffe	128,8	−6,9	−9,5	1,9	−10,5
Allergene	345,6	−4,3	−15,6	139,3	−5,9
Immunstimulanzien	1.143,1	−3,1	−36,9	22,0	−2,6
Ulkustherapeutika	729,8	−3,1	−23,3	3.902,2	3,9
Schilddrüsentherapeutika	367,6	−2,3	−8,5	1.800,8	1,6
Antibiotika	676,2	−1,9	−13,3	368,0	−0,5
Betarezeptorenblocker	584,8	−1,6	−9,6	2.232,5	−1,1
Summe Kostenrückgänge	7.792,6	−10,4	−732,3	11.384,0	1,5

vier TNFα-Inhibitoren haben inzwischen Nettokosten von 1.768 Mio. € erreicht.

Zur Behandlung der multiplen Sklerose sind in diesem Sektor fünf Präparate (*Copaxone, Gilenya, Tecfidera, Rebif, Avonex*) vertreten, die zusammen auf Nettokosten von 1.136 Mio. € kommen. Bemerkenswert ist das weitere Vordringen eines oralen Präparats (*Gilenya*), während ein anderes orales Präparat (*Tecfidera*) infolge des massiv reduzierten Erstattungsbetrages deutlich zurückfiel. Auch die

◻ Tabelle 1.4 Die 30 Arzneimittel 2016 mit den höchsten Nettokosten. Angegeben sind die Nettokosten im Jahr 2016 mit der prozentualen Änderung und der Änderung in Mio. € im Vergleich zu 2015.

Rang	Präparat	Wirkstoff	Nettokosten in Mio. €	Änderung %	Änderung in Mio. €
1	Humira	Adalimumab	907,8	5,7	49,1
2	Xarelto	Rivaroxaban	646,5	11,9	68,9
3	Enbrel	Etanercept	474,9	−3,9	−19,0
4	Harvoni	Sofosbuvir und Ledipasvir	338,5	−53,3	−386,9
5	Eliquis	Apixaban	335,8	78,1	147,3
6	Lucentis	Ranibizumab	308,8	11,5	31,8
7	Revlimid	Lenalidomid	285,3	28,7	63,7
8	Copaxone	Glatirameracetat	260,4	4,2	10,6
9	Eylea	Aflibercept	259,5	28,0	56,7
10	Clexane	Enoxaparin	252,6	−5,2	−13,9
11	Lantus	Insulin glargin	251,9	−0,9	−2,2
12	Novaminsulfon Lichtenstein	Metamizol-Natrium	250,5	10,8	24,5
13	Glivec	Imatinib	249,4	−1,4	−3,6
14	Gilenya	Fingolimod	243,6	18,5	38,1
15	Tecfidera	Dimethylfumarat	230,2	−20,8	−60,5
16	Spiriva	Tiotropiumbromid	229,7	−7,7	−19,2
17	Xtandi	Enzalutamid	224,6	43,3	67,8
18	Zytiga	Abirateron	220,8	−5,5	−12,9
19	Ibuflam/-Lysin	Ibuprofen	216,9	4,1	8,5
20	Symbicort	Formoterol und Budesonid	212,2	−4,4	−9,7
21	Rebif	Interferon beta-1a	207,2	−9,3	−21,2
22	Avonex	Interferon beta-1a	194,3	−9,0	−19,3
23	Simponi	Golimumab	194,1	17,6	29,1
24	Remicade	Infliximab	190,8	−16,4	−37,3
25	Pantoprazol TAD	Pantoprazol	189,8	101,2	95,4
26	Novorapid	Insulin aspart	173,9	3,1	5,2
27	Targin	Oxycodon und Naloxon	171,8	3,1	5,1
28	Foster	Formoterol und Beclometason	163,4	15,1	21,5
29	Roactemra	Tocilizumab	149,6	16,2	20,9
30	Cosentyx	Secukinumab	148,6	553,7	125,9
Summe Rang 1–30			8183,1	3,3	264,4
Anteil an Gesamt			24,4%		
Gesamtmarkt			33.573,1	2,4	773,9

Verordnungen parenteraler Interferonpräparate (*Rebif, Avonex*) waren weiter rückläufig (▶ Kapitel 35, Mittel zur Behandlung der multiplen Sklerose, Tabelle 35.1).

Aus der Gruppe der neuen oralen Antikoagulantien sind Rivaroxaban (*Xarelto*) und Apixaban (*Eliquis*) nach weiteren Anstiegen in die Spitzengruppe der umsatzstärksten Arzneimittel vorgerückt. Die Nettokosten dieser beiden Präparate betragen jetzt schon 982 Mio. €.

Das antivirale Kombinationspräparat *Harvoni* (Sofosbuvir plus Ledipasvir) ist trotz eines massiven Verordnungsrückgangs weiterhin auf dem vierten Platz der umsatzstärksten Arzneimittel vertreten. Diese gut wirksame, aber auch sehr teure Kombination wird in Zukunft durch preisgünstigere Hepatitis-C-Präparate weiter verdrängt werden (▶ Kapitel 33, Magen-Darmmittel und Lebertherapeutika, Tabelle 33.3). Der massive Rückgang von *Harvoni* hat wesentlich dazu beigetragen, dass der Kostenanstieg des gesamten Arzneimittelmarktes 2016 relativ moderat ausfiel (◘ Tabelle 1.4).

Wie im Vorjahr sind auch drei Generika (*Novaminsulfon Lichtenstein, Ibuflam, Pantoprazol TAD*,) vertreten, die als besonders verordnungsstarke Arzneimittel (▶ Tabelle 51.11) in die Spitzengruppe der 30 umsatzstärksten Arzneimittel vorgedrungen sind. Erfreulich ist, dass in diesem Marktsegment nur noch ein Analogpräparat mit einem fehlenden oder marginalen therapeutischen Zusatznutzen vertreten ist (*Targin*) (◘ Tabelle 1.4), da das Pregabalinpräparat *Lyrica* nach dem Ablauf des Patentschutzes und der Einführung zahlreicher Generika deutlich weniger verordnet wurde (▶ Kapitel 16, Antiepileptika, Tabelle 16.3).

1.3 Patentgeschützte Arzneimittel

Patentgeschützte Arzneimittel sind seit vielen Jahren Hauptursache der jährlich steigenden GKV-Arzneimittelausgaben. Ähnlich wie der Gesamtmarkt zeigen Verordnungen und Umsatz der patentgeschützten Arzneimittel seit 1997 eine gegenläufige Entwicklung. Lagen die Umsätze patentgeschützter Arzneimittel 1997 noch bei 5,3 Mrd. € und hatten damit nur einen Anteil von 30% am Gesamtmarkt, sind sie bis 2016 mit zwei

Unterbrechungen kontinuierlich auf 15,9 Mrd. € mit einen Anteil von 44% gestiegen (◘ Abbildung 1.3). Seit 2010 waren die Umsätze infolge des Preismoratoriums und des erhöhten Preisabschlags zunächst niedriger, sind aber in den letzten vier Jahren wieder deutlich angestiegen. Die Verordnungen der Patentarzneimittel sind seit 2003 rückläufig und hatten 2016 mit 46 Mio. Verordnungen nur noch einen Anteil von 7% am Verordnungsvolumen des Gesamtmarktes von 664 Mio. Verordnungen (◘ Abbildung 1.1, ◘ Abbildung 1.3).

Seit vielen Jahren ist bekannt, dass die Arzneimittelpreise für Patentarzneimittel in Deutschland höher liegen als in anderen Ländern (Simoens 2007, Garattini et al. 2008, Jönsson et al. 2008, Europäisches Parlament 2011, Kanavos et al. 2011, Vogler et al. 2014). Hauptgrund für die großen Preisunterschiede ist die Tatsache, dass Deutschland bis zum Inkrafttreten des AMNOG eines der wenigen europäischen Länder war, das keinerlei Preiskontrollen bei der Markteinführung patentgeschützter Arzneimittel durchführte. Die Hersteller innovativer Arzneimittel konnten den Arzneimittelpreis bis Ende 2010 generell frei festlegen. Das hat sich mit Inkrafttreten des AMNOG zu Beginn des Jahres 2011 grundsätzlich geändert. Für Arzneimittel mit einem Zusatznutzen werden gemäß AMNOG (§ 130b Absatz 1 SGB V) Erstattungsbeträge in zentralen Verhandlungen des GKV-Spitzenverbands mit den pharmazeutischen Unternehmen vereinbart. Das gleiche gilt für Arzneimittel ohne Zusatznutzen, die keiner Festbetragsgruppe zugeordnet werden. Bei der Festlegung von Erstattungsbeträgen soll auch die Höhe des tatsächlichen Abgabepreises in anderen europäischen Ländern berücksichtigt werden (§ 130b, Absatz 9, SGB V). Allein dafür sind internationale Preisvergleiche erforderlich.

Die methodischen Probleme internationaler Preisvergleiche sind keineswegs vollständig gelöst, zumal solche Untersuchungen aus ganz unterschiedlichen Motiven durchgeführt werden (Wagner und McCarthy 2004, Machado et al. 2011). Eine zuverlässige Methode für aussagefähige Preisvergleiche besteht darin, identische Arzneimittelpackungen zu vergleichen, auch wenn damit nur ein begrenztes Segment des gesamten Arzneimittelmarktes untersucht werden kann, weil Packungsgrößen und Dosisstärken in einigen Ländern ver-

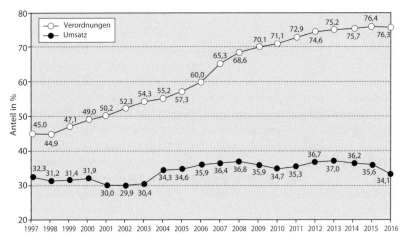

■ **Abbildung 1.4** Anteil der Generika am Gesamtmarkt 1997 bis 2016 (ab 2001 mit neuem Warenkorb).

fügbar sind, in anderen aber nicht (Wagner und McCarthy 2004). Aus diesem Grunde wurde im Arzneiverordnungs-Report die Methode des Preisvergleichs mit den jeweils umsatzstärksten Arzneimittelpackungen für Schweden, Großbritannien, Niederlande und Frankreich angewendet. Mit dieser Methode wurden erhebliche Einsparpotenziale für den deutschen Arzneimittelmarkt berechnet, die sowohl den Patentmarkt wie den Generikamarkt betrafen. Auch der Vergleich mit Bruttoinlandsprodukt (BIP)-adjustierten Herstellerabgabepreisen aus acht europäischen Ländern ergibt im deutschen Markt für Patentarzneimittel ein theoretisches Einsparpotenzial von 3,1 Mrd. € (26,1%), das nach Berücksichtigung des gesetzlichen Herstellerabschlags (7%, 567 Mio. €) und der Einsparungen durch Erstattungsbeträge für AMNOG-Arzneimittel (914 Mio. €) 1,5 Mrd. € und damit 13,3% des Herstellerumsatzes beträgt (▶ Kapitel 7, Europäischer Preisvergleich für patentgeschützte Arzneimittel). Die aktuellen Einsparpotenziale zeigen, dass die ursprünglich angestrebten Einsparungen des AMNOG von rund 2 Mrd. € pro Jahr in vergangenen sechs Jahren nicht erreicht wurden.

1.4   Generika

Der Verordnungsanteil der Generika im Gesamtmarkt ist seit 1997 von 45,0% auf 76,3% im Jahre 2016 angestiegen (■ Abbildung 1.4). Im Vergleich

zu den im Vorjahr publizierten Daten ergeben sich für 2016 Abweichungen, weil sich die aktualisierte Zahl von 444 generikafähigen Wirkstoffen gegenüber 2015 (458) verändert hat. Weiterhin gibt es Änderungen der analysierten Wirkstoffe aufgrund des Patentablaufs mehrerer umsatzstarker Wirkstoffe und der damit verbundenen Einführung zahlreicher Generika. Gleichzeitig werden einige ältere Wirkstoffe mit weniger als 30 000 verordneten Packungen nicht mehr gelistet. Einen vollständigen Überblick über den prozentualen Anteil der Generikaverordnungen gibt die ergänzende statistische Übersicht (▶ Kapitel 51, Tabelle 51.9).

Die größte prozentuale Zunahme der Generikaverordnungen gab es nach Inkrafttreten des Arzneimittelversorgungs-Wirtschaftlichkeitsgesetzes (AVWG) im Jahre 2007 (■ Abbildung 1.4). Im Gegensatz dazu war der Umsatzanteil der Generika im Gesamtmarkt von 1997 bis 2002 rückläufig. Diese Entwicklung ist vor allem auf die starke Zunahme teurer Patentarzneimittel zurückzuführen. Im Jahre 2004 ist der Umsatzanteil der Generika als Folge der geänderten Arzneimittelpreisverordnung kräftig angestiegen. Dieser hohe Zuwachs beruhte speziell auf der Verteuerung preiswerter Generika durch einen einheitlichen Festzuschlag von 8,10 € pro verschreibungspflichtiges Fertigarzneimittel und war kein Zeichen einer erhöhten Verordnung von Generika. Nach einem neuen Maximum mit einem Umsatzanteil von 37,0% im Jahre 2013 war das anteilige Umsatzvolumen der Generika am Ge-

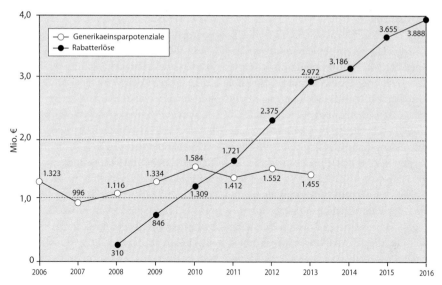

Abbildung 1.5 Einsparpotenziale von Generika mit jeweils preisgünstigen deutschen Präparaten und Rabatterlöse der Krankenkassen gemäß § 130a Abs. 8 SGB V von 2007 bis 2016.

samtmarkt in den letzten drei Jahren wieder rückläufig und hat 2016 einen Anteil von 34,1% (Abbildung 1.4).

Die Verordnung von Generika trägt seit 30 Jahren zur Dämpfung der Arzneimittelausgaben bei. Daher wurde im Arzneiverordnungs-Report regelmäßig das Einsparpotenzial von Generika auf der Basis der preisgünstigsten deutschen Generika berechnet. Die erste Berechnung wurde für die Verordnungsdaten des Jahres 1987 durchgeführt und ergab ein Einsparpotenzial vom 818 Mio. € (1,6 Mrd. DM) für den damaligen Generikamarkt von 3.597 Mio. € (7.035 Mio. DM) (▶ Arzneiverordnungs-Report '88, Einleitung: Überblick über die Arzneiverordnungen im Jahre 1987). Die berechneten Einsparpotenziale der Generika stiegen bis 2010 auf 1.584 Mio. € (Abbildung 1.5). Seit 2003 haben die Krankenkassen die Möglichkeit, mit Arzneimittelherstellern Rabattverträge abzuschließen, die 2007 mit der Verpflichtung der Apotheker zur Abgabe rabattierter Arzneimittel wesentlich effektiver wurden. Bereits vier Jahre später erreichten die Rabatterlöse der Krankenkassen 1.721 Mio. €. Damit wurden die berechneten Einsparpotenziale der Generika vollständig durch die Rabattverträge abgeschöpft. Inzwischen sind die Rabatterlöse im Jahre 2016 weiter auf 3.888 Mio. € (Vorjahr 3.655

Mio. €) angestiegen (Abbildung 1.5), so dass rabattierte Generika im Durchschnitt deutlich billiger als die preisgünstigsten deutschen Generika sind (▶ Kapitel 6, Rabattverträge).

Wie bereits mehrfach dargestellt, sind die Generikapreise in Deutschland deutlich höher als in vielen europäischen Nachbarländern. Teilweise sind die hohen deutschen Generikapreise durch unsere gesetzlichen Regelungen (Apothekenfestzuschlag von derzeit 8,51 € pro Packung, voller Mehrwertsteuersatz von 19%) bedingt, wodurch gerade preisgünstige Generika überproportional verteuert werden. Aber auch ein Preisvergleich der Generika auf der Basis der Herstellerabgabepreise hat gezeigt, dass Deutschland zusammen mit Frankreich und den Niederlanden das höchste Preisniveau hatte (Simoens 2007). Das wurde in den vorangegangenen Jahren durch exemplarische Preisvergleiche der umsatzstärksten deutschen Generika und generikafähigen Wirkstoffe mit entsprechenden schwedischen, britischen und niederländischen Arzneimitteln auf der Basis der jeweils umsatzstärksten Packungsgrößen bestätigt (▶ Arzneiverordnungs-Report 2010, 2011, 2012 und 2015, jeweils Tabellen 1.6).

1.5   Biosimilars[1]

Biosimilars (biosimilare Arzneimittel) sind biologische Arzneimittel, die als arzneilich wirksame Bestandteile gentechnologisch erzeugte Proteine enthalten. Sie ähneln strukturell einem bereits in der EU zugelassenen Biologikum (Referenzarzneimittel), dessen Patentschutz abgelaufen ist, und üben eine identische pharmakologische Wirkung im menschlichen Körper aus (European Medicines Agency 2014, 2017a).

Grundsätzlich enthält ein Biosimilar eine ähnliche Version des biologischen Wirkstoffes des Referenzarzneimittels. Die Aminosäuresequenz, die Proteinfaltung (die 3D-Struktur) und die biologische Aktivität müssen gleich sein, während kleine (posttranslationale) Modifikationen erlaubt sind. Aufgrund des biotechnologischen Herstellungsprozesses in lebenden, gentechnisch veränderten Organismen, der für jeden Hersteller eines Biosimilars unterschiedlich ist und daher eine ihm eigene Mikroheterogenität aufweist, können das Biosimilar und das entsprechende Referenzarzneimittel strukturell nicht völlig identisch sein (Weise et al. 2012). Diese Mikroheterogenität zeigt sich auch beispielsweise in aufeinander folgenden Chargen desselben Referenzarzneimittels. Auch können Änderungen des Herstellungsprozesses, z. B. der produzierenden Zelllinie, des Kulturmediums oder der Kulturbedingungen, zu Arzneimittelmolekülen führen, die Änderungen in der Tertiärstruktur, in den Isoformen, in den Nukleinsäurevarianten und auch in der Glykosylierung aufweisen (Weise et al. 2012). Hier liegt der Unterschied zu den Generika, die chemisch synthetisiert werden und identische, leicht charakterisierbare Moleküle liefern. Daher ist der arzneilich wirksame Bestandteil von Generika identisch mit dem des Originalarzneimittels.

1.5.1   Zulassung von Biosimilars

Für die Zulassung von Biosimilars wurden von der EMA bereits 2005 eine Richtlinie und darüber hinaus 15 allgemeine und produktspezifische Leitlinien veröffentlicht (European Medicines Agency 2014). Biosimilars werden in der EU grundsätzlich zentral zugelassen. Lediglich kleinmolekulare Wirkstoffe (z. B. niedermolekulare Heparine) können auf nationaler Ebene zugelassen werden (▶ Kapitel 2, Zulassung von Arzneimitteln in Europa). Die Zulassung von Biosimilars basiert auf dem Nachweis einer weitgehenden Ähnlichkeit des Wirkstoffs mit dem Referenzarzneimittel (Biosimilarität). Das wird auf der Basis von Daten zur pharmazeutischen Qualität in einem dreistufigen Verfahren durch umfangreiche Vergleichsstudien mit dem Referenzarzneimittel gewährleistet. In der ersten Stufe werden vergleichende in vitro Qualitätsstudien (Proteinstruktur, biologische Funktion) durchgeführt, gefolgt von der zweiten Stufe mit präklinischen vergleichenden Untersuchungen (pharmakodynamische Tests an Zellen oder Tiermodellen) und der dritten Stufe mit direkten klinischen Vergleichsstudien über Wirksamkeit, Sicherheit und Immunogenität. Die Anforderungen an die klinischen Vergleichsstudien sind grundsätzlich produktbezogen. Bei kleineren Molekülen mit etablierter Wirkung (z. B. Filgrastim) kann ein Vergleich von Biosimilar und Referenzarzneimittel an gesunden Probanden ausreichend sein, während bei größeren Molekülen (z. B. monoklonale Antikörper) Vergleichsstudien an Patienten mit klinischen Endpunkten erforderlich sind (European Medicines Agency und European Commission 2017).

Das Ziel der Entwicklung von Biosimilars ist es nicht die Wirksamkeit per se oder den Nutzen des Biosimilars für bestimmte Indikationen oder Patientengruppen zu belegen, da der Nachweis hierfür bereits bei der Zulassung des Referenzarzneimittels erbracht wurde. Durch einen umfassenden Vergleich („Comparability Exercise") soll belegt werden, dass keine Unterschiede hinsichtlich der Wirksamkeit und der Sicherheit zwischen dem Biosimilar und dem Referenzarzneimittel bestehen (Weise et al. 2012). Wenn in einer der zugelassenen Indikationen des Referenzarzneimittels eine vergleichbare Wirksamkeit und Sicherheit bei einem Biosimilar belegt wurde, verzichtet die EMA auf zusätzliche Studien für andere Indikationen, so dass die Zulassung für die anderen Indikationen durch eine Extrapolation der kompletten Daten erfolgt. Dies ist

---

[1] Wir danken Frau Dr. Stanislawa Dicheva, Arzneimittelkommission der deutschen Ärzteschaft, für ihre Mitwirkung an der Erstellung dieses Abschnitts.

dann zulässig, wenn der relevante Wirkmechanismus oder die an den extrapolierten Indikationen beteiligten Rezeptoren die gleichen sind. Wenn der Wirkmechanismus ein anderer oder unbekannt ist, sind weitere Daten, beispielsweise zu den pharmakodynamischen Parametern, sowie spezifische und sensitive Funktionstests erforderlich, um sicherzustellen, dass keine relevanten Unterschiede zwischen dem Biosimilar und dem Referenzarzneimittel bestehen. Bei der Extrapolation handelt es sich um ein wissenschaftlich etabliertes, im Rahmen der Arzneimittelzulassung akzeptiertes Konzept, das auch bei patentgeschützten Biologika nach einer Änderung des Herstellungsprozesses oder im Rahmen der Zulassung einer neuen Darreichungsform angewendet wird (Ebbers 2014, Weise et al. 2014, Weise und Wolff-Holz 2016). Die jahrelange Anwendung von Biosimilars in extrapolierten Indikationen lieferte bisher keine Hinweise auf relevante Nachteile hinsichtlich Wirksamkeit oder Sicherheit in diesen Indikationen (Weise et al. 2014, Weise und Wolff-Holz 2016).

Seit 2006 wurden in der EU 34 Biosimilars zugelassen. Auf Wunsch der pharmazeutischen Unternehmer wurden drei Zulassungen wieder zurückgenommen, so dass derzeit 31 Arzneimittel mit einer offiziellen Zulassung als Biosimilars verfügbar sind (Stand: 01.07.2017, European Medicines Agency 2017b). Davon sind 21 Biosimilars mit neun Wirkstoffen auf dem deutschen Markt vertreten ($\square$ Tabelle 1.5). Biosimilars mit Adalimumab (*Amgevita, Solymbic*), Insulin glargin (*Lusduna*), Etanercept (*Erelzi*), Enoxaparin (*Inhixa, Thorinane*), Teriparatid (*Movymia, Terrosa*) und Rituximab (*Rixathon, Riximyo*) sind auch bereits in der EU zugelassen, aber noch nicht in Deutschland in den Arzneimittelmarkt eingeführt. Zum 15.07.2017 bestand eine Empfehlung auf Zulassung durch die Europäische Arzneimittel-Agentur für ein weiteres Biosimilar mit Adalimumab (*Imraldi*), drei Biosimilars mit Rituximab (*Tuxella, Ritemvia, Blitzima*) und ein Insulin lispro-Biosimilar (*Insulin lispro Sanofi*) (European Medicines Agency 2017b). Des Weiteren ist die Zulassung für Biosimilars zu Bevacizumab, Pegfilgrastim und Trastuzumab beantragt worden. In den nächsten Jahren sind somit zahlreiche Zulassungen von Biosimilars zu einigen der umsatzstärksten Biologika in Deutschland zu erwarten, die den biosimilarfähigen Markt sowie die Einsparpotenziale durch Biosimilars deutlich erweitern werden.

Tatsächlich sind aber neben den Referenzarzneimitteln und den Biosimilars noch mehr gentechnisch hergestellte Arzneimittel mit diesen Wirkstoffen auf dem deutschen Markt verfügbar ($\square$ Tabelle 1.5). Das ist auf den ersten Blick verwirrend und zeigt die besondere Komplexität der einzelnen Produkte, ihrer Herstellungsverfahren, der Patentsituation der verwendeten Referenzarzneimittel, der unterschiedlichen Zulassungsstrategien und der Marketinginteressen der Hersteller. Biologika und Biosimilars, die in derselben Produktionsstätte im selben Herstellungsverfahren produziert und unter unterschiedlichen Fertigarzneimittelnamen durch unterschiedliche pharmazeutische Unternehmer vertrieben werden, sind sog. Bioidenticals (bioidentische Arzneimittel). So sind die Filgrastim-Biosimilars *Biograstim, Ratiograstim* und *Tevagrastim* einerseits sowie *Filgrastim Hexal* und *Zarzio* sowie *Accofil* und *Grastofil* andererseits untereinander bioidentisch. Auch die Infliximab-Biosimilars *Inflectra* und *Remsima* sind Bioidenticals.

Die meisten Arzneimittel mit dem Wachstumshormon Somatropin (*Genotropin, Humatrope, Norditropin, Saizen, Zomacton*) wurden nach dem früheren, nicht zentralen Zulassungsverfahren vor 1995 zugelassen und später über das Verfahren der gegenseitigen Anerkennung auf der Grundlage der ersten Genehmigung in einem europäischen Land in den einzelnen Länder der EU zugelassen. *NutropinAq* wurde 2001 zentral als Originalbiologikum von Somatropin zugelassen, *Omnitrope* 2006 als Biosimilar zu *Genotropin*. Die gentechnisch hergestellten rekombinanten Epoetine besitzen die gleiche Aminosäuresequenz wie das endogene humane Erythropoetin und unterscheiden sich davon im Glykosylierungsmuster, worauf der beigefügte griechische Buchstabe hinweist: Epoetin alfa, Epoetin beta, Epoetin theta und Epoetin zeta. *Abseamed, Binocrit, Epoetin alfa Hexal* (untereinander Bioidenticals, INN Epoetin alfa) sowie *Retacrit* und *Silapo* (Bioidenticals, INN Epoetin zeta) wurden als Biosimilars zum Referenzarzneimittel *Erypo* zugelassen.

◘ Tabelle 1.5 Biosimilars und biosimilarfähige Arzneimittel gemäß EMA-Zulassung 2016. Einsparpotenziale durch Biosimilars 2016.

Präparat	Wirkstoff	Einführung	DDD Mio.	Netto-kosten in Mio. €	DDD-Nettokosten in €	Nettokosten nach Substitution in Mio. €	Einsparpotenzial in Mio. €
Epoetine							
Abseamed*	Epoetin alfa	2007	1,59	13,06	8,24	12,14	0,92
Binocrit*	Epoetin alfa	2007	0,24	1,94	8,11	1,83	0,11
Biopoin	Epoetin theta	2009	0,12	1,03	8,25	0,95	<0,1
Epoetin alfa HEXAL*	Epoetin alfa	2007	2,92	24,00	8,23	22,36	1,64
Eporatio	Epoetin theta	2010	0,33	2,70	8,18	2,50	0,21
Erypo	Epoetin alfa	1994	1,28	10,52	8,23	9,78	0,74
Neorecormon	Epoetin beta	1998	1,25	10,28	8,20	9,58	0,70
Retacrit*	Epoetin zeta	2008	1,83	14,00	7,66	13,88	0,12
Silapo*	Epoetin zeta	2008	1,77	14,30	8,07	13,42	0,89
			11,33	91,83		86,44	5,40
Follitropin alfa							
Bemfola*	Follitropin alfa	2014	0,04	1,34	36,19	1,28	<0,1
Gonal	Follitropin alfa	2003	0,70	28,73	41,32	23,68	5,05
Ovaleap*	Follitropin alfa	2015	0,11	3,64	34,19	3,61	<0,1
			0,84	33,71		28,57	5,15
Somatropin							
Genotropin	Somatropin	1993	1,23	45,39	36,79	34,83	10,56
Humatrope	Somatropin	1998	0,59	22,10	37,36	16,09	6,01
Norditropin	Somatropin	2002	1,34	51,06	38,22	36,29	14,77
Nutropinaq	Somatropin	2004	0,48	17,88	37,01	13,11	4,77
Omnitrope*	Somatropin	2007	0,85	22,93	26,94	22,90	<0,1
Saizen	Somatropin	2002	0,66	24,93	37,98	17,82	7,11
Zomacton	Somatropin	2009	0,29	10,48	36,64	7,76	2,72
			5,44	194,77		148,80	45,97
Filgrastim							
Accofil Accord*	Filgrastim	2015	0,00	0,37	134,56	0,35	<0,1
Biograstim*	Filgrastim	2010	0,00	0,00	150,12	0,00	<0,1
Filgrastim HEXAL*	Filgrastim	2009	0,13	17,48	135,22	16,57	0,91
Grastofil*	Filgrastim	2014	0,01	0,90	134,97	0,86	0,04
Neupogen	Filgrastim	1991	0,09	17,38	192,17	11,59	5,79
Nivestim*	Filgrastim	2010	0,04	5,66	130,87	5,48	0,17
Ratiograstim*	Filgrastim	2010	0,04	4,85	133,35	4,67	0,18
Tevagrastim*	Filgrastim	2016	0,00	0,02	130,94	0,02	0,00
Zarzio*	Filgrastim	2014	0,03	3,98	129,76	3,91	0,08
			0,34	50,65		43,45	7,20

◘ Tabelle 1.5 (Fortsetzung)

Präparat	Wirkstoff	Einführung	DDD Mio.	Nettokosten in Mio. €	DDD-Nettokosten in €	Nettokosten nach Substitution in Mio. €	Einsparpotenzial in Mio. €
Infliximab							
Flixabi*	Infliximab	2016	0,00	0,04	30,07	0,04	<0,1
Inflectra*	Infliximab	2015	1,63	40,79	25,08	40,76	<0,1
Remicade	Infliximab	2000	5,87	190,82	32,51	147,95	42,86
Remsima*	Infliximab	2015	1,10	29,52	26,81	27,71	1,81
			8,60	261,17		216,46	44,71
Insulin glargin							
Abasaglar*	Insulin glargin	2015	6,48	10,56	1,63	10,33	0,23
Lantus	Insulin glargin	2002	135,37	251,88	1,86	213,22	38,65
Toujeo	Insulin glargin	2015	39,76	72,64	1,83	64,77	7,88
			181,61	335,08		288,32	46,76
Etanercept							
Benepali*	Etanercept	2016	0,78	36,34	46,89	36,32	0,00
Enbrel	Etanercept	2000	8,26	474,93	57,52	374,91	58,42
			9,03	511,27		411,23	58,42
Summe			217,19	1.478,48		1.223,26	213,61

* Biosimilars gemäß EMA-Zulassung 2016

1.5.2 Austauschbarkeit von Biosimilars

Während Bioidenticals als gegeneinander austauschbar und automatisch substituierbar nach § 4 Absatz 1 des Rahmenvertrags nach § 129 SGB V gelten, besteht keine Regelung zur Austauschbarkeit von Referenzarzneimitteln und Biosimilars (GKV-Spitzenverband 2016). Zwar prüft die EMA Biosimilars zu Zulassungszwecken und gibt eine Empfehlung für ihre Zulassung („positive opinion"). Die Frage der Austauschbarkeit von Biosimilars mit den Referenzarzneimitteln wird aber bei der zentralen Zulassung nicht beantwortet (Kurki et al. 2017). Die Arzneimittelkommission der deutschen Ärzteschaft (AkdÄ) hat bereits 2008 in einer Stellungnahme zu Biosimilars darauf hingewiesen, dass Biosimilars aufgrund der behördlichen Zulassungsanforderungen an Wirksamkeit, Qualität und Unbedenklichkeit bei Beginn einer Behandlung ebenso eingesetzt werden können wie die Referenzarzneimittel (Arzneimittelkommission der deutschen Ärzteschaft 2008). Im aktuellen Leitfaden der

AkdÄ werden ausführlich die Austauschbarkeit von Referenzarzneimitten und Biosimilars sowie die bereits in zahlreichen Switch-Studien gesammelten Erfahrungen zur Umstellung („Switch" oder „Switching") von Referenzarzneimitteln auf Biosimilars bei Patienten dargestellt (Arzneimittelkommission der deutschen Ärzteschaft 2017). Die Switch-Studien bestätigen die therapeutische Gleichwertigkeit von Biosimilars und haben bisher keine Hinweise auf umstellungsbedingte Sicherheitsprobleme geliefert (Ebbers et al. 2012, Braun et al. 2016, Vegh et al. 2017, Jorgensen et al. 2017). Aus Sicht der AkdÄ können Biosimilars deshalb heute als gleichwertige therapeutische Alternative zum Referenzarzneimittel bei therapienaiven Patienten sowie bei bereits mit dem Referenzarzneimittel behandelten Patienten verordnet werden. Voraussetzung ist jedoch, dass eine Zulassung für die zu behandelnde Erkrankung besteht und eine praxistaugliche Einzeldosisstärke zur Vermeidung von Kosten durch Verwurf sowie eine für die Behandlung geeignete Darreichungsform (z. B. Applikationssystem wie

Injektor, Pen, Fertigspritze) verfügbar sind (Arznei-mittelkommission der deutschen Ärzteschaft 2017).

Auch das Paul-Ehrlich-Institut (PEI), die für die meisten Biologika zuständige regulatorische Bundesoberbehörde in Deutschland, weist in einem aktuellen Positionspapier darauf hin, dass Biosimilars nach erwiesener Äquivalenz und erfolgter Zulassung in Europa grundsätzlich wie die Referenzarzneimittel eingesetzt werden können. Dies gilt sowohl für Patienten, die noch keine Therapie mit Biologika erhalten haben, als auch für Patienten, die bereits mit dem Referenzarzneimittel behandelt wurden (Paul-Ehrlich-Institut 2015).

Die European Crohn's and Colitis Organisation (ECCO) hat ihre frühere zurückhaltende Stellungnahme zum Einsatz von Biosimilars für die Therapie von chronisch-entzündlichen Darmerkrankungen aktualisiert und den Einsatz von Biosimilars für diese Indikation jetzt befürwortet (Danese et al. 2017). Die Gastroenterologen betonen, dass Biosimilars mit Infliximab vergleichbar wirksam und sicher wie das Referenzarzneimittel sind, so dass die Umstellung auf Biosimilars im Einverständnis zwischen Ärzten, Krankenschwestern, Apothekern und Patienten und nach nationaler Empfehlung befürwortet wird. Des Weiteren wurde darauf hingewiesen, dass klinische Äquivalenz-Studien in der sensitivsten Indikation die Grundlage für die Extrapolation darstellen, so dass die Anwendung von Biosimilars bei chronisch-entzündlichen Darmerkrankungen aus einer anderen sensitiven Indikation extrapoliert werden kann.

Auch die European Society for Medical Oncology (ESMO) befürwortete Anfang 2017 in einem aktuellen Positionspapier den Einsatz von Biosimilars in der Onkologie und betonte die Bedeutung biosimilarer Arzneimittel für die Bezahlbarkeit onkologischer Therapien und die finanzielle Nachhaltigkeit der Gesundheitssysteme in Europa. Die automatische Substitution durch den Apotheker soll aus Sicht der ESMO aufgrund der Komplexität biologischer Arzneimittel nicht erlaubt werden, während die Umstellung durch den behandelnden Arzt – vom Referenzarzneimittel auf ein Biosimilar sowie vice versa und von einem Biosimilar auf ein anderes – unter der Voraussetzung der ausführlichen Information und Beratung des Patienten unterstützt wird (Tabernero et al. 2017).

Für fast alle Biosimilars wurden bereits im Zulassungsverfahren Switch-Studien durchgeführt, die im europäischen öffentlichen Beurteilungsbericht (European Public Assessment Report, EPAR) beschrieben sind und ebenfalls keine relevanten Unterschiede in der Sicherheit und Wirksamkeit, aber auch keinen Anstieg der Immunogenität zeigten. In einer randomisierten, doppelblinden Studie mit Paralleldesign, die von der norwegischen Regierung finanziert wurde, zeigte der Switch des Infliximab-Referenzarzneimittels *Remicade* auf das Biosimilar *Remsima* in einer Nichtunterlegenheitsstudie an 482 Patienten mit Morbus Crohn, Colitis ulcerosa, Spondylarthritis, rheumatoider Arthritis, Psoriasisarthritis und chronischer Plaquepsoriasis keine signifikanten Unterschiede zwischen den umgestellten und den weiterhin mit *Remicade* behandelten Patienten hinsichtlich Wirksamkeit, Sicherheit und Immunogenität (Jorgensen et al. 2017, NOR-SWITCH). Der primäre Endpunkt – die je nach Indikation spezifisch prädefinierte Verschlechterung der Krankheitsaktivität – wurde von 26,2% im *Remicade*-Arm und von 29,6% im Biosimilar-Arm erreicht. Auch hinsichtlich der sekundären Endpunkte, wie u. a. die Zeit bis zur Krankheitsverschlechterung und die Krankheitsaktivität, sowie hinsichtlich der Inzidenz von Antikörpern gegen Infliximab und von Nebenwirkungen wurden keine signifikanten Unterschiede zwischen Referenzarzneimittel und Biosimilar festgestellt.

Für den rationalen Einsatz von Biosimilars sind unabhängige, verständliche Informationen für Ärzte und Patienten das wichtigste Hilfsmittel, um unbegründete Bedenken gegen Biosimilars zu beseitigen. Geeignete Informationsquellen sind beispielsweise die Publikationen der European Medicines Agency und der Europäischen Kommission (2017) sowie von unabhängigen Experten (Weise et al. 2012, Schneider und Weise 2015, Kurki et al. 2017).

1.5.3 Verordnung von Biosimilars

Der Gesamtumsatz für Biologika ist in den letzten zwölf Jahren kontinuierlich gestiegen. Er betrug 2016 7,8 Mrd. € und beanspruchte damit 21,5% des Gesamtbruttoumsatzes für Arzneimittel. Die Nettokosten des biosimilarfähigen Gesamtmarktes haben sich

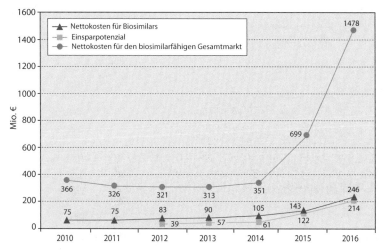

Abbildung 1.6 Nettokosten und Einsparpotenziale von Biosimilars 2010 bis 2016.

im Zeitraum 2006–2016 verzehnfacht und betrugen 2016 1,5 Mrd. € (Abbildung 1.6). Damit machte sie 20,3% des Gesamtumsatzes für Biologika aus.

Die Nettokosten für den biosimilarfähigen Gesamtmarkt hatten sich bereits 2015 durch die Einführung von Biosimilars von Infliximab und Insulin glargin verdoppelt. Im Jahr 2016 hat sich dieser Trend durch die Einführung von einem weiteren Infliximab-Biosimilar sowie von einem Biosimilar mit Etanercept fortgesetzt. Auch wurde das im Februar 2015 eingeführte Infliximab-Biosimilar (*Inflectra*) 2016 deutlich häufiger verordnet (Tabelle 19.4). Die Einsparpotenziale durch Umstellung auf das jeweils preisgünstigste Biosimilar sind 2016 genauso stark angestiegen (Abbildung 1.6). Sie betragen allerdings nur 214 Mio. € (Vorjahr: 122 Mio. €) und sind damit im Vergleich zu den Einsparpotenzialen bei den Generika noch sehr gering, da die Verkaufspreise der Biosimilars immer noch relativ hoch liegen. So betrug 2016 die durchschnittliche Differenz der Nettokosten pro DDD zwischen Referenzarzneimittel und den jeweils günstigsten Biosimilars 19,6%, am höchsten war sie mit 32,5% bei den Filgrastim-Arzneimitteln.

Die Verfügbarkeit von Biosimilars kann hohe durchschnittliche Preisreduktionen in einer bestimmten Indikation erzielen, da der Wettbewerb durch Biosimilars nicht nur den Preis des Referenzarzneimittels, sondern auch die Preise anderer Arzneimittel beeinflusst, die in der gleichen Indikation

zum Einsatz kommen (QuintilesIMS 2017). Auch wenn die Biosimilars – besonders anfangs – eine nur sehr geringe Marktdurchdringung erzielen, trägt ihre Markteinführung dazu bei, ein wettbewerbsorientiertes Umfeld zu schaffen und dadurch das Preisniveau zu beeinflussen. In Deutschland waren solche Effekte bei Biologika zur Anwendung in der Rheumatologie und Gastroenterologie noch nicht erkennbar, da bisher nur Biosimilars von Infliximab und Etanercept verfügbar sind.

Biologika werden heute insbesondere in der Endokrinologie, Rheumatologie, Gastroenterologie und Onkologie eingesetzt. Biosimilars sind seit über zehn Jahren in Europa verfügbar und haben in dieser Zeit als preisgünstige und hinsichtlich Wirksamkeit und Sicherheit vergleichbare therapeutische Alternativen zunehmend an Bedeutung für die Arzneimitteltherapie gewonnen. Die, auch Jahre nach Zulassung teilweise noch geringe Marktdurchdringung von Biosimilars ist vermutlich vor allem auf unzureichende Kenntnisse über und unbegründete Bedenken gegen diese Arzneimittel zurückzuführen. Die Marktdurchdringung der Biosimilars hat sich seit 2006 bei den einzelnen Wirkstoffen unterschiedlich entwickelt (Abbildung 1.7). So haben die Infliximab-Biosimilars bereits im zweiten Jahr nach ihrer Markteinführung einen Verordnungsanteil von über 30% erzielt, während der Verordnungsanteil der Biosimilars mit Somatropin auch nach zehn Jahren Marktverfügbarkeit immer

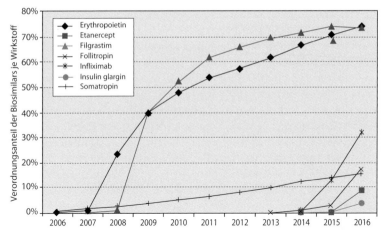

Abbildung 1.7 Verordnungsanteile der Biosimilars am biosimilarfähigen Markt (in DDD) 2006–2016 je Wirkstoff.

noch unter 16% liegt. Dass die biosimilaren Epoetin- und Filgrastim-Arzneimittel 2016 einen Verordnungsanteil von nur etwa 74% statt volle Marktpenetration erzielten, ist besonders bei Filgrastim nicht nachvollziehbar, da die Biosimilars deutlich niedrigere Kosten pro DDD im Vergleich zum Referenzarzneimittel *Neupogen* aufweisen. Den niedrigsten Verordnungsanteil erzielten 2016 das Etanercept-Biosimilar *Benepali* (8,6%), das erst Februar 2016 in den deutschen Markt eingeführt wurde, und das Insulin glargin-Biosimilar *Abasaglar* (3,6%), das seit September 2015 verfügbar war.

1.6 Orphan-Arzneimittel

Orphan-Arzneimittel sind Medikamente zur Behandlung seltener Krankheiten. Nach europäischer Definition ist eine seltene Krankheit ein lebensbedrohendes oder chronisch verlaufendes Leiden, von dem nicht mehr als fünf von 10 000 Menschen betroffen sind (Europäisches Parlament 2000). Nach dieser Definition gilt eine Krankheit in Deutschland als selten, wenn weniger als 40 000 Patienten daran erkrankt sind. Lange Zeit wurde die Entwicklung von Arzneimitteln zur Behandlung seltener Krankheiten von der pharmazeutischen Industrie wegen hoher Kosten und geringer Umsatzerwartungen vernachlässigt (Schieppati et al. 2008). Das hat sich in den USA 1983 mit dem ersten Orphan-Arzneimittelgesetz und in Europa im Jahre 2000 mit der Verordnung des Euro-

päischen Parlaments und des Europäischen Rates über Arzneimittel für seltene Leiden grundlegend geändert (Orphan Drug Act 1983, Europäisches Parlament 2000). Eine besondere Schwierigkeit bei der Zulassung von Orphan-Arzneimitteln besteht wegen der niedrigen Prävalenz seltener Krankheiten in der Rekrutierung ausreichender Patientenzahlen für klinische Studien. Nur 52% der Zulassungsunterlagen von Orphan-Arzneimitteln enthielten randomisierte kontrollierte klinische Studien im Vergleich zu 84% bei einer entsprechenden Zahl von Nichtorphan-Arzneimitteln (Dupont und Van Wilder 2011). Weiterhin zeigte eine Analyse von sechs Orphan-Arzneimitteln, dass die bei der Zulassung im Jahre 2004 bestehenden Mängel auch zehn Jahre später nicht durch aussagekräftige klinische Studien behoben worden waren (Joppi et al. 2016). Darüber hinaus wurden die Hersteller nicht verpflichtet, weitere Studien durchzuführen. Trotz bestehender Evidenzlücken wurden die ursprünglichen Zulassungsentscheidungen nicht revidiert, und bis auf eine Ausnahme waren alle diese Orphan-Arzneimittel noch auf dem Markt (vgl. ▶ Kapitel 2, Zulassungsverfahren in Europa, Abschnitt 2.2.4).

Aus allen diesen Gründen haben Arzneimittel für seltene Krankheiten in Deutschland besondere Beachtung im Rahmen des Arzneimittelmarktneuordnungsgesetzes (AMNOG) gefunden. Das Gesetz hat festgelegt, dass der medizinische Zusatznutzen von Orphan-Arzneimitteln bereits durch die europäische Zulassung als belegt gilt (§ 35a Absatz 1 SGB V). Die

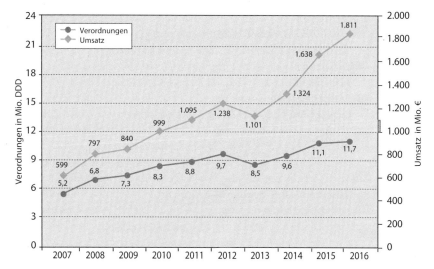

◘ Abbildung 1.8 Verordnungsvolumen (DDD) und Umsatz von Orphan-Arzneimitteln von 2007 bis 2016 einschließlich aller Arzneimittel nach Ablauf der 10-jährigen Marktexklusivität, aber ohne Arzneimittel nach Rückzug der Orphan-Designation durch Hersteller.

Bundesärztekammer, das Institut für Qualität und Wirtschaftlichkeit im Gesundheitswesen und andere Fachleute haben sich gegen diese Ausnahmeregelung ausgesprochen, die erst in der Schlussphase des Gesetzgebungsverfahrens eingebracht wurde (Windeler et al. 2010). Diese Kritik hat dazu beigetragen, dass schließlich eine Umsatzobergrenze für die Freistellung von der nationalen Nutzenbewertung in das Gesetz aufgenommen wurde. Übersteigt der Jahresumsatz eines Orphan-Arzneimittels den Betrag von 50 Mio. €, muss der Zusatznutzen auch für Orphan-Arzneimittel nachgewiesen werden. Die Zweifel an der Eignung der europäischen Zulassung als Basis für den Nutzennachweis von Orphan-Arzneimitteln hat sich in der praktischen Umsetzung voll und ganz bestätigt, da der G-BA für sieben von neun Orphan-Arzneimitteln des Jahres 2016 nur einen nicht quantifizierbaren Zusatznutzen beschlossen hat (▶ Kapitel 3, Tabelle 3.1).

Europäische Orphan-Arzneimittel hatten bereits 2010 vor dem Inkrafttreten des AMNOG einen Anteil von 26% an den jährlichen Neueinführungen von Arzneimitteln in Deutschland (vgl. ▶ Arzneiverordnungs-Report 2011, Kapitel 3, Abbildung 3.1). Im Jahre 2016 sind unter den 31 Neueinführungen 9 Orphan-Arzneimittel entsprechend einem Anteil von 29% vertreten (▶ Kapitel 3, Tabelle 3.1). Orphan-Arzneimittel haben naturgemäß nur kleine Verord-

nungsvolumina und erreichten 2016 in Deutschland insgesamt nur 11,7 Mio. DDD (◘ Abbildung 1.8). Das sind gerade einmal 0,03% des gesamten DDD-Volumens (◘ Tabelle 1.1). Trotz des geringen Verordnungsvolumens haben Orphan-Arzneimittel 2016 ein Umsatzvolumen von 1.811 Mio. € erreicht. Aufgrund eines besonders dynamischen Wachstums ist der Umsatz von Orphan-Arzneimitteln in den letzten zehn Jahren dreifach angestiegen (◘ Abbildung 1.8) und umfasste 2016 3,9% des Bruttoumsatzes des Gesamtmarktes von 36,119 Mrd. € für Fertigarzneimittel. Aufgrund hoher DDD-Kosten (168,88 €) sind sie 33-fach teurer als patentgeschützte Nicht-Orphanarzneimittel.

1.7 Umstrittene Arzneimittel

Arzneimittel mit umstrittener Wirksamkeit sind dadurch definiert, dass ihre therapeutische Wirksamkeit nicht in ausreichendem Maße durch kontrollierte klinische Studien nachgewiesen wurde. Die erste Aufstellung im Arzneiverordnungs-Report umfasste 1986 elf Arzneimittelgruppen mit einem Verordnungsvolumen von 1,7 Mrd. € (3,4 Mrd. DM) (Arzneiverordnungs-Report '86). Die rückläufige Entwicklung der umstrittenen Arzneimittel hat sich 2016 mit einer Abnahme auf 25,6

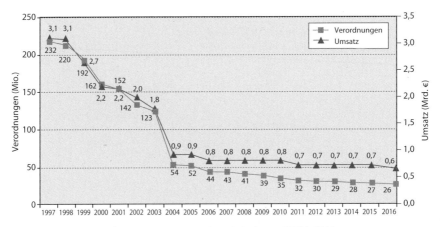

Abbildung 1.9 Verordnungen und Umsatz umstrittener Arzneimittel von 1997 bis 2016.

Mio. Verordnungen (−2,1%) und Nettokosten von 511 Mio. € (−5,0%) fortgesetzt (◘ Tabelle 1.6). Viele umstrittene Arzneimittel sind in den USA, Großbritannien und den skandinavischen Ländern nicht erhältlich oder nur als Nahrungsergänzungsmittel im Handel. Daher wurde schon vor 30 Jahren gefolgert, dass wir ohne Nachteil für unsere Patienten auf diese umstrittenen Arzneimittel verzichten können (Gysling und Kochen 1987). Die Verordnungsentwicklung hat diese Prognose eindrucksvoll bestätigt. Gegenüber dem Spitzenwert von 5,1 Mrd. € im Jahre 1992 (hier dargestellt ab 1997) sind die Umsätze in diesem Bereich jetzt auf 0,6 Mrd. € zurückgegangen (◘ Abbildung 1.9).

Das noch verbleibende Umsatzvolumen der umstrittenen Arzneimittel ist nicht in vollem Umfang für Einsparungen verfügbar, weil nur ein Teil durch wirksame Arzneimittel ersetzt werden kann. In einigen Arzneimittelgruppen werden nicht verschreibungspflichtige Arzneimittel zur Substitution vorgeschlagen, die nicht mehr erstattungsfähig sind und daher nicht mehr bei den Substitutionskosten berücksichtigt werden. Bei weiteren Indikationsgruppen können keine anderen Arzneimittel empfohlen werden, weil ein Leistungsausschluss festgelegt wurde. Häufig handelt es sich um die Behandlung geringfügiger Gesundheitsstörungen, die eine hohe Selbstheilungstendenz haben und den leistungsrechtlichen Verordnungsausschlüssen nach § 34 Abs. 1 SGB V unterliegen.

Tabelle 1.6 Arzneimittel mit umstrittener Wirksamkeit 2016.

Arzneimittelgruppen	Verordnungen		Nettokosten	
	in Tsd.	Änd. in %	in Mio. €	Änd. in %
Antacidakombinationen	610	9,0	16,8	7,3
Antiarthrotika u. Antiphlogistika	57	−6,2	1,1	−7,6
Antibiotika (pflanzliche)	87	−4,6	0,8	−5,8
Antidementiva	277	−6,6	11,4	−3,5
Antihypotonika	18	−15,1	0,5	−14,7
Antipruriginosa	422	5,4	3,5	4,6
Antitussivakombinationen	81	−19,0	1,0	−18,2
Antivertiginosa	1.113	−2,0	17,8	−1,7
Carminativa	444	−2,8	4,1	−9,2

◻ **Tabelle 1.6** (Fortsetzung)

Arzneimittelgruppen	Verordnungen		Nettokosten	
	in Tsd.	Änd. in %	in Mio. €	Änd. in %
Clenbuterolkombinationen	194	−23,8	3,3	−23,8
Cromoglicinsäurekombinationen	266	−6,2	17,2	−5,6
Darmfloramittel	621	2,1	7,6	2,2
Dermatika (Antimykotika-Kortikoidkombinationen)	2.544	2,8	61,2	3,5
Dermatika (Bäder)	112	1,5	1,4	2,8
Dermatika (Keratolytika)	495	1,0	10,4	2,1
Dermatika (sonstige)	309	14,9	8,3	16,0
Dimenhydrinatkombinationen	719	0,1	23,9	−1,3
Durchblutungsfördende Mittel	230	−13,6	9,2	−16,7
Expektorantien	5.992	−4,4	38,0	−4,1
Expektorantien-Antibiotika-Kombinationen	30	−57,6	0,3	−57,8
Grippemittel	132	−11,9	1,4	−11,3
Hämorrhoidenmittel	121	−19,4	3,1	−15,5
Hypnotika (pflanzliche)	134	−8,7	1,0	−8,6
Immunstimulantien	94	−12,0	1,2	−12,0
Immunstimulantien (Zytostatika)	80	−8,8	8,2	−8,3
Koronarmittel	76	−4,9	2,0	−4,2
Laxantien	167	1,5	1,8	4,6
Lipidsenker (andere)	108	−1,3	8,8	−5,5
Magnesiumpräparate	154	−0,8	1,8	−7,2
Migränemittelkombinationen	20	−23,2	0,5	−26,6
Mund- und Rachentherapeutika	799	5,2	5,6	2,4
Muskelrelaxantien (Tolperison etc.)	375	−10,7	18,4	−3,0
Ophthalmika (sonstige)	317	−0,1	1,8	−5,0
Ophthalmikakombinationen (Antibiotika)	3.065	0,2	42,8	−0,1
Otologikakombinationen (Antibiotika)	82	−9,4	1,3	−9,6
Otologikakombinationen (Corticoide)	190	−10,4	2,6	−10,4
Pankreasmittel (pflanzliche)	148	2,5	1,2	2,5
Prokinetika (pflanzliche)	193	−0,8	2,0	1,5
Psychopharmaka (pflanzliche)	306	−4,4	12,1	−11,3
Rheumamittel (Externa)	173	−21,9	1,7	−26,0
Rhinologikakombinationen	1.118	−2,2	9,1	−2,2
Spasmolytika (sonstige)	296	−0,4	7,9	0,8
Tiaprid	153	−6,2	8,1	−5,9
Urologika (Antiinfektiva + pflanzliche)	118	−2,2	4,3	−2,9
Urologika (Spasmolytika)	2.168	0,4	119,9	−12,6
Wundbehandlungsmittel (Dexpanthenol etc.)	276	0,4	1,7	−7,8
Wundbehandlungsmittel (sonstige)	115	−5,9	2,9	−5,150
Weitere Einzelpräparate	400	−4,0	9,7	−3,7
Summe	25.601	−2,1	511,3	−5,0

1.8 Wirtschaftlichkeitsreserven von Arzneimitteln

Seit 1998 werden im Arzneiverordnungs-Report Wirtschaftlichkeitsreserven von Arzneimitteln dargestellt, die bis 2009 ausschließlich mit nationalen Preisvergleichen im Bereich Generika, Analogpräparate und umstrittene Arzneimittel ermittelt wurden. Der bisher größte Erfolg bei der Mobilisierung von Wirtschaftlichkeitsreserven war der erwähnte Verordnungsrückgang der umstrittenen Arzneimittel mit einer Einsparung von insgesamt 4,4 Mrd. €, der seit 1992 durch eigenständige Sparanstrengungen der Ärzteschaft ohne Unterstützung durch gesetzliche Regelungen erreicht wurde (Kassenärztliche Bundesvereinigung 2000). Ein weiterer Erfolg war 2006 das Gesetz zur Verbesserung der Wirtschaftlichkeit in der Arzneimittelversorgung (AVWG), mit dem bestehende Defizite bei der Steuerung der Arzneimittelausgaben beseitigt wurden. Schon bald nach Inkrafttreten des Gesetzes gingen die Einsparpotenziale vor allem von Analogpräparaten zurück (vgl. ► Arzneiverordnungs-Report 2007, Kapitel 1, Tabelle 1.8). Hauptgründe waren die Anpassung von Festbeträgen aber auch die Mehrverordnung preiswerter Generika von teuren Analogpräparaten. Wesentlichen Anteil hatte eine Initiative der Kassenärztlichen Vereinigung Nordrhein mit einer Liste von Analogpräparaten (Me-too-Liste), die trotz heftiger juristischer Gegenwehr zahlreicher Arzneimittelhersteller vom Landessozialgericht Nordrhein-Westfalen und anderen Sozialgerichten bestätigt wurde (Grill 2007). Sie wurde von mehren Kassenärztlichen Vereinigungen übernommen und ist auch nach 10 Jahren ein etabliertes Instrument für eine wirtschaftliche Arzneiverordnung von Bestandsmarktarzneimitteln (Kassenärztlichen Vereinigung Nordrhein 2017), deren Nutzenbewertung 2014 durch das 14. SGB V-Änderungsgesetz wieder abgeschafft wurde. Zur Ausschöpfung der Wirtschaftlichkeitsreserven im Generikamarkt haben auch Rabattverträge zwischen Krankenkassen und Herstellern (§ 130a Abs. 8 SGB V) beigetragen, durch die 2016 Rabatterlöse von 3,888 Mrd. € erzielt wurden (► Kapitel 6, Rabattverträge).

Alle diese Aktivitäten zur Förderung einer wirtschaftlichen Arzneitherapie haben aber nicht verhindern können, dass die Arzneimittelausgaben in den folgenden Jahren überdurchschnittlich angestiegen sind. Hauptursache waren patentgeschützte Arzneimittel als einziger Bereich des deutschen Arzneimittelmarktes, in dem die pharmazeutischen Unternehmen die Preise im ersten Jahr weiterhin frei festlegen können. Mit der freien Preisbildung für patentgeschützte Arzneimittel ist Deutschland innerhalb der Europäischen Union eine Ausnahme, denn fast alle anderen Länder haben unter dem wachsenden Kostendruck im Gesundheitswesen zahlreiche Maßnahmen ergriffen, um die Preise oder den Verbrauch von Arzneimitteln zu regulieren. Selbst die wirtschaftsliberale Schweiz war nicht mehr bereit, die von den Arzneimittelherstellern geforderten Preise zu akzeptieren. Das zeigt das Beispiel einer Preisreduktion um 33% für einen HPV-Impfstoff (*Gardasil*) nach zentralen Preisverhandlungen der Schweizer Kantone mit dem Hersteller (Pesenti 2008). Schon unser erster internationaler Preisvergleich mit Schweden hat bestätigt, dass die umsatzstarken Patentarzneimittel in Deutschland 2010 deutlich teurer als in anderen europäischen Staaten sind. Damals waren die 50 umsatzstärksten Patentarzneimittel mit einem Marktanteil von 57% in Deutschland im Durchschnitt 48% teurer und ohne die unterschiedlichen Mehrwertsteuersätze immer noch 25% teurer als die entsprechenden Präparate in Schweden (► Arzneiverordnungs-Report 2010, Kapitel 1, Tabelle 1.4). Der aktuelle europäische Preisvergleich für den Patentmarkt in acht Ländern hat erneut bestätigt, dass die deutschen Arzneimittelpreise weiterhin deutlich höher sind als in unseren Nachbarländern (► Kapitel 7, Europäischer Preisvergleich für patentgeschützte Arzneimittel).

1.8.1 Einsparung von Arzneimittelausgaben durch das AMNOG

Eine verbesserte Mobilisierung von Wirtschaftlichkeitsreserven wurde mit dem Arzneimittelmarkt-Neuordnungsgesetz (AMNOG) angestrebt, das am 1. Januar 2011 in Kraft trat. Mit der gesetzlichen Neuregelung wurde festgelegt, dass für jedes Arzneimittel mit neuen Wirkstoffen eine Nutzenbewertung durchzuführen ist. Damit wurde die Nutzenbewertung in Deutschland erheblich erweitert und beschleunigt, denn eine Nutzenbewertung war schon 2004 mit dem GKV-Modernisierungsgesetz (GMG) eingeführt worden, jedoch nur als Kann-Bestimmung und ohne zeitliche Vorgaben. Die maßgebende Grundlage für die mit dem AMNOG angestrebten Einsparungen waren internationale Preisvergleiche von patentgeschützten Arzneimitteln, mit denen eine Gesamtentlastung von rund 2 Mrd. € pro Jahr für die GKV geschätzt wurde (Deutscher Bundestag 2010). Mit dem Inkrafttreten des AMNOG wurde erstmals eine verpflichtende Bewertung des Zusatznutzens von Arzneimitteln in Deutschland eingeführt und eine jahrzehntelange Sonderstellung des deutschen Arzneimittelmarktes beendet.

Statt der angestrebten Einsparungen in Höhe von jährlich 2 Mrd. € wurden jedoch bisher wesentlich geringere Beträge bei den Arzneimittelausgaben eingespart. Im Jahre 2016 betrug die realisierte Einsparung durch Erstattungsbeträge 1.350 Mio. €, wobei die jährlichen Einsparungen von Jahr zu Jahr um 300–400 Mio. € anstiegen (◘ Tabelle 1.7). Die Summe aller AMNOG-Einsparungen in der Zeit von 2012 bis 2016 beträgt insgesamt 2.892 Mio. €. Die ursprünglich angestrebten Einsparungen von jährlich 2 Mrd. € werden wahrscheinlich erst in zwei Jahren erreicht werden, wenn wie bisher etwa 400 Mio. € jährlich gespart werden. Hauptgrund für die schleppende Realisierung der angekündigten Sparmaßnahmen sind mehrere nachträgliche Beschränkungen der Nutzenbewertung durch gesetzliche Änderungen.

1.8.2 Weitere pharmakologisch-therapeutische Einsparpotenziale

Die GKV-Arzneimittelausgaben sind seit Inkrafttreten des AMNOG im Jahre 2011 von 30,87 Mrd. € auf 38,44 Mrd. € im Jahre 2016 gestiegen, also ein Anstieg um 7,57 Mrd. € in 5 Jahren, obwohl in diesem Zeitraum durch die verhandelten Erstattungsbeträge bei den Patentarzneimitteln die genannten Einsparungen von 2,9 Mrd. € erzielt wurden. Trotz der bisherigen Einsparungen waren die Patentarzneimittel mit Mehrumsatz von 3,6 Mrd. € weiterhin die Hauptursache des Ausgabenanstiegs. Seit 2010 wurde daher versucht, über internationale Preisvergleiche Einsparpotenziale für den deutschen Arzneimittelmarkt zu berechnen. Seit dem vergangenen Jahr wurde mit einer verbesserten Methode durch den Vergleich mit Bruttoinlandsprodukt (BIP)-adjustierten Herstellerabgabepreisen aus acht europäischen Ländern für den deutschen Markt für Patentarzneimittel ein zusätzliches Einsparpotenzial von 1,5 Mrd. € und damit 13,3% des Herstellerumsatzes identifiziert (▶ Kapitel 7, Europäischer Preisvergleich für patentgeschützte Arzneimittel). Damit wird nochmals unterstrichen, dass die ursprünglich angestrebten Einsparungen des AMNOG von rund 2 Mrd. € in den vergangenen sechs Jahren nur unzureichend umgesetzt wurden. Ein wesentlicher Grund dürfte sein, dass ein großer Teil der berechneten Einsparungen Arzneimittel des Bestandsmarktes betrifft. Mit dem 14. SGB V-Änderungsgesetz wurde jedoch die Nutzenbewertung von Arzneimitteln des Bestandsmarkts abge-

◘ **Tabelle 1.7** Bruttoumsatz für Arzneimittel mit Erstattungsbeträgen und Einsparung durch Erstattungsbeträge im Fertigarzneimittelmarkt gemäß §130b SGB V. Angaben nach Arzneiverordnungs-Report 2013 bis 2016. Ab 2015 mit Einsparungen aus individuellen parenteralen Zubereitungen.

Jahr	Bruttoumsatz	Einsparung durch Erstattungsbeträge	Quelle
	Mio. €	Mio. €	
2012	670	25	AVR 2013, Seite 179
2013	833	150	AVR 2014, Tabelle 4.4
2014	1.979	443	AVR 2015, Seite 225
2015	4.339	925*	AVR 2016, Seite 160
2016	5.094	1350*	AVR 2017, Kapitel 5.1.2
Summe		617	

*inkl. Einsparungen aus individuellen parenteralen Zubereitungen

schafft, so dass wirksame Einsparungen durch die Anpassung der überhöhten deutschen Arzneimittelpreise an europäische Preisstandards erst viele Jahre später zu erwarten sind.

In dieser Situation sollte überlegt werden, ob eine Realisierung dieser Wirtschaftlichkeitsreserven mit den bestehenden Instrumenten des SGB V erfolgreich umgesetzt werden könnte. Dazu bietet sich die Analyse von pharmakologisch-therapeutisch vergleichbaren Wirkstoffen an, um weitere Festbetragsgruppen mit Festbeträgen gemäß § 35 SGB V zu bilden. Die seit 1989 bestehende Festbetragsregelung bietet einen konkreten Rahmen und ist vor allem für zahlreiche Arzneimittelgruppen der Gruppe 1 (Arzneimittel mit denselben Wirkstoffen) umgesetzt worden. In vielen Bereichen der Arzneitherapie gibt es jedoch Gruppen von pharmakologisch-therapeutisch vergleichbaren Wirkstoffen, die chemisch oder pharmakologisch verwandt sind. Bei der Bildung von Festbetragsgruppen der Gruppe 2 und 3 sind die mehrere Rahmenbedingungen gesetzlich vorgegeben. So sind Arzneimittel mit patentgeschützten Wirkstoffen, deren Wirkungsweise neuartig ist oder die eine therapeutische Verbesserung auch wegen geringerer Nebenwirkungen bedeuten, von der Bildung von Festbetragsgruppen ausgenommen. Die Eigenschaft der Neuartigkeit gilt jedoch nur für die Dauer des Patentschutzes des ersten Vertreters einer Wirkstoffgruppe. Aus diesem Grunde wurden drei Gruppen mit pharmakologisch-therapeutisch vergleichbaren Wirkstoffen ausgewählt, in denen der Patenschutz bei mindestens einem Wirkstoff abgelaufen ist. Eine wesentliche Voraussetzung für die Vergleichbarkeit dieser drei Wirkstoffgruppen der Gruppe 2 war die Verfügbarkeit von evidenzbasierten Therapieleitlinien und Metaanalysen, in denen die Gleichwertigkeit und Austauschbarkeit von Arzneimitteln innerhalb einer pharmakologisch-therapeutischen Arzneimittelgruppe dokumentiert war. Der Kostenvergleich wurde auf der Basis der im Arzneiverordnungs-Report publizierten DDD-Kosten durchgeführt, wodurch kleinere methodische Unterschiede zur Ermittlung von Festbeträgen auf der Grundlage von rechnerischen mittleren Tagesdosen oder anderen geeigneten Vergleichsgrößen möglich sind (§ 35 Abs.1 Satz 5 SGB V).

Stark wirkende Opioidanalgetika. In der Gruppe der stark wirkenden Opioidanalgetika sind sieben Wirkstoffe vertreten, darunter fünf Wirkstoffe mit mehreren Generika (▶ Tabelle 9.1), auf die sich die pharmakologisch-therapeutische Analyse konzentriert. Die Standardindikation sind starke und sehr starke Schmerzen, so dass die fünf Wirkstoffe nicht nur pharmakologisch sondern auch in Bezug auf die Indikation therapeutisch vergleichbar sind. Alle fünf Opioidanalgetika unterliegen bereits der Festbetragsregelung nach Gruppe 1 (Arzneimittel mit den gleichen Wirkstoffen), für die aber sehr unterschiedlich Festbeträge festgesetzt wurden. So liegt der Festbetrag für Oxycodon (100 Retardtbl. 80 mg 465,11 €, DDD 75 mg) 2,5fach höher als der Festbetrag für Morphin (100 Retardtbl. 100 mg 187,69 €, DDD 100 mg). Diese Unterschiede haben eine immer größere Bedeutung für die Entwicklung der Therapiekosten in diesem Indikationsgebiet gewonnen, da sich das Verordnungsprofil der stark wirkenden Opioide in den vergangenen 20 Jahren erheblich verändert. Während 1996 noch über 60% der Verordnungen auf Morphin entfielen, ist der Verordnungsanteil von Morphin 2016 auf 9,5% zurückgegangen. Dieser Rückgang ist eingetreten, obwohl Morphin seit 30 Jahren der Goldstandard in der Stufe 3 des WHO-Stufenschemas der Tumorschmerztherapie ist (World Health Organisation 1986). Die Arbeitsgruppe der European Association for Palliative Care (EAPC) hat in ihrer europäischen Leitlinie darauf hingewiesen, dass Morphin weiterhin der Standard für die Behandlung schwerer Tumorschmerzen ist (Hanks et al. 2001). Auch der neuste Cochrane-Review über 62 Studien mit 4241 Patienten bestätigt, das orales Morphin in schnell oder verzögert freisetzenden Arzneiformen das Mittel der Wahl für die Behandlung von moderaten oder schweren Tumorschmerzen ist (Wiffen et al. 2016). In einer weiteren systematischen Übersichtsarbeit wurde gezeigt, dass die subkutane sowie intravenöse, rektale oder transdermale Gabe von Morphin oder anderen Opioidanalgetika eine wirksame Alternative für Tumorpatienten ist, wenn eine orale Behandlung nicht möglich ist (Radbruch et al. 2011). Diese pharmakologisch-therapeutische Analyse zeigt, dass Morphin weiterhin der Standard für die Behandlung schwerer Tumorschmerzen ist und andere Opioidanalgetika keine Vorteile in Bezug auf

Tabelle 1.8 Einsparpotenziale umsatzstarker Arzneimittelgruppen mit pharmakologisch-therapeutisch vergleichbaren Wirkstoffen 2016. Angegeben sind Wirkstoffe, Vergleichspräparate, Datenquelle, Verordnungen nach definierten Tagesdosen (DDD), DDD-Kosten, Jahrestherapiekosten (Nettokosten) und Einsparpotenzial mit dem preisgünstigsten Vergleichspräparat.

Wirkstoffe	Datenquelle	DDD Mio.	DDD-Kosten (€)	Jahrestherapie-kosten Mio. €	Einsparpotenzial, Mio. €
Stark wirkende Opioidanalgetika					
Vergleichspräparat: Morphin-ratiopharm			2,58		
Morphin	Tabelle 9.1	15,1	3,18	48,0	9,1
Buprenorphin	Tabelle 9.1	11,7	6,21	72,7	42,5
Fentanyl	Tabelle 9.1	56,4	3,89	219,4	73,9
Oxycodon	Tabelle 9.1	40,9	7,82	319,8	214,3
Hydromorphon	Tabelle 9.1	24,9	6,13	152,6	88,4
				812,5	428,2
TNFα-Inhibitoren					
Vergleichspräparat: Inflectra			25,08		
Infliximab	Tabelle 19.4	5,9	32,51	190,8	43,8
Etanercept	Tabelle 19.4	8,3	61,03	474,9	298,4
Adalimumab	Tabelle 19.4	15,2	63,21	907,8	579,6
Golimumab	Tabelle 19.4	3,9	58,75	194,1	131,3
Certolizumab	Tabelle 19.4	2,5	53,79	127,0	71,8
				1.894,6	1.124,9
SNRI-Antidepressiva					
Vergleichspräparat: Venlafaxin-neuraxpharm			0,38		
Venlafaxin	Tabelle 41.4	189,9	0,40	76,0	3,8
Duloxetin	Tabelle 41.4	69,1	2,12	146,5	120,2
				222,5	124,0
Summe				2.929,6	1.677,1

eine bessere Wirksamkeit oder weniger Nebenwirkungen haben. Von den zahlreichen Morphinpräparaten wurde für den Preisvergleich *Morphin-ratiopharm* ausgewählt, bei dem die Apothekenverkaufspreise genauso hoch wie die jeweiligen Festbeträge liegen. Unter Berücksichtigung der DDD-Kosten und des DDD-Volumens ergibt sich für die Gruppe der stark wirkenden Opioidanalgetika insgesamt ein Einsparvolumen von 428,2 Mio. € (Tabelle 1.8).

TNFα-Inhibitoren. In der Gruppe der TNFα-Inhibitoren sind fünf Wirkstoffe vertreten. Bei drei Wirkstoffen (Infliximab, Etanercept, Adalimumab) ist der Patentschutz bereits abgelaufen, so dass bereits mehrere Biosimilars von den EMA zugelassen wurden (► Tabelle 19.4). Damit handelt es sich nicht mehr um therapeutisch neuartige Wirkstoffe. Bisher hat der G-BA für den Wirkstoff Infliximab die Einleitung eines Stellungnahmeverfahrens zur Gruppenbildung nach Stufe 1 beschlossen (Bundesministerium für Gesundheit 2017b). Als nächstes ist die Frage zu klären, ob es sich um pharmakologisch-therapeutisch vergleichbare Wirkstoffe handelt. Für die erste und bisher wichtigste Indikation der TNFα-Inhibitoren, die rheumatoide Arthritis, gibt es in Leitlinien klare Empfehlungen zur Anwendung der einzelnen Wirkstoffe dieser Stoffgruppe. So empfiehlt die American Association of Rheumatology (ACR), dass bei gegebener Indikation für die Anwendung von TNFα-Inhibitoren als Auswahlkriterien Kosten, Begleitkrankheiten, Applikationsmodus und das Nebenwirkungsprofil in Betracht gezogen werden sollen (Singh et al. 2016). Die European League Against Rheumatism (EULAR) berücksichtigt in ihrer aktuellen Leitlinie auch die neuen Biosimilars der TNFα-Inhibitoren und empfiehlt, dass alle zugelassenen TNFα-Inhibitoren ohne hierarchische Positionierung verwendet werden können, da auch alle Biosimilars eine vergleichbare Wirksamkeit und Sicherheit wie die jeweiligen Originalpräparate haben und darüber hinaus deutlich preisgünstiger sind (Smolen et al. 2017). Diese Schlussfolgerung ist durch zahlreiche direkte Vergleichsstudien, Metaanalysen und systematische Literaturrecherchen belegt. Eine ähnliche Empfehlung wird von der EULAR auch für die Anwendung von TNFα-Inhibitoren und ihren Biosimilars bei der Behandlung der Psoriasis und der Psoriasisarthritis ausgesprochen (Gossec et al. 2016). Auch bei Patienten ankylosierender Spondylitis, bei denen die konventionelle Behandlung mit nichtsteroidalen Antiphlogistika fehlgeschlagen ist, führt jeder der zugelassenen TNFα-Inhibitoren zu einer guten oder sehr guten Verbesserung der Krankheitsmanifestationen. Aufgrund der therapeutischen Äquivalenz sollte der Preis als wichtiges Auswahlkriterium in Betracht gezogen werden (van der Heijde et al. 2017). Die pharmakologisch-therapeutische Analyse der TNFα-Inhibitoren zeigt, dass alle Vertreter dieser Arzneimittelgruppe einschließlich der zugelassenen Biosimilars bei rheumatoider Arthritis, Psoriasis, Psoriasisarthritis und ankylosierender Spondylitis eine ähnliche Wirksamkeit und Sicherheit haben und daher Kosten ein wesentliches Auswahlkriterium für die Therapieentscheidung sind. Lediglich Certolizumab und Golimumab sind bisher nicht für die Psoriasis zugelassen. Auf diese vier Hauptindikationen entfallen etwa 80% der mit TNFα-Inhibitoren behandelten Patienten (Degli Esposti et al. 2014). Daneben gibt es noch weitere Indikationsgruppen, für die nicht alle TNFα-Inhibitoren zugelassen sind, wie z.B. chronisch-entzündlichen Darmerkrankungen (Morbus Crohn, Colitis ulcerosa) und juvenile idiopathische Arthritis. Daher sollte die Möglichkeit indikationsspezifischer Festbetragsgruppen geschaffen werden, wobei dann entweder einzelne Indikationen aus der Gruppenbildung herausgenommen werden oder für den Festbetrag ein Mischpreis festgesetzt wird, wie das beim Erstattungsbetrag von nutzenbewerteten Arzneimitteln mit unterschiedlichen Subgruppen der Fall ist. Zur Berechnung des Einsparpotenzials wurde von den TNFα-Inhibitoren als derzeit kostengünstigstes Präparat das Infliximab-Biosimilar *Inflectra* ausgewählt. Unter Berücksichtigung der DDD-Kosten und des DDD-Volumens ergibt sich für die Gruppe der TNFα-Inhibitoren insgesamt ein Einsparvolumen von 1.124,9 Mio. € (◨ Tabelle 1.8).

Selektive Noradrenalin-Wiederaufnahme-Inhibitoren (SNRI-Antidepressiva) sind eine Untergruppe neuerer Antidepressiva, zu der die beiden Wirkstoffe Venlafaxin und Duloxetin mit jeweils mehreren Generika gehören (▶ Tabelle 41.4). Während es für Venlafaxin schon seit mehreren Jahren Festbeträge der Gruppe 1 (Arzneimittel mit denselben Wirkstoffen) gibt, existierte bisher keine Festbetragsgruppe für Duloxetinpräparate, obwohl nach Ablauf des Patentschutzes des Originalpräparats *Cymbalta* seit 2015 schon mehrere Generika auf dem Markt sind. Die Folge ist, dass *Cymbalta* weiterhin das führende Duloxetinpräparat ist und dass die durchschnittlichen DDD-Kosten der Duloxetinpräparate fünffach höher liegen als die der Venlafaxinpräparate (▶ Tabelle 41.4). Inzwischen hat der G-BA eine Festbetragsgruppe für Duloxetin (Gruppe 1) beschlossen. Demgemäß wurde vom GKV-Spitzenverband ein Festbetrag (98 Hartkps, 60 mg, 82,26 € Herstellerabgabepreis, 114,87 € Apothekenabgabepreis einschließlich MwSt) festgesetzt, der jedoch etwa dreifach höher liegt als der Festbetrag für Venlafaxin (100 Hartkps. 75 mg, 39,82 € Apothekenabgabepreis mit MwSt). Daraus ergibt sich die Frage, ob Duloxetin eine therapeutische Verbesserung auch wegen geringerer Nebenwirkungen im Vergleich zu Venlafaxin oder anderen Antidepressiva darstellt und deshalb von der Bildung von Festbetragsgruppe 2 ausgenommen werden muss. Die pharmakologisch-therapeutische Analyse ergibt jedoch genau das Gegenteil. Eine Metaanalyse von 54 kontrollierten Studien mit Venlafaxin und Duloxetin und insgesamt 12 816 Patienten zeigte, dass Duloxetin keinerlei Vorteile im Vergleich zu anderen Antidepressiva hatte und sogar schlechter vertragen wurde als Venlafaxin und andere Antidepressiva aus der Gruppe der selektiven Serotonin-Wieder-aufnahme-Inhibitoren (SSRI) (Schueler et al. 2011). Auch ein Cochrane-Review über Duloxetin im Vergleich zu anderen Antidepressiva lieferte keine Unterschiede in der Wirksamkeit von Duloxetin bei der Behandlung der schweren Depression, obwohl die Akzeptanz und die Verträglichkeit schlechter als bei SSRIs und Venlafaxin war (Cipriani et al. 2012). Dieses Ergebnis zeigt, dass Duloxetin keine Vorteile in Bezug auf eine bessere Wirksamkeit hat und sogar schlechter verträglich ist als Venlafaxin und andere Antidepressiva. Von den zahlreichen Venlafaxinpräparaten wurde für den Preisvergleich *Venlafaxin-neuraxpharm* ausgewählt, bei es 2016 das führende Venlafaxin-Generikum war (▶ Tabelle 41.4). Unter Berücksichtigung der DDD-Kosten und des DDD-Volumens ergibt sich für die Gruppe der SNRI-Antidepressiva insgesamt ein Einsparvolumen von 124,0 Mio. € (◘ Tabelle 1.8).

1.8.3 Fazit

Die Wirtschaftlichkeitsreserven sind trotz wachsender Einsparungen durch Vereinbarung von Erstattungsbeträgen im AMNOG-Verfahren weiterhin hoch. Im deutschen Patentarzneimittelmarkt besteht nach einem europäischen Preisvergleich mit Herstellerabgabepreisen weiterhin ein Einsparpotenzial von mindestens 1,5 Mrd. € (▶ Kapitel 7). Da dieses Einsparpotenzial überwiegend Arzneimittel des Bestandsmarktes vor Inkrafttreten des AMNOG betrifft, besteht derzeit wenig Aussicht auf Realisierung dieser Wirtschaftlichkeitsreserven. Hinzu kommen im Bereich der Generika und generikafähigen Arzneimittel weitere Einsparungen, die für das Jahr 2014 nach einem exemplarischen Preisvergleich mit den Niederlanden 2,7 Mrd. € betrugen (vgl. ▶ Arzneiverordnungs-Report 2015, Kapitel 1, Tabelle 1.7). Für die Arzneimittelumsätze der Jahre 2015 und 2016 sind die generischen Einsparmöglichkeiten im internationalen Vergleich nicht erneut berechnet worden. Infolge der weiter steigenden Rabatteinnahmen der Krankenkassen auf 3,888 Mrd. €, die fast ausschließlich im Generikamarkt erzielt wurden, sind die Einsparpotenziale der Generika entsprechend zu korrigieren. Sie würden

2016 etwa 700 Mio. € niedriger liegen und würden bei sonst grundsätzlich unveränderten Generikakonditionen etwa 2,0 Mrd. € betragen.

Vor dem Hintergrund unverändert hoher Einsparpotenziale, die mit verschiedenen Methoden berechnet wurden, ist es wenig verständlich, dass die gesetzlichen Möglichkeiten des AMNOG-Verfahrens nicht weiter ausgebaut wurden. Im Laufe des Gesetzgebungsverfahrens für das GKV-Arzneimittelversorgungsstärkungsgesetz (AMVSG) ist lediglich die ursprüngliche Absicht der Bundesregierung, den Erstattungsbetrag geheim zu halten, nicht in das Gesetz übernommen worden. Alle anderen kostensteigernden Änderungen des AMVSG sind fast unverändert geblieben. Die im Gesetzentwurf enthaltene Umsatzschwelle von 250 Mio. € für rückwirkende Geltung des Erstattungsbetrages für neue Arzneimittel (§ 130b, Absatz 3b, SGB V) wurde sogar wieder gestrichen. Damit werden die hohen Kosten der in Deutschland geltenden freien Preisbildung in den ersten 12 Monaten weiterhin allein den Versicherten aufgebürdet. In anderen europäischen Ländern werden neue Arzneimittel erst nach Abschluss der Nutzenbewertung und Preisverhandlungen erstattet. Daher besteht von Seiten der Krankenkassen und des GKV-Spitzenverbandes weiterhin die Forderung nach einer rückwirkenden Geltung des ausgehandelten Erstattungsbetrages ab Markteinführung. Nur so kann verhindert werden, dass die GKV durch ohnehin hohe Preise neuer Arzneimittel übermäßig belastet wird. Durch die Geltung des Erstattungsbetrages erst nach 12 Monaten und nicht rückwirkend ab Markteinführung wurde die GKV in den Jahren 2011 bis 2016 mit zusätzlich mit 834 Mio. € belastet (▶ Kapitel 4, Abschnitt 4.3.1).

Aus diesem Grunde sollte der Versuch unternommen werden, die bestehenden gesetzlichen Möglichkeiten zur Kontrolle von überhöhten Arzneimittelpreisen stärker zu nutzen. Bei der Suche nach weiteren realistischen Einsparmöglichkeiten wurde eine Analyse von pharmakologisch-therapeutisch vergleichbaren Wirkstoffen durchgeführt, für die eine Bildung von Festbetragsgruppen und eine Festsetzung von Festbeträgen (§ 35 SGB V) in Frage kommt. Bei drei exemplarischen Arzneimittelgruppen ergab diese Analyse ein Einsparpotenzial von 1,7 Mrd. €, die vor allem durch die Einbeziehung von zugelassenen Biosimilars aus der Gruppe der Biologika ermöglicht wird.

Literatur

Arzneimittelkommission der deutschen Ärzteschaft (2008): Stellungnahme der Arzneimittelkommission der deutschen Ärzteschaft zu Biosimilars. Stand: 09. Dezember 2008. Internet: http://www.akdae.de/Stellungnahmen/Weitere/20081209.pdf

Arzneimittelkommission der deutschen Ärzteschaft (2017): Leitfaden „Biosimilars". Stand: 30. Juni 2017. Internet: https://www.akdae.de/Arzneimitteltherapie/LF/Biosimilars/index.html

Braun J, Kudrin A (2016): Switching to biosimilar infliximab (CT-P13): Evidence of clinical safety, effectiveness and impact on public health. Biologicals 44: 257–266

Bundesministerium für Gesundheit (2017a): Pressemitteilung, Berlin 6. März 2017, Nr. 16: Finanzergebnisse der GKV 2016: Gesamt-Reserve der gesetzlichen Krankenversicherung steigt auf 25 Milliarden Euro. Internet: https://www.bundesgesundheitsministerium.de/presse/pressemitteilungen/2017/1-quartal/finanzergebnisse-gkv.html

Bundesministerium für Gesundheit (2017b): Bekanntmachung eines Beschlusses des Gemeinsamen Bundesausschusses gemäß § 91 des Fünften Buches Sozialgesetzbuch (SGB V) vom 6. Dezember 2016 veröffentlicht am Montag, 16. Januar 2017 BAnz AT 16.01.2017 B3

Cipriani A, Koesters M, Furukawa TA, Nosè M, Purgato M, Omori IM, Trespidi C, Barbui C (2012): Duloxetine versus other anti-depressive agents for depression. Cochrane Database Syst Rev. 2012 Oct 17; 10: CD006533

Danese S, Fiorino G, Raine T, Ferrante M, Kemp K, Kierkus J, Lakatos PL, Mantzaris G, van der Woude J, Panes J, Peyrin-Biroulet L (2017): ECCO position statement on the use of biosimilars for inflammatory bowel disease-an update. J Crohns Colitis 11: 26–34

Degli Esposti L, Sangiorgi D, Perrone V, Radice S, Clementi E, Perone F, Buda S (2014): Adherence and resource use among patients treated with biologic drugs: findings from BEETLE study. Clinicoecon Outcomes Res 6: 401–407

Deutscher Bundestag (2010): Gesetzentwurf der Fraktionen der CDU/CSU und FDP: Entwurf eines Gesetzes zur Neuordnung des Arzneimittelmarktes in der gesetzlichen Krankenversicherung (Arzneimittelmarktneuordnungsgesetz – AMNOG). Drucksache 17/2413, 17. Wahlperiode, 06.07.2010

Dupont AG, Van Wilder PB (2011): Access to orphan drugs despite poor quality of clinical evidence. Br J Clin Pharmacol 71: 488–496

Ebbers HC (2014): Biosimilars: in support of extrapolation of indications. J Crohns Colitis 8: 431–435

Ebbers HC, Muenzberg M, Schellekens H (2012): The safety of switching between therapeutic proteins. Expert Opin Biol Ther 12: 1473–1485

Europäisches Parlament (2000): Verordnung (EG) Nr. 141/2000 des Europäischen Parlaments und des Rates vom 16. Dezember 1999 über Arzneimittel für seltene Leiden. Amtsblatt der Europäischen Gemeinschaften L18/1 vom 22.1. 2000. Internet: http://eur-lex.europa.eu/LexUriServ/LexUriServ.do? uri=OJ:L:2000:018:0001:0005:DE:PDF

Europäisches Parlament (2011): Arzneimittel in der EU – Unterschiede bei Kosten und Zugänglichkeit. Die Studie wurde vom Ausschuss für Umweltfragen, Volksgesundheit und Lebensmittelsicherheit des Europäischen Parlaments angefordert und von der Generaldirektion interne Politikbereiche, Fachabteilung Wirtschafts- und Wissenschaftspolitik herausgegeben. Internet: www.europarl.europa.eu/committees/en/studiesdownload.html?languageDocument=DE&file=66237

European Medicines Agency (2014): Guideline on similar biological medicinal products. Internet: http://www.ema.europa.eu/docs/en_GB/document_library/Scientific_guideline/2014/10/WC500176768.pdf

European Medicines Agency (2017a): Multidisciplinary. Biosimilar. Internet: http://www.ema.europa.eu/ema/index.jsp?curl=pages/regulation/general/general_content_000408.jsp&mid=WC0b01ac058002958c

European Medicines Agency (2017b): European public assessment report. Internet: http://www.ema.europa.eu/ema/index.jsp?curl=pages/medicines/landing/epar_search.jsp&mid=WC0b01ac058001d125

European Medicines Agency, European Commission (2017): Biosimilars in the EU: Information guide for healthcare professionals. Internet: http://www.ema.europa.eu/docs/en_GB/document_library/Leaflet/2017/05/WC500226648.pdf

Garattini L, Motterlini N, Cornago D (2008): Prices and distribution margins of in-patent drugs in pharmacology: A comparison in seven European countries. Health Policy 85: 305–313

GKV-Spitzenverband (2016): Rahmenvertrag über die Arzneimittelversorgung nach § 129 Absatz 2 SGB V in der redaktionellen Fassung vom 30. September 2016. Internet: https://www.gkv-spitzenverband.de/media/dokumente/krankenversicherung_1/arzneimittel/rahmenvertraege/apotheken/AM_20160930_Rahmenvertrag_129_Absatz-2_SGB-V.pdf

Gossec L, Smolen JS, Ramiro S, de Wit M, Cutolo M, Dougados M, Emery P, Landewé R, Oliver S, Aletaha D, Betteridge N, Braun J, Burmester G, Cañete JD, Damjanov N, FitzGerald O, Haglund E, Helliwell P, Kvien TK, Lories R, Luger T, Maccarone M, Marzo-Ortega H, McGonagle D, McInnes IB, Olivieri I, Pavelka K, Schett G, Sieper J, van den Bosch F, Veale DJ, Wollenhaupt J, Zink A, van der Heijde D (2016): European League Against Rheumatism (EULAR) recommendations for the management of psoriatic arthritis with pharmacological therapies: 2015 update. Ann Rheum Dis 75: 499–510

Grill M (2007): Vorsicht, Pharma – Wie die Industrie Ärzte manipuliert und Patienten täuscht. Internet: www.stern.de/wirtschaft/news/pharmaindustrie-vorsicht--pharma-

--wie-die-industrie-aerzte-manipuliert-und-patienten-taeuscht-3262192.html

Gysling E, Kochen M (1987): Beschränkung als Prinzip rationaler Pharmakotherapie. Pharma-Kritik 9: 1–4

Hanks GW, de Conno F, Cherny N, Hanna M, Kalso E, McQuay HJ, Mercadante S, Meynadier J, Poulain P, Ripamonti C, Radbruch L, Casas JR, Sawe J, Twycross RG, Ventafridda V; Expert Working Group of the Research Network of the European Association for Palliative Care (2001): Morphine and alternative opioids in cancer pain: the EAPC recommendations. Br J Cancer 84: 587–593

Jönsson B, Kobelt G, Smolen J (2008): The burden of rheumatoid arthritis and access to treatment: uptake of new therapies. Eur J Health Econ 8: Suppl 2: S61–86

Joppi R, Gerardi C, Bertele V, Garattini S (2016): Letting post-marketing bridge the evidence gap: the case of orphan drugs. BMJ. 2016 Jun 22; 353: i2978.

Jorgensen KK, Olsen IC, Goll GL, Lorentzen M, Bolstad N, Haavardsholm EA, Lundin KEA, Mork C, Jahnsen J, Kvien TK, NOR-SWITCH study group (2017): Switching from originator infliximab to biosimilar CT-P13 compared with maintained treatment with originator infliximab (NOR-SWITCH): a 52-week, randomised, double-blind, non-inferiority trial. Lancet 389: 2304–2316

Kanavos P, Schurer W, Vogler S (2011): The pharmaceutical distribution chain in the European Union: Structure and impact on pharmaceutical prices. Internet: http://ec.europa.eu/enterprise/sectors/healthcare/files/docs/structimpact_pharmaprices_032011_en.pdf

Kassenärztliche Bundesvereinigung (2000): Aktionsprogramm 2000. Rationale Arzneimitteltherapie unter Bedingungen der Rationierung. Internet: www.aerzteblatt.de/download/files/2004/07/x0000778.pdf

Kassenärztliche Vereinigung Nordrhein (2017): Patentge-schützte Analogpräparate, Me-too-Liste 2017 in der modifizierten Fassung von 2011. Internet: https://www.kvno.de/60neues/2017/metoo_neu/index.html

Kurki P, van Aerts L, Wolff-Holz E, Giezen T, Skibeli V, Weise M (2017): Interchangeability of biosimilars: a European perspective. BioDrugs 31: 83–91

Machado M, O'Brodovich R, Krahn M, Einarson TR (2011): International drug price comparisons: quality assessment. Rev Panam Salud Publica 29: 46–51

Orphan Drug Act (1983): An Act to amend the Federal Food, Drug, and Cosmetic Act to facilitate the development of drugs for rare diseases and conditions, and for other purposes. Public Law 97-414, 97th Congress, Jan. 41 1983. Internet: http://history.nih.gov/research/downloads/PL97-414.pdf

Paul-Ehrlich-Institut (2015): Position des Paul-Ehrlich-Instituts zum Einsatz von Biosimilars. Internet: http://www.pei.de/DE/arzneimittel/immunglobuline-monoklonale-anti-koerper/monoklonale-antikoerper/zusatz/position-pei-interchangebility-biosimilars-inhalt.html

Pesenti P (2008): HPV-Impfprogramme in den Kantonen - Schweizerische Konferenz der Gesundheitsdirektorinnen- und direktoren (GDK), Medienorientierung vom

15. September 2008,. Internet: http://www.gdk-cds.ch/index.php?id=661

QuintilesIMS (2017): The impact of biosimilar competition in Europe. Internet: http://www.medicinesforeurope.com/wp-content/uploads/2017/05/IMS-Biosimilar-2017_V9.pdRadbruch L, Trottenberg P, Elsner F, Kaasa S, Caraceni A (2011): Systematic review of the role of alternative application routes for opioid treatment for moderate to severe cancer pain: an EPCRC opioid guidelines project. Palliat Med 25: 578–596

Radbruch L, Trottenberg P, Elsner F, Kaasa S, Caraceni A (2011): Systematic review of the role of alternative application routes for opioid treatment for moderate to severe cancer pain: an EPCRC opioid guidelines project. Palliat Med 25: 578–596

Schieppati A, Henter JI, Daina E, Aperia A (2008): Why rare diseases are an important medical and social issue. Lancet 371: 2039–2041

Schneider CK, Weise M (2015): Regulatory aspects of biosimilars. Myths and facts. Z Rheumatol 74(8): 695–700

Schueler YB, Koesters M, Wieseler B, Grouven U, Kromp M, Kerekes MF, Kreis J, Kaiser T, Becker T, Weinmann S (2011): A systematic review of duloxetine and venlafaxine in major depression, including unpublished data. Acta Psychiatr Scand 123: 247–265

Simoens S (2007): International comparison of generic medicine prices. Curr Med Res Opin 23: 2647–2654

Singh JA, Saag KG, Bridges SL Jr, Akl EA, Bannuru RR, Sullivan MC, Vaysbrot E, McNaughton C, Osani M, Shmerling RH, Curtis JR, Furst DE, Parks D, Kavanaugh A, O'Dell J, King C, Leong A, Matteson EL, Schousboe JT, Drevlow B, Ginsberg S, Grober J, St Clair EW, Tindall E, Miller AS, McAlindon T (2016): 2015 American College of Rheumatology Guideline for the Treatment of Rheumatoid Arthritis. Arthritis Rheumatol 68: 1–26

Smolen JS, Landewé R, Bijlsma J, Burmester G, Chatzidionysiou K, Dougados M, Nam J, Ramiro S, Voshaar M, van Vollenhoven R, Aletaha D, Aringer M, Boers M, Buckley CD, Buttgereit F, Bykerk V, Cardiel M, Combe B, Cutolo M, van Eijk-Hustings Y, Emery P, Finckh A, Gabay C, Gomez-Reino J, Gossec L, Gottenberg JE, Hazes JMW, Huizinga T, Jani M, Karateev D, Kouloumas M, Kvien T, Li Z, Mariette X, McInnes I, Mysler E, Nash P, Pavelka K, Poór G, Richez C, van Riel P, Rubbert-Roth A, Saag K, da Silva J, Stamm T, Takeuchi T, Westhovens R, de Wit M, van der Heijde D (2017): EULAR recommendations for the management of rheumatoid arthritis with synthetic and biological disease-modifying antirheumatic drugs: 2016 update. Ann Rheum Dis 76: 960–977

Tabernero J, Vyas M, Giuliani R (2017): „Biosimilars: a position paper of the European Society for Medical Oncology, with particular reference to oncology prescribers. ESMO Open 2016 1(e000142)

van der Heijde D, Ramiro S, Landewé R, Baraliakos X, Van den Bosch F, Sepriano A, Regel A, Ciurea A, Dagfinrud H, Dougados M, van Gaalen F, Géher P, van der Horst-Bruinsma I, Inman RD, Jongkees M, Kiltz U, Kvien TK, Machado

PM, Marzo-Ortega H, Molto A, Navarro-Compàn V, Ozgocmen S, Pimentel-Santos FM, Reveille J, Rudwaleit M, Sieper J, Sampaio-Barros P, Wiek D, Braun J (2017): 2016 update of the ASAS-EULAR management recommendations for axial spondyloarthritis. Ann Rheum Dis 76: 978–991

Vegh Z, Kurti Z, Lakatos PL (2017): Real-life efficacy, immunogenicity and safety of biosimilar infliximab. Dig Dis 35: 101–106

Vogler S, Zimmermann N, Habl C (2014): Kostenintensive Arzneispezialitäten im europäischen Preisvergleich. Wissenschaftlicher Ergebnisbericht. Gesundheit Österreich GmbH

Wagner JL, McCarthy E (2004): International differences in drug prices. Annu Rev Public Health 25: 475–495

Weise M, Bielsky MC, De Smet K, Ehmann F, Ekman N, Giezen TJ, Gravanis I, Heim HK, Heinonen E, Ho K, Moreau A, Narayanan G, Kruse NA, Reichmann G, Thorpe R, van Aerts L, Vleminckx C, Wadhwa M, Schneider CK (2012): Biosimilars: what clinicians should know. Blood 120: 5111–5117

Weise M, Kurki P, Wolff-Holz E, Bielsky MC, Schneider CK (2014): Biosimilars: the science of extrapolation. Blood 124: 3191–3196

Weise M, Wolff-Holz E (2016): Opportunities and challenges of extrapolation for biosimilars. Z Gastroenterol 54: 1211–1216

Wiffen PJ, Wee B, Moore RA (2016): Oral morphine for cancer pain. Cochrane Database Syst Rev. 2016 Apr 22; 4: CD003868

Windeler J, Koch K, Lange S, Ludwig WD (2010): Zu guter Letzt ist alles selten. Dtsch Ärztebl 107: A2032–A2034

World Health Organization (WHO) (1986): Cancer Pain Relief. World Health Organization Publications, Geneva, Switzerland

Zulassungsverfahren für neue Arzneimittel in Europa

Wolf-Dieter Ludwig

© Springer-Verlag GmbH Germany 2017
U. Schwabe, D. Paffrath, W.-D. Ludwig, J. Klauber (Hrsg.), *Arzneiverordnungs-Report 2017*
DOI 10.1007/978-3-662-54630-7_2

Auf einen Blick

Die Zulassung neuer Humanarzneimittel wird in Europa durch die Richtlinie 2001/83/EC sowie verschiedene Verordnungen der Europäischen Gemeinschaft geregelt. Neben dem zentralisierten Verfahren, das auf der Grundlage von einem Zulassungsantrag bei der Europäischen Arzneimittel-Agentur die Zulassung in allen Mitgliedsstaaten des europäischen Wirtschaftsraumes ermöglicht, existieren nationale und zwei gemeinschaftliche Zulassungsverfahren. In den letzten beiden Jahrzehnten wurden sowohl in Europa als auch in den USA verschiedene Prozeduren eingeführt, die eine beschleunigte Zulassung neuer Arzneimittel ermöglichen und dadurch Patienten mit schwerwiegenden Erkrankungen bzw. ohne geeignete arzneitherapeutische Alternativen einen raschen Zugang zu neuen Wirkstoffen ermöglichen sollen. Im Rahmen beschleunigter Verfahren müssen nach Zulassung das Nutzen-Risiko-Verhältnis regelmäßig – in der Regel jährlich – überprüft und die mit der Zulassung verbundenen Auflagen erfüllt werden. Ein Sonderweg betrifft Arzneimittel, die zur Behandlung für seltene Leiden (Orphan-Arzneimittel) zugelassen werden. Sie werden grundsätzlich im zentralisierten Verfahren zugelassen und können zusätzlich eine bedingte Zulassung, eine beschleunigte Beurteilung bzw. eine Zulassung unter außergewöhnlichen Umständen beantragen, falls umfangreiche Daten zu Wirksamkeit und Sicherheit aus klinischen Studien noch nicht vorliegen. Auswertungen der in den letzten beiden Jahrzehnten in den USA und Europa abgeschlossenen beschleunigten Zulassungsverfahren belegen, dass bei Markteintritt neuer Arzneimittel die Erkenntnisse zu Wirksamkeit und Sicherheit häufig noch unvollständig sind. Diese Aussage wird auch gestützt durch die Beschlüsse des Gemeinsamen Bundesausschusses in der frühen Nutzenbewertung von neuen, beschleunigt zugelassenen Arzneimitteln, die häufig einen nicht quantifizierbaren oder nicht belegten Zusatznutzen ergeben. Daraus resultiert die Notwendigkeit, nach Zulassung in kontrollierten klinischen Prüfungen bzw. Beobachtungsstudien weitere Evidenz für den klinischen Nutzen und die Sicherheit neuer Arzneimittel zu generieren.

2.1 Zulassungsverfahren für neue Arzneimittel in Europa

In der Europäischen Union (EU) existieren heute vier unterschiedliche Verfahren, um Arzneimittel mit neuen Wirkstoffen („new active substances") zuzulassen: das *zentralisierte Verfahren*, das auf Basis von nur einem Zulassungsantrag bei der Europäischen Arzneimittel-Agentur (EMA) die Zulassung ermöglicht in allen Mitgliedsstaaten des Europäischen Wirtschaftsraumes (EWR; EU-Mitglieder plus Island, Lichtenstein, Norwegen); die *nationalen Zulassungsverfahren*, die zur Zulassung in den jeweiligen Staaten führen; zwei *gemeinschaftliche Verfahren*, die zur Zulassung in zwei oder mehreren EU-Staaten führen (Bundesinstitut für Arzneimittel und Medizinprodukte).

Das Verfahren zur zentralisierten Zulassung und Überwachung neuer Humanarzneimittel wird in Europa durch das Arzneimittelrecht der EU geregelt (Richtlinie 2001/83/EC, Verordnung 726/2004, zuletzt geändert durch Verordnung 1394/2007).

Ferner ist diese Verordnung die Rechtsgrundlage für die Errichtung und Arbeit der EMA. Da inzwischen die überwiegende Zahl an neuen Arzneimitteln über das zentralisierte Verfahren zugelassen wird, hat diese Verordnung entscheidende Bedeutung für das europäische Arzneimittelrecht. Als EG-Verordnung des Europäischen Parlaments und Rats ist sie in allen Mitgliedstaaten der EU unmittelbar verbindlich. Die im Zulassungsverfahren bewertete Evidenz sowie bestimmte Informationen zu einer Arzneimittelzulassung sind anschließend in einem europäischen öffentlichen Beurteilungsbericht (European Public Assessment Report, EPAR) zu veröffentlichen. Dieser Beurteilungsbericht wird von der EMA auf ihrer Webseite veröffentlicht (EMA: European public assessment reports). Die EMA berichtet auf ihrer Homepage monatlich über die bei ihr eingegangenen Anträge auf Zulassung, die Art der Wirkstoffe und das Ergebnis der Bewertung.

Das zentralisierte Zulassungsverfahren wurde im Jahr 1993 in die europäische Gesetzgebung eingeführt und ist 1995 in Kraft getreten. Dieses Verfahren ist heute obligatorisch für alle Arzneimittel, die für folgende therapeutische Anwendungsgebiete vorgesehen sind: Krebserkrankungen, neurodegenerative Erkrankungen, Diabetes mellitus, erworbenes Immundefizienz-Syndrom (AIDS), Virus- und Autoimmunerkrankungen sowie andere Immundefekte. Grundsätzlich im zentralisierten Verfahren zuzulassen sind ebenfalls Arzneimittel, die für die Behandlung von seltenen Leiden (Orphan-Arzneimittel) entwickelt wurden sowie alle Biologika und Arzneimittel für neuartige Therapien (Advanced Therapy Medicinal Products, AMTP), wie beispielsweise somatische Zelltherapeutika und Gentherapeutika. Das zentralisierte Verfahren ist optional für Arzneimittel, die einen bisher in der EU noch nicht zugelassenen, neuen Wirkstoff enthalten und nicht für die o. g. Anwendungsgebiete vorgesehen sind, oder für Arzneimittel, für die eine bedeutende therapeutische, wissenschaftliche oder technische Innovation nachgewiesen werden kann (Bundesinstitut für Arzneimittel und Medizinprodukte). Die wissenschaftliche Bewertung dieser Arzneimittel wird vom Ausschuss für Humanarzneimittel (Committee for Medicinal Products for Human Use, CHMP) vorgenommen, der anhand der vom pharmazeutischen Unternehmer vorgeleg-

ten Antragsunterlagen die pharmazeutische Qualität, die Wirksamkeit und die Sicherheit bzw. die Unbedenklichkeit, einschließlich der Umweltverträglichkeit, bewertet (EMA, Committee for Medicinal Products for Human Use 2005).

Über das CHMP sind wissenschaftliche Mitarbeiter aus den nationalen Zulassungsbehörden in Europa an der Bearbeitung und Bewertung der Anträge beteiligt. Zwei Mitgliedsländer der EU übernehmen bei jedem Antrag als Rapporteur bzw. Co-Rapporteur die Federführung und erstellen einen Bewertungsbericht, der von den anderen Mitgliedsländern der EU kommentiert und anschließend im CHMP diskutiert sowie verabschiedet wird. Das CHMP erstellt am Ende des Zulassungsverfahrens ein wissenschaftliches Gutachten und gibt eine positive oder eine negative Empfehlung zur Zulassung. Hierfür stehen dem CHMP im Rahmen des regulären Verfahrens 210 Werktage zur Verfügung sowie zusätzlich ein Zeitraum, in dem der pharmazeutischen Unternehmer zusätzliche Informationen bereitstellen bzw. Fragen des CHMP beantworten muss. Diese Zulassungsempfehlung bildet die Grundlage für die Entscheidung der Europäischen Kommission (EC), die alleine über die Zulassung entscheidet und die Zulassung ausspricht. Eine erneute Bewertung des Nutzen-Risiko-Verhältnisses erfolgt bei regulären Zulassungsverfahren alle 5 Jahre und berücksichtigt die nach Zulassung generierte Evidenz zu Wirksamkeit und Sicherheit. Infolge dieser Bewertung kann die Kennzeichnung des Arzneimittels verändert, beispielsweise das Anwendungsgebiet auf spezielle Subgruppen beschränkt werden, oder das Arzneimittel bei negativem Nutzen-Risiko-Verhältnis vom Markt genommen werden.

Neben dem zentralisierten Verfahren gibt es zwei weitere Verfahren, mit denen innerhalb der EU nationale Zulassungen in mehreren Mitgliedsstaaten erworben werden können (Bundesinstitut für Arzneimittel und Medizinprodukte): das dezentralisierte Verfahren und das Verfahren der gegenseitigen Anerkennung. Im Rahmen dieser beiden Verfahren wird ein Mitgliedsstaat der EU als das für das Verfahren verantwortliche Land bestimmt. Neben der administrativen Durchführung des Verfahrens auf der Basis des vom pharmazeutischen Unternehmer vorgelegten Arzneimitteldossiers erstellt das verantwortliche Land einen Bewertungsbericht, der den Wirkstoff in Bezug auf seine Wirksamkeit, Sicherheit und Qualität beschreibt und kritisch bewertet. Dieser Bewertungsbericht wird zusammen mit einem für alle Länder der EU identischen Dossier und weiteren Unterlagen den anderen beteiligten Staaten durch das verantwortliche Land zur Verfügung gestellt. In dem sich anschließenden 90-tägigen Verfahren haben dann die anderen beteiligten Staaten die Möglichkeit, offene Fragen bzw. Kritikpunkte mit dem verantwortlichen Land und dem pharmazeutischen Unternehmer zu klären.

Das Verfahren der gegenseitigen Anerkennung betrifft Wirkstoffe, für die bereits in einem EU-Mitgliedsstaat eine nationale Zulassung vorliegt, und die auch in anderen EU-Staaten in den Verkehr gebracht werden sollen. Dabei erstellt der Mitgliedsstaat, in dem die Zulassung bereits vorliegt, innerhalb von 90 Tagen den Beurteilungsbericht auf der Basis der bereits erteilten Zulassung. Auf der Grundlage dieses Bewertungsberichtes sowie des Dossiers stimmen die anderen beteiligten EU-Staaten der Zulassung innerhalb von 90 Tagen zu, es sei denn, ein Mitgliedsstaat erkennt eine „ernsthafte Gefahr für die öffentlichen Gesundheit" für den jeweiligen Wirkstoff. In diesem Fall muss eine Klärung durch die Koordinierungsgruppe (Coordination Group for Mutual Recognition Procedures and Decentralised Procedures, CMDh) für das dezentralisierte Verfahren und das Verfahren der gegenseitigen Anerkennung vorgenommen werden, die innerhalb von 60 Tagen eine Entscheidung herbeiführen soll. Gelingt dies nicht, folgt ein Schiedsverfahren durch das CHMP der EMA.

Beide Verfahren – das dezentralisierte Verfahren und das Verfahren der gegenseitigen Anerkennung – sind für alle Zulassungsanträge offen, die nicht aufgrund einer biotechnologischen Herstellung oder bestimmter Anwendungsgebiete bei neuen Arzneimitteln (siehe oben) obligatorisch dem zentralisierten Verfahren unterliegen. Die Anzahl der jährlich durchgeführten dezentralisierten Verfahren bzw. Verfahren der gegenseitigen Anerkennung übersteigt bei weitem die Zahl der zentralisierten Zulassungsverfahren (Ebbers et al. 2015). Die Gründe, weshalb im Rahmen dieser Verfahren die Zulassung verwehrt wurde, ist weitgehend intransparent (Ebbers et al. 2015). Demgegenüber zeigen Untersuchungen zu dem zentralisierten Verfahren, dass verschiedene Faktoren mit einer positiven Entscheidung des CHMP bei der Zulassung neuer Arzneimittel assoziiert sind. Hierzu zählen neben der Größe des pharmazeutischen Unternehmers und seinen Erfahrungen in der Entwicklung neuer Wirkstoffe vor allem das Vorliegen eines strukturierten Entwicklungsplans, die frühzeitig vom pharmazeutischen Unternehmer eingeholte wissenschaftliche Beratung durch die EMA sowie ein positives klinisches Ergebnis und überzeugender klinischer Bedarf des Arzneimittels (Eichler et al. 2010a, Regnstrom et al. 2010, Putzeist et al. 2012).

Ökonomische Aspekte spielen bei den Zulassungsentscheidungen keine Rolle und auch die Identifizierung von Patientenuntergruppen (z. B. anhand von Biomarkern in der Onkologie), die von einem neuen Wirkstoff tatsächlich profitieren, ist nicht zwingende Voraussetzung für die Zulassung. Bei Vorliegen eines positiven Nutzen- (oder präzise: Wirksamkeit)-Risiko-Verhältnisses wird die Zulassung erteilt. Der therapeutische Stellenwert eines neuen Arzneimittels und seine Effizienz zeigen sich jedoch häufig erst nach der Zulassung bei der Verwendung im klinischen Alltag. Deshalb wird im englischen Sprachgebrauch auch unterschieden zwischen der Wirksamkeit, die in klinischen Studien zum Zeitpunkt der Zulassung nachgewiesen wurde („efficacy"), der Wirksamkeit im therapeutischen Alltag nach der Zulassung („effectiveness") und der Effizienz („efficiency") – dem Einsatz des neuen Arzneimittels im Alltag auch unter Berücksichtigung seiner Wirtschaftlichkeit.

„Die proaktive Ermittlung, Bewertung, Minimierung und Kommunikation von Nebenwirkungen, unter gebührender Berücksichtigung des therapeutischen Nutzens des Humanarzneimittels" (Verordnung (EG) Nr. 726/2004, geändert durch Verordnung (EU) Nr. 1235/2010), ist eine zentrale Aufgabe des mit dem neuen Pharma-Paket der EU 2012 eingerichteten Ausschusses für Risikobewertung im Bereich der Pharmakovigilanz (Pharmacovigilance Risk Assessment Committee, PRAC) bei der EMA (Farzan 2011, Huber und Keller-Stanislawski 2013). Mit dem Pharma-Paket wurde ebenfalls die Einführung eines Risikomanagement-Systems für neu zugelassene Arzneimittel verbindlich. Risiko-Management-Pläne (RMP) enthalten u. a. das detaillierte Sicherheitsprofil eines Arzneimittels sowie Informationen dazu, wie bekannte Risiken des Arzneimittels minimiert und potentielle Risiken weiter erforscht werden sollen. Während des „Lebenszyklus" eines Arzneimittels wird der RMP kontinuierlich angepasst. Erfahrungen aus einer Untersuchung von 48 zwischen 2006 und 2009 neu zugelassenen Arzneimitteln unterstreichen die Notwendigkeit einer optimierten proaktiven Pharmakovigilanz. In dieser Studie waren nach 5 Jahren nur etwa 20% der bei Zulassung bestehenden Unsicherheiten hinsichtlich potenzieller Risiken bei neuen Arzneimittel beseitigt worden, gleichzeitig aber neue Sicherheitsbedenken in die RMPs in ähnlichem Umfang aufgenommen worden (Vermeer et al. 2014). Durch die Verordnung im Rahmen des Pharma-Pakets wurden auch neue Bestimmungen zu nicht-interventionellen Unbedenklichkeitsstudien nach der Zulassung verabschiedet. Protokolle für derartige Studien müssen künftig vor Studienbeginn dem PRAC angezeigt werden, soweit sie in mehreren Mitgliedsstaaten der EU durchgeführt werden. Ihre Durchführung wird untersagt, wenn durch sie die Anwendung eines Arzneimittels gefördert werden soll. Insgesamt nimmt der PRAC heute in Europa eine zentrale Stellung ein in der Pharmakovigilanz für neu zugelassene Arzneimittel, ist aber auch engagiert in der Überwachung seit langem eingeführter Arzneimittel. Inwieweit durch die Arbeit des PRAC Erkenntnislücken, insbesondere zu den Risiken neu zugelassener Arzneimittel, schneller behoben werden, kann noch nicht endgültig beurteilt werden. Die bisherigen Erfahrungen sind jedoch positiv und sprechen dafür, dass die neue Gesetzgebung die Zahl und Qualität der im Rahmen der Spontanerfassung gemeldeten Nebenwirkungen erhöht und dadurch wichtige Informationen zur frühzeitigen Erkennung von Risiken bei neuen Arzneimitteln zur Verfügung stehen und entsprechende Studien initiiert werden können (Arlett et al. 2014).

Seit langem gibt es Bemühungen, die Anforderungen für Zulassungsverfahren auch über den europäischen Raum hinaus anzugleichen. Bereits 1990 wurde die International Conference on Harmonization of Technical Requirements for Registration of Pharmaceuticals for Human Use (ICH) gegründet (International Council for Harmonisation 1994). Ihr gehören Vertreter der Zulassungsbehörden der EU, der USA und Japans sowie Vertreter der jeweiligen Pharmaindustrieverbände an, die gemeinsam beraten, wie die wissenschaftlichen und technischen Anforderungen an die Arzneimittelzulassung einander angepasst werden können (Deutscher Bundestag 2014). Das 2003 in Europa, in Japan und in den USA verbindlich eingeführte gemeinsame Dossier (International Council for Harmonisation 2000) zur Beantragung einer Zulassung, war ein erster wichtiger Schritt auf dem Weg zur Harmonisierung.

Wie wesentlich eine derartige Harmonisierung der Anforderungen an die Zulassungsverfahren bzw. engere Zusammenarbeit der Zulassungsbehörden sind, zeigen kürzlich publizierte Ergebnisse zur „Geographie" der Arzneimittelzulassungen (ASH Clinical News 2017). Am Beispiel der Zulassung von onkologischen Arzneimitteln durch die FDA bzw. EMA wurden erhebliche Unterschiede deutlich – sowohl hinsichtlich formaler Faktoren (z. B. Interpretation von Endpunkten in klinischen Studien) als auch der Interaktion zwischen regulatorischen Behörden, pharmazeutischen Unternehmern und Patientenvertretern (Trotta et al. 2011, Tafuri et al. 2014). Insbesondere der unterschiedliche Umgang mit Unsicherheit der für die Zulassung vorgelegten Ergebnisse zu Wirksamkeit und Sicherheit neuer Arzneimittel war dabei auffallend: Anders als bei der EMA ist die vorherrschende Grundhaltung der FDA, Unsicherheit bzw. Risiken bei neuen Arzneimitteln in Kauf zu nehmen, um einen schnellen Zugang zu neuen Arzneimitteln zu garantieren (Tafuri et al. 2014). Dies trifft auch zu für Arzneimittel, deren Zulassung nicht auf randomisierten kontrollierten Studien (RCT) basiert. Zwischen Januar 1999 und Mai 2014 wurden von der EMA und FDA bei neuen Arzneimitteln für immerhin 76 Anwendungsgebiete – ganz überwiegend für hämatologische Neoplasien bzw. solide Tumoren – eine Zulassung erteilt, obwohl keine RCT durchgeführt wurden. Für die meisten dieser neuen Arzneimittel wurde vom pharmazeutischen Unternehmer zunächst bei der FDA eine Zulassung beantragt und in der Regel auch rascher von der FDA als von der EMA erteilt. Klare Vorgaben, wie mit derartigen Anträgen auf Zulassung neuer Arzneimittel ohne RCT umgegangen und welche Ergebnisse aus klinischen Studien nach Zulassung rasch vorgelegt werden sollten, sind deshalb unerlässlich (Hatswell et al. 2016).

2.2 Beschleunigte Zulassungsverfahren

Die Zulassungsbehörden haben in den letzten 25 Jahren verschiedene Verfahren eingeführt, die eine Beschleunigung der Zulassung neuer Arzneimittel ermöglichen und somit Patienten mit schweren Erkrankungen einen rechtzeitigen Zugang zu neuen Arzneimitteln ermöglichen sollen (Sherman et al. 2013, Baird et al. 2014, Kesselheim et al. 2015). Die Vorreiterrolle der FDA bei der Etablierung beschleunigter Zulassungsverfahren war im Wesentlichen verursacht durch den Druck von Interessengruppen, neue Wirkstoffe zur Behandlung von AIDS rasch den Patienten zur Verfügung zu stellen (Eichler et al. 2013, Kesselheim et al. 2015, Gonsalves und Zuckerman 2015, Farrell 2017). Dabei sollten jedoch ausreichende klinische Evidenz für die Wirksamkeit eines neuen Arzneimittels – in der Regel aus mehr als einer kontrollierten klinischen Prüfung vor der Zulassung – vorliegen und angesichts des schnelleren Markteintritts vielversprechender Wirkstoffe zur Behandlung schwerer Erkrankungen eine kontinuierliche Überwachung nach Zulassung erfolgen (Pease et al. 2017).

Untersuchungen haben verdeutlicht, dass von pharmazeutischen Unternehmern die in den USA von der FDA angebotenen Möglichkeiten für beschleunigte Zulassungen in den letzten Jahren zunehmend genutzt werden. So haben beispielsweise 2013 bereits 15 von 27 neu zugelassenen Arzneimitteln eines und 12 sogar mehrere dieser Verfahren für eine beschleunigte Marktzulassung verwendet (Kesselheim et al. 2015). Dieser Trend zu beschleunigten Zulassungen hat sich in den letzten Jahren nochmals deutlich verstärkt. Im Jahr 2015 wurden in den USA 45 neue Arzneimittel von der FDA zugelassen, darunter 14 für onkologische Anwendungsgebiete und 11 Orphan-Arzneimittel (Mullard 2016). Fast alle in den USA zugelassenen onkologischen Arzneimittel (11 von 14) hatten ein beschleunigtes Verfahren durchlaufen, das von der FDA für neue Wirkstoffe zur Behandlung von schwerwiegenden Erkrankungen vorgesehen ist. Es ist verbunden mit einer verkürzten Begutachtung – sechs anstelle von 10 Monaten bei normalen Verfahren („Priority-Review Designation") –, intensiver Beratung durch die FDA („Breakthrough-Therapy Designation") und der Akzeptanz von Surrogatendpunkten als Beleg für den Nutzen der Arzneimittel („Accelerated-Approval Pathway") (Sherman et al. 2013, Food and Drug Administration). Im Jahr 2016 wurden in den USA 22 neue Arzneimittel von der FDA zugelassen, davon jedoch nur 7 in Standardverfahren (Mullard 2017). Von den insgesamt 15 beschleunigt zugelassenen Arzneimitteln waren 7 Orphan-Arzneimittel und 5 wurden für die Behandlung bzw. ein radioaktiv markiertes Somatostatin-Analogon (DOTATOC) für Diagnostik und Therapie onkologischer Erkrankungen zugelassen. Insbesondere die 2012 in den USA eingeführte „Breakthrough-Therapy Designation" wurde kritisiert, da sie die Anforderungen an den Nachweis von Wirksamkeit und Sicherheit absenkt, vorschnell Erwartungen an besonders gute therapeutische Wirksamkeit weckt und für Patienten zahlreiche Risiken in sich birgt (Darrow et al. 2014). Außerdem haben Wissenschaftler aus den USA auf die Gefahren hingewiesen, die aus der Kombination verschiedener Verfahren zur beschleunigten Zulassung resultiert (Carpenter 2014).

Diese in den USA initiierten Programme zur Förderung der Arzneimittelentwicklung und beschleunigten Zulassung wurden nicht nur für Arzneimittel beansprucht, die als erste in einer neuen Wirkstoffgruppe („first-in-class") die Zulassung anstrebten, sondern häufig auch von weniger innovativen Arzneimitteln mit fraglichem therapeutischen Stellenwert (Kesselheim et al. 2015). Da die FDA ihre Anforderungen an die Zulassung neuer Arzneimittel im Rahmen der beschleunigten Zulassungen abgesenkt hat und inzwischen häufig sehr begrenzte Erkenntnisse zu Wirksamkeit bzw. Sicherheit neuer Arzneimittel und somit erhebliche Unsicherheit hinsichtlich ihrer Risiken akzeptiert, wird in den USA von kritischen Wissenschaftlern gefordert, dass Ärzte und Patienten hierüber rechtzeitig informiert werden (Naci et al. 2017). Außerdem sollte verstärkt darauf geachtet werden, dass nach einer beschleunigten Zulassung prospektive Studien oder zumindest kontrollierte Beobachtungsstudien zu Nutzen und Risiken rechtzeitig begonnen und auch abgeschlossen werden (Carpenter 2014, Avorn und Kesselheim 2015). Aktuelle Untersuchungen zu den zwischen 2000 und 2013 in beschleunigten Verfahren zugelassenen Arzneimitteln belegen jedoch eindrucksvoll, dass eine gute Evidenz für den Nutzen dieser Arzneimittel mitunter auch Jahre nach Zulassung nicht vorliegt, obwohl sie bereits häufig als Standardtherapie verwendet und in Leitlinien empfohlen werden (Naci et al. 2017a, Naci et al. 2017b). Über die nach beschleunigter Zulassung häufig erforderlichen Sicherheitswarnungen und mitunter auch Marktrücknahmen wurde inzwischen in verschiedenen Untersuchungen berichtet (Lexchin 2015, Frank et al. 2014, Downing et al. 2017). Für ein Drittel der von der FDA zwischen 2001 und 2010 neu zugelassenen Arzneimittel wurden Sicherheitswarnungen („Postmarket safety events") ausgesprochen, darunter befanden sich besonders häufig beschleunigt zugelassene Arzneimittel, aber auch Biologika und Wirkstoffe zur Behandlung psychiatrischer Erkrankungen (Downing et al. 2017).

Auch in Europa fordern bereits seit einigen Jahren pharmazeutische Unternehmer bzw. ihr europäischer Dachverband (European Federation of Pharmaceutical Industries, EPFIA), die Zulassungsverfahren besser an neue wissenschaftliche Entwicklungen und die Bedürfnisse der Patienten anzupassen, vor allem bei schweren Erkrankungen mit nur wenigen medikamentösen Therapieoptionen. Vorschläge, die in diesem Zusammenhang unterbreitet wurden, beziehen sich vor allem auf eine stärkere Orientierung der regulatorischen Verfahren am wissenschaftlichen Fortschritt, beispielsweise die Verfügbarkeit von Biomarkern zur genauen Charakterisierung von Patientensubgruppen, und die Entwicklung neuer Studiendesigns sowie statistischer Methoden. Außerdem wurde verlangt, die Vereinbarungen zwischen der EMA und den pharmazeutische Unternehmern hinsichtlich der Beurteilung des Nutzen-Risiko-Verhältnisses bei Zulassung, aber auch während des gesamten weiteren Lebenszyklus eines Arzneimittels, an neue Entwicklungen in der Forschung anzupassen (Forda et al. 2013). Europäische und nordamerikanische Vertreter der Zulassungsbehörden sowie von Health Technology Assessment (HTA) Institutionen haben kürzlich die in Europa, den USA, Kanada und Singapur existierenden Verfahren verglichen, die Patienten einen frühzeitigen Zugang zu neuen Arzneimitteln ermöglichen sollen. Eine engere Zusammenarbeit zwischen regulatorischen Behörden,

HTA Institutionen, Kostenträgern im Gesundheitswesen sowie pharmazeutischen Unternehmern, auch unter stärkerer Berücksichtigung der Präferenzen von Ärzten und Patienten, wurde als eine wesentliche Voraussetzung gesehen, den Zugang von Patienten zu neuen Arzneimitteln zu verbessern. Darüber hinaus wurde erneut die Bedeutung einer kontinuierlichen Bewertung von Nutzen und Schäden neuer Arzneimittel auch nach Zulassung betont (Baird et al. 2014).

Die in der EU derzeit existierenden Verfahren für eine beschleunigte Zulassung neuer Arzneimittel und die mit diesen Verfahren verbundenen Anforderungen werden im Folgenden dargestellt.

2.2.1 Bedingte Zulassung

Für die Erteilung der Zulassung auf der Grundlage weniger umfangreicher Daten, als dies normalerweise der Fall ist, wurde mit der Verordnung (EG) Nr. 507/2006 ein Verfahren etabliert, das an bestimmte Auflagen geknüpft ist (bedingte Zulassung bzw. „conditional marketing authorisation", CMA). Diese bedingte Zulassung wird für Arzneimittel mit noch unvollständigen klinischen Daten erteilt, die zur Behandlung, Vorbeugung oder ärztlichen Diagnose von zu schwerer Invalidität führenden oder lebensbedrohlichen Krankheiten bestimmt sind, für Orphan-Arzneimittel oder für Arzneimittel, die in Krisensituationen gegen eine Bedrohung der öffentlichen Gesundheit eingesetzt werden sollen. Bedingungen sind weiterhin, dass umfangreiche Daten zu Wirksamkeit und Sicherheit später nach der Zulassung eingereicht werden und ein ungedeckter medizinischer Bedarf („unmet medical need") besteht (Escher 2014).

Das in der Richtlinie 2001/83/EG definierte Nutzen-Risiko-Verhältnis muss auch für Arzneimittel nach bedingter Zulassung positiv sein. Der Nutzen für die öffentliche Gesundheit infolge der sofortigen Verfügbarkeit des Arzneimittels auf dem Markt sollte das Risiko aufgrund noch fehlender zusätzlicher Daten überwiegen. Bedingte Zulassungen sind jeweils ein Jahr gültig und werden jährlich überprüft. Der pharmazeutische Unternehmer ist verpflichtet, die mit der Zulassung erteilten Auflagen (z. B. Vorlage von Ergebnissen aus laufenden oder neuen klinischen Studien, Daten zur Pharmakovigilanz) zu erfüllen, damit die bei Zulassung noch bestehende Unsicherheit hinsichtlich Wirksamkeit und Risiken des neuen Arzneimittels rasch vermindert bzw. beseitigt wird. Sobald umfangreiche Daten zum Nutzen-Risiko-Verhältnis vorliegen, kann eine bedingte Zulassung in eine reguläre Zulassung umgewandelt werden.

Seit Inkrafttreten der Verordnung über die bedingte Zulassung von Humanarzneimitteln im Jahr 2006 sind bis Ende 2016 insgesamt 36 Arzneimittel über dieses Verfahren zugelassen worden (EMA 2017). Gründlich analysiert wurden inzwischen die über dieses Verfahren bisher zugelassenen Arzneimittel, ihre Anwendungsgebiete und die mit der Zulassung verbundenen Auflagen (Hoekman et al. 2015, Banzi et al. 2015, EMA 2017, Banzi et al., 2017). Die EMA berichtete 2017 über ihre Erfahrungen mit bedingter Zulassung bei 30 Arzneimitteln, die zwischen 2006 und 30.6.2016 zugelassen wurden (EMA 2017). Bei insgesamt 11 Arzneimitteln wurde die bedingte Zulassung nach Erfüllung der Auflagen (z. B. Vorlage finaler Ergebnisse klinischer Studien, zusätzliche Analysen) in eine reguläre Zulassung umgewandelt, wobei die mediane Zeit bis zur Erfüllung der Auflagen durch pharmazeutische Unternehmer vier Jahre (Spannweite: 0,2–7,7 Jahre) betrug. Bei zwei Impfstoffen zog der pharmazeutische Unternehmer aus kommerziellen Gründen seinen Antrag auf bedingte Zulassung zurück, und bei 17 Arzneimitteln besteht weiterhin eine bedingte Zulassung (EMA 2017, Banzi et al. 2017). Der Antrag auf eine bedingte Zulassung wurde bei 22 Arzneimitteln, darunter 8 für onkologische Indikationen, abgelehnt, meist aufgrund eines negativen Nutzen-Risiko-Verhältnisses. Von insgesamt 58 für die bedingte Zulassung durchgeführte klinische Studien waren mehr als die Hälfte Studien der Phase II und nur ein Drittel Studien der Phase III (Banzi et al. 2017). Insbesondere Arzneimittel für Anwendungsgebiete wie Onkologie (N=17), Infektionskrankheiten (N=9), Neurologie (N=3) waren erfolgreich bei Beantragung einer bedingten Zulassung, wobei für mehr als die Hälfte der onkologischen Arzneimittel nur einarmige Studien vorgelegt wurden. Eine genaue Übersicht der Wirkstoffe, ihrer Anwendungsgebiete, der für die bedingte Zulassung berücksichtigten klinischen Studien und der gemauen Anforderungen zum Zeitpunkt der Zulassung finden sich im aktuellen Bericht der EMA (2017) und bei Banzi et al. (2015).

Die Ergebnisse der bisher durchgeführten Analysen zur bedingten Zulassung werden unterschiedlich interpretiert. Die EMA beurteilt die bedingte Zulassung als wichtiges Instrument, um Patienten mit „unmet medical need" einen raschen Zugang – im Durchschnitt nach 4 Jahren – zu neuen Arzneimitteln zu ermöglichen (EMA 2017). Demgegenüber fordern pharmakologische Experten, dass durch gute Evidenz belegt werden sollte, dass ein rascher Zugang – fast immer mit unvollständigen Daten zur Sicherheit und Wirksamkeit – Patienten tatsächlich nützt (Banzi et al. 2017). Bei einigen der bedingt zugelassenen Arzneimittel sind auch 7 Jahre nach der Zulassung die Auflagen noch nicht erfüllt. Daraus resultiert einerseits eine erhebliche Unsicherheit für Ärzte bei der Verordnung und Information über diese Arzneimittel, und andererseits bedeutet dies für Patienten, dass sie mit Arzneimitteln behandelt werden, deren klinischer Nutzen und Risiken weiterhin unklar sind (Banzi et al. 2017). Deshalb wird auch gefordert, dass die Erfüllung der bei Zulassung definierten Auflagen konsequenter von der EMA überwacht werden sollte (Banzi et al. 2015) und ggf. auch entsprechende Sanktionen (z. B. Ruhen der Marktzulassung bzw. Marktrücknahme) ausgesprochen werden können.

Seit Inkrafttreten des Arzneimittelmarktneuordnungsgesetzes (AMNOG) im Jahr 2011 wurde bei insgesamt 14 Arzneimitteln mit bedingter Zulassung der Zusatznutzen bewertet, darunter 12 Wirkstoffe zur Behandlung hämatologischer oder onkologischer Erkrankungen und 7 Orphan-Arzneimittel (◻ Tabelle 2.1). Eine beschleunigte Beurteilung erfolgte bei 3 der bedingt zugelassenen Arzneimittel. Bei vier Arzneimitteln war der Zusatznutzen nicht belegt, bei jeweils weiteren 4 nicht quantifizierbar oder gering und bei 2 beträchtlich. Zwei Arzneimittel wurden zweimal bewertet, wobei in den beiden ersten Verfahren der Zusatznutzen als nicht belegt und im zweiten Verfahren als gering oder beträchtlich beurteilt wurde (Gemeinsamer Bundesausschuss 2016). Diese Beschlüsse des Gemeinsamen Bundesausschusses (G-BA) verdeutlichen die Notwendigkeit weiterer klinischer Studien nach Zulassung, da bei bedingter Zulassung

◻ Tabelle 2.1 Übersicht über die seit 2011 in beschleunigten Verfahren zugelassenen neuen Arzneimittel.

Wirkstoff	Handelsname	Indikation	Zulassung		Zusatznutzen
			Jahr	Art	
Afamelanotid	Scenesse	Prävention von Phototoxizität bei Erythropoetischer Protoporphyrie	2014	EC, O	nicht quantifizierbar
Alipogentiparvovec	Glybera	Lipoproteinlipasedefizienz (LPLD)	2012	EC, O	nicht quantifizierbar
Asfotase alfa	Strensiq	Hypophosphatasie	2015	EC, O	nicht quantifizierbar
Ataluren	Translarna	Duchenne-Muskeldystrophie	2014	CMA, O	gering
Bedaquilin	Sirturo	Multiresistente Tuberkulose	2014	CMA, O	Verfahren eingestellt (stationärer Einsatz)
Blinatumomab	Blincyto	Akute lymphatische Leukämie	2015	CMA, O	nicht quantifizierbar
Bosutinib	Bosulif	Chronische myeloische Leukämie	2013	CMA, O	nicht quantifizierbar
Brentuximab Vedotin	Adcetris	Hodgkin-Lymphom und anaplastisches großzelliges Lymphom	2012	CMA, O	nicht quantifizierbar
Cabozantinib	Cometriq	Schilddrüsenkarzinom	2014	CMA, O	gering
Cabozantinib	Cabometyx	Nierenzellkarzinom	2016	AA	nicht quantifizierbar
Carfilzomib	Kyprolis	Multiples Myelom	2015	AA, O	1. Verfahren: nicht quantifizierbar 2. Verfahren: gering (nAWG)
Ceritinib	Zykadia	Nicht-kleinzelliges Lungenkarzinom	2015	CMA	Neubewertung nach Fristablauf: beträchtlich (1. Verfahren: nicht belegt)
Cholsäure	Orphacol	Angeborene Störungen der primären Gallensäuresynthese	2013	EC, O	nicht quantifizierbar
Crizotinib	Xalkori	Bronchialkarzinom	2012	CMA	beträchtlich
Daclatasvir	Daklinza	Chronische Hepatitis C	2014	AA	beträchtlich
Daratumumab	Darzalex	Rezidiviertes und refraktäres multiples Myelom	2016	CMA, AA, O	nicht quantifizierbar
Dasabuvir	Exviera	Chronische Hepatitis C	2015	AA	beträchtlich
Defibrotid	Defitelio	(schwere) Lebervenen-Verschlusskrankheit	2013	EC, O	freigestellt (Antrag auf Freistellung der NB wegen Geringfügigkeit)
Delamanid	Deltyba	Multiresistente Tuberkulose	2014	CMA, O	freigestellt (zu erwartende Ausgaben geringfügig)
Elbasvir/Grazoprevir	Zepatier	Chronische Hepatitis C	2016	AA	nicht belegt
Elotuzumab	Empliciti	Multiples Myelom	2016	AA	gering
Fampridin	Fampyra	Multiple Sklerose	2011	CMA	nicht belegt
Idarucizumab	Praxbind	Antidot für Dabigatran	2015	AA	keine G-BA-Bewertung

◘ Tabelle 2.1 (Fortsetzung)

Wirkstoff	Handelsname	Indikation	Zulassung		Zusatznutzen
			Jahr	Art	
Idebenon	Raxone	Lebersche hereditäre Optikusneuropathie	2015	EC, O	nicht quantifizierbar
Ivacaftor	Kalydeco	Zystische Fibrose	2012	AA, O	1. Verfahren: beträchtlich 2. Verfahren: gering (neues AWG) 3: Verfahren: gering (neues AWG)
Ketoconazol	Ketoconazol HRA	Cushing-Syndrom	2014	AA, O	keine G-BA-Bewertung
Lebendes (Hornhaut) Gewebeäquivalent (autologe Hornhaut-epithelzellen, die Stammzellen enthal-ten)	Holoclar	(mittelschwere bis schwere) Limbusstamm-zelleninsuffizienz	2015	CMA, O	keine G-BA Bewertung
Ledipasvir/Sofosbuvir	Harvoni	Chronische Hepatitis C	2014	AA	beträchtlich
Lenvatinib	Lenvima	Schilddrüsenkarzinom	2015	AA, O	nicht quantifizierbar
Lenvatinib	Kisplyx Eisai	Nierenzellkarzinom	2016	AA	gering
Lomitapid	Lojuxta	Homozygote familiäre Hypercholesterinämie	2013	EC	nicht belegt
Migalastat	Galafold	Morbus Fabry	2016	AA, O	nicht quantifizierbar
Nintedanib	Ofev	Idiopathische pulmonale Fibrose	2015	AA, O	gering
Olaratumab	Lartruvo	Weichgewebesarkom	2016	CMA, AA, O	beträchtlich
Ombitasvir/Parita-previr/ Ritonavir	Viekirax	Chronische Hepatitis C	2015	AA	beträchtlich
Osimertinib	Tagrisso	Nicht-kleinzelliges Lungen-karzinom	2016	CMA, AA	nicht belegt
Pixantron	Pixuvri	Non-Hodgkin-B-Zell-Lym-phom	2012	CMA	nicht belegt
Radiumdichlorid	Xofigo	Kastrationsresistentes Pros-tatakarzinom, symptoma-tische Knochenmetastasen	2013	AA	beträchtlich
Sebelipase alfa	Kanuma	Mangel an lysosomaler saurer Lipase	2015	AA, O	nicht quantifizierbar
Selexipag	Uptravi	Pulmonale arterielle Hyper-tonie	2016	AA	nicht belegt
Siltuximab	Sylvant	Multizentrische Castleman-Krankheit	2014	AA, O	nicht quantifizierbar
Susoctocog alfa	Obizur	Erworbene Hämophilie	2015	EC	keine G-BA-Bewertung
Tafamidis Meglumin	Vyndaqel	Familiäre Amyloid-Poly-neuropathie vom Transthyretin-Typ	2011	EC, O	gering

◘ Tabelle 2.1 (Fortsetzung)

Wirkstoff	Handelsname	Indikation	Zulassung		Zusatznutzen
			Jahr	Art	
Vacciniavirus Ankara Bavarian-Nordic-Lebendvirus, modifiziert	Imvanex	Pocken-Impfstoff	2013	EC	keine G-BA-Bewertung
Valsartan und Sacubitril	Entresto	Herzinsuffizienz	2015	AA	beträchtlich
Vandetanib	Caprelsa	Schilddrüsenkarzinom	2012	CMA	1. Verfahren: nicht belegt 2. Verfahren: gering (erneute NB nach Absatz 5b)
Velpatasvir/ Sofosbuvir	Epclusa	Chronische Hepatitis C	2016	AA	beträchtlich
Vismodegib	Erivedge	Basalzellkarzinom	2013	CMA	gering

O Orphan-Arzneimittel, *EC* Zulassung unter außergewöhnlichen Umständen („exceptional circumstances"), *CMA* bedingte Zulassung („conditional marketing authorisation"), *AA* beschleunigte Beurteilung („accelerated assessment"), *G-BA* Gemeinsamer Bundesausschuss, *NB* Nutzenbewertung, *nAWG* neues Anwendungsgebiet

die vorliegenden Ergebnisse häufig eine Beurteilung von Mortalität, Morbidität oder Lebensqualität nicht erlauben.

2.2.2 Zulassung unter außergewöhnlichen Umständen

Ein weiteres Verfahren der beschleunigten Zulassung, das bereits seit 1995 existiert und durch die Verordnung (EG) Nr. 726/2004 geregelt wird, ist die Zulassung unter außergewöhnlichen Umständen („exceptional circumstances", EC). Sie wird erteilt, wenn es prinzipiell unmöglich ist, die für eine Zulassung gewöhnlich geforderten Studiendaten vorzulegen. Folgende Bedingungen gelten für die Zulassung unter außergewöhnlichen Umständen:

— Die Anwendungsgebiete, für die das Arzneimittel zugelassen werden soll, sind so selten, dass von dem pharmazeutischen Unternehmer nicht erwartet werden kann, umfangreiche Evidenz zur Wirksamkeit und Sicherheit zur Verfügung zu stellen.

— Angesichts des derzeitigen wissenschaftlichen Kenntnisstandes können umfangreiche Informationen nicht geliefert werden.

— Es würde nicht den Prinzipien der medizinischen Ethik entsprechen, derartige Informationen in klinischen Studien zu generieren.

Auch bei diesem Verfahren erfolgt die erneute Bewertung des Nutzen-Risiko-Verhältnis nach Markteinführung jährlich und es wird dabei überprüft, ob neue Daten vorliegen, die gegen eine Aufrechterhaltung der Zulassung sprechen. Die Marktzulassung wird, ebenso wie beim regulären Verfahren, nach fünf Jahren erneuert. Bei insgesamt 7 Arzneimitteln mit Zulassung unter außergewöhnlichen Umständen, darunter 6 Orphan-Arzneimittel, erfolgte bisher eine frühe Nutzenbewertung, die bei 5 Wirkstoffen einen nicht quantifizierbaren Zusatznutzen und bei jeweils einem Wirkstoff einen nicht belegten oder geringen Zusatznutzen ergab (◘ Tabelle 2.1).

2.2.3 Beschleunigte Beurteilung

Eine beschleunigte Beurteilung („accelerated assessment", AA) von Humanarzneimitteln im zentralen Zulassungsverfahren erfolgt für Arzneimittel, die von besonderer Bedeutung für die öffentliche Gesundheit sind, insbesondere solchen, die therapeutische Innovationen darstellen. Die beschleunigte Beurteilung wird ebenso wie die Zulassung unter außergewöhnlichen Umständen geregelt durch die Verordnung (EG) Nr. 726/2004, Artikel 14 (9). Der Antragsteller muss bereits bei Einreichen des Antrags ein beschleunigtes Beurteilungsverfahren beantragen und ausreichend begründen. Bei diesen beschleunigten Beurteilungen verkürzt sich die Zeit, die dem CHMP hierfür zur Verfügung steht, von 210 auf 150 Tage, wobei der Zeitraum, in dem der pharmazeutische Unternehmer zusätzliche Informationen bereitstellen bzw. Fragen des CHMP beantworten muss, nicht einberechnet wird.

Von 2012 bis 2016 erfolgte laut den Annual Reports der EMA (EMA 2012-2015) auf Antrag des pharmazeutischen Unternehmers bei 24 Arzneimitteln eine beschleunigte Beurteilung, darunter 10 Orphan-Arzneimittel und 8 der neuen Arzneimittel des Jahres 2016: Daratumumab, Elbasvir/Grazoprevir, Elotuzumab, Migalastat, Olaratumab, Osimertinib, Selexipag, Velpatasivir/Sofosbuvir/ (◘ Tabelle 2.1; vgl. ► Kapitel 3, Abschnitt 3.1). Bei zwei Arzneimitteln, die bereits 2014 (Cabozantinib) bzw. 2015 (Lenvatinib) für die Behandlung des Schilddrüsenkarzinoms zugelassen wurden, erfolgte 2016 jeweils die beschleunigte Beurteilung eines weiteren Anwendungsgebietes (Nierenzellkarzinom). Die frühe Nutzenbewertung, bisher durchgeführt bei 22 Arzneimitteln mit beschleunigter Beurteilung, ergab bei 6 Wirkstoffen einen nicht quantifizierbaren Zusatznutzen, bei 3 Arzneimitteln jeweils einen nicht belegten oder geringen Zusatznutzen und bei 8 Arzneimitteln einen beträchtlichen Zusatznutzen, darunter 5 Wirkstoffe zur Behandlung der Hepatitis C. Bei einem Orphan-Arzneimittel (Ivacaftor) erfolgten insgesamt 3 Bewertungen durch den G-BA, die im ersten Verfahren einen beträchtlichen Zusatznutzen und in zwei weiteren Verfahren (wegen eines neuen Anwendungsgebietes) einen geringen Zusatznutzen ergaben. Bei einem weiteren Orphan-Arzneimittel zur Behandlung des Multiplen Myeloms, Carfilzomib, wurde im ersten Verfahren ein nicht quantifizierbarer und im 2. Verfahren (für ein neues Anwendungsgebiet) ein geringer Zusatznutzen gesehen.

2.2.4 Orphan-Arzneimittel

Unter Orphan-Arzneimitteln („Orphan Medicinal Products" bzw. „Orphan Drugs") versteht man Arzneimittel, die zur Behandlung für seltene Leiden eingesetzt werden (► Kapitel 1, Abschnitt 1.6). Als selten gilt innerhalb der EU eine Krankheit, wenn sie nicht mehr als 5 pro 10.000 EU-Einwohner betrifft. Nach Schätzungen sind derzeit 6.000–8.000 aller bekannten Krankheiten als selten anzusehen und etwa 30–40 Mio. Einwohner in der EU von seltenen Leiden betroffen (Windeler et al. 2010, Joppi et al. 2013). Das Spektrum seltener Leiden reicht von Krankheiten mit geringer Prävalenz und kurzem Überleben (z. B. schweres kombiniertes Immundefizit-Syndrom) über Krankheiten mit geringer Prävalenz und langem Überleben (z. B. zystische Fibrose, Duchenne-Muskeldystrophie) bis hin zu Krankheiten mit relativ hoher Prävalenz und sehr kurzem Überleben (verschiedene onkologische Erkrankungen).

Bereits 1983 wurde in den USA ein Gesetz eingeführt, das die Zulassung von Orphan-Arzneimitteln regelt. Später folgten Japan (1993), Australien (1997) und schließlich Europa (2000). Am 16. Dezember 1999 verabschiedete das Europäische Parlament und der Rat die Verordnung (EG) Nr. 141/2000, die durch ökonomische und regulatorische Anreize pharmazeutische Unternehmer motivieren sollte, verstärkt Orphan-Arzneimittel für Patienten mit seltenen Leiden zu entwickeln. Zu diesen Anreizen zählen kostenlose wissenschaftliche Beratung zur Erstellung des Prüfplanes für die klinischen Studien, Befreiung oder Ermäßigung von Gebühren im Rahmen des Zulassungsverfahrens bei der EMA, 10-jähriges Marktexklusivitätsrecht und beschleunigte Zulassungsverfahren (z. B. über bedingte Zulassungen oder Zulassung unter außergewöhnlichen Umständen). Außerdem existieren in Europa Förderprogramme für die Grundlagenforschung und auch eine Förderung von krankheitsspezifischen Forschungsprojekten bei seltenen Erkrankungen, von denen pharmazeutische Unternehmer auch profitieren (Roll et al. 2011).

Bevor ein Orphan-Arzneimittel von der EU zugelassen wird, muss der pharmazeutische Unternehmer beim hierfür zuständigen Komitee der EMA (Committee for Orphan Medicinal Products,

COMP) eine Zuerkennung des Orphan Drug-Status beantragen. Das COMP berücksichtigt dabei vor allem epidemiologische Daten (Prävalenz ≤5/10.000 Personen) und den potenziellen Nutzen des Arzneimittels. Orphan-Arzneimittel, die diesen Status besitzen, werden dann im zentralisierten Verfahren zugelassen.

Untersuchungen zu den Erfahrungen in den ersten 10 Jahren der europäischen Gesetzgebung zu Orphan-Arzneimitteln haben gezeigt, dass mehr als 80% der 845 Orphan-Kandidaten einen derartigen Status vom COMP auch erhielten und über 63 von 108 Anträgen auf Markzulassung von der EC positiv entschieden wurde (Joppi et al. 2013).

Die Qualität klinischer Studien zu Orphan-Arzneimitteln vor, aber auch nach der Zulassung, wurde in den letzten Jahren gründlich analysiert. Untersuchungen am Beispiel von Arzneimitteln, die für onkologische oder neurologische Anwendungsgebiete zugelassen wurden, haben gezeigt, dass die Evidenz zum Zeitpunkt der Zulassung meist nicht ausreicht, um Wirksamkeit und Sicherheit sicher zu beurteilen – vor allem aufgrund der meist wenigen, in diesen Studien eingeschlossenen Patienten (100 – 200 in mehr als der Hälfte der Studien), der häufigen Verwendung von Surrogaten als Endpunkte und Placebo im Kontrollarm sowie der kurzen Nachbeobachtung (Mitsumoto et al. 2009, Kesselheim et al. 2011). Diese zum Zeitpunkt der Zulassung offensichtlichen Evidenzlücken bei Orphan-Arzneimitteln werden fast immer auch durch Studien nach der Zulassung nicht oder erst sehr spät geschlossen (Joppi et al 2016).

Während sich ursprünglich nur wenige pharmazeutische Unternehmer aufgrund der Seltenheit des Erkrankung und des geringen Gewinns im Bereich der Forschung und Entwicklung von Orphan-Arzneimitteln engagiert hatten (Haffner et al. 2008, Joppi et al. 2009, Roll et al. 2011), bewirkten die mit der Gesetzgebung in den USA, in Japan und Europa eingeräumten finanziellen Anreize für die Entwicklung von Orphan-Arzneimitteln, ebenso wie die heute anhand von Biomarkern mögliche Unterscheidung kleiner Patientenuntergruppen (sogenannte Präzisionsmedizin) – vor allem in der Hämatologie und Onkologie –, dass zunehmend auch große pharmazeutische Unternehmer Orphan-Arzneimittel als sehr lukratives Geschäftsfeld

erkannten – mit stabilem Umsatzwachstum, Wachstumsraten von etwa 7,5 % und inzwischen einem globalen Umsatz von mehr als 100 Mrd. US-$ pro Jahr sowie einem Anteil von etwa 15 % am weltweiten Umsatz von Arzneimitteln (Grundlehner 2013, Voigt 2015). Dies verdeutlichen auch die aktuellen Analysen zum Umsatzvolumen von Orphan-Arzneimitteln im Arzneiverordnungs-Report 2017 (▶ Kapitel 1, ▶ Abbildung 1.8), ebenso wie die aktuellen Prognosen der Marktforschungsfirma Evaluate Pharma® im Orphan Drug Report 2017 sowohl für den weltweiten als auch für den US-amerikanischen beziehungsweise europäischen Markt (Evaluate Pharma® Orphan Drug Report 2017). Verantwortlich hierfür sind vor allem die für Orphan-Arzneimittel häufig verlangten sehr hohen Preise, eine im Zeitalter der Präzisionsmedizin zunehmende Stratifizierung therapeutischer Anwendungsgebiete mit Entstehen seltener Erkrankungen (vor allem in der Onkologie), der nicht seltene Off-Label Gebrauch nach Zulassung und die mit der Zulassung erlangte Markexklusivität von 10 Jahren. Diese vom Gesetzgeber primär nicht intendierte Entwicklung wurde inzwischen wiederholt kritisiert (Windeler et al. 2010, Coté und Keating 2012, Joppi et al. 2013, Voigt 2015, Joppi et al. 2016, Ludwig 2017). Trotzdem gilt der medizinische Zusatznutzen von Orphan-Arzneimitteln in Deutschland gemäß AMNOG (§ 35a Absatz 1 SGB V) durch die europäische Zulassung als belegt, so dass Orphan-Arzneimittel nur einer eingeschränkten AMNOG-Nutzenbewertung unterliegen. In den meisten anderen europäischen Ländern durchlaufen Orphan-Arzneimittel demgegenüber eine reguläre Nutzenbewertung (Gammi et al. 2015).

Seit Inkrafttreten der Verordnung (EG) Nr. 141/2000 sind mehr als 100 Orphan-Arzneimittel in Europa zugelassen worden, darunter mehr als ein Drittel für die Behandlung onkologischer und hämatologischer Erkrankungen (Verband forschender Arzneimittelhersteller e. V. 2016). In beschleunigten Verfahren wurden seit 2011 25 Orphan Arzneimittel zugelassen: 8 von ihnen im Rahmen einer bedingten Zulassung, 7 unter außergewöhnlichen Umständen, 8 durch beschleunigte Beurteilung und 2 im Rahmen einer bedingten Zulassung zusammen mit beschleunigter Beurteilung (◼ Tabelle 2.1). Die Ergebnisse der frühen Nutzen-

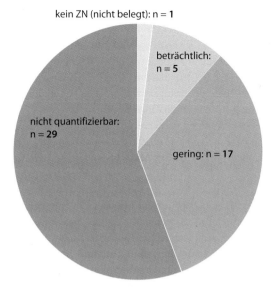

kein ZN (nicht belegt): n = 1

beträchtlich:
n = 5

nicht quantifizierbar:
n = 29

gering: n = 17

◘ Abbildung 2.1 Ergebnisse der frühen Nutzenbewertung bei Orphan-Arzneimitteln (Verfahren 1.1.2011–31.12.2016). Anzahl der Verfahren: n=52 (einschließlich Ramucirumab und Ruxolitinib, deren Status als Orphan-Arzneimittel inzwischen aufgehoben wurde)

bewertung in insgesamt 52 Verfahren von 2011 bis 2016 verdeutlicht ◘ Abbildung 2.1. Aufgrund der oben beschriebenen Merkmale bzw. Mängel in den für die Zulassung relevanten klinischen Studien überrascht es nicht, dass bei 29 Verfahren vom G-BA der Zusatznutzen als nicht quantifizierbar beurteilt wurde. Bei einem Orphan-Arzneimittel war kein Zusatznutzen belegt, bei 17 Orphan-Arzneimitteln wurde ein geringer und bei 5 Orphan-Arzneimitteln ein beträchtlicher Zusatznutzen festgestellt (◘ Abbildung 2.1). Bei zwei Arzneimitteln, bei denen wegen neuer Anwendungsgebiete mehrere Nutzenbewertungen erfolgten, wurde zunächst ein nicht quantifizierbarer Zusatznutzen und im 2. Verfahren ein geringer Zusatznutzen vom G-BA gesehen (Carfilzomib) bzw. im 1. Verfahren ein beträchtlicher Zusatznutzen und in 2 weiteren Verfahren ein geringer Zusatznutzen (Ivacaftor) festgestellt (◘ Tabelle 2.1).

Angesichts der Entwicklung von Orphan-Arzneimitteln in den letzten Jahren gilt es jetzt, Maßnahmen zu ergreifen, die einen weiteren Missbrauch bestehender Regularien vermeiden und dem ursprünglichen Geist der Verordnung (EG) Nr.

141/2000 für Orphan-Arzneimittel entsprechen: Förderung der Entwicklung von Orphan-Arzneimitteln mit großem Aufwand für die klinische Erforschung und bei geringer Nachfrage. Nur so können Patienten vor unzureichend geprüften Wirkstoffen besser geschützt und unangemessene finanzielle Belastungen für unser solidarisch finanziertes Gesundheitssystem verhindert werden.

2.2.5 PRIORITY MEDICINES (PRIME)

Im April 2016 wurde von der EMA ein weiteres Verfahren eingeführt, das eine beschleunigte Zulassung neuer Wirkstoffe ermöglicht. Dieses als PRIME (**PRI**ORITY **ME**DICINES) im englischen Sprachgebrauch bezeichnete Verfahren ist ebenfalls für Erkrankungen mit ungedecktem medizinischem Bedarf („unmet medical need") vorgesehen, bei denen Patienten keine wirksamen Therapieoptionen zur Verfügung stehen bzw. das neue Arzneimittel einen therapeutischen Vorteil gegenüber den vorhandenen Alternativen bietet (EMA 2016). Die EMA verspricht sich von PRIME, dass vielversprechende Arzneimittel die Patienten, die sie benötigen, früher erreichen, ohne dabei die hohen regulatorischen Standards für ihre Beurteilung und auch Sicherheitsaspekte zu vernachlässigen. Die EMA wird im Zusammenhang mit PRIME die Entwicklung derartiger Arzneimittel unterstützen, ihre Bewertung beschleunigen und dadurch den rechtzeitigen Zugang der Patienten zu diesen Wirkstoffen garantieren (EMA 2016). Aus Sicht von Vertretern der EMA werden nur Arzneimittel, die tatsächlich benötigt werden und ihr Potenzial in ersten klinischen Studien belegen konnten, über PRIME zugelassen – somit ein Verfahren, das eher die Ausnahme bleiben als die Regel sein wird (Mende 2016). Die EMA wird bei Kandidaten für das PRIME Verfahren frühzeitig einen Rapporteur aus dem CHMP oder CAT (Committee for Advanced Therapies) bestimmen, der bis zur Zulassung proaktiv und intensiv die klinische Entwicklung und Forschung des Arzneimittels unterstützt und den pharmazeutischen Unternehmer bei der Erfüllung regulatorischer Vorgaben beraten soll (EMA 2016). Insbesondere „Start-Up" Unternehmen und universitäre Forschungseinrichtungen sollen von diesem

Verfahren profitieren. Rechtzeitig beteiligt werden sollen auch HTA Organisationen und Patienten.

Eine Analyse der ersten 12 Monate von PRIME ergab, dass von insgesamt 96 Anträgen auf Durchführung dieses beschleunigten Zulassungsverfahrens 20 Anträge (22%) genehmigt, die Mehrzahl (N=71) jedoch abgelehnt wurden. Auch für PRIME, vergleichbar mit dem Verfahren der bedingten Zulassung, wurden überwiegend Anträge für neue Arzneimittel zur Behandlung onkologischer oder hämatologischer bzw. hämostaseologischer Erkrankungen (insgesamt N=12) bewilligt (EMA 2016).

Angesichts der zahlreichen, bereits heute existierenden Verfahren zur beschleunigten Zulassung und der meist unzureichend erfüllten Anforderungen an klinische Studien nach der Zulassung befürchten Kritiker, dass auch PRIME die Sicherheit der Patienten gefährden und Erkenntnisse zu klinisch relevanten Endpunkten nicht bei Zulassung zur Verfügung stehen werden (Health Action International 2015).

2.3   Adaptive Pathways – Konzept, Ziele und Risiken

Adaptive Pathways, früher auch bezeichnet als Adaptive Licensing (AL) (Eichler et al. 2012, Eichler et al. 2015) oder Medicine Adaptive Pathways to Patients (MAPPs) (Schulthess et al. 2014), werden derzeit noch im Rahmen von Pilotprojekten der EMA untersucht. Sie sollen besonders bei Arzneimitteln zur Behandlung von Patienten mit schweren Krankheiten zur Anwendung kommen, bei denen ein hoher und durch zugelassene Arzneimittel nicht gedeckter medizinischer Bedarf (high unmet medical need; z. B. in der Onkologie) besteht. Aus Sicht der EMA war es in der Vergangenheit schwierig, relevante Ergebnisse für Patienten mit derartigen Krankheiten im Rahmen der regulären Zulassungsverfahren zu erheben.

Im Jahr 2010 wurde zuerst von Vertretern der EMA und Pharmakologen auf den potenziellen Nutzen von adaptiven Studiendesigns hingewiesen und vorgeschlagen, dass bereits nach dem Nachweis der Überlegenheit eines neuen Wirkstoffs gegenüber Placebo bzw. Standardtherapie in einer kleinen Patientenpopulation die Zulassung beantragt wer-

den kann. Weitere Erkenntnisse zur Wirksamkeit bzw. zur Sicherheit sollten dann unter Bedingungen der täglichen ärztlichen Praxis generiert werden (Eichler et al. 2010b). Potenzielle Vorteile der adaptiven Designs für pharmazeutische Unternehmer (etwa deutlich geringere Investitionen in die klinische Forschung vor Zulassung) wurden in diesem Zusammenhang ebenso erwähnt wie wichtige Vorbehalte: beispielsweise Probleme der statistischen Auswertungen in kleinen Patientengruppen und die Gefahr der schwer kontrollierbaren Verzerrung der Studienergebnisse.

Ziel der Adaptive Pathways (Eichler et al. 2010b, Eichler et al. 2012, Eichler et al. 2015, Schulthess et al. 2014) ist es, vielversprechende neue medikamentöse Therapien rasch zu erkennen und weiterzuentwickeln bzw. weniger gut wirksame oder sogar nebenwirkungsreiche Therapiestrategien frühzeitig zu stoppen – noch bevor sie an größeren Patientenkollektiven untersucht wurden. Gekennzeichnet sind Adaptive Pathways durch die Verwendung neuer, moderner Studiendesigns (z. B. Umbrella- und Basket-Studien), bei denen auf Basis aktueller Studiendaten Aspekte des Studiendesigns (z. B. Ein-/Ausschlusskriterien, Fallzahl, Dosis des zu prüfenden Wirkstoffs, Endpunkte) geändert werden können. Geplant ist somit die schrittweise Entwicklung und bedingte Zulassung von neuen, einen therapeutischen Fortschritt versprechenden Arzneimitteln für – meist anhand von Biomarkern – hinsichtlich Patientenzahl begrenzten, aber gut definierten Patientenpopulation. Nach bedingter Zulassung sollte dann rasch der Nachweis eines positiven Nutzen-Risiko-Verhältnisses erfolgen. Vorgesehen von der EMA sind außerdem die frühe Beteiligung von Vertretern der Health Technology Assessment (HTA)-Einrichtungen, Gesundheitsberufe und Patientenorganisationen an Diskussionen zur klinischen Entwicklung sowie Zulassung dieser Arzneimittel (European Medicines Agency 2015). Grundlage der Adaptive Pathways sind laut EMA die bereits in den gesetzlichen Rahmenbedingungen der EU festgelegten regulatorischen Verfahren.

Als Gründe für diese Abkehr von jahrelang erprobten, evidenzbasierten Anforderungen an die Zulassung neuer Arzneimittel und Hinwendung zu Adaptive Pathways werden von der EMA und den pharmazeutischen Unternehmern vor allem genannt (European Medicines Agency 2015): die gesteigerte Nachfrage der Patienten nach rascher Verfügbarkeit neuer, vielversprechender medikamentöser Therapien bei schweren Krankheiten, wissenschaftliche Entwicklungen (z. B. Präzisionsmedizin), das Vorhandensein moderner adaptiver Studiendesigns, aber auch der wachsende Druck auf pharmazeutische Unternehmer bzw. Investoren, die Nachhaltigkeit der Arzneimittelentwicklung zu sichern (Baird et al. 2014, Eichler et al. 2015). Diese Abkehr vom Grundsatz, dass nur wissenschaftlich ausreichend geprüfte Arzneimittel eine Zulassung erhalten können, wurde heftig kritisiert und auf die Konsequenzen, insbesondere für die Arzneimittelsicherheit, hingewiesen (Garattini et al. 2016, Zentner und Haas 2016, Hagemann 2017, Ludwig 2017, vgl. auch ▶ Kapitel 5). Gleichzeitig wurde aber auch betont, dass neue Studienansätze von großer Bedeutung sind, die aber aufgrund ihrer Komplexität neben Vorteilen natürlich auch Unabwägbarkeiten beinhalten, insbesondere hinsichtlich Validität der Ergebnisse, Sicherheit der Patienten, ethischer Vertretbarkeit und praktischer Durchführung (Keller-Stanislawski et al. 2017).

Statt über ein neues Verfahren nachzudenken, das wie Adaptive Pathways zur beschleunigten Zulassung von Arzneimitteln mit weitgehend unbekannten Risiken für die Patienten führt und vermutlich auch zu einer deutlich steigenden finanziellen Belastung für die Kostenträger , wäre es deshalb vernünftig, eine Anpassung und Optimierung der bereits heute zunehmend genutzten, beschleunigten Zulassungsverfahren vorzunehmen. Hierfür liefern die vorliegenden Analysen zur praktischen Umsetzung – vor allem der bedingten Zulassung – wichtige Hinweise, um die offensichtlichen Mängel dieser Verfahren zu beseitigen. Besonders wichtig dabei ist, aus den bisherigen Erfahrungen mit beschleunigten Zulassungsverfahren in Europa und den USA zu lernen und nach der Zulassung die hiermit verbundenen Auflagen, insbesondere in Hinsicht auf die Durchführung weiterer klinischer Studien und die systematische Erfassung von Nebenwirkungen, regelmäßig zu überwachen und auf rechtzeitiger Erfüllung der Auflagen zu bestehen (Banzi et al. 2015).

2.4 Zulassung von neuen Arzneimitteln durch die EMA: begrenzte Kenntnisse über Wirksamkeit und Sicherheit

Um die im Rahmen der Zulassung verlangten wissenschaftlichen Nachweise zu pharmazeutischer Qualität, Wirksamkeit und medizinischer Unbedenklichkeit eines neuen Wirkstoffs zu erbringen, sollten die für die Zulassung relevanten („pivotal") klinischen Studien in der Regel als „kontrollierte klinische Prüfungen" und, soweit möglich, randomisiert durchgeführt werden. Dabei ist zum Vergleich mit dem neuen Wirkstoff je nach Einzelfall ein Placebo heranzuziehen oder aber ein bereits bekanntes Arzneimittel mit nachgewiesenem therapeutischen Wert. Die derzeitige europäische Arzneimittelgesetzgebung verlangt nicht explizit, dass neue Arzneimittel verglichen werden mit den häufig bereits auf dem Markt vorhandenen alternativen Wirkstoffen (Richtlinie 2001/83/EG).

Auswertungen der zwischen 1999 und 2005 abgeschlossenen Zulassungsverfahren ergaben, dass nur 48% der neu zugelassenen Wirkstoffe mit den bereits auf dem Markt verfügbaren Arzneimitteln verglichen wurden (Van Luijn et al. 2007). In den Fällen, wo neue Arzneimittel mit bereits zugelassenen Arzneimitteln verglichen wurden, war eine Nicht-Unterlegenheit das entscheidende Kriterium, nicht jedoch ein in klinischen Studien belegter Zusatznutzen.

Untersuchungen zur Zulassung neuer Arzneimittel auf der Basis der EPARs haben gezeigt, dass die Vorgaben für die Zulassung nicht immer konsequent beachtet und eingehalten werden (Eichler et al. 2010b). So wurde beispielsweise in nur etwa 50 % der in den EPARs erwähnten klinischen Studien (Zeitraum der Auswertung: 1. Januar 2007 bis 31. Dezember 2008) der neue Wirkstoff verglichen mit einem Arzneimittel mit nachgewiesener therapeutischer Wirksamkeit und nur in etwa 20 % der Fälle war das Design der Zulassungsstudie darauf ausgerichtet, eine Überlegenheit des neuen Wirkstoffs im Vergleich zur Standardtherapie in randomisierten kontrollierten Studien zu belegen.

Diese Ergebnisse werden auch bestätigt durch eine retrospektive Auswertung der EPARs von 39 Fertigarzneimitteln, die erstmals mit neuem (64%)

bzw. erweitertem (36%) Anwendungsgebiet von der EMA in den Jahren 2009 und 2010 zugelassen wurden (Ujeyl et al. 2012). Bei weniger als der Hälfte (46%) der Arzneimittel erfolgte ein Vergleich mit einer aktiven Kontrolle und nur bei 28% der Wirkstoffe wurde geprüft, ob das neue Arzneimittel der aktiven Kontrolle überlegen ist. Ein patientenrelevanter Endpunkt wurde bei weniger als 50% der Zulassungen untersucht. Diese von der Arzneimittelkommission der deutschen Ärzteschaft (AkdÄ) analysierten Daten lassen erkennen, wie begrenzt die Datenlage zum Zeitpunkt der Zulassung ist und wie wichtig deshalb konkrete formale Vorgaben sowie gesetzliche Regelungen sind, um diese bei Zulassung unzureichende Datenbasis künftig zu verbessern.

Die begrenzte Evidenz zum Zeitpunkt der Zulassung verdeutlicht auch eine Untersuchung von Pharmakologen und Mitarbeitern der nationalen Zulassungsbehörden aus den Niederlanden und Großbritannien (Duijnhoven et al. 2013). Auf der Grundlage der sog. E1-Leitlinie des ICH aus dem Jahre 1994 wurden alle im Zeitraum 2000 bis 2010 im zentralisierten Verfahren in der EU zugelassenen Arzneimittel hinsichtlich der Zahl untersuchter Patienten und der Dauer der Einnahme, besonders bei chronischem Gebrauch (> 6 Monate), untersucht. Die ICH-E1-Leitlinie empfiehlt für neue Arzneimittel, die länger als sechs Monate angewendet werden, dass mindestens 1000 bis 1500 Patienten die Prüfsubstanz erhalten sollten. Von diesen sollten 300 den Wirkstoff über sechs Monate und 100 über zwölf Monate erhalten. Zur Identifikation der Neuzulassungen wurde das öffentlich zugängliche „Community Register of Medicinal Products" der EC herangezogen. In Europa wurden neue Arzneimittel im Zeitraum 2000–2010 vor ihrer Zulassung an durchschnittlich 1708 Patienten geprüft und Orphan-Arzneimittel an 438 Patienten. Etwa ein Viertel der neu zugelassenen Wirkstoffe wurde an weniger als 1000 Patienten geprüft. Nur 80 % der neuen Arzneimittel, die für einen chronischen Gebrauch vorgesehen sind, wurden bei mindestens 300 Patienten länger als sechs Monate untersucht. Diese Abweichungen von den Standards der ICE-E1-Leitlinie für die Zulassung neuer Arzneimittel führen dazu, dass viele Risiken vor der Zulassung übersehen werden und Aussagen zur langfristigen Wirksamkeit meist nicht möglich sind. Seltene Nebenwirkungen sind aus statistischen Gründen prospektiv nicht zu erkennen.

Auch detaillierte Analysen zum Stand der Erkenntnisse zu neuen Arzneimitteln bei Zulassung von Wissenschaftlern der Yale Universität in New Haven in den USA belegen, dass die Qualität der Evidenz in klinischen Studien, die der FDA als Basis für die Zulassung neuer Wirkstoffe dienten, sehr unterschiedlich war und wesentlich vom untersuchten Wirkstoff und der Indikation abhing (Downing et al. 2014). Ausgewertet wurden in dieser Untersuchung alle FDA-Dokumente zu insgesamt 188 neuen, zwischen 2005 und 2012 zugelassene Wirkstoffen, – darunter 154 „Standard-Arzneimittel" und 34 Biologika. Von diesen Wirkstoffen hatten 31 einen Orphan Drug-Status, und 22 wurden in beschleunigten Verfahren zugelassen. Knapp die Hälfte dieser Arzneimittel waren zugelassen worden für die Behandlung von Krebserkrankungen, Infektionen, kardiovaskulärer Erkrankungen, Diabetes mellitus oder von Fettstoffwechselstörungen. Besonderes Augenmerk legte diese Analyse auf *die Patientenzahl, das Design, die Dauer* und *die Endpunkte* in den für die Zulassung relevanten („pivotal") klinischen Studien. Von insgesamt 448 zulassungsrelevanten Studien waren 400 randomisiert und 356 doppelblind durchgeführt wurden. Mehr als die Hälfte aller Studien (55,1%) verglich den neuen Wirkstoff mit einem Placebo. Nur 143 Studien verglichen das neue Arzneimittel mit einem aktiven Wirkstoff und in 58 Studien fehlte eine Kontrollgruppe. Aufgrund der Defizite in diesen Studien – vor allem in Hinsicht auf die Zahl der untersuchten Patienten, die ausgewählten Endpunkte sowie das Design und die Dauer – bleiben viele Fragen unbeantwortet, die wichtig sind für eine rationale und sichere Pharmakotherapie nach der Zulassung. Die Autoren schlagen deshalb vor, dass die FDA auch die Qualität der Evidenz der klinischen Studien bewertet, die zur Zulassung geführt haben, und eventuell sogar benotet, um solche mit robuster von solchen mit schwächerer Evidenz unterscheiden zu können.

Beim Vergleich neuer mit bereits vorhandenen Arzneimitteln im Rahmen der Zulassungsstudien wird sowohl von der EMA als auch der FDA weiterhin sehr häufig eine Gleichwertigkeit (Äquivalenz) des neuen Wirkstoffs als für die Wirksamkeit ausreichender Beleg akzeptiert – mitunter sogar nur der Nachweis einer nicht vorhandenen Unterlegenheit (Eichler et al. 2010b, Ujeyl et al. 2012, Downing et al. 2014, Naci et al. 2015). Folgende Merkmale, die inzwischen in zahlreichen Untersuchungen der für die Zulassung relevanten Studien analysiert wurden, schränken die Übertragbarkeit der Ergebnisse zu neuen Arzneimitteln auf die Behandlung von Patienten unter Alltagsbedingungen in Klinik oder Praxis (externe Validität) ein: die häufig strikten Ein- und Ausschlusskriterien, die Verwendung von Surrogat- bzw. kombinierten Endpunkten als primäre Endpunkte, die unzureichende Berücksichtigung patientenrelevanter Parameter (z. B. gesundheitsbezogene Lebensqualität) und die in Zulassungsstudien häufig sehr kurzen Zeiträume der Behandlung bzw. Nachbeobachtung (Ludwig 2015). Aussagen zur Sicherheit bzw. zu den unerwünschten Ereignissen neuer Wirkstoffe sind in Zulassungsstudien nur sehr eingeschränkt möglich, da aufgrund der mitunter kleinen Patientenzahlen – vor allem bei beschleunigten Zulassungsverfahren – und in der Regel kurzen Studiendauer bzw. Nachbeobachtung fast ausschließlich (sehr) häufige bzw. akut auftretende Nebenwirkungen erfasst werden. Dies verdeutlicht auch ein genauer Vergleich zwischen den 2008 im regulären Verfahren in den USA zugelassenen 12 neuen Arzneimitteln mit 8 Arzneimitteln, die beschleunigt bewertet und zugelassen wurden (Moore und Furberg 2014, Carpenter 2014). Bei den beschleunigt bewerteten Arzneimitteln wurden deutlich weniger Patienten vor der Zulassung untersucht und zahlreiche Fragen zur Sicherheit dieser Wirkstoffe blieben unbeantwortet. Zu ähnlichen Ergebnisse kamen auch Untersuchungen aus Kanada (Lexchin 2015). Leider werden diese offenen Fragen bei beschleunigt zugelassenen Arzneimitteln häufig auch nicht durch Studien nach der Zulassung in den USA beantwortet (Pease et al. 2017). Aktuelle Auswertungen einer Überwachungsorganisation des US-amerikanischen Kongresses ergaben kürzlich, dass die Ergebnisse der FDA hinsichtlich Überwachung von Sicherheitsaspekten und Studien nach der Zulassung unvollständig, ungenau und veraltet waren (U.S. Government Accountability Office 2016, Dyer 2016). Systematische Analysen zur Sicherheit neuer Arzneimittel werden dadurch erschwert, und mehr als die Hälfte der von der FDA verlangten Studien nach der Zulassung waren 2015 nicht abgeschlossen und viele noch nicht einmal begonnen worden (Dyer 2016).

Von der neuen Gesetzgebung zur Pharmakovigilanz in Europa und dem 2012 in diesem Zusammenhang etablierten neuen Ausschuss für Risikobewertung der EMA werden erwartet, dass dadurch die Voraussetzungen für eine sichere und wirksame Anwendung neuer Arzneimittel verbessert werden (Arlett et al. 2014, vgl. ▶ Abschnitt 2.1). Analysen, die sich allerdings auf den Zeitpunkt vor der neuen Pharmakovigilanz-Gesetzgebung beziehen, ergaben keine eindeutigen Hinweise für erhöhte Sicherheitsrisiken oder vermehrte Warnhinweise bei Arzneimitteln mit bedingter Zulassung oder Zulassung unter außergewöhnlichen Umständen (Boon et al. 2010, Arnadottir et al. 2011). Systematische Untersuchungen, die sich mit Sicherheitsaspekten der in beschleunigten Verfahren zugelassenen Arzneimittel und Durchführung entsprechender Studien beschäftigen, liegen für Europa bisher nur vereinzelt vor.

Literatur

Arlett P, Portier G, de Lisa R, Blake K, Wathion N, Dogne I-M, Spooner A, Rain J, Rasi G (2014): Proactively managing the risk of marketed drugs: experience with the EMA pharmacovigilance risk assessment committee. Nat Rev Drug Discovery 13: 395–397

Arnadottir AH, Haajer-Ruskamp FM, Straus SMJ, Eichler HG, de Graeff PA, Mol PGM (2011): Additional safety risk to exceptionally approved drugs in Europe? Br J Clin Pharmacol 72: 490–499

ASH Clinical News: The Geography of drug approvals. How can regulators look at the same data and get different results? Internet: https://www.ashclinicalnews.org/features/geography-drug-approvals (Zugriff: 14.08.2017)

Avorn J, Kesselheim AS (2015): The 21st century cures act – Will it take us back in time? N Engl J Med 372: 2473–2475

Baird LG, Banken R, Eichler HG, Kristensen FB, Lee DK, Lim JC, Lim R, Longson C, Pezalla E, Salmonson T, Samaha D, Tunis S, Woodcock J, Hirsch G (2014): Accelerated access to innovative medicines for patients in need. Clin Pharmacol Ther 96: 559–571

Banzi R, Gerardi C, Bertele'V, Garattini S (2015): Approvals of drugs with uncertain benefit-risk profiles in Europe. Eur J Intern Med 26: 572–584

Banzi R, Gerardi C, Bertele'V, Garattini S (2017): Conditional approval of medicines by the EMA. BMJ 357:j2062

Boon WPC, Moors EHA, Meijer A, Schellekens H (2010): Conditional approval and approval under exceptional circumstances as regulatory instruments for stimulating responsible drug innovation in Europe. Clin Pharmacol Ther 88: 848–853

Bundesinstitut für Arzneimittel und Medizinprodukte: Zulassungsverfahren. http://www.bfarm.de/DE/Arzneimittel/zul/zulassungsverfahren/_node.html (Zugriff: 14.08.2017)

Carpenter D (2014): Can expedited FDA drug approval without expedited follow-up be trusted? JAMA Intern Med 174: 95–97

Coté A, Keating B (2012): What is wrong with orphan drug policies? Value in Health 15: 1185–1191

Darrow JJ, Avorn J, Kesselheim AS (2014): New FDA breakthrough-drug category – implications for patients. N Engl J Med 370: 1252–1258

Deutscher Bundestag (2014): Verfahren zur Medikamentenzulassung und mögliche Auswirkungen eines Freihandelsabkommens mit den USA auf das deutsche Gesundheitswesen. Dokumentation WD 9–3000–037/14

Downing NS, Aminawung JA, Shah ND, Krumholz HM, Ross JS (2014): Clinical trial evidence supporting FDA approval of novel therapeutic agents, 2005–2012. JAMA 311: 368–377

Downing NS, Shah ND, Aminawung JA, Pease AM, Zeitoun J-D, Krumholz HM, Ross JS (2017): Postmarket safety events among novel therapeutics approved by the US Food and Drug Administration between 2001 and 2010. JAMA 317: 1854-1863

Duijnhoven RG, Straus SM, Raine JM, de Boer A, Hoes AW, De Bruin ML (2013): Number of patients studied prior to approval of new medicines: a database analysis. PLoS Med 10: e1001407

Dyer O (2016): FDA fails to monitor fast tracked drugs after approval, says US watchdog. BMJ 352: i371

Ebbers HC, Langedijk J, Bouvy JC, Hoekman J, Boon WP, de Jong JP, De Bruin ML (2015): An analysis of marketing authorisation applications via the mutual recognition and decentralised procedures in Europe. Eur J Clin Pharmacol 71: 1237–1244

Eichler HG, Aronsson B, Abadie E, Salmonson T (2010a): New drug approval success rate in Europe in 2009. Nat Rev Drug Discov 9: 355–356

Eichler HG, Bloechl-Daum B, Abadie E, Barnett D, König F, Pearson S (2010b): Relative efficacy of drugs: an emerging issue between regulatory agencies and third-party payers. Nat Rev Drug Discov 10: 277-291

Eichler HG, Oye K, Baird LG, Abadie E, Brown J, Drum CL, Ferguson J, Garner S, Honig P, Hukkelhoven M, Lim JC, Lim R, Lumpkin MM, Neil G, O'Rourke B, Pezalla E, Shoda D, Seyfert-Margolis V, Sigal EV, Sobotka J, Tan D, Unger TF, Hirsch G (2012): Adaptive licensing: taking the next step in the evolution of drug approval. Clin Pharmacol Ther 91: 426–437

Eichler HG, Bloechl-Daum B, Brasseur D, Breckenridge A, Leufkens H, Raine J, Salmonson T, Schneider CK, Rasi G (2013): The risks of risk aversion in drug regulation. Nat Rev Drug Discov 12: 907–916

Eichler HG, Baird LG, Barker R, Bloechl-Daum B, Børlum-Kristensen F, Brown J, Chua R, Del Signore S, Dugan U, Ferguson J, Garner S, Goettsch W, Haigh J, Honig P, Hoos A, Huckle P, Kondo T, Le Cam Y, Leufkens H, Lim R, Longson C, Lumpkin M, Maraganore J, O'Rourke B, Oye K, Pezalla E, Pignatti F, Raine J, Rasi G, Salmonson T, Samaha D, Schneeweiss S, Siviero PD, Skinner M, Teagarden JR, Tominaga T, Trusheim MR, Tunis S, Unger TF, Vamvakas S, Hirsch G (2015): From adaptive licensing to adaptive pathways: delivering a flexible life-span approach to bring new drugs to patients. Clin Pharmacol Ther 97: 234–246°

EMA (2015): EU Medicines Agencies Network Strategy to 2020: Working together to improve health. Internet: www.ema.europa.eu/docs/en_GB/document_library/Other/2015/12/WC500199060.pdf (Zugriff: 14.08.2017)

EMA (2016): PRIME: priority medicines. Internet: http://www.ema.europa.eu/ema/index.jsp%3Fcurl%3Dpages/regulation/general/general_content_000660.jsp%26mid%3DWC0b01ac058096f643 (Zugriff: 14.08.2017)

EMA: European public assessment reports: background and context. Internet: http://www.ema.europa.eu/ema/index.jsp?curl=pages/medicines/general/general_content_000433.jsp (Zugriff: 14.08.2017)

EMA, Committee for Medicinal Products for Human Use (CHMP) (2005): Guideline on procedures for the granting of a marketing authorisation under exceptional circumstances, pursuant to article 14 (8) of regulation (ec) no 726/2004. Internet: http://www.ema.europa.eu/docs/en_GB/document_library/Regulatory_and_procedural_guideline/2009/10/WC500004883.pdf. Doc. Ref. No.: EMEA/357981/2005

EMA, Annual Report of the European Medicines Agency 2012. http://www.ema.europa.eu/docs/en_GB/document_library/Annual_report/2013/04/WC500142077.pdf

EMA, Annual Report of the European Medicines Agency 2013. http://www.ema.europa.eu/docs/en_GB/document_library/Annual_report/2014/04/WC500165986.pdf

EMA, Annual Report of the European Medicines Agency 2014. http://www.ema.europa.eu/docs/en_GB/document_library/Annual_report/2015/04/WC500186306.pdf

EMA, Annual Report of the European Medicines Agency 2015. http://www.ema.europa.eu/docs/en_GB/document_library/Annual_report/2016/05/WC500206482.pdf

EMA, Annual Report of the European Medicines Agency 2016. http://www.ema.europa.eu/docs/en_GB/document_library/Annual_report/2017/05/WC500227334.pdf

EMA, Conditional marketing authorisation. Report on ten years of experience at the European Medicines Agency. Internet: http://www.ema.europa.eu/docs/en_GB/document_library/Report/2017/01/WC500219991.pdf (Zugriff: 14.08.2017)

Escher – The TI Pharma Platform for regulatory Innovation (2014): Improving the EU system for the marketing authorisation of medicines. Learning from regulatory practice. TI Pharma, Leiden, Niederlande (ISBN 978-90-822596-0-5)

Evaluate Pharma® Orphan Drug Report (2017), 4. Auflage. Internet: http://info.evaluategroup.com/rs/607-YGS-364/images/EPOD17.pdf (Zugriff am 14.08.2017)

Farrell AT, Goldberg KB, Pazdur R (2017): Flexibility and innovation in FDA‹s novel regulatory approval strategies for hematologic drugs. Blood doi: https://doi.org/10.1182/blood-2017-04-742726

Farzan J (2011): Neue Pharmakovigilanz-Gesetzgebung in der EU. Bulletin zur Arzneimittelsicherheit 2: 14–17

Food and Drug Administration (FDA) Fast-Track Programs for Drugs and Medical Devices. Internet: https://www.drugwatch.com/fda/fast-track/ (Zugriff: 14.08.2017)

Forda SR, Bergström R, Chlebus M, Barker R, Andersen PH (2013): Priorities for improving drug research, development and regulation. Nat Rev Drug Discov 12: 247–248

Frank C, Himmelstein DU, Woolhandler S, Bor DH, Wolfe SM, Heymann O, Zallman L, Lasser KE (2014): Era of faster FDA approval has also seen increased black-box warnings and market withdrawals. Health Aff 33: 1453–1459

Gammie T, Lu CY, Babar ZU (2015): Access to orphan drugs: A comprehensive review of legislations, regulations and policies in 35 countries. PLoS One. 2015 Oct 9; 10(10): e0140002

Garattini, S., Gotzsche, P. C., Jefferson, T. et al. (2016): Letter to Prof. Rasi and Dr. Eichler. Internet: https://epha.org/wp-content/uploads/2016/05/Letter-to-Drs-Rasi-and-Eichler_-13-May-2016.pdf (Zugriff: 14.08.2017)

Gemeinsamer Bundesausschuss (2016): Die Nutzenbewertung von Arzneimitteln gemäß § 35a SGB V. Internet: https://www.g-ba.de/institution/themenschwerpunkte/arzneimittel/nutzenbewertung35a/

Gemeinsamer Bundesausschuss: https://www.g-ba.de/informationen/nutzenbewertung/ (Zugriff: 14.08.2017)

Gonsalves G, Zuckerman D (2015): Commentary – Will 20th century patient safeguards be reversed in 21st century? BMJ 350: h1500

Grundlehner W (2013): Stete Gewinne mit seltenen Krankheiten. Neue Zürcher Zeitung. Internet: http://www.nzz.ch/finanzen/uebersicht/boersen_und_maerkte/stete-gewinne-mit-seltenen-krankheiten-1.18127746 (Zugriff: 14.08.2017)

Haffner ME, Torrent-Farnell J, Maher PD (2008): Does orphan drug legislation really answer the needs of patients? Lancet 371:2041–2044

Hagemann U (2017): Adaptive Pathways – steht ein Paradigmenwechsel in der Arzneimittelzulassung und Arzneimittelsicherheit bevor? Arzneiverordnung in der Praxis 44:147-154

Hatswell AJ, Baio G, Berlin JA, Irs A, Freemantle N (2016): Regulatory approval of pharmaceuticals without a randomised controlled study: analysis of EMA and FDA approvals 1999-2014. BMJ Open 6:e011666

Health Action International (2015): A PRIME example of how EMA is pushing for accelerated market approvals (Joint consultation response by HAI, ISDB, MiEF, Nordic Cochrane Center and Wemos). Internet: http://www.ich.org/products/guidelines/efficacy/article/efficacy-guidelines.html

Hoekman J, Boon WP, Bouvy JC, Ebbers HC, de Jong JP, De Bruin ML (2015): Use of the conditional marketing authorization pathway for oncology medicines in Europe. Clin Pharmacol Ther 98: 534–541

Huber M, Keller-Stanislawski B (2013): Der Ausschuss für Risikobewertung im Bereich der Pharmakovigilanz (PRAC). Bulletin zur Arzneimittelsicherheit 4: 18–20

International Council for Harmonisation (ICH) (1994): The extent of population exposure to assess clinical safety for drugs intended for long-term treatment of non-life-threatening conditions E1. http://www.ich.org/products/guidelines/efficacy/article/efficacy-guidelines.html (Zugriff am 14.08.2016)

International Council for Harmonisation (ICH) (2000): The Common Technical Document. Internet: http://www.ich.org/products/ctd.html IMS

Institute for Healthcare Informatics (2016): Global Oncology Trend Report. A Review of 2015 and Outlook to 2020. Internet: http://www.imshealth.com/en/thought-leadership/ims-institute/reports/global-oncology-trend-report-a-review-of-2015-and-outlook-to-2020.

Joppi R, Bertele V, Garattini S (2009): Orphan drug development is not taking off. Br J Clin Pharmacol 67: 494–502

Joppi R, Bertele'V, Garattini S (2013): Orphan drugs, orphan diseases. The first decade of orphan drug legislation in the EU. Eur J Clin Pharmacol 69: 1009–1024

Joppi R, Gerardi C, Bertele'V, Garattini S (2016): Letting post-marketing bridge the evidence gap: the case of orphan drugs. BMJ (353): i2978

Keller-Stanislawski B, Krafft H, Szalay G, Volkers P, Sudhop T, Riedel C, Stahl E (2017): Umbrella-, Basket-Studien und adaptive Studienansätze – Aspekte des Genehmigungsverfahrens der klinischen Prüfung. Bulletin zur Arzneimitteltherapiesicherheit 7: 28-31

Kesselheim AS, Myers JA, Avorn J (2011): Characteristics of clinical trials to support approval of orphan vs nonorphan drugs for cancer. JAMA 305: 2320–2326

Kesselheim AS, Wang B, Franklin JM, Darrow JJ (2015): Trends in utilization of FDA expedited drug development and approval programs, 1987-2014: cohort study. BMJ 351: h4633

Lexchin J (2015): Post-market safety warnings for drugs approved in Canada under the Notice of Compliance with conditions policy. Br J Clin Pharmacol 79: 847–859

Ludwig W-D (2015): Nutzenbewertung von Arzneimitteln im Bestandsmarkt: Weshalb ist sie für eine qualitativ hochwertige, wirtschaftliche Verordnung von Arzneimitteln unverzichtbar? In: Greiner W, Witte J (Hrsg.): AMNOG-Report 2015. Nutzenbewertung von Arzneimitteln in Deutschland. Beiträge zur Gesundheitsökonomie und Versorgungsforschung. Band 8, Heidelberg: medhochzwei Verlag; 240–260

Ludwig W-D (2017): Nutzen und Risiken von Orphan Drugs und Adaptive Pathways für Patient, Arzt und Hersteller.

In: Grandt D, Schubert I (Hrsg.): Arzneimittelreport 2017 Schriftenreihe zur Gesundheitsanalyse, Band 3, Siegburg: Verlag Ansgard Verlagservice GmbH

Martinalbo J, Bowen D, Camarero J, Chapelin M, Démolis P, Foggi P, Jonsson B, Llinares J, Moreau A, O'Connor D, Oliveira J, Vamvakas S, Pignatti F (2016): Early market access of cancer drugs in the EU. Ann Oncol 27: 96–105

Mende A (2016): Schneller, aber dennoch sicher. Pharmazeutische Zeitung online http://www.pharmazeutische-zeitung.de/index.php?id=63337

Mitsumoto J, Dorsey ER, Beck CA, Kieburtz K, Griggs RC (2009): Pivotal studies of orphan drugs approved for neurological diseases. Ann Neurol 66: 184–190

Moore TJ, Furberg CD (2014): Development times, clinical testing, postmarket follow-up, and safety risks for the new drugs approved by the US Food and Drug Administration: the class of 2008. JAMA Intern Med 174: 90–95

Mullard A (2016): 2015 FDA drug approvals. Nat Rev Drug Discov 15: 73–76

Mullard A (2017): 2016 FDA drug approvals. Nat Rev Drug Discov 16:73-76

Naci H, Carter A, Mossialos E (2015): Why the drug development pipeline is not delivering better medicines. BMJ 351: h5542

Naci, H, Wouters OJ, Gupta R, Ioannidis JPA (2017a): Timing and characteristics of cumulative evidence available on novel therapeutic agents receiving Food and Drug Administration accelerated approval. The Milbank Quarterly 95: 261–290

Naci H, Smalley KR, Kesselheim AS (2017b): Characteristics of preapproval and postapproval studies for drugs granted accelerated approval by the US Food and Drug Administration. JAMA 318:626-636

Pease AM, Krumholz HM, Hines HH, Downing NS, Aminawung JA, Shah ND, Ross JS (2017): Postapproval studies of drugs initially approved by the FDA on the basis of limited evidence: systematic review. BMJ 357: j1680

Putzeist M, Mantel-Teeuwisse AK, Aronsson B, Rowland M, Gispen-de Wied CC, Vamvakas S, Hoes AW, Leufkens HGM, Eichler HG (2012): Factors influencing non-approval of new drugs in Europe. Nat Rev Drug Discov 11: 903–904

Regnstrom J, Koenig F, Aronson B, Reimer T, Svendsen K, Tsigkos S, Flamion B, Eichler H-G, Vamvakas (2010): Factors associated with success of market authorisation applications for pharmaceutical drugs submitted to the European Medicines Agency. Eur J Clin Pharmacol 66: 39–48

Richtlinie 2001/83/EG des Europäischen Parlaments und des Rates vom 6. November 2001 zur Schaffung eines Gemeinschaftskodexes für Humanarzneimittel. Amtsblatt der Europäischen Gemeinschaften Nr. L 311 S. 67, ber. 2003 Nr. L 302 S. 40, 2014 Nr. L 239 S. 81; zuletzt geändert durch Art. 1 ÄndRL 2012/26/EU vom 25. Oktober 2012. Amtsblatt der Europäischen Gemeinschaften Nr. L 299 S. 1

Roll K, Stargardt T, Schreyögg J (2011): Zulassung und Erstattung von Orphan Drugs im internationalen Vergleich. Gesundheitswesen 73: 504–514

Schulthess D, Chlebus M, Bergstrom R, Baelen, K V (2014): Medicine adaptive pathways to patients (MAPPs): using regulatory innovation to defeat Eroom's law. Chin Clin Oncol 3: 21-26

Sherman RE, Li J, Shapley S, Robb M, Woodcock J (2013): Expediting drug development – the FDA's new "breakthrough therapy" designation. N Engl J Med 369: 1877–1880

Tafuri G, Stolk P, Trotta F, Putzeist M, Leufkens H-G, Laing RO, De Allegri M (2014): How do the EMA and FDA decide which anticancer drugs make it to the market? A comparative qualitative study on decision makers' views. Ann. Oncol. 25: 265-269

Trotta F, Leufkens HGM, Schellens JHM, Laing R, Tafuri G (2011): Evaluation of oncology drugs at the European Medicines Agency and US Food and Drug Administration: When differences have an impact on clinical practice. J Clin Oncol 16: 2266–2272

U.S. Government Accountability Office (GAO) (2016): Drug Safety: FDA expedites many applications, but data for postapproval oversight need improvement. Internet: http://www.gao.gov/products/GAO-16-192. GAO-16-192

Ujeyl M, Schlegel C, Walter S, Gundert-Remy U (2012): New drugs: evidence relating to their therapeutic value after introduction to the market. Dtsch Arztebl Int 109: 117–123

Van Luijn JCF, Gribnau FWJ, Leufkens HGM (2007): Availability of comparative trials for the assessment of new medicines in the European Union at the moment of market authorization. Br J Clin Phamacol 63: 159–162

Verband Forschender Arzneimittelhersteller e.V. (vfa) (2016): Zugelassene Orphan Drugs. Internet: http://www.vfa.de/de/arzneimittel-forschung/datenbanken-zu-arzneimitteln/orphan-drugs-list

Vermeer NS, Duijnhoven RG, Straus SMJS, Mantel-Teeuwisse AK, Arlett PR, Egberts ACG, Leufkens HGM, De Bruin ML (2014): Risk management plans as a tool for proactive pharmacovigilance: A cohort study of newly approved drugs in Europe. Clin Pharmacol Ther 96: 723–731

Verordnung (EG) Nr. 141/2000 des Europäischen Parlaments und des Rates vom 16. Dezember 1999 über Arzneimittel für seltene Leiden. Amtsblatt der Europäischen Gemeinschaften Nr. L18 S. 1; zuletzt geändert durch Anh. Nr. 1.4 ÄndVO (EG) 596/2009 vom 18. Juni 2009, Amtsblatt der Europäischen Gemeinschaften Nr. L 188 S. 14

Verordnung (EG) Nr. 726/2004 des Europäischen Parlaments und des Rates vom 31. März 2004 zur Festlegung von Gemeinschaftsverfahren für die Genehmigung und Überwachung von Human- und Tierarzneimitteln und zur Errichtung einer Europäischen Arzneimittel-Agentur. Amtsblatt der Europäischen Gemeinschaften Nr. L 136 S. 1; zuletzt geändert durch Art. 1 ÄndVO (EU) 1027/2012 vom 25. Oktober 2012, Amtsblatt der Europäischen Gemeinschaften Nr. L 316 S. 38

Verordnung (EG) Nr. 507/2006 der Kommission vom 29. März 2006 über die bedingte Zulassung von Humanarzneimitteln, die unter den Geltungsbereich der Verordnung (EG) Nr. 726/2004 des Europäischen Parlaments und des Rates

fallen. Amtsblatt der Europäischen Gemeinschaften Nr. L
92 S. 6

Verordnung (EG) Nr. 1394/2007 des Europäischen Parlaments
und des Rates vom 13. November 2007 über Arzneimittel
für neuartige Therapien und zur Änderung der Richtlinie
2001/83/EG und der Verordnung (EG) Nr. 726/2004.
Amtsblatt der Europäischen Gemeinschaften Nr. L 324
S. 121, ber. Amtsblatt der Europäischen Gemeinschaften
2009 Nr. L 87 S. 174); zuletzt geändert durch Art. 2 ÄndVO
(EU) 1235/2010 vom 15. Dezember 2010, Amtsblatt der
Europäischen Gemeinschaften Nr. L 348 S. 1

Verordnung (EG) Nr. 1235/2010 des Europäischen Parlaments
und des Rates vom 15. Dezember 2010 zur Änderung der
Verordnung (EG) Nr. 726/2004 zur Festlegung von Gemeinschaftsverfahren für die Genehmigung und
Überwachung von Human- und Tierarzneimitteln und
zur Errichtung einer Europäischen Arzneimittel-Agentur
hinsichtlich der Pharmakovigilanz von Humanarzneimitteln und der Verordnung (EG) Nr. 1394/2007 über
Arzneimittel für neuartige Therapien

Voigt B (2015): Lukratives Geschäft mit seltenen Krankheiten.
Neue Zürcher Zeitung http://www.nzz.ch/nzzas/nzz-am-
sonntag/lukratives-geschaeft-mit-seltenen-krankheit-
en-1.18534575 (Zugriff: 14.08.2017)

Windeler J, Koch K, Lange S, Ludwig WD (2010): Zu guter Letzt
ist alles selten. Dtsch Ärztebl 107: A2032–2034

Zentner A, Haas A (2016): Adaptive pathways. Was würde ein
beschleunigter Marktzugang von Arzneimitteln in
Deutschland bedeuten? Gesundheits- und Sozialpolitik
70: 59–66

Neue Arzneimittel 2016

Uwe Fricke, Lutz Hein und Ulrich Schwabe

© Springer-Verlag GmbH Germany 2017
U. Schwabe, D. Paffrath, W.-D. Ludwig, J. Klauber (Hrsg.), *Arzneiverordnungs-Report 2017*
DOI 10.1007/978-3-662-54630-7_3

Auf einen Blick

Trend
Im Jahr 2016 wurden 31 neue Wirkstoffe in Deutschland auf den Markt gebracht und damit etwas weniger als im Vorjahr (37 Arzneimittel). Davon wurden 9 neue Wirkstoffe als Orphan-Arzneimittel zugelassen. Weitere Neueinführungen betrafen patentgeschützte Arzneimittel mit neuen Indikationen bereits bekannter Wirkstoffe (8 Präparate) sowie neue Kombinationen bekannter Wirkstoffe (9 Präparate).

Bewertung
Auf Innovationen entfielen 2016 insgesamt 14 Wirkstoffe (45%) mit einem neuartigen Wirkmechanismus. Besondere Beachtung hat der erste Neprilysininhibitor zur Behandlung der chronischen Herzinsuffizienz gefunden, der in fixer Kombination mit einem Angiotensinrezeptorantagonisten erfolgreich eingesetzt wurde. Eine weitere neue Gruppe von Arzneimitteln sind die Interleukin-5-Inhibitoren (Mepolizumab, Reslizumab) zur Behandlung des schweren eosinophilen Asthmas. Sechs Wirkstoffe wiesen verbesserte pharmakodynamische oder pharmakokinetische Eigenschaften bereits bekannter Wirkprinzipien auf. Die Gruppe der Analogpräparate war 2016 mit 11 Wirkstoffen vertreten. Die frühe Nutzenbewertung neuer Arzneimittel zeigte bei 14 der 31 neuen Wirkstoffe einen Zusatznutzen in mindestens einer bewerteten Teilindikation gegenüber der zweckmäßigen Vergleichstherapie. Bei 11 neuen Arzneimitteln ergab die frühe Nutzenbewertung keinen Zusatznutzen, was bei vier Arzneimitteln zur Marktrücknahme durch den Hersteller (*Briviact, Portrazza, Senshio, Tagrisso*) führte. Sechs weitere neue Wirkstoffe wurden nicht bewertet, weil es sich primär um Krankenhausarzneimittel oder andere formale Ausschlussgründe handelte.

Im Jahr 2016 wurden in Deutschland 31 neuartige Arzneistoffe in den Markt eingeführt (❏ Tabelle 3.1). Die Zahl der jährlich neu eingeführten Arzneimittel zeigte seit 2010 zunächst einen leicht rückläufigen Trend, hatte sich aber 2014 gegenüber dem Vorjahr mit 46 Neueinführungen fast verdoppelt und damit die höchste Zahl seit 15 Jahren erreicht (❏ Abbildung 3.1).

Die Arzneimittel mit neuen Wirkstoffen werden seit 1987 im Arzneiverordnungs-Report mit den pharmakologisch-therapeutischen Bewertungen nach der Methode von Fricke und Klaus (siehe Fricke 2000) tabellarisch dargestellt. Seit dem Jahr 2000 werden zusätzlich kurze Charakterisierungen der einzelnen neuen Wirkstoffe gegeben. Nach Inkrafttreten des Arzneimittelmarkt-Neuordnungs-gesetzes (AMNOG) im Jahre 2011 werden auch die Ergebnisse der frühen Nutzenbewertungen durch den Gemeinsamen Bundesausschuss (G-BA) einbezogen. Darüber hinaus werden seit 2011 neue Arzneimittel mit neuen Indikationen oder neuen Kombinationen bekannter Wirkstoffe analysiert.

3.1 Neue Wirkstoffe des Jahres 2016

Fast alle 31 neuen Arzneimittel des Jahres 2016 mit bisher nicht allgemein bekannten Wirkstoffen wurden zentral durch die European Medicines Agency (EMA) zugelassen. Lediglich ein Wirkstoff (Milnacipran), der schon 1999 als Antidepressivum in Japan auf den Markt kam, erhielt eine nationale

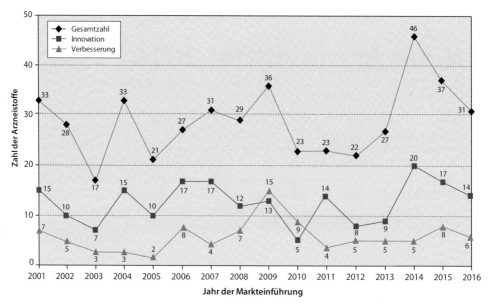

◘ Abbildung 3.1 Markteinführung neuer Arzneistoffe mit der Anzahl innovativer und verbesserter Wirkstoffe in den Jahren 2001 bis 2016

Zulassung durch das Bundesinstitut für Arzneimittel und Medizinprodukte (BfArM). Nationale Zulassungen haben damit kaum noch eine Bedeutung für den Marktzugang neuer Wirkstoffe. Seit 1998 besteht die Verpflichtung für das zentrale europäische Zulassungsverfahren für gentechnisch hergestellte Arzneimittel. Das EU-Zulassungsverfahren ist optional, wenn neue oder in der EU bisher noch nicht zugelassene Wirkstoffe in mehr als einem Mitgliedstaat der EU in den Verkehr gebracht werden sollen. Daneben gibt es das nationale Zulassungsverfahren durch das BfArM sowie das dezentrale Zulassungsverfahren als gegenseitiges Anerkennungsverfahren innerhalb von 90 Tagen, wenn eine Zulassung bereits in einem anderen Mitgliedsstaat der EU besteht. Der Schwerpunkt des nationalen Zulassungsverfahrens liegt im Bereich neuer Arzneimittel mit bekannten Wirkstoffen und neuen Indikationen (2 von 8 Arzneimitteln, ▶ Abschnitt 3.2) und neuer Arzneimittel mit bekannten Wirkstoffen in neuen Kombinationen (8 von 9 Arzneimitteln, ▶ Abschnitt 3.3).

Die pharmakologisch-therapeutische Bewertung der 31 neuen Wirkstoffe (◘ Tabelle 3.1) zeigt, dass 14 Substanzen als innovativ (Kategorie A) klassifiziert wurden. Darunter befindet sich der erste Neprilysininhibitor Sacubitril, der in fixer Kombination mit dem Angiotensinrezeptorantagonisten Valsartan erfolgreich zur Behandlung der chronischen Herzinsuffizienz eingesetzt wurde. Eine weitere neue Gruppe von Arzneimitteln sind die beiden Interleukin-5-Inhibitoren Mepolizumab und Reslizumab zur Behandlung des schweren eosinophilen Asthmas. Ein weiterer neuer Wirkstoff (Pitolisant) zur Behandlung der Narkolepsie zeigte trotz eines neuartigen Wirkungsmechanismus keine Überlegenheit gegenüber bereits bekannten therapeutischen Alternativen (A/C). Der bekannte Arzneistoff Tenofovir, der bisher in Form von Tenofovirdisoproxil in mehreren Mono- und Kombinationspräparaten zur Behandlung der HIV-Infektion eingesetzt wurde, wurde jetzt in Form des neuen Prodrugs Tenofoviralafenamid als Verbesserung pharmakokinetischer Eigenschaften bewertet. Weitere sechs Wirkstoffe weisen gegenüber bereits verfügbaren Arzneistoffen mit gleicher Indikation Verbesserungen auf, die sowohl pharmakodynamische als auch pharmakokinetische Eigenschaften betreffen (B). In die Gruppe der Analogpräparate (C) wurden 11 Wirkstoffe eingestuft, da sie keine oder nur marginale Unterschiede gegenüber vergleichbaren Arzneimitteln haben (◘ Tabelle 3.1).

◘ Tabelle 3.1 Arzneimittel mit neuen Wirkstoffen 2016. Zusatznutzen gemäß Nutzenbewertung des Gemeinsamen Bundesausschusse (G-BA) nach § 35a SGB V, bei mehreren Indikationssubgruppen mit der jeweils höchsten Nutzenbewertung. Pharmakologisch-therapeutische Bewertung nach der Methode von Fricke und Klaus (Fricke 2000): A: Innovatives Wirkprinzip mit therapeutischer Relevanz, B: Verbesserung pharmakodynamischer oder pharmakokinetischer Eigenschaften bereits bekannter Wirkprinzipien, C: Analogpräparat mit keinen oder nur marginalen Unterschieden zu bereits eingeführten Präparaten, D: Nicht ausreichend gesichertes Wirkprinzip oder unklarer therapeutischer Stellenwert. Zulassungsstatus: O = Mittel bei seltenen Leiden (Orphan-Arzneimittel), C = Zulassung mit Auflagen (conditional approval), E = Zulassung unter außergewöhnlichen Umständen (exceptional circumstances).

Wirkstoff	Handelsname Einführung	Hersteller	Indikation	Bewertung	Zusatznutzen
Afamelanotid	Scenesse (O) 15.2.2016	Clinuvel	Prävention von Phototoxizität bei erythropoetischer Protoporphyrie	A	nicht quantifizierbar
Albutrepenonacog alfa	Idelvion (O) 01.06.2016	CSL Behring	Therapie und Prophylaxe von Blutungen bei Patienten mit Hämophilie B	C	nicht quantifizierbar
Brivaracetam	Briviact* 15.02.2016	UCB	Zusatzbehandlung bei fokaler Epilepsie	C	nicht belegt
Dalbavancin	Xydalba 01.11.2016	Durata Therapeutics	Akute bakterielle Haut- und Weichgewebeinfektionen	C	keine G-BA-Bewertung
Daratumumab	Darzalex (O, C) 15.06.2016	Janssen	Multiples Myelom	A	nicht quantifizierbar
Dinutuximab	Unituxin (O) 01.11.2016	United Therapeutics Europe	Hochrisiko-Neuroblastom bei Patienten im Alter von 1 bis 17 Jahren	A	keine G-BA-Bewertung
Efmoroctocog alfa	Elocta 01.01.2016	Swedish Orphan Biovitrum	Blutungen bei Patienten mit Hämophilie A	C	nicht belegt
Eftrenonacog alfa	Alprolix (O) 15.06.2016	Swedish Orphan Biovitrum	Blutungen bei Patienten mit Hämophilie B	C	nicht quantifizierbar
Eisen(III)-Maltol	Feraccru 01.09.2016	Shield TX	Anämie bei chronisch-entzündlicher Darmerkrankung	C	keine G-BA-Bewertung
Elbasvir + Grazoprevir	Zepatier 15.12.2016	MSD	Chronische Hepatitis C	C	nicht belegt
Elotuzumab	Empliciti 15.06.2016	Bristol-Myers Squibb	Multiples Myelom	A	gering
Idarucizumab	Praxbind 15.01.2016	Boehringer Ingelheim	Antidot für Dabigatran	A	keine G-BA-Bewertung
Mepolizumab	Nucala 01.02.2016	GSK	Schweres refraktäres eosinophiles Asthma	A	gering
Migalastat	Galafold (O) 01.06.2016	Amicus Therapeutics	Morbus Fabry	A	nicht quantifizierbar
Milnacipran	Milnaneurax 01.08.2016	Neuraxpharma	Major Depression	C	keine G-BA-Bewertung
Necitumumab	Portrazza** 01.04.2016	Lilly	Metastasiertes, EGFR-exprimierendes, plattenepitheliales, nicht-kleinzelliges Lungenkarzinom	A	nicht belegt
Olaratumab	Lartruvo (O, C) 01.12.2016	Lilly	Fortgeschrittenes Weichgewebesarkom	A	beträchtlich

◻ Tabelle 3.1 **Arzneimittel mit neuen Wirkstoffen 2016.** (Fortsetzung)

Wirkstoff	Handelsname Einführung	Hersteller	Indikation	Bewertung	Zusatznutzen
Opicapon	Ongentys 01.10.2016	Bial-Portela	Morbus Parkinson	C	nicht belegt
Osimertinib	Tagrisso*** 15.03.2016	AstraZeneca	Metastasiertes, nichtkleinzelliges Lungenkarzinom mit T790M-EGFR-Mutation	B	nicht belegt
Ospemifen	Senshio**** 01.05.2016	Shionogi	Vulvovaginale Atrophie	C	nicht belegt
Palbociclib	Ibrance 01.12.2016	Pfizer	Hormonrezeptorpositiver, HER2-negativer, lokal fortgeschrittener oder metastasierter Brustkrebs	A	nicht belegt
Papillomvirus-Impfstoff (9-valent)	Gardasil 9 01.03.2016	Sanofi Pasteur MSD	Immunisierung gegen HPV-Erkrankungen	B	keine G-BA-Bewertung
Pitolisant	Wakix (O) 01.08.2016	Bioprojet	Narkolepsie mit oder ohne Kataplexie	A/C	nicht quantifizierbar
Sacubitril-Valsartan	Entresto 01.01.2016	Novartis Pharma	Symptomatische chronische Herzinsuffizienz mit reduzierter Ejektionsfraktion	A	beträchtlich
Selexipag	Uptravi 15.06.2016	Actelion	Pulmonal arterielle Hypertonie Funktionsklasse II–III	C	nicht belegt
Susoctocog alfa	Obizur 01.02.2016	Baxalta	Erworbene Hämophilie durch Faktor VIII-Antikörper	B	keine G-BA-Bewertung
Talimogen laherparepvec	Imlygic 15.06.2016	Amgen	Metastasiertes Melanom	A	nicht belegt
Tasimelteon	Hetlioz (O) 01.08.2016	Vanda	Nicht-24-Stunden-Schlaf-Wach-Syndrom	A	nicht quantifizierbar
Tenofoviralafenamid + Elvitegravir + Cobicistat + Emtricitabin	Genvoya 01.01.2016	Gilead	Kombinationstherapie bei HIV-Infektion	B	nicht belegt
Tenofoviralafenamid + Emtricitabin	Descovy 15.05.2016	Gilead	Kombinationstherapie bei HIV-Infektion	B	nicht belegt
Tenofoviralafenamid + Emtricitabin + Rilpivirin	Odefsey 15.07.2016	Gilead	Kombinationstherapie bei HIV-Infektion	B	nicht belegt
Trifluridin + Tipiracil	Lonsurf 15.08.2016	Servier	Metastasiertes kolorektales Karzinom	B	gering
Velpatasvir + Sofosbuvir	Epclusa 01.08.2016	Gilead	Chronische Hepatitis C	B	beträchtlich

* Vertriebseinstellung 01.11.2016 und Wiederbereitstellung 01.06.2017, ** Vertriebseinstellung 01.02.2017,
*** Vertriebseinstellung 31.12.2016, *** Vertriebseinstellung 02.11.2016

Die Bewertung des frühen Zusatznutzens durch den G-BA nach der Arzneimittel-Nutzenbewertungsverordnung des Bundesministers für Gesundheit (2010) hat insgesamt für 14 der 31 neuen Wirkstoffe einen Zusatznutzen ergeben (◘ Tabelle 3.1). Davon zeigten zwei neue Wirkstoffe einen beträchtlichen Zusatznutzen in mindestens einer Teilindikation (Sacubitril-Valsartan, Velpatasvir/Sofosbuvir). Drei neue Wirkstoffe (Elotuzumab, Mepolizumab, Trifluridin/Tripiracil) hatten in mindestens einer Teilindikation einen geringen Zusatznutzen. Schließlich erreichten neun weitere Wirkstoffe (Afamelanotid, Albutrepenonacog alfa, Daratumumab, Dinutuximab, Eftrenonacog alfa, Migalastat, Olaratumab, Pitolisant, Tasimelteon) einen nicht quantifizierbaren Zusatznutzen. Auffälligerweise gehören wiederum alle diese Wirkstoffe zur Gruppe der Orphan-Arzneimittel, deren medizinischer Zusatznutzen allein schon durch die EMA-Zulassung als belegt gilt. Schließlich hatten elf Arzneimittel in keiner der bewerteten Teilindikationen einen Zusatznutzen. Bei weiteren sechs neu eingeführten Arzneimitteln wurden aus verschiedenen Gründen keine frühen Nutzenbewertungen vom G-BA durchgeführt. Von den 31 Arzneimitteln des Jahres 2016 mit neuen Wirkstoffen haben acht Arzneimittel und von den Wirkstoffkombinationen bekannter Wirkstoffe ein Arzneimittel im Jahr ihrer Einführung mehr als 10.000 Verordnungen erreicht (◘ Tabelle 3.2).

Die pharmakologisch-therapeutischen Eigenschaften und der Zusatznutzen der neuen Wirkstoffe werden im Folgenden unter Berücksichtigung der wichtigsten kontrollierten klinischen Studien dargestellt. Darüber hinaus werden entsprechend den Anforderungen im Fünften Buch Sozialgesetzbuch (SGB V, §73, Abs. 8) rechnerisch mittlere Tagesbehandlungskosten mit den Preisen des Jahres 2017 (Stand 1. April 2017) angegeben. Sie werden in der Regel anhand der größten therapierelevanten Packungsgröße auf der Basis der von der WHO (WHO Collaborating Centre for Drug Statistics Methodology 2017) bzw. in der amtlichen Fassung des ATC-Index mit DDD-Angaben für Deutschland im Jahr 2017 festgelegten definierten Tagesdosen (DDD) berechnet (Deutsches Institut für Medizinische Do-

◘ Tabelle 3.2 Verordnungen von Arzneimitteln mit neuen Wirkstoffen und neue Wirkstoffkombinationen bekannter Wirkstoffe 2016. Angegeben sind definierte Tagesdosen (DDD), Verordnungen und Nettokosten der Präparate mit mindestens 10.000 Verordnungen im Jahr 2016.

Präparat	Wirkstoff	DDD Mio.	Verordnungen Tsd.	Nettokosten Mio. €
Neue Wirkstoffe				
Entresto	Sacubitril und Valsartan	3,7	115,1	25,1
Genvoya	Emtricitabin, Tenofoviralafenamid, Elvitegravir und Cobicistat	1,8	26,3	64,8
Descovy	Emtricitabin und Tenofoviralafenamid	1,5	21,5	39,3
Briviact	Brivaracetam	1,2	15,6	6,6
Incruse	Umeclidiniumbromid	1,1	18,7	1,8
Milnaneurax	Milnacipran	0,3	12,8	0,6
Gardasil 9	Humaner Papillomvirus-Impfstoff	0,1	106,3	16,2
Scabioral	Ivermectin	0,1	48,8	1,9
		9,8	365,1	156,2
Neue Wirkstoffkombinationen				
Synjardy*	Metformin und Empagliflozin	0,8	10,1	1,6
		0,8	10,1	1,6
Summe		10,5	375,1	157,8

* Marktrücknahme 15.11.2016.

kumentation und Information 2017). Sind keine entsprechenden Angaben verfügbar, wird die DDD nach der Herstellerempfehlung aus der Fachinformation ermittelt. Die DDD-Angaben sind eine rechtssichere Grundlage für die Bestimmung von Tagestherapiekosten, durch die dem Arzt der Vergleich von Arzneimittelkosten erleichtert werden soll. Sie gewährleisten für alle Hersteller und Präparate einen einheitlichen Bezug für die Angabe von Tagestherapiekosten. Die Preisangaben neuer Arzneimittel beziehen sich auf die Apothekenverkaufspreise bei der Markteinführung sowie auf die Erstattungsbeträge, sofern die Preisverhandlungen des GKV-Spitzenverbandes mit den Herstellern oder die Entscheidungen der Schiedsstelle abgeschlossen sind. Die aktuellen Bruttokosten (Apothekenverkaufspreise ohne GKV-Rabatte) der vom G-BA bewerteten neuen Arzneimittel wurden der Lauertaxe entnommen.

3.1.1 Afamelanotid A

Afamelanotid (*Scenesse*) ist ein Strukturanalog des α-Melanozyten-stimulierenden Hormons (α-MSH), das am 22. Dezember 2014 von der EMA zur Prävention von Phototoxizität bei erwachsenen Patienten mit erythropoetischer Protoporphyrie zugelassen wurde und am 15. Februar 2016 in Deutschland auf den Markt kam. Da es nur wenige Patienten mit erythropoetischer Protoporphyrie gibt, wurde *Scenesse* am 8. Mai 2008 als Arzneimittel für seltene Leiden (Orphan-Arzneimittel) ausgewiesen. Wegen der Seltenheit der Krankheit wurde *Scenesse* unter außergewöhnlichen Umständen ohne vollständige Informationen über den Nutzen zugelassen. Die EMA wird jedes Jahr alle neuen verfügbaren Informationen prüfen und die Zulassung ggf. aktualisieren.

Die erythropoetische Protoporphyrie ist eine seltene angeborene Porphyrinstoffwechselkrankheit mit einer Prävalenz von 1:75 000–200 000 in Europa. Sie manifestiert sich üblicherweise in der frühen Kindheit als schwere schmerzhafte Photosensitivität. Ursache ist eine erhöhte Konzentration von Protoporphyrin in den Erythrozyten aufgrund einer verminderten Aktivität der Ferrochelatase, die als Häm-biosynthetisches Enzym Eisen mit Proto-

porphyrin zur Bildung von Häm im Hämoglobin katalysiert. Aus den Erythrozyten wird Protoporphyrin in die Zirkulation freigesetzt, gelangt in das vaskuläre Endothel und die Leber und wird über das Gallensystem ausgeschieden. Das akkumulierte phototoxische Protoporphyrin wird in oberflächlichen Gefäßen der Haut durch Sonnenlicht (400 bis 410 nm) aktiviert und führt über die Bildung reaktiver Sauerstoffradikale in wenigen Minuten zu phototoxische Reaktionen mit schweren neuropathischen Schmerzen, die Stunden oder Tage andauern. Auf die kutane Phase folgt bei etwa 5% der Patienten eine hepatobiliäre Phase mit Bildung von Gallensteinen und einer cholostatischen Hepatitis, die zu Leberzirrhose und Leberversagen fortschreiten kann. Bisher gab es keine wirksame Therapie der erythropoetischen Protoporphyrie, da mehrere Substanzen (Betacaroten, N-Acetylcystein, Ascorbinsäure) ohne wesentlichen Nutzen waren. Wichtigste Maßnahmen sind daher eine möglichst geringe Lichtexposition und ein wirksamer Lichtschutz mit entsprechender Kleidung (Übersicht bei Urbanski et al. 2016).

Afamelanotid ist ein Strukturanalog des α-Melanozyten-stimulierenden Hormons (α-MSH), das bereits 1980 als synthetisches Tridecapeptid durch Austausch von zwei Aminosäuren hergestellt wurde. Das resultierende Molekül (4-Norleucin, 7-D-Phenylalanin-α-MSH) ist ein Melaninrezeptoragonist, der an den Melanocortin-1-Rezeptor mit hoher Affinität (K_i 0,1 nmol/l) bindet und in der Epidermis eine lang anhaltende Bildung des schwarzbraunen Melaninpigments Eumelanin ohne die durch UV-Licht induzierte Zellschädigung induziert. Nach subkutaner Applikation des Implantats (Länge 1,7 cm, Durchmesser 1,5 mm) werden innerhalb von 5 Tagen mehr als 90% des Wirkstoffs freigesetzt. Nach den bisher unvollständigen pharmakokinetischen Daten bleiben die Plasmaspiegel von Afamelanotid einige Tage nach der Implantation konstant, liegen aber nach 10 Tagen unter der Nachweisgrenze (European Medicines Agency 2014).

Nach erfolgreichen klinischen Vorstudien wurde Afamelanotid in Form eines subkutanen Implantats (16 mg alle 60 Tage) an Patienten mit biochemisch bestätigter erythropoetischer Protoporphyrie in zwei placebokontrollierten Phase-3-Studien (74

Patienten in Europa, 94 Patienten in den USA) untersucht (Langendonk et al. 2015). In der amerikanischen Studie wurde die Dauer der schmerzfreien Sonnenlichtexposition von 10–18 Uhr (primärer Endpunkt) in den untersuchten 6 Monaten durch Afamelanotid gegenüber Placebo erhöht (69,4 versus 40,8 Stunden). Nach Auffassung der EMA war der beobachtete Effekt relativ gering, da die tägliche schmerzfreie Sonnenlichtexposition durchschnittlich von nur 13 auf 23 Minuten erhöht wurde. In der europäischen Studie war der Untersuchungszeitraum mit 9 Monaten länger und die Sonnenlichtexposition kürzer (10–15 Uhr). Auch in dieser Studie war die Dauer der schmerzfreien Sonnenlichtexposition unter Afamelanotid gegenüber Placebo verlängert, wenn auch deutlich geringer (6,0 versus 0,8 Stunden). Da Afamelanotid die Melanindichte in der Haut um 6–30% erhöht und damit einen sichtbaren Bräunungseffekt hat, bedeutet das bei vielen Patienten eine Entblindung der Studie. Häufigste unerwünschte Wirkungen waren Kopfschmerzen, Nasopharyngitis und Übelkeit ohne erkennbare Unterschiede zu Placebo.

Der medizinische Zusatznutzen von Orphan-Arzneimitteln gilt durch die EMA-Zulassung als belegt, ebenso entfallen Angaben zur zweckmäßigen Vergleichstherapie. Die frühe Nutzenbewertung durch den G-BA hat einen nicht quantifizierbaren Zusatznutzen ergeben (Bundesministerium für Gesundheit 2016a). Die Bruttotherapiekosten von *Scenesse* (16 mg Implantat, Listenpreis nach Lauer-Taxe 26.939,98 €, bisher kein Erstattungsbetrag) betragen bei einer Dosis von 16 mg s.c. alle 60 Tage 449,00 € pro Tag und 80.820 € oder 107.760 € pro Jahr, wenn die empfohlene Anwendung von drei oder maximal vier Implantaten pro Jahr bei verstärkter Sonneneinstrahlung vom Frühjahr bis zum Frühherbst berücksichtigt wird.

Fazit: Afamelanotid (*Scenesse*) ist ein Strukturanalog des α-Melanozyten-stimulierenden Hormons (α-MSH), das als Orphan-Arzneimittel zur Prävention der Phototoxizität bei erwachsenen Patienten mit erythropoetischer Protoporphyrie zugelassen wurde. Bisher gibt es keine wirksame Arzneitherapie, wichtigste Maßnahmen sind geringe Lichtexposition und wirksamer Lichtschutz mit entsprechender Kleidung. Durch Afamelanotid wurde die Dauer der schmerzfreien Sonnenlicht-

exposition in zwei kontrollierten Studien geringfügig erhöht. Die frühe Nutzenbewertung durch den G-BA hat einen nicht quantifizierbaren Zusatznutzen ergeben. Die Therapiekosten liegen mit 80.820 € bis 107.760 € pro Jahr sehr hoch.

3.1.2 Albutrepenonacog alfa   C

Albutrepenonacog alfa (*Idelvion*) ist ein rekombinantes Fusionsprotein aus dem Gerinnungsfaktor IX und Albumin, das zur Therapie und Prophylaxe von Blutungen bei Patienten mit Hämophilie B am 11. Mai 2016 von der EMA zugelassen wurde und am 1. Juni 2016 in Deutschland auf den Markt kam. Da es nur wenige Patienten mit Hämophilie B gibt, wurde *Idelvion* am 4. Februar 2010 als Arzneimittel für seltene Leiden (Orphan-Arzneimittel) ausgewiesen.

Bei der Hämophilie B liegt eine angeborene Gerinnungsstörung vor, die auf einem Mangel oder Defekt von Faktor IX beruht (Peyvandi et al. 2016). Im Faktor IX-Gen wurden bisher insgesamt über 1000 verschiedene Mutationen identifiziert, die zu einem veränderten oder geringer exprimierten Faktor IX-Protein führen. Das Faktor IX-Gen ist auf dem X-Chromosom lokalisiert, sodass vor allem männliche Nachkommen von der Hämophilie B betroffen sind. Weltweit hat etwa 1 von 30 000 männlichen Neugeborenen eine Hämophilie B (Peyvandi et al. 2016). Faktor IX spielt gemeinsam mit Faktor VIII (der bei Hämophilie A defekt ist) eine wichtige Rolle bei der Aktivierung des Gerinnungssystems und der Bildung eines Fibrinthrombus. Je nachdem wie ausgeprägt der Faktorenmangel ist, treten Blutungen bei Verletzungen, Unfällen und Operationen oder bei schwerem Faktor IX-Mangel auch spontan auf. Dabei können alle Gewebe und Organe betroffen sein. Wiederholte Gelenkblutungen können zu chronischen Gelenkschäden mit ausgeprägten Schmerzen führen. Intrakranielle oder gastrointestinale Blutungen können auch akut lebensbedrohlich verlaufen. Die Therapie der Hämophilie B erfolgt bisher entweder prophylaktisch, d.h. durch regelmäßige intravenöse Substitution von Faktor IX, oder gezielt beim Auftreten von Blutungen (Srivastava et al. 2013). Dabei kommen zum einen aus humanem Plasma gereinigte

Faktor IX-Präparate oder auch rekombinant hergestellter Faktor IX zum Einsatz. Aufgrund der kurzen Halbwertszeit von endogenem Faktor IX (HWZ 18 Stunden) erfolgt die prophylaktische Substitution mit aus Plasma gereinigtem Faktor IX regelmäßig intravenös alle 2–4 Tage.

Durch rekombinante Fusion des Faktors IX mit Albumin wird die Halbwertszeit von Albutrepenonacog alfa gegenüber dem endogenen Faktor IX um das 5-fache auf ca. 90 Stunden verlängert (Peyvandi et al. 2016). Durch Kopplung an Albumin kann sich das Fusionsprotein auf Endothelzellen an den neonatalen Fc-Rezeptor heften und wird dadurch nach der Endozytose vor dem Abbau in Lysosomen geschützt. Es kann wieder zur Zelloberfläche zurückkehren und ins Blut freigesetzt werden (Martins et al. 2016). Die zuerst entdeckte physiologische Aufgabe des neonatalen Fc-Rezeptors ist der Transport mütterlicher Immunglobuline durch die Plazenta zum Embryo sowie nach der Geburt aus dem Darmlumen in den Kreislauf des Neugeborenen (Roopenian und Akilesh 2007). Der neonatale Fc-Rezeptor wird jedoch auch bis in das Erwachsenenalter exprimiert und vermittelt den zellulären Transport von Immunglobulinen und Albumin. Die pharmazeutische Technologie nutzt nun diesen neonatalen Fc-Rezeptor, um durch Fusion mit Albumin oder dem Immunoglobulin-Fc-Teil die Halbwertszeit rekombinanter Wirkstoffe zu verlängern (Sockolosky und Szoka 2015).

Die Wirksamkeit und Sicherheit von Albutrepenonacog alfa wurde im Rahmen des PROLONG-9FP klinischen Studienprogramms überprüft (Santagostino 2016). In der Phase-2/3 „Study 3001" erhielten 63 Patienten mit Hämophilie B in den ersten zwei Wochen zunächst eine Einzeldosis 50 IE/kg zur Bestimmung der Pharmakokinetik und wurden dann auf zwei Studienarme aufgeteilt (Sangostino et al. 2016). Primärer Endpunkt war das Auftreten von Blutungen in der bei Bedarf behandelten Gruppe versus die prophylaktische Gabe. Bei bedarfsabhängiger Behandlung betrug die spontane Blutungsrate 15,43 pro Jahr. Nach Umstellung auf die prophylaktische Gabe traten hingegen keine Blutungen mehr auf. Mit den beiden Behandlungsregimen alle 7 Tage (40 IE/kg) und alle 14 Tage (75 IE/kg) wurden ähnlich niedrige Blutungsraten beobachtet, so dass die Gabe von Albutrepenonacog alfa alle 14

Tage eine wirksame und praktische prophylaktische Option darstellt. 98,6% aller spontan aufgetretenen Blutungen konnten mit 1–2 Applikationen von Albutrepenonacog alfa erfolgreich behandelt werden. Die Wirksamkeit des Fusionsproteins wurde auch bei Patienten mit elektiven chirurgisch-orthopädischen Eingriffen nachgewiesen (Négrier et al. 2016). In der „Study 3002" wurde Albutrepenonacog alfa bei Patienten unter 12 Jahren mit einer schweren Hämophilie B (Faktor IX-Aktivität ≤2%) untersucht (Sangostino et al. 2016). Insgesamt traten 106 Blutungen auf, die mit 1 oder 2 Injektionen erfolgreich behandelt wurden. Die häufigsten Nebenwirkungen waren Überempfindlichkeitsreaktionen oder allergische Reaktionen sowie Kopfschmerzen.

Der medizinische Zusatznutzen von Orphan-Arzneimitteln gilt durch die EMA-Zulassung als belegt, ebenso entfallen Angaben zur zweckmäßigen Vergleichstherapie. Die frühe Nutzenbewertung durch den G-BA hat einen nicht quantifizierbaren Zusatznutzen ergeben (Bundesministerium für Gesundheit 2017a). Die Bruttokosten von *Idelvion* (1 Durchstechfl. 2000 E, Krankenhausapothekeneinkaufspreis 5.500,00 €, bisher kein Erstattungspreis, DDD 400 E) betragen 1.100,00 € pro Tag und 401.500 € pro Jahr. Das neue langwirkende rekombinante Faktor-IX-Präparat ist damit etwa doppelt so teuer wie die humanplasmatischen Faktor IX-Präparate (◘ Tabelle 3.3).

Fazit: Albutrepenonacog alfa (*Idelvion*) ist ein rekombinanter Faktor IX mit verlängerter Halbwertszeit, der zur Therapie und Prophylaxe von Blutungen bei Hämophilie B zugelassen wurde. Das neue Präparat erleichtert die praktische Durchführung der Therapie, weil es nur noch alle 1–2 Wochen injiziert werden muss. Es ist allerdings doppelt so teuer wie die humanplasmatischen Faktor IX-Präparate.

3.1.3 Brivaracetam   C

Brivaracetam (*Briviact*) ist ein Antiepileptikum, das als Zusatzbehandlung fokaler Anfälle mit oder ohne sekundäre Generalisierung bei Erwachsenen und Jugendlichen ab 16 Jahren mit Epilepsie am 14. Januar 2016 von der EMA zugelassen wurde und am 15. Februar 2016 in Deutschland auf den Markt kam.

◻ Tabelle 3.3 Blutgerinnungsfaktor IX-Präparate zur Behandlung der Hämophilie B. Angegeben sind Hersteller, Jahr der Zulassung, definierte Tagesdosis (DDD), Halbwertszeit (HWZ) und Bruttokosten pro Jahr.

Wirkstoffe	Präparate (Beispiele)	Hersteller	Zulas-sung	DDD	HWZ	Bruttokosten pro Jahr €
Humanplasmatische Faktor IX-Präparate						
Faktor IX	Berinin	CSL Behring	1993	600 E	23 h	190.530
Faktor IX	Octanine	Octapharma	2000	600 E	29 h	198.906
Faktor IX	Haemonine	Biotest	2008	600 E	30 h	180.872
Rekombinante Faktor IX-Präparate						
Nonacog alfa	BeneFIX	Pfizer	1997	800 E	36 h	294.044
Nonacog gamma	Rixubis	Baxalta	2014	800 E	26 h	284.067
Albutrepenonacog alfa	Idelvion	CSL Behring	2016	400 E	89 h	401.500
Eftrenonacog alfa	Alprolix	SOBI	2016	400 E	82 h	321.200

Die Epilepsie ist die häufigste neurologische Krankheit mit einer Prävalenz von 0,5–1,0% der Bevölkerung. Wichtigstes Verfahren zur Behandlung der Epilepsie ist weiterhin die Arzneitherapie mit Antiepileptika, von denen in den letzten 25 Jahren zahlreiche neue Wirkstoffe entwickelt wurden (◻ Tabelle 3.4). Maßgebend für die Auswahl von Antiepileptika sind arzneimittelspezifische Variable (Anfallstyp, Nebenwirkungsprofil, Teratogenität, Pharmako-kinetik, Interaktionspotenzial, Arzneiformen) und Patienten-abhängige Faktoren (Alter, Geschlecht, Komedikation, Begleitkrankheiten, genetischer Hintergrund). Trotz der bisher erreichten Fortschritte haben 30% der Patienten eine therapieresistente Epilepsie mit einem massiv erhöhten Risiko eines plötzlichen unerwarteten Todes (Moshé et al. 2015).

Brivaracetam ist ein Levetiracetamderivat, das mit 20-fach höherer Affinität als seine Muttersub-

◻ Tabelle 3.4 Neuere Antiepileptika zur Behandlung der Epilepsie. Angegeben sind Jahr der Zulassung, definierte Tagesdosen (DDD), Halbwertszeit (HWZ) und DDD-Bruttokosten.

Wirkstoffe	Präparate (Beispiele)	Zulassung	DDD	HWZ	DDD-Kosten (€)
Lamotrigin	Lamictal	1993	300 mg	33 h	0,94
	Lamotrigin dura	2005	300 mg	33 h	0,69
Gabapentin	Neurontin	1995	1800 mg	5–7 h	3,79
	Gabapentin TEVA	2005	1800 mg	5–7 h	1,62
Topiramat	Topamax	1998	300 mg	21 h	2,01
	Topiramat Glenmark	1998	300 mg	21 h	1,68
Levetiracetam	Keppra	2000	1500 mg	7 h	5,35
	Levetiracetam beta	2012	1500 mg	7 h	0,97
Oxcarbazepin	Trileptal	2000	1000 mg	9 h	1,84
	Oxcarbazepin dura	2007	1000 mg	9 h	1,43
Pregabalin	Lyrica	2004	300 mg	6 h	2,56
	Pregabalin beta	2014	300 mg	6 h	1,28
Vigabatrin	Sabril	1992	2000 mg	5–8 h	4,40
Zonisamid	Zonegran	2005	400 mg	60 h	8,46
Lacosamid	Vimpat	2008	300 mg	13 h	7,00
Brivaracetam	Briviact*	2016	300 mg	9 h	2,01

*Vertriebseinstellung 01.11.2016, Wiederbereitstellung 01.06.2017

stanz an das synaptische Vesikelproteins SV2A bindet. Dieses Protein kommt als integraler Membranbestandteil in allen synaptischen Vesikeln im Zentralnervensystem vor und moduliert die Exozytose von Transmitter-enthaltenden Vesikeln. Brivaracetam wird schnell und vollständig resorbiert, erreicht nach 0,5–2 Stunden maximale Plasmaspiegel, wird überwiegend durch Hydrolyse (60%) metabolisiert und in geringerem Umfang (30%) über CYP2C19 hydroxyliert. Die Ausscheidung erfolgt zu 90% in Form inaktiver Metaboliten über die Niere (Übersicht bei Brandt et al. 2016).

Wirksamkeit und Sicherheit von Brivaracetam wurden in vier placebokontrollierten Phase-3-Studien bei Patienten im Alter ab 16 Jahren mit therapieresistenter partieller Epilepsie untersucht. In der größten Studie wurden 768 Patienten aus Epilepsiezentren in Nordamerika, Europa, Südamerika und Asien randomisiert, die trotz laufender Therapie mit 1–2 Antiepileptika mindestens 8 unkontrollierte fokale Anfälle in einer Basisperiode von 8 Wochen hatten, aber in den letzten 90 Tagen nicht mit Levetiracetam behandelt worden waren (Klein et al. 2015). Koprimäre Endpunkte waren die prozentuale Anfallsreduktion gegenüber einer 28-tägigen Basisperiode und eine Ansprechrate von über 50% gemessen als prozentuale Abnahme während Behandlungsperiode im Vergleich zur Basisperiode. Brivaracetam (100 mg und 200 mg/Tag) senkte die Anfallsfrequenz im Vergleich zu Placebo signifikant um 22,8% und 23,2%. Ähnliche Unterschiede zeigte die 50%ige Ansprechrate mit Brivaracetam (100 mg/Tag 38,9%, 200 mg/Tag 37,8%) versus Placebo (21,6%). Auch die Anfallsfreiheit wurde durch beide Dosierungen von Brivaracetam (5,2% und 4,0%) häufiger als mit Placebo (0,8%) erreicht. Häufigste Nebenwirkungen (Placebo versus Brivaracetam) waren Somnolenz (7,7% versus 18,1%), Schwindel (5,0% versus 12,3%), Erschöpfung (3,8% versus 9,5%). Unter der höheren Dosis von Brivaracetam traten 2 Todesfälle auf, die nicht mit der Einnahme des Arzneimittels in Zusammenhang gebracht wurden.

Die Nutzenbewertung durch den G-BA hat keinen Beleg für einen Zusatznutzen von Brivaracetam im Vergleich zu der festgelegten zweckmäßigen Vergleichstherapie (Eslicarbazepin, Gabapentin, Lacosamid, Lamotrigin, Levetiracetam, Oxcarbazepin, Pregabalin, Topiramat, Valproinsäure, Zonisa-

mid) ergeben (Bundesministerium für Gesundheit 2016b). Die Bruttokosten von *Briviact* (168 Filmtabletten 100 mg Listenpreis 646,07 €, Erstattungsbetrag 337,79 €, Preissenkung 48%, DDD 100 mg) betragen 2,01 €/Tag. Sie liegen damit etwa doppelt so hoch wie die DDD-Kosten der am häufigsten durchgeführten Standardtherapie mit Levetiracetam (z. B. *Levetiracetam beta* 1000 mg 200 Tbl. 119,89 €, DDD 1500 mg) mit 0,97 €, die als eine der zweckmäßigen Vergleichstherapien des G-BA für eine Zusatztherapie bei fokaler Epilepsie festgelegt wurde. Nach abgeschlossenem Nutzenbewertungsverfahren hatte die Herstellerfirma *Briviact* ab dem 1. November 2016 außer Vertrieb gesetzt, nach Abschluss der Verhandlungen über den Erstattungsbetrag ab 1. Juni 2017 aber wieder bereitgestellt (UCB Pharma 2016, 2017). Trotz der temporären Vertriebseinstellung ist *Briviact* bereits im Jahr seiner Einführung in die Gruppe der 10 000 meistverordneten Arzneimittel gelangt (◻ Tabelle 3.2).

Fazit: Brivaracetam (*Briviact*) ist ein Levetiracetamderivat, das als Antiepileptikum für die Zusatzbehandlung fokaler Anfälle mit oder ohne sekundäre Generalisierung bei Erwachsenen und Jugendlichen ab 16 Jahren zugelassen wurde. Wirksamkeit und Verträglichkeit von Brivaracetam liegen in einem ähnlichen Bereich wie bei anderen neuen Antiepileptika für die Zusatztherapie. Ein Zusatznutzen gegenüber der zweckmäßigen Vergleichstherapie mit anderen Antiepileptika ist nicht belegt. Die Tagestherapie mit Brivaracetam kostet etwa doppelt so viel wie die Standardtherapie mit Levetiracetam. Daher kann eine Verordnung des Präparats nur empfohlen werden, wenn andere Antiepileptika versagt haben.

3.1.4 Dalbavancin   C

Dalbavancin (*Xydalba*) ist ein Lipoglykopeptidantibiotikum aus der Gruppe der Glykopeptide, das am 19. Februar 2015 von der EMA für die Behandlung von akuten bakteriellen Haut- und Weichgewebeinfektionen bei Erwachsenen zugelassen wurde und am 1. November 2016 in Deutschland auf den Markt kam.

Haut- und Weichteilinfektionen gehören zu den häufigsten Infektionskrankheiten mit einer doppelt

◩ **Tabelle 3.5 Antibiotika zur Behandlung von schweren Haut- und Weichteilinfektionen.** Angegeben sind Jahr der Zulassung, definierte Tagesdosen (DDD), Halbwertszeit (HWZ) und DDD-Bruttokosten.

Wirkstoffe	Präparate (Beispiele)	Zulassung	DDD	HWZ	DDD-Kosten (€)
Nichtpurulente Infektionen					
Vancomycin	Vancomycin Lederle	1958	2000 mg	4–6 h	67,62
	Vancomycin Lyomark	1978	2000 mg	4–6 h	49,60
Purulente Infektionen					
Linezolid	Zyvoxid	2001	1200 mg	5–7 h	182,13
	Linezolid STADA	2015	1200 mg	5–7 h	124,80
Daptomycin	Cubicin	2006	280 mg	8 h	100,44
Tigecyclin	Tygacil	2006	100 mg	42 h	166,56
Tedizolid	Sivextro	2015	200 mg	5–7 h	229,67*
Dalbavancin	Xydalba	2016	1500 mg pro Woche	16 Tage	325,71*

* Basiert auf Krankenhausapothekeneinkaufspreis ohne MwSt.

so hohen Inzidenz wie Pneumonie und Harnwegsinfektionen. Hauptursachen sind Streptokokken und Staphylokokken, die bei einer empirischen Therapie immer erfasst werden müssen. Der weitaus überwiegende Teil der ambulant erworbenen Hautinfektionen wird ambulant behandelt, wobei in der Regel eine Amoxicillin-Clavulansäure-Kombination als primäre Therapie in Frage kommt. Resistenzprobleme spielen bei uns bisher noch keine große Rolle, während in den USA Methicillin-resistente Staphylococcus aureus (MRSA) von besonderer Bedeutung sind, da Haut- und Weichteilinfektionen über 60% der MRSA-Infektionen ausmachen. Bei der Behandlung von Haut- und Weichteilinfektionen werden nicht-eitrige Infektionen (z. B. Cellulitis, Erysipel) und eitrige Infektionen (z. B. Furunkel, Karbunkel, Abszesse) unterschieden (◩ Tabelle 3.5). Leichte nichtpurulente Infektionen ohne systemische Symptome werden oral mit Betalactamantibiotika (Penicillin, Cephalosporin, Dicloxacillin) oder Clindamycin behandelt, während schwere nichtpurulente Infektionen eine empirische Therapie mit parenteralen Antibiotika (Vancomycin plus Piperacillin-Tazobactam) erfordern. Für purulente Infektionen mit systemischen Entzündungserscheinungen werden neben Inzision und Drainage zusätzlich systemische Antibiotika empfohlen. Bei schweren purulenten Infektionen mit hohem Risiko einer MRSA-Infektion stehen neben Vancomycin weitere systemische Antibiotika zur Verfügung (Übersicht bei McClain et al. 2016).

Dalbavancin ist ein halbsynthetisches Lipoglycopeptidantibiotikum, das aus einem Teicoplanin-ähnlichen natürlichen Antibiotikum durch Einführung einer lipophilen Seitenkette entwickelt wurde und wie andere Antibiotika an D-Alanyl-D-Alaninreste der bakteriellen Zellmembran bindet. Durch Blockade der bakteriellen Transpeptidase werden die Peptidoglykanvernetzung und damit die Zellwandsynthese gehemmt. Die lipophile Seitenkette verstärkt die Adhärenz an der D-Alanyl-D-Alanin-Zielgruppe und erhöht die antibakterielle Aktivität im Vergleich zu Vancomycin und Teicoplanin. Auch die MRSA-Aktivität von Dalbavancin ist 4–8mal stärker als die von Vancomycin. Durch die lipophile Seitenkette wird weiterhin die Halbwertszeit auf über eine Woche verlängert, so dass die gesamte Behandlung nur aus zwei Dosierungen (initial 1000 mg als i.v. Infusion, gefolgt von 500 mg nach einer Woche), neuerdings sogar nur aus einer Dosis (1mal 1500 mg als i.v. Infusion) besteht. Trotz einer hohen Proteinbindung von 95% werden in vielen Geweben ähnliche Konzentrationen wie im Plasma erreicht. Dalbavancin wird nur wenig metabolisiert und überwiegend renal eliminiert. Die mittlere terminale Eliminationshalbwertszeit beträgt 15,5 Tage, wobei der größte Teil auf die β–Verteilungsphase mit einer Halbwertszeit von 5–7 Tagen entfällt und der einmal wöchentlichen Dosierung entspricht (Übersicht bei Smith et al. 2015).

In einer Phase-3-Nichtunterlegenheitsstudie wurde Dalbavancin (1000 mg i.v. an Tag 1, 500 mg i.v. an Tag 8) im Vergleich mit Linezolid (600 mg alle 12 Stunden über 14 Tage i.v.) an 854 Patienten mit komplizierten bakteriellen Haut- und Weichgewebeinfektionen (Phlegmone, Erysipel, größere Abszesse, größere Verbrennungen, traumatische oder chirurgische Wundinfektionen, tiefe Haut- und Hautstrukturinfektionen) einschließlich MRSA-Infektionen untersucht, bei denen fast ausschließlich grampositive Erreger (Staphylococcus aureus 90% davon 51% MRSA, Streptococcus pyogenes 5%, Streptococcus agalactiae 5%) nachgewiesen wurden (Jauregui et al. 2005). Nach 14-tägiger Therapie hatten Dalbavancin und Linezolid eine vergleichbare klinische Aktivität (88,9% und 91,2%). Auch die mikrobiologische Kontrolle zeigte bei allen Staphylokokkenstämmen einschließlich MRSA hohe Erfolgsraten. Weniger als 1,0% der Patienten erlitten einen Rückfall. Unerwünschte Ereignisse traten unter Linezolid (32,2%) häufiger als unter Dalbavancin (25,4%) auf, wobei Art und Schwere der Nebenwirkungen in beiden Gruppen weitgehend ähnlich waren. Am häufigsten waren Übelkeit (5,3% versus 3,2%) und Diarrhö (5,7% versus 2,5%). Nur wenige Patienten beendeten die Therapie wegen Nebenwirkungen (3,2% versus 3,9%) vorzeitig. Ein ähnliches Ergebnis zeigten auch zwei weitere Nichtunterlegenheitsstudien im Vergleich mit konventioneller täglicher Gabe von Vancomycin gefolgt von Linezolid (Boucher et al. 2014, DISCOVER 1 und DISCOVER 2).

Eine frühe Nutzenbewertung von Dalbavancin wurde vom G-BA nicht durchgeführt. Die Bruttokosten der Therapie mit *Xydalba* (Krankenhauseinkaufspreis mit 19% MwSt. für 1 Durchstechfl. 500 mg 904,40 €, Einmaldosis 1500 mg über 14 Tage) betragen 2.713,20 € pro Therapiekurs und liegen damit 81% höher als die Kosten von Linezolid (*Linezolid STADA* 2 mg/ml Infusionslösung 10x300 ml 624,01 €, Dosis 2mal 600 mg/Tag über 10–14 Tage) mit 1.497,62 € pro Therapiekurs.

Fazit: Dalbavancin (*Xydalba*) ist ein Lipoglykopeptidantibiotikum zur Behandlung von akuten bakteriellen Haut- und Weichgewebeinfektionen, mit dem in Nichtunterlegenheitsstudien ähnliche klinische Heilungsraten wie mit der Vergleichstherapie (Linezolid) erzielt wurden. Dalbavancin ist jedoch deutlich teurer als die Vergleichstherapie.

3.1.5 Daratumumab alfa A

Daratumumab alfa (*Darzalex*) ist ein humaner monoklonaler CD38-Antikörper, der von der EMA am 20. Mai 2016 als Monotherapie für die Behandlung von Patienten mit rezidiviertem und refraktärem multiplen Myeloms zugelassen wurde, die bereits mit einem Proteasominhibitor und einem Immunmodulator behandelt wurden, und die während der letzten Therapie eine Krankheitsprogression zeigten. Die Markteinführung erfolgte in Deutschland am 15. Juni 2016. Daratumumab alfa wurde unter Auflagen zugelassen, so dass das pharmazeutische Unternehmen weitere Nachweise bereitstellen muss, die von der EMA jedes Jahr geprüft werden. Da es nur wenige Patienten mit multiplem Myelom gibt, wurde *Darzalex* am 17. Juli 2013 als Arzneimittel für seltene Leiden (Orphan-Arzneimittel) ausgewiesen.

Das multiple Myelom (Plasmozytom) ist eine maligne Plasmazellkrankheit aus der Gruppe der reifzelligen B-Zelllymphome, die durch Proliferation von klonalen Plasmazellen und die Sekretion monoklonaler Immunglobuline gekennzeichnet ist. Die Inzidenz beträgt 6 Neuerkrankungen pro 100 000 Einwohner pro Jahr und macht damit etwa 10% der hämatologischen Neoplasien sowie 1% aller malignen Tumoren aus. Das mittlere Erkrankungsalter beträgt etwa 70 Jahre. Die Krankheit beginnt in einer symptomfreien Vorphase mit einer monoklonalen Gammopathie unbestimmter Signifikanz, die keine Therapie erfordert. Später entwickeln sich typische Symptome eines Endorganversagens, die als sogenannte CRAB-Kriterien definiert sind: Hypercalcämie (C), renale Insuffizienz (R), Anämie (A) und Knochenläsionen (B, bone lesions) und die Indikation für die Therapie begründen. Therapieziele sind Symptomfreiheit, Verhinderung von Organkomplikationen und Lebensverlängerung. Um eine lang andauernde Remission zu erzielen, erhalten jüngere Patienten ohne Begleitkrankheiten eine hoch dosierte Chemotherapie (Melphalan, Prednisolon) mit nachfolgender autologer Stammzell-

◻ Tabelle 3.6 Arzneimittel zur Behandlung des Multiplen Myeloms. Angegeben sind Jahr der Zulassung, Dosierung oder definierte Tagesdosis (DDD), Halbwertszeit (HWZ) und Bruttotherapiekosten pro Jahr.

Wirkstoffe	Präparate (Auswahl)	Zulassung	Dosierung (DDD)	HWZ	Bruttokosten pro Jahr (€)
Chemotherapeutika					
Melphalan	Alkeran	1964	0,25 mg/kg oral, Tag 1–4 alle 28 d	1,0 h	1.485
Bendamustin	Levact	2010	17 mg i.v.	0,7 h	19.529
Immunmodulatoren					
Thalidomid	Thalidomide Celgene	2008	200 mg oral	5–7 h	25.581
Lenalidomid	Revlimid	2007	10 mg oral	3–5 h	120.917
Pomalidomid	Imnovid	2013	3 mg oral	7,5 h	163.150
Proteasominhibitoren					
Bortezomib	Velcade	2004	450 µg i.v.	40–193 h	77.115
Carfilzomib	Kyprolis	2015	10 mg i.v.	0,5 h	96.188
HDAC-Inhibitoren					
Panobinostat	Farydak	2015	5,7 mg oral	37 h	89.725
Monoklonale Antikörper					
Daratumumab alfa	Darzalex	2016	16 mg/kg i.v.*	9 Tage	184.097
Elotuzumab	Empliciti	2016	50 mg i.v.	37 h	81.968

* 16 mg/kg i.v. pro Woche in Woche 1–8, alle 2 Wochen in Woche 9–24, alle 4 Wochen ab Woche 25

transplantation, in besonderen Fällen auch eine allogene Stammzelltransplantation. Die meisten Patienten kommen jedoch aus Altersgründen für eine Stammzelltransplantation nicht in Frage und werden daher mit einer Dreifachkombination aus Melphalan, Prednisolon und dem Proteasominhibitor Bortezomib (*Velcade*) oder Zweifachkombinationen mit Dexamethason plus Lenalidomid oder Bortezomib behandelt. Diskutiert wird auch die Möglichkeit einer Erhaltungstherapie mit den neueren Substanzen (◻ Tabelle 3.6). Bei Rezidiv oder Progression können konventionelle oder neuere Substanzen als Mono- oder Kombinationstherapie eingesetzt werden. Die neuen Therapiemöglichkeiten haben wesentlich dazu beigetragen, dass ein steigender Teil der Patienten über lange Zeit in kompletter Remission bleibt. In den letzten 20 Jahren ist das mediane Überleben von 3 auf 6 Jahre angestiegen. Trotz dieser Fortschritte ist eine Heilung des multiplen Myeloms selten oder unmöglich, da die meisten Patienten nach primärer oder sekundärer Resistenzentwicklung ein Rezidiv erleiden (Übersicht bei Röllig et al. 2015).

Daratumumab ist ein humaner IgG-Antikörper, der durch Immunisierung von transgenen Mäusen mit humanem rekombinantem CD38-Protein entwickelt wurde und mit hoher Affinität an ein spezielles CD38-Epitop in CD38-exprimierenden Zellen bindet. Während CD38 in normalen lymphatischen und myeloischen Zellen nur wenig exprimiert wird, weisen Myelomzellen eine hohe Expression von CD38 auf, das damit als geeignetes Zielprotein für die Therapie des multiplen Myeloms in Frage kommt. Nach Untersuchungen an präklinischen Modellen wirkt der Antikörper durch mehrere immunvermittelte Wirkungen zytotoxisch einschließlich komplementabhängiger Zytotoxizität, antikörperabhängiger zellulärer Phagozytose, antikörperabhängiger zellvermittelter Zytotoxizität, Induktion der Apoptose und Modulation von CD38-Enzymaktivitäten. Nach intravenöser Infusion von Daratumumab alfa stieg die Plasmakonzentration dosisabhängig mit Hinweisen auf eine rezeptorabhängige Sättigung an. Die mittlere Halbwertszeit betrug 9 Tage (Übersicht bei Sanchez et al. 2016).

Daratumumab alfa wurde zunächst als Monotherapie in einer unkontrollierten, offenen Phase-2-Studie mit zwei Studienabschnitten an Patienten mit multiplem Myelom untersucht, die zuvor mit mindestens drei Therapielinien einschließlich Proteasominhibitoren und Immunmodulatoren behandelt worden waren (Lonial et al. 2016, SIRIUS). Im ersten Studienabschnitt erhielten 8 Patienten eine i.v. Infusion mit 8 mg/kg oder 16 mg/kg, um die Dosis für den zweiten Studienabschnitt mit insgesamt 106 Patienten festzulegen. Initial wurden 8 mg/kg alle 4 Wochen oder 16 mg/kg pro Woche für 8 Wochen (Zyklus 1 und 2) verabreicht, dann alle 2 Wochen für 16 Wochen (Zyklen 3 bis 6) und danach alle 4 Wochen (Zyklus 7 und höher). Die Gesamtansprechrate (primärer Endpunkt) erreichte 29,2% mit einer medianen Ansprechdauer von 7,4 Monaten und einem progressionsfreien Überleben von 3,7 Monaten. Das Gesamtüberleben betrug nach 12 Monaten 64,8% und das mediane Gesamtüberleben 17,5 Monate. Häufigste Nebenwirkungen waren Müdigkeit (40%), Anämie (33%), Übelkeit (29%), Thrombozytopenie (25%) und Neutropenie (23%), wobei arzneimittelbedingte Nebenwirkungen bei 5% der Patienten zu einem Therapieabbruch führten. Die Ergebnisse waren die Basis für eine bedingte Zulassung von Daratumumab alfa, da die SIRIUS-Studie wegen des Fehlens einer Kontrollgruppe und der geringen Zahl der eingeschlossenen Patienten nur eingeschränkt aussagefähig war.

Der medizinische Zusatznutzen von Orphan-Arzneimitteln gilt durch die EMA-Zulassung als belegt, ebenso entfallen Angaben zur zweckmäßigen Vergleichstherapie. Das Ausmaß des Zusatznutzens von Daratumumab alfa ist nach der Bewertung des G-BA nicht quantifizierbar (Bundesministerium für Gesundheit 2016c). Die Bruttokosten von *Darzalex* (400 mg/20 ml Konzentrat zur Herstellung einer Infusionslösung, 1 Durchstechflasche, Listenpreis 2.858,65 €, bisher kein Erstattungspreis) betragen bei der Dosierung von 16 mg/kg i.v. nach dem oben angegebenen Dosierungsschema mit insgesamt 23 Zyklen im ersten Jahr 184.097,06 €.

Fazit: Daratumumab alfa (*Darzalex*) ist der erste CD38-Antikörper, der als Orphan-Arzneimittel zur Behandlung von Patienten mit rezidiviertem und refraktärem multiplen Myelom zugelassen

wurde. Der neue Antikörper erreichte eine Gesamtansprechrate von 29% und ein medianes Gesamtüberleben von 17,5 Monaten. Die frühe Nutzenbewertung durch den G-BA ergab einen nicht quantifizierbaren Zusatznutzen, die Bruttokosten liegen im ersten Jahr bei 184.097 €.

3.1.6 Dinutuximab   A

Dinutuximab (*Unituxin*) ist ein monoklonaler Gangliosidantikörper, der von der EMA am 14. August 2015 in Kombination mit Granulozyten-Makrophagen-Kolonie-stimulierende Faktor (GM-CSF), Interleukin-2 (Aldesleukin) und Isotretinoin für die Behandlung des Hochrisiko-Neuroblastoms bei Patienten im Alter von 12 Monaten bis 17 Jahren zugelassen wurde, die zuvor eine Induktions-Chemotherapie erhielten und mindestens eine partielle Remission erreicht haben, gefolgt von myeloablativer Therapie und autologer Stammzelltransplantation. Die Markteinführung erfolgte in Deutschland am 1. November 2016. Da es nur wenige Patienten mit Neuroblastom gibt, wurde *Unituxin* am 21. Juni 2011 als Arzneimittel für seltene Leiden (Orphan-Arzneimittel) ausgewiesen.

Das Neuroblastom ist der häufigste Tumor der Kindheit mit einer Inzidenz von 10 Fällen pro 1 Mio. Kinder unter 15 Jahren. Ursache ist eine maligne Entartung von Ganglienzellen des sympathischen Nervensystems, wobei die Hälfte der Tumoren im Nebennierenmark entsteht. Bei Diagnosestellung beträgt das mediane Alter 17 Monate. Bei der Hälfte der Patienten liegt eine Hochrisikoerkrankung mit aggressiven biologischen Merkmalen (z. B. MYCN-Onkogenamplifikation) oder Knochenmarkmetastasen vor. Die Prognose dieser Patienten ist schlecht, die 5-Jahresüberlebensrate beträgt weniger als 30%. Die Behandlung für Hochrisikopatienten besteht aus drei Phasen: Induktion einer Remission (Chemotherapie, chirurgische Resektion), Konsolidierung der Remission (hochdosierte Chemotherapie, autologe Stammzelltransplantation, Bestrahlung) und schließlich die Erhaltungstherapie (Postkonsolidierungstherapie) mit Isotretinoin zur Eradikation einer minimalen Resterkrankung (Übersicht bei Maris 2010). In Deutschland werden fast alle Neuroblastompatienten im

Rahmen von Studien in kinderonkologisch spezialisierten Kliniken behandelt.

Eine weitere therapeutisch interessante Zielstruktur ist das Disialogangliosid 2 (GD2), das in hoher Dichte von Neuroblastomzellen, aber nur wenig in normalen Geweben (peripheren sensorischen Nerven, Neuronen, Melanozyten) exprimiert wird und seit langem als Tumormarker für Knochenmetastasen verwendet wird. Dinutuximab (Prüfbezeichnung ch14.18) ist ein monoklonaler chimärer GD2-Antikörper (Mensch/Maus), der mittels rekombinanter DNA-Technologie in einer murinen Myelomzelllinie produziert wird. Nach Bindung an GD2 resultiert eine antikörperabhängige und komplementvermittelte zelluläre Zytotoxizität mit nachfolgender Tumorregression. Mit intravenöser Infusion wird die maximale Plasmakonzentration nach 4 Tagen erreicht, die terminale Halbwertszeit beträgt 10 Tage (Ploessl et al. 2016). Nach positiven Ergebnissen aus mehreren kleinen klinischen Studien hatte eine Konsolidierungstherapie mit Dinutuximab in einer kontrollierten Studie mit 334 Patienten zunächst keinen eindeutigen Vorteil gegenüber einer niedrig dosierten konventionellen Erhaltungstherapie gezeigt (Simon et al. 2004). Erst die Verstärkung der zellulären Zytotoxizität von Dinutuximab durch Kombination mit Zytokinen führte zum Erfolg. In einer Phase-3-Studie an 226 Patienten mit Hochrisiko-Neuroblastom wurden nach erfolgreicher Induktionstherapie und Stammzelltransplantation die Standardtherapie mit Isotretinoin und die Immuntherapie mit Dinutuximab in Kombination mit GM-CSF und Interleukin-2 plus Isotretinoin verglichen (Yu et al. 2010). Nach zwei Jahren war die Immuntherapie der Standardtherapie in Bezug auf ereignisfreies Überleben (66% versus 46%) und Gesamtüberleben (86% versus 75%) überlegen. Die Immuntherapie ist mit zahlreichen schweren Nebenwirkungen (Grad 3 und 4) verbunden, die teilweise durch die gleichzeitige Applikation von GM-CSF und Interleukin-2 bedingt sind. Am häufigsten waren neuropathische Schmerzen (52% versus 6%), Infektionen (39% versus 22%), Fieber (39% versus 6%), Hypokaliämie (35% versus 2%), Überempfindlichkeitsreaktionen (25% versus 1%), akutes kapilläres Lecksyndrom (23% versus 0%), Leberfunktionsstörungen (Alanin-Aminotransferase-Anstieg, 23% versus 3%)

und Hypotonie (18% versus 0%). Dinutuximab beta (*Isqette*) ist ein weiterer GD2-Antikörper, der eine positive Empfehlung für eine Zulassung unter außergewöhnlichen Bedingungen erhielt (European Medicines Agency 2017).

Eine frühe Nutzenbewertung von Dinutuximab wurde vom G-BA nicht durchgeführt. Die Bruttokosten von *Unituxin* (17,5 mg/5 ml Konzentrat zur Herstellung einer Infusionslösung, Krankenhauseinkaufspreis + 19% MwSt. 13.090,00 €) betragen bei der Dosierung von 17,5 mg/m^2/Tag i.v. und einer Körperoberfläche von 0,95 m^2 (Alter 4–12 Jahre) an jeweils 4 Tagen pro Zyklus und insgesamt 5 Zyklen (Zyklus 1, 3 und 5 dauern jeweils etwa 24 Tage, Zyklus 2 und 4 etwa 28 Tage) im ersten Jahr 65.450,00 €.

Fazit: Dinutuximab (*Unituxin*) ist ein monoklonaler Gangliosidantikörper, der als Orphan-Arzneimittel in Kombination mit GM-CSF, Interleukin-2 und Isotretinoin für die Behandlung des Hochrisiko-Neuroblastom zugelassen wurde. Der neue Antikörper erreichte nach zwei Jahren eine Gesamtüberlebensrate von 86% im Vergleich zu 75% mit der bisherigen Standardtherapie, hat aber zahlreiche schwere Nebenwirkungen.

3.1.7 Efmoroctocog alfa   C

Efmoroctocog alfa (*Elocta*) ist ein rekombinantes Fusionsprotein aus einem verkürzten humanen Gerinnungsfaktor VIII und der Fc-Domäne des Immunglobulins G1, das am 19. November 2015 von der EMA zur Behandlung und Prophylaxe von Blutungen bei Patienten mit angeborenem Faktor VIII-Mangel (Hämophilie A) zugelassen wurde und am 1. Januar 2016 in Deutschland auf den Markt kam.

Ähnlich wie die Hämophilie B (▶ Abschnitt 3.1.2 Albutrepenonacog) ist die Hämophilie A ein angeborener Gerinnungsdefekt aufgrund des Mangels oder Defektes eines plasmatischen Gerinnungsfaktors. Die Hämophilie A tritt weltweit bei 1 von 5000 männlichen Neugeborenen aufgrund von Mutationen im Faktor VIII-Gen auf (Peyvandi et al. 2016). Da dieses Gen auf dem X-Chromosom liegt, tritt die Hämophilie A vor allem bei männlichen Neugeborenen auf. Faktor VIII übernimmt gemeinsam mit dem Faktor IX eine zentrale Rolle bei der Aktivierung von Faktor X und Thrombin und ist damit essentiell für die Bildung von Fibrin. Je nach Ausprägung des Faktor VIII-Mangels kann es bei Unfällen oder – bei schwerem Faktormangel – auch spontan zu Blutungen in vielen Geweben und Organen des Körpers kommen. Hirnblutungen und Magen-Darm-Blutungen können einen bedrohlichen Verlauf nehmen, während mehrfache Gelenkblutungen zu schweren Gelenkschäden führen können (Peyvandi et al. 2016). Die Standardtherapie erfolgt bisher bei Bedarf im Blutungsfall bzw. prophylaktisch mit aus humanem Plasma gereinigtem oder rekombinantem Faktor VIII, der intravenös appliziert wird (Srivastava et al. 2013). Aufgrund der kurzen Halbwertszeit des endogenen Faktors VIII (HWZ 12 Stunden) erfolgt die prophylaktische Applikation alle 2–3 Tage (Tiede 2015).

Efmoroctocog alfa ist ein Fusionsprotein einer verkürzten Version des humanen Gerinnungsfaktors VIII mit dem Fc-Teil des humanen Immunglobulins IgG1. Bei dem rekombinanten Faktor VIII wurde die B-Domäne deletiert und das Protein mit der Fc-Domäne fusioniert. Das Fusionsprotein wird in humanen embryonalen Nierenzellen (HEK293) hergestellt und aus diesen aufgereinigt. Der Fc-Teil des Proteins tritt mit dem neonatalen Fc-Rezeptor in Verbindung, der es vor dem lysosomalen Abbau in Endothelzellen schützt und nach der Endozytose wieder in die Zirkulation bringt (Martins et al. 2016). Wie bei Albutrepenonacog alfa (▶ Abschnitt 3.1.2) beschrieben, transportiert der neonatale Fc-Rezeptor Immunglobuline vor der Geburt über die Plazentabarriere und schützt sie vor dem raschen Abbau in Lysosomen (Roopenian und Akilesh 2007). Die Halbwertszeit von Efmoroctocog alfa beträgt 19 Stunden und ist damit gegenüber dem endogenen Faktor VIII um 50% verlängert (Mahlangu et al. 2014). Dadurch verlängert sich das Dosierungsintervall bei der prophylaktischen Substitution auf 3–5 Tage.

Wirksamkeit und Sicherheit von Efmoroctocog alfa wurden in zwei Phase-3-Studien untersucht. In der ersten Studie wurden 165 Patienten mit schwerer Hämophilie A, die über 12 Jahre alt waren, mit Efmoroctocog alfa behandelt (Mahlangu et al. 2014). Endpunkte der Studie waren die jährliche Blutungsrate, das Auftreten hemmender Antikörper sowie Nebenwirkungen. Bei individualisierter Prophylaxe (25–65 IE/kg alle 3–5 Tage i.v.) betrug die jährliche Blutungsrate 1,6. Bei wöchentlicher Prophylaxe (65 IE/kg i.v.) traten 3,6 Blutungen pro Jahr auf, während die jährliche Spontanblutungsrate in dem Studienteil mit episodischer Therapie 33,6 betrug. Häufigste Nebenwirkungen waren Nasopharyngitis, Arthralgie, Kopfschmerzen, Atemwegsinfektionen und Husten (Mahlangu et al. 2014, Young et al. 2015). Hemmende Antikörper wurden nicht beobachtet, allerdings waren Patienten mit anamnestisch bekannten Antikörpern ausgeschlossen worden. Nach der Zulassung wurden auch inhibitorische Antikörper gegen Efmoroctocog alfa festgestellt (Fachinformation Elocta 2016). In der zweiten Phase-3-Studie erhielten 69 Kinder im Alter unter 12 Jahren mit schwerer Hämophilie A Efmoroctocog alfa (Young et al. 2015). Bei prophylaktischer Applikation betrug die annualisierte Gesamtblutungsrate 1,96. In dieser Studie wurden 93% aller Blutungen mit 1–2 Injektionen Efmoroctocog alfa erfolgreich behandelt (Young et al. 2015).

Die Nutzenbewertung durch den G-BA hat keinen Beleg für einen Zusatznutzen von Efmoroctocog alfa im Vergleich zu der festgelegten zweckmäßigen Vergleichstherapie (rekombinante oder aus humanem Plasma gewonnene Blutgerinnungsfaktor VIII-Präparate) ergeben (Bundesministerium für Gesundheit 2016d). Die Bruttokosten von *Elocta* (1 Durchstechfl. 3000 E, Krankenhausapothekeneinkaufspreis 2.826,00 €, bisher kein Erstattungspreis, DDD 1.000 E) betragen 942,00 € pro Tag und 343.830 € pro Jahr. Das neue langwirkende rekombinante Faktor-IX-Präparat ist damit nicht wesentlich teurer als humanplasmatische Faktor VIII-Präparate (◘ Tabelle 3.7).

Fazit: Efmoroctocog alfa (*Elocta*) ist ein rekombinanter Faktor VIII mit verlängerter Halbwertszeit, der zur Therapie und Prophylaxe von Blutungen bei Hämophilie A zugelassen wurde. Das neue Präparat erleichtert die praktische Durchführung der Therapie, weil es nur noch alle 3–5 Tage injiziert werden muss. Es ist nicht wesentlich teurer als humanplasmatische Faktor VIII-Präparate.

◘ Tabelle 3.7 Blutgerinnungsfaktor VIII-Präparate zur Behandlung der Hämophilie A. Angegeben sind Hersteller, Jahr der Zulassung, definierte Tagesdosis (DDD), Halbwertszeit (HWZ) und Bruttokosten pro Jahr.

Wirkstoff	Präparat	Hersteller	Zulassung	DDD	HWZ	Bruttokosten pro Jahr €
Humanplasmatische Faktor VIII-Präparate						
Faktor VIII	Haemoctin	Biotest	1991	1000 E	12 h	316.513
Faktor VIII	Beriate	Behring	1998	1000 E	12 h	328.500
Faktor VIII	Octanate	Octapharma	1998	1000 E	12 h	337.716
Rekombinante Faktor VIII-Präparate						
Moroctocog alfa	Refacto AF	Pfizer	1999	1000 E	15 h	354.050
Octocog alfa	Kogenate	Bayer	2000	1000 E	15 h	400.624
Octocog alfa	Advate	Baxter	2004	1000 E	10 h	402.960
Turoctocog alfa	NovoEight	Novo Nordisk	2013	1000 E	11 h	302.950
Simoctocog alfa	Nuwiq	Octapharma	2014	1000 E	15 h	319.375
Efmoroctocog alfa	Elocta	SOBI	2015	1000 E	19 h	343.830
Susoctocog alfa	Obizur	Baxalta	2015	14.000 E	10 h	Kein Preis

3.1.8 Eftrenonacog alfa   C

Eftrenonacog alfa (*Alprolix*) ist ein rekombinantes Fusionsprotein aus dem humanen Gerinnungsfaktor IX und der Fc-Domäne des Immunglobulins G1, das am 12. Mai 2016 von der EMA zur Behandlung und Prophylaxe von Blutungen bei Patienten mit angeborenem Faktor IX-Mangel (Hämophilie B) zugelassen wurde und am 15. Juni 2016 in Deutschland auf den Markt kam. Da es nur wenige Patienten mit Hämophilie B gibt, wurde Alprolix am 8. Juni 2007 als Arzneimittel für seltene Leiden (Orphan-Arzneimittel) ausgewiesen.

Bei der Hämophilie B liegt eine seltene angeborene Gerinnungsstörung aufgrund von Mutationen im Faktor IX-Gen vor, die zu einem Mangel oder Defekt des Blutgerinnungsfaktors IX führen (siehe ausführliche Beschreibung in ► Abschnitt 3.1.2 Albutrepenonacog). Da das Faktor IX-Gen auf dem X-Chromosom liegt, sind vor allem männliche Neugeborene betroffen (Peyvandi et al. 2016).

Analog zum Efmoroctocog alfa wurde im Eftrenonacog alfa durch rekombinante DNA-Technologie die Fc-Domäne des humanen Immunglobulins G1 mit der Sequenz des humanen Gerinnungsfaktors IX kombiniert (Nazeef und Sheehan 2016). Durch die Fusion mit dem Fc-Stück wird Eftreno-

nacog an den neonatalen Fc-Rezeptor gebunden und vor dem lysosomalen Abbau geschützt (Martins et al. 2016, Roopenian und Akilesh 2007, siehe ► Abschnitt 3.1.2 Albutrepenonacog). Hierdurch wird die Halbwertszeit des Fusionsproteins auf 66–82 Stunden um das 4–5fache gegenüber dem endogenen Faktor IX verlängert (Nazeef und Sheehan 2016). Entsprechend kann das Dosierungsintervall auf 7 Tage verlängert werden (Fachinformation *Alprolix*).

Wirksamkeit und Sicherheit von Eftrenonacog alfa wurden in zwei Phase-3-Studien getestet. In einer Studie wurden 123 Patienten mit schwerer Hämophilie B im Alter zwischen 12 und 71 Jahren prophylaktisch entweder in einem festen wöchentlichen Dosierungsintervall oder mit individualisiertem Intervall mit Eftrenonacog alfa behandelt (Powell et al. 2013). Primäre Studienendpunkte waren die annualisierte Spontanblutungsrate, das Auftreten von hemmenden Antikörpern und unerwünschte Arzneimittelwirkungen. Die jährlichen Blutungsraten betrugen 3,0 bei wöchentlicher Gabe, 1,4 bei individualisiertem Applikationsintervall bzw. 17,7 bei Bedarfstherapie im Blutungsfall. 90,5% aller Blutungsepisoden konnten in allen Gruppen mit einer Injektion Eftrenonacog alfa therapiert werden. In dieser Studie wurden keine hemmenden

Antikörper detektiert. Schwere unerwünschte Wirkungen traten bei 10,9% der Patienten auf (Powell et al. 2013). Zu den häufigsten Nebenwirkungen gehörten Nasopharyngitis, grippeähnliche Symptome und Gelenkschmerzen.

Der medizinische Zusatznutzen von Orphan-Arzneimitteln gilt durch die EMA-Zulassung als belegt, ebenso entfallen Angaben zur zweckmäßigen Vergleichstherapie. Die frühe Nutzenbewertung durch den G-BA hat einen nicht quantifizierbaren Zusatznutzen ergeben (Bundesministerium für Gesundheit 2017b). Die Bruttokosten von *Alprolix* (1 Durchstechfl. 3000 E, Krankenhausapothekeneinkaufspreis 6.600,00 €, bisher kein Erstattungspreis, DDD 400 E) betragen 880,00 € pro Tag und 321.200 € pro Jahr. Das neue langwirkende rekombinante Faktor-IX-Präparat ist damit 61–78% teurer als humanplasmatische Faktor IX-Präparate (❏ Tabelle 3.3).

Fazit: Eftrenonacog alfa (*Alprolix*) ist ein rekombinanter Faktor IX mit verlängerter Halbwertszeit, der zur Therapie und Prophylaxe von Blutungen bei Hämophilie B zugelassen wurde. Das neue Präparat erleichtert die praktische Durchführung der Therapie, weil es nur noch alle 7–10 Tage injiziert werden muss. Es ist allerdings erheblich teurer als humanplasmatische Faktor IX-Präparate.

3.1.9 Eisen(III)-Maltol   C

Eisen(III)-Maltol (*Feraccru*) ist eine Eisenkomplexverbindung, die am 18. Februar 2016 von der EMA zur Behandlung der Eisenmangelanämie bei erwachsenen Patienten mit chronisch entzündlichen Darmerkrankungen zugelassen wurde und am 1. September 2016 in Deutschland auf den Markt kam.

Die Eisenmangelanämie ist chronisch und häufig asymptomatisch, so dass sie oft unerkannt bleibt. Hauptursachen sind eine unzureichende Eisenaufnahme aufgrund von Armut, Unter- und Fehlernährung, insbesondere bei erhöhtem Eisenbedarf (Kindheit, jugendlichem Wachstum, Menstruation, Schwangerschaft, Blutspende). Chronisch entzündliche Darmerkrankungen gehören zu den häufigen pathologischen Ursachen einer verminderten Eisenaufnahme und eines chronischen gastrointestinalen Blutverlusts. Auch bei dieser Krankheit wird die Eisenmangelanämie trotz hoher Prävalenz von

36–90% nicht immer diagnostiziert und dann auch nicht behandelt. Die orale Eisentherapie ist generell das Mittel der Wahl, weil sie einfach, sicher, wirksam und billig ist. Chronisch entzündliche Darmerkrankungen sind jedoch eine zunehmend empfohlene Indikation für eine parenterale Gabe, da eine orale Therapie die lokale Entzündung verstärken kann (Übersicht bei Camaschella 2015).

Eisen(III)-Maltol ist ein stabiler Komplex von dreiwertigem Eisen und dem natürlichen Zuckerderivat Maltol (3-hydroxy-2-methyl-4-pyron), der bereits vor 30 Jahren entwickelt wurde (Barrand et al. 1987). Komplexiertes Eisen und Maltol dissoziieren an der Oberfläche der Enterozyten und werden dann offenbar unabhängig voneinander resorbiert. Maximale Werte der Eisenplasmakonzentration und der Transferrinsättigung werden 1,5–3 Stunden nach oraler Gabe von Eisen(III)-Maltol erreicht. Maltol wird nach nahezu vollständiger Glukuronidierung mit einer Halbwertszeit von etwa einer Stunde renal eliminiert (Bokemeyer et al. 2016). Eisen(III)-Maltol (2mal 30 mg/Tag oral) wurde in einer placebokontrollierten Phase-3-Studie an 128 Patienten mit milder bis mäßiger Colitis ulcerosa oder Morbus Crohn sowie leichter bis mäßiger Eisenmangelanämie (Hämoglobin 11,0 g/dl) und dokumentiertem Versagen einer vorangegangenen oralen Eisentherapie untersucht (Gasche et al. 2015). Nach 12 Wochen wurde ein Anstieg des Hämoglobinwertes um 2,25 g/dl im Vergleich zu Placebo beobachtet. Gastrointestinale Nebenwirkungen traten in beiden Gruppen mit ähnlicher Häufigkeit auf (Eisen-Maltol 38,3%, Placebo 40,0%), vorzeitige Studienabbrüche bei 13% versus 8%. Eine frühe Nutzenbewertung von Eisen(III)-Maltol wurde vom G-BA nicht durchgeführt, weil es sich nicht um einen neuen Wirkstoff mit Unterlagenschutz handelt. Die Bruttokosten von *Feraccru* (56 Hartkapseln 30 mg, Listenpreis 91,90 €) betragen bei zugelassenen Dosierung von 2mal 30 mg/Tag oral 3,28 € pro Tag und 1.198 € pro Jahr. Das neue Eisenpräparat ist damit mindestens viermal teurer als ein anderes Eisen(III)-Komplexpräparat (*Ferrum Hausmann Sirup* 200 ml mit 50 mg Eisen/5 ml, Listenpreis 15,74 €), das nur 0,81 € pro Tag und 296 € pro Jahr kostet (❏ Tabelle 3.8).

Fazit: Eisen(III)-Maltol (*Feraccru*) ist eine Eisenkomplexverbindung zur Behandlung der Eisen-

□ Tabelle 3.8 Eisenpräparate zur Behandlung der Eisenmangelanämie. Angegeben sind Jahr der Zulassung, definierte Tagesdosen (DDD) und DDD-Bruttokosten.

Wirkstoffe	Präparate (Beispiele)	Zulassung	DDD	DDD-Kosten (€)
Orale Eisenpräparate				
Eisensulfat	Tardyferon	2004	200 mg	0,57
Eisenglycinsulfat	Ferro sanol/duodenal	1995	200 mg	0,53
Eisengluconat	Ferro sanol Saft	2005	200 mg	1,64
Eisen(III)hydroxid-Polymaltosekomplex	Ferrum Hausmann Sirup	2005	90 mg	0,81
Eisen(III)-Maltol	Feraccru	2016	60 mg	3,28
Parenterale Eisenpräparate				
Eisen(III)carboxymaltose	Ferinject	2007	100 mg	36,97
Eisen(III)natrium-Gluconatkomplex	Ferrlecit Amp.	2004	100 mg	9,74
Eisen(III)oxid-Saccharosekomplex	FerMed	2009	100 mg	16,33

mangelanämie bei erwachsenen Patienten mit chronisch entzündlichen Darmerkrankungen. Das Präparat wurde lediglich in einer placebokontrollierten Studie untersucht, ist aber viermal teurer als ein anderes Eisen(III)-Komplexpräparat.

3.1.10 Elbasvir + Grazoprevir   C

Elbasvir ist ein weiterer neuer NS5A-Replikationsinhibitor, der mit dem ebenfalls neuen Proteaseinhibitor Grazoprevir als fixe Kombination (*Zepatier*) zur Behandlung der chronischen Hepatitis C am 22. Juli 2016 von der EMA zugelassen wurde und am 15. Dezember 2016 in Deutschland auf den Markt kam. Das neue Kombinationspräparat wird nur bei den Genotypen 1 und 4 empfohlen, da die Wirksamkeit bei den HCV-Genotypen 2, 3, 5 und 6 nicht gezeigt worden ist.

Das Hepatitis-C-Virus ist ein einzelsträngiges RNA-Virus mit einer hohen genomischen Variabilität, erkennbar an sieben Genotypen (GT1 bis GT7) und 67 weiteren Subtypen, die teilweise zusätzlich klinisch bedeutsam sind (z. B. GT1a und GT1b). Weltweit ist der Genotyp 1 am meisten verbreitet. Auch in Deutschland kommt GT1 mit 63% am häufigsten vor, gefolgt von GT3 (27%), während GT2 (6%), GT4 (3%), GT5 (0,2%) und GT6 (0,2%) deutlich seltener sind. Die Infektion beginnt mit der Aufnahme des Virus in die Leberzelle über eine rezeptorvermittelte Endozytose. Nach der Fusion mit dem Endosom und Freisetzung der viralen RNA erfolgt in den Leberzellribosomen die Translation in ein einzelnes Polypeptid, das durch zelleigene Peptidasen und virale Proteasen in drei strukturelle und sieben nichtstrukturelle virale Proteine aufgespalten wird. Zu den nichtstrukturellen Proteinen (NS) gehören Serinproteasen (NS3/4A), Replikationsproteine (NS5A) und RNA-abhängige RNA-Polymerasen (NS5B), die als selektive Angriffspunkte für die neuen direkt wirkenden Hepatitis-C-Therapeutika bedeutsam sind. Die nichtstrukturellen Proteine bilden einen Multiproteinkomplex in einem heterogenen Membrannetz, in dem die Replikation und Reifung (Assembly) des Hepatitis-C-Virus zusammen mit zelleigenen Faktoren abläuft. Eine besondere Komponente des Replikationskomplexes ist das Phosphoprotein NS5A, das keine eigene enzymatische Aktivität aufweist, aber für die Replikation und virale Reifung benötigt wird (Übersicht bei Webster et al. 2015).

Weltweit sind über 180 Mio. Menschen mit dem Hepatitis-C-Virus infiziert, was 3% der Weltbevölkerung entspricht. In Europa liegt die Prävalenz zwischen 0,3% in Nordeuropa und 3% in einigen Mittelmeerländern. Deutschland gehört mit einer Prävalenz von 0,3% für die Hepatitis C zu den Niedrigprävalenzregionen, so dass bei uns etwa 300 000 Personen mit dem Hepatitis-C-Virus (HCV) infiziert sind. Im Jahre 2015 wurden in Deutschland 4887 Fälle von erstdiagnostizierter Hepatitis C gemeldet (2014 5817 Fälle), für die gemäß Infektionsschutzgesetz eine namentliche Labor- und Arztmeldepflicht besteht (Robert-Koch-Institut 2016a). Die regionalen Inzidenzen waren in Schleswig-Holstein und Berlin deutlich höher. Die Infektion wird parenteral über das Blut übertragen. Häufigste wahrscheinliche Übertragungswege sind derzeit intravenöser Drogenkonsum (76%) und Sexualpartner (8,1%), während die früher häufige Übertragung über Blutprodukte durch das HCV-Screening von Blutspendern praktisch ausgeschlossen ist und neu erfasste Fälle nur noch durch Blutübertragungen vor 1990 bedingt sind (7,8%) (Robert Koch-Institut 2016b). Wegen der unspezifischen Symptomatik bleibt die Infektion meistens unerkannt und führt in 70–80% der Fälle zur chronischen Hepatitis C. Nach mehr als 20-jährigem Krankheitsverlauf entsteht bei 15–20% der Patienten eine Leberzirrhose und als Folge davon bei 1–4% pro Jahr ein Leberzellkarzinom. Bis 2013 bestand die Standardtherapie der chronischen Hepatitis C aus einer Kombination von Peginterferon alfa und Ribavirin über einem Zeitraum bis zu einem Jahr, wobei der Therapieerfolg jedoch stark vom Genotyp und vom Krankheitsstadium abhing. Die neuen Hepatitis-C-Therapeutika haben durch ihre selektiven Angriffspunkte eine wesentlich stärkere Wirkung auf Hepatitis-C-Viren. Proteaseinhibitoren (Boceprevir, Telaprevir, Simeprevir, Paritaprevir) wirken auf Serinproteasen, Polymeraseinhibitoren (Sofosbuvir, Dasabuvir) auf RNA-abhängige RNA-Polymerasen und NS5A-Replikationsinhibitoren (Daclatasvir, Ledipasvir, Ombitasvir) auf das Phosphoprotein NS5A des Replikationskomplexes. Derzeitiger Standard ist die interferonfreie Kombinationstherapie direkt wirkender Hepatitis-C-Therapeutika als Zweifachkombination (Polymeraseinhibitor plus Replikationsinhibitor NS5A oder Proteaseinhibitor plus Replikationsinhibitor NS5A) oder als Vier- bis Fünffachkombination (Proteaseinhibitor geboostert mit Ritonavir plus Polymeraseinhibitor plus Replikationsinhibitor NS5A, ggf. plus Ribavirin). Die interferonfreie Kombinationstherapie ermöglicht kürzere Therapiezeiten, dauerhafte Viruseradikation von über 95% und verbesserte Verträglichkeit. Interferonhaltige Kombinationen und die beiden ersten Proteaseinhibitoren (Boceprevir, Telaprevir) werden nicht mehr empfohlen (Übersicht Webster et al. 2015).

Mit den NS5A-Replikationsinhibitoren steht eine weitere Gruppe von direkt wirkenden Hepatitis-C-Therapeutika zur Verfügung, die stärker und schneller als die bisherigen Standardtherapeutika wirken (◘ Tabelle 3.9). Elbasvir ist der vierte hochselektive Replikationsinhibitor des Phosphoprotein NS5A, der die Replikation der Hepatitis C Genotypen 1a und 1b bereits mit picomolaren Konzentrationen (IC_{50} 4 pmol/l bzw. 3 pmol/l) hemmt. Nach oraler Gabe (Bioverfügbarkeit 9–35%) zeigt Elbasvir im Plasma eine hohe Proteinbindung von 99,9%, wird überwiegend durch CYP3A metabolisiert und mit einer Eliminationshalbwertszeit von 24 Stunden biliär ausgeschieden. Grazoprevir ist der fünfte Proteasehemmer des Hepatitis C-Virus, der nichtkovalent an die HCV-NS3/4A Serinprotease bindet und dadurch die virale Replikationsrate reduziert. Das HCV-Partikel tritt über Endozytose in die Leberzelle ein, setzt seine RNA frei und wird dann in ein langkettiges Polyprotein übersetzt, das durch die NS3/A4-Protease in funktionelle Proteine gespalten wird. Ohne die Protease entstehen keine funktionsfähigen Proteine und Enzyme, so dass der HCV-Proteaseinhibitor letztlich die virale Replikationsrate vermindert und die Viruselimination aus dem Körper beschleunigt. Grazoprevir hemmt die HCV-NS3/4A-Protease mit halbmaximalen Konzentrationen von 2,0 nmol/l (Genotyp 1a) und 7,0 nmol/l (Genotyp 1b). Maximale Plasmaspiegel werden 2 Stunden nach oraler Gabe erreicht, die absolute Bioverfügbarkeit beträgt 12–13%. Grazoprevir wird in der Leber überwiegend durch CYP3A metabolisiert und wird mit einer Plasmahalbwertszeit von 31 Stunden vor allem biliär eliminiert (Übersicht bei Suraweera et al. 2016).

Die Zweifachkombination Elbasvir-Grazoprevir wurde bisher in sechs klinischen Studien an mehreren Subgruppen von Patienten mit chronischer Hepatitis C-Infektion untersucht, darunter therapienaive Patienten und Therapieversager sowie Patienten mit Zirrhose, Nierenversagen und HIV-Infektion (Übersicht bei Suraweera et al. 2016). In einer placebokontrollierten Phase-3-Studie an 421 therapienaiven Patienten mit chronischer Hepatitis C hatten 91% der Patienten eine Genotyp 1-Infektion und 225 Patienten eine Zirrhose, wobei die Placebogruppe lediglich eine zeitlich ver-

◻ Tabelle 3.9 Arzneimittel zur Behandlung der Hepatitis C. Angegeben sind Hersteller, Jahr der Zulassung, Halbwertszeit (HWZ), definierte Tagesdosis (DDD), Therapiedauer und Bruttotherapiekosten pro Therapiedauer.

Wirkstoffe	Präparate	Hersteller	Zulassung	HWZ h	DDD	Therapiedauer, Wochen	Kosten pro Therapiedauer €
Nukleosidanaloga							
Ribavirin	Copegus	Roche	1992	300	1000 mg	24–48	5.021–10.042
Ribavirin	Ribavirin	TEVA	2012	300	1000 mg	24–48	1.655–3.330
Alfa-Interferone							
Peginterferon alfa 2b	PegIntron	MSD	2000	40	15 µg	24–48	5.925–11.850
Peginterferon alfa 2a	Pegasys	Roche	2002	70–160	26 µg	24–48	6.799–13.598
Proteaseinhibitoren							
Boceprevir	Victrelis	MSD	2011	3,4	2400 mg	24–48	18.877–37.753
Telaprevir	Incivo	Janssen	2011	9–11	2250 mg	24–48	außer Vertrieb
Simeprevir	Olysio	Janssen	2014	10–41	150 mg	12	28.079
Paritaprevir	in Viekirax	AbbVie	2015	5,5	150 mg	12–24	siehe unten
Grazoprevir	in Zepatier	MSD	2016	31	100 mg	12	siehe unten
Polymeraseinhibitoren							
Sofosbuvir	Sovaldi	Gilead	2014	18–26	400 mg	12–24	50.624–100.851
Dasabuvir	Exviera	AbbVie	2015	18–26	500 mg	6	2.331
Replikationsinhibitoren							
Daclatasvir	Daklinza	BMS	2014	13–15	60 mg	12–24	26.892–53.784
Ledipasvir + Sofosbuvir	Harvoni	Gilead	2014	47	90 mg	8–24	35.332–105.997
	Harvoni + Ribavirin	Gilead				12–24	61.478–122.956
Ombitasvir + Paritaprevir + Ritonavir	Viekirax	AbbVie	2015	21–25	12,5 mg + 75 mg + 50 mg pro Tbl, 2mal/d	12–24	48.445–96.890
	Viekirax + Exviera + Ribavirin					12–24	54.571–109.141
Elbasvir + Grazoprevir	Zepatier	MSD	2016	24–31	50 mg + 100 mg	12	35.390
Sofosbuvir +Velpatasvir	Epclusa	Gilead	2016		400 mg + 100 mg	12	56.554

zögerte Behandlung nach Abschluss der aktiven Behandlungsphase erhielt (Zeuzem et al. 2015). Nach 12-wöchiger Behandlung erreichten 95% der Patienten ein dauerhaftes virologisches Ansprechen, darunter Genotyp 1a 92%, Genotyp 1b 99%, Genotyp 4 80% und Genotyp 6 97% sowie 97% mit Zirrhose und 94% ohne Zirrhose. Virologisches Versagen wurde bei 4% der Patienten beobachtet.

Bei 3 Patienten wurde die Behandlung wegen Nebenwirkungen (erhöhte Transaminasewerte, Herzklopfen) abgebrochen. Das Nebenwirkungsprofil war in der Behandlungsgruppe und der Placebogruppe ähnlich. Häufigste Nebenwirkungen waren Kopfschmerzen (17%), Müdigkeit (16%) und Übelkeit (9%). In weiteren klinischen Studien wurde eine ähnlich hohe Wirksamkeit bei Patienten mit Nierenversagen und HIV-Infektion beobachtet (Übersicht bei Suraweera et al. 2016).

Die Nutzenbewertung durch den G-BA hat keinen Beleg für einen Zusatznutzen von Elbasvir plus Grazoprevir für Genotyp 1 und 4 im Vergleich zur festgelegten zweckmäßigen Vergleichstherapie (Ledipasvir/Sofosbuvir oder Ombitasvir/Paritaprevir/Ritonavir plus Ribavirin) ergeben (Bundesministerium für Gesundheit 2017c). Die aktuellen Bruttotherapiekosten von *Zepatier* (28 Filmtbl. 50 mg/100 mg, Listenpreis 11.796,59 €, bisher kein Erstattungsbetrag, Dosis 1 Filmtbl. pro Tag) betragen 421,31 € pro Tag und für die Therapiedauer von 12 Wochen 35.390 €. Die neue Elbasvir-Grazoprevir-Kombination kostet damit fast nur noch halb so viel wie die Sofosbuvirkombinationen (◘ Tabelle 3.9). In einem aktuellen Therapiehinweis wird sie bereits als Mittel der ersten Wahl bei den Genotypen 1a, 1b und 4 genannt, auf die in Deutschland 66% der Hepatitis C-Infektionen entfallen (Gemeinsame Prüfeinrichtungen Baden-Württemberg 2016).

Fazit: Der neue NS5A-Replikationsinhibitor Elbasvir wurde mit dem ebenfalls neuen Proteaseinhibitor Grazoprevir als fixe Kombination (*Zepatier*) zur Behandlung der chronischen Hepatitis C zugelassen. Bei Genotyp 1 und 4 sowie bei speziellen Patientengruppen mit Zirrhose, Nierenversagen oder HIV-Infektion wurden hohe Ansprechraten von über 90% beobachtet. Die Nutzenbewertung ergab keinen Beleg für einen Zusatznutzen. Da die Elbasvir-Grazoprevir-Kombination jedoch fast 50% geringere Therapiekosten als fixe Sofosbuvirkombinationen hat, gilt sie als Mittel der Wahl bei den zugelassenen Genotypen.

3.1.11 Elotuzumab   A

Elotuzumab (*Empliciti*) ist ein monoklonaler Antikörper gegen ein Lymphozytenaktivierungsmolekül (Signaling Lymphocyte Activation Molecule Family Member 7, SLAMF7), der am 11. Mai 2016 von der EMA in Kombination mit Lenalidomid und Dexamethason zur Behandlung des Multiplen Myeloms nach mindestens einer vorangegangenen Therapie zugelassen wurde und am 15. Juni 2016 auf den Markt kam. Eine kurze Beschreibung der Krankheit

und der verfügbaren Therapieoptionen findet sich bei Daratumumab alfa (*Darzalex*) in diesem Kapitel (▶ Abschnitt 3.1.5).

Elotuzumab ist ein humanisierter, monoklonaler, immunstimulierender IgG1-Antikörper gegen den Zelloberflächenrezeptor SLAMF7, der mittels rekombinanter DNA-Technologie aus Mausmyelomazellen (NS0) gewonnen wird. Er bindet an die extrazelluläre Domäne des Lymphozytenaktivierungsmoleküls SLAMF7, das in hoher Dichte von Myelomzellen und in geringerer Dichte auch von natürlichen Killer (NK)-Zellen und anderen Lymphozyten, nicht aber von den meisten hämatopoetischen Zellen exprimiert wird. Elotuzumab hat eine duale Wirkung, die aus einer NK-Zell-vermittelten, antikörperabhängigen zellulären Zytotoxizität für Myelomzellen besteht. Elotuzumab bindet mit dem Fab-Anteil an den SLAMF7-Rezeptor der Myelomzellen und gleichzeitig mit seinem Fc-Anteil an den Fc-Rezeptor (CD16) von NK-Zellen, wodurch es zu einer Aktivierung von NK-Zellen mit Freisetzung von zytotoxischen Granula und Abtötung von Myelomzellen kommt. Daneben wurden weitere Effekte von Elotuzumab (direkte Aktivierung von NK-Zellen, Hemmung der Adhäsion an Knochenmarkzellen) beobachtet (Magen und Muchtar 2016).

Nach ersten Ergebnissen aus einer unkontrollierten Phase-2-Studie wurden Wirksamkeit und Sicherheit von Elotuzumab in einer offenen Phase-3-Studie an 646 Patienten mit 1–3 vorangegangenen Therapien untersucht, die entweder Elotuzumab (10 mg/kg i.v. an Tag 1, 8, 15 und 22 in den ersten beiden 28-Tage-Zyklen, ab 3. Zyklus an Tag 1 und 15) in Kombination mit Lenalidomid (25 mg/Tag oral, Tag 1–21) und Dexamethason (40 mg an Tag 1, 8, 15 und 22) oder Lenalidomid und Dexamethason allein erhielten (Lonial et al. 2015, ELOQUENT-2). Koprimäre Endpunkte waren progressionsfreies Überleben und Gesamtansprechrate. Mit Elotuzumab betrug das mediane progressionsfreie Überleben 19,4 Monate gegenüber 14,9 Monaten in der Kontrollgruppe. Auch die Gesamtansprechrate wurde erhöht (79% versus 66%). Nach einer medianen Beobachtungszeit von 24,5 Monaten lagen noch keine ausreichenden Daten für die eine Auswertung der Mortalität vor. Während des Nutzenbewertungsverfahrens hat der pharmazeutische Unternehmer Ergebnisse eines weiteren Datenschnitts nachgereicht, die eine geringe Verlängerung des Gesamtüberlebens durch Elotuzumab im Vergleich zur Kontrollgruppe (43,7 versus 39,6 Monate) zeigte (Institut für Qualität und Wirtschaftlichkeit im Gesundheitswesen 2016). Häufigste hämatologische Nebenwirkungen waren Lymphopenie (99% versus 98%), Anämie (96% versus 95%), Thrombozytopenie (84% versus 78%) und Neutropenie (82% versus 89%). Weitere häufige Nebenwirkungen waren Müdigkeit (47% versus 39%), Diarrhö (47% versus 26%), Fieber (37% versus 25%) und Husten (31% versus 18%). Trotz Prämedikation (Diphenhydramin, Ranitidin, Paracetamol) traten mit Elotuzumab bei 10% der Patienten Infusionsreaktionen auf.

Die Nutzenbewertung von Elotuzumab durch den G-BA ergab einen Anhaltspunkt für einen geringen Zusatznutzen (Bundesministerium für Gesundheit 2016e). Die Bruttokosten von *Empliciti* (400 mg Pulver zur Herstellung einer Infusionslösung, 1 Durchstechflasche, Listenpreis 1.987,80 €, Erstattungsbetrag 1.557,58 €, Preissenkung 21,6%) betragen bei der Dosierung von 10 mg/kg i.v. nach dem oben angegebenen Dosierungsschema mit insgesamt 30 Zyklen im ersten Jahr 81.967,65 € (◘ Tabelle 3.6). Hinzukommen die Bruttokosten von Lenalidomid (*Revlimid*, 21 Kps. 25 mg, Listenpreis 7.912,21 €, Dosis 25 mg/Tag an Tag 1–21 im 28-Tagezyklus) von 103.141 € pro Jahr sowie Dexamethason (Dexamethason Galen, 100 Tbl. 8 mg 123,07 €, Dosis 40 mg an Tag 1, 8, 15 und 22 im 28-Tageszyklus) von 319,98 € mit resultierenden Gesamtkosten von 185.429 € im ersten Jahr.

Fazit: Elotuzumab (*Empliciti*) ist ein monoklonaler Antikörper gegen das Lymphozytenaktivierungsmolekül SLAMF7 zur Zweitlinientherapie des Multiplen Myeloms in Kombination mit Lenalidomid und Dexamethason. Der neue Antikörper verlängerte im Vergleich zur Kontrollgruppe das progressionsfreie Überleben (19,4 versus 14,9 Monate) und das Gesamtüberleben (43,7 versus 39,6 Monate). Die Nutzenbewertung ergab einen Anhaltspunkt für einen geringen Zusatznutzen. Die Bruttokosten der Kombinationstherapie belaufen sich im ersten Jahr auf 185.429 €.

3.1.12 Idarucizumab A

Idarucizumab (*Praxbind*) ist ein Antikörperfragment, das als spezifisches Antidot bei mit Dabigatran behandelten Patienten eingesetzt werden kann, wenn bei dringlichen Operationen oder bei lebensbedrohlichen oder nicht beherrschbaren Blutungen eine schnelle Aufhebung der Antikoagulation erforderlich ist. Es wurde am 20. November 2015 von der EMA im beschleunigten Verfahren zugelassen und kam am 15. Januar 2016 in Deutschland auf den Markt.

Dabigatran (*Pradaxa*) wurde 2008 als direkter Thrombininhibitor zunächst zur Prophylaxe von Venenthrombosen nach chirurgischem Hüft- oder Kniegelenksersatz zugelassen. Inzwischen ist es auch zugelassen zur Prävention von Schlaganfall und systemischer Embolie bei Patienten mit nicht valvulärem Vorhofflimmern, zur Behandlung tiefer Venenthrombosen und Lungenembolien sowie zur Prävention von rezidivierenden tiefen Venenthrombosen und Lungenembolien (Fachinformation Pradaxa 2016).

Idarucizumab ist das erste spezifische Antidot, um in Notfallsituationen die antikoagulatorische Wirkung von Dabigatran aufzuheben. Es ist ein humanisiertes monoklonales Fab-Antikörperfragment, das mit sehr hoher Affinität spezifisch an Dabigatran bindet und damit dessen gerinnungshemmende Wirkung aufhebt (Eikelboom et al. 2015). Idarucizumab wird in einer Dosis von 5 g intravenös appliziert. Intravasal wird freies Dabigatran rasch durch Idarucizumab in einem festen Komplex gebunden und neutralisiert. Der Plasmaspiegel von Idarucizumab nimmt mit einer initialen Halbwertszeit von ca. 45 min, gefolgt von einer terminalen Halbwertszeit von 4,4–8,1 Stunden ab (Eikelboom et al. 2015). 32% der Idarucizumab-Dosis werden innerhalb von 6 Stunden renal eliminiert, was als transiente Proteinurie im Urin nachweisbar ist. Zwei Drittel der Substanz werden durch proteolytischen Abbau zu Peptiden und Aminosäuren eliminiert.

Über die Aufhebung der antikoagulatorischen Wirkung von Dabigatran durch Idarucizumab wurde in einer Zwischenanalyse einer prospektiven Studie bei 90 Patienten berichtet (Pollack et al. 2015). 51 dieser Patienten hatten eine schwere Blutung (Gruppe A) und 39 Patienten benötigten einen dringenden Eingriff (Gruppe B). Die Patienten erhielten 2mal 2,5 g Idarucizumab als intravenöse Bolusinfusion innerhalb von 15 Minuten. In den beiden Studiengruppen waren die Gerinnungstests nach der ersten Infusion bei über 93% (Thrombinzeit in verdünnten Plasmaproben, dTT) bzw. 88% (Ecarin Clotting Time, ECT) der Patienten normalisiert. 24 Stunden nach der Idarucizumab-Gabe hatten noch mindestens 81% der Patienten einen normalen dTT-Wert bzw. 54% einen normalen ECT-Wert (Pollack et al. 2015). Der Plasmaspiegel an ungebundenem Dabigatran lag ebenfalls unmittelbar nach der ersten Infusion unterhalb der antikoagulatorisch wirkenden Konzentration (< 20 ng/ml) und blieb bei 93% der Patienten für 12 Stunden und bei 79% für 24 Stunden auf diesem niedrigen Niveau. Bei einzelnen Patienten stieg der Dabigatran-Spiegel im Blut nach 12–24 Stunden wieder an, was möglicherweise auf eine Rückverteilung von Dabigatran aus dem Extravasalraum zu erklären ist. Die zirkulierenden Idarucizumab-Spiegel erreichten ihr Maximum 10–30 Minuten nach der Infusion und waren nach 12 Stunden kaum noch nachweisbar (Pollack et al. 2015). 36 Patienten der Gruppe B konnten einer dringlichen Operation unterzogen werden und bei 33 dieser Patienten (92%) war die intraoperative Hämostase normal. In beiden Studiengruppen zusammen verstarben 18 Patienten, davon 5 Patienten mit einer schweren Blutung. Bei 5 Patienten traten innerhalb der ersten 9 Tage eine tiefe Venenthrombose, eine Lungenembolie oder ein Herzinfarkt auf.

Eine frühe Nutzenbewertung von Idarucizumab wurde vom G-BA nicht durchgeführt, weil es sich um ein Arzneimittel handelt, das ausschließlich im Krankenhaus angewendet wird. Die Bruttokosten von *Praxbind* (Klinikspackung 2 Durchstechfl. 2,5 g/50 ml, 2.500,00 €) betragen bei der empfohlenen Dosierung 2mal 2,5 g i.v. 2.500,00 € pro Anwendung.

Fazit: Idarucizumab (*Praxbind*) ist ein Antikörperfragment, das als spezifisches Antidot in Notfallsituationen die antikoagulatorische Wirkung von Dabigatran (*Pradaxa*) aufheben kann. Es handelt sich um ein innovatives Wirkprinzip mit therapeutischer Relevanz und einem sehr hohen Preis.

3.1.13 Mepolizumab   A

Mepolizumab (*Nucala*) ist der erste humanisierte monoklonale Interleukin-5-Antikörper, der am 2. Dezember 2015 von der EMA als Zusatzbehandlung bei schwerem refraktärem eosinophilem Asthma bei erwachsenen Patienten zugelassen wurde und am 1. Februar 2016 auf den Markt kam.

Das Asthma bronchiale umfasst eine heterogene Gruppe von Krankheiten mit reversibler Bronchialobstruktion, die in den meisten Fällen bereits in der Kindheit beginnen und etwa 10% der Kinder und 5% der Erwachsenen betreffen. Trotz ähnlicher Symptomatik hat das Asthma keineswegs eine einheitliche Pathophysiologie, sondern beschreibt zunächst eine breit gefächerte Gruppierung von Patienten und Phänotypen. Leichte und mäßige Schweregrade werden seit 40 Jahren erfolgreich mit inhalativen Glucocorticoiden behandelt, die wesentlich dazu beigetragen haben, dass Hospitalisierungen selten geworden sind und die Asthmamortalität gesenkt wurde. Weiterhin haben langwirkende Beta$_2$-Rezeptoragonisten und Muscarinrezeptoragonisten (Anticholinergika) die Wirksamkeit und die Compliance der Asthmatherapie wesentlich verbessert. Daneben gibt es eine Subgruppe von etwa 5–10% Patienten mit schwerem Asthma, die mit der Standardtherapie nicht ausreichend kontrolliert werden. Diese relativ kleine Patientengruppe gewinnt zunehmend an Bedeutung, da auf sie fast die Hälfte der Therapiekosten entfällt. Nach der gemeinsamen Leitlinie der europäischen und amerikanischen Fachgesellschaften (European Respiratory Society, American Thoracic Society) ist schweres Asthma dadurch definiert, dass trotz Therapie mit hochdosierten inhalierten oder oralen Glucocorticoiden in Kombination mit langwirkenden Beta$_2$-Rezeptoragonisten (LABA) häufige oder schwere Exazerbationen auftreten und die Lungenfunktion eingeschränkt ist. Auch mit dieser therapiebezogenen Definition erfasst das schwere Asthma keine einheitliche Patientengruppe sondern beschreibt Patienten mit hohem therapeutischem Bedarf aber unterschiedlichen pathophysiologischen und klinischen Merkmalen. Um diese Heterogenität besser zu verstehen, entstand das Konzept einzelner Asthmaphänotypen mit unterschiedlichen molekularen und patientenbezogenen

Merkmalen. Mit der Identifizierung von entzündungsbedingten Phänotypen wurden dann gezielte Therapien gegen einzelne Entzündungsmediatoren entwickelt. Als erster monoklonaler Anti-IgE-Antikörper wurde Omalizumab im Jahre 2005 zur Behandlung von Patienten mit schwerem allergischem Asthma eingeführt, der die Mastzelldegranulation verhindert und Asthmaexazerbationen deutlich reduziert. Weiterhin zeigen etwa 50% der Asthmapatienten eine Zunahme von Eosinophilen im Blut und Gewebe, die überwiegend durch das proeosinophile Zytokin Interleukin-5 aktiviert werden. Darauf basiert die Entwicklung von Interleukin-5-Antikörpern zur Behandlung des schweren eosinophilen Asthmas (Übersicht bei Fajt und Wenzel 2017).

Mepolizumab ist ein humanisierter monoklonaler Antikörper gegen Interleukin-5, der die Bindung des Zytokins an seinen Rezeptor mit hoher Affinität (IC_{50} 0,94 nmol/l) hemmt. Durch die Blockade von Interleukin-5 wird die Bildung und Aktivierung von Eosinophilen vermindert und dementsprechend die Zahl der Eosinophilen im Blut und Gewebe von Asthmapatienten gesenkt. Nach subkutaner Gabe beträgt die Bioverfügbarkeit 80% und die mittlere Halbwertszeit 16–22 Tage. Obwohl die genaue Elimination von Mepolizumab nicht bekannt ist, wird angenommen, dass der Abbau durch unspezifische proteolytische Enzyme erfolgt (Übersicht bei Keating 2015). In einer ersten größeren Studie an 362 Patienten mit moderatem persistierendem Asthma verminderte Mepolizumab die Eosinophilen in Blut und Sputum, hatte aber keinen Effekt auf die klinischen Endpunkte (Flood-Page et al. 2007). Erst in einer Studie an 621 Patienten mit schwerem Asthma (mindestens zwei Exazerbationen im vorangehenden Jahr mit systemischer Glucocorticoidtherapie) und Zeichen einer eosinophilen Entzündung war Mepolizumab erfolgreich (Pavord et al. 2012). Die Exazerbationsrate der Placebogruppe (2,40 Exazerbationen pro Patient und Jahr) wurde durch drei Dosierungen von Mepolizumab (75 mg, 250 mg, 750 mg i.v. alle 4 Wochen) deutlich gesenkt (48%, 39%, 52%). Die Häufigkeit schwerer unerwünschter Wirkungen (12–16%) war ähnlich wie in der Placebogruppe (16%). Es wurden keine lebensbedrohlichen anaphylaktischen Reaktionen berichtet. Allerdings traten unter der Behandlung mit Mepolizumab drei Todesfälle auf, die jedoch nicht als behandlungsbedingt angesehen wurden.

Die Nutzenbewertung durch den G-BA hat für Patienten mit schwerem refraktärem eosinophilem Asthma, die nicht oder nur im Rahmen von akuten Exazerbationen mit oralen Corticosteroiden behandelt werden, keinen Beleg für einen Zusatznutzen im Vergleich zur zweckmäßigen Vergleichstherapie (mittel- bis hochdosierte inhalative Glucocorticoide und langwirksame Bronchodilatatoren ggf. mit oralen Glucocorticoiden) ergeben. Bei Patienten, die regelmäßig mit oralen Glucocorticoiden behandelt werden, bestand ein Anhaltspunkt für einen geringen Zusatznutzen (Bundesministerium für Gesundheit 2016f). Die Bruttokosten von *Nucala* (3 Durchstechflachen 100 mg 5.756,74 €, Erstattungsbetrag 4.171,30 €, Preissenkung 27,5%) betragen bei einer Dosierung von 100 mg s.c. alle 4 Wochen) 49,66 € pro Tag und 18.125 € pro Jahr (◘ Tabelle 3.10).

Fazit: Mepolizumab (*Nucala*) ist der erste humanisierte monoklonale Interleukin-5-Antikörper zur Behandlung des schweren refraktären eosinophilen Asthma. Die Exazerbationsrate wird deutlich um etwa 50% gesenkt. Die Therapie ist jedoch mit 18.125 € pro Jahr sehr teuer und kostet für die infrage kommenden Patientenzahlen (16 000 bis 100 000) insgesamt 290 bis 1.800 Mio. € pro Jahr.

3.1.14 Migalastat   A

Migalastat (*Galafold*) ist ein kleinmolekularer Stabilisator der α-Galactosidase, der am 26. Mai 2016 für die Dauerbehandlung von Patienten ab einem Alter von 16 Jahren mit gesicherter Morbus Fabry-Diagnose (α-Galactosidase A-Mangel) von der EMA zugelassen wurde, wenn sie eine auf die Behandlung ansprechende Mutation aufweisen. Da es nur wenige Patienten mit Morbus Fabry gibt, wurde *Galafold* am 22. Mai 2006 als Arzneimittel für seltene Leiden (Orphan-Arzneimittel) ausgewiesen.

Der Morbus Fabry ist eine seltene X-chromosomal vererbte Glykosphingolipidspeicherkrankheit, die durch einen Enzymdefekt der lysosomalen α-Galactosidase A bedingt ist. Die Inzidenz beträgt 1:40 000–117 000 Geburten (geschätzte Prävalenz in Deutschland 1000–2000 Patienten). Die

◻ Tabelle 3.10 Arzneimittel zur Behandlung des Asthma bronchiale und der chronisch obstruktiven Lungenkrankheit (COPD). Angegeben sind Jahr der Zulassung, Halbwertszeit (HWZ), definierte Tagesdosis (DDD) und DDD-Bruttokosten (größte Packung).

Wirkstoff	Präparat (Beispiele)	Zulassung	HWZ	DDD	DDD-Kosten €
Inhalative Glucocorticoide					
Beclometason	Sanasthmax	1976	3 h	800 µg	0,59
	Beclomethason-ratiopharm	2002	3 h	800 µg	0,66
Budesonid	Pulmicort	1993	3 h	800 µg	0,58
	Novopulmon	2002	3 h	800 µg	0,42
Fluticason	Flutide	1997	3 h	600 µg	0,71
Langwirkende Beta$_2$-Rezeptoragonisten					
Salmeterol	Serevent	1995	5 h	100 µg	1,86
	Salmeterol HEXAL	1995	5 h	100 µg	1,15
Formoterol	Oxis	1997	2–5 h	24 µg	1,18
	Formoterol STADA	2010	2–5 h	24 µg	0,69
Indacaterol	Onbrez	2010	40–52 h	150 µg	1,60
Olodaterol	Striverdi	2014	45 h	5 µg	1,50
Muscarinrezeptorantagonisten					
Tiotropiumbromid	Spiriva*	2002	5–6 d	18 µg	1,88
	Braltus*	2016	5–6 d	18 µg	1,60
Aclidiniumbromid	Bretaris*	2012	2–3 h	750 µg	1,39
Glycopyrroniumbromid	Seebri*	2012	33–57 h	50 µg	1,85
Umeclidiniumbromid	Incruse	2016	19 h	65 µg	1,31
Monoklonale Antikörper					
Omalizumab	Xolair**	2005	26 d	16 mg	51,63
Mepolizumab	Nucala***	2016	16–22 d	3,571 mg	49,66
Reslizumab	Cinqaero***	2016	24 d	7,5 mg	47,99

* Nur für COPD zugelassen, ** für IgE- vermitteltes Asthma zugelassen, *** nur für schweres, eosinophiles Asthma zugelassen

α-Galactosidase A hydrolysiert unter normalen Bedingungen die α-Galactosylbindungen von Glykosphingolipiden in den Zellmembranen. Bei einem genetischen Defekt dieses Enzyms resultiert eine zelluläre Akkumulation von Globotriaosylceramid-3 und anderen Glykosphingolipiden in den Lysosomen des Gefäßendothels vor allem in Herz und Nieren. Die häufigsten Manifestationen sind daher Niereninsuffizienz und Herzinsuffizienz. Weiterhin treten Schmerzen, gastrointestinale Störungen, transitorische ischämische Attacken und Schlaganfälle auf. Die Patienten versterben vorzeitig im 4. oder 5. Lebensjahrzehnt an renalen, kardialen oder zerebrovaskulären Komplikationen. Die Enzymersatz-

therapie mit den beiden rekombinanten Enzymen Agalsidase alfa (*Replagal*) und Agalsidase beta (*Fabrazyme*) hat die Prognose der Krankheit seit der Zulassung im Jahre 2001 wesentlich verbessert. Entscheidend für den Behandlungserfolg ist der möglichst frühzeitige Therapiebeginn nach Stellung der Diagnose. Dadurch werden die später irreversiblen Veränderungen der betroffenen Organe weitgehend verhindert, während in fortgeschrittenen Fällen die Wirksamkeit der Enzymsubstitution nur begrenzt ist (Übersicht bei El-Abassi et al. 2014).

Migalastat (1-Deoxygalactonojirimycin) ist ein Analogon der Galactose, die normalerweise als terminaler Zuckerrest des Globotriaosylceramid-3 durch die α-Galactosidase A abgespalten wird. Migalastat bindet als potenter reversibler Inhibitor an das aktive Zentrum der α-Galactosidase A und stabilisiert dadurch als pharmakologisches Chaperon bestimmte mutierte Formen des Enzyms. Das korrekt gefaltete Enzym wird dann vom Ort seiner Synthese im endoplasmatischen Retikulum ordnungsgemäß in die Lysosomen transportiert. Dort fördern der niedrige pH und die hohe Substratkonzentration die Dissoziation von Migalastat, so dass die α-Galactosidase A dann ihr Substrat Globotriaosylceramid-3 abbauen kann. Im Gegensatz zur Enzymersatztherapie wird Migalastat oral appliziert und hat eine hohe orale Bioverfügbarkeit von 75%. Die Elimination erfolgt überwiegend renal als unveränderte Substanz mit einer Halbwertszeit von 3–5 Stunden (Übersicht bei Johnson et al. 2013).

Wirksamkeit und Sicherheit von Migalastat wurden in zwei doppelblinden Phase-3-Studien an Patienten mit Morbus Fabry untersucht. In der ersten Studie an 67 Patienten mit mutierten α-Galactosidase A-Formen, die geeignet oder nicht geeignet für Migalastat waren, zeigte die Ansprechrate (50% Abnahme der Globotriaosylceramid-3-Einschlüsse pro interstitielle Nierenkapillare, primärer Endpunkt) nach 6 Monaten keinen signifikanten Unterschied zwischen Migalastat und Placebo (41% versus 28%) (Germain et al. 2016). In einer präspezifizierten post-hoc-Analyse von Patienten mit geeigneten α-Galactosidase A-Mutanten wurde mit Migalastat jedoch eine signifikante Abnahme der Globotriaosylceramid-3-Einschlüsse pro interstitielle Nierenkapillare im Vergleich mit Placebo beobachtet (–0,25 versus 0,07). Die Nebenwirkungen von Migalastat und Placebo waren bis auf Kopfschmerzen (35% versus 21%) und Nasopharyngitis (18% versus 6%) weitgehend ähnlich. In einer zweiten offenen Phase-3-Studie an 57 Patienten, die zuvor durchschnittlich 3,5 Jahre mit der Enzymersatztherapie behandelt worden waren, wurden 36 Patienten auf Migalastat (150 mg oral jeden 2. Tag) umgestellt und 21 Patienten mit Agalsidase alfa (0,2 mg/kg i.v.) oder Agalsidase beta (1 mg/kg i.v.) alle 2 Wochen weiterbehandelt (Hughes et al. 2017, ATTRACT). Da von den eingeschlossenen 57 Patienten 53 auf Migalastat ansprechende Mutationen hatten, wurden 4 Patienten aus der Wirksamkeitsanalyse ausgeschlossen. Primäres Studienziel war die Vergleichbarkeit der Wirkungen auf die Nierenfunktion (glomeruläre Filtrationsrate$_{Iohexol}$, Ausgangswert 82,8 ml/min/1,73 m²). Nach 18 Monaten hatten Migalastat und die Enzymersatztherapie ähnliche Effekte auf die Nierenfunktion (–1,51 versus –1,53 ml/min/1,73 m²). Der linksventrikuläre Massenindex wurde durch Migalastat aber nicht durch die Enzymersatztherapie gesenkt. Die Plasmaspiegel von Globotriaosylsphingosin-3 blieben nach dem Therapiewechsel auf Migalastat niedrig und stabil. Auch die Lebensqualität war in beiden Gruppen vergleichbar.

Der medizinische Zusatznutzen von Orphan-Arzneimitteln gilt durch die EMA-Zulassung als belegt, ebenso entfallen Angaben zur zweckmäßigen Vergleichstherapie. Das Ausmaß des Zusatznutzens von Migalastat ist nach der Bewertung des G-BA nicht quantifizierbar (Bundesministerium für Gesundheit 2016g). Die Bruttokosten von *Galafold* (14 Kps. 123 mg, Listenpreis 22.185,09 €, Erstattungspreis 19.614,78 €, Preissenkung 12,9) betragen bei der Dosis von 123 mg oral jeden 2. Tag 689,81 € pro Tag und 251.782 € pro Jahr. Die Kosten des neuen oral anwendbaren Arzneimittels liegen damit geringfügig unter den Kosten der parenteralen Enzymersatztherapie mit den beiden rekombinanten Enzymen Agalsidase alfa (*Replagal*) und Agalsidase beta (*Fabrazyme*) (◘ Tabelle 3.11).

Fazit: Migalastat (*Galafold*) ist ein kleinmolekularer Stabilisator der α-Galactosidase A, der als Orphan-Arzneimittel zur oralen Dauerbehandlung von Patienten mit geeigneten Enzymmutanten des Morbus Fabry zugelassen wurde. Die Chaperontherapie ist genauso wirksam wie die bisher verfügbare Enzymersatztherapie mit Agalsidase alfa (*Replagal*) und Agalsidase beta (*Fabrazyme*). Die frühe Nutzenbewertung durch den G-BA hat einen nicht quantifizierbaren Zusatznutzen ergeben. Die Therapiekosten sind allerdings noch höher als mit den beiden rekombinanten Enzymen.

3.1.15 Milnacipran   C

Milnacipran (*Milneurax*) ist ein selektiver Serotonin- und Noradrenalin-Wiederaufnahme-Inhibitor (SNRI), der zur Behandlung von Episoden einer Major Depression bei Erwachsenen am 16. März

◘ Tabelle 3.11 Arzneimittel zur Behandlung des Morbus Fabry. Angegeben sind Jahr der Zulassung, Halbwertszeit (HWZ), definierte Tagesdosen (DDD) und Bruttokosten pro Jahr.

Wirkstoffe	Präparate	Zulassung	HWZ	DDD	Bruttokosten pro Jahr (€)
Enzymersatztherapie					
Agalsidase alfa	Replagal	2001	89–108 min	1 mg	256.959
Agalsidase beta	Fabrazyme	2001	89–108 min	5 mg	256.480
Enzymmodulatoren					
Migalastat	Galafold	2016	2–5 h	61,5 mg	251.782

2016 vom BfArM zugelassen wurde und am 1. August 2016 in Deutschland auf den Markt kam. In Frankreich ist es bereits seit 1997 zur Behandlung einer Major Depression verfügbar.

Depressionen zählen zu den häufigsten Erkrankungen in der Psychiatrie. Sie beeinträchtigen die psychische und auch körperliche Befindlichkeit sehr stark und sind aufgrund der Suizidgefahr nach wie vor mit einer hohen Mortalität assoziiert. Depressive Störungen verlaufen meist episodisch und können in verschiedene Schweregrade eingeteilt werden. Für die Therapie einer akuten depressiven Episode sind in Deutschland viele Pharmaka zugelassen. Die Wirksamkeit und Sicherheit von Antidepressiva wurde in zahlreichen klinischen Studien untersucht. Darüber hinaus existieren mehrere Metaanalysen, die die Wirkung von Antidepressiva mit Placebo bzw. zwischen verschiedenen Antidepressiva vergleichen. In der aktuellen S3-Leitlinie/Nationale Versorgungsleitlinie werden hieraus jedoch keine eindeutigen Empfehlungen zur Überlegenheit eines Wirkstoffes bzw. einer Wirkstoffgruppe abgeleitet (Deutsche Gesellschaft für Psychiatrie, Psychotherapie und Nervenheilkunde et al. 2015).

Milnacipran hemmt die neuronale Wiederaufnahme von Serotonin und Noradrenalin und gehört damit wie Venlafaxin und Duloxetin zu den selektiven Serotonin- und Noradrenalin-Reuptake-Inhibitoren (SNRI). Im Gegensatz zur den trizyklischen Antidepressiva besitzt Milnacipran keine klinisch relevante Affinität zu α_1-Adrenozeptoren, H_1-Histamin-, Muskarin-, Dopamin- oder Opioidrezeptoren. Es wird nach oraler Einnahme gut enteral resorbiert, ist zu 85% bioverfügbar und wird nur gering an Plasmaproteine gebunden. Milnacipran wird nicht über Cytochrom-P450-Enzyme verstoffwechselt, sondern nach direkter Glukuronidierung mit einer Halbwertszeit von 8 Stunden zu 90% renal eliminiert (Fachinformation *Milnaneurax*).

Milnacipran wurde in mehreren kleinen, klinischen Studien bei Patienten mit depressiven Störungen oder einer Major Depression im Vergleich mit Placebo oder anderen Antidepressiva untersucht. Dabei zeigte sich Milnacipran bei Patienten mit Major Depression überlegen gegenüber Placebo (Macher et al. 1989). In einem direkten Vergleich von Milnacipran versus Fluoxetin bei 190 Patienten mit Major Depression war jedoch Fluoxetin wirksamer als Milnacipran (Ansseau et al. 1994). Umfangreiche Metaanalysen reihen Milnacipran unterschiedlich in das Spektrum anderer Antidepressiva ein. In einer Metaanalyse von 6 Studien, in denen Milnacipran gegen selektive Serotonin-Reuptake-Inhibitoren (SSRI) getestet wurde, wurde kein Unterschied in der Ansprechrate zwischen Milnacipran (58,9%) und SSRIs (58,3%) festgestellt (Papakostas und Fava 2007). Ein Cochrane-Review verglich 16 randomisierte, kontrollierte Studien mit Milnacipran oder anderen Antidepressiva und fand keine signifikanten Unterschiede in der Wirksamkeit zwischen den untersuchten Antidepressiva (Nakagawa et al. 2009). Mit Milnacipran behandelte Patienten brachen die Studien jedoch wegen unerwünschter Wirkungen seltener ab als Patienten, die Trizyklika einnahmen (Nakagawa et al. 2009). Die nach Einnahme von Milnacipran am häufigsten beobachteten Nebenwirkungen waren Übelkeit und Kopfschmerzen, aber auch Agitiertheit, Ängstlichkeit und andere psychische Symptome, suizidales Verhalten, Tachykardie, Hypertonie und andere vegetative Symptome traten oft auf. Milnacipran ist

▣ Tabelle 3.12 Behandlung der Depression mit selektiven Monoamin-Wiederaufnahme-Inhibitoren. Angegeben sind Jahr der Zulassung, definierte Tagesdosis (DDD), Halbwertszeit (HWZ) und DDD-Bruttokosten. SSRI: Selektive Serotonin-Wiederaufnahme-Inhibitoren, SNRI: Serotonin-Noradrenalin-Wiederaufnahme-Inhibitoren.

Wirkstoff	Präparat (Auswahl)	Zulassung	HWZ	DDD	DDD-Kosten €
SSRI					
Citalopram	Citalopram-Hormosan	1996	36 h	20 mg	0,17
Fluoxetin	Fluoxetin STADA	1990	4–6 d	20 mg	0,21
Paroxetin	Paroxetin Stada	1992	24 h	20 mg	0,22
Sertralin	Sertralin bluefish	1997	26 h	50 mg	0,25
Escitalopram	Escitalopram AL	2003	30 h	10 mg	0,21
SNRI					
Venlafaxin	Venlafaxin AbZ	1996	5–11 h	100 mg	0,32
Duloxetin	Duloxetin Glenmark	2004	8–17 h	60 mg	0,84
Milnacipran	Milnaneurax	2016	8 h	100 mg	1,66

kontraindiziert bei Gabe von irreversiblen MAO-Hemmern, um die Gefahr eines Serotonin-Syndroms zu mindern.

Eine frühe Nutzenbewertung von Milnacipran wurde vom G-BA nicht durchgeführt, weil es sich nicht um einen neuen Wirkstoff mit Unterlagenschutz handelt. Die Bruttokosten von *Milnaneurax* (100 Hartkapseln 50 mg, Listenpreis 83,06 €) betragen bei der zugelassenen Dosierung von 100 mg/Tag oral 1,66 € pro Tag und 606 € pro Jahr. Das neue Antidepressivum ist damit etwa fünfmal teurer als preisgünstige SNRI-Generika (z.B. *Venlafaxin AbZ* 100 Filmtbl. 150 mg Listenpreis 48,22 €, DDD 100 mg), die nur 0,32 € pro Tag und 117 € pro Jahr kosten (▣ Tabelle 3.12). Trotz der relativ hohen Therapiekosten ist *Milnaneurax* bereits im Jahr seiner Einführung in die Gruppe der 10 000 meistverordneten Arzneimittel gelangt (▣ Tabelle 3.2).

Fazit: Milnacipran (*Milnaneurax*) ist ein weiterer selektiver Serotonin- und Noradrenalin-Reuptake-Inhibitor (SNRI), der zur Behandlung einer Major Depression zugelassen ist. Nach einem Cochrane-Review zeigt Milnacipran keine signifikanten Unterschiede im Vergleich zu anderen SNRI-Antidepressiva, hat aber erheblich höhere Therapiekosten.

3.1.16 Necitumumab   A

Necitumumab (*Portrazza*) ist ein weiterer monoklonaler Antikörper gegen den epidermalen Wachstumsfaktorrezeptor (EGFR) zur Therapie von Patienten mit lokal fortgeschrittenem oder metastasiertem, EGFR-exprimierendem, plattenepithelialem, nicht-kleinzelligem Lungenkarzinom in Kombination mit Gemcitabin und Cisplatin, wenn diese bislang keine Chemotherapie für dieses Stadium der Erkrankung erhalten haben. Das Präparat wurde am 15. Februar 2016 von der EMA zugelassen und kam am 1. April 2016 in Deutschland auf den Markt.

Das Lungenkarzinom war 2013 mit 53 500 Neuerkrankungen (34 690 Männer, 18 810 Frauen) und 44 848 Todesfällen (29 708 Männer, 15 140 Frauen) weiterhin der häufigste letale Tumor in Deutschland (Robert Koch Institut 2016b). Bei Männern ist seit Ende der 1980er Jahre ein rückläufiger Trend erkennbar, während die Inzidenz bei Frauen weiter ansteigt. Häufigster Risikofaktor ist weiterhin das Zigarettenrauchen bei 80–90% der Lungenkarzinome. Nach Beendigung des Rauchens nähert sich das Krebsrisiko nach 15 Jahren dem der Nichtraucher an, erreicht dieses aber nicht. Passivrauchen erhöht das Risiko ungefähr 1,5fach. Das nichtkleinzellige Lungenkarzinom hat mit 85–90% den größten Anteil. Seine wichtigsten histologische Untergruppen sind das deutlich angestiegene Adenokarzinom (50%), das Plattenepithelkarzinom (25%)

und das großzellige Lungenkarzinom (10%). Hinzukommen vor allem beim Adenokarzinom molekularpathologische Subtypen durch onkogene Mutationen. Bei lokaler Begrenzung des Tumors ist die Lungenresektion die Therapie der Wahl. Das stadienabhängige 5-Jahresüberleben beträgt nach kurativer Lobektomie im Stadium I 68–92% und im Stadium II 53–60%. Zum Zeitpunkt der Diagnose sind jedoch 60% der Patienten bereits inoperabel (Stadium IIIB und IV), so dass die relativen 5-Jahres-Überlebensraten dann insgesamt nur noch 16–21% betragen. Traditionelle Erstlinientherapie beim fortgeschrittenen nicht-kleinzelligem Lungenkarzinom ohne spezifische Mutationen sind weiterhin platinhaltige Zweifachkombinationen (z. B. Carboplatin plus Paclitaxel). Damit werden Ansprechraten von 12–37% der Patienten und ein Gesamtüberleben von 10–14 Monaten erreicht. Die Kombination mit neueren Arzneimitteln wie Bevacizumab bei Nicht-Plattenepithelkarzinomen hatte nur begrenzte Erfolge, häufig aber zusätzliche toxische Nebenwirkungen. Weitere Fortschritte für die Behandlung des fortgeschrittenen nicht-kleinzelligen Lungenkarzinoms hat die Identifizierung molekularer Untergruppen und die Entwicklung von Arzneimitteln für die gezielte Therapie ermöglicht. Als erstes wurden onkogene Mutationen des epidermalen Wachstumsfaktorrezeptors (EGFR) entdeckt, die bei 10–20% der nichtasiatischen Bevölkerung vorkommen. Die Tyrosinkinaseinhibitoren Erlotinib (*Tarceva*), Gefitinib (*Iressa*) und Afatinib (*Giotrif*) werden als Erstlinientherapie eingesetzt, bisher wurde allerdings nur eine Verlängerung des progressionsfreien Überlebens im Vergleich zur platinbasierten Standardtherapie nachgewiesen. In einer weiteren genetisch identifizierbaren Patientengruppe wurde eine onkogene anaplastische Lymphomkinase (ALK) als therapeutisches Zielprotein identifiziert, das ursprünglich im anaplastischen Lymphom entdeckt wurde und mit einer Prävalenz von 2–7% an der Entstehung des nicht-kleinzelligen Lungenkarzinoms beteiligt ist. Die neueste Entwicklung bei der Behandlung des Lungenkarzinoms ist der Einsatz von Immuntherapeutika aus der Gruppe der Checkpoint-Inhibitoren, die auf das Cytotoxic-T-Lymphocyte-associated Antigen-4 (CTLA-4) und den Programmed Death-1-Rezeptor (PD-1) wirken und dadurch die tumorbedingte Suppression der T-Zellaktivierung wiederherstellen (Übersicht bei Hirsch et al. 2017). Mit den beiden EGFR-Inhibitoren Necitumumab und Osimertinib wurden 2016 zwei weitere neue Arzneimittel für die Behandlung des nicht-kleinzelligem Lungenkarzinoms zugelassen (◘ Tabelle 3.13).

Necitumumab ist ein humaner monoklonaler IgG1-Antikörper gegen die extrazelluläre Region des epidermalen Wachstumsfaktorrezeptors (EGFR), der mittels rekombinanter DNA-Technologie aus Mausmyelomazellen (NS0) gewonnen wird. Durch die Bindung an den Rezeptor wird der EGFR inaktiviert und die EGFR-abhängige Zellproliferation gehemmt. Weiterhin kommt es zu einem Abbau des Rezeptors und einer Antikörper-abhängigen zellulären Zytotoxizität in EGFR-exprimierenden Zellen. Nach intravenöser Infusion wird Necitumumab ähnlich wie andere Immunglobuline zu Peptiden und einzelnen Aminosäuren abgebaut und mit einer Eliminationshalbwertszeit von 14 Tagen ausgeschieden (Übersicht bei Genova und Hirsch 2016).

Necitumumab wurde zunächst an 633 Patienten mit nichtkleinzelligem Nicht-Plattenepithelkarzinom der Lunge in einer Phase-3-Studie in Kombination mit Pemetrexed und Cisplatin untersucht, wodurch das Gesamtüberleben im Vergleich zur Pemetrexed-Cisplatin-Kombination (11,3 versus 11,5 Monate) nicht verlängert wurde (Paz-Ares et al. 2015, INSPIRE). In einer weiteren Phase-3-Studie an 1093 Patienten mit nichtkleinzelligem Plattenepithelkarzinom wurde eine Erstlinientherapie mit Necitumumab (800 mg i.v. an Tag 1 und 8, alle 3 Wochen) kombiniert mit einer Chemotherapie (Gemcitabin 1250 mg/m^2 i.v. an Tag 1 und 8, Cisplatin 75 mg/m^2 i.v. an Tag 1, alle 3 Wochen) mit der Chemotherapie allein verglichen (Thatcher et al. 2015, SQUIRE). Necitumumab plus Chemotherapie verlängerte das mediane Gesamtüberleben gering aber signifikant im Vergleich zur alleinigen Chemotherapie (11,5 versus 9,9 Monate). Allerdings traten unter Necitumumab häufiger schwere unerwünschte Ereignisse (Grad 3 und 4) als mit alleiniger Chemotherapie (48% versus 38%) auf, insbesondere Hypomagnesiämie (9% versus 1%), Hautreaktionen (8% versus 1%) und venöse Thromboembolien (5,0% versus 2,6%).

Die Nutzenbewertung durch den G-BA hat ergeben, dass ein Zusatznutzen für Patienten mit

◘ Tabelle 3.13 Arzneimittel zur Behandlung des fortgeschrittenen nicht-kleinzelligen Lungenkarzinoms. Angegeben sind Wirkstoffe, Präparate, Jahr der Zulassung, empfohlene Dosierung, Halbwertszeit (HWZ) und Therapiekosten pro Jahr.

Wirkstoffe	Präparate (Auswahl)	Zulassung	Dosierung	HWZ	Bruttokosten pro Jahr (€)
Chemotherapeutika					
Carboplatin	Carboplatin HEXAL	1988	400 mg/m² i.v. Tag 1 alle 28 Tage	3–6 h	5.222
Paclitaxel	Paclitaxel HEXAL	1994	175 mg/m² i.v. Tag 1 alle 21 Tage	2–20 h	21.561
Pemetrexed	Alimta	2004	500 mg/m² i.v. Tag 1 alle 21 Tage	3,5 h	79.254
Tyrosinkinaseinhibitoren					
Erlotinib	Tarceva	2006	800 mg/Tag oral	25–48 h	35.133
Gefitinib	Iressa	2006	50 mg/Tag oral	40–60 h	42.080
Afatinib	Giotrif	2013	40 mg/Tag oral	36 h	37.124
Nintedanib	Vargatef	2015	400 mg/Tag oral	13–19 h	33.512
Osimertinib	Tagrisso*	2016	80 mg/Tag oral	14 Tage	103.595 außer Vertrieb
VEGF-Inhibitoren					
Bevacizumab	Avastin	2005	7,5–15 mg/kg i.v. alle 21 Tage	5,3 Tage	38.395–76.790
Ramucirumab	Cyramza	2016	10 mg/kg i.v. alle 21 Tage	6 Tage	78.810
ALK-Inhibitoren					
Crizotinib	Xalkori	2012	500 mg/Tag oral	42 h	74.068
Ceritinib	Zykadia	2015	750 mg/Tag oral	42 h	65.813
Alectinib	Alecensa	2017	2x600 mg/Tag oral	33 h	109.835
EGFR-Inhibitoren					
Necitumumab	Portrazza**	2016	800 mg i.v. Tag 1+8 alle 21 Tage	48 h	65.052 außer Vertrieb
PD-1-Rezeptorinhibitoren					
Nivolumab	Opdivo	2015	3 mg/kg i.v. alle 14 Tage	27 Tage	72.310
Pembrolizumab	Keytruda	2016	200 mg i.v. alle 21 Tage	25 Tage	145.679

* Vertriebseinstellung 11/2016 (neue Nutzenbewertung durch G-BA, Beschluss Okt 2017), ** Vertriebseinstellung 2/2017

EGFR-positivem, plattenepithelialem, nicht-kleinzelligen Lungenkarzinom nicht belegt ist (Bundesministerium für Gesundheit 2016h). Entscheidend für die Gesamtbewertung des G-BA war der nur geringfügige positive Effekt auf das Gesamtüberleben bei gleichzeitigen Nachteilen bei den Nebenwirkungen und fehlenden Daten zur Lebensqualität. Die Bruttokosten von *Portrazza* (1 Durchstechfl. 50 ml 800 mg, Listenpreis 1.871,36 €, außer Vertrieb, Dosis 800 mg i.v. Tag 1+8 alle 21 Tage) betragen 178,22 € pro Tag bzw. 65.052 € pro Jahr (◘ Tabelle 3.13). Sie sind damit deutlich höher als die Kosten der Tyrosinkinaseinhibitoren (Erlotinib, Gefitinib, Afatinib) zur Behandlung des nicht-

kleinzelligen Lungenkarzinoms mit aktivierenden EGFR-Mutationen. Nachdem keine Einigung mit dem GKV-Spitzenverband auf einen Erstattungsbetrag erreicht wurde, hat Lilly den Vertrieb von Portrazza zum 1. Februar 2017 in Deutschland eingestellt (Oncotrends 2017).

Fazit: Necitumumab (*Portrazza*) ist ein weiterer EGFR-Antikörper für die Erstlinientherapie des lokal fortgeschrittenen oder metastasierten, plattenepithelialen, nicht-kleinzelligen Lungenkarzinom in Kombination mit Gemcitabin und Cisplatin. Die Kombination mit der Chemotherapie zeigte eine geringfügige Zunahme des Gesamtüberlebens im Vergleich zur alleinigen Chemotherapie bei gleichzeitig stärkeren Nebenwirkungen. Die frühe Nutzenbewertung durch den G-BA ergab keinen Beleg für einen Zusatznutzen im Verhältnis zur zweckmäßigen Vergleichstherapie.

3.1.17 Olaratumab   A

Olaratumab (*Lartruvo*) ist der erste monoklonale Antikörper gegen den Thrombozyten-Wachstumsfaktor-Rezeptor α (Platelet-derived Growth Receptor α, PDGFRα) zur Behandlung von Patienten mit fortgeschrittenem Weichgewebesarkom in Kombination mit Doxorubicin, wenn die Patienten nicht für eine kurative Behandlung (Operation oder Strahlentherapie) geeignet sind, und wenn sie zuvor nicht mit Doxorubicin behandelt wurden. Das Präparat wurde am 6. November 2016 von der EMA unter Auflagen zugelassen und kam am 1. Dezember 2016 in Deutschland auf den Markt. Daher wird die EMA jedes Jahr alle neuen verfügbaren Informationen prüfen und die Zulassungsdaten ggf. aktualisieren. Da es nur wenige Patienten mit Weichgewebesarkom gibt, wurde *Lartruvo* am 12. Februar 2015 als Arzneimittel für seltene Leiden (Orphan-Arzneimittel) ausgewiesen.

Weichgewebesarkome sind seltene Malignome mensenchymalen Ursprungs mit heterogener Differenzierung, die überall im Körper entstehen können, aber zu 60% an den Extremitäten lokalisiert sind. Die Inzidenz beträgt 1,8–5 Fälle pro 100 000 Einwohner und erreicht damit in Deutschland etwa 2800 Neuerkrankungen pro Jahr. Neben histologischen Hauptgruppen (Leiomyosarkom, Liposarkom, Fibrosarkom, Angiosarkom) werden zahlreiche weitere Subgruppen aufgrund molekularer Merkmale unterschieden, die auch therapeutisch an Bedeutung gewinnen. Standardtherapie der lokalisierten Weichgewebesarkome ist die chirurgische Resektion allein oder in Kombination mit Strahlentherapie und Chemotherapie. Die Fünfjahresüberlebensraten sind im Stadium 1 (90%) und Stadium 2 (70%) relativ hoch. In fortgeschrittenen Stadien (III und IV) entwickeln sich trotz optimaler Behandlung nach 2–3 Jahren bei 30–50% der Patienten Metastasen. Standard der Erstlinientherapie fortgeschrittener und metastasierter Weichgewebesarkome ist die Chemotherapie mit Doxorubicin allein oder in Kombination mit Ifosfamid. Bei gastrointestinalen Stromatumoren (GIST) sind Fortschritte durch den Tyrosinkinasehemmer Imatinib erzielt worden (Übersicht bei Clark et al. 2005). Als weitere Therapiemöglichkeiten wurden Trabectedin, Eribulin und Pazopanib bei speziellen histologischen Subgruppen eingeführt (◘ Tabelle 3.14).

Olaratumab ist ein humaner monoklonaler Antikörper gegen PDGFR-α, der mittels rekombinanter DNA-Technologie aus Mausmyelomazellen

◘ Tabelle 3.14 **Arzneimittel zur Behandlung von Weichgewebesarkomen.** Angegeben sind Wirkstoffe, Präparate, Jahr der Zulassung, Halbwertszeit (HWZ), empfohlene Dosierung und Bruttotherapiekosten pro Jahr.

Wirkstoffe	Präparate (Auswahl)	Zulassung	HWZ	Dosierung	Bruttokosten pro Jahr, €
Zytostatika					
Doxorubicin	Doxorubicin Accord	1974	30 h	60–75 mg/m^2 i.v. alle 21 Tage	4.334
Ifosfamid	Holoxan	1994	4–7 h	1,2–2,4 g/m^2 i.v. alle 21 Tage	2.550
Trabectedin	Yondelis	2007	180 h	1,5 mg/m^2 i.v. alle 21 Tage	127.808
Eribulin	Halaven	2011	40 h	1,23 mg/m^2 i.v. alle 21 Tage	35.414
Tyrosinkinasehemmer					
Imatinib	Glivec	2001	18 h	800 mg oral	81.997
	Imatinib Devatis	2015	18 h	800 mg oral	16.471
Pazopanib	Votrient	2010	31 h	800 mg oral	55.844
Monoklonale Antiköper					
Olaratumab	Lartruvo	2016	11 Tage	15 mg/kg i.v. Tag 1+8 alle 21 d	141.405

(NS0) gewonnen wird. PDGFR wird auf Sarkomzellen exprimiert und ist an der Proliferation und Metastasierung beteiligt. Durch die Bindung von PDGF-Liganden hemmt der Antikörper die PDGF-induzierte Rezeptoraktivierung und damit das Wachstum von Sarkomzellen. Nach intravenöser Infusion beträgt die Eliminationshalbwertszeit von Olaratumab 11 Tage (Übersicht bei Shirley 2017). Auf der Basis präklinischer Daten wurde Olaratumab zunächst in einer offenen Phase-1b-Studie an 15 Patienten mit inoperablem oder metastatischem Weichgewebesarkom untersucht. Anschließend wurde einer separaten Phase-2-Studie an 133 Patienten die Wirksamkeit von Olaratumab (15 mg/kg i.v. an Tag 1 und 8 alle 21 Tage) kombiniert mit Doxorubicin (75 mg/m² i.v. an Tag 1 alle 28 Tage) oder Doxorubicin allein über maximal 8 Therapiezyklen verglichen (Tap et al. 2016). Das mediane Gesamtüberleben wurde durch Olaratumab plus Doxorubicin im Vergleich zu Doxorubicin allein deutlich erhöht (26,5 versus 14,7 Monate). Häufigste Nebenwirkungen der Kombination im Vergleich zur Monotherapie mit Doxorubicin waren Neutropenie (58% versus 23%, davon febrile Neutropenie 13% versus 14%), Mukositis (53% versus 35%), Alopezie (52% versus 40%), Übelkeit (73% versus 52%), Erbrechen (45% versus 18%), Diarrhö (34% versus 23%) und kardiale Dysfunktion (23% versus 17%). Nebenwirkungsbedingte Therapieabbrüche waren jedoch mit Olaratumab seltener (13% versus 18%). Bei 6% der Patienten traten behandlungsbedingte Olaratumab-Antikörper ohne erkennbare Effekte auf die Serumkonzentration und die Verträglichkeit von Olaratumab auf.

Der medizinische Zusatznutzen von Orphan-Arzneimitteln gilt durch die EMA-Zulassung als belegt, ebenso entfallen Angaben zur zweckmäßigen Vergleichstherapie. Das Ausmaß des Zusatznutzens von Olaratumab ist nach der Bewertung des G-BA beträchtlich (Bundesministerium für Gesundheit 2017d). Die Bruttokosten von *Lartruvo* (1 Durchstechfl. 10 mg/ml, 50 ml Konzentrat zur Herstellung einer Infusionslösung, Listenpreis 1.937,05 €, bisher kein Erstattungspreis) betragen bei der Dosierung von 15 mg/kg i.v. an Tag 1 und 8 alle 21 Tage 387,41 € pro Tag und 141.405 € pro Jahr.

Fazit: Olaratumab (*Lartruvo*) ist ein monoklonaler PDGFRα-Antikörper, der als Orphan-Arzneimittel zur Behandlung von Patienten mit fortgeschrittenem Weichgewebesarkom in Kombination mit Doxorubicin indiziert ist. Der neue Antikörper verlängerte das Gesamtüberleben um 11,8 Monate und erhielt daher bei der Nutzenbewertung einen beträchtlichen Zusatznutzen. Die Therapiekosten betragen allerdings 141.405 € pro Jahr.

3.1.18 Opicapon   C

Opicapon (*Ongentys*) ist ein weiterer Catechol-O-Methyltransferase (COMT)-Hemmer für die Zusatztherapie zu Levodopa/DOPA-Decarboxylase-Hemmern bei Patienten mit Morbus Parkinson mit motorischen End-of-dose-Fluktuationen, bei denen unter diesen Kombinationen keine Stabilisierung erreicht werden kann. Das Präparat wurde am 26. Juni 2016 von der EMA zugelassen und kam am 1. Oktober 2016 in Deutschland auf den Markt.

Der Morbus Parkinson ist eine chronisch progrediente, neurodegenerative Krankheit, die bei etwa 1% der Bevölkerung über 60 Jahren vorkommt. Ursache ist eine selektive Degeneration dopaminerger Neurone in der Substantia nigra und im Nucleus coeruleus mit bisher unbekannter Genese. Levodopa ist nach 50 Jahren klinischer Anwendung weiterhin das wirksamste Mittel zur symptomatischen Therapie des Morbus Parkinson. Lediglich bei leichteren Symptomen oder bei jüngeren Patienten kann die Behandlung mit anderen Arzneimitteln begonnen werden. Motorische Symptome (Akinese, Rigor, Tremor) werden in allen Krankheitsstadien am besten mit Levodopa gebessert. Bei motorischen Fluktuationen sind Dopaminagonisten wegen ihrer längeren Wirkungsdauer besser geeignet. Alternativ werden auch Hemmstoffe der Catechol-O-Methyltransferase (COMT) oder der Monoaminoxidase B (MAO-B) eingesetzt, um den Abbau von Levodopa zu hemmen und dadurch seine Wirkdauer verlängern. Zur Dämpfung Levodopa-induzierter Psychosen kommt Clozapin in Betracht. Bisher gibt es keine krankheitsmodifizierende Therapie, welche die Progression des Morbus Parkinson verlangsamt (Übersicht bei Kalia und Lang 2015).

Opicapon ist ein ausschließlich peripher wirkendes Oxadiazolanalogon mit einer hohen Bindungsaffinität an die COMT und einer langen

Wirkdauer, wodurch eine einmal tägliche Einmalgabe ermöglicht wird. Nach oraler Gabe mit einer Resorptionsquote von 20% erfolgt die Biotransformation hauptsächlich über eine Sulfatierung und die Elimination enteral mit einer terminalen Halbwertszeit von 94–122 Stunden (Übersicht bei Annus und Vécsei 2017). Wirksamkeit und Sicherheit von Opicapon (5 mg, 25 mg, 50 mg/Tag oral) wurden in einer placebokontrollierten Phase-3-Studie an 679 Parkinsonpatienten mit motorischen End-of-dose-Fluktuationen im Vergleich mit Entacapon (200 mg mit jeder Levodopadosis) über einen Zeitraum von 14–15 Wochen untersucht (Ferreira et al. 2016, BI-PARK 1). Opicapon (50 mg) senkte die Off-Zeit (primärer Endpunkt) im Vergleich zu Placebo (–116,8 versus –56,0 Minuten) und war damit Entacapon (–96,3 Minuten) nicht unterlegen, während Tagesdosen von 5 mg und 25 mg Opicapon (–91,3 und –85,9 Minuten) keinen signifikanten Effekt hatten. Bei 15 sekundären Endpunkten war Opicapon (50 mg) lediglich mit zwei Skalen zur der Beurteilung des globalen Gesundheitszustandes (Clinician's Global Impression of Change, Patient's Global Impression of Change) besser als Entacapon, nicht aber bei krankheitsspezifischen sekundären Endpunkten (UPDRS, Unified Parkinson's Disease Rating Scale, UPDRS) und der Lebensqualität (PDQ-39). Die häufigsten unerwünschten Wirkungen von Opicapon (50 mg), Entacapon und Placebo waren Dyskinesien (16%, 8% versus 4%), Schlaflosigkeit (6%, 6% versus 1%), Obstipation (6%, 4% versus 2%) und Halluzinationen (4%, 1% versus 2%).

Die frühe Nutzenbewertung durch den G-BA hat ergeben, dass ein Zusatznutzen von Opicapon im Verhältnis zur zweckmäßigen Vergleichstherapie mit Dopaminagonisten, COMT-Hemmern oder MAO-B-Hemmern nicht belegt ist (Bundesministerium für Gesundheit 2017e). Die Bruttokosten von *Ongentys* (90 Kps. 50mg, Dosis 50 mg/Tag, Listenpreis 543,52 €, noch kein Erstattungsbetrag) betragen 6,04 € pro Tag und 2.204 € pro Jahr. Damit ist *Ongentys* teurer als Generika des COMT-Hemmers Entacapon (◻ Tabelle 3.15).

Fazit: Opicapon (*Ongentys*) ist ein weiterer COMT-Hemmer für die Zusatztherapie zu Levodopa bei Patienten mit Morbus Parkinson und motorischen End-of-dose-Fluktuationen. In placebokontrollierten Studien zeigte Opicapon eine Nichtunter-

legenheit im Vergleich mit Entacapon bezüglich der Off-Zeit. Die frühe Nutzenbewertung durch den G-BA hat keinen Beleg für einen Zusatznutzen im Verhältnis zur zweckmäßigen Vergleichstherapie ergeben.

3.1.19 Osimertinib   B

Osimertinib (*Tagrisso*) ist ein weiterer Tyrosinkinaseinhibitor, der zur Behandlung von Patienten mit lokal fortgeschrittenem oder metastasiertem, nichtkleinzelligem Lungenkarzinom und einer positiven T790M-Mutation des epidermalen Wachstumsfaktor-Rezeptors (EGFR) am 2. Februar 2016 von der EMA unter Auflagen zugelassen wurde und am 15. März 2016 in Deutschland auf den Markt kam. Das Unternehmen muss daher weitere Nachweise bereitstellen, die von der EMA jedes Jahr geprüft werden. Eine kurze Beschreibung der Krankheit und der verfügbaren Therapieoptionen findet sich bei Necitumumab (*Portrazza*) in diesem Kapitel (▶ Abschnitt 3.1.16).

Bei der Behandlung des nichtkleinzelligen Lungenkarzinoms spielen onkogene EGFR-Mutationen eine wichtige Rolle, da sie bei 10–35% der Patienten auftreten. Trotz guter initialer Therapieerfolge mit den EGFR-Tyrosinkinasehemmern (Erlotinib, Gefitinib, Afatinib) entwickeln die meisten Patienten innerhalb eines Jahres Resistenzen durch neue EGFR-Mutationen, die in etwa 60% der Fälle auf einer T790M-Mutation beruhen. Osimertinib ist ein irreversibler mutantenselektiver EGFR-Tyrosinkinasehemmer, der die EGFR-T790M-Mutation (IC_{50} 11,4 nmol/l) deutlich stärker als den EGFR-Wildtyp (IC_{50} 493,8 nmol/l) hemmt. Nach oraler Gabe erreicht die Substanz nach 6 Stunden maximale Plasmaspiegel, wird überwiegend über CYP3A4 und CYP3A5 metabolisiert und mit einer Halbwertszeit von 48 Stunden eliminiert (Übersicht bei Zhang et al. 2016).

Nach präklinischen Untersuchungen und einer erfolgreichen Phase-1-Studie wurde eine unkontrollierte Phase-2-Studie mit Osimertinib (80 mg/Tag oral) an 210 Patienten mit fortgeschrittenem nichtkleinzelligem Lungenkarzinom nach Behandlung mit EGFR-Tyrosinkinasehemmern und bestätigter EGFR-T790M-Mutation durchgeführt (Goss

◘ Tabelle 3.15 Arzneimittel zur Behandlung der Parkinsonkrankheit. Angegeben sind Wirkstoffe, Präparate, Jahr der Zulassung, Halbwertszeit (HWZ), Dosierung gemäß DDD (definierte Tagesdosis) und Bruttotherapiekosten.

Wirkstoffe	Präparate (Auswahl)	Zulassung	HWZ	Dosierung (DDD)	Bruttokosten pro DDD, €
Levodopapräparate					
Levodopa + Benserazid	Madopar	1979	1,5 h	600 mg*	1,54
	Dopadura C	1997	1,5 h	600 mg*	1,58
Levodopa + Carbidopa	Dopadura	1999	1,5 h	600 mg*	0,64
Dopaminrezeptoragonisten					
Ropinirol	Requip	1996	6 h	6 mg	3,83
	Ropinirol-1 A Pharma	2008	6 h	6 mg	3,62
Pramipexol	Sifrol	1997	8–12 h	2,5 mg	2,86
	Pramipexol-1 A Pharma	2014	8–12 h	2,5 mg	2,78
Rotigotin	Neupro	2006	5–7 h	6 mg	10,16
Piribedil	Clarium	2006	12 h	200 mg	11,71
COMT-Hemmer					
Tolcapon	Tasmar	1997	2,0 h	450 mg	10,01
Entacapon	Comtess	1998	2,4 h	1000 mg	7,12
	Entacapon Aurobindo	2013	2,4 h	1000 mg	5,54
Opicapon	Ongentys	2016	94–122 h	50 mg	6,04
MAO-B-Hemmer					
Selegilin	Selegilin STADA	1986	18–25 h	5 mg	0,42
Rasagilin	Azilect	2005	3 h	1 mg	4,84
	Rasagilin glenmark	2015	3 h	1 mg	2,86
Safinamid	Xadago	2015	21–24 h	75 mg	2,86

*bezogen auf Levodopa

et al. 2016, AURA2). Nach 13 Monaten betrug die Gesamtansprechrate 70% und das progressionsfreie Überleben 9,9 Monate, woraus eine verbesserte Wirksamkeit gegenüber historischen Vergleichsstudien mit platinbasierter Chemotherapie abgeleitet wurde. Auf der Basis dieser Studiendaten hat die amerikanische Food and Drug Administration Osimertinib bereits im November 2015 beschleunigt zugelassen, wenig später auch die EMA. Später wurde in einer offenen Phase-3-Studie an 419 Patienten gezeigt, dass Osimertinib (80 mg/Tag oral) das mediane progressionsfreie Überleben im Vergleich zu einer platinbasierten Kombinationstherapie mit Pemetrexed verlängerte (10,1 Monate versus 4,4 Monate) (Mok et al. 2017, AURA3). Die häufigsten Nebenwirkungen von Osimertinib im Vergleich zur Chemotherapie waren Diarrhö (41% versus 11%), Hautausschläge (34% versus 6%), Hauttrockenheit

(23% versus 4%) und Übelkeit (16% versus 49%). Schwere unerwünschte Wirkungen waren jedoch mit Osimertinib insgesamt seltener (23% versus 47%).

Die Nutzenbewertung durch den G-BA auf der Basis der unkontrollierten Zulassungsstudien hat ergeben, dass ein Zusatznutzen von Osimertinib für Patienten nach Vorbehandlung mit einem EGFR-Tyrosinkinasehemmer sowie bei de novo-positiver T790M-Mutation nicht belegt ist (Bundesministerium für Gesundheit 2016i). Entscheidend für die Gesamtbewertung war die Tatsache, dass die historischen Vergleichsstudien nur 4 Patienten mit einer T790M-Mutation enthielten und damit für die Nutzenbewertung nicht relevant waren. Die Herstellerfirma hat daraufhin den Vertrieb von Osimertinib (*Tagrisso*) in Deutschland eingestellt (AstraZeneca Deutschland 2016). Die Bruttokosten von *Tagrisso* (30 Filmtbl. 80 mg, Listenpreis 8.514,65 €, außer

Vertrieb, Dosis 80 mg/Tag) betragen 283,82 € pro Tag und 103.595 € pro Jahr (◙ Tabelle 3.13). Sie sind damit dreimal höher als die Kosten von anderen Tyrosinkinaseinhibitoren (Erlotinib, Gefitinib, Afatinib) zur Behandlung des nicht-kleinzelligen Lungenkarzinoms mit aktivierenden EGFR-Mutationen.

Fazit: Osimertinib (*Tagrisso*) ist ein EGFR-Tyrosinkinaseinhibitor für die Zweitlinientherapie von Patienten mit einer positiven EGFR-T790M-Mutation des lokal fortgeschrittenen oder metastasierten, plattenepithelialen, nicht-kleinzelligen Lungenkarzinoms. Der neue EGFR-Tyrosinkinaseinhibitor verlängert das progressionsfreie Überleben im Vergleich zur platinbasierten Chemotherapie und hat ein günstigeres Nebenwirkungsprofil. Die frühe Nutzenbewertung durch den G-BA ergab bisher keinen Beleg für einen Zusatznutzen im Verhältnis zur zweckmäßigen Vergleichstherapie.

3.1.20 Ospemifen   C

Ospemifen (Senshio) ist ein weiterer selektiver Östrogenrezeptormodulator zur Behandlung der mittelschweren bis schweren symptomatischen vulvovaginalen Atrophie bei postmenopausalen Frauen, bei denen eine lokale vaginale Östrogentherapie nicht in Frage kommt. Er wurde am 15. Januar 2015 von der EMA zugelassen und am 1. Mai 2016 in Deutschland auf den Markt gebracht.

Die vulvovaginale Atrophie (urogenitales Syndrom) der Menopause ist ein hypoöstrogener Zustand mit genitalen, urologischen und sexuellen Auswirkungen, der über 50% der Frauen betrifft. Das Syndrom wird zu selten diagnostiziert und daher oft nicht ausreichend behandelt. Die Behandlung richtet sich nach dem Schweregrad. Bei leichten Beschwerden sind nichthormonale Lokaltherapeutika (Feuchtigkeitscreme, Gleitmittel) ausreichend. Bei mäßigen bis schweren Symptomen sind Östrogene therapeutischer Standard. Durch die Beseitigung des Östrogenmangels wird das Vaginalepithel restituiert, die Vaginalsekrete verbessert, der vaginale pH-Wert gesenkt und damit die normale Vaginalflora wiederhergestellt. Östrogene sind als Lokaltherapeutika (vaginal) und systemisch (oral, transdermal) wirksam, sollen aber wegen des kanzerogenen Risikos immer nur in der niedrigsten Dosis eingesetzt werden. Daher wird die Lokaltherapie für die Behandlung der vulvovaginalen Atrophie bevorzugt, sie wirkt aber nicht auf vasomotorische Symptome und die postmenopausale Osteoporose (Übersicht bei Gandhi et al. 2016).

Ospemifen ist ein nichtsteroidaler Östrogenrezeptormodulator, der vor 20 Jahren als schwach wirksamer Metabolit des Antiöstrogens Toremifen identifiziert wurde. Die Substanz hatte positive östrogene Effekte auf Vaginalepithel und Knochen, aber kaum auf Endometrium und Brustgewebe, woraus ein potentiell günstiges Nutzenrisikoprofil für die Behandlung der postmenopausalen vulvovaginalen Atrophie abgeleitet wurde. Maximale Plasmaspiegel werden 2 Stunden nach oraler Gabe mit erhöhter Bioverfügbarkeit bei gleichzeitiger Nahungsaufnahme erreicht. Ospemifen wird primär in der Leber durch mehrere CYP-Enzyme metabolisiert und mit einer Halbwertszeit von 26 Stunden überwiegend biliär eliminiert (Übersicht bei Soe et al. 2013).

Wirksamkeit und Sicherheit von Ospemifen wurden in mehreren placebokontrollierten Studien an postmenopausalen Frauen mit Symptomen einer vulvovaginalen Atrophie untersucht. In der ersten Phase-3-Studie wurde nach einer Studiendauer von 12 Wochen eine signifikante Überlegenheit von Ospemifen (60 mg/Tag oral) gegenüber Placebo bei allen vier koprimären Endpunkten (Vaginalabstrich, vaginaler pH-Wert, vaginale Trockenheit, Dyspareunie) beobachtet (Bachmann et al. 2010). In einer weiteren placebokontrollierten Phase-3-Studie an 919 postmenopausalen Frauen wurde die Sexualfunktion (Messung mit Female Sexual Function Index, Ausgangswert 19,70 Punkte) nach 12 Wochen durch Ospemifen (60 mg/Tag oral) im Vergleich zu Placebo (6,69 versus 4,14 Punkte) gebessert (Constantine et al. 2015). In einer 52-wöchigen Sicherheitsstudie an 426 Patientinnen war die nebenwirkungsbedingte Abbruchrate unter Ospemifen höher als unter Placebo (13,5% versus 9,7%) (Goldstein et al. 2014). Häufigste unerwünschte Wirkungen waren Harnwegsinfektionen (16,8% versus 24,2%), Hitzewallungen (12,6% versus 6,5%) und vaginale Pilzinfektionen (9,2% versus 3,2%).

Die frühe Nutzenbewertung durch den G-BA hat ergeben, dass ein Zusatznutzen von Ospemifen im Verhältnis zur zweckmäßigen Vergleichstherapie mit Best-Supportive-Care oder systemischer Hormontherapie nicht belegt ist (Bundesministerium für Gesundheit 2016j). Wesentlich für die G-BA-Bewertung war die Tatsache, dass keine relevante Anzahl an Patientinnen untersucht wurde, auf die einer der Gründe für eine Nicht-Eignung für eine lokale Hormontherapie zutrifft. Daraufhin hat die Herstellerfirma *Senshio* am 31. Dezember 2016 vom deutschen Markt zurückgezogen (Shionogi 2017). Die Bruttokosten von *Senshio* (28 Tbl. 60mg, Dosis 60 mg/Tag, Listenpreis 73,95 €, außer Vertrieb) betragen 2,64 € pro Tag und 964 € pro Jahr. Damit ist *Senshio* 7-fach teurer als die Standardtherapie mit transdermalen Estradiolpräparaten wie z. B. *Estradot* (26 transdermale Pfl. 50 µg 34,01 €) mit 0,37 € pro Tag und 136 € pro Jahr.

Fazit: Ospemifen (*Senshio*) ist ein selektiver Östrogenrezeptormodulator zur Behandlung der vulvovaginalen Atrophie bei postmenopausalen Frauen, bei denen eine lokale vaginale Östrogentherapie nicht in Frage kommt. Ospemifen wurde lediglich in placebokontrollierten Studien untersucht. Die frühe Nutzenbewertung ergab keinen Beleg für einen Zusatznutzen im Verhältnis zur zweckmäßigen Vergleichstherapie. Daraufhin hat die Herstellerfirma das Präparat am 31. Dezember 2016 vom deutschen Markt zurückgezogen.

3.1.21 Palbociclib   A

Palbociclib (*Ibrance*) ist der erste Inhibitor der Cyclin-abhängigen Kinasen 4 und 6 (CDK4, CDK6) zur Behandlung des östrogenrezeptorpositiven, humanen epidermalen Wachstumsfaktor-Rezeptor-2(HER2)-negativen, lokal fortgeschrittenen oder metastasierten Brustkrebs in Kombination mit einem Aromatasehemmer oder in Kombination mit Fulvestrant bei Frauen, die zuvor eine endokrine Therapie erhielten. Er wurde am 9. November 2016 von der EMA zugelassen und kam am 1. Dezember 2016 in Deutschland auf den Markt.

Brustkrebs ist der häufigste maligne Tumor der Frau. In Deutschland traten 2010 insgesamt 71 640 Neuerkrankungen und 17 853 Todesfälle auf (Robert Koch-Institut 2016b). Die absolute Fünfjahresüberlebensrate hat in den letzten 15 Jahren durch

Fortschritte der Früherkennung und der Therapie stetig zugenommen und beträgt derzeit 88%. Der häufigste Subtyp mit einem Anteil von 70% ist das östrogenrezeptorpositive, HER2-negative Mammakarzinom. Für diese Patientinnen wird wegen der erheblich besseren Verträglichkeit grundsätzlich eine endokrine Therapie bevorzugt. Mittel der ersten Wahl ist bei prämenopausalen Patientinnen der Östrogenrezeptorantagonist Tamoxifen als Monotherapie oder in Kombination mit Gonadorelinanaloga zur Ovarialsuppression. Für postmenopausale Patientinnen werden Aromatasehemmer (Anastrozol, Letrozol, Exemestan) bevorzugt, insbesondere wenn ein erhöhtes Rezidivrisiko besteht. Die adjuvante endokrine Therapie reduziert das relative Rezidivrisiko um etwa 40%. Das bedeutet aber auch, dass sich trotz initial erfolgreicher endokriner Therapie bei vielen Patientinnen im weiteren Verlauf eine Resistenz mit Rezidiv und metastasiertem Mammakarzinom entwickelt. Wesentlich für eine Resistenzentwicklung beim Mammakarzinom ist neben onkogenen Mutationen des Östrogenrezeptors eine Dysregulation des Zellzyklus mit verstärkter Aktivierung der Cyclin-abhängigen Kinasen CDK4 und CDK6. Cycline sind zelluläre Proteine, die 1983 bei Studien über die Zellteilung von Seeigeleiern beschrieben wurden und zusammen mit Cyclin-abhängigen Kinasen (CDK) eine Schlüsselrolle für die Steuerung des Zellzyklus spielen. Für diese Entdeckungen wurden Hartwell, Hunt und Nurse 2001 mit dem Nobelpreis ausgezeichnet. Der Name der Cycline leitet sich davon ab, dass sie im Rhythmus des Zellzyklus phasenspezifisch exprimiert werden und damit zyklische Konzentrationsänderungen durchlaufen. In der frühen G1-Phase binden sie an die Cyclin-abhängigen Kinasen (CDK) und aktivieren dadurch den CDK-Komplex, der das Retinoblastom-Tumorsuppressorprotein durch Phosphorylierung inaktiviert, so dass Transkriptionsfaktoren freigesetzt werden und damit die Zellteilung gestartet wird. Beim östrogenrezeptorpositiven Mammakarzinom ist Cyclin D1 häufig überexprimiert, so dass es zu einer verstärkten Aktivierung Cyclin-abhängiger Kinasen, einer unkontrollierten Proliferation und zu einer Resistenzentwicklung gegen die endokrine Therapie des Mammakarzinoms kommt (Übersicht bei Turner et al. 2016).

Zur Hemmung Cyclin-abhängiger Kinasen wurden zunächst sogenannte Pan-CDK-Inhibitoren mit einem breiten Wirkungsspektrum entwickelt, die zwar an zellulären Tumormodellen hoch wirksam waren, aber in klinischen Studien ähnlich wie die klassischen Zytostatika eine erhebliche Toxizität aufwiesen. Palbociclib ist der erste hochselektive Inhibitor von CDK4 und CDK6 mit niedriger Hemmkonzentration (IC_{50} 0,01 µmol/l) und einer 500-fachen Selektivität im Vergleich zu CDK2. Dadurch wird die CDK-abhängige Phosphorylierung des Retinoblastom-Tumorsuppressorprotein blockiert und der Zellzyklus in der G1-Phase arretiert. Außerdem wurde ein synergistischer Effekt in Kombination mit Tamoxifen und eine erhöhte Empfindlichkeit Tamoxifen-resistenter Zellen beobachtet. Palbociclib hat eine orale Bioverfügbarkeit von 46%, erreicht maximale Serumkonzentration nach 6–12 Stunden, wird weitgehend in der Leber über CYP3A und Sulfotransferasen metabolisiert und überwiegend biliär mit einer mittleren Eliminationshalbwertszeit von 29 Stunden ausgeschieden (Übersicht bei Mangini et al. 2015).

Nach präklinischen Untersuchungen und einer erfolgreichen Phase-2-Studie wurden Wirksamkeit und Sicherheit einer Erstlinientherapie von Palbociclib (125 mg/Tag oral, 3 Wochen mit 1 Woche Pause über insgesamt 28 Tage) plus Letrozol (2,5 mg/Tag oral) mit Letrozol allein in einer Phase-3-Studie an 666 postmenopausalen Patientinnen mit östrogenrezeptorpositivem, HER2-negativem Mammakarzinom verglichen (Finn et al. 2016, PALOMA-2). Das progressionsfreie Überleben (primärer Endpunkt) mit Palbociclib plus Letrozol war deutlich länger als mit der Letrozolmonotherapie (24,8 versus 14,5 Monate). Häufigste Nebenwirkungen von Palbociclib plus Letrozol im Vergleich zu Letrozol waren Neutropenie (79,5% versus 6,3%), Müdigkeit (37,4% versus 27, 5%), Übelkeit (35,1% versus 26,1%), Alopezie (32,9% versus 15,8%), Diarrhö (26,1% versus 19,4%) und Anämie (24,1% versus 9,0%). Nebenwirkungsbedingte Therapieabbrüche waren ebenfalls häufiger (9,7% versus 5,9%).

Die Nutzenbewertung durch den G-BA hat ergeben, dass ein Zusatznutzen in vier Subgruppen nicht belegt ist (a1: Postmenopausale Patientinnen in Erstlinientherapie, a2: Prä-/perimenopausale Pa-tientinnen in Erstlinientherapie, b1: Postmenopausale Patientinnen mit Progression nach einer vorangegangenen endokrinen Therapie, b2: Prä-/perimenopausale Patientinnen mit Progression nach einer vorangegangenen endokrinen Therapie) (Bundesministerium für Gesundheit 2017f). Entscheidend für die Gesamtbewertung war die Tatsache, dass laut Prüfung des IQWiG im Studienbericht durchaus valide Informationen dazu verfügbar waren, die für die Endpunktkategorie Mortalität keinen Zusatznutzen durch die Hinzunahme von Palbociclib zur Therapie mit Letrozol ergaben (Gemeinsamer Bundesausschuss 2017). Die Bruttokosten von *Ibrance* (21 Filmtbl. 125 mg, Listenpreis 5.425,89 €, bisher kein Erstattungsbetrag, Dosis 125 mg/Tag, 28-Tagezyklus mit 1 Woche Pause) betragen 193,78 € pro Tag und 70.730 € pro Jahr (◘ Tabelle 3.16). Sie sind damit erheblich teurer als die endokrine Standardtherapie mit Antiöstrogenen und Aromatasehemmern.

Fazit: Palbociclib (*Ibrance*) ist der erste CDK4/6-Inhibitor zur Erstlinienbehandlung des östrogenrezeptorpositiven, HER2-negativen fortgeschrittenen Mammakarzinoms. In Kombination mit Letrozol verlängerte Palbociclib das progressionsfreie Überleben um 10 Monate im Vergleich zur Letrozolmonotherapie. Die frühe Nutzenbewertung durch den G-BA ergab trotz eines verlängerten progressionsfreien Überlebens keinen Unterschied im Gesamtüberleben und damit keinen Beleg für einen Zusatznutzen im Verhältnis zur zweckmäßigen Vergleichstherapie.

3.1.22 Papillomvirus-Impfstoff (9-valent)   B

Der 9-valente humane Papillomvirus-Impfstoff (*Gardasil 9*) wurde am 10. Juni 2015 von der EMA zur aktiven Immunisierung von Personen ab einem Alter von 9 Jahren gegen folgende HPV-Erkrankungen zugelassen: Vorstufen maligner Läsionen und Karzinome, die die Zervix, Vulva, Vagina und den Anus betreffen und die durch die Impfstoff-HPV-Typen verursacht werden sowie Genitalwarzen (Condylomata acuminata), die durch spezifische HPV-Typen verursacht werden. Die Markteinführung erfolgte am 1. März 2016.

◘ Tabelle 3.16 Arzneimittel zur Behandlung des östrogenrezeptorpositiven, HER2-negativen fortgeschrittenen Mammakarzinoms. Angegeben sind Jahr der Zulassung, Halbwertszeit (HWZ) und Bruttotherapiekosten pro Jahr.

Wirkstoffe	Präparate (Auswahl)	Zulassung	HWZ	Dosierung	Kosten/Jahr (€)
Antiöstrogene					
Tamoxifen	Tamoxifen AL	1984	7 d	20 mg/d	77
Fulvestrant	Faslodex	2004	50 d	500 mg/30 d	10.806
	Fulvestrant-ratiopharm	2016	50 d	500 mg/30 d	10.192
Aromatasehemmer					
Anastrozol	Arimidex	1996	40–50 h	1 mg/d	2.161
	Anastrozol	1996	40–50 h	1 mg/d	195
Letrozol	Letrozol Bluefish	1997	2–4 d	2,5 mg/d	151
Exemestan	Aromasin	1999	24 h	25 mg	2.373
	Exemestan Devatis	2011	24 h	25 mg	376
CDK-Inhibitoren					
Palbociclib	Ibrance	2016	29 h	125 mg/d 21d, 7 d Pause	70.730

Humane Papillomviren (HPV) sind epitheliotrope DNA-Viren, die das Plattenepithel von Haut und Schleimhaut vor allem im Anogenitalbereich infizieren. Die HPV-Infektion ist weltweit die häufigste Virusinfektion des Anogenitaltraktes mit einem kumulativen Infektionsrisiko von 70%. Die Infektion erfolgt in der Regel durch sexuelle Kontakte und heilt bei intaktem Immunsystem innerhalb eines Jahres meistens spontan ab. Nur ein geringer Teil geht in persistierende Infektionen über, die zu frühen zervikalen intraepithelialen Läsionen (CIN 1) oder Genitalwarzen (Condylomata accuminata) bis zum Cervixkarzinom fortschreiten können. In Deutschland erkrankten 2013 4610 Frauen an einem Zervixkarzinom, die Zahl der Todesfälle betrug 1550 (Robert-Koch-Institut 2016b). Unter den zahlreichen HPV-Viren sind etwa zehn bedeutsam für die Entwicklung des Zervixkarzinoms, insbesondere die beiden Typen HPV 16 und HPV 18, die für 70% der Fälle verantwortlich sind. Die Typen HPV 6 und HPV 11 verursachen etwa 90% der Genitalwarzen. Seit 10 Jahren sind ein tetravalenter Impfstoff gegen HPV 6, 11, 16 und 18 (*Gardasil*) und ein bivalenter Impfstoff gegen HPV 16 und 18 (*Cervarix*) verfügbar, die weltweit in Impfprogrammen eingesetzt werden. In klinischen Studien wurde bei nichtinfizierten Frauen im Alter von 15–26 Jahren mit drei Impfdosen ein 90–100%iger Schutz gegen Gebärmutterhalskrebs und höhergradige zervikale Neoplasien nachgewiesen. Da auch Impfschemata mit zwei Impfdosen hohe Antikörperkonzentrationen erreichen, ist bei Mädchen im Alter von 9–14 Jahren auch das Zweidosen-Impfschema möglich. In England und Schottland lag die Impfrate bei Mädchen im Alter von 12–13 Jahren über 80–90%. Bis 2014 hatten 57 Länder den HPV-Impfstoff in ihre nationalen Gesundheitsprogramme aufgenommen (Übersicht bei Herrero et al. 2015). In Deutschland waren trotz der STIKO-Empfehlung von den 17-Jährigen 2013 nur 41% vollständig geimpft (Robert Koch-Institut 2016c), was möglicherweise mit kontroversen Diskussionen über den Nutzen der Impfung bei der Einführung der Impfung zusammenhängt (Gerhardus 2009).

Der 9-valente HPV-Impfstoff enthält zusätzlich zu dem tetravalenten Impfstoff weitere fünf HPV-Typen (31, 33, 45, 52 und 58) und bietet damit die Möglichkeit, die Gesamtprävention von Gebärmutterhalskrebs von 70% auf 90% zu erhöhen. Wirksamkeit, Immunogenität und Sicherheit des 9-valenten HPV-Impfstoffs (3 Injektionen i.m. an Tag 1, Monat 2 und Monat 6) wurden in einer doppelblinden Phase-2b-3-Studie im Vergleich mit dem tetravalenten HPV-Impfstoff bei 14.215 Frauen im Alter von 16–26 Jahren untersucht (Joura et al. 2015). Die Rate der hochgradigen HPV-Neoplasien (Zervix, Vulva, Vagina) betrug unabhängig vom HPV-Typ (im 9-valenten HPV-Impfstoff eingeschlossene und

nicht eingeschlossene HPV-Typen) in beiden Impf-
stoffgruppen in der Intention-to-Population 14,0
pro 1000 Personenjahre. In der präspezifizierten
Protokollpopulation (alle 3 Impfdosen erhalten,
nicht HPV-infiziert für alle HPV-Typen) betrug die
Rate der hochgradigen Neoplasien durch HPV-31,
33, 45, 52 und 58 mit dem 9-valenten HPV-Impfstoff 0,1 pro 1000 Personenjahre und 1,6 pro 1000
Personenjahre mit dem tetravalenten HPV-Impfstoff (Wirksamkeit 96,7%). Mit dem 9-valenten
HPV-Impfstoff waren die Antikörperreaktionen auf
die HPV-Typen 6, 11, 16 und 18 im Vergleich zum
tetravalenten HPV-Impfstoff nicht unterlegen. Das
Nebenwirkungsprofil der beiden Impfstoffe war
ähnlich, mit dem 9-valenten HPV-Impfstoff waren
lediglich lokale Reaktionen an der Injektionsstelle
häufiger als mit dem tetravalenten HPV-Impfstoff
(90,7% versus 84,9%). Mit der Markteinführung des
9-valenten HPV-Impfstoffs ergibt sich keine Änderung der bestehenden Impfempfehlung der
Ständigen Impfkommission (STIKO) (2016). Für
Mädchen im Alter von 9–13 Jahren sind zwei Impfstoffdosen im Abstand von 6 Monaten notwendig.
Bei Mädchen, die bis zum Alter von 13 bzw. 14 Jahren noch keine HPV-Impfung erhalten haben, sollten bis zum Alter von 17 Jahren mit drei Impfungen
nachgeimpft werden, um das Impfziel der Reduktion der Krankheitslast durch Zervixkarzinom und
dessen Vorstufen zu erreichen. Eine frühe Nutzenbewertung wurde vom G-BA nicht durchgeführt.
Die Impfung mit *Gardasil 9* (10 Fertigspr. 0,5 ml
1.464,95 €) kostet bei Anwendung mit zwei Impfstoffdosen 292,99 € und mit drei Impfstoffdosen
439,49 €. Trotz der relativ hohen Kosten ist *Gardasil
9* bereits im Jahr seiner Einführung in die Gruppe
der 10 000 meistverordneten Arzneimittel gelangt
(◘ Tabelle 3.2).

Fazit: Der 9-valente humane Papillomvirus-
Impfstoff (*Gardasil 9*) ist ein weiterer Impfstoff zur
Prävention HPV-induzierter Krankheiten, insbe-
sondere des Zervixkarzinoms und der äußeren
Genitalwarzen (Condylomata acuminata). Die
Impfung schützt nahezu vollständig vor persistie-
renden HPV-Infektionen und HPV-Neoplasien
(Zervix, Vulva, Vagina). Die Ständige Impfkommis-
sion beim Robert-Koch-Institut (STIKO) hat die
Impfung für Mädchen im Alter von 9 bis 17 Jahren
empfohlen.

3.1.23 Pitolisant   A/C

Pitolisant (*Wakix*) ist ein inverser Histamin-H_3-
Rezeptoragonist, der am 31. März 2016 von der
EMA zur Behandlung der Narkolepsie mit oder
ohne Kataplexie zugelassen wurde und am 1. Au-
gust 2016 in Deutschland auf den Markt kam. Da es
nur wenige Patienten mit Narkolepsie gibt, wurde
Wakix am 10. Juli 2007 als Arzneimittel für seltene
Leiden (Orphan-Arzneimittel) ausgewiesen.

Die Narkolepsie ist eine seltene Krankheit mit
einer Prävalenz von 0,026 bis 0,05%, so dass in
Deutschland etwa 30 000 Patienten betroffen sind.
Leitsymptom der Narkolepsie ist die exzessive
Tagesschläfrigkeit. Daneben ist die Kataplexie
pathognomonisch bedeutsam, die als plötzlicher
Verlust des Muskeltonus meist durch Emotionen
ausgelöst wird, aber nicht bei allen Patienten in Erscheinung tritt. Als weitere Symptome können
Schlaflähmung und hypnagoge Halluzinationen
auftreten. Die zentrale Hypersomnolenz beruht auf
dem irreversiblen Verlust von hypokretinhaltigen
Neuronen im lateralen Hypothalamus, der vermutlich durch einen Autoimmunmechanismus bedingt
ist. Das Neuropeptid Hypokretin hat wesentliche
Steuerfunktionen für den Schlaf-Wach-Zyklus. Für
die Behandlung der Narkolepsie werden bisher Psychostimulanzien und ein $GABA_B$-Rezeptoragonist
eingesetzt. Das trizyklische Antidepressivum Clomipramin ist nur bei bestimmten Symptomen der
Narkolepsie zugelassen (◘ Tabelle 3.17) (Übersicht
bei Mayer 2014).

Maßgebend für die Entwicklung von Pitolisant
war die seit langem bekannte Schlüsselrolle von histaminergen Neuronen für die kortikale Aktivierung
und die Aufrechterhaltung des Wachzustandes. Pitolisant wirkt als inverser Histamin-H_3-Rezeptora-
gonist/Antagonist auf die präsynaptischen inhibitorischen H_3-Autorezeptoren von histaminergen Neuronen, so dass die neuronale Histaminfreisetzung
und die histaminerge Neuronenaktivität gesteigert
werden. Dadurch ist eine kortikale Aktivierung unabhängig von Hypokretin möglich, das bei der Narkolepsie vermindert ist. Pitolisant ist ein hochwirk-
samer inverser H_3-Rezeptoragonist (EC$_{50}$ 1,5
nmol/l) mit mindestens 200-facher Selektivität gegenüber anderen Histaminrezeptorsubtypen. Pitolisant erreicht 3 Stunden nach oraler Gabe maximale

◘ Tabelle 3.17 Arzneimittel zur Behandlung der Narkolepsie. Angegeben sind Jahr der Zulassung, Halbwertszeit (HWZ), Dosierung nach definierten Tagesdosen (DDD) und Bruttotherapiekosten pro Jahr.

Wirkstoffe	Präparate (Auswahl)	Zulassung	HWZ	DDD	DDD-Kosten (€)
Psychostimulanzien					
Methylphenidat	Ritalin	1997	2 h	30 mg	1,23
Modafinil	Vigil	1998	15 h	300 mg	7,50
GABA$_B$-Rezeptoragonisten					
Natriumoxybat	Xyrem	2005	0,5–1 h	7,5 g	4,25
Antidepressiva					
Clomipramin	Anafranil	1984	21 h	100 mg	0,62
H$_3$-Rezeptoragonisten					
Pitolisant	Wakix	2016	10–12 h	18 mg	19,96

Plasmaspiegel, wird weitgehend in der Leber über CYP3A und CYP2D6 metabolisiert und überwiegend renal mit einer Halbwertszeit von 10–12 Stunden ausgeschieden (Übersicht bei Schwartz 2011).

Wirksamkeit und Sicherheit von Pitolisant (10–40 mg/Tag oral) wurden in einer placebokontrollierten Phase-3-Studie an 95 Patienten mit Narkolepsie im Vergleich zu Modafinil (100–400 mg/Tag oral) über 8 Wochen mit der Epworth Schläfrigkeitsskala (ESS, Ausgangswert 18,4 Punkte) untersucht (Dauvilliers et al. 2013). Die mittlere ESS-Abnahme (primärer Endpunkt) war mit Pitolisant (−5,8) größer als mit Placebo (−3,4). Im Vergleich zu Modafinil (−6,9) war Pitolisant nicht unterlegen. Häufigste Nebenwirkungen von Pitolisant und Modafinil im Vergleich zu Placebo waren Kopfschmerzen (35%, 18% versus 20%), Bauchschmerzen (6%, 18% versus 0%), Diarrhö (3%, 12% versus 0%) und Amphetamin-ähnliche Entzugssymptome (0%, 10% versus 0%).

Der medizinische Zusatznutzen von Orphan-Arzneimitteln gilt durch die EMA-Zulassung als belegt, ebenso entfallen Angaben zur zweckmäßigen Vergleichstherapie. Das Ausmaß des Zusatznutzens von Pitolisant ist nach der Bewertung des G-BA nicht quantifizierbar (Bundesministerium für Gesundheit 2017g). Die Bruttokosten von Wakix (30 Filmtbl. 18 mg, Dosis 18 mg/Tag, Listenpreis 598,89 €, noch kein Erstattungsbetrag) betragen 29,49 € pro Tag und 7.286 € pro Jahr. Damit ist Wakix bis zu 30-fach teurer als die Standardtherapie mit Psychostimulanzien (◘ Tabelle 3.17).

Fazit: Pitolisant (*Wakix*) ist ein inverser Histamin-H$_3$-Rezeptoragonist, der als Orphan-Arzneimittel für die Behandlung der Narkolepsie mit oder ohne Kataplexie zugelassen wurde. Die neue Substanz zeigte in einer klinischen Vergleichstudie eine Nichtunterlegenheit gegenüber Modafinil, ist aber mehr als doppelt so teuer. Die frühe Nutzenbewertung ergab einen nicht quantifizierbaren Zusatznutzen.

3.1.24 Sacubitril-Valsartan   A

Sacubitril-Valsartan (*Entresto*) ist ein supramolekularer, äquimolarer Komplex des Neprilysininhibitors Sacubitril mit dem Angiotensinrezeptorantagonisten Valsartan, der am 15. November 2015 von der EMA zur Behandlung einer symptomatischen, chronischen Herzinsuffizienz mit reduzierter Ejektionsfraktion zugelassen wurde und am 1. Januar 2016 in Deutschland auf den Markt kam.

Die chronische Herzinsuffizienz ist mit einer Prävalenz von 2–3% eine der häufigsten kardiovaskulären Krankheiten, so dass in Deutschland etwa 2–3 Mio. Patienten gibt. Bei Patienten über 65 Jahre ist es sogar die häufigste Diagnose bei einer Krankenhausaufnahme. In den letzten 30 Jahren sind mehrere therapeutische Fortschritte mit bekannten kardiovaskulären Arzneimitteln erreicht worden. Hemmstoffe des Renin-Angiotensin-Aldosteron-Systems sowie Betarezeptorenblocker haben das Überleben und die Lebensqualität von Patienten mit chronischer Herzinsuffizienz und reduzierter Ejektionsfraktion deutlich verbessert. Bei weiteren 50% der herzinsuffizienten Patienten mit erhaltener Ejektionsfraktion kann jedoch nicht viel mehr getan werden, als die klassischen Diuretika zur Reduktion von Flüssigkeitsretention und Stauung anzuwenden. Auch bei akut dekompensierter Herzinsuffizienz hat sich die akute Mortalität von älteren Patienten nur wenig geändert. Trotz wichtiger therapeutischer Fortschritte bleibt die Prognose der chronischen Herzinsuffizienz mit einer 5-Jahres-Mortalität von ca. 50% ungünstig und ist damit ähnlich wie bei vielen Tumorkrankheiten (Übersicht bei Braunwald 2015).

15 Jahre nach der Zulassung von Eplerenon steht erstmals wieder ein neues Arzneimittel für die Behandlung der chronischen Herzinsuffizienz zur Verfügung, das neben dem Renin-Angiotensin-Aldosteron-System auch die natriuretischen Peptide beeinflusst. Sacubitril-Valsartan ist ein dualer Inhibitor mit dem bekannten Angiotensinrezeptorantagonisten Valsartan und dem neuen Neprilysininhibitor Sacubitril. Der Angiotensinrezeptor vermittelt die seit langem bekannten kardiovaskulären Wirkungen von Angiotensin II (Vasokonstriktion, Blutdruckanstieg, erhöhter Sympathikustonus, gesteigerte Aldosteronsekretion, Fibrose, Herzhypertrophie). Angiotensinrezeptorantagonisten blockieren alle diese Angiotensinwirkungen. Sacubitril ist ein Hemmstoff der Endopeptidase Neprilysin, die für den Abbau der natriuretischen Peptide (atriales natriuretisches Peptid, Brain-type natriuretisches Peptid) verantwortlich ist. Diese Peptidhormone werden bei erhöhtem Füllungsdruck aus dem Herzen ins Blut freigesetzt und sind mit ihren natriuretischen Wirkungen bedeutsam für die Regulation des Natrium- und Wasserhaushalts. Darüber hinaus vermindern sie Gefäßtonus, Blutdruck, Sympathikustonus, Aldosteronsekretion, Fibrose und Herzhypertrophie und sind damit auf allen Ebenen Gegenspieler des Renin-Angiotensin-Aldosteron-Systems. Aufgrund des schnellen Abbaus durch Neprilysin haben die natriuretischen Peptide nur eine kurze Halbwertszeit im Blut. Die Neprilysinhemmung erhöht die Blutspiegel und verstärkt die kardiovaskulären Effekte. Die gemeinsame Hemmung von Neprilysin und Angiotensinrezeptor hat einen synergistischen Effekt auf Blutdruck und wei-

tere Komponenten des Herzkreislaufsystems. Als erster dualer Hemmstoff wurde Omaprilat entwickelt, das gleichzeitig das Angiotensin-Converting-Enzym (ACE) und Neprilysin hemmte. Bei Patienten mit Herzinsuffizienz wirkte es nicht besser als Enalapril, hatte aber aufgrund der ACE-Hemmung und der damit verbundenen Hemmung des Bradykininabbaus ein dreifach höheres Angioödemrisiko. Aus diesem Grunde wurde die duale ACE-Neprilysinhemmung durch das Konzept einer dualen Angiotensinrezeptor-Neprilysinhemmung mit zwei getrennten Molekülen ersetzt und damit das erhöhte Angioödemrisiko weitgehend umgangen. Sacubitril-Valsartan enthält äquimolare Mengen von Valsartan und dem Prodrug Sacubitril, das nach oraler Gabe durch Carboxylesterasen zu seinem aktiven Metaboliten umgewandelt wird. Valsartan (Bioverfügbarkeit 23%) und der aktive Sacubitrilmetabolit (Bioverfügbarkeit 60%) erreichen beide nach 2 Stunden maximale Plasmaspiegel und werden wenig weiter metabolisiert. Der aktive Sacubitrilmetabolit (Halbwertszeit 11,5 Stunden) wird überwiegend renal und Valsartan (Halbwertszeit 9,9 Stunden) überwiegend in den Fäzes ausgeschieden (Übersicht bei Singh und Lang 2015).

Sacubitril-Valsartan (100 mg titriert auf 2mal 100 mg/Tag) wurde in einer doppelblinden Studie an 8442 Patienten mit chronischer Herzinsuffizienz (NYHA-Klasse II–IV), reduzierter Ejektionsfraktion (initial <40%, später <35%) und erhöhten B-Typ-natriuretischen Peptiden im Plasma (BNP, ≥150 pg/ml) im Vergleich mit Enalapril (titriert auf 2mal 10 mg/Tag) untersucht (McMurray et al. 2014, PARADIGM-HF). Um ein akzeptables Nebenwirkungsprofil zu erreichen, wurden nur 80% der ursprünglich ausgewählten Patienten in die Studie aufgenommen, die in zwei einfachblinden Vorperioden Enalapril und Sacubitril-Valsartan ausreichend vertragen hatten. Primärer Endpunkt war die Kombination aus kardiovaskulärer Mortalität und Herzinsuffizienz-bedingter Hospitalisierung. Nach 27 Monaten war der koprimäre Endpunkt (kardiovaskuläre Mortalität und Herzinsuffizienz-bedingte Hospitalisierung) mit Sacubitril-Valsartan deutlich seltener aufgetreten als mit Enalapril (21,8% versus 26,5%), weshalb die Studie vorzeitig beendet wurde. Auch die kardiovaskuläre Mortalität wurde durch Sacubitril-Valsartan stärker gesenkt als durch

Enalapril (17,0% versus 19,8%). Bei älteren Patienten (über 75 Jahre) und bei Patienten mit schwerer Herzinsuffizienz (NYHA III–IV) waren die Effekte von Sacubitril-Valsartan auf den primären Endpunkt nicht signifikant. Häufigste Nebenwirkungen von Sacubitril-Valsartan im Vergleich zu Enalapril waren Hyperkaliämie (16,1% versus 17,3%), Hypotonie (14,0% versus 9,2%), Husten (11,3% versus 14,3%), Kreatininanstieg (3,3% versus 4,5%) und Angioödem (0,2% versus 0,1%). Nebenwirkungsbedingte Therapieabbrüche waren mit Sacubitril-Valsartan seltener als mit Enalapril (10,7% versus 12,3%).

Die frühe Nutzenbewertung durch den G-BA hat ergeben, dass Sacubitril-Valsartan bei Patienten ohne Diabetes mellitus einen Anhaltspunkt für einen beträchtlichen Zusatznutzen und für Patienten mit Diabetes mellitus einen Anhaltspunkt für einen geringen Zusatznutzen im Verhältnis zur zweckmäßigen Vergleichstherapie mit ACE-Hemmer und ggf. Betarezeptorenblockern hat (Bundesministerium für Gesundheit 2016k). Die Bruttokosten von *Entresto* (196 Filmtbl. 97 mg/103 mg, Dosis 2 Filmtbl. pro Tag, Listenpreis 692,45 €, Erstattungsbetrag 554,04 €, Preissenkung 20,0%) betragen 5,65 € pro Tag und 2.064 € pro Jahr. Damit ist *Entresto* mindestens 25-fach teurer als die Standardtherapie mit ACE-Hemmern, Angiotensinrezeptorantagonisten, Betarezeptorenblockern oder Spironolacton (◘ Tabelle 3.18). Trotz der hohen Therapiekosten ist *Entresto* bereits im Jahr seiner Einführung in die Gruppe der 10 000 meistverordneten Arzneimittel gelangt (◘ Tabelle 3.2).

Fazit: Sacubitril-Valsartan (*Entresto*) ist die erste Kombination eines Neprilysininhibitors mit dem Angiotensinrezeptorantagonisten Valsartan zur Behandlung einer chronischen Herzinsuffizienz mit reduzierter Ejektionsfraktion. Die neue Kombination senkt die kardiovaskuläre Mortalität und die Herzinsuffizienz-bedingte Hospitalisierung. Die frühe Nutzenbewertung ergab bei Patienten ohne Diabetes mellitus einen Anhaltspunkt für einen beträchtlichen Zusatznutzen und für Patienten mit Diabetes mellitus einen Anhaltspunkt für einen geringen Zusatznutzen. Allerdings ist *Entresto* erheblich teurer als die Standardtherapie der chroni-

◘ **Tabelle 3.18 Arzneimittel zur Behandlung der chronischen Herzinsuffizienz.** Angegeben sind Jahr der Zulassung, Halbwertszeit (HWZ), Dosierung nach definierten Tagesdosen (DDD) und Bruttotherapiekosten pro Jahr.

Wirkstoffe	Präparate (Auswahl)	Zulassung	HWZ	DDD	DDD-Kosten (€)
ACE-Hemmer					
Captopril	Captopril STADA	1981	2 h	50 mg	0,13
Enalapril	Enalapril AbZ	1983	11 h	10 mg	0,12
Lisinopril	Lisi Lich	1989	13 h	10 mg	0,15
Ramipril	Ramipril-ISIS	1990	15 h	2,5 mg	0,13
Angiotensinrezeptorantagonisten					
Losartan	Losartan-1A Pharma	1995	6–9 h	50 mg	0,24
Valsartan	Valsartan dura	1996	6 h	80 mg	0,22
Candesartan	Candesartan Heumann	1997	9 h	8 mg	0,20
Betarezeptorenblocker					
Metoprolol	MetoHEXAL	1976	3–5 h	150 mg	0,21
Bisoprolol	Bisoprolol AbZ	1986	10–12 h	10 mg	0,16
Nebivolol	Nebivolol Glenmark	1996	10 h	5 mg	0,14
Mineralocorticoidrezeptorantagonisten					
Spironolacton	Spironolacton-ratiopharm	1984	20 h	75 mg	0,31
Eplerenon	Eplerenon beta	2004	3–5 h	50 mg	1,93
Neprilysininhibitor					
Sacubitril-Valsartan	Entresto	2015	10–11,5 h	200 mg	5,65

schen Herzinsuffizienz und würde bei der Behandlung aller in Frage kommenden Patienten (550 000 bis 1,35 Mio.) jährliche Gesamtkosten von 1,1 bis 2,8 Mrd. € verursachen.

3.1.25 Selexipag   C

Selexipag (*Uptravi*) ist ein oral anwendbarer Prostacyclinrezeptoragonist für die Langzeitbehandlung der pulmonal arteriellen Hypertonie bei Patienten der WHO-Funktionsklasse II bis III entweder als Kombinationstherapie bei Patienten, deren Erkrankung mit einem Endothelinrezeptorantagonisten oder einem Phosphodiesterase-5-Inhibitor unzureichend kontrolliert ist oder als Monotherapie bei Patienten, die für diese Therapien nicht infrage kommen. Das Präparat wurde am 12. Mai 2016 von der EMA zugelassen und kam am 15. Juni 2016 in Deutschland auf den Markt.

Die pulmonale arterielle Hypertonie ist eine seltene lebensbedrohliche Krankheit, die durch eine progrediente Erhöhung des pulmonalen Gefäßwiderstands bedingt ist und zum Rechtsherzversagen führt. In Deutschland gibt es nach Registerdaten 1752 Patienten mit pulmonaler arterieller Hypertonie, was einer Prävalenz von 26 Patienten pro 1 Million Erwachsene entspricht. Nach der Diagnose beträgt die mittlere Überlebenszeit 5–7 Jahre. Die häufigsten Todesursachen sind progredientes Rechtsherzversagen und Arrhythmien. Die bisher ungünstige Prognose hat sich in den letzten 30 Jahren durch neue Therapieoptionen erheblich verbessert. So liegen die 3-Jahresüberlebensraten dieser Patienten heute bei 70–80% gegenüber 40% in den 1980er Jahren. Alle Arzneimittel zur Behandlung der pulmonalen arteriellen Hypertonie sind primär pulmonale Vasodilatatoren. Als erstes Präparat wurde das natürlich vorkommende Prostacyclin zugelassen, das bei therapeutischer Verwendung als Epoprostenol bezeichnet wird. Später folgten weitere Prostacyclinanaloga, Endothelinrezeptorantagonisten und Phosphodiesterase (PDE)-5-Inhibitoren (◘ Tabelle 3.19). Je nach Schweregrad werden die verschiedenen Arzneimittel einzeln oder kombiniert eingesetzt. Sobald die Diagnose einer pulmonalen arteriellen Hypertonie durch eine Rechtsherzkatheterisierung bestätigt ist, erhalten die Patienten bei niedrigem oder intermediärem Risiko eine schrittweise oder initiale Kombinationstherapie mit einem Endothelinrezeptorantagonisten und einem PDE-5-Inhibitor, wobei die

◘ **Tabelle 3.19 Arzneimittel zur Behandlung der pulmonalen arteriellen Hypertonie.** Angegeben sind Jahr der Zulassung, Halbwertszeit (HWZ), definierte Tagesdosis (DDD) und DDD-Bruttokosten pro Jahr.

Wirkstoff	Präparat (Auswahl)	Zulassung	HWZ	DDD	DDD-Kosten/Jahr €
Prostanoide					
Epoprostenol (Prostacyclin)	Epoprostenol-Rotexmedica	1996	2–3 min	0,46 mg i.v.	17.917
Iloprost	Ventavis	2003	20–30 min	0,15 mg inhal.	92.460
Treprostinil	Remodulin	2007	4,5 h	4,3 mg s.c.	214.781
Selexipag	Uptravi	2016	6–14 h	0,4–3,2 mg oral	72.532
Endothelinrezeptorantagonisten					
Bosentan	Tracleer	2002	5–6 h	250 mg oral	42.892
Ambrisentan	Volibris	2008	13–15 h	7,5 mg oral	45.030
Macitentan	Opsumit	2014	16 h	10 mg oral	33.736
PDE-5-Hemmer					
Sildenafil	Sildenafil AbZ	2005	3–5 h	60 mg oral	8.162
Tadalafil	Adcirca	2008	16 h	40 mg oral	10.965
Guanylatcyclasestimulator					
Riociguat	Adempas	2014	12 h	4,5 mg oral	21.217

beste Evidenz für die Kombination aus Ambrisentan und Tadalafil vorliegt. Für Hochrisikopatienten wird eine initiale Dreifachkombinationstherapie zusätzlich mit einem intravenösen Prostanoid empfohlen. Therapieziel ist die Stabilisierung der Patienten ohne Zeichen einer Rechtsherzinsuffizienz und ohne Krankheitsprogression (Übersicht bei Hoeper et al. 2017).

Selexipag ist der erste Prostacyclinrezeptoragonist, der aufgrund einer hohen Rezeptorselektivität gegenüber allen anderen Prostanoidrezeptoren (>130-fach) und einer ausreichend langen Halbwertszeit für die orale Anwendung geeignet ist. Nach oraler Gabe wird Selexipag mit einer Bioverfügbarkeit von 49% schnell resorbiert und durch hepatische Carboxylesterasen zu einem aktiven Metaboliten hydrolysiert, der einer höhere Affinität am Prostacyclinrezeptor als Selexipag (K_i 20 nmol/l versus 260 nmol/l) hat. Der aktive Metabolit hat auch eine längere Halbwertszeit als die Muttersubstanz Selexipag (6,2–13,5 versus 0,8–2,5 Stunden) und wird überwiegend hepatobiliär eliminiert (Übersicht bei Hardin und Chin 2016).

Wesentliche Daten über Wirksamkeit und Sicherheit von Selexipag (200 µg bis 1600 µg 2mal/Tag oral) stammen aus einer placebokontrollierten Phase-3-Studie, in der 1156 Patienten mit pulmonaler arterieller Hypertonie untersucht wurden (Sitbon et al. 2015, GRIPHON). Neben der Monotherapie war auch die zusätzliche Gabe von Endothelinrezeptorantagonisten oder PDE-5-Inhibitoren erlaubt. Der kombinierte primäre Endpunkt bestand aus den beiden Komponenten Tod und Komplikationen der pulmonalen arteriellen Hypertonie. Nach einer medianen Behandlungsdauer von 63,7 bis 70,7 Wochen trat der primäre Endpunkt bei den mit Selexipag behandelten Patienten seltener als in der Placebogruppe auf (27,0% versus 41,6%). Keine signifikanten Unterschiede zeigten Gesamtmortalität (17,4% versus 18,0%) und Mortalität infolge pulmonaler arterieller Hypertonie (12,2% versus 14,3%). Häufigste unerwünschte Wirkungen von Selexipag entsprachen den bekannten Nebenwirkungen von Prostacyclin und manifestierten sich als Kopfschmerzen (65,2%), Diarrhö (42,4%), Übelkeit (33,6%) und Kieferschmerzen (25,7%). Auch die nebenwirkungsbedingte Abbuchrate war mit Selexipag häufiger als mit Placebo (14,3% versus 7,3%).

Die frühe Nutzenbewertung durch den G-BA hat ergeben, dass ein Zusatznutzen von Selexipag im Verhältnis zur zweckmäßigen Vergleichstherapie (patientenindividuell optimierte medikamentöse Therapie nach Maßgabe des Arztes) nicht belegt ist (Bundesministerium für Gesundheit 2017h). Die Bruttokosten von *Uptravi* (60 Filmtbl. 200 µg bis 1600 µg, Dosierung 2mal täglich 200 µg bis 1600 µg, Listenpreis für alle Dosisstärken 5.299,11 €, noch kein Erstattungspreis) betragen 176,64 € pro Tag und 64.473 € pro Jahr. Sie sind damit deutlich höher als mit anderen oral anwendbaren Arzneimitteln aus den Gruppen der Endothelinrezeptorantagonisten und PDE-5-Hemmer (◘ Tabelle 3.19).

Fazit: Selexipag (*Uptravi*) ist ein oral anwendbarer Prostacyclinrezeptoragonist für die Langzeitbehandlung der pulmonal arteriellen Hypertonie bei Patienten der WHO-Funktionsklasse II bis III. Eine verbesserte therapeutische Wirksamkeit wurde nur gegen Placebo nachgewiesen. Die Mortalität wurde nicht beeinflusst. Die frühe Nutzenbewertung ergab keinen Beleg für einen Zusatznutzen im Verhältnis zur zweckmäßigen Vergleichstherapie. Trotzdem ist Selexipag teurer als die orale Standardtherapie mit Endothelinrezeptorantagonisten und PDE-5-Hemmern.

3.1.26 Susoctocog alfa B

Susoctocog alfa (*Obizur*) ist ein verkürzter rekombinanter Blutgerinnungsfaktor VIII zur Behandlung von Blutungen bei Patienten mit erworbener Hämophilie, die durch Antikörper gegen den Faktor VIII verursacht wird. Das Präparat wurde am 11. November 2015 von der EMA unter außergewöhnlichen Umständen zugelassen und kam am 1. Februar 2016 in Deutschland auf den Markt. Die EMA wird jedes Jahr sämtliche neuen Informationen prüfen, da es aufgrund der Seltenheit der Krankheit nicht möglich war, vollständige Informationen über Susoctocog alfa zu erlangen.

Bei der Hämophilie A handelt es sich um eine angeborene Gerinnungsstörung, die durch Mutationen im Faktor VIII-Gen entsteht (▶ Abschnitt 3.1.7 Efmoroctocog alfa). Um das Auftreten von Blutungen zu verhindern bzw. diese zu behandeln, wird aus humanem Plasma gereinigter oder rekombinanter Faktor VIII intravenös appliziert. Bei bis zu 30% der so behandelten Patienten können neutralisierende Antikörper auftreten, die sich gegen den endogenen bzw. den substituierten Faktor VIII richten (Hart und Schmid 2016). Diese Antikörper hemmen die Faktor VIII-Funktion und können – trotz Substitution des Faktors VIII – zu schweren, lebensbedrohlichen Blutungen führen (Hart und Schmid 2016). Es liegt dann zusätzlich zur angeborenen Hämophilie A eine erworbene Hemmkörperhämophilie vor. Bisher wurden schwere Blutungen bei erworbener Hemmkörperhämophilie durch Gabe von rekombinantem Faktor VIIa (*NovoSeven*) oder aktiviertem Prothrombinkomplex (*Feiba*) behandelt.

Susoctocog alfa beruht auf der Schweine-Sequenz des Faktors VIII, um die Kreuzreaktivität der hemmenden Antikörper mit dem Susoctocog zu vermindern. Susoctocog alfa wurde in einer Studie bei 28 Patienten mit Hämophilie A und Faktor VIII-Antikörpern, bei denen eine akute Blutung auftrat, klinisch getestet (Mahlangu et al. 2017). Alle 25 Blutungsepisoden, die bei 9 Patienten auftraten, wurden durch Susoctocog alfa erfolgreich behandelt. Dabei wurden keine schweren unerwünschten Wirkungen beobachtet (Mahlangu et al. 2017). Allerdings wurden auch hemmende Antikörper gegen den porcinen Faktor VIII festgestellt. Eine frühe Nutzenbewertung von Susoctocog alfa wurde vom G-BA nicht durchgeführt, weil es sich um ein Arzneimittel handelt, das ausschließlich im Krankenhaus angewendet wird. Preisangaben waren nicht verfügbar.

Fazit: Susoctocog alfa (*Obizur*) ist ein rekombinanter Gerinnungsfaktor VIII, der auf der entsprechenden Proteinsequenz des Schweins beruht. Bei Patienten mit Hämophilie A und hemmenden Antikörpern gegen humanen Faktor VIII erweitert Susoctocog alfa das Therapiespektrum bei schweren Blutungen.

3.1.27 Talimogen laherparepvec   A

Talimogen laherparepvec (*Imlygic*) ist das erste virusbasierte onkolytische Immuntherapeutikum zur Behandlung von Erwachsenen mit nicht resezierbarem, lokal oder entfernt metastasiertem Melanom (Stadium IIIB, IIIC und IVM1a) ohne Knochen-, Hirn-, Lungen- oder andere viszerale Beteiligung. Es wurde am 16. Dezember 2015 von der EMA zugelassen und kam am 15. Juni 2016 in Deutschland auf den Markt.

Das Melanom ist ein maligner Tumor, der sich überwiegend an der Haut manifestiert und früh Metastasen bildet. Die Häufigkeit nimmt infolge erhöhter Sonnenexposition weltweit zu. Im Jahre 2013 gab es in Deutschland 21 410 Neuerkrankungen und 3042 Sterbefälle (Robert Koch-Institut 2016b). In frühen Stadien ist das Melanom in den meisten Fällen durch chirurgische Exzision heilbar, da die Mehrzahl der Patienten zum Zeitpunkt der Diagnose einen lokalisierten Tumor mit geringer Tumordicke und einem hohen Fünfjahresüberleben (ca. 85%) hat. Die Biopsie von Schildwächterlymphknoten ermöglicht eine präzise Stadieneinteilung, hat aber bisher keinen Effekt auf das Überleben. Im Stadium des metastasierten Melanoms beträgt die mittlere Überlebenszeit jedoch nur 6–9 Monate und das Dreijahresüberleben 15%. Lange Zeit waren Dacarbazin und Interferon alfa die einzigen in Deutschland zugelassenen Arzneimittel für die Behandlung des metastasierten Melanoms, obwohl nie ein eindeutiger Überlebensvorteil in klinischen Studien nachgewiesen wurde. In den letzten Jahren sind vier neue Arzneimittelgruppen entwickelt worden, die erstmals eine deutliche Verbesserung der Prognose des metastasierten Melanoms ermöglicht haben. Dazu gehören selektive Proteinkinaseinhibitoren aus der Gruppe der BRAF-Inhibitoren und MEK-Inhibitoren sowie die spezifischen Immuntherapeutika der CTLA4-Antikörper und der PD-1-Rezeptor-Antikörper. Das 2011 eingeführte Immuntherapeutikum Ipilimumab (*Yervoy*) ist ein CTLA4-Antikörper, der erstmals eine Verlängerung des Gesamtüberlebens um einige Monate ermöglichte sowie bei einigen Patienten (20–26%) ein beachtliches Langzeitüberleben. Die BRAF-Inhibitoren (Vemurafenib, Dabrafenib) zeigen ein rasches Therapieansprechen, aber schon 6–7 Monate später eine Resistenzentwicklung mit erneutem Tumorprogress. Durch die Einführung der MEK-Inhibitoren (Trametinib, Cobimetinib) wurde die Resistenzentwicklung gegen BRAF-Inhibitoren erfolgreich verzögert, so dass eine Kombinationstherapie in der Regel vorzuziehen ist. Ein weiterer immuntherapeutischer Mechanismus ist die Blockade des inhibitorischen PD-1-Rezeptors durch PD-1-hemmende Antikörper (Nivolumab, Pembrolizumab), welche die Interaktion des von Tumorzellen überexprimierten Rezeptorliganden PD-L1 unterbrechen und dadurch die immunsuppressive T-Zell-Aktivität gegen den Tumor reaktivieren (Übersicht bei Schmid-Wendtner und Wendtner 2016).

Talimogen laherparepvec ist ein onkolytisches Herpes simplex-Virus Typ 1, das zur Verbesserung der Antitumorimmunität genetisch verändert wurde, um die Expression von GM-CSF in infizierten Zellen zu erhöhen und damit tumorspezifische Immunreaktionen durch zytotoxische T-Zellen zu stimulieren. Durch weitere genetische Manipulationen des viralen Genoms wurden zwei Neurovirulenzgene deletiert, um die Neurotoxizität zu vermindern und die tumorzellspezifische Replikation zu verstärken. Nach intraläsionaler Injektion war das onkolytische Virus im Tumor über einen Zeitraum von 84 Tagen und im Blut bis zu 14 Tage nach der letzten Gabe nachweisbar (Übersicht bei Grigg et al. 2016).

In einer offenen Phase-3-Studie an 436 Patienten mit nicht resezierbarem Melanom hatte die intraläsionale Injektion von Talimogen laherparepvec eine höhere dauerhafte Ansprechrate (primärer Endpunkt) als die subkutane Injektion von Granulozyten-Makrophagenkoloniestimulierenden Faktor (GM-CSF) (16,3% versus 2,1%) (Andtbacka et el. 2015, OPTiM). Das mediane Gesamtüberleben war numerisch aber nicht signifikant verlängert (23,3 versus 18,9 Monate). Häufigste Nebenwirkungen von Talimogen laherparepvec im Vergleich zu GM-CSF waren Müdigkeit (50,3% versus 36,2%), Schüttelfrost (48,6% versus 8,7%), Fieber (42,8 versus 8,7), Übelkeit (35,6% versus 19,7%), grippeähnliche Symptome (30,5% versus 15,0%) und Erbrechen (21,2% versus 9,4%).

Die frühe Nutzenbewertung durch den G-BA hat ergeben, dass ein Zusatznutzen von Talimogen laherparepvec im Verhältnis zur zweckmäßigen Vergleichstherapie (Vemurafenib oder Dabrafenib ggf. in Kombination mit Trametinib, Pembrolizumab oder Nivolumab) nicht belegt ist (Bundesministerium für Gesundheit 2016l). Die Bruttokosten von *Imlygic* (1 Durchstechfl. 1 ml mit 10^6 bzw. 10^8 Plaque-bildenden Einheiten/ml, Dosierung 1–4

Durchstechfl. alle 2 Wochen, Listenpreis für beide Dosisstärken 2.949,97 €, noch kein Erstattungspreis) betragen 526,78 € pro Tag und 192.275 € pro Jahr. Das neue onkolytische Immuntherapeutikum ist damit etwa doppelt so teuer wie andere neue Arzneimittel zur Behandlung des metastasierten Melanoms (◻ Tabelle 3.20).

Fazit: Talimogen laherparepvec (*Imlygic*) ist ein onkolytisches Immuntherapeutikum zur intraläsionalen Behandlung des nicht resezierbarem und metastasierten Melanoms. Im Vergleich zu GM-CSF wurde lediglich die Ansprechrate, aber nicht das Gesamtüberleben signifikant erhöht. Die frühe Nutzenbewertung ergab keinen Beleg für einen Zusatznutzen im Verhältnis zur zweckmäßigen Vergleichstherapie. Trotzdem ist *Imlygic* deutlich teurer als andere neue Immuntherapeutika zur Behandlung des metastasierten Melanoms.

3.1.28 Tasimelteon   A

Tasimelteon (*Hetlioz*) ist ein Melatoninrezeptoragonist, der am 3. Juli 2015 von der EMA zur Behandlung des Nicht-24-Stunden-Schlaf-Wach-Syndroms bei völlig blinden Erwachsenen zugelassen wurde und am 1. August 2016 in Deutschland auf den Markt kam. Da es nur wenige Patienten mit dieser Krankheit gibt, wurde *Hetlioz* am 23. Februar 2011 als Arzneimittel für seltene Leiden (Orphan-Arzneimittel) ausgewiesen.

Bei kompletter Erblindung tritt bei den meisten Patienten das Nicht-24-Stunden-Schlaf-Wach-Syndrom (hypernykthemerales Syndrom) auf, weil die lichtempfindlichen retinalen Ganglienzellen keine Signale über den Sehnerven an den Nucleus suprachiasmaticus des Hypothalamus senden. Ohne die tägliche zirkadiane Lichtsteuerung überwiegt die endogene Rhythmik mit etwas längeren Perioden von 24–25 Stunden, so dass sich die Einschlaf- und Aufwachzeiten zunehmend verschieben. Bei blinden Personen führt dieser desynchronisierte Zustand zu Einschlafstörungen, schlechtem Nachschlaf und Tagesschläfrigkeit sowie eingeschränkter Leistungsfähigkeit. Die gestörte tageszeitliche Synchronisierung wirkt sich auch auf andere zirkadian gesteuerte Rhythmen aus (Cortisol, Körpertemperatur, Blutdruck, Glukosestoffwechsel). Wesentlich für die en-

◘ Tabelle 3.20 Arzneimittel zur Behandlung des metastasierten Melanoms. Angegeben sind Jahr der Zulassung, Dosierung, Halbwertzeit (HWZ) und Bruttotherapiekosten pro Jahr.

Wirkstoffe	Präparate	Zulassung	Dosierung	HWZ	Bruttokosten pro Jahr (€)
CTLA-4-Antikörper					
Ipilimumab	Yervoy	2011	3 mg/kg i.v. alle 3 Wochen, 4mal	15,4 d	65.768
BRAF-Inhibitoren					
Vemurafenib	Zelboraf	2012	1920 mg/Tag oral	52 h	98.654
Dabrafenib	Tafinlar	2013	300 mg/Tag oral	8 h	96.565
MEK-Inhibitoren					
Trametinib	Mekinist	2015	2 mg/Tag oral	5,3 d	111.406
Cobimetinib	Cotellic	2015	60 mg/Tag oral über 21 Tage, 7 Tage Pause	44 h	93.400
PD-1-Rezeptorantikörper					
Nivolumab	Opdivo	2015	3 mg/kg i.v. alle 14 Tage	27 d	72.310
Pembrolizumab	Keytruda	2015	2 mg/kg i.v. alle 21 Tage	26 d	101.975
Onkolytisches Immuntherapeutikum					
Talimogen laherparepvec	Imlygic	2016	0,1–4 ml intraläsional alle 14 Tage		192.275

dogene Steuerung des Schlaf-Wachrhythmus ist das Hormon Melatonin (N-Acetyl-5-Methoxytryptamin), das in der Nachtphase in den Pinealozyten der Zirbeldrüse aus Serotonin synthetisiert wird und nachts hohe Blutspiegel erreicht. Tagsüber wird die Melatoninsynthese jedoch über die Lichtsignale der Netzhaut gehemmt. Die schlafinduzierenden Effekte von Melatonin werden über zwei Melatoninrezeptoren (MT_1, MT_2) in den suprachiasmatischen Kernen vermittelt. Mehrere Melatoninrezeptoragonisten wurden zur Behandlung von Schlaflosigkeit, Stimmungsstörungen und zirkadianen Dysrhythmien entwickelt (◘ Tabelle 3.21). Melatonin gilt als Mittel der Wahl für die Behandlung des Nicht-24-Stunden-Schlaf-Wach-Syndroms bei blinden Personen, nachdem gezeigt wurde, dass es die zirkadiane Rhythmusstörung korrigiert und die Schlafdauer verbessert. Bisher gab es aber kein zugelassenes Melatoninpräparat für diese Indikation (Übersicht bei Skene und Arendt 2007, Liu et al. 2016).

Tasimelteon ist ein weiterer oral anwendbarer Melatoninrezeptoragonist mit einer etwas höheren Affinität für den MT_2-Rezeptor als für den MT_1-Rezeptor (K_i 0,07 versus 0,30 nmol/l). Beide Melatoninrezeptoren sind an der Steuerung des zirkadianen Rhythmus beteiligt. Nach oraler Gabe

erreicht Tasimelteon maximale Plasmaspiegel in 1–3 Stunden. Es wird in der Leber weitgehend über CYP1A2 und CYP3A4 metabolisiert und mit einer Halbwertszeit von 1,3 Stunden überwiegend renal eliminiert (Übersicht bei Dhillon und Clarke 2014).

Wirksamkeit und Sicherheit von Tasimelteon (20 mg/Tag oral abends) wurden in zwei aufeinanderfolgenden placebokontrollierten Phase-3-Studien an völlig blinden Patienten untersucht, die eine nicht-24-stündige zirkadiane Periode von 24,25 Stunden oder länger anhand der 6-Sulfatoxymelatoninausscheidung im Harn hatten (Lockley et al. 2015, SET, RESET). In der ersten Studie (SET) mit 84 Patienten trat nach einem Monat bei 20% der mit Tasimelteon behandelten Patienten und bei 3% der Placebopatienten eine Synchronisation des 24-Stundenzyklus (primärer Endpunkt) auf. Auf der Basis eines Stepdown-Endpunkts der klinischen Ansprechrate von 38 Patienten wurden 24% der mit Tasimelteon behandelten Patienten und 3% der Placebopatienten synchronisiert. Nach einer weiteren Auswertung betrug die Gesamtsynchronisierungsrate mit Tasimelteon 39% der Patienten. Bei der anschließenden zweiten Studie (RESET) handelt es sich um eine 8-wöchige Absatzstudie an 20 Patienten, die in der ersten Studie mit Tasimelteon syn-

○ **Tabelle 3.21 Melatoninrezeptoragonisten zur Behandlung von Schlafstörungen und Depressionen.** Angegeben sind Jahr der Zulassung, Halbwertszeit (HWZ), Dosierung nach definierten Tagesdosen (DDD) und Bruttotherapiekosten pro Jahr.

Wirkstoffe	Präparate (Auswahl)	Zulassung	HWZ	DDD	DDD-Kosten (€)
Schlafstörung					
Melatonin	Circadin	2007	3,5–4 h	2 mg	1,18
Depression					
Agomelatin	Valdoxan	2009	1–2 h	25 mg	2,03
Schlafwachrhythmusstörungen					
Tasimelteon	Hetlioz	2016	1,3 h	20 mg	336,94

chronisiert worden waren. Nach Absetzen von Tasimelteon blieben 20% der Patienten über einen Zeitraum von 8 Wochen synchronisiert im Vergleich zu 90% der Patienten unter fortgesetzter Behandlung mit Tasimelteon. Häufigste Nebenwirkungen von Tasimelteon im Vergleich zu Placebo waren Kopfschmerzen (17% versus 7%), erhöhte Alaninaminotransferase (10% versus 5%), abnorme Träume (10% versus 0%), Harnwegsinfektionen (7% versus 2%) und Atemwegsinfektionen (7% versus 0%).

Der medizinische Zusatznutzen von Orphan-Arzneimitteln gilt durch die EMA-Zulassung als belegt, ebenso entfallen Angaben zur zweckmäßigen Vergleichstherapie. Das Ausmaß des Zusatznutzens von Tasimelteon ist nach der Bewertung des G-BA nicht quantifizierbar (Bundesministerium für Gesundheit 2017i). Die Bruttokosten von *Hetlioz* (30 Kps. 20 mg, Listenpreis 10.108,06 €, bisher kein Erstattungspreis) betragen bei der Tagesdosis von 20 mg 336,94 € pro Tag und 122.981 € pro Jahr. Das neue Präparat ist damit 285-fach teurer als Melatonin zur Behandlung von Schlafstörungen. Die Anzahl der infrage kommenden Patienten wurde vom G-BA mit ca. 7000 Patienten angegeben, so dass die Behandlung aller dieser Patienten jährliche Gesamtkosten von 861 Mio. € verursacht. *Hetlioz* wäre damit schlagartig das umsatzstärkste Orphan-Arzneimittel. Es bleibt abzuwarten, wie dieses hohe Kostenvolumen von der GKV bewältigt wird, zumal auch Melatonin bei Patienten mit Nicht-24-Stunden-Schlaf-Wach-Syndromn wirksam ist (Übersicht bei Liu et al. 2016).

Fazit: Tasimelteon (*Hetlioz*) ist ein Melatoninrezeptoragonist, der als Orphan-Arzneimittel zur Be-

handlung des Nicht-24-Stunden-Schlaf-Wach-Syndroms bei völlig blinden Erwachsenen zugelassen wurde. Bei 20–39% der Patienten wurde eine Synchronisation des 24-Stundenzyklus mit Tasimelteon beobachtet. Die frühe Nutzenbewertung ergab einen nicht quantifizierbaren Zusatznutzen. Das neue Präparat ist allerdings fast 300-fach teurer als Melatonin zur Behandlung von Schlafstörungen.

3.1.29 Tenofoviralafenamid

Tenofoviralafenamid ist ein neues Prodrug von Tenofovir, das bereits in Form von Tenofovirdisoproxil als Monopräparat (*Viread*) und in mehreren fixen Kombinationspräparaten (*Truvada, Atripla, Eviplera, Stribild*) zur Behandlung der HIV-Infektion eingesetzt wird (○ Tabelle 3.22). Tenofoviralafenamid ist anstelle des bisher verwendeten Tenofovirdisoproxil in mehreren Kombinationen (*Descovy, Genvoya, Odefsey*) enthalten. Als erste wurde die neue Vierfachkombination *Genvoya* (Elvitegravir 150 mg, Cobicistat 150 mg, Emtricitabin 200 mg, Tenofoviralafenamid 10 mg pro Tablette) am 19. November 2015 von der EMA zur Behandlung einer HIV-1-Infektion von Erwachsenen und Jugendlichen ohne resistenzverbundene HIV-1-Mutationen zugelassen und am 1. Januar 2016 in Deutschland auf den Markt gebracht. Wenige Monate später folgte die Zweifachkombination *Descovy* (Emtricitabin 200 mg, Tenofoviralafenamid 10 mg pro Tablette, EMA-Zulassung 21. April 2016, Markteinführung 15. Mai 2016), die nur in Kombination mit anderen antiretroviralen Arznei-

◘ **Tabelle 3.22 Antiretrovirale Arzneimittel zur Behandlung der HIV-Infektion.** Angegeben sind Jahr der Zulassung, Halbwertszeit (HWZ), Dosierung nach definierten Tagesdosen (DDD) und Bruttotherapiekosten pro DDD.

Wirkstoffe	Präparate (Auswahl)	Zulassung	HWZ	DDD	DDD-Kosten (€)
Nukleosid-Reverse-Transkriptase-Inhibitoren (NRTI)					
Zidovudin	Retrovir	1990	1,1 h	600 mg	14,98
Stavudin	Zerit	1996	1,3–2,3 h	80 mg	9,70
Lamivudin	Epivir	1996	5–7 h	300 mg	9,94
Abacavir	Ziagen	1999	1,5 h	600 mg	16,18
Didanosin	Videx	2000	1,4 h	400 mg	8,81
Tenofovirdisoproxil	Viread	2002	12–18 h	245 mg	17,38
Emtricitabin	Emtriva	2003	10 h	200 mg	10,08
Lamivudin + Abacavir	Kivexa	2004		1 Tbl.	24,17
Emtricitabin + Tenofovirdisoproxil	Truvada	2005		1 Tbl.	27,28
Emtricitabin + Tenofoviralafenamid	Descovy	2016		1 Tbl.	21,43
Nichtnukleosid-Reverse-Transkriptase-Inhibitoren (NNRTI)					
Nevirapin	Viramune	1998	25–45 h	400 mg	14,53
Efavirenz	Sustiva	1999	40–55 h	600 mg	14,05
Efavirenz + Emtricitabin + Tenofovirdisoproxil	Atripla	2007		1 Tbl.	41,72
Etravirin	Intelence	2008	30–40 h	400 mg	21,14
Rilpivirin	Edurant	2011	45 h	25 mg	12,47
Emtricitabin + Rilpivirin + Tenofovirdisoproxil	Eviplera	2011		1 Tbl.	40,10
Emtricitabin + Rilpivirin + Tenofoviralafenamid	Odefsey	2016		1 Tbl.	40,10
Proteasehemmer					
Saquinavir	Invirase	1996	7 h	1800 mg	19,22
Indinavir	Crixivan	1996	1,8 h	2400 mg	12,14
Ritonavir	Norvir	1996	3–5 h	1200 mg	22,66
Lopinavir + Ritonavir	Kaletra	2001	5–6 h	800 mg	28,12
Fosamprenavir	Telzir	2004	7,7 h	1400 mg	23,64
Atazanavir	Reyataz	2004	12 h	300 mg	27,90
Tipranavir	Aptivus	2005	4,8–6 h	1000 mg	31,53
Darunavir	Prezista	2007	15 h	1200 mg	31,03
Integraseinhibitoren					
Raltegravir	Isentress	2007	9 h	800 mg	28,82
Elvitegravir + Cobicistat +Emtricitabin + Tenofovirdisoproxil	Stribild	2013		1 Tbl.	38,22
Dolutegravir	Tivicay	2014	14 h	50 mg	23,72
Dolutegravir + Abacavir + Lamivudin	Triumeq	2014		1 Tbl.	39,24
Elvitegravir + Cobicistat + Emtricitabin + Tenofoviralafenamid	Genvoya	2015		1 Tbl.	38,22

mitteln zugelassen ist. Als letzte wurde die Dreifachkombination *Odefsey* (Emtricitabin 200 mg + Rilpivirin 25 mg + Tenofoviralafenamid 25 mg pro Tablette, EMA-Zulassung 21. Juni 2016, Marktein-führung 15. Juli 2016) eingeführt, die nur für HIV-Patienten einer Viruslast von ≤ 100.000 HIV-1-RNA Kopien/ml ohne resistenzverbundene HIV-1-Mutationen zugelassen ist. Die EMA-Zulassung der Kombinationspräparate *Descovy* und *Odefsey* erfolgte vor allem auf der Basis von Bioäquivalenzstudien mit der Vierfachkombination *Genvoya* (European Medicines Agency 2016a, 2016b).

Seit der Einführung von Zidovudin (*Retrovir*) im Jahre 1987 und der breiten Anwendung einer effektiven antiretroviralen Kombinationstherapie hat sich die Prognose HIV-infizierter Patienten dramatisch verbessert. Wesentlicher Grund war die Entwicklung von über 30 antiretroviralen Arzneimitteln mit verbesserter Wirksamkeit und Verträglichkeit. Ein weiterer wichtiger Schritt war die Einführung von langwirkenden Substanzen und Kombinationspräparaten, wodurch es gelang, die Zahl der täglich einzunehmenden Tabletten zu senken und die Compliance zu verbessern. Als Initialtherapie wird derzeit eine Kombination aus zwei Nukleosid-/Nukleotid-Reverse-Transkriptase-Inhibitoren (NRTI) und einem dritten Kombinationspartner aus einer der folgenden Gruppen empfohlen: Nicht-Nukleosid-Reverse-Transkriptase-Inhibitoren (NNRTI), Integraseinhibitoren oder geboosterten Proteaseinhibitoren (Deutsche AIDS-Gesellschaft 2015).

Tenofovirdisoproxil aus Gruppe der NRTI spielt eine dominierende Rolle bei der Behandlung von HIV-Patienten, da mehr als die Hälfte der Verordnungen aller antiretroviralen Arzneimittel auf die verschiedenen Tenofovirdisoproxilpräparate entfallen (vgl. ▶ Tabelle 12.10). Seit vielen Jahren gibt es aber auch Sicherheitsbedenken, da Tenofovirdisoproxil zu progredienter Niereninsuffizienz und einer Abnahme der Knochendichte führen kann. Mit dem neuen Prodrug Tenofoviralafenamid steht ein Nachfolgepräparat zur Verfügung, das trotz prinzipiell gleicher Wirksamkeit therapeutische Vorteile gegenüber Tenofovirdisoproxil hat, die durch die unterschiedliche intrazelluläre Pharmakokinetik bedingt sind. Tenofoviralafenamid erreicht maximale Plasmaspiegel eine Stunde nach oraler Gabe. Während Tenofovirdisoproxil durch Plasmaesterasen schnell zu Tenofovir hydrolysiert und nur zu einem kleinen Teil intrazellulär zu seinem aktiven Metaboliten Tenofovirdiphoshat phosphoryliert werden kann, hat Tenofoviralafenamid eine höhere Esterstabilität im Blut und wird daher weitgehend unverändert in die Zielzellen aufgenommen. Das Prodrug wird erst intrazellulär durch Cathepsin A

und Carboxylesterasen zu Tenofovir hydrolysiert, so dass dort deutlich höhere Konzentrationen von Tenofovir für die Phosphorylierung zu dem aktiven Metaboliten verfügbar sind. Aufgrund der höheren Esterstabilität kann Tenofoviralafenamid (10 mg) in einer 30-fach niedrigeren Tagesdosis als Tenofovirdisoproxil (300 mg) eingesetzt werden. Durch die geringere Dosierung wurden die Plasmaspiegel um 90% gesenkt, woraus deutlich weniger Nephrotoxizität und Knochendichteabnahme resultieren. Tenofoviralafenamid hat eine Plasmahalbwertszeit von 32 Stunden, wird aber fast ausschließlich über den intrazellulären Metabolismus zu Tenofovir (Halbwertszeit 0,5 Stunden) metabolisiert und dann renal eliminiert (Übersicht bei Gibson et al. 2016).

Nach erfolgreichen Phase-2-Studien wurden Tenofoviralafenamid (10 mg/Tag oral) und Tenofovirdisoproxil (300 mg/Tag oral) jeweils in einer antiretroviralen Vierfachkombination mit drei weiteren identischen Bestandteilen (Elvitegravir 150 mg, Cobicistat 150 mg, Emtricitabin 200 mg/Tag oral) an 1744 bisher unbehandelten HIV-Patienten mit ausreichender Nierenfunktion (Kreatininclearance mindestens 50 ml/min) in zwei Phase-3-Studien unter besonderer Berücksichtigung der Nieren- und Knochensicherheit untersucht (Sax et al. 2015). Nach 48 Wochen zeigten beide Tenofovirkombinationen eine hohe Virussuppression. Die Messung der HIV-1-RNA-Last (< 50 Kopien/ml) (primärer Endpunkt) ergab eine Nichtunterlegenheit der Kombination mit Tenofoviralafenamid im Vergleich zur Kombination mit Tenofovirdisoproxil (92% versus 90% der Patienten). Weiterhin zeigte Tenofoviralafenamid im Vergleich zu Tenofovirdisoproxil geringere Anstiege des Serumkreatinins (0,08 versus 0,12 mg/dl), eine geringere Proteinurie (Änderung −3% versus 20%) sowie eine geringere Abnahme der Knochendichte in der Wirbelsäule (Änderung −1,30% versus −2,86%) und in den Hüftknochen (−0,66% versus −2,95%). Beide Kombinationspräparate hatten eine gute Verträglichkeit mit wenigen Studienabbrüchen (0,9% versus 1,5%). Häufigste Nebenwirkungen waren Diarrhö (17% versus 19%), Übelkeit (15% versus 17%), Kopfschmerzen (14% versus 13%) und Atemwegsinfektionen (11% versus 13%). Während der Studie traten 5 Todesfälle auf, die keinen Zusammenhang mit den untersuchten Arzneimitteln erkennen ließen.

Die frühe Nutzenbewertung durch den G-BA ergab bei allen drei Kombinationspräparaten (*Genvoya, Descovy, Odefsey*) keinen Zusatznutzen im Verhältnis zur jeweiligen zweckmäßigen Vergleichstherapie (Bundesministerium für Gesundheit 2016m, 2016n, 2017j). Die Bruttokosten von *Genvoya* (90 Filmtbl. Einführungspreis 3.440,06 €, Erstattungsbetrag unverändert, Dosis 1 Tbl. pro Tag) betragen 38,22 € pro Tag und 13.951 € pro Jahr. Sie sind identisch mit den Kosten der Vierfachkombination *Stribild* (◨ Tabelle 3.22), die bis auf Tenofovirdisoproxil die gleichen Bestandteile wie *Genvoya* enthält. Auch die Bruttokosten der beiden Zweifachkombinationen *Descovy* und *Truvada* (27,28 €/Tag) und der beiden Dreifachkombinationen *Odefsey* und *Eviplera* (40,10 €/Tag) sind identisch. *Genvoya* und *Descovy* gehören zu den wenigen Präparaten, die bereits im Jahr ihrer Einführung in die Gruppe der 10 000 meistverordneten Arzneimittel gelangt (◨ Tabelle 3.2).

Fazit: Tenofoviralafenamid ist ein neues Prodrug zur Behandlung der HIV-1-Infektion, das in mehreren fixen Kombinationspräparaten (*Genvoya, Descovy, Odefsey*) anstelle des bisher verwendeten Tenofovirdisoproxil enthalten ist. Aufgrund pharmakokinetischer Vorteile ist die Dosis von Tenofoviralafenamid 30-fach niedriger als die von Tenofovirdisoproxil. Eine aktiv kontrollierte Vergleichsstudie zeigte eine Nichtunterlegenheit der Vierfachkombination mit Tenofoviralafenamid im Vergleich zu der Kombination mit Tenofovirdisoproxil sowie zusätzlich eine bessere Nieren- und Knochenverträglichkeit. Die frühe Nutzenbewertung durch den G-BA ergab bei allen drei Kombinationspräparaten keinen Zusatznutzen. Sie haben identische Kosten wie die bisher verfügbaren Tenofovirdisoproxilkombinationen und sind daher eine sinnvolle Alternative für die antiretrovirale Kombinationstherapie der HIV-1-Infektion.

3.1.30 Trifluridin + Tripiracil   B

Das fixe Kombinationspräparat des Nukleosidanalogons Trifluridin und des Thymidinphosphorylaseinhibitors Tipiracil (*Lonsurf*) wurde am 25. April 2016 von der EMA zur Behandlung von Patienten mit metastasiertem kolorektalem Karzinom zugelassen, die bereits mit verfügbaren Therapien (Fluoropyrimidin-, Oxaliplatin- und Irinotecan-basierte Chemotherapien, Anti-VEGF- und Anti-EGFR-Substanzen) behandelt wurden oder die für diese nicht geeignet sind. Das Präparat kam am 15. August 2016 in Deutschland auf den Markt.

Das kolorektale Karzinom ist mit 62 410 Neuerkrankungen und 25 693 Todesfällen weiterhin der zweithäufigste Krebs in Deutschland (Robert Koch-Institut 2016b). Die mittlere Fünfjahresüberlebensrate beträgt 63%. Die Prognose des kolorektalen Karzinoms wird durch Tumorausbreitung, Lymphknotenbefall und Fernmetastasen bestimmt. In den Frühstadien sind die Erfolgsaussichten deutlich besser. Am günstigsten ist das Fünfjahresüberleben in den Stadien I (97%), II (72–88%), IIIA (88%) und IIIB (69–75%), deutlich geringer jedoch im Stadium IIIC (27–47%). Das metastasierte kolorektale Karzinom (Stadium IV) kann bis auf wenige Ausnahmen (resektable Leber- und Lungenmetastasen) nur noch palliativ behandelt werden. Basis der Therapie des lokalisierten kolorektalen Karzinoms ist die radikale Tumorresektion unter Mitentfernung der regionalen Lymphknoten. Während im Stadium I des Kolonkarzinoms keine adjuvante Chemotherapie erforderlich ist, können im Stadium II mit zusätzlichen Risikofaktoren Fluoropyrimidine als Monotherapie eingesetzt werden. Im Stadium III ist eine adjuvante Chemotherapie mit Oxaliplatin und Fluorouracil (FOLFOX) der derzeitige Therapiestandard, wodurch die 5-Jahresüberlebensrate insgesamt um 15–20% verbessert wird. Bei älteren Patienten (über 65 Jahre) wird die bisherige Monotherapie mit Fluoropyrimidinen empfohlen. Dagegen sind Irinotecan, Bevacizumab und Cetuximab in der adjuvanten Behandlung des Kolonkarzinoms nicht indiziert (Übersicht bei Cunningham et al. 2010).

Die palliative Therapie des metastasierten kolorektalen Karzinoms hat das Ziel, das Überleben zu verlängern, die Symptome zu lindern, die Lebensqualität zu bessern und bei einzelnen Leber- oder Lungenmetastasen durch Tumorschrumpfung eine Resektion zu ermöglichen. In den letzten 20 Jahren sind wesentliche Fortschritte erzielt worden. Durch kombinierte Anwendung von Zytostatikakombinationen mit monoklonalen Antikörpern gegen Wachstumsfaktoren wurde das Gesamtüberleben von Patienten mit nicht resezierbarem metastasiertem kolorektalem Karzinom von ursprünglich einem Jahr mit der Fluorouracilmonotherapie auf mehr als 30 Monate verlängert. Standardtherapie für die Mehrzahl der Patienten ist die Fluorouracil-basierte Chemotherapie zusammen mit monoklonalen Antikörpern gegen den vaskulären endothelialen Wachstumsfaktor (VEGF) und den epidermalen Wachstumsfaktorrezeptor (EGFR) (◘ Tabelle 3.23). Als chemotherapeutische Zweifachkombinationen stehen FOLFIRI (Fluorouracil, Calciumfolinat, Irinotecan), FOLFOX (infundiertes 5-Fluorouracil, Calciumfolinat, Oxaliplatin) und XELOX (Capecitabin, Oxaliplatin) sowie zusätzlich die Dreifachkombination FOLFOXIRI (Fluorouracil, Leucovorin, Oxaliplatin, Irinotecan) zur Verfügung. Die monoklonalen Antikörper sind für definierte Subgruppen von Patienten zugelassen. Der VEGF-Antikörper Bevacizumab (*Avastin*) ist für die Erstlinientherapie des metastasierten kolorektalen Karzinoms in Kombination mit einer Fluoro-

pyrimidin-basierten Chemotherapie zugelassen, hat aber nur in einer von fünf klinischen Studien einen signifikanten Unterschied des Gesamtüberlebens im Vergleich zur Chemotherapie gezeigt. Die beiden EGFR-Antikörper Cetuximab (*Erbitux*) und Panitumumab (*Vectibix*) sind als Erstlinientherapie nur bei RAS-Wildtyp-Tumoren indiziert, können aber unter bestimmten Konstellationen auch als Zweitlinientherapie eingesetzt werden. Die VEGF-Antikörper Aflibercept (*Zaltrap*) und Ramucirumab (*Cyramza*) sind nur als Zweitlinientherapie nach Versagen einer Chemotherapie mit Oxaliplatin bzw. mit Chemotherapeutika plus Bevacizumab zugelassen. Manche Chemotherapeutika können in Abhängigkeit von der vorangegangenen Erstlinientherapie erneut in einer Zweitlinientherapie verwendet werden, so dass vielfältige Kombinationen und Therapiesequenzen möglich sind. Insgesamt spielt die Zweitlinientherapie eine zunehmende Rolle, obwohl die Zunahme des Ge-

◘ **Tabelle 3.23 Arzneimittel zur Behandlung des metastasierten kolorektalen Karzinoms.** Angegeben sind Jahr der Zulassung, Dosierung, Halbwertszeit (HWZ) und Bruttotherapiekosten pro Jahr.

Wirkstoffe	Präparate Auswahl	Zulassung	Dosierung	HWZ	Bruttokosten pro Jahr (€)
Chemotherapeutika					
5-Fluorouracil	5-FU medac	1962	1000 mg/m² i.v. an Tag 1+2 alle 14 Tage	10–20 min	275
Calciumfolinat	Calciumfolinat HEXAL	1952	200 mg/m² i.v. an Tag 1+2 alle 14 Tage	35 min	6.962
Irinotecan	Irinomedac	1998	350 mg/m² i.v. alle 21 Tage	14 h	23.498
Oxaliplatin	Eloxatin	1999	85 mg/m² i.v. alle 14 Tage	39 h	17.114
Trifluridin + Tripiracil	Lonsurf	2016	35 mg/m² oral 2mal/d an Tag 1–5 + Tag 8–12 alle 28 Tage	2,1 h/2,4 h	62.262
EGFR-Inhibitoren					
Cetuximab	Erbitux	2004	250 mg/m² i.v. alle 7 Tage	70–100 h	68.725
Panitumumab	Vectibix	2007	6 mg/kg i.v. alle 14 Tage	6 Tage	67.119
VEGF-Inhibitoren					
Bevacizumab	Avastin	2005	5–10 mg i.v. alle 14 Tage	5,3 Tage	57.592
Aflibercept	Zaltrap	2013	4 mg/kg i.v. alle 14 Tage	6 Tage	38.149
Ramucirumab	Cyramza	2015	8 mg/kg i.v. alle 14 Tage	6 Tage	91.803
Tyrosinkinaseinhibitoren					
Regorafenib	Stivarga*	2013	40 mg/Tag oral 21 Tage, 7 Tage Pause	20–30 h	41.874

* Vertriebseinstellung 15.04.2016

samtüberlebens kaum mehr als 1–2 Monate erreicht. Das gilt auch für den ersten Tyrosinkinasehemmer Regorafenib (*Stivarga*), der allerdings nach einer erneuten Nutzenbewertung keinen Zusatznutzen erhielt und deshalb vom Hersteller in Deutschland vom Markt genommen wurde. Zunehmende Bedeutung für die Therapieplanung gewinnt auch der Mutationsstatus, da bei etwa 50% der metastasierten kolorektalen Karzinome aktivierende KRAS-Mutationen sowie 5–10% prognostisch ungünstige BRAF-Mutationen auftreten (Übersicht bei Holch et al. 2016).

Das neue Kombinationspräparat *Lonsurf* besteht aus der zytostatischen Komponente Trifluridin und dem Thymidinphosphorylaseinhibitor Tipiracil. Trifluridin ist ein Thymidin-basiertes Nukleosidanalogon, das nach Phosphorylierung zum Triphosphat in die DNA eingebaut wird und dadurch die DNA-Synthese hemmt. Daneben wird auch Trifluridinmonophosphat gebildet, das die Thymidilatsynthase aber wesentlich schwächer als 5-Fluorouracil hemmt und deshalb keine wichtige Rolle für die zytostatische Wirkung spielt. Tipiracil ist ein Thymidinphosphorylaseinhibitor, der den Abbau von Trifluridin durch die Thymidinphosphorylase hemmt. Dadurch wird der Plasmaspiegel von Trifluridin 22-fach erhöht und eine gesteigerte Phosphorylierung zu dem zytostatisch wirkenden Trifluridintriphosphat ermöglicht. Nach oraler Gabe werden die beiden Komponenten Trifluridin und Tipiracil mit ausreichender oraler Bioverfügbarkeit (57% bzw. 27%) resorbiert und nach wiederholter Gabe mit einer medianen Halbwertszeit von 2,1 bzw. 2,4 Stunden eliminiert (Übersicht bei Raedler 2016).

Auf der Basis von klinischen Studien in Japan wurden Wirksamkeit und Sicherheit der Trifluridinkombination (35 mg/m^2 2mal/Tag oral an Tag 1–5 und Tag 8–12 pro 28-Tagezyklus) in einer Phase-3-Studie an 800 Patienten mit metastasiertem kolorektalem Karzinom untersucht, die zuvor mindestens mit zwei Standardtherapien behandelt worden waren (Mayer et al. 2015, RECOURSE). Das mediane Gesamtüberleben (primärer Endpunkt) betrug mit der Trifluridinkombination 7,1 Monate versus 5,3 Monate mit Placebo. Häufigste Nebenwirkungen waren Anämie (77% versus 33%), Neutropenie (67% versus 1%), Übelkeit (48% versus 24%), Thrombozytopenie (42% versus 8%), erhöhte

alkalische Phosphatase (39% versus 45%), Gesamtbilirubinanstieg (36% versus 26%), Erschöpfung (35% versus 23%), Diarrhö (32% versus 12%) und erhöhte Aspartataminotransferase (30% versus 35%). Während der Studie trat mit der Trifluridinkombination ein therapiebedingter Todesfall (septischer Schock) auf.

Die Nutzenbewertung der Trifluridin-Tipiracilkombination durch den G-BA ergab einen Anhaltspunkt für einen geringen Zusatznutzen (Bundesministerium für Gesundheit 2017k). Die Bruttokosten von *Lonsurf* (60 Filmtbl. 20 mg, Listenpreis 4.776,27 €, bisher kein Erstattungspreis, Dosis 2mal täglich 35 mg/m^2 an Tag 1–5 und Tag 8–12 pro 28-Tagezyklus, entspricht bei 1,8 m^2 1260 mg pro 28 Tage) betragen nach dem oben angegebenen Dosierungsschema 4.776,27 € pro 28-Tagezyklus und 62.262 € pro Jahr.

Fazit: Die Trifluridin-Tipiracilkombination (*Lonsurf*) wird zur Behandlung von Patienten mit metastasiertem kolorektalem Karzinom eingesetzt, die bereits mit allen verfügbaren Therapien behandelt wurden. Das mediane Gesamtüberleben wird um 1,8 Monate verlängert. Die Nutzenbewertung durch den G-BA ergab einen Anhaltspunkt für einen geringen Zusatznutzen. Die Jahrestherapiekosten betragen allerdings 62.262 €.

3.1.31 Velpatasvir + Sofosbuvir B

Velpatasvir ist ein weiterer NS5A-Replikationsinhibitor, der mit dem bekannten Polymeraseinhibitor Sofosbuvir als fixe Kombination (*Epclusa*) zur Behandlung der chronischen Hepatitis C am 6. Juli 2016 von der EMA zugelassen wurde und am 1. August 2016 in Deutschland auf den Markt kam. Bei Patienten ohne Zirrhose wird das neue Kombinationspräparat bei allen Hepatitis C-Genotypen 1 bis 6 für eine Behandlungsdauer von 12 Wochen empfohlen. Bei Patienten mit einer Genotyp 3-Infektion und bei kompensierter Zirrhose kann die Zugabe von Ribavirin erwogen werden, bei Patienten mit dekompensierter Zirrhose wird immer die Zugabe von Ribavirin empfohlen. Eine kurze Beschreibung der Krankheit und der verfügbaren Therapieoptionen findet sich bei Elbasvir + Grazoprevir (*Zepatier*) in diesem Kapitel (▶ Abschnitt 3.1.10).

Mit den NS5A-Replikationsinhibitoren steht eine weitere Gruppe von direkt wirkenden Hepatitis-C-Therapeutika zur Verfügung, die stärker und schneller als die bisherigen Standardtherapeutika wirken (◘ Tabelle 3.9). Velpatasvir ist der erste pangenotypische Replikationsinhibitor des Phosphoprotein NS5A, der die Replikation der Hepatitis C Genotypen 1–6 bereits mit picomolaren Konzentrationen (IC_{50} 6–130 pmol/l) hemmt. Nach oraler Gabe zeigt Velpatasvir im Plasma eine hohe Proteinbindung von 99,5% und wird überwiegend als unverändertes Molekül mit einer Eliminationshalbwertszeit von 15 Stunden biliär ausgeschieden (Übersicht bei Lee et al. 2017).

Die Zweifachkombination Velpatasvir-Sofosbuvir wurde bisher in fünf klinischen Phase-3-Studien an mehreren Subgruppen von Patienten mit chronischer Hepatitis C-Infektion untersucht, darunter therapienaive Patienten und Therapieversager sowie Patienten mit Zirrhose, Nierenversagen und HIV-Infektion (Übersicht bei Chahine et al. 2017). In der größten placebokontrollierten Phase-3-Studie wurden 624 Patienten mit chronischer Hepatitis C (34% Genotyp 1a, 19% Genotyp 1b, 17% Genotyp 2, 19% Genotyp 4, 6% Genotyp 5, 7% Genotyp 6) untersucht, von denen 32% vorbehandelt waren und 19% eine Leberzirrhose hatten (Feld et al. 2015, ASTRAL-1). Nach 12-wöchiger Behandlung erreichten 99% der Patienten ein dauerhaftes virologisches Ansprechen (primärer Endpunkt). Zwei Patienten mit Genotyp 1 hatten ein virologisches Versagen. In der Placebogruppe zeigte kein Patient ein dauerhaftes virologisches Ansprechen. Schwere Nebenwirkungen wurden bei 15 Patienten (2%) mit Velpatasvir-Sofosbuvir, aber keine mit Placebo beobachtet. Das übrige Nebenwirkungsprofil war in der Behandlungsgruppe und der Placebogruppe bei Kopfschmerzen (28% versus 29%), Müdigkeit (20% versus 20%), Übelkeit (11% versus 12%) und Nasopharyngitis (10% versus 13%) nahezu identisch. In einer weiteren Phase-3-Studie an Patienten mit Genotyp 3 hatte Velpatasvir-Sofosbuvir ebenfalls hohe Ansprechraten von durchschnittlich 95% (98% bei therapienaiven Patienten ohne Zirrhose, 93% bei therapienaiven Patienten mit Zirrhose, 91% bei vorbehandelten Patienten ohne Zirrhose, 89% bei vorbehandelten Patienten mit Zirrhose). Nur bei Patienten mit dekompensierter Leberzirrhose lag die dauerhafte virologische Ansprechrate mit Velpatasvir-Sofosbuvir niedriger (83%), die durch Kombination mit Ribavirin auf 94% erhöht wurde (Übersicht bei Lee et al. 2017).

Die frühe Nutzenbewertung von Velpatasvir plus Sofosbuvir im Vergleich zur jeweiligen zweckmäßigen Vergleichstherapie erstreckte sich auf insgesamt neun Subgruppen. Eine Subgruppe (Patienten ohne Zirrhose oder mit kompensierter Zirrhose, Genotyp 3) zeigte einen Anhaltspunkt für einen beträchtlichen Zusatznutzen. Eine weitere Subgruppe (Patienten ohne Zirrhose oder mit kompensierter Zirrhose, Genotyp 2) hatte einen Anhaltspunkt für einen geringen Zusatznutzen und die Subgruppe der Patienten mit dekompensierter Zirrhose (Genotyp 2, 3, 4, 5 oder 6) ergab einen Anhaltspunkt für einen nicht quantifizierbaren Zusatznutzen. Bei allen weiteren sechs Subgruppen war ein Zusatznutzen nicht belegt (Bundesministerium für Gesundheit 2017l). Die Bruttotherapiekosten von *Epclusa* (28 Filmtbl. 400 mg/100 mg, Listenpreis 22.260,88 €, Erstattungsbetrag 18.851,40 €, Dosis 1 Filmtbl. pro Tag) betragen 673,26 € pro Tag und für die Therapiedauer von 12 Wochen 56.554 € (◘ Tabelle 3.9). Bezogen auf die Erstattungsbeträge ist die neue Sofosbuvirkombination *Epclusa* geringfügig teurer als die Sofosbuvir-Ledipasvir-Kombination *Harvoni*.

Fazit: Velpatasvir ist der erste pangenotypische Replikationsinhibitor des Phosphoprotein NS5A, der mit dem bekannten Polymeraseinhibitor Sofosbuvir als fixe Kombination (*Epclusa*) zur Behandlung der chronischen Hepatitis C zugelassen wurde. Bei allen Genotypen 1–6 wurden hohe Ansprechraten von 95–99% beobachtet. Nur bei Patienten mit Genotyp 3-Infektion und bei kompensierter Zirrhose kann die Zugabe von Ribavirin erwogen werden, bei Patienten mit dekompensierter Zirrhose wird immer die Zugabe von Ribavirin empfohlen. Die frühe Nutzenbewertung hat für drei von neun Subgruppen einen Anhaltspunkt für einen Zusatznutzen (nicht quantifizierbar, gering, beträchtlich) von Velpatasvir-Sofosbuvir gegenüber der zweckmäßigen Vergleichstherapie ergeben. Die Velpatasvir-Sofosbuvir-Kombination hat weiterhin sehr hohe Therapiekosten von 56.554 € pro Therapiezyklus.

3.2 Bekannte Wirkstoffe mit neuen Indikationen

Neben den 31 neuen Wirkstoffen, darunter drei Fertigarzneimittel (*Genvoya, Descovy, Odefsey*) mit einem identischen neuen Prodrug eines bekannten Wirkstoffs (Tenofoviralafenamid) wurden 2016 nach den Angaben in der Pharmazeutischen Zeitung (14-täglich erscheinender Abschnitt Neueinführungen) acht neue Arzneimittel mit neuen Indikationen bekannter Wirkstoffe in Deutschland auf den Markt gebracht (◘ Tabelle 3.24). Drei Arzneimittel mit neuen Indikationen haben eine frühe Nutzenbewertung durch den G-BA erhalten. Fünf weitere Arzneimittel enthalten keine neuen patentgeschützten Wirkstoffe im Sinne der G-BA-Verfahrensordnung. Üblicherweise erhalten neue Arzneimittel mit bekannten Wirkstoffen ohne Unterlagenschutz keine Nutzenbewertung durch den G-BA.

3.2.1 Cabozantinib

Cabozantinib ist ein Tyrosinkinaseinhibitor, der 2014 zuerst als Orphan-Arzneimittel für die Behandlung des metastasierten medullären Schilddrüsenkarzinoms (*Cometriq*) zugelassen wurde (▶ Arzneiverordnungs-Report 2015, Kapitel 2, Neue Arzneimittel 2014). Am 9. September 2016 wurde Cabozantinib (*Cabometyx*) von der EMA zusätzlich zur Behandlung des fortgeschrittenen Nierenzellkarzinoms nach vorangegangener zielgerichteter Therapie gegen den vaskulären endothelialen Wachstumsfaktor (VEGF) zugelassen. Die Markteinführung in Deutschland erfolgte am 1. November 2016.

Die Zahl der jährlichen Neuerkrankungen an Nierenkrebs beträgt in Deutschland 14 910 (9360 Männer, 5550 Frauen) mit 5458 Todesfällen (3358 Männer, 2100 Frauen), das relative Fünfjahresüberleben beträgt 75,9% bis 77,2% (Robert-Koch-Institut 2016b). Im Erwachsenenalter handelt es sich zu 85% um Nierenzellkarzinome (Hypernephrome). Die meisten Nierenzellkarzinome werden zufällig als kleine Tumoren mit niedrigem Risiko entdeckt,

◘ **Tabelle 3.24 Neue patentgeschützte Arzneimittel bekannter Wirkstoffen mit neuen Indikationen 2016.** Angegeben sind Wirkstoff, Handelsname mit Datum der Markteinführung, Hersteller, Indikation und Zusatznutzen gemäß Nutzenbewertung des Gemeinsamen Bundesausschusses (G-BA) nach § 35a SGB V, bei mehreren Indikationssubgruppen mit der jeweils höchsten Nutzenbewertung.

Wirkstoff	Handelsname Einführung	Hersteller	Indikation	Zusatznutzen
Cabozantinib	Cabometyx 01.11.2016	Ipsen	Fortgeschrittenes Nierenzellkarzinom nach vorangegangener VEGF-Therapie	nicht quantifizierbar
Daclizumab	Zinbryta 01.08.2016	Biogen	Schubförmige multiple Sklerose	keine G-BA-Bewertung
Guanfacin	Intuniv 15.01.2016	Shire	Aufmerksamkeitsdefizit-Hyperaktivitätsstörung (ADHS)	keine G-BA-Bewertung
Irinotecan	Onivyde 15.11.2016	Baxalta	Metastasiertes Adenokarzinom des Pankreas kombiniert mit 5-Fluorouracil und Leucovorin als Zweitlinientherapie	keine G-BA-Bewertung
Ivermectin	Scabioral 01.05.2016	Infectopharm	Gastrointestinale Strongyloidiasis, lymphatische Filariose, Skabies	keine G-BA-Bewertung
Lenvatinib	Kisplyx 01.10.2016	Esai	Fortgeschrittenes Nierenzellkarzinom nach vorangegangener VEGF-Therapie	gering
Pivmecillinam	X-Systo 01.03.2016	Leo Pharma	Akute unkomplizierte Zystitis	keine G-BA-Bewertung
Umeclidinium	Incruse 01.02.206	Shire	Chronisch obstruktive Lungenkrankheit	nicht belegt

bei etwa 17% der Patienten bestehen zum Zeitpunkt der Diagnose bereits Metastasen. Rauchen, Hypertonie und Übergewicht erhöhen das Nierenkrebsrisiko. Auch die chronische Niereninsuffizienz begünstigt die Krebsentstehung. Eine entscheidende Rolle für die Pathogenese der Klarzellkarzinome spielen endothelialer Wachstumsfaktor (VEGF) und Platelet-derived Growth Factor (PDGF) über die Beteiligung des von-Hippel-Lindau-Gens (VHL). Dieses Gen fördert den Abbau eines Proteins (Hypoxie-induzierbarer Faktor-1α), das die Synthese der Wachstumsfaktoren VEGF und PDGF induziert. Bei 80% der sporadischen Klarzellkarzinome ist das VHL-Gen durch Deletion, Mutation oder Methylierung inaktiviert. Infolgedessen wird der Hypoxie-induzierbare Faktor-1α stabilisiert, woraus eine anhaltende Überstimulation durch die beteiligten Wachstumsfaktorrezeptoren und eine Beschleunigung von Angiogenese, Wachstum und Metastasierung des Tumors resultieren (Übersicht siehe Capitanio und Montorsi 2016).

Bei lokalisierten Tumoren ist die operative nierenerhaltende Entfernung die Standardtherapie, mit der 85–96% der Patienten in den Tumorstadien T1 und T2 geheilt werden. Ein Drittel der Patienten hat jedoch bei Erstdiagnose oder nach initial kurativer Resektion ein fortgeschrittenes oder metastasiertes Nierenzellkarzinom. Diese Patienten haben mit einer Fünfjahresüberlebensrate von unter 10% eine wesentlich schlechtere Prognose. Wegen weitgehender Chemotherapieresistenz des metastasierenden Nierenzellkarzinoms wurde in der Regel eine Immuntherapie mit Aldesleukin (Interleukin-2) oder Interferon alfa eingesetzt. Die Ansprechraten mit Zytokinen waren jedoch niedrig (5–20%), die mittlere Gesamtüberlebenszeit betrug nur 8 Monate. Basierend auf dem besseren Verständnis der Pathogenese des Nierenzellkarzinoms wurden in den letzten 10 Jahren mehrere neue Therapieoptionen entwickelt (◘ Tabelle 3.25). Neben den antiangiogenetischen Tyrosinkinaseinhibitoren wurden die beiden Inhibitoren des Mammalian Target of Rapamycin (mTOR) Temsirolimus und Everolimus für die Behandlung des metastasierten Nierenzellkarzinoms sowie Bevacizumab, ein antiangiogenetischer Inhibitor des VEGF, in Kombination mit Interferon alfa zugelassen.

Cabozantinib ist ein kleinmolekularer Tyrosinkinaseinhibitor, der ursprünglich als dualer Hemmstoff von VEGFR-2 und MET entwickelt wurde, später aber eine zusätzliche Hemmung von RET zeigte. Die Substanz bindet an die katalytische Domäne mehrerer Tyrosinkinasen in Kompetition mit dem Substrat ATP und hemmt die einzelnen Kinasen mit unterschiedlichen halbmaximalen Konzentrationen (VEGFR-2 0,035 nmol/l, RET 5,2 nmol/l,

◘ **Tabelle 3.25 Arzneimittel zur Behandlung des Nierenzellkarzinoms.** Angegeben sind Jahr der Zulassung, Dosierung, Halbwertszeit (HWZ) und Bruttotherapiekosten pro Jahr.

Wirkstoffe	Präparate	Zulassung	Dosierung	HWZ	Kosten pro Jahr (€)
Tyrosinkinaseinhibitoren					
Sorafenib	Nexavar	2006	800 mg/d	25–48 h	63.540
Sunitinib	Sutent	2006	50 mg/d	40–60 h	58.757
Pazopanib	Votrient	2010	800 mg/d	31 h	55.844
Axitinib	Inlyta	2012	10 mg/d	2,5–6 h	46.891
Cabozantinib	Cabometyx	2016	60 mg/d	99 h	109.560
Lenvatinib	Kisplyx	2016	18 mg/d	28 h	80.831
mTOR-Inhibitoren					
Temsirolimus	Torisel	2007	25 mg/Woche	23 h	49.756
Everolimus	Afinitor	2009	10 mg/d	19 h	56.987
VEGF-Inhibitor					
Bevacizumab	Avastin	2009	10 mg/kg/14 d	20 d	76.790

MET 1,3 nmol/l). Maximale Plasmaspiegel werden 5 Stunden nach oraler Gabe erreicht. Die Substanz wird überwiegend hepatisch (54%) und teilweise renal (20%) mit einer Halbwertszeit von 91 Stunden eliminiert (Übersicht bei Grassi et al. 2016).

Nach mehreren erfolgreichen Studien wurden Wirksamkeit und Sicherheit von Cabozantinib in einer aktiv kontrollierten Phase-3-Studie im Vergleich mit Everolimus an 658 Patienten mit metastasiertem Nierenzellkarzinom untersucht (Choueiri et al. 2016). Nach einer Therapiedauer von 18,8 Monaten war das mediane Gesamtüberleben (sekundärer Endpunkt) mit Cabozantinib länger als mit Everolimus (21,4 versus 16,5 Monate). Auch das progressionsfreie Überleben (primärer Endpunkt) und die objektive Ansprechrate lagen mit Cabozantinib signifikant höher. Häufigste Nebenwirkungen waren Diarrhö (75% versus 28%), Hand-Fuß-Syndrom (43% versus 6%), Hypertonie (37% versus 8%), Gewichtsabnahme (35% versus 13%), Erbrechen (34% versus 16%), Übelkeit (34% versus 1%), Geschmacksstörungen (24% versus 9%), Hypothyreose (23% versus 1%) und Stomatitis (22% versus 24%). Daher waren Dosisreduktionen von Cabozantinib häufiger als mit Everolimus (62% versus 25%), während Therapieunterbrechungen (12% versus 11%) in beiden Gruppen ähnlich waren.

Die frühe Nutzenbewertung von Cabozantinib zur Behandlung des fortgeschrittenen Nierenzellkarzinoms ergab einen Anhaltspunkt für einen nicht quantifizierbaren Zusatznutzen (Bundesministerium für Gesundheit 2017m). Die aktuellen Bruttokosten von *Cabometyx* (30 Tbl. 60 mg, Dosis 60 mg/Tag, Listenpreis 9.004,93 €, bisher kein Erstattungspreis) betragen 300,16 € pro Tag und 109.560 € pro Jahr. *Cabometyx* ist damit deutlich teurer als alle anderen Tyrosinkinaseinhibitoren für diese Indikation (◘ Tabelle 3.25).

Fazit: Cabozantinib (*Cabometyx*) ist ein weiterer Tyrosinkinaseinhibitor, der als Zweitlinientherapie des fortgeschrittenen Nierenzellkarzinoms zugelassen wurde. Das Gesamtüberleben wurde im direkten Vergleich mit Everolimus um 4,9 Monate verlängert. Wegen unerwünschter Wirkungen waren jedoch bei über 60% der Patienten Dosisreduktionen erforderlich, weshalb die Nutzenbewertung durch den G-BA nur einen Anhaltspunkt für einen nicht quantifizierbaren Zusatznutzen ergab.

3.2.2 Daclizumab

Daclizumab ist ein monoklonaler Antikörper gegen den Interleukin-2-Rezeptor, der bereits 1999 zur Prophylaxe der akuten Transplantatabstoßung nach allogener Nierentransplantation (*Zenapax*) zugelassen wurde (▶ Arzneiverordnungs-Report 2000, Kapitel 2, Neue Arzneimittel 1999). Am 1. Januar 2009 wurde die Zulassung von *Zenapax* auf Antrag des Herstellers Roche aus kommerziellen Gründen zurückgenommen (European Medicines Agency 2009). Die neue Zulassung von Daclizumab (*Zinbryta*) zur Behandlung der schubförmigen Multiplen Sklerose erfolgte am 1. Juli 2016 durch die EMA, die Markteinführung in Deutschland folgte am 1. August 2016.

Die multiple Sklerose ist eine primär entzündliche Autoimmunkrankheit des Zentralnervensystems, von der in Deutschland ca. 120 000 Patienten betroffen sind. Die Krankheit beginnt typischerweise zwischen dem 20. und 40. Lebensjahr mit multiplen Herden entzündlicher Demyelinisierungen und vielfältigen neurologischen Ausfallerscheinungen. Ein früher Schritt in der Entstehung dieser entzündlichen Läsionen ist eine fokale Infiltration durch autoreaktive Lymphozyten, die zur Entmarkung von Myelinscheiden und zur Schädigung von Axonen führt. Frühe axonale Verluste treten bereits bei der ersten Episode einer multiplen Sklerose (klinisch isoliertes Syndrom, CIS), das initial bei 80% der Patienten beobachtet wird. Am Anfang verläuft die multiple Sklerose bei der Mehrzahl der Patienten schubförmig remittierend mit weitgehender Erholung, geht aber später häufig in die chronisch progrediente Verlaufsform mit ausgedehnter Neurodegeneration und zunehmender Behinderung über. An der Pathogenese sind Umweltfaktoren und komplexe genetische Risikoprofile der betroffenen Personen beteiligt. Die Therapie gliedert sich in drei Hauptabschnitte: Akute Schubbehandlung, krankheitsmodifizierende Therapie und symptomatische Therapie. Akute Schübe werden traditionell 3–5 Tage mit hochdosierten Glucocorticoiden (Methylprednisolon) behandelt. Für die krankheitsmodifizierende Therapie der schubförmig-remittierenden multiplen Sklerose sind inzwischen über zehn verschiedene Optionen verfügbar (◘ Tabelle 3.26). Therapieziel ist die Verhinderung von weiteren Schüben

◻ **Tabelle 3.26 Arzneimittel zur Behandlung der multiplen Sklerose.** Angegeben sind Jahr der Einführung, Halbwertszeit (HWZ), definierte Tagesdosis (DDD) und Bruttotherapiekosten pro Jahr.

Wirkstoff (Präparat)	Präparat	Zulassung	HWZ	DDD	Kosten pro Jahr (€)
Beta-Interferone					
Interferon beta-1a	Avonex	1997	10 h	4,3 µg i.m.	22.154
	Rebif	1998	10 h	18,86 µg s.c.	25.102
Interferon beta-1b	Betaferon	1996	5 h	4 Mio. E s.c.	17.687
	Extavia	2008	5 h	4 Mio. E s.c.	15.472
Peginterferon beta-1a	Plegridy	2014	78 h	8,9 µg s.c.	22.986
Polypeptidgemisch					
Glatirameracetat	Copaxone	2001	3–5 h	20 mg s.c.	18.550
Orale Multiple-Sklerosemittel					
Fingolimod	Gilenya	2011	6–9 d	0,5 mg oral	23.478
Teriflunomid	Aubagio	2013	18–19 d	14 mg oral	14.406
Dimethylfumarat	Tecfidera	2014	1 h	480 mg oral	15.938
Monoklonale Antikörper					
Natalizumab	Tysabri	2006	16 d	10 mg i.v.	27.993
Alemtuzumab	Lemtrada	2013	4–5 d	130 µg i.v.	42.614
Daclizumab	Zinbryta	2016	21 d	5 mg s.c.	25.554
Immunsuppressivum					
Mitoxantron	Ralenova	2002	9 d	240 µg s.c.	1.206

und neuen mit der Magnetresonanztomographie (MRT) messbaren Läsionen. Zwei therapeutische Strategien werden verwendet. Bei der Induktionstherapie werden schon initial hochwirksame Immuntherapeutika (Natalizumab, Alemtuzumab) trotz ihrer beträchtlichen Nebenwirkungen eingesetzt, wenn negative prognostische Faktoren und ein typisches Krankheitsbild mit mindestens zwei Schüben im ersten Jahr vorliegen. Bei der Eskalationstherapie wird mit moderat wirksamen, aber sicheren Arzneimitteln (Betainterferone, Glatirameracetat, Teriflunomid, Dimethylfumarat) begonnen und nur bei Therapieversagen zu den aggressiveren Therapien gewechselt. Mittel der Wahl sind die krankheitsmodifizierenden Arzneimittel Interferon beta-1a (*Avonex, Rebif*), Interferon beta-1b (*Betaferon, Extavia*) und das Polypeptidgemisch Glatirameracetat (*Copaxone*). Sie senken die Schubrate um etwa 30% und vermindern das Auftreten neuer MRT-Läsionen. Sie zeigen ein günstiges Sicherheitsprofil, haben aber nur fragliche Effekte auf die Krankheitsprogression und die Langzeitentwicklung von Behinderungen. Bei anhaltender Krankheitsaktivität

oder hochaktivem Krankheitsverlauf ist die Eskalationstherapie mit Natalizumab (*Tysabri*), Fingolimod (*Gilenya*), Alemtuzumab (*Lemtrada*) oder Mitoxantron (*Ralenova*) indiziert, die jedoch wegen besonderer Risiken nur als Zweitlinientherapie zugelassen sind. In jedem Fall soll die Therapie so früh wie möglich begonnen werden, insbesondere auch bei Patienten mit CIS-Syndrom (Übersicht bei Doshi und Chataway 2016).

Daclizumab ist ein humanisierter monoklonaler Antikörper gegen die α-Untereinheit (CD25) des Interleukin-2-Rezeptors auf aktivierten T-Lymphozyten, der die Wirkung von Interleukin-2 blockiert und dadurch die Zahl der proinflammatorisch aktivierten T-Zellen reduziert. Die Bioverfügbarkeit nach subkutaner Injektion liegt bei 80%, maximale Plasmaspiegel werden aber erst nach 5–7 Tagen erreicht. Ähnlich wie andere Immunglobuline wird Daclizumab mit einer terminalen Halbwertszeit von 21 Tagen vermutlich zu Peptiden und Aminosäuren abgebaut (Übersicht bei Cohan 2016).

Wirksamkeit und Sicherheit von Daclizumab wurden in zwei Phase-3-Studien an Patienten mit schubförmig-remittierender multipler Sklerose untersucht. In der ersten placebokontrollierten Studie an 1417 Patienten wurden zwei Dosierungen von Daclizumab (150 mg und 300 mg alle 4 Wochen s.c.) über einen Zeitraum von 52 Wochen verglichen (Gold et al. 2013, SELECT). Die jährliche Schubrate wurde durch beide Dosierungen im Vergleich zu Placebo gesenkt (0,21 und 0,23 Schübe versus 0,46 Schübe). Mit beiden Dosierungen von Daclizumab wurden auch mehr Patienten im Vergleich zu Placebo schubfrei (81% und 80% versus 64%). Häufigste Nebenwirkungen waren Infektionen (50% und 54% versus 44% mit Placebo), Transaminaseanstiege (26%, 30% versus 31%) und Hautreaktionen (18%, 22% versus 13%). Ein mit Daclizumab behandelter Patient starb nach einer schweren Hautreaktion an lokalen Komplikationen eines Psoasabszesses. In der zweiten Phase-3-Studie wurde Daclizumab (150 mg s.c. alle 4 Wochen) mit Interferon beta-1a (30 µg i.m. pro Woche) über einen Zeitraum bis zu 144 Wochen verglichen (Kappos et al. 2015, DECIDE). Die jährliche Schubrate wurde durch Daclizumab stärker als durch Interferon beta-1b gesenkt (0,22 versus 0,39 Schübe). Auch die Zahl neuer oder vergrößerter hyperintensiven MRT-Läsionen war nach 96 Wochen mit Daclizumab geringer als mit Interferon beta-1a (4,3 versus 9,4). Nach 144 Wochen zeigte die Progression der Behinderung jedoch keinen signifikanten Unterschied (16% versus 20%). Im Juli 2017 hat die Herstellerfirma in einem Rote-Hand-Brief Einschränkungen für die Anwendung von Daclizumab bekannt gegeben, da es bei einer Patientin bei multipler Sklerose nach der Behandlung mit Daclizumab zu einer tödlich verlaufenen fulminanten Leberinsuffizienz gekommen ist (Biogen 2017). Außerdem liegen Berichte über weitere Fälle von schwerwiegender Leberschädigung vor.

Eine frühe Nutzenbewertung von Daclizumab wurde vom G-BA nicht durchgeführt. Die aktuellen Bruttotherapiekosten von *Zinbryta* (3 Fertigspritzen 150 mg Listenpreis 6.301,04 €, Dosis 150 mg i.v. pro Monat) betragen 70,01 € pro Tag und 25.554 € pro Jahr. Damit kostet *Zinbryta* etwa genauso viel wie Natalizumab (◘ Tabelle 3.26).

Fazit: Daclizumab (*Zinbryta*) ist ein monoklonaler Antikörper gegen den Interleukin-2-Rezeptor zur Behandlung der schubförmigen multiplen Skle-

rose. Die Substanz (*Zenapax*) hatte bereits 1999 eine Zulassung zur Prophylaxe der akuten Transplantatabstoßung nach allogener Nierentransplantation erhalten, die aber vom Hersteller aus kommerziellen Gründen zurückgenommen wurde. Bei Patienten mit multipler Sklerose senkte Daclizumab die jährliche Schubrate stärker als Betainterferon alfa-1a, aber nicht die Progression der Behinderung. Eine frühe Nutzenbewertung wurde nicht durchgeführt. Daclizumab kostet etwa genauso viel wie Natalizumab.

3.2.3 Guanfacin

Guanfacin ist ein Alpha-2-Rezeptoragonist, der 1979 zuerst als Antihypertonikum (*Estulic*) zugelassen wurde, aber nie viel verordnet wurde. Im Jahre 2000 wurde der Vertrieb in Deutschland vermutlich mangels Nachfrage eingestellt. Am 17. September 2015 wurde Guanfacin (*Intuniv*) von der EMA zur Behandlung der Aufmerksamkeitsdefizit-/Hyperaktivitätsstörung (ADHS) bei Kindern und Jugendlichen im Alter von 6–17 Jahren zugelassen, für die eine Behandlung mit Stimulanzien nicht in Frage kommt oder unverträglich ist oder sich als unwirksam erwiesen hat. Die Markteinführung in Deutschland erfolgte am 15. Januar 2016. In den USA wurde das Präparat unter dem gleichen Handelsnamen bereits 2009 ohne jegliche Einschränkungen für die Behandlung des ADHS zugelassen.

Die Aufmerksamkeitsdefizit-Hyperaktivitätsstörung ist eine häufige psychiatrische Störung des Kindesalters mit einer Prävalenz von 1,4–3%, die überwiegend bei Jungen auftritt. Eine erhebliche Komorbidität besteht mit neurologischen Entwicklungsstörungen und psychiatrischen Krankheiten. Typische Symptome sind Unaufmerksamkeit, Impulsivität und motorische Hyperaktivität. Mindestens die Hälfte der betroffenen Kinder zeigt auch noch im Jugend- und Erwachsenenalter Symptome. Nach Familienuntersuchungen und molekulargenetischen Studien sind an der Entstehung des ADHS ausgeprägte erbliche Komponenten und zusätzliche exogene Risikofaktoren beteiligt. Bisher wurde keine einzelne genetische Ursache des ADHS identifiziert. Sowohl erbliche wie nicht erbliche Faktoren tragen zum ADHS bei, wobei ihre Auswirkungen voneinander abhängig sind. Die häufigsten Risikofaktoren sind krankheitsbelastete Verwandte, große chromosomale Deletionen und Duplikationen (Kopienzahlvarianten), Kandidaten-Gen-Varianten einiger dopaminerger Gene, frühe biologische und psychosoziale Belastungen sowie pränatale und postnatale Exposition durch Umweltgifte, ein niedriges Geburtsgewicht oder eine Frühgeburt. Die meisten Leitlinien empfehlen für die Therapie ein stufenweises Vorgehen. Erstlinientherapie sind gruppentherapeutische, verhaltenstherapeutische und psychotherapeutische Interventionen. Die Arzneitherapie soll nur bei schweren Symptomen oder bei moderaten Symptomen eingesetzt werden, die nicht genügend auf nichtmedikamentöse Maßnahmen angesprochen haben. Randomisierte kontrollierte Studien zeigen kurzfristige Vorteile von Psychostimulanzien und Atomoxetin (Übersicht bei Thapar und Cooper 2016). In Deutschland wird für die Arzneitherapie des ADHS überwiegend Methylphenidat aus der Gruppe der Psychostimulanzien verordnet, während Atomoxetin nur eine untergeordnete Rolle spielt (vgl. Kapitel Psychopharmaka, ▶ Tabelle 41.9).

Guanfacin ist ein selektiver $Alpha_{2A}$-Rezeptoragonist (K_d 19 nmol/I), der eine 20-fach höhere Affinität für den postsynaptischen $Alpha_{2A}$-Rezeptor als für den $Alpha_{2B}$- und $Alpha_{2C}$-Subtyp hat. Während Methylphenidat und andere Psychostimulanzien die Freisetzung von Noradrenalin und Dopamin erhöhen, hat Guanfacin einen direkten stimulierenden Effekt auf den postsynaptischen $Alpha_{2A}$-Rezeptor und verbessert durch vermehrte noradrenerge Neurotransmission die Gedächtnisleistung im präfrontalen Cortex. Maximale Plasmaspiegel von Guanfacin werden 5 Stunden nach oraler Gabe erreicht. Die Substanz wird hauptsächlich über CYP3A4 metabolisiert und mit einer terminalen Halbwertzeit von 17 Stunden überwiegend renal eliminiert (Übersicht bei Huss et al. 2016).

Wirksamkeit und Sicherheit von retardiertem Guanfacin (1mal tgl. 2–4 mg) wurden in einer amerikanischen placebokontrollierten Studie an 345 Kindern und Jugendlichen im Alter von 6–17 Jahren mit der ADHD Rating Scale IV (primärer Endpunkt) untersucht, die aus 18 Symptomen mit je 3 Schweregraden (höchstmöglicher Gesamtscore 54) besteht (Biederman et al. 2008). Nach 8 Wochen wurden mit allen Dosierungen signifikante Verbes-

serungen mit der ADHD Rating Scale IV (Ausgangswerte 36,57 bis 38,49 Punkte) gemessen, 2 mg 16,18, 3 mg 16,43 und 4 mg 18,87 im Vergleich zu 8,48 mit Placebo. Die häufigsten Nebenwirkungen im Vergleich zu Placebo waren Schläfrigkeit (38,4% versus 3,5%), Bauchschmerzen (16,3% versus 5,8%) und Schwindel (10,5% versus 2,3%). Außerdem wurden mit allen Dosierungen von Guanfacin Abnahmen des systolischen und diastolischen Blutdrucks (bis zu –7,0 mm Hg/10,1 mm Hg) und der Pulsfrequenz (bis zu 8 Schläge/Minute) beobachtet. Nach 8 Wochen hatten 38% der Patienten die Behandlung vorzeitig beendet, vor allem wegen arzneimittelbedingter Nebenwirkungen nach Guanfacin (16%) und wegen fehlender Wirksamkeit in der Placebogruppe (17%). Ähnliche Effekte wurden in weiteren placebokontrollierten Studien beobachtet (Übersicht bei Huss et al. 2016). Eine frühe Nutzenbewertung von Guanfacin wurde vom G-BA nicht durchgeführt, weil es sich nicht um einen neuen Wirkstoff mit Unterlagenschutz handelt. Die aktuellen Bruttotherapiekosten von *Intuniv* (28 Retardtbl. 3 mg 113,74 €, DDD 3 mg) betragen 4,06 € pro Tag. Sie liegen damit 3–5mal höher als die Bruttokosten von Methylphenidatpräparaten (❏ Tabelle 3.27).

Fazit: Guanfacin (*Intuniv*) ist ein selektiver $Alpha_{2A}$-Rezeptoragonist zur Behandlung der Aufmerksamkeitsdefizit-/Hyperaktivitätsstörung (ADHS) nach unzureichendem Ansprechen auf Psychostimulanzien. Die Substanz hatte bereits seit 1979 eine Zulassung zur Behandlung der Hypertonie (*Estulic*), die aber 1999 vom Hersteller aus kommerziellen Gründen zurückgenommen wurde. Die Wirksamkeit wurde lediglich in placebokontrollierten Studien untersucht. Eine frühe Nutzenbewertung der Altsubstanz wurde nicht durchgeführt. Guanfacin ist 3–5mal so teuer wie Methylphenidat.

3.2.4 Irinotecan

Irinotecan ist ein Topoisomerase-1-Hemmstoff, der bereits 1998 zur Erstlinienbehandlung des fortgeschrittenen kolorektalen Karzinoms (*Campto*) zugelassen wurde und vor allem in der chemotherapeutischen Zweifachkombination FOLFIRI (Fluorouracil, Calciumfolinat, Irinotecan) sowie in der Dreifachkombination FOLFOXIRI (Fluorouracil,

◘ Tabelle 3.27 Arzneimittel zur Behandlung von Aufmerksamkeitsdefizit-Hyperaktivitätsstörungen (ADHS). Angegeben sind Jahr der Zulassung, Halbwertszeit (HWZ), definierte Tagesdosis (DDD) und DDD-Bruttokosten der jeweils größten Packungsgröße.

Wirkstoffe	Präparate	Zulassung	HWZ	Dosierung (DDD)	Bruttokosten € pro DDD
Psychostimulanzien					
Methylphenidat	Ritalin	1954*	2 h	30 mg	1,52
	Methylpheni TAD	2004		30 mg	0,90
	Ritalin LA	2007		30 mg	1,23
Dexamfetamin	Attentin	2011	10 h	15 mg	5,38
Lisdexamfetamin	Elvanse	2013	11 h	30 mg	3,65
Noradrenalinrückaufnahme-Inhibitor (NaRI)					
Atomoxetin	Strattera	2004	3,6 h	80 mg	7,82
Alpha$_{2A}$-Rezeptoragonist					
Guanfacin	Intuniv	2016	17 h	80 mg	4,06

*Ursprüngliche Indikation: Ermüdbarkeit, Gedächtnisschwäche, depressive Verstimmungen, Antriebsarmut, Narkolepsie, Föhnbeschwerden. Indikation seit 1970: Aufmerksamkeitsdefizit-Hyperaktivitätsstörung, Narkolepsie.

Calciumfolinat, Oxaliplatin, Irinotecan) eingesetzt wird (vgl. ► Kapitel 37 Onkologika, Abschnitt 37.2.5 Topoisomerasehemmstoffe). Am 14. Oktober 2016 wurde liposomales Irinotecan (*Onivyde*) von der EMA zur Behandlung des metastasierten Adenokarzinoms des Pankreas in Kombination mit 5-Fluorouracil und Leucovorin bei Patienten zugelassen, deren Erkrankung unter einer Gemcitabin-basierten Therapie fortgeschritten ist. Da es nur wenige Patienten mit Pankreaskrebs gibt, wurde *Onivyde* am 9. Dezember 2011 als Arzneimittel für seltene Leiden (Orphan-Arzneimittel) ausgewiesen.

Das Pankreaskarzinom gehört mit 17 140 Neuerkrankungen (8480 Frauen, 8660 Männer) und 16 601 Todesfällen (8328 Frauen, 8273 Männer) in Deutschland zu den Tumoren mit einer mittleren Inzidenz (Robert-Koch-Institut 2016b). Es hat jedoch immer noch eine sehr ungünstige Prognose, da die 5-Jahresüberlebensrate mit 6% die geringste aller Krebserkrankungen ist. Wesentliche Ursachen sind die späte Diagnosestellung, die geringe kurative Resektionsrate und die aggressive Metastasierung. Die meisten Patienten bleiben bis zum fortgeschrittenen Stadium asymptomatisch, so dass nur 20% operabel sind. Auch nach potenziell kurativer Pankreasresektion beträgt das Fünfjahresüberleben nur 25%. Die meisten Pankreaskarzinome entstehen durch mikroskopische nichtinvasive epitheliale Proliferation innerhalb der Pankreasgänge (pankreatische intraepitheliale Neoplasien). Die wichtigsten genetischen Veränderungen betreffen Treibermutationen in einem Onkogen (KRAS) und drei Tumorsuppressorgenen (CDKN2A, TP53, SMAD4). Bisher steht jedoch kein Standardprogramm für das Screening der Patienten mit hohen Risikofaktoren (positive Familienanamnese, Zigarettenrauchen, chronische Pankreatitis, Diabetes) zur Verfügung. Die einzige potenziell kurative Therapie ist die chirurgische Resektion mit anschließender adjuvanter Chemotherapie mit Gemcitabin oder einem oralen Fluorpyrimidinderivat. Bei inoperablen Patienten ist die Chemotherapie die wichtigste Behandlungsmethode des Pankreaskarzinoms. Seit 1997 wurde zunächst Gemcitabin als Standardtherapie eingesetzt, mit dem das Gesamtüberleben im Vergleich zu 5-Fluorouracil marginal verbessert wurde (5,65 versus 4,41 Monate). Durch Kombination von Gemcitabin mit Nanopartikel-Albumin-gebundenem Paclitaxel (Nab-Paclitaxel) wurde das Gesamtüberleben im Vergleich zu Gemcitabin etwas verlängert (8,5 versus 6,7 Monate). Weitere Erfolge wurden mit FOLFIRINOX (Fluorouracil, Folinsäure, Irinotecan, Oxaliplatin) im Vergleich zu Gemcitabin erreicht (Gesamtüberleben 11,1 versus 6,6 Monate), das jedoch nur bei Patienten unter 75 Jahren mit gutem Gesundheitszustand eingesetzt werden kann (Übersicht bei Kamisawa et al. 2016).

Mit der verbesserten Erstlinientherapie gibt es inzwischen auch mehrere Optionen für eine Zweitlinientherapie des fortgeschrittenen Pankreaskarzinoms. Aus diesem Grunde wurde nanoliposomales Irinotecan entwickelt, das in präklinischen Untersuchungen im Vergleich zu bisherigen Irinotecan-Präparaten eine geringere Toxizität und eine erhöhte Tumorwirksamkeit hatte. Irinotecan ist ein Topoisomerase-I-Inhibitor, der nach Umwandlung in seinen aktiven Metaboliten (SN-38) an den Topoisomerase-I-DNA-Komplex bindet und dort zytotoxisch wirkende DNA-Einzelstrangbrüche induziert. Das nanoliposomale Irinotecan besteht aus Nanopartikeln mit einer Verkapselung des Wirkstoffs in einer Lipiddoppelschicht, wodurch die Plasmahalbwertszeit von verkapseltem im Vergleich zu freiem Irinotecan erheblich verlängert wird (10,7 versus 0,3 Stunden). Der aktive Metabolit (SN-38) wird anschließend überwiegend durch eine UDP-Glucuronosyltransferase glukuronidiert, die bei 17% der Patienten einen genetischen Polymorphismus mit stark eingeschränkter Enzymaktivität aufweisen kann und dann eine Dosisreduktion erfordert (Übersicht bei Kipps et al. 2017).

Nach mehreren kleinen klinischen Studien wurde nanoliposomales Irinotecan an 417 Patienten mit metastasiertem Pankreaskarzinom nach Gemcitabin-basierter Therapie in einer offenen Phase-3-Studie untersucht (Wang-Gillam et al. 2016). Die Studie bestand aus drei Therapiearmen mit nanoliposomalem Irinotecan als Monotherapie (120 mg/m^2 alle 3 Wochen i.v.), einem Kontrollarm mit Folinsäure (200 mg/m^2) und 5-Fluorouracil (2000 mg/m^2 jede Woche als i.v. Infusion für die ersten 4 Wochen eines 6-Wochenzyklus) und einer Kombinationstherapie von nanoliposomalem Irinotecan (80 mg/m^2) mit Folinsäure (400 mg/m^2) und 5-Fluorouracil (2400 mg/m^2) alle 2 Wochen als i.v. Infusion. Die Kombinationstherapie von nanoliposomalem Irinotecan mit Folinsäure und 5-Fluorouracil verlängerte das Gesamtüberleben (primärer Endpunkt) im Vergleich zur Kontrolltherapie mit Folinsäure und 5-Fluorouracil und zur Monotherapie mit nanoliposomalem Irinotecan (6,1 Monate versus 4,2 Monate und 4,9 Monate). Häufigste Nebenwirkungen waren Diarrhö (59% versus 26%), Erbrechen (52% versus 26%), Erschöpfung (40% versus 28%), Neutropenie (39% versus 5%) und Anämie (38% versus 23%). Daher waren Dosisreduktionen der Kombinationstherapie mit nanoliposomalem Irinotecan häufiger als mit der Kontrolltherapie mit Folinsäure und 5-Fluorouracil (33% versus 4%), während der Unterschied bei den nebenwirkungsbedingten Therapieunterbrechungen geringer war (11% versus 7%).

Eine frühe Nutzenbewertung von nanoliposomalem Irinotecan wurde vom G-BA nicht durchgeführt, weil es sich nicht um einen neuen Wirkstoff handelt. Die aktuellen Bruttokosten von *Onivyde* (10 ml Infusionslösungskonzentrat 5 mg/ml, Dosis 80 mg/m^2 i.v. alle 2 Wochen, Listenpreis 1.054,04 €) betragen 216,83 € pro Tag und 79.143 € pro Jahr. Nanoliposomales Irinotecan ist damit deutlich teurer als alle anderen Onkologika für diese Indikation (❏ Tabelle 3.28).

Fazit: Liposomales Irinotecan (*Onivyde*) ist ein Topoisomerase-1-Hemmstoff, der als Orphan-Arzneimittel zur Zweitlinienbehandlung des metastasierten Pankreaskarzinoms in Kombination mit 5-Fluorouracil und Leucovorin zugelassen wurde. Das Gesamtüberleben wurde im direkten Vergleich mit 5-Fluorouracil und Leucovorin um 1,9 Monate verlängert. Infolge von häufiger auftretenden Nebenwirkungen waren jedoch bei 33% der Patienten Dosisreduktionen erforderlich. Das neue Präparat hat Zusatzkosten von 79.143 € pro Jahr.

3.2.5 Ivermectin

Ivermectin ist ein Antiparasitikum, das 2015 in Deutschland zunächst zur topischen Behandlung der Rosazea (*Soolantra*) zugelassen wurde (▶ Arzneiverordnungs-Report 2016, Kapitel 3, Neue Arzneimittel 2015, Abschnitt 3.1.19). Am 24. Februar 2016 wurde Ivermectin (*Scabioral*) vom BfArM zur Behandlung der gastrointestinalen Strongyloidiasis (Anguillulosis) und Mikrofilarämie bei Patienten mit einer durch Wuchereria bancrofti verursachten lymphatischen Filariose sowie der Skabies (verursacht durch Sarcoptes scabiei) beim Menschen zugelassen. Am 1. Mai 2016 erfolgte in Deutschland die Markteinführung. In den USA und Frankreich ist Ivermectin

◨ Tabelle 3.28 Arzneimittel zur Behandlung des Pankreaskarzinoms. Angegeben sind Jahr der Zulassung, Dosierung, Halbwertszeit (HWZ) und Bruttotherapiekosten pro Jahr.

Wirkstoffe	Präparate Auswahl	Zulassung	Dosierung	HWZ	Kosten pro Jahr (€)
Monopräparat					
Gemcitabin	Gemzar	1996	200 mg/d	0,7–12 h	26.623
	Gemedac	2009	200 mg/d	0,7–12 h	12.640
Erlotinib-Kombination					
Gemcitabin	Gemedac	2009	200 mg/d	0,7–12 h	12.640
Erlotinib	Tarceva	2005	100 mg/d	36 h	26.645
				Summe	39.285
FOLFIRINOX					
Oxaliplatin	Oxaliplatin GRY	2007	85 mg/m² i.v. alle 14 Tage	16 h	17.346
Calciumfolinat	Calciumfolinat HEXAL	1952	400 mg/m² i.v. alle 14 Tage	35 min	6.250
Irinotecan	Irinomedac	2009	180 mg/m² i.v. alle 14 Tage	14 h	17.676
5-Fluorouracil	5-FU medac	1962	2800 mg/m² i.v. alle 14 d	10–20 min	692
				Summe	41.964
Paxitaxel-Kombination					
Gemcitabin	Gemedac	2009	200 mg/d	0,7–12 h	12.640
Nab-Paclitaxel	Abraxane	2008	675 mg/28 d	13–27 h	36.465
				Summe	49.105
Irinotecan-Kombination					
Irinotecan, liposomale Formulierung	Onivyde	2016	80 mg/m² i.v. alle 14 Tage	11–30 h	79.143
Calciumfolinat	Calciumfolinat HEXAL	1952	400 mg/m² i.v. alle 14 Tage	35 min	6.250
5-Fluorouracil	5-FU medac	1962	2800 mg/m² i.v. alle 14 d	10–20 min	692
				Summe	86.085

(*Stromectol*) seit 1997 zur Behandlung der Strongyloidiasis und der Onchozerkose zugelassen, in Frankreich seit 2001 auch zur Behandlung der Skabies. Gastrointestinale Strongyloidiasis und lymphatischen Filariose sind seltene importierte Infektionskrankheiten, wohingegen die Skabies mit der gestiegenen Migration in Deutschland wieder häufiger auftritt und daher genauer besprochen wird.

Skabies ist weiterhin eine häufige Hauterkrankung mit einer weltweiten Prävalenz von 130 Mio. Menschen. Sie wird bei engem Körperkontakt durch die weibliche Krätzmilbe übertragen, die in der obersten Hornschicht der Epidermis Gänge gräbt und bei einer Größe bis 0,5 mm gerade noch erkennbar ist. Führendes Symptom ist ein starker Juckreiz mit dem krankheitstypischen Kratzen und dem Risiko einer bakteriellen Superinfektion. Zur Behandlung waren in Deutschland bisher nur topische Arzneimittel (Permethrin, Benzylbenzoat, Crotamiton) verfügbar, die sich in ihrer Anwendungsdauer unterscheiden (◨ Tabelle 3.29).

Die Entwicklung von Ivermectin basiert auf der Entdeckung der Avermectine, die bei der Suche nach neuen Antibiotika als Stoffwechselprodukte von Streptomyces avermitilis aus japanischen Bodenproben isoliert wurden. Ivermectin ist ein makrozyklisches Lacton bestehend aus zwei halbsynthetischen Derivaten von Avermectin (22,23-Dihydroavermectin B1a und B1b), das seit 1981 erfolgreich in der Veterinärmedizin gegen Fadenwürmer und Ektoparasiten eingesetzt wird. Für die antiparasitäre Wirkung wird eine selektive Bindung von Ivermectin an Glutamat-aktivierte Chloridkanäle in Neuronen und Muskelzellen der Parasiten

◼ Tabelle 3.29 Arzneimittel zur Behandlung der Skabies. Angegeben sind Jahr der Zulassung, Halbwertszeit (HWZ), Dosierung der Lokaltherapeutika nach Angaben in der Fachinformation (bis zu 30 g pro Anwendung für Erwachsene, für alle Präparate eingesetzt) und Bruttotherapiekosten pro Behandlung. kA: keine Angaben verfügbar.

Wirkstoffe	Präparate (Auswahl)	Zulassung	HWZ	Dosierung	Therapie-kosten (€)
Lokaltherapie					
Permethrin	Permethrin-biomo Creme 5%	2004	kA	1mal tgl. 30 g an 1 Tag topisch	24,93
Benzylbenzoat	Antiscabiosum Emulsion 25%	2004	kA	1mal tgl. 30 g an 3 Tagen topisch	12,13
Crotamiton	Eraxil Creme 10%	2000	kA	1mal tgl. 30 g an 3–5 Tagen topisch	46,11
Systemische Therapie					
Ivermectin	Scabioral	2016	36 h	1mal tgl. an 1 Tag 200 µg/kg oral	36,46

verantwortlich gemacht, die nur bei Invertebraten aber nicht bei Säugetieren vorkommen. Die Bindung erhöht die Membranpermeabilität für Chloridionen und führt über die resultierende Hyperpolarisation zur neuromuskulären Paralyse und zum Absterben der Parasiten. Für die Entwicklung von Ivermectin wurden William C. Campbell und Satoshi Omura 2015 mit dem Nobelpreis für Medizin ausgezeichnet (Übersicht bei Shen 2015). Maximale Plasmaspiegel werden 5 Stunden nach oraler Gabe erreicht. Ivermectin wird in der Leber vor allem über CYP3A metabolisiert und mit einer Plasmahalbwertszeit von 36 Stunden fast ausschließlich enteral eliminiert (Übersicht bei Dourmishev et al. 2005).

Bisher gab es nur wenige methodisch akzeptable Studien zur Skabiesbehandlung. Nach einer systematischen Literaturübersicht bestehen kaum Wirksamkeitsunterschiede der verschiedenen Skabiestherapien (Übersicht bei Dressler et al. 2016). Die einmalige topische Anwendung von Permethrin und Crotamiton sowie die einmalige Gabe von oralem Ivermectin sind vergleichbar wirksam. Neue Erkenntnisse hat eine große Vergleichsstudie von topischen Permethrin und Ivermectin zur Massenbehandlung der endemischen Skabies an 2051 Personen ergeben, die 85% einer Inselbevölkerung repräsentierten (Romani et al. 2015, SHIFT). Nach 12 Monaten wurde die Prävalenz bei Patienten mit Skabies (Standardgruppe) durch eine topische Behandlung mit Permethrin (zweite Dosis bei persistierenden Symptomen) von 36,6% auf 18,8% gesenkt. Die Einmalprophylaxe mit topischem Per-

methrin senkte die Prävalenz nach 12 Monaten (41,7% auf 15,8%). Noch wirksamer war die Einmalprophylaxe mit oralem Ivermectin (32,1% auf 1,9%). Unerwünschte Wirkungen waren insgesamt mild und selten. Sie traten nach Ivermectin etwas häufiger als nach Permethrin auf und bestanden vor allem in Juckreiz (5,3% versus 3,6%) und Kopfschmerzen (3,8% versus 0,9%). Eine frühe Nutzenbewertung wurde vom G-BA nicht durchgeführt. Die aktuellen Bruttotherapiekosten einer Einmalbehandlung mit *Scabioral* (8 Tbl. 3 mg 62,50 €, Einmaldosis 0,2 mg/kg oral) betragen bei einem Standardgewicht von 70 kg 36,46 €. Trotz relativ hoher Therapiekosten ist *Scabioral* bereits im Jahr seiner Einführung in die Gruppe der 10 000 meistverordneten Arzneimittel gelangt (◼ Tabelle 3.2).

Fazit: Ivermectin (*Scabioral*) wurde zur oralen Behandlung von gastrointestinaler Strongyloidiasis, lymphatischer Filariose und Skabies zugelassen. Bei einmaliger Gabe ist orales Ivermectin ähnlich wirksam wie die einmalige topische Anwendung von Permethrin oder Crotamiton. Bei Massenbehandlung der endemischen Skabies hatte Ivermectin eine überlegene prophylaktische Wirkung. Eine frühe Nutzenbewertung wurde vom G-BA nicht durchgeführt.

3.2.6 Lenvatinib

Lenvatinib ist ein Tyrosinkinaseinhibitor, der 2015 zuerst für die Behandlung des metastasierten differenzierten Schilddrüsenkarzinoms als Orphan-

Arzneimittel (*Lenvima*) zugelassen wurde (► Arzneiverordnungs-Report 2016, Kapitel 3, Neue Arzneimittel 2015, Abschnitt 3.1.20). Am 25. August 2016 wurde Lenvatinib (*Kisplyx*) von der EMA in Kombination mit Everolimus zur Behandlung von Patienten mit fortgeschrittenem Nierenzellkarzinom nach einer vorhergehenden, gegen den vaskulären endothelialen Wachstumsfaktor (VEGF) gerichteten Behandlung zugelassen. Die Markteinführung erfolgte am 1. Oktober 2016. Eine kurze Beschreibung der Krankheit und der verfügbaren Therapieoptionen findet sich bei Cabozantinib (Cabometyx) in diesem Kapitel (► Abschnitt 3.2.1).

Lenvatinib ist ein kleinmolekularer Multikinaseinhibitor, der vor allem Tyrosinkinasen der Vascular Endothelial Growth Factor-Rezeptoren(VEGFR) mit niedrigen halbmaximalen Hemmkonzentration (K_i VEGFR2 2,1 nmol/l) hemmt und damit in 15-fach geringeren Konzentrationen als Sorafenib (33 nmol/l) und Sunitinib (30 nmol/l) wirksam ist. Maximale Plasmaspiegel werden 1–4 Stunden nach oraler Gabe von Lenvatinib erreicht. Die Substanz wird vor allem über CYP3A4 metabolisiert und überwiegend hepatisch mit einer Halbwertszeit von 28 Stunden eliminiert (Übersicht bei Scott 2015).

Nach präklinischen Ergebnissen wurden Wirksamkeit und Sicherheit von Lenvatinib in drei Gruppen (Lenvatinib 24 mg/Tag oral, Everolimus 10 mg/Tag oral, Lenvatinib 18 mg/Tag plus Everolimus 5 mg/Tag) in einer offenen Phase-2-Studie an 153 Patienten mit metastasiertem Nierenzellkarzinom nach Progression unter einer vorangegangenen Anti-VEGF-Therapie untersucht (Motzer et al. 2015). Das mediane progressionsfreie Überleben (primärer Endpunkt) wurde durch Lenvatinib plus Everolimus im Vergleich zu Everolimus allein verlängert (14,6 versus 5,5 Monate), aber nicht signifikant im Vergleich zu Lenvatinib allein (7,4 Monate). Auch das Gesamtüberleben wurde in einer post-hoc aktualisierten Analyse durch Lenvatinib plus Everolimus im Vergleich zu Everolimus allein verlängert (25,5 versus 15,4 Monate), aber nicht signifikant im Vergleich zu Lenvatinib allein (19,1 Monate). Die häufigsten Nebenwirkungen der Kombination im Vergleich zu Lenvatinib allein waren Diarrhö (85% versus 72%), Abgeschlagenheit (59% versus 50%), Erbrechen (45% versus 39%), Hypertonie (41% versus 48%), Husten (37% versus 17%), Hypercholesterinämie (33% ver-

sus 11%), Gewichtabnahme (31% versus 48%) und Stomatitis (29% versus 25%). Dosisreduktionen wegen Nebenwirkungen waren in beiden Therapiegruppen sehr häufig (71% versus 62%), während sich die Therapieabbruchrate nicht unterschied (24% versus 25%). Therapiebedingte Todesfälle traten unter der Kombination (1 Hirnblutung) und unter Lenvatinib allein (3 Todesfälle, 1 Herzinfarkt, 1 Hirnblutung, 1 Sepsis) sowie unter Everolimus (1 akutes respiratorisches Versagen, 1 Sepsis) auf.

Die Nutzenbewertung von Lenvatinib durch den G-BA ergab einen Anhaltspunkt für einen geringen Zusatznutzen (Bundesministerium für Gesundheit 2017n). Die Bruttokosten von *Kisplyx* (30 Kps. 4 mg, 30 Kps. 10 mg, Listenpreis für beide Dosisstärken 2.692,58 €, Erstattungspreis für beide Dosisstärken 2.214,55 €, Preissenkung 17,8%) betragen bei der Tagesdosis 18 mg oral 221,46 € pro Tag und 80.831 € pro Jahr. Hinzukommen die Bruttokosten von Everolimus (*Afinitor*, 90 Tbl. 10 mg, Listenpreis 14.051,64 €, Dosis 10 mg/Tag oral) von 56.987 € pro Jahr mit resultierenden Gesamtkosten von 137.818 €. Die Kosten der Kombinationstherapie liegen damit höher als die Kosten der anderen Therapieoptionen (◘ Tabelle 3.25).

Fazit: Lenvatinib (*Kisplyx*) ist ein Tyrosinkinaseinhibitor, der jetzt für die Zweitlinientherapie des fortgeschrittenem Nierenzellkarzinoms in Kombination mit Everolimus zugelassen wurde, nachdem er 2015 für die Behandlung des metastasierten differenzierten Schilddrüsenkarzinoms eingeführt worden war. Die Kombinationstherapie verlängerte das Gesamtüberleben im Vergleich zur Monotherapie mit Lenvatinib um 10 Monate, verursachte aber sehr häufig Nebenwirkungen, die bei über 70% der Patienten eine Dosisreduktion erforderten. Die frühe Nutzenbewertung ergab daher nur einen geringen Zusatznutzen. Die Kombination hat Gesamtkosten von 137.818 € pro Jahr.

3.2.7 Pivmecillinam

Pivmecillinam ist ein Betalactamantibiotikum, das schon vor über 40 Jahren in mehreren europäischen Ländern mit dem Handelsnamen *Selexid* zugelassen wurde. In Deutschland wurde 1985 eine fixe Kombination aus Pivmecillinam und Pivampicillin (*Mira-*

xid) zur Behandlung bakterieller Infektionen eingeführt, die aber in den 90er Jahren wieder vom Markt verschwand. Am 19. Februar 2015 wurde Pivmecillinam (*X-Systo*) in Deutschland vom BfArM zur Behandlung einer akuten unkomplizierten Zystitis durch Mecillinam-empfindliche Bakterien zugelassen. Die Markteinführung erfolgte am 1. März 2016.

Harnwegsinfektionen gehören zu den häufigsten bakteriellen Infektionen. Sie reichen von der unkomplizierten Zystitis bis zur schweren, lebensgefährlichen Urosepsis. Bei leitliniengerechter Therapie werden Erscheinungsbild, Risikofaktoren und Antibiotikaempfindlichkeit berücksichtigt. Die unkomplizierte Zystitis wird primär mit älteren Antibiotika behandelt, die ein möglichst günstiges Resistenzprofil aufweisen (◘ Tabelle 3.30). Bei unkomplizierter Pyelonephritis stehen Fluorchinolone und Cephalosporine der dritten Generation im Vordergrund. Komplizierte Harnwegsinfektionen erhalten initial eine empirische Therapie nach der regionalen Resistenzstatistik und anschließend eine gezielte Therapie nach der in der Urinkultur nachgewiesenen Antibiotikaempfindlichkeit (Übersicht bei Wagenlehner et al. 2014).

Pivmecillinam ist ein älteres Betalactamantibiotikum, das 1972 von der dänischen Firma Leo entwickelt wurde. Wie alle Vertreter dieser Antibiotikagruppe blockiert es die bakterielle Zellwandsynthese, unterscheidet sich jedoch von anderen Betalactamantibiotika durch eine hohe Affinität an das penicillinbindende Protein 2 in der Zellwand gramnegativer Bakterien, während alle anderen Betalactamantibiotika bevorzugt an weitere penicillinbindende Proteine (1A, 1B, 3) binden. Das antibakterielle Spektrum von Mecillinam zeigt eine hohe Wirksamkeit gegen E. coli, Enterobacter, Proteus mirabilis und Klebsiella, während andere gramnegative Bakterien (z.B. Pseudomonas aeruginosa) und grampositive Bakterien (Enterococcus faecalis, Staphylococcus aureus) weitgehend resistent sind. In Kombination mit anderen Betalactamantibiotika wurden synergistische Effekte beobachtet. Pivmecillinam ist ein Pivaloyloxymethylester von Mecillinam mit einer oralen Bioverfügbarkeit von 60–70%, während Mecillinam selbst oral kaum resorbiert wird. Nach der Resorption wird Pivmecillinam durch unspezifische Esterasen hydrolysiert, wodurch das antibakteriell aktive Mecillinam freigesetzt wird. Eine Stunde nach der oralen Gabe werden maximale Plasmaspiegel erreicht. Anschließend wird Mecillinam mit einer Plasmahalbwertszeit von einer Stunde überwiegend unverändert und in hoher Konzentration im Urin ausgeschieden (>200 mg/l) (Übersicht bei Dewar et al. 2014).

Die Wirksamkeit von Pivmecillinam bei unkomplizierten Harnwegsinfektionen ist in den letzten 40

◘ **Tabelle 3.30 Arzneimittel zur Behandlung der unkomplizierten Zystitis.** Angegeben sind Jahr der Zulassung, Dosierung, Therapiedauer, Halbwertszeit (HWZ) und Bruttotherapiekosten pro Therapie bei Verwendung der jeweils kleinsten Packungsgröße.

Wirkstoffe	Präparate (Auswahl)	Zulassung	Dosierung	Therapiedauer	HWZ	Kosten pro Therapie (€)
Mittel 1. Wahl						
Fosfomycin-Trometamol	Fosfuro	1991	3000 mg 1mal/d	1 Tag	3–4 h	16,53
Nitrofurantoin	Nitrofuradantin-ratiopharm		100 mg 2mal/d	5 Tage	0,3–1,5 h	14,54
Pivmecillinam	X-Systo	2016	400 mg 3mal/d	3 Tage	31 h	18,99
Mittel 2. Wahl						
Ciprofloxacin	CiproHEXAL	1987	250 mg 2mal/d	3 Tage	4–7 h	7,81
Levofloxacin	Levofloxacin STADA		250 mg 1mal/d	3 Tage	6–8 h	11,58
Norfloxacin	Norfloxacin STADA	1998	400 mg 2mal/d	3 Tage	5,4 h	8,72
Ofloxacin	Ofloxacin STADA	1993	200 mg 2mal/d	3 Tage	6–7 h	8,23
Cefpodoximproxetil	Orelox		100 mg 2mal/d	3 Tage	2,4 h	7,82

Jahren in zahlreichen klinischen Studien untersucht worden (Übersicht bei Pinart et al. 2017). Die klinischen Heilungsraten verschiedener Dosisprofile zeigten keine wesentlichen Unterschiede gegenüber der üblichen Kurzzeittherapie (400 mg 3mal/Tag oral über 3 Tage). Gleiches gilt auch für die Ergebnisse über Rezidive, Reinfektion und Therapieversagen. Bei hohen Dosierungen traten jedoch häufiger leichte bis mäßige Nebenwirkungen in Form von gastrointestinalen Störungen (Diarrhö, Übelkeit, Bauchschmerzen), vulvoaginaler Candidiasis und Hautreaktionen auf. Eine frühe Nutzenbewertung wurde vom G-BA nicht durchgeführt, da Pivmecillinam kein neuer Wirkstoff ist. Die aktuellen Bruttotherapiekosten einer dreitägigen Kurzzeittherapie mit *X-Systo* (10 Filmtbl. 400 mg 21,10 €, Dosis 400 mg 3mal/Tag oral über 3 Tage) betragen 18,99 € (◻ Tabelle 3.30). Damit ist es bis zu 30% teurer als andere Kurzzeittherapeutika der ersten Wahl.

Fazit: Pivmecillinam (*X-Systo*) wurde jetzt in Deutschland zur Behandlung einer akuten unkomplizierten Zystitis zugelassen, nachdem es bisher schon seit über 40 Jahren in mehreren europäischen Ländern verfügbar war. Bei einer dreitägigen Kurzzeittherapie ist es ähnlich wirksam wie andere Mittel der ersten Wahl. Eine frühe Nutzenbewertung wurde vom G-BA nicht durchgeführt.

3.2.8 Umeclidinium

Umeclidinium ist ein weiterer Muscarinrezeptorantagonist, der 2014 zunächst in fixer Kombination mit dem langwirksamen Beta$_2$-Rezeptoragonisten Vilanterol (*Anoro*) für die bronchialerweiternde Erhaltungstherapie zur Symptomlinderung bei erwachsenen Patienten mit chronisch-obstruktiver Lungenkrankheit (COPD) zugelassen wurde. Kurz vorher war Umeclidiniumbromid für die gleiche Indikation als Monopräparat (*Incruse*) am 28. April 2014 von der EMA zugelassen worden, kam aber erst am 1. Februar 2016 in Deutschland auf den Markt.

Die COPD geht mit einer progressiven Abnahme der Lungenfunktion einher und ist eine häufige Todesursache. Mit Ausnahme der Raucherentwöhnung in frühen Krankheitsstadien und der Sauerstoffbehandlung in späten Krankheitsstadien wird die Mortalität durch keine der vielen Therapiemaßnahmen gesenkt. Ziele der Arzneitherapie sind die Besserung der Symptome, Senkung der Häufigkeit und Schwere von Exazerbationen sowie die Besserung des Gesundheitszustandes und der körperlichen Belastbarkeit. In Leitlinien werden mehrere Arzneimittelgruppen zur Behandlung der COPD empfohlen: Kurz- und langwirkende Betarezeptoragonisten, Muscarinrezeptorantagonisten (Anticholinergika), Methylxanthine, inhalative und systemische Glucocorticosteroide und Phosphodiesterase-4-Inhibitoren sowie fixe inhalative Kombinationen aus Betarezeptoragonisten mit Anticholinergika bzw. Betarezeptoragonisten mit Glucocorticosteroiden. Die duale Bronchodilatation mit einem langwirksamen Muscarinrezeptorantagonisten (LAMA) und einem langwirksamen Betarezeptoragonisten (LABA) verbessert die Lungenfunktion und lindert damit wesentliche Symptome der COPD. Inhalative Glucocorticoide senken die Häufigkeit von Exazerbationen, vor allem in Kombination mit Beta$_2$-Rezeptoragonisten. Die Auswahl der einzelnen Bronchodilatatoren hängt von der Verfügbarkeit, den Kosten und der Patientenreaktion ab (Global Initiative for Chronic Obstructive Lung Disease GOLD 2017, Singh et al. 2017).

Umeclidiniumbromid ist der vierte Vertreter der langwirkenden Muscarinrezeptorantagonisten zur Behandlung der chronisch obstruktiven Lungenkrankheit (COPD) (◻ Tabelle 3.10). Er hat eine subnanomolare Affinität für alle fünf Subtypen der Muscarinrezeptoren (0,05–1,16 nmol/l). Nach inhalativer Applikation gelangen 27% des Wirkstoffs in die Lunge, maximale Plasmaspiegel werden nach 5–15 Minuten erreicht. Nach wiederholter Dosierung betrug die Plasmahalbwertszeit 27 Stunden (Übersicht bei Pleasants et al. 2016). Die therapeutische Wirksamkeit von Umeclidiniumbromid wurde in mehreren klinischen Phase-III-Studien vor allem in der fixen Kombination mit Vilanterol untersucht (Übersicht bei Ismaila et al. 2015). In einer direkten Vergleichsstudie an 1037 COPD-Patienten wurde eine Nichtunterlegenheit von Umeclidinium im Vergleich zu Glycopyrronium gezeigt (Rheault et al. 2016). Die frühe Nutzenbewertung durch den G-BA ergab keinen Beleg für einen Zusatznutzen von Umeclidiniumbromid gegenüber der zweckmäßigen Vergleichstherapie (Tiotropiumbromid) (Bundesministerium für Gesundheit 2016o). Die aktuellen Bruttokosten von *Incruse* (3 Inhalatoren mit je 30 Einzeldosen zu 55 µg, DDD 1 Einzeldosis, Listenpreis 151,30 €, Erstattungsbetrag 117,91 €, Preissenkung 22,1%) betragen 1,31 € pro Tag. Sie sind damit günstiger als die der anderen langwirkenden Muscarinrezeptorantagonisten (◘ Tabelle 3.10). Die günstigen Therapiekosten haben vermutlich dazu beigetragen, dass *Incruse* bereits im Jahr seiner Einführung in die Gruppe der 10 000 meistverordneten Arzneimittel gelangt ist (◘ Tabelle 3.2).

Fazit: Umeclidiniumbromid (*Incruse*) ist ein weiterer Vertreter der langwirkenden Muscarinrezeptorantagonisten für die bronchialerweiternde Erhaltungstherapie der chronisch-obstruktiven Lungenkrankheit (COPD). Die frühe

Nutzenbewertung ergab keinen Beleg für einen Zusatznutzen. Der Preis ist etwas günstiger als der von anderen langwirkenden Muscarinrezeptorantagonisten.

3.3 Bekannte Wirkstoffe in neuen Kombinationen

Weiterhin wurden 2016 nach den Angaben in der Pharmazeutischen Zeitung (14-täglich erscheinender Abschnitt Neueinführungen) 9 neue Arzneimittel mit bekannten Wirkstoffen in neuen Kombinationen in Deutschland auf den Markt gebracht (◘ Tabelle 3.31). Eine neue Kombination hat eine frühe Nutzenbewertung durch den G-BA erhalten. Bei den übrigen Kombinationen haben keine frühe

◘ **Tabelle 3.31 Neue patentgeschützte Arzneimittel bekannter Wirkstoffen mit neuen Kombinationen 2016.** Angegeben sind Wirkstoff, Handelsname mit Datum der Einführung, Hersteller, Indikation und Zusatznutzen gemäß Nutzenbewertung des Gemeinsamen Bundesausschusses (G-BA), ggf. bei mehreren Indikationssubgruppen mit der jeweils höchsten Nutzenbewertung.

Wirkstoff	Handelsname Einführung	Hersteller	Indikation	Zusatznutzen
Atorvastatin + Perindopril + Amlodipin	Triveram 01.03.2016	Servier	Essentielle Hypertonie oder koronare Herzkrankheit mit Hypercholesterinämie oder gemischter Hyperlipidämie	keine G-BA-Bewertung
Bisoprolol + Amlodipin	BisoDipin 01.06.2016	TAD Pharma	Essentielle Hypertonie	keine G-BA-Bewertung
Empagliflozin + Metformin	Synjardy* 01.03.2016	Boehringer Ingelheim	Typ 2- Diabetes	nicht belegt
Levonorgestrel + Ethinylestradiol	Asumate 15.12.2016	Exeltis	Orale Kontrazeption	keine G-BA-Bewertung
Lidocain + Amylmetacresol	Locastad 01.09.2016	STADA	Halsschmerzen	keine G-BA-Bewertung
Losartan + Amlodipin	LosAmlo 01.08.2016	TAD Pharma	Essentielle Hypertonie	keine G-BA-Bewertung
Magnesiumchlorid + Natriumchlorid + Natriumhydrogencarbonat + Kaliumchlorid + Dinatriumhydrogenphosphat	Biphozyl 15.06.2016	Baxter	Hämodialyselösung	keine G-BA-Bewertung
Natriumchlorid + Natriumcitrat	Regiocit 15.06.2016	Baxter	Regionale Citratantikoagulation bei Hämodialyse	keine G-BA-Bewertung
Pramipexol + Levodopa/Carbidopa	PramiDopa 15.06.2016	Desitin	Idiopathisches Parkinsonsyndrom	keine G-BA-Bewertung

*Marktrücknahme 15.11.2016

Nutzenbewertung erhalten, da sie keine neuen patentgeschützten Wirkstoffe im Sinne der G-BA-Verfahrensordnung enthalten.

3.3.1 Atorvastatin plus Perindopril plus Amlodipin

Die Fixkombination aus dem Statin Atorvastatin, dem ACE-Hemmer Perindopril und dem Calciumantagonisten Amlodipin (*Triveram*) wurde am 9. November 2015 vom BfArM zur Behandlung der essentiellen Hypertonie oder der stabilen koronaren Herzkrankheit, in Verbindung mit einer primären Hypercholesterinämie oder einer gemischten Hyperlipidämie, als Substitutionstherapie bei Patienten zugelassen, die mit der gleichzeitigen Gabe von Atorvastatin, Perindopril und Amlodipin in derselben Dosierung wie in der Kombination gut eingestellt sind. Die Markteinführung erfolgte am 1. März 2016.

Nach den Angaben in der Fachinformation wurde die Dreifachkombination *Triveram* nicht bezüglich Morbidität und Mortalität untersucht. Das Kombinationspräparat wird in fünf verschiedenen Dosisstärken angeboten (*Triveram* 10 mg/5 mg/5 mg Filmtabletten, *Triveram* 20 mg/5 mg/5 mg Filmtabletten, *Triveram* 20 mg/10 mg/5 mg Filmtabletten, *Triveram* 20 mg/10 mg/10 mg Filmtabletten, *Triveram* 40 mg/10 mg/10 mg Filmtabletten), die übliche Dosierung ist eine Tablette einmal täglich. Die Bruttokosten der höchsten Dosisstärke von *Triveram* (1 Filmtbl. Atorvastatin 40 mg, Perindopril 10 mg, Amlodipin 10 mg, 100 Filmtbl. 127,16 €, Dosis 1 Filmtbl. tgl.) betragen 1,27 € pro Tag und 464 € pro Jahr. Die Einzelarzneimittel der enthaltenen Wirkstoffe haben geringere Bruttokosten. Atorvastatin (*Atorvastatin STADA* 100 Tbl. 40 mg 20,77 €), Perindopril (*Coversum Arginin* 100 Tbl. 10 mg 71,67 €) und Amlodipin (*Amlodipin dura* 100 Tbl. 10 mg 12,28 €) kosten zusammen 104,92 € pro 100 Tabletten, entsprechend 1,05 € pro Tag und 383 € pro Jahr. Die neue Fixkombination *Triveram* ist damit 21% teurer als die einzelnen Wirkstoffe als Monopräparate. Auch die freie Kombination der drei Wirkstoffe ist relativ teuer, da der ACE-Hemmer Perindopril (*Coversum Arginin* 100 Tbl. 10 mg 71,67 €, Festbetrag 17,34 €, Zuzahlung 59,33 €) wegen des Festbetrages eine hohe Patientenzuzahlung

erfordert. Die hohe Zuzahlung hat vermutlich dazu beigetragen, dass *Coversum* schon seit 2009 nicht mehr unter den meistverordneten Arzneimitteln vertreten ist (vgl. ► Arzneiverordnungs-Report 2010, Kapitel 5). Die Verordnung der Fixkombination *Triveram* dürfte in der Regel als unwirtschaftlich anzusehen sein, da eine andere Fixkombination von Atorvastatin (*Sincronium*) eine ähnliche Einschätzung bezüglich der Wirtschaftlichkeit erhalten hat (GKV-Spitzenverband 2015).

3.3.2 Bisoprolol plus Amlodipin

Das fixe Kombinationspräparat aus dem Betarezeptorenblocker Bisoprolol und dem Calciumantagonisten Amlodipin (*BisoDipin*) wurde am 29. April 2016 vom BfArM als Substitutionstherapie bei Patienten mit essenzieller Hypertonie zugelassen, deren Blutdruck mit der gleichzeitigen Gabe von Bisoprolol und Amlodipin im selben Dosierungsbereich adäquat kontrolliert wird. Die Markteinführung erfolgte am 1. Juni 2016.

Die Angaben in der Fachinformation von *Biso-Dipin* beschreiben allgemein eine erhöhte antihypertensive Wirkung der Kombination durch komplementäre Wirkungsmechanismen der beiden Wirkstoffe Amlodipin und des Betarezeptorenblockers Bisoprolol ohne erkennbare aktuelle Studiendaten mit dem neu zugelassenen Kombinationspräparat. Die Bruttokosten der höchsten Dosisstärke von *BisoDipin* (1 Filmtbl. Bisoprolol 10 mg, Amlodipin 10 mg, 98 Filmtbl. 42,23 €, Dosis 1 Filmtbl. tgl.) betragen 0,43 € pro Tag und 157,29 € pro Jahr. Die Einzelarzneimittel der enthaltenen Wirkstoffe haben geringere Bruttokosten. Bisoprolol (*Bisoprolol Actavis* 100 Tbl. 10 mg 15,55 €) und Amlodipin (*Amlodipin dura* 100 Tbl. 10 mg 12,28 €) kosten zusammen 27,83 € pro 100 Tabletten, entsprechend 0,28 € pro Tag und 105,58 € pro Jahr. Die neue Fixkombination *BisoDipin* ist damit 55% teurer als die einzelnen Wirkstoffe der Monopräparate.

3.3.3 Empagliflozin plus Metformin

Das fixe Kombinationspräparat aus dem Natrium-Glucose-Kotransporter 2 (SGLT-2)-Hemmer Empagliflozin und Metformin (*Synjardy*) wurde am 25. Mai 2015 von der EMA für Patienten mit Typ-2-Diabetes mellitus zusätzlich zu Diät und Bewegung zur Verbesserung der Blutzuckerkontrolle zugelassen, die unter der maximal verträglichen Dosis von Metformin allein unzureichend eingestellt sind, die mit Metformin in Kombination mit anderen blutzuckersenkenden Arzneimitteln einschließlich Insulin unzureichend eingestellt sind oder die bereits mit der Kombination aus Empagliflozin und Metformin in Form getrennter Tabletten behandelt werden. Die Markteinführung erfolgte am 1. März 2016. Die frühe Nutzenbewertung des Kombinationspräparates durch den G-BA hat ergeben, dass ein Zusatznutzen in allen drei Subgruppen nicht belegt ist (Bundesministerium für Gesundheit 2016p). Nach der unbefriedigenden Nutzenbewertung hat die Herstellerfirma den Vertrieb von *Synjardy* ab dem 15. November 2016 eingestellt (Ärztezeitung 2016). Trotz der Vertriebseinstellung ist *Synjardy* bereits im Jahr seiner Einführung in die Gruppe der 10 000 meistverordneten Arzneimittel gelangt (❏ Tabelle 3.2).

3.3.4 Levonorgestrel plus Ethinylestradiol

Das fixe Kombinationspräparat aus dem Gestagen Levonorgestrel und dem Östrogen Ethinylestradiol (*Asumate 30/21+7 0,15 mg/0,03 mg*) wurde am 16. August 2016 vom BfArM zur oralen Kontrazeption zugelassen und am 15.12.2016 in Deutschland auf den Markt gebracht. Mit dem gleichen Handelsnamen aber teilweise anderen Dosisstärken (*Asumate 20, Asumate 30*) sind bereits zwei weitere Levonorgestrel-Ethinylestradiol-Kombinationen seit mehreren Jahren als hormonale Kontrazeptiva auf dem deutschen Markt. Sie haben die gleiche Zusammensetzung wie das ursprüngliche Originalpräparat *Microgynon* (Zulassung 1974) und sind damit Generika mit einem eigenen Handelsnamen, die auch unter den 3000 meistverordneten Arzneimitteln vertreten sind (vgl. Kapitel 44, ▶ Tabelle 44.5).

Das neu zugelassene Präparat hat die gleiche Dosisstärke wie *Asumate 30*, enthält aber zusätzlich zu den 21 wirkstoffhaltigen Tabletten noch 7 wirkstofffreie Placebotabletten, damit eine kontinuier-

liche Einnahme über die gesamten 28 Tage eines Zyklus erfolgen kann. Es wird angenommen, dass dadurch die Compliance verbessert wird. Die Angaben in der Fachinformation von *Asumate* beschreiben jedoch nur allgemein, dass die kontrazeptive Wirkung von kombinierten oralen Kontrazeptiva auf der Interaktion verschiedener Faktoren basiert, ohne dass Studiendaten des neu zugelassenen Präparates dargestellt werden. Die Bruttokosten von *Asumate 30/21+7 0,15 mg/0,03 mg* (21 gelbe wirkstoffhaltige Filmtbl. Levonorgestrel 0,15 mg, Ethinylestradiol 0,03 mg, 7 weiße wirkstofffreie Filmtbl., 3mal 28 Filmtbl. 22,17 €, Dosis 1 Filmtbl. tgl.) betragen 0,26 € pro Tag und 96,33 € pro Jahr. Die Bruttokosten von *Asumate 30* (21 gelbe wirkstoffhaltige Filmtbl. Levonorgestrel 0,15 mg, Ethinylestradiol 0,03 mg, 6mal 21 Filmtbl. 29,93 €, Dosis 1 Filmtbl. tgl. 21 Tage, 7 Tage Pause) betragen 0,18 € pro Tag und 65,03 € pro Jahr und sind damit 32% billiger. Weitere Generika sind noch preisgünstiger, z. B. *Levonance* (21 gelbe wirkstoffhaltige Filmtbl. Levonorgestrel 0,15 mg, Ethinylestradiol 0,03 mg, 6mal 21 Filmtbl. 23,45 €, Dosis 1 Filmtbl. tgl. 21 Tage, 7 Tage Pause) betragen 0,14 € pro Tag und 50,95 € pro Jahr.

3.3.5 Lidocain plus Amylmetacresol plus 2,4-Dichlorbenzylalkohol

Das fixe Kombinationspräparat aus dem Lokalanästhetikum Lidocain und den beiden Antiseptika Amylmetacresol 2,4-Dichlorbenzylalkohol (*Locastad gegen Halsschmerzen*) ist ein apothekenpflichtiges Arzneimittel, das am 16. September 2015 vom BfArM zur Symptomlinderung von Halsschmerzen zugelassen wurde und am 1. September 2016 in Deutschland auf den Markt kam. Die Angaben in der Fachinformation beschreiben lediglich die pharmakologischen Eigenschaften der enthaltenen Wirkstoffe ohne Studiendaten mit dem neu zugelassenen Präparat. Die Bruttokosten von *Locastad gegen Halsschmerzen* (1 Lutschtbl. Lidocainhydrochlorid 2,0 mg, Amylmetacresol 0,6 mg, 2,4-Dichlorbenzylalkohol 1,2 mg, 24 Filmtbl. 8,98 €, Dosis 1 Filmtbl. alle 2–3 Stunden) betragen 1,85 € pro Tag. Andere lidocainhaltige Mund- und Rachentherapeutika haben deutlich niedrigere Tagestherapiekosten von 0,18–1,07 € (vgl. Kapitel 36, ▶ Tabelle 36.2).

3.3.6 Losartan plus Amlodipin

Das fixe Kombinationspräparat aus dem Angiotensinrezeptorantagonisten Losartan und dem Calciumantagonisten Amlodipin (*LosAmlo*) wurde am 6. Juli 2016 vom BfArM als Substitutionstherapie zur Behandlung der essentiellen Hypertonie bei Patienten, die bei gleichzeitiger Gabe von Losartan und Amlodipin als Einzeltabletten in gleicher Dosisstärke wie im Kombinationspräparat ausreichend eingestellt sind. Die Markteinführung erfolgte am 1. August 2016. In der Fachinformation von *LosAmlo* werden mehrere klinische Studien mit Losartan oder Amlodipin beschrieben, jedoch keine Studien, in denen die antihypertensive Wirkung dieser beiden Wirkstoffe gemeinsam untersucht wurde. Die Bruttokosten der höchsten Dosisstärke von *LosAmlo* (1 Filmtbl. Losartan 100 mg, Amlodipin 10 mg, 100 Filmtbl. 57,23 €, Dosis 1 Filmtbl. tgl.) betragen 0,57 € pro Tag und 208,98 € pro Jahr. Die Einzelarzneimittel der enthaltenen Wirkstoffe haben geringere Bruttokosten. Losartan (*Losartan-Hormosan* 98 Tbl. 100 mg 24,50 €) und Amlodipin (*Amlodipin dura* 100 Tbl. 10 mg 12,28 €) kosten zusammen 37,28 € pro 100 Tabletten, entsprechend 0,37 € pro Tag und 136,07 € pro Jahr. Die neue Fixkombination *LosAmlo* ist damit 54% teurer als die Monopräparate der einzelnen Wirkstoffe.

3.3.7 Magnesiumchlorid, Natriumchlorid, Natriumhydrogencarbonat, Kaliumchlorid plus Dinatriumhydrogenphosphat

Das fixe Kombinationspräparat ist eine Elektrolytlösung bestehend aus Magnesiumchlorid, Natriumchlorid, Natriumhydrogencarbonat, Kaliumchlorid und Dinatriumhydrogenphosphat (Biphozyl), die als Substitutionslösung und Dialyselösung zur Behandlung akuter Nierenschädigungen während einer kontinuierlichen Nierenersatztherapie am 8. Mai 2015 vom BfArM zugelassen wurde. Weitere Anwendungsgebiete sind die postakute Phase nach Beginn der Nierenersatztherapie, wenn der pH-Wert und die Kalium- und Phosphatkonzentrationen auf normale Werte zurückgekehrt sind. Die Lösung wird auch angewendet, wenn andere Puffersubstanzen verfügbar sind, sowie im Zuge einer regionalen Citratantikoagulation. Darüber hinaus wird die Lösung bei Patienten mit Hyperkalzämie angewendet. Die Markteinführung erfolgte am 15. Juni 2016. In der Fachinformation wird lediglich beschrieben, dass es sich bei den Bestandteilen von *Biphozyl* um physiologisch vorkommende Elektrolyte handelt, die bei Natrium-, Kalium-, Magnesium-, Chlorid- und Phosphationen in ähnlichen Konzentrationen wie im Plasma vorhanden sind, ohne dass Studiendaten des neu zugelassenen Präparates dargestellt werden. Da es sich um ein Arzneimittel für krankenhausversorgende Apotheken handelt, sind keine Preisangaben öffentlich verfügbar.

3.3.8 Natriumchlorid plus Natriumcitrat

Das fixe Kombinationspräparat ist eine Elektrolytlösung bestehend aus Natriumchlorid und Natriumcitrat (*Regiocit*), die am 29. April 2015 vom BfArM als Substitutionslösung während kontinuierlicher Nierenersatztherapien im Zuge einer regionalen Citratantikoagulation zugelassen wurde. Die Markteinführung erfolgte am 15. Juni 2016. In der Fachinformation wird lediglich dargestellt, dass Citrat die Blutgerinnung hemmt, weil es Komplexe mit ionisiertem Calcium bildet, so dass es für die Gerinnungskaskade nicht mehr verfügbar ist, ohne dass Studiendaten des neu zugelassenen Präparates dargestellt werden. Da es sich um ein Arzneimittel für krankenhausversorgende Apotheken handelt, sind keine Preisangaben öffentlich verfügbar.

3.3.9 Pramipexol und Levodopa/ Carbidopa

Die Kombinationspackung *PramiDopa* besteht aus Pramipexol in drei Dosisstärken (0,18 mg, 0,35 mg, 0,7 mg pro Tbl.) und der fixen Kombination Levodopa/Carbidopa in einer Dosisstärke (100 mg/

25 mg pro Tbl.). Sie wurde am 27. Januar 2016 vom BfArM zur symptomatischen Behandlung des idiopathischen Parkinson-Syndroms bei Erwachsenen zugelassen, die bereits erfolgreich auf die Kombination aus Levodopa/Decarboxylasehemmer und Pramipexol eingestellt sind. Die Markteinführung erfolgte am 15. Juni 2016. In der Fachinformation von *PramiDopa* werden mehrere klinische Studien mit Pramipexol und Levodopa und Carbidopa genannt, jedoch keine Studien, in denen die kombinierte Anwendung dieser beiden Wirkstoffe untersucht wurde. Die Bruttokosten der höchsten Dosisstärke der Kombinationspackung von *PramiDopa* (1 Tbl. Pramipexol 0,7 mg, 1 Tablette Levodopa/Carbidopa 100 mg/25 mg, 198 Tbl. 149,56 €, Dosis 2 Tbl. 3mal tgl.) betragen 4,53 € pro Tag und 1.654,22 € pro Jahr. Die Einzelarzneimittel der enthaltenen Wirkstoffe haben geringere Bruttokosten. Pramipexol (*Pramipexol Aurobindo* 100 Tbl. 0,7 mg 60,00 €, Dosis 3mal 1 Tbl.) und Levodopa/Carbidopa (*Levo-C AL 100* Tbl. 100 mg/25 mg 19,85 €, Dosis 3mal 1 Tbl.) kosten zusammen 79,85 € für insgesamt 200 Tabletten (Dosis 2 Tbl. 3mal tgl.), entsprechend 2,40 € pro Tag und 874,36 € pro Jahr. Die neue Kombinationspackung *PramiDopa* ist damit 89% teurer als die Monopräparate der einzelnen Wirkstoffe und damit in der Regel unwirtschaftlich, weil mit der unverändert hohen Einnahme von 6 Tabletten pro Tag noch nicht einmal ein möglicher Vorteil bezüglich Compliance vorliegt.

Literatur

Andtbacka RH, Kaufman HL, Collichio F, Amatruda T, Senzer N, Chesney J, Delman KA, Spitler LE, Puzanov I, Agarwala SS, Milhem M, Cranmer L, Curti B, Lewis K, Ross M, Guthrie T, Linette GP, Daniels GA, Harrington K, Middleton MR, Miller WH Jr, Zager JS, Ye Y, Yao B, Li A, Doleman S, VanderWalde A, Gansert J, Coffin RS (2015): Talimogene laherparepvec improves durable response rate in patients with advanced melanoma. J Clin Oncol 33: 2780–2788

Annus Á, Vécsei L (2017): Spotlight on opicapone as an adjunct to levodopa in Parkinson's disease: design, development and potential place in therapy. Drug Des Devel Ther 11:143–151

Ansseau M, Papart P, Troisfontaines B, Bartholomé F, Bataille M, Charles G, Schittecate M, Darimont P, Devoitille JM, De Wilde J, et al. (1994): Controlled comparison of milnacipran and fluoxetine in major depression. Psychopharmacology (Berl) 114: 131–177

Ärztezeitung (2016): Unzufrieden mit Nutzenbewertung. Boehringer nimmt neue Diabetes-Kombi vom Markt. Internet: http://www.aerztezeitung.de/praxis_wirtschaft/unternehmen/article/923960/unzufrieden-nutzenbewertung-boehringer-nimmt-neue-diabetes-kombi-markt.html

AstraZeneca Deutschland (2016): AstraZeneca nimmt Tagrisso® (Osimertinib) vorerst vom deutschen Markt. Internet: https://www.astrazeneca.de/medien/press-releases/2016/astrazeneca-nimmt-tagrisso-osimertinib-vorerst-vom-deutschen-markt.html

Bachmann GA, Komi JO; Ospemifene Study Group (2010): Ospemifene effectively treats vulvovaginal atrophy in postmenopausal women: results from a pivotal phase 3 study. Menopause 17: 480–486

Barrand MA, Callingham BA, Hider RC (1987): Effects of the pyrones, maltol and ethyl maltol, on iron absorption from the rat small intestine. J Pharm Pharmacol 39: 203–211

Biederman J, Melmed RD, Patel A, McBurnett K, Konow J, Lyne A, Scherer N; SPD503 Study Group (2008): A randomized, double-blind, placebo-controlled study of guanfacine extended release in children and adolescents with attention-deficit/hyperactivity disorder. Pediatrics 121: e73–84

Biogen (2017): Einschränkungen für die Anwendung von Zinbryta® (Daclizumab) angesichts von fulminanter Leberinsuffizienz mit tödlichem Verlauf. Internet: https://www.akdae.de/Arzneimittelsicherheit/RHB/index.html

Bokemeyer B, Krummenerl A, Maaser C, Howaldt S, Mroß M, Mallard N (2016): Randomized open-label phase 1 study of the pharmacokinetics of ferric maltol in inflammatory bowel disease patients with iron deficiency. Eur J Drug Metab Pharmacokinet 44: 229–238

Boucher HW, Wilcox M, Talbot GH, Puttagunta S, Das AF, Dunne MW (2014): Once-weekly dalbavancin versus conventional therapy for skin infection. N Engl J Med 370: 2169–2179

Brandt C, May TW, Bien CG (2016): Brivaracetam as adjunctive therapy for the treatment of partial-onset seizures in patients with epilepsy: the current evidence base. Ther Adv Neurol Disord 9: 474–482

Braunwald E (2015): The war against heart failure: the Lancet lecture. Lancet 385: 812–824

Bundesminister für Gesundheit (2010): Verordnung über die Nutzenbewertung von Arzneimitteln nach § 35a Absatz 1 SGB V für Erstattungsvereinbarungen nach § 130b SGB V (Arzneimittel-Nutzenbewertungsverordnung – AM-NutzenV) vom 28. Dezember 2010. Internet: www.bgbl.de/Xaver/start.xav?startbk=Bundesanzeiger_BGBl&bk=Bundesanzeiger_BGBl&start=//*[@attr_id=%27bgbl110s2324.pdf%27]

Bundesministerium für Gesundheit (2016a): Bekanntmachung eines Beschlusses des Gemeinsamen Bundesausschusses über eine Änderung der Arzneimittel-Richtlinie (AM-RL): Anlage XII – Beschlüsse über die Nutzenbewertung von Arzneimitteln mit neuen Wirkstoffen nach § 35a des Fünften Buches Sozialgesetzbuch (SGB V) Afamelanotid vom 4. August 2016 veröffentlicht 22. September 2016, BAnz AT 22.09.2016 B2

Bundesministerium für Gesundheit (2016b): Bekanntmachung eines Beschlusses des Gemeinsamen Bundesausschusses über eine Änderung der Arzneimittel-Richtlinie
(AM-RL): Anlage XII – Beschlüsse über die Nutzenbewertung von Arzneimitteln mit neuen Wirkstoffen nach § 35a
des Fünften Buches Sozialgesetzbuch (SGB V) Brivaracetam vom 4. August 2016 veröffentlicht am Dienstag,
27. September 2016 BAnz AT 27.09.2016 B4

Bundesministerium für Gesundheit (2016c): Bekanntmachung
eines Beschlusses des Gemeinsamen Bundesausschusses
über eine Änderung der Arzneimittel-Richtlinie (AM-RL):
Anlage XII – Beschlüsse über die Nutzenbewertung von
Arzneimitteln mit neuen Wirkstoffen nach § 35a des
Fünften Buches Sozialgesetzbuch (SGB V) Daratumumab
vom 1. Dezember 2016 veröffentlicht am Donnerstag,
22. Dezember 2016 BAnz AT 22.12.2016 B5

Bundesministerium für Gesundheit (2016d): Bekanntmachung eines Beschlusses des Gemeinsamen Bundesausschusses über eine Änderung der Arzneimittel-Richtlinie
(AM-RL): Anlage XII – Beschlüsse über die Nutzenbewertung von Arzneimitteln mit neuen Wirkstoffen nach § 35a
des Fünften Buches Sozialgesetzbuch (SGB V) Efmoroctо-
cog alfa vom 16. Juni 2016 veröffentlicht am Dienstag,
12. Juli 2016 BAnz AT 12.07.2016 B4

Bundesministerium für Gesundheit (2016e): Bekanntmachung eines Beschlusses des Gemeinsamen Bundesausschusses über eine Änderung der Arzneimittel-Richtlinie
(AM-RL): Anlage XII – Beschlüsse über die Nutzenbewertung von Arzneimitteln mit neuen Wirkstoffen nach § 35a
des Fünften Buches Sozialgesetzbuch (SGB V) Elotuzumab vom 1. Dezember 2016 veröffentlicht am Mittwoch, 28. Dezember 2016 BAnz AT 28.12.2016 B2

Bundesministerium für Gesundheit (2016f): Bekanntmachung
eines Beschlusses des Gemeinsamen Bundesausschusses
über eine Änderung der Arzneimittel-Richtlinie (AM-RL):
Anlage XII – Beschlüsse über die Nutzenbewertung von
Arzneimitteln mit neuen Wirkstoffen nach § 35a des
Fünften Buches Sozialgesetzbuch (SGB V) Mepolizumab
vom 21. Juli 2016 veröffentlicht am Donnerstag, 18.
August 2016 BAnz AT 18.08.2016 B2

Bundesministerium für Gesundheit (2016g): Bekanntmachung eines Beschlusses des Gemeinsamen Bundesausschusses über eine Änderung der Arzneimittel-Richtlinie
(AM-RL): Anlage XII – Beschlüsse über die Nutzenbewertung von Arzneimitteln mit neuen Wirkstoffen nach § 35a
des Fünften Buches Sozialgesetzbuch (SGB V) Migalastat
vom 1. Dezember 2016 veröffentlicht am Mittwoch,
28. Dezember 2016 BAnz AT 28.12.2016 B3

Bundesministerium für Gesundheit (2016h): Bekanntmachung eines Beschlusses des Gemeinsamen Bundesausschusses über eine Änderung der Arzneimittel-Richtlinie
(AM-RL): Anlage XII – Beschlüsse über die Nutzenbewertung von Arzneimitteln mit neuen Wirkstoffen nach § 35a
des Fünften Buches Sozialgesetzbuch (SGB V) Necitumumab vom 15. September 2016 veröffentlicht am
Dienstag, 18. Oktober 2016 BAnz AT 18.10.2016 B1

Bundesministerium für Gesundheit (2016i): Bekanntmachung
eines Beschlusses des Gemeinsamen Bundesausschusses
über eine Änderung der Arzneimittel-Richtlinie (AM-RL):
Anlage XII – Beschlüsse über die Nutzenbewertung von
Arzneimitteln mit neuen Wirkstoffen nach § 35a des
Fünften Buches Sozialgesetzbuch (SGB V) Osimertinib
vom 15. September 2016 veröffentlicht am Montag,
10. Oktober 2016 BAnz AT 10.10.2016 B3

Bundesministerium für Gesundheit (2016j): Bekanntmachung
eines Beschlusses des Gemeinsamen Bundesausschusses
über eine Änderung der Arzneimittel-Richtlinie (AM-RL):
Anlage XII – Beschlüsse über die Nutzenbewertung von
Arzneimitteln mit neuen Wirkstoffen nach § 35a des
Fünften Buches Sozialgesetzbuch (SGB V) Ospemifen
vom 20. Oktober 2016 veröffentlicht am Freitag,
18. November 2016 BAnz AT 18.11.2016 B3

Bundesministerium für Gesundheit (2016k): Bekanntmachung
eines Beschlusses des Gemeinsamen Bundesausschusses
über eine Änderung der Arzneimittel-Richtlinie (AM-RL):
Anlage XII – Beschlüsse über die Nutzenbewertung von
Arzneimitteln mit neuen Wirkstoffen nach § 35a des
Fünften Buches Sozialgesetzbuch (SGB V) Sacubitril/
Valsartan vom 16. Juni 2016 veröffentlicht am Dienstag,
26. Juli 2016 BAnz AT 26.07.2016 B1

Bundesministerium für Gesundheit (2016l): Bekanntmachung
eines Beschlusses des Gemeinsamen Bundesausschusses
über eine Änderung der Arzneimittel-Richtlinie (AM-RL):
Anlage XII – Beschlüsse über die Nutzenbewertung von
Arzneimitteln mit neuen Wirkstoffen nach § 35a des
Fünften Buches Sozialgesetzbuch (SGB V) Talimogen
laherparepvec vom 15. Dezember 2016 veröffentlicht am
Freitag, 30. Dezember 2016 BAnz AT 30.12.2016 B4

Bundesministerium für Gesundheit (2016m): Bekanntmachung eines Beschlusses des Gemeinsamen Bundesausschusses über eine Änderung der Arzneimittel-Richtlinie
(AM-RL): Anlage XII – Beschlüsse über die Nutzenbewertung von Arzneimitteln mit neuen Wirkstoffen nach § 35a
des Fünften Buches Sozialgesetzbuch (SGB V) Elvitegra-
vir/Cobicistat/Emtricitabin/Tenofoviralafenamid vom
16. Juni 2016 veröffentlicht am Freitag, 15. Juli 2016 BAnz
AT 15.07.2016 B2

Bundesministerium für Gesundheit (2016n): Bekanntmachung eines Beschlusses des Gemeinsamen Bundesausschusses über eine Änderung der Arzneimittel-Richtlinie
(AM-RL): Anlage XII – Beschlüsse über die Nutzenbewertung von Arzneimitteln mit neuen Wirkstoffen nach § 35a
des Fünften Buches Sozialgesetzbuch (SGB V) Emtricita-
bin/Tenofoviralafenamid vom 3. November 2016 veröffentlicht am Dienstag, 27. Dezember 2016 BAnz AT
27.12.2016 B1

Bundesministerium für Gesundheit (2016o): Bekanntmachung eines Beschlusses des Gemeinsamen Bundesausschusses über eine Änderung der Arzneimittel-Richtlinie
(AM-RL): Anlage XII – Beschlüsse über die Nutzenbewertung von Arzneimitteln mit neuen Wirkstoffen nach § 35a
des Fünften Buches Sozialgesetzbuch (SGB V) Umeclidi-

nium vom 21. Juli 2016 veröffentlicht am Donnerstag, 11. August 2016 BAnz AT 11.08.2016 B4

Bundesministerium für Gesundheit (2016p): Bekanntmachung eines Beschlusses des Gemeinsamen Bundesausschusses über eine Änderung der Arzneimittel-Richtlinie (AM-RL): Anlage XII – Beschlüsse über die Nutzenbewertung von Arzneimitteln mit neuen Wirkstoffen nach § 35a des Fünften Buches Sozialgesetzbuch (SGB V) Empagliflozin/Metformin vom 1. September 2016 veröffentlicht am Donnerstag, 27. Oktober 2016 BAnz AT 27.10.2016 B3

Bundesministerium für Gesundheit (2017a): Bekanntmachung eines Beschlusses des Gemeinsamen Bundesausschusses über eine Änderung der Arzneimittel-Richtlinie (AM-RL): Anlage XII – Beschlüsse über die Nutzenbewertung von Arzneimitteln mit neuen Wirkstoffen nach § 35a des Fünften Buches Sozialgesetzbuch (SGB V) Albutrepenonacog alfa vom 1. Dezember 2016 veröffentlicht am Freitag, 27. Januar 2017 BAnz AT 27.01.2017 B6

Bundesministerium für Gesundheit (2017b): Bekanntmachung eines Beschlusses des Gemeinsamen Bundesausschusses über eine Änderung der Arzneimittel-Richtlinie (AM-RL): Anlage XII – Beschlüsse über die Nutzenbewertung von Arzneimitteln mit neuen Wirkstoffen nach § 35a des Fünften Buches Sozialgesetzbuch (SGB V) Eftrenonacog alfa vom 15. Dezember 2016 veröffentlicht am Montag, 13. Februar 2017 BAnz AT 13.02.2017 B2

Bundesministerium für Gesundheit (2017c): Bekanntmachung eines Beschlusses des Gemeinsamen Bundesausschusses über eine Änderung der Arzneimittel-Richtlinie (AM-RL): Anlage XII – Beschlüsse über die Nutzenbewertung von Arzneimitteln mit neuen Wirkstoffen nach § 35a des Fünften Buches Sozialgesetzbuch (SGB V) Elbasvir/Grazoprevir vom 15. Juni 2017 veröffentlicht am 12. Juli 2017 B5

Bundesministerium für Gesundheit (2017d): Bekanntmachung eines Beschlusses des Gemeinsamen Bundesausschusses über eine Änderung der Arzneimittel-Richtlinie (AM-RL): Anlage XII – Beschlüsse über die Nutzenbewertung von Arzneimitteln mit neuen Wirkstoffen nach § 35a des Fünften Buches Sozialgesetzbuch (SGB V) Olaratumab vom 18. Mai 2017 veröffentlicht am 27. Juli 2017 B1

Bundesministerium für Gesundheit (2017e): Bekanntmachung eines Beschlusses des Gemeinsamen Bundesausschusses über eine Änderung der Arzneimittel-Richtlinie (AM-RL): Anlage XII – Beschlüsse über die Nutzenbewertung von Arzneimitteln mit neuen Wirkstoffen nach § 35a des Fünften Buches Sozialgesetzbuch (SGB V) Opicapon vom 16. März 2017 veröffentlicht am Freitag, 19. Mai 2017 BAnz AT 19.05.2017 B5

Bundesministerium für Gesundheit (2017f): Bekanntmachung eines Beschlusses des Gemeinsamen Bundesausschusses über eine Änderung der Arzneimittel-Richtlinie (AM-RL): Anlage XII – Beschlüsse über die Nutzenbewertung von Arzneimitteln mit neuen Wirkstoffen nach § 35a des Fünften Buches Sozialgesetzbuch (SGB V) Palbociclib vom 18. Mai 2017 veröffentlicht am Freitag, 16. Juni 2017 BAnz AT 16.06.2017 B2

Bundesministerium für Gesundheit (2017g): Bekanntmachung eines Beschlusses des Gemeinsamen Bundesausschusses über eine Änderung der Arzneimittel-Richtlinie (AM-RL): Anlage XII – Beschlüsse über die Nutzenbewertung von Arzneimitteln mit neuen Wirkstoffen nach § 35a des Fünften Buches Sozialgesetzbuch (SGB V) Pitolisant vom 19. Januar 2017 veröffentlicht am Donnerstag, 23. Februar 2017 BAnz AT 23.02.2017 B2

Bundesministerium für Gesundheit (2017h): Bekanntmachung eines Beschlusses des Gemeinsamen Bundesausschusses über eine Änderung der Arzneimittel-Richtlinie (AM-RL): Anlage XII – Beschlüsse über die Nutzenbewertung von Arzneimitteln mit neuen Wirkstoffen nach § 35a des Fünften Buches Sozialgesetzbuch (SGB V) Selexipag vom 15. Dezember 2016 veröffentlicht am Freitag, 20. Januar 2017 BAnz AT 20.01.2017 B3

Bundesministerium für Gesundheit (2017i): Bekanntmachung eines Beschlusses des Gemeinsamen Bundesausschusses über eine Änderung der Arzneimittel-Richtlinie (AM-RL): Anlage XII – Beschlüsse über die Nutzenbewertung von Arzneimitteln mit neuen Wirkstoffen nach § 35a des Fünften Buches Sozialgesetzbuch (SGB V) Tasimelteon vom 19. Januar 2017 veröffentlicht am Dienstag, 14. Februar 2017 BAnz AT 14.02.2017 B3

Bundesministerium für Gesundheit (2017j): Bekanntmachung eines Beschlusses des Gemeinsamen Bundesausschusses über eine Änderung der Arzneimittel-Richtlinie (AM-RL): Anlage XII – Beschlüsse über die Nutzenbewertung von Arzneimitteln mit neuen Wirkstoffen nach § 35a des Fünften Buches Sozialgesetzbuch (SGB V) Emtricitabin/Rilpivirin/Tenofoviralafenamid vom 5. Januar 2017 veröffentlicht am Mittwoch, 1. Februar 2017 BAnz AT 01.02.2017 B1

Bundesministerium für Gesundheit (2017k): Bekanntmachung eines Beschlusses des Gemeinsamen Bundesausschusses über eine Änderung der Arzneimittel-Richtlinie (AM-RL): Anlage XII – Beschlüsse über die Nutzenbewertung von Arzneimitteln mit neuen Wirkstoffen nach § 35a des Fünften Buches Sozialgesetzbuch (SGB V) Trifluridin/Tipiracil vom 2. Februar 2017 veröffentlicht am Montag, 13. März 2017 BAnz AT 13.03.2017 B3

Bundesministerium für Gesundheit (2017l): Bekanntmachung eines Beschlusses des Gemeinsamen Bundesausschusses über eine Änderung der Arzneimittel-Richtlinie (AM-RL): Anlage XII – Beschlüsse über die Nutzenbewertung von Arzneimitteln mit neuen Wirkstoffen nach § 35a des Fünften Buches Sozialgesetzbuch (SGB V) Sofosbuvir/Velpatasvir vom 5. Januar 2017 veröffentlicht am Freitag, 3. März 2017 BAnz AT 03.03.2017 B2

Bundesministerium für Gesundheit (2017m): Bekanntmachung eines Beschlusses des Gemeinsamen Bundesausschusses über eine Änderung der Arzneimittel-Richtlinie (AM-RL): Anlage XII – Beschlüsse über die Nutzenbewertung von Arzneimitteln mit neuen Wirkstoffen nach § 35a des Fünften Buches Sozialgesetzbuch (SGB V) Cabozantinib (neues Anwendungsgebiet: fortgeschrittenes Nierenzellkarzinom) vom 20. April 2017 veröffentlicht am Dienstag, 9. Mai 2017 BAnz AT 09.05.2017 B2

Bundesministerium für Gesundheit (2017n): Bekanntmachung eines Beschlusses des Gemeinsamen Bundesausschusses über eine Änderung der Arzneimittel-Richtlinie
(AM-RL): Anlage XII – Beschlüsse über die Nutzenbewertung von Arzneimitteln mit neuen Wirkstoffen nach § 35a
des Fünften Buches Sozialgesetzbuch (SGB V) Lenvatinib
(neues Anwendungsgebiet: fortgeschrittenes Nierenzellkarzinom) vom 16. März 2017 veröffentlicht am Freitag,
21. April 2017 BAnz AT 21.04.2017 B1

Camaschella C (2015): Iron-deficiency anemia. N Engl J Med
372: 1832–1843

Choueiri TK, Escudier B, Powles T, Tannir NM, Mainwaring PN,
Rini BI, Hammers HJ, Donskov F, Roth BJ, Peltola K, Lee JL,
Heng DY, Schmidinger M, Agarwal N, Sternberg CN,
McDermott DF, Aftab DT, Hessel C, Scheffold C, Schwab
G, Hutson TE, Pal S, Motzer RJ; METEOR investigators
(2016): Cabozantinib versus everolimus in advanced
renal cell carcinoma (METEOR): final results from a
randomised, open-label, phase 3 trial. Lancet Oncol 17:
917–927

Clark MA, Fisher C, Judson I, Thomas JM (2005): Soft-tissue
sarcomas in adults. N Engl J Med 353: 701–711

Cohan S (2016): Therapeutic efficacy of monthly subcutaneous injection of daclizumab in relapsing multiple sclerosis. Biologics 12:119–138

Constantine G, Graham S, Portman DJ, Rosen RC, Kingsberg
SA (2015): Female sexual function improved with ospemifene in postmenopausal women with vulvar and
vaginal atrophy: results of a randomized, placebo-controlled trial. Climacteric 18: 226–232

Cunningham D, Atkin W, Lenz HJ, Lynch HT, Minsky B, Nord-
linger B, Starling N (2010): Colorectal cancer. Lancet 375:
1030–1047

Dauvilliers Y, Bassetti C, Lammers GJ, Arnulf I, Mayer G, Roden-
beck A, Lehert P, Ding CL, Lecomte JM, Schwartz JC;
HARMONY I study group (2013): Pitolisant versus placebo
or modafinil in patients with narcolepsy: a double-blind,
randomised trial. Lancet Neurol 12: 1068–1075

Deutsche AIDS-Gesellschaft (DAIG) (2015): Deutsch-Österreichische Leitlinien zur antiretroviralen Therapie der HIV-
Infektion. Internet: http://www.daignet.de/site-content/
hiv-therapie/leitlinien-1

Deutsche Gesellschaft für Psychiatrie, Psychotherapie und
Nervenheilkunde (DGPPN, Federführung) (2015): S3-
Leitlinie/Nationale VersorgungsLeitlinie Unipolare Depression – Langfassung, 2. Auflage, Version 1, November
2015. www.depression.versorgungsleitlinien.de

Deutsches Institut für Medizinische Dokumentation und
Information (2017): Anatomisch-therapeutisch-chemische Klassifikation mit Tagesdosen - Amtliche Fassung
des ATC-Index mit DDD-Angaben für Deutschland im
Jahre 2017. Internet: http://www.dimdi.de/static/de/
klassi/atcddd/index.htm

Dewar S, Reed LC, Koerner RJ (2014): Emerging clinical role of
pivmecillinam in the treatment of urinary tract infection
in the context of multidrug-resistant bacteria. J Antimicrob Chemother 69: 303–308

Dhillon S, Clarke M (2014): Tasimelteon: first global approval.
Drugs 74: 505–511

Doshi A, Chataway J (2016): Multiple sclerosis, a treatable
disease. Clin Med 16 (Suppl 6): s53–s59

Dourmishev AL, Dourmishev LA, Schwartz RA (2005): Ivermectin: pharmacology and application in dermatology.
Int J Dermatol 44: 981–988

Dressler C, Rosumeck S, Sunderkötter C, Werner RN, Nast A
(2016): Therapie der Skabies. Dtsch Ärztebl 345: 757–762

Eickelboom JW, Quinlan DJ, van Ryn J, Weitz JI (2015): Idarucizumab. The antidote for reversal of dabigatran. Circulation 132: 2412–2422

El-Abassi R, Singhal D, England JD (2014): Fabry's disease.
J Neurol Sci 344: 5–19

European Medicines Agency (2009): Public statement on
Zenapax (daclizumab). Withdrawal of the marketing
authorisation in the European Union. Internet: http://
www.ema.europa.eu/ema/index.jsp?curl=pages/medici-
nes/human/medicines/000198/human_med_001175.
jsp&mid=WC0b01ac058001d124

European Medicines Agency (2014): Assessment Report
Scenesse, international non-proprietary name: afamelanotide. Internet: http://www.ema.europa.eu/ema/index.
jsp?curl=pages/medicines/human/medicines/002548/
human_med_001826.jsp&mid=WC0b01ac058001d124

European Medicines Agency (2016a): Zusammenfassung des
EPAR für die Öffentlichkeit, Descovy, Emtricitabin/Tenofo-
viralafenamid. Internet: http://www.ema.europa.eu/docs/
de_DE/document_library/EPAR_-_Summary_for_the_pu-
blic/human/004094/WC500207653.pdf

European Medicines Agency (2016b): Zusammenfassung des
EPAR für die Öffentlichkeit, Odefsey, Emtricitabin/Rilpivi-
rin/Tenofoviralafenamid. Internet: http://www.ema.
europa.eu/docs/de_DE/document_library/EPAR_-_Sum-
mary_for_the_public/human/004156/WC500209992.pdf

European Medicines Agency (2017): Summary of opinion
(initial authorisation). Dinutuximab beta Apeiron, dinutuximab beta. Internet: http://www.ema.europa.eu/ema/
index.jsp?curl=pages/medicines/human/medici-
nes/003918/smops/Positive/human_smop_001111.
jsp&mid=WC0b01ac058001d127

Fachinformation Alprolix (2015): Stand 20.11.2015, Fachinfo-
Service, Frankfurt

Fachinformation Elocta (2016): Stand 12.05.2016, Fachinfo-
Service, Frankfurt

Fachinformation Milnaneurax (2016): Stand 04/2016, Fach-
info-Service, Frankfurt

Fachinformation Pradaxa (2016): Stand Januar 2016, Fachinfo-
Service, Frankfurt

Fajt ML, Wenzel SE (2017): Development of new therapies for
severe asthma. Allergy Asthma Immunol Res 9: 3–14

Feld JJ, Jacobson IM, Hézode C, Asselah T, Ruane PJ, Gruener
N, Abergel A, Mangia A, Lai CL, Chan HL, Mazzotta F,
Moreno C, Yoshida E, Shafran SD, Towner WJ, Tran TT,
McNally J, Osinusi A, Svarovskaia E, Zhu Y, Brainard DM,
McHutchison JG, Agarwal K, Zeuzem S; ASTRAL-1 Investi-
gators (2015): Sofosbuvir and velpatasvir for HCV geno-

type 1, 2, 4, 5, and 6 infection. N Engl J Med 373: 2599–2607

Ferreira JJ, Lees A, Rocha JF, Poewe W, Rascol O, Soares-da-Silva P; Bi-Park 1 investigators (2016): Opicapone as an adjunct to levodopa in patients with Parkinson's disease and end-of-dose motor fluctuations: a randomised, double-blind, controlled trial. Lancet Neurol 15: 154–165

Finn RS, Martin M, Rugo HS, Jones S, Im SA, Gelmon K, Harbeck N, Lipatov ON, Walshe JM, Moulder S, Gauthier E, Lu DR, Randolph S, Diéras V, Slamon DJ (2016): Palbociclib and letrozole in advanced breast cancer. N Engl J Med 375: 1925–1936

Flood-Page P, Swenson C, Faiferman I, Matthews J, Williams M, Brannick L, Robinson D, Wenzel S, Busse W, Hansel TT, Barnes NC; International Mepolizumab Study Group (2007): A study to evaluate safety and efficacy of mepolizumab in patients with moderate persistent asthma. Am J Respir Crit Care Med 176: 1062–1071

Fricke U (2000): Arzneimittelinnovationen – Neue Wirkstoffe: 1978–1999. Eine Bestandsaufnahme. In: Klauber J, Schröder H, Selke GW (Hrsg): Innovation im Arzneimittelmarkt, Springer-Verlag, Berlin-Heidelberg-New York, pp. 85–97

Gandhi J, Chen A, Dagur G, Suh Y, Smith N, Cali B, Khan SA (2016): Genitourinary syndrome of menopause: an overview of clinical manifestations, pathophysiology, etiology, evaluation, and management. Am J Obstet Gynecol 215: 704–711

Gasche C, Ahmad T, Tulassay Z, Baumgart DC, Bokemeyer B, Büning C, Howaldt S, Stallmach A; AEGIS Study Group (2015): Ferric maltol is effective in correcting iron deficiency anemia in patients with inflammatory bowel disease: results from a phase-3 clinical trial program. Inflamm Bowel Dis 21: 579–588

Gemeinsame Prüfeinrichtungen Baden-Württemberg (2016): Therapiehinweis zur wirtschaftlichen Behandlung der chronischen Hepatitis C: Internet: http://www.gpe-bw.de/facharztgruppen/fachaerztliche-internisten/hepatitis-c/

Gemeinsamer Bundesausschuss (2017): Tragende Gründe zum Beschluss des Gemeinsamen Bundesausschusses über eine Änderung der Arzneimittel-Richtlinie (AM-RL): Anlage XII - Beschlüsse über die Nutzenbewertung von Arzneimitteln mit neuen Wirkstoffen nach § 35a SGB V – Palbociclib vom 18. Mai 2017. Internet: https://www.g-ba.de/informationen/nutzenbewertung/269/#tab/beschluesse

Genova C, Hirsch FR (2016): Clinical potential of necitumumab in non-small cell lung carcinoma. Onco Targets Ther 9: 5427–5437

Gerhardus A (2009): Wie wirksam ist die HPV-Impfung? Dtsch Ärztebl 106: A 330–334

Germain DP, Hughes DA, Nicholls K, Bichet DG, Giugliani R, Wilcox WR, Feliciani C, Shankar SP, Ezgu F, Amartino H, Bratkovic D, Feldt-Rasmussen U, Nedd K, Sharaf El Din U, Lourenco CM, Banikazemi M, Charrow J, Dasouki M, Finegold D, Giraldo P, Goker-Alpan O, Longo N, Scott CR, Torra R, Tuffaha A, Jovanovic A, Waldek S, Packman S, Ludington E, Viereck C, Kirk J, Yu J, Benjamin ER, Johnson F, Lockhart DJ, Skuban N, Castelli J, Barth J, Barlow C, Schiffmann R (2016): Treatment of Fabry's disease with the pharmacologic chaperone migalastat. N Engl J Med 375: 545–555

Gibson AK, Shah BM, Nambiar PH, Schafer JJ (2016): Tenofovir alafenamide. Ann Pharmacother 50: 942–952

GKV-Spitzenverband (2015): Rundschreiben RS 2015/305 vom 15.07.2015 Themen: Arzneimittel, Kurzbeschreibung: Einschätzung zur Wirtschaftlichkeit einer Verordnung von Sincronium®

Global Initiative for Chronic Obstructive Lung Disease (GOLD) (2017): Global strategy for the diagnosis, management and prevention of chronic obstructive lung disease, 2017 Report. Internet: http://goldcopd.org/gold-2017-global-strategy-diagnosis-management-prevention-copd/

Gold R, Giovannoni G, Selmaj K, Havrdova E, Montalban X, Radue EW, Stefoski D, Robinson R, Riester K, Rana J, Elkins J, O'Neill G; SELECT study investigators (2013): Daclizumab high-yield process in relapsing-remitting multiple sclerosis (SELECT): a randomised, double-blind, placebo-controlled trial. Lancet 381: 2167–2175

Goldstein SR, Bachmann GA, Koninckx PR, Lin VH, Portman DJ, Ylikorkala O; Ospemifene Study Group (2014): Ospemifene 12-month safety and efficacy in postmenopausal women with vulvar and vaginal atrophy. Climacteric 17: 173–182

Goss G, Tsai CM, Shepherd FA, Bazhenova L, Lee JS, Chang GC, Crino L, Satouchi M, Chu Q, Hida T, Han JY, Juan O, Dunphy F, Nishio M, Kang JH, Majem M, Mann H, Cantarini M, Ghiorghiu S, Mitsudomi T (2016): Osimertinib for pretreated EGFR Thr790Met-positive advanced non-small-cell lung cancer (AURA2): a multicentre, open-label, single-arm, phase 2 study. Lancet Oncol 17: 1643–1652

Grassi P, Verzoni E, Ratta R, Mennitto A, de Braud F, Procopio G (2016): Cabozantinib in the treatment of advanced renal cell carcinoma: design, development, and potential place in the therapy. Drug Des Devel Ther 10: 2167–2172

Grigg C, Blake Z, Gartrell R, Sacher A, Taback B, Saenger Y (2016): Talimogene laherparepvec (T-Vec) for the treatment of melanoma and other cancers. Semin Oncol 43: 638–646

Hardin EA, Chin KM (2016): Selexipag in the treatment of pulmonary arterial hypertension: design, development, and therapy. Drug Des Devel Ther 10: 3747–3754

Hart C, Schmid S (2016): Gerinnungsstörungen bei Intensivpatienten: Diagnostik und Therapie. Dtsch med Wochenschr 141: 777–780

Herrero R, González P, Markowitz LE (2015): Present status of human papillomavirus vaccine development and implementation. Lancet Oncol 16: e206–216

Hirsch FR, Scagliotti GV, Mulshine JL, Kwon R, Curran WJ Jr, Wu YL, Paz-Ares L (2017): Lung cancer: current therapies and new targeted treatments. Lancet 389: 299–311

Hoeper MM, Ghofrani HA, Grünig E, Klose H, Olschewski H, Rosenkranz S (2017): Pulmonale Hypertonie. Dtsch Arztebl 114: 73–84

Holch J, Stintzing S, Heinemann V (2016): Treatment of metastatic colorectal cancer: Standard of care and future perspectives. Visc Med 32: 178–183

Hughes DA, Nicholls K, Shankar SP, Sunder-Plassmann G, Koeller D, Nedd K, Vockley G, Hamazaki T, Lachmann R, Ohashi T, Olivotto I, Sakai N, Deegan P, Dimmock D, Eyskens F, Germain DP, Goker-Alpan O, Hachulla E, Jovanovic A, Lourenco CM, Narita I, Thomas M, Wilcox WR, Bichet DG, Schiffmann R, Ludington E, Viereck C, Kirk J, Yu J, Johnson F, Boudes P, Benjamin ER, Lockhart DJ, Barlow C, Skuban N, Castelli JP, Barth J, Feldt-Rasmussen U (2017): Oral pharmacological chaperone migalastat compared with enzyme replacement therapy in Fabry disease: 18-month results from the randomised phase III ATTRACT study. J Med Genet 54: 288–296

Huss M, Chen W, Ludolph AG (2016): Guanfacine extended release: A new pharmacological treatment option in Europe. Clin Drug Investig 36: 1–25

Institut für Qualität und Wirtschaftlichkeit im Gesundheitswesen (2016): Elotuzumab (multiples Myelom) – Addendum zum Auftrag A16-32: Internet: https://www.iqwig.de/de/projekte-ergebnisse/projekte/arzneimittelbewertung/a16-66-elotuzumab-multiples-myelom-addendum-zum-auftrag-a16-32.7699.html

Ismaila AS, Huisman EL, Punekar YS, Karabis A (2015): Comparative efficacy of long-acting muscarinic antagonist monotherapies in COPD: a systematic review and network meta-analysis. Int J Chron Obstruct Pulmon Dis 10: 2495–2517

Jauregui LE, Babazadeh S, Seltzer E, Goldberg L, Krievins D, Frederick M, Krause D, Satilovs I, Endzinas Z, Breaux J, O'Riordan W (2005): Randomized, double-blind comparison of once-weekly dalbavancin versus twice-daily linezolid therapy for the treatment of complicated skin and skin structure infections. Clin Infect Dis 41: 1407–1415

Johnson FK, Mudd PN Jr, Bragat A, Adera M, Boudes P (2013): Pharmacokinetics and safety of migalastat HCl and effects on agalsidase activity in healthy volunteers. Clin Pharmacol Drug Dev 2: 120–132

Joura EA, Giuliano AR, Iversen OE, Bouchard C, Mao C, Mehlsen J, Moreira ED Jr, Ngan Y, Petersen LK, Lazcano-Ponce E, Pitisuttithum P, Restrepo JA, Stuart G, Woelber L, Yang YC, Cuzick J, Garland SM, Huh W, Kjaer SK, Bautista OM, Chan IS, Chen J, Gesser R, Moeller E, Ritter M, Vuocolo S, Luxembourg A; Broad Spectrum HPV Vaccine Study (2015): A 9-valent HPV vaccine against infection and intraepithelial neoplasia in women. N Engl J Med 372: 711–723

Kalia LV, Lang AE (2015): Parkinson's disease. Lancet 386: 896–912

Kamisawa T, Wood LD, Itoi T, Takaori K (2016): Pancreatic cancer. Lancet 388: 73–85

Kappos L, Wiendl H, Selmaj K, Arnold DL, Havrdova E, Boyko A, Kaufman M, Rose J, Greenberg S, Sweetser M, Riester K, O'Neill G, Elkins J (2015): Daclizumab HYP versus interferon beta-1a in relapsing multiple sclerosis. N Engl J Med 373: 1418–1428

Keating GM (2015): Mepolizumab: First global approval. Drugs 75: 2163–2169

Kipps E, Young K, Starling N (2017): Liposomal irinotecan in gemcitabine-refractory metastatic pancreatic cancer:

efficacy, safety and place in therapy. Ther Adv Med Oncol 9: 159–170

Klein P, Schiemann J, Sperling MR, Whitesides J, Liang W, Stalvey T, Brandt C, Kwan P (2015): A randomized, double-blind, placebo-controlled, multicenter, parallel-group study to evaluate the efficacy and safety of adjunctive brivaracetam in adult patients with uncontrolled partial-onset seizures. Epilepsia 56: 1890–1898

Langendonk JG, Balwani M, Anderson KE, Bonkovsky HL, Anstey AV, Bissell DM, Bloomer J, Edwards C, Neumann NJ, Parker C, Phillips JD, Lim HW, Hamzavi I, Deybach JC, Kauppinen R, Rhodes LE, Frank J, Murphy GM, Karstens FP, Sijbrands EJ, de Rooij FW, Lebwohl M, Naik H, Goding CR, Wilson JH, Desnick RJ (2015): Afamelanotide for erythropoietic protoporphyria. N Engl J Med 373: 48–59

Lee R, Kottilil S, Wilson E (2017): Sofosbuvir/velpatasvir: a pangenotypic drug to simplify HCV therapy. Hepatol Int 11: 161–170

Liu J, Clough SJ, Hutchinson AJ, Adamah-Biassi EB, Popovska-Gorevski M, Dubocovich ML (2016): MT1 and MT2 melatonin receptors: a therapeutic perspective. Annu Rev Pharmacol Toxicol 56: 361–383

Lockley SW, Dressman MA, Licamele L, Xiao C, Fisher DM, Flynn-Evans EE, Hull JT, Torres R, Lavedan C, Polymeropoulos MH (2015): Tasimelteon for non-24-hour sleep-wake disorder in totally blind people (SET and RESET): two multicentre, randomised, double-masked, placebo-controlled phase 3 trials. Lancet 386: 754–1764

Lonial S, Dimopoulos M, Palumbo A, White D, Grosicki S, Spicka I, Walter-Croneck A, Moreau P, Mateos MV, Magen H, Belch A, Reece D, Beksac M, Spencer A, Oakervee H, Orlowski RZ, Taniwaki M, Röllig C, Einsele H, Wu KL, Singhal A, San-Miguel J, Matsumoto M, Katz J, Bleickardt E, Poulart V, Anderson KC, Richardson P; ELOQUENT-2 Investigators (2015): Elotuzumab therapy for relapsed or refractory multiple myeloma. N Engl J Med 373: 621–631

Lonial S, Weiss BM, Usmani SZ, Singhal S, Chari A, Bahlis NJ, Belch A, Krishnan A, Vescio RA, Mateos MV, Mazumder A, Orlowski RZ, Sutherland HJ, Bladé J, Scott EC, Oriol A, Berdeja J, Gharibo M, Stevens DA, LeBlanc R, Sebag M, Callander N, Jakubowiak A, White D, de la Rubia J, Richardson PG, Lisby S, Feng H, Uhlar CM, Khan I, Ahmadi T, Voorhees PM (2016): Daratumumab monotherapy in patients with treatment-refractory multiple myeloma (SIRIUS): an open-label, randomised, phase 2 trial. Lancet 387: 1551–1560

Macher JP, Sichel JP, Serre C, Von Frenckell R, Huck JC, Demarez JP (1989): Double-blind placebo-controlled study of milnacipran in hospitalized patients with major depressive disorders. Neuropsychobiology 22: 77–82

Magen H, Muchtar E (2016): Elotuzumab: the first approved monoclonal antibody for multiple myeloma treatment. Ther Adv Hematol 7:187–195

Mahlangu JN, Andreeva TA, Macfarlane DE, Walsh C, Key NS (2017): Recombinant B-domain-deleted porcine sequence factor VIII (r-pFVIII) for the treatment of bleeding in patients with congenital haemophilia A and inhibitors. Haemophilia 23: 33–41

Mahlangu J, Powell JS, Ragni MV, Chowdary P, Josephson NC, Pabinger I, Hanabusa H, Gupta N, Kulkarni R, Fogarty P, Perry D, Shapiro A, Pasi KJ, Apte S, Nestorov I, Jiang H, Li S, Neelakantan S, Cristiano LM, Goyal J, Sommer JM, Dumont JA, Dodd N, Nugent K, Vigliani G, Luk A, Brennan A, Pierce GF; A-LONG Investigators (2014): Phase 3 study of recombinant factor VIII Fc fusion protein in severe hemophilia A. Blood 123: 317–325

Mangini NS, Wesolowski R, Ramaswamy B, Lustberg MB, Berger MJ (2015): Palbociclib: A novel cyclin-dependent kinase inhibitor for hormone receptor-positive advanced breast cancer. Ann Pharmacother 49: 1252–1260

Maris JM (2010): Recent advances in neuroblastoma. N Engl J Med 362: 2202–2211

Martins JP, Kennedy PJ, SAntos HA, Barrias C, Sarmento B (2016): A comprehensive review of the neonatal Fc receptor and its application in drug delivery. Pharmacol Ther 161: 22–39

Mayer G (2014): Narkolepsie. Nervenarzt 85: 26–34

Mayer RJ, Van Cutsem E, Falcone A, Yoshino T, Garcia-Carbonero R, Mizunuma N, Yamazaki K, Shimada Y, Tabernero J, Komatsu Y, Sobrero A, Boucher E, Peeters M, Tran B, Lenz HJ, Zaniboni A, Hochster H, Cleary JM, Prenen H, Benedetti F, Mizuguchi H, Makris L, Ito M, Ohtsu A; RECOURSE Study Group (2015): Randomized trial of TAS-102 for refractory metastatic colorectal cancer. N Engl J Med 372: 1909–1919

McClain SL, Bohan JG, Stevens DL (2016): Advances in the medical management of skin and soft tissue infections. BMJ 2016 Dec 14; 355: i6004

McMurray JJ, Packer M, Desai AS, Gong J, Lefkowitz MP, Rizkala AR, Rouleau JL, Shi VC, Solomon SD, Swedberg K, Zile MR; PARADIGM-HF Investigators and Committees (2014): Angiotensin-neprilysin inhibition versus enalapril in heart failure. N Engl J Med 371: 993–1004

Mok TS, Wu YL, Ahn MJ, Garassino MC, Kim HR, Ramalingam SS, Shepherd FA, He Y, Akamatsu H, Theelen WS, Lee CK, Sebastian M, Templeton A, Mann H, Marotti M, Ghiorghiu S, Papadimitrakopoulou VA; AURA3 Investigators (2017): Osimertinib or platinum-pemetrexed in EGFR T790M-positive lung cancer. N Engl J Med 376: 629–640

Moshé SL, Perucca E, Ryvlin P, Tomson T (2015): Epilepsy: new advances. Lancet 385: 884–898

Motzer RJ, Hutson TE, Glen H, Michaelson MD, Molina A, Eisen T, Jassem J, Zolnierek J, Maroto JP, Mellado B, Melichar B, Tomasek J, Kremer A, Kim HJ, Wood K, Dutcus C, Larkin J (2015): Lenvatinib, everolimus, and the combination in patients with metastatic renal cell carcinoma: a randomised, phase 2, open-label, multicentre trial. Lancet Oncol 16: 1473–1482

Nakagawa A, Watanabe N, Omori IM, Barbui C, Cipriani A, McGuire H, Churchill R, Furukawa TA (2009): Milnacipran versus other antidepressive agents for depression. Cochrane Database Syst Rev, CD006529

Nazeef M, Sheehan JP (2016): New developments in the management of moderate-to-severe hemophilia B. J Blood Med 7: 27–38

Négrier C, Abdul Karim F, Lepatan LM, Lienhart A, López-Fernández MF, Mahlangu J, Pabinger I, Li Y, Wolko D, Voigt C, Jacobs I, Santagostino E (2016): Efficacy and safety of long-acting recombinant fusion protein linking factor IX with albumin in haemophilia B patients undergoing surgery. Haemophilia 22: e259–e266

Oncotrends (2017): Lilly Deutschland stellt Vertrieb von Portrazza® (Necitumumab) ein. Internet: http://www.oncotrends.de/lilly-deutschland-stellt-vertrieb-von-portrazza-necitumumab-ein-425578/

Papakostas GI, Fava M (2007): A meta-analysis of clinical trials comparing milnacipran, a serotonin-norepinephrine reuptake inhibitor, with a selective serotonin reuptake inhibitor for the treatment of major depressive disorder. Eur Neuropsychopharmacol 17: 32–36

Pavord ID, Korn S, Howarth P, Bleecker ER, Buhl R, Keene ON, Ortega H, Chanez P (2012): Mepolizumab for severe eosinophilic asthma (DREAM): a multicentre, double-blind, placebo-controlled trial. Lancet 380: 651–659

Paz-Ares L, Mezger J, Ciuleanu TE, Fischer JR, von Pawel J, Provencio M, Kazarnowicz A, Losonczy G, de Castro G Jr, Szczesna A, Crino L, Reck M, Ramlau R, Ulsperger E, Schumann C, Miziara JE, Lessa ÁE, Dediu M, Bálint B, Depenbrock H, Soldatenkova V, Kurek R, Hirsch FR, Thatcher N, Socinski MA; INSPIRE investigators (2015): Necitumumab plus pemetrexed and cisplatin as first-line therapy in patients with stage IV non-squamous non-small-cell lung cancer (INSPIRE): an open-label, randomised, controlled phase 3 study. Lancet Oncol 16: 328–337

Peyvandi F, Garagiola I, Young G (2016): The past and future of hemophilia: diagnosis, treatments, and its complications. Lancet 388: 187–197

Pinart M, Kranz J, Jensen K, Proctor T, Naber K, Kunath F, Wagenlehner F, Schmidt S (2017): Optimal dosage and duration of pivmecillinam treatment for uncomplicated lower urinary tract infections: a systematic review and meta-analysis. Int J Infect Dis. 2017 Mar 21. pii: S1201-9712(17)30095-4. doi: 10.1016/j.ijid.2017.03.012. [Epub ahead of print]

Pleasants RA, Wang T, Gao J, Tang H, Donohue JF (2016): Inhaled umeclidinium in COPD patients: A review and meta-analysis. Drugs 76: 343–361

Ploessl C, Pan A, Maples KT, Lowe DK (2016): Dinutuximab: An anti-GD2 monoclonal antibody for high-risk neuroblastoma. Ann Pharmacother 50: 416–422

Pollack CV Jr, Reilly PA, Eikelboom J, Glund S, Verhamme P, Bernstein RA, Dubiel R, Huisman MV, Hylek EM, Kamphuisen PW, Kreuzer J, Levy JH, Sellke FW, Stangier J, Steiner T, Wang B, Kam CW, Weitz JI (2015): Idarucizumab for dabigatran reversal. N Engl J Med 373: 511–520

Powell JS, Pasi KJ, Ragni MV, Ozelo MC, Valentino LA, Mahlangu JN, Josephson NC, Perry D, Manco-Johnson MJ, Apte S, Baker RI, Chan GC, Novitzky N, Wong RS, Krassova S, Allen G, Jiang H, Innes A, Li S, Cristiano LM, Goyal J,

Sommer JM, Dumont JA, Nugent K, Vigliani G, Brennan A, Luk A, Pierce GF; B-LONG Investigators (2013): Phase 3 study of recombinant factor IX Fc fusion protein in hemophilia B. N Engl J Med 369: 2313–2323

Raedler LA (2016): Lonsurf (trifluridine plus tipiracil): A new oral treatment approved for patients with metastatic colorectal cancer. Am Health Drug Benefits 9: 97–100

Rheault T, Khindri S, Vahdati-Bolouri M, Church A, Fahy WA (2016): A randomised, open-label study of umeclidinium versus glycopyrronium in patients with COPD. ERJ Open Res. 2016 Apr 27;2(2). pii: 00101-2015

Robert Koch-Institut (2016a): Zur Situation bei wichtigen Infektionskrankheiten in Deutschland. Hepatitis C im Jahr 2015. Epidemiologisches Bulletin Nr. 29: 555–565

Robert Koch-Institut (2016b): Bericht zum Krebsgeschehen in Deutschland 2016. Internet: www.krebsdaten.de/krebsbericht

Robert Koch-Institut (2016c): Impfquoten der Masern-, HPV- und Influenza-Impfung in Deutschland. Epidemiologisches Bulletin Nr. 1: 1–10

Röllig C, Knop S, Bornhäuser M (2015): Multiple myeloma. Lancet 385: 2197–2208

Romani L, Whitfeld MJ, Koroivueta J, Kama M, Wand H, Tikoduadua L, Tuicakau M, Koroi A, Andrews R, Kaldor JM, Steer AC (2015): Mass drug administration for scabies control in a population with endemic disease. N Engl J Med 373: 2305–2313

Roopenian DC, Akilesh S (2007): FcRn: the neonatal Fc receptor comes of age. Nat Rev Immunol 7: 715–725

Sanchez L, Wang Y, Siegel DS, Wang ML (2016): Daratumumab: a first-in-class CD38 monoclonal antibody for the treatment of multiple myeloma. J Hematol Oncol 9: 51

Santagostino E (2016): Transforming the treatment for hemophilia B patients: update on the clinical development of recombinant fusion protein linking recombinant coagulation factor IX with recombinant albumin (rFIX-FP). Thrombosis Res 141S3, S5–S8

Santagostino E, Martinowitz U, Lissitchkov T, Pan-Petesch B, Hanabusa H, Oldenburg J, Boggio L, Negrier C, Pabinger I, von Depka Prondzinski M, Altisent C, Castaman G, Yamamoto K, Álvarez-Roman MT, Voigt C, Blackman N, Jacobs I; PROLONG-9FP Investigators Study Group (2016): Long-acting recombinant coagulation factor IX albumin fusion protein (rIX-FP) in hemophilia B: results of a phase 3 trial. Blood 127: 1761–1769

Sax PE, Wohl D, Yin MT, Post F, DeJesus E, Saag M, Pozniak A, Thompson M, Podzamczer D, Molina JM, Oka S, Koenig E, Trottier B, Andrade-Villanueva J, Crofoot G, Custodio JM, Plummer A, Zhong L, Cao H, Martin H, Callebaut C, Cheng AK, Fordyce MW, McCallister S; GS-US-292-0104/0111 Study Team (2015): Tenofovir alafenamide versus tenofovir disoproxil fumarate, coformulated with elvitegravir, cobicistat, and emtricitabine, for initial treatment of HIV-1 infection: two randomised, double-blind, phase 3, non-inferiority trials. Lancet 385: 2606–2615

Schmid-Wendtner M, Wendtner CM (2016): Therapie des metastasierten malignen Melanoms. Dtsch Med Wochenschr 141: 768–771

Schwartz JC (2011): The histamine H3 receptor: from discovery to clinical trials with pitolisant. Br J Pharmacol 163: 713–721

Scott LJ (2015): Lenvatinib: first global approval. Drugs 75: 553–560

Shen B (2015): A new golden age of natural products drug discovery. Cell 163: 1297–1300

Shionogi (2017): Shionogi GmbH zieht Senshio® vom deutschen Markt zurück. Internet: http://www.shionogi.eu/de/aktuelles/pressemeldungen-(deutsch)

Shirley M (2017): Olaratumab: First global approval. Drugs 77: 107–112

Simon T, Hero B, Faldum A, Handgretinger R, Schrappe M, Niethammer D, Berthold F (2004): Consolidation treatment with chimeric anti-GD2-antibody ch14.18 in children older than 1 year with metastatic neuroblastoma. J Clin Oncol 22: 3549–3557

Singh D, Miravitlles M, Vogelmeier C (2017): Chronic obstructive pulmonary disease individualized therapy: Tailored approach to symptom management. Adv The 34: 281–299

Singh JS, Lang CC (2015): Angiotensin receptor-neprilysin inhibitors: clinical potential in heart failure and beyond. Vasc Health Risk Manag 11: 283–295

Sitbon O, Channick R, Chin KM, Frey A, Gaine S, Galiè N, Ghofrani HA, Hoeper MM, Lang IM, Preiss R, Rubin LJ, Di Scala L, Tapson V, Adzerikho I, Liu J, Moiseeva O, Zeng X, Simonneau G, McLaughlin VV; GRIPHON Investigators (2015): Selexipag for the treatment of pulmonary arterial hypertension. N Engl J Med 373: 2522–2533

Skene DJ, Arendt J (2007): Circadian rhythm sleep disorders in the blind and their treatment with melatonin. Sleep Med 8: 651–655

Smith JR, Roberts KD, Rybak MJ (2015): Dalbavancin: A novel lipoglycopeptide antibiotic with extended activity against gram-positive infections. Infect Dis Ther 4: 245–258

Sockolosky JT, Szoka FC (2015): The neonatal Fc receptor, FcRn, as a a target for drug delivery and therapy. Adc Drug Deliv Rev 91: 109–124

Soe LH, Wurz GT, Kao CJ, Degregorio MW (2013): Ospemifene for the treatment of dyspareunia associated with vulvar and vaginal atrophy: potential benefits in bone and breast. Int J Womens Health 5: 605–611

Srivastava A, Brewer AK, Mauser-Bunschoten EP, Key NS, Kitchen S, Llinas A, Ludlam CA, Mahlangu JN, Mulder K, Poon MC, Street A and Treatment Guidelines Working Group on Behalf of The World Federation Of H (2013): Guidelines for the management of hemophilia. Haemophilia 19: e1–47

Ständige Impfkommission (2016): Anwendung des neunvalenten Impfstoffs gegen Humane Papillomviren (HPV). Epidemiologisches Bulletin Nr. 16: 137–138

Suraweera D, Weeratunga AN, Saab S (2016): Spotlight on grazoprevir-elbasvir once-daily combination and its potential in the treatment of hepatitis C. Drug Des Devel Ther 10: 2119–2127

Tap WD, Jones RL, Van Tine BA, Chmielowski B, Elias AD, Adkins D, Agulnik M, Cooney MM, Livingston MB, Pennock G, Hameed MR, Shah GD, Qin A, Shahir A, Cronier DM, Ilaria R Jr, Conti I, Cosaert J, Schwartz GK (2016): Olaratumab and doxorubicin versus doxorubicin alone for treatment of soft-tissue sarcoma: an open-label phase 1b and randomised phase 2 trial. Lancet 388: 488–497

Thapar A, Cooper M (2016): Attention deficit hyperactivity disorder. Lancet 387: 1240–1250

Thatcher N, Hirsch FR, Luft AV, Szczesna A, Ciuleanu TE, Dediu M, Ramlau R, Galiulin RK, Bálint B, Losonczy G, Kazarnowicz A, Park K, Schumann C, Reck M, Depenbrock H, Nanda S, Kruljac-Letunic A, Kurek R, Paz-Ares L, Socinski MA; SQUIRE Investigators (2015): Necitumumab plus gemcitabine and cisplatin versus gemcitabine and cisplatin alone as first-line therapy in patients with stage IV squamous non-small-cell lung cancer (SQUIRE): an open-label, randomised, controlled phase 3 trial. Lancet Oncol 16: 763–774

Tiede A (2015): Half-life extended factor VIII for the treatment of hemophilia A. J Thrombosis Haemostasis 13, S1: S176–S179

Turner NC, Neven P, Loibl S, Andre F (2016): Advances in the treatment of advanced oestrogen-receptor-positive breast cancer. Lance 2016 Dec 6. pii: S0140-6736(16)32419-9. doi: 10.1016/S0140-6736(16)32419-9. [Epub ahead of print]

UCB Pharma (2016): Briviact® seit 1. November 2016 außer Vertrieb gesetzt. Internet: www.ucb.de/medien/news/artikel/BRIVIACT%C2%AE-seit-1-November-2016-außer-Vertrieb-gesetzt

UCB Pharma (2017): Erster Erstattungsbetrag für Antiepileptikum vereinbart. Internet: http://www.ucb.de/medien/presseartikel/artikel/Erster-Erstattungsbetrag-f%C3%BCr-Antiepileptikum-vereinbart

Urbanski U, Frank J, Neumann NJ (2016): Erythropoetische Protoporphyrie. Klinik, Diagnostik und neue therapeutische Möglichkeiten. Hautarzt 67: 211–215

Wagenlehner FM, Pilatz A, Naber K, Weidner W (2014): Harnwegsinfektionen. Aktuelle Urol 45: 135–145

Wang-Gillam A, Li CP, Bodoky G, Dean A, Shan YS, Jameson G, Macarulla T, Lee KH, Cunningham D, Blanc JF, Hubner RA, Chiu CF, Schwartsmann G, Siveke JT, Braiteh F, Moyo V, Belanger B, Dhindsa N, Bayever E, Von Hoff DD, Chen LT; NAPOLI-1 Study Group (2016): Nanoliposomal irinotecan with fluorouracil and folinic acid in metastatic pancreatic cancer after previous gemcitabine-based therapy (NAPOLI-1): a global, randomised, open-label, phase 3 trial. Lancet 387: 545–557

Webster DP, Klenerman P, Dusheiko GM (2015): Hepatitis C. Lancet 385: 1124–1135

WHO Collaborating Centre for Drug Statistics Methodology (2017): Anatomisch-therapeutisch-chemischer (ATC) Index mit definierten Tagesdosen (DDD). Oslo. Internet: www.whocc.no/atcddd

Young G, Mahlangu J, Kulkarni R, Nolan B, Liesner R, Pasi J, Barnes C, Neelakantan S, Gambino G, Cristiano LM, Pierce GF, Allen G (2015): Recombinant factor VIII Fc fusion protein for the prevention and treatment of bleeding in children with severe hemophilia A. J Thromb Haemost 13: 967–977

Yu AL, Gilman AL, Ozkaynak MF, London WB, Kreissman SG, Chen HX, Smith M, Anderson B, Villablanca JG, Matthay KK, Shimada H, Grupp SA, Seeger R, Reynolds CP, Buxton A, Reisfeld RA, Gillies SD, Cohn SL, Maris JM, Sondel PM; Children's Oncology Group (2010): Anti-GD2 antibody with GM-CSF, interleukin-2, and isotretinoin for neuroblastoma. N Engl J Med 363: 1324–1334

Zeuzem S, Ghalib R, Reddy KR, Pockros PJ, Ben Ari Z, Zhao Y, Brown DD, Wan S, DiNubile MJ, Nguyen BY, Robertson MN, Wahl J, Barr E, Butterton JR (2015): Grazoprevir-elbasvir combination therapy for treatment-naive cirrhotic and noncirrhotic patients with chronic hepatitis C virus genotype 1, 4, or 6 infection: a randomized trial. Ann Intern Med 163: 1–13

Zhang H (2016): Osimertinib making a breakthrough in lung cancer targeted therapy. Onco Targets Ther 9: 5489–5493

Der GKV-Arzneimittelmarkt 2016: Trends und Marktsegmente

Melanie Schröder und Carsten Telschow

© Springer-Verlag GmbH Germany 2017
U. Schwabe, D. Paffrath, W.-D. Ludwig, J. Klauber (Hrsg.), *Arzneiverordnungs-Report 2017*
DOI 10.1007/978-3-662-54630-7_4

Auf einen Blick

Trend
Der GKV-Fertigarzneimittelumsatz ist im Jahr 2016 mit 36,12 Mrd. € gegenüber dem Vorjahr um 2,2% angestiegen. Hauptursache hierfür ist die Entwicklung der Strukturkomponente (+3,1%). Die Gründe sind maßgeblich bei neueren, patentgeschützten Arzneimitteln zu finden, die häufig mit besonders hohen Preisen auf den Markt gebracht werden. Mit einem durchschnittlichen ungewichteten Packungspreis von 4.056 € waren diese Arzneimittel im Durchschnitt fast doppelt so teuer wie die bereits länger als drei Jahre angebotenen Patent-Arzneimittel. Rund 15,9 Mrd. € (knapp 44% Umsatzanteil am Gesamtmarkt) entfielen 2016 insgesamt auf patentgeschützte Wirkstoffe. Aus der freien Preisbildung für Arzneimittel im ersten Marktjahr resultiert eine Kostenbelastung der GKV von 834 Mio. €. Das mit dem GKV-Arzneimittelversorgungsstärkungsgesetz (AMVSG) bis Ende 2022 verlängerte Preismoratorium verhindert wirksam Preis- und Kostenanstiege im generikafähigen, aber konkurrenzarmen Marktsegment der Nicht-Festbetragsarzneimittel. Insbesondere bei teuren und umsatzstarken generikafähigen Arzneimitteln sind die Verordnungsanteile der Originalpräparate oft auffällig hoch. Die wachsende Zahl von Biosimilarprodukten als Zweitanbieterpräparate zu bio- bzw. gentechnologisch hergestellten Arzneimitteln, die zumeist auch hochpreisig sind, kann in den kommenden Jahren zur Kostendämpfung beitragen. Durch Verordnung von Biosimilars konnten 78 Mio. € eingespart werden, was jedoch erst einem Viertel der möglichen Einsparungen entspricht.

Im Jahr 2016 lagen die Ausgaben der gesetzlichen Krankenversicherung (GKV) abzüglich der Zuzahlungen der Versicherten bei knapp 223 Mrd. € und damit um 4,3% über den Ausgaben des Vorjahres. Nachdem die GKV im Vorjahr ein Minus von 1,1 Mrd. € erzielt hatte, wurde 2016 ein Überschuss von 1,4 Mrd. € erreicht. Größter Ausgabenposten waren erneut die Ausgaben für die Krankenhausbehandlung mit einem Anteil von 32,8%. Den zweiten Platz belegen die Ausgaben für die vertragsärztliche Behandlung (16,4%), dicht gefolgt von den Arzneimittelausgaben mit einem Anteil von 16,3%. Je Versicherten lagen die Ausgaben für Arzneimittel bei 507,96 €, 15,43 € höher als im Vorjahr. Die Ausgaben für die Krankenhausbehandlung summierten sich auf 1.021,64 € je Versicherten und betrugen damit 28,35 € mehr als noch 2015 (Bundesministerium für Gesundheit 2017b). Indexiert auf die Ausgaben des Jahres 2000 ergibt sich, dass die Arzneimittelausgaben im Vergleich zu den anderen Leistungsbereichen um ca. 80% und damit am stärksten angestiegen sind (◻ Abbildung 4.1).

Grundlage für die Marktanalysen im Arzneiverordnungs-Report bilden die Ausgaben für Produkte aus Apotheken – einschließlich der Ausgaben für Impfstoffe. Diese beliefen sich im Jahr 2016 auf 38,4 Mrd. € und sind gegenüber dem Anstieg im Vorjahr (+5,5%) zwar weniger stark, aber erneut deutlich angestiegen (+3,7%). Nicht berücksichtigt sind hier Produkte von sonstigen Lieferanten und

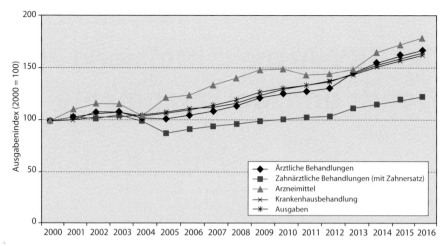

◘ **Abbildung 4.1** Entwicklung von Ausgaben der einzelnen Leistungsbereiche seit dem Jahr 2000, indexiert auf die Ausgaben 2000 nach amtlicher Statistik KJ1.

die nur in Summe bekannten vertraglichen Rabatte der Hersteller. Die genaue Darstellung der berücksichtigten Ausgaben und der Berechnung des Fertigarzneimittelumsatzes findet sich im ergänzenden statistischen Anhang (▶ Kapitel 51).

4.1   Entwicklung der Marktkomponenten

Entsprechend der Methodik des GKV-Arzneimittelindex wird auch im Jahr 2016 für die folgende differenzierte Analyse der Entwicklungen im Arzneimittelmarkt statt der Arzneimittelausgaben der GKV weiterhin der Fertigarzneimittelumsatz betrachtet, der zusätzlich die gesetzlichen Abschläge sowie die Zuzahlungen der Patienten enthält. Damit stellt er Veränderungen des Marktes möglichst unabhängig von sich wandelnden gesetzlichen Rahmenbedingungen dar, die nur auf der Ausgaben-, nicht aber auf der Umsatzebene wirksam sind. Zugleich werden bei der Analyse des Fertigarzneimittelmarktes weder Sprechstundenbedarf noch Nicht-Fertigarzneimittel (z. B. Rezepturen, Verbandstoffe, Hilfsmittel oder Teststreifen) berücksichtigt. Der Umsatz im Fertigarzneimittelmarkt ist im Jahr 2016 gegenüber dem Vorjahr insgesamt um +2,2% (769 Mio. €) angestiegen. Das Umsatzwachstum liegt dabei deutlich unter dem Ausgabenwachstum, da der Anstieg der Umsätze für Nichtfertigarz-

neimittel – und hier insbesondere der Rezepturen und individuellen Zubereitungen – mit +9,6% deutlich überdurchschnittlich war und diese in den Fertigarzneimittelumsätzen nicht enthalten sind (vgl. ▶ Kapitel 51).

Zurückzuführen ist der Umsatzanstieg 2016 auf den gestiegenen Wert je Verordnung mit einem Plus von 1,1% bei ebenfalls gestiegener Verordnungsmenge (+1,0%). In den letzten zehn Jahren ist der Bruttoumsatz je Arzneimittelverordnung demzufolge um 28% von 42,61 € im Jahr 2007 auf 54,43 € im Jahr 2016 gestiegen (◘ Abbildung 4.2). Der gestiegene Wert je Verordnung ist zurückzuführen auf einen Umsatzeffekt der Strukturkomponente von +3,1%, der die erneut rückläufige Preiskomponente von −1,6% überkompensiert hat (◘ Abbildung 4.3, ◘ Tabelle 4.1).

Wie lässt sich die negative Preiskomponente vor dem Hintergrund der Diskussion um immer mehr Hochpreisarzneimittel mit so genannten Mondpreisen (Glaeske 2016, Ludwig 2016, Richard 2016, Korzilius und Osterloh 2016, Bausch 2016) erklären? Die Komponentenanalyse berücksichtigt Preise von Arzneimitteln in einem definierten Warenkorb. Hierin sind alle Arzneimittel enthalten, die in beiden Jahren auf dem Markt waren und verordnet wurden. Die Änderung der Preise dieser Arzneimittel wird über die Komponentenanalyse in der Preiskomponente abgebildet. So stellt das Preismoratorium sicher, dass Hersteller die Preise nicht wirksam

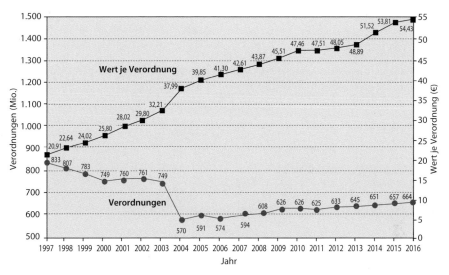

Abbildung 4.2 Entwicklung von Verordnungen und Wert je Verordnung von 1997 bis 2016 (ab 2001 mit neuem Warenkorb).

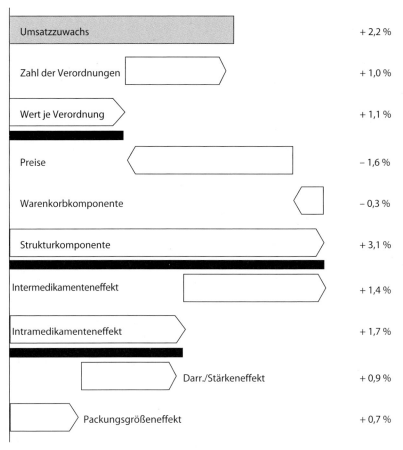

Umsatzniveau 2014

Abbildung 4.3 Komponentenanalyse der Umsatzentwicklung 2015/2016.

◘ **Tabelle 4.1** Umsatz-, Mengen- und Strukturentwicklung im GKV-Fertigarzneimittelmarkt 1997 bis 2016 (durch Änderungen in den Warenkörben in den Jahren 2001 und 2007 sind diese nicht mehr kontinuierlich mit den Vorjahren vergleichbar, vgl. Kapitel 51). Die Veränderungswerte im Jahr 2004 sind von der GMG-Wirkung und der damit einhergehenden Änderung des Warenkorbs beeinflusst (siehe auch Nink und Schröder 2006).

Jahr	Wert je Verordnung		Verordnungen		Umsatz		Struktur-komponente	Intermedikamenten-effekt
	€	Änd. (%)	Mio.	Änd. (%)	Mio. €	Änd. (%)	Änd. (%)	Änd. (%)
1997	20,91	10,843	834	−11,3	17.425	−1,7	11,3	8,2
1998	22,65	8,3	807	−3,2	18.265	4,8	8,1	5,6
1999	24,03	6,1	783	−3,0	18.802	2,9	5,6	4,2
2000	25,80	7,4	749	−4,3	19.333	2,8	6,7	6,4
2001		11,5		−1,0		10,4	10,4	8,6
2001	28,02		760		21.298			
2002	29,80	6,3	761	0,2	22.689	6,5	6,6	5,4
2003	32,21	8,1	749	−1,6	24.121	6,3	9,1	6,5
2004	37,99	18,0	570	−23,9	21.663	−10,2	23,0	19,9
2005	39,86	4,9	591	3,6	23.561	8,7	5,2	3,2
2006	41,30	3,6	574	−3,0	23.692	0,6	6,1	3,9
2007		3,2		1,5		4,8	4,5	2
2007	42,61		594		25.306			
2008	43,87	3,0	608	2,4	26.677	5,4	4,5	1,5
2009	45,51	3,7	626	3,0	28.499	6,8	3,2	0,5
2010	47,46	4,3	626	0,0	29.725	4,3	4,2	2,3
2011	47,51	0,1	625	−0,1	29.716	−0,0	2,4	0,3
2012	48,05	1,1	633	1,3	30.442	2,4	2,3	0,7
2013	48,89	1,7	645	1,8	31.524	3,6	1,8	0,4
2014	52,52	5,4	651	1,0	33.565	6,5	6,5	4,7
2015	53,81	4,5	657	0,8	35.350	5,3	6,5	4,1
2016	54,43	1,1	664	1,0	36.119	2,2	3,1	1,4

erhöhen können, gleichzeitig sorgen Festbetragsanpassungen und die AMNOG-Erstattungsbeträge dafür, dass für viele Arzneimittel die Preise sogar abgesenkt werden. Diese gesetzlichen Maßnahmen spiegeln sich in der rückläufigen Preiskomponente wider. So zeigt sich beispielsweise eine deutlich negative Preisentwicklung gerade in den Monaten April und Juli des Jahres 2016, in denen Festbetragsanpassungen vorgenommen wurden (GKV-Arzneimittelindex 2017). Nicht von diesen Maßnahmen beeinflusst sind jedoch neue Arzneimittel, die erstmals 2016 auf den Markt gekommen sind und innerhalb des ersten Jahres einer freien Preisbildung unterliegen. Hier lässt sich anhand der Betrachtung der durchschnittlichen ungewichteten Packungspreise für neu eingeführte Arzneimittel erkennen, dass die Diskussion um sogenannte Mondpreise ihre Berechtigung hat: Im Jahresdurchschnitt 2016 lag der durchschnittliche ungewichtete Packungspreis patentgeschützter Arzneimittel bei 2.281,54 €, während der durchschnittliche ungewichtete Packungspreis der Marktneueinführungen (Neueinführungen der letzten 36 Monate) dieses Marktsegmentes mit 4.056,54 € beinah doppelt so hoch war (◘ Abbildung 4.4).

Die Strukturkomponente erfasst Umsatzveränderungen im Gesamtmarkt, die auf eine veränderte Struktur der Verordnungen zurückzuführen sind.

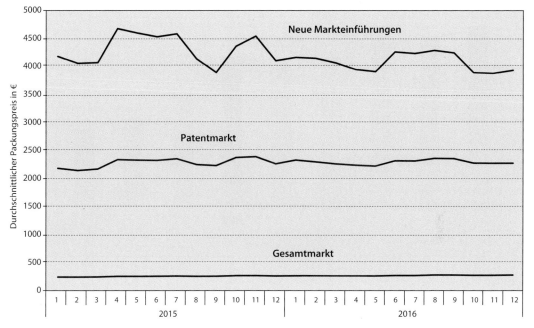

□ Abbildung 4.4 Durchschnittliche Packungspreise für den Gesamtmarkt, patentgeschützte Arzneimittel und patentgeschützte Neueinführungen der jeweils vorangegangenen 36 Monate in den Jahren 2015 bis 2016.

Hierbei wird zwischen der so genannten Intramedikamentenkomponente – Verschiebungen zwischen verschiedenen Wirkstärken, Packungsgrößen und Darreichungsformen des gleichen Medikaments – und der Intermedikamentenkomponente – Verschiebungen zwischen verschiedenen Medikamenten – unterschieden (vgl. ► Kapitel 51). Die Strukturkomponente hat 2016 zu einem Umsatzanstieg von knapp 1,1 Mrd. € geführt, dabei hatte der Intermedikamenteneffekt einen Anteil von +1,4%. Durch diesen ist der Gesamtumsatz um 501 Mio. € gestiegen, weil es im Jahr 2016 eine Verschiebung der Verordnungen hin zu vergleichsweise teureren Arzneimitteln gab. Diese Effekte ergeben sich beispielsweise über die Wahl eines teureren Generikums oder durch die Umstellung auf ein anderes Arzneimittel innerhalb der gleichen Indikation, also beispielsweise die Behandlung von Patienten mit Diabetes mellitus mit Insulin oder einem neuen oralen Antidiabetikum anstatt mit der in der Regel deutlich günstigeren Standardtherapie Metformin oder Sulfonylharnstoffe (vgl. ► Kapitel 14 und ► Kapitel 50).

Die Intramedikamentenkomponente mit einem Plus von 1,7% ist in erster Linie auf die vermehrte Verordnung teurerer Darreichungsformen oder Wirkstärken zurückzuführen. Dies sorgt für ein Umsatzwachstum von +0,9% bzw. 331 Mio. € (□ Abbildung 4.3).

Die Verordnung anderer Packungsgrößen schlug dagegen mit einem Umsatzwachstum von knapp 0,7% (256 Mio. €) zu Buche. So stieg die Gesamtmenge der verordneten Tagesdosen mit 2,1% deutlich stärker als die Anzahl der Verordnungen mit 1,0%. Es wird somit deutlich, dass nicht nur mehr Packungen, sondern gleichzeitig auch mehr Packungen mit einer größeren Menge an Tagesdosen verordnet wurden. Eine Umstellung auf größere oder höher dosierte Packungen macht sich umsatzsenkend bei der Verordnungskomponente und umsatzsteigernd bei der Intramedikamentenkomponente bemerkbar.

Betrachtet man die einzelnen Komponenten auf Ebene der Wirkstoffgruppen, so zeigt sich bei den zehn Wirkstoffgruppen mit mindestens 100 Mio. € Umsatz und den größten positiven Umsatzveränderungen, dass sich die Ursachen über die Wirkstoffgruppen deutlich unterscheiden (□ Abbildung 4.5). So lässt sich bei den Antineoplastika und den Oph-

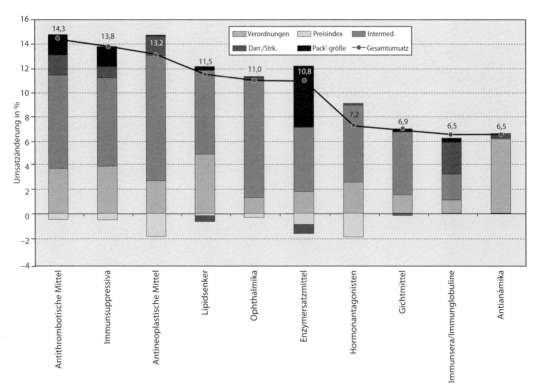

◘ Abbildung 4.5 Die zehn Wirkstoffgruppen mit den größten positiven prozentualen Umsatzveränderungen im Jahr 2016 im Vergleich zum Vorjahr bei mindestens 100 Mio. € Umsatz, dargestellt hinsichtlich der Komponenten der Umsatzentwicklung mit Angabe der Gesamtumsatzänderung der Gruppen.

thalmika eine sehr hohe Intermedikamentenkomponente erkennen (+10,4% bzw. +9,7%), die beinahe das komplette Umsatzwachstum erklärt. Der Anstieg um +10,4% bei den Antineoplastika entspricht ca. 160 Mio. € Umsatzzuwachs. 2016 wurden einige neuere onkologische Wirkstoffe wie beispielsweise Ruxolitinib (Markteinführung 2012), Ibrutinib (2014), Nintedanib (2015), Trametinib (2015), Olaparib (2015) mit erheblichen Umsätzen und deutlichem Umsatzwachstum von zusammen ca. 150 Mio. € verordnet, was als Ursache für den Anstieg in der Intermedikamentenkomponente angesehen werden kann. Der Umsatzzuwachs bei den Antianämika wird dagegen vornehmlich durch Verordnungsanstiege (+6,1%) erklärt; Umsatzanstiege der Enzymersatzmittel sind zu einem großen Teil auf andere Packungsgrößen zurückzuführen (+5,1%). Eine vollständige Gruppenübersicht findet sich in der ▶ Tabelle 51.5 in ▶ Kapitel 51.

4.2   Gesetzliche Maßnahmen zur Kostendämpfung und deren Auswirkungen

Die gesetzlichen Maßnahmen der vorangegangenen Jahre wurden bereits ausführlich in den früheren Ausgaben des Arzneiverordnungs-Reports beschrieben. Im Jahr 2016 gab es kaum gesetzliche Änderungen, durch die unmittelbar in die Arzneimittelversorgung eingegriffen wurde. Weiterreichende Regelungen, insbesondere Justierungen am Verfahren der Frühen Nutzenbewertung, wurden erst im Mai 2017 mit dem GKV-Arzneimittelversorgungsstärkungsgesetz (AMVSG) getroffen. Eine Übersicht der gesetzlichen Regelungen der Jahre 2015 bis 2017 findet sich in ◘ Tabelle 4.2.

Viele frühere Eingriffe des Gesetzgebers waren von dem Bemühen geprägt, die Steigerungen bei den Arzneimittelausgaben durch Kostendämpfungsmaßnahmen in den Griff zu bekommen. Dies

◻ Tabelle 4.2 Übersicht über ausgewählte gesetzliche Regulierungen des GKV-Arzneimittelmarktes 2015 bis 2017.

Gesetz	Datum	Regelungen
GKV-Versorgungsstärkungsgesetz – GKV-VSG	Juli 2015	– Die Höhe des Apothekenabschlags (Rabatt für die Krankenkassen als Großkunden) wird gesetzlich festgelegt.
Viertes Gesetz zur Änderung arzneimittelrechtlicher und anderer Vorschriften – 4. AMG-Novelle	Dezember 2016	– Ergebnisse klinischer Prüfungen müssen künftig über eine EU-Datenbank veröffentlicht werden. – Forschung mit nicht einwilligungsfähigen Patienten in Ausnahmefällen. – Rezepte dürfen nur nach einem persönlichen Kontakt zwischen Arzt und Patient ausgestellt werden.
Gesetz zur Änderung betäubungsmittelrechtlicher und anderer Vorschriften	Februar 2017	– Schwerkranke Patientinnen und Patienten können künftig zu Lasten der GKV Cannabis erhalten.
GKV-Arzneimittelversorgungsstärkungsgesetz – AMVSG	Mai 2017	– Die Besonderheit von Kinderarzneimitteln soll bei der Nutzenbewertung stärker berücksichtigt werden. Nur für Kinder und Jugendliche erstattungsfähige, verschreibungspflichtige Arzneimittel werden von der Nutzenbewertung ausgenommen. – Bei Antibiotika wird die Resistenzsituation bei der Nutzenbewertung und bei der Festbetragsgruppenbildung einbezogen. Zudem werden die Regelungen zur Erstattung von diagnostischen Verfahren verbessert, um den zielgenauen Einsatz von Antibiotika zu fördern. – Damit die Ergebnisse der Nutzenbewertung schneller in der Praxis ankommen, werden Ärzte künftig über ihre Praxissoftware besser über diese Ergebnisse informiert. Dabei wird auch der Aspekt der Wirtschaftlichkeit berücksichtigt. – In begründeten Einzelfällen – wenn es für den Patienten eine wichtige Therapieoption bedeuten kann – ist es möglich, bei der Vereinbarung von Erstattungsbeträgen bei nicht belegtem Zusatznutzen von der Vorgabe abzuweichen, dass der Erstattungsbetrag nicht zu höheren Jahrestherapiekosten führen darf als die wirtschaftlichste Vergleichstherapie. – Legt ein pharmazeutischer Unternehmer das Nutzendossier nicht rechtzeitig oder nicht vollständig vor, ist ein angemessener Abschlag auf den Erstattungsbetrag zu vereinbaren. – Das geltende Preismoratorium wird bis Ende des Jahres 2022 verlängert. Ab 2018 wird ein Inflationsausgleich eingeführt. – Zur Sicherstellung der flächendeckenden Arzneimittelversorgung durch Apotheken wird die Vergütung bei Standard-Rezepturarzneimitteln und Betäubungsmitteln erhöht. – Im Bereich der Versorgung mit Arzneimitteln zur Krebsbehandlung (Zytostatika) wird die Möglichkeit zum Abschluss von Versorgungsverträgen zwischen Krankenkassen und Apotheken abgeschafft. Als Alternative werden Rabattverträge zwischen Krankenkassen und Herstellern ermöglicht und die Verhandlungsmöglichkeiten der Selbstverwaltung über die Preise (Hilfstaxe) erweitert. – Rabattverträge der Krankenkassen für Impfstoffe werden abgeschafft, um die Versorgungssicherheit zu garantieren. – Um Lieferengpässe bei der Arzneimittelversorgung zu vermeiden, erhalten die Bundesoberbehörden durch Änderung des Arzneimittelgesetzes die Möglichkeit, von den Herstellern Informationen zu Absatzmenge und Verschreibungsvolumen des betroffenen Arzneimittels zu fordern. – Um die Lieferfähigkeit von Generika im Zusammengang mit den Rabattverträgen zwischen einzelnen Krankenkassen und Pharmaunternehmen sicherzustellen, werden den Unternehmen Vorlaufzeiten von sechs Monaten eingeräumt.

wurde mit dem GKV-Modernisierungsgesetz (GMG) im Jahr 2004, dem Arzneimittelversorgungs-Wirtschaftlichkeitsgesetz (AVWG) im Jahr 2006 und mit dem GKV-Änderungsgesetz im Jahr 2010 erreicht. Derartige Maßnahmen haben jedoch keine strukturelle Reformperspektive und bewirken nur einen einmaligen Kostenniveaueffekt. Kostendämpfende Maßnahmen werden in der Regel durch Verschiebung der Belastungen auf die beteiligten Akteure erreicht, wie etwa durch Erhöhung der Eigenbeteiligung der Versicherten, Erhöhung gesetzlicher Abschläge oder Preismoratorien. Erst mit dem Arzneimittelmarktneuordnungsgesetz (AMNOG) wurde 2010 ein Instrumentarium geschaffen, das über rein kostendämpfende Maßnahmen hinaus auch struktursteuernd wirkt.

Die drei verschiedenen Arten von packungsbezogenen Herstellerabschlägen nach §130a SGB V gelten in unterschiedlichen Marktsegmenten. Der seit dem GKV-Änderungsgesetz geltende erhöhte Herstellerabschlag von 16% je Packung für verschreibungspflichtige Nicht-Festbetragsarzneimittel lief zu Beginn des Jahres 2014 aus und lag zunächst wieder auf dem Ausgangsniveau von 6%. Zum 1. April 2014 wurde der Packungsabschlag dann aber mit dem 14. SGB-V-Änderungsgesetz für nicht unter Festbetrag stehende Arzneimittel auf 7% für nicht generikafähige bzw. 6% für generikafähige Arzneimittel festgesetzt. Insgesamt konnten hierdurch mit 1.061 Mio. € geringfügig weniger Einnahmen für die GKV erzielt werden als noch im Vorjahr. Für generikafähige Arzneimittel – unabhängig von der Festbetragssituation – gelten zudem auch noch Generikaabschläge von zusätzlichen 10% je Packung, die jedoch durch Preissenkungen seitens der Hersteller abgelöst werden können. Diese summierten sich 2016 auf 128 Mio. €.

Gleichzeitig gilt nach wie vor ein temporäres Preismoratorium für Arzneimittel, die nicht durch Festbeträge reguliert werden, welches zwischenzeitlich im April 2014 bis Ende des Jahres 2017 verlängert wurde. Das Bundesgesundheitsministerium hat diese Maßnahme im Dezember 2016 erneut überprüft und bestätigt, dass die Fortführung weiterhin erforderlich ist, da ansonsten unter anderem mit deutlichen Mehrausgaben und einer weiteren Erhöhung des Zusatzbeitrags zu rechnen wäre (Bundesministerium für Gesundheit 2017a). Kon-

sequenterweise wurde nur wenige Monate später mit dem AMVSG das Preismoratorium bis Ende des Jahres 2022 verlängert, wobei der Industrie erstmals ab 2018 ein jährlicher Inflationsausgleich für die betroffenen Präparate gewährt wird. Liegen die Herstellerabgabepreise höher als zum festgelegten Stichtag 1. August 2009, erhöht sich der gesetzliche Abschlag um die Differenz auf der Ebene des Herstellerabgabepreises, die daraus resultierenden höheren Aufschläge der Handelsstufen werden durch das Preismoratorium jedoch nicht ausgeglichen. Begründet wurde die Maßnahme bei der Einführung 2010 damit, dass bei verschreibungspflichtigen Arzneimitteln nur ein eingeschränkter Preiswettbewerb herrsche und die jährlichen Mehrausgaben zu einem überwiegenden Teil durch Zuwächse bei den nicht festbetragsgebundenen Arzneimitteln verursacht würden. Zwar entstehen bezifferbare Einsparungen für die GKV durch die zurück gezahlten Abschläge, die Hauptwirkung des Preismoratoriums wird jedoch dadurch erzielt, dass die Arzneimittelpreise eben gerade nicht erhöht werden. Die Abschläge aufgrund des Preismoratoriums beliefen sich 2016 auf 257,4 Mio. €. Aus der ❑ Tabelle 4.3 ist ersichtlich, dass sich diese zu nahezu zwei Dritteln auf das Segment des generikafähigen Nicht-Festbetragsmarktes und zu einem Drittel auf den Bestands-Patentmarkt verteilen.

Aus der Übersicht wird außerdem die Größe der Marktsegmente deutlich: So ist zwar der Bestands-Patentmarkt aufgrund eines mangelnden Wettbewerbs mit derzeit noch 357 hochpreisigen Arzneimitteln vergleichsweise klein, erzielt jedoch mit 9,6 Mrd. € erhebliche Umsätze. Demgegenüber verteilt sich der Bruttoumsatz von 8,4 Mrd. € im generikafähigen Nicht-Festbetragsmarkt auf mehr als 15-mal so viele Arzneimittel. Die 357 Arzneimittel des Bestandsmarktes werden bis Ende 2022 nach den dann voraussichtlich weitgehend ausgelaufenen Patentfristen generikafähig und sich auf den Festbetrags- und den generikafähigen Nicht-Festbetragsmarkt verteilen, je nachdem, ob mehrere Anbieter mit unterschiedlichen Preisniveaus die Einführung von Festbeträgen ermöglichen. Wo dies nicht der Fall ist, stehen dann wenige Zweitanbieter oder gar nur der Originalanbieter in einem konkurrenzarmen Umfeld und könnten nach einem möglichen Auslaufen des Preismoratoriums ihre Preise nahezu

❏ Tabelle 4.3 Verteilung der Preismoratoriums-Abschläge 2016 nach Marktsegmenten (Klassifikation: Juni 2016).

Marktsegment	Anzahl Standard-aggregate	Anteil Standard-aggregate mit Abschlag nach §130a Abs. 3a SGB V	Bruttoumsatz in Mrd. €	Abschlag Preismoratorium (§130a Abs. 3a SGB V) in Mio. €
Festbetrag	4.635	0%	12,5	0,0
Generika- bzw. Bio-similarfähiger Nicht-Festbetragsmarkt	5.360	37,5%	8,4	167,5
AMNOG-Patentmarkt	166	6,0%	5,2	0,0
Bestands-Patentmarkt	357	38,7%	9,6	89,8
Gesamtmarkt	10.490	20,6%	35,6	257,4

beliebig anheben. Schon heute umfasst dieses Marktsegment einen Umsatz von 8 Mrd. €. Dass Preissteigerungen von relativ älteren Arzneimitteln zu erwarten sind, zeigt sich im Fall Aspen Pharma: Der Konzern hatte sich bereits 2011 die Vermarktungsrechte an einigen essentiellen Krebs-Arzneimitteln gesichert. Der Patentschutz dieser Mittel ist bereits seit Jahren abgelaufen, es haben sich aber bislang keine Generikaanbieter gefunden. Folglich handelt es sich um generikafähige, aber konkurrenzlose Nicht-Festbetragsarzneimittel. Dies ermöglichte dem Unternehmen, den Listenpreis in Deutschland beispielsweise für das Arzneimittel Myleran auf das 4-Fache anzuheben. Diese Preissteigerung war zwar unter den Bedingungen des Preismoratoriums nicht wirksam, da Aspen Abschläge in gleicher Höhe leisten muss, jedoch würde ohne diese Regelung eine konfliktträchtige Situation wie in anderen Ländern eintreten, wo Preise zum Teil um das 20- bis 40-Fache erhöht wurden (Arznei-Telegramm 2017). Aufgrund dieses Verhaltens hat die Europäische Kommission 2017 ein Verfahren gegen den Hersteller eingeleitet, jedoch erst einige Jahre nach den Preiserhöhungen. Der Fall verdeutlicht jedoch, welch effektive Schutzwirkung eine Regelung wie das Preismoratorium in einem ansonsten unregulierten Marktsegment entfaltet.

Der packungsbezogene Apothekenabschlag betrug im Jahr 2014 1,80 € und wurde 2015 per Gesetz auf 1,77 € abgesenkt. Die Vertreter der Apotheker und der Krankenkassen verhandeln seitdem nicht mehr jährlich neu über die Höhe des Abschlags. Gegenüber dem Vorjahr sind die Apothekenabschläge im Jahr 2016 parallel zum Mengenzuwachs der Verordnungen um 11 Mio. € (1,0 %) auf 1,100 Mrd. € gestiegen.

Die kontinuierlichen Änderungen der gesetzlichen Abschläge von Herstellern und Apotheken im Fertigarzneimittelmarkt haben in den letzten zehn Jahren dazu geführt, dass das Verhältnis von Bruttoumsätzen nach Apothekenverkaufspreisen zu Nettokosten (Bruttoumsatz abzüglich der gesetzlichen Hersteller- und Apothekenabschläge) jährlich schwankt. So erreichten die gesetzlichen Abschläge im Jahr 2015 einen Anteil von 7,2% am Bruttoumsatz von 35,35 Mrd. €, im Jahr 2016 blieb die Summe der gesetzlichen Abschläge nahezu konstant, wodurch sich der Anteil auf 7,0% am gestiegenen Bruttoumsatz von 36,12 Mrd. € verringerte (vgl. ▶ Tabelle 51.2 im Statistischen Anhang). Zwischen 2002 und 2013 liegen die gesetzlichen Abschläge zwischen 5,9% und 12,5% des jährlichen Bruttoumsatzes (vgl. frühere Ausgaben des Arzneiverordnungs-Reports). Für die Berechnung des Nettoumsatzes der einzelnen Fertigarzneimittel müssen in diesen Betrachtungen die vertraglich zwischen Krankenkassen und pharmazeutischen Herstellern ausgehandelten Rabatte nach § 130a Abs. 8 SGB V unberücksichtigt bleiben, da diese auf der Produktebene der Öffentlichkeit nicht bekannt sind und ausschließlich als Rabattsummen in den amtlichen Rechnungsergebnissen veröffentlicht werden. In Summe wurden für 2016 an Rabatten insgesamt 3,888 Mrd. € in der amtlichen Ausgabenstatistik KJ1 verbucht, eine Steigerung gegenüber dem Vorjahr um 233 Mio. € (+ 6,4%). Eine detaillierte Beschreibung der Rahmenbedingungen für die Vertragsrabatte und deren Effekte auf die GKV findet sich in ▶ Kapitel 6.

Die gesetzlichen Maßnahmen der vergangenen Jahre haben mit der Weiterentwicklung im Festbetragssystem und den selektivvertraglichen Möglichkeiten dazu beigetragen, den Preiswettbewerb – in erster Linie bei patentfreien, generikafähigen Wirkstoffen – zu fördern. Im Gegensatz zu rein kostendämpfenden Maßnahmen wie Packungsabschlägen oder dem Preismoratorium haben diese Instrumente neben dem ausgabensenkenden Effekt eine strukturelle Steuerungsintention.

Die im Jahr 2011 eingeführte Frühe Nutzenbewertung mit nachgelagerter Erstattungspreisvereinbarung patentgeschützter Arzneimittel hat neben einer ordnungspolitischen Richtungsänderung auch eine kostendämpfende Wirkung: Im Jahr 2016 konnten Einsparungen in Höhe von 1.350 Mio. € für die als Fertigarzneimittel und Rezepturarzneimittel verordneten Präparate erreicht werden (vgl. ▶ Kapitel 5). Diese resultieren aus der Differenz zwischen den vom jeweiligen Hersteller bei Markteinführung frei festgelegten Listenpreisen und den nach der Nutzenbewertung vereinbarten Erstattungsbeträgen. Da das Marktsegment der AMNOG-Arzneimittel erst seit 2011 betrachtet werden kann, ergeben sich hier bei den Einsparungen (noch) relativ hohe jährliche Steigerungsraten.

Mit dem AMVSG wurden im Jahr 2017 weitere Justierungen am AMNOG vorgenommen. So wurden unter anderem mehrere Ausnahmetatbestände für das Verfahren der frühen Nutzenbewertung bzw. die nachfolgenden Preisverhandlungen geschaffen: Künftig sollen Besonderheiten von Kinderarzneimitteln und die Resistenzsituation bei Antibiotika explizit bei der Nutzenbewertung berücksichtigt werden. Für Patientengruppen, die in den verfügbaren Studien nicht untersucht wurden, kann dennoch ein Zusatznutzen im Rahmen einer Übertragung von Evidenz festgestellt werden. Durch diese Formulierungen wird der Geltungsbereich des AMNOG beschnitten, was weitere Einschränkungen zur Folge haben könnte. In begründeten Einzelfällen – wenn es für den Patienten eine wichtige Therapieoption bedeuten kann – ist es zudem künftig möglich, bei der Vereinbarung von Erstattungsbeträgen bei nicht belegtem Zusatznutzen von der Vorgabe abzuweichen, dass der Erstattungsbetrag nicht zu höheren Jahrestherapiekosten führen darf als die wirtschaftlichste Vergleichstherapie (Bundesministerium für Gesundheit 2017c). Damit wird im Prinzip die Möglichkeit geschaffen, künftig höhere Preise für Arzneimittel ohne belegten Zusatznutzen rechtfertigen zu können.

Die Möglichkeit der Sanktionierung bei gar nicht oder unvollständig vorgelegten Hersteller-Dossiers durch niedrigere Erstattungsbeträge ist mit Blick auf eine Verbesserung der Prozessqualität positiv zu bewerten. Auch der Aufbau eines Informationssystems für niedergelassene Ärzte ist positiv hervorzuheben, da diese in die Lage versetzt werden, die Beschlüsse zur Nutzenbewertung in der Praxis künftig rascher erfassen und damit besser umsetzen zu können. Die weiterhin öffentliche Listung der verhandelten Erstattungsbeträge ist aus Transparenzgründen nicht nur aus deutscher Perspektive notwendig. Vor dem Hintergrund der Europäischen Preisreferenzierung kann die öffentliche Listung der Erstattungsbeträge zu einer finanziellen Entlastung der referenzierenden Länder führen (Vogler et al. 2017).

Abschließend werden die Änderungen der Umsatz- und Verordnungsentwicklung sowie die finanziellen Auswirkungen der Maßnahmen im Vergleich der Jahre 2016 und 2015 in ◻ Tabelle 4.4 anhand zentraler Kennwerte dargestellt.

4.3   Entwicklung ausgewählter Marktsegmente

Der Blick auf die ausgabenstärksten Arzneimittel 2016 zeigt, dass in erster Linie die patentgeschützten Arzneimittel für die hohen Nettokosten der GKV verantwortlich sind. So sind zwar zehn der 30 Arzneimittel mit den höchsten Nettokosten 2016 generikafähig und zu diesen auch günstige, wirkstoffgleiche Alternativen verfügbar, allerdings sind gerade einmal drei als Generika vertreten. Die anderen sieben generika- bzw. biosimilarfähigen Wirkstoffe in dieser Liste werden zu über 96% noch

⬛ Tabelle 4.4 Zentrale Kennwerte zum Fertigarzneimittel-Markt der GKV 2015 und 2016.

Kennwert	2015	2016	Änderung absolut	Änderung in %
Bruttoumsatz in Mio. Euro	35.350	36.119	769	2,2
Nettokosten in Mio. Euro	32.799	33.573	774	2,4
Verordnungen in Mio.	657	664	7	1,0
Tagesdosen in Mio.	40.229	41.058	829	2,1
Gesetzliche Abschläge insgesamt in Mio. Euro	2.550	2.545	–5	–0,2
Apothekenabschläge in Mio. Euro (§130 SGB V)	1.088	1.100	11	1,0
Herstellerabschläge in Mio. Euro (§130a SGB V)	1.462	1.446	–16	–1,1
Packungsabschlag in Mio. Euro (§130a Abs. 1 SGB V)	1.075	1.061	–14	–1,3
Preismoratorium in Mio. Euro (§130a Abs. 3a SGB V)	250	257	7	2,8
Generikaabschlag in Mio. Euro (§130a Abs. 3b SGB V)	137	128	–9	–6,5
AMNOG Erstattungsbeträge in Mio. Euro (§130b SGB V)*	925	1.350	425	45,9
Rabattverträge in Mio. Euro (§130a Abs. 8 SGB V)	3.655	3.888	233	6,4

* inklusive parenterale Zubereitungen

immer als Originale verordnet. Hier sollten die Möglichkeiten für eine wirtschaftlichere Verordnung über Selektivverträge besonders genutzt werden. Zusammen erreichten diese 30 Arzneimittel einen Anteil von 24,4% an den gesamten Arzneimittel-Nettokosten des Jahres in Höhe von 33,6 Mrd. € (vgl. ▶ Kapitel 1, Tabelle 1.4).

4.3.1 Markt der patentgeschützten Arzneimittel

Besondere Beachtung haben auch im Jahr 2016 wieder die steigenden Umsätze patentgeschützter Arzneimittel gefunden. Diese sind nach der kurzzeitigen Stagnation zur Einführung der einschneidenden Regelungen des AMNOG 2011 im vergangenen Jahr erneut auf 15,9 Mrd. € angestiegen und dies trotz tendenziell rückläufiger Verordnungsmengen. Im Jahr 2016 ist jedoch auch die Menge der verordneten Packungen auf nun 46 Mio. Packungen angestiegen (vgl. ▶ Abbildung 1.3). Damit machten 7% aller Verordnungen 44% des Umsatzes 2016 aus. Deutlich ins Gewicht fiel dabei die zunehmende bzw. erstmalige Verordnung der fünf Patent-Arzneimittel mit den höchsten Nettokostenzuwächsen im Vergleich zum Jahr 2015, die zu zusätzlichen Kosten für die GKV in Höhe von ca.

511 Mio. € geführt haben. Dies entspricht fast zwei Dritteln des absoluten Nettokostenanstiegs im gesamten Arzneimittelmarkt. Die Nettokosten dieser fünf Arzneimittel summierten sich 2016 auf ca. 1,5 Mrd. € und damit auf mehr als 4% der gesamten Nettokosten im Fertigarzneimittelmarkt der GKV (⬛ Tabelle 4.5).

Werden die durchschnittlichen Kosten je DDD für alle ca. 8.000 tatsächlich verordneten Arzneimittel[1] betrachtet, so fällt auf, dass ca. 1% (78 Arzneimittel) der Arzneimittel besonders hohe Kosten aufweist. Betrachtet man deren DDD-Kosten, also den Teil der Verteilung, in dem sich das eine Prozent der teuersten Arzneimittel befindet, über die letzten zehn Jahre, so zeigt sich eine große Dynamik: Während die Perzentilgrenze im Jahr 2007 bei 126,29 € lag – rund 1% der Arzneimittel kosteten mindestens 126,29 € je DDD – so ist dieser Wert in nur zehn Jahren um mehr als 160 % gestiegen und liegt 2016 nun bei 330,64 € je DDD (⬛ Abbildung 4.6). Dabei sinkt insgesamt die Menge der verordneten Produkte, ihre Kosten steigen hingegen deutlich. Unter den 78 Präparaten sind im Jahr 2016 hauptsächlich Arzneimittel, die nur für wenige Patienten eingesetzt werden, wie beispielsweise spezielle Präparate zur

---

[1] Zusätzlich eingeschränkt auf mindestens 1.000 verordnete DDD und mindestens 1 € Umsatz pro Jahr.

■ **Tabelle 4.5** Die fünf patentgeschützten Arzneimittel mit den höchsten Nettokostendifferenzen 2016 im Vergleich zu 2015.

Präparat	Nettokosten 2016	Nettokosten 2015	Differenz Nettokosten
Eliquis	335,8	188,5	147,3
Cosentyx	148,6	22,7	125,9
Epclusa	101,8	0,0	101,8
Xarelto	646,5	577,7	68,9
Xtandi	224,6	156,7	67,8
Summe	1.457,3	945,7	511,6
Anteil an Gesamt in %	4,3	2,9	66,1
Gesamtmarkt	33.573,1	32.799,2	773,9

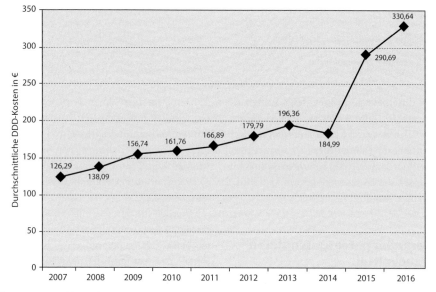

■ **Abbildung 4.6** Entwicklung des obersten Perzentils der durchschnittlichen DDD-Kosten aller verordneten Arzneimittel in den Jahren 2007 bis 2016 (nach Kosten je Tagesdosis, n = ca. 80, kein einheitlicher Warenkorb).

Behandlung der Hämophilie (Bluterkrankheit) oder als Enzymersatztherapie. Die hohen Preise führen jedoch dazu, dass diese Präparate einen Bruttoumsatz von zusammen über 1,8 Mrd. € erzielen, was 5,1 % des Bruttoumsatzes im gesamten Fertigarzneimittelmarkt entspricht, und dies trotz häufig geringer Patientenzahlen: Nach Tagesdosen haben diese Arzneimittel lediglich einen Marktanteil von 0,006 % am Gesamtmarkt. Mit der Verschiebung hin zu speziellen und teuren Präparaten lässt sich ein Trend beobachten, dass pharmazeutische Hersteller mit ihren Produkten offenbar zunehmend möglichst singuläre Nischen suchen und besetzen (Ludwig 2016).

Mit dem AMNOG wurde nicht nur ein Instrument zur evidenzbasierten Bewertung des zusätzlichen Nutzens neuer Arzneimittel gegenüber den vorhandenen Therapieoptionen etabliert, sondern auch erstmals die Möglichkeit, über die Preise dieser neuen Arzneimittel kollektiv zu verhandeln. Die Ergebnisse der Nutzenbewertung und die Differenzen zwischen dem ursprünglichen Listenpreis der Hersteller (PPU) und den verhandelten Erstattungsbeträgen (ApU) für 33 neue Arzneimittel des

Jahres 2015, für die ein Erstattungsbetrag vereinbart wurde, sind ■ Tabelle 4.6 zu entnehmen.

In ■ Abbildung 4.7 ist die Differenz der resultierenden Abschläge für 124 Arzneimittel, für die eine gültige gemeldete Preisinformation vorliegt, dargestellt. Hier zeigt sich, dass die Abschläge zwischen 2% und 96% liegen. Der Vergleich der beiden Verteilungen verdeutlicht, dass der Preisabstand abhängig vom Zusatznutzen ist: Im Schnitt wird für Arzneimittel mit Zusatznutzen ein Abschlag in Höhe von 23% vereinbart, während dieser für die 25 Arzneimittel ohne Zusatznutzen um 8 Prozentpunkte und damit signifikant höher liegt (31%). Eine Preisreduktion von 50% oder mehr liegt bei insgesamt fünf Präparaten vor – keines dieser Präparate kann einen Zusatznutzen vorweisen.

■ **Tabelle 4.6** Höchstes Nutzenbewertungsergebnis, Gesamtverordnungen im Jahr 2016 sowie Hersteller-Listenpreis und Preisabschlag der verordnungsstärksten Packung für 33 neue Wirkstoffe bzw. Wirkstoffkombinationen des Jahres 2015 mit Erstattungsbetrag (Stichtag 01.05.2017).

Präparat	Wirkstoff	ATC-Code	Höchste Nutzenbewertung	ursprünglicher Hersteller-Listenpreis (PPU) in €	Abschlag für die verordnungsstärkste Packung in %	Verordnungen des Präparates 2016 in Tsd.
Brimica Genuair	Formoterol und Aclidiniumbromid	R03AL05	beträchtlicher Zusatznutzen	161,10	5,0	163,6
Duaklir Genuair	Formoterol und Aclidiniumbromid	R03AL05	beträchtlicher Zusatznutzen	161,10	5,0	90,7
Viekirax	Ombitasvir, Paritaprevir und Ritonavir	J05AP53	beträchtlicher Zusatznutzen	13.818,78	6,3	7,0
Exviera	Dasabuvir	J05AP09	beträchtlicher Zusatznutzen	1.303,49	6,3	6,2
Keytruda	Pembrolizumab	L01XC18	beträchtlicher Zusatznutzen	1.785,00	6,8	2,0
Cosentyx	Secukinumab	L04AC10	beträchtlicher Zusatznutzen	4.589,67	7,2	34,5
Repatha	Evolocumab	C10AX13	Zusatznutzen ist nicht belegt	1.735,20	10,1	6,3
Kyprolis	Carfilzomib	L01XX45	geringer Zusatznutzen	1.339,33	10,5	1,2
Praluent	Alirocumab	C10AX14	Zusatznutzen ist nicht belegt	1.735,20	12,0	11,4
Cresemba	Isavuconazol	J02AC05	nicht quantifizierbarer Zusatznutzen	835,48	13,2	0,6
Lixiana	Edoxaban	B01AF03	geringer Zusatznutzen	222,46	13,7	227,2
Spiolto respimat	Olodaterol und Tiotropiumbromid	R03AL06	geringer Zusatznutzen	181,80	14,2	221,8
Otezla	Apremilast	L04AA32	Zusatznutzen ist nicht belegt	3.282,23	15,3	18,8
Cyramza	Ramucirumab	L01XC21	geringer Zusatznutzen	2.983,00	15,6	0,5
Lenvima	Lenvatinib	L01XE29	nicht quantifizierbarer Zusatznutzen	2.150,00	18,1	2,9

Tabelle 4.6 (Fortsetzung)

Präparat	Wirkstoff	ATC-Code	Höchste Nutzenbewertung	ursprünglicher Hersteller-Listenpreis (PPU) in €	Abschlag für die verordnungsstärkste Packung in %	Verordnungen des Präparates 2016 in Tsd.
Ofev	Nintedanib	L01XE31	geringer Zusatznutzen	2.967,00	18,1	11,1
Orkambi	Ivacaftor und Lumacaftor	R07AX30	beträchtlicher Zusatznutzen	12.995,00	18,6	3,0
Cotellic	Cobimetinib	L01XE38	beträchtlicher Zusatznutzen	5.798,82	19,0	1,4
Cerdelga	Eliglustat	A16AX10	nicht quantifizierbarer Zusatznutzen	90.397,08	19,8	0,1
Blincyto	Blinatumomab	L01XC19	nicht quantifizierbarer Zusatznutzen	2.826,08	20,0	–
Lynparza	Olaparib	L01XX46	nicht quantifizierbarer Zusatznutzen	7.000,00	22,2	3,2
Vargatef	Nintedanib	L01XE31	geringer Zusatznutzen	2.886,00	23,6	5,0
Soolantra	Ivermectin	D11AX22	Zusatznutzen gilt als nicht belegt	21,00	27,0	185,1
Nivolumab BMS	Nivolumab	L01XC17	beträchtlicher Zusatznutzen	570,00	27,3	–
Opdivo	Nivolumab	L01XC17	beträchtlicher Zusatznutzen	1.425,00	27,3	2,8
Kanuma	Sebelipase alfa	A16AB14	nicht quantifizierbarer Zusatznutzen	8.980,00	34,0	0,3
Strensiq	Asfotase alfa	A16AB13	nicht quantifizierbarer Zusatznutzen	80.640,00	35,6	0,2
Farydak	Panobinostat	L01XX42	nicht quantifizierbarer Zusatznutzen	5.939,02	36,8	1,1
Trulicity	Dulaglutid	A10BJ05	geringer Zusatznutzen	372,00	37,6	259,8
Zykadia	Ceritinib	L01XE28	beträchtlicher Zusatznutzen	7.315,07	40,3	0,9
Mekinist	Trametinib	L01XE25	beträchtlicher Zusatznutzen	7.423,77	45,9	5,9
Raxone	Idebenon	S01XA43	nicht quantifizierbarer Zusatznutzen	7.038,50	47,5	0,9
Akynzeo	Palonosetron, Kombinationen	A04AA55	Zusatznutzen ist nicht belegt	125,00	50,8	35,1

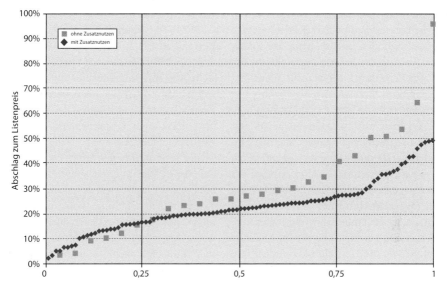

◘ Abbildung 4.7 Abschläge auf den ursprünglichen Listenpreis des Herstellers durch vereinbarte Erstattungsbeträge für Arzneimittel mit und ohne Zusatznutzen.

Der Zusatznutzen scheint sich auch in der Verordnungshäufigkeit widerzuspiegeln: Arzneimittel ohne Zusatznutzen werden mit durchschnittlich 76.000 Packungen im Jahr seltener verordnet als Arzneimittel mit Zusatznutzen (94.000 Packungen). Die Dauer der Marktpräsenz – jüngere Arzneimittel haben in der Regel noch geringe Verordnungszahlen – unterscheidet sich dabei für beide Gruppen nur unwesentlich (1.150 vs. 1.298 Tage). Allerdings ist zu berücksichtigen, dass die Präparate für jeweils unterschiedlich große Patientenpopulationen und somit unterschiedlich große Absatzmärkte verordnet werden können. Eine regionale Betrachtung des Verordnungsgeschehens der AMNOG Arzneimittel wird ergänzt in ▶ Kapitel 50 gegeben.

Betrachtet man die Umsätze der 135 Arzneimittel, die in den Jahren 2011 bis 2016 einer frühen Nutzenbewertung unterzogen wurden, für die bis Ende 2016 ein Erstattungsbetrag verhandelt wurde und die sich 2016 im Markt befanden, und vergleicht deren GKV-Umsätze mit den Umsätzen, die sich ergeben hätten, wenn der verhandelte Erstattungsbetrag bereits bei Markteinführung gegolten hätte, so zeigt sich, dass einige Hersteller den Preis ihres neuen Arzneimittels zunächst deutlich höher kalkuliert hatten als nach erfolgter Nutzenbewertung angemessen erscheint. Addiert man diese Mehrkosten, die sich die Hersteller dieser Arzneimittel aufgrund der freien Preisbildung im ersten Jahr zugestanden haben, so ergeben sich in Summe 834 Mio. €, die der GKV in den Jahren 2011 bis 2016 zu viel in Rechnung gestellt wurden, da die Erstattungsbeträge nicht schon bei Markteinführung gültig waren. Umsätze von Arzneimitteln ohne Erstattungsbeträge (opt-out) sind in dieser Berechnung nicht enthalten, da die Preisdifferenzen für diese nicht berechnet werden können. Um dem erheblichen Kostenproblem zu begegnen, das sich für die GKV aus dem Jahr der einseitig freien Preissetzung ergibt, wurde als ein Ergebnis aus dem Pharmadialog zwischen der Bundesregierung und der pharmazeutischen Industrie festgehalten, eine Umsatzschwelle für die Rückwirkung der Erstattungsbeträge einzuführen (Bundesministerium für Gesundheit 2016). Diese Umsatzschwelle wurde jedoch nicht wie geplant ins Arzneimittelversorgungsstärkungsgesetz (AMVSG) im Mai 2017 übernommen, sodass dieses – wie gezeigt – kostenträchtige Problem nach wie vor ungelöst ist. Da ohnehin mit den Bedingungen der Umsatzschwelle nur wenige Arzneimittel adressiert worden wären, hätte diese in der einst geplanten Form zumindest für die Vergangenheit kaum eine Einsparwirkung erzielt (Schaufler und Telschow 2016). Bei einigen Arzneimitteln haben einige oder mehrere

Krankenkassen bereits vor Abschluss der kollektiven Erstattungsbetragsverhandlungen selektive Verträge abgeschlossen, um den Kostendruck im ersten Marktjahr zu verringern; die ordnungspolitische Bedeutung dieser Verträge ist jedoch nicht unumstritten (vgl. ▶ Kapitel 6). Eine gleichzeitig effektive wie vergleichsweise einfach umzusetzende Regelung wäre, den erstmals vereinbarten oder von der Schiedsstelle festgesetzten Erstattungsbetrag zum Zeitpunkt der Markteinführung rückwirkend gelten zu lassen. Für entsprechende Rückforderungen der Krankenkassen gibt es bereits ein etabliertes Verfahren und die Kostenbelastung der GKV ließe sich so wirksam um etliche Millionen € pro Jahr reduzieren. Hierbei ist auch ein gewisser präventiver Effekt zu berücksichtigen, da die Hersteller vermutlich ihre Launchpreise zurückhaltender kalkulieren würden, um keine zu großen Rückstellungen für spätere Rückzahlungen bilden zu müssen.

Die Zusammenschau dieser Ergebnisse zeigt, dass insbesondere spezielle und neu auf den Markt gebrachte Arzneimittel für den weiteren Kostenschub bei den Arzneimittelausgaben verantwortlich sind. Darüber hinaus nutzen die Hersteller das erste Jahr der freien Preisbildung, um ihre Umsätze zu steigern. Auch wenn neue Arzneimittel in der Anfangsphase ihrer Marktdurchdringung in der Regel noch keine hohen Verordnungszahlen erreichen (vgl. Schaufler et al. 2013), so werden diese die Arzneimittelausgaben in der Zukunft ungleich höher belasten, wenn mit einem einmal etablierten Preisniveau steigende Verordnungszahlen realisiert werden können. Sofern sich der Trend zu immer teureren neuen Arzneimitteln fortsetzt, werden Befürchtungen laut, dass damit die Finanzierung der nationalen Gesundheitssysteme immer stärker unter Druck gerät, was zur Rationierung führen kann (Hengsbach 2016). Auch der Europäische Rat sieht diese Entwicklung mit Sorge und diskutiert mögliche gemeinsame Maßnahmen der Mitgliedstaaten, wie beispielsweise eine gemeinsame Europäische Preisfindungsstrategie (Europäischer Rat 2016).

Nach wie vor ist der Patentmarkt durch den sogenannten Bestandsmarkt geprägt, also Arzneimittel, die bereits vor Einführung des AMNOG im Jahr 2011 auf dem Markt waren. So hatten diese Arzneimittel im Jahr 2016 aufgrund ihrer nach wie vor hohen Marktbedeutung einen Umsatzmarktanteil von 31,5% am gesamten Arzneimittelmarkt der GKV. Mit Aufhebung der Nutzenbewertung für den Bestandsmarkt im 14. SGB-V-Änderungsgesetz vom April 2014 lassen sich mit dem zur Verfügung stehenden Instrumentarium die Preise für diese Arzneimittel nicht wirksam beeinflussen. In das AMVSG wurde jedoch eine Regelung aufgenommen, dass auch Bestandsmarkt-Arzneimittel in Ausnahmefällen für eine Nutzenbewertung herangezogen werden können, wenn für das Arzneimittel eine neue Zulassung mit neuem Unterlagenschutz erteilt wird. Das Beispiel des Arzneimittels Lemtrada verdeutlicht allerdings, warum diese neue Regelung kaum Wirkung entfalten dürfte: Lemtrada, ein neues Arzneimittel mit altem Wirkstoff in neuer Indikation, fällt nach Auffassung der Europäischen Zulassungsbehörde (EMA) unter dieselbe Zulassung wie das erstmals zugelassene wirkstoffgleiche Arzneimittel, da es sich bei dem Präparat Lemtrada nicht um einen neuen Wirkstoff handelt. Arzneimittel mit bekannten Wirkstoffen erhalten unter den bestehenden EU-Regularien selbst bei sehr stark abweichenden Therapiegebieten gar keinen neuen Unterlagenschutz (GKV-Spitzenverband 2016). Somit wäre Lemtrada auch unter den veränderten Bedingungen des AMVSG ohne Nutzenbewertung auf den Markt gebracht worden.

Die im AMVSG getroffene Neuregelung dürfte daher nur in äußerst seltenen Konstellationen von Arzneimitteln des Bestandsmarktes zur Anwendung kommen, da hierfür eine neue Zulassung mit neuem Unterlagenschutz gegeben sein müsste. Daher kann bezweifelt werden, dass die Neuregelung tatsächlich zu einem wesentlich geringeren Erstattungspreis in der Verhandlung führt: Die Hersteller orientieren sich mit ihren Preisen für neue Arzneimittel vielmehr an dem hohen Preisniveau der übrigen Anbieter im Indikationsgebiet. Die Industrieseite selbst nennt auch als Kriterien für die initiale Preissetzung den „Innovationsgrad im Vergleich zu existierenden Therapien und deren Kosten" (Pfundner 2016). Eine Absenkung des Preises in einer Erstattungsbetrags-Verhandlung wäre nach der Logik des AMNOG gar nicht zu erreichen, da hier nur auf das – meist höhere – Preisniveau der indikationsbezogenen Vergleichstherapie abgestellt wird. Das Beispiel Lemtrada mit einem mehr als zwölf Jahre alten Wirkstoff mit neuer Indikation hätte also auch in einer Preisverhandlung seinen Preis vermutlich behaupten können – gegenüber dem vom Markt genommenen wirkstoffgleichen Präparat ist Lemtrada 40 mal teurer. Ähnliches geschieht derzeit mit alten Wirkstoffen, die mit einer neuen Zulassung als Orphan Drug auf den Markt kommen und damit eine sehr spezielle Nische besetzen. So wird der Wirkstoff Hydrocortison als Orphan Drug unter dem Namen Plenadren für 1.412 € angeboten, während generische Präparate ohne diese Orphan-Indikation für ca. 48 € (mit halber Wirkstoffmenge) verfügbar sind. Der bereits vor Jahren vom Markt genommene Wirkstoff Chenodesoxycholsäure kostete zuletzt unter dem Namen Chenofalk ca. 58 € (2010) und wurde 2017 von der Firma Leadiant als neues Orphan-Medikament zum Preis von 27.513 € in den Handel gebracht. Mit diesen Beispielen offenbart sich, dass sich der Preis eines Medikaments in Deutschland derzeit weder an den tatsächlichen Entwicklungs- oder gar den Produktionskosten noch am damit verbundenen Nutzen für die Patienten orientiert, sondern vielmehr am vorherrschenden indikationsbezogenen Preisniveau. Ist durch ein Präparat einmal ein Preisanker in einem Therapiegebiet gesetzt, ist dieses Niveau für alle nachfolgenden Präparate auch die preisliche Referenz.

Mit dem AMNOG wurde ein Instrument geschaffen, mit dem „die Spreu vom Weizen", also therapeutisch innovative Produkte von Analogentwicklungen getrennt werden können und sich diese Bewertung auch im Preis widerspiegeln sollte. Prinzipiell wird damit dem Grundsatz „gutes Geld für gute Produkte" Rechnung getragen. Allerdings sind Strategien der Industrie denkbar, für die das Verhandlungsverfahren noch nicht ausreichend gerüstet ist:

- Gelingt es dem Hersteller Alleinstellungsmerkmale zu schaffen, so dass keine Vergleichsprodukte existieren, gibt es nach heutigen Maßstäben auch keinen Preisanker und es könnte jeder beliebige Preis verlangt werden. Dies ist bei neuen, wirksamen Arzneimitteln in Indikationen der Fall, die bislang nur unzureichend therapiert werden konnten (Beispiel Sovaldi). Anwendungsgebiete können aber auch neu definiert werden: Durch das Design der klinischen Studien, die die Grundlage für die Nutzenbewertung darstellen, kann die Anwendung durch den Hersteller eingeschränkt werden, beispielsweise auf spezielle Genmodifikationen. Dies schränkt in der Folge sowohl Anwendungsgebiet als auch Vergleichstherapie für die Nutzenbewertung ein. Am Ende dieser Entwicklung könnte das für jeden Patienten unter Kombination einer Vielzahl von Merkmalen maßgeschneiderte Arzneimittel stehen, das tatsächlich unvergleichbar und konkurrenzlos bliebe.

- Auch über ethische Aspekte kann ein Hersteller in der Preisverhandlung Druck aufbauen und ein Arzneimittel vom Markt nehmen: Kann oder will eine Gesellschaft beispielsweise auf ein neues Arzneimittel oder eine weitere Therapieoption verzichten, wenn diese nur minimal lebensverlängernd wirken, vor allem aber teuer und nach Maßstäben anderer Länder längst nicht mehr kosteneffektiv sind (Scanell 2015)?

- Wenig Ansatzpunkte für relevante Preisreduktionen gibt es zudem in Indikationsnischen mit vielen hochpreisigen, meist ebenfalls patentgeschützten, Arzneimitteln. Preise unterhalb dieses etablierten hohen Niveaus können nur bei geringerem Nutzen verhandelt werden. Der erzielbare Preis für ein für diese Indikationsnische entwickeltes (Analog-)Präparat bleibt kalkulierbar hoch. Dies erklärt zum Teil, dass in Indikationen wie Hepatitis C, Melanome oder Multiple Sklerose in den vergangenen Jahren gleich mehrere alte und neue Medikamente zugelassen wurden. Das Kostenproblem in derartigen Konstellationen potenziert sich sogar noch, wenn für eine noch effizientere Therapie mehrere dieser teuren Arzneimittel kombiniert werden, wie bei einigen onkologischen Therapieregimen zu beobachten ist (Lauterbach 2015, Bausch 2016).

Eine Lösung für die tatsächliche oder nur behauptete Unvergleichbarkeit von neuen Arzneimitteln könnte sein, die Nischen aufzulösen, also Arzneimittelpreise bzw. -kosten sehr viel übergreifender miteinander zu vergleichen. Um in nicht voneinander abgegrenzten Indikationsnischen den existierenden Wettbewerb auf Wirkstoffebene zu nutzen, könnte den Krankenkassen erlaubt werden, auf dem Verhandlungsweg mit einzelnen Herstellern eine exklusive Versorgung zu vereinbaren. Bisherige Vorschläge einzelner Akteure zu entsprechenden Wirkstoffkatalogen oder Positivlisten sind jedoch bislang gescheitert. Weitere Überlegungen zur Reformierung der Preisfindung bestehen beispielsweise darin, die tatsächlich entstandenen Forschungs- und Entwicklungskosten für die Arzneimittel einzubeziehen (Cassel und Ulrich 2015). Ob die Industrie diese Forderung tatsächlich umsetzen würde, scheint zweifelhaft, da die entsprechenden Kosten in einer Verhandlung zu offenbaren wären. Auch wenn in mehreren US-Staaten im Frühjahr 2016 Gesetze (Pharmaceutical Cost Transparency Acts) erlassen wurden, die die Hersteller von hochpreisigen Arzneimitteln verpflichten, ihre Produktionskosten zu offenbaren, steht man hier doch noch am Anfang, da es noch keine konkreten Regelungen zur Umsetzung gibt (Vogler et al. 2017, Hollis 2016). Für hochinnovative Arzneimittel, die einen echten Therapiedurchbruch bedeuten, fehlt heute letztlich jeder Ansatzpunkt, auf dem Verhandlungsweg zu einem „bezahlbaren" Ergebnis zu kommen. Höchstens als letztes Mittel vorstellbar wären allenfalls drastische dirigistische Maßnahmen wie eine zentrale Preisfestsetzung qua Gesetz – also nicht über den heutigen Verhandlungsweg – oder gar Enteignung, Aufkauf oder Verkürzung von einzelnen Patenten, wenn ansonsten die Finanzierung und Leistungsfähigkeit des Solidarsystems in Gefahr geriete (Scannell 2015).

Die anhaltend hohe Zahl neuer Arzneimittel mit neu entwickelten Wirkstoffen deutet nicht darauf hin, dass sich die Bedingungen für Forschung und Entwicklung verschlechtert haben. Im Gegenteil: Durch neue, verkürzte Zulassungsverfahren wird den Herstellern ermöglicht, die Patentlaufzeiten über einen früheren Marktzugang immer weiter auszunutzen und somit länger von der Exklusivität profitieren zu können. Zudem ist zu vermuten, dass mit den geringeren Anforderungen an die klinischen Studien in beschleunigten Zulassungsverfahren auch reduzierte Entwicklungskosten verbunden sind (Eichler et al. 2012, Mühlbauer 2016). Gesamtwirtschaftlich betrachtet werden in der Branche Pharma und Biotechnologie die mit Abstand höchsten Margen sowohl in Europa als auch in den Verei-

nigten Staaten erzielt: Im Jahr 2015 lag das durchschnittliche Betriebsergebnis der gesamten Branche bei 20,3%, in den USA sogar bei 29,4% (berechnet als EBIT-Marge). Einzelne Unternehmen erwirtschaften sogar EBIT-Margen von 63% (Gilead 2015). Im Vergleich dazu lag diese Kennzahl in der ebenfalls finanzkräftigen Europäischen Automobilbranche lediglich bei 5,0% (Ernst & Young 2015). Vor diesem Hintergrund erscheinen Aussagen, dass getätigte Investitionen nicht angemessen vergütet würden, kaum plausibel. Die Forderung nach weiterer steuerlicher Industrieförderung für Forschung und Entwicklung (Verband forschender Arzneimittelhersteller 2015) erscheint nicht nachvollziehbar, da die Versichertenbeiträge offensichtlich schon heute die Erwirtschaftung stattlicher Gewinne ermöglichen.

4.3.2 Generikamarkt

Generika haben zusammen mit den überwiegend in diesem Marktsegment wirksamen Selektivrabatten und Festbeträgen in den vergangenen Jahren maßgeblich kostendämpfend im deutschen Arzneimittelmarkt gewirkt. Generika sind Arzneimittel mit patentfreien Wirkstoffen, deren Hersteller nicht der jeweilige Erstanbieter ist. Ihr Marktanteil hat sich seit 1997 stark erhöht: Vor 20 Jahren waren noch 45% aller verordneten Arzneimittel Generika, bis zum Jahr 2016 stieg dieser Anteil auf 76,3% an. Der Umsatzanteil liegt hingegen seit über zehn Jahren nahezu konstant im Bereich zwischen 34 und 37 % (vgl. ▶ Abbildung 1.5). Im internationalen Vergleich der OECD weist Deutschland – wie bereits seit vielen Jahren– mit rund 80% fast den höchsten Generikaanteil am Gesamtmarkt auf, unter den Europäischen Ländern liegt lediglich das Vereinigte Königreich mit 84% im Jahr 2014 leicht darüber, andere Länder wie Belgien oder die Schweiz liegen mit 33% bzw. 25% jedoch deutlich unterhalb des deutschen Wertes (OECD 2017). Deutschland nimmt zwar weiterhin einen Spitzenplatz bei den verschriebenen Volumina ein, jedoch werden die Arzneimittel in anderen Europäischen Ländern nach Listenpreisen deutlich kostengünstiger angeboten (Kanavos et al. 2011, Kanavos et al. 2008, Danzon und Furukawa 2008). Ob Generika in anderen Europäischen Ländern auch faktisch kostengünstiger angeboten werden, kann jedoch vor dem Hintergrund des umfänglichen und für andere Länder weitgehend intransparenten Rabattierungsgeschehens nur unzureichend beurteilt werden.

Im Jahr 2016 ist der Anteil generischer Produkte innerhalb des generikafähigen Marktes mit 66,4% nach Nettokosten im Vergleich zum Vorjahr zurückgegangen, bei einem Verordnungsanteil von nun 87,0% (▶ Tabelle 51.9 in ▶ Kapitel 51). Die Patentabläufe der Jahre 2014 bis 2016 zeigen, dass der generische Verordnungsanteil von ehemals patentgeschützten und zwischenzeitlich generisch gewordenen Wirkstoffen deutlich differiert (◘ Tabelle 4.7).

Der Wirkstoff Escitalopram hat im dritten generikafähigen Jahr mittlerweile einen generischen Nettokosten- und Verordnungsanteil von über 99 % erreicht. Beim Wirkstoff Rasagilin, bei dem generische Alternativen seit 2015 zur Verfügung stehen, liegt der Nettokostenanteil bei 70 % und der Verordnungsanteil der Generika bei rund 76 %. Bei dem verordnungsstarken Wirkstoff Pregabalin verläuft die Umstellung im dritten Jahr mit nur 51% generischem Nettokostenanteil und 67 % generischem Verordnungsanteil etwas langsamer. Seit 2017 sind nunmehr alle Indikationen dieses Wirkstoffs frei von Schutzfristen. Im Jahr 2016 sind insgesamt 22 Wirkstoffe und Wirkstoffkombinationen mit Gesamtnettokosten von 913 Mio. € generikafähig geworden, von denen die bedeutendsten mit zusammen 911 Mio. € Nettokosten in ◘ Tabelle 4.7 gelistet sind. Dabei entfallen über 81% dieser Nettokosten (zusammen 742 Mio. €) auf nur drei Wirkstoffe: Imatinib, Glatirameracetat und Tiotropiumbromid. Die Anteilsverteilung zwischen diesen drei Originalpräparaten und den Zweitanbietern zeigt überraschend, dass lediglich 0,4% der Nettokosten und 1,1% der Verordnungen auf deren jeweilige Generika entfielen. Es besteht die Hoffnung, dass diese Anteile noch steigen werden.

In ◘ Abbildung 4.8 werden die Generikaquoten an den gesamten Verordnungsquoten der generikafähigen Wirkstoffe dargestellt: Je weniger der hier betrachteten 451 Wirkstoffe eine annähernd 100-prozentige Generikaquote aufweisen, desto weiter ist der Anstieg der Kurve nach rechts verschoben. Hierdurch wird das Potenzial der nicht ausgeschöpften Generikaverordnungen als Fläche links der Kurve verdeutlicht (schraffiert dargestellt).

◘ **Tabelle 4.7** Ausgewählte Wirkstoffe mit Patentablauf in den Jahren 2014 bis 2016 im Verordnungsjahr 2016.

Beginn generischer Wettbewerb	Wirkstoff	Nettokosten in Mio. €	Generikaanteil an Nettokosten in %	Verordnungen in Tsd.	Generikaanteil an Verordnungen in %
2014					
1	Mometason	41,1	87,9	2.767,8	89,0
1	Pelargoniumwurzel	0,8	2,1	87,0	2,1
1	Telmisartan und Hydrochlorthiazid	21,8	96,6	633,6	96,8
1	Tibolon	2,0	23,6	28,2	27,1
2	Clopidogrel + ASS	2,3	3,3	20,6	3,2
4	Levodopa in Kombination mit Carbidopa und Entacapon	51,4	76,6	300,7	80,6
6	Escitalopram	25,5	99,4	1.100,1	99,3
7	Moxifloxacin	13,4	86,4	422,2	90,1
8	Alendronsäure und Colecalciferol	3,7	33,8	86,6	40,7
8	Eplerenon	68,1	80,3	354,7	84,0
11	Aripiprazol	111,7	72,7	382,9	81,1
11	Celecoxib	20,1	79,7	662,9	91,2
12	Pregabalin	293,9	51,3	3.451,4	67,3
		655,9	66,8	10.298,9	81,3

◻ **Tabelle 4.7** (Fortsetzung)

Beginn generischer Wettbewerb	Wirkstoff	Nettokosten in Mio. €	Generikaanteil an Nettokosten in %	Verordnungen in Tsd.	Generikaanteil an Verordnungen in %
2015					
1	Valganciclovir	25,0	67,0	15,2	63,3
2	Dienogest und Estrogen	12,8	8,6	375,7	9,9
2	Duloxetin	150,4	55,8	1.043,2	69,4
2	Sevelamer	33,5	47,0	150,3	51,5
3	Paricalcitol	13,4	54,7	106,3	58,6
3	Rasagilin	33,3	70,0	98,8	76,1
4	Brinzolamid	24,8	14,7	533,0	16,0
5	Duloxetin	13,0	58,7	125,1	68,9
5	Saquinavir	1,9	8,4	3,4	8,9
6	Bupropion	29,6	29,7	282,3	32,7
9	Zonisamid	17,7	35,6	114,9	40,6
10	Levomethadon	2,0	11,8	36,0	9,3
		357,3	49,4	2.884,3	45,1
2016					
1	Bendamustin	0,1	49,4	0,3	85,8
1	Teicoplanin	0,3	3,3	0,8	11,1
1	Linezolid	11,8	58,8	10,0	68,5
3	Fondaparinux	19,9	0,0	178,7	0,0
6	Lamivudin und Abacavir	33,4	7,8	19,9	8,5
6	Palonosetron	11,0	11,4	122,6	13,6
7	Tiotropiumbromid	232,0	1,0	1.788,8	1,2
8	Cinnarizin + Dimenhydrinat	23,9	1,2	719,3	1,2
8	Sildenafil	42,2	6,7	40,1	5,7
8	Voriconazol	23,6	5,9	9,2	9,0
9	Glatirameracetat	260,4	0,0	93,0	0,0
10	Adapalen	1,6	2,5	70,0	2,8
11	Abacavir	1,5	0,0	4,3	0,0
12	Imatinib	249,6	0,1	39,7	0,1
		911,4	2,0	3.096,6	2,0
Summe hier		1.924,6		16.279,8	
Durchschnitt (2014 bis 2016)			32,8		59,8

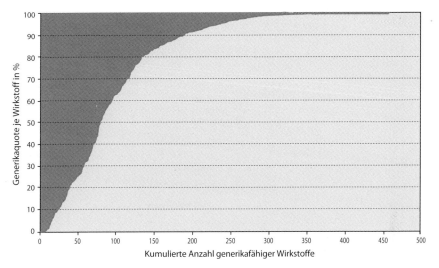

■ **Abbildung 4.8** Verordnungsanteile der Generika (Zweitanmelder) an den 451 generikafähigen Wirkstoffen im Jahr 2016.

So weisen nur rund 57 % dieser Wirkstoffe eine Generikaquote von über 90% auf. Allerdings kann auch die Verordnung ehemaliger Originalpräparate wirtschaftlich sein, wenn das Arzneimittel nicht teurer ist oder ein Rabattvertrag besteht (vgl. ► Kapitel 6).

Gemäß Abschlussbericht der Europäischen Kommission über den Wettbewerb im Arzneimittelsektor verzögern Originalhersteller den Markteintritt von Generika nach Patentablauf um durchschnittlich sieben Monate, indem sie den Umfang und die Dauer ihres Patentschutzes ausweiten, Patentstreitigkeiten gerichtlich austragen oder bei den Marktzulassungsbehörden intervenieren. Es gibt Hinweise darauf, dass auch nach erfolgter Zulassung von Generika die Hersteller der Originalpräparate im Rahmen ihrer Werbeaktionen bei niedergelassenen Ärzten die Qualität und Erhältlichkeit der Generika in Zweifel ziehen und versuchen, den Vertrieb der Generika zu beeinflussen (Europäische Kommission 2009). Im Juli 2014 endete ein Verfahren gegen die Arzneimittelhersteller Servier, Teva und vier weitere Unternehmen zum Wirkstoff Perindopril mit einer Strafzahlung von 428 Mio. €, gegen Geldzahlungen soll der Patentinhaber mehrere Generikahersteller den Markteintritt von Generika verzögert haben (EU Kommission 2014).

4.3.3 Biologicals und Biosimilars

Arzneimittel, deren Wirkstoff aus einem lebenden Organismus hergestellt wird, so genannte biologische Arzneimittel, Biologicals oder auch Biopharmazeutika, haben in den vergangenen Jahren zunehmend an Bedeutung für die Arzneimitteltherapie gewonnen. Bei diesen Substanzen handelt es sich in aller Regel um große Proteinmoleküle aus mehreren und langen Amninosäureketten, die als hochkomplexe Gemische verschiedener Molekülformen vorliegen. Deren Herstellung funktioniert meist nur mithilfe gentechnologischer Methoden in großem Maßstab. Als erster Wirkstoff wurde Humaninsulin seit Ende der 70er Jahre des 20. Jahrhunderts entwickelt und 1982 auf den Markt gebracht (Dingermann und Zündorf 2013). Seitdem hat der Anteil gentechnologisch hergestellter Wirkstoffe an den neu in den Markt eingeführten Wirkstoffen eines Jahres deutlich zugenommen: Wurde in den 1990er Jahren noch jeder zehnte neue Wirkstoff gentechnologisch hergestellt, ist dies von den 33 neuen Wirkstoffen des Jahres 2016 bei 13 der Fall, also bei nahezu 40%. Es ist kaum verwunderlich, dass die Bedeutung dieser therapeutisch wichtigen Wirkstoffe für die Arzneimittelausgaben kontinuierlich angestiegen ist. Die umsatzstärksten Gruppen der gentechnologisch hergestellten Arz-

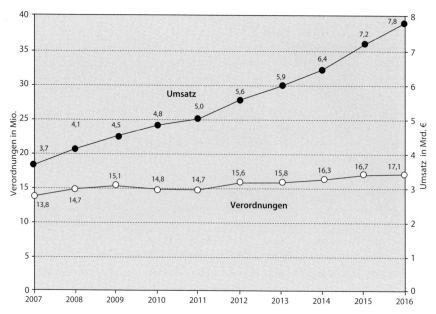

Abbildung 4.9 Verordnungen und Umsatz gentechnologisch hergestellter Arzneimittel 2007 bis 2016.

neimittel sind Immunsuppressiva, Antidiabetika und Immunstimulanzien. Im Jahr 2016 umfassen diese Arzneimittel mit einem Umsatz von 7,8 Mrd. € rund 21,5% des gesamten GKV-Fertigarzneimittelmarktes (■ Abbildung 4.9), der Verordnungsanteil ist jedoch mit 2,6% vergleichsweise gering.

Die Verordnung eines gentechnologisch hergestellten Arzneimittels kostet im Durchschnitt 425,90 € und ist damit fast neunmal so teuer wie die durchschnittliche Verordnung im restlichen Markt (48,81 €). Die Umsatzdynamik gentechnologisch hergestellter Arzneimittel macht deutlich, dass diese stetig wachsenden Einfluss auf die Arzneimittelausgaben der Krankenkassen haben und wohl auch weiter haben werden. Ein Wettbewerb findet für Biologicals nach Patentablauf durch die Markteinführung von Biosimilars statt. Biosimilars können in einer groben Annäherung als generische Biologicals, also Generika bio- oder gentechnologisch hergestellter Wirkstoffe, bezeichnet werden (vgl. Ausführungen dazu in ▶ Kapitel 1).

Nach der Marktdurchdringung der Generika, die seit vielen Jahren erheblich zu einer wirtschaftlichen Arzneimittelversorgung beitragen, wird auch von Biosimilars eine Belebung des Wettbewerbs erhofft und die Chance, dass eine qualitativ gleich-

wertige Versorgung wirtschaftlicher erbracht werden kann. Das Paul-Ehrlich-Institut betont in einer Stellungnahme, dass Biosimilars grundsätzlich nach erwiesener Äquivalenz und erfolgter Zulassung so eingesetzt werden können wie Originatorprodukte auch (Paul-Ehrlich-Institut 2015). Die Arzneimittelkommission der deutschen Ärzteschaft (AkdÄ) unterstützt diese Beurteilung in ihren Stellungnahmen zu Biosimilars (Arzneimittelkommission der Deutschen Ärzteschaft 2008, Arzneimittelkommission der Deutschen Ärzteschaft 2017). Eine Umstellung von einem Präparat auf das andere ist demnach nicht grundsätzlich anders zu bewerten als die Anwendung verschiedener Herstellungschargen des gleichen Präparats (vgl. auch ausführliche Darstellung in ▶ Kapitel 1.5).

Im Jahr 2016 waren im deutschen Markt Biosimilars zu sieben Wirkstoffen verfügbar. Die Preisunterschiede zwischen diesen und den jeweiligen Erstanbieterpräparaten sind mit im Mittel ca. 20% deutlich geringer als bei Generika und ihren ehemals patentgeschützten Originalen (vgl. ▶ Kapitel 1). Diese vergleichsweise geringen Preisabstände werden oft mit den hohen Anforderungen an die Entwicklung begründet; unter anderem müssen zusätzliche klinische Studien zur Vergleichbarkeit durchgeführt werden. Als Entwicklungskosten werden Größenordnungen von 60 bis 200 Mio. € genannt (Arbeitsgemeinschaft probiosimilars 2015). Dies ist zwar deutlich mehr als für Generika mit ca. 5 Mio. €, allerdings auch erheblich weniger als mit ca. 0,9 bis 1,2 Mrd. € für die Entwicklung eines neuen Biologikums aufgewendet wird (Verband forschender Arzneimittelhersteller 2006, Deutsche Apothekerzeitung 2008, Zylka-Menhorn und Korzilius 2014, Reinwald 2015). Warum die Preisabstände zum Originalanbieter dennoch nur so gering sind, erklärt sich vermutlich aus einer überschaubaren Anbietervielfalt, die keinen echten Wettbewerb erkennen lässt: So waren 2016 nur zwölf Biosimilaranbieter im deutschen Markt vertreten, 80% der Marktanteile nach Nettokosten verteilen sich auf nur vier dieser Anbieter (Hexal, Pfizer, Biogen und Mundipharma), was zeigt, dass insbesondere Originalhersteller in diesem Markt aktiv sind. Auch am Beispiel der niedermolekularen Heparine zeigt sich, dass hier offenbar keine freien Marktbedingungen herrschen: Bereits seit Jahren sind die Patente aller sieben Originalpräparate abgelaufen, die EMA hat die Voraussetzungen zur Zulassung von Biosimilars 2016 geschaffen und in anderen EU-Ländern (Großbritannien, Niederlande) sind auch Biosimilars beispielsweise zu Enoxaparin auf dem Markt. In Deutschland gibt es jedoch für die gesamte Gruppe der niedermolekularen Heparine einen Festbetrag. Die Einführung nur eines günstigeren Biosimilars würde den Festbetrag auch für die anderen Präparate deutlich senken. Daher ist wohl in Deutschland in diesem Markt von insgesamt 400 Mio. €, den sich mehrere Originalhersteller teilen, kaum damit zu rechnen, dass Biosimilars in den Handel kommen, was dann Einsparmöglichkeiten zur Folge haben könnte. Hier werden Anreize benötigt, die auch kleineren Anbietern die Möglichkeit eröffnen, Zweitanbieterpräparate zu deutlich niedrigeren Preisen als heute üblich auf den Markt zu bringen.

Angesichts der Beurteilungen der therapeutischen Vergleichbarkeit und Austauschbarkeit aus Wissenschaft und Zulassungsinstitutionen (s. o.) überrascht, warum die tatsächlichen Marktanteile der Biosimilarpräparate mit durchschnittlich 32,0% im Vergleich mit der durchschnittlichen Generikaquote von 76,4% so niedrig sind. Die wirkstoff-

bezogen unterschiedlichen Biosimilaranteile werden in ▶ Kapitel 1 für die GKV und nach KV-Regionen in ▶ Kapitel 50 dargestellt.

Dass über einen höheren Verordnungsanteil von Biosimilars Einsparungen erzielt werden können, erscheint evident. Zugleich gibt es auch Anstrengungen von Krankenkassen, über Rabattverträge mit Originalanbietern wirtschaftliche Reserven in den hochpreisigen biosimilarfähigen Marktsegmenten zu heben (Deutsche Apothekerzeitung 2015, Deutsche Apothekerzeitung 2016). Die tatsächlich von den Ärzten realisierten Umstellungen bzw. Neueinstellungen auf günstigere Produkte haben für diese biosimilarfähigen Wirkstoffe 2016 dazu geführt, dass bereits Einsparungen in Höhe von 77 Mio. € realisiert werden konnten. Effekte durch Rabattverträge sind hierbei nicht berücksichtigt. Dies ist jedoch erst ein Viertel des gesamten Einsparpotenzials, berechnet mit Marktpreisen. Bei konsequenter Umsteuerung auf die preiswertesten Produkte hätten 2016 weitere 214 Mio.€ eingespart werden können (◘ Abbildung 4.10). Die präparatebezogenen Einsparpotenzialberechnungen werden in ▶ Tabelle 1.5 aufgeführt.

Die unterschiedlichen Trends bei den sieben Wirkstoffen machen deutlich, dass derzeit schwer einzuschätzen ist, wie sich die Biosimilars insgesamt weiterhin im Markt platzieren werden und ob sich zeitnah ein relevanter Wettbewerb um Preise und Marktanteile einstellt. In den letzten Jahren sind die Patente für eine Reihe von biotechnologisch hergestellten, umsatzstarken Produkten abgelaufen, wie beispielsweise für Interferone, ohne dass bis dato entsprechende Biosimilars auf den Markt gekommen wären. Dennoch ist mit einer Ausweitung des Biosimilarmarktes zu rechnen, weil zunehmend mehr biotechnologisch hergestellte Wirkstoffe ihren Patentschutz verlieren werden. Es besteht daher Hoffnung, dass auch in diesem Segment, insbesondere für verordnungsstarke Wirkstoffe, größere Wirtschaftlichkeitspotenziale realisiert werden. Mit Blick auf die gesamte Kostenentwicklung ist jedoch zu betonen, dass immer mehr neue Wirkstoffe teure Biologika sind. Zudem werden zukünftig Biologika auch in Therapiegebieten zu finden sein, in denen bisher noch kein Biologikum verfügbar war. Dies trifft auf rund die Hälfte der momentan in Entwicklung befindlichen Produkte zu (IMS

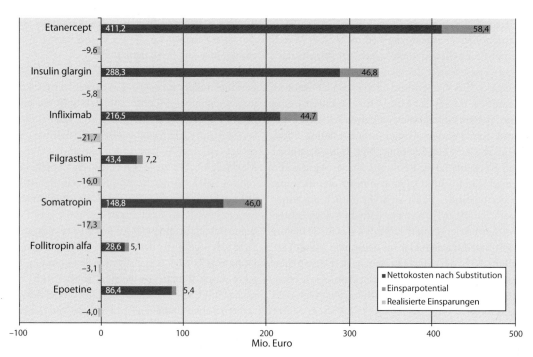

◻ Abbildung 4.10 Gesamtnettokosten, Einsparpotenziale je biosimilarfähigen Wirkstoff in Mio. € und bereits realisierte Einsparungen durch Verordnung von preisgünstigen Produkten im Jahr 2016.

Health 2017). Deren zunehmende Verordnung wird die gesamten Arzneimittelausgaben der kommenden Jahre maßgeblich bestimmen. Aufgrund des – im Vergleich zu Generika – deutlich geringeren Preisabstandes der Zweitanmelderpräparate zum Original werden die Kosten wirkstoffbezogen nach Patentablauf nicht mehr so stark sinken wie im Generikamarkt, wenn es nicht gelingt, den Wettbewerb im Biosimilarmarkt zu beleben bzw. geeignete Instrumente zur Kostensenkung und Verordnungssteuerung zu entwickeln und zu etablieren.

4.3.4 Festbetragsmarkt

Das 1989 im Rahmen des Gesundheitsreformgesetzes (GRG) eingeführte Festbetragssystem zur Festlegung von Erstattungshöchstgrenzen für Arzneimittel in der GKV hat sich seit über 25 Jahren als dauerhaft erfolgreiche Maßnahme zur Kostenstabilisierung etabliert. Nach den Regelungen des § 35 SGB V bestimmt der Gemeinsame Bundesausschuss, für welche Gruppen von Arzneimitteln Festbeträge festgesetzt werden können. Im Einzelnen handelt es sich dabei um Arzneimittel mit

- denselben Wirkstoffen,
- pharmakologisch-therapeutisch vergleichbaren, insbesondere chemisch verwandten Wirkstoffen,
- therapeutisch vergleichbarer Wirkung, insbesondere Arzneimittelkombinationen.

Deutschland gehört im internationalen Vergleich zu den Pionieren bei der Etablierung von so genannten Referenzpreissystemen. Nachdem 1989 in Deutschland Festbeträge eingeführt worden waren, folgten 1991 die Niederlande, 1993 Dänemark und Schweden, Spanien im Jahr 2000 sowie Belgien und Italien 2001 (Kanavos und Reinhardt 2003). In den meisten Europäischen Ländern und auch im außereuropäischen Ausland wurden mittlerweile Festbeträge eingeführt, so zum Beispiel auch in Kanada und Neuseeland (Habl et al. 2008, Galizzi et al. 2011).

Festbeträge stellen eine indirekte Form der Preissteuerung dar, da sie nicht direkt in die Preisfestlegung eingreifen, sondern Erstattungshöchst-

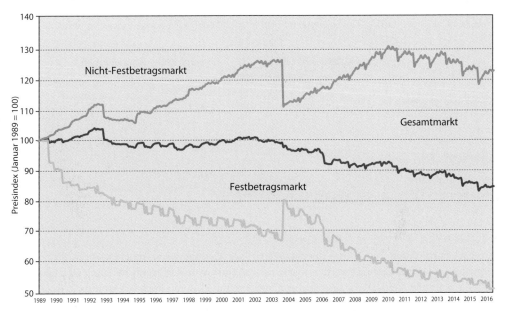

□ Abbildung 4.11 Preisindex nach Marktsegmenten seit 1989 (ab 1991 mit den neuen Bundesländern). Zur Jahresmitte werden jeweils aktuelle Warenkörbe der Preisindexberechnung zugrunde gelegt. Durch neue Festbetragsgruppen und Preisanpassungen bestehender Festbetragsgruppen kann es zu Preisniveauasprüngen kommen.

grenzen setzen. Referenzpreissysteme werden dabei allgemein als weniger restriktiv angesehen als direkte Preiskontrollen (Danzon und Ketcham 2004). Einen umfassenden Überblick über die Geschichte der Festbeträge und der damit verbundenen Rationale gibt Selke (2014).

Die Festbetragsregelungen wurden in den letzten Jahren mehrfach modifiziert, um die Wirksamkeit des Festbetragssystems auszubauen, wie durch die erneute Einbeziehung patentgeschützter Analogpräparate in die Festbeträge mit dem GMG, die Einführung von Zuzahlungsbefreiungsmöglichkeiten sowie die Modifikation der Festbetragsfestlegung in den Festbetragsstufen 2 und 3 mit dem AVWG (Nink und Schröder 2007). Im Rahmen der frühen Nutzenbewertung sollen neue patentgeschützte Arzneimittel ohne belegten Zusatznutzen unmittelbar in das Festbetragssystem überführt werden, diese Regelung wurde bislang jedoch erst für vier Arzneimittel angewendet (Azilsartan, Pitavastatin, Olodaterol und Vilanterol/Fluticason) (vgl. ▶ Kapitel 5). Die Möglichkeit, Festbetragsgruppen ausschließlich mit vergleichbaren patentgeschützten Arzneimitteln zu bilden (§35, Abs. 1a

SGB V), wurde mit dem AMVSG 2017 abgeschafft. Insbesondere in der Konstellation zwischen neuen Arzneimitteln ohne Zusatznutzen und vergleichbaren Patent-Arzneimitteln des Bestandsmarktes gibt es nunmehr keine Möglichkeit mehr, letztere in das Festbetragssystem aufzunehmen. Nicht nur aus Gründen der gleichen Marktvoraussetzungen für vergleichbare Arzneimittel ist unverständlich, warum diese einfach zu handhabende wie effektive Regelung aufgegeben wurde.

Zum Stichtag 1. Juni 2017 waren über das „GKV-Abrechnungsverzeichnis Arzneimittel" 35.455 einzelne im Handel befindliche Produkte in 5.375 Arzneimittel-Standardaggregaten mit 825 unterschiedlichen Wirkstoffen bzw. Wirkstoffkombinationen als Festbetrags-Arzneimittel gemeldet. Die 538,6 Mio. Verordnungen dieser Arzneimittel (2015: 527,4 Mio.) verursachten im Jahr 2016 Nettokosten von zusammen 12,1 Mrd. € (2015: 11,9 Mrd. €). In □ Tabelle 4.8 sind diese Informationen auch für die zuzahlungsbefreiten und die patentgeschützten Festbetragsarzneimittel dargestellt.

Mit der sukzessiven Definition der Festbetragsgruppen haben sich seit 1989 stufenweise Preisan-

Tabelle 4.8 Anzahl Festbetrags-Arzneimittel zum Stand 1. Juni 2017 mit deren Verordnungen und Nettokosten im Jahr 2016.

	Anzahl PZN	Anzahl Standardaggregate	Anzahl ATC	Verordnungen in Mio.	Nettokosten in Mio. €
Festbetragsarzneimittel insgesamt	35.455	5.375	825	538,6	12.121,2
Zuzahlungsbefreite Festbetragsarzneimittel	3.536	801	182	50,2	1.085,3
Patengeschützte Festbetragsarzneimittel	1625	43	39	6,9	719,8

passungen nach unten im Markt durchgesetzt (**Abbildung 4.11**). Naturgemäß werden solche Effekte jedoch immer kleiner, da zusätzliche neue Festbetragsgruppen immer geringere Marktanteile umfassen. Im Jahr 2016 gab es Anpassungen bei 53 Festbetragsgruppen, darunter wurden in 13 Gruppen die Festbeträge angehoben, zwei neue Festbetragsgruppen wurden gebildet. Die Marktbedeutung der Festbeträge hat seit dem Jahr 1997 mit einer Umsatzabdeckung von immerhin knapp 60% deutlich abgenommen. Zum 1. Januar 2017 betrug der Anteil des Festbetragsmarktsegments an den GKV-Verordnungen 81,2% und am GKV-Bruttoumsatz 36,3%, das jährliche Einsparvolumen durch die Festbeträge wird vom GKV-Spitzenverband auf 7,7 Mrd. beziffert (GKV-Spitzenverband 2017). Dies ist jedoch nicht losgelöst von den Rabattverträgen zu betrachten, da auch diese zu Einsparungen führen, die auf Einzelproduktebene sogar noch größer sein können, unabhängig davon, ob auch ein Festbetrag gilt.

4.4   Zuzahlungen der Versicherten

Nach einer Reihe von gesetzlichen Änderungen bei der Eigenbeteiligung der Versicherten in den 90er Jahren, die in der Regel eine höhere Belastung der Patienten nach sich gezogen haben (Nink und Schröder 2004), blieben die Zuzahlungsregelungen seit Inkrafttreten des AVWG im Jahr 2006 weitestgehend unberührt. So zahlen die Versicherten heute 10% – mindestens jedoch 5 € und höchstens 10 € –

des Abgabepreises, wobei es Möglichkeiten zur Befreiung von der Eigenbeteiligung gibt. So sind Arzneimittel, deren Preis 30% unterhalb des Festbetrages liegt, von der Zuzahlung befreit. Darüber hinaus besteht für Krankenkassen die Möglichkeit, bei Präparaten, für die sie Rabattverträge abgeschlossen haben und deren Verkaufspreis über dieser Grenze liegt, auf die Zuzahlung der Versicherten ganz oder teilweise zu verzichten. Zum anderen gibt es Zuzahlungsbefreiungen für bestimmte Personengruppen wie z. B. Kinder und Jugendliche unter 18 Jahren und Patienten, deren Zuzahlungen (Zuzahlungen für Arzneimittel und Eigenanteil für stationäre Behandlung) oberhalb einer individuellen Belastungsgrenze liegen.

Zum Jahresende 2016 waren 3.698 verschiedene Packungen von 180 Wirkstoffen von der Zuzahlung befreit (Stichtag 31. Dezember 2016). Zwar hat sich die Anzahl der Packungen gegenüber 2011 mit 7.252 Packungen halbiert, allerdings sind damit für die Versicherten kaum Einschränkungen verbunden: Zum einen hat sich die Anzahl der betroffenen Wirkstoffe von 184 im Jahr 2011 auf 180 im Jahr 2016 nur marginal reduziert. Damit blieb die Anzahl der Wirkstoffe, bei denen mindestens ein Präparat mit einem Preis von 30% unterhalb des Festbetrages zuzahlungsbefreit war, konstant. Zum anderen ist der Anteil, den die Versicherten leisten, zwar absolut gestiegen –2016 mussten insgesamt 2,3 Mrd. € an Zuzahlungen geleistet werden –, jedoch sind auch die Ausgaben insgesamt angestiegen. Setzt man diese beiden Größen miteinander ins Verhältnis, so zeigt sich, dass der Anteil an Zuzah-

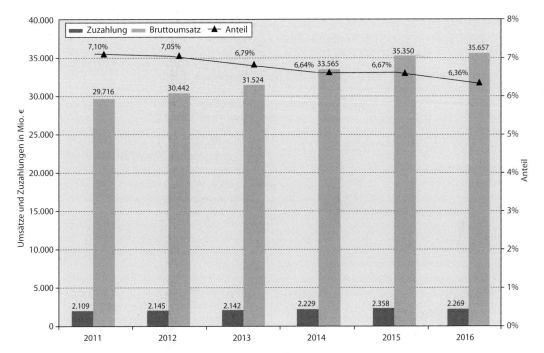

D Abbildung 4.12 Umsätze des gesamten Fertigarzneimittelumsatzes, geleistete Zuzahlungen und Anteil.

lungen am Bruttoumsatz über die Zeit sinkt und 2016 bei 6,4% lag (D Abbildung 4.12).

Literatur

Arbeitsgemeinschaft probiosimilars (2015) Biosimilars erfordern viel Zeit und hohe Entwicklungskosten. Grafik des Monats November 2015. http://probiosimilars.de/presse/gdm-entwicklungskosten-biosimilars/.

Arznei-Telegramm (2017) KÜNSTLICHE VERKNAPPUNG ... skrupellose Preissteigerungen bei patentfreien Krebsmitteln u. a. Arzneimitteln. Arznei-Telegramm 48: 41–42

Arzneimittelkommission der Deutschen Ärzteschaft (2008) Stellungnahme der Arzneimittelkommission der Deutschen Ärzteschaft zu Biosimilars. http://www.akdae.de/Stellungnahmen/Weitere/index.html (10.07.2017)

Arzneimittelkommission der Deutschen Ärzteschaft (2017) Leitfaden der Arzneimittelkommission der Deutschen Ärzteschaft zu Biosimilars. https://www.akdae.de/Arzneimitteltherapie/LF/Biosimilars/index.html (26.07.2017)

Bausch J (2016) Innovations- und Kostenexplosion. KVH aktuell 2016 (2): 22–25

Bundesministerium für Gesundheit (2016), Bericht zu den Ergebnissen des Pharmadialogs. Exzellente Forschung, leistungsstarker Produktionsstandort und bestmögliche Arzneimittelversorgung. https://www.bundesgesund- heitsministerium.de/fileadmin/Dateien/3_Downloads/P/Pharmadialog/Pharmadialog_Abschlussbericht.pdf. (29.05.2017)

Bundesministerium für Gesundheit (2017a), Bekanntmachung zur Überprüfung des Preismoratoriums und der gesetzlichen Herstellerabschläge nach § 130a Absatz 4 des Fünften Buches Sozialgesetzbuch (SGB V) https://www.bundesanzeiger.de/ebanzwww/wexsservlet. (04.04.2017)

Bundesministerium für Gesundheit (2017b) Gesetzliche Krankenversicherung. Kennzahlen und Faustformeln. Stand: Juli 2017. http://www.bundesgesundheitsministerium.de/themen/krankenversicherung/zahlen-und-fakten-zur-krankenversicherung/kennzahlen-daten-bekanntmachungen.html (19.07.2017)

Bundesministerium für Gesundheit (2017c) Gröhe: Arzneimittelversorgung wird zum Nutzen der Patienten weiterentwickelt. Bundestag verabschiedet Gesetz zur Stärkung der Arzneimittelversorgung Berlin (04.07.2017)

Cassel D, Ulrich V (2015) AMNOG auf dem ökonomischen Prüfstand. Funktionsweise, Ergebnisse und Reformbedarf der Preisregulierung für neue Arzneimittel in Deutschland. Gutachten für den Bundesverband der Pharmazeutischen Industrie e. V. (BPI). Nomos, Baden-Baden

Danzon PM, Furukawa MF (2008) International prices and availability of pharmaceuticals in 2005. Health affairs (Project Hope) 27 (1): 221–233. doi:10.1377/hlthaff. 27.1.221

Danzon PM, Ketcham JD (2004) Reference pricing of pharmaceuticals for Medicare: evidence from Germany, The Netherlands, and New Zealand. Frontiers in health policy research 7, 1–54

Deutsche Apothekerzeitung (2008) DAZ Online. Die neuen Hoffnungsträger Biosimilars. https://www.deutsche-apotheker-zeitung.de/daz-az/2008/daz-42-2008/die-neuen-hoffnungstraeger-biosimilars

Deutsche Apothekerzeitung (2015), Rheumavertrag. Erste Infliximab-Rabattverträge geschlossen. https://www.deutsche-apotheker-zeitung.de/news/artikel/2015/03/23/erste-infliximab-rabattvertrage-geschlossen. (29.05.2017)

Deutsche Apothekerzeitung (2016), AOK BW vs PRO Generika – „Die Wirkung entscheidet, nicht die Quote". https://www.deutsche-apotheker-zeitung.de/news/artikel/2016/01/06/die-wirkung-entscheidet-nicht-die-quote. (30.05.2017)

Dingermann T, Zündorf I (2013), Charakteristika der Insuline. Pharmakon 1/2013, S. 120–127

Eichler HG/Oye K/Baird LG/Abadie E/Brown J/Drum C/Ferguson J/GaEuroprner S/Honig P/Hukkelhoven M (2012) Adaptive licensing: taking the next step in the evolution of drug approval. Clinical Pharmacology & Therapeutics 91 (3): 426–437

Ernst & Young (2015) Top 300 Europa – USA. Die jeweils 300 umsatzstärksten Unternehmen €pas und der USA im Vergleich (Geschäftsjahr 2015). http://docs.dpaq.de/10841-ey_top_300_Europa_usa_2015.pdf (30.05.2017)

Europäische Kommission (2009) Abschlussbericht über den Wettbewerb im Arzneimittelsektor. http://ec.Europa.eu/competition/sectors/pharmaceuticals/inquiry/communication_de.pdf (30.05.2017)

Europäische Kommission (2014), Kartellrecht: Kommission verhängt Geldbußen gegen Servier und 5 Generikahersteller wegen Behinderung der Markteinführung kostengünstigerer Herz-Kreislauf-Arzneimittel http://europa.eu/rapid/press-release_IP-14-799_de.htm. (30.05.2017)

Europäischer Rat (2016) Schlussfolgerungen des Rates zur Verstärkung der Ausgewogenheit der Arzneimittelsysteme in der Europäischen Union und ihren Mitgliedstaaten. http://www.consilium.Europa.eu/press-releases-pdf/2016/6/47244642812_de.pdf (30.05.2017)

Galizzi MM, Ghislandi S, Miraldo M (2011) What do we really know about reference pricing for pharmaceuticals? €health 17 (1): 17–19

Gilead (2015) Gilead Sciences Announces Fourth Quarter and Full Year 2014 Financial Results. http://www.gilead.com/news/press-releases/2015/2/gilead-sciences-announces-fourth-quarter-and-full-year-2014-financial-results (30.05.2017)

GKV-Spitzenverband (2016) Stellungnahme des GKV-Spitzenverbandes vom 09.12.2016 zum Entwurf eines GKV Arzneimittelversorgungsstärkungsgesetzes

GKV-Spitzenverband (2017) Geschäftsbericht 2016. https://www.gkv-spitzenverband.de/gkv_spitzenverband/presse/publikationen/broschuerenbestellung (12.07.2017)

Glaeske G (2016) Zwischen Kosteneffektivität und „Mondpreisen" – Zur Preisdiskussion auf dem Pharmamarkt. Implicon plus 06

Habl C, Vogler S, Leopold C, Schmickl B, Fröschl B (2008) Referenzpreissysteme in Europa. Analyse und Umsetzungsvoraussetzung für Österreich. http://whocc.goeg.at/Literaturliste/Dokumente/BooksReports/EB_RPS_31_3_08.pdf (30.05.2017)

Hengsbach F (2016) Staat müsste deutlich stärker eingreifen. Gesundheit und Gesellschaft Spezial 19 (5): 13

Hollis A (2016) Sustainable financing of innovative therapies: a review of approaches. PharmacoEconomics 34 (10): 971–980

IMS Health (2017) Biologische Arzneimittel: „Diese Therapieklasse wird ein fester Bestandteil in einer Vielzahl von Therapiegebieten werden". Quintiles IMS Flashlight 2017 (60): 10–14

Kanavos P, Costa-Font J, Seeley E (2008) Competition in Off-Patent Drug Markets: Issues, Regulation and Evidence. Economic Policy 55 (23): 499–544

Kanavos P, Reinhardt U (2003) Reference pricing for drugs: is it compatible with U.S. health care? Health affairs (Project Hope) 22 (3): 16–30

Kanavos P, Vandoros S, Irwin R, Nicod E, Casson M (2011) Differences in Costs of and Access to Pharmaceutical Products in the EU. http://www.Europarl.Europa.eu/RegData/etudes/etudes/join/2011/451481/IPOL-ENVI_ET(2011)451481_EN.pdf (30.05.2017)

Korzilius H/Osterloh F (2016) Arzneimittel: Preise müssen sich am Nutzen orientieren. Deutsches Ärzteblatt 113 (22–23): A-1070 / B-1901/C-1885

Lauterbach K (2015) Die Krebsindustrie. Wie eine Krankheit Deutschland erobert. Berlin: Rowohlt Verlag

Ludwig WD (2016) Preise mit Mängeln. Gesundheit und Gesellschaft Spezial 19 (5): 3

Mühlbauer B (2016) Adaptive Licensing–Gefahr für Patienten? Zeitschrift für Evidenz, Fortbildung und Qualität im Gesundheitswesen 112, S34–S37

Nink K, Schröder H (2004) Der Arzneimittelmarkt in der Bundesrepublik Deutschland. In: Schwabe UH/Paffrath DH (Hrsg.): Arzneiverordnungs-Report 2004. Springer, Berlin Heidelberg, S. 915–958

Nink K, Schröder H (2006), Ökonomische Aspekte des deutschen Arzneimittelmarktes 2005. in: Schwabe U, Paffrath DH (Hrsg.), Arzneiverordnungs-Report 2006. Berlin, Heidelberg: Springer Verlag.

Nink K, Schröder H (2007) Ökonomische Aspekte des deutschen Arzneimittelmarktes 2005. In: Schwabe U, Paffrath D (Hrsg.) Arzneiverordnungs-Report 2005. Springer, Berlin Heidelberg

OECD (2017) OECD Statistics – Pharmaceutical Market: Generic market. http://stats.oecd.org/

Paul-Ehrlich-Institut (2015), Position des Paul-Ehrlich-Instituts zum Einsatz von Biosimilars. http://www.pei.de/DE/arzneimittel/immunglobuline-monoklonale-antikoerper/

monoklonale-antikoerper/zusatz/position-pei-interchan-gebility-biosimilars-inhalt.html. (30.05.2017).

Pfundner H (2016) Preise richten sich nach dem Nutzen. Interview mit der Ärztezeitung am 25.05.2016

Reinwald M (2015) Ausblicke im Markt der Biologika und Biosimilars. Patentklippe 2016? innovations (1)

Richard S (2016) Kurs nachjustieren. Gesundheit und Gesellschaft Spezial 19 (5): 4–6

Scanell J (2015) Four Reasons Drugs Are Expensive, Of Which Two Are False

Schaufler J, Schröder H, Telschow C, Weiss J (2013) Ökonomische Aspekte des deutschen Arzneimittelmarktes 2012. In: Schwabe U, Paffrath D (Hrsg.) Arzneiverordnungs-Report 2013. Springer, Berlin Heidelberg

Schaufler J, Telschow C (2016) GKV-Arzneimittelmarkt 2015: Trends und Marktsegmente. In: Schwabe U, Paffrath D (Hrsg.) Arzneiverordnungs-Report 2016. Springer, Berlin Heidelberg, S. 135–157

Selke GW (2014) Mit Festbeträgen zu fairen Pillenpreisen. Gesundheit und Gesellschaft 17 (12): 37–41

Verband forschender Arzneimittelhersteller (2015) vfa-Positionspapier „Forschungs- und Biotech-Standort Deutschland". https://www.vfa.de/embed/pos-forschungs-und-biotech-standort-deutschland.pdf (31.05.2017)

Verband forschender Arzneimittelhersteller (2006) Hohe Entwicklungskosten für Biopharmazeutika. https://www.vfa-bio.de/vb-de/aktuelle-themen/branche/entwicklungskosten-biopharmazeutika.html (27.07.2017)

Vogler S, Paris V, Ferrario A, Wirtz VJ, de Joncheere K, Schneider P, Pedersen HB, Dedet G, Babar Z (2017) How Can Pricing and Reimbursement Policies Improve Affordable Access to Medicines? Lessons Learned from European Countries. Applied health economics and health policy 15 (3): 307–321

Zylka-Menhorn V, Korzilius H (2014) Biosimilars. Das Wettrennen ist in vollem Gange. Deutsches Ärzteblatt 111 (11): A452–A455

Ergebnisse des AMNOG-Erstattungsbetragsverfahrens

Johann-Magnus v. Stackelberg, Antje Haas, Jana-Muriel Kleinert, Annette Zentner und Anja Tebinka-Olbrich

© Springer-Verlag GmbH Germany 2017
U. Schwabe, D. Paffrath, W.-D. Ludwig, J. Klauber (Hrsg.), *Arzneiverordnungs-Report 2017*
DOI 10.1007/978-3-662-54630-7_5

Auf einen Blick

Das mit dem Gesetz zur Neuordnung des Arzneimittelmarktes (AMNOG) eingeführte Bewertungs- und Preisregulierungsverfahren für neue patentgeschützte Arzneimittel ist insgesamt positiv zu bewerten. Der vorliegende Beitrag beschreibt die Funktionsweise des AMNOG-Verfahrens und bietet einen Überblick zu den Ergebnissen der Zusatznutzenbewertung und der Erstattungsbetragsverhandlungen. Aktuelle Herausforderungen z.B. aufgrund von Bewertungslücken bei unvollständigen Dossiers, bei Bestandsmarktarzneimitteln und durch in der Zulassung nicht untersuchte Patientengruppen werden dargestellt. Auch die Änderungen, die sich zuletzt für die Preisbildung in den AMNOG-Verhandlungen und der Schiedsstelle ergeben haben, werden diskutiert. Im dritten Teil werden mögliche zukünftige Weiterentwicklungen beleuchtet: Eine große Herausforderung für die Zukunft stellt das neue Arztinformationssystem dar. Hierzu werden Chancen und Herausforderungen herausgearbeitet, die für eine erfolgreiche Umsetzung des Arztinformationssystems aus Sicht des GKV-Spitzenverbands berücksichtigt werden sollten. Ein weiterer wichtiger Aspekt für die Weiterentwicklung des AMNOG ist die Frage der Arzneimittelpreise und ihrer Wirtschaftlichkeit. Diese Themen werden am Ende des Beitrags erörtert.

5.1 AMNOG: Ziel, Funktionsweise und Ergebnisse

5.1.1 Bewertung des Zusatznutzens

Im Mittelpunkt des Arzneimittelmarktneuordnungsgesetzes (AMNOG) steht die Sicherstellung einer zweckmäßigen, qualitativ hochwertigen und wirtschaftlichen Arzneimittelversorgung. Die Nutzenbewertung sorgt industrieunabhängig für Transparenz und liefert die Basis für faire Erstattungspreise. Hersteller innovativer Arzneimittel mit einem relevanten Vorteil für die Patienten können damit einen angemessenen Preisabstand zur bisherigen Standardtherapie erwarten. Das Gesetz verpflichtet pharmazeutische Unternehmer, jedes ab dem 1. Januar 2011 in den deutschen Markt eingeführte erstattungsfähige Arzneimittel mit einem neuen Wirkstoff einer Zusatznutzenbewertung gegenüber einer zweckmäßigen Vergleichstherapie zu unterziehen (§ 35a SGB V). Die zweckmäßige Vergleichstherapie muss dem Therapiestandard im jeweiligen Anwendungsgebiet gemäß internationalen Standards der evidenzbasierten Medizin entsprechen und wird durch den Gemeinsamen Bundesausschuss (G-BA) bestimmt. Bei Alternativen steht dem pharmazeutischen Unternehmer ein Wahlrecht zu.

Die Zusatznutzenbewertung wird spätestens sechs Monate nach Markteintritt des Arzneimittels mit dem Beschluss des G-BA abgeschlossen und veröffentlicht. Der G-BA prüft, mit welcher Wahrscheinlichkeit (Aussagesicherheit) und in welchem

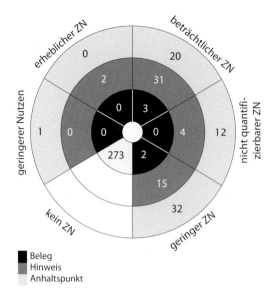

Beleg
Hinweis
Anhaltspunkt

▢ Abb. 5.1 Ausmaß und Wahrscheinlichkeit des Zusatznutzens auf Ebene von Patientengruppen, alle Beschlüsse exkl. Orphan-Arzneimittel und Festbetragseingruppierungen.

Ausmaß ein Zusatznutzen vorliegt. Bei 60% der bisher 178 bewerteten Arzneimittel hat der G-BA einen Zusatznutzen feststellen können, davon jedoch bei 44% nur für bestimmte Patientengruppen (Auswertung GKV-SV, Stand 01.08.2017).

Die Ergebnisse der Bewertungen des G-BA nach Ausmaß und Wahrscheinlichkeit auf der Ebene von Patientengruppen sind in ▢ Abbildung 5.1 und ▢ Abbildung 5.2 dargestellt.

Einen Beleg für einen Zusatznutzen konnte der G-BA bei Arzneimitteln, die nicht zur Behandlung von seltenen Leiden eingesetzt werden (Nichtorphan-Arzneimittel), nur für fünf von 395 Patientengruppen (ca. 1,3%) ableiten (hohe Aussagesicherheit). Bei allen anderen Patientengruppen war der attestierte Zusatznutzen nicht eindeutig belegt und mit Unsicherheit behaftet[1]. Bei der Gruppe der Nichtorphan-Arzneimittel konnte der G-BA bei 4% der Patientengruppen den Zusatznutzen nicht quantifizieren, da die wissenschaftliche Datengrundlage unzureichend war. Bei der Gruppe der Orphan-Arzneimittel war dies bei 57% der Patien-

tengruppen der Fall. Diese Diskrepanz spiegelt die zu hinterfragende gesetzliche Sonderstellung von Orphan-Arzneimitteln wider[2].

Auf Basis des G-BA-Beschlusses verhandeln der GKV-Spitzenverband und der pharmazeutische Unternehmer für das Arzneimittel einen Erstattungsbetrag, es sei denn, der G-BA hat das Arzneimittel einer Festbetragsgruppe zugeordnet. Der Erstattungsbetrag gilt dann als neuer Preis für die gesetzlich Versicherten und auch für alle sonstigen Endverbraucher.

5.1.2 Erstattungsbetrag: Der zusatz-nutzenorientierte Preis

Kern des AMNOG war die Schaffung eines Instruments zur leistungsgerechten Preisfindung von neuen patentgeschützten Arzneimitteln. Im Jahr 2016 konnte mit diesem Instrument ein Einsparvolumen von insgesamt 1,35 Mrd. € erwirtschaftet werden[3], entsprechend 20,9% der Ausgaben der GKV in diesem Marktsegment auf Basis der Markteinführungspreise. ▢ Abbildung 5.3 gibt eine Übersicht über die Verhandlungsergebnisse aufgeschlüsselt nach den Zusatznutzenergebnissen. Zum Stichtag 15.08.2017

---

[2] Bei Arzneimitteln zur Behandlung eines seltenen Leidens (Orphan-Arzneimittel) gilt der medizinische Zusatznutzen durch die Zulassung bis zu einem GKV-Umsatz von 50 Mio. € in den letzten 12 Kalendermonaten als belegt. Nachweise zum Zusatznutzen im Verhältnis zur zweckmäßigen Vergleichstherapie müssen durch den pharmazeutischen Unternehmer nicht vorgelegt werden. Gesetzlich wird somit ein Zusatznutzen fingiert. Nur das Ausmaß des Zusatznutzens ist nachzuweisen und wird durch den Gemeinsamen Bundesausschuss (G-BA) bewertet.

[3] Der ausgewiesene Wert für die im Jahr 2016 erzielten Einsparungen ergibt sich aus einer Verknüpfung der Differenz zwischen den GKV-Abrechnungspreisen auf Basis des frei gewählten Listenpreises und des gültigen Erstattungsbetrages (jeweils in Euro je Packung) mit den entsprechenden Absatzzahlen nach GAmSi (konsolidierter Stand für 2016: 01.05.2017). Insofern berücksichtigen die Einsparungen sowohl die durch die Verhandlung erzielte Preissenkung als auch die sich daraus ergebenden verringerten Herstellerabschläge und Handelsmargen sowie die im GKV-Abrechnungspreis enthaltene Umsatzsteuer. Bei der Berechnung finden sowohl Fertigarzneimittel als auch Zubereitungen Berücksichtigung.

---

[1] Ein Beleg entspricht einer hohen, ein Hinweis einer mittleren und ein Anhaltspunkt einer geringen Aussagesicherheit.

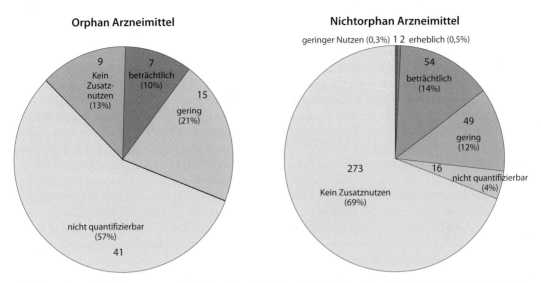

◘ Abb. 5.2 Ausmaß des Zusatznutzens bei Orphan-Arzneimitteln und Nichtorphan-Arzneimitteln auf Ebene von Patientengruppen.

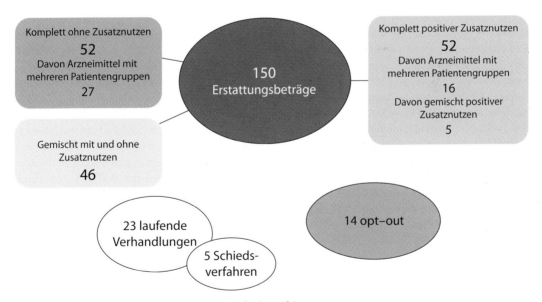

◘ Abb. 5.3 Anzahl gültiger Erstattungsbeträge und laufender Verfahren

gelten insgesamt 150 Erstattungsbeträge, die sich zu etwa je einem Drittel auf Arzneimittel ohne Zusatznutzen (52), auf Arzneimittel mit durchgängig positivem Zusatznutzen (52) sowie auf Arzneimittel mit gemischten Zusatznutzenergebnissen (46) verteilen. In ca. 60 Prozent der Fälle liegt ein Mischpreis auf der Basis mehrerer Patientengruppen vor.

Je größer der vom G-BA bestätigte patientenrelevante Zusatznutzen ausfällt, desto größer stellt sich der Verhandlungsspielraum für den Erstattungsbetrag dar und umso größer kann auch der preisliche Abstand zum bisherigen Behandlungsstandard ausfallen. Nur wenn ein Zusatznutzen vorliegt, dürfen in den Verhandlungen als ergänzende

Bewertungskriterien die tatsächlichen Abgabepreise in 15 definierten europäischen Ländern sowie die Jahrestherapiekosten vergleichbarer Arzneimittel berücksichtigt werden.[4] Außerdem ist auch allein bei Vorliegen eines Zusatznutzens die Vereinbarung einer Praxisbesonderheit zulässig. Bei alledem stellt – entsprechend der klaren gesetzlichen Vorgabe in § 130b SGB V – der vom G-BA festgestellte Zusatznutzen in den einzelnen Patientengruppen das wesentliche Kriterium für die Bestimmung des Erstattungsbetrags dar.

In der Rahmenvereinbarung nach § 130b Abs. 9 SGB V (RahmenV) ist festgelegt, dass bei einem Arzneimittel, das einen Zusatznutzen gegenüber der zweckmäßigen Vergleichstherapie aufweist, „der Erstattungsbetrag durch einen Zuschlag auf die Jahrestherapiekosten der zweckmäßigen Vergleichstherapie" zu vereinbaren ist. Der Zuschlag richtet sich dabei unter freier Würdigung aller Umstände des Einzelfalls und unter Berücksichtigung der Besonderheiten des jeweiligen Therapiegebiets insbesondere nach dem im Beschluss des G-BA festgestellten Ausmaß des Zusatznutzens (vgl. § 5 Abs. 2 RahmenV). Diese Regelung beschreibt die Sockelfunktion, die der zweckmäßigen Vergleichstherapie für den Erstattungsbetrag des neuen Arzneimittels zukommt. Die stringente Orientierung am Preis der zweckmäßigen Vergleichstherapie spiegelt das für die GKV verbindliche Wirtschaftlichkeitsgebot wider.

Der Zuschlag ergibt sich, indem das jeweilige arzneimittelspezifische Gesamtbild der patientenrelevanten Endpunkte Mortalität, Morbidität, Lebensqualität und Nebenwirkungen aus dem G-BA-Nutzenbeschluss ins Verhältnis zur zweckmäßigen Vergleichstherapie gesetzt wird.

Für ein Arzneimittel ohne Zusatznutzen, das nicht unmittelbar einer Festbetragsgruppe zugeord-net werden kann, war bislang nach dem Gesetz ein Erstattungsbetrag zu verhandeln, der die Kosten der wirtschaftlichsten Alternative der definierten zweckmäßigen Vergleichstherapie nicht überschreiten durfte (vgl. § 130b Abs. 3 SGB V). Diese Regelung wurde mit dem Gesetz zur Stärkung der Arzneimittelversorgung in der GKV (AMVSG) mit Wirkung ab 13.05.2017 abgeschwächt, worauf in Abschnitt 5.2.2 genauer eingegangen wird. Eine preisliche Obergrenze folgt gedanklich dem Prinzip der Leistungsgerechtigkeit in der Preisfindung: Ohne zusätzlichen Nutzen sollen höhere Therapiekosten vermieden werden. Nichts anderes geschieht auf Gütermarkten, auf denen hinreichend informierte und rational handelnde Konsumenten ihre Kaufentscheidungen treffen können. Für ein neues Produkt kann ein höherer Preis nur gerechtfertigt werden, wenn es einen höheren Nutzen im Vergleich zu seinen Vorgänger-Produkten aufweist.

Die Mehrzahl der Verhandlungen über Arzneimittel ohne Zusatznutzen wurde bis heute mit einem einvernehmlichen Ergebnis abgeschlossen. In knapp einem Drittel der Fälle (13 von insgesamt 57 Wirkstoffen) musste die Schiedsstelle den Erstattungsbetrag festsetzen. Bei 10 dieser 13 Preisfestsetzungen durch die Schiedsstelle entschieden sich die pharmazeutischen Unternehmer aus wirtschaftlichen Überlegungen nachfolgend dafür, das betreffende Arzneimittel vom Markt zu nehmen. Zusätzlich haben es die Unternehmen bislang bei 14 Arzneimitteln vorgezogen, das AMNOG-Verfahren vorzeitig abzubrechen (❏ Abbildung 5.3). Sie nutzten die rahmenvertraglich eingeräumte Möglichkeit des Marktaustritts („Opt out"), der innerhalb von 14 Tagen nach der ersten Verhandlungsrunde erklärt werden kann und die Festlegung eines Erstattungsbetrags aussetzt.

5.2 Aktuelle Herausforderungen beim AMNOG-Verfahren

5.2.1 Bewertungslücken im G-BA

Die mit dem AMNOG eingeführte Zusatznutzenbewertung ist insgesamt positiv zu bewerten. Kritisch ist, dass in einigen Bereichen Bewertungslücken bestehen, insbesondere infolge unvollständi-

---

[4] Anders als die zweckmäßige Vergleichstherapie, die gemäß § 35a SGB V in § 6 der Arzneimittelnutzenverordnung als diejenige Therapie definiert wird, deren Nutzen mit dem neuen Wirkstoff verglichen wird, sind vergleichbare Arzneimittel gemäß der Rahmenvereinbarung nach § 130b Abs. 9 SGB V für das Anwendungsgebiet zugelassene Arzneimittel, deren Zweckmäßigkeit sich aus den internationalen Standards der evidenzbasierten Medizin ergibt. Die vergleichbaren Arzneimittel spielen allein in den Erstattungsbetragsverhandlungen eine Rolle.

ger Dossiers, durch die fehlende Bewertung von Arzneimitteln des Bestandsmarkts und durch in Zulassungsstudien nicht untersuchte Patientengruppen, die jedoch von der Zulassung umfasst sind. Herausforderungen, denen sich die Versichertengemeinschaft aufgrund gravierender Evidenzlücken durch die Zunahme von beschleunigten Zulassungen gegenüber sieht, werden im Kapitel AMNOG in der Zukunft adressiert (▶ Kapitel 5.3.1, siehe auch ▶ Kapitel 2)

Unvollständige Dossiers

Ein Zusatznutzen *gilt als nicht belegt*, soweit der pharmazeutische Unternehmer die erforderlichen Nachweise trotz Aufforderung und Nachbesserungsfrist durch den G-BA nicht rechtzeitig oder nicht vollständig vorlegt. Eine Amtsermittlungspflicht seitens des G-BA besteht nicht. Werden notwendige Unterlagen unzureichend oder gar nicht vorgelegt, kann mangels valider Datengrundlage eine Zusatznutzenbewertung nicht vorgenommen und der anerkannte medizinische Erkenntnisstand für die nutzen- und qualitätsorientierte Versorgung vom G-BA nicht abgebildet werden (von Stackelberg et al. 2016).

Die mit dem Gesetz zur Stärkung der Arzneimittelversorgung in der GKV (AMVSG) eingeführte Regelung des §130b Abs. 3 SGB V erlaubt nun erstmalig die Sanktionierung der Nicht-Einreichung notwendiger Unterlagen für die Nutzenbewertung. Bislang waren die Auswirkungen eines Zusatznutzens, der *als nicht belegt gilt* [5], und die eines Zusatznutzens, der gegenüber dem Nutzen der zweckmäßigen Vergleichstherapie *nicht belegt ist* [6], identisch. In beiden Fällen wurden als gesetzliche Obergrenze für den Erstattungsbetrag die Jahrestherapiekosten der wirtschaftlichsten zweckmäßigen Vergleichstherapie angesetzt. Deshalb bestanden Anreize, sich aus strategischen Gründen dem Nutzenbewertungsprozess zu entziehen und zugleich die Kosten der Dossiererstellung einzusparen, wenn die Jahrestherapiekosten der zweckmäßigen Vergleichstherapie bereits als auskömmlich betrachtet wurden. Zudem konnte auf diese

Weise vermieden werden, dass die Nutzenbewertung einen ggf. geringeren Nutzen als die zweckmäßige Vergleichstherapie offenbarte. Nach der Gesetzesneuerung muss ein pharmazeutischer Unternehmer nunmehr damit rechnen, dass der Erstattungsbetrag als Folge der Verweigerungshaltung unter das Niveau der Jahrestherapiekosten der wirtschaftlichsten zweckmäßigen Vergleichstherapie fällt. Allerdings lässt sich derzeit noch nicht abschätzen, welche Preisminderungen sich in der Praxis aus der gesetzlichen Vorgabe der „in angemessenem Umfang geringeren Jahrestherapiekosten" ergeben werden. Hierzu sollen zunächst in der Rahmenvereinbarung nach § 130b Abs. 9 SGB V Maßstäbe für die Erstattungsbetragsverhandlungen vereinbart werden.

Bestandsmarktbewertung

Im April 2014 [7] hat der Gesetzgeber die ursprünglich im AMNOG verankerte Bewertung von Arzneimitteln, die bereits vor dem 1. Januar 2011 zugelassen wurden und in Deutschland in Verkehr waren (Bestandsmarkt), abgeschafft. Aus Sicht des GKV-Spitzenverbands, der KBV und AkdÄ stellt die Beendigung des Bestandsmarktaufrufs für die Nutzenbewertung einschließlich der fehlenden Bewertung neu zugelassener Anwendungsgebiete einen Rückschritt für Patienten und Beitragszahler dar.

Die noch im Referentenentwurf zum AMVSG vorgesehene eng gefasste Regelung, mit der nur Arzneimittel mit bekannten Wirkstoffen bei Zulassung für ein neues, wesentlich unterschiedliches Anwendungsgebiet hätten bewertet werden können, ist im Laufe des Gesetzgebungsverfahrens zugunsten einer Minimallösung wieder aufgegeben worden: Nach der Neuregelung des § 35a Abs. 6 SGB V kann der G-BA nunmehr bei Arzneimitteln mit einem bekannten Wirkstoff eine Nutzenbewertung nur veranlassen, wenn für das Arzneimittel eine neue Zulassung mit neuem Unterlagenschutz erteilt wird.

Mit der Beschränkung auf Arzneimittel mit neuem Unterlagenschutz wird unter den bestehenden EU-Regularien die Möglichkeit der Nutzenbewertung auf einzelne Fallkonstellationen reduziert und erfasst zudem bekannte Wirkstoffe mit neuen Anwendungsgebieten selbst bei sehr stark abwei-

---

[5] gemäß §35a Abs. 1 Satz 5 SGB V
[6] gemäß §5 Abs. 7 Nr. 5 Arzneimittel-Nutzenbewertungsverordnung – AM-NutzenV

[7] 14. SGB V-Änderungsgesetz, Artikel 1 Nr. 1

chenden Therapiegebieten nicht, die – wie im Falle von Alemtuzumab (*Lemtrada*) oder Daclizumab (*Zinbryta*) – unter neuem Handelsnamen zugelassen wurden.

Solange Bestandmarktarzneimittel einschließlich neuer Anwendungsgebiete hinsichtlich ihres Zusatznutzens unbewertet bleiben, ist aus Sicht des GKV-Spitzenverbands hilfsweise das Preismoratorium – wie im AMVSG verankert – unabdingbar aufrecht zu erhalten.

Evidenztransfer

Der Zusatznutzen von Arzneimitteln mit neuen Wirkstoffen ist für das jeweils zugelassene Anwendungsgebiet nachzuweisen. Basis ist u. a. die arzneimittelrechtliche Zulassung. Zulassungsstudien bilden die vom zugelassenen Anwendungsgebiet umfassten Patientengruppen selten 1:1 ab. Diskrepanzen entstehen einerseits, wenn die Zulassungspopulation im Vergleich zur Studienpopulation durch die Zulassungsbehörde eingeschränkt wird, da zum Beispiel Risikobedenken bestehen. Diese Konstellation ist im Rahmen der Zusatznutzenbewertung bewertbar, indem allein die Teilpopulation der Zulassungsstudien, die dem zugelassenen Anwendungsgebiet entspricht, in der Nutzenbewertung Berücksichtigung findet.

Andererseits können aber auch Patientengruppen von der Zulassung umfasst sein, die in der Studienpopulation nicht oder nicht hinreichend vertreten waren. Die Zulassungsbehörde überträgt in diesen Fällen die Evidenz zu Wirksamkeit und Unbedenklichkeit von anderen Patientengruppen auf nicht untersuchte Patienten.

Die Nutzenbewertung durch den G-BA darf den Feststellungen der Zulassungsbehörde über Qualität, Wirksamkeit und Unbedenklichkeit nicht widersprechen. Anders als die Zulassung, die eine Nutzen-Risiko-Abwägung trifft (ggf. auch gegenüber Placebo), bewertet die Nutzenbewertung nach § 35a SGB V auch den Zusatznutzen eines Wirkstoffs hinsichtlich patientenrelevanter Endpunkte gegenüber der zweckmäßigen Vergleichstherapie auf Grundlage relevanter (Zulassungs-)Studien. Das Arzneimittelrecht verlangt jedoch keine Prüfung der Übertragbarkeit der Evidenz im Hinblick auf patientenrelevante Endpunkte im Vergleich zur zweckmäßigen Vergleichstherapie anhand des all-

gemein anerkannten Stands der medizinischen Erkenntnisse. Die Bindungswirkung der Zulassung kann sich daher nur auf Inhalte der Zulassungsprüfung beziehen. Gemäß Sozialrecht darf sie nicht zur Folge haben, dass hieraus ein Zusatznutzen für Teilindikationen entspringt, für die es keine Studiendaten zum patientenrelevanten Zusatznutzen gibt.

Der Gesetzgeber vertritt mit dem AMVSG die Auffassung, dass es gerechtfertigt ist, Evidenz im Rahmen der Nutzenbewertung bei Arzneimitteln mit einer Genehmigung für die pädiatrische Verwendung (*Pediatric use marketing authorisation*, PUMA) zu übertragen. Damit soll den besonderen Anforderungen an die Durchführung klinischer Studien an Kindern Rechnung getragen werden. Bei diesen Arzneimitteln kann der G-BA bei Patientengruppen, für die die Zulassung aufgrund der Übertragung von Evidenz ausgesprochen wurde, einen Zusatznutzen anerkennen, sofern die Übertragung der Evidenz auch im Hinblick auf die Zusatznutzenbewertung zulässig und begründet ist. Dies entspricht der bisherigen Verfahrenspraxis des G-BA bei dem bislang einzigen bewerteten PUMA-Arzneimittel Propranolol (*Hemangiol*). Darüber hinausgehende Regelungen bergen die Gefahr, jedweden Evidenztransfer durch die Zulassungsbehörden auch in der Nutzenbewertung abbilden zu müssen, was einem rein formalen Vorgehen statt einer sachgerechten Bewertung des Zusatznutzens gegenüber dem Therapiestandard entsprechen würde.

Diskrepanzen zwischen Zulassungsstudien und zugelassenem Anwendungsgebiet haben auch Auswirkungen auf die Erstattungsbetragsverhandlungen. Gemäß § 130b Abs. 2 SGB V soll für Arzneimittel mit Zusatznutzen vereinbart werden, dass Verordnungen des Arzneimittels bei den Wirtschaftlichkeitsprüfungen als Praxisbesonderheit anerkannt werden. Entsprechend ist diese „Privilegierung" der Verordnung den Teilindikationen vorbehalten, die nachweislich einen Zusatznutzen gegenüber der zweckmäßigen Vergleichstherapie besitzen. Hingegen sollte der behandelnde Arzt insbesondere bei Patientengruppen, für die keine Studiendaten vorgelegt wurden, seine Verordnungsentscheidung auch unter Berücksichtigung der unsicheren Datenlage abwägen. Eine Anerkennung als Praxisbesonderheit wäre in diesen Fällen nicht im Interesse der Patienten.

5.2.2 Preisbildung in Verhandlung und Schiedsstellenverfahren

Moderne Preis-Mengen-Vereinbarungen

Mit dem am 13. Mai 2017 in Kraft getretenen AMVSG hat der Gesetzgeber mit dem neuen Absatz 1a in § 130b SGB V bestimmt, dass bei der Vereinbarung eines Erstattungsbetrags auch mengenbezogene Aspekte, wie eine mengenbezogene Staffelung oder ein jährliches Gesamtvolumen, vereinbart werden können. Ferner kann auch das Gesamtausgabenvolumen des Arzneimittels unter Beachtung seines Stellenwerts in der Versorgung berücksichtigt werden. Dies kann, so der Gesetzeswortlaut, eine Begrenzung des packungsbezogenen Erstattungsbetrages oder eine anderweitige Berücksichtigung mengenbezogener Aspekte erforderlich machen.

Schon bisher hatten die Vertragspartner den Verhandlungsspielraum, mengenbezogene Aspekte zu vereinbaren. Seit Beginn der Erstattungsbetragsverhandlungen mit Einführung des AMNOG in 2011 besteht gemäß § 4 Absatz 6 der Rahmenvereinbarung nach § 130b Absatz 9 SGB V die Möglichkeit für die Verhandlungspartner Mengenregelungen vertraglich zu vereinbaren. Mengenvereinbarungen waren insofern bereits fester Bestandteil der Verträge nach § 130b SGB V.

Entsprechende Vereinbarungen können im Einzelfall dazu geeignet sein, sowohl der GKV als auch dem pharmazeutischen Unternehmer ein höheres Maß an Planungssicherheit bezüglich der Ausgaben bzw. des Umsatzes des jeweiligen Arzneimittels zu geben. Im günstigen Fall kann das Risiko unerwartet hoher Mehrausgaben mit auf den pharmazeutischen Unternehmer übertragen werden. Je nach Ausgestaltung der Vereinbarungen führen Mengenstaffeln mit Nacherstattungsszenarien jedoch auch dazu, dass der tatsächliche Erstattungsbetrag verschleiert wird. Außerdem ist eine Steuerung auf Basis der heutigen Routineabrechnungsdaten der Krankenkassen nur in seltenen Ausnahmefällen möglich und verursacht zusätzliche Bürokratiekosten. Auch bei einer moderneren Mengenregelung muss dem Arzt zum Zeitpunkt der ärztlichen Verordnung der tatsächliche Erstattungsbetrag bekannt sein. Aufgrund des Verzugs der Daten nach § 84 SGB V stehen die benötigten Informationen jedoch erst mehrere Monate nach der Verordnung

zur Verfügung. Wäre der Erstattungsbetrag von einem vereinbarten jährlichen Gesamtvolumen abhängig, stünde der tatsächliche Erstattungsbetrag erst nach mehr als einem Jahr fest. In einem solchen Szenario verlöre der vereinbarte Erstattungsbetrag seine Funktion bei der Wirtschaftlichkeitsbeurteilung des Arztes. Der verordnende Arzt wäre objektiv nicht in der Lage, die gesetzlich geforderte wirtschaftliche Verordnungsentscheidung zu treffen.

Um die Funktionsfähigkeit aller auf den Erstattungsbetrag bezugnehmenden Regulierungsinstrumente zu erhalten, müssten die Merkmale zu mengenbezogenen Staffelungen, jährlichem Gesamtmengenvolumen und Gesamtausgabenvolumen aus einer Vereinbarung nach § 130b SGB V verpflichtend gemeldet werden. Des Weiteren müssten für eine zeitnahe und aufwandsarme Abwicklung einer Mengenüberschreitung geeignete Meldeprozesse mit den Krankenkassen vereinbart und etabliert werden. Zusätzlich wäre es zukünftig auch notwendig, Merkmale zu Teilindikationen in den Daten nach § 300 SGB V einzuführen und diese in die Daten nach § 84 Absatz 5 SGB V zu integrieren. Die Ärzteschaft wäre unmittelbar nach einer Volumenüberschreitung über die vertragsgemäße Preisänderung zu informieren. Diese Anforderungen an mengenbezogene Preisvereinbarungen sind derzeit nur begrenzt erfüllbar. Eine zeitlich begrenzte, datentechnisch umsetzbare und transparente Mengenregelung kann jedoch ein Mittel zur Ausgabenbegrenzung sein.

„Der begründete Einzelfall"

Mit dem AMVSG wurde weiterhin der Absatz 3 des § 130b SGB V geändert. Hieß es bisher, dass für ein Arzneimittel, das nach dem Beschluss des G-BA keinen Zusatznutzen hat, ein Erstattungsbetrag zu vereinbaren *ist*, der nicht zu höheren Jahrestherapiekosten führt als die zweckmäßige Vergleichstherapie, wurde diese Regelung nun dahingehend abgeschwächt, dass der vereinbarte Erstattungsbetrag nicht zu höheren Jahrestherapiekosten führen *soll*. Aus der Pflicht- wurde also eine Soll-Vorschrift. Entsprechend darf nunmehr bei mehreren zweckmäßigen Vergleichstherapien der Erstattungsbetrag im „begründeten Einzelfall" oberhalb der Kosten der bislang wirtschaftlichsten Therapiealternative vereinbart werden.

Diese ausnahmsweise Aussetzung des Preisankers der zweckmäßigen Vergleichstherapie bei Arzneimitteln ohne Zusatznutzen ist nicht nachvollziehbar. Es ist nicht ersichtlich, weshalb Mehrausgaben zulasten der Versichertengemeinschaft gerechtfertigt sein sollten, wenn es an einem zusätzlichen Nutzen für die Patientinnen und Patienten fehlt. Die Rechtsänderung konterkariert die Zielsetzung des AMNOG, den Markt patentgeschützter Arzneimittel einer angemessenen zusatznutzenorientierten Preisdifferenzierung zuzuführen und schwächt den Anreiz zu patientenorientierter Forschung.

Da es an einer gesetzlichen Definition des „begründeten Einzelfalls" fehlt, muss diese erst noch in den zukünftigen Verhandlungen gefunden werden. Die finanziellen Auswirkungen der Rechtsänderung für die Solidargemeinschaft sind derzeit kaum abschätzbar.

Darüber hinaus wurde mit einem neuen Absatz 7a geregelt, dass bereits vereinbarte Erstattungsbeträge für Arzneimittel mit fehlendem Zusatznutzen ein Sonderkündigungsrecht entsteht. Für dieses Sonderkündigungsrecht galt eine Frist von drei Monaten[8] nach Inkrafttreten des AMVSG. Die Idee ist, dass die geänderte Regelung zur Preisobergrenze in Absatz 3 Arzneimitteln zugutekommen soll, für die bereits ein Erstattungsbetrag besteht. Das Sonderkündigungsrecht besteht auch für Arzneimittel, die sich derzeit in Deutschland nicht im Verkehr befinden.

Ein Hintergrund der Regelung in Absatz 3 ist offenbar der Versuch, Arzneimittel, die nach Ende der Erstattungsbetragsverhandlungen aus dem Verkehr genommen wurden, wieder in die reguläre Erstattung zurückzuholen. Gerade bei Antiepileptika und Antidepressiva wurde von Seiten der pharmazeutischen Unternehmen moniert, dass Versorgungslücken drohten, da neue Wirkstoffe ohne Zusatznutzen mit generischer zweckmäßiger Vergleichstherapie „gezwungen" seien, sich aus dem deutschen Markt zurückzuziehen. Eine solche Versorgungslücke entstand jedoch gerade im Fall der Antiepileptika nicht, da die Arzneimittel die Voraussetzungen für Einzelimporte i. S. d. § 73 Abs. 3 Nr. 3 AMG i. V. m. BSG-Rechtsprechung

erfüllen und die Krankenkassen die Kosten für diese Arzneimittel auch bisher übernehmen.

Von den etwa 35 Arzneimitteln, die von der Regelung zur Sonderkündigung umfasst sind, wurden bis dato vier Erstattungsbeträge gekündigt. Es ist fraglich, ob diese Gesetzesänderung tatsächlich notwendig und sinnvoll war. Zusätzliche Ausgaben sind allein bei zusätzlichem Nutzen gerechtfertigt. Indikationsspezifische Preise, wie in ▶ Kapitel 5.3.3 beschrieben, wären eine bessere Option.

AMNOG-Preise auch im ersten Jahr nach Markteinführung

Im Gesetzgebungsverfahren wurde eine Umsatzschwelle diskutiert, bei deren Überschreitung der Erstattungsbetrag bereits ab dem ersten Monat nach Überschreitung der Schwelle auch im ersten Jahr nach Markteinführung gegolten hätte. Diese Regelung wurde jedoch im Laufe des Gesetzgebungsprozesses verworfen.

Aus Sicht des GKV-Spitzenverbands wäre dies ein erster Schritt in die richtige Richtung gewesen. So gilt weiterhin, dass pharmazeutische Unternehmen im ersten Jahr nach Markteinführung ihre Preise völlig unreguliert setzen können mit dem Ergebnis, dass die Einsparungen der Folgejahre bereits zunichte gemacht werden.

Angemessene Preise im ersten Jahr nach Inverkehrbringen sicherzustellen, wäre sinnvoll gewesen. Allerdings hätte die ursprünglich im Gesetzesentwurf konkret vorgesehene Umsatzschwelle von 250 Mio. Euro den systematischen Fehlanreiz für einen Großteil der pharmazeutischen Unternehmen nicht beseitigt. Im Jahr 2015 hätte eine solche Umsatzschwelle lediglich für drei Arzneimittel eine Wirkung entfaltet. Selbst eine Umsatzschwelle von 100 Mio. Euro hätten im Jahr 2015 lediglich sieben Arzneimittel erreicht. Allein mit einer rückwirkenden Geltung des verhandelten Erstattungsbetrages ab dem ersten Tag des Inverkehrbringens wird das Ziel vollständig erreicht, faire Preise für Arzneimittel zu realisieren.

---

[8] Befristet bis 31. August 2017.

5.3 AMNOG in der Zukunft

5.3.1 Beschleunigte Zulassungen: Überbrückung der Unsicherheit

Mit dem sogenannten Adaptive Pathways-Konzept strebt die europäische Zulassungsbehörde EMA einen frühzeitigeren und schrittweisen Zugang zu neuen Arzneimitteln an. Hierfür sollen bestehende regulative Instrumente, wie die bedingte Zulassung (*conditional marketing authorisation*) und das beschleunigte Bewertungsverfahren (*accelerated assessment*), sowie Beratungsformate für Hersteller verstärkt genutzt werden (European Medicines Agency 2016). Die Zulassung soll trotz unreifer Daten zu Wirksamkeit und Unbedenklichkeit erteilt werden. Eine medizinische Versorgungslücke, ein *unmet medical need*, soll rechtfertigen, die daraus resultierende höhere Unsicherheit zum Zeitpunkt der initialen Zulassung in Kauf zu nehmen. Nach Marktzugang soll durch die Erhebung von Daten aus der Versorgungspraxis („*Real World Data*") Evidenz generiert werden, um die Anforderungen einer regulären Zulassung zu erfüllen und um gegebenenfalls weitere Indikationsgebiete zu erschließen. In ► Kapitel 2 wird das Konzept ausführlich dargestellt und diskutiert.

Die Veränderung der Zulassung ist hoch umstritten, denn die Beschleunigung des Marktzugangs birgt Risiken für die Gesundheitsversorgung der Patientinnen und Patienten. Konsequenz ist eine wachsende und möglicherweise langfristige Unsicherheit zu Wirksamkeit, Unbedenklichkeit und Zusatznutzen des neuen Arzneimittels. Die Zunahme zeitlich vorverlagerter Zulassungen von oftmals hochpreisigen Arzneimitteln mit unklarem Wert wird das deutsche Gesundheitssystem in besonderem Maße treffen, da im Unterschied zu den meisten anderen europäischen Ländern Verfügbarkeit und Erstattungsfähigkeit i. d. R. unmittelbar mit Inverkehrbringen gegeben sind. (Zentner und Haas 2016a, Zentner und Haas 2016b). Die Betrachtung des Status quo zeigt, welche Dimension eine veränderte Zulassungspraxis für den deutschen Markt hätte: Bei 19 von 20 seit 2011 bedingt zugelassenen Arzneimittel, die unter den Geltungsbereich des AMNOG fallen, wurde der Zulassungsstatus bisher nicht geändert, d.h. sie unterliegen weiterhin der Prüfung durch die EMA aufgrund der Unvollständigkeit der Datengrundlage (Auswertung GKV-Spitzenverband, Stand 31.12.2016).

Um den Herausforderungen der Adaptive Pathways für AMNOG-Bewertung, Preisbildung und Patientenversorgung zu begegnen, werden derzeit verschiedene Ansätze wie Potenzialbewertung, Managed Entry Agreements, regelhafte Befristung der frühen Nutzenbewertung bzw. späte Nutzenbewertung oder Versorgung in Zentren diskutiert. Es ist jedoch fraglich, ob sie tragfähig Versorgungsqualität und Wirtschaftlichkeit bei der Behandlung mit beschleunigt zugelassenen Arzneimitteln sicherstellen und wirksam Anreize zur Evidenzgenerierung setzen können.

Aus Sicht des GKV-Spitzenverbands muss einer soliden wissenschaftlichen Evidenzgrundlage für Wirksamkeitsnachweis und Risikoprüfung vor der Zulassung von neuen Arzneimitteln oberste Priorität eingeräumt werden. Beschleunigte Zulassungen müssen auf gebührend begründete Ausnahmefälle mit echten, dringlichen medizinischen Versorgungslücken beschränkt bleiben. Nur hier ist zu rechtfertigen, dass der frühzeitigere Marktzugang das Risiko von Fehleinschätzungen zum Wert des Arzneimittels aufwiegt. Die europäische Zulassungsbehörde sollte zudem konsequent die Zulassung bzw. den Sonderstatus widerrufen, wenn Auflagen durch den Hersteller nicht erfüllt werden bzw. ein überlegenes Zweitprodukt in derselben Indikation zugelassen wird. Die freie Preisgestaltung im ersten Jahr nach Inverkehrbringen von neuen Arzneimitteln in Deutschland ist unter solchen Entwicklungsbedingungen nicht mehr haltbar.

5.3.2 Arztinformation zur differential-therapeutischen Indikation

Transfer der Zusatznutzenbewertung in die Praxis
Im europäischen Vergleich wird der Zugang zu neuen Arzneimitteln in Deutschland sehr früh und vollständig ermöglicht (Busse et al. 2015). Unmittelbar mit der Zulassung sind alle neuen Arzneimittel i.d.R. uneingeschränkt erstattungsfähig und verbleiben auch nach erfolgter Nutzenbewertung und unabhängig von deren Ergebnis vollständig in der Erstattungsfähigkeit.

Alle zwei Wochen fasst der G-BA in einem aufwendigen und transparenten Verfahren Beschlüsse zum Zusatznutzen von neuen patentgeschützten Arzneimitteln auf Basis des allgemein anerkannten Stands der medizinischen Erkenntnisse. Dabei unterscheidet er in seinen Beschlüssen zum Zusatznutzen in Ausmaß und Wahrscheinlichkeit sehr differenziert nach unterschiedlichen Patientengruppen.

Bisher kommt dieses detaillierte Wissen bei der Ärzteschaft jedoch nicht ausreichend an. Trotz gesetzlicher Änderung durch das Gesetz für sichere digitale Kommunikation und Anwendungen im Gesundheitswesen, das so genannte E-Health-Gesetz, wird die Praxissoftware weiterhin nur quartalsweise statt vierzehntägig aktualisiert. Dabei werden Eckdaten wie Handels- und Wirkstoffnamen, Darreichungsform, Wirkstoffmenge, Erstattungsbetrag und Praxisbesonderheit angepasst – Informationen zum Zusatznutzen, zur zweckmäßigen Vergleichstherapie und zur Wirtschaftlichkeit für die einzelnen Patientengruppen werden hingegen in der Software nicht abgebildet. Die sehr umfangreichen und differenzierten Beschlussinformationen müssen daher von den Ärztinnen und Ärzten vergleichsweise aufwendig auf der Webseite des G-BA, im Bundesgesetzblatt, der Internetseite der KBV oder über andere Quellen oder Institutionen recherchiert werden. Im Ergebnis nehmen Ärztinnen und Ärzte die Ergebnisse der Nutzenbewertung in zu geringem Umfang wahr. So ergab eine Befragungen im Auftrag der TK und der DAK-Gesundheit, dass nur ca. 15 Prozent der befragten Ärztinnen und Ärzte die Ergebnisse der frühen Nutzenbewertung bei ihrer Verordnungsentscheidung berücksichtigten (Glaeske et al. 2015, Greiner und Witte 2016). Dies hat zur Folge, dass die durch das AMNOG im Jahr 2011 eingeführte Bewertung des G-BA noch zu wenig Einfluss auf die Versorgungsqualität der Patientinnen und Patienten entfalten kann. Dies ist höchst problematisch: Der G-BA differenziert in seinen Beschlüssen bei ca. 60 % der nutzenbewerteten neuen Wirkstoffe nach Teilindikationen, so dass Arzneimittel häufig nicht für alle zugelassenen Anwendungen eine einheitliche Zusatznutzenbewertung erhalten. Seit Inkrafttreten des AMNOG hat der G-BA in seinen Beschlüssen 395 Patientengruppen beschrieben. Demnach können Arzneimittel in der einen Teilindikation einen

beträchtlichen Zusatznutzen haben, jedoch für andere Patientengruppen keinen Zusatznutzen oder gar einen geringeren Nutzen, d.h. ein Schadenspotential im Verhältnis zur zweckmäßigen Vergleichstherapie, aufweisen. Ärztinnen und Ärzte sollten also diese differenzierten Bewertungen kennen und bei der Behandlung der Patientinnen und Patienten berücksichtigen.

Der Bedarf einer Verbesserung des Wissenstransfers zu den Ärztinnen und Ärzten wurde von der Politik inzwischen erkannt und adressiert. Mit dem AMVSG wurde mit der Erweiterung des § 73 SGB V die Grundlage für die Einführung eines sog. Arztinformationssystems geschaffen. Neben den bisher enthaltenen Preis- und Produktinformationen soll die vorgehaltene Praxisverwaltungssoftware zukünftig auch die Informationen über die Nutzenbeschlüsse des G-BA enthalten.

Derzeit wird vom ermächtigten BMG eine Rechtsverordnung erarbeitet, die das Nähere zum Arztinformationssystem regeln soll. Bei dieser Regelung ist besonders wichtig, dass die Beschlüsse des G-BA von den gängigen Praxisverwaltungssystemen maschinell eingelesen und ausgegeben werden können, ohne dass die Softwarehersteller ihrerseits die Informationen (auch redaktionell) verändern können oder müssen. Hierfür ist eine maschinenlesbare Fassung der nach Patientengruppen differenzierten Zusatznutzenbeschlüsse zu schaffen.

Als wesentliche Eckpunkte der Aufbereitung der Nutzenbeschlüsse sind insbesondere zu berücksichtigen:

1. die vollständige, neutrale und interessenunabhängige Darstellung der G-BA Beschlüsse in den Kategorien Patientengruppen je Anwendungsgebiet und Ausmaß und Wahrscheinlichkeit des Zusatznutzens,

2. die zweckmäßige Vergleichstherapie, dabei sowohl alle vom G-BA benannten, als auch die durch den pharmazeutischen Unternehmer gewählten,

3. die regelhafte, vierzehntägige Aktualisierung der elektronischen Programme zur zeitnahen Abbildung neuer Nutzenbeschlüsse,

4. die verpflichtend einfache Zugänglichkeit für die Vertragsärztinnen und -ärzte während ihres Verordnungsvorgangs und

5. Hinweise zur Wirtschaftlichkeit bei der Verordnung eines Arzneimittels.

Die vom G-BA festgelegten Patientengruppen, kombiniert mit den dazugehörigen Informationen zum Zusatznutzen, zur Erstattungsfähigkeit und zur Wirtschaftlichkeit, können den Ärztinnen und Ärzten so über die Praxissoftware für eine indikationsgerechte, qualitativ bestmögliche Verordnungsentscheidung zur Verfügung gestellt und laufend aktualisiert werden. Patientinnen und Patienten könnten folglich mit größerer Sicherheit die jeweils bedarfsgerechte Therapie erhalten.

Von der Beschreibung zur Verknüpfung bis zum Regelwerk

Eine Herausforderung ergibt sich dabei bereits bei der Beschlussfassung. Bei der Bewertung neuer Arzneimittel muss der G-BA zukünftig noch stärker als bisher auf Konsistenz mit bereits bewerteten Wirkstoffen bzw. vorangegangenen Beschlüssen achten. Schon bei der Benennung des Anwendungsgebiets und der Definition der Patientengruppen ist zu berücksichtigen, ob diese mit Patientengruppen aus bereits bewerteten Wirkstoffen übereinstimmen oder einer anderen Abgrenzung unterliegen. Diese Zuordnung der Patientengruppen ist für den Vergleich verschiedener Zusatznutzenbeschlüsse untereinander notwendig.

Aber nicht allein das Ergebnis der Nutzenbewertung gemäß § 35a SGB V im Vergleich mit einer zweckmäßigen Vergleichstherapie ist ausschlaggebend. Aufgrund der Veränderlichkeit der zweckmäßigen Vergleichstherapie durch den wissenschaftlichen Erkenntnisfortschritt kann es für die Ärztin oder den Arzt nicht ausreichend sein, sich allein am ermittelten Zusatznutzen zu orientieren. Die wirtschaftliche differenzialtherapeutische Entscheidung erfordert wesentlich mehr, nämlich die Orientierung im gesamten Therapiegebiet unter Berücksichtigung aller Behandlungsoptionen entsprechend der individuellen Gesamtmorbidität des Patienten.

Perspektivisch könnten den Ärztinnen und Ärzten über die Praxissoftware auch weitere, umfassende Informationen zum G-BA-geprüften Stellenwert von Arzneimitteln im gesamten Therapiegebiet zur Verfügung gestellt werden (zum Beispiel Therapiesequenzen, Kombinationstherapien) und

den Verordnungsprozess unterstützen. Dadurch ließe sich die Qualität der Versorgung für die Patienten weiter steigern. Bei der Einbindung von Leitlinien stellen sich aber viele Fragen, z.B. nach der Qualität und Objektivität dieser Leitlinien. Welche Leitlinien sollen einbezogen werden? Nur nationale oder auch internationale Leitlinien? Welcher Evidenzgrad wird gefordert? Darüber hinaus müssten auch Leitlinien – wie die § 35a-Beschlüsse – für die Abbildung im Arztinformationssystem aufbereitet und homogenisiert werden. Nur wenn eine entsprechende Verbindlichkeit und Vergleichbarkeit der Leitlinien hergestellt worden ist, können sie eine nutzenstiftende Informationsquelle für die Ärzteschaft im Verordnungsprozess sein.

Bei all diesen Überlegungen muss jedoch zwischen denjenigen Informationen, die immer unmittelbar bei der Verordnung zur Verfügung stehen müssen, und weiteren, bei Bedarf abrufbaren Informationen unterschieden werden. Die Informationen aus dem G-BA-Beschluss, wie die Patientengruppe mit der dazugehörigen Aussage über den Zusatznutzen und die zweckmäßige Vergleichstherapie, müssen direkt im Verordnungsprozess ohne weiteres Zutun der Ärztin oder des Arztes angezeigt werden. Anders verhält es sich mit weiteren zusätzlichen Informationen zum Therapiegebiet. Diese Informationen sollten bei Bedarf angezeigt werden können, aber nicht obligatorisch im Verordnungsprozess zur Kenntnis zu nehmen sein. Denn der Mehrwert für die Ärzteschaft hängt auch von der pragmatischen Handhabbarkeit ab.

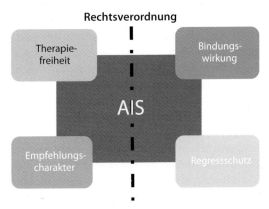

□ **Abb. 5.4** Grafik „Spannungsfeld zwischen Verantwortung für Wirtschaftlichkeit und Therapiefreiheit"

Darüber hinaus ist Klarheit über den Verbindlichkeitsgrad der Informationen im Arztinformationssystem herzustellen. Hier besteht ein Spannungsfeld zwischen einem Empfehlungscharakter auf der einen und einer stärkeren Bindungswirkung mit befreiender Wirkung gegenüber Regress oder Wirtschaftlichkeitsprüfung auf der anderen Seite. Dieser Trade-Off und die gewünschte Zielsetzung wird in der zu erwartenden Rechtsverordnung abzuwägen sein (Abbildung 5.4).

5.3.3 Mischpreis, Indikationspreis und Wirtschaftlichkeit

Ein Wirkstoff – ein Preis?
Bei Arzneimitteln, deren Nutzenbewertung der G-BA in seinen Beschlüssen nach verschiedenen Teilindikationen mit und ohne Zusatznutzen nach Ausmaß und Wahrscheinlichkeit des Zusatznutzens unterteilt, bleibt der Erstattungsbetrag als Wirtschaftlichkeitsindikator für die einzelnen Patientengruppen intransparent, da ein gemeinsamer Preis je Arzneimittel gebildet werden muss. Der Mischpreis ist bei isolierter Betrachtung der Patientengruppen ohne Zusatznutzen zu hoch und umgekehrt bei Betrachtung der Patientengruppen mit Zusatznutzen zu niedrig. Dadurch ist bei einem solchen Mischpreis nicht per se von einer wirtschaftlichen Verordnung auszugehen. Denn bei Verordnungen der Arzneimittel im Bereich der Patientengruppen ohne Zusatznutzen besteht u.U. nicht nur ein Qualitätsproblem, wenn Patienten Arzneimittel erhalten, die für sie keinen Mehrwert entfalten, sondern es entsteht für die Krankenkassen zusätzlich ein Mengenrisiko. Mit steigenden Verordnungen für Patientengruppen ohne festgestellten Zusatznutzen steigen die Mehrausgaben ohne Nutzenzuwächse. Mischpreise wären nur dann wirtschaftlich, wenn die tatsächlichen Verordnungsmengen in den jeweiligen Teilindikationen den zum Zeitpunkt des Vertragsschlusses zugrunde gelegten Mengenverhältnissen entsprechen würden. Dafür müssten aber die realen Größenverhältnisse der Patientengruppen in der Verordnungspraxis Vertragslaufzeit der zum Zeitpunkt des Vertragsschlusses zugrunde gelegten Verteilung entsprechen.

Erstattungskonzepte in Europa
Anders als in Deutschland haben die Ergebnisse der Nutzenbewertung von Arzneimitteln in vielen anderen Ländern Europas Einfluss auf ihre grundsätzliche Erstattungsfähigkeit oder bestimmen einen indikationsspezifischen Preis. Insofern verfälscht der vielfach geltend gemachte Verweis der pharmazeutischen Unternehmer auf das Preisgefälle zwischen den Erstattungsbeträgen in Deutschland und den Preisen in anderen europäischen Ländern die Realität und stellt einen Vergleich zwischen Äpfeln und Birnen dar. In vielen anderen europäischen Ländern gilt der tatsächlich vereinbarte bzw. erstattete Preis meist nur für einige Indikationsbereiche, während die Anwendung in anderen zugelassenen Indikationen nicht erstattungsfähig ist. So kann in diesen Ländern der Zugang zu neuen Arzneimittel auf bestimmte Teilindikationen begrenzt werden, während in Deutschland die Erstattungsfähigkeit grundsätzlich für alle von der Zulassung umfassten Patienten gegeben ist (Wasem et al. 2015, Richard 2016,; Vogler et al. 2015).

Da die Preise in diesen europäischen Ländern entsprechend nur die Teilindikationen mit Zusatznutzen repräsentieren und eben keinen Mischpreis über alle Patientengruppen darstellen, erscheint der Preis dort höher als der Erstattungsbetrag in Deutschland. Wenn in diesen Ländern im Bereich der Erstattung eine Auswahl der mit einem besonderen Nutzenpotential behafteten Indikationsbereiche vorgenommen wird, ist es aber insoweit nicht verwunderlich, dass die deutschen Mischpreise unterhalb des Niveaus der Listenpreise in Europa liegen. Würde dagegen auch in Deutschland das Prinzip der zusatznutzenabhängigen Erstattung gelten, so wäre zu vermuten, dass auch die deutschen Erstattungsbeträge – je nach festgestelltem Zusatznutzen – entsprechend höher ausfallen würden (Busse et al. 2016). Zudem wird der Preisvergleich nicht auf Basis der tatsächlichen Preise geführt.

Indikationsspezifische Preise und Wirtschaftlichkeit
In seiner Verkündung der Urteile in den beiden Hauptsacheverfahren zu Albiglutid und Idelalisib am 28. Juni 2017 fordert das Landessozialgericht Berlin-Brandenburg eine gesetzliche Rechtsgrundlage für die Bildung eines Erstattungspreises auf der

Basis der üblichen Mischkalkulation. Alternativ zumindest eine Regelung in der Rahmenvereinbarung nach § 130b Abs. 9 SGB V zwischen den Verbänden der pharmazeutischen Unternehmer und dem GKV-Spitzenverband. Damit stützt das Gericht die Regelungsempfehlung der GKV zu indikationsspezifischen Preisen als folgerichtige Weiterentwicklung des AMNOG-Grundsatzes der nutzenadäquaten Preisfindung. Da der G-BA in seinen Beschlüssen die Erkenntnislage und Bewertung des Zusatznutzens von Arzneimitteln für die unterschiedlichen Patientengruppen differenziert abbildet, sollte sich diese Differenzierung auch in der Erstattungsbetragsgestaltung wiederfinden. Noch existieren aber u.a. die technischen Voraussetzungen nicht, um den nach Indikationen differenzierten Zusatznutzen in differenzierten Erstattungsbeträgen abzubilden.

Eine Differenzierung des Erstattungsbetrages nach Patientengruppen folgt auch dem Wirtschaftlichkeitsgebot der gesetzlichen Krankenversicherung (§ 12 SGB V). Der Abrechnungspreis für Patienten mit Zusatznutzen sollte auf Basis des Zusatznutzens vereinbart werden, während der Abrechnungspreis für Patientengruppen ohne Zusatznutzen i.d.R. nicht zu höheren Jahrestherapiekosten führen sollte als die wirtschaftlichste zweckmäßige Vergleichstherapie. Daher ist die Schaffung der technischen Voraussetzungen für (Teil-)indikationsspezifische Preise bereits seit geraumer Zeit eine Forderung der GKV. Die stringente Orientierung der Erstattungshöhen an die Ergebnisse der Nutzenbewertung würde sicherstellen, dass die Hersteller für Patientengruppen mit Zusatznutzen einen nutzenorientierten Preis erhielten, während den Krankenkassen für Patientengruppen ohne Zusatznutzen auch keine Mehrkosten entstünden. Konsequenterweise sollten Arzneimittel für Patientengruppen, für die im G-BA Beschluss ein geringerer Nutzen (Schadenspotential) ausgesprochen wurde, im Rahmen des bestehenden Verfahrens nach § 92 Abs. 2a SGB V über Anlage III ausgeschlossen und nicht mehr erstattet werden.

Auch die verordnenden Ärztinnen und Ärzte würden von der Anpassung der Regelungen profitieren. Derzeit ist die Verordnung von Arzneimitteln für Patientengruppen ohne Zusatznutzen aufgrund des Mischpreises u.U. nicht wirtschaftlich.

Ärztinnen und Ärzten kommt im Verordnungsprozess daher eine stärkere Steuerungsfunktion bei der Realisierung des Wirtschaftlichkeitsgebots zu, als es ihnen gemeinhin lieb ist. Bei differenzierten Preisen wäre die Wirtschaftlichkeitsbeurteilung für die verordnenden Ärztinnen und Ärzte wesentlich einfacher. Denn die differenzierten Erstattungsbeträge würden den Wert des Arzneimittels in der jeweiligen Teilindikation unmittelbar widerspiegeln.

Eine nutzenorientierte Erstattung würde also gewährleisten, dass eine Verordnung von neuen, kostspieligen Präparaten zu einem dem Zusatznutzen adjustierten Preis erfolgt. Durch die unmittelbar in der Praxissoftware verfügbare Information sollen die Qualität der individuellen Indikationsstellung und Wirtschaftlichkeit bereits zum Zeitpunkt der Verordnung optimiert und aufwendige nachträgliche Prüfungen im Rahmen der Wirtschaftlichkeitsprüfung reduziert werden (Regressprävention). Dies verbesserte die Versorgung und sparte Ressourcen, die an anderer Stelle sinnvoll eingesetzt werden könnten.

Darüber hinaus würden das gegenwärtig erhebliche Mengenrisiko reduziert und Mehrkosten für die Beitragszahler ohne ein „Mehr an Nutzen" vermieden. Patienten erhielten die Gewissheit, dass Arzneimittel nur indikationsoptimiert und entsprechend ihres zu erwartenden Zusatznutzens eingesetzt werden. Der Patient liefe also weniger Gefahr ein Arzneimittel zu erhalten, das für ihn keinen zu erwartenden Mehrwert im Vergleich zu einem bewährten Arzneimittel hat. Arzneimittel könnten nicht mehr pauschal das absatzwirksame Label „Arzneimittel mit Zusatznutzen" tragen, wenn sie für bestimmte Teilindikationen nicht mehr bieten als die bisherige Standardtherapie. Alle Versicherten würden von den Einsparungen durch nutzenorientierte Preise profitieren. Auch dieser Aspekt sollte nicht unberücksichtigt bleiben.

Die Einführung nutzenorientierter Erstattungsbeträge und weitere Erstattungsgestaltungen oder auch Praxisbesonderheiten für Arzneimittel mit mehreren Teilindikationen und unterschiedlichen Zusatznutzenergebnissen setzt die Überprüfbarkeit der patientengruppenspezifischen Erstattungsbeträge durch die Krankenkassen voraus. Derzeit besteht in dieser Hinsicht noch ein Defizit, welches zu Schwierigkeiten bei der Wirtschaftlichkeitsbeurteilung führt. Bei einer nutzendifferenzierten Erstattung sollten die Informationen zur Teilindikation einer Verordnung in der Praxisverwaltungssoftware erfasst und perspektivisch an die Krankenkassen übermittelt werden. So wird eine Grundlage zur indikationsspezifischen Verordnung geschaffen und eine patientengruppenspezifische Analyse ermöglicht. Mit der im AMVSG vorgesehenen Verpflichtung zur elektronischen Bereitstellung der Informationen der G-BA-Beschlüsse in die Praxisverwaltungssoftware der Ärztinnen und Ärzte wird hierfür bereits eine wichtige Voraussetzung geschaffen.

Literatur

Busse R, Panteli D, Henschke C (2015): Arzneimittelversorgung in der GKV und 15 anderen europäischen Gesundheitssystemen. Working papers in health policy and management. Universitätsverlag der TU Berlin

Busse R, Panteli D, Schaufler J, Schröder H, Telschow C, Weiss (2016): Preise patentgeschützter Arzneimittel im europäischen Vergleich - Die deutschen Arzneimittelpreise im Vergleich zu den Listenpreisen in fünf ausgewählten europäischen Ländern; Wissenschaftliches Institut der AOK Technische Universität Berlin, Berlin

European Medicines Agency (EMA) (2016): Final report on the adaptive pathways pilot. http://www.ema.europa.eu/docs/en_GB/document_library/Report/2016/08/WC500211526.pdf. Zugegriffen: 31. Mai 2017

Gesetz zur Stärkung der Arzneimittelversorgung in der GKV (GKV-Arzneimittelversorgungsstärkungsgesetz – AMVSG): Gesetz vom 04.05.2017 – Bundesgesetzblatt Teil I 2017 Nr. 25 12.05.2017 S. 1050

Glaeske G, Ludwig W.D., Thürmann P (2015): Innovationsreport 2015. Wissenschaftliche Studie zur Versorgung mit innovativen Arzneimitteln – Eine Analyse von Evidenz und Effizienz. SOCIUM, Bremen

Greiner W, Witte J, (2016): AMNOG-Report 2016. Nutzenbewertung von Arzneimitteln in Deutschland. Beiträge zur Gesundheitsökonomie und Versorgungsforschung (Band 12). Heidelberg

Richard S (2016): Neue Regeln im Pillenpoker, in: Gesundheit und Gesellschaft Ausgabe 3/16: 32–37

Stackelberg v JM, Haas A, Tebinka-Olbrich A, Zentner A (2016). Ergebnisse des AMNOG-Erstattungsbetragsverfahrens. In: Schwabe U, Paffrath D (Hrsg.). Arzneiverordnungs-Report 2016, S. 159–179

Vogler S, Kilpatrick K, Babar Z-U-D (2015): Analysis of Medicine Prices in New Zealand and 16 European Countries. In: Value in health 18 (2015), S. 484–492

Wasem J, Weegen L, Bauer C, Walendzik A, Grande F, May U (2015): Regulatorische Handhabung der selektiven Erstattung von Arzneimitteln in den ausgewählten Ländern England, Niederlande, Frankreich und Schweden. IBES-Diskussionsbeitrag Nr. 211, Essen

Zentner A, Haas A (2016a): Prinzip Hoffnung versus Prinzip Risiko - Folgen des beschleunigten Marktzugangs von Arzneimitteln. Schriftenreihe Plattform zur Nutzenbewertung Heft 3. Springer

Zentner A, Haas A (2016b): Adaptive Pathways - Was würde ein beschleunigter Marktzugang von Arzneimitteln in Deutschland bedeuten? Gesundheits- und Sozialpolitik 70 (1): 59–66

Rabattverträge

Jana Bauckmann, Ulrich Laitenberger, Melanie Schröder und Carsten Telschow

© Springer-Verlag GmbH Germany 2017
U. Schwabe, D. Paffrath, W.-D. Ludwig, J. Klauber (Hrsg.), *Arzneiverordnungs-Report 2017*
DOI 10.1007/978-3-662-54630-7_6

Auf einen Blick

Das Instrument der Arzneimittelrabattverträge hat in den vergangenen Jahren zu einer Intensivierung des Preiswettbewerbs geführt, die Marktkonzentration im Generikamarkt reduziert und die Arzneimittelkosten eindrucksvoll gesenkt. Dieser Trend hat sich 2016 mit 3,9 Mrd. € an Einnahmen durch Rabattverträge fortgesetzt. Im Vergleich zum Generikamarkt werden Rabattverträge mit patentgeschützten Arzneimitteln deutlich seltener abgeschlossen, für AMNOG-Arzneimittel wird diese Möglichkeit zunehmend genutzt. Für die meisten generikafähigen Wirkstoffe ist eine ausreichende Zahl von Herstellern im Markt vertreten. Das bis 2006 bestehende Oligopol weniger Generikagroßkonzerne wurde durch den Vertragswettbewerb aufgehoben. Mittelständische pharmazeutische Unternehmen haben mit dem Vertragswettbewerb realistische Chancen, ihre Marktanteile zu erhöhen. Gleichzeitig wird deutlich, dass vor der Einführung von Arzneimittelrabattverträgen Medikamentenwechsel häufiger zu verzeichnen waren. Daraus leitet sich die Vermutung ab, dass Rabattverträge über die Stabilisierung der Produktselektion die Therapiesicherheit und somit die Qualität der Versorgung erhöhen. Langandauernde Lieferengpässe für Rabattvertrags-Arzneimittel spielen in der Praxis offenbar keine Rolle. Das GKV Arzneimittelversorgungsstärkungsgesetz (AMVSG) wird Auswirkungen zeigen, da hiermit die Rabattverträge für Impfstoffe und für onkologische Zubereitungen abgeschafft wurden.

6.1 Hintergrund und gesetzliche Rahmenbedingungen der Rabattverträge

In den Diskussionen zur Arzneimittelversorgung haben seit 15 Jahren sowohl die Krankenkassen als auch die Hersteller verstärkt vertragswettbewerbliche Modelle vorgeschlagen (Glaeske et al. 2003, Wasem et al. 2005, Cassel und Wille 2006, Klauber und Schleert 2006, Wille et al. 2008, Nink und Schröder 2009). Seit 2003 haben die Krankenkassen mit dem § 130a Abs. 8 SGB V die Möglichkeit, mit Herstellern kassenspezifische Rabattverträge abzuschließen.

Mit dem am 1. Mai 2006 in Kraft getretenen Gesetz zur Verbesserung der Wirtschaftlichkeit der Arzneimittelversorgung (AVWG) wurden die Regelungen dahingehend erweitert, dass Leistungserbringer wie Ärztinnen und Ärzte beteiligt werden

konnten. Dennoch hatten die Krankenkassen kaum Einfluss auf die Absatzmenge, sofern sie nicht Ärzte oder Apotheker finanziell beteiligten und damit die Verordnung und Abgabe der rabattierten Produkte förderten. Mit dem zum 1. April 2007 in Kraft getretenen GKV-Wettbewerbsstärkungsgesetz (GKV-WSG) wurden die Apotheken nach § 129 Abs. 1 Satz 3 SGB V verpflichtet, die kassenspezifischen Rabattverträge bei der Produktauswahl vorrangig zu bedienen, sofern der verordnende Arzt eine Substitution nicht ausgeschlossen hat. Die Kassen stellen den Apotheken hierfür entsprechende Informationen zu den rabattierten Produkten zur Verfügung. Weitere Gestaltungsmöglichkeiten für die Kasse bestehen darin, dass sie für rabattierte Produkte die Zuzahlung der Patienten halbieren oder aufheben kann sowie – bereits mit dem AVWG eingeführt – auch für Produkte, deren Preise über dem Festbetrag liegen, Rabattverträge zur vollständigen

Kostenübernahme abschließen kann, wenn der Rabatt die den Festbetrag übersteigenden Kosten ausgleicht.

Nach einer Vielzahl juristischer Verfahren hat sich die Rechtssicherheit rund um die Rabattverträge durch Klärungen durch die Oberlandesgerichte und das GKV-Organisationsweiterentwicklungsgesetz (GKV-OrgWG) deutlich erhöht. So wurde die Anwendbarkeit des Vergaberechts bei Rabattverträgen klargestellt. Die rechtliche Zuständigkeit lag zeitweise bei den Sozialgerichten, wurde aber mit dem Arzneimittelmarkt-Neuordnungsgesetz (AMNOG) 2011 wieder bei den Zivilgerichten angesiedelt.

Anschließend fokussierte sich die Diskussion um die Rabattverträge verstärkt auf das Thema Austauschbarkeit zwischen wirkstoffgleichen Produkten hinsichtlich Indikationen und Packungsgrößen (Hermann und Wienands 2010). Im Rahmen des AMNOG wurden diese Fragen geklärt, sodass seit 2011 wirkstoffgleiche Arzneimittel mit gleicher Wirkstärke und Darreichungsform substituiert werden können, wenn sie mindestens eine gemeinsame Indikation sowie die gleiche Normpackungsgröße haben. Diese Änderung der Rahmenbedingungen hat schließlich auch zu einer stärkeren Umsetzung von Rabattverträgen geführt.

Weiterhin regelt das AMNOG, dass Versicherte auch ein anderes als das Rabattprodukt ihrer Kasse wählen können, wenn sie die Mehrkosten selbst übernehmen. Diese Regelung greift für diejenigen Fälle, bei denen aus Sicht des Arztes und des Apothekers keine pharmazeutischen Bedenken bestehen, das Rabattarzneimittel zu substituieren, der Patient sich jedoch aus individuellen Gründen für ein anderes Arzneimittel entscheiden möchte. Dabei wird den Versicherten der Listenpreis des rabattbegünstigten Arzneimittels abzüglich ggf. anfallender Zuzahlungen und einer Pauschale für entgangene Vertragsrabatte sowie Verwaltungskosten der Krankenkassen erstattet. Das führt häufig dazu, dass den Patienten die Höhe der Erstattung zum Zeitpunkt der Arzneimittelabgabe unbekannt ist (Bundesministerium für Gesundheit 2016). Das für diese Fälle vorgesehene Verfahren der Kostenerstattung verursacht bürokratischen Aufwand und ist für die Patienten wenig transparent. In der Praxis hat diese Regelung nur geringe Relevanz, da bei-

spielsweise von den rund 7 Millionen Packungen Rabattarzneimitteln, die im Zeitraum von Mai 2014 bis April 2015 an Versicherte der AOK Baden-Württemberg abgegeben wurden, nur in 1.974 Fällen (0,28%) von dieser Regelung Gebrauch gemacht wurde (AOK Baden-Württemberg 2015).

Im Zuge des 14. SGB V-Änderungsgesetzes wurde der Gemeinsame Bundesausschuss beauftragt, Arzneimittel zu bestimmen, bei denen eine Ersetzung durch wirkstoffgleiche Arzneimittel ausgeschlossen ist, insbesondere Arzneimittel mit geringer therapeutischer Breite (§ 129 Abs. 1a SGB V). Am 10. Dezember 2014 ist die erste Zusammenstellung von neun Wirkstoffen in bestimmten Darreichungsformen als Teil B der Anlage VII zur Arzneimittel-Richtlinie in Kraft getreten. Apotheker dürfen seitdem die verordneten Fertigarzneimittel nicht mehr gegen ex ante austauschbare, wirkstoffgleiche Arzneimittel substituieren. Am 21. April 2016 beschloss der G-BA eine zweite Tranche der Substitutionsausschlussliste mit acht weiteren Wirkstoffen in definierten Darreichungsformen, die am 1. August 2016 in Kraft trat. Im Jahr 2016 verursachten die 2.032 Präparate einen Bruttoumsatz von 1,05 Mrd. Euro, d. h. 2,9% der Arzneimittelausgaben der GKV (amtliche Statistik KJ 1). Die zuvor möglichen Einsparungen aus Rabattverträgen mit diesen Arzneimitteln sind somit nicht mehr zu realisieren, seit die Anlage VII gültig ist. Lediglich in den Fällen, in denen bereits der behandelnde Arzt das individuelle Rabattpräparat namentlich verordnet hat, ist die Vertragserfüllung möglich. Es ist damit zu rechnen, dass zukünftig für Wirkstoffe auf der Ausschlussliste die Rabatt-Angebote von den Herstellern zurückhaltender kalkuliert werden, da die bis dato möglichen Mengen nicht mehr erreicht werden können. In der Folge werden die Einsparungen durch Rabattverträge für diese Wirkstoffe sinken.

Mit Inkrafttreten des GKV-Arzneimittel-Versorgungsstärkungsgesetzes (AMVSG) im Mai 2017 wurden die Möglichkeiten der Rabattverträge für Impfstoffe abgeschafft. Dadurch sollen die Versorgungssicherheit verbessert und die Impfquote erhöht werden. Es bleibt abzuwarten, ob diese Ziele erreicht werden. Anzunehmen ist allerdings, dass sich die Impfstoffversorgung in den Regionen erheblich verteuern wird. Neben dem Verbot der

Impfstoffausschreibungen gilt zudem nun die von der pharmazeutischen Industrie geforderte gesetzliche Mindestrüstzeit für Rabattverträge von sechs Monaten. Bei zahlreichen Generika-Ausschreibungsverfahren wurde ohnehin bereits eine lange Vorlaufzeit zwischen dem Zeitpunkt der Veröffentlichung der europäischen Ausschreibung und dem faktischen Vertragsstart berücksichtigt. Weiterhin wurde mit dem AMVSG die Möglichkeit, im Segment der individuellen onkologischen Zubereitungen Selektivverträge zu vereinbaren, abgeschafft, mit dem Ziel, die Qualität und Sicherheit der Versorgung sicherzustellen. Seit der 15. AMG-Novelle 2009 konnten die Apotheken Rabatte mit den Herstellern aushandeln, die jedoch nur begrenzt an die Krankenkassen weitergegeben wurden (Thelen 2016). Die von einigen Kassen vereinzelt seit 2010 und großflächig erst seit Kurzem praktizierten regional begrenzten Exklusivbelieferungen dieser Verordnungen durch hoch spezialisierte Apotheken wurden mit dem AMVSG nun unterbunden. Damit fielen jedoch auch die Möglichkeiten weg, die beliefernden Apotheken zur Einhaltung von Standards in Qualität und Belieferungssicherheit zu verpflichten. Auch Argumente, dass damit die Wahlfreiheit der Versicherten für eine Apotheke wiederhergestellt würde, greifen nicht, da üblicherweise die verordnende Arztpraxis die Apotheke direkt auswählt. Um die somit nicht mehr realisierten Einsparungen zu kompensieren, wurde die Möglichkeit geschaffen, dass Kassen auf Landesebene Wirkstoffe für diese Zubereitungen ausschreiben können, die dann exklusiv von Herstellern geliefert werden. Dies birgt jedoch ein erheblich geringeres Potenzial zur Kostenreduktion, da nur bei wenigen Wirkstoffen eine tatsächliche Wettbewerbssituation auf Herstellerebene besteht: Nur knapp 29% der Umsätze in diesem Bereich werden mit generikafähigen Arzneimitteln erzielt. So liegen die größeren Potenziale in diesem Markt vielmehr in der Konzentration auf einzelne Apotheken, wodurch Arzneimittelverwürfe reduziert würden, sowie darin, dass damit möglicherweise geringere Honorare für die Herstellung anfielen. Allein durch Arzneimittelverwürfe entstanden nach Angaben des GKV-Spitzenverbandes der Versichertengemeinschaft im Jahr 2016 Kosten in Höhe von 66 Mio. Euro – daneben wäre auch die damit verbundene Umweltbelastung reduzierbar (Baars 2016). So können mit den alternativen Regelungen zu den Selektivverträgen mit Apotheken, die für diesen Bereich mit dem AMVSG geschaffen wurden, die hohen Effizienzreserven in Höhe von 20–30% (Rohrer 2016) in diesem 3,5-Milliarden-Euro-Markt (vgl. Kap. 52 Statistischer Anhang) bei Weitem nicht erreicht werden.

6.2 Umsetzung und Marktwirksamkeit der Rabattverträge

Seitdem der Gesetzgeber den Wettbewerb durch Änderung der Substitutionsregeln ermöglicht hat, wird dieser von Krankenkassen und pharmazeutischen Herstellern intensiv genutzt. Die einzelnen Krankenkassen erzielen über den Vertragswettbewerb eine relevante Senkung ihrer Ausgaben. Eine Darstellung der finanziellen Auswirkungen erlaubt das seit Mitte 2008 bestehende eigene Haushaltskonto der Krankenkassen in der amtlichen Statistik (KJ 1, seit 2010 ebenfalls in der KV 45), in dem die Einnahmen aus Rabattverträgen ausgewiesen werden. Für das Jahr 2008 wurde hier im zweiten Halbjahr 2008 erstmals ein Rabattbetrag von 310 Mio. € gebucht. Für das Gesamtjahr 2015 beträgt der GKV-Rabattbetrag 3,66 Mrd. € (2014: 3,19 Mrd. €). Im Jahr 2016 ist er auf 3,89 Mrd. € angestiegen (jeweils nach amtlicher Statistik KJ 1) und entspricht damit 10,6% der Arzneimittelausgaben (◘ Abbildung 6.1). Aus der Perspektive der Krankenkasse stellen Rabattverträge mit pharmazeutischen Unternehmen gemäß einer Befragung von Krankenkassen durch den Sachverständigenrat zur Begutachtung der Entwicklung im Gesundheitswesen das wichtigste Instrument zur Kostensenkung dar (Sachverständigenrat zur Begutachtung der Entwicklung im Gesundheitswesen 2012).

Die Marktperformance der Arzneimittel in den AOK-Rabattverträgen der Wellen 1 bis 17 belegt beispielhaft die deutliche Marktwirksamkeit dieses Instruments: Im Jahr 2016 wurden durchschnittlich Verordnungsquoten im rabattfähigen Marktsegment von knapp 80 Prozent erreicht (◘ Abbildung 6.2). Bei der Bewertung dieser Verordnungsquoten ist zu berücksichtigen, dass eine vollständige Umsetzung weder realistisch noch sinnvoll ist: In der Arzneimitteltherapie achten Ärzte auf Besonderhei-

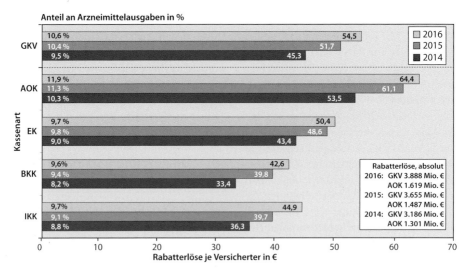

Anteil an Arzneimittelausgaben in %

Rabatterlöse, absolut
2016: GKV 3.888 Mio. €
AOK 1.619 Mio. €
2015: GKV 3.655 Mio. €
AOK 1.487 Mio. €
2014: GKV 3.186 Mio. €
AOK 1.301 Mio. €

☐ **Abbildung 6.1** Erlöse aus Rabattverträgen nach § 130a Abs. 8 SGB V für 2014 bis 2016 nach amtlicher Statistik KJ 1 des BMG.

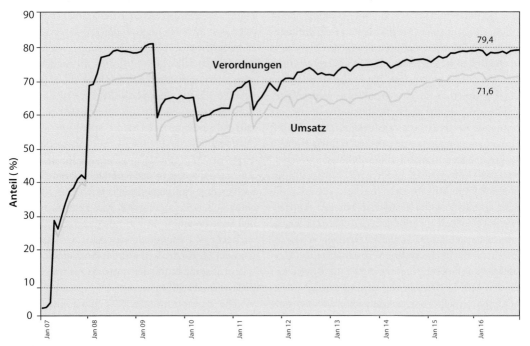

☐ **Abbildung 6.2** Marktperformance der AOK-Rabattwellen von 2007 bis Dezember 2016, Anteil rabattierter Arzneimittel an den Rabattwirkstoffen.

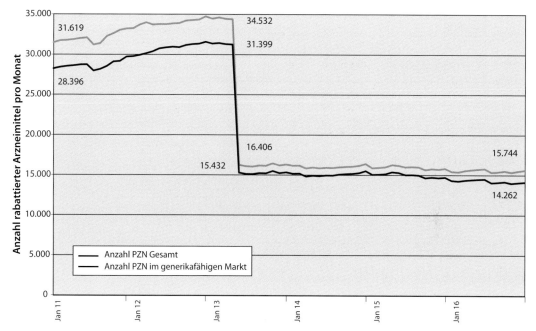

□ **Abbildung 6.3** Anzahl der Rabattprodukte in der GKV von Mai 2011 bis Dezember 2016.

ten ihrer Patienten und geben in begründeten Einzelfällen konkreten Produkten den Vorzug vor Rabattarzneimitteln.

Eine Aufschlüsselung der Rabatterlöse nach generikafähigen oder patentgeschützten Wirkstoffen ist nicht möglich, da die Rabattsätze der einzelnen Verträge nicht öffentlich verfügbar sind.

6.2.1 Rabattverträge im generikafähigen Markt

Im Juli 2007 hatten insgesamt 172 Krankenkassen mit 53 Herstellern Rabattverträge für 17.997 Rabattprodukte abgeschlossen, bis Dezember 2012 hat sich diese Zahl auf 34.879 deutlich erhöht. Da nicht öffentlich ausgeschriebene Verträge, insbesondere Portfolioverträge, bis Ende April 2013 zu beenden waren (16. Gesetz zur Änderung des Arzneimittelgesetzes), fiel die Anzahl der Rabattprodukte unter Vertrag im Mai 2013 auf 16.406. Im Dezember 2016 gab es für insgesamt 15.744 Produkte (über 553 Wirkstoffe) einen Rabattvertrag mit mindestens einer Krankenkasse (□ Abbildung 6.3). Damit bestand für annähernd jedes zweite Arzneimittel, welches

im Jahr 2012 verordnet wurde, mindestens ein Rabattvertrag, Ende 2016 galt dies noch für ca. 24%.

Die Krankenkassen haben die gesetzlichen Möglichkeiten seit 2007 über verschiedene Strategien der Vertragsgestaltung umgesetzt (Heltweg et al. 2010):

- Portfolioverträge, bei denen mit Herstellern Verträge mit pauschalen Rabattsätzen über deren Gesamt- oder ein Teilsortiment an Wirkstoffen und Wirkstoffkombinationen abgeschlossen werden. Diese Verträge durften ab 2009 nicht mehr neu abgeschlossen werden und wurden Ende April 2013 unwirksam (siehe oben).

- Open-House-Verträge, bei denen von den Krankenkassen Mindestrabattsätze für definierte Wirkstoffe vorgegeben werden und denen eine unbegrenzte Anzahl an Herstellern beitreten kann, wenn sie diese Mindeststandards erfüllen.

- Wirkstoffverträge, in denen Wirkstoffe/Wirkstoffkombinationen europaweit ausgeschrieben werden und ein oder mehrere Hersteller den exklusiven Zuschlag erhalten. Dieses Modell wurde zuerst von den AOKs umgesetzt.

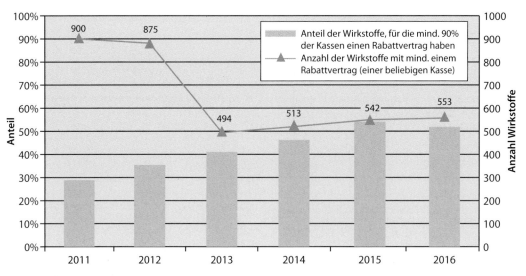

◘ Abbildung 6.4 Rabattwirkstoffe in der GKV jeweils zum Jahresende der Jahre 2011 bis 2016.

Seit 2009 erfolgen beispielsweise die wirkstoffbezogenen AOK-Ausschreibungen europaweit in regionalen Losen. Zuletzt sind am 1. Juni 2017 die Verträge aus der 18. AOK-Beschaffungsrunde gestartet. Damit bestehen für die AOK im Jahr 2017 Rabattverträge für Arzneimittel aus der 14. bis 18. AOK-Beschaffungsrunde mit einem jährlichen AOK-Umsatzvolumen von rund 5,0 Mrd. € (AOK-Bundesverband 2017).

Wie ◘ Abbildung 6.3 verdeutlicht, entfällt der Großteil der Präparate, für die ein Rabattvertrag gemeldet wurde, auf den generikafähigen Markt. Hier sind Rabattverträge als wettbewerbsförderndes Instrument vergleichsweise einfach zu realisieren. Um einen funktionierenden Vertragswettbewerb zu ermöglichen, musste grundsätzlich bei einem einheitlichen Leistungskatalog der Kontrahierungszwang auf Produktebene – also die gesetzliche Verpflichtung der Krankenkassen, ihren Versicherten in einem Marktsegment alle zugelassenen verschreibungspflichtigen Arzneimittel zu erstatten – aufgehoben werden. Dies wurde mit dem GKV-Wettbewerbsstärkungsgesetz (GKV-WSG) zum 1. April 2007 umgesetzt. Die Krankenkassen sind damit bei generikafähigen Wirkstoffen nicht mehr gezwungen, alle Präparate zu erstatten und können vielmehr selektiv Verträge mit den Herstellern abschließen, die ihnen besonders günstige Konditionen anbieten. Damit lässt sich ein Preiswettbewerb

unterhalb der Festbeträge initiieren. Das Instrument der Festbeträge markiert dabei die erstattungsfähigen Preisobergrenzen.

Auf Ebene der Wirkstoffe zeigt sich ein ähnliches Bild (◘ Abbildung 6.4): Die Zahl der Wirkstoffe mit mindestens einem Rabattvertrag mit einer gesetzlichen Krankenkasse lag Ende 2012 bei 875 Wirkstoffen und fiel zum Ende 2013 auf 494 Wirkstoffe. Dabei stieg der Anteil der Wirkstoffe, für die mindestens 90% der Kassen einen Rabattvertrag geschlossen haben, kontinuierlich von 29% im Jahr 2011 auf 53% im Jahr 2016 an. Bei allen Krankenkassen erfolgt eine Fokussierung auf die relevantesten Wirkstoffe.

6.2.2 Rabattverträge im Patentmarkt

Neben den Verträgen im generikafähigen Marktsegment sind weitere Formen wie Bundling-Verträge (Kombination von Generika und Patentprodukten), Verträge für patentgeschützte Arzneimittel vor Patentauslauf, für patentgeschützte Analogarzneimittel oder für neue patentgeschützte Arzneimittel zu beobachten (Kaesbach 2008). Insbesondere im Patentmarkt existieren Verträge, in denen Umsatzobergrenzen oder Rückerstattungen vereinbart werden. So wurden bei einzelnen Krankenkassen beispielsweise Cost-Sharing-Verträge für das Krebsmedikament Avastin und Risk-Sharing-Verträge für das Osteoporosemittel Aclasta abgeschlossen. Aber auch neue patentgeschützte Arzneimittel, die sich seit 2011 einer frühen Nutzenbewertung und einer daran anschließenden Preisverhandlung unterziehen müssen, sind im Fokus von Rabattverträgen. So werden von einzelnen gesetzlichen Krankenkassen bereits vor Abschluss der kollektiven Preisverhandlungen des GKV-Spitzenverbandes Selektivverträge abgeschlossen. Damit wird die Regelungslücke überbrückt, dass der verhandelte Erstattungsbetrag erst ab dem 13. Monat nach Markteinführung gültig ist. Der GKV-Spitzenverband hat jedoch in einem Positionspapier zur Finanzierbarkeit der Arzneimittelversorgung grundsätzlich eine Rückwirkung des ausgehandelten Erstattungsbetrages ab dem ersten Tag des Inverkehrbringens gefordert (GKV-Spitzenverband 2015).

Die Anzahl der patentgeschützten Rabattprodukte fällt im Vergleich zur Anzahl der rabattierten Produkte des generikafähigen Marktes gering aus (◘ Abbildung 6.3). Die Abbildung zeigt darüber hinaus, dass in den Portfolio-Verträgen bis Ende April 2013 deutlich mehr patentgeschützte Produkte sowie Arzneimittel, die keiner dieser Kategorien zuzuordnen sind, rabattiert waren als nach der Beendigung dieser Verträge. Aus Marktdaten ist bekannt, dass 2014 ca. 3% aller verordneten und abgegebenen Rabattvertragsprodukte aus dem patentgeschützten Segment stammten (IMS Health 2015).

Während es für Verträge im generikafähigen Markt keine Unterscheidung der rechtlichen Grundlage je nach Zeitpunkt des Vertragsschlusses gibt, ist dies bei neuen patentgeschützten Arzneimitteln anders. Sofern es sich um einen Vertragsschluss nach Erstattungsbetragsverhandlungen handelt, kommt § 130c SGB V zur Anwendung, da die Selektivverträge die Ergebnisse der Erstattungsbetragsverhandlungen „ergänzen oder ablösen". Die veröffentlichten Erstattungspreise fungieren hier als obere Grenze in den Verhandlungen zwischen Herstellern und Krankenkassen. Ähnliche Obergrenzen bestehen mit den Arzneimittelfestbeträgen bei Rabattverträgen im Generikabereich. Nachvollziehbar ist, dass diese Vertragsoption, die einen weiteren Preisnachlass adressiert, aus Sicht der pharmazeutischen Industrie mit einem geringen ökonomischen Anreiz ausgestattet ist (Verband forschender Arzneimittelhersteller 2015).

Verträge vor dem Abschluss der Erstattungsbetragsverhandlungen unterliegen § 130a Abs. 8 SGB V. Mit Stand 31.12.2016 wurden bei 164 AMNOG-Wirkstoffen zu zehn Wirkstoffen bereits vor Vereinbarung eines Erstattungsbetrags von mindestens einer gesetzlichen Krankenkasse Verträge an die zentrale Meldestelle im GKV-Spitzenverband gemeldet (◘ Abbildung 6.5). Auffällig ist dabei das Jahr 2014 mit erstmals drei Wirkstoffen, für die Verträge gemeldet wurden. Dies kann mit den neuen Hepatitis-C-Präparaten erklärt werden, die wegen ihrer hohen Preise ein besonderes Interesse zur Vertragsschließung bei den Krankenkassen ausgelöst haben. Das Interesse an diesen Rabattverträgen scheint seitdem anzuhalten: Von den 29 neuen Wirkstoffen, die 2016 in den Markt eintraten und im AMNOG-Verfahren bewertet werden, wurden bisher ebenfalls für drei Wirkstoffe Rabattverträge innerhalb der ersten zwölf Monate nach Markteintritt gemeldet. Da die Präparate in der Regel nicht in der Apotheke austauschbar sind, besteht keine Verpflichtung zur Meldung an den GKV-Spitzenverband. Insofern kann die tatsächliche Zahl der Vertragsschlüsse höher liegen.

Aus ordnungspolitischer Perspektive sind diese Verträge zu diskutieren. Denkbar wäre, dass die Einsparungen mit dieser Art von Rabattverträgen durch „vermutlich ungünstigere Ergebnisse" der zentralen Erstattungsbetragsverhandlungen erkauft werden (Diessel und Focke 2015). So erscheint es nicht unplausibel, dass die Verhandlungsmacht des GKV-Spitzenverbandes durch die Rabattverträge vor Abschluss der Erstattungsbetragsverhandlungen geschwächt wird.

Bei Selektivverträgen einzelner Krankenkassen wird die Verhandlungsmacht gegenüber dem Patenthersteller unter diesen geteilt und somit für jeden einzelnen geschwächt (Morgan et al. 2013). Die behandelbare Population ist in einem Kollektivvertrag, in dem der GKV-Spitzenverband für alle Krankenkassen und deren Versicherte mit dem Hersteller verhandelt, größer als in Verhandlungen einzelner Krankenkassen. Die Ergebnisse von Schellhorn et al. (2013) weisen darauf hin, dass die Größe der behandelbaren Population tatsächlich ein kritischer Wert in den Verhandlungen zu sein scheint: Sie zeigen, dass Hersteller die behandelbare Population systematisch unterschätzen, um höhere

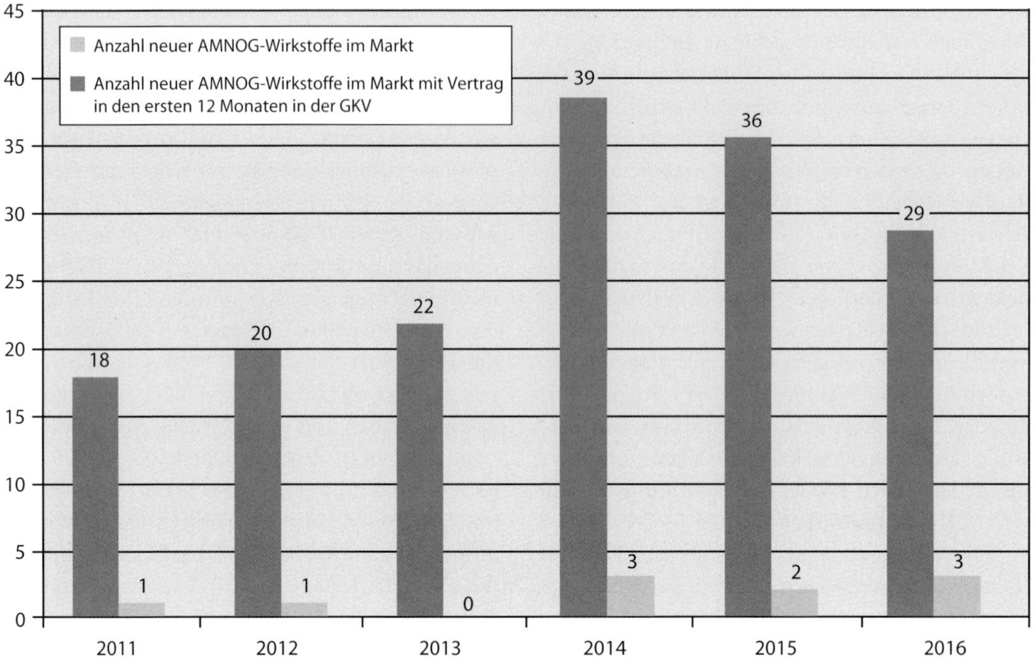

Abbildung 6.5 Rabattverträge vor vereinbartem Erstattungsbetrag für neue AMNOG Wirkstoffe nach Jahr des Markteintritts. Angegeben sind die an die zentrale Meldestelle des GKV-Spitzenverbands gemeldeten Verträge zum Stand 31.12.2016.

Preise zu erzielen. Auf europäischer Ebene wird dagegen schon versucht, die Verhandlungsmacht kleinerer Länder zu bündeln, um bei neuen und besonders hochpreisigen Arzneimitteln einen geringeren Preis zu verhandeln (Vogler et al. 2017).

Rabattverhandlungen, die vor der Veröffentlichung der Ergebnisse der Frühen Nutzenbewertung durch das IQWIG geführt werden, könnten durch Informationsasymmetrien zu noch ungünstigeren Ergebnissen der Selektivverträge führen. Erst die Frühe Nutzenbewertung des Arzneimittels sorgt dafür, dass Informationsasymmetrien hinsichtlich der Produkteigenschaften des Arzneimittels abgebaut werden. Vorher sind die Informationsstände der Beteiligten ungleich verteilt: Während der Hersteller die Eigenschaften wie den Nutzen und die Wirksamkeit des Arzneimittels kennt – aber tendenziell überschätzt, besteht auf der anderen Seite zunächst Unsicherheit. Selbst wenn Informationen des Herstellers in Form von Studien vorliegen, sind diese oft unvollständig und einseitig (Wieseler et al. 2013) und weisen positivere Ergebnisse auf, als Studien, die von unabhängigen Forscherteams durch-

geführt werden (Lexchin et al. 2003). Das Informationsdefizit der einzelnen Krankenkasse ist in diesem Fall noch größer als im Falle von Verhandlungen nach der Veröffentlichung der Frühen Nutzenbewertung.

Zudem erhält der Hersteller durch Selektivverträge vor der Festsetzung der Erstattungsbeträge mit der produktspezifischen Verhandlungserfahrung einen weiteren Informationsvorteil, der zu ungünstigeren Ergebnissen in den zentralen Erstattungsbetragsverhandlung führen kann. So besitzt nur der Hersteller das Wissen über die im einzelnen Verhandlungsprozess mit der Krankenkasse ausgetauschten Argumente, die kritischen Punkte und die oft vielfältigen Details des Vertrages. Diese Informationen kann er möglicherweise zu seinem Vorteil einsetzen.

Auch wenn es also für die einzelne vertragsschließende Krankenkasse im Kassenwettbewerb temporär vorteilhaft erscheint, einen Selektivvertrag bereits vor Festlegung des kollektiven Erstattungspreises zu schließen, kann dies möglicherweise für das Kollektiv aller Versicherten mittel- und langfristig zu Nachteilen führen. Die Neigung einer Krankenkasse, einen solchen Vertrag einzugehen, würde sich jedoch vermutlich reduzieren, sofern die Rückwirkung des Erstattungsbetrages zum Markteintritt gesichert wäre. Damit entfiele weitgehend der wirtschaftliche Handlungsdruck, bereits im Jahr der freien Preisbildung die Preise und Kosten selektivvertraglich senken zu müssen, und die Kassen könnten den Abschluss ergänzender Verträge nach § 130c SGB V auf den Zeitpunkt nach der Kollektivverhandlung verschieben, ohne auf den kostensenkenden Effekt im ersten Jahr verzichten zu müssen.

6.3 Auswirkung der Arzneimittel-Rabattverträge auf die Versorgung der Versicherten

Durch die grundsätzliche Ausgabe des Vertragsmedikaments können Rabattverträge zu einer höheren Verordnungsstabilität führen. Seltenere Wechsel können zur Therapieadhärenz der Patienten beitragen und damit die Qualität der Versorgung erhöhen. Eine Analyse der AOK-Rabattverträge zeigt, dass während der zweijährigen Vertragslaufzeit der Wirkstoffverträge weniger Medikamentenwechsel stattfanden als in einem Zeitraum ohne Rabattvertrag. Untersucht wurden hierfür 32 Mio. wirkstoffbezogene Patientenprofile für 58 dauerhaft generikafähige Wirkstoffe. Während im Jahr 2006 – vor Beginn der Rabattverträge – lediglich 70% der Patienten während des gesamten Jahres immer das gleiche Arzneimittel des jeweiligen Wirkstoffs erhalten hatten, lag dieser Anteil im Jahr 2010 mit 79% deutlich höher (WIdO 2011). Diese Erkenntnisse bezüglich der Patienten der AOK stehen damit der häufig geäußerten Kritik entgegen, dass Rabattverträge zu mehr Umstellungen führen würden (beispielsweise BAH (2010), BPI (2015)). Jedoch ist damit zu rechnen, dass sich bei nicht exklusiv von nur einem Hersteller bedienten Rabattverträgen, wie beispielsweise bei einem verpflichtenden Drei-Partner-Modell, die Umstellungsquote erhöht, da die Apotheke bei jeder Abgabe unter mehreren bezuschlagten Anbietern wählen kann. Dadurch kann auch die Therapietreue beeinflusst werden (AOK-Bundesverband 2016).

6.4 Liefersicherheit und Mehrfachvergaben

Seit mehreren Jahren lässt sich weltweit eine Zunahme von Lieferausfällen bei Arzneimitteln beobachten. Die Gründe hierfür sind vielfältig. Genannt werden häufig steigende Qualitätsanforderungen, eine gestiegene Nachfrage aus Schwellenländern sowie eine steigende Konzentration bei der Wirkstoffproduktion. Die Ausfälle sind kein spezifisch deutsches Problem (Sachverständigenrat zur Begutachtung der Entwicklung im Gesundheitswesen 2014).

Während Rabattverträge nicht ursächlich für diese allgemeine Entwicklung sind, lässt sich zunächst konstatieren, dass Lieferengpässe oder -ausfälle von Rabattvertragspartnern mehr Aufmerksamkeit erregen, als dies in einem System mit Kontrahierungszwang der Fall war. Zunächst ist dabei aber zu untersuchen, zu welchen Problemen Lieferausfälle im Zusammenhang mit Rabattverträgen überhaupt führen können. Hierbei ist zu unterscheiden, inwieweit diese Lieferausfälle den Gesamtmarkt für einen Wirkstoff oder nur einzelne Rabattpartner bzw. einzelne Versichertengruppen betreffen.

Im ersten Fall eines allgemeinen Lieferausfalls drohen Versorgungsprobleme. Es wird deswegen häufig propagiert Verträge mit mehreren Herstellern für „unverzichtbare" Arzneimittel abzuschließen (Pro Generika 2016, Deutsche Apothekerzeitung 2016). Bei Impfstoffen wurden daher – mit dem Ziel, die Versorgungssicherheit zu verbessern – mit dem Inkrafttreten des GKV-Arzneimittel-Versorgungsstärkungsgesetzes im Mai 2017 Rabattverträge abgeschafft. Jedoch gibt es weniger Hersteller für Impfstoffe, als dies für Generikaarzneimittel der Fall ist. Die Produktionsläufe sind häufig langwieriger, sodass bei Lieferausfällen einzelner Chargen eine kurzfristige Nachproduktion oftmals nicht möglich ist. Darüber hinaus zeigt sich, dass Ausfälle ansonsten eher selten sind. Auf der Internetseite des BfArM, auf der die Hersteller Lieferausfälle zentral melden sollen, war zum Stichtag 24. Februar 2014 kein Arzneimittel gelistet, für das ein Rabattvertrag bestand (Deutscher Bundestag 2014). Zum Stichtag 07. Juli 2017 werden zwei Arzneimittel mit den Wirkstoffen Metronidazol und Phenoxymethylpenicillin, für die Rabattverträge bestehen, mit eingeschränkter Verfügbarkeit gelistet (BfArM 2017). Insgesamt muss jedoch darauf hingewiesen werden, dass keine Meldepflicht für Lieferengpässe besteht und somit keine vollständige Betrachtung von Lieferdefekten erfolgen kann. Eine verpflichtende Meldung wird sowohl von Seiten der Krankenkassen als auch von Apotheken und Ärzten gefordert, um die Transparenz in der Handelskette zu erhöhen und Lieferproblemen bei versorgungskritischen Wirkstoffen, die vor allen Dingen in der stationären Versorgung auftreten, zu begegnen (Tebroke 2017).

Für den zweiten Fall, in dem Lieferausfälle einzelne Unternehmen oder Versicherte betreffen, kann stets eine Substitution durch ein gleichwertiges, nichtrabattiertes Arzneimittel anderer Hersteller erfolgen. Dafür muss die abgebende Apotheke lediglich ein Lieferproblem des Rabattpartners bestätigen. In der Folge erzielt eine Krankenkasse, bei der es zu einer schlechten Umsetzung des Vertrags kommt, weniger Einsparungen. Hier können Vertragsstrafen für den nicht lieferfähigen pharmazeutischen Rabattpartner teilweise Abhilfe schaffen. Eine Krankenkasse kann unter bestimmten Voraussetzungen ihre Ausgaben senken, indem sie dann mehrere Hersteller unter Vertrag nimmt. Hierbei besteht ein Zielkonflikt: Je mehr Unternehmen ein Zuschlag in Aussicht gestellt wird, desto wahrscheinlicher wird eine hohe Abdeckung durch rabattierte Arzneimittel. Umgekehrt sinkt aber bei einer höheren Anzahl an Vertragspartnern auch der Preisdruck, da die Wahrscheinlichkeit eines Zuschlags steigt. Durch die geringere Planungssicherheit bezüglich der abgesetzten Menge kann es zusätzlich zu für die Kassen ungünstigeren Konditionen kommen: Der pharmazeutische Rabattpartner wird die Ungewissheit durch geringere Rabatte beim Angebot berücksichtigen (Bauer et al. 2015, IMS Health 2015). Die summarische Auswirkung dieser beiden Effekte – höhere Marktabdeckung versus geringerer Rabatt pro Packung – ist dabei nicht für alle Wirkstoffe und alle Krankenkassen gleich: Bei einer ausreichenden Anzahl an potenziellen Wettbewerbern ist der Rückgang des Preisdrucks beispielsweise geringer. Krankenkassen mit regional starker Präsenz laufen weniger Gefahr, dass es lokal zu Engpässen und deswegen zur Substitution mit nichtrabattierten Arzneimitteln kommt, da die Apotheken sich meist ausreichend mit den Ra-

battvertragsprodukten entsprechend der häufigsten Kassenzugehörigkeiten ihrer Kunden bevorraten (Laitenberger 2017).

Insofern gibt es hier keine einheitliche Lösung, was sich auch in der heterogenen Umsetzung durch die verschiedenen ausschreibenden Krankenkassen zeigt. Für die Jahre 2009 bis 2012 waren in rund der Hälfte aller Ausschreibungen für Generikaarzneimittel mehrere Zuschläge möglich (Bauer et al. 2015). Unter den 275 Wirkstoffen in den aktuellen AOK-Rabattwellen 15 bis 18 sind 42 Wirkstoffe im Drei-Partner-Modell vergeben. Die Entscheidung, welches Arzneimittel abgegeben wird, ist dabei von der Krankenkasse nicht steuerbar, sondern wird letztlich durch den Arzt oder in der Apotheke getroffen.

6.5   Auswirkung der Arzneimittelrabattverträge auf die Anbieterstruktur

Der Wettbewerb der Generikahersteller um Verkäufe im Markt der gesetzlichen Krankenversicherung hat sich mit Einführung der Rabattverträge wesentlich verstärkt. In einer Studie (Bauer et al. 2015) wurde ausgeführt, dass sinkende Preise unmittelbar zu sinkenden Unternehmensgewinnen führen können. Einer Verlagerung der Produktion von ineffizienten zu effizienten Unternehmen und eine möglicherweise verstärkte Erzielung produktiver Skalenerträge kann die Folge sein. Diese industrieweiten Kostenersparnisse könnten die Umsatzeinbußen zumindest mittelfristig teilweise kompensieren. Gesamtwirtschaftlich sind diese Kostenersparnisse ein wünschenswerter Effekt von Wettbewerb.

Mit der möglichen Verringerung von Gewinnen stellt sich die Frage nach den Auswirkungen auf die Anbieterstruktur. Es wird befürchtet, dass eine Konzentration der Absätze auf wenige Unternehmen beobachtbar sein könnte, aus der sich möglicherweise Marktmacht ergibt. Für die Untersuchung der Anbieterstruktur kann die Anzahl der Hersteller je Wirkstoff mit Rabattvertrag der Anzahl der Hersteller je Wirkstoff im Gesamtmarkt gegenübergestellt werden: ❑ Tabelle 6.1 zeigt die Umsatzquintile der Wirkstoffe, für die im Dezember 2016 mindestens

◻ Tabelle 6.1 Anzahl der Wirkstoffe und Hersteller in 2016 nach Umsatzquintilen für rabattierte Generika (exkl. Reimporte, nur Arzneimittel, die im Vertrieb und verschreibungspflichtig und gemeldet waren).

Quintile	Umsatz [Mrd. EUR]	Anzahl Wirkstoffe	Durchschnittliche Anzahl der Hersteller je Wirkstoff mit Rabattvertrag [H_{RV}]	Durchschnittliche Anzahl der Hersteller je Wirkstoff im Markt [H_M]	Anteil [H_{RV}/H_M]
I	3,18	10	7	17	0,41
II	3,10	16	7	13	0,54
III	3,16	32	7	17	0,41
IV	3,11	69	6	13	0,46
V	3,07	296	4	8	0,50

ein Rabattvertrag mit einer gesetzlichen Krankenkasse bestand. Dabei umfasst dieser rabattierte generikafähige Markt mit 15,6 Mrd. Euro Umsatz im Jahr 2016 84% des gesamten generikafähigen Marktes (18,5 Mrd. Euro). Die Verteilung der Wirkstoffe in den Quintilen zeigt, dass ein Großteil des Umsatzes auf wenige umsatzstarke Wirkstoffe entfällt. Bei den umsatzstarken Wirkstoffen sind durchschnittlich jeweils mehr Hersteller im Markt vertreten als bei den umsatzschwächeren Wirkstoffen. Die Hersteller scheinen sich also insbesondere auf die umsatzstarken Wirkstoffe zu fokussieren. Mit einer größeren Zahl an im Wettbewerb stehenden Herstellern sinkt üblicherweise der Preis. Je größer der Markt im Volumen ist, desto eher können die Hersteller ihre Fixkosten aufgrund der höheren Menge decken (Morton 1999). Die Hersteller sind grundsätzlich in der Wahl der angebotenen Wirkstoffe frei und es entfaltet sich eine entsprechende Dynamik. Über alle Quintile wurden im Mittel mit jedem zweiten Hersteller je Wirkstoff im Markt Rabattverträge geschlossen, sodass hier keine Marktkonzentration zu beobachten ist.

Die Betrachtung der Umsatzkonzentration kann darüber hinaus auf mehreren Ebenen erfolgen, bspw. für alle Arzneimittel, generikafähige Arzneimittel oder Arzneimittel einzelner Wirkstoffe. Die Betrachtung des generikafähigen Marktes insgesamt geht davon aus, dass Generikaanbieter die Möglichkeit haben, sich mit entsprechenden Investitionen als Anbieter eines jeglichen Arzneimittels im patentfreien Markt zu betätigen. Die notwendigen Investitionen sind vor allem im Vergleich zur Entwicklung innovativer Arzneimittel relativ gering: Für die Entwicklung eines Generikums bis zur Marktreife müssen durchschnittlich 5 Millionen Euro bei zwei Jahren Entwicklungszeit aufgewendet werden (Bretthauer 2014). Generische Anbieter können daher mit vergleichsweise wenig Aufwand flexibel ihr Marktsortiment verändern und nutzen dies rege: Eine Untersuchung der Wirkstoffsortimente der einzelnen ca. 200 marktrelevanten Anbieter im generikafähigen Markt in den Jahren 2012 und 2013 zeigte, dass im Durchschnitt jeweils über 20 Prozent der Wirkstoffsortimente innerhalb dieser Zeit verändert wurden (Schröder et al. 2014). Dies macht deutlich, dass es sich hierbei um einen hochdynamischen Markt handelt. Für eine Betrachtung der Arzneimittel auf Wirkstoffebene spricht, dass dies die Verteilung der kurzfristig für den deutschen Markt genutzten Produktionskapazitäten widerspiegelt.

Im Folgenden wird die Umsatzkonzentration für den Gesamtmarkt und für den gesamten generikafähigen Markt betrachtet. Die Umsatzkonzentration ist im Generikamarkt ein wenig höher als im Gesamtmarkt. Dies spiegelt aber lediglich wider, dass patentgeschützte Arzneimittel von vielen verschiedenen und nicht nur von einigen wenigen Anbietern entwickelt werden. Bei Betrachtung der Umsatzkonzentrationen im Gesamtmarkt und im generikafähigen Markt zeigt sich, dass diese im Jahr 2016 jeweils geringer waren als 2006 (◻ Tabelle 6.2). Für diese Entwicklung gibt es mehrere Gründe. So handelt es sich beispielsweise bei den elf AOK-Rabattpartnern der ersten AOK-Rabattwelle 2007 primär um Marktbeteiligte ohne bis dahin größere Marktbedeutung. Trotzdem kam es in den Jahren 2007 und 2008 zu höheren Werten bei der Branchenkonzentration. Die Ursache hierfür mag darin

◘ **Tabelle 6.2** Ausgewählte Kennwerte der Bruttoumsatzverteilung nach pharmazeutischen Anbietern in den Jahren 2006 und 2016.

	2006	2016
Gesamtmarkt		
Bruttoumsatzanteil der 10 umsatzstärksten Hersteller	44%	38%
Bruttoumsatzanteil der 20 umsatzstärksten Hersteller	63%	57%
Herfindahl-Hirschman-Index[1]	276	226
Generikamarkt		
Bruttoumsatzanteil der 10 umsatzstärksten Hersteller	53%	50%
Bruttoumsatzanteil der 20 umsatzstärksten Hersteller	69%	67%
Herfindahl-Hirschman-Index	478	325

[1] Der Herfindahl-Hirschman-Index ist die Summe der quadrierten Anteilswerte und kann Werte von 1 bis 10.000 annehmen, wobei der minimale Wert bei Gleichverteilung des Absatzes über alle Anbieter (= minimale Konzentration), der maximale Wert hingegen bei maximaler Konzentration (also wenn der gesamte Absatz auf einen einzigen Anbieter entfällt) erreicht wird. Der ausgewiesene Rückgang beim Herfindahl-Hirschman-Index zwischen 2006 und 2016 zeigt, dass die Marktkonzentration abgenommen hat.

liegen, dass zu Anfang die meisten anderen Krankenkassen eher auf Portfolioverträge mit großen Herstellern setzten. Mit den Änderungen der gesetzlichen Rahmenbedingungen im Jahr 2009 wurden wirkstoffbezogene Ausschreibungen zum Regelfall. Mit der Anwendung des Vergaberechts müssen die Ausschreibungen auch bspw. in Form von Losteilungen mittelständischen Unternehmen zugänglich sein. Es zeigt sich, dass in der Folge auch kleinere Anbieter häufiger einen Zuschlag erhielten, wodurch die Unternehmenskonzentration insgesamt wieder sank.

Ein Blick auf die einzelnen Wirkstoffmärkte zeigt, dass es hier in den letzten Jahren vereinzelt zu einer Zunahme der Umsatzkonzentration kam (Bauer et al. 2015). Die Wirkung von Rabattverträgen in Deutschland auf die Konzentrationsentwicklung ist dabei aber nicht so eindeutig wie es scheint, da es sich hierbei um international tätige Unternehmen handelt. Ein Anstieg der Anbieterkonzentration in Deutschland bei einzelnen Wirkstoffen muss nicht zwingend mit der Steigerung von Marktmacht einhergehen. Dies gilt insbesondere, wenn Eintritt bzw. Wiedereintritt möglich sind und die Kosten für den Markteintritt infolge der Einführung gemeinsamer europäischer Zulassungsstandards gesunken sind. Außerdem ist durch Rabattverträge der Eintritt in deutsche GKV-Generikamärkte leichter ge-

worden. Da in den heutigen europaweiten Ausschreibungen das Markenimage eines Anbieters für die Auswahl des Präparats keine Rolle mehr spielt und der Vergabemechanismus transparent ist, besitzen auch noch nicht etablierte Anbieter bessere Chancen, in den deutschen Markt einzutreten. Dafür müssen sie lediglich die formalen Anforderungen erfüllen. Durch die gesetzliche Befristung der Laufzeit von Rabattverträgen auf zwei Jahre ist gewährleistet, dass die einzelnen Krankenkassen (ggf. unter weiterer Einschränkung auf Gebietslose) einen Wirkstoff nur für eine begrenzte Dauer vergeben. Durch die Neuausschreibung kann es stets Wechsel zwischen Herstellern geben. Dies lässt sich auch für bestimmte Wirkstoffe, wie beispielsweise Metoprolol, Omeprazol oder Simvastatin, immer wieder beobachten (Bauer et al. 2015). Auch wenn Wechsel in manchen Märkten weniger häufig auftreten, so ist die Marktmacht der bestehenden Anbieter durch die Möglichkeit eines Wiedereintritts der Wettbewerber restringiert. Ein Rückzug der potenziellen Anbieter vom europäischen Markt ist nicht plausibel.

Manchmal wird mit der Forderung, die Generikaproduktion im Inland zu erhalten, gegen Rabattverträge argumentiert (BPI 2015, Sträter 2014, BPI 2009). Zwar könnte man postulieren, dass eine solche Produktion in Krisensituationen einen strategischen Wert für Deutschland hat, der von den einzelnen Krankenkassen nicht einkalkuliert wird. Dem ist entgegenzuhalten, dass auch ein weniger intensiver Wettbewerb eine ansonsten nicht konkurrenzfähige Generikaproduktion in Deutschland nicht sicherstellt. Falls die Produktion im Ausland ohnehin günstiger ist, werden gewinnmaximierende Unternehmen die Produktion mittelfristig dorthin verlagern. Daher ist der Wert einer strategischen Generikaproduktion im Inland, falls er denn besteht, kein ökonomisch plausibles Argument gegen Rabattverträge oder Generikawettbewerb im Allgemeinen (siehe auch Bauer et al. 2015). Eine solche Entwicklung ist dabei auch nicht typisch für Deutschland, sondern bereits auf europäischer Ebene beobachtbar. Wurden vor 20 Jahren noch 80 Prozent aller Wirkstoffe in Europa hergestellt, wird heute geschätzt, dass bereits 80 Prozent der Wirkstoffe aus Indien oder China kommen und zwischenzeitlich auch die gesamte Produktion in weitere Länder ausgelagert wird (Deutsche Pharmazeutische Gesellschaft und Zentrallaboratorium Deutscher Apotheker 2011).

Literatur

AOK Baden-Württemberg (2015): Hohe Akzeptanz rabattierter Arzneimittel bei Versicherten. http://www.krankenkassen-direkt.de/news/mitteilung/AOK-B-W-Hohe-Akzeptanz-rabattierter-Arzneimittel-bei-Versicherten-1023496.html (31.05.2017)

Baars C (2016): Umgang mit Arzneimittel-Resten. Zu große Packungen – der Rest wird verbrannt. http://www.tagesschau.de/inland/arznei-recherche-101.html, Tagesschau.de (25.07.2017)

BAH (2010): Rabattverträge. https://www.bah-bonn.de/themen-und-positionen/rabattvertraege/ (31.05.2017).

Bauer C, Hunold M, Hüschelrath K, Jahn R, Kotschedoff M, Laitenberger U, Lux G, May UM, Walendzik A, Wasem J, Weegen L (2015): Rabattvertragsausschreibungen in der Generikaindustrie in Deutschland – Auswirkungen auf Marktstruktur, Anbietervielfalt und Wettbewerb. Nomos, Baden-Baden

BPI (2009): Pressekonferenz zum 14. Unternehmertag. Statement von Dr. Bernd Wegener. http://www.bpi.de/fileadmin/media/bpi/Downloads/Internet/Presse/Pressekonferenzen/2009/2009-11-12_Pressekonferenz_zum_14._Unternehmertag/2009-11-12%20Pressekonferenz%20zum%2014.%20Unternehmertag%20Statement%20Dr.%20Bernd%20Wegener.pdf (31.05.2017)

BPI (2015): Patient im Mittelpunkt, Standort im Blick? Pressemitteilung vom 16.06.2015. http://www.bpi.de/fileadmin/media/bpi/Downloads/Internet/Presse/Pressemitteilungen/2015/2015-06-16_BPI-Pressemitteilung_-_Patient_im_Mittelpunkt__Standort_im_Blick.pdf (31.05.2017)

Bretthauer B (2014): Biosimilars 2.0. Weichen für die nachhaltige Versorgung stellen. IMPLICONplus 06

Bundesministerium für Gesundheit (2016): Neue Wahlfreiheit: Vertragsmedikament oder Wunschmedikament. http://www.bundesgesundheitsministerium.de/themen/krankenversicherung/arzneimittelversorgung/zuzahlung-und-erstattung.html. (31.05.2017)

Cassel D, Wille E (2006): Markt- und wettbewerbstheoretische Analyse der Regulierung des GKV-Arzneimittelmarktes. Teil 3 des Gutachtens: Steuerung der Arzneimittelausgaben und Stärkung des Forschungsstandortes für die pharmazeutische Industrie. http://wido.de/fileadmin/wido/downloads/pdf_arzneimittel/wido_arz_gutachten_bmg_0806.pdf (31.05.2017)

Deutsche Apothekerzeitung (2016): AOK BW vs PRO Generika – „Die Wirkung entscheidet, nicht die Quote". https://www.deutsche-apotheker-zeitung.de/news/artikel/2016/01/06/die-wirkung-entscheidet-nicht-die-quote (30.05.2017)

Diessel C, Focke K (2015): Neue Arzneimittel: Zentrale Erstattungsbetragsverhandlungen versus dezentrale Vertragsabschlüsse. G&S Gesundheits-und Sozialpolitik 69 (3–4): 74–78

GKV-Spitzenverband (2015): 10 Handlungsfelder für Qualität und Finanzierbarkeit der Arzneimittelversorgung. Positionspapier des GKV Spitzenverbandes. https://www.gkv-spitzenverband.de//media/dokumente/presse/publikationen/Positionspapier_Arzneimittel_barrierefrei.pdf (30.05.2017)

Glaeske G, Klauber J, C.H.R. L, Selke GW (2003): Stärkung des Wettbewerbs in der Arzneimittelversorgung zur Steigerung von Konsumentennutzen, Effizienz und Qualität. Gutachten im Auftrag des Bundesministeriums für Gesundheit und Soziale Sicherung (BMGS). https://publikationsserver.tu-braunschweig.de/servlets/MCRFileNodeServlet/digibib_derivate_00002336/wido_arz_gut-bmgs-lg_0403.pdf (01.06.2017)

Heltweg B, Fetzer S, Wolf T (2010): Von Portfolio- zu Wirkstoffverträgen – Werden Aspekte einer adäquaten Versorgung berücksichtigt? Monitor Versorgungsforschung 3 (3): 46–50

Hermann C, Wienands F (2010): Arzneimittelrabattverträge: Entwicklung, Nutzen und Versorgungsaspekte eines Erfolgsmodells. Monitor Versorgungsforschung 3 (3): 29–33

IMS Health (2015): Best Practice Ansätze bei Arzneimittelengpässen im internationalen Vergleich. Gutachten zu Maßnahmen bei Arzneimittelengpässen in Deutschland, den USA, Kanada und ausgewählten europäischen Staaten (mit Fokus auf Generika) http://www.progenerika.de/wp-content/uploads/2015/03/ProGenerika_IMS-Gutachten-Lieferengp%C3%A4sse-final.pdf. (31.05.2017)

Kaesbach W (2008): Arzneimittelmarkt: Aus für Rabattverträge? Was sind sinnvolle Alternativen? Präsentation beim Deutscher Generikaverband am 5. Mai 2008 in Berlin, Präsentiert auf der Konferenz: Deutscher Generikaverband in Berlin, 05.08.2008

Klauber J, Schleert N (2006): Mehr Mut zum Wettbewerb. Gesundheit und Gesellschaft 9 (4): 32–39

Laitenberger U (2017): Drug Procurement Auctions and Supply Uncertainty. ZEW Discussion Papers. Im Erscheinen

Lexchin J, Bero L, Djulbegovic B, Clark O (2003): Pharmaceutical industry sponsorship and research outcome and quality: systematic review. Bmj 326 (7400): 1167–1170

Morgan S, Daw J, Thomson P (2013): International best practices for negotiating 'reimbursement contracts' with price rebates from pharmaceutical companies. Health Affairs 32 (4): 771–777

Morton FM (1999): Entry decisions in the generic pharmaceutical industry. The Rand journal of economics 30 (3): 421–440

Nink K, Schröder H (2009): Arzneimittel im Wettbewerb. Gesundheit und Gesellschaft 12 (9): 35–41

Pro Generika (2016): Zahl des Monats Februar 2016. http://www.progenerika.de/wp-content/uploads/2016/02/Zahl-des-Monats-Februar_4-aus-59.pdf (01.06.2017)

Rohrer B (2016): Der 150-Millionen-Euro-Deal steht vor dem Aus. https://www.deutsche-apotheker-zeitung.de/news/artikel/2016/09/26/der-150-millionen-euro-deal-steht-vor-dem-aus/chapter:all (05.07.2017)

Sachverständigenrat zur Begutachtung der Entwicklung im Gesundheitswesen (2012): Wettbewerb an der Schnittstelle zwischen ambulanter und stationärer Gesundheitsversorgung. http://www.svr-gesundheit.de/fileadmin/user_upload/Gutachten/2012/GA2012_Langfassung.pdf (01.06.2017)

Sachverständigenrat zur Begutachtung der Entwicklung im Gesundheitswesen (2014): Bedarfsgerechte Versorgung – Perspektiven für ländliche Regionen und ausgewählte Leistungsbereiche. http://www.svr-gesundheit.de/fileadmin/user_upload/Aktuelles/2014/SVR-Gutachten_2014_Kurzfassung_01.pdf (01.06.2017)

Schellhorn H, Zerwes U, Rosery H (2013): Budget Impact in der frühen Nutzenbewertung. Gesundheitsökonomie & Qualitätsmanagement 18 (04): 180–185

Schröder H, Telschow C, Schaufler J (2014): Auswirkung von Rabattvertragsausschreibungen. Monitor Versorgungsforschung 7 (4): 31–37

Sträter B (2014): Rabattverträge und Wettbewerb. Pharm Ind 76 (6): 837–838

Tebroke E (2017): Meldepflicht gegen den Engpass. Pharmazeutische Zeitung 2017 (11)

Thelen P (2016): Das hässliche Milliardengeschäft mit Krebsmitteln. http://www.handelsblatt.com/politik/deutschland/apotheken-das-haessliche-milliardengeschaeft-mit-krebsmitteln/14508168.html (04.07.2017)

Verband forschender Arzneimittelhersteller (2015): vfa-Positionspapier „Forschungs- und Biotech-Standort Deutschland". https://www.vfa.de/embed/pos-forschungs-und-biotech-standort-deutschland.pdf (31.05.2017)

Vogler S, Paris V, Ferrario A, Wirtz VJ, de Joncheere K, Schneider P, Pedersen HB, Dedet G, Babar Z (2017): How Can Pricing and Reimbursement Policies Improve Affordable Access to Medicines? Lessons Learned from European Countries. Applied health economics and health policy 15 (3): 307–321

Wasem J, Greß S, Niebuhr D (2005): Regulierung des Marktes für verschreibungspflichtige Arzneimittel im internationalen Vergleich. Gutachten im Auftrag des BAH. https://www.aerzteblatt.de/download/files/2005/03/x0000114394.pdf (01.06.2017)

WIdO (2011): AOK-Arzneimittelrabattverträge: Mehr Therapiesicherheit für Patienten. https://www.wido.de/fileadmin/wido/downloads/pdf_pressemitteilungen/wido_arz_pm_Rabatte_062011.pdf (01.06.2017)

Wieseler B, Wolfram N, McGauran N, Kerekes M, Vervölgyi V, Kohlepp P, Kamphuis M, Grouven U (2013): Completeness of reporting of patient-relevant clinical trial outcomes: comparison of unpublished clinical study reports with publicly available data. PLoS medicine 10 (10)

Wille E, Cassel D, Ulrich V (2008): Weiterentwicklung des Gesundheitssystems und des Arzneimittelmarktes. Gutachten für den Verband Forschender Arzneimittelhersteller e.V. Berlin. https://www.vfa.de/download/gutachten-wille-cassel-ulrich.pdf (01.06.2017)

Europäischer Preisvergleich für patentgeschützte Arzneimittel

Reinhard Busse, Dimitra Panteli, Helmut Schröder, Melanie Schröder, Carsten Telschow und Jana Weiss

© Springer-Verlag GmbH Germany 2017
U. Schwabe, D. Paffrath, W.-D. Ludwig, J. Klauber (Hrsg.), *Arzneiverordnungs-Report 2017*
DOI 10.1007/978-3-662-54630-7_7

Auf einen Blick

Die Preise für patentgeschützte Arzneimittel liegen in Deutschland deutlich über dem europäischen Niveau. Mit einem Warenkorb der 250 umsatzstärksten patentgeschützten Arzneimittel im Jahr 2016 in Deutschland wurden die Herstellerabgabepreise als öffentliche Listenpreise (Preis des pharmazeutischen Unternehmers – PpU) in Deutschland mit denjenigen aus acht anderen europäischen Ländern – Belgien, Dänemark, Finnland, Frankreich, Großbritannien, die Niederlande, Österreich und Schweden – verglichen. Das Ergebnis: Unter Berücksichtigung der Wirtschaftskraft der Vergleichsländer zeigt sich, dass die nach dem Bruttoinlandsprodukt (BIP) in Kaufkraftstandards adjustierten öffentlichen Listenpreise in den Referenzländern zwischen 18% (Großbritannien) und 35% (Schweden) unterhalb der deutschen öffentlichen Listenpreise liegen. Daraus ergibt sich für alle vergleichbaren Präparate im betrachteten deutschen Markt eine mögliche Entlastung von 3,1 Mrd. €, gemessen am durchschnittlichen PpU in den acht Ländern. Gemessen am 11,6 Mrd. € starken jährlichen Herstellerumsatz nach PpU für den untersuchten Warenkorb in Deutschland entspricht dies einem theoretischen Einsparpotenzial von 26,1%. Von diesem Einsparvolumen, das auf den PpU der 250 Präparate im untersuchten Warenkorb basiert, wurden im deutschen Markt bereits mithilfe der Instrumente Herstellerabschlag (567 Mio. €) und Erstattungsbeträge für AMNOG-Präparate (914 Mio. €) umfangreiche Einsparungen realisiert. Unter Berücksichtigung dieser in Deutschland bereits realisierten gesetzlichen Abschläge und kollektiven Rabatte verbleiben in einer konservativen Abschätzung 1,5 Mrd. € als theoretisches Einsparpotenzial.

Die Preise steigen im Arzneimittelmarkt in den letzten Jahren trotz des Preismoratoriums kontinuierlich an. Damit verbunden sind steigende Umsätze im gesamten Arzneimittelmarkt; die Ursache dafür ist insbesondere bei den patentgeschützten Arzneimitteln zu suchen: Die Preise und Umsätze dieser Präparate steigen seit Jahren deutlich stärker als im übrigen Markt, der hinsichtlich der Verordnungsmenge durch Generika dominiert wird. Von den GKV-Fertigarzneimittel-Bruttoumsätzen des Jahres 2016 in Höhe von 36,1 Mrd. € entfielen 44% auf patentgeschützte Arzneimittel (15,9 Mrd. Euro); legt man die öffentlichen Listenpreise der pharmazeutischen Unternehmer (PpU) ohne Berücksichtigung

des Distributionswegs (Großhandels- und Apothekenzuschläge sowie die Mehrwertsteuer) für die Umsätze zugrunde, waren es 52,7% (12,9 Mrd. Euro). Eine ausführliche Betrachtung der Kostenentwicklung in den Marktsegmenten ist in ▶ Kapitel 1 (Arzneiverordnungen 2016 im Überblick) und in ▶ Kapitel 4 (Der GKV-Arzneimittelmarkt 2016: Trends und Marktsegmente) zu finden.

Aus aktuellen und auch älteren Untersuchungen – teilweise beschränkt auf eine spezifische Gruppe von Produkten – ist bekannt, dass Unterschiede bei Arzneimittelpreisen zwischen verschiedenen Ländern existieren (Kanavos und Vandoros 2011, Schwabe 2015, Schiesser 2015, Brekke und Holmås

2012, Hammerschmidt 2016, van Harten et al. 2016, Swedish Dental and Pharmaceutical Benefits Agency (TLV) 2017). Deutschland wurde in der Literatur regelmäßig als Hoch- wenn nicht sogar Höchstpreisland identifiziert. In diesem Beitrag werden folgende Fragen beantwortet:

(1) Bestehen – basierend auf einem Warenkorb der umsatzstärksten patentgeschützten Wirkstoffe im GKV-Fertigarzneimittelmarkt – Unterschiede zwischen den Hersteller-Listenpreisen in ausgewählten Ländern der Europäischen Union im Vergleich zu Deutschland?

(2) Gibt es neben den aktuellen gesetzlichen Regelungen im patentgeschützten Markt weitere Einsparpotenziale, die sich über einen Vergleich deutscher Preise mit den verschiedenen nationalen Arzneimittelpreisniveaus in Europa ergeben?

7.1 Herausforderungen bei der Durchführung internationaler Arzneimittelpreisvergleiche

Für internationale Vergleiche von Arzneimittelpreisen ist eine Vielzahl methodischer Aspekte zu berücksichtigen. In der internationalen Fachliteratur sind prinzipiell zwei Grundansätze zu erkennen:

(1) Der länderübergreifende Preisvergleich von individuellen Produkten – mit dem Ziel der Preissetzung mittels externer Referenzierung und/oder zum Nachweis von potenziellen Preisdiskriminierungen.

(2) Der Vergleich zwischen Produktstichproben bzw. Warenkörben, um mögliche Unterschiede der durchschnittlichen Preisniveaus zu untersuchen und dadurch die Effektivität von nationalen regulatorischen Instrumentarien einzuschätzen (Danzon und Kim 1998, Wagner und McCarthy 2004).

Aus dieser unterschiedlichen Grundausrichtung heraus ist es nicht möglich, für die unterschiedlichen Ansätze und Zielsetzungen länderübergreifender Preisvergleiche im Arzneimittelbereich einen einheitlichen methodischen Standard zu definieren. Selbstverständlich hängen die Ergebnisse von Preisvergleichsstudien von methodischen Entscheidungen ab (Danzon und Kim 1998), was sowohl bei der Konzeption von Preisvergleichen als auch bei der Interpretation der Ergebnisse berücksichtigt werden muss.

Gemäß Andersson (1993) gehen alle vergleichenden Studien grundsätzlich davon aus, dass eingeschlossene Länder ausreichend ähnlich sind bzw. dass Verbraucher in den unterschiedlichen Ländern ähnliche Arzneimittelpräferenzen haben. Tatsächlich unterscheiden sich Verbrauchsmuster selbst innerhalb relativ homogener Ländergruppen und reflektieren beispielsweise demografische und epidemiologische Charakteristika, Behandlungstraditionen und Erstattungsvorgaben, aber auch die allgemeine Wirtschaftskraft und die gesundheitsspezifische Leistungsfähigkeit des Landes. Die Auswahl von Vergleichsländern, die sich in diesen verschiedenen Aspekten ähneln, ist daher komplex.

Um sachgerechte Aussagen über das allgemeine Preisniveau in unterschiedlichen Ländern formulieren zu können, sind Überlegungen zur Gestaltung des betrachteten Warenkorbes anzustellen: So sind die Möglichkeiten für eine Vollerhebung meist begrenzt und die Bildung repräsentativer Stichproben stellt sich in der Praxis als besonders herausfordernd dar, da die Verfügbarkeit der Präparate in den Ländern variieren kann. Alternativ kann in jedem Vergleichsland eine fixe Anzahl der umsatzstärksten Arzneimittel ausgewählt werden, da diese bis zu einem gewissen Grad auch die Verbraucherpräferenzen im jeweiligen Land widerspiegeln (Andersson 1993, Machado et al. 2011).

Der Umgang mit fehlenden Präparaten in den Vergleichsländern stellt eine weitere Herausforderung dar. Statt einer Vervollständigung der Datenbasis mittels statistischer Verfahren, die nicht nur aus pharmakologischer Sicht fragwürdig ist, sollte der Vergleich auf die verfügbaren Arzneimittel je Vergleichsland beschränkt werden (Danzon und Kim 1998). Je nachdem, ob das Preisniveau im gesamten Arzneimittelmarkt oder in definierten Segmenten wie dem Patent- oder Generikamarkt verglichen werden soll, ist ein differenziertes Vorgehen bei der Produktauswahl zu beachten, um nicht einzelne Teilsegmente unterschiedlich stark zu gewichten (Danzon und Kim 1998, Wagner und McCarthy 2004).

Je nach Zielsetzung der Studie kommen die unterschiedlichen Preise je Distributionsstufe – Herstellerabgabepreise (für Deutschland: Preis des pharmazeutischen Unternehmers (PpU) bzw. Abgabepreis des pharmazeutischen Unternehmers (ApU)), Großhandelspreise oder Apothekenverkaufspreise (AVP) – in Frage. So zeigt Andersson (1993), dass eine Berücksichtigung von unterschiedlichen Preisarten zu erheblichen Unterschieden im Ergebnis führt. In der Regel wird der Herstellerabgabepreis, für Deutschland als ApU bzw. Erstattungsbetrag oder als PpU bzw. Listenpreis, als Basis verwendet (Wagner und McCarthy 2004, Machado et al. 2011, Vogler et al. 2014, Vogler und Kilpatrick 2015, Vogler et al. 2016). Distributionsstufen sind von Land zu Land unterschiedlich und können sowohl in ihrer Art als auch in der Höhe variieren, letzteres möglicherweise sogar innerhalb eines Landes. Die Höhe der Mehrwertsteuersätze für Arzneimittel variiert ebenfalls von Land zu Land und diese weichen in der Regel vom allgemeinen Mehrwertsteuersatz ab (Busse et al. 2015). Gleichwertige Apothekenverkaufspreise können für manche Ländervergleiche somit nicht ermittelt werden (Vogler et al. 2014). Herstellerabgabepreise bilden daher eine sinnvolle, zumeist einheitliche Vergleichsbasis. Gleichwohl ist zu beachten, dass öffentlich zugängliche Preise der Hersteller vertraulich verhandelte Rabatte in der Regel nicht widerspiegeln. Diese können je nach Land eine erhebliche Auswirkung auf die tatsächlichen Preise und dadurch auf die Arzneimittelausgaben haben. Dies stellt auch eine Limitation des vorliegenden Vergleichs dar.

Auch Dosisstärken, Darreichungsformen und Packungsvarianten können in unterschiedlichen Ländern differieren und spiegeln gemäß Andersson (1993) sowohl die Behandlungstradition als auch die regulatorischen Vorgaben in einem Land wider. So werden unterschiedliche Ansätze verwendet, um eine Aggregation über alle jeweils verfügbaren Dosisstärken, -formen und Packungsvarianten zu ermöglichen und einen vergleichbaren Preis pro Einheit zu ermitteln. So kann der Preis pro Standardeinheit (z. B. pro Tablette, Kapsel, Ampulle, 5 ml Flüssigkeit etc.), pro Gramm Wirkstoff oder pro definierte Tagesdosis („defined daily dose", DDD) berechnet werden (Danzon und Kim 1998, Machado et al. 2011). Diese Verfahren führen zu vergleichbaren Ergebnissen, da es sich um eine Skalierung des Preises anhand der in der Packung enthaltenen Mengen handelt, wobei die Verwendung von Standardeinheiten in der Regel nicht die Wirkstärke berücksichtigt.

Da in verschiedenen Ländern nicht alle Arzneimittel denselben Einfluss auf das allgemeine Preisniveau haben, ist es methodisch angemessen, Preise mittels unterschiedlicher Indizes entsprechend zu gewichten (Danzon und Kim 1998, Danzon und Chao 2000, Danzon und Furukawa 2008, Brekke und Holmås 2012, Swedish Dental and Pharmaceutical Benefits Agency (TLV) 2017). Ländervergleiche, die vor allem darauf abzielen, regulatorische Vorgaben in einem Land hinsichtlich ihres Einflusses auf das Preisniveau zu untersuchen, verwenden tendenziell Gewichte aus dem eigenen Land (Wagner und McCarthy 2004).

Um Preise in unterschiedlichen Ländern zu vergleichen, müssen sie in eine einheitliche Währung konvertiert werden. Am einfachsten und häufigsten werden zu diesem Zweck offizielle Wechselkurse verwendet (Andersson 1993, Machado et al. 2011). Diese sind allerdings schwankungsanfällig und bilden in der Regel auch Elemente jenseits der Preisunterschiede ab (Burg 2011). Andersson (1993) merkt an, dass ein auf Wechselkursen basierender Preisvergleich eine Momentaufnahme darstellt, vor allem, wenn Tagesraten verwendet werden.

Als Alternative bietet sich die Nutzung von Kaufkraftparitäten als währungsvereinheitlichender Faktor an. Kaufkraftparitäten geben an, wie viele Einheiten inländischer Währung erforderlich sind, um die gleiche Menge an einem Gut oder an einem Bündel von Gütern zu erwerben, das für eine Einheit einer anderen ausländischen Währung erhältlich ist (Statistisches Bundesamt 2017). Preise in den jeweiligen Ländern werden dann in die fiktive Einheit Kaufkraftstandards (KKS) umgerechnet. Kaufkraftparitäten spiegeln eigentliche Preisniveauunterschiede besser wider und sind weniger instabil und spekulationsanfällig. Die Nutzung von Kaufkraftstandards ermöglicht auch die Betrachtung von Unterschieden zwischen Ländern mit einer einheitlichen Währung. Preisberechnungen unter Verwendung von Kaufkraftparitäten zeigen, dass die Preise in Kaufkraftstandards – im Vergleich zur

◘ **Tabelle 7.1** Statistische Vergleichswerte für alle betrachteten Länder im Jahr 2016.

Land	Länder-kürzel	Bevölkerung in Mio.	Währungseinheiten je KKS (EU28 = 1,00)	BIP in Kaufkraft-standards (KKS)	Gesundheitsaus-gaben in % des BIP
Belgien	BE	11,29	1,095	34.200	10,4
Dänemark	DK	5,70	9,892	36.400	10,4
Deutschland	DE	82,06	1,064	35.700	11,3
Finnland	FI	5,47	1,237	31.500	9,4
Frankreich	FR	66,66	1,099	30.300	11,0
Großbritannien	GB	65,34	0,948	31.200	9,7
Niederlande	NL	17,24	1,100	37.500	10,5
Österreich	AT	8,71	1,090	36.700	10,4
Schweden	SE	10,00	12,283	35.900	11,0

Quelle: Eurostat 2017, OECD 2017

Nutzung der Wechselkurse – in einkommensstärkeren Ländern abgewertet und in einkommensschwächeren aufgewertet werden (Danzon und Furukawa 2008, Mahlich et al. 2015). Der Unterschied ist entsprechend am geringsten, wenn die verglichenen Länder ähnliche Preisniveaus aufweisen.

Werden Preise zwischen Ländern verglichen, die sich in ihrer Zahlungsfähigkeit und -bereitschaft unterscheiden, merken mehrere Autoren – vor allem bei gesundheitspolitisch entscheidungsrelevanten Vergleichen – an, dass auch eine Berücksichtigung des Bruttoinlandsproduktes (BIP) pro Kopf zur Adjustierung der Preise erforderlich bzw. empfehlenswert ist (Danzon und Furukawa 2008, Machado et al. 2011, Cassel und Ulrich 2012, Mahlich et al. 2015). Die angenommene Preisdiskriminierung nach wirtschaftlicher Leistungsfähigkeit der potenziellen Konsumenten bzw. der gesetzlichen Krankenversicherungssysteme durch die pharmazeutischen Unternehmen wird damit ebenfalls berücksichtigt (Cassel und Ulrich 2012).

7.2   Warenkorb und Methodik

Für den vorliegenden Preisvergleich wurden acht EU-Mitgliedstaaten ausgewählt, die hinsichtlich des Bruttoinlandsprodukts (BIP), in Kaufkraftstandards (KKS) und bei den Gesundheitsausgaben mit Deutschland vergleichbar sind. Die in ◘ Tabelle 7.1

dargestellten Werte sind in KKS ausgedrückt, einer einheitlichen Währung, die allgemeine Preisniveauunterschiede zwischen Ländern ausgleicht und damit aussagekräftige BIP-Volumenvergleiche erlaubt. Da es aktuell keine öffentlich zugängliche Datenquelle mit Preis- und Produktübersichten aller europäischen Länder gibt, musste bei der Auswahl der Länder zudem darauf geachtet werden, dass deren Daten öffentlich zugänglich sind. Neben Deutschland wurden Belgien, Dänemark, Finnland, Frankreich, Großbritannien, die Niederlande, Österreich und Schweden in den Vergleich einbezogen. Mit den ausgewählten Ländern wird damit ein Preisvergleich für 53,3% aller 511 Mio. Einwohner in der EU ermöglicht (Eurostat 2017). Die vorliegende Analyse umfasst Länder mit relativ hoher Wirtschaftskraft und hoher gesundheitsspezifischer Leistungsfähigkeit. Aus der Literatur geht hervor, dass ein signifikanter Zusammenhang zwischen dem BIP pro Kopf und den Arzneimittelpreisen besteht (Danzon und Furukawa 2008, Cassel und Ulrich 2012, Leopold et al. 2012). Der Vergleich der Kennzahlen (◘ Tabelle 7.1) verdeutlicht, dass es sich um eine Auswahl von Ländern mit ähnlicher Wirtschaftskraft handelt. Unterschiede in den Arzneimittelpreisen sollten daher a priori nicht über unterschiedliche wirtschaftliche Bedingungen begründbar sein.

Grundlage für den Vergleich bilden die 250 umsatzstärksten patentgeschützten Wirkstoffe, die im Jahr 2016 zu Lasten der GKV in Deutschland ver-

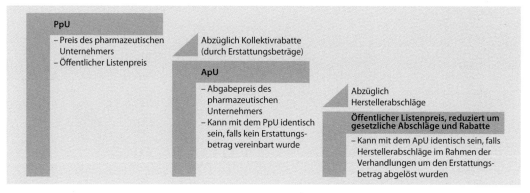

□ **Abbildung 7.1** Für Deutschland berücksichtigte Preise der pharmazeutischen Unternehmen.

ordnet wurden, die insgesamt zum Stichtag 1. Mai 2017 einem Umsatz von 11,6 Mrd. € entsprechen. Dies entspricht einer Marktabdeckung im patentgeschützten Marktsegment von 90,4%. Der Herstellerumsatz ist dabei definiert als Produkt aus dem PpU zum Stichtag – ohne Mehrwertsteuer – und der Menge aller im Jahr 2016 tatsächlich abgegebenen Packungen. Für diese Präparate wurde die jeweils umsatzstärkste Packung mit ihrer spezifischen Packungsgröße und Wirkstärke (Modalpackung) ausgewählt. Der Herstellerumsatz dieser 250 Modalpackungen deckt zum Stichtag 69,85% (8,1 Mrd. €) des Herstellerumsatzes der Stichprobe (250 umsatzstärksten Präparate im Patentmarkt) ab. Ausgehend von diesen Modalpackungen in Deutschland wird für jedes Vergleichsland eine vergleichbare Packung ermittelt.

Die Preise für Deutschland basieren auf den für Fachkreise öffentlich zugänglichen Herstellerabgabepreisen: „Preis des pharmazeutischen Unternehmers" (PpU) sowie „Abgabepreis des pharmazeutischen Unternehmers" (ApU) mit Stand 1. Mai 2017. Beide Preise unterscheiden sich in der Berücksichtigung des Erstattungsbetrages für Arzneimittel, die das AMNOG-Verfahren durchlaufen haben: Bei den PpU bleiben die zwischen dem Spitzenverband der Krankenkassen und den pharmazeutischen Unternehmen verhandelten Rabatte – insofern diese vom pharmazeutischen Unternehmen an die Informationsstelle für Arzneispezialitäten gemeldet werden – unberücksichtigt, während die ApU den reduzierten Erstattungsbeträgen entsprechen. Um eine möglichst konservative Berechnung durchzuführen, wurden außerdem die gesetz-

lichen Herstellerabschläge nach § 130a SGB V berücksichtigt. Folglich werden in dem vorliegenden Vergleich zwei Referenzpreise für Deutschland verwendet: Neben den „öffentlichen Listenpreisen" (PpU) die „öffentlichen Listenpreise, reduziert um gesetzliche Abschläge und Rabatte", die den ApU, zusätzlich reduziert um die gesetzlichen Herstellerabschläge, entsprechen und die niedrigste Preisbasis bilden. (□ Abbildung 7.1)

Die Preise der Vergleichsländer in den Modellrechnungen basieren auf den im Mai 2017 gelisteten Preisen nach Abzug der Mehrwertsteuer. Für Belgien, Finnland (erstattungsfähige Produkte), Frankreich und Österreich wurden die Herstellerabgabepreise direkt den öffentlich zugänglichen Datenquellen entnommen. Für Dänemark, Finnland (nicht erstattungsfähige Produkte), Großbritannien, Niederlande und Schweden standen hingegen keine Herstellerabgabepreise öffentlich zur Verfügung. In diesen Fällen wurde für Finnland (nicht erstattungsfähige Produkte) zunächst der Apothekeneinkaufspreis (AEP) auf Basis des Apothekenverkaufspreises (AVP) berechnet und anschließend für Dänemark, Finnland (nicht erstattungsfähige Produkte), Großbritannien, die Niederlande und Schweden der Preis aus dem Apothekeneinkaufspreis (AEP) mit Hilfe von Konversionsfaktoren ermittelt, die zwischen Santésuisse, Interpharma und der Vereinigung Pharmafirmen in der Schweiz (vips) abgestimmt wurden (vgl. Schiesser 2015). Dieses Vorgehen ermöglicht es, die unterschiedlichen Ausgestaltungen der Distributionsstufen sowie die unterschiedlichen Mehrwertsteuersätze der einzelnen Länder aus dem Preisvergleich auszu-

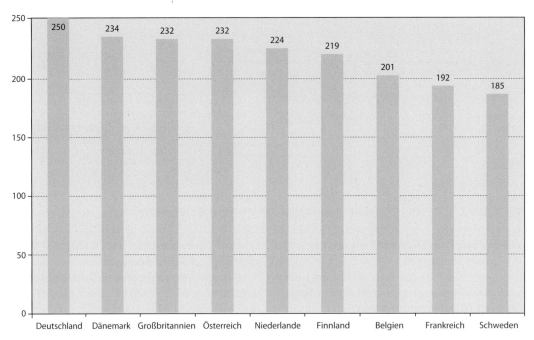

◘ Abbildung 7.2 Anzahl der Produkte mit Preisinformationen im Warenkorb.

klammern und nur den Preisanteil der Hersteller zu betrachten.

In den folgenden Quellen wurden die Preise recherchiert:

- Belgien: Institut National d'Assurance Maladie-Invalidité (2017)
- Dänemark: Medicinpriser.dk (2017)
- Finnland: Medicinal Products Database (Kansaneläkelaitos – The Social Insurance Institution of Finland 2017) und Pharmaceuticals Pricing Board (2017)
- Frankreich: Ministère des Affaires sociales et de la Santé (2017)
- Großbritannien: Monthly Index of Medical Specialties (MIMS) (2017)
- Niederlande: Zorginstituut Nederland (2017)
- Österreich: Apotheker-Verlag (2017)
- Schweden: Tandvårds- och läkemedels-förmånsverket (2017)

Nicht in allen Ländern steht für alle 250 Arzneimittel ein vergleichbares Referenzarzneimittel zur Verfügung. In diesen Fällen wurde auf die Preiserhebung des jeweiligen Produktes verzichtet. Auf eine produktbezogene Darstellung der verwende-

ten Preise muss im Rahmen dieses Beitrags verzichtet werden, da aus urheberrechtlichen Gründen nicht alle genutzten Quellen eine öffentliche Darstellung der einzelnen Produktpreise erlauben. Die Anzahl der Produkte je Land, für die Preisinformationen vorliegen, ist in ◘ Abbildung 7.2 dargestellt.

Nachdem die Preise erhoben und – sofern erforderlich – mit den oben genannten Faktoren die Herstellerabgabepreise ermittelt wurden, werden weitere Kenngrößen berücksichtigt: Ein DDD-Faktor, der die unterschiedliche Art der im Handel befindlichen Packungen über Packungsgröße und Dosierstärke angleicht, ein KKS-Faktor, der die unterschiedlichen Währungen und Kaufkräfte berücksichtigt, sowie ein BIP-Faktor, der die unterschiedliche wirtschaftliche Leistungsfähigkeit der Länder ausgleicht: Preise von Packungen mit unterschiedlicher Dosierstärke oder Packungsgröße sind – aufgrund der unterschiedlichen Wirkstoffmenge in der Packung – nicht grundsätzlich vergleichbar. Die Preise dieser Packungen wurden daher entsprechend dem Wirkstoffgehalt normiert. Es handelt sich dabei um ein etabliertes Verfahren (Pfannkuche et al. 2009), das einen Vergleich der

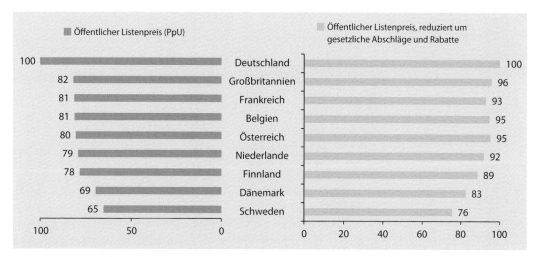

Abbildung 7.3 Preisindex für den gesamten Warenkorb der 250 umsatzstärksten Präparate nach Ländern, berechnet auf der Basis von BIP-adjustierten Herstellerabgabepreisen („öffentlicher Listenpreis (PpU)" und „öffentlicher Listenpreis, reduziert um gesetzliche Abschläge und Rabatte"), Deutschland jeweils = 100.

vorliegenden Ergebnisse auch mit anderen Publikationen zulässt, beispielsweise Schneider et al. (1999). Da nicht alle eingeschlossenen Vergleichsländer Mitglieder der europäischen Währungsunion sind – hier Dänemark, Großbritannien und Schweden –, wurden im zweiten Schritt die Preise über Kaufkraftparitäten in Kaufkraftstandards (KKS) in eine einheitliche Währung umgerechnet. Um Preisunterschiede zu identifizieren, die nicht auf der wirtschaftlichen Leistungsfähigkeit oder dem generellen Preisgefüge in den verschiedenen Ländern beruhen, wurde in einem dritten Schritt der normierte Preis in KKS um Kennzahlen zur wirtschaftlichen Leistungsfähigkeit erweitert, operationalisiert durch das BIP pro Kopf in KKS. Die über das beschriebene Faktorverfahren normierten bzw. adjustierten Preise werden vereinfacht im Folgenden als „BIP-adjustierte Preise" bezeichnet.

Für die Ermittlung eines theoretischen Einsparpotenzials wurden dann die so ermittelten Vergleichspreise mit den in Deutschland im Jahr 2016 abgegebenen Verordnungen gewichtet und auf Ebene der Präparate hochgerechnet (vgl. Busse et al. 2016b). Aufgrund der hohen Marktabdeckung der ausgewählten Präparate wird es somit möglich, Aussagen über nahezu den gesamten patentgeschützten Arzneimittelmarkt in Deutschland zu treffen.

Informationen zu vertraulich verhandelten Rabatten sind grundsätzlich nicht öffentlich verfügbar und dementsprechend für keines der eingeschlossenen Länder abgebildet. Einsparungen durch Re- und Parallelimporte sind in der Hochrechnung methodisch berücksichtigt.

Um den hier durchgeführten internationalen Arzneimittelpreisvergleich im Detail nachvollziehen zu können, wird auf die methodischen Vorarbeiten hingewiesen (Busse et al. 2016b). In der Studie ist das methodische Vorgehen, das auch diesem Beitrag zugrunde liegt, ausführlich beschrieben.

7.3 Preise der betrachteten Länder im Überblick

Wie bereits in zahlreichen Studien – unter Nutzung älterer Daten oder spezifischer Warenkörbe – deutlich wird, zeigt auch das aktuelle Ergebnis, dass Deutschland weiterhin als Hochpreisland bei Arzneimitteln gelten kann. So liegen in allen betrachteten Ländern die BIP-adjustierten Preise zwischen 18% (Großbritannien) und 35% (Schweden) unterhalb der deutschen öffentlichen Listenpreise (**Abb. 7.3**).

Zusätzlich wurde der Einfluss der für Deutschland öffentlich bekannten Rabatte – im hier relevan-

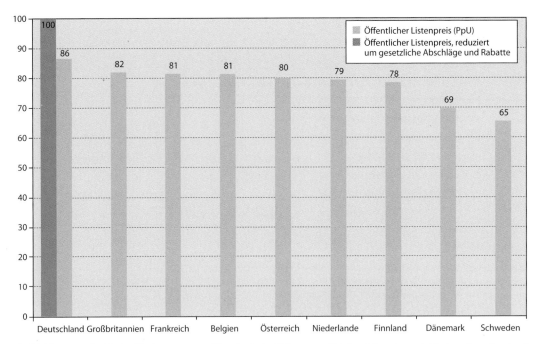

❏ **Abbildung 7.4** Preisindex für den gesamten Warenkorb der 250 umsatzstärksten Präparate nach Ländern, berechnet auf der Basis von BIP-adjustierten Herstellerabgabepreisen („öffentlicher Listenpreis (PpU)" und „öffentlicher Listenpreis, reduziert um gesetzliche Abschläge und Rabatte"), öffentliche Listenpreise in Deutschland = 100.

ten Marktsegment sind dies die Erstattungsbeträge für 71 AMNOG-Arzneimittel und die gesetzlichen Herstellerabschläge nach § 130a SGB V – betrachtet. In dieser Auswertung wurden die um die Herstellerabschläge und Erstattungsbetragsrabatte reduzierten öffentlichen Listenpreise für den deutschen Markt als Basis für die Indexierung zu Grunde gelegt. Bei der Interpretation der Ergebnisse ist zu berücksichtigen, dass für die Vergleichsländer nicht transparent ist, ob und in welchem Umfang die öffentlich aufgeführten Preise den tatsächlich von Sozialversicherungsträgern und/oder Patienten entrichteten Preisen entsprechen. Während die unterschiedlichen Distributionsstufen in der Regel in den Datenquellen ausgewiesen werden oder auf Basis der vorliegenden Informationen herausgerechnet werden können, fehlen Informationen über Faktoren, die sich preismindernd auswirken, wie selektivvertragliche Regelungen zwischen den pharmazeutischen Unternehmen und den Sozialversicherungsträgern, gesetzliche Regelungen zur Preisreduktion oder andere relevante länderspezifische Regelungen. Es ist jedoch anzu-

nehmen, dass auch in den Referenzländern in unterschiedlichem Ausmaß Rabatte, Abschläge oder weitere preisreduzierende Mechanismen zu berücksichtigen wären (Vogler 2012). Insbesondere die Berechnungsergebnisse auf Basis der in Deutschland gültigen Herstellerabgabepreise abzüglich Erstattungsbetragsrabatte und Herstellerabschläge („Öffentlicher Listenpreis, reduziert um gesetzliche Abschläge und Rabatte") sind daher als die konservativste mögliche Berechnungsalternative zu interpretieren.

Legt man diese für Deutschland reduzierten Preise als Indexierungsbasis an, so fallen die Unterschiede zu den nicht reduzierten Preisen der Vergleichsländer erwartungsgemäß weniger deutlich aus und liegen zwischen 4% (Großbritannien) und 24% (Schweden) (❏ Abbildung 7.3). Trotz des konservativen Modells, das mögliche Preisreduktionen durch gesetzliche und/oder kollektivbzw. selektivvertragliche Regelungen in den Referenzländern unberücksichtigt lässt, bleibt Deutschland also das Land mit den im Schnitt höchsten Preisen.

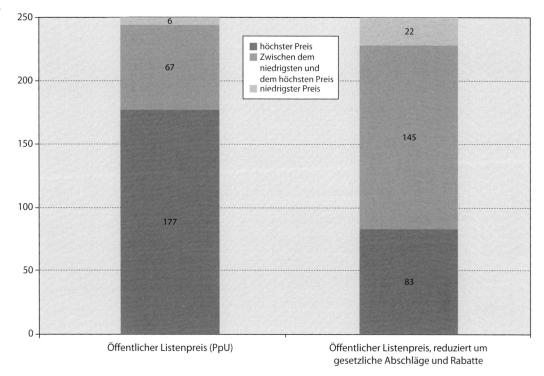

● **Abbildung 7.5** Anzahl der Präparate mit dem niedrigsten bzw. höchsten Preis in Deutschland aus dem betrachteten Warenkorb, berechnet für Deutschland auf der Basis von BIP-adjustierten Preisen („öffentlicher Listenpreis (PpU)" und „öffentlicher Listenpreis, reduziert um gesetzliche Abschläge und Rabatte").

Werden nunmehr abschließend die öffentlichen Listenpreise (PpU) in Deutschland mit den um gesetzliche Abschläge und Rabatte reduzierten deutschen Listenpreisen verglichen (● Abbildung 7.4), zeigt sich, dass sich durch die gesetzlichen Möglichkeiten die Preise im Durchschnitt aller betrachteten 250 Arzneimittel um 13,7 Prozent reduziert haben. Wird die Betrachtung auf den Umsatz des untersuchten Warenkorbes von 11,6 Mrd. € ausgeweitet und die gesetzlichen Abschläge (914 Mio. €) und Rabatte (567 Mio. €) abgezogen, ergibt sich unter Berücksichtigung der Umsatzmengen eine Reduktion um 12,8 Prozent. Dieser Indexwert zeigt, dass trotz der Berücksichtigung der gesetzlichen Abschläge und Rabatte in Deutschland und ohne deren Berücksichtigung in den anderen Ländern Deutschland nach wie vor den Spitzenplatz im europäischen Vergleich belegt.

Wie in ● Abbildung 7.5 ersichtlich, stellt Deutschland in 71% der Fälle (177 der 250 Präpara-te) das teuerste Land dar, lediglich für sechs der 250 Produkte (2,4%) ist es das günstigste Land im Vergleich. Wird der öffentliche Listenpreis, reduziert um gesetzliche Abschläge und Rabatte, herangezogen, so ist Deutschland immer noch in 33% der Fälle (83 Präparate) das teuerste Land.

7.4 Einsparungen im Ländervergleich

Da in jedem Land für durchschnittlich 214 Präparate ein Vergleichspreis vorgelegen hat, lässt dieser Länderkorb auch eine Berechnung von theoretisch möglichen Einsparungen zu (Schiesser 2015). Wird für diese Berechnung für jedes Präparat der mittlere Preis im Länderkorb und für Deutschland der öffentliche Listenpreis (PpU) verwendet, könnte eine Einsparung von 3,1 Mrd. € erzielt werden (26,1% des Umsatzes). Der Betrag reduziert sich um 914 Mio. €, wenn die Erstattungsbetragsrabatte berück-

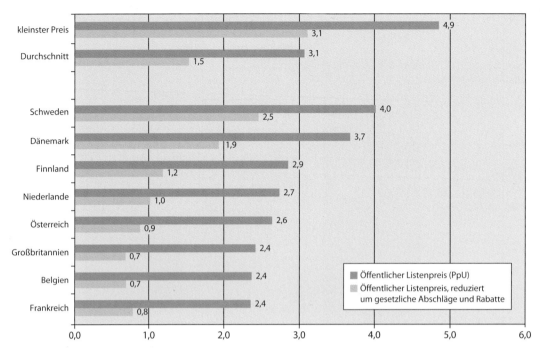

☐ Abbildung 7.6 Einsparungen für den betrachteten Warenkorb aus 250 patentgeschützten Arzneimitteln auf Basis von BIP-adjustierten Preisen nach Land in Mrd. € unter Verwendung des öffentlichen Listenpreises bzw. öffentlichen Listenpreises, reduziert um gesetzliche Abschläge und Rabatte für Deutschland.

sichtigt werden.[1] Sofern zusätzlich die gesetzlichen Herstellerabschläge verwendet werden, reduziert sich der Betrag um weitere 567 Mio. €. Demnach beträgt das Einsparpotenzial des patentgeschützten Marktes nach Bereinigung um die für Deutschland bekannten gesetzlichen Abschläge und verhandelten Rabatte 1,5 Mrd. €, wenn die durchschnittlichen Preise im Länderwarenkorb genutzt werden. Dies entspricht einem Umsatzanteil nach Listenpreisen von 13,3%.

Darüber hinaus kann auch ein theoretisches Einsparpotenzial berechnet werden, wenn für jedes Präparat der jeweils günstigste Preis aus den berücksichtigten Ländern herangezogen wird. Dieses ist erwartungsgemäß größer und beträgt 4,9 Mrd. € (42% des Umsatzes bezogen auf die Listenpreise); unter Berücksichtigung der bekannten gesetzlichen Abschläge und verhandelten Rabatte verbleiben 3,1 Mrd. € als bereinigtes maximales Einsparpotenzial.

Die beiden Einsparpotenzialberechnungen mit dem jeweils günstigsten Preis und dem Durchschnittspreis aus dem Länderkorb sind in ☐ Abbildung 7.6 gegenübergestellt, wobei ein durchschnittlicher Preis je Produkt nur ermittelt wurde, wenn Preise aus mindestens drei Ländern zur Verfügung standen. Ergänzend sind beide Varianten außerdem auch mit den öffentlichen Listenpreisen, reduziert um gesetzliche Abschläge und Rabatte, berechnet worden. Hier zeigt sich analog zur Indexdarstellung in ☐ Abbildung 7.3, dass die theoretischen Einsparungen im Vergleich zum Preisniveau in den skandinavischen Ländern Schweden, Dänemark und Finnland am größten sind.

---

[1] Die hier für das AMNOG-Marktsegment berechneten Einsparungen sind nicht identisch mit den im Kapitel 4 und Kapitel 5 berichteten Einsparungen, da hier zum einen nur die umsatzstärksten Fertigarzneimittel berücksichtigt wurden. Zum anderen wurde aus methodischen Gründen der Preis- und Produktstand vom 1. Mai 2017 verwendet, der bereits weitere patentgeschützte Präparate mit verhandelten Erstattungsbeträgen beinhaltet. Damit können die deutschen Preise mit denen der anderen EU-Länder stichtagsgenau verglichen werden.

7.5 Diskussion der Ergebnisse

Die vorliegende Studie zeigt, dass – selbst unter Berücksichtigung der deutschen gesetzlichen Abschläge und Rabatte – Deutschland weiterhin als Höchstpreisland für das Segment der patentgeschützten Arzneimittel in der betrachteten Länderauswahl rangiert. Das Einsparpotenzial für den betrachteten Warenkorb der 250 patentgeschützten Arzneimittel beträgt beim Vergleich der BIP-adjustierten Listenpreise über 3,1 Mrd. Euro; selbst unter Verwendung der um alle öffentlich bekannten Rabatte und Abschläge reduzierten Preisbasis und des durchschnittlichen Vergleichspreises aus allen Vergleichsländern – was die konservativste Schätzung des Einsparpotenzials darstellt – beträgt dieses noch 1,5 Mrd. Euro (13,3% des Umsatzes).

Damit bestätigt die vorliegende Studie nicht nur die Ergebnisse des letztjährigen Vergleichs (vgl. Busse et al. 2016a). Vielmehr wird die Robustheit der Ergebnisse unter Beweis gestellt, indem eine besonders konservative Berechnung vorgenommen wurde. Da die Ergebnisse von Selektivverhandlungen vertraulich sind, können diese jedoch nicht in den Vergleich einbezogen werden. In Bezug auf Deutschland kann man sich somit dem „tatsächlichen" Preis so weit wie möglich nähern, während valide Informationen für die Vergleichsländer größtenteils fehlen. So ist zwar bekannt, dass in den Ländern zusätzlich zu den offiziellen und in öffentlich zugänglichen Verzeichnissen abgebildeten Preisen und bekannten Abschlägen noch weitere individuelle oder generelle Rabatte gewährt werden. Diese sind jedoch nur in den wenigsten Fällen systematisch, flächendeckend und gleichartig gültig (Vogler et al. 2012). Eine neuere Umfrage unter elf einkommensstarken Ländern, darunter Deutschland und vier der Vergleichsländer in diesem Beitrag, konnte zeigen, dass Rabatte bei patentgeschützten Arzneimitteln weit verbreitet sind (Morgan et al. 2017). In mehreren der an dieser Umfrage teilnehmenden Länder waren 50% oder mehr aller zugelassenen Patentarzneimittel rabattiert. Der Wert der verhandelten Rabatte (einschließlich kollektiv verhandelter Rabatte wie Erstattungsbeträge) variiert zwischen den Ländern stark, wobei mehrere der befragten Länder einen Satz von 20% bis 29% als den häufigsten nennen (Morgan et al. 2017). Diese Größenordnung bestätigt sich auch in Deutschland in Bezug auf die AMNOG-Arzneimittel (vgl. ▶ Kapitel 4). Die Studie von Morgan et al. (2017) lässt vermuten, dass Rabatte insgesamt häufiger für Spezialmedikamente vorkommen als für Arzneimittel, die in der Primärversorgung eingesetzt werden. Um diese Daten überhaupt erheben und publizieren zu dürfen, haben die Studienautoren auf die Sammlung und Weitergabe landesspezifischer Informationen verzichten müssen. Dies spiegelt die etablierte Rolle der Vertraulichkeit in diesem Bereich wider.

Mit dem hier vorliegenden Beitrag werden für die 250 umsatzstärksten patentgeschützten Arzneimittel in Deutschland die listenpreisreduzierenden Erstattungsbeträge und gesetzlichen Herstellerrabatte berücksichtigt. Es ist zu vermuten, dass weitere selektive Arzneimittelrabattverträge zwischen den einzelnen gesetzlichen Krankenkassen und den im Markt als Solisten agierenden pharmazeutischen Herstellern zwar in Einzelfällen existieren, jedoch hinsichtlich ihrer Preisabschläge tendenziell niedrig ausfallen.

Darüber hinaus muss auch darauf hingewiesen werden, dass in den anderen europäischen Ländern der tatsächlich vereinbarte bzw. erstattete Preis nur für – zum Teil deutlich kleinere – Indikationsbereiche gültig ist. Die Anwendung in anderen zugelassenen Indikationen wird dort nicht erstattet (Wasem et al. 2005, Vogler et al. 2012, Richard 2016). Die Kosten sind in diesen Fällen vom Versicherten zu tragen. In Deutschland hingegen gelten für Arzneimittel keine regelhaften Zugangsbeschränkungen – grundsätzlich ist der Preis für alle zugelassenen Anwendungsbereiche gültig. Vor dem Hintergrund dieser Heterogenität erscheint eine Annäherung an den tatsächlichen Preis für die Vergleichsländer in Form eines pauschalen Abschlages in Höhe von 23%, wie es Iyengar et al. (2016) handhaben, nicht sinnvoll.

Die vorliegende Studie hat gezeigt, dass das deutsche Preisniveau unter Nutzung der Listenpreise nach wie vor deutlich höher ausfällt als in den anderen betrachteten europäischen Ländern. Erst unter Berücksichtigung der Erstattungsbeträge und Herstellerabschläge nähert sich das deutsche Preisniveau dem der europäischen Preise an. Dies überrascht nicht, da die Preisverhandlungen für

Deutschland gemäß der aktuell gültigen Rahmenvereinbarung von insgesamt 15 europäischen Ländern „die Einzelpreise ohne Mehrwertsteuer, die der pharmazeutische Hersteller erhält, wenn die von ihm gewährten bzw. zu gewährenden Rabatten berücksichtigt werden" nutzt, und diese darüber hinaus um Kaufkraftunterschiede bereinigt werden (Rahmenvereinbarung nach § 130b Abs. 9 SGB V). Insofern kann davon ausgegangen werden, dass das europäische Preisniveau zumindest auf die Erstattungsbeträge der neuen, nach AMNOG bewerteten Arzneimittel einen Einfluss hat und sich die um Abschläge und Rabatte reduzierten deutschen Preise somit auch insgesamt diesem Niveau annähern.

Somit wäre es zu begrüßen, wenn europaweit eine vollständige Preistransparenz auf allen Ebenen der Preisbildung angestrebt würde. Durch die deutlichen Effekte, die sich aus der Berücksichtigung von Rabatten und Abschlägen im deutschen Markt ergeben, zeigt sich, wie wichtig es ist, mit einer einheitlichen und einer länderübergreifend vergleichbaren Preisbasis zu operieren. Damit könnten in zukünftigen Preisvergleichen nicht nur die veröffentlichten Preise, sondern auch die möglicherweise verhandelten bzw. rabatierten Preise für alle betrachteten Länder herangezogen werden. Nur damit wäre es möglich, die wirklichen Preisunterschiede sichtbar zu machen. Ferner könnte sich durch die bereits jetzt bestehenden nationalen Regelungen der Arzneimittelpreis auf einem „europäischen Preis" einpendeln. Diese Forderung wurde von den europäischen Sozialversicherungsträgern bereits 2011 formuliert (esip 2011). Die konsequente und verpflichtende Nutzung von „realen" europäischen Preisen könnte zu teilweise erheblichen Einsparungen an öffentlichen Ausgaben bzw. Versichertenbeiträgen führen. Angemessenere nationale Arzneimittelpreise könnten erreicht werden, wenn sie nicht – wie bisher – auf die öffentlich gelisteten Preise, sondern auf rabatierte Preise in den anderen Ländern referenzierten, so ein Schlussbericht der Europäischen Kommission von Ende 2015 (Europäische Kommission 2015). Mit dem Zugang der Fachöffentlichkeit zu den AMNOG-Erstattungsbeträgen sind in Deutschland bereits erste Schritte eingeleitet worden. Auch wenn eine Streichung der Transparenz noch im Abschlussdokument zum Pharmadialog der Bundesregierung mit der phar-

mazeutischen Industrie bekräftigt wurde (Bundesministerium für Gesundheit 2016), sind die Erstattungsbeträge auch weiterhin nicht vertraulich. Mit dem im Mai 2017 in Kraft getretenen Gesetz zur Stärkung der Arzneimittelversorgung in der gesetzlichen Krankenversicherung (AMVSG) wurde diese Transparenz erhalten.

Eine zentrale Herausforderung bei der Durchführung internationaler Preisvergleiche ist die Wahl der Preisbasis, die im vorliegenden Beitrag ausführlich diskutiert, differenziert dargestellt und begründet wurde. Daneben begegnet der Beitrag weiterer Herausforderungen eines derartigen Vergleichs. So wird mit 250 Arzneimitteln, was ca. 90% Umsatzanteil am gesamten patentgeschützten Markt entspricht, eine große und relevante Stichprobe des adressierten Marktes analysiert. Auch wenn die Vergleichsländer sich dadurch auszeichnen, relativ ähnlich zu sein, wurden die Preise gleichwohl um das BIP pro Kopf in KKS bereinigt, um den möglichen Einfluss unterschiedlicher wirtschaftlicher Leistungsfähigkeit weitestgehend zu nivellieren. Auf diese Weise wäre es prinzipiell auch möglich, Preise aus Ländern einzubeziehen, deren wirtschaftliche Leistungskraft nicht mit dem deutschen Niveau direkt vergleichbar erscheint.

Der vorliegende Beitrag zeigt erneut, dass Deutschland als Höchstpreisland für Arzneimittel im patentgeschützten Markt in Europa zu bezeichnen ist: Die Arzneimittelpreise der in dieser Studie betrachteten Länder liegen durchschnittlich deutlich unter den Preisen in Deutschland, obwohl bereits ausschließlich Länder berücksichtigt wurden, in denen die Gesundheitsausgaben hoch und somit vergleichbar sind.

Literatur

Andersson F (1993) Methodological aspects of international drug price comparisons. PharmacoEconomics 4 (4): 247–256

Apotheker-Verlag (2017) Warenverzeichnis online des Österreichischen Apotheker-Verlages (30.05.2017)

Brekke K, Holmås T (2012) Prices of pharmaceuticals: A comparison of prescription drug. Prices in Sweden with nine European countries. https://brage.bibsys.no/xmlui/bitstream/handle/11250/165339/R01_12.pdf?sequence=1 (01.06.2017)

Bundesministerium für Gesundheit (2016) Bericht zu den Ergebnissen des Pharmadialogs. Exzellente Forschung, leistungsstarker Produktionsstandort und bestmögliche Arzneimittelversorgung. https://www.bundesgesundheitsministerium.de/fileadmin/Dateien/3_Downloads/P/Pharmadialog/Pharmadialog_Abschlussbericht.pdf (29.05.2017)

Burg F (2011) Zur Berechnung von Kaufkraftparitäten. Wirtschaft und Statistik. https://www.destatis.de/DE/Publikationen/WirtschaftStatistik/Preise/Kaufkraftparitaeten_82011.pdf?__blob=publicationFile (01.06.2017)

Busse R, Panteli D, Henschke C (2015) Arzneimittelversorgung in der GKV und 15 anderen europäischen Gesundheitssystemen. Ein systematischer Vergleich. Berlin: Universitätsverlag der TU Berlin

Busse R, Panteli D, Schaufler J, Schröder H, Telschow C, Weiss J (2016a) Europäischer Preisvergleich für patentgeschützte Arzneimittel (Hrsg.). Arzneiverordnungs-Report 2016: Springer, Berlin Heidelberg, S. 193–206

Busse R, Panteli D, Schaufler J, Schröder H, Telschow C, Weiss J (2016b) Preise patentgeschützter Arzneimittel im europäischen Vergleich. Die deutschen Arzneimittelpreise im Vergleich zu den Listenpreisen in fünf ausgewählten europäischen Ländern. WIdO – Wissenschaftliches Institut der AOK und TU Berlin

Cassel D, Ulrich V (2012) Herstellerabgabepreise auf europäischen Arzneimittelmärkten als Erstattungsrahmen in der KV-Arzneimittelversorgung Zur Problematik des Konzepts internationaler Vergleichspreise (Gutachten für den Verband Forschender Arzneimittelhersteller e. V.). http://www.bnfi.de/download/InformationenGutachten13_herstellerabgabepreise-auf-europaeischen-arzneimittelmaerkten.pdf (01.06.2017)

Danzon PM, Chao LW (2000) Cross-national price differences for pharmaceuticals: how large, and why? Journal of health economics 19 (2): 159–195

Danzon PM, Furukawa MF (2008) International prices and availability of pharmaceuticals in 2005. Health affairs (Project Hope) 27 (1): 221–233

Danzon PM, Kim JD (1998) International price comparisons for pharmaceuticals. Measurement and policy issues. PharmacoEconomics 14 Suppl 1: 115–128

esip (2011) Review of Council Directive 89/105/EEC of 21 December 1988 relating to the transparency of measures regulating the pricing of medicinal products for human use and their inclusion in the scope of national health insurance systems (Transparency Directive). https://esip.eu/component/search/?searchword=Review%20of%20Council%20Directive&searchphrase=all&Itemid=101 (01.06.2017)

Europäische Kommission (2015) Study on enhanced cross-country coordination in the area of pharmaceutical product pricing. Final Report. http://ec.europa.eu/health/sites/health/files/systems_performance_assessment/docs/pharmaproductpricing_frep_en.pdf (01.06.2017).

Eurostat (2017), Eurostat Database. http://ec.europa.eu/eurostat/de/data/database. (27.06.2017)

Hammerschmidt T (2016) Analyse der AMNOG-Erstattungsbeträge im europäischen Preisumfeld. Gesundheitsökonomie & Qualitätsmanagement.

Institut national d'assurance maladie-invalidité (2017). http://www.inami.fgov.be/fr/Pages/default.aspx. (30.05.2017)

Iyengar S, Tay-Teo K, Vogler S, Beyer P, Wiktor S, de Joncheere K, Hill S (2016) Prices, costs, and affordability of new medicines for hepatitis C in 30 countries: an economic analysis. PLoS medicine 13 (5)

Kanavos PG, Vandoros S (2011) Determinants of branded prescription medicine prices in OECD countries. Health economics, policy, and law 6 (3): 337–367

Kansaneläkelaitos - The Social Insurance Institution of Finland (2017), Medicinal Products Database. https://easiointi.kela.fi/laakekys_app/LaakekysApplication?kieli=en (30.05.2017)

Leopold C, Mantel-Teeuwisse AK, Seyfang L, Vogler S, de Joncheere K, Ogilvie Laing R, Leufkens HGM (2012) Impact of external price referencing on medicine prices – a price comparison among 14 European countries. South Med Rev 5 (2): 34–41

Machado M, O'Brodovich R, Krahn M, Einarson TR (2011) International drug price comparisons: quality assessment. Revista panamericana de salud publica = Pan American journal of public health 29 (1): 46–51

Mahlich J, Sindern J, Suppliet M (2015) Vergleichbarkeit internationaler Arzneimittelpreise. Perspektiven der Wirtschaftspolitik 16 (2): 164–172

Medicinpriser.dk (2017). http://medicinpriser.dk. (30.05.2017).

MIMS (2017), Monthly Index of Medical Specialities http://www.mims.co.uk/. (30.05.2017)

Ministère des Affaires sociales et de la santé (2017), PRIX DES MEDICAMENTS. http://medicprix.sante.gouv.fr/medicprix/welcome.do. (30.05.2017)

Morgan SG, Vogler S, Wagner AK (2017). Payers' experiences with confidential pharmaceutical price discounts: A survey of public and statutory health systems in North America, Europe, and Australasia. Health Policy 121(4): 354–362

OECD (2017), OECD Health Statistics 2016 http://stats.oecd.org. (27.07.2017)

Pfannkuche MS, Glaeske G, Neye H, Schöffski O, Hoffmann F (2009) Kostenvergleiche für Arzneimittel auf der Basis von DDD im Rahmen der Vertragsärztlichen Versorgung. Gesundheitsökonomie und Qualitätsmanagement 14 (1): 17–23

Pharmaceuticals Pricing Board (2017), REIMBURSABLE AUTHORIZED MEDICINAL PRODUCTS AND THEIR PRICES http://www.hila.fi/en/contact_information;jsessionid=86f614fa3dffc3e44b588272fc53. (30.05.2017)

Richard S (2016) Neue Regeln im Pillenpoker. Gesundheit und Gesellschaft 03/16: 32–37

Schiesser A (2015) Auslandspreisvergleich 2015. Patentgeschützte Arzneimittel. https://www.santesuisse.ch/fileadmin/sas_content/Praesentation_vom_15.12.2015.pdf (03.06.2017)

Schneider M, Hofmann U, Biene-Dietrich P, Späth B, Mill D (1999) Die deutschen Arzneimittelpreise im europäi-

schen Vergleich Gutachten für den Verband Forschender
Arzneimittelhersteller (VFA) und die Bundesvereinigung
Deutscher Apotheker (ABDA). https://www.vfa.de/down-
load/europapreise.pdf (04.06.2017)

Schwabe U (2015) Arzneiverordnungen 2014 im Überblick.
in: Schwabe U/Paffrath DH (Hrsg.). Arzneiverordnungs-
Report 2015. Springer, Berlin Heidelberg

Statistisches Bundesamt (2017) Was sind Kaufkraftparitäten?
https://www.destatis.de/DE/ZahlenFakten/Gesamtwirt-
schaftUmwelt/Preise/InternationalerVergleich/Metho-
den/Kaufkraftparitaeten.html (31.07.2017)

Swedish Dental and Pharmaceutical Benefits Agency (TLV)
(2017) International price comparison of pharmaceuticals
2016. https://www.tlv.se/In-English/Reports/The-Swe-
dish-Dental-and-Pharmaceutical-Benefits-Agencys-TLVs-
annual-international-price-comparison-of-pharmaceuti-
cals/

Tandvårds- och läkemedelsförmånsverket (2017). http://tlv.se/
beslut/sok/lakemedel/. (30.05.2017)

van Harten WH, Wind A, de Paoli P, Saghatchian M, Oberst S
(2016) Actual costs of cancer drugs in 15 European countries. The Lancet Oncology 17 (1): 18–20

Vogler S (2012) Preisbildung und Erstattung von Arzneimitteln in der EU – Gemeinsamkeiten, Unterschiede und
Trends. Pharmazeutische Medizin 14: 48–56

Vogler S, Kilpatrick K (2015) Analysis of medicine prices in
New Zealand and 16 European countries. Value in health
18 (4): 484–492

Vogler S, Vitry A, Babar ZU (2016) Cancer drugs in 16 European countries, Australia, and New Zealand: a cross-
country price comparison study. The Lancet. Oncology
17 (1), 39–47

Vogler S, Zimmermann N, Habl C (2014) Kostenintensive
Arzneispezialitäten im europäischen Preisvergleich.
Wissenschaftlicher Ergebnisbericht. Wien: Gesundheit
Österreich GmbH

Vogler S, Zimmermann N, Habl C, Piessnegger J, Bucsics A
(2012) Discounts and rebates granted to public payers for
medicines in European countries. Southern med review
5 (1): 38

Wagner JL, McCarthy E (2004) International differences in
drug prices. Annu. Rev. Public Health 25: 475–495

Wasem J, Greß S, Niebuhr D (2005) Regulierung des Marktes
für verschreibungspflichtige Arzneimittel im internationalen Vergleich. Gutachten im Auftrag des BAH. https://
www.aerzteblatt.de/download/files/2005/03/
x0000114394.pdf (01.06.2017)

Zorginstituut Nederland (2017). http://www.medicijnkosten.
nl/. (30.05.2017)

Teil II
Indikationsgruppen

Hemmstoffe des Renin-Angiotensin-Systems

Franz Weber und Manfred Anlauf

© Springer-Verlag GmbH Germany 2017
U. Schwabe, D. Paffrath, W.-D. Ludwig, J. Klauber (Hrsg.), *Arzneiverordnungs-Report 2017*
DOI 10.1007/978-3-662-54630-7_8

Auf einen Blick

Verordnungsprofil

Hemmstoffe des Renin-Angiotensin-Systems (RAS) gehören zu den erfolgreichsten Arzneimitteln zur Behandlung von Hypertonie, Herz- und Nierenkrankheiten. Angiotensinrezeptorantagonisten gewinnen nach Auslaufen des Patentschutzes mehrerer Sartane weitere Marktanteile. Dagegen verliert erneut der bisher einzige Renininhibitor Aliskiren und sinkt auf 0,24% der Gesamtgruppe.

Trend

Die Verordnungen der Hemmstoffe des Renin-Angiotensin-Systems waren zusammen so hoch, dass sie wiederum 57% des Verordnungsvolumens der Antihypertensiva ausmachen. Die günstigsten Tagestherapiekosten für Monopräparate haben weiterhin die ACE-Hemmer (0,07 €), deutlich höher, wenn auch niedriger als im Vorjahr, liegen Sartane (0,14 €) und das nach wie vor sehr teure Aliskiren (0,78 €).

Bewertung

ACE-Hemmer und Sartane werden nach aktuellen Leitlinien als Mittel der Wahl zur antihypertensiven Therapie empfohlen. Eine Überlegenheit der Angiotensinrezeptorantagonisten im Vergleich zu ACE-Hemmern ist bei den unerwünschten Wirkungen (insbesondere Husten und Angioödem) belegt, für die Verhinderung koronarer Ereignisse ist eine leichte Unterlegenheit, bei der Vermeidung zerebraler Ereignisse eine geringe Überlegenheit wahrscheinlich. Der Renininhibitor Aliskiren bringt nach den vorliegenden Studienergebnissen keine Vorteile.
Eine Kombination von ACE-Hemmern und Angiotensinrezeptorantagonisten wird von der EMA wegen besonderer Gefahren nicht empfohlen. Eine Kombination von Aliskiren mit einem Vertreter der übrigen Substanzgruppen ist kontraindiziert.

ACE-Hemmer, Angiotensinrezeptorantagonisten und Renininhibitoren sind Hemmstoffe des Renin-Angiotensin-Systems. Wichtigster Mediator dieses Systems ist das stark vasokonstriktorisch wirkende Angiotensin II, das über Kurz- und Langzeiteffekte maßgeblich an der Blutdruckregulation beteiligt ist. Zusätzlich hat es zahlreiche indirekte Gefäßeffekte, da es die Freisetzung von Noradrenalin, die adrenale Aldosteronsynthese, die tubuläre Natriumrückresorption und die Bildung von Wachstumsfaktoren (Herzhypertrophie, Remodeling) erhöht. Alle diese Angiotensinwirkungen werden über AT_1-Rezeptoren vermittelt.

Hemmstoffe des Renin-Angiotensin-Systems beeinflussen die Angiotensinwirkungen auf Gefäße, Nieren und Herz auf unterschiedliche Weise. Renininhibitoren hemmen die Bildung von Angiotensin I aus Angiotensinogen. ACE-Hemmer blockieren die Bildung von Angiotensin II durch Hemmung der Konversion aus seinem Vorläufer Angiotensin I. Gleichzeitig verhindern ACE-Hemmer den Abbau von Bradykinin und verlängern

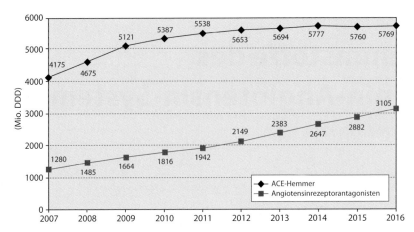

◘ Abbildung 8.1 Verordnungen von ACE-Hemmern und Angiotensinrezeptorantagonisten 2007 bis 2016. Gesamtverordnungen nach definierten Tagesdosen.

dadurch seine vasodilatierenden und antiproliferativen Effekte auf die Gefäße. Angiotensinrezeptorantagonisten (AT$_1$-Rezeptorantagonisten, Sartane) blockieren selektiv den Angiotensin$_1$-Rezeptor und verhindern dadurch die Wirkungen von Angiotensin II.

Durch die Blockade in entscheidenden Bereichen des Renin-Angiotensin-Systems haben ACE-Hemmer und Angiotensinrezeptorantagonisten neben der reinen Blutdrucksenkung wichtige herz-, gefäß- und organprotektive Effekte (Übersicht: Schmieder et al. 2007). Seit vielen Jahren reicht daher die Anwendung von ACE-Hemmern und AT$_1$-Rezeptorantagonisten weit über das ursprüngliche Indikationsgebiet der Hypertonie hinaus und umfasst inzwischen für viele Wirkstoffe auch Herzinsuffizienz, Nephropathie und koronare Herzkrankheit.

Das klassische Renin-Angiotensin-System ist in den letzten Jahren durch die Entdeckung neuer Komponenten erweitert worden, die möglicherweise in der Zukunft weitere therapeutische Angriffsmöglichkeiten zur Behandlung von Hypertonie, Herzinsuffizienz und chronischer Nierenkrankheit bieten. Dazu gehören Angiotensin 1–12 mit hohen Gewebsspiegeln, der (Pro)-Reninrezeptor, das vasoprotektive Angiotensin 1–7 mit seiner Wirkung auf den Mas-Rezeptor, ein weiteres Heptapeptid (Alamandine) mit seiner blutdrucksenkenden Wirkung auf den Mas-related Rezeptor D (MrgD) und der Angiotensin$_2$-Rezeptor mit seinem

endogenen Hauptagonisten Angiotensin III (Übersichten bei Carey 2013 und Carey 2017).

Die breite therapeutische Bedeutung der Angiotensinhemmstoffe manifestiert sich in der enormen Zunahme ihrer praktischen Anwendung. Seit 2007 ist das Verordnungsvolumen der Hemmstoffe des Renin-Angiotensin-Systems weiter um über 60% angestiegen, hat 2016 8,9 Mrd. definierte Tagesdosen (DDD) erreicht und damit im Vergleich zum Vorjahr wiederum um 2,6% zugenommen (◘ Abbildung 8.1, ▶ Tabelle 1.2). Angestiegen sind allerdings nur die Sartane, während ACE-Hemmer nahezu gleich geblieben sind und Aliskiren rückläufig ist. Mit diesem DDD-Volumen entfallen 57,4% der Verordnungen aller Antihypertensiva auf die Angiotensinhemmstoffe (▶ Abbildung 17.1). Zugleich sind sie die am häufigsten angewendete Arzneimittelgruppe in Deutschland (▶ Tabelle 1.2).

8.1   ACE-Hemmer

ACE-Hemmer weisen 2016 nur einen sehr geringfügigen Anstieg der Verordnungen um 0,2% auf (◘ Abbildung 8.1). Der Hauptteil der Patienten wurde mit einem der hier genannten Monopräparate (84,5%) behandelt, während geringere Mengen auf die fixen ACE-Hemmer-Diuretika-Kombinationen (13,2%) und die ACE-Hemmer-Calciumantagonisten-Kombinationen (2,3%) entfielen (◘ Tabellen 8.1 bis 8.3).

8.1.1 Monopräparate

Unter den verordnungstärkeren Monopräparaten ist Ramipril der einzige ACE-Hemmer der zugenommen hat und der am häufigsten verordnete ACE-Hemmer mit 85% der DDD, gefolgt von rückläufigem Enalapril (9%) und rückläufigem Lisinopril (5%) (◘ Tabelle 8.1).

Unterschiede zwischen den ACE-Hemmern sind gering und liegen vor allem in der Kinetik. Während Captopril und Lisinopril keine „Prodrugs" sind, werden alle übrigen ACE-Hemmer in der Leber in die aktive Substanz umgewandelt. Die Plasmahalbwertszeiten liegen zwischen 2 (Captopril) und 24 Stunden. Für die Dosierung bei Dauertherapie haben sie jedoch nur eine untergeordnete Bedeutung, eine ein- oder zweimal tägliche Gabe ist in der Regel ausreichend, für Captopril wird eine 2–3mal tägliche Gabe empfohlen.

Fosinopril, in geringerem Maße auch Benazepril, Quinapril, Ramipril und Spirapril haben neben einem renalen auch einen hepatischen Ausscheidungsweg. Für die Behandlung der Hypertonie sind alle Präparate, für die Herzinsuffizienz alle Monopräparate außer dem hier nicht vertretenen Spirapril, bei diabetischer Nephropathie Captopril, Lisinopril und Ramipril zugelassen, für kardiovaskuläre Hochrisikopatienten, periphere arterielle Verschlusskrankheit und nicht-diabetische glomeruläre Nephropathie mit großer Proteinurie nur Ramipril, bei akutem Herzinfarkt Captopril und Lisinopril, bei stabiler koronarer Herzkrankheit (KHK) Perindopril, das als Monopräparat hier nicht mehr vertreten ist. Es gibt Hinweise, dass RAS-Inhibitoren in der Langzeitbehandlung das Auftreten eines Diabetes mellitus vor allem bei abendlicher Einnahme verhindern können (Hermida et al. 2016).

Die mittleren DDD-Kosten für ACE-Hemmermonopräparate lagen im Berichtszeitraum bei 0,07 €. Bei den niedrigen DDD-Kosten der ACE-Hemmer ist zu berücksichtigen, dass die realen Kosten höher liegen, da insbesondere Ramipril am häufigsten mit einer höheren Tagesdosis (5 mg) als der WHO-DDD (2,5 mg) verordnet wird. Für die ACE-Monopräparate ergibt sich eine Ausgabensumme von 339 Mio. € ohne Berücksichtigung der intransparenten Rabattverträge der Krankenkassen. Die Anteile der Originalpräparate an der Verord-

nung von ACE-Hemmern sind sehr gering. Lediglich bei Ramipril taucht *Delix*® in dieser Liste noch auf.

8.1.2 Kombinationen

Kombinationen von ACE-Hemmern mit Diuretika verstärken die Blutdrucksenkung. Als diuretischer Kombinationspartner wird überwiegend Hydrochlorothiazid verwendet. Ausnahmen sind lediglich zwei Kombinationen mit Indapamid oder Piretanid (◘ Tabelle 8.2).

Die Verordnungsentwicklung fixer Diuretikakombinationen war wiederum negativ, lediglich Quinaprilkombinationen sowie die Perindopril-Indapamid-Kombination zeigen Anstiege auf relativ niedrigem Niveau (◘ Tabelle 8.2). Diese Fixkombinationen sind im Vergleich zu den Monopräparaten deutlich teurer, die DDD-Kosten sind dreimal, Indapamid- und Piretanidkombinationen neunmal so hoch wie ACE-Hemmer-Monopräparate. Die mittleren Kosten sind mit 0,23 Euro im Vergleich zum Vorjahr fast gleich geblieben. Auch wenn auf Grund der Systematik (▶ Kapitel 51) die in einer DDD eines antihypertensiven Kombinationspräparates enthaltene gesamte Substanzmenge häufig größer ist als in der DDD eines Monopräparates, dürfte eine freie Kombination gleicher Dosierung häufig deutlich preiswerter sein. Darüber hinaus ergeben sich durch Generikakombinationen bei den langwirkenden ACE-Hemmer-Diuretika-Kombinationen aber auch Einsparpotenziale. Im günstigsten Fall betragen die DDD-Kosten einer ACE-Hemmer-Hydrochlorothiazid-Kombination 0,17 €. Damit sind die ACE-Hemmerkombinationen nur unwesentlich teurer als das günstigste Hydrochlorothiazidpräparat (0,15 €, ▶ Tabelle 26.1).

Bei den fixen Kombinationen von ACE-Hemmern und Calciumantagonisten waren die Verordnungen 2016 erneut deutlich steigend wegen der anhaltenden Marktentwicklung von Ramipril-Amlodipin-Kombinationen und trotz Rückgang nahezu aller übrigen Kombinationen (◘ Tabelle 8.3). Die kombinierte Gabe eines ACE-Hemmers und eines Calciumantagonisten ist prinzipiell sinnvoll und durch Endpunktstudien gut begründet (s. auch ▶ Kapitel 17 Antihypertonika). Beigetragen haben

▫ Tabelle 8.1 Verordnungen von ACE-Hemmern 2016 (Monopräparate). Angegeben sind die 2016 verordneten Tagesdosen, die Änderungen gegenüber 2015 und die mittleren Kosten je DDD 2016.

Präparat	Bestandteile	DDD Mio.	Änderung %	DDD-Nettokosten €
Captopril				
Captopril AbZ	Captopril	12,6	(+38,6)	0,14
Captopril AL	Captopril	7,4	(−48,4)	0,13
ACE-Hemmer-ratiopharm	Captopril	4,4	(+17,4)	0,21
CaptoHEXAL	Captopril	2,7	(−3,7)	0,13
Captogamma	Captopril	2,2	(−19,6)	0,15
		29,3	(−10,4)	0,15
Enalapril				
Enalapril-ratiopharm	Enalapril	174,8	(+55,7)	0,12
Enalapril AL	Enalapril	115,3	(+14,4)	0,09
Enalapril AbZ	Enalapril	72,1	(−52,1)	0,09
EnaHEXAL	Enalapril	26,2	(−17,1)	0,09
Corvo	Enalapril	11,5	(−12,9)	0,13
Enalapril-1 A Pharma	Enalapril	10,7	(−41,7)	0,08
Enalapril STADA	Enalapril	9,3	(−58,4)	0,10
Benalapril	Enalapril	2,5	(−15,4)	0,12
		422,4	(−6,5)	0,10
Lisinopril				
Lisi Lich	Lisinopril	152,3	(+38,7)	0,11
Lisinopril AbZ	Lisinopril	37,1	(−39,8)	0,10
Lisinopril-1 A Pharma	Lisinopril	33,1	(+36,8)	0,10
Lisinopril AL	Lisinopril	8,5	(−77,4)	0,12
Lisinopril-ratiopharm	Lisinopril	7,8	(−13,6)	0,12
LisiHEXAL	Lisinopril	7,2	(−34,9)	0,11
Lisinopril-TEVA	Lisinopril	5,7	(−42,4)	0,11
Lisinopril STADA	Lisinopril	3,1	(−36,9)	0,10
Lisinopril Actavis	Lisinopril	2,3	(−35,1)	0,12
Lisi-Hennig	Lisinopril	2,2	(−10,1)	0,12
		259,3	(−5,5)	0,11
Ramipril				
RamiLich	Ramipril	2172,6	(−8,7)	0,06
Ramipril-ISIS	Ramipril	925,3	(+10,0)	0,05
Ramipril-1 A Pharma	Ramipril	641,6	(+58,8)	0,06
Ramipril HEXAL	Ramipril	92,8	(−12,9)	0,06
Ramipril AL	Ramipril	88,1	(+45,8)	0,04
Ramipril AbZ	Ramipril	65,1	(−42,0)	0,05
Ramipril-ratiopharm	Ramipril	64,3	(+95,0)	0,06
Delix/-protect	Ramipril	16,8	(−16,3)	0,05
Ramipril beta	Ramipril	13,6	(−16,6)	0,05
Ramipril STADA	Ramipril	9,4	(−12,5)	0,05

▢ Tabelle 8.1 Verordnungen von ACE-Hemmern 2016 (Monopräparate). (Fortsetzung)

Präparat	Bestandteile	DDD in Mio.	Änderung in %	DDD-Nettokosten in €
Ramipril-CT	Ramipril	8,8	(−15,9)	0,06
Ramiclair	Ramipril	7,2	(−14,1)	0,06
		4105,6	(+2,5)	0,06
Weitere ACE-Hemmer (Monopräparate)				
Benazepril-1 A Pharma	Benazepril	5,3	(−3,1)	0,09
Accupro	Quinapril	4,1	(+296,9)	0,15
Benazepril AL	Benazepril	2,8	(−29,0)	0,08
Fosino-TEVA	Fosinopril	2,6	(−20,2)	0,14
Cibacen	Benazepril	2,1	(+3,0)	0,09
Benazepril HEXAL	Benazepril	1,9	(−3,2)	0,10
Fosinorm	Fosinopril	1,4	(+9,4)	0,14
		20,1	(+6,3)	0,11
Summe		4836,8	(+1,2)	0,07

wird auch der vergleichsweise günstige Preis der Amlodipinkombinationen. Die mittleren DDD-Kosten der ACE-Hemmer-Calciumantagonisten-Kombinationen erreichen aber immer noch fast das Dreifache der ACE-Hemmer-Diuretika-Kombinationen.

8.1.3 Therapeutische Aspekte

Hypertonie. Die Attraktivität der ACE-Hemmer für die Behandlung der Hypertonie besteht u.a. in der guten subjektiven Verträglichkeit, sieht man von dem häufig auftretenden Reizhusten ab, der bei 10–20% das Absetzen veranlasst. Es gibt Hinweise auf ein selteneres Auftreten des Hustens in der Kombinationstherapie oder bei abendlicher Medikamenteneinnahme und auch auf einen spontanen Rückgang (Sato und Fukuda 2015). Zudem haben ACE-Hemmer keine unerwünschten Stoffwechselwirkungen, die das bei Hypertonikern häufig anzutreffende metabolische Syndrom verstärken können. Zahlreiche Einzelstudien sowie auch Metaanalysen der Vergangenheit wiesen auf die zu anderen Antihypertensiva ähnliche Wirksamkeit der ACE-Hemmer bzgl. der Vermeidung kardiovaskulärer Folgeschäden hin (Blood Pressure Lowering Treatment Trialists Collaboration 2000, Czernichow

et al. 2011, Blood Pressure Lowering Treatment Trialists Collaboration 2015). Allerdings erwiesen sich die ACE-Hemmer in der aktuell umfangreichsten Metaanalyse von 123 Interventionsstudien (Ettehad et al. 2016) etwas weniger geeignet bei der Vermeidung des Schlaganfalls. Diese Schlussfolgerung basiert auf den Daten von 14 Studien, in denen ACE-Hemmer überwiegend mit einer Diuretika-basierten Therapie verglichen wurden. Das gleiche Ergebnis konnte in einer früheren Metaanalyse schon für die Sekundärprophylaxe nach Schlaganfall gezeigt werden, wurde jedoch mit der unter Diuretika-basierter Therapie erreichten stärkeren Blutdrucksenkung erklärt (Staessen et al. 2010).

Spironolacton hat sich in den letzten Jahren bei therapieresistenter Hypertonie einen festen Platz als 4. Medikament in der Kombination mit einem ACE-Hemmer oder Angiotensinrezeptorantagonisten, einem Diuretikum und Kalziumantagonisten erworben (Dudenbostel et al. 2017). Die ESCAPE-IT-Studie (Derosa et al. 2017) zeigt nun erstmals auch für Canrenon, einem aktiven Metaboliten von Spironolacton, eine deutliche zusätzliche Blutdrucksenkung bei Patienten, die unter einer maximal dosierten Kombination eines ACE-Hemmers oder Angiotensinrezeptorantagonisten und einem Diuretikum den Zielblutdruck nicht erreichen.

◻ **Tabelle 8.2 Verordnungen von ACE-Hemmer-Diuretika-Kombinationen 2016.** Angegeben sind die 2016 verordneten Tagesdosen, die Änderungen gegenüber 2015 und die mittleren Kosten je DDD 2016.

Präparat	Bestandteile	DDD Mio.	Änderung %	DDD-Nettokosten €
Captopril und Hydrochlorothiazid				
Captopril comp AbZ	Captopril Hydrochlorothiazid	10,2	(−18,0)	0,19
Captogamma HCT	Captopril Hydrochlorothiazid	3,3	(+1,4)	0,19
CaptoHEXAL comp	Captopril Hydrochlorothiazid	3,1	(−6,2)	0,20
Captopril HCT AL	Captopril Hydrochlorothiazid	1,9	(−39,6)	0,19
Captopril HCT STADA	Captopril Hydrochlorothiazid	1,4	(−9,6)	0,19
		19,9	(−16,0)	0,19
Ramipril und Diuretika				
RamiLich comp	Ramipril Hydrochlorothiazid	303,7	(+47,2)	0,22
Ramipril-1 A Pharma plus	Ramipril Hydrochlorothiazid	49,2	(−25,9)	0,19
Ramipril comp. AbZ	Ramipril Hydrochlorothiazid	36,6	(−76,1)	0,19
Ramiplus AL	Ramipril Hydrochlorothiazid	34,3	(+57,1)	0,18
Ramipril-Actavis comp	Ramipril Hydrochlorothiazid	31,1	(−13,3)	0,20
Ramipril-ratiopharm comp	Ramipril Hydrochlorothiazid	24,3	(+84,4)	0,23
Ramipril HEXAL comp	Ramipril Hydrochlorothiazid	15,0	(−22,7)	0,23
Ramipril-comp -PUREN	Ramipril Hydrochlorothiazid	10,1	(neu)	0,19
Ramipril Piretanid Winthrop	Ramipril Piretanid	5,3	(−6,2)	0,62
Delix plus	Ramipril Hydrochlorothiazid	3,3	(−20,8)	0,21
Ramipril comp-CT	Ramipril Hydrochlorothiazid	2,5	(−34,7)	0,23
Ramiclair plus	Ramipril Hydrochlorothiazid	1,8	(−19,8)	0,19
Ramiplus STADA	Ramipril Hydrochlorothiazid	1,7	(−17,0)	0,18
Ramipril beta comp	Ramipril Hydrochlorothiazid	1,5	(−20,9)	0,22
		520,4	(−2,9)	0,21
Enalapril und Hydrochlorothiazid				
Enalapril plus-1 A Pharma	Enalapril Hydrochlorothiazid	24,3	(−5,5)	0,19
Corvo HCT	Enalapril Hydrochlorothiazid	19,7	(+62,0)	0,23

◘ Tabelle 8.2 Verordnungen von ACE-Hemmer-Diuretika-Kombinationen 2016. (Fortsetzung)

Präparat	Bestandteile	DDD Mio.	Änderung %	DDD-Nettokosten €
EnaHEXAL comp	Enalapril Hydrochlorothiazid	14,6	(−10,4)	0,23
Enaplus AL	Enalapril Hydrochlorothiazid	14,4	(−13,9)	0,22
Enalapril comp AbZ	Enalapril Hydrochlorothiazid	12,7	(−40,4)	0,17
Enalapril HCT AAA Pharma	Enalapril Hydrochlorothiazid	3,9	(−19,5)	0,19
Enabeta comp	Enalapril Hydrochlorothiazid	1,5	(−11,7)	0,21
		91,3	(−7,8)	0,21
Lisinopril und Hydrochlorothiazid				
Lisi Lich comp	Lisinopril Hydrochlorothiazid	53,0	(+18,1)	0,22
Lisinopril HCT Atid	Lisinopril Hydrochlorothiazid	6,7	(−0,1)	0,19
Lisinopril comp AbZ	Lisinopril Hydrochlorothiazid	6,4	(−49,4)	0,19
Lisinopril-ratiopharm comp	Lisinopril Hydrochlorothiazid	6,4	(+29,0)	0,23
Lisinopril-1 A Pharma plus	Lisinopril Hydrochlorothiazid	4,7	(−65,3)	0,19
LisiHEXAL comp	Lisinopril Hydrochlorothiazid	3,1	(−12,2)	0,23
Lisinopril comp-Actavis	Lisinopril Hydrochlorothiazid	2,8	(−17,4)	0,19
Lisinopril-comp-PUREN	Lisinopril Hydrochlorothiazid	2,1	(neu)	0,19
		85,2	(−5,0)	0,21
Quinapril und Hydrochlorothiazid				
Quinapril/HCT Aurobindo	Quinapril Hydrochlorothiazid	4,8	(+56,4)	0,23
Quinaplus AL	Quinapril Hydrochlorothiazid	2,6	(−35,2)	0,23
		7,5	(+4,4)	0,23
Benazepril und Hydrochlorothiazid				
Benazeplus AL	Benazepril Hydrochlorothiazid	5,3	(+31,8)	0,23
Benazepril HEXAL comp	Benazepril Hydrochlorothiazid	1,5	(−55,2)	0,24
		6,8	(−8,1)	0,23
Weitere ACE-Hemmer und Diuretika (Kombinationspräparate)				
Preterax/Bipreterax	Perindopril Indapamid	25,5	(+4,2)	0,63
Summe		756,6	(−3,9)	0,23

◻ **Tabelle 8.3 Verordnungen von ACE-Hemmer-Calciumantagonisten-Kombinationen 2016.** Angegeben sind die 2016 verordneten Tagesdosen, die Änderungen gegenüber 2015 und die mittleren Kosten je DDD 2016.

Präparat	Bestandteile	DDD Mio.	Änderung %	DDD-Nettokosten €
Amlodipinkombinationen				
Tonotec	Ramipril Amlodipin	37,7	(+37,8)	0,55
Ramipril HEXAL plus Amlod.	Ramipril Amlodipin	29,3	(+11,9)	0,55
Viacoram	Perindopril Amlodipin	3,2	(>1000)	0,72
		70,2	(+30,5)	0,56
Lercanidipinkombinationen				
Zanipress	Enalapril Lercanidipin	22,3	(+11,3)	0,71
Carmen ACE	Enalapril Lercanidipin	17,9	(−17,2)	0,74
Zaneril	Enalapril Lercanidipin	6,7	(−20,6)	0,74
		46,8	(−6,4)	0,73
Weitere Kombinationen				
Delmuno	Ramipril Felodipin	7,4	(−11,4)	0,74
Eneas	Enalapril Nitrendipin	4,5	(−13,3)	0,74
Tarka	Trandolapril Verapamil	2,1	(−15,6)	0,73
Unimax	Ramipril Felodipin	1,5	(−14,4)	0,74
		15,5	(−12,8)	0,74
Summe		132,5	(+9,0)	0,64

Eine Überlegenheit von Amlodipin im Vergleich zu Hydrochlorothiazid als Kombinationspartner von Benazepril wurde in der ACCOMPLISH-Studie mit absolut 2,2% (rel. 19,6%) weniger kombinierten kardiovaskulären Endpunkten belegt (Jamerson et al. 2008, Jamerson et al. 2011). Unter der Thiazidkombination profitierten auffälligerweise Normgewichtige weniger als Übergewichtige (Weber et al. 2013). Trotz der therapeutischen Erfolge der Amlodipin-ACE-Hemmer-Kombinationen (Lv et al. 2010), wurde erst 2013 eine entsprechende Kombination auf dem deutschen Markt verfügbar, die relativ preisgünstig und sehr erfolgreich ist (◻ Tabelle 8.3). Beim Einsatz von Calcium-

antagonisten sollte die Komedikation mit Clarithromycin bzw. Erythromycin, zwei Hemmern des Cytochrome P450 3A4, wegen der zwar geringen aber signifikant erhöhten Gefahr eines akuten Nierenversagens vermieden werden (Gandhi et al. 2013).

Auch bei sehr alten Hypertonikern (Durchschnittsalter 84 Jahre) senkte eine antihypertensive Therapie mit Indapamid und ggf. zusätzlich Perindopril die Gesamtmortalität um 21%, die Mortalität an Schlaganfall um 39% und die Herzinsuffizienzrate um 64% (Beckett et al. 2008, HYVET). Die NNT über ein Jahr für die Vermeidung eines kardiovaskulären Ereignisses betrug 58, eines vorzeitigen Todesfalles 80. Etwa die Hälfte der ursprünglichen Studienpatienten wurde über ein Jahr nach Studienende weiter beobachtet. Nach einem halben Jahr hatten sich die Blutdruckwerte der beiden Vergleichsgruppen angeglichen. Dennoch war am Jahresende die Gesamtmortalität der ursprünglichen Placebogruppe noch doppelt so hoch wie in der Verumgruppe (Beckett et al. 2012). Auch in der SPRINT-Studie (Williamson et al. 2016) kam es unter einer intensiveren Blutdrucksenkung (123,4/62 vs. 134,8/67,2 mm Hg) bei 2510 älteren Patienten (mittleres Alter: 79,9 J.) zu signifikant weniger kardiovaskulären Endpunkten, ohne dass darunter gravierende Komplikationen wie akutes Nierenversagen, Synkopen oder Sturzverletzungen häufiger auftraten. RAS-Inhibitoren (bei 52,2% der Patienten unter Standardtherapie und 70,6% unter intensivierter Therapie) waren die in dieser Studie am häufigsten eingesetzten Antihypertensiva.

Herzinsuffizienz. In einer retrospektiven Analyse von 685 Patienten, die wegen einer Herzinsuffizienz stationär behandelt wurden, erwies sich das Fehlen einer RAS-Inhibition bei Entlassung als Risikofaktor für die Wiederaufnahme wegen gleicher Symptomatik (Pierre-Louis et al. 2016). ACE-Hemmer sind seit vielen Jahren aufgrund zahlreicher positiver Studien fester Bestandteil der Therapie der systolischen Herzinsuffizienz, für die diastolische Herzinsuffizienz gibt es dagegen keine positiven Studiendaten dieser Medikamentengruppe (Flather et al. 2000, Hasenfuss et al. 2013). Eine Studie mit dem ACE-Hemmer Perindopril (PEP-CHF) an über 70jährigen mit Herzinsuffizienz bei erhaltener Ejektionsfraktion ergab für die mit Perindopril behandelten Patienten zwar eine symptomatische Besserung und weniger Krankenhauseinweisungen, war jedoch für die Bewertung harter Endpunkte zu klein (Cleland et al. 2006).

Die Frage nach dem möglichen Kombinationspartner (Angiotensinrezeptorantagonist, direkter Reninhemmer oder Aldosteronantagonist) bei unbefriedigend behandelter Herzinsuffizienz unter einem ACE-Hemmer ergab in einer Metaanalyse nur für Aldosteronantagonisten positive Ergebnisse (Bangalore et al. 2013). Einen über die kardiovaskulär protektive Wirkung der ACE-Hemmer und Angiotensinrezeptorantagonisten hinausgehenden Schutz vor kardiovaskulären Schäden, insbesondere

der Herzinsuffizienz, erzielten die Autoren der EMPA-REG Outcome-Studie (Zinman et al. 2015) bei mit Empagliflozin behandelten Diabetikern mit hohem kardiovaskulärem Risiko. Die Ergebnisse der SPRINT-Studie fanden erstmals Eingang in eine Therapieempfehlung (American College of Cardiology/American Heart Association Task Force on Clinical Guidelines and the Heart Failure Society of America), in der der systolische Zielblutdruck für herzinsuffiziente Hypertoniker mit reduzierter und erhaltener Ejektionsfraktion auf unter 130 mm Hg gesenkt wurde. Zur Prävention der Herzinsuffizienz wurde ein Zielblutdruck von unter 130/80 mm Hg empfohlen (Yancy et al. 2017).

Nephropathie. Nach einigen Studien sind ACE-Hemmer bei diabetischer und nichtdiabetischer Nephropathie besser als andere Antihypertensiva in der Lage, die Progression einer Niereninsuffizienz aufzuhalten (Lewis et al. 1993, Maschio et al. 1996, The GISEN Group 1997, Ruggenenti et al. 2004). In vielen Leitlinien werden deshalb ACE-Hemmer als Mittel der Wahl zur antihypertensiven Therapie bei Patienten mit Nephropathie empfohlen. Nach einer Metaanalyse haben ACE-Hemmer wie auch Angiotensinrezeptorantagonisten einen größeren antiproteinurischen Effekt als gleich stark blutdrucksenkende Calciumantagonisten (Kunz et al. 2008, weitere Einzelheiten siehe unten). Die Kombination aus Perindopril und Indapamid bei Patienten mit Diabetes mellitus Typ2 ergab einen Überlebensvorteil und eine Reduktion kardiovaskulärer Komplikationen vor allem bei Patienten mit Nephropathie (ADVANCE-Studie, Heerspink et al. 2010). In der ACCOMPLISH-Studie wurde unter Benazepril plus Amlodipin nahezu eine Halbierung der kombinierten Endpunkte aus Dialysepflichtigkeit und Verdopplung des Serumkreatinins gefunden im Vergleich zu Benazepril plus Hydrochlorothiazid (Bakris et al. 2010). Zu bedenken ist allerdings eine unter der ersten Kombination gering bessere Blutdruckeinstellung, vor allem aber auch die Möglichkeit, dass es sich bei den Kreatininanstiegen unter der zweiten Kombination um potenziell reversible hämodynamische Effekte gehandelt haben könnte (Heerspink und de Zeeuw 2010). Nach einer neueren Metaanalyse von Studien an Patienten mit nicht-diabetischer chronischer Nephropathie war eine intensivere Blutdrucksenkung renoprotektiv zumindest bei Patienten mit Proteinurie, jedoch ohne klaren Einfluss auf Mortalität und kardiovaskuläre Ereignisse (Lv et al. 2013). In der aktuellsten Metaanalyse (Ettehad et al. 2016) profitierten bei der Vermeidung bedeutender kardiovaskulärer Ereignisse auch Patienten mit manifester Nierenerkrankung von einer intensiveren Blutdrucksenkung (<130 mm Hg), wenn auch proportional nicht so stark wie Patienten ohne renale Erkrankung.

Normaler Blutdruck mit leicht erhöhtem kardiovaskulärem Risiko. Nach einer Metaanalyse von 20 Studien mit über 1,1 Mio. Teilnehmern waren schon noch normale („high-normal") Blutdruckwerte von 130–139/85–89 mm Hg mit einem erhöhten Schlaganfallrisiko verbunden, jedoch ohne Einfluss auf die Gesamtmortalität (Huang et al. 2014). Mit 5 mg Ramipril ließ sich innerhalb von 3 Jahren die Anzahl der Patienten, die von noch normalen Blutdruckwerten ausgehend die Normotoniegrenze von 140/90 mm Hg überschritten von 42,9% auf 34,4% signifikant reduzieren (Lüders et al. 2008, PHARAO). Nach Metaanalysen zeigte die antihypertensive Therapie selbst normotoner Patienten mit kardiovaskulären Vorerkrankung bzw. Risikofaktoren protektive Wirkungen (Thompson et al. 2011, Ettehad et al. 2016).

8.2   Angiotensinrezeptorantagonisten

Angiotensinrezeptorantagonisten werden ebenfalls primär zur Behandlung der Hypertonie eingesetzt. Einige Vertreter (Losartan, Valsartan, Candesartan) sind zusätzlich zur Behandlung der Herzinsuffizienz und zur Behandlung bei diabetischer Nephropathie (Irbesartan, Losartan) zugelassen, Losartan zur Schlaganfallprävention bei linksventrikulärer Hypertrophie, Telmisartan wie Ramipril bei kardiovaskulären Hochrisikopatienten. Unterschiede zwischen den einzelnen Angiotensinrezeptorantagonisten bestehen in der Pharmakokinetik. Trotz etwas unterschiedlicher Halbwertszeiten wird eine einmal (bei Losartan auch zweimal) tägliche Gabe empfohlen. Der Prozentsatz renal eliminierter Substanz liegt zwischen 2% (Telmisartan) und 59% (Candesartan).

Im Gegensatz zu Eprosartan, Telmisartan und Olmesartan werden alle anderen Sartane über das Cytochrom P450-System metabolisiert, was sie anfällig für Interaktionen mit Komedikamenten macht (Yang et al. 2016). Bei allen anderen Eigenschaften überwiegen aufgrund des gemeinsamen Wirkungsmechanismus die Ähnlichkeiten in der Gesamtgruppe, wenngleich sich inzwischen leichte Wirksamkeitsunterschiede andeuten und Besonderheiten bei den Nebenwirkungen auffallen (siehe unten).

Die Verordnungen der Angiotensinrezeptorantagonisten haben auch 2016 mit einem deutlichen Anstieg gegenüber dem Vorjahr die seit 2001 zu beobachtende Dynamik behalten (◘ Tabelle 8.4). Bei den Monopräparaten ist es im Vergleich zum Vorjahr zu einer geringen Abnahme der mittleren DDD-Kosten von 0,15 € auf 0,14 € gekommen. Die DDD-Kosten des im Vorjahr noch patentgeschützten Olmesartans sanken von 0,86 € auf 0,29 €, die Verordnungen gingen trotzdem zurück. Die höchsten Zuwächse verzeichneten Valsartan und Candesartan gefolgt von Irbesartan (◘ Tabelle 8.4). Nach Auslaufen des Patentschutzes sind die DDD-Kosten einiger Generika von Valsartan (0,12 €) und Candesartan (0,10 €) damit fast so niedrig wie die mittleren Kosten von Enalapril und Lisinopril.

Wie in den vergangenen Jahren haben die fixen Kombinationen der Angiotensinrezeptorantagonisten mit fast einem Drittel einen hohen Anteil am Verordnungsvolumen ihrer Gruppe, obwohl der Zuwachs bei den Monopräparaten deutlich höher war als bei Diuretikakombinationen und Calciumantagonistenkombinationen (◘ Tabelle 8.5, ◘ Tabelle 8.6). In den Zwei- und Dreifachkombinationen wurde als Diuretikum ausschließlich Hydrochlorothiazid verwendet, als Calciumantagonist ausschließlich Amlodipin. Die mittleren Tagesbehandlungskosten für Angiotensinrezeptorantagonisten sind bei den Monopräparaten mit 0,14 € immer noch deutlich höher als bei ACE-Hemmer-Monopräparaten (0,07 €). Ähnliche Kostenunterschiede zeigen die Sartane gegenüber den ACE-Hemmern auch bei den Diuretikakombinationen (0,35 € versus 0,23 €) und Calciumantagonistenkombinationen (1,14 € versus 0,64 €) (◘ Tabellen 8.2 bis 8.6).

■ **Tabelle 8.4 Verordnungen von Angiotensinrezeptorantagonisten 2016.** Angegeben sind die 2016 verordneten Tagesdosen, die Änderungen gegenüber 2015 und die mittleren Kosten je DDD 2016.

Präparat	Bestandteile	DDD Mio.	Änderung %	DDD-Nettokosten €
Losartan				
Losartan Atid	Losartan	59,5	(+7,0)	0,23
Losartan-1 A Pharma	Losartan	31,5	(−10,4)	0,18
Losartan-Kalium TAD	Losartan	14,3	(+3,2)	0,23
Losartan HEXAL	Losartan	11,4	(+23,8)	0,22
Losartan Aristo	Losartan	9,3	(−43,9)	0,21
Losartan AbZ	Losartan	7,8	(+78,9)	0,16
Losartan axcount	Losartan	2,2	(+270,2)	0,25
Losar TEVA	Losartan	1,9	(−19,9)	0,21
		137,9	(+0,1)	0,21
Valsartan				
Valsacor	Valsartan	219,3	(+14,1)	0,15
Valsartan dura	Valsartan	208,3	(+12,8)	0,12
Valsartan-1 A Pharma	Valsartan	102,9	(+27,7)	0,12
Valsartan AbZ	Valsartan	63,2	(+33,5)	0,13
Valsartan Zentiva	Valsartan	37,8	(−16,4)	0,12
Valsartan HEXAL	Valsartan	37,0	(−12,0)	0,14
Valsartan Heumann	Valsartan	19,3	(+200,9)	0,13
Valsartan STADA	Valsartan	13,8	(−24,8)	0,12
Valsartan-ratiopharm	Valsartan	9,4	(+12,1)	0,13
Valsartan Hennig	Valsartan	4,1	(+1,4)	0,15
Diovan	Valsartan	2,4	(−13,4)	0,16
		717,2	(+13,5)	0,13
Candesartan				
Candesartan Heumann	Candesartan	431,9	(+32,7)	0,11
Candecor	Candesartan	262,8	(+18,6)	0,15
Candesartan-1 A Pharma	Candesartan	105,1	(+40,9)	0,12
Candesartancilexetil Mylan	Candesartan	50,6	(−42,2)	0,14
Candesartan Zentiva	Candesartan	46,7	(+8,2)	0,14
Candesartan BASICS	Candesartan	42,4	(+16,5)	0,11
Candesartan HEXAL	Candesartan	27,9	(−21,4)	0,15
Candesartan- Actavis	Candesartan	21,9	(−14,5)	0,14
Candesartan AbZ	Candesartan	16,1	(−6,9)	0,12
Candesartan-ratiopharm	Candesartan	12,1	(−11,4)	0,14
Candesartan STADA	Candesartan	8,3	(−56,6)	0,12
Atacand	Candesartan	5,7	(−15,0)	0,13
Candesartancilexetil Hennig	Candesartan	4,4	(+3,3)	0,11
Blopress	Candesartan	3,1	(−13,6)	0,14
Candesartan-biomo	Candesartan	2,9	(+3,6)	0,10
		1042,0	(+13,6)	0,12

◘ Tabelle 8.4 Verordnungen von Angiotensinrezeptorantagonisten 2016. (Fortsetzung)

Präparat	Bestandteile	DDD Mio.	Änderung %	DDD-Nettokosten €
Irbesartan				
Irbesartan Aurobindo	Irbesartan	18,2	(+66,1)	0,20
Irbesartan Heumann	Irbesartan	16,9	(–19,3)	0,21
Irbesartan-1 A Pharma	Irbesartan	14,3	(+64,6)	0,21
Irbesartan AbZ	Irbesartan	10,7	(+113,3)	0,21
Irbesartan AL	Irbesartan	4,4	(–55,7)	0,22
Irbesartan Hormosan	Irbesartan	3,0	(–6,1)	0,21
Irbesartan HEXAL	Irbesartan	2,8	(+26,3)	0,21
Irbesartan STADA	Irbesartan	2,3	(–51,0)	0,18
		72,5	(+10,7)	0,21
Olmesartan				
Votum	Olmesartan	3,7	(–15,4)	0,28
Olmetec	Olmesartan	3,5	(–1,9)	0,29
		7,2	(–9,4)	0,29
Telmisartan				
Telmisartan Heumann	Telmisartan	52,0	(+22,0)	0,19
Telmisartan AbZ	Telmisartan	13,4	(+11,0)	0,22
Telmisartan-1 A Pharma	Telmisartan	10,8	(+42,0)	0,19
Telmisartan Glenmark	Telmisartan	10,2	(+8,3)	0,19
Telmisartan ratiopharm	Telmisartan	10,2	(+6,2)	0,21
Tolura TAD	Telmisartan	7,8	(–28,4)	0,17
Telmisartan HEXAL	Telmisartan	4,3	(–50,8)	0,18
Telmisartan Zentiva	Telmisartan	2,6	(–27,0)	0,19
		111,3	(+6,5)	0,19
Eprosartan				
Eprosartan-ratiopharm	Eprosartan	3,1	(–15,4)	0,30
Eprosartan-CT	Eprosartan	1,4	(–23,3)	0,29
		4,5	(–18,1)	0,29
Summe		2092,6	(+11,9)	0,14

8.2.1 Therapeutische Aspekte

Angiotensinrezeptorantagonisten haben bei vergleichbaren Indikationen keine den ACE-Hemmern überlegene Wirksamkeit. Sie sind daher in der Regel indiziert, wenn bei der Notwendigkeit einer Hemmung des Renin-Angiotensin-Systems ACE-Hemmer wegen Reizhustens unverträglich sind (Arzneimittelkommission der deutschen Ärzteschaft 2004, National Collaborating Centre for Chronic Conditions 2006). Allerdings ist nicht sicher, ob es sich bei den Sartanen um eine homogene Medikamentengruppe handelt. Eine nur unter Olmesartan beobachtete schwere, sprue-ähnliche Enteropathie (Rubio-Tapia et al. 2012) führte zu einer entsprechenden Warnung der FDA (FDA Drug Safety Communication 2013). Auch wies eine Untersuchung auf ein möglicherweise erhöhtes Risiko der Hospitalisierung und Gesamtmortalität unter Olmesartan bei diabetischen Patienten mit einge-

◘ Tabelle 8.5 Verordnungen von Kombinationen aus Angiotensinrezeptorantagonisten und Diuretika 2016. Angegeben sind die 2016 verordneten Tagesdosen, die Änderungen gegenüber 2015 und die mittleren Kosten je DDD 2016.

Präparat	Bestandteile	DDD Mio.	Änderung %	DDD-Nettokosten €
Losartankombinationen				
Losartan comp. Heumann	Losartan Hydrochlorothiazid	29,9	(+12,7)	0,31
Losartan HCT Dexcel	Losartan Hydrochlorothiazid	15,8	(+1,4)	0,39
Losartan Kal./Hctz Aurobindo	Losartan Hydrochlorothiazid	7,5	(+150,6)	0,24
Losartan comp. AbZ	Losartan Hydrochlorothiazid	4,4	(−9,8)	0,32
Losartan-Kalium HCTad	Losartan Hydrochlorothiazid	4,0	(−39,0)	0,37
Losarplus AL	Losartan Hydrochlorothiazid	1,8	(−81,0)	0,35
Losartan HEXAL comp.	Losartan Hydrochlorothiazid	1,4	(−10,4)	0,39
		64,8	(−4,1)	0,33
Valsartankombinationen				
Valsacor comp	Valsartan Hydrochlorothiazid	135,8	(+27,5)	0,39
Valsartan HCT STADA	Valsartan Hydrochlorothiazid	27,8	(−7,9)	0,26
Valsartan-1 A Pharma plus	Valsartan Hydrochlorothiazid	25,6	(+3,5)	0,26
Valsartan-Actavis comp.	Valsartan Hydrochlorothiazid	18,0	(−42,2)	0,35
Valsartan HEXAL comp.	Valsartan Hydrochlorothiazid	10,7	(−37,2)	0,39
Valsartan comp.AbZ	Valsartan Hydrochlorothiazid	8,7	(+11,6)	0,26
Valsartan/HCT Mylan	Valsartan Hydrochlorothiazid	6,7	(−22,3)	0,27
Valsartan-ratiopharm comp	Valsartan Hydrochlorothiazid	2,8	(−20,7)	0,39
Valsartan/HCT AL	Valsartan Hydrochlorothiazid	2,1	(−30,7)	0,37
Valsartan Zentiva comp	Valsartan Hydrochlorothiazid	1,7	(+39,8)	0,32
Codiovan	Valsartan Hydrochlorothiazid	1,4	(−19,4)	0,36
		241,4	(+2,4)	0,35
Candesartankombinationen				
Candecor comp.	Candesartan Hydrochlorothiazid	156,1	(+6,0)	0,38
Candesartan comp. AbZ	Candesartan Hydrochlorothiazid	56,3	(+6,5)	0,29

◘ Tabelle 8.5 Verordnungen von Kombinationen aus Angiotensinrezeptorantagonisten und Diuretika 2016. (Fortsetzung)

Präparat	Bestandteile	DDD Mio.	Änderung %	DDD-Nettokosten €
Candesartan Zentiva comp.	Candesartan Hydrochlorothiazid	23,4	(+13,8)	0,29
Candesartan-ratiopharm comp.	Candesartan Hydrochlorothiazid	4,9	(−14,5)	0,42
Candesartan-Actavis comp.	Candesartan Hydrochlorothiazid	3,9	(+26,6)	0,37
Candesartan HEXAL comp.	Candesartan Hydrochlorothiazid	3,8	(−39,4)	0,38
Candesartan/HCT Heumann	Candesartan Hydrochlorothiazid	2,3	(+220,4)	0,26
Atacand plus/plus forte	Candesartan Hydrochlorothiazid	1,9	(−19,4)	0,35
Candesartan/HCT STADA	Candesartan Hydrochlorothiazid	1,6	(−3,1)	0,25
		254,3	(+5,7)	0,35
Irbesartankombinationen				
Irbesartan/Hydrochl.Heumann	Irbesartan Hydrochlorothiazid	20,3	(−0,8)	0,39
Irbesartan/HCT STADA	Irbesartan Hydrochlorothiazid	6,9	(−6,8)	0,31
Irbesartan comp. AbZ	Irbesartan Hydrochlorothiazid	6,3	(+71,6)	0,38
Irbesartan comp. HEXAL	Irbesartan Hydrochlorothiazid	5,6	(−38,0)	0,40
Irbecor comp.	Irbesartan Hydrochlorothiazid	3,9	(−11,4)	0,40
Irbesartan/HCT AL	Irbesartan Hydrochlorothiazid	3,9	(+16,0)	0,38
Irbesartan/Hydroch.1A Pharma	Irbesartan Hydrochlorothiazid	2,9	(−43,7)	0,39
Irbesartan-comp-PUREN	Irbesartan Hydrochlorothiazid	2,6	(neu)	0,33
Coaprovel	Irbesartan Hydrochlorothiazid	1,8	(−26,3)	0,40
		54,2	(−3,1)	0,38
Olmesartankombinationen				
Votum plus	Olmesartan Hydrochlorothiazid	2,6	(−18,0)	0,40
Olmetec plus	Olmesartan Hydrochlorothiazid	2,0	(−8,7)	0,40
		4,6	(−14,2)	0,40

8

▫ Tabelle 8.5 Verordnungen von Kombinationen aus Angiotensinrezeptorantagonisten und Diuretika 2016. (Fortsetzung)

Präparat	Bestandteile	DDD Mio.	Änderung %	DDD-Nettokosten €
Telmisartankombinationen				
Telmisartan/HCT Glenmark	Telmisartan Hydrochlorothiazid	20,2	(+108,0)	0,31
Telmisartan HCT Heumann	Telmisartan Hydrochlorothiazid	11,4	(+11,1)	0,39
Telmisartan/HCT Zentiva	Telmisartan Hydrochlorothiazid	8,5	(+7,7)	0,38
Telmisartan comp. ratiopharm	Telmisartan Hydrochlorothiazid	6,7	(−11,9)	0,39
Telmisartan plus HCT AL	Telmisartan Hydrochlorothiazid	4,0	(−7,1)	0,31
Tolucombi	Telmisartan Hydrochlorothiazid	3,0	(−61,6)	0,40
Telmisartan comp. AbZ	Telmisartan Hydrochlorothiazid	2,4	(−28,0)	0,39
Micardis plus	Telmisartan Hydrochlorothiazid	1,5	(−26,2)	0,38
		57,9	(+8,7)	0,36
Eprosartankombinationen				
Eprosartan-ratiopharm comp	Eprosartan Hydrochlorothiazid	3,6	(+34,3)	0,39
Teveten plus	Eprosartan Hydrochlorothiazid	3,2	(−53,3)	0,84
		6,8	(−28,8)	0,61
Summe		684,0	(+2,4)	0,35

schränkter Nierenfunktion hin (Padwal et al. 2014). Nach einer taiwanesischen Kohortenstudie trat unter Olmesartan im Vergleich zu 5 anderen Angiotensinrezeptorantagonisten häufiger ein Diabetes mellitus auf (Chang et al. 2014).

Die Nebenwirkungsrate ist insgesamt sehr gering, wenn auch nicht, wie gelegentlich behauptet, gleich der von Placebos (u.a. mögliche embryotoxische Wirkung). Die 2010 durch eine Metaanalyse hervorgerufenen Bedenken hinsichtlich einer erhöhten Malignomgefahr unter Angiotensinrezeptorantagonisten scheint sich zumindest für die inzwischen weitgehend obsolete Kombination mit ACE-Hemmern zu bestätigen, während für die verschiedenen Gruppen von Antihypertensiva für sich allein genommen kein signifikant erhöhtes Malignomrisiko gefunden wurde (Sipahi et al. 2010, Bangalore et al. 2011a, Bhaskaran et al. 2012). Eine neuere dänische Fall-Kontrollstudie wies bei 3660 Patienten mit malignem Melanom nach >5-jähriger Einnahme von Angiotensinrezeptorantagonisten ein um nahezu 50% erhöhtes Risiko für diesen Tumor nach (Schmidt et al. 2015). Nach einer kanadischen Fall-Kontroll-Studie an mehr als 1,6 Millionen über 65-jährigen Patienten, die entweder einen ACE-Hemmer oder einen Angiotensinrezeptorantagonisten einnahmen, soll die Kombination mit Co-trimoxazol bzw. Ciprofloxacin wegen des im Vergleich zu Amoxicillin vermehrten Auftretens eines plötzlichen Herztodes vermieden werden (Fralick et al. 2014).

Hypertonie. Angiotensinrezeptorantagonisten zeigten in Vergleichsstudien mit ACE-Hemmern

◘ **Tabelle 8.6 Verordnungen von Kombinationen aus Angiotensinrezeptorantagonisten und Calciumantagonisten 2016.** Angegeben sind die 2016 verordneten Tagesdosen, die Änderungen gegenüber 2015 und die mittleren Kosten je DDD 2016.

Präparat	Bestandteile	DDD Mio.	Änderung %	DDD-Nettokosten €
Valsartankombinationen				
Exforge HCT	Valsartan Amlodipin Hydrochlorothiazid	56,2	(+3,7)	1,23
Exforge	Valsartan Amlodipin	44,9	(+0,8)	1,15
Dafiro HCT	Valsartan Amlodipin Hydrochlorothiazid	24,7	(+7,2)	1,23
Dafiro	Valsartan Amlodipin	12,0	(+5,7)	1,14
		137,8	(+3,5)	1,19
Olmesartankombinationen				
Vocado HCT	Olmesartan Amlodipin Hydrochlorothiazid	38,2	(+3,3)	1,13
Vocado	Olmesartan Amlodipin	31,4	(−1,0)	1,09
Sevikar HCT	Olmesartan Amlodipin Hydrochlorothiazid	27,6	(−1,0)	1,13
Sevikar	Olmesartan Amlodipin	23,7	(−4,4)	1,08
		120,9	(−0,4)	1,11
Weitere Kombinationen				
Twynsta	Telmisartan Amlodipin	6,7	(−6,1)	0,90
Caramlo	Candesartan Amlodipin	4,5	(>1000)	0,69
		11,2	(+51,6)	0,82
Summe		269,9	(+3,1)	1,14

und anderen Antihypertonika eine etwa gleich starke antihypertensive Wirkung (Malacco et al. 2004 PREVAIL, Julius et al. 2004 VALUE). Eine Metaanalyse belegte die Wirksamkeit von Angiotensinrezeptorantagonisten in der Primärprävention von Schlaganfällen mit einer Abnahme von 24% (Staessen et al. 2005). Auch in der Metaanalyse von Ettehad et al. (2016) waren die Angiotensinrezeptorantagonisten und die Calciumantagonisten im Vergleich zu anderen Substanzklassen die Anti-

hypertensiva mit der sichersten Wirkung in der Primärprävention eines Schlaganfalls. In der Sekundärprävention sind die Ergebnisse dagegen widersprüchlich bis negativ (Schrader et al. ACCESS 2003; Schrader et al. 2005 MOSES, Yusuf et al. 2008 PRoFESS, Sandset et al. 2011 SCAST).

Vergleichend wurde die Wirksamkeit von Angiotensinrezeptorantagonisten oder ACE-Hemmern, allein oder in Kombination, an Hochrisikopatienten ohne Herzinsuffizienz geprüft (Yusuf

2002, The ONTARGET-Investigators 2008). Im Ergebnis waren Telmisartan und Ramipril gleichwertig, unter Telmisartan traten allerdings weniger Nebenwirkungen auf. Eine Kombination beider Substanzen führte zu einer etwas stärkeren Blutdrucksenkung mit signifikant häufigeren Hypotonien, Synkopen und Verschlechterung der Nierenfunktion (siehe unten), die Häufigkeit kardiovaskulärer Ereignisse änderte sich dagegen nicht.

Im Vorfeld zu ONTARGET war von den Blood Pressure Lowering Treatment Trialists (2007) eine Metaregressionsanalyse zur Wirksamkeit von ACE-Hemmern und Angiotensinrezeptorantagonisten vorgelegt worden. Unterschiede dieser Substanzen zu anderen Antihypertensiva waren weitgehend erklärbar durch Differenzen in den erzielten Blutdruckwerten. Während für die Herzinsuffizienz und den Schlaganfall keine entscheidenden Unterschiede zwischen den hier besprochenen Substanzgruppen gefunden wurden, bewirkten ACE-Hemmer im Vergleich zu Angiotensinrezeptorantagonisten im Mittel eine etwas stärkere Reduktion des koronaren Risikos als auf Grund der Blutdrucksenkung zu erwarten war. Auch die Metaanalyse von Ettehad et al. (2016), die für ACE-Hemmer 13 und für Angiotensinrezeptorantagonisten 9 Studien auswerteten, in denen diese gegen andere Antihypertensiva getestet wurden, kamen zu dem Schluss, dass ACE-Hemmer Vorteile bei der koronaren Herzkrankheit aufwiesen. Bei den größeren kardiovaskulären Ereignissen, der Herzinsuffizienz und der Gesamtmortalität waren beide gleichwertig.

Herzinsuffizienz und koronare Herzkrankheit. Vergleichsstudien des ACE-Hemmers Captopril und des Angiotensinrezeptorantagonisten Losartan bei herzinsuffizienten Patienten mit reduzierter Ejektionsfraktion (HFrEF) haben keine Überlegenheit für Losartan ergeben, sondern lediglich eine bessere Verträglichkeit (Pitt et al. 2000, Dickstein et al. 2002). Dabei wurden allerdings die Möglichkeiten des Losartan durch eine Beschränkung der Dosierung auf 50 mg/Tag statt einer möglichen Gabe von 150 mg/Tag nicht ausgeschöpft (Konstam et al. 2009). Nach einer neueren Metaanalyse (40 Studien, 100 354 Patienten) deutet sich bei Diabetikern ein Vorteil der Angiotensinrezeptorantagonisten gegenüber den ACE-Hemmern bei der Vermeidung

der Herzinsuffizienz an (Emdin et al. 2015). In CHARM-ALTERNATIVE (Granger et al. 2003) erhielten 2018 Patienten mit einer Auswurffraktion von ≤ 40% und ACE-Hemmer-Unverträglichkeit neben einer Basistherapie entweder bis zu 32 mg Candesartan oder Placebo. Nach im Median 33,7 Monaten kam es unter Candesartan zu signifikant weniger primären Endpunkten, bestehend aus kardiovaskulärem Tod oder Klinikaufnahme wegen Herzinsuffizienz. Von der European Society of Cardiology (Ponikowski et al. 2016) werden Sartane bei symptomatischen Patienten mit reduzierter Ejektionsfraktion empfohlen, wenn sie ACE-Hemmer nicht vertragen, mit Einschränkung auch bei symptomatischen Patienten, die bereits einen ACE-Hemmer und eine Betablocker erhalten, jedoch Mineralokortikoidrezeptorantagonisten nicht tolerieren. Wegen des Unterschieds im Wirkmechanismus erscheint eine Kombination von ACE-Hemmern und Angiotensinrezeptorantagonisten theoretisch sinnvoll. Nach den vorliegenden Studien überwiegt der Nutzen einer solchen Therapie die Risiken aber nur bei wenigen Patienten (European Society of Cardiology, Ponikowski et al. 2016, weitere Literatur im Arzneiverordnungs-Report 2015). Eine weitere Entwicklung stellt die kombinierte Hemmung von AT_1-Rezeptor und Neprilysin durch das fixe Kombinationspräparat Sacubitril-Valsartan (Entresto) dar, das bei Patienten mit systolischer Herzinsuffizienz im direkten Vergleich mit Enalapril eine überlegene Senkung der Gesamtmortalität und der Hospitalisierung wegen Herzinsuffizienz erreicht (McMurray et al. 2014, PARADIGM-HF) (vgl. Kapitel 28, Herztherapeutika).

Offenbar bestehen leichte Unterschiede in der kardialen Wirksamkeit zwischen ACE-Hemmern und Sartanen. Nach einer kurzen Studienübersicht (Verma und Strauss 2004) werden die koronare Morbidität und Mortalität durch Sartane möglicherweise weniger gesenkt als durch ACE-Hemmer. Tendenziell zeigt sich dieser Unterschied auch in der aktuellen Metaanalyse von Ettehad et al. (2016). Der Hypothese einer Zunahme des koronaren Risikos unter Sartanen wird jedoch auf der Grundlage einer Metaanalyse mit über 400 000 Patientenjahren widersprochen (Bangalore et al. 2011b). Allerdings ergaben sich in einer vergleichenden Metaanalyse Belege für eine blutdruckunabhängige koronare Wirksamkeit der ACE-Hemmer, die bei den Sartanen fehlte. ACE-Hemmer, nicht aber Angiotensinrezeptorantagonisten bewirkten im Mittel eine um 9% stärkere Reduktion des koronaren Risikos als auf Grund der Blutdrucksenkung zu erwarten war (Blood Pressure Lowering Treatment Trialists' Collaboration 2007). In einer neueren Metaanalyse zu Studien mit Diabetikern fand sich eine signifikante Reduktion der Gesamtmortalität, der kardiovaskulären Mortalität und der größeren kardiovaskulären Ereignisse nur unter den ACE-Hemmern, nicht aber den Angiotensinrezeptorantagonisten (Cheng et al. 2014).

Andererseits wurde bei Hypertonie und linksventrikulärer Hypertrophie anhand von Daten der LIFE-Studie eine günstige Wirkung von Losartan im Vergleich zu Atenolol auf die Entstehung einer absoluten Arrhythmie (Wachtell et al. 2005b) und das Auftreten kardiovaskulärer Komplikationen bei Patienten mit vorbestehender absoluter Arrhythmie (Wachtell et al. 2005a) beobachtet. Dagegen verhinderte Valsartan (The GISSI-AF Investigators 2009) das Wiederauftreten von Vorhofflimmern nicht bei normotonen Patienten unter umfangreicher Basismedikation, von denen nur wenige eine linksventrikuläre Hypertrophie aufwiesen. Irbesartan (The ACTIVE I Investigators 2011) verhinderte bei Patienten mit Vorhofflimmern nicht das Auftreten kardiovaskulärer Ereignisse. Die Beobachtungszeit war mit nur einem Jahr unter Valsartan deutlich kürzer als die der LIFE-Studie mit fünf Jahren, unter Irbesartan betrug sie dagegen 4,1 Jahre. Eine Übersicht vorhandener Daten ergab kein eindeutiges Argument für einen Vorzug von Angiotensinrezeptorantagonisten in der Prävention von Vorhofflimmern (Schneider et al. 2010).

Nephropathie. Es ist von einer weitgehenden Gleichwertigkeit der Sartane und ACE-Hemmer auszugehen. Entsprechend werden in Leitlinien beide Gruppen als gleichwertig behandelt (z. B. Bundesärztekammer et al. 2011). So fanden sich über 5 Jahre keine Unterschiede in der Abnahme der Nierenfunktion bei Typ-2-Diabetikern mit Mikro- oder Makroalbuminurie, wenn Enalapril oder Telmisartan gegeben wurden (Barnett et al. 2004). Auch bei kardiovaskulären Hochrisikopatienten unterschieden sich die Inzidenzen des kombinier-ten Endpunktes aus Verdopplung des Serumkreatinins, Dialysepflichtigkeit und Tod nicht, wenn Ramipril oder Telmisartan gegeben wurde (Mann et al. 2008, ONTARGET). Eine wirkungsvolle Blockade des Renin-Angiotensin-Systems schützt bei diabetischer Nephropathie die Niere offenbar stärker als auf Grund der Blutdrucksenkung zu erwarten ist. Eine neuere Metaanalyse (157 Studien, 43 256 Patienten) bestätigte weitgehend diesen Befund, allerdings waren die Angiotensinrezeptorantagonisten den ACE-Hemmern bei der Verzögerung des Nierenfunktionsverlustes überlegen (Palmer et al. 2015).

Wichtiger Ausgangspunkt dieser Entwicklung waren drei im Jahre 2001 publizierte Studien (RENAAL, IDNT und IRMA, Einzelheiten siehe Arzneiverordnungsreport 2005 S. 264), die die Möglichkeit der Prävention bzw. der Progressionshemmung einer Nephropathie bei Diabetes mellitus Typ 2 durch Behandlung mit Irbesartan und Losartan belegten. Zwischenzeitlich wurde gezeigt, dass auch mit Olmesartan das Auftreten einer Mikroalbuminurie um 23% (ca. 29 Wochen) verzögert wird bei einer um 3,1/1,9 mm Hg niedrigeren Blutdruckeinstellung als in der Vergleichsgruppe (Haller et al. 2011, ROADMAP).

Nachdem an einer kleinen Patientengruppe gezeigt wurde, dass Candesartan bei einer Dosissteigerung von 16 auf 32 mg eine zusätzliche antiproteinurische Wirkung hat, ohne den Blutdruck signifikant stärker zu senken (Schmieder et al. 2005), hatte in einer größeren Studie an drei Patientengruppen nach 30 Wochen eine Tagesdosis von 64 mg die Reduktion einer Proteinurie um 17%, eine Dosis von 128 mg eine Reduktion um 33% zur Folge, jeweils verglichen mit 16 mg. Die Wirkungen auf den Blutdruck waren nicht signifikant unterschiedlich, eine Korrelation zwischen den Änderungen von Blutdruck und Proteinurie bestand nicht (Burgess et al. 2009). Bei überwiegend mit ACE-Hemmern oder Angiotensinrezeptorantagonisten vorbehandelten Diabetikern konnte mit Empagliflozin als Antidiabetikum erstmals gezeigt werden, dass eine weitere renale Prognoseverbesserung, gemessen an der Verdopplung des S-Kreatinins, der Notwendigkeit eines Nierenersatzverfahrens oder dem Tod aufgrund der Nierenerkrankung, möglich ist (Wanner et al. 2016).

Kardiovaskuläre Hochrisikopatienten ohne Makroalbuminurie zeigten im Vergleich zu Placebo unter Telmisartan keine günstigere Entwicklung der Nierenfunktion (Mann et al. 2009, TRANSCEND). Überwiegend hämodynamische Effekte in einem arteriosklerotischen Gefäßsystem könnten dafür verantwortlich sein. Eine mögliche Erklärung liefert ein kleine Studie an älteren Patienten mit fortgeschrittener chronischer Nierenkrankheit, in der die errechnete glomeruläre Filtration innerhalb eines Jahres nach Absetzen eines Hemmstoffes des Renin-Angiotensin-Systems von 16,4 auf 26,6 ml/min/1,73 m^2 stieg, verbunden mit einem Blutdruckanstieg von 134/69 auf 139/72 mm Hg (Ahmed et al. 2010).

Noch normaler Blutdruck. Wegen der guten Verträglichkeit wurden im Rahmen einer Studie (Julius et al. 2006 TROPHY) Angiotensinrezeptorantagonisten bereits bei Patienten mit „Prähypertonie" (Blutdruckwerte von 130–139/85–89 mm Hg) eingesetzt. Während einer zweijährigen Behandlung mit 16 mg Candesartan reduzierte sich zwar im Vergleich zur Placebogruppe der Anteil der Patienten, die die Grenze von 140/90 mm Hg überschritten, auf ein Viertel. Nach Absetzen der Behandlung stieg der Blutdruck jedoch rasch wieder auf das Niveau der Unbehandelten an. In der HOPE-3-Studie (Lonn et al. 2016), in die 12.705 Patienten mit intermediärem Risiko ohne manifeste kardiovaskuläre Erkrankung (62% Normotoniker, mittlerer Blutdruck 132/82 mm Hg) eingingen, wurden die Patienten entweder mit 16 mg Candesartan + 12,5mg Hydrochlorothiazid oder Placebo behandelt. Nach im Median 5,6 Jahren bestand kein Unterschied im kombinierten Endpunkt von kardiovaskulärem Tod, nicht-tödlichem Herzinfarkt oder Apoplex. Lediglich die Patienten mit erhöhtem Eingangsblutdruck profitierten von der Therapie.

8.3   Renininhibitoren

Seit 2012 nehmen die Verordnungen des ersten oralen Renininhibitors Aliskiren (Rasilez) jährlich ab, 2016 um 15,4% (◗ Tabelle 8.7). Die DDD-Kosten für das Monopräparat liegen bei dem 5,6-fachen der mittleren Sartankosten, für die Diuretikakombination bei dem 2,5-fachen.

Die Blutdrucksenkung in der Mono- und Kombinationstherapie entspricht den übrigen hier besprochenen Substanzen, die Verträglichkeit ist sehr gut, die häufigste Nebenwirkung Durchfälle liegt bei 1–3% und nimmt bei Überschreiten der zugelassenen Dosis von 300 mg/Tag zu. Wegen des neuen Wirkprinzips muss immer noch an die Möglichkeit neuer und überraschender Nebenwirkungen gedacht werden. Ein Vorteil ist eine lange Halbwertszeit von 24 Stunden, Nachteil eine niedrige Bioverfügbarkeit von 2,7%, die bei gleichzeitiger Einnahme einer fettreichen Mahlzeit oder von Grapefruitsaft weiter sinkt. Beachtet werden sollte die pharmakokinetisch begründetet Kontraindikation für eine gleichzeitige Gabe von Aliskiren und Verapamil sowie von Aliskiren und Ciclosporin durch Hemmung von P-Glykoprotein.

Aliskiren als Monotherapeutikum hat sich in der Atmosphere-Studie dem Enalapril nicht als überlegen erwiesen (siehe unten). Bei Patienten mit manifester koronarer Herzkrankheit und 2 weiteren kardiovaskulären Risikofaktoren, jedoch systolischen Blutdruckwerten zwischen 125 und 139 mm Hg („Prähypertonie"), stellte eine australische Untersuchergruppe mittels intrakoronarem Ultra-

◗ **Tabelle 8.7 Verordnungen von Renininhibitoren 2016.** Angegeben sind die 2016 verordneten Tagesdosen, die Änderungen gegenüber 2015 und die mittleren Kosten je DDD 2015.

Präparat	Bestandteile	DDD in Mio.	Änderung in %	DDD-Nettokosten in €
Rasilez	Aliskiren	15,9	(−16,1)	0,78
Rasilez HCT	Aliskiren Hydrochlorothiazid	4,8	(−12,8)	1,18
Summe		20,7	(−15,41)	0,87

schall unter Aliskiren (300 mg) keine Progressionshemmung der Atherosklerose fest (Nicholls et al.
2013, AQUARIUS).

8.4   Kombination von Hemmstoffen des Renin-Angiotensin-Systems

Schon 2008 ergab eine Metaanalyse von Patienten
mit linksventrikulärer Dysfunktion, dass die Kombination eines Angiotensinrezeptorantagonisten
mit einem ACE-Hemmer zu einem erhöhten kardiovaskulären Risiko führt und deshalb bei diesen
Patienten nicht eingesetzt werden sollte (Lakhdar et
al. 2008). Eine erweiterte (auch bei Patienten ohne
Herzinsuffizienz) Metaanalyse unter Einschluss
auch der Kombination mit Aliskiren (33 Studien,
68405 Patienten, mittlere Beobachtungszeit 52 Wochen) ergab im Vergleich zur Monotherapie bei
dualer RAS-Blockade lediglich seltenere Einwei-
sungen wegen einer Herzinsuffizienz, aber signifikant häufiger Hypotonien, Hyperkaliämien und
Niereninsuffizienzen und keinen signifikanten
Überlebensvorteil (Makani et al. 2013).

Im April 2014 hat das Pharmacovigilance Risk
Assessment Committee (PRAC) der European Medicines Agency (2014) vor dem gemeinsamen
Einsatz von ACE-Hemmern, Angiotensinrezeptorantagonisten und direkten Reninhinhibitoren gewarnt, insbesondere bei Patienten mit diabetischer
Nephropathie. Für die Kombination von Aliskiren
mit einem ACE-Hemmer oder einem Sartan gibt es
aufgrund der bisher vorgelegten Studiendaten keine
Indikation, dagegen erhebliche Bedenken wegen
des Risikos der Nierenfunktionsverschlechterung,
der Gefahr einer Hyperkaliämie und der symptomatischen Hypotonie (Ponikowski et al. 2016). Die
Kombination eines ACE-Hemmers mit einem Angiotensinrezeptorantagonisten wird von der ESC in
der Herzinsuffizienztherapie nur noch unter strik-
ter Überwachung für Patienten empfohlen, wenn
diese bei Unverträglichkeit für Mineralocorti-
coidantagonisten unter einer Therapie mit einem
ACE-Hemmer und einem Betarezeptorblocker weiterhin symptomatisch sind (Ponikowski et al. 2016).

8.5   Ausblick

Der Stellenwert von ACE-Hemmern und Angiotensinrezeptorantagonisten wird neben ihrer Bedeutung in der Hochdruck- und Herzinsuffizienz-
behandlung auch bei kardiovaskulären Hochrisikopatienten und zum Teil unabhängig von ihrer
blutdrucksenkenden Potenz gesehen. The Heart
Outcomes Prevention Evaluation Studie (The
Heart Outcomes Prevention Evaluation Study Investigators 2000, HOPE) wurde vorzeitig abgebrochen, weil bei Hochrisikopatienten ohne Herz-
suffizienz die Gabe von 10 mg Ramipril die Rate
von Todesfällen, Herzinfarkten und Schlaganfällen
zusammen genommen um 22% reduzierte, dies
führte zu einer entsprechenden Zulassungserweiterung für Ramipril (siehe oben). Ähnlich günstige
Ergebnisse wurden mit Perindopril (The EURopean trial On reduction of cardiac events with
Perindopril in stable coronary Artery disease, EU-
ROPA 2003), nicht jedoch mit Trandolapril bei
gleichzeitig effektiver eingestellten LDL-Werten
(Pitt 2004, PEACE) erzielt. Bei einer kleinen Gruppe der HOPE-Patienten zeigte die 24-Stunden-
Blutdruckmessung eine Unterschätzung der tatsächlichen Blutdrucksenkung durch den ACE-
Hemmer. Diese erfolgte wegen der abendlichen
Gabe des Medikamentes vor allem nachts (Svensson et al. 2001). In zwei Untersuchungen an insgesamt 1109 Hochrisikopatienten hatte eine abendliche Antihypertensivadosis signifikant niedrigere
systolische Nachtwerte zur Folge als die Gabe aller
Antihypertensiva am Morgen. Nach 5,4 Jahren war
die Rate kardiovaskulärer Ereignisse bei ausschließlich morgendlicher Einnahme dreimal so
hoch (Hermida et al. 2011a, Hermida et al. 2011b).
In einer Metaanalyse wird der positive Effekt einer
abendlichen Antihypertensivagabe gestützt (Roush
et al. 2014). Wegen der potenziell großen Bedeutung dieser Befunde und angesichts kleiner Kollek-
tive in den Studien wurde eine Reproduktion dieses
Befundes an einem größeren Kollektiv gefordert
(Carter et al. 2014).

Bei ACE-Hemmer-intoleranten Patienten gelang eine Reproduktion des HOPE-Erfolges mit einem Sartan nur teilweise (The Telmisartan Randomized Assessment Study 2008, TRANSCEND). Für
den primären Endpunkt wurde der kombinierte

HOPE-Endpunkt um stationäre Aufnahmen wegen Herzinsuffizienz erweitert. Eine Risikoreduktion um 8% war nicht signifikant. Die HOPE-Endpunkte galten dagegen als sekundär. Ihre Reduktion um 13% war schwach signifikant und führte zusammen mit den Ergebnissen von ONTARGET (2008) zu einer Erweiterung der Indikation für Telmisartan analog zu Ramipril.

ACE-Hemmer und Sartane werden häufiger als alle anderen Arzneimittelgruppen angewendet. Sartane sind in der preiswertesten Variante nur noch geringfügig teurer als der kostengünstigste ACE-Hemmer. Alle Hoffnungen auf eine Überlegenheit dieser Substanzgruppe bei den kardialen, zerebrovaskulären und renalen Hochdruckfolgen im Vergleich zu ACE-Hemmern blieben unerfüllt. Ihre überlegene Verordnungszunahme im Vergleich zu den ACE-Hemmern könnte vor allem am Fehlen des Hustens als Nebenwirkung liegen. An dem begründeten Erfolg der gesamten Substanzgruppe ändert dies nichts. Zu ihren oben beschriebenen günstigen Wirkungen tritt als weiterer Aspekt im Hinblick auf das kardiovaskuläre Risiko der Diabetes mellitus mit wachsendem epidemiologischem Gewicht. Während unter Diuretika und Betarezeptorenblocker häufiger ein Diabetes auftritt als unter Placebo, wird dies unter ACE-Hemmern und Angiotensinrezeptorantagonisten seltener beobachtet (Metaanalyse: Elliott und Meyer 2007). Im DREAM-Trial verhinderte Ramipril, placebokontrolliert, nicht das Auftreten eines manifesten Diabetes mellitus bei Patienten mit gestörter Glukosetoleranz (The Dream-Trial 2006). Nach den in den letzten Jahren geäußerten Bedenken in Bezug auf eine mögliche Gefährdung von Patienten durch zu intensive blutdrucksenkende Behandlung mit einer der hier besprochenen Substanzen (Haller et al. 2011, Ahmed et al. 2010 siehe oben) sprechen die neuesten Metaanalysen (Xie et al. 2016a, 2016b, Ettehad et al. 2016) für eine intensivere als bisher angestrebte Blutdrucksenkung, auch für Patienten mit einer Vorgeschichte von kardiovaskulären oder renalen Erkrankungen sowie Diabetes mellitus.

Literatur

Ahmed AK, Kamath NS, El Kossi M, El Nahas AM (2010): The impact of stopping inhibitors of the renin-angiotensin system in patients with advanced chronic kidney disease. Nephrol Dial Transplant 25: 3977–3982

Arzneimittelkommission der Deutschen Ärzteschaft (2004): Empfehlungen zur Therapie der arteriellen Hypertonie. 2. Auflage, Arzneiverordnung in der Praxis, Band 31, Sonderheft 2 (Therapieempfehlungen), Internet: www.akdae.de/35/74_Hypertonie_2004_2Auflage.pdf

Bakris GL, Sarafidis PA, Weir MR, Dahlöf B, Pitt B, Jamerson K, Velazquez EJ, Staikos-Byrne L, Kelly RY, Shi V, Chiang YT, Weber MA; ACCOMPLISH Trial investigators (2010): Renal outcomes with diff erent fixed-dose combination therapies in patients with hypertension at high risk for cardiovascular events (ACCOMPLISH): a prespecified secondary analysis of a randomised controlled trial. Lancet 375: 1173–1181

Bangalore S, Kumar S, Kjeldsen SE, Makani H, Grossman E, Wetterslev J, Gupta AK, Sever PS, Gluud C, Messerli FH (2011a): Antihypertensive drugs and risk of cancer: network meta-analyses and trial sequential analyses of 324 168 participants from randomised trials. Lancet Oncol 12: 65–82

Bangalore S, Kumar S, Wetterslev J, Messerli FH (2011b): Angiotensin receptor blockers and risk of myocardial infarction: meta-analyses and trial sequential analyses of 147 020 patients from randomised trials. BMJ 342:d2234. doi: 10.1136

Bangalore S, Kumar S, Messerli FH (2013): When conventional heart failure therapy is not enough: Angiotensin receptor blocker, direct renin inhibitor, or aldosterone antagonist? Congest Heart Fail 19: 107–115

Barnett AH, Bain SC, Bouter P, Karlberg B, Madsbad S, Jervell J, Mustonen J; Diabetics Exposed to Telmisartan and Enalapril Study Group (2004): Angiotensin-receptor blockade versus converting–enzyme inhibition in type 2 diabetes and nephropathy. N Engl J Med 351: 1952–1961

Beckett NS, Peters R, Fletcher AE, Staessen JA, Liu L, Dumitrascu D, Stoyanovsky V, Antikainen RL, Nikitin Y, Anderson C, Belhani A, Forette F, Rajkumar C, Thijs L, Banya W, Bulpitt CJ; HYVET Study Group (2008): Treatment of hypertension in patients 80 years of age or older. N Engl J Med 358: 1887–1898

Beckett N, Peters R, Tuomilehto J, Swift C, Sever P, Potter J, McCormack T, Forette F, Gil-Extremera B, Dumitrascu D, Staessen JA, Thijs L, FletcherA, Bulpitt C; HYVET Study Group (2012): Immediate and late benefits of treating very elderly people with hypertension: results from active treatment extension to Hypertension in the Very Elderly randomised controlled trial. BMJ 344: 1–10

Bhaskaran K, Douglas I, Evans S, van Staa T, Smeeth L (2012): Angiotensin receptor blockers and risk of cancer: cohort study among people receiving antihypertensive drugs in UK General Practice Research Database. BMJ 344:e2697

8

Blood Pressure Lowering Treatment Trialists' Collaboration (2000): Effects of ACE inhibitors, calcium antagonists, and other blood-pressure-lowering drugs: results of prospectively designed overviews of randomised trials. Lancet 356: 1955–1964

Blood Pressure Lowering Treatment Trialists' Collaboration (2007): Blood Pressure dependent and independent effects of agents that inhibit the renin-angiotensin system. J. Hypertension 25: 951–958

Blood Pressure Lowering Treatment Trialists' Collaboration (2015): Effects of blood pressure lowering on cardiovascular risk according to baseline body-mass index: a meta-analysis of randomised trials. Lancet 385: 867–874

Bundesärztekammer, Kassenärztliche Bundesvereinigung, Arbeitsgemeinschaft der Wissenschaftlichen Medizinischen Fachgesellschaften (2011): Nationale Versorgungs-Leitlinie Nierenerkrankungen bei Diabetes im Erwachsenenalter 1. Auflage Version 1.3

Burgess E, Muirhead N, Rene de Cotret P, Chiu A, Pichette V, Tobe S; SMART (Supra Maximal Atacand Renal Trial) Investigators (2009): Supramaximal dose of candesartan in proteinuric renal disease. J Am Soc Nephrol 20: 893–900

Carey RM (2013): Newly discovered components and actions of the renin-angiotensin system. Hypertension 62: 818–822

Carey RM (2017): Update on angiotensin AT2 receptors. Curr Opin Nephrol Hypertens 26: 91–96

Carter BL, Chrischilles EA, Rosenthal G, Gryzlak BM, Eisenstein EL, Vander Weg MW (2014): Efficacy and safety of nighttime dosing of antihypertensives: review of the literature and design of a pragmatic clinical trial. J Clin Hypertens (Greenwich) 16: 115–121

Chang CH, Chang YC, Wu LC, Lin JW, Chuang LM, Lai MS (2014): Different angiotensin receptor blockers and incidence of diabetes: a nationwide population-based cohort study. Cardiovasc Diabetol 13: 91

Cheng J, Zhang W, Zhang X, Han F, Li X, He X, Li Q, Chen J (2014): Effect of angiotensin-converting enzyme inhibitors and angiotensin II receptor blockers on all-cause mortality, cardiovascular deaths, and cardiovascular events in patients with diabetes mellitus: a meta-analysis. JAMA Intern Med 174: 773–785.

Cleland JG, Tendera M, Adamus J, Freemantle, Polonski L, Taylor J; PEP-CHF Investigators (2006): The perindopril in elderly people with chronic heart failure (PEP-CHF) study. Eur Heart J 27: 2338–2345

Czernichow S, Zanchetti A, Turnbull F, Barzi F, Ninomiya T, Kengne AP, Lambers Heerspink HJ, Perkovic V, Huxley R, Arima H, Patel A, Chalmers J, Woodward M, MacMahon S, Neal B (2011): The effects of blood pressure reduction and of different blood-pressure-lowering regimens on major cardiovascular events according to baseline blood pressure: meta-analysis of randomized trials. J Hypertens 29: 4–16

Derosa G, Maffioli P, D'Avino M, Sala C, Mugellini A, Vulpis V, Felis S, Guasti L, Sarzani R, Bestetti A, Vanasia M, Gaudio G (2017): Efficacy and safety of two dosages of canrenone

as add-on therapy in hypertensive patients taking ace-inhibitors or angiotensin II receptor blockers and hydrochlorothiazide at maximum dosage in a randomized clinical trial: The ESCAPE-IT trial. Cardiovasc Ther 35: 47–54

Dickstein K, Kjekshus J, and the OPTIMAAL Steering Committee, for the OPTIMAAL Study Group (2002): Effects of losartan and captopril on mortality and morbidity in high-risk patients after acute myocardial infarction: the OPTIMAAL randomised trial. Lancet 360: 752–760

Dudenbostel T, Calhoun DA (2017): Use of aldosterone antagonists for treatment of uncontrolled resistant hypertension. Am J Hypertens 30:103–109

Elliott WJ, Meyer PM (2007): Incident diabetes in clinical trials of antihypertensive drugs: a network meta-analysis. Lancet 369: 201–207

Emdin CA, Rahimi K, Neal B, Callender T, Perkovic V, Patel A (2015): Blood pressure lowering in type 2 diabetes: a systematic review and meta-analysis. JAMA 313: 603–615

Ettehad D, Emdin CA, Kiran A, Anderson SG, Callender T, Emberson J, Chalmers J, Rodgers A, Rahimi K (2016): Blood pressure lowering for prevention of cardiovascular disease and death: a systematic review and meta-analysis. Lancet 387: 957–967

European Medicines Agency (2014): PRAC recommends against combined use of medicines affecting the renin-angiotensin (RAS) system. Press Release April 11, 2014; EMA/196502/2014

FDA Drug Safety Communication (2013): FDA approves label changes to include intestinal problems (sprue-like enteropathy) linked to blood pressure medicine olmesartan medoxomil. 7-3-2013

Flather MD, Yusuf S, Kober L, Pfeffer M, Hall A, Murray G, Torp-Pedersen C, Ball S, Pogue J, Moyé L, Braunwald E (2000): Long-term ACE-inhibitor therapy in patients with heart failure or left-ventricular dysfunction: a systematic overview of data from individual patients. Lancet 355: 1575–1581

Fralick M, Macdonald EM, Gomes T, Antoniou T, Hollands S, Mamdani MM, Juurlink DN; Canadian Drug Safety and Effectiveness Research Network (2014): Co-trimoxazole and sudden death in patients receiving inhibitors of renin-angiotensin system: population based study. BMJ 349: g6196.

Gandhi S, Fleet JL, Bailey DG, McArthur E, Wald R, Rehman F, Garg AX (2013): Calcium-channel blocker-clarithromycin drug interactions and acute kidney injury. JAMA 310: 2544–2553

Granger CB, McMurray JJV, Yusuf S, Held P, Michelson EL, Olofsson B, Ostergren J, Pfeffer MA, Swedberg K; CHARM Investigators and Committees (2003): Effects of candesartan in patients with chronic heart failure and reduced left-ventricular systolic function intolerant to angiotensin-converting-enzyme inhibitors: the CHARM-Alternative trial. Lancet 362: 772–776

Haller H, Ito S, Izzo JL Jr, Januszewicz A, Katayama S, Menne J, Mimran A, Rabelink TJ, Ritz E, Ruilope LM, Rump LC,

Viberti G; ROADMAP Trial Investigators (2011): Olmesartan for the delay or prevention of microalbuminuria in type 2 diabetes. N Engl J Med 364: 907–917

Hasenfuss G, Edelmann F, Wachter R (2013): Empfehlung zur Herzinsuffizienz Was gibt es Neues? Internist 54: 1141–1151

Heerspink HL, de Zeeuw D (2010): Composite renal endpoints: was ACCOMPLISH accomplished? Lancet 375: 1140–1142

Heerspink HJ, Ninomiya T, Perkovic V, Woodward M, Zoungas S, Cass A, Cooper M, Grobbee DE, Mancia G, Mogensen CE, Neal B, Chalmers J; ADVANCE Collaborative Group (2010): Effects of a fixed combination of perindopril and indapamide in patients with type 2 diabetes and chronic kidney disease. Eur Heart J 31: 2888–2896

Hermida RC, Ayala DE, Mojón A, Fernández JR (2011a): Bedtime dosing of antihypertensive medications reduces cardiovascular risk in CKD. J Am Soc Nephrol 22: 2313–2321

Hermida RC, Ayala DE, Mojon A, Fernandez JR (2011b): Influence of time of day of blood pressure-lowering treatment on cardiovascular risk in hypertensive patients with type 2 diabetes. Diabetes Care 34: 1270–1276

Hermida RC, Ayala DE, Mojon A, Fernandez JR (2016): Bedtime ingestion of hypertension medications reduces the risk of new-onset type 2 diabetes: a randomised controlled trial. Diabetologia 59: 255–265

Huang Y, Su L, Cai X, Mai W, Wang S, Hu Y, Wu Y, Tang H, Xu D (2014): Association of all-cause and cardiovascular mortality with prehypertension: a meta-analysis. Am Heart J 167: 160–168 e1

Jamerson K, Weber MA, Bakris GL, Dahlöf B et al ACCOMPLISH Trial Investigators (2008): Benazepril plus amlodipine or hydrochlorothiazide for hypertension in high-risk patients. N Engl J Med 359: 2417–2428

Jamerson KA, Devereux R, Bakris GL, Dahlöf B, Pitt B, Velazquez EJ, Weir M, Kelly RY, Hua TA, Hester A, Weber MA (2011): Efficacy and duration of benazepril plus amlodipine or hydrochlorothiazide on 24-hour ambulatory systolic blood pressure control. Hypertension 57: 174–179

Julius S, Kjeldsen SE, Weber M, Brunner HR, Ekman S, Hansson L, Hua T, Laragh J, McInnes GT, Mitchell L, Plat F, Schork A, Smith B, Zanchetti A; VALUE trial group (2004): Outcomes in hypertensive patients at high cardiovascular risk treated with regimens based on valsartan or amlodipine: the VALUE randomised trial. Lancet 363: 2022–2031

Julius S, Nesbitt SD, Egan BM. for the Trial of Preventing Hypertension (TROPHY) Study Investigators (2006): Feasibility of treating prehypertension with an angiotensin-receptor blocker. N Engl J Med 354: 1685–1697

Konstam MA, Neaton JD, Dickstein K, Drexler H, Komajda M, Martinez FA, Riegger GA, Malbecq W, Smith RD, Guptha S, Poole-Wilson PA; HEAAL Investigators (2009): Effects of high-dose versus low-dose losartan on clinical outcomes in patients with heart failure (HEAAL study): a randomised, double-blind trial. Lancet 374: 1840–1848

Kunz R, Friedrich C, Wolbers M, Mann JFE (2008): Meta-analysis: Effect of monotherapy and combination therapy with inhibitors of the renin angiotensin system on proteinuria in renal disease. Ann Intern Med 148: 30-48

Lakhdar R, Al-Mallah MH, Lanfear DE (2008): Safety and tolerability of angiotensin-converting enzyme inhibitor versus the combination of angiotensin-converting enzyme inhibitor and angiotensin receptor blocker in patients with left ventricular dysfunction: a systematic review and meta-analysis of randomized controlled trials. J Card Fail 14: 181–188

Lewis EJ, Hunsicker LG, Bain RP, Rohde RD for the Collaborative Study Group (1993): The effect of angiotensin-converting-enzyme inhibition on diabetic nephropathy. N Engl J Med 329: 1456–1462

Lonn EM, Bosch J, López-Jaramillo P, Zhu J, Liu L, Pais P, Diaz R, Xavier D, Sliwa K, Dans A, Avezum A, Piegas LS, Keltai K, Keltai M, Chazova I, Peters RJ, Held C, Yusoff K, Lewis BS, Jansky P, Parkhomenko A, Khunti K, Toff WD, Reid CM, Varigos J, Leiter LA, Molina DI, McKelvie R, Pogue J, Wilkinson J, Jung H, Dagenais G, Yusuf S; HOPE-3 Investigators (2016): Blood-pressure lowering in intermediate-risk persons without cardiovascular disease. N Engl J Med 374: 2009–2020

Lüders S, Schrader J, Berger J, Unger T, Zidek W, Böhm M, Middeke M, Motz W, Lübcke C, Gansz A, Brokamp L, Schmieder RE, Trenkwalder P, Haller H, Dominiak P; PHARAO study group (2008): The PHARAO study: prevention of hypertension with the angiotensin-converting enzyme inhibitor ramipril in patients with high-normal blood pressure – a prospective, randomized, controlled prevention trial of the German Hypertension League. J Hypertens 26: 1487–1496

Lv Y, Zou Z, Chen GM, Jia HX, Zhong J, Fang WW (2010): Amlodipine and angiotensin-converting enzyme inhibitor combination versus amlodipine monotherapy in hypertension: a meta-analysis of randomized controlled trials. Blood Press Monit 15:195–204

Lv J, Ehteshami P, Sarnak MJ, Tighiouart H, Jun M, Ninomiya T, Foote C, Rodgers A, Zhang H, Wang H, Strippoli GF, Perkovic V (2013): Effects of intensive blood pressure lowering on the progression of chronic kidney disease: a systematic review and meta-analysis. CMAJ 185: 949–957

Makani H, Bangalore S, Desouza KA, Shah A, Messerli FH (2013): Efficacy and safety of dual blockade of the renin-angiotensin system: meta-analysis of randomised trials. BMJ Jan 28; 346: f360. doi: 10.1136

Malacco E, Santonastaso M, Vari NA, Gargiulo A, Spagnuolo V, Bertocchi F, Palatini P; Blood Pressure Reduction and Tolerability of Valsartan in Comparison with Lisinopril Study (2004): Comparison of valsartan 160 mg with lisinopril 20 mg, given as monotherapy or in combination with a diuretic, for the treatment of hypertension: the Blood Pressure Reduction and Tolerability of Valsartan in Comparison with Lisinopril (PREVAIL) study. Clin Ther 26: 855–865

Mann JFE, Schmieder RE, McQueen M, Dyal L et al on behalf of the ONTARGET investigators (2008): Renal outcomes with telmisartan, ramipril, or both, in people at high vascular risk (the ONTARGET study): a multicentre, randomised, double-blind, controlled trial. Lancet 372: 547–553

Mann JFE, Schmieder RE, Dyal L, McQueen MJ, Schumacher H, Pogue J, Wang X, Probstfield JL, Avezum A, Cardona-Munoz E, Dagenais GR, Diaz R, Fodor G, Maillon JM, Rydén L, Yu CM, Teo KK, Yusuf S; TRANSCEND (2009): Effect of telmisartan on renal outcomes: a randomized trial. Ann Intern Med 151: 1–10, W1-2

Maschio G, Albert D, Ganin G, Locatelli F, Mann JFE et al (1996): Effect of the angiotensin-converting-enzyme inhibitor benazepril on the progression of chronic renal insufficiency. N Engl J Med 334: 939–945

McMurray JJ, Packer M, Desai AS, Gong J, Lefkowitz MP, Rizkala AR, Rouleau JL, Shi VC, Solomon SD, Swedberg K, Zile MR; PARADIGM-HF Investigators and Committees (2014): Angiotensin-neprilysin inhibition versus enalapril in heart failure. N Engl J Med 371: 993–1004

National Collaborating Centre for Chronic Conditions (2006): Hypertension: management of hypertension in adults in primary care: partial update. London: Royal College of Physicians. Internet: http://guidance.nice. org.uk/CG34/guidance/pdf/English

Nicholls SJ, Bakris GL, Kastelein JJ, Menon V, Williams B, Armbrecht J, Brunel P, Nicolaides M, Hsu A, Hu B, Fang H, Puri R, Uno K, Kataoka Y, Bash D, Nissen SE (2013): Effect of aliskiren on progression of coronary disease in patients with prehypertension: the AQUARIUS randomized clinical trial. JAMA 310: 1135–1144

Padwal R, Lin M, Etminan M, Eurich DT (2014): Comparative effectiveness of olmesartan and other angiotensin receptor blockers in diabetes mellitus: retrospective cohort study. Hypertension 63: 977–983

Palmer SC, Mavridis D, Navarese E, Craig JC, Tonelli M, Salanti G, Wiebe N, Ruospo M, Wheeler DC, Strippoli GF (2015): Comparative efficacy and safety of blood pressure-lowering agents in adults with diabetes and kidney disease: a network meta-analysis. Lancet 385: 2047–2056

Pierre-Louis B, Rodriques S, Gorospe V, Guddati AK, Aronow WS, Ahn C, Wright M (2016): Clinical factors associated with early readmission among acutely decompensated heart failure patients. Arch Med Sci 12: 538–545

Pitt B, Poole-Wilson PA, Segal R, Martinez FA, Dickstein K, Camm AJ, Konstam MA, Riegger G, Klinger GH, Neaton J, Sharma D, Thiyagarajan B (2000): Effect of losartan compared with captopril on mortality in patients with symptomatic heart failure: randomised trial – the Losartan Heart Failure Survival Study ELITE II. Lancet 355: 1582–1587

Pitt B (2004): ACE inhibitors for patients with vascular disease without left ventricular dysfunction – may they rest in PEACE? N Engl J Med 351: 2115–2117

Ponikowski P, Voors AA, Anker SD, Bueno H, Cleland JG, Coats AJ, Falk V, González-Juanatey JR, Harjola VP, Jankowska EA, Jessup M, Linde C, Nihoyannopoulos P, Parissis JT, Pieske B, Riley JP, Rosano GM, Ruilope LM, Ruschitzka F, Rutten FH, van der Meer P; Authors/Task Force Members; Document Reviewers (2016): 2016 ESC Guidelines for the diagnosis and treatment of acute and chronic heart failure: The Task Force for the diagnosis and treatment of acute and chronic heart failure of the European Society of Cardiology (ESC)Developed with the special contribution of the Heart Failure Association (HFA) of the ESC. Eur J Heart Fail 18: 891–975

Roush GC, Fapohunda J, Kostis JB (2014): Evening dosing of antihypertensive therapy to reduce cardiovascular events: a third type of evidence based on a systematic review and meta-analysis of randomized trials. J Clin Hypertens 16: 561–568

Rubio-Tapia A, Herman ML, Ludvigsson JF, Kelly DG, Mangan TF, Wu TT, Murray JA (2012): Severe spruelike enteropathy associated with olmesartan. Mayo Clin Proc 87: 732–738

Ruggenenti P, Fassi A, Ilieva AP, Bruno S, Iliev IP, Brusegan V, Rubis N, Gherardi G, Arnoldi F, Ganeva M, Ene-Iordache B, Gaspari F, Perna A, Bossi A, Trevisan R, Dodesini AR, Remuzzi G; Bergamo Nephrologic Diabetes Complications Trial (BENEDICT) Investigators (2004): Preventing microalbuminuria in type 2 diabetes. N Engl J Med 351: 1941–1951

Sandset EC, Bath PM, Boysen G, Jatuzis D, Kõrv J, Lüders S, Murray GD, Richter PS, Roine RO, Terént A, Thijs V, Berge E; SCAST Study Group (2011): The angiotensin-receptor blocker candesartan for treatment of acute stroke (SCAST): a randomised, placebo-controlled, double-blind trial. Lancet 377: 741–750

Sato A, Fukuda S (2015): A prospective study of frequency and characteristics of cough during ACE inhibitor treatment. Clin Exp Hypertens 37: 563–568

Schmieder RE, Klingbeil AU, Fleischmann EH, Veelken R, Delles C (2005): Additional antiproteinuric effect of ultrahigh dose candesartan: a double-blind, randomized, prospective study. J Am Soc Nephrol. 16: 3038–3045

Schmieder RE, Hilgers KF, Schlaich MP, Schmidt MW (2007): Renin angiotensin system and cardiovascular risk. Lancet 369: 1208–1219

Schmidt SA, Schmidt M, Mehnert F, Lemeshow S, Sorensen HT (2015): Use of antihypertensive drugs and risk of skin cancer. J Eur Acad Dermatol Venereol 29: 1545–1554

Schneider MP, Hua TA, Böhm M, Wachtell K, Kjeldsen SE, Schmieder RE (2010): Prevention of atrial fibrillation by Renin-Angiotensin system inhibition a meta-analysis. J Am Coll Cardiol. 55: 2299–2307

Schrader J, Luders S, Kulschewski A, Berger J, Zidek W, Treib J, Einhäupl K, Diener HC, Dominiak P; Acute Candesartan Cilexetil Therapy in Stroke Survivors Study Group (2003): The ACCESS Study: evaluation of Acute Candesartan Cilexetil Therapy in Stroke Survivors. Stroke 234: 1699–703

Schrader J, Lüders S, Kulschewski A, Hammersen F, Plate K, Berger J, Zidek W, Dominiak P, Diener HC; MOSES Study Group (2005): Morbidity and mortality after stroke, eprosartan compared with nitrendipine for secondary prevention. Principal results of a prospective randomized controlled study (MOSES). Stroke 36: 1218–1226

Sipahi I, Debanne SM, Rowland DY, Simon DI, Fang JC (2010): Angiotensin-receptor blockade and risk of cancer: meta-analysis of randomised controlled trials. Lancet Oncol 11: 627–636

Staessen JA, Li Y, Thijs L, Wang JG (2005): Blood pressure reduction and cardiovascular prevention: an update including the 2003-2004 secondary prevention trials. Hypertens Res 28: 385–407

Staessen JA, Richart T, Wang Z, Thijs L (2010): Implications of recently published trials of blood pressure-lowering drugs in hypertensive or high-risk patients. Hypertension 55: 819–831

Svensson P, de Faire U, Sleight P, Yusuf S, Jan Östergren J (2001): Comparative effects of ramipril on ambulatory and office blood pressures. A HOPE substudy. Hypertension 38: e28–e32

The ACTIVE I Investigators (2011): Irbesartan in patients with atrial fibrillation. N Engl J Med 364: 928–938

The DREAM Trial Investigators (2006): Effect of ramipril on the incidence of diabetes. N Engl J Med 355: 1551–1562

The EURopean trial On reduction of cardiac events with Perindopril in stable coronary Artery disease Investigators (2003): Efficacy of perindopril in reduction of cardiovascular events among patients with stable coronary artery disease: randomised, double-blind, placebo-controlled, multicentre trial (the EUROPA study). Lancet 362: 782–788

The GISEN Group (1997): Randomised placebo-controlled trial of effect of ramipril on decline in glomerular filtration rate and risk of terminal renal failure in proteinuric, non-diabetic nephropathy. Lancet 349: 1857–1863

The GISSI-AF Investigators (2009): Valsartan for prevention of recurrent atrial fibrillation. N Engl J Med 360: 1606–1617

The Heart Outcomes Prevention Evaluation (HOPE) Study Investigators (2000): Effects of an angiotensin-converting-enzyme inhibitor, ramipril, on cardiovascular events in high-risk patients. N Engl J Med 342: 145–153

The ONTARGET Investigators (2008): Telmisartan, ramipril or both in patients at high risk for vascular events. N Engl J Med 358: 1547–1559

The Telmisartan Randomised AssessmeNt Study in ACE iNtolerant subjects with cardiovascular Disease (TRANSCEND) Investigators (2008): Effects of the angiotensin-receptor blocker telmisartan on cardiovascular events in high-risk patients intolerant to angiotensin-converting enzyme inhibitors: a randomised controlled trial. Lancet 372: 1174–1183

Thompson AM, Hu T, Eshelbrenner CL, Reynolds K, He J, Bazzano LA (2011): Antihypertensive treatment and secondary prevention of cardiovascular disease events among persons without hypertension: a meta-analysis. JAMA 305: 913–922

Verma S, Strauss M (2004): Angiotensin receptor blockers and myocardial infarction. These drugs may increase myocardial infarction – and patients may need to be told. BMJ 329: 1248–1249

Wachtell K, Hornestam B, Lehto M, Slotwiner DJ, Gerdts E, Olsen MH, Aurup P, Dahlöf B, Ibsen H, Julius S, Kjeldsen SE, Lindholm LH, Nieminen MS, Rokkedal J, Devereux RB (2005a): Cardiovascular morbidity and mortality in hypertensive patients with a history of atrial fibrillation: The Losartan Intervention For End Point Reduction in Hypertension (LIFE) study. J Am Coll Cardiol 45: 705–711

Wachtell K, Lehto M, Gerdts E, Olsen MH, Hornestam B, Dahlöf B, Ibsen H, Julius S, Kjeldsen SE, Lindholm LH, Nieminen MS, Devereux RB (2005b): Angiotensin II receptor blockade reduces new-onset atrial fibrillation and subsequent stroke compared to atenolol: the Losartan Intervention For End Point Reduction in Hypertension (LIFE) study. J Am Coll Cardiol 45: 712–719

Wanner C, Inzucchi SE, Lachin JM, Fitchett D, von Eynatten M, Mattheus M, Johansen OE, Woerle HJ, Broedl UC, Zinman B (2016): Empagliflozin and Progression of Kidney Disease in Type 2 Diabetes. N Engl J Med 375: 323–334

Weber MA, Jamerson K, Bakris GL, Weir MR, Zappe D, Zhang Y, Dahlof B, Velazquez EJ, Pitt B (2013): Effects of body size and hypertension treatments on cardiovascular event rates: subanalysis of the ACCOMPLISH randomised controlled trial. Lancet 381: 537–545

Williamson JD, Supiano MA, Applegate WB, Berlowitz DR, Campbell RC, Chertow GM, Fine LJ, Haley WE, Hawfield AT, Ix JH, Kitzman DW, Kostis JB, Krousel-Wood MA, Launer LJ, Oparil S, Rodriguez CJ, Roumie CL, Shorr RI, Sink KM, Wadley VG, Whelton PK, Whittle J, Woolard NF, Wright JT Jr, Pajewski NM; SPRINT Research Group (2016): Intensive vs standard blood pressure control and cardiovascular disease outcomes in adults aged >/=75 Years: A randomized clinical trial. JAMA 315: 2673–2682

Xie X, Atkins E, Lv J, Bennett A, Neal B, Ninomiya T, Woodward M, MacMahon S, Turnbull F, Hillis GS, Chalmers J, Mant J, Salam A, Rahimi K, Perkovic V, Rodgers A (2016a): Effects of intensive blood pressure lowering on cardiovascular and renal outcomes: updated systematic review and meta-analysis. Lancet 387: 435–443

Xie X, Atkins E, Lv J, Rodgers A. (2016b): Intensive blood pressure lowering. Author´s reply. Lancet 387: 2291.

Yang R, Luo Z, Liu Y, Sun M, Zheng L, Chen Y, Li Y, Wang H, Chen L, Wu M, Zhao H (2016): Drug Interactions with Angiotensin Receptor Blockers: Role of Human Cytochromes P450. Curr Drug Metab May 24, ahead of print. Yusuf S (2002): From the HOPE to the ONTARGET and the TRANSCEND studies: challenges in improving prognosis. Am J Cardiol 89 (2A): 18A–25A

Yancy CW, Jessup M, Bozkurt B, Butler J, Casey DE Jr, Colvin MM, Drazner MH, Filippatos GS, Fonarow GC, Givertz MM, Hollenberg SM, Lindenfeld J, Masoudi FA, McBride PE, Peterson PN, Stevenson LW, Westlake C (2017): 2017 ACC/AHA/HFSA Focused Update of the 2013 ACCF/AHA Guideline for the Management of Heart Failure: A Report of the American College of Cardiology/American Heart Association Task Force on Clinical Practice Guidelines and the Heart Failure Society of America. Am Coll Cardiol. 2017 Apr 21. pii: S0735-1097(17)37087-0. doi: 10.1016/j. jacc.2017.04.025. [Epub ahead of print]

Yusuf S (2002): From the HOPE to the ONTARGET and the TRANSCEND studies: challenges in improving prognosis. Am J Cardiol 89: 18A–25A

Yusuf S, Diener HC, Sacco RL, Cotton D, Ôunpuu S for the PRoFESS Study Group (2008): Telmisartan to prevent recurrent stroke and cardiovascular Events. N Engl J Med 359: 1225–1237

Zinman B, Wanner C, Lachin JM, Fitchett D, Bluhmki E, Hantel S, Mattheus M, Devins T, Johansen OE, Woerle HJ, Broedl UC, Inzucchi SE (2015): Empagliflozin, cardiovascular outcomes, and mortality in type 2 diabetes. N Engl J Med 373: 2117–2128

8

Analgetika

Rainer H. Böger und Gerhard Schmidt

© Springer-Verlag GmbH Germany 2017
U. Schwabe, D. Paffrath, W.-D. Ludwig, J. Klauber (Hrsg.), *Arzneiverordnungs-Report 2017*
DOI 10.1007/978-3-662-54630-7_9

Auf einen Blick

Verordnungsprofil
Die ärztliche Verordnung von Schmerzmitteln hat in den letzten 20 Jahren eine bemerkenswerte Trendwende vollzogen. Nichtopioide Analgetika wurden 30% weniger verordnet, Opioidanalgetika dagegen dreimal so viel. Das hat dazu geführt, dass jetzt fast doppelt so viele Opioidanalgetika wie nichtopioide Analgetika verschrieben werden. Nicht verschreibungspflichtige, nichtopioide Analgetika wie Acetylsalicylsäure und Paracetamol können nur in Sonderfällen zu Lasten der GKV verschrieben werden. Weit über die Hälfte der Opioidverordnungen entfällt auf die beiden schwachwirksamen Opioide Tramadol und Tilidin/Naloxon. Die Verschreibungshäufigkeit der Tilidin/Naloxon Kombination übertrifft die aller stark wirkenden Opioidanalgetika. Führende Mittel der starkwirksamen Opioide sind Fentanylpflaster und Oxycodon sowie Hydromorphon, während das als Goldstandard empfohlene Morphin seit Jahren rückläufig ist. Einige Opioide (Methadon, Levomethadon, Buprenorphin) werden in der Substitutionsbehandlung opioidabhängiger Personen eingesetzt.
Bei den nichtopioiden Analgetika ist ein auffälliger Wandel eingetreten. Die Verordnungen von Acetylsalicylsäure und Paracetamol sind in den letzten 10 Jahren um über 60% zurückgegangen, während das rezeptpflichtige Metamizol trotz des weiterhin bestehenden Agranulozytoserisikos mehr als doppelt so häufig verordnet wurde.

Für die Schmerzbehandlung werden in erster Linie Opioide und nichtopioide Analgetika eingesetzt. Nichtopioide Analgetika wirken zusätzlich antipyretisch, einige auch entzündungshemmend. In manchen Fällen bereitet es Schwierigkeiten, eine eindeutige Trennung von Analgetika gegenüber den Antirheumatika und Antiphlogistika vorzunehmen. Seit mehreren Jahren werden die nichtsteroidalen Antiphlogistika Ibuprofen, Naproxen und Diclofenac in geringerer Dosis auch als rezeptfreie Schmerzmittel verwendet.

Die Prinzipien einer rationalen Schmerztherapie basieren auf dem vor über 30 Jahren eingeführten WHO-Stufenschema für die Tumorschmerztherapie (World Health Organization 1986). Nach diesen Empfehlungen sollen möglichst Einzelsubstanzen verwendet werden, solange der Schmerz damit beherrscht werden kann. Reicht die Monotherapie mit nichtopioiden Analgetika oder nichtsteroidalen Antiphlogistika nicht aus, werden diese Substanzen in der Stufe 2 des WHO-Schemas mit schwachwirksamen Opioiden kombiniert (z. B. Dihydrocodein, Tramadol, Tilidin plus Naloxon). Zur Behandlung schwerster Schmerzen können starkwirksame Opioidanalgetika wie Morphin eingesetzt werden, wobei eine Komedikation mit nichtsteroidalen Antiphlogistika beibehalten werden soll und zusätzlich Antidepressiva in Betracht gezogen werden können (Arzneimittelkommission der deutschen Ärzteschaft 2007a).

9.1 Verordnungsspektrum

Die Verordnungsentwicklung von Schmerzmitteln ist seit über 20 Jahren von einem kontinuierlichen Anstieg der Opioidanalgetika geprägt. Seit 2007 ist das Verordnungsvolumen der Opioidanalgetika

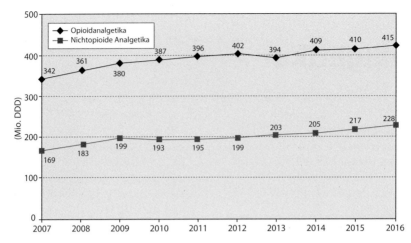

□ Abbildung 9.1 Verordnungen von Analgetika 2007 bis 2016. Gesamtverordnungen nach definierten Tagesdosen.

nach definierten Tagesdosen (DDD) um 21% angestiegen (□ Abbildung 9.1). Die Verordnungszahlen für Opioidanalgetika sind 2016 gegenüber dem Vorjahr erneut etwas angestiegen. Morphinpräparate zeigen, einem langjährigen Trend folgend, erneut einen Verordnungsrückgang. Das mit Abstand am häufigsten verordnete, hochpotente Opioid Fentanyl weist 2016 nach langjährigen, deutlichen Zuwächsen und einem erstmaligen leichten Verordnungsrückgang im Vorjahr wieder einen leichten Zuwachs auf (□ Tabelle 9.1). Die Verordnungen des niedrig potenten Opioids Tramadol sind gegenüber dem Vorjahr leicht rückläufig (□ Tabelle 9.2). Die ebenfalls begrenzt potente Arzneimittelkombination Tilidin/Naloxon ist 2016 erneut häufiger verordnet worden (□ Tabelle 9.3).

Bei nichtopioiden Analgetika haben sich die Verordnungen in den letzten 10 Jahren wieder etwas erholt (□ Abbildung 9.1), nachdem sie seit 1996 über 60% des Verordnungsvolumens eingebüßt hatten (▶ vgl. Arzneiverordnungs-Report 2006, Abbildung 6.1). Gegenüber dem Vorjahr sind die Verordnungszahlen von Acetylsalicylsäure deutlich zurückgegangen, während die Verordnungszahlen für Paracetamol etwas angestiegen sind. Bei den rezeptpflichtigen Substanzen weist Metamizol, einem langjährigen Trend folgend, erneut einen deutlichen Zuwachs auf, während Flupirtin erneut sehr viel weniger als 2015 verschrieben wurde (□ Tabelle 9.5).

9.2   Opioidanalgetika

Opioidanalgetika werden in der Schmerzbehandlung eingesetzt, wenn nichtopioide Analgetika und nichtsteroidale Antiphlogistika nicht mehr ausreichend wirksam sind. Von besonderer Bedeutung sind die stark wirkenden Opioidanalgetika für die Behandlung von Tumorschmerzen (□ Tabelle 9.1). Eine zunehmende Bedeutung gewinnt die Verordnung von Opioidanalgetika für Nichttumorschmerzen, die nach amerikanischen Daten seit vielen Jahren angestiegen ist und schätzungsweise 90% der Opioidverordnungen ausmacht (Sullivan et al. 2008). Ein ähnlicher Trend wurde auch für AOK-Versicherte in Hessen beobachtet (Schubert et al. 2013). Allerdings ist die Effektivität der Opioidanalgetika, z.B. bei chronischen Rückenschmerzen, gegenüber Placebo nur für die Kurzzeitbehandlung belegt, der Nachweis für einen Langzeiteffekt steht noch aus (Chaparro et al. 2014). Etwa 60% des Verordnungsvolumens entfällt weiterhin auf die beiden schwachwirksamen Opioidanalgetika Tramadol und Tilidinkombinationen (□ Tabelle 9.2 und 9.3), die beide von der Betäubungsmittel-Verschreibungsverordnung ausgenommen sind und leitliniengemäß vorwiegend für Nichttumorschmerzen verordnet werden.

◻ **Tabelle 9.1 Verordnungen stark wirkender Opioidanalgetika 2016.** Angegeben sind die 2016 verordneten Tagesdosen, die Änderungen gegenüber 2015 und die mittleren Kosten je DDD 2016.

Präparat	Bestandteile	DDD Mio.	Änderung %	DDD-Nettokosten €
Morphin				
Morphin AL	Morphin	7,0	(+2,1)	2,44
MST/MSR/MSI Mundipharma	Morphin	2,1	(−8,7)	2,41
M-STADA	Morphin	1,4	(−10,1)	2,39
Morphin HEXAL	Morphin	1,0	(+11,6)	2,84
Sevredol	Morphin	0,76	(−9,2)	9,82
Morphin-ratiopharm	Morphin	0,63	(−11,3)	2,58
Morphin Merck/-retard	Morphin	0,60	(+6,2)	5,99
Morphinsulfat-GRY	Morphin	0,50	(−11,1)	2,47
Morphin Aristo	Morphin	0,34	(−44,2)	2,56
Capros/-akut	Morphin	0,28	(−6,0)	8,42
Morphin Hameln	Morphin	0,23	(+10,6)	3,71
Oramorph	Morphin	0,16	(−0,8)	9,20
		15,1	(−3,6)	3,18
Buprenorphin				
Transtec	Buprenorphin	3,7	(−33,8)	5,60
Norspan transdermal	Buprenorphin	3,5	(+10,6)	8,79
Bup 4 Libraphar	Buprenorphin	1,5	(>1000)	5,57
Buprenorphin AWD	Buprenorphin	1,1	(−14,1)	5,04
Temgesic	Buprenorphin	0,72	(+2,3)	2,56
Buprenorphin-ratiopharm	Buprenorphin	0,69	(+26,6)	4,96
Buprenorphin/Bupre HEXAL	Buprenorphin	0,46	(+88,1)	3,71
		11,7	(+0,5)	6,21
Fentanyl				
Fentanyl-1 A Pharma	Fentanyl	18,2	(+5,4)	4,11
Fentanyl AL	Fentanyl	12,0	(+2,6)	2,99
Fentanyl HEXAL Pflaster/subl	Fentanyl	7,5	(−4,4)	4,10
Durogesic	Fentanyl	3,3	(−14,6)	3,86
Fentanyl AbZ	Fentanyl	2,6	(+39,8)	3,07
Fentanyl-ratiopharm TTS	Fentanyl	2,2	(−1,9)	4,01
Fentanyl Winthrop	Fentanyl	2,1	(−4,1)	4,02
Fentanyl TAD	Fentanyl	1,7	(−11,9)	3,50
Fentanyl-CT	Fentanyl	1,4	(−10,9)	4,03
Fentanyl Aristo	Fentanyl	0,87	(+124,7)	3,03
Fentanyl Hennig	Fentanyl	0,81	(−4,2)	3,01
Fentanyl-/Fentamat Sandoz	Fentanyl	0,81	(−11,5)	4,02
Fentanyl STADA	Fentanyl	0,79	(+6,2)	2,87
Matrifen	Fentanyl	0,59	(−12,4)	3,96
Fentanyl Heumann	Fentanyl	0,58	(−33,1)	2,94
Effentora	Fentanyl	0,52	(+6,6)	20,82
Abstral	Fentanyl	0,38	(+6,7)	21,52
		56,4	(+1,1)	3,98

◘ Tabelle 9.1 Verordnungen stark wirkender Opioidanalgetika 2016. (Fortsetzung)

Präparat	Bestandteile	DDD Mio.	Änderung %	DDD-Nettokosten €
Oxycodon				
Targin	Oxycodon Naloxon	16,3	(+1,7)	10,52
Oxycodon-HCL AL	Oxycodon	9,4	(+38,1)	5,46
Oxycodon-HCL Winthrop	Oxycodon	3,1	(+0,8)	5,84
Oxygesic	Oxycodon	2,8	(−9,3)	6,82
Oxycodon beta	Oxycodon	1,5	(−20,7)	5,18
Oxycodon-HCL AbZ	Oxycodon	1,2	(+10,0)	5,55
Oxycodon-ratiopharm	Oxycodon	1,2	(+13,9)	6,02
Oxycodon-HCL-1 A Pharma	Oxycodon	1,1	(−4,6)	5,91
Oxycodon-HCL HEXAL	Oxycodon	1,0	(−35,3)	5,89
Oxycodon HCL Zentiva	Oxycodon	0,84	(+20,5)	5,44
Oxycodonhydrochlorid Heumann	Oxycodonhydrochlorid	0,77	(+362,1)	5,78
Oxycodon STADA	Oxycodon	0,72	(−63,0)	4,87
Oxycodonhydrochl.-Actavis	Oxycodon	0,38	(+6,3)	17,07
Oxycodon-HCL dura/-Mylan	Oxycodon	0,29	(+4,8)	6,08
Oxycodon HCL Aristo	Oxycodon	0,18	(+33,9)	13,96
Oxycodonhydrochlorid-PUREN	Oxycodon	0,13	(neu)	17,36
		40,9	(+4,1)	7,82
Hydromorphon				
Hydromorphon AL	Hydromorphon	7,1	(+7,2)	5,80
Jurnista	Hydromorphon	3,5	(−20,5)	5,69
Palladon	Hydromorphon	2,9	(−12,3)	7,48
Hydromorphon Winthrop	Hydromorphon	2,5	(−34,3)	5,88
Hydromorphon dura	Hydromorphon	2,3	(+792,6)	5,60
Hydromorphon/-HCL beta	Hydromorphon	2,1	(+13,6)	7,09
Hydromorphon Aristo	Hydromorphon	1,5	(+78,2)	6,52
Hydromorphon HCL-Actavis	Hydromorphon	1,1	(−14,4)	5,96
Hydromorphon-HCL Heumann	Hydromorphon	0,62	(>1000)	5,79
Hydromorphon neuraxpharm	Hydromorphon	0,60	(+172,7)	5,73
Hydromorphon HEXAL	Hydromorphon	0,50	(+9,0)	6,35
Palladon injekt	Hydromorphon	0,30	(−7,4)	5,67
		24,9	(+7,0)	6,13
Opioide zur Substitution				
L-Polamidon zur Substitution	Levomethadon	2,9	(−12,6)	0,60
Methaddict	Methadon	2,9	(−6,1)	0,91
Subutex	Buprenorphin	1,1	(+0,6)	3,23
Buprenaddict	Buprenorphin	0,80	(−1,0)	3,17
Suboxone	Buprenorphin Naloxon	0,50	(−15,6)	4,58
		8,2	(−7,9)	1,56
Andere Opioide				
L-Polamidon	Levomethadon	1,1	(+4,6)	1,17
Dipidolor	Piritramid	0,05	(−25,1)	9,02
		1,1	(+2,8)	1,51
Summe		158,3	(+1,7)	5,26

9.2.1 Morphin

Morphin ist seit 30 Jahren der Goldstandard in der Stufe 3 des WHO-Stufenschemas der Tumorschmerztherapie (World Health Organization 1986). Dementsprechend wurde in Deutschland lange Zeit ganz überwiegend Morphin verordnet. In der Gruppe der stark wirksamen Opioidanalgetika entfielen 1996 über 60% der Verordnungen auf Morphin, während andere stark wirkende Opioide (Buprenorphin, Levomethadon) nur eine untergeordnete Rolle spielten (▶ Arzneiverordnungs-Report 1997). Im Jahre 2016 sind die Verordnungszahlen für Morphin, das fast nur als orales Retardpräparat zur Behandlung von Tumorschmerzen verschrieben wird, gegenüber dem Vorjahr weiterhin zurückgegangen, so dass der Verordnungsanteil von Morphin an den stark wirkenden Opioidanalgetika jetzt nur noch 9,5% beträgt (◘ Tabelle 9.1). Diese Entwicklung wurde vor allem dadurch geprägt, dass in den vergangenen Jahren verschiedene Alternativen zu oralem Morphin eingeführt wurden, vor allem neue Arzneiformen von seit langem bekannten Arzneistoffen. Dazu gehören transdermale Präparate von Fentanyl und Buprenorphin sowie Retardpräparate von Oxycodon und Hydromorphon. Das hat dazu geführt, dass auch 2016 fast die Hälfte der verordneten Tagesdosen auf die transdermalen Präparate entfällt.

Standardmedikation für Tumorschmerzen ist nach der WHO weiterhin die orale Therapie mit retardierten Opioiden, nach Stufenplan, nach der Uhr und sorgfältig abgestimmt auf die individuellen Bedürfnisse des Patienten (World Health Organization 1996). Diese WHO-Empfehlung ist in die Therapieempfehlungen der Arzneimittelkommission der deutschen Ärzteschaft (2007a) übernommen worden. Auch nach der amerikanischen Praxisleitlinie der Agency for Health Care Policy and Research (AHCPR) ist die orale Gabe die bevorzugte Form der Analgetikaanwendung, da sie die einfachste und kostengünstigste Methode darstellt (Jacox et al. 1994). Die Arbeitsgruppe der European Association for Palliative Care (EAPC) hat in ihrer europäischen Leitlinie darauf hingewiesen, dass Morphin, das in vielen verschiedenen Arzneiformen verfügbar ist und gegen das andere Opioide zu messen sind (Hanks et al. 2001), weiterhin der Standard für die Behandlung schwerer Tumorschmerzen ist. Transdermales Fentanyl sollte nur für solche Patienten reserviert werden, die einen stabilen Morphinbedarf haben und orales Morphin nicht einnehmen können. Die Therapie mit stark wirkenden Opioidanalgetika hat sich jedoch in vielen Ländern abweichend von den Leitlinien entwickelt. In einer Untersuchung aus Italien wurde beobachtet, dass anstelle von Morphin häufig transdermales Fentanyl als Mittel der ersten Wahl bei Patienten eingesetzt wird, die keine Kontraindikationen für orales Morphin haben, deren Dosis noch nicht titriert wurde und die dazu noch ein instabiles Schmerzprofil aufwiesen (Ripamonti et al. 2006).

9.2.2 Fentanyl

Unter den stark wirkenden Opioiden ist Fentanyl mit Abstand die meistverordnete Substanz. Sie wird in der ambulanten Krankenversorgung vornehmlich zur transdermalen Opioidzufuhr als Membranpflaster verwendet. Insgesamt ist die Verordnung von Fentanylpflastern 2016 nach Rückgang im Vorjahr wieder etwas angestiegen (◘ Tabelle 9.1). Die transdermale DDD für Fentanyl ist von der WHO im Jahre 2004 von bisher 0,6 mg auf 1,2 mg erhöht worden. Das besonders gut an Haut und Blut-Hirn-schranke penetrierende Opioid Fentanyl eignet sich zur Dauertherapie schwerer chronischer Schmerzen, sollte aber nach derzeitigen Leitlinien (siehe oben) nur verwendet werden, wenn die orale Standardmedikation mit Morphin nicht möglich ist (Hanks et al. 2001). In Deutschland werden diese Leitlinienempfehlungen offenbar nicht beachtet, da nach einer neueren Arzneimittelverbrauchsstudie 85% der mit Fentanylpflastern behandelten Patienten opioidnaiv waren und 73% keine Schwierigkeiten mit oraler Arzneitherapie hatten (Garbe et al. 2012). Die Arzneimittelkommission der deutschen Ärzteschaft (2012) hat sich daher veranlasst gesehen, nochmals auf die leitlinienkonforme Opioidtherapie hinzuweisen, zumal Berichte zu Überdosierungen durch Fentanylpflaster mit schwerwiegenden Folgen vorliegen (Bewusstseinsstörungen, Somnolenz, Atemdepression). Für die Therapie von Durchbruchschmerzen von analgetisch behandelten Tumorpatienten steht Fentanyl auch in schnell, stark und kurz wirkenden Arzneiformen wie Nasenspray und Sublingual- oder Bukkaltabletten zur Verfügung. Eine Bukkaltablette (*Effentora*) ist unter den meistverordneten Präparaten vertreten (◘ Tabelle 9.1). Für diese spezielle Indikation gibt es mehrere Vergleichsstudien, die eine Überlegenheit von Fentanyl gegenüber nichtretardiertem Morphin beschreiben (Übersicht bei Bornemann-Cimenti et al. 2013). Die Autoren weisen jedoch darauf hin, dass die verfügbaren Vergleichsstudien alle pharmaindustrienah durchgeführt wurden. So fehlt auch der Vergleich mit Morphintropfen als Standardtherapie für eine schnell wirkende orale Opioidtherapie von Tumorschmerzen.

Fentanyl wird vermehrt auch bei anderen chronischen Schmerzzuständen (z. B. stärkere Rückenschmerzen, neuropathische Schmerzen) verwendet. In einer systematischen Übersicht über die Wirksamkeit von Opioiden bei chronischen Nichttumorschmerzen wurden 41 randomisierte Studien mit 6019 Patienten ausgewertet, in denen orale Opioide durchschnittlich 5 Wochen lang mit Placebo verglichen wurden (Furlan et al. 2006). Opioide waren bei Patienten mit nozizeptiven oder neuropathischen Schmerzen wirksamer als Placebo. Starkwirksame Opioide (Morphin, Oxycodon) waren Naproxen und Nortriptylin nur bei der Schmerzlinderung, nicht aber bei funktionellen Parametern überlegen. Trotz der relativ kurzen Studiendauer brachen mehr als ein Drittel der Schmerzpatienten die Behandlung ab. Ausgewogene Empfehlungen zur Anwendung von Opioiden bei Nichttumorschmerzen gibt auch eine Leitlinie der britischen Schmerzgesellschaft (The Pain Society 2004). Eine neuere Metaanalyse von Lauche et al. (2015) kommt zu dem Ergebnis, dass nichtopioide Analgetika bei neuropathischen und osteoarthritischen Schmerzen bezüglich Funktionsverbesserung und Tolerabilität den Opioiden überlegen sind.

9.2.3 Buprenorphin

Buprenorphinpräparate sind 2016 etwas öfter verschrieben worden als im Vorjahr (◘ Tabelle 9.1). Einen Rückgang weisen allerdings Buprenorphin-Präparate auf, die zur Substitutionsbehandlung opioidabhängiger Patienten verwendet werden. Bu-

prenorphin ist ein partieller Agonist an opioiden μ- und κ-Rezeptoren mit hoher Affinität, der nicht durch Morphin oder Heroin vom Rezeptor verdrängt werden kann.

Als transdermale Applikationsform weist Buprenorphin 2016 bei dem Präparat *Norspan* transdermal trotz höherer Kosten gegenüber dem Vorjahr erneut einen deutlichen Zuwachs auf, während das preisgünstigere *Buprenorphin AWD* wieder seltener verschrieben wurde. Aufgrund der vorliegenden Daten zeigt Buprenorphin in transdermaler Darreichungsform eine lange Wirkdauer. Der beschriebene Ceiling-Effekt spielt in analgetisch relevanten Dosierungen offenbar keine Rolle (Budd 1990). Unerwünschte Wirkungen (zentralnervöse Wirkungen, Obstipation, Atemdepression) traten nach transdermaler Buprenorphingabe im Vergleich zu anderen Opioiden selten auf. So zeigte eine Studie an gesunden Probanden, dass Buprenorphin aufgrund des Ceiling-Effektes auch in hohen Dosierungen im Gegensatz zu Fentanyl keine Apnoe induziert (Dahan et al. 2005).

9.2.4 Oxycodon

Oxycodon weist auch 2016 wie in den Jahren zuvor einen Zuwachs gegenüber dem Vorjahr auf. Ähnlich wie Morphin ist es für die orale Dauertherapie schwerer bis sehr schwerer Schmerzen geeignet, hat aber durch eine höhere orale Verfügbarkeit (65%) und eine längere Halbwertszeit (4–6 Stunden) pharmakokinetische Vorteile gegenüber Morphin, die jedoch bei der länger wirkenden Retardform keine Rolle spielen. Oxycodon wird als Alternative zu Morphin mit einem ähnlichen Wirkungs- und Nebenwirkungsspektrum angesehen (Arzneimittelkommission der deutschen Ärzteschaft 2007a, Radbruch und Elsner 2005). Es wird inzwischen weit mehr als doppelt so häufig verordnet wie Morphin (◘ Tabelle 9.1). Durch die Verfügbarkeit mehrerer Generika ist der Preisunterschied gegenüber Morphin zwar etwas geringer geworden, aber immer noch deutlich vorhanden.

Das Kombinationspräparat Targin, das neben Oxycodon auch Naloxon enthält, soll die spastische Obstipation vermindern. Es zeigt erneut einen Verordnungszuwachs und macht fast die Hälfte der

Oxycodonverordnungen aus (◻ Tabelle 9.1). Die vermeintliche Besserung der Darmfunktion durch das Kombinationspräparat war jedoch marginal, da die meisten Patienten (45–70%) weiterhin Laxantien benötigten (Placebo 81%) (Meissner et al. 2009). Gleichzeitig wurden vermehrt Nebenwirkungen beobachtet, die zum Teil als Zeichen eines durch Naloxon induzierten Opioidentzuges erklärbar sind, wie Schwitzen, Diarrhö, Nausea, abdominelle Schmerzen, Unruhe, Muskelspasmen, Kopfschmerzen und Schwindel (Wilcock 2009). Ein klinischer Zusatznutzen ist bei Patienten mit regulärer Laxantientherapie nicht gesichert. Daher wird der Einsatz von Oxycodon/Naloxon nicht empfohlen (Kassenärztliche Bundesvereinigung 2012a).

9.2.5 Hydromorphon

Hydromorphon ist ein weiteres klassisches Opioidanalgetikum, das seit 1999 auch als orales Retardpräparat (*Palladon*) mit einer Wirkungsdauer von 12 Stunden am Markt ist. Im Jahre 2006 wurde ein zweites retardiertes Hydromorphonpräparat eingeführt (*Jurnista*), das mit einem oralen osmotischen System eine einmal tägliche Gabe ermöglicht (Drover et al. 2002). Hydromorphon unterscheidet sich von Morphin nur durch eine 6-Oxogruppe und ist wie Morphin ein voller μ-Rezeptoragonist. Auch die pharmakokinetischen Eigenschaften (orale Bioverfügbarkeit 40%, Halbwertszeit 2,6 Stunden) sind ähnlich wie bei Morphin. Nach einem Cochrane-Review ist Hydromorphon ein potentes Opioidanalgetikum mit einer etwa achtfach höheren Wirkungsstärke als Morphin und einem ähnlichen Nebenwirkungsprofil wie andere μ-Rezeptoragonisten (Quigley 2002). 2016 ist Hydromorphon wieder deutlich häufiger verordnet worden als im Vorjahr, dabei weisen die preisgünstigen Präparate zu Lasten von *Palladon* erneut z. Teil massive Zuwächse auf.

9.2.6 Levomethadon und Methadon

Levomethadon (*L-Polamidon*) taucht als Fertigarzneimittel in zwei Positionen auf: Einmal als Analgetikum, bei dem die Verordnungszahlen 2016 gegenüber dem Vorjahr auf niedrigem Niveau etwas angestiegen sind, zum anderen zur Substitutionsbehandlung opioidabhängiger Patienten. Bei dieser Verwendung hat die Verordnung von Levomethadon gegenüber dem Vorjahr abgenommen (◻ Tabelle 9.1). Das Fertigarzneimittel *Methaddict*, das racemisches Methadon enthält, weist 2016 erneut einen leichten Rückgang auf.

Wesentlich höher liegen die Verordnungsmengen von racemischem D, L-Methadon in Form von Rezepturen aus Apotheken. Mit der Verwendung von Methadon zur oralen Substitutionsbehandlung von Opioidabhängigen, die 1993 durch eine Änderung der Betäubungsmittel-Verschreibungsverordnung (BtmVV) eingeführt wurde, haben die Methadonrezepturen in den darauffolgenden Jahren stark zugenommen, blieben aber seit 2001 auf einen annähernd konstanten Niveau mit 40–42 Mio. Tagesdosen (▶ Arzneiverordnungs-Report 2006).

9.2.7 Tapentadol

Tapentadol (*Palexia retard*) wurde im August 2010 in Deutschland zugelassen und ist seit 2011 unter den meistverordneten Arzneimitteln vertreten (◻ Tabelle 9.2). Ähnlich wie Tramadol hemmt Tapentadol die neuronale Noradrenalinwiederaufnahme zusätzlich zur Aktivierung des μ-Rezeptors (Übersicht bei Frampton 2010). Beide Wirkprinzipien tragen zur analgetischen Wirkung bei. Tapentadol unterliegt ebenso wie andere stark wirksame Opioidanalgetika den betäubungsmittelrechtlichen Vorschriften. *Palexia retard* mit verzögerter Wirkstofffreisetzung ist zur Behandlung starker chronischer Schmerzen zugelassen, wurde bisher jedoch vornehmlich bei Nichttumorschmerzen untersucht. Nach einem Cochrane Review von 2015 scheint Tapentadol eine ähnliche Effektivität bei Tumorschmerzen zu haben wie Morphin oder Oxycodon (Wiffen et al. 2015). Es gibt allerdings Befunde, dass Tapentadol verglichen mit äquianalgetisch wirksamen Dosen der klassischen Opioide weniger die typischen unerwünschten Opioidwirkungen wie Atemdepression und spastische Obstipation aufweist (Langford et al. 2016). Aufgrund noch nicht ausreichender Studienergebnisse bleibt Tapentadol

◻ **Tabelle 9.2 Verordnungen von Tramadol und Tapentadol 2016.** Angegeben sind die 2016 verordneten Tagesdosen, die Änderungen gegenüber 2015 und die mittleren Kosten je DDD 2016.

Präparat	Bestandteile	DDD Mio.	Änderung %	DDD-Nettokosten €
Tramadol				
Tramadol AL	Tramadol	33,4	(+83,1)	1,00
Tramadol Librapharm	Tramadol	11,7	(−12,3)	0,88
Tramal	Tramadol	4,4	(−12,7)	1,09
Tramagit	Tramadol	4,3	(−12,4)	0,93
Tramadolor	Tramadol	3,6	(−21,5)	0,97
Tramabeta	Tramadol	3,0	(−4,7)	0,99
Tramadol-ratiopharm	Tramadol	2,6	(−3,5)	1,00
Tramadol STADA	Tramadol	2,3	(−87,0)	1,00
Tramadol AbZ	Tramadol	2,1	(+12,2)	0,78
Tramadol axcount	Tramadol	1,7	(+217,1)	0,81
Tramadol-1 A Pharma	Tramadol	1,2	(−30,4)	0,89
		70,3	(−4,7)	0,97
Tramadolkombinationen				
Zaldiar	Tramadol Paracetamol	0,55	(−21,9)	4,62
Tramabian	Tramadol Paracetamol	0,44	(+328,9)	3,47
Tramadol/Paracetamol STADA	Tramadol Paracetamol	0,10	(+26,8)	3,94
		1,1	(+22,7)	4,09
Tapentadol				
Palexia	Tapentadol	10,2	(+15,6)	10,78
Summe		81,7	(−2,3)	2,24

eine therapeutische Reserve für eine sehr überschaubare Anzahl klinischer Situationen (Kassenärztliche Bundesvereinigung 2012b). Es ist 2016 gegenüber dem Vorjahr wieder deutlich häufiger verschrieben worden.

9.2.8 Schwach wirksame Opioidanalgetika

Das schwach wirksame, nicht der Betäubungsmittelverschreibung unterliegende Tramadol bleibt mit einer gegenüber dem Vorjahr geringeren Verordnungshäufigkeit das am meisten verschriebene Opioid als Monopräparat (◻ Tabelle 9.2). Es ist auch in fixer Kombination mit dem nichtopioiden Paracetamol verfügbar. Diese Kombinationstherapie ist 2016 nach Rückgängen im Vorjahr wieder häufiger verschrieben worden.

Unter den Kombinationspräparaten mit Opioiden nehmen Tilidinkombinationen insofern eine Sonderstellung ein, als sie für die Bekämpfung schwerer Schmerzen in ähnlicher Weise verwendet werden können wie stark wirkende Opioide, die unter der BtmVV stehen. Durch den Zusatz von Naloxon, welches nach intravenöser Zufuhr die Wirkung von Tilidin antagonisiert, nach oraler Zufuhr jedoch infolge First-pass-Metabolismus weitgehend inaktiviert wird und die analgetische Wirkung von Tilidin ungeschwächt zulässt, sind diese Tilidinkombinationen aus der Bestimmung der BtmVV ausgenommen. Die Verordnung aller Tilidinkombi-

◨ **Tabelle 9.3 Verordnungen von Tilidinkombinationen 2016.** Angegeben sind die 2016 verordneten Tagesdosen, die Änderungen gegenüber 2015 und die mittleren Kosten je DDD 2016.

Präparat	Bestandteile	DDD Mio.	Änderung %	DDD-Nettokosten €
Tilidin AL comp	Tilidin Naloxon	75,1	(+58,4)	1,23
Tilidin comp STADA	Tilidin Naloxon	62,4	(−25,2)	1,20
Tili comp/Tilidin-1 A Pharma	Tilidin Naloxon	12,6	(+16,2)	1,25
Valoron N	Tilidin Naloxon	4,5	(+48,5)	0,94
Tilidin-ratiopharm plus	Tilidin Naloxon	2,5	(−57,8)	0,76
Tilidin comp HEXAL	Tilidin Naloxon	1,6	(−29,0)	1,04
Tilidin AbZ	Tilidin Naloxon	0,79	(−8,0)	0,73
Summe		159,5	(+3,7)	1,20

nationen weist 2016 gegenüber dem Vorjahr wieder einen Zuwachs auf (◨ Tabelle 9.3).

Der Einsatz von *DHC-Mundipharma* (Dihydrocodein) ist gegenüber 2015 erneut zurückgegangen (◨ Tabelle 9.4). Wesentlich mehr Tagesdosen (5,4 Mio. DDD) entfallen auf das als Antitussivum im Handel befindliche Dihydrocodeinpräparat *Paracodin* (▶ Tabelle 20.1). Die Verordnungsmengen sind allerdings nur bedingt vergleichbar, da die nach Herstellerangaben berechnete DDD für *DHC-Mundipharma* mindestens 120 mg Dihydrocodein (als Hydrogentartrat) entspricht, während die Antitussivapräparate im Mittel nur halb so hoch dosiert sind.

Bei den Kombinationspräparaten von Codein ist die Kombination mit Paracetamol und Acetylsalicylsäure in der Verordnungshäufigkeit gegenüber dem Vorjahr weiter deutlich abgesunken (◨ Tabelle 9.4). Nach Metaanalysen verstärkt Codein die analgetische Wirkung von Acetylsalicylsäure (Zhang und Po 1997) und Paracetamol wenig bis gar nicht (Zhang und Po 1996). Auch die andere Codeinkombination mit Diclofenac ist 2016 in der Verordnungshäufigkeit zurückgegangen.

9.3   Nichtopioide Analgetika

Die nichtopioiden Analgetika Acetylsalicylsäure und Paracetamol sind rezeptfrei und damit nur in Ausnahmefällen zu Lasten der gesetzlichen Krankenversicherung verschreibbar. Ihre Verordnungszahlen sind 2016 bei Acetylsalicylsäure wie schon in den Jahren zuvor zurückgegangen, bei Paracetamol etwas angestiegen. Viele Patienten bezahlen diese rezeptfreien Analgetika in Form der preiswerten Generika ohne Verordnung selbst, zumal die Zuzahlungsbeträge meist über dem Gesamtpreis der Packungen lagen. Paracetamol ist in Fertigpackungen, die mehr als 10 Gramm Paracetamol enthalten, wegen der toxischen Wirkung seit 2009 rezeptpflichtig.

Das rezeptpflichtige Metamizol, welches seit mehr als 10 Jahren kontinuierliche Zunahmen der Verordnung aufweist, ist auch 2016, einem langjährigen Trend folgend, wieder deutlich häufiger verordnet worden (◨ Abbildung 9.2 und ◨ Tabelle 9.5). Es drängt sich der Verdacht auf, dass Metamizol auch deshalb verordnet wird, weil es wegen der Rezeptpflicht im Gegensatz zu den anderen nichtopioiden Analgetika zu Lasten der gesetzlichen Krankenversicherung abrechnungsfähig ist.

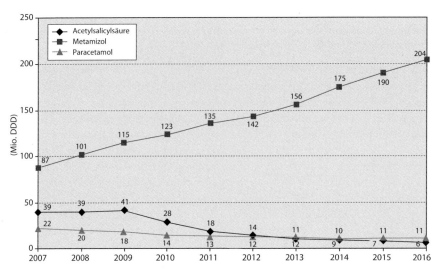

◘ Abbildung 9.2 Verordnungen von Acetylsalicylsäure, Paracetamol und Metamizol 2007 bis 2016. Gesamtverordnungen nach definierten Tagesdosen.

◘ Tabelle 9.4 Verordnungen von Codein- und Dihydrocodeinpräparaten 2016. Angegeben sind die 2016 verordneten Tagesdosen, die Änderungen gegenüber 2015 und die mittleren Kosten je DDD 2016.

Präparat	Bestandteile	DDD Mio.	Änderung %	DDD-Nettokosten €
Dihydrocodein				
DHC Mundipharma	Dihydrocodein	0,43	(−7,6)	5,21
Codein mit Paracetamol				
Titretta	Paracetamol Codein	1,1	(+7,4)	0,99
Paracetamol AL comp	Paracetamol Codein	0,81	(−13,5)	3,41
Talvosilen	Paracetamol Codein	0,57	(−7,9)	1,74
Paracetamol comp STADA	Paracetamol Codein	0,42	(−30,5)	2,77
Gelonida Schmerz	Paracetamol Codein	0,21	(−13,5)	3,23
		3,1	(−9,4)	2,16
Andere Codeinkombinationen				
Voltaren plus	Diclofenac Codein	1,4	(−7,8)	1,39
Dolomo TN	Acetylsalicylsäure Paracetamol Coffein/Codein	0,65	(−1,0)	3,35
		2,0	(−5,7)	2,02
Summe		5,5	(−8,0)	2,35

☐ **Tabelle 9.5 Verordnungen von nichtopioiden Analgetika 2016.** Angegeben sind die 2016 verordneten Tagesdosen, die Änderungen gegenüber 2015 und die mittleren Kosten je DDD 2016.

Präparat	Bestandteile	DDD Mio.	Änderung %	DDD-Nettokosten Euro
Salicylate				
ASS-ratiopharm	Acetylsalicylsäure	4,3	(−23,3)	0,05
ASS Heumann	Acetylsalicylsäure	1,4	(−21,5)	0,10
Aspirin i.v.	Lysin-Acetylsalicylat	0,10	(−7,4)	7,72
		5,8	(−22,6)	0,20
Paracetamol				
Paracetamol AL	Paracetamol	3,3	(−2,5)	0,41
Paracetamol-ratiopharm	Paracetamol	2,6	(+8,7)	0,43
Paracetamol-1 A Pharma	Paracetamol	1,9	(+10,8)	0,39
Ben-u-ron	Paracetamol	1,2	(+0,9)	0,47
Paracetamol STADA	Paracetamol	0,68	(−26,1)	0,81
Paracetamol AbZ	Paracetamol	0,60	(+47,6)	0,33
Paracetamol HEXAL	Paracetamol	0,32	(+5,9)	0,38
Paracetamol BC	Paracetamol	0,07	(−5,1)	0,38
		10,7	(+2,8)	0,44
Pyrazolderivate				
Novaminsulfon Lichtenstein	Metamizol	179,8	(+11,3)	1,39
Novaminsulfon-1 A Pharma	Metamizol	11,3	(−30,1)	1,40
Novaminsulfon-ratiopharm	Metamizol	4,4	(−47,1)	1,37
Berlosin	Metamizol	4,2	(>1000)	1,71
Novalgin/-akut	Metamizol	1,5	(−5,4)	1,35
Metamizol HEXAL	Metamizol	1,3	(+15,2)	1,50
Novaminsulfon AbZ	Metamizol	0,54	(+2,3)	1,19
Analgin	Metamizol	0,34	(+160,0)	1,65
Metamizol AbZ	Metamizol	0,29	(+21,6)	1,67
		203,7	(+7,2)	1,40
Flupirtin				
Katadolon	Flupirtin	3,8	(−16,7)	3,21
Flupirtinmaleat Winthrop	Flupirtin	1,5	(−4,3)	4,04
Trancopal/Trancolong	Flupirtin	0,74	(−25,1)	3,23
		6,1	(−15,1)	3,41
Summe		226,2	(+5,2)	1,38

Es ist immer wieder darauf hingewiesen worden, dass die Gefahr der Sensibilisierung und Auslösung von Agranulozytosen und Schockreaktionen (nach i.v. Gabe) zu einer Einschränkung der Indikation für die Verwendung von Metamizol führen muss. Die zuverlässige schmerzstillende Wirkung von Metamizol durch intravenöse Anwendung z. B.

bei Steinkoliken wäre sicherer, wenn nicht durch Einsatz bei leichten Schmerz- und Fieberzuständen die Sensibilisierungsrate gegenüber Pyrazolanalgetika kritiklos gesteigert würde. Obwohl das Anwendungsgebiet von Metamizol aus diesem Grunde erheblich eingeschränkt und die Rezeptpflicht angeordnet wurde (Arzneimittelkommission 1986), und obwohl das damalige Bundesgesundheitsamt 1987 für alle metamizolhaltigen Kombinationspräparate die Zulassung widerrufen hat, hält der Trend zur Mehrverordnung dieser Substanz über die letzten zehn Jahre kontinuierlich an. Eine neuere, systematische Auswertung der Publikationen über die Risiken der Verwendung von Metamizol hat ergeben, dass ein zwischen 1,5 und 40-fach gesteigertes Risiko für das Auftreten einer Agranulozytose gefunden wurde, während für eine aplastische Anämie kein höheres Risiko nach Metamizol beobachtet wurde (Andrade et al. 2016).

Flupirtin ist ein selektiver neuronaler Kaliumkanalöffner, der überhöhte Aktionspotentiale und damit auch die neuronale Erregbarkeit hemmt. Es gibt Hinweise, dass Flupirtin chronische Muskelschmerzen, Migräne und Neuralgien vermindert, größere klinische Studien fehlen jedoch (Übersicht bei Devulder 2010). Die Substanz ist bei Leberkrankheiten oder Alkoholabusus kontraindiziert. Bisher wurden 151 Fälle von Lebererkrankungen gemeldet, darunter 70 Fälle von Hepatitis, 7mal Leberversagen und 4 Todesfälle infolge von Leberkrankheiten (Arzneimittelkommission der deutschen Ärzteschaft 2007b). Die Verordnungszahlen von Flupirtin haben 2016 gegenüber dem Vorjahr wieder massiv abgenommen. Grund ist vermutlich die Anwendungsbeschränkung der European Medicines Agency für Flupirtin, die im Juni 2013 vom Pharmacovigilance Risk Assessment Committee (PRAC) der wegen der Leberprobleme beschlossen wurde. Flupirtin darf nur noch angewendet werden, wenn eine Behandlung mit anderen Schmerzmitteln kontraindiziert ist. Die Behandlungsdauer darf zwei Wochen nicht überschreiten (European Medicines Agency 2013).

Literatur

Andrade S, Bartels DB, Lange R,Sandford L, Gurwitz J (2016): Safety of metamizole: a systematic review of the literature. J Clin Pharm Ther 41: 459–477

Arzneimittelkommission der deutschen Ärzteschaft (1986): Bundesgesundheitsamt schränkt Anwendungsgebiet von Metamizol-haltigen Monopräparaten ein. Dtsch Ärztebl 83: 3267

Arzneimittelkommission der deutschen Ärzteschaft (2007a): Empfehlungen zur Therapie von Tumorschmerzen.

AVP-Sonderheft Therapieempfehlungen, 3. Auflage. Internet: www.akdae.de/35/10/66-Tumorschmerzen-2007-3Auflage.pdf

Arzneimittelkommission der deutschen Ärzteschaft (2007b): Leberschäden unter Flupirtin. Dtsch Ärztebl 104: A3200

Arzneimittelkommission der deutschen Ärzteschaft (2012): Die unkritische Anwendung von Fentanylpflastern erhöht das Risiko für schwerwiegende Nebenwirkungen. Dtsch Ärztebl 109: A724–A725

Bornemann-Cimenti H, Wejbora M, Szilagyi I, Sandner-Kiesling A (2013): Fentanyl zur Behandlung von tumorbedingten Durchbruchschmerzen. Dtsch Ärztebl 110: 271–277

Budd K (1990): Experience with partial antagonists in the treatment of cancer pain. In: Doyle D (Ed). Opioids in the treatment of cancer pain. Royal Society of Medicine, International Congress and Symposium Series No. 146, pp. 51–54

Chaparro LE, Furlan AD, Deshpande A, Mailis-Gagnon A, Atlas S, Turk DC (2014): Opioids compared with placebo or other treatments for chronic low back pain: an update of the Cochrane Review. Spine 39: 556–563

Dahan A, Yassen A, Bijl H, Romberg R, Sarton E, Teppema L, Olofsen E, Danhof M (2005): Comparison of the respiratory effects of intravenous buprenorphine and fentanyl in humans and rats. Br J Anaesth 94: 825–834

Devulder J (2010): Flupirtine in pain management: pharmacological properties and clinical use. CNS Drugs 24: 867–881

Drover DR, Angst MS, Valle M, Ramaswamy B, Naidu S, Stanski DR, Verotta D (2002): Input characteristics and bioavailability after administration of immediate and a new extended-release formulation of hydromorphone in healthy volunteers. Anesthesiology 97: 827–836

European Medicines Agency (2013): Restrictions in the use of flupirtine-containing medicines – CMDh endorses PRAC recommendation. Internet: http://www.ema.europa.eu/ema/index.jsp?curl=pages/news_and_events/news/2013/06/news_detail_001831.jsp&mid=WC0b01ac058001d126

Frampton JE (2010): Tapentadol immediate release: a review of its use in the treatment of moderate to severe acute pain. Drugs 70: 1719–1743

Furlan AD, Sandoval JA, Mailis-Gagnon A, Tunks E (2006): Opioids for chronic noncancer pain: a meta-analysis of effectiveness and side effects. CMAJ 174: 1589–1594

Garbe E, Jobski K, Schmid U (2012): Utilisation of transdermal fentanyl in Germany from 2004 to 2006. Pharmacoepidemiol Drug Saf 21:191–198

Hanks GW, De Conno F, Cherny N et al (Expert Working Group of the Research Network of the European Association for Palliative Care) (2001): Morphine and alternative opioids in cancer pain: the EAPC recommendations. Br J Cancer 84: 587–593

Jacox A, Carr DB, Payne R et al (Agency for Health Care Policy and Research (AHCPR) Pharmacological Management) (1994): Recommendations. In: Management of cancer pain. Clinical Practice Guideline No 9. U.S. Department of

Health and Human Services, Public Health Service, AHCPR Publication No 94-0592, March, Rockville

Kassenärztliche Bundesvereinigung (2012a): Oxycodon/Naloxon. Wirkstoff aktuell Ausgabe 6/2012. Internet: www.akdae.de/Arzneimitteltherapie/WA/Archiv/Oxycodon-Naloxon.pdf

Kassenärztliche Bundesvereinigung (2012b): Tapentadol. Wirkstoff aktuell Ausgabe 3/2012. Internet: www.akdae.de/Arzneimitteltherapie/WA/Archiv/Tapentadol.pdf

Langford RM, Knaggs R, Farguhar-Smith P, Dickenson AH (2016): Is tapentalol different from classical opioids? A review of the evidence. Brit J Pain 10: 217–221

Lauche R, Klose P, Radbruch R, Welsch P, Häuser W (2015): Opioids in chronic noncancer pain – are opioids superior to nonopioid analgesics? A systematic review and metaanalysis to efficacy, tolerability and safety in randomized head-to-head comparisons of opioids versus nonopioid analgesics of at least four weeks duration. Schmerz 29: 85–95

Meissner W, Leyendecker P, Mueller-Lissner S, Nadstawek J, Hopp M, Ruckes C, Wirz S, Fleischer W, Reimer K (2009): A randomised controlled trial with prolonged-release oral oxycodone and naloxone to prevent and reverse opioid-induced constipation. Eur J Pain 13: 56–64

Quigley C (2002): Hydromorphone for acute and chronic pain. Cochrane Database Syst Rev. 2002 (1): CD003447

Radbruch L, Elsner F (2005): Palliative Schmerztherapie, Cannabinoide. Internist 46: 1105–1114

Ripamonti C, Fagnoni E, Campa T, Brunelli C, De Conno F (2006): Is the use of transdermal fentanyl inappropriate according to the WHO guidelines and the EAPC recommendations? A study of cancer patients in Italy. Support Care Cancer 14: 400–407

Schubert I, Ihle P, Sabatowski R (2013): Zunahme der Opioidverordnungen in Deutschland zwischen 2000 und 2011. Dtsch Ärztebl 110: 45–51

Sullivan MD, Edlund MJ, Fan MY, Devries A, Brennan Braden J, Martin BC (2008): Trends in use of opioids for non-cancer pain conditions 2000–2005 in commercial and Medicaid insurance plans: the TROUP study. Pain 138: 440–449

The Pain Society (2004): Recommendations for the appropriate use of opioids for persistent non-cancer pain. A consensus statement prepared on behalf of the Pain Society, the Royal College of Anaesthetists, the Royal College of General Practitioners and the Royal College of Psychiatrists. March 2004. Internet: www.britishpainsociety.org/pdf/opioids_doc_2004.pdf

Wiffen PJ, Derry S, Naessens K, Bell RF (2015): Oral tapentalol for cancer pain. Cochrane Database Syst Rev. 2015: CD011460

Wilcock A (2009): Prolonged-release naloxone can cause systemic opioid withdrawal. Eur J Pain 13: 1001 (2009)

World Health Organization (WHO) (1986): Cancer Pain Relief. World Health Organization Publications, Geneva, Switzerland

World Health Organization (WHO) (1996): Cancer pain relief, 2nd edn. World Health Organization Publications, Geneva, Switzerland

Zhang WY, Po AL (1996): Analgesic efficacy of paracetamol and its combination with codeine and caffeine in surgical pain – a metaanalysis. J Clin Pharm Ther 21: 261–282

Zhang WY, Po AL (1997): Do codeine and caffeine enhance the analgesic effect of aspirin? A systematic overview. J Clin Pharm Ther 22: 79–97

Antiallergika

Anette Zawinell und Ulrich Schwabe

© Springer-Verlag GmbH Germany 2017
U. Schwabe, D. Paffrath, W.-D. Ludwig, J. Klauber (Hrsg.), *Arzneiverordnungs-Report 2017*
DOI 10.1007/978-3-662-54630-7_10

Auf einen Blick

Verordnungsprofil
Größte Gruppe der Antiallergika sind die Hyposensibilisierungsmittel zur allergenspezifischen Immuntherapie bei allergisch bedingten Atemwegskrankheiten mit einem Verordnungsanteil von 55 % und Nettokosten von 319 Mio. €. Danach folgen H_1-Antihistaminika, die vor allem zur Behandlung des Heuschnupfens, der allergischen Bindehautentzündung und der Urtikaria eingesetzt werden.

Trend
Nach dem drastischen Rückgang im Jahr 2004 haben sich die Verordnungsvolumina der H_1-Antihistaminika seit 2012 leicht erholt. Die Verordnungskosten der H_1-Antihistaminika betragen 49 Mio. € mit Einsparpotenzialen von 39 Mio. € durch preisgünstige Generika. Bei den Hyposensibilisierungsmitteln entfällt der größte Teil auf Präparate mit Allergenen aus Gräser- und Getreidepollen gefolgt von Baumpollen- und Milbenpräparaten. Obwohl die Therapieallergene zur Hyposensibilisierung seit 2011 eine Zulassung mit einem Wirksamkeitsnachweis benötigen, sind aufgrund der langen Übergangsfrist von maximal 8 Jahren immer noch über die Hälfte der Präparate mit Nettokosten von 144 Mio. € ohne reguläre Zulassung unter den häufig verordneten Arzneimitteln.

Antiallergika werden zur Behandlung der allergischen Rhinitis und Konjunktivitis, des Asthma bronchiale, allergischer Hautreaktionen (z. B. Urtikaria, Pruritus) und generalisierter allergischer Krankheiten (z. B. Insektengiftallergien, anaphylaktische Reaktionen) eingesetzt. In diesem Kapitel werden schwerpunktmäßig H_1-Antihistaminika, Epinephrin für die Notfallbehandlung und Hyposensibilisierungsmittel besprochen. Weitere Arzneimittel für allergische Indikationen werden in den Kapiteln über Bronchospasmolytika (▶ Kapitel 22), Corticosteroide (▶ Kapitel 24), Dermatika (▶ Kapitel 25), Ophthalmika (▶ Kapitel 38) und Rhinologika (▶ Kapitel 42) dargestellt. Das Verordnungsvolumen der Antihistaminika ist nach dem massiven Einbruch im Jahre 2004 als Folge des GKV-Modernisierungs-Gesetzes (GMG) in den folgenden Jahren weiter gesunken, hat sich jedoch seit 2012 erholt (▶ Abbildung 10.1). Die Verordnungen der Hyposensibilisierungsmittel waren nach weitgehender Konstanz in den letzten Jahren 2016 erstmals leicht rückläufig.

10.1 H_1-Antihistaminika

Systemisch anwendbare Antihistaminika sind zur symptomatischen Linderung der allergischen Rhinitis und der Urtikaria geeignet. Die ersten Vertreter wurden vor über 50 Jahren entwickelt. Sie haben allerdings ausgeprägte sedierende und anticholinerge Nebenwirkungen und werden nur noch selten für diese Indikation eingesetzt. Seit 30 Jahren werden sie weitgehend durch die wenig sedierenden H_1-Antihistaminika verdrängt. Führende Vertreter sind Cetirizin, Fexofenadin, Ebastin, Levocetirizin und Desloratadin (▶ Tabelle 10.1). Bei den meisten Wirkstoffen ist inzwischen der Patentschutz abgelaufen, so dass Generika die Ver-

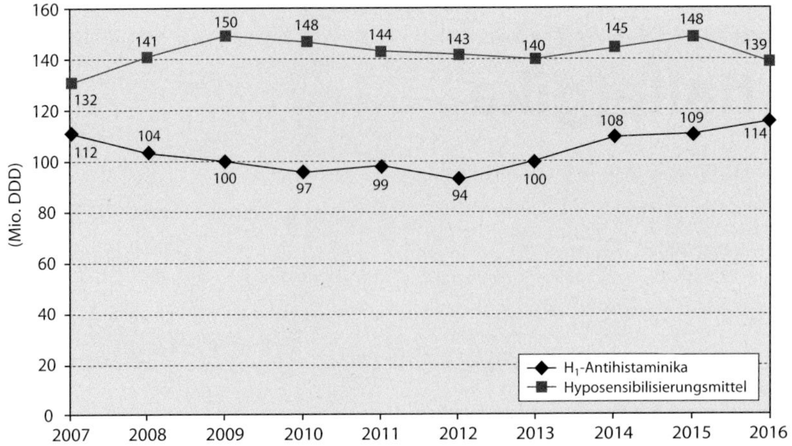

◘ Abbildung 10.1 Verordnungen von Antiallergika 2007 bis 2016. Gesamtverordnungen nach definierten Tagesdosen.

ordnungslandschaft bestimmen. Einzige Ausnahmen sind Mizolastin (Einführung 1998) und Rupatadin (Einführung 2008). In klinischen Studien der verschiedenen Substanzen wurden vergleichbare Effekte auf die Reduktion allergischer Symptome beobachtet, so dass es keine Evidenz für die Überlegenheit eines Vertreters dieser Arzneimittelgruppe gibt (Übersicht bei Wheatley und Togias 2015). Insgesamt sind die Verordnungen im vergangenen Jahr weiter angestiegen (◘ Tabelle 10.1). Am preisgünstigsten sind einige Cetirizin- und Loratadingenerika.

Die mittleren DDD-Nettokosten (0,50 €) der wenig sedierenden H_1-Rezeptorantagonisten liegen fünffach höher als die von preiswerten Loratadingenerika (0,10 €) (◘ Tabelle 10.1). Bei einem DDD-Volumen von 97 Mio. DDD und Nettokosten von 49 Mio. € lässt sich daher ein Einsparpotenzial von 0,40 € pro DDD und damit 39 Mio. € berechnen, wobei die Rabattvereinbarungen von Krankenkassen nicht berücksichtigt sind, da sie nicht öffentlich zugänglich sind. Bei kleinen Packungen rezeptfreier Generika (z. B. *Cetirizin-ADGC KSK Pharma*, 20 Tbl. 10 mg 2,96 €) ist der Preis sogar deutlich niedriger als die Mindestzuzahlung von 5 €.

Die Verordnungen der sedierenden H_1-Antihistaminika sind 2016 erneut gesunken (◘ Tabelle 10.2). Die lokale Anwendung von Antihistaminika auf der Haut ist aus dermatologischer Sicht problematisch. Sie sind wenig wirksam und können bei längerer Anwendung Sensibilisierungen und Kontaktdermatitiden auslösen (O'Neill und Forsyth 1988, Valsecchi et al. 1994).

10.2   Epinephrin

Epinephrinpräparate zur Notfallbehandlung von schweren, akuten allergischen Reaktionen hatten 2016 ein rückläufiges Verordnungsvolumen (◘ Tabelle 10.2). Adrenalin (Epinephrin) ist einer der stärksten Agonisten der adrenergen Alpha- und Betarezeptoren und vermindert wichtige Symptome einer akuten allergischen Reaktion durch Vasokonstriktion, verminderte Gefäßpermeabilität, Bronchodilatation, Ödemreduktion und positive kardiale Inotropie. Es sind mehrere Präparate in Form von Autoinjektoren zur einmaligen Anwendung verfügbar, die in Notfallsituationen vom Patienten selbst oder von einer Begleitperson intramuskulär injiziert werden können, wenn keine sofortige ärztliche Hilfe erreichbar ist. Die Wirkung tritt etwa 8 Minuten nach intramuskulärer Gabe ein und ist bei herzgesunden Personen nicht mit schweren Nebenwirkungen verbunden (Übersicht bei Rietschel et al. 2013). Die Autoinjektoren sind unverhältnismäßig teuer (96,96 € pro Fertigpen) und haben nur eine begrenzte Haltbarkeit (18 Monate). In den USA hatte die Firma Mylan den Preis für ihren Autoinjektor *EpiPen* innerhalb weniger Jahre von etwa 100 US-$ auf etwa 600 US-$ erhöht und war wegen seiner Preispolitik heftig kritisiert worden (DAZ-Online 2016).

Tabelle 10.1 Verordnungen von wenig sedierenden H_1-Antihistaminika 2016. Angegeben sind die 2016 verordneten Tagesdosen, die Änderungen gegenüber 2015 und die mittleren Kosten je DDD 2016.

Präparat	Bestandteile	DDD Mio.	Änderung %	DDD-Nettokosten €
Cetirizin				
Cetirizin-ADGC	Cetirizin	3,8	(−6,8)	0,13
Cetirizin HEXAL	Cetirizin	2,9	(−3,5)	0,71
Cetidex	Cetirizin	2,8	(+250,2)	0,14
Cetirizin AL	Cetirizin	1,6	(+9,8)	0,66
Cetirizin AbZ	Cetirizin	1,4	(−19,6)	0,13
Cetirizin-1 A Pharma	Cetirizin	0,91	(−18,8)	0,29
Cetirizin-ratiopharm	Cetirizin	0,73	(−5,0)	0,56
		14,1	(+9,2)	0,35
Fexofenadin				
Fexofenadin Winthrop	Fexofenadin	17,5	(+28,4)	0,51
Telfast	Fexofenadin	1,8	(−51,3)	0,55
Fexofenadin HEXAL	Fexofenadin	1,5	(−21,0)	0,56
		20,8	(+8,2)	0,52
Ebastin				
Ebastin Aristo	Ebastin	7,5	(+14,0)	0,46
Ebastel	Ebastin	7,4	(+12,6)	0,50
		15,0	(+13,3)	0,48
Levocetirizin				
Levocetirizin Glenmark	Levocetirizin	4,5	(−2,1)	0,43
Xusal/-akut	Levocetirizin	4,4	(−6,0)	0,66
Levocetirizin Micro Labs	Levocetirizin	1,6	(>1000)	0,43
Levocetirizin TAD	Levocetirizin	1,6	(−20,7)	0,46
		12,2	(+6,7)	0,52
Rupatadin				
Urtimed	Rupatadin	4,7	(+15,7)	0,67
Rupafin	Rupatadin	1,7	(+0,8)	0,60
		6,4	(+11,4)	0,65
Desloratadin				
Aerius	Desloratadin	7,5	(−3,1)	0,69
Desloratadin Glenmark	Desloratadin	7,4	(+65,9)	0,41
Desloratadin-Actavis	Desloratadin	4,8	(−15,5)	0,58
Dasselta	Desloratadin	3,8	(−1,2)	0,51
Desloratadin Heumann	Desloratadin	1,1	(−13,7)	0,60
Desloratadin-1 A Pharma	Desloratadin	0,84	(+8,6)	0,56
		25,5	(+7,0)	0,55
Weitere wenig sedierende Antihistaminika				
Lora ADGC	Loratadin	1,4	(+0,7)	0,10
Mizollen	Mizolastin	1,1	(+1,1)	0,59
Terfenadin AL	Terfenadin	0,51	(−4,6)	0,53
		3,1	(−0,0)	0,35
Summe		97,0	(+8,5)	0,50

◨ **Tabelle 10.2** Verordnungen von weiteren Antiallergika 2016. Angegeben sind die 2016 verordneten Tagesdosen, die Änderungen gegenüber 2015 und die mittleren Kosten je DDD 2016.

Präparat	Bestandteile	DDD Mio.	Änderung %	DDD-Nettokosten €
Sedierende H$_1$-Antihistaminika				
Fenistil/-retard	Dimetinden	3,2	(−12,6)	1,13
Atarax	Hydroxyzin	2,9	(−5,5)	0,92
Tavegil	Clemastin	0,75	(−0,2)	1,11
AH3 N	Hydroxyzin	0,51	(−4,2)	1,03
		7,3	(−8,1)	1,04
Topische Antihistaminika				
Fenistil Gel	Dimetinden	1,7	(+3,3)	0,47
Epinephrin				
Fastjekt	Epinephrin	0,11	(−14,0)	81,19
Jext	Epinephrin	0,03	(+37,9)	82,36
Emerade	Epinephrin	0,02	(+4,3)	99,05
		0,15	(−5,8)	83,22
Summe		9,1	(−6,2)	2,30

10.3   Hyposensibilisierungsmittel

Die allergenspezifische Immuntherapie (Hyposensibilisierung) ist eine wirksame Behandlung für Patienten mit allergischer Rhinokonjunktivitis, allergisch bedingtem Asthma bronchiale und Insektengiftallergien (Abramson et al. 2003, Zuberbier et al. 2010). Eine Indikation zur Immuntherapie mit Allergenen ist gegeben, wenn eine wirksame Allergenkarenz nicht möglich ist oder eine Arzneitherapie zur Kontrolle von Symptomen nicht ausreicht. Voraussetzung für die Anwendung ist der Nachweis einer spezifischen Sensibilisierung der Patienten durch Hauttests, der Nachweis von IgE sowie die Ursache dieses Allergens für die Beschwerden der Patienten (z. B. durch Provokationstestung) und die Verfügbarkeit standardisierter Allergenextrakte.

Nach den Empfehlungen der Weltgesundheitsorganisation gliedert sich die allergenspezifische Immuntherapie in eine Phase von ansteigenden Allergenkonzentrationen und eine anschließende Erhaltungsphase. Der Trend geht dahin, die zeitaufwendige klassische Behandlung durch spezielle Therapieschemata zu verkürzen. Hier muss jedoch auf eine ausreichende Sicherheit geachtet werden, da Häufigkeit und Schwere der Nebenwirkungen einer allergenspezifischen Immuntherapie abhängig von den Dosierungsschemata sind und die meisten Reaktionen während der Dosissteigerungsphase auftreten (Mellerup et al. 2000, Zuberbier et al. 2010). Der aktuelle Stand der spezifischen Immuntherapie ist in der Leitlinie der Deutschen Gesellschaft für Allergologie und klinische Immunologie (Pfaar et al. 2014) dargestellt.

Präparate zur spezifischen Immuntherapie sind zur sublingualen und subkutanen Anwendung verfügbar. Für beide Therapieverfahren liegen mehrere systematische Übersichtsarbeiten aus placebokontrollierten Studien vor (Calderon et al. 2007, Radulovic et al. 2011, Meadows et al. 2013). In der umfangreichen Übersichtsarbeit von Meadows et al. (2013) über die Wirkung der Immuntherapie bei allergischer Rhinitis wurden 17 neue placebokontrollierte Studien über SCIT und 11 neue placebokontrollierte Studien über SLIT identifiziert und zusammen mit früheren Studien aus Cochrane-Reviews insgesamt 128 Studien ausgewertet, die im folgenden kurz referiert werden. Für beide Therapieverfahren (SCIT, SLIT) wurden moderate Effektgrößen (0,4–0,7) für mehrere patientenrelevante Ergebnisse beobachtet. Wegen der erheblichen Variabilität ist die Interpretation der Ergebnisse jedoch schwierig und die klinische Bedeutung unsicher. Bei Kindern gibt es weniger Belege für die Wirksamkeit. Nach indirekten Vergleichen ist SCIT wirksamer als SLIT bei allerdings erheblicher Heterogenität. Unerwünschte Wirkungen sind bei beiden Therapieverfahren häufig, manifestieren sich jedoch überwiegend als lokale Reaktionen an der Applikationsstelle und verschwinden spontan. Allgemeinreaktionen waren bei SCIT wesentlich seltener (4,4%) und meist gering oder moderat. Schwere systemische Nebenwirkungen treten jedoch wesentlich häufiger bei SCIT (19%) als bei SLIT (2%) auf. Nach einer aktuellen Metaanalyse von 98 klinischen Studien senkt die allergenspezifische Immuntherapie auch beim allergischen Asthma die kurzfristigen Symptomenscores und den Arzneimittelbedarf, hatte jedoch keine konsistenten Effekte auf Asthmakontrolle, Exazerbationen und Lungenfunktion (Dhami et al. 2017a).

Die sublinguale Immuntherapie (SLIT) gewinnt am Markt zunehmend an Bedeutung. Als Vorteile werden aufgeführt, dass die Therapie anwenderfreundlich zu Hause durchgeführt werden kann, dass die schmerzhaften Injektionen entfallen und dass das Risiko von schwerwiegenden Nebenwirkungen geringer ist. Ein bisher ungelöstes Problem ist die völlig unzureichende Compliance der oralen SLIT-Präparate, die nur 7% bei der erforderlichen Therapiedauer von 3 Jahren betrug, während sie bei der SCIT wenigstens bei 23% lag (Kiel et al. 2013). Nach Leitlinien ist eine unzureichende Compliance bei beiden Applikationsformen der spezifischen Immuntherapie eine Kontraindikation (Pfaar et al. 2014), die jedoch in den Fachinformationen nicht angegeben wird.

In Deutschland waren aufgrund einer Ausnahmebestimmung des Arzneimittelgesetzes individuell hergestellte Arzneimittel zur spezifischen Immuntherapie lange Zeit von der Zulassungspflicht ausgenommen. Mit dem Inkrafttreten der Therapieallergene-Verordnung wurden die Vorschriften des Arzneimittelgesetzes über die Zulassung der Arzneimittel auf individuell hergestellte Therapieallergene ausgedehnt (Bundesministerin für Gesundheit 2008). Nach einer Übergangsfrist werden für die wichtigsten Allergene nur noch zugelassene Allergenpräparate und keine Individualrezepturen mehr verfügbar sein. Voraussetzung für eine weitere Verkehrfähigkeit der Altpräparate war eine Anzeige und ggf. ein Zulassungsantrag bei der zuständigen Bundesoberbehörde. Bis zum 14. Mai 2009 erhielt das Paul-Ehrlich-Institut 6654 Anzeigen von Therapieallergenen von 10 pharmazeutischen Unternehmern und bis Ende November 2010 insgesamt 123 Zulassungsanträge (Englert et al. 2012). Für die Zulassungsanträge gelten weitere Übergangsfristen von einem Jahr für die Zeit bis zur Mängelbehebung nach eventuellen Mängelschreiben der Zulassungsbehörde, die bis maximal 7 Jahre verlängert werden kann. Das bedeutet, dass solche Immuntherapeutika noch bis zum Dezember 2018 ohne reguläre Zulassung verkehrsfähig sind.

Für die Darstellung der Verordnungsentwicklung der spezifischen Immuntherapeutika wurden 57 Präparate mit mindestens 3000 Verordnungen analysiert (◘ Tabelle 10.3). Hierbei wurden die definierten Tagesdosen (DDD) der Hyposensibilisierungsmittel anhand der jeweiligen angegebenen Dosierungsschemata der Hersteller in der Fach- oder Gebrauchsinformation für die einzelnen Packungsgrößen berechnet. Soweit vom Hersteller angegeben, wurde eine ganzjährige Erhaltungstherapie zu Grunde gelegt. Gegebenenfalls wurde nach Anfangs- und Fortsetzungsbehandlung unterschieden. Die allergenspezifische Verordnungsanalyse ist therapeutisch bedeutsam, da die Erfolgsaussichten entscheidend von der Art des Allergens geprägt werden. Auf Präparate mit Gräser- und Getreidepollen, Baumpollen, Milben und Insektengiften entfiel 2016 der weitaus größte Teil der Verordnungen (◘ Tabelle 10.3). Erstaunlicherweise sind unter den analysierten 57 Arzneimitteln nur 25 Präparate zugelassen (Paul-Ehrlich-Institut 2017), während weitere 32 Produkte mit Nettokosten von 144 Mio. € immer noch ohne reguläre Zulassung auf dem Markt sind.

10.3.1 Insektengiftpräparate

Bei IgE-vermittelten Insektengiftallergien ist die spezifische Immuntherapie ein wirksames Behandlungsverfahren, um anaphylaktische Reaktionen durch Bienen- oder Wespengifte zu verhindern. Eine Metaanalyse von 17 klinischen Studien hat bestätigt, dass das die spezifische Immuntherapie das

◧ **Tabelle 10.3 Verordnungen von Hyposensibilisierungsmitteln 2016.** Angegeben sind die 2016 verordneten Tagesdosen, die Änderungen gegenüber 2015 und die mittleren Kosten je DDD 2016.

Präparat	Bestandteile	DDD Mio.	Änderung %	DDD-Nettokosten €
Insektengiftpräparate				
Alk-depot/lyophil.SQ Wespe*	Wespengiftallergene	5,3	(+2,4)	2,43
Alk-depot/lyophil. SQ Biene*	Bienengiftallergene	0,37	(−14,9)	6,55
		5,7	(+1,0)	2,70
Gräser- und Getreidepräparate				
Grazax (sublingual)*	Allergene aus: Wiesenlieschgraspollen	5,1	(+44,2)	3,84
Pollinex Gräser/Roggen	Allergenextrakte aus: Gräserpollen Roggenpollen	4,7	(+3,9)	1,85
Depigoid Gräser/Roggen	Allergenextrakte aus: Gräserpollen Roggenpollen	3,8	(−4,8)	1,53
Avanz Gräser/Roggen	Allergenextrakte aus: Gräserpollen Roggenpollen	3,7	(−28,5)	1,83
Purethal Gräser*	Allergoid-Depot aus: Gräserpollen	3,3	(+3,7)	3,82
Alk Depot SQ Gräser/Roggen*	Allergene aus: Gräserpollen Roggenpollen	3,3	(−8,2)	2,05
Allergovit Gräser/Roggen*	Allergoid-Depot aus: Gräserpollen Roggenpollen	3,1	(−6,3)	3,32
Depigoid Gräser	Allergenextrakt aus: Gräserpollen	2,5	(−3,7)	1,53
Oralair Gräser (sublingual)*	Allergenextrakt aus: Gräserpollen	2,3	(−28,6)	3,67
Allergovit Gräser/Getreide*	Allergoid-Depot aus: Gräserpollen Getreidepollen	1,7	(−16,0)	3,22
Allergovit Gräser*	Allergoid-Depot aus: Gräserpollen	1,7	(+6,6)	3,39
Purethal Gräser/Getreide*	Allergoid-Depot aus: Gräserpollen Getreidepollen	1,0	(+4,9)	3,82
TA Gräser top*	Allergenextrakt aus: Gräserpollen	0,99	(+12,2)	3,36
Sublivac fix Gr/R (sublingual)	Allergenextrakte aus: Gräserpollen Roggenpollen	0,55	(+18,6)	3,39
Slitone Gr/Rog (sublingual)	Allergenextrakte aus: Gräserpollen Roggenpollen	0,53	(−16,1)	4,19

* zugelassenes Arzneimittel (Paul-Ehrlich-Institut 2017).

◻ **Tabelle 10.3** Verordnungen von Hyposensibilisierungsmitteln 2016. (Fortsetzung)

Präparat	Bestandteile	DDD Mio.	Änderung %	DDD-Nettokosten €
Oralvac com. Gr/Ro (sublingual)	Allergenextrakte nach individueller Rezeptur	0,42	(+24,1)	3,78
Lais Gräser (sublingual)	Allergoid aus: Gräserpollen	0,40	(+20,6)	3,88
Sublivac fix Grä (sublingual)	Allergenextrakt aus: Gräserpollen	0,40	(−28,4)	3,39
		39,3	(−3,5)	2,78
Milbenpräparate				
Acaroid Milbenallergoid	Allergoid aus: Dermatophag. farinae Dermatop.pteronyssinus	9,0	(−15,5)	1,66
Depigoid Milbenmix*	Allergenextrakte aus: Dermatophag. farinae Dermatop.pteronyssinus	7,1	(+2,3)	1,70
Avanz Milbe	Allergenextrakte aus: Dermatophag. farinae Dermatop.pteronyssinus	2,6	(−28,0)	1,76
Purethal Milben Mischung	Allergoid-Depot aus: Dermatophag. farinae Dermatop.pteronyssinus	2,4	(+5,2)	3,82
Tyro Milbe	Allergenextrakte aus: Dermatophag. farinae Dermatop.pteronyssinus	2,1	(+7,7)	1,78
Alk-depot SQ Milbe*	Allergene aus: Dermatophag. farinae Dermatop.pteronyssinus	2,1	(−11,9)	1,80
Lais Milbe (sublingual)	Allergoid aus: Dermatophag. farinae Dermatop.pteronyssinus	1,4	(+16,9)	1,54
Acarizax	Allergenextrakt aus Hausstaubmilben	1,3	(>1000)	3,16
Sublivac fix Milbenm. (sublingual)	Allergenextrakte aus: Dermatophag. farinae Dermatop.pteronyssinus	0,75	(−5,5)	3,39
Slitone Milbenm. (sublingual)	Allergenextrakte aus: Dermatophag. farinae Dermatop.pteronyssinus	0,59	(−24,0)	4,15
		29,3	(−4,2)	2,03
Baumpollenpräparate				
Allergovit Birke/Erle/Hasel*	Allergoid-Depot aus: Birkenpollen Erlenpollen Haselstrauchpollen	4,8	(−11,4)	3,31
Depigoid Bäume	Allergenextrakt aus: Baumpollen	4,5	(−7,2)	1,53

* zugelassenes Arzneimittel (Paul-Ehrlich-Institut 2017).

□ Tabelle 10.3 Verordnungen von Hyposensibilisierungsmitteln 2016. (Fortsetzung)

Präparat	Bestandteile	DDD Mio.	Änderung %	DDD-Nettokosten €
Pollinex Birke/Erle/Haselnuss	Allergenextrakte aus: Birkenpollen Erlenpollen Haselstrauchpollen	4,3	(+7,9)	1,85
Avanz Birke/Erle/Hasel	Allergenextrakte aus: Birkenpollen Erlenpollen Haselstrauchpollen	3,5	(−30,5)	1,81
Purethal Bäume*	Allergoid-Depot aus: Baumpollen	3,3	(+6,1)	3,82
Alk 7/-depot SQ Frühblüher*	Allergene aus: Birkenpollen Erlenpollen Haselstrauchpollen	3,0	(−13,7)	2,04
Allergovit Birke*	Allergoid-Depot aus: Birkenpollen	1,8	(−5,4)	3,40
Depigoid Birke	Allergenextrakt aus: Birkenpollen	1,7	(+2,9)	1,53
Pollinex Birke	Allergenextrakt aus: Birkenpollen	1,4	(+12,6)	1,85
Purethal Birke*	Allergoid-Depot aus: Birkenpollen	1,2	(+14,9)	3,82
Sublivac fix Bäume (sublingual)	Allergenextrakt aus: Baumpollen	1,2	(+16,3)	3,39
Slitone Frühbl (sublingual)	Allergenextrakte aus: Frühblühern	1,0	(+11,2)	4,20
TA Bäume top*	Allergenextrakt aus: Baumpollen	0,98	(+15,8)	3,32
Alk 7/-depot SQ Birke*	Allergene aus: Birkenpollen	0,78	(+8,9)	1,99
Oralvac compact Bir./Er./Ha.	Allergenextrakte aus: Birkenpollen Erlenpollen Haselstrauchpollen	0,70	(+76,3)	3,78
Staloral Birke (sublingual)*	Allergenextrakt aus: Birkenpollen	0,53	(−37,1)	4,25
Staloral Bi/Er/Ha (sublingual)	Allergenextrakte aus: Birkenpollen Erlenpollen Haselstrauchpollen	0,49	(−54,5)	4,27
Lais Bäume (sublingual)	Allergoid aus: Baumpollen	0,43	(>1000)	2,31
Sublivac fix Birke (sublingual)	Allergenextrakte aus: Birkenpollen	0,29	(+26,1)	3,39
		35,8	(−5,0)	2,61

* zugelassenes Arzneimittel (Paul-Ehrlich-Institut 2017).

◻ Tabelle 10.3 Verordnungen von Hyposensibilisierungsmitteln 2016. (Fortsetzung)

Präparat	Bestandteile	DDD Mio.	Änderung %	DDD-Nettokosten €
Rezepturpräparate				
Clustoid	Allergoid-Depot nach individueller Rezeptur	9,3	(−13,5)	2,25
Pollinex Gr/Rog/Bir/Er/Hasel	Allergenextrakte nach individueller Rezeptur	1,4	(−2,5)	1,85
Roxoid	Allergoid-Depot nach individueller Rezeptur	1,2	(−36,5)	2,13
Sulgen (sublingual)	Allergenextrakte nach individueller Rezeptur	1,0	(−9,4)	3,81
Oralvac compact Milb (sublingual)	Allergenextrakte nach individueller Rezeptur	0,45	(−5,8)	3,78
		13,4	(−14,7)	2,36
Mischpräparate				
Purethal Gräser/Bäume*	Allergoid-Depot aus: Gräserpollen Baumpollen	1,2	(+1,7)	3,83
Depigoid Gräser/Bäume	Allergenextrakte aus: Gräserpollen Baumpollen	0,89	(−6,6)	1,56
Purethal Gräser/Birke*	Allergoid-Depot aus: Gräserpollen Birkenpollen	0,76	(+3,0)	3,83
Allergovit Gräser/Getr/Birke*	Allergoid-Depot aus: Gräserpollen Getreidepollen Birkenpollen	0,39	(−12,3)	4,37
		3,2	(−2,3)	3,26
Summe		126,7	(−5,2)	2,52

* zugelassenes Arzneimittel (Paul-Ehrlich-Institut 2017)

Risiko von neuerlichen Stichreaktionen senkt und Nebenwirkungen relativ gering sind (Dhami et al. 2017b). Bei den Verordnungen der Insektengiftpräparate dominieren Wespengiftallergene mit weitem Abstand (◻ Tabelle 10.3).

10.3.2 Gräserpollenpräparate

Die größte Gruppe der spezifischen Immuntherapeutika zur Hyposensibilisierung bilden die Gräser- und Getreidepollenextrakte, die 2016 leicht rückläufig waren (◻ Tabelle 10.3). Ihre Wirksamkeit bei der subkutanen spezifischen Immuntherapie (SCIT) ist nicht nur für die allergische Rhinokonjunktivitis, sondern auch für das Asthma bronchiale belegt (Übersicht bei Abramson et al. 2003). Bei 40 Patienten mit Graspollen-induzierter allergischer Rhinitis trat nach subkutaner Immuntherapie eine symptomatische Besserung ein, die noch mehrere Jahre nach Therapieende anhielt (Durham et al. 1999). Bei 205 Kindern mit allergischer Rhinokonjunktivitis infolge Gras- oder Birkenpollenallergie entwickelte sich ein Asthma bronchiale seltener in der Immuntherapiegruppe (20%) als in der Kontrollgruppe (44%) (Möller et al. 2002).

Zum führenden Präparat der Gräser- und Getreidepollenextrakte ist 2016 das sublingual angewendete Grazax aufgestiegen (◻ Tabelle 10.3). Es hatte in einer placebokontrollierten Studie an 614 Patienten mit saisonaler Rhinokonjunktivitis den Symptomenscore (Schnupfen, verstopfte Nase, Niesen, Nasenjuckreiz, Augenrötung mit Juckreiz, tränende Augen) im ersten Jahr um 30% gegenüber Placebo gesenkt (Dahl et al. 2006). Der klinische Effekt blieb auch im zweiten Jahr der Studie erhalten (Dahl et al. 2008). Initial wurden häufig lokale Reaktionen im Mund (Pruritus, Mundödem, Halsreizung, Niesen) beobachtet, die jedoch nach 1–7 Tagen spontan zurückgingen. Eine weitere Sublingualtablette aus fünf verschiedenen Gräserpollen (*Oralair Gräser*) besserte in einer Studie an 628 Patienten rhinokonjunktivale Symptome um 27 % im Vergleich zu Placebo (Didier et al. 2007). Die Studie ist jedoch kein ausreichender Beleg für die Wirksamkeit, da nur 20% der eingeschlossenen Patienten eine Arzneitherapie zur Kontrolle der allergischen Rhinokonjunktivitis benötigten.

Insgesamt sind unter den 18 vertretenen Gräser- und Getreidepollenextrakten vier subkutan angewendete Präparate (*Pollinex Gräser/Roggen, Depigoid Gräser/Roggen, Avanz Gräser/Roggen, Depigoid Gräser*) ohne reguläre Zulassung auf dem Markt, die 2016 bis auf Pollinex Gräser/Roggen weniger verordnet wurden (◘ Tabelle 10.3). Unter den sublingual angewendeten Gräserpollenextrakten sind nur zwei Präparate zugelassen (*Oralair Gräser, Grazax*), während fünf weitere Präparate (*Sublivac fix Gräser/Roggen, Slitone Gräser/Roggen, Oralvac compact Gräser/Roggen, Lais Gräser, Sublivac fix Gräser*) ohne reguläre Zulassung auf dem Markt sind (◘ Tabelle 10.3). Die nach wie vor bedeutsame Rolle der symptomatischen Arzneitherapie wurde kürzlich in einer Metaanalyse von 10 Studien über sublinguale Immuntherapie und 28 Studien über symptomatische Therapie für Patienten mit allergischer Rhinokonjunktivitis aufgrund einer Grasspollenallergie untersucht. Bei einem indirektem Vergleich war der relative klinische Effekt von Gräserpollentabletten (−29,6%) zwar günstiger als der von H_1-Antihistaminika (−15%), aber ähnlich wie der von nasalen Glucocorticoiden (−23,5%) (Devillier et al. 2014).

10.3.3 Baumpollenpräparate

An zweiter Stelle folgen die Baumpollenpräparate mit ebenfalls leicht rückläufigen Verordnungen (◘ Tabelle 10.3). Nach epidemiologischen Daten aus mehreren europäischen Ländern ist die Birke ein wesentlicher Pollenallergie-verursachender Baum. In einer placebokontrollierten Zweijahresstudie an 49 Patienten wurde gezeigt, dass eine spezifische Immuntherapie mit Birkenpollenextrakten (*Alutard SQ*) den mittleren Symptomenscore (Schnupfen, Niesen, verstopfte Nase, Augensymptome, Bronchialsymptome) in der Pollensaison von April bis Juni gegenüber Placebo (2,6 versus 4,3) signifikant senkte (Arvidsson et al. 2002). Bei der Mehrzahl der auf dem Markt erhältlichen Frühblüherextrakten (Birke, Erle, Hasel) sind aber Wirksamkeit und Sicherheit nicht in kontrollierten Studien nachgewiesen und entsprechende spezifisch pädiatrische Studien fehlen (Pfaar et al. 2014). Von den 19 vertretenen Baumpollenextrakten wurden nur 9 vom Paul-Ehrlich-Institut zugelassen (Allergovit *Birke/Erle/Hasel, Purethal Bäume,* Alk 7/depot *SQ Frühblüher, Allergovit Birke, Purethal Birke, TA Bäume top,* Alk 7/depot *SQ Birke, Staloral Birke, Staloral Birke/Erle/Hasel*) (◘ Tabelle 10.3).

10.3.4 Milbenpräparate

Als weitere klinisch bedeutsame Gruppe folgen die Verordnungen der Milbenpräparate, die 2016 ebenfalls abgenommen haben (◘ Tabelle 10.3). Eine erfolgreiche Hyposensibilisierung wurde schon vor längerer Zeit in mehreren placebokontrollierten Studien mit definierten Hausstaubmilben (Dermatophagoides, Dermatophagoides farinae) beschrieben (Bousquet et al. 1988, Olsen et al. 1997). Dagegen wurden mit Milbenmischpräparaten keine konsistenten klinischen Effekte im Vergleich zu Placebokontrollen erzielt (Pichler et al. 1997, Bousquet et al. 1999, Guez et al. 2000). Teilweise wurde die mangelhafte Wirkung mit dem Erfolg einer gleichzeitig eingeleiteten Allergenkarenz erklärt, die natürlich immer versucht werden sollte (Guez et al. 2000). In einer Anschlussstudie über drei Jahre wurde eine Besserung allergenspezifischer Parameter beobachtet, allerdings fehlte hier eine Kontrollgruppe, sodass möglicherweise nur der natürliche Krankheitsverlauf erfasst wurde (Pichler et al. 2001). Von den 9 vertretenen Milbenpräparaten wurden nur zwei vom Paul-Ehrlich-Institut zugelassen (*Depigoid Milbenmix, Alk depot SQ Milbe*) (❏ Tabelle 10.3).

10.3.5 Individualrezepturen und Mischpräparate

Zahlreiche Hyposensibilisierungsmittel werden als Individualrezepturen oder Mischpräparate mit unterschiedlichen Allergenen verordnet (❏ Tabelle 10.3). Bei den Rezepturpräparaten können bis zu maximal vier Allergene vom Arzt für einen Patienten rezeptiert werden. Derartige Mischungen von Allergenextrakten werden in der Immuntherapie von Allergien häufig benutzt, sind aber bisher wenig in kontrollierten Studien untersucht worden. In einer Studie mit einem Fusariumextrakt ist gezeigt worden, dass durch eine Mischung mit Birken- oder Timotheepollen eine starke Abnahme der allergenen Potenz durch schnellen und vollständigen Abbau einiger Allergene auftrat, während andere unbeeinflusst blieben (Hoff et al. 2002). Ein weiterer Hinweis auf die Problematik von Mischpräparaten ist eine amerikanische Studie, in der Mischpräparate mit bis zu sieben Aeroallergenen verwendet wurden. Dabei war die subkutane Immuntherapie in einer kontrollierten Studie über 30 Monate im Vergleich zu einer adäquat durchgeführten Arzneitherapie ohne erkennbaren Nutzen (Adkinson et al. 1997). Individualrezepturen sollten nach Möglichkeit auf Immuntherapien mit seltenen Allergenen beschränkt bleiben, bei denen aus praktischen Gründen – zu kleine Studienkollektive – placebokontrollierte Studien nicht durchgeführt werden können. In keinem Fall sollten perenniale und saisonale Allergene und Pollen- bzw. Hausstaubmilbenallergenen mit Pilzallergenen gemischt werden (Nelson 2007).

Viele Verordnungen werden immer noch in Form von Einzelallergenen nach individueller Rezeptur des Arztes eingesetzt, obwohl alle fünf hier vertretenen Präparate ohne reguläre Zulassung auf dem Markt sind. Das Hauptproblem der rezeptierbaren Einzelallergene war lange Zeit die Tatsache, dass Arzneimittel, die für einzelne Personen aufgrund einer Rezeptur als Therapieallergene gemäß § 21 Abs. 2 AMG hergestellt werden, bis auf einige Ausnahmen keine Zulassung und damit auch keine Zulassungsstudien zur Wirksamkeit benötigten. Das wurde mit der Ausweitung der Zulassungspflicht auf Therapieallergene durch die Therapieallergene-Verordnung geändert (Bundesministerin für Gesundheit 2008). Allerdings sind alle hier vertretenen Rezepturpräparate immer noch ohne reguläre Zulassung auf dem Markt. Darüber hinaus wurden bei den beiden führenden Allergentherapeutika (*Clustoid, Roxoid*) im Rahmen einer Inspektion Qualitätsmängel bestimmter Chargen festgestellt, bei denen die Sterilität nicht sichergestellt war (Paul-Ehrlich-Institut 2016). Die vertretenen Mischpräparate aus verschiedenen Pollenextrakten (Gräserpollen, Getreidepollen, Baumpollen) sind bis auf eine Ausnahme (*Depigoid Gräser, Bäume*) schon 1989 bis 1992 zugelassen worden.

Wesentliches Risiko der Immuntherapie mit Allergenen sind anaphylaktische Reaktionen. In Deutschland wurden im Zusammenhang mit der Anwendung von Therapieallergenen in der Zeit von 1991 bis 2000 drei Todesfälle und 555 schwerwiegende unerwünschte Arzneimittelwirkungen gemeldet (Lüderitz-Püchel et al. 2001). Obwohl sich das Sicherheitsprofil der subkutanen Immuntherapie mit der Entwicklung von Praxisrichtlinien verbessert hat, sollte der verordnende Arzt Risikofaktoren für schwere Nebenwirkungen erkennen (Übersicht bei James und Bernstein 2017). Die sublinguale Immuntherapie hat ein günstigeres Sicherheitsprofil mit einer höheren Rate von lokalen Reaktionen, aber einer geringeren Inzidenz von systemischen Nebenwirkungen und sollte bei der Behandlung von allergischer Rhinitis berücksichtigt werden.

Literatur

Abramson M, Puy R, Weiner J (2003): Allergen immunotherapy for asthma (Cochrane Review). In: The Cochrane Library, Issue 1, 2003. Oxford: Update Software

Adkinson NF, Eggleston PA, Eney D, Goldstein EO, Schuberth KC et al. (1997): A controlled trial of immunotherapy for asthma in allergic children. N Engl J Med 336: 324–331

Arvidsson MB, Löwhagen O, Rak S (2002): Effect of 2-year placebo-controlled immunotherapy on airway symptoms and medication in patients with birch pollen allergy. J Allergy Clin Immunol 109: 777–783

Bousquet J, Hejjaoui A, Clauzel AM, Guerin B, Dhivert H, Skassa-Brociek W, Wichel FB (1988): Specific immunotherapy with a standardized Dermatophagoides pteronyssinus extract. II. Prediction of efficacy of immunotherapy. J Allergy Clin Immunol 82: 971–977

Bousquet J, Scheinmann P, Guinnepain MT, Perrin-Fayolle M, Sauvaget J, Tonnel AB et al. (1999): Sublingual-swallow immunotherapy (SLIT) in patients with asthma due to house-dust mites: a double-blind, placebo-controlled study. Allergy 54: 249–260

Bundesministerin für Gesundheit (2008): Verordnung über die Ausdehnung der Vorschriften über die Zulassung der Arzneimittel auf Therapieallergene, die für einzelne Personen auf Grund einer Rezeptur hergestellt werden, sowie über Verfahrensregelungen der staatlichen Chargenprüfung (Therapieallergene-Verordnung) vom 7. November 2008. Bundesgesetzblatt 2008 Teil I Nr. 51, Bonn 13. November 2008, Seite 2177–2178. Internet: www.bgbl.de/Xaver/start.xav?startbk=Bundesanzeiger_BGBl

Calderon MA, Alves B, Jacobson M, Hurwitz B, Sheikh A, Durham S (2007): Allergen injection immunotherapy for seasonal allergic rhinitis. Cochrane Database Syst Rev. 2007 Jan 24; (1): CD001936

Dahl R, Kapp A, Colombo G, de Monchy JG, Rak S, Emminger W, Rivas MF, Ribel M, Durham SR (2006): Efficacy and safety of sublingual immunotherapy with grass allergen tablets for seasonal allergic rhinoconjunctivitis. J Allergy Clin Immunol 118: 434–440

Dahl R, Kapp A, Colombo G, de Monchy JG, Rak S, Emminger W, Riis B, Grønager PM, Durham SR (2008): Sublingual grass allergen tablet immunotherapy provides sustained clinical benefit with progressive immunologic changes over 2 years. J Allergy Clin Immunol 121: 512–518

DAZ-Online (2016): Epipen in den USA - Lebenswichtiges Arzneimittel wird unbezahlbar Internet: https://www.deutsche-apotheker-zeitung.de/news/artikel/2016/08/31/lebenswichtiges-arzneimittel-wird-unbezahlbar

Devillier P, Dreyfus JF, Demoly P, Calderón MA (2014): A meta-analysis of sublingual allergen immunotherapy and pharmacotherapy in pollen-induced seasonal allergic rhinoconjunctivitis. BMC Med. 2014 May 1;12:71. doi: 10.1186/1741-7015-12-71

Dhami S, Kakourou A, Asamoah F, Agache I, Lau S, Marek J, Muraro A, Roberts G, Akdis CA, Bonini M, Cavkaytar O, Flood B, Gajdanowicz P, Izuhara K, Kalayci Ö, Mosges R, Palomares O, Pfaar O, Smolinska S, Sokolowska M, Asaria M, Netuveli G, Zaman H, Akhlaq A, Sheikh A (2017a): Allergen immunotherapy for allergic asthma: a systematic review and meta-analysis. Allergy 2017 May 19. doi: 10.1111/all.13208. [Epub ahead of print]

Dhami S, Zaman H, Varga EM, Sturm GJ, Muraro A, Akdis CA, Antolín-Amérigo D, Bilò MB, Bokanovic D, Calderon MA, Cichocka-Jarosz E, Oude Elberink JN, Gawlik R, Jakob T, Kosnik M, Lange J, Mingomataj E, Mitsias DI, Mosbech H, Ollert M, Pfaar O, Pitsios C, Pravettoni V, Roberts G, Ruëff F, Sin BA, Asaria M, Netuveli G, Sheikh A (2017b): Allergen immunotherapy for insect venom allergy: a systematic review and meta-analysis. Allergy 72: 342–365

Didier A, Malling HJ, Worm M, Horak F, Jäger S, Montagut A, Andre C, Beaumont O de, Melac M (2007): Optimal dose, efficacy, and safety of once-daily sublingual immunotherapy with a 5-grasspollen tablet for seasonal allergic rhinitis. J Allergy Clin Immunol 120: 1338–1345

Durham SR, Walker SM, Varga EM, Jacobson MR, O'Brian F, Noble W et al. (1999): Long-term clinical efficacy of grass-pollen immunotherapy. N Engl J Med 341: 468–475

Englert L, May S, Kaul S, Vieths S (2012): Die Therapieallergene-Verordnung - Hintergrund und Auswirkungen. Bundesgesundheitsbl 55: 351–357

Guez S, Vatrinet C, Fadel R, Andre C (2000): House-dust-mite sublingual-swallow immunotherapy (SLIT) in perennial rhinitis: a double-blind, placebo-controlled study. Allergy 55: 369–375

Hoff M, Krail M, Kästner M, Haustein D, Vieths S (2002): Fusarium culmorum causes strong degradation of pollen allergens in extract mixtures. J Allergy Clin Immunol 109: 96–101

James C, Bernstein DI (2017): Allergen immunotherapy: an updated review of safety. Curr Opin Allergy Clin Immunol 17: 55–59

Kiel MA, Röder E, Gerth van Wijk R, Al MJ, Hop WC, Rutten-van Mölken MP (2013): Real-life compliance and persistence among users of subcutaneous and sublingual allergen immunotherapy. J Allergy Clin Immunol 132: 353–360.

Lüderitz-Püchel U, Keller-Stanislawski B, Haustein D (2001): Neubewertung des Risikos von Test- und Therapieallergenen. Eine Analyse der UAW-Meldungen von 1991 bis 2000. Bundesgesunheitsbl – Gesundheitsforsch – Gesundheitsschutz 44: 709–718

Meadows A, Kaambwa B, Novielli N, Huissoon A, Fry-Smith A, Meads C, Barton P, Dretzke J (2013): A systematic review and economic evaluation of subcutaneous and sublingual allergen immunotherapy in adults and children with seasonal allergic rhinitis. Health Technol Assess 17: vi, xi–xiv, 1–322

Mellerup MT, Hahn GW, Poulsen LK, Malling HJ (2000): Safety of allergen-specific immunotherapy. Relation between dosage regimen, allergen extract, disease and systemic side-effects during induction treatment. Clin Exp Allergy. 30: 1423–1429

Möller C, Dreborg S, Ferdousi HA, Halken S, Høst A, Jacobsen L et al. (2002): Pollen immunotherapy reduces the development of asthma in children with seasonal rhinoconjunctivitis (the PAT-Study). J Allergy Clin Immunol 109: 251–256

Nelson HS (2007): Allergen immunotherapy: where is it now? J Allergy Clin Immunol 119: 769–779

Olsen OT, Larsen KR, Jacobsan L, Svedsen UG (1997): A 1-year placebo-controlled, double-blind house-dust-mite immunotherapy study in asthmatic adults. Allergy 52: 853–859

O'Neill SM, Forsyth A (1988): Urticaria. Prescribers J 28: 14–20

Paul-Ehrlich-Institut (2016): Chargenrückrufe für die Allergentherapeutika Clustoid und Roxoid wegen möglicher Qualitätsmängel. Internet: http://www.pei.de/DE/arzneimittelsicherheit-vigilanz/archiv-sicherheitsinformationen/2016/ablage2016/2016-04-15-chargenrueckruf-therapieallergene.html

Paul-Ehrlich-Institut (2017): Zugelassene Therapie-Allergene. Internet: http://www.pei.de/DE/arzneimittel/allergene/allergene-node.html

Pfaar O, Bachert C, Bufe A, Buhl R, Ebner C, Eng P, Friedrichs F, Fuchs T, Hamelmann E, Hartwig-Bade D, Hering T, Hutteger I, Jung K, Klimek L, Kopp MV, Merk H, Rabe U, Saloga J, Schmid-Grendelmeier P, Schuster A, Schwerk N, Sitter H, Umpfenbach U, Wedi B, Wöhrl S, Worm M, Kleine-Tebbe J (2014): Leitlinie zur (allergen-) spezifischen Immuntherapie bei IgE-vermittelten allergischen Erkrankungen. Allergo J Int 23: 282–319

Pichler CE, Helbling A, Pichler WJ (2001): Three years of specific immunotherapy with house-dust-mite extracts in patients with rhinitis and asthma: significant improvement of allergen-specific parameters and of nonspecific bronchial hyperreactivity. Allergy 56: 301–306

Pichler CE, Marquardsen A, Sparholt S, Lowenstein H, Bircher A, Bischof M, Pichler WJ (1997): Specific immunotherapy with Dermatophagoides ptheronyssinus and D. farinae results in decreased bronchial hyperreactivity. Allergy 52: 274–283

Radulovic S, Wilson D, Calderon M, Durham S (2011): Systematic reviews of sublingual immunotherapy (SLIT). Allergy 66: 740–752

Rietschel E, Hutegger I, Lange L, Urbanek R (2013): Anaphylaxie – Diagnostisches und therapeutisches Vorgehen. Med Klin Intensivmed Notfmed 108: 239–249

Therapieallergene-Verordnung (2008): Verordnung über die Ausdehnung der Vorschriften über die Zulassung der Arzneimittel auf Therapieallergene, die für einzelne Personen auf Grund einer Rezeptur hergestellt werden, sowie über Verfahrensregelungen der staatlichen Chargenprüfung (Therapieallergene-Verordnung) Ausfertigungsdatum: 07.11.2008 (BGBl. I S. 2177)

Valsecchi R, di Landro A, Pansera B, Cainelli T (1994): Contact dermatitis from a gel containing dimethindene maleate. Contact Dermatitis 30: 248–249

Wheatley LM, Togias A (2015): Clinical practice. Allergic rhinitis. N Engl J Med 372: 456–463

Zuberbier T, Bachert C, Bousquet PJ, Passalacqua G, Walter Canonica G, Merk H, Worm M, Wahn U, Bousquet J (2010): GA^2 LEN/EAACI pocket guide for allergen-specific immunotherapy for allergic rhinitis and asthma. Allergy 65: 1525–1530

Antianämika

Klaus Mengel

© Springer-Verlag GmbH Germany 2017
U. Schwabe, D. Paffrath, W.-D. Ludwig, J. Klauber (Hrsg.), *Arzneiverordnungs-Report 2017*
DOI 10.1007/978-3-662-54630-7_11

Auf einen Blick

Verordnungsprofil
Der größte Teil der Verordnungen von Antianämika entfällt weiterhin auf Eisenpräparate mit einem steigenden Anteil von parenteralen Präparaten. Danach folgen Epoetinpräparate und Folsäure mit jeweils deutlich geringeren Verordnungsvolumina. Die Verordnungen der Eisenpräparate haben sich seit 10 Jahren auf dem niedrigen Niveau wieder etwas erholt, liegen aber immer noch 30% niedriger als 2003. Dagegen sind die Folsäureverordnungen in den letzten 10 Jahren kontinuierlich angestiegen und haben das frühere Niveau wieder erreicht. Das Verordnungsvolumen der Epoetinpräparate war seit 2008 rückläufig, weil die Zulassungsbehörden wegen zusätzlicher Risiken bei Tumorpatienten eine zurückhaltende Verordnung empfohlen hatten. Erst 2014 haben die Epoetinverordnungen wieder leicht zugenommen.

Eine Anämie kann zahlreiche Ursachen haben, die vor Beginn der Therapie mit Antianämika geklärt werden sollten. Am häufigsten ist die Eisenmangelanämie durch mangelnde Zufuhr, ungenügende Resorption, gesteigerten Bedarf oder Verlust von Eisen z. B. durch okkulte Blutungen bedingt. Auch bei Blutspendern kommt es zu einem Hämoglobinabfall, der durch eine niedrig dosierte Eisensupplementation verkürzt wird (Kiss et al. 2015). Daneben gibt es sekundäre Anämien bei Leber- oder Nierenkrankheiten, Tumoren, Infektionen oder Zytostatikatherapie sowie weitere Anämieformen mit gestörter Erythrozytenbildung (z. B. aplastische Anämie) und mit gesteigertem Erythrozytenabbau (hämolytische Anämien verschiedener Art). Bei älteren Patienten kann die Prävalenz der Anämie bis zu 40% ansteigen (Röhrig et al. 2012).

11.1 Eisenpräparate

Die Verordnung von Eisenpräparaten war 2004 als Folge des GKV-Modernisierungsgesetzes auf die Hälfte eingebrochen, hat aber in den letzten 10 Jahren wieder um über 30% zugenommen (◘ Abbildung 11.1). Der Grund für den früheren Rückgang war wenig plausibel, da Eisenpräparate zwar nicht verschreibungspflichtig sind, aber als wirksame Standardtherapeutika einer gesicherten Eisenmangelanämie nach der Ausnahmeliste gemäß § 34 Abs. 1 SGB V weiterhin zu den erstattungsfähigen Arzneimitteln gehören.

11.1.1 Orale Eisenpräparate

Die orale Eisensubstitution ist die Therapie der Wahl einer Eisenmangelanämie, da sie wirksam, sicher, einfach und billig ist. Von den zahlreichen Eisensalzen wird üblicherweise Eisen(II)-sulfat am häufigsten verwendet, Gluconat und Fumarat sind ebenfalls wirksam. Für Erwachsene werden Tagesdosen von 100–200 mg Eisen empfohlen, für Kinder 3–6 mg/kg in flüssigen Arzneiformen (Übersicht bei Camaschella 2015). In Deutschland überwiegt bei weitem die Verordnung von Eisen(II)-glycinsulfat

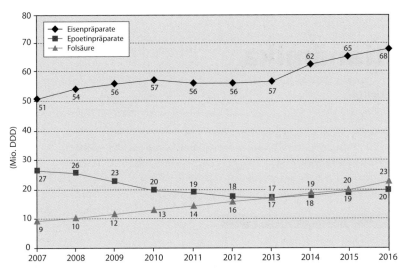

◘ Abbildung 11.1 Verordnungen von Antianämika 2007 bis 2016. Gesamtverordnungen nach definierten Tagesdosen.

(*Ferro sanol/duodenal*) (◘ Tabelle 11.1), das Eisen erst im Duodenum freisetzt. Die orale Bioverfügbarkeit dieses Präparates beträgt 11% (Nielsen et al. 2005) und liegt damit in dem bekannten Bereich von 10-15% für orale Eisen(II)-sulfatpräparate, während die Bioverfügbarkeit von Eisen(III)-sulfat wegen der geringen Löslichkeit 3–4-fach geringer ist (Übersicht bei Santiago 2012). Einziges Präparat mit dem schlecht resorbierbaren dreiwertigen Eisen ist *Ferrum Hausmann* (Sirup, Tropfen), das in individueller Dosierung bei Kindern angewendet werden kann. Als weitere flüssige Arzneiform wird Eisen(II)-gluconat (*Ferro sanol Saft*) eingesetzt.

Die wenig sinnvollen Eisensulfatkombinationen mit Folsäure sind noch mit zwei Präparaten vertreten (◘ Tabelle 11.1). Wenn auch Eisen und Folsäure für die Anämieprophylaxe in der Schwangerschaft grundsätzlich in Frage kommen, benötigen gesunde Schwangere keine Eisensubstitution. Außerdem ist die Supplementation mit einer fixen Eisen/Folsäure-Kombination generell nicht sinnvoll. Folsäure wird im ersten Trimenon benötigt und eine Eisensubstitution kommt erst ab dem zweiten Trimenon in Frage, wenn der Eisenbedarf ansteigt. Darüber hinaus gibt es keine überzeugenden Belege, dass eine routinemäßige pränatale Eisensubstitution die mütterliche und kindliche Gesundheit verbessert (Cantor et al. 2015). Lediglich bei manifestem Eisenmangel ist eine medikamentöse Behandlung indiziert.

11.1.2 Parenterale Eisenpräparate

Die parenterale Eisenbehandlung wurde früher nur in Ausnahmefällen angewendet, wenn eine orale Gabe nicht möglich oder kontraindiziert war. Grund für diese Zurückhaltung waren zahlreiche Risiken durch hochmolekulare Dextranpräparate, insbesondere anaphylaktoide Reaktionen schwersten Ausmaßes. Diese traditionelle Einstellung hat sich durch neue parenterale Eisenpräparate mit einem verbesserten Sicherheitsprofil gewandelt. Da die intravenösen Präparate die problematische orale Eisenresorption umgehen, werden die Hämoglobinwerte schneller und wirksamer als mit oralen Präparaten erhöht. Bei einigen Patienten kann die erforderliche Eisendosis (bis zu 1000 mg) in einer einzigen Infusion verabreicht werden, mit allerdings erheblich höheren Kosten (Übersicht bei Camaschella 2015). So hat ein Cochrane-Review über 28 Studien mit insgesamt 2098 Dialysepatienten gezeigt, dass mit parenteralen Eisenpräparaten höhere Hämoglobinwerte, höhere Eisenplasmaspiegel und ein geringerer Epoetinbedarf als mit oralen Eisenpräparaten erreicht wurden (Albaramki et al. 2012). Patienten mit chronisch entzündlichen Darmkrankheiten und Eisenmangelanämie zeigten mit parenteraler Eisentherapie ebenfalls höhere Anstiege von Hämoglobin und Ferritin. Die Anstiege waren jedoch gering und ohne gesicherten klinischen Nutzen (Lee et al. 2012).

■ **Tabelle 11.1 Verordnungen von Eisenpräparaten und Eisenchelatoren 2016.** Angegeben sind die 2016 verordneten Tagesdosen, die Änderungen gegenüber 2015 und die mittleren Kosten je DDD 2016.

Präparat	Bestandteile	DDD Mio.	Änderung %	DDD-Nettokosten €
Eisensulfat				
Tardyferon	Eisen(II)sulfat	7,3	(+13,0)	0,56
Eisentabletten AbZ	Eisen(II)sulfat	1,8	(+59,2)	0,42
Dreisafer	Eisen(II)sulfat	1,0	(−1,8)	0,45
Eisentabletten-ratiopharm	Eisen(II)sulfat	0,86	(−8,3)	0,46
Haemoprotect	Eisen(II)sulfat	0,76	(−56,5)	0,41
Eryfer	Eisen(II)sulfat	0,75	(−16,6)	0,49
Loma Eisen/Eisensulf. Lomaph	Eisen(II)sulfat	0,66	(−8,3)	0,39
		13,1	(+1,5)	0,50
Weitere Eisensalze				
Ferro sanol/duodenal	Eisen(II)glycinsulfat	46,7	(+6,2)	0,53
Ferrum Hausmann Sirup/Tr.	Eisen(III)hydroxid-Polymaltose-Komplex	0,36	(−4,8)	0,64
Ferro sanol Saft	Eisen(II)gluconat	0,09	(−4,3)	1,21
		47,2	(+6,1)	0,53
Eisensulfatkombinationen				
Plastulen N/-duo	Eisen(II)sulfat Folsäure	1,2	(−5,4)	0,27
Ferro sanol comp	Eisen(II)-glycin-sulfat Folsäure Cyanocobalamin	0,83	(+5,6)	0,97
		2,0	(−1,1)	0,56
Parenterale Eisenpräparate				
Ferinject	Eisen(III)hydroxid-Polymaltose-Komplex	1,1	(+14,2)	31,94
Ferrlecit Amp.	Eisen(III)Natrium-D-gluconat-Komplex	0,83	(+0,1)	8,79
Fermed	Eisen(III)oxid-Saccharose-Komplex	0,26	(+15,4)	15,24
		2,2	(+8,5)	21,20
Eisenchelatoren				
Exjade	Deferasirox	0,51	(+4,2)	94,62
Summe		65,0	(+5,0)	1,96

In Deutschland werden vor allem dextranfreie Präparate eingesetzt. *Ferrlecit Ampullen* (Eisengluconatkomplex) waren lange das einzige parenterale Eisenpräparat unter den 3000 meistverordneten Arzneimitteln (■ Tabelle 11.1). Es kann bis zu einer intravenösen Einzeldosis von 62,5 mg sicher verabreicht werden (Lipp 2016). Das Eisengluconatpräparat hat ein wesentlich günstigeres Sicherheits-

profil als Eisendextranpräparate, mit denen in den USA zahlreiche Todesfälle beobachtet wurden (Fishbane 2003). *Ferinject* (Eisenhydroxid-Polymaltosekomplex) kann bis zu einer Einzeldosis von 1000 mg intravenös infundiert werden und ist in dieser Dosis genauso gut verträglich wie orale Eisenpräparate (Lipp 2016). Die hohe Dosierung erfordert weniger Einzelinfusionen, ist aber mehr als dreimal so teuer wie *Ferrlecit Ampullen*. Im Jahre 2011 ist *Fermed* (Eisen(III)hydroxid-Saccharose-Komplex) hinzugekommen (◘ Tabelle 11.1). Es wird bis zu einer Einzeldosis von 500 mg intravenös infundiert, ist aber fast doppelt so teuer wie *Ferrlecit Ampullen*.

11.1.3 Eisenchelatoren

Deferasirox (*Exjade*) aus der Gruppe der Eisenchelatoren ist ein Orphan-Arzneimittel zur oralen Behandlung der chronischen Eisenüberladung aufgrund häufiger Transfusionen bei Patienten mit Beta-Thalassämia major, das nach einem Cochrane-Review eine ähnliche Wirksamkeit wie das parenterale Deferoxamin (*Desferal*) hat (Meerpohl et al. 2014). Wegen der bisher noch fehlenden Daten zur Langzeitsicherheit sollte Deferasirox den Patienten als Alternative angeboten werden, die Deferoxamin nicht vertragen.

11.2 Folsäure

Folsäurepräparate sind in den letzten 10 Jahren mehr als doppelt angestiegen (◘ Abbildung 11.1) und haben damit wieder das Niveau vor dem dramatischen Rückgang von 2004 erreicht (▶ Arzneiverordnungs-Report 2006, Abbildung 8.2). Die Verordnung von Folsäure steht in Zusammenhang mit der Empfehlung einer präkonzeptionellen Folsäuregabe zur Prävention von Neuralrohrdefekten (Übersicht bei Koletzko und Pietrzik 2004). In Deutschland gibt es jährlich immer noch 800 Schwangerschaften mit Neuralrohrdefekten und somit eine fast 60% höhere Inzidenz als im europäischen Durchschnitt (Hermann und Obeid 2011). Die Entwicklung des Neuralrohrs ist nach dem 28. Tag der Schwangerschaft abgeschlossen. Infolgedessen ist eine wirksame Vorbeugung nur dann zu erzielen, wenn Frauen bereits 4 Wochen vor Beginn einer Schwangerschaft bis etwa 8 Wochen nach deren Eintritt Folsäure einnehmen. Eine längere Einnahme ist unschädlich. Obwohl die präkonzeptionelle Folsäuregabe seit 30 Jahren empfohlen wird, hat die Prävalenz der Neuralrohrdefekte seit 1991 nicht abgenommen (Khoshnood et al. 2015).

11.3 Erythropoetin

Das Glykoprotein Erythropoetin wird vorwiegend in den Nieren gebildet. Rekombinante Verbindungen mit gleicher Proteinstruktur werden Epoetine genannt. Rekombinantes humanes Epoetin alfa (z. B. *Erypo*) wurde 1988 in die Therapie eingeführt. Wenig später folgte Epoetin beta (z. B. *NeoRecormon*). Seit 2007 haben mehrere Biosimilars von Epoetin (*Epoetin alfa HEXAL, Abseamed, Retacrit, Silapo*) eine Zulassung der European Medicines Agency erhalten. Das Verordnungsvolumen der Biosimilars hat im Vergleich zum Vorjahr zugenommen, so dass ihr Verordnungsanteil jetzt 41,1% (Vorjahr 39,6%) beträgt (◘ Tabelle 11.2).

Das 2001 eingeführte Epoetinanalogon Darbepoetin alfa (*Aranesp*) unterscheidet sich von Epoetin in der Struktur des Kernproteins und durch zwei zusätzliche Kohlenhydratketten, die den Abbau des Proteins verzögern und die Halbwertszeit um den Faktor 2–3 verlängern. Dadurch wurde das Dosierungsintervall auf einmal pro Woche bei gleicher Wirksamkeit verlängert (Ibbotson und Goa 2001). Das Präparat ist relativ teuer, führt die Liste der Epoetinpräparate aber dennoch deutlich an.

Ein weiteres langwirkendes Epoetinanalogon ist Methoxy-Polyethylenglycol-Epoetin beta (*Mircera*), das seit 2007 im Handel ist und 2016 erneut zugenommen hat (◘ Tabelle 11.2). Durch Integration einer großen Methoxy-Polyethylenglycol-Polymerkette in das Molekül des Wirkstoffs resultiert eine Wirkungsdauer von 4 Wochen. In mehreren Vergleichsuntersuchungen mit Epoetin alfa und beta wurde eine nahezu identische Wirksamkeit und Verträglichkeit nachgewiesen (Curran und McCormack 2008).

Als Folge des erwünschten therapeutischen Effektes von Epoetin kann es zum sekundären Eisenmangel kommen, falls nicht rechtzeitig mit Gabe von Eisen dem zu erwartenden erhöhten Bedarf vorgebeugt wird (Thomas et al. 2005). Neuere Daten zeigen, dass bei ausreichender Eisensupplementation offenbar kein Wirkungsunterschied zwischen i.v. und s.c. Anwendung besteht (Steffensen und Stergaard 2011).

Nach jahrelangem Anstieg hatte das Verordnungsvolumen der Epoetinpräparate 2007 seinen vorläufigen Höhepunkt erreicht und ist seitdem bis

◻ **Tabelle 11.2 Verordnungen von Folsäure und Epoetinpräparaten 2016.** Angegeben sind die 2016 verordneten Tagesdosen, die Änderungen gegenüber 2015 und die mittleren Kosten je DDD 2016.

Präparat	Bestandteile	DDD Mio.	Änderung %	DDD-Nettokosten €
Folsäure				
Folsäure AbZ	Folsäure	9,3	(+74,0)	0,27
Folsan	Folsäure	6,3	(+10,4)	0,25
Fol Lichtenstein	Folsäure	2,5	(−45,0)	0,30
Dreisafol	Folsäure	1,4	(>1000)	0,30
Folsäure-ratiopharm	Folsäure	1,1	(+18,4)	0,28
Folsäure Lomapharm	Folsäure	0,73	(−39,7)	0,26
		21,3	(+19,9)	0,27
Epoetinpräparate				
Aranesp	Darbepoetin alfa	6,9	(+3,8)	10,83
Epoetin alfa HEXAL	Epoetin alfa	2,9	(+16,6)	8,23
Mircera	Methoxy-Polyethylenglycol-Epoetin beta	2,2	(+9,1)	10,68
Retacrit	Epoetin zeta	1,8	(−0,2)	7,66
Silapo	Epoetin zeta	1,8	(+12,4)	8,07
Abseamed	Epoetin alfa	1,6	(+8,1)	8,24
Erypo	Epoetin alfa	1,3	(−7,1)	8,23
Neorecormon	Epoetin beta	1,3	(−3,8)	8,20
		19,7	(+5,4)	9,34
Summe		41,1	(+12,5)	4,63

2013 um fast 40% zurückgegangen, wenngleich seit 2014 wieder ein leichter Aufwärtstrend zu sehen ist (◻ Abbildung 11.1). Für den Verordnungsrückgang der Epoetinpräparate sind medizinische Gründe bedeutsam. Im Gegensatz zu früher wird bei der Behandlung der renalen Anämie mit Epoetin keine Normalisierung des Hämatokrits mehr angestrebt. Zielwert ist ein Hämoglobin von 11–12 g/dl (Hörl und Vanrenterghem 2005, Drüeke et al. 2006, Singh et al. 2006).

Weiterhin wurden Epoetinpräparate in großem Umfang zur Behandlung der Tumoranämie eingesetzt. Jedoch profitiert nur ein Teil der Tumorpatienten von einer Epoetintherapie (Marsh und Rascati 1999, Dührsen 2002). Nach einer Metaanalyse von 53 klinischen Studien mit 13933 Tumorpatienten wurde ein erhöhtes Mortalitätsrisiko (+18%) gefunden (Bohlius et al. 2009). Als mögliche Ursache wird eine Stimulation des Tumorwachstums über vermehrt exprimierte Epoetinrezeptoren und eine gesteigerte Thrombogenese

diskutiert. Die Zulassungsbehörden haben daher empfohlen, Erythropoese-stimulierende Arzneimittel (ESA) nur zur Behandlung der Anämie infolge einer myelosuppressiven Chemotherapie einzusetzen (Food and Drug Administration 2007, European Medicines Agency 2008). Ein Cochrane-Review über 91 Studien mit 20802 Patienten hat bestätigt, dass Epoetine zwar den Transfusionsbedarf senken, gleichzeitig aber das Risiko für thromboembolische Ereignisse und Tod erhöhen (Tonia et al. 2012).

Literatur

Albaramki J, Hodson EM, Craig JC, Webster AC (2012): Parenteral versus oral iron therapy for adults and children with chronic kidney disease. Cochrane Database Syst Rev. 2012 Jan 18; 1: CD007857

Bohlius J, Schmidlin K, Brillant C, Schwarzer G, Trelle S, Seidenfeld J, Zwahlen M, Clarke M, Weingart O, Kluge S, Piper M, Rades D, Steensma DP, Djulbegovic B, Fey MF, Ray-

Coquard I, Machtay M, Moebus V, Thomas G, Untch M, Schumacher M, Egger M, Engert A (2009): Recombinant human erythropoiesis-stimulating agents and mortality in patients with cancer: a meta-analysis of randomised trials. Lancet 373: 1532–1542

Camaschella C (2015): Iron-deficiency anemia. N Engl J Med 372:1832–1843

Cantor AG, Bougatsos C, Dana T, Blazina I, McDonagh M (2015): Routine iron supplementation and screening for iron deficiency anemia in pregnancy: a systematic review for the U.S. Preventive Services Task Force. Ann Intern Med 162: 566–576

Curran MP, McCormack PL (2008): Methoxy polyethylene glycol-epeoetin beta: a review of ist use in the management of anaemia associated with chronic kidney disease. Drugs 68: 1139–1156

Drüeke TB, Locatelli F, Clyne N, Eckardt KU, Mcdougall IC et al. (2006): Normalization of hemoglobin level in patients with chronic kidney disease and anemia. N Engl J Med 355: 2071–2084

Dührsen U (2002): Gibt es Indikationen für Erythropoetin in der Onkologie? Dtsch Ärztebl 99: A3470-A3475

European Medicines Agency (2008): Questions and answers on epoetins and risk of tumor growth and blood clots in the vein. Internet: www.ema.europa.eu/docs/en_GB/document_library/Medicine_QA/2009/11/WC500015145.pdf

Fishbane S (2003): Safety in iron management. Am J Kidney Dis 41 (5 Suppl): 18–26

Food and Drug Administration (2007): Information for Healthcare Professionals November 8, 2007. Erythropoesis stimulating agents (ESA). Internet: www.fda.gov/ cder/drug/InfoSheets/HCP/RHE200711HCP.htm

Hermann W, Obeid R (2011): Die obligatorische Folsäurefortifikation von Nahrungsmitteln. Ein in Deutschland kontrovers diskutiertes Thema. Dtsch Ärztebl 108: 249–254

Hörl WH, Vanrenterghem Y (2005): Optimal treatment of renal anaemia (OPTA): improving the efficacy and efficiency of renal anaemia therapy in haemodialysis patients receiving intravenous epoetin. NephrolDialTransplant 20, Suppl.3: iii25–32

Ibbotson T, Goa KL (2001): Darbepoetin alfa. Drugs 61: 2097–2104

Khoshnood B, Loane M, de Walle H, Arriola L, Addor MC, Barisic I, Beres J, Bianchi F, Dias C, Draper E, Garne E, Gatt M, Haeusler M, Klungsoyr K, Latos-Bielenska A, Lynch C, McDonnell B, Nelen V, Neville AJ, O'Mahony MT, Queisser-Luft A, Rankin J, Rissmann A, Ritvanen A, Rounding C, Sipek A, Tucker D, Verellen-Dumoulin C, Wellesley D, Dolk H (2015): Long term trends in prevalence of neural tube defects in Europe: population based study. BMJ 2015 Nov 24; 351: h5949

Kiss JE, Brambilla D, Glynn SA, Mast AE, Spencer BR, Stone M, Kleinman SH, Cable RG; National Heart, Lung, and Blood Institute (NHLBI) Recipient Epidemiology and Donor Evaluation Study–III (REDS-III) (2015): Oral iron supple-

mentation after blood donation: a randomized clinical trial. JAMA 313: 575–583

Koletzko B, Pietrzik K (2004): Gesundheitliche Bedeutung der Folsäurezufuhr. Dtsch Ärztebl 101: A 1670–1681

Lee TW, Kolber MR, Fedorak RN, van Zanten SV (2012): Iron replacement therapy in inflammatory bowel disease patients with iron deficiency anemia: a systematic review and meta-analysis. J Crohns Colitis 6: 267–275

Lipp HP (2016): Eisen i.v. und die Aut-idem Problematik. Klinischer Stellenwert, Produktunterschiede und Grenzen der Austauschbarkeit. Deutsche Apothekerzeitung (9), 64–69

Marsh WA, Rascati KL (1999): Meta-analyses of the effectiveness of erythropoetin for end-stage renal disease and cancer. Clin Ther 21: 1443–1455

Meerpohl JJ, Schell LK, Rücker G, Motschall E, Fleeman N, Niemeyer CM, Bassler D (2014): Deferasirox for managing transfusional iron overload in people with sickle cell disease. Cochrane Database Syst Rev. 2014 May 27; 5: CD007477

Nielsen P, Kongi R, Buggisch P, Fischer R (2005): Bioavailability of oral iron drugs as judged by a 59Fe-whole-body counting technique in patients with iron deficiency anaemia. Therapeutic efficacy of iron(II)-glycine sulfate. Arzneimittelforschung 55: 376–381.

Röhrig G, Doehner W, Schaefer RM, Schulz RJ (2012): Anämie und Eisenmangel in der Geriatrie. Prävalenz, Diagnostik und neue Therapieoptionen. Z Gerontol Geriatr 45: 191–196

Santiago P (2012): Ferrous versus ferric oral iron formulations for the treatment of iron deficiency: a clinical overview. ScientificWorldJournal 2012: 846824. doi: 10.1100/2012/846824.

Singh AK, Szczech L, Tang KL, Barnhart H, Sapp S et al. (2006): Correction of anemia with epoetin alfa in chronic kidney disease. N Engl J Med 355: 2085–2098

Steffensen GK, Stergaard O (2011): Administration of the same dose of epoetin-beta intravenously subcutaneously to patients with renal anaemia. Scand J Urol Nephrol 45: 461–469

Thomas L, Thomas C, Heimpel H (2005): Neue Parameter zur Diagnostik von Eisenmangelzuständen. Dtsch Ärztebl 102: A 580–586

Tonia T, Mettler A, Robert N, Schwarzer G, Seidenfeld J, Weingart O, Hyde C, Engert A, Bohlius J (2012): Erythropoietin or darbepoetin for patients with cancer. Cochrane Database Syst Rev. 2012 Dec 12; 12: CD003407

Antibiotika und Chemotherapeutika

Winfried V. Kern

© Springer-Verlag GmbH Germany 2017
U. Schwabe, D. Paffrath, W.-D. Ludwig, J. Klauber (Hrsg.), *Arzneiverordnungs-Report 2017*
DOI 10.1007/978-3-662-54630-7_12

Auf einen Blick

Trend
Die Antibiotikaverordnungen zeigen 2016 gegenüber dem Vorjahr von der Gesamtmenge her erneut eine leichte Abnahme. Bei den verschiedenen Substanzklassen fällt vor allem auf, dass anders als in den Vorjahren Oralcephalosporine nicht mehr weiter angestiegen sind und dafür wieder etwas mehr Penicillinderivate verordnet wurden. Ein leichter Rückgang ist erneut auch bei Fluorchinolonen und Makroliden zu verzeichnen. Die systemisch wirksamen oralen Antimykotika Fluconazol und Itraconazol wurden erneut häufiger verordnet, ebenso die antivirale Substanz Aciclovir. Bei den antiretroviralen Mitteln kam es zu einer deutlichen relativen Mehrverordnung des neuen Integraseinhibitors Dolutegravir.

Bei den antibakteriellen Substanzen war das Verordnungsvolumen nach definierten Tagesdosen (DDD) 2016 im Vergleich zum Vorjahr erneut leicht rückläufig (vgl. ▶ Tabelle 1.2). Betalactame stellen die praktisch bedeutsamste Gruppe dar; Tetracycline, Makrolide und Fluorchinolone folgen (◘ Abbildung 12.1, ◘ Abbildung 12.2).

Neben pharmakologischen Eigenschaften des Wirkstoffs sind bei der Auswahl eines Antibiotikums Art und Ort der Infektion, Erregerempfindlichkeit und die klinische Situation des Patienten maßgebend. Folgende Punkte sind zu beachten:

- Das pharmakokinetische Profil, das Nebenwirkungsprofil und die klinische Wirksamkeit aus kontrollierten Studien müssen berücksichtigt werden.
- Zu beachten sind Wirkungen auf die Resistenzentwicklung, bei denen sich die verschiedenen Antibiotikaklassen nicht gleich verhalten. Bei bakteriellen Erregern von Atemwegsinfektionen gelten Penicilline günstiger als Makrolide. Oralcephalosporine und Fluorchinolone sind keine Substanzen der ersten Wahl bei Atemwegs- und unkomplizierten Harnwegsinfektionen.
- Bei Gleichheit aller Faktoren soll das kostengünstigste Präparat ausgewählt werden.
- Bei schweren Infektionen ist der Versuch einer Erregersicherung notwendig; nur so kann in vielen Fällen von einem (unnötig) breit wirksamen Präparat gezielt auf eine weniger breit wirksame Substanz umgestellt werden.

Hauptindikation für eine antibakterielle Therapie im ambulanten Bereich bleibt die Atemwegsinfektion. Der Hinweis, dass im Unterschied zur Pneumonie akute Atemwegsinfektionen, vor allem die akute Bronchitis, in mehr als 90% der Fälle durch Viren ausgelöst werden und daher keine primäre Indikation für Antibiotika darstellen, bleibt wichtig und ist in aktuellen Studien nochmals bestätigt worden (Butler et al. 2010, Little et al. 2013). Frühere Erfahrungen aus der Allgemeinmedizin haben gezeigt, dass es auch in Deutschland durchaus Einspa-

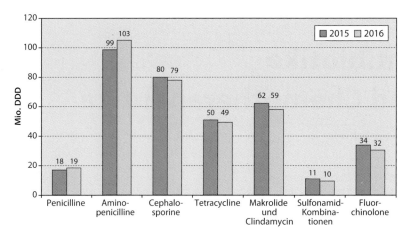

◘ Abbildung 12.1 Verordnungen von Antibiotika und Chemotherapeutika 2016. Gesamtverordnungen nach definierten Tagesdosen.

rungspotenziale in der Antibiotikaverordnung gibt (Altiner et al. 2007).

Bei den häufigen Atemwegs- und Harnwegsinfektionen, bei denen meist eine empirische („kalkulierte") Therapie (ohne Erregersicherung) eingeleitet wird, bieten viele neuere Wirkstoffe keine wesentlichen Vorteile gegenüber den älteren, weniger kostspieligen Antibiotika. Entscheidend in dieser Situation sind das erwartete Erregerspektrum und die erwartete Erregerempfindlichkeit. Kenntnisse zur aktuellen Situation bezüglich bakterieller Resistenzentwicklung bei den Erregern ambulant erworbener Infektionen sind somit wichtig. Dies gilt vor allem bezüglich der Empfindlichkeit von Pneumokokken und A-Streptokokken gegenüber Penicillin und Makroliden, der Empfindlichkeit von Haemophilus gegenüber Amoxicillin sowie der Empfindlichkeit von Escherichia coli gegenüber Trimethoprim bzw. Co-trimoxazol, Nitrofurantoin, Fosfomycin und Fluorchinolonen. Deutschland verfügt inzwischen – wie die skandinavischen Länder und Holland seit vielen Jahren – auch über einen Antibiotikaverbrauchs- und -Resistanzatlas (GERMAP2015), der aktuelle Informationen hierzu bietet. Daten aus der nationalen Antibiotikaresistanz-Surveillance des Robert-Koch-Institutes (Routinedaten) und aus den Querschnittserhebungen der Paul-Ehrlich-Gesellschaft sind online verfügbar (https://ars.rki.de/ bzw. http://www.p-e-g.org/econtext/Berichte%20der%20Studien).

Die langjährige Dominanz der klassischen Betalactamantibiotika (Oralpenicillin, Aminopenicilline, Cephalosporine) beruht nach über 50jähriger Anwendung auf der Kombination meist günstiger pharmakologischer Eigenschaften mit einer hohen antibakteriellen Aktivität, geringer Toxizität und der daraus resultierenden großen therapeutischen Breite. Der weitaus größte Teil der Betalactamverordnungen entfällt auf die Aminopenicilline, dicht gefolgt von Oralcephalosporinen (◘ Abbildung 12.1).

12.1 Betalactamantibiotika

12.1.1 Basispenicilline

Die Gruppe der Basispenicilline (Phenoxymethylpenicillin, Amoxicillin) liegt im Jahre 2016 gegenüber dem Vorjahr im Verbrauch höher. Dies betraf sowohl Phenoxymethylpenicillin als auch Amoxicillin (◘ Tabelle 12.1, ◘ Tabelle 12.2).

Im Vergleich zu Phenoxymethylpenicillin haben die Aminopenicilline ein breiteres Wirkungsspektrum im gramnegativen Bereich (vor allem Haemophilus). Durch die guten Serum- und Gewebespiegel und hohe Aktivität gerade auch gegenüber Pneumokokken gilt Amoxicillin als am besten geeignetes orales Betalactam bei Pneumonien und wird in der neusten Auflage der Leitlinie zur Therapie der ambulant erworbenen Pneumonie und auch

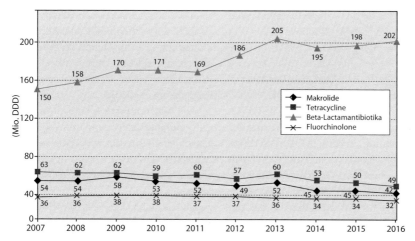

Abbildung 12.2 Verordnungen von Antibiotika 2007 bis 2016. Gesamtverordnungen nach definierten Tagesdosen.

Tabelle 12.1 Verordnungen von Penicillinen 2016. Angegeben sind die 2016 verordneten Tagesdosen, die Änderungen gegenüber 2015 und die mittleren Kosten je DDD 2016.

Präparat	Bestandteile	DDD Mio.	Änderung %	DDD-Nettokosten €
Phenoxymethylpenicillin				
Penicillin V-ratiopharm	Phenoxymethylpenicillin	3,5	(+32,7)	1,28
Penicillin V AL	Phenoxymethylpenicillin	3,3	(+18,7)	1,18
PenHEXAL	Phenoxymethylpenicillin	2,9	(−17,5)	1,29
Infectocillin	Phenoxymethylpenicillin	2,4	(+27,7)	1,70
Pen Mega-1 A Pharma	Phenoxymethylpenicillin	2,1	(−7,5)	1,21
Penicillin V STADA	Phenoxymethylpenicillin	2,0	(−3,7)	1,31
Isocillin	Phenoxymethylpenicillin	0,73	(−20,2)	1,52
Penicillin Sandoz	Phenoxymethylpenicillin	0,36	(+29,9)	1,19
Penicillin V acis	Phenoxymethylpenicillin	0,31	(+28,1)	2,37
Infectocillin	Phenoxymethylpenicillin	0,07	(+71,9)	2,35
		17,6	(+6,2)	1,35
Weitere Penicilline				
Infectobicillin	Phenoxymethylpenicillin-Benzathin	1,6	(+24,5)	3,67
Staphylex	Flucloxacillin	0,16	(−8,6)	13,36
Flucloxacillin Altamedics	Flucloxacillin	0,05	(+82,6)	11,03
Tardocillin	BenzylpenicillinBenzathin	0,02	(−0,8)	69,35
		1,8	(+21,3)	5,29
Summe		19,4	(+7,5)	1,71

seitens der Arzneimittelkommission der deutschen Ärzteschaft als Mittel erster Wahl empfohlen (Ewig et al. 2016, Arzneimittelkommission der deutschen Ärzteschaft 2013). Indikationen sind darüber hin-

aus obere Atemwegsinfektionen wie eitrige Otitis media und akute Rhinosinusitis, soweit hier eine Antibiotikaindikation besteht (DEGAM 2008, Arzneimittelkommission der deutschen Ärzteschaft

2013, Berner et al. 2015). Die Tagestherapiekosten von Amoxicillin sind günstig (◘ Tabelle 12.2).

12.1.2 Aminopenicillin-Betalactamaseinhibitor-Kombinationen

Zwei verschiedene Kombinationspräparate sind zur oralen Verabreichung erhältlich, Amoxicillin-Clavulansäure und Ampicillin-Sulbactam (in Form von Sultamicillin, eine Doppelesterverbindung von Ampicillin und Sulbactam). Vorteil dieser Substanzen im Vergleich zu Amoxicillin ist das um Moraxella, Klebsiella, Staphylococcus aureus und Anaerobier erweiterte Spektrum. Die gelegentlich auftretenden Betalactamase-positiven Haemophilusspezies werden ebenfalls erfasst. Die Hälfte der amoxicillinresistenten Escherichia coli ist empfindlich gegenüber Amoxicillin-Clavulansäure. Nachteile sind die gastrointestinalen Störungen, die häufiger im Vergleich zu Basispenicillinen zu sein scheinen. Insgesamt kam es 2016 wie auch bereits im Vorjahr zu einer Zunahme der Verordnung dieser Substanzen um rund 15%.

12.1.3 Cephalosporine

Die Oralcephalosporine zeigten 2016 erstmals seit vielen Jahren keine Verordnungszunahme (◘ Tabelle 12.3). Oralcephalosporine entsprechen in ihrem Wirkungsspektrum weitgehend den Aminopenicillin-Betalactamaseinhibitor-Kombinationen mit Ausnahme der schlechteren bzw. fehlenden Anaerobierwirksamkeit. Auch ist die Wirksamkeit gegenüber Pneumokokken etwas geringer als die von Penicillin und Amoxicillin.

Cefuroximaxetil ist seit vielen Jahren die führende Substanz. 2016 sieht man eine minimale Reduktion der Verordnungsmenge bei diesem Präparat (◘ Tabelle 12.3). Cefuroxim hat gegenüber Cefaclor eine bessere Wirksamkeit gegenüber Pneumokokken und ein im gramnegativen Bereich erweitertes Spektrum. Als oral zu verabreichende Substanz (Cefuroximaxetil) sind jedoch deren Serum- und Gewebespiegel meist unzureichend, sodass diese Substanz bei Atemwegsinfektionen nicht oder nur als Reserve empfohlen wird, und bei

Haut-/Weichteilinfektionen durch Staphylokokken als nicht ausreichend wirksam gilt. Die sehr hohen Zahlen der in Deutschland verordneten Cefuroximaxetil-Tagesdosen weisen auf eine häufig nicht leitlinienkonforme Verschreibung hin (Bätzing-Feigenbaum et al 2016).

Die neueren Oralcephalosporine Cefixim und Cefpodoximproxetil sind im Wirkungsspektrum gegenüber Cefuroxim wiederum um gramnegative Bakterien erweitert, wirken gegenüber Pneumokokken jedoch nicht besser als Cefuroximaxetil. Cefpodoxim gilt als Reservesubstanz bei Harnwegsinfektionen (Deutsche Gesellschaft für Urologie 2010). Die Verordnungsmenge sowohl von Cefixim – und etwas geringer die – von Cefpodoximproxetil sind im Jahr 2016 im Vergleich zum Vorjahr etwas zurückgegangen.

Bei allen Oralcephalosporinen als problematisch gilt das erhöhte Risiko für Clostridium difficile, das zumindest teilweise durch die nur mäßige orale Bioverfügbarkeit und im Vergleich zu Amoxicillin stärkere Veränderung der Darmflora erklärt wird.

12.2   Tetracycline

Tetracycline hatten ursprünglich ein breites Wirkungsspektrum. Heute sind sie noch sehr aktiv gegenüber Haemophilus und Moraxella, wirken gut gegen Erreger der sogenannten atypischen Pneumonie und sind Mittel der Wahl bei der Chlamydienurethritis und bei der Lyme-Borreliose. Interessanterweise sind Tetracycline auch gegen viele Stämme von Methicillin-resistenten Staphylococcus aureus (MRSA) wirksam und hier auch im Fall von leichten bis mittelschweren Haut- und Weichteilinfektionen einsetzbar (Ruhe und Menon 2007). Zusätzlich scheinen sie protektiv gegenüber Clostridium difficile zu wirken (Brown et al. 2013, Deshpande et al. 2013). Die Tetracyclinresistenz von Pneumokokken ist in den letzten Jahren in Deutschland auf einem niedrigen Niveau (5–10%) geblieben.

Doxycyclin war auch 2016 das mit Abstand meistverordnete Tetracyclin (◘ Tabelle 12.4). Die mittleren DDD-Kosten waren wie in den Jahren zuvor im Vergleich zu anderen Substanzen sehr güns-

◻ **Tabelle 12.2 Verordnungen von Aminopenicillinen 2016.** Angegeben sind die 2016 verordneten Tagesdosen, die Änderungen gegenüber 2015 und die mittleren Kosten je DDD 2016.

Präparat	Bestandteile	DDD Mio.	Änderung %	DDD-Nettokosten €
Amoxicillin				
Amoxi-1 A Pharma	Amoxicillin	36,8	(−5,6)	0,85
Amoxicillin AL	Amoxicillin	24,8	(+31,4)	0,81
Amoxicillin-ratiopharm	Amoxicillin	11,2	(+51,8)	0,87
AmoxiHEXAL	Amoxicillin	8,4	(−32,0)	0,94
Amoxicillin Heumann	Amoxicillin	3,6	(+9,7)	0,79
Amoxibeta	Amoxicillin	1,7	(+25,3)	0,78
Infectomox	Amoxicillin	1,4	(+5,5)	1,40
Amoxicillin AbZ	Amoxicillin	1,0	(−45,1)	0,77
		88,8	(+4,1)	0,85
Andere Aminopenicilline				
Unacid PD	Sultamicillin	1,6	(−3,5)	8,97
Sultamicillin-ratiopharm	Sultamicillin	0,56	(+2,9)	8,98
Ampicillin-ratiopharm	Ampicillin	0,25	(−6,1)	2,05
		2,4	(−2,4)	8,25
Kombinationen				
Amoxiclav BASICS	Amoxicillin Clavulansäure	3,7	(−1,0)	5,47
Amoxiclav-1 A Pharma	Amoxicillin Clavulansäure	2,3	(−3,3)	5,33
Amoxi Clavulan Aurobindo	Amoxicillin Clavulansäure	1,4	(+314,6)	5,20
Amoxicillin-ratiopharm comp.	Amoxicillin Clavulansäure	1,3	(+36,7)	5,61
Amoxi Clavulan STADA	Amoxicillin Clavulansäure	1,1	(−17,6)	4,95
Amoclav/Amoxclav HEXAL	Amoxicillin Clavulansäure	0,98	(+24,4)	5,11
Amoxclav Sandoz	Amoxicillin Clavulansäure	0,18	(+2,9)	5,40
Infectosupramox	Amoxicillin Clavulansäure	0,13	(+3,9)	2,75
		11,3	(+14,6)	5,31
Summe		102,5	(+5,0)	1,52

tig. Der früher beobachtete Anstieg des relativ teuren Präparates *Oraycea* wurde 2015 und jetzt auch 2016 nicht mehr beobachtet. Es ist nur zur Behandlung der Rosazea zugelassen ist und bei dieser Indikation in niedriger Dosis (40 mg) genauso wirksam wie die Standarddosis von 100 mg, hatte aber wie zu erwarten für diese Dosierung weniger gastrointestinale Nebenwirkungen (Del Rosso et al. 2008).

Minocyclin hat ein nahezu identisches Wirkungsspektrum wie Doxycyclin, es ist jedoch etwas teurer und hat bei einer dem Doxycyclin vergleichbaren Dosierung mehr zentrale Nebenwirkungen.

■ **Tabelle 12.3 Verordnungen von Cephalosporinen 2016.** Angegeben sind die 2016 verordneten Tagesdosen, die Änderungen gegenüber 2015 und die mittleren Kosten je DDD 2016.

Präparat	Bestandteile	DDD Mio.	Änderung %	DDD-Nettokosten €
Cefaclor				
Cefaclor BASICS	Cefaclor	5,9	(–9,4)	2,40
Infectocef	Cefaclor	1,9	(+36,7)	1,96
CEC	Cefaclor	0,92	(–10,7)	2,60
Cefaclor AL	Cefaclor	0,89	(+108,5)	2,31
Cefaclor-1 A Pharma	Cefaclor	0,76	(–51,4)	2,28
Cefaclor Aristo	Cefaclor	0,54	(+159,2)	2,25
Cefaclor-ratiopharm	Cefaclor	0,17	(+29,9)	2,60
Panoral	Cefaclor	0,12	(+61,5)	2,14
		11,2	(–1,2)	2,32
Cefadroxil				
Grüncef	Cefadroxil	0,62	(+116,8)	2,83
Cefadroxil-1 A Pharma	Cefadroxil	0,17	(–45,7)	4,12
Cefadroxil HEXAL	Cefadroxil	0,14	(–59,9)	4,20
		0,92	(–1,9)	3,27
Cefuroximaxetil				
Cefurax	Cefuroximaxetil	22,9	(+31,6)	1,42
Cefurox BASICS	Cefuroximaxetil	20,5	(+15,5)	1,39
Cefuroxim Heumann	Cefuroximaxetil	8,3	(+48,6)	1,45
Cefuroxim-1 A Pharma	Cefuroximaxetil	4,0	(–21,2)	1,32
Cefuroxim AbZ	Cefuroximaxetil	0,95	(+9,0)	1,36
Cefuroxim-ratiopharm	Cefuroximaxetil	0,68	(–23,0)	2,31
Cefu HEXAL	Cefuroximaxetil	0,41	(–22,0)	2,30
Elobact	Cefuroximaxetil	0,27	(–97,3)	1,88
Cefuroxim AL	Cefuroximaxetil	0,17	(–40,2)	1,43
		58,1	(–0,4)	1,42
Cefixim				
Cefixim AL	Cefixim	1,4	(–0,1)	2,98
Cefixdura	Cefixim	0,88	(–13,5)	3,06
Cefixim STADA	Cefixim	0,59	(–3,5)	2,95
		2,9	(–5,2)	3,00
Cefpodoxim				
Cefpodoxim-1 A Pharma	Cefpodoxim	1,7	(–6,1)	3,68
Cefpodoxim-ratiopharm	Cefpodoxim	0,75	(+21,2)	4,30
Cefpodoxim HEXAL	Cefpodoxim	0,55	(–40,0)	4,03
Cefpo BASICS	Cefpodoxim	0,54	(+10,0)	3,50
Cefpodoxim AL	Cefpodoxim	0,54	(+81,4)	3,68
Cefpodoxim STADA	Cefpodoxim	0,13	(+8,0)	3,57
		4,2	(–1,0)	3,81
Weitere Cephalosporine				
Keimax	Ceftibuten	0,63	(–33,4)	3,47
Cephalexin-ratiopharm	Cefalexin	0,29	(–8,2)	2,92
		0,92	(–27,1)	3,30
Summe		78,3	(–1,2)	1,78

12

◘ Tabelle 12.4 Verordnungen von Tetracyclinen 2016. Angegeben sind die 2016 verordneten Tagesdosen, die Änderungen gegenüber 2015 und die mittleren Kosten je DDD 2016.

Präparat	Bestandteile	DDD Mio.	Änderung %	DDD-Nettokosten €
Doxycyclin				
Doxycyclin AL	Doxycyclin	28,6	(+7,7)	0,52
Doxycyclin-1 A Pharma	Doxycyclin	9,2	(+13,2)	0,53
Doxyderma	Doxycyclin	1,8	(−3,6)	0,45
Oraycea	Doxycyclin	1,8	(−10,9)	2,07
Doxycyclin STADA	Doxycyclin	1,7	(−47,3)	0,50
DoxyHEXAL	Doxycyclin	0,82	(−58,8)	0,56
Doxakne	Doxycyclin	0,74	(−2,2)	0,46
Doxycyclin-ratiopharm/Doxy M	Doxycyclin	0,39	(−42,1)	0,72
		45,1	(−0,4)	0,58
Minocyclin				
Skid	Minocyclin	2,7	(+8,1)	1,08
Minocyclin-ratiopharm	Minocyclin	0,69	(−9,1)	1,07
Minocyclin HEXAL	Minocyclin	0,23	(−41,1)	1,19
		3,6	(−0,7)	1,08
Tetracyclin				
Tetracyclin-Wolff	Tetracyclin	0,23	(−3,0)	1,16
Summe		48,9	(−0,5)	0,62

Minocyclin ist besonders lipophil, was als Vorteil bei der Aknebehandlung angesehen wird, bei der geringere Dosen eingesetzt werden. Es gibt jedoch keine zuverlässige Evidenz für eine Überlegenheit gegenüber anderen Aknetherapeutika (Garner et al. 2003).

12.3 Makrolidantibiotika und Clindamycin

Makrolidantibiotika besitzen eine gute antibakterielle Aktivität gegen grampositive Bakterien mit zusätzlichen Wirkungen gegen Legionellen, Mycoplasma pneumoniae, Campylobacter, Helicobacter und Chlamydien. Die Wirkung der meisten Substanzen gegenüber Haemophilus ist nicht überzeugend (Courter et al. 2010, Sahm et al. 2000). Seit 1992 wurde eine zunehmende Resistenzentwicklung bei Pneumokokken und A-Streptokokken in Deutschland beobachtet, die inzwischen durch die Pneumokokkenimpfung gestoppt zu sein scheint.

Die Resistenzrate bei Pneumokokken betrug 2010 15–20%; 2015 beträgt sie nur noch ~10%.

Die neueren Makrolide besitzen gegenüber dem Erythromycin eine bessere orale Bioverfügbarkeit und gelten als besser verträglich. Auf Arzneimittelinteraktionen und Herzrhythmusstörungen ist zu achten (Simko et al. 2008, Abo-Salem et al. 2014, Bin-Abdulhak et al. 2015). Clarithromycin sowie Azithromycin haben ein dem Roxithromycin vergleichbares Wirkspektrum. Clarithromycin wird zusätzlich als antibiotische Komponente der Tripeltherapie für die Eradikation von Helicobacter pylori bei der Therapie peptischer Ulzera eingesetzt.

Azithromycin hat eine ungewöhnlich hohe Gewebsaffinität und eine lange terminale Halbwertszeit (2–4 Tage), so dass die Substanz noch bis zur vierten Woche nach der letzten Gabe im Urin ausgeschieden wird. Deshalb wirkt eine 3–5tägige Therapie genauso gut wie eine zehntägige Erythromycintherapie. Sowohl Clarithromycin als auch Azithromycin verändern für Wochen nach Einnahme die orale Mikroflora im Sinne des vermehrten

Nachweises von makrolidresistenten Streptokokken (Malhotra-Kumar et al. 2007) – anders als dies bei Amoxicillin beobachtet wurde (Malhotra-Kumar et al. 2016).

Die Verordnungen der Makrolide haben seit 2009 abgenommen (◘ Abbildung 12.2). 2016 sind im Vergleich zum Vorjahr die Verordnungsmengen von Roxithromycin und Clarithromycin weiter zurückgegangen (◘ Tabelle 12.5).

Clindamycin hat ein ähnliches Wirkungsspektrum wie die Makrolidantibiotika, die Anwendung bei schweren Anaerobier- und Staphylokokken-infektionen ist jedoch sicherer. Knapp 60% der Verbrauchsmenge wird von Zahnärzten verordnet (▸ Tabelle 47.3). Die Substanz ist teurer als Makrolide und führt häufiger zu gastrointestinalen Nebenwirkungen (z. B. pseudomembranöse Colitis). Das Verordnungsvolumen lag im Jahr 2016 etwas höher als 2015 (◘ Tabelle 12.5).

12.4 Sulfonamid-Kombinationen und Trimethoprim

Sulfonamide und Trimethoprim bewirken nach dem Prinzip der Sequenzialblockade eine synergistische Hemmung der bakteriellen Folsäuresynthese und stellen ein wirksames Kombinationsprinzip mit einem breiten antibakteriellen Wirkungsspektrum dar. Auch aus pharmakokinetischen Gründen ist die Kombination sinnvoll. Beide Komponenten werden renal eliminiert und haben bei normaler Nierenfunktion ähnliche Eliminationshalbwertszeiten. Die Kombination (Co-trimoxazol) ist viele Jahre Mittel der Wahl bei Harnwegsinfektionen gewesen; bei unkomplizierte Zystitis ist allerdings Trimethoprim alleine ähnlich wirksam wie die Kombination. Co-trimoxazol gilt als mögliche Reservetherapie bei MRSA-Haut-Weichteilinfektionen (Cadena et al. 2011, Schmitz et al. 2010) – auch in Deutschland. Bei schweren Staphylokokken-infektionen sollte sie nicht in der Initialtherapie verwendet werden (Paul et al. 2015). Die Substanz wurde früher auch bei Otitis media eingesetzt.

Bei Escherichia coli ist auch in Deutschland eine kritische Resistenzsituation entstanden: 20–30% der Isolate sind resistent gegenüber Trimethoprim wie auch gegenüber Co-trimoxazol (GERMAP 2015). Bei Escherichia coli-Isolaten von Patientinnen mit unkomplizierten Harnwegsinfektionen gilt dies mit Einschränkung ebenfalls (Kresken et al. 2016), so dass die Substanzen nicht mehr als Mittel der ersten Wahl empfohlen werden. Alternativen sind Fosfomycin und Nitrofurantoin (DEGAM 2009, Deutsche Gesellschaft für Urologie 2010). Co-trimoxazol – wie auch Amoxicillin bzw. Amoxicillin-Clavulansäure – kann nach Austestung und bestätigter Empfindlichkeit nach wie vor verabreicht werden – auch bei Pyelonephritis. Die Verordnungen von Co-trimoxazol waren im Jahr 2016 wie in den Vorjahren erneut rückläufig (◘ Tabelle 12.6).

12.5 Fluorchinolone

Fluorchinolone (Gyrasehemmer) stellen seit einiger Zeit die viertstärkste Verordnungsgruppe dar (nach Betalactamen, Makroliden und Tetracyclinen) und hatten in früheren Jahren einen sehr starken Verordnungsanstieg gezeigt. Dies hat zu einem Resistenzanstieg vor allem bei gram-negativen Erregern geführt. Isolate von Patienten mit rezidivierenden

◘ **Tabelle 12.5 Verordnungen von Makrolidantibiotika und Clindamycin 2016.** Angegeben sind die 2016 verordneten Tagesdosen, die Änderungen gegenüber 2015 und die mittleren Kosten je DDD 2016.

Präparat	Bestandteile	DDD Mio.	Änderung %	DDD-Nettokosten €
Erythromycin				
Erythromycin-ratiopharm	Erythromycin	1,3	(+21,1)	1,30
Infectomycin	Erythromycin	1,2	(+1,7)	3,12
EryHEXAL	Erythromycin	0,77	(–6,2)	1,77
		3,3	(+6,3)	2,09

◘ **Tabelle 12.5** Verordnungen von Makrolidantibiotika und Clindamycin 2016. (Fortsetzung)

Präparat	Bestandteile	DDD Mio.	Änderung %	DDD-Nettokosten €
Roxithromycin				
Roxi Aristo	Roxithromycin	4,3	(−25,4)	1,62
Roxi-1 A Pharma	Roxithromycin	2,0	(−25,0)	1,56
Roxithromycin AbZ	Roxithromycin	1,5	(+48,2)	1,37
Roxithro-Lich	Roxithromycin	1,3	(+60,3)	1,77
Roxithromycin Heumann	Roxithromycin	0,26	(−22,0)	1,63
RoxiHEXAL	Roxithromycin	0,20	(−43,0)	2,00
Roxithromycin-ratiopharm	Roxithromycin	0,13	(−43,3)	1,84
Rulid	Roxithromycin	0,12	(+39,5)	1,85
		10,0	(−12,7)	1,60
Clarithromycin				
Clarithromycin BASICS	Clarithromycin	5,8	(+14,7)	1,25
Clarilind	Clarithromycin	5,2	(−21,9)	1,32
Clarithromycin-1 A Pharma	Clarithromycin	2,0	(−18,2)	1,36
Clarithromycin HEXAL	Clarithromycin	0,86	(+6,3)	1,34
Clarithromycin-ratiopharm	Clarithromycin	0,18	(−30,6)	1,34
		14,1	(−7,8)	1,30
Azithromycin				
Azithromycin-1 A Pharma	Azithromycin	6,0	(−15,0)	2,42
Azithromycin-Hecpharm	Azithromycin	4,7	(+210,5)	2,24
Azithromycin Aristo	Azithromycin	1,4	(−33,9)	2,02
Azithromycin HEXAL	Azithromycin	0,59	(−8,9)	2,84
Azithromycin-ratiopharm	Azithromycin	0,46	(+44,1)	2,83
Azithromycin AL	Azithromycin	0,31	(−13,7)	3,16
Azi-TEVA	Azithromycin	0,29	(−76,1)	2,37
Azithromycin STADA	Azithromycin	0,24	(−54,2)	2,49
Azithromycin AbZ	Azithromycin	0,23	(−23,5)	2,35
		14,2	(+1,0)	2,37
Clindamycin				
Clinda-saar	Clindamycin	4,6	(+1,3)	2,23
Clindasol	Clindamycin	2,9	(−29,9)	2,47
Clindamycin-1 A Pharma	Clindamycin	2,6	(+3,1)	2,27
Clindamycin-ratiopharm	Clindamycin	2,5	(+11,8)	2,26
Clindamycin Aristo	Clindamycin	2,3	(+61,0)	2,16
ClindaHEXAL	Clindamycin	1,4	(+21,8)	2,43
Sobelin Vaginal	Clindamycin	0,74	(+2,4)	3,03
Clindamycin AL	Clindamycin	0,21	(+14,7)	3,09
Sobelin	Clindamycin	0,12	(+6,0)	5,06
Clindamycin AbZ	Clindamycin	0,08	(+189,9)	3,22
		17,5	(+2,2)	2,36
Summe		59,1	(−3,2)	1,97

12

◻ **Tabelle 12.6   Verordnungen von Sulfonamiden und Trimethoprim 2016.** Angegeben sind die 2016 verordneten Tagesdosen, die Änderungen gegenüber 2015 und die mittleren Kosten je DDD 2016.

Präparat	Bestandteile	DDD Mio.	Änderung %	DDD-Nettokosten €
Sulfonamid-Trimethoprim Kombinationen				
Cotrimoxazol AL	Trimethoprim Sulfamethoxazol	4,8	(+3,7)	1,55
Cotrim-ratiopharm	Trimethoprim Sulfamethoxazol	3,4	(+30,3)	1,72
Cotrim-1 A Pharma	Trimethoprim Sulfamethoxazol	1,4	(+31,7)	1,00
Cotrim-CT	Trimethoprim Sulfamethoxazol	0,50	(−76,0)	1,51
Kepinol	Trimethoprim Sulfamethoxazol	0,18	(−1,7)	1,87
Cotrim HEXAL	Trimethoprim Sulfamethoxazol	0,12	(+15,9)	1,60
		10,3	(−2,6)	1,54
Trimethoprim				
Infectotrimet	Trimethoprim	1,3	(+2,1)	2,60
Summe		11,6	(−2,1)	1,66

Harnwegsinfektionen und Isolate von Krankenhauspatienten sind nur noch zu 70–80% empfindlich (GERMAP 2015), Escherichia coli-Isolate von Patientinnen mit unkomplizierten Harnwegsinfektionen nur noch zu etwa 85–90% (Kresken et al. 2016).

Die Fluorchinolone können in einer therapeutisch ausgerichteten Klassifikation dargestellt werden. Die erste Gruppe bilden die Harnwegs-Fluorchinolone mit dem Hauptvertreter Norfloxacin (◻ Tabelle 12.7), das bei der unkomplizierten Zystitis durch empfindliche Erreger eine sehr gute Wirksamkeit hat und bei dieser Indikation den anderen Fluorchinolonen vorzuziehen ist. Die Verordnungen der Norfloxacinpräparate gingen 2016 im Vergleich zum Vorjahr weiter zurück.

Die nächste Gruppe bilden Fluorchinolone mit breiter Indikation, die heute auch als Standardfluorchinolone bezeichnet werden. Mit Abstand führender Vertreter ist Ciprofloxacin, während auf das enantiomerselektive Levofloxacin und das ältere racemische Ofloxacin deutlich weniger Verordnungen entfallen (◻ Tabelle 12.7). Ciprofloxacin zeigte 2016 erneut keine Verordnungszunahme gegenüber

dem Vorjahr (◻ Tabelle 12.7). Bei ambulant erworbener Pneumonie, aber auch den meisten anderen ambulant erworbenen Atemwegsinfektionen ist Ciprofloxacin wegen der schlechten Wirksamkeit gegenüber Pneumokokken nicht indiziert (Fuller und Low 2005). Auch Levofloxacin wurde 2016 weniger häufig verordnet als 2015 (◻ Tabelle 12.7). Das ältere Ofloxacin macht zu Recht nur noch einen geringen Anteil unter den verordneten Fluorchinolonen aus und ging 2016 weiter zurück (◻ Tabelle 12.7).

Zur dritten Gruppe der Fluorchinolone mit verbesserter Aktivität gegen grampositive und atypische Erreger sowie gegen Anaerobier („Atemwegsinfektions"-Fluorchinolone) gehört Moxifloxacin. Es hat im Vergleich zu Ciprofloxacin und Levofloxacin eine verminderte Aktivität gegen Pseudomonas aeruginosa und andere gramnegative Bakterien (Balfour und Wisemann 1999). Das Präparat hatte rasch eine ungewöhnlich hohe Bedeutung als Reservemittel bei ambulant erworbenen Pneumonien und bei akuten Exazerbationen chronischer Bronchitiden erlangt. Seine Verordnungen waren 2014 im Vergleich zum Vorjahr deutlich reduziert, 2015 ist die Substanz wieder deutlich vermehrt eingesetzt

◘ **Tabelle 12.7 Verordnungen von Fluorchinolonen (Gyrasehemmern) 2016.** Angegeben sind die 2016 verordneten Tagesdosen, die Änderungen gegenüber 2015 und die mittleren Kosten je DDD 2016.

Präparat	Bestandteile	DDD Mio.	Änderung %	DDD-Nettokosten €
Harnwegs-Fluorchinolone				
Norfloxacin AL	Norfloxacin	0,53	(+31,5)	2,39
NorfloHEXAL	Norfloxacin	0,35	(−25,0)	2,33
Norflox-1 A Pharma	Norfloxacin	0,19	(−18,7)	2,41
Norflosal	Norfloxacin	0,11	(−4,5)	2,21
		1,2	(−3,2)	2,36
Ciprofloxacin				
Cipro BASICS	Ciprofloxacin	8,2	(−5,8)	2,52
Ciprofloxacin Aristo	Ciprofloxacin	3,7	(+8,9)	2,26
Cipro-1 A Pharma	Ciprofloxacin	3,0	(−0,5)	2,36
CiproHEXAL	Ciprofloxacin	1,4	(+11,4)	2,32
Ciprobeta/Uro	Ciprofloxacin	0,72	(−0,4)	2,70
Ciprofloxacin axcount	Ciprofloxacin	0,66	(+98,4)	2,91
Ciprofloxacin AL	Ciprofloxacin	0,59	(−54,0)	2,54
Ciprofloxacin AbZ	Ciprofloxacin	0,44	(−13,5)	3,10
Ciprofloxacin-ratiopharm	Ciprofloxacin	0,13	(−23,8)	2,98
Ciprofloxacin STADA	Ciprofloxacin	0,10	(−26,8)	3,02
		18,9	(−3,1)	2,47
Ofloxacin				
Oflox BASICS	Ofloxacin	0,59	(+4,4)	2,47
Ofloxacin-ratiopharm Tabl.	Ofloxacin	0,47	(−11,8)	2,80
Ofloxacin-1 A Pharma	Ofloxacin	0,09	(−28,3)	2,59
		1,2	(−6,0)	2,61
Levofloxacin				
Levofloxacin-1 A Pharma	Levofloxacin	1,7	(+14,3)	1,74
Levofloxacin Heumann	Levofloxacin	1,7	(−32,2)	2,04
Levofloxacin Aristo	Levofloxacin	1,3	(+24,5)	1,83
Levofloxacin-ratiopharm	Levofloxacin	0,93	(−44,9)	1,96
Levofloxacin Aurobindo	Levofloxacin	0,49	(+483,8)	1,82
Levofloxacin HEXAL	Levofloxacin	0,41	(+73,5)	2,04
Levofloxacin STADA	Levofloxacin	0,32	(+45,5)	1,89
Levofloxacin dura	Levofloxacin	0,24	(−35,8)	1,81
Levofloxacin AL	Levofloxacin	0,19	(−26,4)	1,96
Levofloxacin HEC Pharm	Levofloxacin	0,11	(+684,7)	1,92
Tavanic	Levofloxacin	0,08	(−33,8)	3,09
		7,5	(−7,1)	1,90
Moxifloxacin				
Moxifloxacin-1 A Pharma	Moxifloxacin	0,52	(−9,4)	4,45
Moxifloxacin Heumann	Moxifloxacin	0,49	(+87,7)	4,01
Moxifloxacin AL	Moxifloxacin	0,38	(+33,1)	4,06

◻ Tabelle 12.7 Verordnungen von Fluorchinolonen (Gyrasehemmern) 2016. (Fortsetzung)

Präparat	Bestandteile	DDD Mio.	Änderung %	DDD-Nettokosten €
Moxifloxacin TAD	Moxifloxacin	0,36	(−25,4)	4,26
Moxifloxacin Actavis	Moxifloxacin	0,34	(+10,1)	2,74
Avalox	Moxifloxacin	0,30	(−55,7)	6,17
Moxifloxacin AbZ	Moxifloxacin	0,24	(+6,7)	4,44
Moxifloxacin ratiopharm	Moxifloxacin	0,16	(−54,4)	5,04
Moxifloxacin HEXAL	Moxifloxacin	0,16	(−21,5)	5,43
Moxifloxacin Aurobindo	Moxifloxacin	0,11	(+777,3)	4,48
		3,0	(−9,4)	4,36
Summe		31,8	(−4,8)	2,52

worden, 2016 gab es wiederum einen Rückgang um rund 9% (◻ Tabelle 12.7).

Fluorchinolone sollten nur ausnahmsweise als Therapeutika der ersten Wahl eingesetzt werden. Es sind in einigen Fällen schwere hepatotoxische Reaktionen nach oraler Einnahme von Moxifloxacin (European Medicines Agency 2008), aber auch der anderen Chinolone beobachtet worden. Es kann zur Sehnenruptur kommen. Herzrhythmusstörungen sind beschrieben. Bekannt ist das erhöhte Risiko für schwere Clostridium difficile-Infektionen (Kern und Dettenkofer 2009) – sowohl im Krankenhaus als auch im ambulanten Bereich (Deshpande et al. 2013, Feazel et al. 2014).

12.6 Weitere antibakterielle Substanzen

12.6.1 Nitroimidazole

Hauptvertreter der Nitroimidazole ist Metronidazol, das seit 50 Jahren bei Trichomoniasis, bakterieller Vaginose (Aminkolpitis), Amöbenruhr, Lambliasis und Anaerobierinfektionen erfolgreich eingesetzt wird (Übersicht bei Löfmark et al. 2012). Eine wichtige Indikation unter den Anaerobierinfektionen ist die Clostridium difficile-Infektion, bei der in leichten bis mittelschweren Fällen Metronidazol weiterhin als Mittel der Wahl gelten kann. Bedeutsam ist der Einsatz im Rahmen der Tripeltherapie des Ulcus ventriculi et duodeni zur Eradi-

kation von Helicobacter pylori. Die Verordnungen der Metronidazolpräparate lagen im Jahr 2016 in derselben Größenordnung wie im Vorjahr (◻ Tabelle 12.8).

12.6.2 Nitrofurantoin

Nitrofurantoin wird seitens der Deutschen Gesellschaft für Allgemeinmedizin (DEGAM 2009) und seitens einer jüngeren interdisziplinären Leitlinie bei unkomplizierter Harnwegsinfektion (Zystitis) empfohlen (Deutsche Gesellschaft für Urologie 2010). Die Resistenzsituation ist gut. Die Tagestherapiekosten sind vergleichsweise günstig. Die Wirksamkeit ist bei Verlängerung der Behandlung der unkomplizierten Zystitis von drei auf fünf Tage akzeptabel (Cunha 2006). Das Verordnungsvolumen ist bis 2014 angestiegen, 2015 und auch 2016 wieder etwas gesunken (◻ Tabelle 12.8).

Die Halbwertzeit von Nitrofurantoin ist sehr kurz (<30 Minuten); die Substanz wird rasch abgebaut. Im Urin werden jedoch ausreichend hohe Konzentrationen erreicht. Verwendet wird in der Regel die retardierte Form. Häufige Nebenwirkungen sind gastrointestinale Unverträglichkeit. Es treten gelegentlich eine Allergie, selten Lupus-ähnliche Syndrome auf. Problematisch sind akute und chronische Lungenreaktionen, zentralnervöse Symptome, und Polyneuropathie. Nitrofurantoin hat bei Tieren zu erhöhten Fehlbildungen geführt, die bisherigen Daten beim Menschen sind hierzu un-

◻ **Tabelle 12.8 Verordnungen sonstiger Chemotherapeutika und Antibiotika 2016.** Angegeben sind die 2016 verordneten Tagesdosen, die Änderungen gegenüber 2015 und die mittleren Kosten je DDD 2016.

Präparat	Bestandteile	DDD Mio.	Änderung %	DDD-Nettokosten €
Nitroimidazole				
Metronidazol Aristo	Metronidazol	1,3	(+49,2)	3,68
Arilin Vaginal	Metronidazol	1,0	(+0,9)	4,38
Metronidazol AL	Metronidazol	0,37	(−47,1)	3,95
Arilin oral	Metronidazol	0,13	(+3,3)	4,51
Metronidazol STADA	Metronidazol	0,10	(−49,2)	3,68
Vagi Metro	Metronidazol	0,09	(−5,3)	2,76
Metronidazol Heumann	Metronidazol	0,06	(+136,2)	4,25
Metronidazol-ratiopharm	Metronidazol	0,06	(+5,9)	4,11
Vagimid oral	Metronidazol	0,06	(−5,4)	3,87
Vagimid/N	Metronidazol	0,03	(−26,1)	9,16
		3,2	(+1,3)	4,01
Nitrofurantoin				
Nitrofurantoin-ratiopharm	Nitrofurantoin	4,6	(−12,4)	0,54
Nifurantin/Nifuretten	Nitrofurantoin	2,4	(−4,3)	0,83
Furadantin	Nitrofurantoin	1,9	(+18,0)	0,83
Uro-Tablinen	Nitrofurantoin	1,4	(+7,6)	0,83
Nifurantin B6	Nitrofurantoin Vitamin B6	0,24	(−3,5)	2,50
		10,5	(−3,5)	0,74
Fosfomycin				
Monuril	Fosfomycin	0,73	(−29,5)	15,81
Fosfomycin Eberth	Fosfomycin	0,29	(+388,6)	14,02
Fosfomycin Aristo	Fosfomycin	0,28	(+36,8)	14,46
Fosfuro	Fosfomycin	0,18	(+243,0)	14,50
		1,5	(+9,7)	15,04
Vancomycin				
Vancomycin Eberth oral	Vancomycin	0,06	(+1,6)	110,21
Vancomycin Eberth	Vancomycin	0,04	(−2,5)	48,59
		0,10	(−0,1)	84,61
Andere Mittel				
Dapson-Fatol	Dapson	1,6	(+1,5)	0,50
Eremfat	Rifampicin	1,5	(+11,9)	2,83
Isozid comp. N	Isoniazid Pyridoxin-HCl	1,2	(+9,1)	0,35
Nitroxolin MIP Pharma	Nitroxolin	0,80	(+0,9)	3,60
Resochin	Chloroquin	0,67	(−2,6)	0,80
Mysteclin Genitalcreme/Ovula	Tetracyclin Amphotericin B	0,15	(+4,1)	2,70
Malarone/-Junior	Atovaquon Proguanilhydrochlorid	0,06	(−2,3)	15,18
Gentamicin HEXAL	Gentamicin	0,04	(+5,8)	10,24
		6,0	(+4,9)	1,76

◘ Tabelle 12.8 Verordnungen sonstiger Chemotherapeutika und Antibiotika 2016. (Fortsetzung)

Präparat	Bestandteile	DDD Mio.	Änderung %	DDD-Nettokosten €
Anthroposophische Mittel				
Erysidoron 1 Tropfen	Apis D2 Belladonna D2	0,07	(−2,6)	3,96
Summe		21,4	(+0,3)	2,90

schlüssig (Goldberg et al. 2013, Goldberg et al. 2015), der Einsatz sollte zurückhaltend erfolgen. Die Substanz soll nicht angewendet werden bei Überempfindlichkeit, eingeschränkter Nierenfunktion, Polyneuropathie, während der letzten 3 Monate der Schwangerschaft, bei Frühgeborenen und Säuglingen bis Ende des 3. Lebensmonats, Glukose-6-Phosphatdehydrogenasemangel (Risiko für hämolytische Anämie) und Lungenfibrose. Umstritten ist vor allem die prophylaktische Gabe über einen längeren Zeitraum.

12.6.3 Fosfomycin

Monuril (Fosfomycin-Trometamol) war früher Reservemedikament zur Therapie von Harnwegsinfektionen. Die Substanz, ursprünglich aus Streptomycesarten isoliert, wird auch zur parenteralen (!) Therapie bei komplizierten Staphylokokkeninfektionen verwendet. Hier ist sie in der Regel nur indiziert, wenn eine Penicillin- und Cephalosporinallergie und Resistenz gegen andere Antibiotika oder Multiresistenz vorliegen.

Fosfomycin-Trometamol als orale Form hat aufgrund der bakteriellen Resistenzentwicklung bei Harnwegs-E.coli Bedeutung erlangt. Bei unkomplizierten Harnwegsinfektionen gilt die orale Einmalgabe in Form des Granulates als Mittel der Wahl (Deutsche Gesellschaft für Urologie 2010). Das Granulat wird in einer Dosis von 8 g (entsprechend 3 g Fosfomycin) verabreicht. Nur 40% der verabreichten Dosis werden resorbiert; die Substanz wird jedoch nahezu unverändert mit dem Urin ausgeschieden und erreicht hier hohe Konzentrationen. Es gibt auch Erfahrung mit der Substanz in der Behandlung der asymptomatischen Bakteriurie in der Schwangerschaft. Im Vergleich zum Vorjahr

wurden 2016 erneut mehr Tagesdosen (rund 10%) verordnet – zuungunsten von Nitrofurantoin und Fluorchinolonen (◘ Tabelle 12.8).

12.7   Orale Antimykotika

Zu den systemisch wirkenden oralen Antimykotika zählen u. a. Fluconazol und Itraconazol. Wenig Bedeutung in der ambulanten Medizin haben die aspergilluswirksamen Substanzen Voriconazol (*Vfend*) und Posaconazol (*Noxafil*) sowie das neue Isavuconazol (*Cresemba*). Terbinafin ist oral (*Lamisil* und andere) und topisch einsetzbar; es gehört zur Gruppe der Allylamine.

Fluconazol ist eine bewährte, seit vielen Jahren auf dem Markt befindliche Substanz. Nach oraler Gabe wird sie innerhalb von zwei Stunden nahezu vollständig resorbiert; die orale Bioverfügbarkeit ist mit >90% sehr gut. Die Halbwertszeit erlaubt eine einmal tägliche Gabe. Bei der Candidiasis der Mundhöhle oder der Speiseröhre (Soor) ist die Behandlung mit 50–100 mg Fluconazol ausreichend (Reinel et al. 2008), bei vaginaler Candidiasis ist die einmalige Gabe von 150 mg wirksam (Hof 2006). Die Gesamtverordnungsmenge von Fluconazol ist 2016 im Vergleich zum Vorjahr weiter angestiegen (◘ Tabelle 12.9).

Itraconazol wird nach oraler Gabe gut resorbiert, sofern es zusammen mit einer Mahlzeit eingenommen wird; die Resorptionsquote nach Nüchterngabe liegt lediglich bei 40%. Es steht auch eine Lösung zur Verfügung, die als Hilfsstoff ein Cyclodextrinderivat enthält. Die Lösung muss im Gegensatz zu den Kapseln auf nüchternen Magen eingenommen werden. Die Proteinbindung von Itraconazol ist sehr hoch, die Gewebepenetration ist gut, insbesondere in die Haut und die Nägel lagert

◻ Tabelle 12.9 Verordnungen von Antimykotika 2016. Angegeben sind die 2016 verordneten Tagesdosen, die Änderungen gegenüber 2015 und die mittleren Kosten je DDD 2016.

Präparat	Bestandteile	DDD Mio.	Änderung %	DDD-Nettokosten €
Itraconazol				
Itraconazol Aristo	Itraconazol	0,76	(+14,5)	3,73
Itraconazol Heumann	Itraconazol	0,45	(+577,1)	3,78
Itraconazol dura	Itraconazol	0,34	(−54,6)	3,71
Itraconazol-1 A Pharma	Itraconazol	0,27	(+17,1)	3,69
		1,8	(+6,4)	3,74
Fluconazol				
Fluconazol BASICS	Fluconazol	1,4	(+13,6)	6,91
Fluconazol Aristo	Fluconazol	0,76	(+10,4)	6,04
		2,2	(+12,5)	6,61
Weitere Antimykotika				
Ampho-Moronal Tabl. etc.	Amphotericin B	2,4	(−0,4)	3,15
Noxafil	Posaconazol	0,23	(+19,3)	134,23
		2,6	(+1,1)	14,51
Gynäkologische Antimykotika				
Kadefungin	Clotrimazol	0,84	(+18,6)	2,25
Inimur myko Vaginal	Ciclopirox	0,29	(+2,2)	2,21
Gyno Mykotral	Miconazol	0,27	(−2,7)	1,54
Canifug Vaginal	Clotrimazol	0,23	(−15,8)	2,27
Antifungol Vaginal	Clotrimazol	0,18	(−43,8)	2,39
Gyno-Pevaryl	Econazol	0,17	(−3,3)	4,45
Batrafen vaginal	Ciclopirox	0,14	(−7,7)	2,50
		2,1	(−3,1)	2,36
Summe		8,8	(+3,7)	7,34

sich Itraconazol ein. Es sind eine Reihe von Arzneimittelwechselwirkungen zu beachten. Die Verordnungen von Itraconazol haben 2016 im Vergleich zum Vorjahr deutlich zugenommen (◻ Tabelle 12.9).

Fluconazol und Itraconazol sind auch bei Dermatomykosen und Onychomykosen indiziert. Bei Onychomykosen bewährt hat sich dabei die intermittierende Therapie (meist 1 Woche Einnahme, 3 Wochen Einnahmepause, Wiederholung des Behandlungszyklus). Itraconazol hat hier Vorteile gegenüber dem Fluconazol.

Das oben erwähnte Terbinafin hat im Vergleich zu den Azolen bei Dermatomykosen und Onychomykosen Vorteile (Bell-Syer et al. 2003). Die Hepatotoxizität ist zu beachten. Sie scheint bei der für Terbinafin empfohlenen kontinuierlichen Gabe höher zu sein als bei intermittierender Gabe der Azole. In der Regel reversibel, jedoch als sehr unangenehm empfundene Geschmacksstörungen und Geschmacksverlust stellen die Hauptzahl der unter Terbinafin berichteten unerwünschten Arzneimittelwirkungen dar. Terbinafin wird deutlich häufiger verordnet als die Azolpräparate (siehe ▶ Tabelle 25.5).

◻ Tabelle 12.10 Verordnungen antiretroviraler Mittel 2016. Angegeben sind die 2016 verordneten Tagesdosen, die Änderungen gegenüber 2015 und die mittleren Kosten je DDD 2016.

Präparat	Bestandteile	DDD Mio.	Änderung %	DDD-Nettokosten €
Nukleosid-Reverse-Transkriptase-Inhibitoren (NRTI)				
Truvada	Emtricitabin Tenofovirdisoproxil	5,3	(−26,1)	25,14
Viread	Tenofovirdisoproxil	4,0	(+6,7)	16,03
Descovy	Emtricitabin Tenofoviralafenamid	1,5	(neu)	25,74
Kivexa	Lamivudin Abacavir	1,3	(−24,4)	22,85
		12,2	(−4,2)	21,96
Nichtnukleosid-Reverse-Transkriptase-Inhibitoren (NNRTI)				
Viramune	Nevirapin	2,1	(−13,3)	13,74
Atripla	Tenofovirdisoproxil Efavirenz Emtricitabin	1,6	(−18,3)	38,71
Eviplera	Emtricitabin Rilpivirin Tenofovirdisoproxil	1,5	(−11,5)	37,88
		5,2	(−14,4)	28,53
Proteasehemmer				
Prezista	Darunavir	1,8	(−6,8)	30,69
Reyataz	Atazanavir	1,1	(−17,9)	24,38
Kaletra	Lopinavir Ritonavir	0,86	(−24,8)	25,47
Norvir	Ritonavir	0,35	(−13,6)	20,71
		4,1	(−14,6)	27,10
Integraseinhibitoren				
Triumeq	Lamivudin Abacavir Dolutegravir	2,3	(+55,5)	41,12
Tivicay	Dolutegravir	2,1	(+33,2)	23,76
Isentress	Raltegravir	2,1	(−8,1)	27,31
Genvoya	Elvitegravir Cobicistat Emtricitabin Tenofoviralafenamid	1,8	(neu)	36,20
		8,4	(+54,7)	32,10
Summe		30,0	(+2,9)	26,65

12

12.8   Antiretrovirale Mittel

Als Standardtherapie bei HIV-Infektion wird eine Kombination von mindestens drei antiretroviralen Substanzen empfohlen, die neben zwei Nukleosiden typischerweise einen Proteaseinhibitor, einen nicht-nukleosidischen Reverse-Transkriptase-Inhibitor (NNRTI) oder einen Integraseinhibitor enthalten (DAIG/ÖAG 2014). Durch die breite Anwendung der hochaktiven antiretroviralen Therapie (HAART) wurde die Prognose HIV-infizierter Patienten entscheidend verbessert. Während die Letalitätsrate von HIV-infizierten Patienten 1995 noch 23% betrug, sank sie in der zweiten Hälfte der 90er Jahre auf <5% und liegt inzwischen noch darunter (Mocroft et al. 2003, Lohse et al. 2007). Dies gilt nicht für Regionen mit eingeschränkter HAART-Verfügbarkeit. Die Kosten dieser zum Teil innovativen Substanzen sind hoch (◘ Tabelle 12.10). Die Verordnungen haben sich 2016 im Vergleich zum Vorjahr insgesamt nicht wesentlich verändert.

Zahlreiche Substanzen stehen inzwischen zur Verfügung. Vor allem Substanzen mit langer Halbwertszeit, die eine einmal tägliche Einnahme erlaubt, und die in einer Einzeltablette verabreicht werden können und so die Compliance verbessern, gehören dazu wie die Kombinationspräparate *Atripla, Eviplera* und *Triumeq* (◘ Tabelle 12.10). Die Verordnungen des Integrasehemmers Raltegravir (*Isentress*) haben 2016 wie bereits auch 2015 und 2014 nicht weiter zugenommen. Deutlich vermehrt wurde dagegen auch im Jahr 2016 der 2014 neu hinzugekommene Integraseinhibitor Dolutegravir (*Tivicay, Triumeq*) verschrieben. Das Präparat hat in der frühen Nutzenbewertung für therapienaive Patienten vor allem wegen der besseren Verträglichkeit einen beträchtlichen Zusatznutzen erhalten (siehe Arzneiverordnungs-Report 2015, Kapitel 2, Neue Arzneimittel 2014, Abschnitt 2.1.17).

12.9   Weitere Virostatika

Aciclovir ist ein Virostatikum zur Behandlung von Herpes-simplex- und Varicella-zoster-Virusinfektionen. Es hemmt nach Phosphorylierung zu Aciclovirtriphosphat die DNS-Polymerase und damit die Virus-DNS-Replikation. Die Bioverfügbarkeit ist gering. Für Varicella-zoster-Virusinfektionen werden sehr viel höhere Dosen benötigt als für Herpes-simplex-Virusinfektionen. Die Verordnung von Aciclovir hat 2016 erneut zugenommen (◘ Tabelle 12.11).

◘ **Tabelle 12.11 Weitere Virostatika 2016.** Angegeben sind die 2016 verordneten Tagesdosen, die Änderungen gegenüber 2015 und die mittleren Kosten je DDD 2016.

Präparat	Bestandteile	DDD Mio.	Änderung %	DDD-Nettokosten €
Aciclovir				
Aciclovir Aristo	Aciclovir	1,8	(+8,2)	3,01
Aciclo BASICS	Aciclovir	1,4	(+43,4)	3,06
Aciclovir-1 A Pharma	Aciclovir	0,61	(−7,1)	3,16
Aciclostad	Aciclovir	0,36	(−35,7)	3,27
Aciclovir Heumann Tabl.	Aciclovir	0,26	(+185,1)	2,45
Aciclovir AL	Aciclovir	0,23	(−43,1)	3,20
Acic HEXAL Tabl./p.i.	Aciclovir	0,12	(−38,8)	3,29
Zovirax oral/i.v.	Aciclovir	0,04	(−4,1)	4,52
		4,9	(+5,3)	3,06
Weitere Mittel				
Zostex	Brivudin	1,4	(+4,9)	12,94
Tamiflu	Oseltamivir	0,12	(−41,8)	7,11
		1,5	(−1,6)	12,46
Summe		6,4	(+3,6)	5,27

Die Verordnung des Virostatikums Brivudin (*Zostex*) hat 2016 gering zugenommen. Es wird zur Behandlung von Herpes zoster eingesetzt und kann aufgrund einer fast vollständigen Resorption oral gegeben werden. Aufgrund der vereinfachten einmal täglichen Einnahme besitzt es eine gewisse Überlegenheit gegenüber Valaciclovir und Famciclovir insbesondere bei älteren Patienten. Auch hinsichtlich der Entwicklung einer postherpetischen Neuralgie ist es mindestens gleichwertig (Gross et al. 2003).

Oseltamivir (*Tamiflu*) ist ein zur Therapie und Prophylaxe der Influenza zugelassener oral verabreichbarer Neuraminidaseinhibitor, dessen klinischer Nutzen umstritten ist (Jefferson et al. 2012, Muthuri et al. 2014, Dobson et al. 2015). Nach einem vierfachen Anstieg im Jahre 2015 gingen die Verordnungen 2016 wieder deutlich zurück (□ Tabelle 12.11).

Weitere Virostatika mit Wirkung gegen Hepatitis B- und Hepatitis C-Viren sind bei den Lebertherapeutika (► Kapitel 33, ► Tabelle 33.3) aufgeführt.

Literatur

Abo-Salem E, Fowler JC, Attari M, Cox CD, Perez-Verdia A, Panikkath R, Nugent K (2014): Antibiotic-induced cardiac arrhythmias. Cardiovasc Ther 32: 19–25

Altiner A, Brockmann S, Sielk M, Wilm S, Wegscheider K, Abholz HH (2007): Reducing antibiotic prescriptions for acute cough by motivating GPs to change their attitudes to communication and empowering patients: a cluster-randomized intervention study. J Antimicrob Chemother 60: 638–644

Arzneimittelkommission der deutschen Ärzteschaft (2013): Empfehlungen zur Therapie akuter Atemwegsinfektionen und der ambulant erworbenen Pneumonie, 3. Auflage, Berlin

Balfour JAB, Wiseman LR (1999): Moxifloxacin. Drugs 57: 363–373

Bätzing-Feigenbaum J, Schulz M, Schulz M, Hering R, Kern WV (2016): Antibiotikaverordnung in der ambulanten Versorgung – Eine bevölkerungsbezogene Untersuchung in Deutschland zum regionalen, altersgruppenbezogenen Verbrauch von Cephalosporinen und Fluorchinolonen. Dtsch Ärztebl 113: 454–459

Bell-Syer SEM, Hart R, Crawford F, Torgerson DJ, Tyrell W, Russell I (2006): Oral treatments for fungal infections of the skin of the foot (Cochrane Review). In: The Cochrane Library, Issue 1 2006. Oxford: Update Software

Berner R, Steffen G, Toepfner N, Waldfahrer F, Windfuhr JP (2015): S2k-Leitlinie Therapie entzündlicher Erkrankungen der Gaumenmandeln – Tonsillitis. AWMF, 2015. http://www.awmf.org/uploads/tx_szleitlinien/017-024l_S2k_Tonsillitis_Gaumenmandeln_2015-08_01.pdf

Bin Abdulhak AA, Khan AR, Garbati MA, Qazi AH, Erwin P, Kisra S, Aly A, Farid T, El-Chami M, Wimmer AP (2015): Azithromycin and risk of cardiovascular death: a meta-analytic review of observational studies. Am J Ther 22: e122–129

Brown KA, Khanafer N, Daneman N, Fisman DN (2013): Meta-analysis of antibiotics and the risk of community-associated Clostridium difficile infection. Antimicrob Agents Chemother 57: 2326–2332

Butler CC, Hood K, Kelly MJ, Goossens H, Verheij T, Little P, Melbye H, Torres A, Mölstad S, Godycki-Cwirko M, Almirall J, Blasi F, Schaberg T, Edwards P, Rautakorpi UM, Hupkova H, Wood J, Nuttall J, Coenen S (2010): Treatment of acute cough/lower respiratory tract infection by antibiotic class and associated outcomes: a 13 European country observational study in primary care. J Antimicrob Chemother 65: 2472–2478

Cadena J, Nair S, Henao-Martinez AF, Jorgensen JH, Patterson JE, Sreeramoju PV (2011): Dose of trimethoprim-sulfamethoxazole to treat skin and skin structure infections caused by methicillin-resistant Staphylococcus aureus. Antimicrob Agents Chemother 55: 5430–5432

Courter JD, Baker WL, Nowak KS, Smogowicz LA, Desjardins LL, Coleman CI, Girotto JE (2010): Increased clinical failures when treating acute otitis media with macrolides: a meta-analysis. Ann Pharmacother 44: 471–478

Cunha BA (2006): New uses for older antibiotics: nitrofurantoin, amikacin, colistin, polymyxin B, doxycycline, and minocycline revisited. Med Clin North Am 90: 1089–1107

DAIG/ÖAG (2014): Deutsch-Österreichische Leitlinien zur antiretroviralen Therapie der HIV-Infektion. Version vom 13.5.2014. Internet: http://www.daignet.de/site-content/hiv-therapie/leitlinien-1/Deutsch_Osterreichische%20Leitlinien%20zur%20antiretroviralen%20Therapie%20der%20HIV_Infektion.pdf

DEGAM (2008): Rhinosinusitis – DEGAM-Leitlinie Nr. 10. http://www.degam.de/typo/uploads/media/Langfassung_Rhinosinusitis-005_gekuerzt.pdf

DEGAM (2009): Brennen beim Wasserlassen – DEGAM-Leitlinie Nr. 1. Update 2009. Internet: www.degam.de/uploads/media/Brennen_Langfassung_006gesch.pdf

Del Rosso JQ, Schlessinger J, Werschler P (2008): Comparison of anti-inflammatory dose doxycycline versus doxycycline 100 mg in the treatment of rosacea. J Drugs Dermatol 7: 573–576

Deshpande A, Pasupuleti V, Thota P, Pant C, Rolston DD, Sferra TJ, Hernandez AV, Donskey CJ (2013): Community-associated Clostridium difficile infection and antibiotics: a meta-analysis. J Antimicrob Chemother 68: 1951–1961.

Deutsche Gesellschaft für Urologie (2010): S-3 Leitlinie (AWMF-Register-Nr. 043/044) Harnwegsinfektionen: Epidemiologie, Diagnostik, Therapie und Management unkomplizierter bakterieller ambulant erworbener Harnwegsinfektionen bei erwachsenen Patienten. http://leitlinien.degam.de/uploads/media/10-07-29-V3_Endfassung_S3_LL_HWI_Langfassung_17._Juni_2010.pdf

Dobson J, Whitley RJ, Pocock S, Monto AS (2015): Oseltamivir treatment for influenza in adults: a meta-analysis of randomised controlled trials. Lancet 385: 1729–1737

European Medicines Agency (EMA) (2008): Presseerklärung zu Moxifloxacin vom 24. Juli 2008. http://www.emea.europa.eu/pdfs/human/press/pr/ 38292708en.pdf

Ewig S, Höffken G, Kern WV, Rohde G, Flick H, Krause R, Ott S, Bauer T, Dalhoff K, Gatermann S, Kolditz M, Krüger S, Lorenz J, Pletz M, de Roux A, Schaaf B, Schaberg T, Schütte H, Welte T (2016): Management of adult community-acquired pneumonia and prevention – update 2016. Pneumologie 70: 151–200.

Feazel LM, Malhotra A, Perencevich EN, Kaboli P, Diekema DJ, Schweizer ML (2014): Effect of antibiotic stewardship programmes on Clostridium difficile incidence: a systematic review and meta-analysis. J Antimicrob Chemother 69: 1748–1754

Fuller JD, Low DE (2005): A review of Streptococcus pneumoniae infection treatment failures associated with fluoroquinolone resistance. Clin Infect Dis 41: 118–121

Garner SE, Eady EA, Popescu C, Newton J, Li WA (2003): Minocycline for acne vulgaris: efficacy and safety. Cochrane Database Syst Rev: CD002086

GERMAP (2015): Antibiotika-Resistenz und -Verbrauch. Bericht über den Antibiotikaverbrauch und die Verbreitung von Antibiotikaresistenzen in der Human- und Veterinärmedizin in Deutschland. Herausgegeben von BVL/PEG. https://www.bvl.bund.de/SharedDocs/Downloads/05_Tierarzneimittel/germap2015.pdf?__blob=publicationFile&v=3

Goldberg O, Koren G, Landau D, Lunenfeld E, Matok I, Levy A (2013): Exposure to nitrofurantoin during the first trimester of pregnancy and the risk for major malformations. J Clin Pharmacol 3: 991–995

Goldberg O, Moretti M, Levy A, Koren G (2015): Exposure to nitrofurantoin during early pregnancy and congenital malformations: a systematic review and meta-analysis. J Obstet Gynaecol Can 7: 150–156

Gross G, Schöfer H, Wassilew S, Friese K, Timm A, Guthoff R, Pau HW, Malin JP, Wutzler P, Doerr HW (2003): Herpes zoster guideline of the German Dermatology Society (DDG). J Clin Virol 26: 277–289

Hof H (2006): Vaginale Candidose. Gynäkologe 39: 206–213

Jefferson T, Jones MA, Doshi P, Del Mar CB, Hama R, Thompson MJ, Spencer EA, Onakpoya I, Mahtani KR, Nunan D, Howick J, Heneghan CJ (2012): Neuraminidase inhibitors for preventing and treating influenza in healthy adults and children. Cochrane Database Syst Rev: CD008965

Kern WV, Dettenkofer M (2009): Nosokomiale Infektionen: Herausforderung MRSA und CDAD. Internist 50: 691–703.

Kresken M, Körber-Irrgang B, Biedenbach DJ, Batista N, Besard V, Cantón R, García-Castillo M, Kalka-Moll W, Pascual A, Schwarz R, Van Meensel B, Wisplinghoff H, Seifert H (2016): Comparative in vitro activity of oral antimicrobial agents against Enterobacteriaceae from patients with

community-acquired urinary tract infections in three European countries. Clin Microbiol Infect 22: 63.e1–5

Little P, Stuart B, Moore M, Coenen S, Butler CC, Godycki-Cwirko M, Mierzecki A, Chlabicz S, Torres A, Almirall J, Davies M, Schaberg T, Mölstad S, Blasi F, De Sutter A, Kersnik J, Hupkova H, Touboul P, Hood K, Mullee M, O'Reilly G, Brugman C, Goossens H, Verheij T; GRACE consortium (2013): Amoxicillin for acute lower-respiratory-tract infection in primary care when pneumonia is not suspected: a 12-country, randomised, placebo-controlled trial. Lancet Infect Dis 13: 123–129

Löfmark S, Edlund C, Nord CE (2012): Metronidazole is still the drug of choice for treatment of anaerobic infections. Clin Infect Dis 50 Suppl 1: S16–23.

Lohse N, Hansen AB, Pedersen G, Kronborg G, Gerstoft J, Sørensen HT, Vaeth M, Obel N (2007): Survival of persons with and without HIV infection in Denmark, 1995–2005. Ann Intern Med 146: 87–95

Malhotra-Kumar S, Lammens C, Coenen S, Van Herck K, Goossens H (2007): Effect of azithromycin and clarithromycin therapy on pharyngeal carriage of macrolide-resistant streptococci in healthy volunteers: a randomised, double-blind, placebo-controlled study. Lancet 369: 482–490

Malhotra-Kumar S, van Heirstraeten L, Coenen S, Lammens C, Adriaenssens N, Kowalczyk A, Godycki-Cwirko M, Bielicka Z, Hupkova H, Lannering C, Mölstad S, Fernandez-Vandellos P, Torres A, Parizel M, Ieven M, Butler CC, Verheij T, Little P, Goossens H; GRACE study group (2016): Impact of amoxicillin therapy on resistance selection in patients with community-acquired lower respiratory tract infections: a randomized, placebo-controlled study. J Antimicrob Chemother 2016 Jun 26 [Epub ahead of print]

Mocroft A, Ledergerber B, Katlama C, Kirk O, Reiss P, d'Arminio Monforte A, Knysz B, Dietrich M, Phillips AN, Lundgren JD; EuroSIDA study group (2003): Decline in the AIDS and death rates in the EuroSIDA study: an observational study. Lancet 362: 22–29

Muthuri SG, Venkatesan S, Myles PR et al (2014): Effectiveness of neuraminidase inhibitors in reducing mortality in patients admitted to hospital with influenza A H1N1pdm09 virus infection: a meta-analysis of individual participant data. Lancet Respir Med 2: 395-404

Paul M, Bishara J, Yahav D, Goldberg E, Neuberger A, Ghanem-Zoubi N, Dickstein Y, Nseir W, Dan M, Leibovici L (2015): Trimethoprim-sulfamethoxazole versus vancomycin for severe infections caused by meticillin resistant Staphylococcus aureus: randomised controlled trial. BMJ 350: h2219

Reinel D, Plettenberg A, Seebacher C, Abeck D, Brasch J, Cornely O, Effendy I, Ginter-Hanselmayer G, Haake N, Hamm G, Hipler UC, Hof H, Korting HC, Mayser P, Ruhnke M, Schlacke KH, Tietz HJ (2008): Orale Candidiasis - Leitlinie der Deutschen Dermatologischen Gesellschaft und der Deutschsprachigen Mykologischen Gesellschaft. J Dtsch Dermatol Ges 6: 593–597

Ruhe JJ, Menon A (2007): Tetracyclines as an oral treatment option for patients with community onset skin and soft tissue infections caused by methicillin-resistant Staphylococcus aureus. Antimicrob Agents Chemother 51: 3298–3303

Sahm DF, Johnes ME, Hickey ML, Diakun DR, Mani SV, Thornsberry C (2000): Resistance surveillance of Streptococcus pneumoniae, Haemophilus influenzae and Moraxella catarrhalis isolated in Asia and Europe 1997-1998. J Antimicrob Chemother 45: 457–466

Schmitz GR, Bruner D, Pitotti R, Olderog C, Livengood T, Williams J, Huebner K, Lightfoot J, Ritz B, Bates C, Schmitz M, Mete M, Deye G (2010): Randomized controlled trial of trimethoprim-sulfamethoxazole for uncomplicated skin abscesses in patients at risk for community-associated methicillin-resistant Staphylococcus aureus infection. Ann Emerg Med 56: 283–287

Simkó J, Csilek A, Karászi J, Lorincz I (2008): Proarrhythmic potential of antimicrobial agents. Infection 36:194–206

12

Antidementiva

Ulrich Schwabe

© Springer-Verlag GmbH Germany 2017
U. Schwabe, D. Paffrath, W.-D. Ludwig, J. Klauber (Hrsg.), *Arzneiverordnungs-Report 2017*
DOI 10.1007/978-3-662-54630-7_13

Auf einen Blick

Verordnungsprofil
Größte Gruppe der Antidementiva sind die Cholinesterasehemmer gefolgt von Memantin, das aber nur etwa halb so viel verordnet wird. In beiden Gruppen sind fast nur noch Generika vertreten. Traditionelle Antidementiva (Piracetam, Ginkgoextrakt, Nicergolin) ohne gesicherten Nutzen haben ihren rückläufigen Trend fortgesetzt.

Trend
Der symptomatische Nutzen der Cholinesterasehemmer bei Patienten mit leichter bis mäßiger Alzheimerdemenz ist begrenzt. Trotz positiver Studienbelege gibt es eine fortgesetzte Debatte über den klinischen Nutzen der Cholinesterasehemmer, da die Behandlungseffekte klein sind und in der Praxis nicht immer in Erscheinung treten. In der NICE-Leitlinie wird Memantin nur noch bei Intoleranz oder Kontraindikationen gegen Cholinesterasehemmer empfohlen. Eine Kombination von Memantin mit Donepezil hatte keinen klaren Zusatznutzen.

Die Demenz ist eine Krankheit des höheren Lebensalters und hat sich durch den steigenden Anteil der älteren Bevölkerung in vielen Industrieländern zu einem großen Gesundheitsproblem entwickelt. Auch in den Entwicklungsländern ist ein Zuwachs an Demenzpatienten zu erwarten. Häufigste Ursache ist die Alzheimersche Krankheit. Die Prävalenz nimmt ab dem 60. Lebensjahr rasch zu und erreicht bei 85jährigen 24–33% der Bevölkerung (Übersicht bei Ballard et al. 2011). Etwa 70% des Krankheitsrisikos ist genetisch bedingt. Bei 10% der Demenzkranken liegen potentiell reversible Grundkrankheiten vor, die sich nach rechtzeitiger Diagnose und spezifischer Therapie teilweise oder vollständig rückbilden können.

Die Alzheimerdemenz ist eine progressive neurodegenerative Krankheit, die zu einem irreversiblen Verlust von Nervenzellen und Nervenzellverknüpfungen führt. Sie entwickelt sich nach heutiger Kenntnis über einen langen präklinischen Zeitraum von mehreren Jahrzehnten. Der manifesten Alzheimer-Demenz geht jahrelang ein Stadium der leichten kognitiven Beeinträchtigung (Mild Cognitive Impairment, MCI) voraus, das von weiteren klinischen Veränderungen (depressive Symptome, Geruchsstörungen) begleitet sein kann. Manifeste klinische Symptome sind ein zunehmender Verlust von Gedächtnis, Urteilsfähigkeit, Orientierung und Sprache. Bei vielen Alzheimerpatienten kommen Verhaltensänderungen und psychiatrische Störungen hinzu, die eine enorme Belastung für den Patienten selbst wie auch für die Betreuungspersonen darstellen und für einen großen Teil der Kosten nach Aufnahme in institutionalisierte Pflegeeinrichtungen verantwortlich sind. Nach epidemiologischen Daten lebten in Deutschland im Jahre 2007 1,07 Millionen über 60-jährige Personen mit mittlerer bis schwerer Demenz, ca. 244 000 Fälle davon waren Neuerkrankungen (Ziegler und Doblhammer 2009). Für die nächsten Jahrzehnte wird aufgrund der Altersentwicklung der Bevölkerung eine Steigerung der Zahl der Erkrankten prognostiziert.

Als entscheidende neuropathologische Ursache der Alzheimerschen Krankheit wird weiterhin das kombinierte Auftreten von extrazellulären Amyloidablagerungen und intrazellulären Tau-Aggregaten in Form von Neurofibrillenbündeln angesehen. Amyloid-beta-Peptid 1–42, Gesamt-Tau-Proteine und Phospho-Tau-181 sind daher auch wichtige zerebrospinale Biomarker, die eine hohe diagnostische Sensitivität und Spezifität von 85–90% haben, um präklinische Veränderungen im Stadium der leichten kognitiven Beeinträchtigung zu erfassen. Als bildgebende Verfahren sind Magnetresonanztomographie (MRT) und Positronen-Emissions-Tomographie (PET) mit Fluorodeoxyglucose zur Erkennung von zerebralen Atrophiemustern und regionalem Glucosehypometabolismus etabliert. Weiterhin gewinnen Amyloid-PET und Tau-PET im Rahmen klinischer Studien an Bedeutung (Übersicht bei Scheltens et al. 2016). Die liquorbasierte neurochemische Demenzdiagnostik ist inzwischen evidenzbasiert und wird in der neuesten deutschen Demenzleitlinie für die verbesserte Früh- und Differenzialdiagnostik der multigenetischen Alzheimerdemenz empfohlen (Deutsche Gesellschaft für Psychiatrie und Psychotherapie, Psychosomatik und Nervenheilkunde und Deutsche Gesellschaft für Neurologie 2016). Die liquorbasierte Demenzdiagnostik ist in Verbindung mit Amyloid-PET eine wichtige Methode für die klinische Therapieforschung, wird aber in der Leitlinie für die Routinediagnostik noch nicht empfohlen, da derzeit keine präventive Therapie der Alzheimerdemenz zur Verfügung steht. Trotz vieler Anstrengungen war die Reduktion der Betaamyloidplaques in klinischen Studien bisher nicht erfolgreich. Nach einer Immunisierung mit Betaamyloidpeptid (AN1792) kam es bei Alzheimerpatienten zwar zu einer beträchtlichen Abnahme der Betaamyloidplaques, die progressive Neurodegeneration wurde jedoch nicht verhindert (Holmes et al. 2008). Fehlgeschlagen sind auch vier Phase-3-Studien mit insgesamt 4500 Alzheimerpatienten, die das Ziel verfolgten, mit den monoklonalen Antikörpern Solanezumab und Bapineuzumab die löslichen Formen von Betaamyloid zu binden und den Abtransport aus dem Gehirn zu fördern (Doody et al. 2014, Salloway et al. 2014). Nach diesen Misserfolgen wurde überlegt, ob Anti-Amyloid-Arzneimittel vielleicht in frühen Krankheitsstadien wirksamer sind. Aber auch in Studien an prodromalen Alzheimerpatienten mit niedriger Liquorkonzentration von Amyloid-beta-Peptid 1–42 waren die Ergebnisse mit dem monoklonalen Antikörper Gantenerumab und dem γ-Sekretase-Inhibitor Avagacestat nicht ermutigend (Übersicht bei Scheltens et al. 2016).

Die einzige bisher theoretisch fundierte Therapie der Alzheimerschen Krankheit basiert immer noch auf der Hypothese des cholinergen Defizits, die bereits vor 40 Jahren aufgestellt wurde (Davies und Maloney 1976). Auffällig ist die Abnahme der Zahl cholinerger Neurone im basalen Vorderhirn (vor allem Nucleus basalis Meynert) und ein entsprechender Verlust cholinerger Axone im Cortex von Alzheimerpatienten. Diese Hirnareale sind mit Lernen, Gedächtnis, Funktionssteuerung, Verhalten und emotionalen Reaktionen assoziiert. Aktuelle Behandlungsstrategien zur Behebung des cholinergen Defizits zielen daher auf eine Steigerung cholinerger Funktionen durch Acetylcholinesterasehemmstoffe, die den Abbau von Acetylcholin hemmen.

13.1 Verordnungsspektrum

Größte Gruppe der Antidementiva sind die Cholinesterasehemmer mit einem weiterhin steigenden Verordnungsvolumen (◻ Abbildung 13.1). Der NMDA-Rezeptorantagonist Memantin folgt mit deutlichem Abstand und wird etwa nur halb so viel wie die Cholinesterasehemmer verordnet. In der Gruppe der traditionellen Antidementiva hat der seit langem rückläufige Trend bei Piracetam weitere Verordnungsabnahmen zur Folge. Ginkgoextrakt stagniert seit vielen Jahren auf niedrigem Niveau.

13.1.1 Cholinesterasehemmer

In der Gruppe der Cholinesterasehemmer entfällt der größte Teil der Verordnungen weiterhin auf Donepezil gefolgt von Rivastigmin und Galantamin (◻ Tabelle 13.1). Durch den hohen Generikaanteil sind die Kosten der Cholinesterasehemmer mit 62 Mio. € trotz gestiegener Verordnungen im Vergleich zum Vorjahr nicht angestiegen.

Zu Donepezil liegen zahlreiche klinische Studien vor. In einem Cochrane-Review über 23 klinische

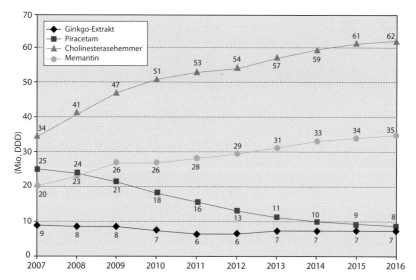

Abbildung 13.1 Verordnungen von Antidementiva 2007 bis 2016. Gesamtverordnungen nach definierten Tagesdosen.

Studien mit 5272 Patienten fanden sich Besserungen kognitiver Funktionen und der Alltagsaktivität und eine positivere globale ärztliche Beurteilung (Birks und Harvey 2006). Eine Langzeitstudie an 565 ambulanten Alzheimerpatienten, die vom britischen National Health Service initiiert wurde, bestätigte die leichten Verbesserungen des kognitiven Status (0,8 Punkte der Mini Mental State Examination, 30-Punkteskala) und der funktionellen Alltagsaktivität (1,0 Punkte der Bristol Activities of Daily Living Scale, 60-Punkteskala) über einen Zeitraum von 2 Jahren (AD2000 Collaborative Group 2004). Dagegen hatte Donepezil nach 3 Jahren keinen signifikanten Nutzen für den Beginn der institutionalisierten Pflege oder Progression der Alltagsbeeinträchtigung (primäre Endpunkte). Weiterhin hatten Alzheimerpatienten, die zuvor 2–3 Jahre mit Donepezil behandelt worden waren, unter Fortführung der Therapie über 52 Wochen bessere Werte für kognitive Leistungen und Alltagsaktivitäten als nach Absetzen dieser Medikation (Howard et al. 2012). Bei der Behandlung leichter kognitiver Störungen wurde die Progression zur Alzheimerschen Krankheit durch Donepezil in den ersten 12 Monaten geringfügig verzögert, jedoch nicht über einen Zeitraum von 3 Jahren (Petersen et al. 2005, ADCS-Studie). Leichte kognitive Störungen sind jedoch eine ätiologisch heterogene Gruppe, die nur zum Teil in eine Alzhei-

mersche Demenz übergehen, so dass potentielle krankheitsverzögernde Effekte von Cholinesterasehemmern verwässert werden können.

Der zweite Cholinesterasehemmer Rivastigmin ermöglicht ähnlich wie Donepezil eine begrenzte Verbesserung der kognitiven Leistungsfähigkeit. Neben der Acetylcholinesterase wird auch die Butyrylcholinesterase gehemmt. Nach einer Cochrane-Metaanalyse über 13 Studien verbessert Rivastigmin im Vergleich zu Placebo kognitive Funktionen, Alltagsaktivität und den Schweregrad in Tagesdosen von 6–12 mg (Birks und Grimley Evans 2015). Ein transdermales Rivastigminpflaster (9,5 mg/Tag) war genauso wirksam wie das orale Präparat (12 mg/Tag), hatte aber weniger Nebenwirkungen. Insgesamt ist die Qualität der Evidenz ist jedoch wegen hoher nebenwirkungsbedingter Abbruchquoten nur begrenzt.

Galantamin bindet zusätzlich zu seiner Acetylcholinesterase-blockierenden Wirkung allosterisch an den nicotinischen Acetylcholinrezeptor und verstärkt dadurch die Wirkung des endogenen Acetylcholins. In einem Cochrane-Review über zehn Studien mit 6805 Patienten zeigte Galantamin konsistente positive Effekte über eine Dauer von 3–6 Monaten (Loy und Schneider 2006). In zwei Studien an Patienten mit leichten kognitiven Störungen hatte Galantamin über einen Zeitraum von

◨ **Tabelle 13.1 Verordnungen von Cholinesterasehemmern und NMDA-Rezeptorantagonisten 2016.** Angegeben sind die 2016 verordneten Tagesdosen, die Änderungen gegenüber 2015 und die mittleren Kosten je DDD 2016.

Präparat	Bestandteile	DDD Mio.	Änderung %	DDD-Nettokosten €
Donepezil				
Donepezil HCL BASICS	Donepezil	23,7	(+7,9)	0,53
Donepezilhydrochlorid Heuman	Donepezil	4,1	(+21,7)	0,59
Donepezil HCL-1 A Pharma	Donepezil	2,8	(+23,7)	0,60
Donepezilhydrochl. Bluefish	Donepezil	1,5	(−0,3)	0,35
		32,1	(+10,3)	0,53
Galantamin				
Galantamin Heumann	Galantamin	6,7	(+2,3)	0,67
Galnora	Galantamin	1,8	(−26,8)	0,65
		8,5	(−5,7)	0,67
Rivastigmin				
Rivastigmin HEXAL	Rivastigmin	4,3	(−5,0)	3,09
Rivastigmin beta	Rivastigmin	2,1	(+67,3)	3,04
Exelon	Rivastigmin	1,8	(−36,3)	3,57
Rivastigmin Zentiva	Rivastigmin	1,2	(+47,0)	3,08
Rivastigmin-1 A Pharma	Rivastigmin	1,2	(+9,6)	1,80
Rivastigmin-neuraxpharm	Rivastigmin	1,1	(+41,7)	2,95
Rivastigmin Heumann	Rivastigmin	1,1	(−27,1)	2,35
		12,9	(+0,1)	2,95
NMDA-Rezeptorantagonisten				
Memantin Abdi	Memantin	8,9	(−15,3)	1,04
Memantin Aurobindo	Memantin	6,8	(>1000)	1,35
Memantinhydrochlorid beta	Memantin	3,6	(+17,2)	1,96
Memantin BASICS	Memantin	2,4	(>1000)	1,24
Memantin/hydrochl.-neurax	Memantin	1,9	(−62,4)	2,00
Memantin Winthrop	Memantin	1,8	(+55,3)	1,99
Memantin Heumann	Memantin	1,1	(−45,0)	1,40
Memantin AbZ	Memantin	1,0	(−52,6)	1,73
		27,5	(+13,4)	1,42
Summe		81,1	(+7,6)	1,24

zwei Jahren keinen Einfluss auf die Konversion in eine Demenz, erhöhte aber die Mortalität im Vergleich zu Placebo (Winblad et al. 2008).

Trotz der Evidenz aus über 30 kontrollierten Studien und der zusätzlichen klinischen Erfahrung gibt es eine fortgesetzte Debatte über den klinischen Nutzen von Cholinesterasehemmern. Nach Metaanalysen sind alle drei Cholinesterasehemmer bei leichter bis mittelschwerer Alzheimerkrankheit wirksam (Birks 2006, Raina et al. 2008). Die meisten Studien haben eine bescheidene Besserung kognitiver Symptome um 2,7 Punkte der ADAS-Cog-Subskala und 1,4 MMSE-Punkte gezeigt. Trotz geringfügiger Unterschiede im Wirkungsmechanismus gibt es keine Belege für eine unterschiedliche klinische Wirksamkeit.

Eine deutsche S3-Leitlinie über Demenzen empfiehlt die Gabe von Cholinesterasehemmern bei leichter bis moderater Demenz vom Alzheimer-Typ (Deutsche Gesellschaft für Psychiatrie, Psychotherapie und Nervenheilkunde, Deutsche Gesellschaft für Neurologie 2016). Die Auswahl soll sich am Nebenwirkungsprofil orientieren, da keine ausreichenden klinischen Unterschiede in der Wirksamkeit vorliegen. Zusätzlich wird besonderes Gewicht auf die Behandlung von psychischen und Verhaltenssymptomen sowie auf psychosoziale Interventionen und nichtpharmakologische Therapieverfahren gelegt. Auch das britische National Institute for Health and Clinical Excellence (NICE) (2011) empfiehlt die drei Cholinesterasehemmer in seiner aktualisierten Leitlinie für Patienten mit leichter bis mittelschwerer Alzheimerkrankheit. Die Behandlung soll nur fortgesetzt werden, wenn eine angemessene Wirkung auf globale, funktionelle und verhaltensorientierte Parameter vorliegt.

13.1.2 NMDA-Rezeptorantagonisten

Nach einem Cochrane-Review hat Memantin bei Patienten mit mäßiger bis schwerer Alzheimerdemenz nach 6 Monaten begrenzte positive Effekte und weist eine relativ gute Verträglichkeit auf (McShane et al. 2006). Die deutsche S3-Leitlinie beurteilt Memantin als wirksam auf Kognition, Alltagsfunktion und klinischen Gesamteindruck und empfiehlt eine Behandlung bei Patienten mit moderater bis schwerer Alzheimer-Demenz (Deutsche Gesellschaft für Psychiatrie, Psychotherapie und Nervenheilkunde, Deutsche Gesellschaft für Neurologie 2016). In der Leitlinie des britischen National Institute for Health and Clinical Excellence (NICE) (2011) wird die Anwendung von Memantin bei Patienten mit mittelschwerer bis schwerer Alzheimerkrankheit nur bei Intoleranz oder Kontraindikationen gegen Cholinesterasehemmer empfohlen. Die Kombination von Memantin mit Cholinesterasehemmern zeigte in einer neueren Metaanalyse von 14 randomisierten Studien mit 5019 Patienten bei mäßiger bis schwerer Alzheimerdemenz im Vergleich zur Monotherapie keine Überlegenheit in Bezug auf die kognitive Funktion und Alltagsaktivitäten sondern nur bei neuropsychiatrischen Symptomen und Verhaltensstörungen (Tsoi et al. 2016). Trotz der relativ guten Verträg-

lichkeit wurden daher die zusätzlichen Kosten der Kombinationstherapie als unnötig angesehen.

13.1.3 Ginkgoextrakt

Der langjährige Verordnungsrückgang der Ginkgopräparate hat sich in den letzten Jahren nicht weiter fortgesetzt (◘ Abbildung 13.1). Nach einem Cochrane-Review gibt es keine konsistente Evidenz, dass Ginkgo trotz akzeptabler Verträglichkeit einen klinischen Nutzen für Patienten mit Demenz oder leichten kognitiven Störungen hat (Birks und Grimley Evans 2009). In einer französischen placebokontrollierten Studie an 2854 Patienten mit Gedächtnisstörungen hatte ein standardisierter Ginkgoextrakt über 5 Jahre keinen Effekt auf die Progression zur Alzheimerschen Krankheit (Vellas et al. 2012). Dagegen kann nach der deutschen S3-Leitlinie Demenzen eine Behandlung mit einem standardisierten Ginkgoextrakt bei Patienten mit leichter bis mittelgradiger Alzheimerdemenz erwogen werden, allerdings nur mit dem Empfehlungsgrad 0 (Expertenmeinung, klinische Studien von guter Qualität nicht verfügbar).

13.1.4 Piracetam

Piracetam ist auch 2016 erneut rückläufig gewesen (◘ Tabelle 13.2). Nach einem Cochrane-Review wird die Anwendung von Piracetam bei Demenz oder kognitiven Störungen nicht durch die vorliegende Literatur gestützt (Flicker et al. 2001), während eine Hersteller-gesponserte Übersicht zu einem gegenteiligen Ergebnis kam (Winblad 2005). In der deutschen S3-Leitlinie Demenzen wird eine Behandlung mit Piracetam nicht empfohlen, da die Evidenz für eine Wirksamkeit bei Alzheimer-Demenz unzureichend ist.

13.2 Wirtschaftliche Aspekte

Der Überblick über die Antidementivaverordnungen zeigt mehrere auffällige Entwicklungen. Trotz der steigenden Bedeutung dementieller Erkrankungen im höheren Lebensalter haben die Verordnun-

◻ **Tabelle 13.2** **Verordnungen von sonstigen Antidementiva 2016.** Angegeben sind die 2016 verordneten Tagesdosen, die Änderungen gegenüber 2015 und die mittleren Kosten je DDD 2016.

Präparat	Bestandteile	DDD Mio.	Änderung %	DDD-Nettokosten €
Ginkgo-biloba-Extrakt				
Gingium	Ginkgoblätterextrakt	2,1	(−9,7)	0,99
Tebonin	Ginkgoblätterextrakt	2,0	(+10,7)	0,99
Ginkobil-ratiopharm	Ginkgoblätterextrakt	1,7	(+0,3)	0,98
		5,8	(−0,5)	0,99
Piracetam				
Piracetam AL	Piracetam	5,1	(+0,5)	0,37
Piracetam-neuraxpharm	Piracetam	1,7	(−23,4)	0,37
		6,8	(−6,7)	0,37
Nicergolin				
Nicergolin-neuraxpharm	Nicergolin	0,98	(−5,0)	0,52
Summe		13,6	(−4,0)	0,64

gen von Antidementiva nach den Daten des Arznei-verordnungs-Reports seit 1992 kontinuierlich abgenommen. Damals wurden noch 516 Mio. definierte Tagesdosen (DDD) von Antidementiva mit einem Umsatz von 467 Mio. € verordnet (▶ Arzneiverordnungs-Report 2002, Abbildung 11.1), mit denen rein rechnerisch täglich 1,4 Mio. Patienten behandelt werden konnten. Bis 2016 sind die Antidementiva-DDD um knapp 80% auf 112 Mio. zurückgegangen. Damit können 310 000 Patienten behandelt werden.

Die Verordnungen von Cholinesterasehemmstoffen und NMDA-Antagonisten haben sich gegenläufig entwickelt. Hier wurden 2016 insgesamt 97 Mio. Tagesdosen mit einem Kostenaufwand von 101 Mio. € verordnet, die für eine Dauerbehandlung von täglich 266 000 Patienten ausreichend sind. Damit sind die Kosten gegenüber früheren Jahren zurückgegangen, so dass die bisher kritisierte Fehlversorgung weiter abgebaut worden ist.

Literatur

AD2000 Collaborative Group (2004): Long-term donepezil treatment in 565 patients with Alzheimer's disease (AD2000): randomised double-blind trial. Lancet 363: 2105–2115

Ballard C, Gauthier S, Corbett A, Brayne C, Aarsland D, Jones E (2011): Alzheimer's disease. Lancet 377: 1019–1031

Birks J (2006): Cholinesterase inhibitors for Alzheimer's disease. Cochrane Database Syst Rev. 2006 Jan 25;(1):CD005593

Birks J, Grimley Evans J (2009): Ginkgo biloba for cognitive impairment and dementia. Cochrane Database Syst Rev 2009 Jan 21; (1): CD003120

Birks J, Harvey RJ (2006): Donepezil for dementia due to Alzheimer's disease. Cochrane Database Syst Rev. 2006 Jan 25; (1): CD001190.

Birks JS, Grimley Evans J (2015): Rivastigmine for Alzheimer's disease. Cochrane Database Syst Rev. 2015 Apr 10; 4: CD001191.

Davies P, Maloney AJ (1976): Selective loss of central cholinergic neurons in Alzheimer's disease. Lancet 2: 1403

Deutsche Gesellschaft für Psychiatrie, Psychotherapie und Nervenheilkunde (DGPPN), Deutsche Gesellschaft für Neurologie (DGN) (2016): S3-Leitlinie Demenzen. Internet: http://www.dgn.org/leitlinien/3177-die-leitlinie-demenzen-2016-punkt-fuer-punkt

Doody RS, Thomas RG, Farlow M, Iwatsubo T, Vellas B, Joffe S, Kieburtz K, Raman R, Sun X, Aisen PS, Siemers E, Liu-Seifert H, Mohs R; Alzheimer's Disease Cooperative Study Steering Committee; Solanezumab Study Group (2014): Phase 3 trials of solanezumab for mild-to-moderate Alzheimer's disease. N Engl J Med 370: 311–321

Flicker L, Grimley Evans G (2001): Piracetam for dementia or cognitive impairment. Cochrane Database Syst Rev. 2001;(2):CD001011

Holmes C, Boche D, Wilkinson D, Yadegarfar G, Hopkins V, Bayer A, Jones RW, Bullock R, Love S, Neal JW, Zotova E, Nicoll JA (2008): Long-term effects of Abeta42 immunisation in Alzheimer's disease: follow-up of a randomised, placebo-controlled phase I trial. Lancet 372: 216–223

Howard R, McShane R, Lindesay J, Ritchie C, Baldwin A, Barber R, Burns A, Dening T, Findlay D, Holmes C, Hughes A, Jacoby R, Jones R, Jones R, McKeith I, Macharouthu A, O'Brien J, Passmore P, Sheehan B, Juszczak E, Katona C, Hills R, Knapp M, Ballard C, Brown R, Banerjee S, Onions C, Griffin M, Adams J, Gray R, Johnson T, Bentham P, Phillips P (2012): Donepezil and memantine for moderate-to-severe Alzheimer's disease. N Engl J Med 366: 893–903

Loy C, Schneider L (2006): Galantamine for Alzheimer's disease and mild cognitive impairment. Cochrane Database Syst Rev. 2006 Jan 25; (1): CD001747

McShane R, Areosa Sastre A, Minakaran N (2006): Memantine for dementia. Cochrane Database Syst Rev. 2006 Apr 19;(2):CD003154

National Institute for Health and Clinical Excellence (2011): NICE technology appraisal guidance 217 Donepezil, galantamine, rivastigmine and memantine for the treatment of Alzheimer's disease (review of NICE technology appraisal guidance 111). Internet: www.nice.org.uk/nicemedia/live/13419/ 53619/53619.pdf

Petersen RC, Thomas RG, Grundman M, Bennett D, Doody R, Ferris S, Galasko D, Jin S, Kaye J, Levey A, Pfeiffer E, Sano M, van Dyck CH, Thal LJ; Alzheimer's Disease Cooperative Study Group (2005): Vitamin E and donepezil for the treatment of mild cognitive impairment. N Engl J Med 352: 2379–2388

Raina P, Santaguida P, Ismaila A, Patterson C, Cowan D, Levine M, Booker L, Oremus M (2008): Effectiveness of cholinesterase inhibitors and memantine for treating dementia: evidence review for a clinical practice guideline. Ann Intern Med 148: 379–397

Salloway S, Sperling R, Fox NC, Blennow K, Klunk W, Raskind M, Sabbagh M, Honig LS, Porsteinsson AP, Ferris S, Reichert M, Ketter N, Nejadnik B, Guenzler V, Miloslavsky M, Wang D, Lu Y, Lull J, Tudor IC, Liu E, Grundman M, Yuen E, Black R, Brashear HR; Bapineuzumab 301 and 302 Clinical Trial Investigators (2014): Two phase 3 trials of bapineuzumab in mild-to-moderate Alzheimer's disease. N Engl J Med 370: 322–333

Scheltens P, Blennow K, Breteler MM, de Strooper B, Frisoni GB, Salloway S, Van der Flier WM (2016): Alzheimer's disease. Lancet 388: 505–517

Tsoi KK, Chan JY, Leung NW, Hirai HW, Wong SY, Kwok TC (2016): Combination therapy showed limited superiority over monotherapy for Alzheimer disease: A meta-analysis of 14 randomized trials. J Am Med Dir Assoc 17: 863.e1–8.

Vellas B, Coley N, Ousset PJ, Berrut G, Dartigues JF, Dubois B, Grandjean H, Pasquier F, Piette F, Robert P, Touchon J, Garnier P, Mathiex-Fortunet H, Andrieu S; GuidAge Study Group (2012): Long-term use of standardised Ginkgo biloba extract for the prevention of Alzheimer's disease (GuidAge): a randomised placebo-controlled trial. Lancet Neurol 11: 851–859

Winblad B (2005): Piracetam: a review of pharmacological properties and clinical uses. CNS Drug Rev 11: 169–182

Winblad B, Gauthier S, Scinto L, Feldman H, Wilcock GK, Truyen L, Mayorga AJ, Wang D, Brashear HR, Nye JS; The GAL-INT-11/18 Study Group (2008): Safety and efficacy of galantamine in subjects with mild cognitive impairment. Neurology 70: 2024–2035

Ziegler U, Doblhammer G (2009): Prävalenz und Inzidenz von Demenz in Deutschland – Eine Studie auf Basis von Daten der gesetzlichen Krankenversicherungen von 2002. Gesundheitswesen 71: 281–290

Antidiabetika

Marc Freichel und Klaus Mengel

© Springer-Verlag GmbH Germany 2017
U. Schwabe, D. Paffrath, W.-D. Ludwig, J. Klauber (Hrsg.), *Arzneiverordnungs-Report 2017*
DOI 10.1007/978-3-662-54630-7_14

Auf einen Blick

Trend

Die Arzneitherapie des Diabetes mellitus hat in den letzten zehn Jahren weiter zugenommen. Insulinverordnungen stagnieren seit 2014 trotz des ungebrochenen Anstiegs der Insulinanaloga auf Grund des kontinuierlichen Rückgangs der Humaninsuline. Die Verordnungen von Metformin stagnieren zwar seit einigen Jahren, waren aber seit 2007 immer noch um 28% angestiegen. Die Verordnung von Gliniden war gegenüber dem Vorjahr stark rückläufig, während die Sulfonylharnstoffverordnungen seit 2008 um 56% abgenommen haben und mittlerweile um 33% niedriger liegen als die Verordnungen der DPP-4-Hemmer, die trotz einschränkender Therapiehinweise 2016 erneut um 8% gestiegen sind. Auch die GLP-1-Agonisten nahmen 2016 weiter deutlich um 34% zu. Die Verordnung des SGLT-2-Inhibitors Empagliflozin stieg 2016 um 275%, auch Dapagliflozin wurde 2016 erneut häufiger verordnet.

Kosten

Die Antidiabetika sind 2016 nach einem erneuten Anstieg der Nettokosten auf 2.274 Mio. € (+4,8%) auf Rang 2 der umsatzstärksten Arzneimittelgruppen vorgerückt. Die Einsparpotenziale für Analoginsuline (273 Mio. €) sind weiterhin hoch.

Ziele der Diabetestherapie sind Symptomfreiheit, Verbesserung der Lebensqualität und Vermeidung von Sekundärkomplikationen. Diese werden nach den Daten der vorliegenden Studien immer noch in erster Linie durch eine möglichst optimale Blutzuckereinstellung erreicht, wobei sich in den letzten Jahren gezeigt hat, dass optimal nicht mit möglichst niedrig gleichzusetzen ist. Für den Typ-1-Diabetes ist die Wirkung der Blutzuckereinstellung durch die klassische DCCT-Studie gesichert (Diabetes Control and Complications Trial Research Group 1993). Eine Nachuntersuchung der Patienten bestätigte, dass sogar 17 Jahre nach Beendigung der DCCT-Studie das Risiko für kardiovaskuläre Ereignisse durch die intensivierte Therapie um 42% gesenkt wurde (The Diabetes Control and Complications Trial/Epidemiology of Diabetes Interventions and Complications (DCCT/EDIC) Study Research Group 2005).

Für den Typ-2-Diabetes haben die Ergebnisse der UKPDS-Studie gezeigt, dass eine intensivierte Diabetestherapie mit einem HbA_{1c}-Wert unter 7% über die ersten zehn Jahre nach der Diagnose die Häufigkeit mikrovaskulärer und – in geringerem Ausmaß – makrovaskulärer Komplikationen senkt (UK Prospective Diabetes Study Group 1998a, Stratton et al. 2000). Auch 10 Jahre nach Beendigung der UKPDS-Studie wurde eine andauernde Risikoreduktion für Diabetesendpunkte, Herzinfarkte und Mortalität beobachtet, obwohl die ursprünglichen Unterschiede in der Blutglucosekontrolle (HbA_{1c}) bald verschwunden waren (Holman et al. 2008).

Einige Studien haben jedoch die Grenzen der intensivierten Therapie (HbA_{1c} <6,5%) des Typ-2-Diabetes gezeigt. In der ADVANCE-Studie änderten sich kardiovaskuläre Endpunkte und die Mortalität nicht, lediglich die Nephropathie wurde reduziert (The ADVANCE Collaborative Group 2008). In der ACCORD-Studie wurde die Mortalität im Vergleich zur Standardtherapie sogar erhöht (The Action to Control Cardiovascular Risk in Diabetes Study Group 2008). Eine Metaanalyse fünf großer randomisierter Studien mit 33 040 Patienten hat bestätigt, dass die Intensivtherapie lediglich koronare Ereignisse um 15% senkt, während die Häufigkeit von Schlaganfällen und die Mortalität nicht beeinflusst wurden (Ray et al. 2009). In einer weiteren Metaanalyse wird der Zusatznutzen einer verstärkten Blutzuckersenkung als mäßig eingeschätzt (geringe Risikoreduktion für das Auftreten von Myokardinfarkten und für Mikroalbuminurie bei unveränderter Gesamtmortalität) und steht einem erhöhten Risiko für schwere Hypoglykämien gegenüber (Boussageon et al. 2011). Eine retrospektive Kohorten-Studie zeigte sogar, dass bei mit Insulin behandelten Typ-2-Diabetikern mit einem HbA_{1c} zwischen 7,5 und 8,0% das geringste Risiko für Mortalität und kardiale Ereignisse besteht, während bei Patienten mit höheren aber auch bei Patienten mit HbA_{1c} Werten unter 7,5% ein erhöhtes Risiko aufwiesen (Currie et al. 2010). Hier besteht also eine U-förmige Korrelation zwischen HbA_{1c} und Lebenserwartung, wobei eine Senkung des HbA_{1c} unter 7,5% die Mortalität erhöht. Trotz der seit langem bekannten Risiken empfiehlt die deutsche Nationale VersorgungsLeitlinie zur Therapie des Typ-2-Diabetes immer noch einen HbA_{1c}-Korridor von 6,5–7,5% (Bundesärztekammer et al. 2014). Die aktuelle Leitlinie der American Diabetes Association (2017) gibt dagegen für die meisten Erwachsenen <7,0% als angemessenen Zielwert an, während geringere Werte nur bei ausgewählten Patienten in Frage kommen, wenn das ohne wesentliche hypoglykämische Nebenwirkungen erreichbar ist. Ein weiteres Problem der deutschen Leitlinie ist die Tatsache, dass bei einzelnen Schritten der Pharmakotherapie des Typ-2-Diabetes keine Einigung der beteiligten Fachgesellschaften erreicht wurde, weil die vorliegende Evidenz unterschiedlich interpretiert und gewichtet wurde (Bundesärztekammer et al. 2014). So basieren die Empfehlungen der Arzneimittelkommission der Deutschen Ärzteschaft und der Deutschen Gesellschaft für Allgemein- und Familienmedizin auf einem Nutzennachweis von Antidiabetika in klinischen Endpunktstudien, so

dass bei nicht ausreichender HbA_{1c}-Senkung durch Metformin zusätzlich primär Glibenclamid und Humaninsulin empfohlen werden. Dagegen erwähnen die Deutsche Gesellschaft für Innere Medizin und die Deutsche Diabetes Gesellschaft (DDG) auch andere neue orale Antidiabetika, die lediglich ein günstigeres Nebenwirkungsprofil als Sulfonylharnstoffe, aber bisher keine klinischen Endpunktergebnisse gezeigt haben.

Inzwischen wurden neue klinische Studiendaten publiziert, die 2008 von der amerikanischen FDA und 2010 von der EMA in Sicherheitsrichtlinien gefordert worden waren. Neue Antidiabetika sollten nicht nur eine blutzuckersenkende Wirkung nachweisen, sondern auch kardiovaskuläre Risiken ausschließen, die bei Rosiglitazon zur Einschränkung der Zulassung durch die FDA und in Europa zur Marktrücknahme geführt hatten. Insgesamt wurden über 25 klinische Sicherheitsstudien mit 195.000 Teilnehmern begonnen und teilweise auch schon abgeschlossen. Bisher sind die Ergebnisse von sieben Studien publiziert worden, davon drei mit DPP4-Inhibitoren, eine mit einem SGLT2-Inhibitor und drei mit GLP-1-Rezeptoragonisten. In allen sieben Studien wurde ein inakzeptables kardiovaskuläres Risiko ausgeschlossen. In drei Studien wurde eine Senkung der kardiovaskulären Mortalität mit dem SGLT2-Inhibitor Empagliflozin sowie den GLP-1-Rezeporagonisten Liraglutid und Semaglutid nachgewiesen (Übersicht bei Kaul 2017).

Nach wie vor ist eine Diätbehandlung Grundlage jeder Diabetestherapie (Bundesärztekammer et al. 2014, American Diabetes Association 2017). Die Ersteinstellung übergewichtiger Typ-2-Diabetiker mit Absenkung des HbA_{1c}-Wertes um 1–2 Prozentpunkte ist grundsätzlich allein durch Diät und Normalisierung des Körpergewichts möglich (Nathan et al. 2009). Gewichtsabnahme und körperliche Betätigung reduzieren die Progredienz einer gestörten Glucosetoleranz zur Nüchternhyperglykämie um 60% (Tuomilehto et al. 2001). Eine Lebensstiländerung senkte das Diabetesrisiko übergewichtiger Patienten in drei Jahren um 50% (Knowler et al. 2002). Erst bei unzureichendem Erfolg von Diät und körperlicher Aktivität ist eine Arzneitherapie des Typ-2-Diabetes erforderlich. Für die initiale Monotherapie ist Metformin das orale Antidiabetikum der ersten Wahl. Wird der

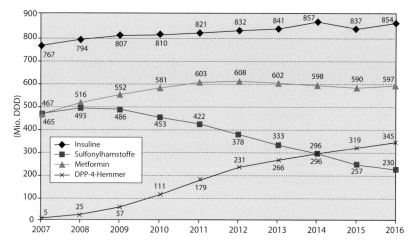

Abbildung 14.1 Verordnungen von Antidiabetika 2007 bis 2016. Gesamtverordnungen nach definierten Tagesdosen.

HbA_{1c}-Zielwert innerhalb von 3 Monaten nicht erreicht, wird ein zweites orales Antidiabetikum (Sulfonylharnstoff, DPP4-Inhibitor, SGLT2-Inhibitor), ein GLP-1-Rezeptoragonist oder Basalinsulin zusätzlich als Zweifachtherapie oder ggf. auch als Tripeltherapie gegeben (American Diabetes Association 2017).

Insgesamt hat die Arzneitherapie des Diabetes in den letzten 10 Jahren weiter zugenommen, denn bis auf die stark rückläufigen Sulfonylharnstoffe sind alle anderen Antidiabetika mehr verordnet worden (◘ Abbildung 14.1). Seit 2007 ist das Verordnungsvolumen von Metformin um 28% angestiegen. Die Verordnungen von Sulfonylharnstoffen haben nach einer vorübergehenden Zunahme seit 2008 um 55% abgenommen und sind mittlerweile von den Dipeptidylpeptidase-4-Inhibitoren (Gliptinen) deutlich überholt worden (◘ Abbildung 14.1). Die Insulinverordnungen sind in den letzten 10 Jahren um 11% angestiegen, wobei die Humaninsuline einen kontinuierlichen Rückgang zu verzeichnen. Die gesamte Indikationsgruppe der Antidiabetika ist 2016 mit einem erneuten Anstieg der Nettokosten auf 2.274 Mio. € (+4,4%) auf Rang 2 der umsatzstärksten Arzneimittelgruppen vorgerückt (► Tabelle 1.2).

14.1 Orale Antidiabetika

14.1.1 Metformin

Metformin ist nach wie vor das Mittel der ersten Wahl für die Behandlung des Typ-2-Diabetes (Nathan et al. 2009, Bundesärztekammer et al. 2014, American Diabetes Association 2017). Die Wirkung beruht neben einer erhöhten peripheren Glucoseutilisation auf einer Senkung der hepatischen Gluconeogenese und Glucoseabgabe, woran höchstwahrscheinlich eine Hemmung der mitochondrialen Atmungskette mit nachfolgendem ATP-Abfall und indirekter Stimulation der AMP-Kinase sowie eine Hemmung der Fettsäuresynthese beteiligt sind (Stumvoll et al. 1995, Phielix et al. 2011). Kürzlich wurde gezeigt, dass durch Metformin die Glucagon-induzierte hepatische Glukosebildung cAMP-abhängig gehemmt wird (Miller et al. 2013). HbA_{1c}-Werte werden um 1–2 Prozentpunkte gesenkt (Inzucchi und McGuire 2008, Nathan et al. 2009). Im Gegensatz zu den insulinotropen Antidiabetika löst Metformin kaum Hypoglykämien und keine Gewichtszunahme aus und wird daher vor allem für übergewichtige Typ-2-Diabetiker empfohlen. In einer 10-Jahresstudie senkte Metformin die Gesamtletalität von übergewichtigen Typ-2-Diabetikern um 36% im Vergleich zu Patienten, die mit Sulfonylharnstoffen (Glibenclamid, Chlorpropamid) oder Insulin behandelt wurden (UK Prospective Diabetes Study Group

◻ **Tabelle 14.1 Verordnungen von Metformin 2016.** Angegeben sind die 2016 verordneten Tagesdosen, die Änderungen gegenüber 2015 und die mittleren Kosten je DDD 2016.

Präparat	Bestandteile	DDD Mio.	Änderung %	DDD-Nettokosten €
Metformin Lich	Metformin	376,5	(+1,8)	0,20
Metformin Atid	Metformin	74,9	(+18,8)	0,23
Metformin-1 A Pharma	Metformin	50,7	(−7,6)	0,21
Metformin axcount	Metformin	39,6	(+61,7)	0,20
Metformin HEXAL	Metformin	12,5	(+2,6)	0,22
Siofor	Metformin	10,3	(+4,6)	0,24
Metformin AL	Metformin	9,1	(−56,9)	0,23
Metformin-ratiopharm	Metformin	8,0	(−34,4)	0,23
Metformin STADA	Metformin	3,3	(−26,5)	0,22
Metformin-CT	Metformin	2,4	(−29,7)	0,21
Glucophage	Metformin	2,3	(−4,5)	0,25
Metformin AbZ	Metformin	1,3	(−15,9)	0,21
Metformin dura	Metformin	1,2	(−53,8)	0,23
Juformin	Metformin	1,1	(−17,0)	0,24
Metformin-/Glucobon-biomo	Metformin	0,96	(−28,9)	0,23
Diabesin	Metformin	0,84	(−13,0)	0,24
Summe		**595,1**	**(+1,6)**	**0,21**

1998b). Die mit Metformin behandelten Patienten zeigten außerdem eine geringere Gewichtszunahme und seltener Hypoglykämien. Die Laktatspiegel ändern sich unter den therapeutischen Dosierungen nicht. Bei Beachtung der Kontraindikationen (z. B. Niereninsuffizienz, Leberfunktionsstörungen, schwere Herzinsuffizienz) ist das Auftreten einer Laktazidose daher unwahrscheinlich, wobei die Kontraindikation bei eingeschränkter Niereninsuffizienz kürzlich gelockert wurde, wenn keine zusätzlichen Erkrankungen vorliegen, die das Risiko für eine Laktazidose erhöhen (Bundesinstitut für Arzneimittel und Medizinprodukte 2015). Eine Metaanalyse fand im Unterschied zur UKPDS-Studie allerdings keine Reduktion der Mortalität (Boussageon et al. 2012). Die Verordnung von Metformin ist seit über 20 Jahren kontinuierlich angestiegen, stagniert aber seit 2011 auf einem Niveau von etwa 600 Millionen DDD (◻ Abbildung 14.1). Im Jahre 2016 hat es wieder eine geringfügige Zunahme gegeben (◻ Tabelle 14.1). Die Arzneimittelkommission der deutschen Ärzteschaft (2013) beobachtete eine Zunahme der Spontanberichte über Laktatazidosen unter Metformin, darunter auch Fälle mit tödlichem Ausgang, möglicherweise als Folge der breiteren Anwendung bei älteren Patienten, bei denen häufig eine eingeschränkte Nierenfunktion besteht.

14.1.2 Sulfonylharnstoffe

Sulfonylharnstoffderivate haben durch einen kontinuierlichen Rückgang in den letzten 10 Jahren viel von ihrer früheren Bedeutung verloren (◻ Abbildung 14.1, ◻ Tabelle 14.2). Sie steigern die Sekretion von Insulin aus den B-Zellen der Pankreasinseln. Eine noch vorhandene Funktionsfähigkeit des Inselorgans ist daher Voraussetzung für ihre Anwendung. Sulfonylharnstoffe sind ähnlich wirksam wie Metformin (HbA$_{1c}$-Senkung um 1–2 Prozentpunkte, Inzucchi und McGuire 2008, Nathan et al. 2009), haben jedoch den Nachteil der Hypoglykämie insbesondere bei älteren Patienten. Außerdem steigt häufig das Körpergewicht (um ca. 2 kg) an (Nathan et al. 2009).

▣ **Tabelle 14.2 Verordnungen von Sulfonylharnstoffen und Gliniden 2016.** Angegeben sind die 2016 verordneten Tagesdosen, die Änderungen gegenüber 2015 und die mittleren Kosten je DDD 2016.

Präparat	Bestandteile	DDD Mio.	Änderung %	DDD-Nettokosten €
Glibenclamid				
Glibenclamid AL	Glibenclamid	12,7	(−48,9)	0,17
Glibenclamid AbZ	Glibenclamid	7,9	(>1000)	0,19
Maninil	Glibenclamid	2,5	(−27,4)	0,31
Glib-ratiopharm	Glibenclamid	2,4	(+207,6)	0,20
		25,4	(−14,3)	0,19
Glimepirid				
Glimepirid Winthrop	Glimepirid	158,6	(−9,2)	0,14
Glimepirid-1 A Pharma	Glimepirid	20,3	(+2,7)	0,13
Glimepirid-ratiopharm	Glimepirid	7,1	(−7,4)	0,15
Glimepirid Aristo	Glimepirid	4,3	(+142,7)	0,13
Glimepirid Heumann	Glimepirid	3,0	(−43,4)	0,13
		193,3	(−7,6)	0,14
Gliquidon				
Glurenorm	Gliquidon	1,1	(−19,5)	0,39
Repaglinid				
Repaglinid AL	Repaglinid	9,9	(−37,7)	0,92
Enyglid	Repaglinid	2,2	(−8,6)	0,67
Repaglinid-1 A Pharma	Repaglinid	1,9	(−48,2)	0,80
Novonorm	Repaglinid	1,1	(−43,5)	1,10
Repaglinid Hormosan	Repaglinid	0,71	(−62,3)	0,76
		15,7	(−38,8)	0,88
Summe		235,6	(−11,4)	0,20

Glibenclamid ist der bislang einzige insulinotrope Wirkstoff, für den ein positives Langzeitergebnis auf mikrovaskuläre diabetische Sekundärkomplikationen nachgewiesen wurde (UK Prospective Diabetes Study Group 1998a). Es kommt daher üblicherweise als zweite orale Medikation in Betracht, wenn eine Lebensstiländerung und Metformin nicht ausreichend wirksam sind oder Metformin kontraindiziert ist (Nathan et al. 2009, Bundesärztekammer et al. 2014). Die Anwendung von Glibenclamid ist allerdings dadurch belastet, dass seine Kombination mit Metformin mit einer Zunahme von Diabetes-bedingten Todesfällen assoziiert war (UK Prospective Diabetes Group 1998b). Eine Metaanalyse über die zweckmäßige antidiabetische Therapie nach Versagen von Metformin kam zu dem Ergebnis, dass alle bei der Zweitlinientherapie eingesetzten Antidiabetika (Sulfonylharnstoffe, Glitazone, DPP-4-Hemmer, GLP-1-Analoga, Analoginsuline) eine klinisch relevante Senkung des HbA_{1c} (0,6–1%) erreichten (McIntosh et al. 2011).

Glimepirid verbessert die Stoffwechselkontrolle von Typ-2-Diabetikern vergleichbar wie andere Sulfonylharnstoffe, hat aber keine überlegene Wirkung auf Nüchternplasmaglucose und HbA_{1c}-Werte (Dills und Schneider 1996, Draeger et al. 1996). Die Einführung des Glimepirid wurde mit einer niedrigeren Hypoglykämieinzidenz begründet, insbesondere bei älteren Patienten mit eingeschränkter Nierenfunktion, und der längeren Wirkungsdauer, die eine nur einmalige tägliche Gabe ermöglicht. Eine aktuelle Netzwerkmetaanalyse zeigte, dass Glimepirid und Gliclazid ein geringeres Mortalitätsrisiko als Glibenclamid aufweisen (Simpson et al. 2015). Glimepirid wird seit vielen Jahren weitaus mehr als Glibenclamid verordnet (◘ Tabelle 14.2).

Ein älteres Sulfonylharnstoffpräparat ist Gliquidon (*Glurenorm*), das ähnlich wie die Glinide eine kurze Halbwertszeit (1,5 Stunden) hat und vorwiegend biliär eliminiert wird. Seine Verordnungen sind wie in den Vorjahren erneut rückläufig (◘ Tabelle 14.2).

14.1.3 Glinide

Mit den Gliniden Repaglinid und Nateglinid sollte nach den Angaben der Hersteller ein neues Therapiekonzept, die Mahlzeiten-angepasste Sekretionssteigerung (prandiale Therapie), eingeführt werden. Beide haben eine Eliminationshalbwertszeit von 1–2 Stunden. Repaglinid wird hauptsächlich hepatisch eliminiert, die renale Clearance ist nur bei Patienten mit stark eingeschränkter Nierenfunktion vermindert. Aufgrund der kurzen Wirkdauer könnte man erwarten, dass durch Repaglinid eine bessere Blutzuckereinstellung bei geringerer Hypoglykämiehäufigkeit als mit Glibenclamid erreicht wird (Moses 2000). HbA_{1c}-Werte werden um 0,5–1,5 Prozentpunkte gesenkt (Inzucchi und McGuire 2008, Nathan et al. 2009). Nach einem Cochrane-Review sind Glinide eine mögliche Alternative bei Unverträglichkeit oder Kontraindikation gegen Metformin, jedoch fehlt eine Evidenz aus Langzeitstudien, insbesondere Daten über die Mortalität (Black et al. 2007).

Die Verordnungen der Glinide hatten 2005 ihren Höhepunkt mit 36,5 Mio. DDD erreicht und sind seither deutlich zurückgegangen (◘ Tabelle 14.2). Nach einer Nutzenbewertung hatte der Gemeinsame Bundesausschuss (2010) eine weitgehende Verordnungseinschränkung der Glinide beschlossen, da zu Repaglinid und Nateglinid ausschließlich Kurzzeitstudien vorlagen, aus denen kein Beleg für einen Nutzen oder einen Zusatznutzen gegenüber anderen Therapieoptionen hervorging. Aufgrund einer Beanstandung durch das Bundesministerium für Gesundheit konnte die Verordnungseinschränkung jedoch nicht in Kraft treten. Vier Jahre später hat das Landessozialgericht Berlin-Brandenburg festgestellt, dass die vom Mi-

nisterium verfügte Beanstandung der Einschränkung der Verordnungsfähigkeit der Glinide rechtswidrig war (Urteil vom 27. Mai 2015, Az.: L 7 KA 44/11 KL). Daher trat der ursprüngliche Beschluss des G-BA dann mit einer Verzögerung von sechs Jahren in Kraft (Gemeinsamer Bundesausschuss 2016). Seit 1. Juli 2016 darf Nateglinid nicht mehr zu Lasten der GKV verordnet werden, Repaglinid darf nur noch bei niereninsuffizienten Patienten mit einer Kreatininclearance unter 25 ml/min verordnet werden, für die andere orale Antidiabetika nicht infrage kommen. Das hat 2016 deutliche Auswirkungen auf das Verordnungsvolumen der Glinide gehabt, denn die Verordnungen von Repaglinid sind um 39% zurückgegangen und Nateglinid ist nicht mehr unter den meistverordneten Arzneimitteln vertreten (◘ Tabelle 14.2). Durch die rechtswidrige Beanstandung des Bundesministeriums für Gesundheit ist die GKV seit 2010 mit Verordnungskosten von 168,0 Mio. € für die beiden Glinide (Repaglinid 154,7 Mio. €, Nateglinid von 13,3 Mio. €) belastet worden.

14.1.4 α-Glucosidasehemmer

α-Glucosidashemmer verzögern den Abbau von Di- und Polysacchariden im Darm und hemmen damit die Resorption von Glucose. Acarbose vermindert bei Typ-2-Diabetikern selektiv postprandiale Hyperglykämien und senkt das glykosylierte Hämoglobin um 0,5–0,8 Prozentpunkte (Chiasson et al. 1994, Holman et al. 1999, Inzucchi und McGuire 2008, Nathan et al. 2009). Zudem reduziert Acarbose nach der STOP-NIDDM-Studie das Fortschreiten von gestörter Glucosetoleranz zu Typ-2-Diabetes um ca. 25% (Chiasson et al. 2002). Nach einem Cochrane-Review bleibt unklar, ob α-Glucosidaseinhibitoren Mortalität und Morbidität von Patienten mit Typ-2-Diabetes beeinflussen (Van de Laar et al. 2005). Die nachgewiesenen Wirkungen auf Blutzuckerkontrolle und Insulinspiegel sind bei längerer Anwendung unsicher. Höhere Dosen von Acarbose (über 150 mg/Tag) haben keinen zusätzlichen Effekt auf HbA_{1c} aber mehr Nebenwirkungen. Die Verordnung der α-Glucosidasehemmer hat seit 1996 um über 90% abgenommen und ist auch in 2016 weiter rückläufig (◘ Tabelle 14.3).

❏ **Tabelle 14.3 Verordnungen von weiteren oralen Antidiabetika 2016.** Angegeben sind die 2016 verordneten Tagesdosen, die Änderungen gegenüber 2015 und die mittleren Kosten je DDD 2016.

Präparat	Bestandteile	DDD Mio.	Änderung %	DDD-Nettokosten €
α-Glucosidasehemmer				
Acarbose dura	Acarbose	1,8	(−12,1)	1,25
Glucobay	Acarbose	0,68	(−21,6)	1,24
		2,4	(−14,9)	1,25
SGLT2-Inhibitoren				
Forxiga	Dapagliflozin	31,3	(+28,1)	1,13
Jardiance	Empagliflozin	22,7	(+275,8)	1,32
Xigduo	Metformin Dapagliflozin	15,1	(+38,8)	1,20
		69,0	(+67,1)	1,21
Summe		71,5	(+61,8)	1,21

14.1.5 SGLT2-Inhibitoren

Als erster Vertreter der Natrium-Glucose-Kotransporter-2-Inhibitoren (SGLT2-Inhibitoren) kam Dapagliflozin (*Forxiga*) 2012 in Deutschland auf den Markt. Im März 2014 wurde Canagliflozin (*Invokana*) als zweiter Vertreter dieser Substanzklasse eingeführt, der vom Gemeinsamen Bundesausschuss keinen Beleg für einen Zusatznutzen erhalten hat und daher vom Hersteller ab September 2014 in Deutschland aus dem Handel genommen wurde (► Arzneiverordnungs-Report 2015, Kapitel 2, Neue Arzneimittel 2014).

SGLT2-Inhibitoren hemmen die Rückresorption von Glucose im proximalen Tubulus der Niere und senken durch eine vermehrte renale Glucoseausscheidung die Blutglucose (Übersicht bei Bailey 2011). Die damit verbundene osmotische Diurese führt zu Gewichtsverlust und Blutdrucksenkung ohne durch den Wirkmechanismus bedingtes Hypoglykämierisiko. Weitere zusätzliche Effekte von SGLT2-Inhibitoren, die bei der Beurteilung der Langzeitwirkungen dieser Substanzen in Betracht gezogen werden müssen, umfassen eine Senkung der Harnsäurespiegel sowie Reduktion von oxidativem Stress (Inzucchi et al. 2015). Die Wirksamkeit ist aber nicht von der Betazellfunktion oder der Insulinsensitivität abhängig. SGLT2-Inhibitoren fanden bereits Einzug in die Leitlinie der American Diabetes Association (2017) als Kombinationstherapie mit Metformin sowie in verschiedenen Kombinationen einer Tripletherapie. Die Anwendung wird jedoch bei fortgeschrittener Niereninsuffizienz, Volumenmangel, Hypotonie, Elektrolytstörungen, Harnwegsinfektionen und Patienten über 75 Jahre nicht empfohlen. Unerwünschte Wirkungen sind Harnwegs- und Genitalinfektionen. Außerdem wurden im Zeitraum März 2013 und 6. Juni 2014 20 Verdachtsberichte über Krankenhausaufnahmen wegen diabetischer Ketoazidose oder Ketose unter SGLT-2-Inhibitoren dokumentiert, wobei in der Hälfte der Fälle weder Triggerfaktoren für eine diabetische Ketoazidose noch alternative Erklärungen für die Entwicklung einer metabolischen Azidose vorlagen (Food and Drug Administration 2015).

Dapagliflozin (*Forxiga*) ist zugelassen für die Monotherapie bei Unverträglichkeit bzw. Kontraindikationen von Metformin sowie in Kombination mit anderen antihyperglykämisch wirkenden Substanzen inklusive Insulin. In den USA wurde Dapagliflozin erst nach zweijähriger Verzögerung im Januar 2014 mit Auflagen zur Abklärung eines Blasenkrebsrisikos bei Patienten zugelassen (Food and Drug Administration 2014). Die Nutzenbewertung durch den Gemeinsamen Bundesausschuss hat keinen Zusatznutzen von Dapagliflozin im Verhältnis zur zweckmäßigen Vergleichstherapie mit den

Sulfonylharnstoffen Glibenclamid oder Glimepirid (Monotherapie oder Kombinationstherapie mit Metformin) bzw. mit Metformin (Kombinationstherapie mit Sulfonylharnstoffen oder Insulin) ergeben (Bundesministerium für Gesundheit 2013b). Wegen Uneinigkeit bei der Preisverhandlung wurde Dapagliflozin im Dezember 2013 vom Markt genommen, ist aber seit Februar 2014 mit einem um fast 50% reduzierten Preis wieder im Handel. *Forxiga* wurde 2016 um 39% häufiger verordnet als im Vorjahr (◘ Tabelle 14.3). Auch die fixe Kombination aus Dapagliflozin und Metformin (*Xidugo*) wurde trotz fehlenden Zusatznutzens um 39% häufiger verordnet als in 2016.

Das seit August 2014 verfügbare Empagliflozin (*Jardiance*) war bereits 2015 unter den verordnungsstärksten Arzneimitteln vertreten und wurde 2016 nochmals fast dreimal häufiger verordnet als im Vorjahr (◘ Tabelle 14.3). In der ersten Nutzenbewertung des G-BA war ein Zusatznutzen nicht belegt (▶ Arzneiverordnungs-Report 2015, Kapitel 2, Neue Arzneimittel 2015). Ein Grund für den starken Verordnungsanstieg sind vermutlich die viel diskutierten Ergebnisse der EMPA-REG-OUTCOME Studie, in der Empagliflozin bei 7020 Typ 2-Diabetespatienten mit hohem kardiovaskulären Risiko (gleichzeitig bestehende Koronare Herzerkrankung bzw. periphere arterielle Verschlusskrankheit, Zustand nach Myokardinfarkt oder Schlaganfall) nach 3,1 Jahren im Vergleich zur Standardtherapie zu einer Reduktion des primären kombinierten Endpunktes (kardiovaskuläre Mortalität, nichttödlicher Herzinfarkt, nichttödlicher Schlaganfall) (10,5% versus 12,1%) sowie der Gesamtsterblichkeit (5,7% versus 8,3%) führte (Zinman et al 2015). Es ist nach wie vor unklar, inwieweit diese Ergebnisse auf eine Senkung des Blutzuckerspiegels oder andere Wirkungen wie gesteigerte Diurese bzw. Blutdrucksenkung zurückzuführen sind. Kürzlich wurde postuliert, dass es unter Empaglifozintherapie zu einem Shift im kardialen und renalen Metabolismus von Fett – und Glukoseoxidation zu einer Metabolisierung von Ketonkörpern kommt, die zu einer Effizienzsteigerung der kardialen Kontraktilität und Nierenfunktion führen könnten (Mudaliar et al. 2016). Aufgrund der neuen wissenschaftlichen Erkenntnisse wurde vom pharmazeutischen Unternehmer eine neue Nutzenbewertung beantragt. Ob diese Ergeb-

nisse eine therapeutische Bedeutung haben, ist wegen auffälliger Studienmängel fraglich (Institut für Qualität und Wirtschaftlichkeit im Gesundheitswesen 2016). Das Studiendesign ermöglichte ausschließlich in der Empagliflozingruppe eine zusätzliche antidiabetische Therapie mit dem Prüfarzneimittel, während in der Kontrollgruppe die bestehende antidiabetische Therapie während der ersten 12 Behandlungswochen unverändert fortgeführt wurde, weil das Studienprotokoll während dieser Zeit keine Anpassung der antidiabetischen Therapie erlaubte. Eine solche Anpassung wäre erforderlich gewesen, da bei einem HbA_{1c}-Wert von durchschnittlich 8,1% die antidiabetische Therapie gemäß Leitlinien intensiviert werden muss. Auch der hohe Anteil hypertensiver Patienten mit einem systolischen Blutdruck oberhalb des Schwellenwerts von 140 mm Hg legt den Schluss nahe, dass die medikamentösen Anpassungsmöglichkeiten zur Senkung des systolischen Blutdruckes nicht ausgeschöpft wurden (Institut für Qualität und Wirtschaftlichkeit im Gesundheitswesen 2016). Abweichend von der IQWiG-Empfehlung hat der G-BA in der erneuten Nutzenbewertung für vier Patientensubgruppen mit manifester kardiovaskulärer Beteiligung aufgrund der Senkung der Mortalität einen Anhaltspunkt für einen beträchtlichen Zusatznutzen von Empagliflozin festgestellt (Bundesministerium für Gesundheit 2016). In einer nachfolgenden Analyse sekundärer Endpunkte der EMPA-REG OUTCOME-Studie wurde berichtet, dass auch die Verschlechterung der Nierenfunktion (Progression von Albuminurie bzw. Verdopplung des Serumkreatinin) unter Empaglifozintherapie signifikant vermindert war (Wanner et al. 2016).

14.2   Inkretinmimetika

Zwei Gruppen von Inkretinmimetika stehen für die Inkretin-basierte Therapie des Typ-2-Diabetes zur Verfügung: Hemmstoffe des Enzyms Dipeptidylpeptidase-4 (DPP-4-Hemmer, Gliptine) und metabolisch stabile GLP-1-Agonisten. Nach der Aufnahme von Nahrung werden Glucagon-like peptide-1 (GLP-1) und Glucose-abhängiges insulinotropes Polypeptid (GIP) als sogenannte Inkretine vom Dünndarm sezerniert. Von besonderem Interesse

◻ **Tabelle 14.4 Verordnungen von Inkretinmimetika 2016.** Angegeben sind die 2016 verordneten Tagesdosen, die Änderungen gegenüber 2015 und die mittleren Kosten je DDD 2016.

Präparat	Bestandteile	DDD Mio.	Änderung %	DDD-Nettokosten €
Sitagliptin				
Janumet	Sitagliptin Metformin	94,9	(+8,9)	1,56
Velmetia	Sitagliptin Metformin	86,2	(+1,4)	1,56
Januvia	Sitagliptin	85,5	(+17,0)	1,59
Xelevia	Sitagliptin	61,5	(+10,6)	1,59
		328,1	(+9,1)	1,57
Saxagliptin				
Komboglyze	Saxagliptin Metformin	19,3	(+1,6)	1,39
Onglyza	Saxagliptin	16,8	(−7,5)	1,51
		36,1	(−2,9)	1,45
GLP-1-Agonisten				
Victoza	Liraglutid	21,6	(+3,6)	3,62
Trulicity	Dulaglutid	19,0	(+195,9)	3,13
Byetta	Exenatid	4,4	(−20,4)	2,89
Bydureon	Exenatid	2,1	(−10,1)	4,02
Xultophy	Insulin degludec Liraglutid	1,2	(+48,6)	7,66
		48,3	(+34,4)	3,48
Summe		412,6	(+10,3)	1,79

für die Diabetestherapie ist das Glucagon-like peptide-1, weil es bei Patienten mit Typ-2-Diabetes weniger gebildet wird. Es stimuliert normalerweise die Insulinsekretion nach oraler Glucosegabe, hemmt die postprandiale Glucagonfreisetzung, verzögert die Magenentleerung, steigert das Sättigungsgefühl und regt das Wachstum von Betazellen an. Das endogene Hormon ist nicht zur Behandlung des Diabetes geeignet, weil es im Körper durch die Dipeptidylpeptidase-4 (DPP-4) rasch abgebaut wird (Übersicht bei Drucker und Nauck 2006).

14.2.1 DPP-4-Hemmer (Gliptine)

Als erster DPP-4-Hemmer wurde 2007 Sitagliptin (*Januvia*) eingeführt. Als weitere Vertreter dieser Gruppe folgten 2008 Vildagliptin (*Galvus*) und 2009 Saxagliptin (*Onglyza*). Die Gruppe der DPP-4-Hemmer zeigt trotz eines Therapiehinweises durch den Gemeinsamen Bundesausschuss (siehe unten) seit 10 Jahren hohe Zuwachsraten (◻ Abbildung 14.1). Auch 2016 haben die Verordnungen von Sitagliptin gegenüber dem Vorjahr wieder zugenommen, während Saxagliptinpräparate insgesamt rückläufig waren (◻ Tabelle 14.4).

DPP-4-Hemmer wirken auf eine zellmembranständige Serinprotease, die den Abbau von Inkretinen einschließlich Glucagon-like Peptide-1 (GLP-1) regelt. Die DPP-4-Hemmung erhöht die zirkulierenden Inkretinspiegel und bewirkt dadurch eine verstärkte Insulinfreisetzung sowie eine Abnahme der Glucagonspiegel. Die Senkung des HbA_{1c} liegt bei 0,5–0,8 Prozentpunkten (Inzucchi und McGuire 2008, Nathan et al. 2009) und ist damit geringer als bei der üblichen Initialtherapie mit Metformin

(Übersicht bei Richter et al. 2008). Im Vergleich zu Sulfonylharnstoffen ist das Hypoglykämierisiko wesentlich geringer.

Risiken der Inkretinmimetika (DPP-4-Hemmer, GLP-1-Agonisten) sind akute Pankreatitiden und Pankreaskarzinome, auf die wiederholt hingewiesen wurde (Arzneimittelkommission der deutschen Ärzteschaft 2008, Food and Drug Administration 2009, Elashoff et al. 2011, Singh et al. 2013). Nach Bekanntwerden einer weiteren Studie mit möglichen pankreatischen Sicherheitssignalen (Butler et al. 2013), haben FDA und EMA unabhängig voneinander die Befunde umfassend analysiert. Beide Zulassungsbehörden stimmten darin überein, dass die gegenwärtige Datenlage keinen kausalen Zusammenhang zwischen der Anwendung von Inkretinmimetika und dem Auftreten von Pankreatitis bzw. Pankreaskarzinomen belegt (Egan et al. 2014). Aus den Sicherheitsstudien mit DPP-4-Hemmern geht weiterhin hervor, dass die zusätzliche Gabe von Sitagliptin zur Standardtherapie bei 14 671 Diabetespatienten das Risiko kardiovaskulärer Ereignisse nicht erhöht, aber auch keine kardiovaskulären Ereignisse verhindert (Green et al. 2015, TECOS). Gleiches gilt für den DPP-4-Hemmer Alogliptin (in Deutschland nicht im Handel), der in einer 18-monatigen Studie an 5380 Patienten mit Diabetes und akutem Koronarsyndrom untersucht wurde (White et al. 2013, EXAMINE). Dagegen zeigte eine placebokontrollierte Studie mit Saxagliptin an 16 492 Patienten mit kardiovaskulären Risikofaktoren eine erhöhte Inzidenz für Hospitalisierung wegen Herzinsuffizienz (Scirica et al. 2013, SAVOR).

Die Behandlung mit DPP-4-Hemmern ist mit Ausnahme von Saxagliptin nach wie vor teurer als mit Insulin. Das war vermutlich ein wesentlicher Grund, die Gabe von Sitagliptin und Vildagliptin auf die Fälle zu beschränken, bei denen die vorhandenen kostengünstigeren Alternativen aufgrund von Kontraindikationen nicht eingesetzt werden können, unverträglich sind oder nicht zu einer adäquaten Blutzuckerkontrolle führen (Gemeinsamer Bundesausschuss 2008a, 2008b).

14.2.2 GLP-1-Agonisten

Eine weitere Gruppe der Inkretinmimetika sind die Glucagon-like-Peptide-1-Agonisten (GLP-1-Agonisten). Sie haben eine ähnliche Aktivität wie das endogene Hormon. Das körpereigene Peptidhormon ist jedoch für die praktische Anwendung nicht geeignet, weil es durch die Dipeptidylpeptidase-4 schnell abgebaut wird und nur eine Halbwertszeit von 1–2 Minuten hat (Übersicht bei Drucker und Nauck 2006). Als erster Vertreter der GLP-1-Agonisten wurde 2007 Exenatide (*Byetta*) zur Behandlung des Typ-2-Diabetes eingeführt. Dieses Peptid, das ursprünglich im Speichel einer amerikanischen Krustenechse (Heloderma suspectum) entdeckt wurde, hat nur eine 50%ige Sequenzhomologie mit dem humanen GLP-1 und ist daher auch kein Substrat der Dipeptidylpeptidase-4. Nach subkutaner Injektion resultieren daraus eine Bioverfügbarkeit von 65–75%, eine wesentlich längere Halbwertszeit (2,4 Stunden) und eine längere Wirkungsdauer von etwa 10 Stunden. Trotzdem ist dadurch eine zweimalige Gabe pro Tag notwendig. Die Senkung des HbA_{1c} beträgt 0,5–1,0 Prozentpunkte (Inzucchi und McGuire 2008, Nathan et al. 2009). Vorteilhaft ist eine stärkere Gewichtsabnahme als mit Placebo (Übersicht bei Keating 2005). Seit 2011 ist auch eine retardierte Formulierung von Exenatide (*Bydureon*) verfügbar, die nur einmal wöchentlich appliziert werden muss (◘ Tabelle 14.4). In einer direkten Vergleichsstudie senkte langwirkendes Exenatide den HbA_{1c} über einen Zeitraum von 26 Wochen stärker als das zweimal täglich injizierte kurzwirkende Präparat (−1,9% versus −1,5%) ohne erhöhtes Hypoglykämierisiko und mit ähnlicher Gewichtsreduktion (Drucker et al. 2008).

Der Einsatz von GLP-1-Agonisten sollte Typ-2-Diabetikern vorbehalten bleiben, wenn mit oralen Antidiabetika oder auch mit einer Basalinsulintherapie keine ausreichende Plasmaglucosesenkung erreicht werden kann und zudem eine starke Adipositas die Behandlung erschwert (Bundesärztekammer et al. 2014).

Als zweiter GLP-1-Agonist wurde 2009 Liraglutid (*Victoza*) eingeführt, ein acyliertes Derivat des humanen GLP-1 mit einer 97%igen Strukturhomologie mit dem nativen Peptid. Durch Änderungen von zwei Aminosäuren und Einführung einer Fettsäure wird die Plasmaalbuminbindung erhöht und damit der Abbau durch die Dipeptidylpeptidase-4 verzögert. Daraus resultiert eine langsamere Anflutung und eine längere Plasmahalbwertszeit von 12,5 Stunden, so dass eine einmal tägliche Gabe möglich ist (Übersicht bei Deacon 2009). In einer direkten Vergleichsstudie bei Patienten mit Typ-2-Diabetes, die zuvor unzureichend mit oralen Antidiabetika einstellbar waren, senkte die zusätzliche Gabe von Liraglutid (1,8 mg/Tag s.c.) den HbA_{1c} um 1,12% und von Exenatide (10 µg s.c. 2mal/Tag) um 0,79% (Buse et al. 2009, LEAD-6). Auch in dieser Studie war Übelkeit die Hauptnebenwirkung beider Inkretinmimetika, die initial etwa gleich häufig (13%) auftrat, sich aber nach 6 Wochen mit Liraglutid schneller als mit Exenatide zurückbildete. In einer direkten Vergleichsstudie mit wöchentlich injiziertem Exenatide war Liraglutid ebenfalls effektiver (HbA_{1c} –1,48% versus –1,28%) aber schlechter verträglich, da es häufiger Übelkeit, Diarrhö und Erbrechen verursachte (Buse et al. 2013). Ungeklärt ist die Bedeutung Liraglutid-induzierter C-Zell-tumoren der Schilddrüse aus tierexperimentellen Untersuchungen (Joffe 2009), die vermutlich Anlass waren, unerwünschte Ereignisse im Bereich der Schilddrüse in die Fachinformation aufzunehmen. In einer Studie, in der Liraglutid bei Patienten mit Typ-2-Diabetes und hohem Risiko kardiovaskulärer Ereignisse auf Nichtunterlegenheit hinsichtlich des Auftretens kardiovaskulärer Ereignisse untersucht wurde, zeigte sich eine geringere Mortalität (Gesamtmortalität und kardiovaskuläre Mortalität) sowie eine verminderte Rate an Herzinfarkten (Marso et al. 2016, LEADER). Liraglutid kann in Einzelfällen bei Adipositas mit BMI >30 kg/m², deutlichem Gewichtsanstieg oder klinisch inakzeptabler Hypoglykämieneigung unter Insulin indiziert sein (Kassenärztliche Bundesvereinigung 2011). Die DDD-Nettokosten von *Victoza* (3,62 €/Tag) sind erheblich teurer als die von Insulin (z. B. *Protaphane* 1,19 €/Tag, siehe ◘ Tabelle 14.5). Auch die DDD-Kosten von Exenatide (*Byetta* 2,89 €) sind günstiger als die von Liraglutid (◘ Tabelle 14.4).

Als dritter GLP-1-Rezeptoragonist wurde Lixisenatid (*Lyxumia*) 2013 zur Behandlung des Typ-2-Diabetes in Kombination mit unzureichend wirksamen, oralen Antidiabetika oder Insulin eingeführt. Nach einer Vergleichsstudie mit Exenatide hatte Lixisenatid den Vorteil der einmal täglichen Gabe und eine etwas geringere Nebenwirkungsrate (Rosenstock et al. 2013, GetGoal-X). Die Nutzenbewertung durch den Gemeinsamen Bundesausschuss hat keinen Beleg für einen Zusatznutzen im Verhältnis zur zweckmäßigen Vergleichstherapie ergeben (Bundesministerium für Gesundheit 2013d). Wie bei Vildagliptin wurde für Lixisenatid der Vertrieb aus preispolitischen Gründen eingestellt.

Das im Februar 2015 zugelassene Dulaglutid (*Trulicity*) hat bereits im Jahr seiner Markteinführung Einzug in die verordnungsstärksten Arzneimittel gehalten und stieg 2016 in der Verordnungshäufigkeit sprunghaft um das Dreifache an (◘ Tabelle 14.4). Ein Grund ist vermutlich das Ergebnis der frühen Nutzenbewertung durch den G-BA, die für Dulaglutid in Kombination mit einem kurzwirksamen Insulin gegenüber Metformin und Humaninsulin einen Anhaltspunkt für einen geringen Zusatznutzen gezeigt hat (▶ Arzneiverordnungs-Report 2016, Kapitel 3, Neue Arzneimittel 2015, Abschnitt 3.1.11). Auch die ebenfalls 2015 eingeführte Insulin degludec-Liraglutid-Kombination (*Xultophy*) wurde 2016 ca. 50% häufiger verordnet. Novo Nordisk stellte jedoch den Vertrieb des Präparats in Deutschland zum 1. August 2016 ein, da die frühe Nutzenbewertung durch den G-BA keinen Beleg für einen Zusatznutzen ergeben hatte und die Verhandlungen mit dem GKV-Spitzenverband gescheitert waren (Deutsche Apothekerzeitung 2016).

14.3 Insuline

14.3.1 Humaninsuline

Wichtigste Insulingruppen sind mittlerweile die kurzwirkenden bzw. langwirkenden Insulinanaloga und die kurzwirkenden Insuline (◘ Tabelle 14.5). Mit deutlichem Abstand folgen Verzögerungsinsuline mit Protamin als Depotfaktor (NPH-Prinzip) und Mischinsuline. Ursache ist die seit Jahrzehnten erfolgreich etablierte intensivierte Insulintherapie nach dem Basis-Bolus-Prinzip (Holman et al. 1983). Die intensivierte Insulintherapie ist die Standardtherapie beim Typ-1-Diabetes und wird auch bei einem Teil der Typ-2-Diabetiker durchgeführt.

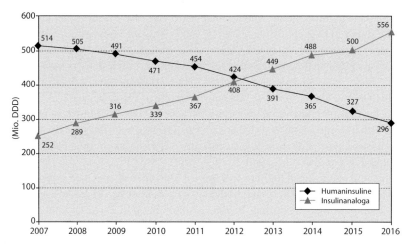

◘ Abbildung 14.2 Verordnungen von Insulinen 2007 bis 2016. Gesamtverordnungen nach definierten Tagesdosen.

14.3.2 Insulinanaloga

Die Verordnung der Insulinanaloga hat seit der Einführung des ersten Präparates im Jahre 1996 einen rasanten Aufschwung erfahren. Seit 2007 hat sich die Verordnung von Insulinanaloga mehr als verdoppelt und liegt nun fast 90% über der von Humaninsulinen (◘ Abbildung 14.2). Kurzwirkende Analoga des Humaninsulins werden nach s.c. Injektion schneller als reguläre Humaninsuline resorbiert. Die Wirkung setzt bereits nach 15 Minuten ein und hält nur 2–3 Stunden an. Als Vorteile gelten der Fortfall des Spritz-Ess-Abstandes, niedrigere postprandiale Blutzuckerspiegel und die Entbehrlichkeit von Zwischenmahlzeiten zur Vermeidung von Hypoglykämien (Wilde und McTavish 1997).

Auf die Langzeitkontrolle des Diabetes ließ sich jedoch nur ein moderater Effekt der Analoga nachweisen. In einem Cochrane-Review über 42 kontrollierte Studien zeigten die Patienten mit Typ-1-Diabetes nur eine geringe Abnahme der HbA_{1c}-Werte von 0,1% zugunsten der kurzwirkenden Insulinanaloga, während bei Patienten mit Typ-2-Diabetes kein Unterschied nachweisbar war (Siebenhofer et al. 2004). Auch bei der Summe aller Hypoglykämien waren die Unterschiede bei beiden Diabetestypen gering. Die Inzidenz schwerer Hypoglykämien betrug beim Typ-1-Diabetes mit den kurzwirkenden Insulinanaloga 20,3 pro 100 Patientenjahre im Vergleich zu 37,2 Episoden mit regulä-

rem Humaninsulin, d.h. ein Unterschied von 0,17 Hypoglykämien pro Patient und Jahr. Beim Typ-2-Diabetes unterschied sich die Hypoglykämiefrequenz nur noch marginal (0,6% versus 2,8% pro 100 Patientenjahre). Der Gemeinsame Bundesausschuss (2006) hat daraufhin beschlossen, dass kurzwirksame Insulinanaloga zur Behandlung von Typ-2-Diabetespatienten grundsätzlich nur dann verordnungsfähig sind, wenn sie nicht teurer als reguläres Humaninsulin sind. Die Insulinhersteller haben mit den meisten Krankenkassen Rabattverträge für kurzwirkende Insulinanaloga abgeschlossen, die eine Lieferung zu Preisen von regulärem Humaninsulin ermöglichen.

Erneut zugenommen hat auch die Verordnung des langwirkenden Insulin glargin, allerdings nur mit dem Präparat *Toujeo* und dem Biosimilar *Abasaglar*. Es senkt die Häufigkeit nächtlicher Hypoglykämien im Vergleich zu NPH-Insulin, verbessert aber nicht die Langzeitkontrolle der Blutglucose, so dass die Inzidenz mikrovaskulärer und kardiovaskulärer Komplikationen des Diabetes wahrscheinlich nicht gesenkt wird (Warren et al. 2004). Auch nach dem Abschlussbericht des Instituts für Qualität und Wirtschaftlichkeit im Gesundheitswesen (IQWiG) (2009) gibt es keinen Beleg für einen Zusatznutzen von langwirkenden Insulinanaloga gegenüber NPH-Insulin. Lediglich bei der basal unterstützten Therapie mit oralen Antidiabetika zeigte sich bezüglich Hypoglykämien ein Beleg für

☐ **Tabelle 14.5 Verordnungen von Insulinpräparaten 2016.** Angegeben sind die 2016 verordneten Tagesdosen, die Änderungen gegenüber 2015 und die mittleren Kosten je DDD 2016.

Präparat	Bestandteile	DDD Mio.	Änderung %	DDD-Nettokosten €
Kurzwirkende Insuline				
Actrapid human	Humaninsulin	79,0	(−6,7)	1,18
Insuman Rapid/-Infusat	Humaninsulin	35,1	(−9,7)	1,19
Berlinsulin H Normal	Humaninsulin	18,9	(−11,0)	1,10
Huminsulin Normal	Humaninsulin	18,5	(−3,3)	1,12
		151,5	(−7,6)	1,17
Verzögerungsinsuline				
Protaphane	Humaninsulin	34,9	(−7,0)	1,19
Huminsulin Basal	Humaninsulin	16,6	(+4,4)	1,13
Berlinsulin H Basal	Humaninsulin	12,3	(−8,3)	1,12
Insuman Basal	Humaninsulin	10,9	(−37,8)	1,20
		74,6	(−11,5)	1,17
Mischinsuline				
Actraphane	Humaninsulin	41,2	(−7,3)	1,18
Insuman Comb	Humaninsulin	15,5	(−22,8)	1,19
Berlinsulin H	Humaninsulin	7,9	(−10,9)	1,10
Huminsulin Profil	Humaninsulin	5,2	(+4,1)	1,12
		69,8	(−11,0)	1,17
Kurzwirkende Insulinanaloga				
Novorapid	Insulin aspart	110,6	(+2,7)	1,57
Humalog	Insulin lispro	93,8	(+10,8)	1,44
Apidra	Insulin glulisin	51,2	(+7,5)	1,58
Liprolog	Insulin lispro	35,4	(+16,7)	1,48
Humalog Mix	Insulin lispro	13,3	(+6,1)	1,49
Liprolog Mix	Insulin lispro	6,8	(+0,3)	1,49
Novomix	Insulin aspart	5,5	(−2,8)	1,60
		316,7	(+7,2)	1,52
Langwirkende Insulinanaloga				
Lantus	Insulin glargin	135,4	(−0,9)	1,86
Levemir	Insulin detemir	58,0	(−2,0)	1,85
Toujeo	Insulin glargin	39,8	(+366,5)	1,83
Abasaglar	Insulin glargin	6,5	(>1000)	1,63
		239,6	(+17,0)	1,85
Summe		852,2	(+3,1)	1,49

eine Überlegenheit von Insulin glargin gegenüber NPH-Insulin. Der Gemeinsame Bundesausschuss hat daraufhin beschlossen, dass langwirksame Insulinanaloga zur Behandlung von Typ-2-Diabetespatienten nicht verordnungsfähig sind, solange sie mit Mehrkosten im Vergleich zu intermediär wirken-

dem Humaninsulin verbunden sind und ein Zusatznutzen im Vergleich zum höheren Preis nicht erkennbar ist (Bundesministerium für Gesundheit 2010a). Diese Regelungen gelten nicht für Patienten, bei denen im Rahmen einer intensivierten Insulintherapie in Einzelfällen ein hohes Risiko für schwere Hypoglykämien bestehen bleibt. Darüber hinaus gibt es aus Beobachtungsstudien Hinweise, dass die Anwendung von Insulin glargin möglicherweise mit einem erhöhten Tumorrisiko assoziiert ist (Smith und Gale 2009).

Insulinanaloga sind im Durchschnitt immer noch ca. 30–60% teurer als vergleichbare Humaninsulinpräparate (◘ Tabelle 14.5). Trotz der höheren Verordnungskosten ist der Anteil der Insulinanaloga am Gesamtvolumen der Insulinverordnungen inzwischen auf 65% angestiegen (◘ Abbildung 14.2). Die Nettokosten aller Insulinpräparate betrugen 2016 1.270 Mio. €. Unter diesen Bedingungen ergeben sich durch Verwendung von regulären Humaninsulinen Einsparpotenziale für die Insulinanaloga von 273 Mio. € (◘ Tabelle 14.5). Bei den kurzwirkenden Insulinanaloga wurde das Einsparpotenzial weitgehend durch Rabattverträge der Hersteller mit den Krankenkassen realisiert, da diese Präparate nicht verordnungsfähig sind, solange sie mit Mehrkosten im Vergleich mit kurzwirkendem Humaninsulin verbunden sind (Gemeinsamer Bundesausschuss 2006).

Literatur

American Diabetes Association (2017): Standards of medical care in diabetes 2017. Diabetes Care 40: Suppl 1, S1–S132

Arzneimittelkommission der deutschen Ärzteschaft (2008): Pankreatitis unter Exenatid. Dtsch Ärztebl 105: A 409

Arzneimittelkommission der deutschen Ärzteschaft (2013): Aus der UAW-Datenbank: Zunahme von Spontanberichten über Metformin-assoziierte Laktatazidosen. Dtsch Ärztebl 110: A 464. Internet: http://www.akdae.de/Arzneimittelsicherheit/Bekanntgaben/20130308.html

Bailey CJ (2011): Renal glucose reabsorption inhibitors to treat diabetes. Trends Pharmacol Sci 32: 63–71

Black C, Donnelly P, McIntyre L, Royle P, Shepherd J, Thomas S (2007): Meglitinide analogues for type 2 diabetes mellitus. Cochrane Database Syst Rev. 2007 Apr 18;(2): CD004654

Boussageon R, Bejan-Angoulvant T, Saadatian-Elahi M, Lafont S, Bergeonneau C, Kassaï B, Erpeldinger S, Wright JM, Gueyffier F, Cornu C (2011): Effect of intensive glucose lowering treatment on all cause mortality, cardiovascular death, and microvascular events in type 2 diabetes: meta-analysis of randomised controlled trials. BMJ343: d4169

Boussageon R, Supper I, Bejan-Angoulvant T, Kellou N, Cucherat M, Boissel JP, Kassai B, Moreau A, Gueyffier F, Cornu C (2012): Reappraisal of metformin efficacy in the treatment of type 2 diabetes: a meta-analysis of randomised controlled trials. PLoS Med 9(4): e1001204. doi: 10.1371/journal.pmed.1001204

Bundesärztekammer, Kassenärztliche Bundesvereinigung, Arbeitsgemeinschaft der Wissenschaftlichen Medizinischen Fachgesellschaften (2014): Nationale Versorgungs-Leitlinie Therapie des Typ-2-Diabetes. Langfassung, 1. Auflage, Version 4, August 2013, zuletzt geändert: November 2014. Internet: http://www.leitlinien.de/nvl/diabetes/therapie

Bundesinstitut für Arzneimittel und Medizinprodukte (2015): Metformin: Aktualisierung der Fach- und Gebrauchsinformation hinsichtlich der Kontraindikation bei Patienten mit eingeschränkter Nierenfunktion. Internet: http://www.bfarm.de/SharedDocs/Risikoinformationen/Pharmakovigilanz/DE/RI/2015/RI-metformin.html

Bundesministerium für Gesundheit (2010a): Bekanntmachung eines Beschlusses des Gemeinsamen Bundesausschusses über eine Änderung der Arzneimittel-Richtlinie (AM-RL): Anlage III – Übersicht der Verordnungseinschränkungen und -ausschlüsse Lang wirkende Insulinanaloga zur Behandlung des Diabetes mellitus Typ 2 vom 18. März 2010, BAnz. Nr. 103 (S. 2422) vom 14.07.2010

Bundesministerium für Gesundheit (2013b): Bekanntmachung eines Beschlusses des Gemeinsamen Bundesausschusses über eine Änderung der Arzneimittel-Richtlinie (AM-RL): Anlage XII – Beschlüsse über die Nutzenbewertung von Arzneimitteln mit neuen Wirkstoffen nach § 35a des Fünften Buches Sozialgesetzbuch (SGB V) Dapagliflozin vom 6. Juni 2013 veröffentlicht am Dienstag, 16. Juli 2013, BAnz AT 16.07.2013 B2

Bundesministerium für Gesundheit (2013d): Bekanntmachung eines Beschlusses des Gemeinsamen Bundesausschusses über eine Änderung der Arzneimittel-Richtlinie (AM-RL): Anlage XII – Beschlüsse über die Nutzenbewertung von Arzneimitteln mit neuen Wirkstoffen nach § 35a des Fünften Buches Sozialgesetzbuch (SGB V) Lixisenatid vom 5. September 2013, veröffentlicht Mittwoch, 2. Oktober 2013, BAnz AT 02.10.2013 B4

Bundesministerium für Gesundheit (2016): Bekanntmachung eines Beschlusses des Gemeinsamen Bundesausschusses über eine Änderung der Arzneimittel-Richtlinie (AM-RL): Anlage XII – Beschlüsse über die Nutzenbewertung von Arzneimitteln mit neuen Wirkstoffen nach § 35a des Fünften Buches Sozialgesetzbuch (SGB V) Empagliflozin vom 1. September 2016, veröffentlicht am Donnerstag, 15. September 2016 BAnz AT 15.09.2016 B1

Buse JB, Rosenstock J, Sesti G, Schmidt WE, Montanya E, Brett JH, Zychma M, Blonde L; LEAD-6 Study Group (2009): Liraglutide once a day versus exenatide twice a day for type 2 diabetes: a 26-week randomised, parallel-group, multinational, open-label trial (LEAD-6). Lancet 374: 39–47

Buse JB, Nauck M, Forst T, Sheu WH, Shenouda SK, Heilmann CR, Hoogwerf BJ, Gao A, Boardman MK, Fineman M, Porter L, Schernthaner G (2013): Exenatide once weekly versus liraglutide once daily in patients with type 2 diabetes (DURATION-6): a randomised, open-label study. Lancet 381: 117–124

Butler AE, Campbell-Thompson M, Gurlo T, Dawson DW, Atkinson M, Butler PC (2013): Marked expansion of exocrine and endocrine pancreas with incretin therapy in humans with increased exocrine pancreas dysplasia and the potential for glucagon-producing neuroendocrine tumors. Diabetes 62: 2595–2604

Chiasson JL, Josse RG, Hunt JA, Palmason C, Rodger NW, Ross SA, Ryan EA, Tan MH, Wolever TM (1994): The efficacy of acarbose in the treatment of patients with non-insulin-dependent diabetes mellitus. Ann Intern Med 121: 928–935

Chiasson JL, Josse RG, Gomis R, Hanefeld M, Karasik A, Laakso M for the STOP-NIDDM Trail Research Group (2002): Acarbose for prevention of type 2 diabetes mellitus: the STOP-NIDDM randomised trial. Lancet 359: 2072–2077

Currie CJ, Peters JR, Tynan A, Evans M, Heine RJ, Bracco OL, Zagar T, Poole CD (2010): Survival as a function of HbA(1c) in people with type 2 diabetes: a retrospective cohort study. Lancet 375: 481–489

Deacon CF (2009): Potential of liraglutide in the treatment of patients with type 2 diabetes. Vasc Health Risk Manag 5: 199–211

Deutsche Apothekerzeitung (2016): Xultophy-Vetrieb wird eingestellt. Internet: https://www.deutsche-apotheker-zeitung.de/news/artikel/2016/06/16/xultophy-vetrieb-wird-eingestellt

Diabetes Control and Complications Trial Research Group (1993): The effect of intensive treatment of diabetes on the development and progression of long-term complications in insulin-dependent diabetes mellitus. N Engl J Med 329: 977–986

Dills DG, Schneider J (1996): Clinical evaluation of glimepiride versus glyburide in NIDDM in a double-blind comparative study. Glimepiride/Glyburide Research Group. Horm Metab Res 28: 426–429

Draeger KE, Wernicke-Panten K, Lomp H-J, Schüler E, Roßkamp R (1996): Long-term treatment of type 2 diabetic patients with the new oral antidiabetic agent glimepiride (Amaryl): a double-blind comparison with glibenclamide. Horm Metab Res 28: 419–425

Drucker DJ, Buse JB, Taylor K, Kendall DM, Trautmann M, Zhuang D, Porter L; DURATION-1 Study Group (2008): Exenatide once weekly versus twice daily for the treatment of type 2 diabetes: a randomised, open-label, non-inferiority study. Lancet 372: 1240–1250

Drucker DJ, Nauck MA (2006): The incretin system: glucagon-like peptide-1 receptor agonists and dipeptidyl peptidase-4 inhibitors in type 2 diabetes. Lancet 368: 1696–1705

Egan AG, Blind E, Dunder K, de Graeff PA, Hummer BT, Bourcier T, Rosebraugh C (2014): Pancreatic safety of incretin-based drugs – FDA and EMA assessment. N Engl J Med 370: 794–797

Elashoff M, Matveyenko AV, Gier B, Elashoff R, Butler PC (2011): Pancreatitis, Pancreatic and thyroid Cancer with Glucagon-Like Peptide-1-Based Therapies. Gastroenterology 141: 150–156

Food and Drug Administration (2009): Information for health care professionals – Acute pancreatitis and sitagliptin (marketed as Januvia and Janumet). Internet: http://www.fda.gov/Drugs/DrugSafety/PostmarketDrugSafetyInformationforPatientsandProviders/DrugSafetyInformationforHeathcareProfessionals/ucm183764.htm

Food and Drug Administration (2014): FDA approves Farxiga to treat type 2 diabetes. Internet: http://www.fda.gov/NewsEvents/Newsroom/PressAnnouncements/ucm380829.htm

Food and Drug Administration (2015): FDA Drug Safety Communication: FDA warns that SGLT2 inhibitors for diabetes may result in a serious condition of too much acid in the blood. Internet: http://www.fda.gov/drugs/drugsafety/ucm446845.htm

Gemeinsamer Bundesausschuss (2006): Medizinische Versorgung von Diabetes-Typ-2-Patienten gesichert. G-BA schützt Solidargemeinschaft vor überteuerten Pharmapreisen. Pressemitteilung vom 18.07.2006. Im Internet: www.g-ba.de/downloads/39-261-313/2006-07-18-AMR-Insulinanaloga _BAnz.pdf

Gemeinsamer Bundesausschuss (2008a): Beschluss des Gemeinsamen Bundesausschusses über eine Änderung der Arzneimittel-Richtlinie in Anlage 4: Therapiehinweis zu Sitagliptin vom 10. April 2008. Dtsch Ärztebl 105: A 1801–A 1804

Gemeinsamer Bundesausschuss (2008b): Beschluss des Gemeinsamen Bundesausschusses über eine Änderung der Arzneimittel-Richtlinie in Anlage 4: Therapiehinweis zu Vildagliptin vom 18. Dezember 2008. Dtsch Ärztebl 106: A 1581–A 1584

Gemeinsamer Bundesausschuss (2010): Beschluss des Gemeinsamen Bundesausschusses über eine Änderung der Arzneimittel-Richtlinie (AM-RL): Anlage III – Übersicht der Verordnungseinschränkungen und -ausschlüsse. Glinide zur Behandlung des Diabetes mellitus Typ 2 vom 17. Juni 2010. Internet: www.g-ba.de/downloads/39-261-1142/2010-06-17_AM-RL3_Glinide.pdf

Gemeinsamer Bundesausschuss (2016): Arzneimittel-Richtlinie/Anlage III: Glinide zur Behandlung des Diabetes mellitus Typ 2 - Einstellung des Verfahrens vom 10.03.2015, Tragende Gründe. Beschlussdatum vom 18.02.2016. Internet: https://www.g-ba.de/informationen/beschluesse/2505/

Green JB, Bethel MA, Armstrong PW, Buse JB, Engel SS, Garg J, Josse R, Kaufman KD, Koglin J, Korn S, Lachin JM, McGuire DK, Pencina MJ, Standl E, Stein PP, Suryawanshi S, Van de Werf F, Peterson ED, Holman RR; TECOS Study Group (2015): Effect of sitagliptin on cardiovascular outcomes in type 2 diabetes. N Engl J Med 373: 232–242

Holman RR, Cull CA, Turner RC (1999): A randomized double-blind trial of acarbose in type 2 diabetes shows improved glycemic control over 3 years (U.K. Prospective Diabetes Study 44). Diabetes Care 22: 960–964

Holman RR, Mayon White V, Orde-Peckar C, Steemson J, Smith B, Barbour D, McPherson K, Poon P, Rizza C, Mann JI, Knight AH, Bron AJ, Turner RC (1983): Prevention of deterioration of renal and sensory-nerve function by more intensive management of insulin-dependent diabetic patients: a two-year randomised prospective study. Lancet: 204–208

Holman RR, Paul SK, Bethel MA, Matthews DR, Neil HA (2008): 10-year follow-up of intensive glucose control in type 2 diabetes. N Engl J Med 359: 1577–1589

Institut für Wirtschaftlichkeit und Qualität im Gesundheitswesen (IQWiG) (2009): Langwirksame Insulinanaloga zur Behandlung des Diabetes mellitus Typ 2. Abschlussbericht. Internet: www.iqwig.de/download/A05-03_Abschlussbericht_Langwirksame_Insulinanaloga_bei_Diabetes_mellitus_Typ_2_V1.1.pdf

Institut für Wirtschaftlichkeit und Qualität im Gesundheitswesen (IQWiG) (2016): Empagliflozin – Nutzenbewertung gemäß § 35a SGB V Auftrag: A16-12, Version: 1.0, *Stand: 30.05.2016. Internet: https://www.g-ba.de/informationen/nutzenbewertung/220/#tab/nutzenbewertung

Inzucchi SE, Bergenstal RM, Buse JB, Diamant M, Ferrannini E, Nauck M, Peters AL, Tsapas A, Wender R, Matthews DR (2015): Management of hyperglycaemia in type 2 diabetes, 2015: a patient-centred approach. Update to a position statement of the American Diabetes Association and the European Association for the Study of Diabetes. Diabetologia 58: 429–442

Inzucchi SE, McGuire DK (2008): New drugs for the treatment of diabetes: part II: Incretin-based therapy and beyond. Circulation 117: 574–584

Inzucchi SE, Zinman B, Wanner C, Ferrari R, Fitchett D, Hantel S, Espadero RM, Woerle HJ, Broedl UC, Johansen OE (2015): SGLT-2 inhibitors and cardiovascular risk: proposed pathways and review of ongoing outcome trials. Diab Vasc Dis Res 12: 90–100

Joffe HV (2009): Endocrinologic and Metabolic Drugs Advisory Committee Meeting Advisory Committee, April 1 and April 2, 2009. Internet: www.fda.gov/downloads/AdvisoryCommittees/CommitteesMeetingMaterials/Drugs/EndocrinologicandMetabolicDrugsAdvisoryCommittee/UCM151114.pdf

Kassenärztliche Bundesvereinigung (2011): Wirkstoff aktuell: Liraglutid. Internet: www.akdae.de/Arzneimitteltherapie/WA/Archiv/Liraglutid.pdf

Kaul S (2017): Mitigating cardiovascular risk in type 2 diabetes with antidiabetes drugs: A review of principal cardiovascular outcome results of EMPA-REG OUTCOME, LEADER, and SUSTAIN-6 trials. Diabetes Care 40: 821–831

Keating GM (2005): Exenatide. Drugs 65: 1681–1692

Knowler WC, Barrett-Connor E, Fowler SE, Hamman RF, Lachin JM, Walker EA, Nathan DM; Diabetes Prevention Program Research Group (2002): Reduction in the incidence of type 2 diabetes with lifestyle intervention or metformin. N Engl J Med 346: 393–403

Marso SP, Daniels GH, Brown-Frandsen K, Kristensen P, Mann JF, Nauck MA, Nissen SE, Pocock S, Poulter NR, Ravn LS, Steinberg WM, Stockner M, Zinman B, Bergenstal RM, Buse JB; LEADER Steering Committee; LEADER Trial Investigators (2016): Liraglutide and cardiovascular

outcomes in type 2 diabetes. N Engl J Med 375: 311–322

McIntosh B, Cameron C, Singh SR, Yu C, Ahuja T, Welton NJ, Dahl M (2011): Second-line therapy in patients with type 2 diabetes inadequately controlled with metformin monotherapy: a systematic review and mixed-treatment comparison meta-analysis. Open Med 5: e35–48

Miller RA, Chu Q, Xie J, Foretz M, Viollet B, Birnbaum MJ (2013): Biguanides suppress hepatic glucagon signalling by decreasing production of cyclic AMP. Nature 494: 256–260

Moses R (2000): A review of clinical experience with the prandial glucose regulator, repaglinide, in the treatment of type 2 diabetes. Expert Opin Pharmacother 1: 1455–1467

Mudaliar S, Alloju S, Henry RR (2016): Can a shift in fuel energetics explain the beneficial cardiorenal outcomes in the EMPA-REG OUTCOME study? A unifying hypothesis. Diabetes Care 39: 1115–1122

Nathan DM, Buse JB, Davidson MB, Ferrannini E, Holman RR, Sherwin R, Zinman B; American Diabetes Association; European Association for the Study of Diabetes (2009): Medical management of hyperglycaemia in type 2 diabetes mellitus: a consensus algorithm for the initiation and adjustment of therapy: a consensus statement from the American Diabetes Association and the European Association for the Study of Diabetes. Diabetologia 52: 17–30

Phielix E, Szendroedi J, Roden M (2011): The role of metformin and thiazolidinediones in the regulation of hepatic glucose metabolism and its clinical impact. Trends Pharmacol Sci 32: 607–616

Ray KK, Seshasai SR, Wijesuriya S, Sivakumaran R, Nethercott S, Preiss D, Erqou S, Sattar N (2009): Effect of intensive control of glucose on cardiovascular outcomes and death in patients with diabetes mellitus: a meta-analysis of randomised controlled trials. Lancet 373: 1765–1772

Richter B, Bandeira-Echtler E, Bergerhoff K, Lerch C (2008): Emerging role of dipeptidyl peptidase-4 inhibitors in the management of type 2 diabetes. Vasc Health Risk Manag 4: 753–768

Rosenstock J, Raccah D, Korányi L, Maffei L, Boka G, Miossec P, Gerich JE (2013): Efficacy and safety of lixisenatide once daily versus exenatide twice daily in type 2 diabetes inadequately controlled on metformin: a 24-week, randomized, open-label, active-controlled study (GetGoal-X). Diabetes Care 36: 2945–2951

Scirica BM, Bhatt DL, Braunwald E, Steg PG, Davidson J, Hirshberg B, Ohman P, Frederich R, Wiviott SD, Hoffman EB, Cavender MA, Udell JA, Desai NR, Mosenzon O, McGuire DK, Ray KK, Leiter LA, Raz I; SAVOR-TIMI 53 Steering Committee and Investigators (2013): Saxagliptin and cardiovascular outcomes in patients with type 2 diabetes mellitus. N Engl J Med 369: 1317–1326

Siebenhofer A, Plank J, Berghold A, Narath M, Gfrerer R, Pieber TR (2004): Short acting insulin analogues versus regular human insulin in patients with diabetes mellitus. Cochrane Database Syst Rev. 2004 Oct 18; (4): CD003287

Simpson SH, Lee J, Choi S, Vandermeer B, Abdelmoneim AS, Featherstone TR (2015): Mortality risk among sulfonylureas: a systematic review and network meta-analysis. Lancet Diabetes Endocrinol 3: 43–51

Singh S, Chang HY, Richards TM, Weiner JP, Clark JM, Segal JB (2013): Glucagonlike peptide 1-based therapies and risk of hospitalization for acute pancreatitis in type 2 diabetes mellitus: a population-based matched case-control study. JAMA Intern Med 173: 534–539

Smith U, Gale EA (2009): Does diabetes therapy influence the risk of cancer? Diabetologia 52: 1699–1708

Stratton IM, Adler AI, Neil HA, Matthews DR, Manley SE, Holman RR (2000): Association of glycemia with macrovascular and microvascular complications of type 2 diabetes (UKPDS 35): prospective observational study. Brit Med J 321: 405–412

Stumvoll M, Nurjhan N, Perriello G, Dailey G, Gerich JE (1995): Metabolic effects of metformin in non-insulin-dependent diabetes mellitus. N Engl J Med 333: 550–554

The Action to Control Cardiovascular Risk in Diabetes Study Group (2008): Effects of intensive glucose lowering in type 2 diabetes. N Engl J Med 358: 2545–2559

The ADVANCE Collaborative Group (2008): Intensive blood glucose control and vascular outcomes in patients with type 2 diabetes. N Engl J Med 358: 2560–2572

The Diabetes Control and Complications Trial/Epidemiology of Diabetes Interventions and Complications (DCCT/EDIC) Study Research Group (2005): Intensive diabetes treatment and cardiovascular disease in patients with type 1 diabetes. N Engl J Med 353: 2643–2653

Tuomilehto J, Lindström J, Eriksson JG, Valle TT, Hämäläinen H, Ilanne-Parikka P, Keinänen-Kiukaanniemi S, Laakso M, Louheranta A, Rastas M, Salminen V, Uusitupa M; Finnish Diabetes Prevention Study Group (2001): Prevention of type 2 diabetes mellitus by changes in lifestyle among subjects with impaired glucose tolerance. N Engl J Med 344: 1343–1350

UK Prospective Diabetes Study (UKPDS) Group (1998a): Intensive glood-glucose control with sulphonylureas or insulin compared with conventional treatment and risk of complications in patients with type 2 diabetes (UKPDS 33). Lancet 352: 837–853

UK Prospective Diabetes Study (UKPDS) Group (1998b): Effect of intensive blood-glucose control with metformin on complications in overweight patients with type 2 diabetes (UKPDS 34). Lancet 352: 854–865

Van de Laar FA, Lucassen PL, Akkermans RP, Van de Lisdonk EH, Rutten GE, Van Weel C (2005): Alpha-glucosidase inhibitors for type 2 diabetes mellitus. Cochrane Database Syst Rev. 2005 Apr 18; (2): CD003639

Wanner C, Inzucchi SE, Lachin JM, Fitchett D, von Eynatten M, Mattheus M, Johansen OE, Woerle HJ, Broedl UC, Zinman B; EMPA-REG OUTCOME Investigators (2016): Empagliflozin and progression of kidney disease in type 2 diabetes. N Engl J Med 375: 323–334

Warren E, Weatherley-Jones E, Chilcott J, Beverley C (2004): Systematic review and economic evaluation of a long-acting insulin analogue, insulin glargine. Health Technol Assess 8: 1–57

White WB, Cannon CP, Heller SR, Nissen SE, Bergenstal RM, Bakris GL, Perez AT, Fleck PR, Mehta CR, Kupfer S, Wilson C, Cushman WC, Zannad F; EXAMINE Investigators (2013): Alogliptin after acute coronary syndrome in patients with type 2 diabetes. N Engl J Med 369: 1327–1335

Wilde MI, McTavish D (1997): Insulin Lispro. A review of its pharmacological properties and therapeutic use in the management of diabetes mellitus. Drugs 54: 597–614

Zinman B, Wanner C, Lachin JM, Fitchett D, Bluhmki E, Hantel S, Mattheus M, Devins T, Johansen OE, Woerle HJ, Broedl UC, Inzucchi SE; EMPA-REG OUTCOME Investigators (2015): Empagliflozin, cardiovascular outcomes, and mortality in type 2 diabetes. N Engl J Med 373: 2117–2128

Antiemetika und Antivertiginosa

Karl-Friedrich Hamann

© Springer-Verlag GmbH Germany 2017
U. Schwabe, D. Paffrath, W.-D. Ludwig, J. Klauber (Hrsg.), *Arzneiverordnungs-Report 2017*
DOI 10.1007/978-3-662-54630-7_15

Auf einen Blick

Trend
Antiemetika und Antivertiginosa werden zur Behandlung von Erbrechen und Schwindel eingesetzt. Der weitaus größte Teil der Verordnungen entfällt auf Betahistin für Patienten mit Morbus Menière. Schwerpunkt der H_1-Antihistaminika sind Prophylaxe und symptomatische Therapie von Übelkeit und Erbrechen. Während die Verordnungen von Scopolamin, 5-HT_3-Antagonisten und Dopaminrezeptorantagonisten weiter zugenommen haben, blieben die von Betahistin und die der H_1-Antihistaminika nahezu gleich.

Bewertung
Aufgrund neuer Datenlage wird die Verschreibung von Betahistin für Patienten mit Morbus Menière nicht mehr empfohlen. Hochwirksame Antiemetika zur Behandlung des zytostatikainduzierten Erbrechens sind 5-HT_3-Antagonisten und Neurokinin-1-Antagonisten.

Für die symptomatische Behandlung von Erbrechen und Schwindel stehen mehrere Arzneimittelgruppen zur Verfügung, die in der Regel zerebrale Rezeptoren für Neurotransmitter blockieren. Die weitaus größte Gruppe bilden Betahistin sowie die klassischen H_1-Antihistaminika, die neben ihren antiallergischen Wirkungen (siehe ▶ Kapitel 10) als Antiemetika bei Reisekrankheiten und bei Schwindelzuständen unabhängig von der Ätiologie eingesetzt werden. Weiterhin werden Dopaminantagonisten aus der Gruppe der Benzamide (z. B. Alizaprid) angewandt. Zu dieser Gruppe gehört auch Metoclopramid, das bei den Magen-Darm-Mitteln (siehe ▶ Kapitel 33) ausführlich besprochen wird. Besonders wirksame Antiemetika sind 5-HT_3-Antagonisten und Neurokinin-1-Antagonisten, die speziell bei der Behandlung des zytostatikainduzierten Erbrechens indiziert sind. Mit Ausnahme der H_1-Antihistaminka und von Betahistin ist das Verordnungsvolumen aller anderen Antiemetika gegenüber dem Vorjahr angestiegen (❏ Tabelle 15.1, ❏ Tabelle 15.2).

15.1 Antihistaminika

Hauptvertreter ist Dimenhydrinat, ein salzartiges Addukt des H_1-Antihistaminikums Diphenhydramin mit dem Xanthinderivat 8-Chlortheophyllin. Es wird überwiegend als Kombinationspräparat mit Cinnarizin (*Arlevert*) angewendet (❏ Tabelle 15.1). Die antiemetische Wirkung von Dimenhydrinat wurde vor allem durch Verminderung des postoperativen Erbrechens nachgewiesen (Kranke et al. 2002). Diphenhydramin und andere klassische Antihistaminika mit stark sedierenden Nebenwirkungen wie Chlorphenoxamin oder Promethazin wurden früher oft zum Ausgleich ihres sedativen Effektes mit 8-Chlortheophyllin kombiniert. Nach oraler oder rektaler Gabe dissoziiert Dimenhydrinat im Blut vollständig in Diphenhydramin und 8-Chlortheophyllin. Vermutlich haben Einzeldosen von 23–46 mg 8-Chlortheophyllin, die in 50–100 mg Dimenhydrinat enthalten sind, keine signifikante antisedative Wirkung, zumal die pharmakologische Potenz von 8-Chlortheophyllin weitge-

◘ **Tabelle 15.1 Verordnungen von Antiemetika und Antivertiginosa 2016.** Angegeben sind die 2016 verordneten Tagesdosen, die Änderungen gegenüber 2015 und die mittleren Kosten je DDD 2016.

Präparat	Bestandteile	DDD Mio.	Änderung %	DDD-Nettokosten €
H₁-Antihistaminika				
Arlevert	Cinnarizin Dimenhydrinat	11,9	(−1,3)	1,99
Vomex A/N	Dimenhydrinat	2,6	(−6,9)	1,91
Flunarizin acis	Flunarizin	0,93	(+16,6)	0,47
Vomacur	Dimenhydrinat	0,80	(+24,0)	1,45
Emesan	Diphenhydramin	0,19	(−10,7)	1,03
		16,4	(−0,5)	1,85
Histaminanaloga				
Betavert	Betahistin	34,2	(+19,7)	0,25
Vasomotal	Betahistin	11,5	(−2,1)	0,18
Betahistin AL	Betahistin	8,7	(+82,2)	0,39
Betahistin STADA	Betahistin	4,3	(−67,5)	0,38
Betahistin-ratiopharm	Betahistin	4,1	(+6,2)	0,38
Aequamen	Betahistin	0,88	(−10,1)	0,35
		63,6	(+0,9)	0,28
Dopaminrezeptorantagonisten				
Vergentan	Alizaprid	0,49	(+3,6)	3,17
Muscarinrezeptorantagonisten				
Scopoderm TTS	Scopolamin	0,48	(+11,7)	3,60
Summe		81,0	(+0,7)	0,63

hend unbekannt ist. Diese Überlegungen werden auch durch die unverändert starken sedativen Nebenwirkungen von Dimenhydrinat bestätigt. Im Durchschnitt sind die Verordnungen aller H₁-Antihistamika 2016 gleich geblieben.

In der akuten Phase der Neuropathia vestibularis, bei der akuten Menièreattacke und beim physiologischen Reizschwindel (Bewegungskrankheit) werden Antihistaminika als Monopräparate zur symptomatischen Unterdrückung von Übelkeit und Erbrechen empfohlen (Brandt et al. 1998, Baloh 2003). Für eine Langzeittherapie sind sie nicht geeignet, da mit einer Unterdrückung vestibulärer Kompensationsvorgänge gerechnet werden muss. Eine Kombination ist nur begründbar, wenn eine Überlegenheit gegenüber anderen kompensationsfördernden Maßnahmen bewiesen wäre.

15.2 Betahistin

Der weitaus größte Teil der Verordnungen von Antiemetika und Antivertiginosa entfällt auf Betahistin, das in seinen Verordnungen gleich geblieben ist (◘ Tabelle 15.1). Das Strukturanalogon von Histamin wirkt auf zentrale Histaminrezeptoren als schwacher H₁-Rezeptoragonist und stärkerer H₃-Rezeptorantagonist. Es hat gefäßerweiternde sowie kompensationsfördernde Effekte und soll die Durchblutung im Bereich der vertebrobasilären Strombahn und des Innenohres verbessern (Lacour et al 2007, Ihler et al. 2012). Betahistin ist in zahlreichen klinischen Studien bei Patienten mit Morbus Menière geprüft worden. Während mehrere frühere Studien eine Reduktion von Schwindel zeigten (Metaanalyse der Cochrane Collaboration James und Burton 2009), ergab sich in einer

◻ **Tabelle 15.2 Verordnungen von weiteren Antiemetika 2016.** Angegeben sind die 2016 verordneten Tagesdosen, die Änderungen gegenüber 2015 und die mittleren Kosten je DDD 2016.

Präparat	Bestandteile	DDD Mio.	Änderung %	DDD-Nettokosten €
Ondansetron				
Ondansetron Aristo	Ondansetron	0,43	(−18,3)	14,43
Ondansetron bluefish	Ondansetron	0,30	(+5,8)	12,34
Ondansetron STADA	Ondansetron	0,22	(+187,5)	13,63
Ondansetron HEXAL	Ondansetron	0,10	(+2,6)	14,01
Zofran	Ondansetron	0,07	(−2,0)	16,80
		1,1	(+6,2)	13,83
Granisetron				
Granisetron-ratiopharm	Granisetron	0,18	(−4,4)	18,59
Granisetron beta	Granisetron	0,07	(+49,1)	17,22
Granisetron Actavis	Granisetron	0,07	(−20,7)	17,59
Ribosetron	Granisetron	0,06	(+258,3)	28,07
Granisetron-GRY	Granisetron	0,06	(−35,1)	27,87
Granisetron HEXAL	Granisetron	0,05	(−39,2)	30,52
Axigran	Granisetron	0,05	(+42,2)	26,66
Granisetron Kabi	Granisetron	0,04	(+84,1)	27,25
Kevatril	Granisetron	0,03	(−13,0)	35,57
		0,60	(+0,4)	23,26
Weitere 5-HT$_3$-Antagonisten				
Aloxi	Palonosetron	0,11	(−20,2)	85,08
Akynzeo	Palonosetron Netupitant	0,04	(+873,8)	148,00
		0,15	(+1,8)	99,89
Neurokinin-1-Antagonisten				
Emend	Aprepitant	0,44	(−10,9)	28,15
Ivemend	Fosaprepitant	0,06	(−2,4)	62,64
		0,50	(−9,9)	32,18
Summe		2,4	(+0,7)	25,52

aktuellen placebokontrollierten Doppelblindstudie für zwei Betahistindosierungen bei einer neunmonatigen Behandlungsdauer keine Überlegenheit gegenüber Placebo (Adrion et al. 2016). Betahistin kann daher nicht mehr als Mittel der Wahl zur Prophylaxe von Schwindelbeschwerden bei M. Menière angesehen werden. Erfolgsquoten bei der Menièreschen Krankheit sind schwierig zu beurteilen, da beim Morbus Menière mittelfristig spontane Remissionen bei 60% der Patienten eintreten und die Attacken nach mehreren Jahren in 80–90% der Fälle sistieren (Hamann und Arnold 1999).

15.3 Dopaminrezeptorantagonisten

Unter den Dopaminrezeptorantagonisten aus der Gruppe der Benzamide spielt nur noch das teure Alizaprid (*Vergentan*) eine Rolle (◻ Tabelle 15.1). Alizaprid ist zugelassen zur Vorbeugung und Behandlung von zytostatikainduziertem Erbrechen, ist aber bei dieser Indikation weniger wirksam als Metoclopramid (Molino et al. 1991). Seine Verordnungen haben 2016 leicht zugenommen (◘ Tabelle 15.1).

15.4   Muscarinrezeptorantagonisten

Das Alkaloid Scopolamin (*Scopoderm*) ist ein Muscarinrezeptorantagonist mit parasympatholytischen Eigenschaften, penetriert aber besser als Atropin in das Gehirn. Die Wirkung erfolgt über eine Hemmung cholinerger Neurone in den Vestibulariskernen. Scopolamin wirkt schon in geringer Dosis motorisch dämpfend und sedierend. Nach einer Cochrane-Analyse von 14 Studien mit 1025 Patienten ist transdermales Scopolamin wirksam zur Prävention von Kinetosen (Spinks et al. 2007). Seine Verordnungen haben 2016 weiter zugenommen.

15.5   5-HT$_3$-Antagonisten

Ondansetron (*Zofran*) wurde 1991 als erster selektiver 5-HT$_3$-Antagonist in die Therapie eingeführt. Später folgten Granisetron (1995) und Palonosetron (2005). Sie werden als Mittel der Wahl gegen das akute zytostatikainduzierte Erbrechen eingesetzt, wirken jedoch weniger gut gegen das verzögerte Erbrechen. Üblicherweise werden sie bei ungenügender Wirkung anderer Antiemetika eingesetzt, da sie sehr hohe Behandlungskosten haben. Nach einem Cochrane-Review über 16 Studien mit 7808 Patienten haben Ondansetron und Granisetron vergleichbare Wirkungen bei hochemetogener Chemotherapie (Billio et al. 2010). Die Kombination von Palonosetron mit Dexamethason hemmte in einer Studie das verzögerte Erbrechen besser als die Dexamethasonkombination mit Granisetron. Dieses Ergebnis muss jedoch durch weitere Evidenz bestätigt werden. Das Verordnungsvolumen der Gruppe der 5-HT$_3$-Antagonisten hat insgesamt geringfügig zugenommen (◘ Tabelle 15.2). Neu hinzugekommen ist eine Palonosetron/Netupitant-Kombination, die sich durch hohe Kosten auszeichnet.

15.6   Neurokinin-1-Antagonist

Aprepitant (*Emend*) ist ein Neurokinin-1-Antagonist, der gezielt beim Erbrechen im Rahmen einer Cisplatin-Chemotherapie eingesetzt wird. Allerdings ist bei der Kostenbetrachtung zu berücksichtigen, dass der Wirkstoff im Allgemeinen nur in Kombination mit einem 5-HT$_3$-Antagonisten und einem Glucocorticoid zur Prophylaxe verwandt wird. Seine Verordnungen haben 2016 abgenommen ebenso wie die des teureren Fosaprepitant (*Ivemend*), das parenteral angewendet wird (◘ Tabelle 15.2).

Literatur

Adrion C, Fischer CS , Wagner J, Gürkov R, Mansmann U, Strupp M (2016): Efficacy and safety of betahistine treatment in patients with Meniere's disease: primary results of long term, multicentre, doubled blind, randomised, placebo controlled, dose defining trial (BEMED trial). BMJ 352: h6816

Baloh RW (2003): Clinical practice. Vestibular neuritis. N Engl J Med 348: 1027–1032

Billio A, Morello E, Clarke MJ (2010): Serotonin receptor antagonists for highly emetogenic chemotherapy in adults. Cochrane Database Syst Rev. 2010 Jan 20;(1):CD006272

Brandt T, Dichgans J, Diener HC (Hrsg) (1998): Therapie und Verlauf neurologischer Erkrankungen. 3. Aufl, Verlag Kohlhammer, Stuttgart Berlin Köln S. 127–156

Hamann K-F, Arnold W (1999): Ménière's disease. In: Büttner U (ed): Vestibular dysfunction and its therapy. Adv ORL 55: 137–168

Ihler F, Bertlich M, Sharaf K, Strieth S, Strupp M, Canis M (2012): Betahistine exerts a dose-dependent effect on cochlear stria vascularis blood flow in guinea pigs in vivo. PLoS One 7: e39086

James A, Burton MJ (2009): Betahistine for Ménière's disease or syndrome. Cochrane Database of Systematic Reviews 2001, Issue 1. Publication status and date: Edited (no change to conclusions), published in Issue 1, 2009. Art. No.: CD001873. DOI: 10.1002/14651858.CD001873

Kranke P, Morin AM, Roewer N, Eberhart LH (2002): Dimenhydrinate for prophylaxis of postoperative nausea and vomiting: a meta-analysis of randomized controlled trials. Acta Anaesthesiol Scand 46: 238–244

Lacour M, van de Heyning PH, Novotny M, Tighilet B (2007): Betahistine in the treatment of Ménière's disease. Neuropsychiatr Dis Treat 3: 441–453

Molino A, Guglielmo L, Azzolini ME, Biondani P, Capelli MC, Grandinetti A, Griso C, Martinelli G, Martini N, Zanotti R, et al. (1991): The antiemetic activity of high-dose metoclopramide and high-dose alizapride in combination with lorazepam in patients receiving cancer chemotherapy. A prospective, randomized, double-blind study. Oncology 48: 111–115

Spinks AB, Wasiak J, Villanueva EV, Bernath V (2007): Scopolamine (hyoscine) for preventing and treating motion sickness. Cochrane Database Syst Rev. 2007 Jul 18; (3): CD002851

Antiepileptika

Ulrich Schwabe

© Springer-Verlag GmbH Germany 2017
U. Schwabe, D. Paffrath, W.-D. Ludwig, J. Klauber (Hrsg.), *Arzneiverordnungs-Report 2017*
DOI 10.1007/978-3-662-54630-7_16

Auf einen Blick

Verordnungsprofil
Auffällig ist das weiter steigende Verordnungsvolumen der neueren Antiepileptika, die inzwischen mehr als doppelt so häufig wie traditionelle Antiepileptika (z. B. Valproinsäure, Carbamazepin, Phenytoin) verordnet werden. Die Verordnungen von Valproinsäure sind seit mehreren Jahren konstant, dagegen hat das früher führende Carbamazepin seit 2007 um 40% abgenommen. Häufig verordnete Vertreter der neueren Antiepileptika sind Pregabalin und Levetiracetam gefolgt von Lamotrigin und Gabapentin.

Bewertung
Die Belege für die Überlegenheit neuer Antiepileptika gegenüber älteren Vertretern sind relativ spärlich, so dass ihre Anwendung in der Leitlinie des britischen National Institute of Health and Care Excellence (NICE) nur bei Versagen oder Unverträglichkeit älterer Mittel sowie für Frauen im fortpflanzungsfähigen Alter empfohlen wird. Pregabalin wird ganz überwiegend für die Behandlung neuropathischer Schmerzen angewendet, ohne dass eine ausreichende Evidenz für einen Zusatznutzen gegenüber Amitriptylin oder Gabapentin verfügbar ist.

Die Arzneitherapie ist das wichtigste Verfahren zur Behandlung von Epilepsien. Maßgebend für die Auswahl von Antiepileptika sind arzneimittelspezifische Variable (Anfallstyp, Nebenwirkungsprofil, Teratogenität, Pharmakokinetik, Interaktionspotenzial, Arzneiformen) und Patienten-abhängige Faktoren (Alter, Geschlecht, Komedikation, Begleitkrankheiten, genetischer Hintergrund) (Moshé et al. 2015, Gschwind und Seeck 2016). Mit geeigneten Arzneimitteln erreichen etwa 70% der Patienten eine Anfallsfreiheit. Unabhängig von prognostischen Faktoren werden die meisten Patienten mit dem zuerst eingesetzten Antiepileptikum anfallsfrei. Als pharmakoresistente Epilepsie wird definiert, wenn mit einem zweiten Arzneimittel keine Anfallsfreiheit erzielt wird, denn mit einem dritten Mittel werden nur noch weitere 2% der Patienten anfallsfrei. Für die Behandlung generalisierter tonisch-klonischer Epilepsien bleiben weiterhin traditionelle Antiepileptika wie Carbamazepin und Valproinsäure die bevorzugten Erstwahlmittel (French et al. 2004, Deutsche Gesellschaft für Neurologie 2012, National Institute for Health and Care Excellence 2016). Trotz zahlreicher neuer Antiepileptika haben 30% der Patienten eine therapieresistente Epilepsie mit einem massiv erhöhten Risiko eines plötzlichen unerwarteten Todes (Devinsky 2011).

Die Gesamtzahl der verordneten Tagesdosen (DDD) der Antiepileptika betrug im Jahr 2016 413,5 Mio. DDD (▶ Tabelle 1.2). Daraus errechnet sich eine Zahl von 1,133 Mio. Patienten in Deutschland, die eine Dauertherapie mit Antiepileptika erhalten. Das entspricht 1,59% der 71.449 Mio. GKV-Versicherten und liegt damit deutlich höher als die Prävalenz der Epilepsien bei 0,5–1% der Bevölkerung (Moshé et al. 2015). Die höhere Zahl behandelter Patienten erklärt sich dadurch, dass einige Antiepileptika (Carbamazepin, Gabapentin, Pregabalin) in zunehmendem Umfang bei Schmerzpatienten eingesetzt werden. Das Verordnungsprofil

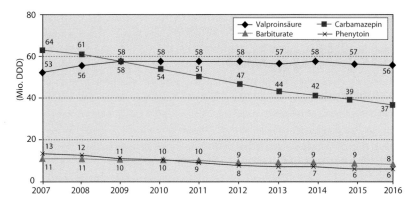

Abbildung 16.1 Verordnungen von traditionellen Antiepileptika 2007 bis 2016. Gesamtverordnungen nach definierten Tagesdosen.

der Antiepileptika hat sich in den letzten 10 Jahren grundlegend geändert. Die Verordnungen der traditionellen Antiepileptika sind in diesem Zeitraum um 24% zurückgegangen, wohingegen die neueren Antiepileptika 2,7-fach mehr verordnet wurden (◖ Abbildung 16.1, ◖ Abbildung 16.2).

16.1   Traditionelle Antiepileptika

16.1.1 Valproinsäure

Valproinsäure ist Mittel der Wahl mit Evidenzstufe I für partielle und sekundär generalisierte Epilepsie, aber auch bei kindlichen Absences, juveniler Myoklonusepilepsie und generalisierten Epilepsien (French et al. 2004, National Institute for Health and Care Excellence 2012, Deutsche Gesellschaft für Neurologie 2012). Bei mehreren gleichzeitig bestehenden Anfallsarten kann sie daher als wirksames Monotherapeutikum eingesetzt werden. In der mehrjährigen klinischen SANAD-Studie des britischen National Health Service war Valproinsäure besser verträglich als Topiramat und besser wirksam als Lamotrigin (Marson et al. 2007b). Weitere Vorteile von Valproinsäure sind geringes Interaktionspotential, günstige Behandlungskosten, viele Arzneiformen und eine 50-jährige Erfahrung. Nur bei Frauen im gebärfähigen Alter soll Valproinsäure grundsätzlich vermieden werden, weil Valproinsäure während der Schwangerschaft mit einem signifikanten Risiko für dosisabhängige teratogene Effekte (insbesondere Neuralrohrdefekte) assoziiert

ist und die postnatale kognitive Entwicklung bei Kindern beeinträchtigt (Tomson et al. 2016). Bei Kleinkindern wird Valproinsäure wegen seltener, potentiell tödlicher Leberschäden mit Vorsicht und nur noch als Monotherapeutikum angewendet. Das breite Anwendungsspektrum von Valproinsäure bei verschiedenen Epilepsieformen ermöglicht eine zusätzliche Sicherheit, wenn initial keine exakte Diagnose verfügbar ist. Die Akzeptanz dieser Empfehlungen ist auch daran erkennbar, dass die Verordnungen der Valproinsäure sind seit mehreren Jahren auf konstant hohem Niveau liegen (◖ Abbildung 16.1).

16.1.2 Carbamazepin

Carbamazepin wird neben Lamotrigin weiterhin als Mittel der Wahl für die Erstbehandlung fokaler Epilepsien empfohlen (French et al. 2004, National Institute for Health and Care Excellence 2012). Nach einem Cochrane-Review wird Carbamazepin jedoch bei annähernd gleicher antiepileptischer Wirksamkeit häufiger als Lamotrigin wegen Nebenwirkungen abgesetzt (Gamble et al. 2006). Auch in einer mehrjährigen klinischen Studie des britischen National Health Service war Lamotrigin klinisch besser wirksam als Carbamazepin (Marson et al. 2007a). Als Folge davon hat das einstmals führende Carbamazepin seit 2007 mehr 40% seiner Verordnungen verloren (◖ Abbildung 16.1).

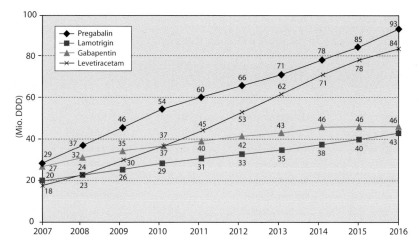

Abbildung 16.2 Verordnungen von neueren Antiepileptika 2007 bis 2016. Gesamtverordnungen nach definierten Tagesdosen.

16.1.3 Phenytoin

Phenytoin wirkt ohne eine generelle Hemmung zerebraler Funktionen und kann für alle Epilepsieformen mit Ausnahme von Absencen eingesetzt werden. Wie in den vorangehenden Jahren ist die Anwendung weiter zurückgegangen (Tabelle 16.1), weil die Nebenwirkungen problematischer als mit Carbamazepin oder Valproinsäure sind. Bei der Langzeittherapie sind vor allem reversible Veränderungen an Haut und Schleimhäuten störend, wie z. B. Gingivahyperplasie, Hypertrichose, Hirsutismus und Hautverdickung mit vergröberten Gesichtszügen. Phenytoin wird daher nur noch als Mittel dritter Wahl bei fokalen Epilepsien empfohlen, wenn eine Zusatztherapie mit neueren Antiepileptika unwirksam oder unverträglich war (National Institute for Health and Care Excellence 2016).

16.1.4 Barbiturate

Barbiturate haben vor 100 Jahren wichtige Grundlagen der antiepileptischen Therapie gelegt, spielen aber nur noch eine untergeordnete Rolle. Primidon entfaltet seine Wirkung hauptsächlich über den aktiven Metaboliten Phenobarbital. Trotz geringer systemischer Toxizität werden Phenobarbital und Primidon nur noch als Mittel dritter Wahl empfohlen, weil ihre sedativen Nebenwirkungen die kogni-

tiven Fähigkeiten schon bei therapeutischen Plasmaspiegeln einschränken können, die sonst keine weiteren Unverträglichkeitserscheinungen erkennen lassen (National Institute for Health and Care Excellence 2016).

16.1.5 Benzodiazepine

Clonazepam ist ein Benzodiazepin mit stärker ausgeprägten krampfhemmenden Eigenschaften, das in erster Linie bei myoklonischen und atonischen Anfällen indiziert ist. Bei ungenügender Wirkung von Diazepam und Phenytoin wird es auch beim Status epilepticus eingesetzt. Die Verordnungen haben sich kaum verändert (Tabelle 16.1).

16.1.6 Sultiam

Sultiam (*Ospolot*) ist ein älteres Antiepileptikum aus der Gruppe der Carboanhydrasehemmer, das bereits 1960 in die Therapie eingeführt wurde, aber immer nur geringe Bedeutung hatte. Nach einem Cochrane-Review über drei kontrollierte Studien mit 246 Patienten ist die Evidenz für die Wirksamkeit und Sicherheit der Monotherapie mit Sultiam begrenzt (Milburn-McNulty et al. 2014). Die Verordnungen haben sich 2016 nur wenig verändert (Tabelle 16.1).

◘ **Tabelle 16.1 Verordnungen traditioneller Antiepileptika 2016.** Angegeben sind die 2016 verordneten Tagesdosen, die Änderungen gegenüber 2015 und die mittleren Kosten je DDD 2016.

Präparat	Bestandteile	DDD Mio.	Änderung %	DDD-Nettokosten €
Carbamazepin				
Carbamazepin Aristo	Carbamazepin	18,7	(−5,0)	0,52
Carbamazepin-neuraxpharm	Carbamazepin	4,0	(+11,1)	0,51
Tegretal	Carbamazepin	3,5	(−2,8)	0,63
Timonil	Carbamazepin	3,0	(+4,8)	0,65
Carbamazepin HEXAL	Carbamazepin	1,8	(−47,5)	0,51
Carbadura	Carbamazepin	1,7	(−10,6)	0,49
Carbamazepin AL	Carbamazepin	1,4	(+54,0)	0,53
Carbamazepin-ratiopharm	Carbamazepin	1,1	(+24,1)	0,54
		35,2	(−4,5)	0,54
Valproinsäure				
Orfiril	Valproinsäure	16,3	(−2,9)	0,91
Valproat chrono Winthrop	Valproinsäure	12,5	(+10,6)	0,71
Ergenyl	Valproinsäure	9,6	(+7,8)	0,79
Valpro beta	Valproinsäure	3,6	(+7,1)	0,59
Valproat-neuraxpharm	Valproinsäure	3,1	(+22,4)	0,71
Valproat AbZ	Valproinsäure	3,0	(−56,6)	0,57
Valproat/Valproin-ratiopharm	Valproinsäure	1,8	(+22,2)	0,75
Valproat-CT	Valproinsäure	1,5	(−14,9)	0,74
Valproat HEXAL	Valproinsäure	1,1	(−16,1)	0,78
Valpro AL	Valproinsäure	0,65	(+42,9)	0,68
Valproat-1 A Pharma	Valproinsäure	0,58	(+44,3)	0,71
		53,8	(−2,8)	0,77
Phenytoin				
Zentropil	Phenytoin	2,6	(−10,7)	0,26
Phenhydan	Phenytoin	1,8	(−9,6)	0,27
Phenytoin AWD	Phenytoin	1,5	(+0,1)	0,27
		5,9	(−7,9)	0,27
Barbiturate				
Luminal/Luminaletten	Phenobarbital	3,0	(−7,6)	0,48
Mylepsinum	Primidon	2,0	(−4,5)	0,82
Liskantin	Primidon	1,5	(−4,0)	1,02
Phenobarbital-neuraxpharm	Phenobarbital	1,1	(−3,7)	0,47
Primidon Holsten	Primidon	0,79	(+3,3)	0,74
		8,3	(−4,8)	0,68
Benzodiazeptine				
Rivotril	Clonazepam	3,5	(−0,3)	1,05
Antelepsin	Clonazepam	0,38	(−5,6)	1,19
		3,9	(−0,8)	1,07
Weitere Antiepileptika				
Ospolot	Sultiam	1,4	(−2,2)	2,70
Petnidan	Ethosuximid	0,98	(+5,9)	2,39
		2,4	(+0,9)	2,57
Summe		109,5	(−3,6)	0,71

16

◘ Tabelle 16.2 Neuere Antiepileptika

Einführung	Wirkstoff	Präparat	Anwendungsgebiete
1992	Vigabatrin	Sabril	Zusatztherapie pharmakoresistenter Anfälle, Monotherapie infantiler Spasmen
1993	Lamotrigin	Lamictal	Mono- und Zusatztherapie
1995	Gabapentin	Neurontin	Mono- und Zusatztherapie, neuropathischer Schmerz
1995	Felbamat	Taloxa	Kombinationstherapie bei Lennox-Gastaut-Syndrom
1997	Tiagabin	Gabitril	Zusatztherapie bei partiellen Anfällen
1998	Topiramat	Topamax	Mono- und Zusatztherapie
2000	Levetiracetam	Keppra	Mono- und Zusatztherapie
2000	Oxcarbazepin	Trileptal	Mono- und Zusatztherapie
2004	Pregabalin	Lyrica	Neuropathischer Schmerz, Zusatztherapie bei partiellen Anfällen, Angststörungen
2005	Zonisamid	Zonegran	Mono- und Zusatztherapie bei fokalen Anfällen
2007	Rufinamid	Inovelon	Zusatztherapie bei Lennox-Gastaut-Syndrom
2008	Lacosamid	Vimpat	Zusatztherapie bei fokalen Anfällen
2008	Stiripentol	Diacomit	Zusatztherapie bei schwerer myoklonischer Epilepsie im Kindesalter
2009	Eslicarbazepin	Zebinix	Begleittherapie bei partiellen Anfällen
2011	Retigabin	Trobalt	Zusatztherapie bei fokalen Anfällen
2012	Perampanel	Fycompa	Zusatztherapie bei fokalen und tonisch-klonischen Anfällen
2016	Brivaracetam	Briviact	Zusatztherapie bei fokalen Anfällen

16.2 Neuere Antiepileptika

Seit 1992 sind in Deutschland 17 neue Antiepileptika in die Therapie eingeführt worden (◘ Tabelle 16.2). Sie bieten zusätzliche Therapieoptionen, gestalten aber die Auswahl auch komplexer. Zwölf dieser neuen Wirkstoffe waren 2016 unter den 3000 meistverordneten Arzneimitteln vertreten. In der Regel wurden die neuen Antiepileptika zunächst als Zusatztherapie bei nicht ausreichend behandelbaren Epilepsien eingeführt. Inzwischen sind Vigabatrin, Lamotrigin, Gabapentin, Topiramat, Levetiracetam, Oxcarbazepin und Zonisamid für Mono- und Zusatztherapie zugelassen. Bisher liegen jedoch nur wenige vergleichende klinische Studien vor, in denen die neuen Substanzen untereinander oder mit den alten Antiepileptika verglichen wurden. Dabei ergab sich, dass bei der Erstbehandlung partieller Anfälle keines der neuen Antiepileptika wirksamer als Carbamazepin war (McCorry et al. 2004, Shorvon 2009). Allerdings hatten die neuen Vertreter meistens ein günstigeres Nebenwirkungsprofil.

Durch die Einführung von neuen Antiepileptika sind die Therapiemöglichkeiten für Patienten und Ärzte verbessert worden, obwohl die Belege für ihre Überlegenheit gegenüber den älteren Vertretern relativ spärlich sind (Hitiris und Brodie 2006). Trotzdem werden in einer Leitlinie amerikanischer Fachgesellschaften neuere Antiepileptika (Lamotrigin, Oxcarbazepin, Gabapentin oder Topiramat) für die Erstbehandlung empfohlen (French et al. 2004). Dagegen hat das britische National Institute for Health and Care Excellence (NICE) (2016) seine bisherige Haltung gegenüber neueren Antiepileptika nur punktuell geändert und lediglich Lamotrigin neben Carbamazepin als Mittel der Erstlinienbehandlung fokaler Anfälle empfohlen. Diese weitgehend unveränderte Position wird damit begründet, dass die Ergebnisse der Monotherapiestudien keine verwertbaren Unterschiede in der Wirksamkeit zwischen neueren und älteren Antiepileptika aufweisen. Auch mit der Kombinationstherapie wird nur selten eine Anfallsfreiheit erreicht. Es gibt auch keine gute Evidenz, dass irgendein Antiepileptikum den anderen bezüglich einer langanhaltenden Anfallsfreiheit überlegen ist. Das hat auch eine Metaanalyse über die klinische Vergleichbarkeit neuerer Antiepileptika bestätigt, die bei therapierefraktären Epilepsien nur relativ geringe Unterschiede fand (Costa et al. 2011). Aus diesem Grunde gibt NICE (2016) in seiner aktualisierten Leitlinie die Empfehlung, dass neuere Antiepileptika nur für Patienten mit Therapieresistenz oder Unverträglichkeit älterer Mittel sowie für Frauen im fortpflanzungsfähigen Alter reserviert werden sollen.

16.2.1 Lamotrigin

Lamotrigin wurde 1993 als zweiter Vertreter der neuen Antiepileptika eingeführt. Die Verordnungen sind 2016 weiter gestiegen (◘ Tabelle 16.3). Als Phenyltriazinderivat zeigt es strukturelle Verwandtschaft zu den Folatreduktasehemmstoffen Pyrimethamin und Trimethoprim und ist ebenfalls ein schwacher Hemmstoff dieses Enzyms. Seine Hauptwirkung besteht in der Blockade spannungsabhängiger Natriumkanäle und einer daraus resultierenden Hemmwirkung auf die Freisetzung exzitatorischer Neurotransmitter vom Typ des Glutamat. Die Zusatztherapie mit Lamotrigin senkte die Anfallsfrequenz bei 13–67% von sonst therapierefraktären Patienten um mindestens 50% (Goa et al. 1993). Als Monotherapie hat Lamotrigin eine ähnliche Wirksamkeit wie Carbamazepin, ist aber nach einem Cochrane-Review besser verträglich (Gamble et al. 2006). Weiterhin hat die SANAD-Studie gezeigt, dass Lamotrigin bei partieller Epilepsie klinisch deutlich besser wirksam war als die Standardsubstanz Carbamazepin (Marson et al. 2007a).

16

16.2.2 Gabapentin

Gabapentin wurde 1995 als Zusatztherapie bei partiellen Anfällen mit und ohne Generalisierung eingeführt. Nach kontinuierlichen Anstiegen über viele Jahre haben die Verordnungen seit 2014 ein Plateau erreicht (◘ Abbildung 16.2). Wirksamkeit und Unbedenklichkeit von Gabapentin für die Monotherapie wurden in drei großen Multizenterstudien nachgewiesen (Beydoun 1999). Gabapentin weist eine strukturelle Ähnlichkeit zu γ-Aminobuttersäure (GABA) auf und erhöht die GABA-Freisetzung. Seit 2001 ist Gabapentin auch für die Behandlung neuropathischer Schmerzen zugelassen. Bei Patienten mit diabetischer Neuropathie wirkte Gabapentin über einen Zeitraum von 6–8 Wochen etwas besser als Placebo (2,5 versus 1,4 Punkte) und ähnlich wie Amitriptylin (52% versus 67% Schmerzlinderung) (Backonja et al. 1998, Morello et al. 1999). Gabapentin ist damit eine Alternative zur Therapie neuropathischer Schmerzen, bietet aber keine Vorteile gegenüber Amitriptylin.

16.2.3 Topiramat

Topiramat (*Topamax*) wurde 1998 in Deutschland als Zusatztherapie bei therapieresistenten fokalen und sekundär generalisierten Anfällen eingeführt. Eine Besonderheit des pharmakologischen Profils von Topiramat ist die Hemmung der neuronalen Erregbarkeit durch Blockade von Glutamatrezeptoren vom AMPA-Typ, die neben einer Natriumkanalblockade und einer benzodiazepinähnlichen Verstärkung $GABA_A$-Rezeptor-vermittelter Hemmwirkungen zur antiepileptischen Wirkung beiträgt. Nach einem Cochrane-Review über 11 placebokontrollierte Studien mit 1401 Patienten mit therapieresistenter partieller Epilepsie ist Topiramat dreifach wirksamer als Placebo (Pulman et al. 2014). Die Zusatztherapie mit Topiramat ist jedoch bisher nur kurzfristig (11–19 Wochen) untersucht worden und hat ein deutlich erhöhtes Risiko für Nebenwirkungen. In der SANAD-Studie war Topiramat im direkten Vergleich mit Valproinsäure und Lamotrigin schlechter verträglich (Marson et al. 2007a, Marson et al. 2007b). Wichtigste Nebenwirkungen sind psychische und kognitive Veränderungen, Gewichtsabnahme und gelegentlich das Auftreten von Nierensteinen. Die Einnahme von Topiramat in der Schwangerschaft erhöht das Missbildungsrisiko (Veroniki et al. 2017). Nach der Einführung von Generika haben die Verordnungen von Topiramat auch 2016 weiter zugenommen, bewegen sich aber insgesamt auf einem niedrigen Niveau (◘ Tabelle 16.3).

> ◘ **Tabelle 16.3 Verordnungen neuerer Antiepileptika 2016.** Angegeben sind die 2016 verordneten Tagesdosen, die Änderungen gegenüber 2015 und die mittleren Kosten je DDD 2016.

Präparat	Bestandteile	DDD Mio.	Änderung %	DDD-Nettokosten €
Lamotrigin				
Lamotrigin dura	Lamotrigin	8,8	(−5,4)	0,68
Lamotrigin Aristo	Lamotrigin	7,7	(+12,0)	0,76
Lamotrigin Aurobindo	Lamotrigin	4,4	(+39,6)	0,75
Lamotrigin Desitin	Lamotrigin	3,2	(+7,3)	0,94
Lamotrigin-1 A Pharma	Lamotrigin	2,5	(+37,5)	0,77
Lamotrigin HEXAL	Lamotrigin	2,4	(−0,3)	0,97
Lamictal	Lamotrigin	2,4	(−3,3)	0,99
Lamotrigin-neuraxpharm	Lamotrigin	2,3	(+1,9)	0,95
Lamotrigin Heumann	Lamotrigin	2,0	(+0,7)	0,88
Lamotrigin-ratiopharm	Lamotrigin	1,8	(−1,5)	1,00
Lamotrigin TEVA	Lamotrigin	1,1	(−11,8)	0,93
Lamotrigin acis	Lamotrigin	0,36	(+38,1)	1,11
		39,1	(+6,5)	0,82
Gabapentin				
Gabapentin TEVA	Gabapentin	13,7	(+26,4)	1,83
Gabapentin Micro Labs	Gabapentin	9,2	(+280,0)	1,57
Gabapentin Aurobindo	Gabapentin	4,5	(−8,2)	1,58
Gabapentin-ratiopharm	Gabapentin	4,1	(+40,3)	2,12
Gabapentin AAA Pharma	Gabapentin	3,4	(+123,3)	1,73
Gabapentin Aristo	Gabapentin	3,2	(−16,6)	1,86
Gabapentin Pfizer	Gabapentin	2,6	(−52,0)	1,59
Gabapentin-1 A Pharma	Gabapentin	1,6	(−66,4)	1,58
Gabapentin AbZ	Gabapentin	0,69	(−86,3)	1,69
Gabapentin-neuraxpharm	Gabapentin	0,57	(−67,5)	1,82
Gabapentin AL	Gabapentin	0,57	(+67,8)	1,35
Gabapentin HEXAL	Gabapentin	0,56	(−11,8)	1,83
		44,7	(+0,5)	1,74
Oxcarbazepin				
Apydan extent	Oxcarbazepin	5,4	(+4,2)	1,47
Oxcarbazepin dura	Oxcarbazepin	1,9	(−41,6)	1,42
Trileptal	Oxcarbazepin	1,8	(−8,7)	1,73
Oxcarbazepin AL	Oxcarbazepin	1,7	(+331,8)	1,44
Timox/-extent	Oxcarbazepin	0,95	(−8,6)	2,07
Oxcarbazepin-neuraxpharm	Oxcarbazepin	0,89	(+17,6)	1,43
Oxcarbazepin-1 A Pharma	Oxcarbazepin	0,69	(−8,7)	1,65
		13,3	(+0,1)	1,54
Levetiracetam				
Levetiracetam Heumann	Levetiracetam	23,5	(+40,0)	1,14
Levetiracetam Zentiva	Levetiracetam	15,1	(−30,3)	1,07
Levetiracetam UCB	Levetiracetam	14,3	(−1,5)	1,10
Levetiracetam Aurobindo	Levetiracetam	9,5	(+173,6)	1,13

◻ **Tabelle 16.3 Verordnungen neuerer Antiepileptika 2016.** (Fortsetzung)

Präparat	Bestandteile	DDD Mio.	Änderung %	DDD-Nettokosten €
Levetiracetam-neuraxpharm	Levetiracetam	6,8	(+17,8)	1,27
Levetiracetam Hormosan	Levetiracetam	2,6	(−41,2)	0,95
Levetiracetam-1 A Pharma	Levetiracetam	2,1	(+20,6)	1,44
Levetiracetam axcount	Levetiracetam	1,3	(+158,6)	0,98
Levetiracetam AL	Levetiracetam	1,2	(−34,0)	1,04
Levetiracetam Desitin	Levetiracetam	1,1	(−1,9)	1,34
Levetiracetam-biomo	Levetiracetam	1,0	(+4,2)	1,74
Levetiracetam-ratiopharm	Levetiracetam	0,98	(+12,7)	1,64
Levetiracetam Winthrop	Levetiracetam	0,96	(−2,2)	1,34
Keppra	Levetiracetam	0,69	(−27,0)	4,95
		81,3	(+7,4)	1,18
Topiramat				
Topiramat Glenmark	Topiramat	2,5	(+36,8)	2,02
Topiramat Aurobindo	Topiramat	0,99	(−6,7)	2,40
Topamax	Topiramat	0,93	(−8,9)	2,28
Topiramat Heumann	Topiramat	0,45	(+34,6)	2,32
Topiramat-1 A Pharma	Topiramat	0,43	(+5,6)	2,33
		5,3	(+14,0)	2,19
Pregabalin				
Lyrica	Pregabalin	32,7	(−15,3)	4,37
Pregabalin ratiopharm	Pregabalin	14,0	(+8,2)	3,29
Pregabador TAD	Pregabalin	11,6	(+20,2)	2,40
Pregabalin-1 A Pharma	Pregabalin	8,5	(+67,7)	2,15
Pregabalin beta	Pregabalin	8,5	(+20,2)	2,05
Pregabalin Glenmark	Pregabalin	6,5	(+70,9)	2,05
Pregabalin AL	Pregabalin	3,6	(+57,2)	2,11
PregabaHEXAL	Pregabalin	3,2	(−18,4)	3,54
Pregabalin AbZ	Pregabalin	2,4	(+131,2)	2,10
Pregabalin-neuraxpharm	Pregabalin	1,0	(+223,3)	2,10
Pregabalin Hennig	Pregabalin	0,38	(+43,6)	2,18
		92,3	(+8,7)	3,17
Weitere neue Antiepiletika				
Vimpat	Lacosamid	7,6	(+11,7)	7,02
Zonegran	Zonisamid	1,4	(−30,4)	7,93
Zebinix	Eslicarbazepin	1,2	(+15,7)	6,32
Briviact	Brivaracetam	1,2	(neu)	5,55
Zonisamid ratiopharm	Zonisamid	0,74	(+709,4)	6,80
Sabril	Vigabatrin	0,50	(−1,5)	3,95
Buccolam	Midazolam	0,15	(+29,5)	24,86
		12,8	(+20,7)	7,00
Summe		288,8	(+6,8)	2,15

16.2.4 Levetiracetam

Levetiracetam ist nach Pregabalin das meistverordnete Antiepileptikum mit einem erneuten Zuwachs im Jahre 2016 (◨ Tabelle 16.3). Bei der Anwendung von Levetiracetam als Zusatztherapeutikum lagen die Ansprechraten (23–42%) in mehren Studien höher als mit Placebo (10–17%) (Dooley und Plosker 2000). Als Monotherapeutikum war Levetiracetam bei 579 Patienten mit erstmals diagnostizierter Epilepsie nach 12 Monaten genauso wirksam (Anfallsfreiheit 56,6%) wie Carbamazepin (58,5%) (Brodie et al. 2007). Auch die Abbruchraten zeigten keinen signifikanten Unterschied (14,4% versus 19,2%). Levetiracetam bindet spezifisch an das synaptische Vesikelprotein SVZA und beeinflusst dadurch möglicherweise die Freisetzung inhibitorischer Neurotransmitter (Lynch et al. 2004). Ein Cochrane-Review hat bestätigt, dass die Zusatztherapie mit Levetiracetam bei therapieresistenten fokalen Epilepsien eine deutliche Senkung der Anfallshäufigkeit bei Erwachsenen und Kindern bewirkt (Mbizvo et al. 2012). Eine aktuelle Netzwerkmetaanalyse hat gezeigt, dass Levetiracetam ebenso wie Lamotrigin kein signifikant erhöhtes Missbildungsrisiko im Vergleich zu Kontrollen aufweist (Veroniki et al. 2017).

16.2.5 Oxcarbazepin

Oxcarbazepin hat als Carbamazepinderivat ein ähnliches Wirkungsspektrum und eine vergleichbare antiepileptische Aktivität wie die Ursprungssubstanz. Es wird in der Leber zu dem aktiven Metaboliten 10-Hydroxycarbazepin reduziert, der primär die antiepileptische Wirkung vermittelt. Oxcarbazepin verursacht weniger unerwünschte Wirkungen und Arzneimittelinteraktionen als Carbamazepin (Übersicht bei LaRoche und Helmers 2004). Nach einem Cochrane-Review sind Oxcarbazepin und Carbamazepin bei Patienten mit partiellen Anfällen ähnlich wirksam und verträglich (Koch und Polman 2009). Mit Carbamazepin behandelte Patienten litten seltener unter Übelkeit und Erbrechen. Die Verordnungen von Oxcarbazepin waren 2016 nahezu unverändert (◨ Tabelle 16.3).

16.2.6 Zonisamid

Zonisamid (*Zonegran*) ist ähnlich wie Sultiam und Topiramat ein Sulfonamidderivat mit multiplen pharmakologischen Wirkungen, die vor allem auf einer Blockade spannungsabhängiger Calcium- und Natriumkanäle beruhen. Nach einem Cochrane-Review senkte Zonisamid als Zusatztherapie in fünf placebokontrollierten Studien mit insgesamt 949 Patienten die Anfallsfrequenz bei therapieresistenter partieller Epilepsie, verursachte aber mehr Nebenwirkungen (Carmichael et al. 2013). Zonisamid ist auch als Generikum relativ teuer und wird nur wenig verordnet (◨ Tabelle 16.3).

16.2.7 Lacosamid

Lacosamid (*Vimpat*) ist ein D-Serinanalogon, das keine Strukturverwandtschaft zu anderen Antiepileptika aufweist und in einer Serie von funktionalisierten Aminosäuren als Antiepileptikum geprüft wurde. Bisher gibt es Hinweise, dass Lacosamid die langsame Inaktivierung des spannungsabhängigen Natriumkanals verstärkt, ohne die schnelle Inaktivierung zu beeinflussen, so dass damit eine Stabilisierung einer neuronalen Überaktivität möglich erscheint. Weiterhin kommt als mögliches Bindungsprotein das Collapsin Response Mediator Protein 2 (CRMP 2) in Frage, das an der neuronalen Differenzierung und dem Auswachsen von Axonen beteiligt ist (Übersicht bei Perucca et al. 2008). Lacosamid wurde als Zusatztherapie zu 1–2 Antiepileptika an 418 erwachsenen Patienten mit nicht ausreichend kontrollierten partiellen Anfällen untersucht und senkte die Anfallshäufigkeit dosisabhängig um 10–40% (Ben Menachem et al. 2007). Eine Übersichtsarbeit bestätigt, dass Lacosamid die Anfallsfrequenz bei fokaler Epilepsie wirksamer als Placebo senkt, aber häufiger zu Nebenwirkungen und Therapieabbrüchen führt (Nunes et al. 2013).

16.2.8 Pregabalin

Pregabalin bleibt weiterhin der führende Wirkstoff der neueren Antiepileptika und hat 2016 mit der Einführung zahlreicher Generika weiter zugenommen (◻ Tabelle 16.3). Das lipophiles GABA-Derivat hat ähnliche Eigenschaften wie Gabapentin, wirkt aber nicht auf GABAerge Mechanismen, sondern hemmt durch Bindung an die α_2-δ Untereinheit des spannungsabhängigen Calciumkanals den depolarisationsabhängigen Calciumeinstrom und moduliert die Freisetzung exzitatorischer Neurotransmitter. Indikationsgebiete sind neuropathische Schmerzen, Zusatztherapie von partiellen Anfällen mit und ohne sekundäre Generalisierung sowie generalisierte Angststörungen. Bei therapieresistenter partieller Epilepsie lagen die Ansprechrate bei nahezu 50% und die Anfallsfreiheit bei 3–17% der Patienten (Übersicht bei Brodie 2004).

Pregabalin wird fast ausschließlich (89%) für die Behandlung neuropathischer Schmerzen eingesetzt. Es wurde in 19 kontrollierten Studien an 7003 Patienten mit diabetischer postherpetischer Neuralgie, diabetischer Neuropathie, zentralen neuropathischen Schmerzen und Fibromyalgie geprüft und war in Dosierungen von 300–600 mg/Tag wirksamer als Placebo (Moore et al. 2009). In einer neueren Metaanalyse gehört Pregabalin neben Gabapentin, Venlafaxin, Duloxetin und den trizyklischen Antidepressiva zu den Arzneimitteln, die für die Erstlinienbehandlung neuropathischer Schmerzen empfohlen werden, zeigt aber eine deutlich höhere NNT (Number needed to treat) als trizyklische Antidepressiva (Finnerup et al. 2015).

16.2.9 Brivaracetam

Erstmals vertreten ist Brivaracetam (*Briviact*), das bereits im Jahr seiner Markteinführung in die Gruppe der Arzneimittel mit mindestens 10.000 Verordnungen gelangte (▶ Tabelle 3.2). Das Levetiracetamderivat bindet mit einer 20-fach höheren Affinität an das synaptische Vesikelproteins als seine Muttersubstanz, zeigt aber nur eine ähnliche Wirksamkeit und Verträglichkeit wie andere neue Antiepileptika (▶ Kapitel 3, Neue Arzneimittel 2016, Abschnitt 3.1.3). Die Nutzenbewertung durch den G-BA hat keinen Beleg für einen Zusatznutzen gegenüber der zweckmäßigen Vergleichstherapie mit anderen Antiepileptika ergeben. Daraufhin hatte die Herstellerfirma *Briviact* zunächst ab dem 1. November 2016 außer Vertrieb gesetzt, dann aber nach Abschluss der Preisverhandlungen mit dem GKV-Spitzenverband mit einem um 48% gesenkten Erstattungsbetrag wieder bereitgestellt.

Literatur

Backonja M, Beydoun A, Edwards KR, Schwartz SL, Fonseca V, Hes M, et al. for the Gabapentin Diabetic Neuropathy Study Group (1998): Gabapentin for the symptomatic treatment of painful neuropathy in patients with diabetes mellitus. JAMA 280: 1831–1836

Ben-Menachem E, Biton V, Jatuzis D, Abou-Khalil B, Doty P, Rudd GD (2007): Efficacy and safety of oral lacosamide as adjunctive therapy in adults with partial-onset seizures. Epilepsia 48: 1308–1317

Beydoun A (1999): Monotherapy trials with gabapentin for partial epilepsy. Epilepsia 40 (Suppl 6): S13–S16

Brodie MJ (2004): Pregabalin as adjunctive therapy for partial seizures. Epilepsia 45 Suppl 6: 19–27

Brodie MJ, Perucca E, Ryvlin P, Ben-Menachem E, Meencke HJ (2007): Comparison of levetiracetam and controlled-release carbamazepine in newly diagnosed epilepsy. Neurology 68: 402–408

Carmichael K, Pulman J, Lakhan SE, Parikh P, Marson AG (2013): Zonisamide add-on for drug-resistant partial epilepsy. Cochrane Database Syst Rev. 2013 Dec 19; 12: CD001416

Costa J, Fareleira F, Ascenção R, Borges M, Sampaio C, Vaz-Carneiro A (2011): Clinical comparability of the new antiepileptic drugs in refractory partial epilepsy: a systematic review and meta-analysis. Epilepsia 52: 1280–1291

Deutsche Gesellschaft für Neurologie (2012): Leitlinien für Diagnostik und Therapie in der Neurologie. Erster epileptischer Anfall und Epilepsien im Erwachsenenalter. Internet: http://www.awmf.org/leitlinien/detail/ll/030-041.html

Devinsky O (2011): Sudden, unexpected death in epilepsy. N Engl J Med 365: 1801–1811

Dooley M, Plosker GL (2000): Levetiracetam. A review of its adjunctive use in the management of partial onset seizures. Drugs 60: 871–893

Finnerup NB, Attal N, Haroutounian S, McNicol E, Baron R, Dworkin RH, Gilron I, Haanpää M, Hansson P, Jensen TS, Kamerman PR, Lund K, Moore A, Raja SN, Rice AS, Rowbotham M, Sena E, Siddall P, Smith BH, Wallace M (2015): Pharmacotherapy for neuropathic pain in adults: a systematic review and meta-analysis. Lancet Neurol 14: 162–173

French JA, Kanner AM, Bautista J, Abou-Khalil B, Browne T, Harden CL, Theodore WH, Bazil C, Stern J, Schachter SC, Bergen D, Hirtz D, Montouris GD, Nespeca M, Gidal B, Marks WJ Jr, Turk WR, Fischer JH, Bourgeois B, Wilner A, Faught RE Jr, Sachdeo RC, Beydoun A, Glauser TA; American Academy of Neurology Therapeutics and Technology

16

Assessment Subcommittee; American Academy of Neurology Quality Standards Subcommittee; American Epilepsy Society Quality Standards Subcommittee; American Epilepsy Society Therapeutics and Technology Assessment Subcommittee (2004): Efficacy and tolerability of the new antiepileptic drugs, I: Treatment of new-onset epilepsy: report of the TTA and QSS Subcommittees of the American Academy of Neurology and the American Epilepsy Society. Epilepsia 45: 401–409

Gamble CL, Williamson PR, Marson AG (2006): Lamotrigine versus carbamazepine monotherapy for epilepsy. Cochrane Database Syst Rev 25(1):CD001031

Gschwind M, Seeck M (2016): Modern management of seizures and epilepsy. Swiss Med Wkly 2016 Jun 20; 146: w14310

Goa KL, Ross SR, Chrisp P (1993): Lamotrigine. A review of its pharmacological properties and clinical efficacy in epilepsy. Drugs 46: 152–176

Hitiris N, Brodie MJ (2006): Modern antiepileptic drugs: guidelines and beyond. Curr Opin Neurol 19: 175–180

Koch MW, Polman SK (2009): Oxcarbazepine versus carbamazepine monotherapy for partial onset seizures. Cochrane Database Syst Rev. 2009 Oct 7;(4):CD006453

LaRoche SM, Helmers SL (2004): The new antiepileptic drugs: scientific review. JAMA 291: 605–614

Lynch BA, Lambeng N, Nocka K, Kensel-Hammes P, Bajjalieh SM, Matagne A, Fuks B (2004): The synaptic vesicle protein SV2A is the binding site for the antiepileptic drug levetiracetam. PNAS 101: 9861–9866

Marson AG, Al-Kharusi AM, Alwaidh M, Appleton R, Baker GA, Chadwick DW, Cramp C, Cockerell OC, Cooper PN, Doughty J, Eaton B, Gamble C, Goulding PJ, Howell SJL, Hughes A, Jackson M, Jacoby A, Kellett M, Lawson GR, Leach JP, Nicolaides P, Roberts R, Shackley P, Shen J, Smith DS, Smith PEM, Tudor Smith C, Vanoli A, Williamson PR, on behalf of the SANAD Study group (2007a): The SANAD study of effectiveness of carbamazepine, gabapentin, lamotrigine, oxcarbazepine, or topiramate for treatment of partial epilepsy: an unblinded randomised controlled trial. Lancet 369: 1000–1015

Marson AG, Al-Kharusi AM, Alwaidh M, Appleton R, Baker GA, Chadwick DW, Cramp C, Cockerell OC, Cooper PN, Doughty J, Eaton B, Gamble C, Goulding PJ, Howell SJL, Hughes A, Jackson M, Jacoby A, Kellett M, Lawson GR, Leach JP, Nicolaides P, Roberts R, Shackley P, Shen J, Smith DS, Smith PEM, Tudor Smith C, Vanoli A, Williamson PR, on behalf of the SANAD Study group (2007b): The SANAD study of effectiveness of valproate, lamotrigine, or topiramate for generalized and unclassifiable epilepsy: an unblinded randomized controlled trial. Lancet 369: 1016–1026

Mbizvo GK, Dixon P, Hutton JL, Marson AG (2012): Levetiracetam add-on for drug-resistant focal epilepsy: an updated Cochrane Review. Cochrane Database Syst Rev. 2012 Sep 12; 9: CD001901

McCorry D, Chadwick D, Marson A (2004): Current drug treatment of epilepsy in adults. Lancet Neurol 3: 729–735

Milburn-McNulty P, Powell G, Sills GJ, Marson AG (2014): Sulthiame monotherapy for epilepsy. Cochrane Database Syst Rev. 2014 Mar 9; 3: CD010062

Moore RA, Straube S, Wiffen PJ, Derry S, McQuay HJ (2009): Pregabalin for acute and chronic pain in adults. Cochrane Database Syst Rev. 2009 Jul 8; (3): CD007076

Morello CM, Leckband SG, Stoner CP, Moorhouse DF, Sahagian GA (1999): Randomized double-blind study comparing the efficacy of gabapentin with amitriptyline on diabetic peripheral neuropathy pain. Arch Intern Med 159: 1931–1937

Moshé SL, Perucca E, Ryvlin P, Tomson T (2015): Epilepsy: new advances. Lancet 385: 884–898

National Institute for Health and Care Excellence (NICE) (2016): Epilepsies: the diagnosis and management. Clinical guideline CG137. Published: 11 January 2012, last updated February 2016. Internet: https://www.nice.org.uk/guidance/published?type=cg&title=epilepsies

Nunes VD, Sawyer L, Neilson J, Sarri G, Cross JH (2013): Profile of lacosamide and its role in the long-term treatment of epilepsy: a perspective from the updated NICE guideline. Neuropsychiatr Dis Treat 9: 467–476

Perucca E, Yasothan U, Clincke G, Kirkpatrick P (2008): Lacosamide. Nat Rev Drug Discov 7: 973–974

Pulman J, Jette N, Dykeman J, Hemming K, Hutton JL, Marson AG (2014): Topiramate add-on for drug-resistant partial epilepsy. Cochrane Database Syst Rev. 2014 Feb 25; 2: CD001417

Shorvon SD (2009): Drug treatment of epilepsy in the century of the ILAE: the second 50 years, 1959–2009. Epilepsia 50 Suppl 3: 93–130

Steinhoff BJ (2014): Efficacy of perampanel: a review of pooled data. Epilepsia 55 Suppl 1: 9–12

Tomson T, Battino D, Perucca E (2016): Valproic acid after five decades of use in epilepsy: time to reconsider the indications of a time-honoured drug. Lancet Neurol 15: 210–218

Veroniki AA, Cogo E, Rios P, Straus SE, Finkelstein Y, Kealey R, Reynen E, Soobiah C, Thavorn K, Hutton B, Hemmelgarn BR, Yazdi F, D'Souza J, MacDonald H, Tricco AC (2017): Comparative safety of anti-epileptic drugs during pregnancy: a systematic review and network meta-analysis of congenital malformations and prenatal outcomes. BMC Med. 2017 May 5;15(1): 95

Antihypertonika

Manfred Anlauf und Franz Weber

© Springer-Verlag GmbH Germany 2017
U. Schwabe, D. Paffrath, W.-D. Ludwig, J. Klauber (Hrsg.), *Arzneiverordnungs-Report 2017*
DOI 10.1007/978-3-662-54630-7_17

Auf einen Blick

Verordnungsprofil
In diesem Kapitel zu speziellen Antihypertonika werden neben den Empfehlungen zur antihypertensiven Therapie Alpharezeptorenblocker und zentral wirkende Antisympathotonika sowie Kombinationspräparate von Betarezeptorenblockern und Calciumantagonisten dargestellt.

Trend
Auf diese meist älteren Präparate entfällt im Vergleich zu den wichtigen Gruppen der Antihypertonika (Diuretika, Betarezeptorenblocker, ACE-Hemmer und Angiotensinrezeptorantagonisten, Calciumantagonisten) nur ein kleiner Anteil der Verordnungen. Insgesamt zeigt sich bei allen Antihypertonikagruppen eine Zunahme der Verordnungen von nur 1,7 % im Vergleich zum Vorjahr. Sie ist fast ausschließlich eine Folge der Verordnungszunahme von Sartanen um 7,7%. Die hier auch besprochenen Vasodilatatoren gegen pulmonale Hypertonie stiegen um 1,7 %. Auf diese vergleichsweise seltene Indikation entfielen 45% aller Kosten der in diesem Kapitel genannten Arzneimittel.

Eine arterielle Hypertonie besteht trotz sehr guter Behandlungsmöglichkeiten in Deutschland bei einem großen Teil der Bevölkerung. Sie begünstigt das Auftreten von Apoplexie, Demenz, Herzinfarkt, Herzinsuffizienz, Nierenversagen und peripherer arterieller Verschlusskrankheit. Welche Komplikationen bei welcher Blutdruckhöhe vermehrt auftreten, ist abhängig von systolischem und diastolischem Druck und der Blutdruckamplitude (Rapsomaniki et al. 2014). Bei mittelschwerer und schwerer Hypertonie ist der günstige Effekt einer konsequenten Arzneitherapie auf Morbidität und Mortalität des Hochdruckpatienten durch zahlreiche Studien belegt. In absoluten Werten ist er umso größer, je höher das kardiovaskuläre Ausgangsrisiko ist (Blood Pressure Lowering Treatment Trialists' Collaboration 2014). In einer vielbeachteten Einzelstudie (The SPRINT Research Group 2015), aber auch metaanalytisch wurde der Nutzen einer Blutdrucksenkung selbst bei systolischen Ausgangswerten von unter 140 mm Hg belegt (Ettehad et al.

2016). Das kardiovaskuläre Gesamtrisiko wird bestimmt von Alter, Geschlecht sowie der Ausprägung aller kardiovaskulären Risikofaktoren und den bereits eingetretenen subklinischen und klinischen Organschäden (The Task Force for the Management of Arterial Hypertension of the ESH and the ESC 2013). Hinzu kommen psychosoziale Faktoren und Verhaltensgewohnheiten, die jedoch in den meisten Risikoscores unberücksichtigt bleiben. Ziel der Blutdruckeinstellung sind in der Regel Werte unter 140/90 mm Hg (The Task Force for the Management of Arterial Hypertension of the ESH and the ESC 2013, Dasgupta et al. 2014, James et al. 2014, Deutsche Liga zur Bekämpfung des hohen Blutdrucks 2013). Bei Diabetikern sollten diastolische Werte zwischen 80 und 85 mm Hg angestrebt werden, bei Patienten mit proteinurischer (≥ 300 mg/Tag) Nephropathie systolische Werte von <130 mm Hg. In den letzten Jahren sind die Empfehlungen zu aggressiveren Blutdrucksenkungen revidiert worden. Bei Hypertonikern unter Therapie wurde wiederholt ein j- oder u-förmiger Zusammenhang zwischen Blutdruckhöhe und kardiovaskulärem Risiko dokumentiert (The Task Force for the Management of Arterial Hypertension of the ESH and the ESC 2013, Mancia et al. 2014). Blutdruckwerte unter 120/70 mm Hg sollten nicht angestrebt werden, auch wenn in epidemiologischen Untersuchungen therapieunabhängig keine j- oder u-förmige Relation zwischen Blutdruckhöhe und Morbiditätsrisiko gefunden wird (Rapsomaniki et al. 2014). In einer Kohortenstudie an fast 400 000 Personen wurde in der Zeit von 2006 bis 2010 das niedrigste Risiko für Tod oder terminale Niereninsuffizienz bei Blutdruckwerten von systolisch 130-139 mm Hg sowie diastolisch 60-79 mm Hg gefunden. Die Risikotiefpunkte lagen im Gesamtkollektiv bei 137/79 mm Hg, bei Diabetikern bei 131/69 mm Hg und bei über 69jährigen dagegen bei 140/70 mm Hg (Sim et al. 2014). Vieles spricht dafür, dass das kardiovaskuläre Gesamtrisiko und dabei insbesondere bereits vorausgegangene kardiovaskuläre Ereignisse über die Verträglichkeit besonders niedriger Blutdruckwerte entscheiden (Böhm et al. 2017). Am Nutzen einer Blutdrucksenkung bei über 60jährigen auf Werte unter 150/90 mm Hg bestehen kaum Zweifel (James et al. 2014, Wright et al. 2014, Weiss et al. 2017, Qaseem et al. 2017). Die Empfehlung, bei Hypertonikern im Alter von ≥80 Jahren den systolische Blutdruck lediglich auf Werte zwischen 140 und 150 mm Hg zu senken (Deutsche Liga zur Bekämpfung des hohen Blutdrucks 2013, National Institute for Health and Care Excellence 2013) wird inzwischen modifiziert. Bei Patienten über 75 Jahre ohne Diabetes mellitus und ohne bereits erlittenem Schlaganfall kann sogar eine Senkung des systolischen Blutdrucks unter 130 mm Hg gerechtfertigt sein (www.hochdruckliga.de, Williamson et al. 2016). Voraussetzung für den Nutzen einer Blutdrucksenkung in diesem Bereich ist allerdings die Messung besonders repräsentativer Blutdruckwerte, d.h. die Vermeidung blutdrucksteigender Weißkitteleffekte in Diagnostik und Therapie (The SPRINT Research Group 2015, Agarwal 2017) und damit einer Übertherapie.

Im Alter von 18 bis 79 Jahren leidet in Deutschland etwa jeder Dritte an einer arteriellen Hypertonie (Kintscher et al. 2014). Insgesamt zeigt sich in den letzten Jahrzehnten eine Erhöhung des Wissens um die eigenen Blutdruckwerte und des Behandlungsgrades sowie eine Abnahme der durchschnittlichen systolischen und diastolischen Blutdruckwerte (Neuhauser et al. 2015, Finger et al. 2016). Die Prävalenz der Hypertonie steigt mit dem Alter, isolierte systolische Hypertonien (ISH) werden häufiger als systolisch-diastolische Blutdruckerhöhungen. Aber auch bei 18-49jährigen ist eine ISH nicht selten und risikosteigernd (Yano et al. 2015). Nachdem kontrollierte Studien gezeigt hatten, dass eine antihypertensive Therapie auch im Alter die kardiovaskuläre Morbidität und Mortalität senkt (Übersicht bei Thijs et al. 1992, Anlauf 1994, Staessen et al. 1997, Staessen et al. 2000, Aronow et al. 2011), wurden Studien mit neueren Medikamenten sogar vorzugsweise an Älteren mit hohem kardiovaskulären Gesamtrisiko vorgenommen (Übersicht bei Anlauf und Weber 2005). Selbst bei über 80jährigen hat die antihypertensive Therapie einen günstigen Einfluss auf Morbidität und Mortalität, wenn die Komorbidität niedrig ist (Becket et al. 2008, Becket et al. 2011 HYVET, Williamson et al. 2016) (siehe auch ▶ Kapitel 8). Dagegen ist die Evidenzbasis für interventionelle Maßnahmen (Lebensstiländerung oder Medikation) bei Jüngeren unbefriedigend (Weber 2015).

Zur Frage der Indikation einer Pharmakotherapie der Hypertonie empfehlen die Arzneimittelkommission der Deutschen Ärzteschaft (2004) ebenso wie maßgebliche nationale und internationale Institutionen (Chobanian et al. 2003, The Task Force for the Management of Arterial Hypertension of the ESH and the ESC 2013, National Collaborating Centre for Chronic Conditions 2006) vor Therapiebeginn eine rechnerische Risikostratifizierung insbesondere bei Jüngeren und bei leichter Hypertonie (Ausnahme JNC8, James et al. 2014). Hierbei werden neben der Blutdruckhöhe bei wiederholten Messungen weitere kardiovaskuläre Risikofaktoren, insbesondere Rauchgewohnheiten, Fettstoffwechselstörungen und Diabetes mellitus sowie bereits vorliegende Endorganveränderungen berücksichtigt. Das Verfahren wurde anhand der individuellen Daten von über 50000 Patienten aus 11 kontrollierten Studien intern validiert. Auf den vier unterschiedlichen Risikostufen war die relative Risikosenkung durch antihypertensive Therapie mit 13-18% ähnlich (Blood Pressure Lowering Treatment Trialists' Collaboration 2014). Eine medikamentöse Therapie sollte erwogen werden, wenn eine Hypertonie bei wiederholten Messungen bestätigt und eine „Praxishypertonie" ausgeschlossen wurde, z. B. durch ambulante Blutdruck-Langzeitmessung. Ein unverzüglicher Beginn ist nach den Empfehlungen der Arzneimittelkommission der Deutschen Ärzteschaft dann notwendig, wenn der Blutdruck 180/110 mm Hg erreicht oder wenn die Blutdruckhöhe zusammen mit den übrigen kardiovaskulären Risiken des Patienten mit einer Wahrscheinlichkeit von über 20% in den nächsten 10 Jahren ein kardiovaskuläres Ereignis erwarten lässt. Auch bei einem Risiko von 10–20% ist eine antihypertensive Behandlung indiziert, wenn nach dreimonatiger Beobachtung und nichtmedikamentöser Behandlung der Blutdruck noch 140 mm Hg systolisch oder 90 mm Hg diastolisch erreicht oder übersteigt. Liegt das 10-Jahres-Risiko unter 10%, kann in gemeinsamer Abwägung mit dem Patienten nach 3–12 Monaten unbefriedigender Therapie mit nichtmedikamentösen Allgemeinmaßnahmen eine Pharmakotherapie sinnvoll sein. Neben dieser Orientierung von Arzt und Patient am absoluten kardiovaskulären Risiko wird zunehmend die Betrachtung alters- und geschlechtsunabhängiger relativer Risikosteigerungen im Vergleich zu Menschen mit Normalbefunden im kardiovaskulären Risikoprofil favorisiert (z. B. in The Task Force for the Management of Arterial Hypertension of the ESH and the ESC 2013), eine Strategie, die vor allem für jüngere Patienten sinnvoll ist. ESH/ESC stellen hierzu fest: Wegen der starken Abhängigkeit vom Alter, kann das absolute Risiko bei jungen Patienten niedrig sein, selbst wenn ein hoher Blutdruck mit zusätzlichen Risikofaktoren vorliegt. Wenn unzureichend behandelt, kann dies jedoch Jahre später zu einem teilweise irreversibel hohen Risiko führen. Folgende Leitlinien sind in Europa, UK, Kanada und USA erschienen: Mancia et al. 2014, The Task Force for the Management of Arterial Hypertension of the ESH and the ESC 2013, National Institute for Health and Care Excellence 2013, James et al. 2014, Dasgupta et al. 2014, Qaseem et al. 2017.

17.1 Arzneimittelauswahl

Für die medikamentöse Hochdruckbehandlung steht eine große Zahl von Arzneistoffen mit vielfältigen Angriffspunkten zur Verfügung. Bedeutsam für die Auswahl sind Wirksamkeitsnachweis, Wirkungsprofil und Nebenwirkungen sowie positive oder negative Wirkungen bei zusätzlich bestehenden Krankheiten und Gesundheitsrisiken. Vor allem bei koronarer Herzkrankheit, Herzinsuffizienz und Nephropathie können Zusatzwirkungen, z. B. der Betarezeptorenblocker (siehe Kapitel 21) oder der Hemmstoffe des Renin-Angiotensin-Aldosteron-Systems (siehe Kapitel 8), genutzt werden (ausführliche Literatur siehe Arzneiverordnungs-Report 2005). Als Therapiestrategien werden der sukzessive Aufbau einer Kombinationsbehandlung („Stufentherapie") und die sequentielle Monotherapie sowie die primäre Kombinationstherapie vor allem bei höherem Ausgangsblutdruck und erhöhtem kardiovaskulären Risiko eingesetzt. Bei mittlerer Dosierung einer Monotherapie ist eine Kombination in der Regel einer weiteren Erhöhung der Monotherapiedosis vorzuziehen (Giles et al. 2014 u.a.).

17.1.1 Geltende Empfehlungen

Nach maßgebenden Leitlinien galten Diuretika als Standard einer initialen Monotherapie zumindest bei älteren Hochdruckpatienten (Chobanian et al. 2003, Arzneimittelkommission der deutschen Ärzteschaft 2004, The Task Force for the Management of Arterial Hypertension of the ESH and the ESC 2013). Dies wird zunehmend verlassen (Mancia et al. 2009, Aronow et al. 2011, Deutsche Liga zur Bekämpfung des hohen Blutdrucks 2013). Eine Bilanzierung der Erfahrungen mit ACE-Hemmern, Calciumantagonisten und Angiotensinrezeptorantagonisten weisen diese als gleichwertig aus. Betarezeptorenblocker werden vor allem dann eingesetzt, wenn für sie Zusatzindikationen vorliegen. Für die Prävention größerer kardiovaskulärer Ereignisse, Schlaganfall und Nierenversagen zeigt sich eine Unterlegenheit im Vergleich zu anderen Antihypertensiva (Ettehad et al. 2016). Diuretika sind für die Basis- und Kombinationstherapie gut geeignet, soweit ihre Stoffwechselwirkungen ausreichend beachtet werden.

In mehreren großen kontrollierten Studien qualifizierten sich ACE-Hemmer (alternativ Angiotensinrezeptorantagonisten) für die Initialtherapie. Bei Metaanalysen mit indirekten Vergleichen zwischen Angiotensinrezeptorantagonisten- und ACE-Hemmer-Studien zeigte sich eine leichte Überlegenheit der ACE-Hemmer in der Prävention der koronaren Herzkrankheit und in der kardiovaskulären Prävention bei Patienten mit Typ 2-Diabetes. Angiotensinrezeptorantagonisten gelten als indiziert bei Unverträglichkeit von ACE-Hemmern (vor allem Reizhusten, siehe ▶ Kapitel 8). Im Mittel waren 2016 ihre Kosten doppelt so hoch wie die der ACE-Hemmer.

Calciumantagonisten waren beim metaanalytischen Vergleich mit Diuretika zwar bei der Vermeidung des Schlaganfalls überlegen, aber bei Herzinsuffizienz unterlegen (Blood Pressure Lowering Treatment Trialists 2000, Ettehad 2016). ALLHAT bestätigte dieses Ergebnis später auch für den langwirkenden, nach Verordnungen erstrangigen Calciumantagonisten Amlodipin (The ALLHAT Officers and Coordinators 2002, Davis et al. 2006). Für das nach Verordnungen zweitplatzierte Lercanidipin liegen keine Hochdruckstudien mit harten Endpunkten vor.

Alpha$_1$-Rezeptorenblocker gelten vorzugsweise als Kombinationspartner in Dreifachkombinationen, nachdem in einer ersten Auswertung der ALLHAT-Studie unter Doxazosin doppelt so häufig eine Herzinsuffizienz auftrat wie unter Chlortalidon und dieser Studienarm daher vorzeitig beendet wurde (The ALLHAT Officers and Coordinators 2000). Auch die klassischen Antisympathotonika (Clonidin, Moxonidin) und direkte Vasodilatatoren (Dihydralazin, Minoxidil) sind aufgrund zahlreicher Nebenwirkungen nur noch Reservemittel im Rahmen einer antihypertensiven Dreifachkombination (Arzneimittelkommission der deutschen Ärzteschaft 2004) bzw. bei Therapieresistenz, dabei auch in mehr als Dreifachkombinationen (Weber und Anlauf 2014).

So sollten in Anlehnung an die ESH/ESC 2013 Guidelines (The Task Force for the Management of Arterial Hypertension of the ESH and the ESC 2013) Diuretika (D), Betarezeptorenblocker (B), Calciumantagonisten (C), ACE-Hemmer (A) und Angiotensinrezeptorantagonisten (AR) vor allem in Abhängigkeit von Begleiterkrankungen und Verträglichkeit eingesetzt werden. Dabei kann jede Gruppe mit jeder kombiniert werden. Im Bemühen um eine individualisierte Medizin (Anlauf 2013) ist noch einmal darauf hingewiesen worden, dass mit A (AR) und B offenbar eine pathophysiologisch andere Gruppe von Patienten mit primärer Hypertonie erfolgreich behandelt werden kann als mit D und C (Brown 2011). Für die individuell unterschiedliche Blutdrucksenkung unter AR und D fanden sich inzwischen mögliche molekulargenetische Ursachen (Campbell und Blumenthal 2012). Die Kombinationen B-A und B-AR bedürfen der besonderen Begründung, B-D ist bei Patienten mit metabolischem Syndrom eher zu meiden (siehe unten). Wegen der damit verbundenen Gefahren sollte A-AR Einzelfällen vorbehalten bleiben (siehe ▶ Kapitel 8). Nach einer Subgruppenanalyse von ACCOMPLISH ist A-C insbesondere bei schlanken Patienten A-D überlegen (Weber et al. 2013). Eine Behandlung mit D-C steht nach einer Fall-Kontrollstudie unter dem Verdacht häufigerer Myokardinfarkte als andere Zweifachkombinationen (Boger-Megiddo et al. 2010). Soll eine besonders intensive Blutdrucksenkung erreicht werden, sind Mehrfachkombinationen oft unumgänglich. So stieg im US-amerikanischen Systolic Blood Pressure Intervention Trial (The SPRINT Research Group 2015) der Anteil der Patienten, die mit einer Drei- oder Mehrfachkombination behandelt wurden von 24,1 auf 56,1 %, und erreichte damit mittlere systolische Werte von 121,4 statt 136,2 mm Hg.

Eine Beobachtungsstudie über ein Jahr an über 100 000 Patienten zeigte, dass im Vergleich zu einer antihypertensiven Monotherapie eine freie Kombination die Rate eingestellter Hochdruckpatienten um etwa 30%, dagegen eine fixe Kombination um etwa 50% steigerte (Egan et al. 2012). In einer kleinen placebokontrollierten Kurzzeit-Studie mit intraindividuellem Cross-over und wiederholten 24h-Blutdruckmessungen war eine niedrig dosierte D-B-C-AR Vierfachfixkombination auffallend erfolgreich in der Senkung des systolischen Blutdrucks (Chow et al. 2017). Die Bedeutung der Befunde für bisher unterbehandelte größere Bevölkerungsgruppen wird diskutiert (Gradman 2017).

17.1.2 Weitere Gesichtspunkte und neuere Entwicklungen

Für Betarezeptorenblocker zeigen Metaanalysen eine Unterlegenheit bei der Verhinderung des Schlaganfalls (Wiysonge et al. 2007, Lindholm et al. 2005, Ettehad 2016 siehe auch ▶ Kapitel 21), von dem vor allem ältere Patienten nach einer epidemiologischen Studie offenbar stärker bedroht sind als bisher angenommen (Rothwell et al. 2005). Im Vergleich zu keiner Behandlung bzw. einer Placebotherapie wurde auch keine Abnahme der Gesamtmortalität gefunden (Wiysonge und Opie 2013). Diese Metaanalysen werden dominiert von Studien mit Atenolol, Studien zum häufig verordneten Nebivolol fehlen. Außerdem könnten Blutdruckdifferenzen zwischen den Behandlungsarmen (Staessen et al. 2000, Staessen und Birkenhäger 2005, Blood Pressure Lowering Treatment Trialists 2007) die gefundenen Wirksamkeitsunterschiede ebenfalls zumindest teilweise erklären. Eine andere Erklärung für eine Unterlegenheit von Betarezeptorenblockern im Vergleich zu Calciumantagonisten finden Rothwell et al. (2010a) in einer besseren Reduktion der Langzeit- d. h. „visit-to-visit"-Variabilität des Blutdrucks durch Calciumantagonisten. Dieser Risikoindikator war von derselben Arbeitsgruppe beschrieben worden (Rothwell et al. 2010b). Er wurde später im Prinzip bestätigt (Muntner et al. 2011). Für die Risikoreduktion bei isolierter systolischer Hypertonie im Alter war die „visit-to-visit"-Variabilität jedoch ohne Bedeutung (Hara et al. 2014) . In einer Registerstudie an ca. 22 000 Patienten fand sich bei einer mittleren Beobachtungszeit von 44 Monaten kein Vorteil einer Gabe von Betarezeptorenblockern im Vergleich zu anderen Antihypertensiva bei der Verhinderung eines zusammengesetzten kardiovaskulären Endpunktes. Dies traf auch für Patienten mit koronarer Herzkrankheit mit oder ohne erlittenen Myokardinfarkt zu. Die Autoren fordern eine Definition von Subgruppen, denen ein Betarezeptorenblocker nutzt (Bangalore et al. 2012).

Gegen einen bevorzugten Einsatz von Diuretika und Betarezeptorenblockern bei unkomplizierter Hypertonie spricht ihre diabetogene Wirkung u. a. wegen der zunehmenden Prävalenz des metabolischen Syndroms vor allem auch bei jüngeren Patienten. In ALLHAT und ASCOT trat bei Diuretika- bzw. Betarezeptorenblocker-basierter Therapie jährlich pro 140 bis 240 Patienten ein Diabetesfall mehr auf als unter den neueren Antihypertensiva (The ALLHAT Officers and Coordinators 2002, Dahlöf et al. 2005). In einer Netzwerkmetaanalyse von 22 Studien (Elliott und Meyer 2007) wurde folgende Rangfolge (nach Odds Ratio) für die Gefährdung aufgestellt, unter Therapie einen Diabetes mellitus zu entwickeln: Diuretika (diabetogenes Risiko: 1) (1), Betarezeptorenblocker (0,9), Placebo (0,77), Calciumantagonisten (0,75), ACE-Hemmer (0,67), Angiotensinrezeptorantagonisten (0,57). Die pathogene Bedeutung der Veränderungen des Glucosestoffwechsels wird unterschiedlich eingeschätzt. Nach Absetzen von Diuretika ist der Diabetes häufig reversibel, auch bei Vermeidung einer Hypokaliämie kann er weitgehend verhindert werden. Die wenigen Ergebnisse der hierzu notwendigen Langzeitbeobachtungen zum kardiovaskulären Risiko der diabetisch gewordenen Patienten (Verdecchia et al. 2004, Kostis et al. 2005 u. a.) sind methodisch problematisch und im Ergebnis widersprüchlich. In einer Vergleichsstudie über 24 Wochen verhinderte der kombinierte Einsatz von Amilorid und Hydrochlorothiazid eine Verschlechterung der Glukosetoleranz, die unter Hydrochlorothiazid-Monotherapie auftrat (Brown et al. 2016).

Studien und Metaanalysen führen nicht in allen Punkten zu einem internationalen Konsens in der Strategie der Hochdruckbekämpfung. Zurzeit enthalten Leitlinien wegen der oben beschriebenen Datenlage unterschiedliche Auffassungen zum Stellenwert der Betarezeptorenblocker. Die European Society of Hypertension, die European Society of Cardiology (The Task Force for the Management of Arterial Hypertension of the ESH and the ESC 2013) und auch das Canadian Hypertension Education Program für unter 60-jährige Hypertoniker (Larochelle et al. 2014) halten an allen fünf Antihypertensivagruppen so auch an Betarezeptorenblockern als möglichen Erstwahlmedikamenten fest, da sie bei Patienten nach Myokardinfarkt und mit Herzinsuffizienz anderen Antihypertensiva überlegen waren (Law et al. 2009). Die Zweifachkombination aus Diuretikum und Betarezeptorenblocker wird jedoch abgewertet im Vergleich zu den Diuretikakombinationen mit ACE-Hemmer, Angioten-

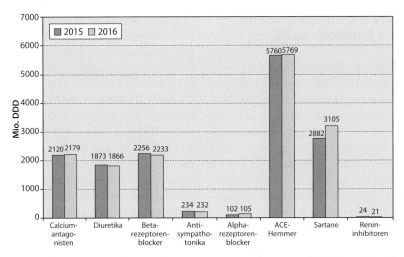

sinrezeptorantagonist oder Calciumantagonist sowie der Betarezeptorenblockerkombination mit einem Calciumantagonisten. Die Deutsche Liga zur Bekämpfung des hohen Blutdrucks (2013) übernahm die europäischen Empfehlungen in komprimierter Form. Die geltenden britischen Empfehlungen (National Clinical Guideline Center 2011) sehen bei unter 55jährigen einen ACE-Hemmer (ersatzweise einen Angiotensinrezeptorantagonisten) in der initialen Monotherapie vor, bei über 55jährigen einen Calciumantagonisten. Nach dieser Empfehlung sollten Betarezeptorenblocker nur bei Jüngeren in Erwägung gezogen werden bei Unverträglichkeit der Angiotensinhemmstoffe, bei Frauen im gebärfähigen Alter und bei erhöhtem Sympathikustonus. Beachtenswert ist auch der Hinweis, dass unter den Diuretika Chlortalidon gegenüber Hydrochlorothiazid bevorzugt werden sollte. Ein systematischer Review mit einer Netzwerkmetaanalyse kommt zu dem Ergebnis, dass Chlortalidon dem Hydrochlorothiazid in der Verhinderung kardiovaskulärer Ereignisse überlegen ist. Hierfür werden eine stärkere Wirkung auf den systolischen Blutdruck, eine längere Wirkdauer sowie pleomorphe Effekte verantwortlich gemacht (Roush et al. 2012). Dieser Einschätzung hat sich die letzte ESH/ESC-Empfehlung jedoch nicht angeschlossen. Chlortalidon, Thiaziddiuretika und Indapamid werden gleichstellt. Eine neue Studie an einem kleinen Kollektiv von Patienten mit leicht erhöhtem

Blutdruck bestätigte jetzt erneut die gegenüber HCT stärkere, mittels 24Std-Messung gemessene Blutdrucksenkung unter Chlortalidon insbesondere nachts (Pareek et al. 2016).

17.2 Verordnungsspektrum

Die in diesem Kapitel dargestellten Antihypertonika beschränken sich auf Kombinationspräparate von Betarezeptorenblockern und Calciumantagonisten sowie auf Alpharezeptorenblocker und Antisympathotonika. An anderer Stelle werden Diuretika (▶ Kapitel 26), Hemmstoffe des Renin-Angiotensin-Systems (▶ Kapitel 8) sowie die Monopräparate der Betarezeptorenblocker (▶ Kapitel 21) und Calciumantagonisten (▶ Kapitel 23) dargestellt, die zum überwiegenden Teil und weit mehr als die hier besprochenen fixen Kombinationen und übrigen Medikamente für die antihypertensive Therapie eingesetzt werden. Die in □ Abbildung 17.1 dargestellten DDD zeigen, dass 2016 im Vergleich zum Vorjahr insgesamt 1,7% mehr antihypertensiv wirkende Arzneimittel verordnet wurden, während der Anstieg vor 11 Jahren noch 11,8% betrug (vgl. ▶ Arzneiverordnungs-Report 2006, Abbildung 15.1). Damit scheint sich der Zuwachs auf niedrigem Niveau einzupendeln. Hieran waren 2016 vor allem Sartane und Calciumantagonisten beteiligt. Die Bilanzeffekte aus Verordnungsveränderungen, die

Verteilung auf Hoch- und Niedrigrisikogruppen, d.h. Veränderungen in Unter- und Überversorgung, Rabattverträge der Kassen, Einfluss einer Änderung der Selbstbeteiligung der Patienten auf ihre Compliance für Arztbesuche und Medikamenteneinnahme sind weitgehend unklar.

17.2.1 Betarezeptorenblocker-kombinationen

Trotz leichter Verordnungszunahme der dominanten Bisoprololkombinationen nahm die Gesamtgruppe im Jahr 2016 wiederum leicht ab (◘ Tabelle 17.1), wobei anzumerken ist, dass Monopräparate der hier ausschließlich vertretenen beta$_1$-selektiven Betarezeptorenblockern über 8-fach häufiger verordnet werden (◘ Tabelle 17.1, ▶ Tabelle 21.1). In der Regel ist die Wirkung der verschiedenen Betarezeptorenblocker auf den Ruheblutdruck bei äquivalenter Dosierung gleich. Unterschiede bestehen dagegen in den Nebenwirkungen. Unter beta$_1$-selektiver Blockade werden unerwünschte Effekte auf die Bronchialmuskulatur, die peripheren Gefäße und, vor allem relevant für Patienten mit metabolischem Syndrom und Diabetiker, den Glucosestoffwechsel seltener beobachtet. Für diese Patientengruppe gilt eine Betarezeptorenblocker-Diuretika-Kombination nicht als Therapieoption erster Wahl. Für eine in Metaanalysen sich andeutende Unterlegenheit des Atenolol z. B. im Vergleich zu Metoprolol gibt es keine plausible Erklärung (Lindholm et al. 2005). Die Abhängigkeit der Atenololelimination von der Nierenfunktion dürfte hierfür nicht ausreichen.

Als Diuretikakomponenten der Kombinationen finden sich für Metoprolol sowie Bisoprolol Hydrochlorothiazid, lediglich für Atenolol das länger wirkende Chlortalidon, das in ALLHAT eingesetzt wurde. Chlortalidon ist das bestdokumentierte Diuretikum bei arterieller Hypertonie. Dennoch spielt es bei uns bisher nur eine geringe Rolle. Seine Verordnungen sind in der Monotherapie gestiegen und häufiger als in der Kombinationstherapie (siehe ▶ Kapitel 26, ▶ Tabelle 26.1).

17.2.2 Alpha$_1$-Rezeptorenblocker

Die Gesamtgruppe der Alpha$_1$-Rezeptorenblocker wies 2016 nur eine geringe Zunahme auf (◘ Abbildung 17.1). Doxazosin wird nach dem negativen Ergebnis der ALLHAT-Studie (siehe oben) seit Frühjahr 2000 nicht mehr für die Monotherapie und Zweifachkombinationen empfohlen. Eine Ausnahme bilden herzgesunde Männer mit prostatabedingten Miktionsstörungen, die sich unter Doxazosin bessern. Außerdem wird es neben Spironolacton als vierter Kombinationspartner bei nicht ausreichend blutdrucksenkender Dreifachkombination eingesetzt. Als weiteres Präparat der Alpha$_1$-Rezeptorenblocker hat *Ebrantil* (Urapidil) zugenommen, obwohl es viermal so teuer ist wie Doxazosin (◘ Tabelle 17.2). Urapidil wirkt nicht nur alpha$_1$-blockierend, sondern auch geringfügig alpha$_2$-stimulierend und serotoninantagonistisch.

17.2.3 Vasodilatatoren

Minoxidil, das seit langem teuerste Antihypertensivum, zeigt 2016 wieder eine Verordnungszunahme im Vergleich zum Vorjahr. Es handelt sich um ein Reserveantihypertensivum, das eine sorgfältige und nicht zu unterbrechende Kombinationsbehandlung mit einem frequenzsenkenden Antihypertensivum, vorzugsweise einem Betarezeptorenblocker, und einem hochdosierten Diuretikum notwendig macht. Die Verordnung bei jährlich über 5000 Patienten könnte dafür sprechen, dass man sich hier mit Therapieresistenz des Hochdrucks nicht abfindet und häufiger niedrigere Zielblutdruckwerte anstrebt, zumal invasive Methoden der Blutdrucksenkung (renale Denervation, Carotis-Sinusnerv-Stimulation) bisher weitgehend enttäuscht haben. Auch das preiswertere Dihydralazin, das im Gegensatz zu Minoxidil mehrmals täglich gegeben werden muss, und dessen Verordnung wieder zugelegt hat, sollte ausschließlich in der Kombinationstherapie verwendet werden (◘ Tabelle 17.2). Alpha$_1$-Rezeptorenblocker und Vasodilatatoren können neben den oben genannten ABCD-Hauptgruppen als Reserveantihypertensiva mit gleichen Kombinationsmöglichkeiten zusammengefasst werden (Deutsche Liga zur Bekämpfung des hohen Blutdrucks 2013, Weber

◘ **Tabelle 17.1 Verordnungen von Betarezeptorenblockerkombinationen 2016.** Angegeben sind die 2016 verordneten Tagesdosen, die Änderungen gegenüber 2015 und die mittleren Kosten je DDD 2016.

Präparat	Bestandteile	DDD Mio.	Änderung %	DDD-Nettokosten €
Metoprololkombinationen				
MetoHEXAL/-succ. comp	Metoprolol Hydrochlorothiazid	30,8	(−7,7)	0,30
Metoprolol plus-1 A Pharma	Metoprolol Hydrochlorothiazid	14,0	(−6,7)	0,36
Mobloc	Felodipin Metoprolol	6,0	(−10,5)	0,81
Metoprolol comp. AbZ	Metoprolol Hydrochlorothiazid	5,3	(−9,6)	0,19
Metodura comp	Metoprolol Hydrochlorothiazid	4,9	(−36,9)	0,19
Metoprolol-ratiopharm comp	Metoprolol Hydrochlorothiazid	3,8	(+138,4)	0,19
Beloc comp	Metoprolol Hydrochlorothiazid	1,6	(−8,1)	0,39
		66,3	(−7,8)	0,34
Atenololkombinationen				
Atenolol AL comp	Atenolol Chlortalidon	7,0	(−13,0)	0,30
Tri-Normin	Atenolol Chlortalidon Hydralazin	2,5	(−11,1)	0,74
Nif-Ten	Nifedipin Atenolol	2,4	(−21,4)	0,52
		11,9	(−14,5)	0,44
Bisoprololkombinationen				
Bisoprolol-ratiopharm comp	Bisoprolol Hydrochlorothiazid	55,6	(+66,3)	0,24
Bisoprolol plus-1 A Pharma	Bisoprolol Hydrochlorothiazid	23,5	(−34,2)	0,18
Bisoprolol comp. AbZ	Bisoprolol Hydrochlorothiazid	22,3	(−28,3)	0,18
BisoHEXAL plus	Bisoprolol Hydrochlorothiazid	18,3	(+15,7)	0,23
Bisoplus AL	Bisoprolol Hydrochlorothiazid	7,3	(−22,8)	0,23
Bisoprolol dura plus	Bisoprolol Hydrochlorothiazid	5,5	(−1,6)	0,23
Concor plus	Bisoprolol Hydrochlorothiazid	2,1	(−11,0)	0,21
Bisobeta comp	Bisoprolol Hydrochlorothiazid	1,7	(+70,4)	0,23
		136,4	(+1,4)	0,22
Summe		214,6	(−2,6)	0,27

◘ **Tabelle 17.2 Verordnungen von Alpharezeptorenblockern und Vasodilatatoren 2016.** Angegeben sind die 2016 verordneten Tagesdosen, die Änderungen gegenüber 2015 und die mittleren Kosten je DDD 2016.

Präparat	Bestandteile	DDD Mio.	Änderung %	DDD-Nettokosten €
Doxazosin				
Doxagamma	Doxazosin	36,1	(+70,9)	0,28
Doxazosin AL	Doxazosin	8,5	(+7,8)	0,28
Doxazosin Aurobindo	Doxazosin	7,1	(−61,3)	0,29
Doxazosin STADA	Doxazosin	6,5	(−31,6)	0,28
Doxazosin-ratiopharm	Doxazosin	4,4	(+34,2)	0,25
Doxazosin/-Cor 1A Pharma	Doxazosin	3,7	(+0,2)	0,28
Doxazosin Heumann	Doxazosin	1,6	(+58,1)	0,29
		68,0	(+4,6)	0,28
Weitere Alpha$_1$-Rezeptorenblocker				
Ebrantil	Urapidil	33,1	(+7,2)	1,06
Direkte Vasodilatatoren				
Nepresol	Dihydralazin	10,4	(+8,1)	0,75
Lonolox	Minoxidil	2,0	(+3,5)	4,33
		12,5	(+7,3)	1,33
Vasodilatatoren bei pulmonaler Hypertonie				
Revatio	Sildenafil	1,5	(−5,0)	26,06
Tracleer	Bosentan	0,49	(−10,4)	127,16
Opsumit	Macitentan	0,48	(+40,5)	93,41
Adcirca	Tadalafil	0,43	(+12,5)	28,33
		2,9	(+1,7)	54,58
Summe		116,4	(+5,6)	1,97

und Anlauf 2014). Auch Calciumantagonisten haben eine vasodilatatorische Wirkung.

17.2.4 Antisympathotonika

Bei den Antisympathotonika ist Moxonidin seit mehreren Jahren mit jetzt 92% der DDD der dominierende Vertreter dieser Gruppe (◘ Tabelle 17.3). Die blutdrucksenkende Wirkung von Moxonidin wird genauso wie die Wirkung von Clonidin und Methyldopa über postsynaptische Alpha$_{2A}$-Rezeptoren vermittelt, da beide Substanzen bei Alpha$_{2A}$-Knockoutmäusen wirkungslos sind (Zhu et al. 1999). Wirkungen und Dosisbereich von Moxonidin sind denen von Clonidin ähnlich. Die Wirk-

dauer ist jedoch länger, und die Häufigkeit von Nebenwirkungen soll bei leichter bis mittelschwerer Hypertonie niedriger sein. Der Markterfolg von Moxonidin hat jedoch keine Evidenzbasis in einer Senkung kardiovaskulärer Hochdruckkomplikationen. Im Gegensatz zu Betarezeptorenblockern kann die Substanz bei Patienten mit Herzinsuffizienz (NYHA II-IV) sogar gefährlich sein und ist deshalb kontraindiziert. Nachdem in der MOXCON-Studie mit 1934 weniger als die Hälfte der geplanten Patienten eingebracht waren, wurde die Studie abgebrochen, weil in der Moxonidingruppe 54 Patienten gestorben waren, in der Vergleichsgruppe dagegen nur 32 (Cohn et al. 2003). Moxonidin sollte daher auch bei Hochdruckpatienten mit Herzinsuffizienz nicht eingesetzt werden.

◘ **Tabelle 17.3 Verordnungen von Antisympathotonika 2016.** Angegeben sind die 2016 verordneten Tagesdosen, die Änderungen gegenüber 2015 und die mittleren Kosten je DDD 2016.

Präparat	Bestandteile	DDD Mio.	Änderung %	DDD-Nettokosten €
Methyldopa				
Methyldopa STADA	Methyldopa	2,2	(+24,8)	0,93
Presinol	Methyldopa	1,4	(−7,3)	1,02
		3,5	(+10,1)	0,96
Clonidin				
Clonidin-ratiopharm	Clonidin	11,5	(+11,7)	0,50
Cloni STADA	Clonidin	1,8	(−43,4)	0,35
Catapresan	Clonidin	0,82	(−13,6)	0,56
		14,1	(−2,0)	0,49
Moxonidin				
Moxonidin Heumann	Moxonidin	108,6	(+56,7)	0,25
Moxonidin-1 A Pharma	Moxonidin	42,3	(+30,7)	0,21
Moxonidin AAA Pharma	Moxonidin	16,9	(+56,7)	0,21
Moxonidin AL	Moxonidin	14,6	(−53,1)	0,26
Moxonidin AbZ	Moxonidin	12,1	(+37,5)	0,21
Moxonidin HEXAL	Moxonidin	9,2	(−12,6)	0,26
Moxonidin STADA	Moxonidin	3,3	(−91,7)	0,21
Moxonidin-ratiopharm	Moxonidin	2,3	(−11,1)	0,26
		209,3	(+2,1)	0,24
Reserpinkombinationen				
Briserin N	Clopamid Reserpin	1,4	(−74,7)	0,42
Summe		228,3	(+0,1)	0,27

Methyldopa hat relativ hohe DDD-Kosten, ist aber bei Schwangerschaftshypertonie das Antihyperensivum erster Wahl neben Nifedipin und Labetalol (nicht auf dem deutschen Markt) (Deutsche Liga zur Bekämpfung des hohen Blutdrucks 2013). Methyldopa zeigt eine deutliche Zunahme auf niedrigem Niveau, die günstigeren Clonidinpräparate sind dagegen rückläufig. Die Verordnungen des einzigen noch verbliebenen Reserpinpräparates (*Briserin N*) waren stark rückläufig, da es im Februar 2016 vom Hersteller aus dem Markt genommen wurde (◘ Tabelle 17.3).

17.2.5 Vasodilatatoren bei pulmonaler Hypertonie

Die Phosphodiesterase-5-Inhibitoren Sildenafil (*Revatio*) und Tadalafil (*Adcirca*) sind trotz vasodilatierender Eigenschaften keine Arzneimittel zur Behandlung der arteriellen sondern der pulmonalen Hypertonie. Zunächst waren die beiden Arzneimittel (*Viagra, Cialis*) nur zur Behandlung der erektilen Dysfunktion zugelassen. Sildenafil tritt seit 2005, Tadalafil seit 2016 unter den meistverordneten Arzneimitteln in Erscheinung, da sie auch erfolgreich bei pulmonaler arterieller Hypertonie mit verminderter Bildung von Stickstoffmonoxid (NO) in der pulmonalen Strombahn angewendet werden. In einer placebokontrollierten Doppelblindstudie über

12 Wochen verbesserte Sildenafil (20 mg dreimal täglich) Hämodynamik und körperliche Leistungsfähigkeit der Patienten mit Lungenhochdruck (Galié et al. 2005). Eine weitere Studie mit Crossover-Design bestätigte die Wirksamkeit (Singh et al. 2006). Eine placebokontrollierte Studie mit Sildenafil an Patienten mit fortgeschrittener Lungenfibrose, konzipiert zum Nachweis einer 20%igen Verbesserung der 6-Minuten-Gehstrecke, verlief negativ. Lediglich das Ergebnis zu einigen sekundären Endpunkten lassen weitere Untersuchungen aussichtsreich erscheinen (The Idiopathic Pulmonary Fibrosis Clinical Research Network 2010). Von 259 Patienten, die zunächst doppelblind placebokontrolliert und dann alle mit Sildenafil behandelt worden waren, starben während einer Beobachtungszeit von 3 Jahren 53 Patienten. Kein Todesfall galt als Therapiefolge. Bei den 160 Patienten, die Sildenafil über drei Jahre einnahmen, allein oder in Kombination mit einem anderen für die Indikation zugelassenen Präparat, war die Verträglichkeit gut, der Funktionsstatus konstant oder gebessert (Rubin et al. 2011). Auch Tadalafil verbesserte in einer doppelblinden, placebokontrollierten 16-Wochenstudie die 6-Minuten-Gehstrecke. Bei den 79 Patienten, die 40 mg /Tag erhielten stieg sie von 353 m placebokontrolliert um 33 m. Erhielten die Patienten gleichzeitig Bosentan (s.u.), waren es nur nicht-signifikante 23 m, ohne Bosentan 44 m. Unter der genannten Dosierung sank auch schwach signifikant die Häufigkeit einer klinischen Verschlechterung, die Zeit bis zum Auftreten einer Verschlechterung nahm zu (Galié et al. 2009). In einer unkontrollierten Erweiterungsstudie über 52 Wochen hielt der günstige Effekt auf die Gehstrecke an (Oudiz et al. 2012). Sildenafil muss bei einer Halbwertszeit von 3-5 Stunden dreimal täglich eingenommen werden, Tadalafil bei einer Halbwertszeit von 16 Stunden nur einmal. Die DDD-Kosten für das abnehmende *Revatio* sind hoch, die für das deutlich zunehmende *Adcirca* sogar etwas höher. Der größere Einnahmekomfort bei Tadalafil dürfte Hauptursache der Umverteilung sein (❏ Tabelle 17.2).

Noch höher sind die DDD-Kosten für die Endothelinantagonisten Bosentan (*Tracleer*) und Macitentan (*Opsumit*). Macitentan hemmt im Vergleich zu Bosentan den Endothelinrezeptor A deutlich stärker als den Endothelinrezeptor B. Die klinische Wirksamkeit von Bosentan bei pulmonaler Hyper-

tonie belegen bis jetzt neben hämodynamischen Parametern Verlängerungen der 6-Minuten-Gehstrecke in der Regel von weniger als 50 m (Galié et al. 2008). Nach einer Studie des Herstellers korrelierte dies mit einer Verbesserung der Lebensqualität (Strange et al. 2008). Eine Metaanalyse von 12 Studien mit Bosentan und Sitaxentan ergab neben funktionellen Besserungen lediglich einen Trend zur Senkung der Mortalität (Liu et al. 2013). Die neunseitige Fachinformation zu *Tracleer* (November 2012) charakterisiert ein nicht einfach zu handhabendes Arzneimittel. Eine Metaanalyse von 11 Studien bei Patienten mit pulmonaler Hypertonie kommt für Sildenafil und Bosentan zu einem positiven Ergebnis (He et al. 2010). Eine Übersicht zu den heutigen Therapiemöglichkeiten sowie den Studien geben Hopkins and Rubin (2015). Auch besteht die Möglichkeit einer sequentiellen Kombinationstherapie von Sildenafil und Bosentan (Dardi et al. 2015). Ein Teil der Verordnungen könnte durch die weitere Indikation „Reduktion neuer digitaler Ulzerationen bei systemischer Sklerose" bedingt sein. Diese Zusatzindikation besitzt der neuere Wirkstoff Macitentan nicht (zusammenfassende Darstellung siehe Fricke und Schwabe 2015). Bei 242 Patienten stieg unter 10 mg Macitentan innerhalb 6 Monaten die Gehstrecke placebokontrolliert um 22 m. Erstmals wurden in dieser Studie (Pulido et al. 2013) aber auch die Wirkungen eines Endothelinrezeptors auf Morbidität und Mortalität untersucht mit dem kombinierten Endpunkt: Tod, atriale Septotomie, Lungentransplantation, Beginn einer parenteralen Prostanoidbehandlung oder Verschlechterung der pulmonalen arteriellen Hypertonie. Nach einer mittleren Behandlungsdauer von 27 Monaten trat dieser Endpunkt bei 31,4% der mit 10 mg Macitentan Behandelten auf, unter Placebo dagegen bei 46,4 %. Daran hatte die Verschlechterung der pulmonalen Hypertonie den größten Anteil mit 24,4, bzw. 37,2 % der Patienten. Die Mortalität an pulmonaler Hypertonie war gering (2,1 bzw. 2,0 % der Patienten) und nicht signifikant unterschiedlich.

Die DDD-Kosten sind für das deutlich abnehmende *Tracleer* sehr hoch, die für das deutlich zunehmende *Opsumit* etwas geringer (❏ Tabelle 17.2). Die entscheidendere Ursache für die Umverteilung dürfte aber auch hier der größere Einnahmekomfort sein, bei Macitentan mit einmal 10 mg/Tag bei einer Halbwertszeit von 16 Stunden im Vergleich zu Bosentan mit 2 x 62,5–125 mg/Tag bei einer Halbwertszeit von 5–6 Stunden. Nach G-BA-Entscheidung vom 6.4.2017 ist für Macitentan in der Langzeitbehandlung der pulmonalen arteriellen Hypertonie ein Zusatznutzen gegenüber der zweckmäßigen Vergleichstherapie nicht belegt (G-BA 2017).

Die addierten Kosten für die hier genannten Arzneimittel bei pulmonaler Hypertonie betragen etwas über 158 Mio. Euro im Vergleich zu knapp über 190 Mio. Euro für die in diesem Kapitel genannten Antihypertensiva.

17.3   Schlussbemerkung

Vorrangig für die Wahl eines Antihypertensivums ist die Wahrscheinlichkeit, mit der Morbidität und Mortalität der Behandelten gesenkt werden. Anschaulich drückt sie sich in der Zahl der Patienten aus, die über einen gewissen Zeitraum behandelt werden muss, um ein kardiovaskuläres Ereignis zu vermeiden (NNT, Number Needed to Treat). Sie ist umso kleiner, je stärker der Patient durch das Gesamt seiner Risikofaktoren oder bereits manifeste Erkrankungen gefährdet ist (Anlauf und Weber 2005). Die Wirksamkeit von Antihypertensiva ist in zahlreichen kontrollierten Großstudien geprüft worden. Umfangreiche Metaanalysen haben unsere Kenntnisse vertieft und ermöglichen weitere allgemeine Schlussfolgerungen, wie den Vorrang der antihypertensiven Wirkung gegenüber besonderen organprotektiven Substanzeigenschaften. Dies gilt allerdings nicht für jedwede Organprotektion wie z. B. der besonders wirksame Einsatz von Hemmstoffen des Renin-Angiotensin-Systems bei Herzinsuffizienz oder Nephropathien zeigt. Da seit über fünfzehn Jahren fast ausschließlich Vergleichsstudien zwischen verschiedenen Antihypertensiva publiziert werden (Ausnahme HYVET Becket et al. 2008, Becket et al. 2011), gerät bei Diskussion der differentiellen Nettoeffekte häufig der Basis- oder Bruttonutzen einer antihypertensiven Therapie aus dem Blick. Cum grano salis kann auf Bevölkerungsebene angenommen werden, dass die zurzeit verfügbaren Substanzen der fünf großen Gruppen ACE-Hemmer, Calciumantagonisten, Angiotensin-rezeptorantagonisten, Diuretika und Betarezeptorenblocker bei mittelfristiger Anwendung über mehrere Jahre in ihrer präventiven kardiovaskulären Potenz, vielleicht mit Ausnahme der Betarezeptorenblocker weitgehend gleichwertig sind. Zur Beantwortung der Frage, für welches Antihypertensivum bzw. welche Kombination sich der Arzt im Einzelfall entscheiden soll, tragen kontrollierte Studien ebenso wie deren Metaanalyse häufig nur wenig bei. Begleiterkrankungen, Verträglichkeit, Dosierungshäufigkeit und Preis werden damit zu wichtigen Entscheidungskriterien.

Die Palette der jetzt zur Verfügung stehenden Antihypertensiva kann allerdings so genutzt werden, dass auch niedrige Zielblutdruckwerte erreicht werden. Hierfür sind Großstudien u. a. ALLHAT mit seiner teilweise nicht einmal optimalen Kombinationstherapie aber einer mittleren Blutdruckeinstellung von 135/75 mm Hg, ASCOT, in der eine mittlere Blutdruckeinstellung auf 137/78 mm Hg gelang, und schließlich ACCOMPLISH (Jamerson et al. 2008) mit mittleren Werten um 132/74 mm Hg bei über 11 000 Patienten eindrucksvolle Belege. Damit ist die Frage des optimalen Zielblutdruckes unter Therapie jedoch nicht beantwortet. Einfache pathophysiologische Überlegungen, aber auch zahlreiche Befunde sprechen für ein j- oder u-Phänomen, d.h. einen Wiederanstieg des Risikos bei zu niedrigem Druck. Dies wurde nochmals eindrücklich in einer aktuellen post-hoc Analyse der ONTARGET- und TRANSCEND-Studienpatienten für ältere (> 55 J.) Hochrisikopatienten belegt (Böhm et al. 2017).Allerdings kann das Optimum der Blutdruckeinstellung in den meisten Fällen nur individuell entschieden werden. Bei Diabetes mellitus Typ 2 mit nach Übereinkunft niedrigen Zielblutdruckwerten senkte eine Einstellung auf Werte unter 120 mm Hg statt unter 140 mm Hg zwar die jährliche Rate kardiovaskulärer Ereignisse absolut um 0,22%, aber nicht signifikant und die Häufigkeit ernster Nebenwirkungen nahm zu (The ACCORD Study Group 2010). Danach wurde die Empfehlung zum Zielblutdruck bei Diabetes mellitus systolisch auf Werte unter 140 mm Hg angehoben (Mancia et al. 2009). Aber auch die Diskussion über die optimalen diastolischen Werte ist nicht abgeschlossen, nachdem in einer Studie zur Prävention der Mikroalbuminurie bei stärkerer Senkung eine Übersterblichkeit auftrat (Haller et al. 2011 siehe ▶ Kapitel 8).

Die Leistungsfähigkeit der modernen Hochdrucktherapie in England zeigt eine lineare Steigerung des Anteiles behandelter Patienten mit erreichten Zielwerten von 33% auf 63% im Zeitraum von 1994 bis 2011 (Falaschetti et al. 2014). Dass dennoch eine befriedigende konservative Blutdruckeinstellung bei einer größeren Zahl von Patienten nicht gelingt, zeigt die hohe, von Kardiologen allerdings auch häufig forcierte Akzeptanz der vor acht Jahren eingeführten Sympathikusdenervation der Nierenarterien mittels Katheter (Krum et al. 2009). Ihr Stellenwert in einem Therapieprogramm bei schwerer Hypertonie bedarf der weiteren Klärung (Anlauf und Weber 2012), insbesondere nach dem ernüchternden Ergebnis einer großen multizentrischen, placebokontrollierten Studie (Bhatt et al. 2014). Der Versuch eines durch Scheinintervention kontrollierten Beleges einer Wirksamkeit der Methode bei sogenannter therapieresistenter milder Hypertonie schlug ebenfalls fehl (Desch et al. 2015). Umso wichtiger ist die Ausschöpfung aller konservativen Möglichkeiten bei sogenannter therapieresistenter Hypertonie (Weber und Anlauf 2014). Als ultima ratio könnte additiv eine renale Denervation infrage kommen, wie dies eine neuere Studie nahelegt (Azizi et al. 2015). Prinzipiell wären wirkungsvolle einmalige Interventionen vor allem gegen schwere Formen der arteriellen Hypertonie wünschenswert, da bei epidemiologisch nach wie vor unbefriedigender Situation Grenzen von Patienten- und Arztcompliance in der medikamentösen Hochdruckbekämpfung erkennbar werden. Zudem wirken die inzwischen erreichten äußerst niedrigen Tagesbehandlungskosten für die pharmazeutische Industrie innovationshemmend.

Literatur

Anlauf M (1994): Hypertonie im Alter. MMV Medizin Verlag, München

Anlauf M, Weber F (2005): Bedeutung der Therapie mit Antihypertensiva für die kardiovaskuläre Prävention. In: Bundesärztekammer Berlin (Hrsg): Fortschritt und Fortbildung in der Medizin, Band 29, Deutscher Ärzte-Verlag, Köln

Anlauf M, Weber F (2012): Neues Verfahren, aber für wen? Deutsches Ärzteblatt 109: 313

Anlauf M (2013): Individualisierte Entscheidungen bei der Behandlung der Hypertonie. Arzneiverordnung in der Praxis 40: 2–4

Agarwal R (2017): Implications of blood pressure measurement technique for implementation of systolic blood pressure intervention trial (SPRINT). J Am Heart Assoc 2017; 6: e004536. DOI: 10.1161/JAHA.116.004536

Aronow WS, Fleg JL, Pepine CJ, Artinian NT, Bakris G, Brown AS, Ferdinand KC, Forciea MA, Frishman WH, Jaigobin C, Kostis JB, Mancia G, Oparil S, Ortiz E, Reisin E, Rich MW, Schocken DD, Weber MA, Wesley DJ, Harrington RA; ACCF Task Force (2011): ACCF/AHA 2011 expert consensus document on hypertension in the elderly: a report of the American College of Cardiology Foundation Task Force on Clinical Expert Consensus Documents. Circulation 123: 2434–2506

Arzneimittelkommission der Deutschen Ärzteschaft (2004): Empfehlungen zur Therapie der arteriellen Hypertonie. 2. Auflage, Arzneiverordnung in der Praxis, Band 31, Sonderheft 2 (Therapieempfehlungen), Internet: www.akdae.de/35/74_Hypertonie_2004_2Auflage.pdf

Azizi M, Sapoval M, Gosse P, Monge M, Bobrie G, Delsart P, Midulla M, Mounier-Véhier C, Courand PY, Lantelme P, Denolle T, Dourmap-Collas C, Trillaud H, Pereira H, Plouin PF, Chatellier G; Renal Denervation for Hypertension (DENERHTN) investigators (2015): Optimum and stepped care standardised antihypertensive treatment with or without renal denervation for resistant hypertension (DENERHTN): a multicentre, open-label, randomised controlled trial. Lancet 385: 1957–1965

Bangalore S, Steg G, Deedwania P, Crowley K, Eagle KA, Goto S, Ohman EM, Cannon CP, Smith SC, Zeymer U, Hoffman EB, Messerli FH, Bhatt DL; REACH Registry Investigators (2012): β-Blocker use and clinical outcomes in stable outpatients with and without coronary artery disease. JAMA 308: 1340–1349

Beckett NS, Peters R, Fletcher AE, Staessen JA, Liu L, Dumitrascu D, Stoyanovsky V, Antikainen RL, Nikitin Y, Anderson C, Belhani A, Forette F, Rajkumar C, Thijs L, Banya W, Bulpitt CJ; HYVET Study Group (2008): Treatment of hypertension in patients 80 years of age or older. N Engl J Med 358: 1887–1898

Beckett N, Peters R, Tuomilehto J, Swift C, Sever P, Potter J, McCormack T, Forette F, Gil-Extremera B, Dumitrascu D, Staessen JA, Thijs L, Fletcher A, Bulpitt C; HYVET Study Group (2011): Immediate and late benefits of treating very elderly people with hypertension: results from active treatment extension to Hypertension in the Very Elderly randomised controlled trial. BMJ 2011 Jan 4; 344: d7541

Bhatt DL, Kandzari DE, O'Neill WW, D'Agostino R, Flack JM, Katzen BT, Leon MB, Liu M, Mauri L, Negoita M, Cohen SA, Oparil S, Rocha-Singh K, Townsend RR, Bakris GL; SYMPLICITY HTN-3 Investigators (2014): A controlled trial of renal denervation for resistant hypertension. N Engl J Med 370: 1393–1401

Blood Pressure Lowering Treatment Trialists' Collaboration (2000): Effects of ACE inhibitors, calcium antagonists, and other blood-pressure-lowering drugs: results of prospectively designed overviews of randomised trials. Lancet 356: 1955–1964

Blood Pressure Lowering Treatment Trialists' Collaboration (2007): Blood Pressure dependent and independent effects of agents that inhibit the renin-angiotensin system. J. Hypertension 25: 951–958

Blood Pressure Lowering Treatment Trialists' Collaboration (2014): Blood pressure-lowering treatment based on cardiovascular risk: a meta-analysis of individual patient data. Lancet 384: 591–598

Boger-Megiddo I, Heckbert SR, Weiss NS, McKnight B, Furberg CD, Wiggins KL, Delaney JA, Siscovick DS, Larson EB, Lemaitre RN, Smith NL, Rice KM, Glazer NL, Psaty BM (2010): Myocardial infarction and stroke associated with diuretic based two drug antihypertensive regimens: population based case-control study. BMJ 340: c103

Böhm M, Schumacher H, Teo KK, Lonn EM, Mahfoud F, Mann JF, Manci G, Redon J, Schmieder RE, Sliwa K, Weber MA, Williams B, Yusuf S (2017): Achieved blood pressure and cardiovascular outcomes in high-risk patients: results from ONTARGET and TRANSCEND trials. Lancet 389: 2226–2237

Brown MJ (2011): Personalised medicine for hypertension. BMJ 343: d4697

Brown MJ, Williams B, Morant SV, Webb DJ, Caulfield MJ, Cruickshank JK, Ford I, McInnes G, Sever P, Salsbury J, Mackenzie IS, Padmanabhan S, MacDonald TM; British Hypertension Society's Prevention and Treatment of Hypertension with Algorithm-based Therapy (PATHWAY) Studies Group (2016): Effect of amiloride, or amiloride plus hydrochlorothiazide, versus hydrochlorothiazide on glucose tolerance and blood pressure (PATHWAY-3): a parallel-group, double-blind randomised phase 4 trial. Lancet Diabetes Endocrinol 4: 136–147

Campbell CY, Blumenthal RS (2012): Pharmacogenetics of antihypertensive response. Hypertension 59: 1094–1096

Chobanian AV, Bakris GL, Black HR, Cushman WC, Green LA, Izzo JL Jr, Jones DW, Materson BJ, Oparil S, Wright JT Jr, Roccella EJ; National Heart, Lung, and Blood Institute Joint National Committee on Prevention, Detection, Evaluation, and Treatment of High Blood Pressure; National High Blood Pressure Education Program Coordinating Committee (2003): The Seventh Report of the Joint National Committee on Prevention, Detection, Evaluation, and Treatment of High Blood Pressure: The JNC 7 Report. JAMA 289: 2560–2571

Chow CK, Thakkar J, Bennett A, Hillis G, Burke M, Usherwood T, Vo K, Rogers K, Atkins E, Webster R, Chou M, Dehbi HM, Salam A, Patel A, Neal B, Peiris D, Krum H, Chalmers J, Nelson M, Reid CM, Woodward M, Hilmer S, Thom S, Rodgers A (2017) Quarter-dose quadruple combination therapy for initial treatment of hypertension: placebo-controlled, crossover, randomised trial and systematic review. Lancet 389: 1035–1042

Cohn JN, Pfeffer MA, Rouleau J, Sharpe N, Swedberg K, Straub M, Wiltse C, Wright TJ; MOXCON Investigators (2003): Adverse mortality effect of central sympathetic inhibition with sustained-release moxonidine in patients with heart failure. Eur J Heart Fail 5: 659–667

Dahlöf B, Sever PS, Neil R, Poulter NP, Wedel H (2005): Prevention of cardiovascular events with an antihypertensive regimen of amlodipine adding perindopril as required versus atenolol adding bendrofumethiazide as required, in the Anglo-Scandinavian Cardiac Outcomes Trial-Blood Pressure Lowering Arm (ASCOT-BPLA): a multicentre randomised controlled trial. Lancet 366: 895–906

Dardi F, Manes A, Palazzini M, Bachetti C, Mazzanti G, Rinaldi A, Albini A, Gotti E, Monti E, Bacchi Reggiani ML, Galiè N (2015): Combining bosentan and sildenafil in pulmonary arterial hypertension patients failing monotherapy: real-world insights. Eur Respir J 46: 414–421

Dasgupta K, Quinn RR, Zarnke KB et al (2014): The 2014 Canadian Hypertension Education Program recommendations for blood pressure measurement, diagnosis, assessment of risk, prevention, and treatment of hypertension. Can J Cardiol 30: 485–501

Davis BR, Piller LB, Cutler JA, Curt Furberg C, Dunn K, Franklin S, Goff D, Leenen F, Mohiuddin S, Papademetriou V, Proschan M, Ellsworth A, Golden J, Colon P, Crow R; Antihypertensive and Lipid-Lowering Treatment to Prevent Heart Attack Trial Collaborative Research Group (2006): Role of diuretics in the prevention of heart failure. The Antihypertensive and Lipid-Lowering Treatment to Prevent Heart Attack Trial. Circulation 113: 2201–2210

Desch S, Okon T, Heinemann D, Kulle K, Kulle K, Röhnert K, Sonnabend M, Petzold M, Müller U, Schuler G, Eitel I, Thiele H, Lurz P (2015): Randomized sham-controlled trial of renal sympathetic denervation in mild resistant hypertension. Hypertension 65:1202–1208

Deutsche Liga zur Bekämpfung des hohen Blutdrucks (2013): Leitlinien für das Management der arteriellen Hypertonie. www.hochdruckliga.de/bluthochdruck-behandlung-leitlinien.html

Egan BM, Bandyopadhyay D, Shaftman SR, Wagner CS, Zhao Y, Yu-Isenberg KS (2012): Initial monotherapy and combination therapy and hypertension control the first year. Hypertension 59: 1124–1131

Elliott WJ, Meyer PM (2007): Incident diabetes in clinical trials of antihypertensive drugs: a network meta-analysis. Lancet 369: 201–207

Ettehad D, Emdin CA, Kiran A, Anderson SG, Callender T, Emberson J, Chalmers J, Rodgers A, Rahimi K (2016): Blood pressure lowering for prevention of cardiovascular disease and death: a systematic review and meta-analysis. Lancet 387: 957–967

Falaschetti E, Mindell J, Knott C, Poulter N (2014): Hypertension management in England: a serial cross-sectional study from 1994 to 2011. Lancet 383: 1912–1919

Finger JD, Busch MA, Du Y, Heidemann C, Knopf H, Kuhnert R, Lampert T, Mensink GB, Neuhauser HK, Rosario AS, Scheidt-Nave C, Schienkiewith A, Truthmann J, Kurth BM (2016): Time trends in cardiometabolic risk factors in adults. Dtsch Arztebl Int 113: 712–719

Fricke U, Schwabe U (2015): Neue Arzneimittel 2014 in Schwabe U , Paffrath D: Arzneiverordnungsreport 2015, Berlin und Heidelberg 2015

Galiè, N, Ghofrani HA, Torbicki A, Barst RJ, Rubin LJ, Badesch D, Fleming T, Parpia T, Burgess G, Branzi A, Grimminger F, Kurzyna M, Simonneau G; Sildenafil Use in Pulmonary Arterial Hypertension (SUPER) Study Group (2005): Sildenafil citrate therapy for pulmonary arterial hypertension. N Engl J Med 353: 2148–2157

Galiè N, Rubin Lj, Hoeper M, Jansa P, Al-Hiti H, Meyer G, Chiossi E, Kusic-Pajic A, Simonneau G (2008): Treatment of patients with mildly symptomatic pulmonary arterial hypertension with bosentan (EARLY study): a double-blind, randomised controlled trial. Lancet 371: 2093–2100

Galiè N, Brundage BH, Ghofrani HA, Oudiz RJ, Simonneau G, Safdar Z, Shapiro S, White RJ, Chan M, Beardsworth A, Frumkin L, Barst RJ; Pulmonary Arterial Hypertension and Response to Tadalafil (PHIRST) Study Group (2009):. Tadalafil therapy for pulmonary arterial hypertension. Circulation. 119: 2894–2903

Gemeinsamer Bundesausschuss (2017): Internet: https://www.g-ba.de/downloads/40-268-4310/2017-04-06_AM-RL-XII_Macitentan_D-260_TrG.pdf

Giles TD, Weber MA, Basile J, Gradman AH, Bharucha DB, Chen W, Pattathil M; NAC-MD-01 Study Investigators (2014): Efficacy and safety of nebivolol and valsartan as fixed-dose combination in hypertension: a randomised, multi-centre study. Lancet 383: 1889–1898

Gradman AH (2017): A quarter-dose quadpill for initial treatment of hypertension. Lancet. 389(10073): 989–990

Haller H, Ito S, Izzo JL Jr, Januszewicz A, Katayama S, Menne J, Mimran A, Rabelink TJ, Ritz E, Ruilope LM, Rump LC, Viberti G; ROADMAP Trial Investigators (2011): Olmesartan for the delay or prevention of microalbuminuria in type 2 diabetes. N Engl J Med 364: 907–917

Hara A, Thijs L, Asayama K, Jacobs L, Wang JG, Staessen JA (2014): Randomised double-blind comparison of placebo and active drugs for effects on risks associated with . blood pressure variability in the Systolic Hypertension in Europe trial. PLoS One. 9:e103169. doi: 10.1371/journal.pone.0103169

He B, Zhang F, Li X, Tang C, Lin G, Du J, Jin H (2010): Meta-analysis of randomized controlled trials on treatment of pulmonary arterial hypertension. Circ J 74: 1458–1464

Hopkins W, Rubin LJ (2015): Treatment of pulmonary hypertension in adults. www.uptodate.com May 14

Jamerson K, Weber MA, Bakris GL, Dahlöf B, Jamerson K, Weber MA, Bakris GL, Dahlöf B (2008): Benazepril plus amlodipine or hydrochlorothiazide for hypertension in high-risk patients. N Engl J Med. 359: 2417–2428

James PA, Oparil S, Carter BL, Cushman WC, Dennison-Himmelfarb C, Handler J, Lackland DT, LeFevre ML, MacKenzie TD, Ogedegbe O, Smith SC Jr, Svetkey LP, Taler SJ, Townsend RR, Wright JT Jr, Narva AS, Ortiz E (2014): 2014 evidence-based guideline for the management of high blood pressure in adults: report from the panel members appointed to the Eighth Joint National Committee (JNC 8). JAMA 311: 507–520

Kintscher U, Böhm M, Goss F, Kolloch R, Kreutz R, Schmieder R, Schunkert H (2014): Kommentar zur 2013-ESH/ESC-Leitlinie zum Management der arteriellen Hypertonie. Kardiologie 8: 223–230

Kostis JB, Wilson AC, Freudenberger RS, Cosgrove NM, Pressel SL, Davis BR; SHEP Collaborative Research Group (2005): Long-term effect of diuretic-based therapy on fatal outcomes in subjects with isolated systolic hypertension with and without diabetes. Am J Cardiol 95: 29–35

Krum H, Schlaich M, Whitbourn R, Sobotka PA, Sadowski J, Bartus K, Kapelak B, Walton A, Sievert H, Thambar S, Abraham WT, Esler M (2009): Catheter-based renal sympathetic denervation for resistant hypertension: a multicentre safety and proof-of-principle cohort study. Lancet 373: 1275–1281

Law MR, Morris JK, Wald NJ (2009): Use of blood pressure lowering drugs in the prevention of cardiovascular disease: meta-analysis of 147 randomised trials in the context of expectations from prospective epidemiological studies. BMJ 338:b1665

Larochelle P, Tobe SW, Lacourciere Y (2014): β-Blockers in hypertension: studies and meta-analyses over the years. Can J Cardiol 30 (5 Suppl): S16–22

Lindholm LH, Carlberg B, Samuelsson O (2005): Should beta-blockers remain first choice in the treatment of primary hypertension? A meta-analysis. Lancet 366: 1545–1553

Liu C, Chen J, Gao Y, Deng B, Liu K (2013): Endothelin receptor antagonists for pulmonary arterial hypertension. Cochrane Database Syst Rev; 2: CD004434

Mancia G, Laurent S, Agabiti-Rosei E, Ambrosioni E, Burnier M, Caulfield MJ, Cifkova R, Clément D, Coca A, Dominiczak A, Erdine S, Fagard R, Farsang C, Grassi G, Haller H, Heagerty A, Kjeldsen SE, Kiowski W, Mallion JM, Manolis A, Narkiewicz K, Nilsson P, Olsen MH, Rahn KH, Redon J, Rodicio J, Ruilope L, Schmieder RE, Struijker-Boudier HA, van Zwieten PA, Viigimaa M, Zanchetti A; European Society of Hypertension (2009): Reappraisal of european guidelines on hypertension management: a European Society of Hypertension Task Force document. J Hypertens 27: 2121–2158

Mancia G, Fagard R, Narkiewicz K, Redon J, Zanchetti A; Chairpersons and Section Coordinators of the Task Force for the management of arterial hypertension of the European Society of Hypertension (ESH) and European Society of Cardiology (ESC) (2014): Target blood pressure in elderly hypertensive patients and in patients with diabetes mellitus. J Hypertens 32: 1551–1552

Muntner P, Shimbo D, Tonelli M, Reynolds K, Arnett DK, Oparil S (2011): The relationship between visit-to-visit variability in systolic blood pressure and all-cause mortality in the general population: findings from NHANES III, 1988 to 1994. Hypertension 57: 160–166

National Clinical Guideline Center (2011): Hypertension. The clinical management of primary hypertension in adults. Clinical Guideline 127

National Collaborating Centre for Chronic Conditions (2006): Hypertension (partial update of CG18). London: Royal College of Physicians. Im Internet: http://guidance.nice.org.uk/CG34/ guidance/pdf/English

National Institute for Health and Care Excellence (2013): QS28 Qualiti standards for hypertension. Internet: http://publications.nice.org.uk/quality-standard-for-hypertension-qs28

Neuhauser HK, Adler C, Rosario AS, Diederichs C, Ellert U (2015): Hypertension prevalence, awareness, treatment and control in Germany 1998 and 2008-11. J Hum Hypertens 247–253

Oudiz RJ, Brundage BH, Galiè N, Ghofrani HA, Simonneau G, Botros FT, Chan M, Beardsworth A, Barst RJ; PHIRST Study Group. (2012): Tadalafil for the treatment of pulmonary arterial hypertension: a double-blind 52-week uncontrolled extension study. J Am Coll Cardiol 60:768–774

Pareek AK, Messerli FH, Chandurkar NB, Dharmadhikari SK Godbole AV, Kshirsagar PP, Agarwal MA, Sharma KH, Mathur SL, Kumbla MM (2016) Efficacy of low-dose chlorthalidone and hydrochlorothiazide as assessed by 24-h ambulatory blood pressure monitoring. J Am Coll Cardiol 67: 379–389

Pulido T, Adzerikho I, Channick RN, Delcroix M, Galiè N, Ghofrani HA, Jansa P, Jing ZC, Le Brun FO, Mehta S, Mittelholzer CM, Perchenet L, Sastry BK, Sitbon O, Souza R, Torbicki A, Zeng X, Rubin LJ, Simonneau G; SERAPHIN Investigators (2013): Macitentan and morbidity and mortality in pulmonary arterial hypertension. N Engl J Med 369: 809–818

Qaseem A, Wilt TJ, Rich R, Humphrey LL, Frost J, Forciea MA; Clinical Guidelines Committee of the American College of Physicians and the Commission on Health of the Public and Science of the American Academy of Family Physicians (2017): Pharmacologic treatment of hypertension in adults aged 60 years or older to higher versus lower blood pressure targets: A Clinical Practice Guideline From the American College of Physicians and the American Academy of Family Physicians. Ann Intern Med 166: 430–437

Rapsomaniki E, Timmis A, George J, Pujades-Rodriguez M, Shah AD, Denaxas S, White IR, Caulfield MJ, Deanfield JE, Smeeth L, Williams B, Hingorani A, Hemingway H (2014): Blood pressure and incidence of twelve cardiovascular diseases: lifetime risks, healthy life-years lost, and age-specific associations in 1.25 million people. Lancet 383: 1899–1911

Rothwell PM, Coull AJ, Silver LE, Fairhead JF, Giles MF, Lovelock CE, Redgrave JN, Bull LM, Welch SJ, Cuthbertson FC, Binney LE, Gutnikov SA, Anslow P, Banning AP, Mant D, Mehta Z; Oxford Vascular Study (2005): Population-based study of event-rate, incidence, case fatality, and mortality for all acute vascular events in all arterial territories (Oxford Vascular Study). Lancet 366: 1773–1783

Rothwell PM, Howard SC, Dolan E, O'Brien E, Dobson JE, Dahlöf B, Sever PS, Poulter NR (2010a): Prognostic significance of visit-to-visit variability, maximum systolic blood pressure, and episodic hypertension. Lancet 375: 895–905

Rothwell PM, Howard SC, Dolan E, O'Brien E, Dobson JE, Dahlöf B, Poulter NR, Sever PS; ASCOT-BPLA and MRC Trial Investigators (2010b): Effects of beta blockers and calcium-channel blockers on within-individual variability in blood pressure and risk of stroke. Lancet Neurol 9: 469–480

Roush GC, Holford TR, Guddati AK (2012): Chlorthalidone compared with hydrochlorothiazide in reducing cardiovascular events: systematic review and network meta-analyses. Hypertension 59: 1110–1117

Rubin LJ, Badesch DB, Fleming TR, Galiè N, Simonneau G, Ghofrani HA, Oakes M, Layton G, Serdarevic-Pehar M, McLaughlin VV, Barst RJ; SUPER-2 Study Group (2011): Long-term treatment with sildenafil citrate in pulmonary arterial hypertension: the SUPER-2 study. Chest 140: 1274–1283

Sim JJ, Shi J, Kovesdy CP, Kalantar-Zadeh K, Jacobsen SJ (2014): Impact of achieved blood pressures on mortality risk and end-stage renal disease among a large, diverse hypertension population. J Am Coll Cardiol 64: 588–597

Singh TP, Rohit M, Grover A, Malhotra S, Vijayvergiya R (2006): A randomized, placebo-controlled, double-blind, crossover study to evaluate the efficacy of oral sildenafil therapy in severe pulmonary artery hypertension. Am Heart J 151: 851.e1–5

Staessen JA, Fagard R, Thijs L, Celis H, Arabidze GG, Birkenhäger WH, Bulpitt CJ, de Leeuw PW, Dollery CT, Fletcher AE, Forette F, Leonetti G, Nachev C, O'Brien ET, Rosenfeld J, Rodicio JL, Tuomilehto J, Zanchetti A (1997): Randomised double-blind comparison of placebo and active treatment for older patients with isolated systolic hypertension. The Systolic Hypertension in Europe (Syst-Eur) Trial Investigators. Lancet 350: 757–764

Staessen JA, Gasowski J, Wang Lj G, Thijs L, Den Hond E, Boissel JP, Coope J, Ekbom T, Gueyffier F, Liu L, Kerlikowske K, Pocock S, Fagard RH (2000): Risks of untreated and treated isolated systolic hypertension in the elderly: meta-analysis of outcome trials. Lancet 355: 865–872

Staessen JA, Birkenhäger WH (2005): Evidence that new antihypertensives are superior to older drugs. Lancet 366: 869–871

Strange G, Keogh AM, Williams TJ, Wlodarczyk J, McNeil KD, Gabbay E (2008): Bosentan therapy in patients with pulmonary arterial hypertension: the relationship between improvements in 6 minute walk distance and quality of life. Respirology 13: 674–682

The ACCORD Study Group (2010): Effects of Intensive Blood-Pressure Control in Type 2 Diabetes Mellitus. N Engl J Med 362: 1575–1585

The ALLHAT Officers and Coordinators for the ALLHAT Collaborative Research Group (2000): Major cardiovascular events in hypertensive patients randomized to doxazosin vs chlorthalidone: the antihypertensive and lipid-lowering treatment to prevent heart attack trial (ALLHAT). JAMA 283: 1967–1975

The ALLHAT Officers and Coordinators for the ALLHAT Collaborative Research Group (2002): Major outcomes in hypertensive patients randomized to angiotensin-converting enzyme inhibitor or calcium channel blocker vs diuretic: the antihypertensive and lipid-lowering treatment to prevent heart attack trial (ALLHAT). JAMA 288: 2981–2997

The Idiopathic Pulmonary Fibrosis Clinical Research Network, Zisman DA, Schwarz M, Anstrom KJ, Collard HR, Flaherty KR, Hunninghake GW (2010): A controlled trial of sildenafil in advanced idiopathic pulmonary fibrosis. N Engl J Med 363: 620–628

The SPRINT Research Group (2015): A randomized trial of intensive versus standard blood pressure control. N Engl J Med 373: 2103–2116

The Task Force for the management of arterial hypertension of the European Society of Hypertension (ESH) and of the European Society of Cardiology (ESC) (2013): 2013 ESH/ESC Guidelines for the management of arterial hypertension. J Hypertens 31: 1281–1357

Thijs L, Fagard R, Lijnen P, Staessen JA, Van Hoof R, Amery A (1992): A meta-analysis of outcome trials in elderly hypertensives. J Hypertension 10: 1103–1109

Verdecchia P, Reboldi G, Angeli F, Borgioni C, Gattobigio R, Filippucci L, Norgiolini S, Bracco C, Porcellati C (2004): Adverse Prognostic Significance of New Diabetes in Treated Hypertensive Subjects. Hypertension 43: 963–969

Weber F, Anlauf M (2014): Treatment resistant hypertension – investigation and conservative management. Dtsch Arztebl Int 111: 425–431

Weber MA, Jamerson K, Bakris GL, Weir MR, Zappe D, Zhang Y, Dahlof B, Velazquez EJ, Pitt B (2013): Effects of body size and hypertension treatments on cardiovascular event rates: subanalysis of the ACCOMPLISH randomised controlled trial. Lancet 381: 537–545

Weber MA (2015): Interpreting blood pressure in young adults. J Am Coll Cardiol 65: 336–338

Weiss J, Freeman M, Low A, Fu R, Kerfoot A, Paynter R, Motu'apuaka M, Kondo K, Kansagara D (2017): Benefits and harms of intensive blood pressure treatment in adults aged 60 years or older: A systematic review and meta-analysis. Ann Intern Med 166: 419–429

Williamson JD , Supiano MA , Applegate WB , Berlowitz DR, Campbell RC, Chertow GM, Fine LJ, Haley WE, Hawfield AT, Ix JH, Kitzman DW, Kostis JB, Krousel-Wood MA, Launer LJ, Oparil S, Rodriguez CJ, Roumie CL, Shorr RI, Sink KM, Wadley VG, Whelton PK, Whittle J, Woolard NF, Wright JT Jr, Pajewski NM; SPRINT Research Group (2016): Intensive vs standard blood pressure control and cardiovascular disease outcomes in adults aged ≥75 years: A randomized clinical trial. JAMA 315: 2673–2682

Wright JT Jr, Fine LJ, Lackland DT, Ogedegbe G, Dennison Himmelfarb CR (2014): Evidence supporting a systolic blood pressure goal of less than 150 mm Hg in patients aged 60 years or older: the minority view. Ann Intern Med 160: 499–503

Wiysonge CS, Bradley H, Mayosi BM, Maroney R, Mbewu A, Opie LH, Volmink J (2007): Beta-blockers for hypertension (Review). Cochrane Database Syst Rev 2007 Jan 24; (1): CD002003

Wiysonge CS, Opie LH (2013): β-Blockers as initial therapy for hypertension. JAMA 310: 1851–1852

Yano Y, Stamler J, Garside DB, Daviglus ML, Franklin SS, Carnethon MR, Liu K, Greenland P, Lloyd-Jones DM (2015): Isolated systolic hypertension in young and middle-aged adults and 31-year risk for cardiovascular mortality: the Chicago Heart Association Detection Project in Industry study. J Am Coll Cardiol 65: 327–335

Zhu QM, Lesnick JD, Jasper JR, MacLennan SJ, Dillon MP, Eglen RM, Blue DR (1999): Cardiovascular effects of rilmenidine, moxonidine and clonidine in conscious wild-type and D79N alpha2A-adrenoceptor transgenic mice. Br J Pharmacol 126: 1522–1530

Antithrombotika und Antihämorrhagika

Lutz Hein und Hans Wille

© Springer-Verlag GmbH Germany 2017
U. Schwabe, D. Paffrath, W.-D. Ludwig, J. Klauber (Hrsg.), *Arzneiverordnungs-Report 2017*
DOI 10.1007/978-3-662-54630-7_18

Auf einen Blick

Trend
In der Gruppe der Antithrombotika sind die Gesamtverordnungen der Thrombozytenaggregationshemmer im Jahr 2016 gegenüber dem Vorjahr nur unwesentlich (+1,35%), die der oralen Antikoagulantien dagegen erneut deutlich (+9,3%) angestiegen. Die Verordnungen der Vitamin-K-Antagonisten nahmen 2016 weiter ab, während die Verordnungen der Thrombin- und Faktor Xa-Antagonisten um 32% zugenommen haben und jetzt erstmals die der Vitamin-K-Antagonisten überholt haben. Bei den Thrombozytenaggregationshemmern stieg der Verordnungsanteil von Prasugrel und Ticagrelor gering auf 17% der ADP-Rezeptorantagonisten. Die Kosten der Antithrombotika sind 2016 auf 1.845 Mio. € (+14,3%) gestiegen, was allein durch die neuen direkten oralen Antikoagulantien bedingt ist. Bei den Antihämorrhagika sind die Faktor-VIII-Präparate die umsatzstärkste Gruppe.

Bewertung
ADP-Rezeptorantagonisten (Clopidogrel, Prasugrel, Ticagrelor) haben in Kombination mit Acetylsalicylsäure lediglich bei kardiologischen Spezialindikationen wie Stentimplantationen und akutem Koronarsyndrom einen nachgewiesenen Zusatznutzen. Insbesondere Ticagrelor zeigt bei einzelnen Patientengruppen Vorteile gegenüber Clopidogrel. Die direkten neuen Antikoagulantien (Dabigatran, Rivaroxaban, Apixaban, Edoxaban) reduzieren das Schlaganfallrisiko bei Vorhofflimmern ähnlich wie Vitamin K-Antagonisten, lösen aber weniger Hirnblutungen aus. Validierte Labortests existieren für die direkten Thrombin- und Faktor Xa-Hemmer bisher nicht. Vitamin-K-Antagonisten werden in Leitlinien weiterhin zur Thromboembolieprophylaxe bei Patienten mit nichtvalvulärem Vorhofflimmern empfohlen und teils bevorzugt. Nur bei Patienten, die unter Vitamin-K-Antagonisten trotz Compliance keine stabilen INR-Werte erreichen, spezifische Kontraindikationen oder Unverträglichkeiten gegen Vitamin-K-Antagonisten aufweisen oder ein erhöhtes Risiko für intrazerebrale Blutungen aufweisen, stellen die neuen direkt wirkenden Antikoagulantien eine Therapieoption dar. Trotzdem stiegen die Verordnungszahlen der neuen, direkten Antikoagulantien in den letzten Jahren steil an.

Antithrombotika (Antikoagulantien, Thrombozytenaggregationshemmer) werden bei venösen und arteriellen thromboembolischen Gefäßkrankheiten mit unterschiedlichen therapeutischen Zielen eingesetzt. Die akute Antikoagulation mit Heparin und die nachfolgende Gabe oraler Vitamin-K-Antagonisten ist weiterhin die Standardtherapie für akute tiefe Venenthrombosen und Lungenembolien. Daneben werden Vitamin-K-Antagonisten zur Prophylaxe kardiogener Hirnembolien bei Vorhofflimmern sowie bei Herzklappenerkrankungen und nach Klappenersatz angewendet. Zur Thromboembolieprophylaxe nach größerem Gelenkersatz stehen neben Heparinen mit Dabigatran (seit 2008), Rivaroxaban (seit 2008) und Apixaban (seit 2011) direkt Thrombin bzw. Faktor Xa hemmende orale Antikoagulantien zur Verfügung. Dabigatran und Rivaroxaban (beide

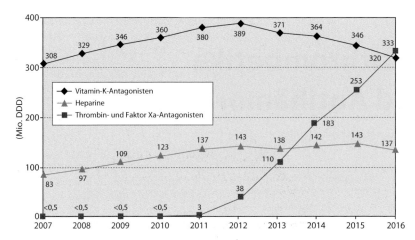

◘ Abbildung 18.1 Verordnungen von Antikoagulantien 2007 bis 2016. Gesamtverordnungen nach definierten Tagesdosen.

seit 2011) sowie Apixaban (seit 2012) und Edoxaban (seit 2015) sind zur Verhinderung von Embolien bei nichtvalvulärem Vorhofflimmern zugelassen. Rivaroxaban und später Apixaban, Dabigatran
und Edoxaban wurden auch zur Therapie und Rezidivprophylaxe tiefer Venenthrombosen und Lungenembolien zugelassen. Niedermolekulare Heparine werden überwiegend zur Prophylaxe venöser
thromboembolischer Komplikationen bei immobi-
lisierten Patienten, aber seltener auch für die Therapie tiefer Venenthrombosen bei ambulanten Patienten eingesetzt.

Thrombozytenaggregationshemmer sind vor
allem zur Sekundärprophylaxe nach Herzinfarkten
und zerebrovaskulären Durchblutungsstörungen
wie transienten ischämischen Attacken (TIA) oder
ischämischen Insulten indiziert. Wichtigster Vertreter dieser Gruppe ist Acetylsalicylsäure, die
bereits in Dosen von 50–100 mg täglich eine
irreversible Acetylierung der thrombozytären
Cyclooxygenase auslöst und dadurch eine über
Tage anhaltende Hemmung der Plättchenaggre-
gation bewirkt. Bei speziellen kardiologischen
Indikationen wie dem akuten Koronarsyndrom
und der Implantation koronarer Stents werden
die ADP-Rezeptorantagonisten Clopidogrel, Prasugrel (seit 2009) oder Ticagrelor (seit 2011) zusätzlich zur Acetylsalicylsäure eingesetzt. Sie blockieren den thrombozytären $P2Y_{12}$-ADP-Rezeptor
und hemmen damit auch die ADP-vermittelte Aggregation.

Die therapeutisch bedeutsamste Gruppe der
Antihämorrhagika sind die Faktor-VIII-Präparate
zur Behandlung der Hämophilie A.

18.1   Antikoagulantien

Erstmalig in den vergangenen zehn Jahren nahm
die Verordnung der Vitamin K-Antagonisten und
der Heparine im Jahr 2013 gegenüber dem Vorjahr
ab. Dieser Trend setzte sich auch 2016 fort. Parallel
dazu stiegen die Verordnungen der Thrombin- und
Faktor Xa-Antagonisten abermals und um 32% gegenüber 2015 (◘ Abbildung 18.1). Erstmals ist der
Anteil der Thrombin- und Faktor Xa-Antagonisten an den Verordnungen der oralen Antikoagulantien mit 51% größer als der Anteil Vitamin K-
Antagonisten (◘ Abbildung 18.1). Für die oralen
Antikoagulantien fielen 2016 Kosten von 1.203
Mio. € und damit etwa 1 Mrd. € mehr an als noch
im Jahr 2012. Die Kosten aller Antithrombotika
sind 2016 auf 1.845 Mio. € (+14,3%) gestiegen (vgl.
▶ Tabelle 1.2), was allein durch die neuen direkten
oralen Antikoagulantien bedingt ist.

18.1.1   Vitamin-K-Antagonisten

Vitamin-K-Antagonisten sind die wichtigsten ambulant angewendeten Antikoagulantien für die Prophylaxe kardiogener Hirnembolien bei Vorhofflim-

◘ **Tabelle 18.1 Verordnungen von oralen Antikoagulantien 2016.** Angegeben sind die 2016 verordneten Tagesdosen, die Änderungen gegenüber 2015 und die mittleren Kosten je DDD 2016.

Präparat	Bestandteile	DDD Mio.	Änderung %	DDD-Nettokosten €
Vitamin-K-Antagonisten				
Marcumar	Phenprocoumon	110,7	(+0,9)	0,16
Phenprogamma	Phenprocoumon	93,0	(−17,9)	0,16
Falithrom	Phenprocoumon	80,9	(−6,9)	0,16
Phenprocoumon acis	Phenprocoumon	24,1	(−15,7)	0,16
Phenpro.-ratiopharm	Phenprocoumon	8,3	(+175,7)	0,16
Coumadin	Warfarin	3,3	(−6,2)	0,25
		320,3	(−7,1)	0,16
Thrombinantagonisten				
Pradaxa	Dabigatran etexilat	32,1	(+7,7)	3,71
Argatra	Argatroban	0,02	(+7,6)	175,31
		32,1	(+7,7)	3,83
Faktor Xa-Antagonisten				
Xarelto	Rivaroxaban	191,4	(+12,2)	3,38
Eliquis	Apixaban	95,1	(+83,4)	3,53
Lixiana	Edoxaban	14,8	(>1000)	3,34
		301,3	(+34,9)	3,42
Summe		653,7	(+9,3)	1,84

mern. Dagegen gibt es keine ausreichende Evidenz für den Einsatz zur routinemäßigen Sekundärprävention transitorischer Attacken und kleinerer Schlaganfälle im Vergleich zur Thrombozytenaggregation mit niedrig dosierter Acetylsalicylsäure (Algra et al. 2001). Bei Patienten mit stabiler koronarer Herzerkrankung können Vitamin-K-Antagonisten die Gabe eines Thrombozytenaggregationshemmers ersetzen, z.B. wenn aus anderen Gründen eine Indikation zur oralen Antikoagulation besteht. Eine Kombination aus Vitamin-K-Antagonisten und Acetylsalicylsäure bietet dann keinen relevanten Zusatznutzen, erhöht aber die Rate schwerer Blutungen (Dentali et al. 2007). Auch bei Patienten mit Arteriosklerose peripherer Arterien bewirkte die Kombination oraler Antikoagulantien mit Thrombozytenaggregationshemmern keine Reduktion kardiovaskulärer Todesfälle, Herzinfarkte oder Schlaganfälle gegenüber der Therapie mit Thrombozytenaggregationshemmern allein (The Warfarin Antiplatelet Vascular Evaluation Trial Investigators 2007). Hingegen nahm das relative Risiko lebensbedrohlicher Blutungen in der Kombinationsgruppe um das 3,4-fache zu. Als Vitamin-K-Antagonisten werden in Deutschland Phenprocoumon und in sehr geringem Umfang auch Warfarin verordnet. Die Verordnungen dieser Arzneimittel haben im Jahr 2016 gegenüber dem Vorjahr erneut abgenommen (◘ Tabelle 18.1).

Vitamin-K-Antagonisten hemmen die Vitamin-K-abhängige Bildung funktionsfähiger Faktoren des Gerinnungssystems (z. B. Prothrombin) in der Leber und führen damit zu einer überwiegend verminderten Gerinnungsfähigkeit des Blutes als Thromboseschutz. Das Ausmaß der Wirkung wird durch individuelle Faktoren, Ernährungsgewohnheiten und bei zahlreichen Begleitmedikationen durch Arzneimittelinteraktionen beeinflusst. Deswegen und aufgrund der geringen therapeutischen Breite ist eine kontinuierliche Therapieüberwachung durch Bestimmung des International Normalized Ratio (INR)-Wertes erforderlich.

18.1.2 Direkte Faktor Xa- und Thrombininhibitoren

Seit 2008 wurden vier neue direkt wirkende orale Antikoagulantien zugelassen: Dabigatran (*Pradaxa*, 2008), Rivaroxaban (*Xarelto*, 2008), Apixaban (*Eliquis*, 2011) und zuletzt Edoxaban (*Lixiana*, 2015), das 2016 prozentual den stärksten Anstieg der Verordnungen aufwies (◗ Tabelle 18.1), wahrscheinlich infolge abgeschlossener Rabattverträge. Dabigatran ist ein direkter Hemmstoff der Serinprotease Thrombin (Faktor IIa), während Apixaban, Edoxaban und Rivaroxaban durch Blockade von Faktor Xa die Thrombinaktivierung hemmen. Dabigatran, Rivaroxaban und Apixaban wurden zunächst zur Prophylaxe von Venenthrombosen nach chirurgischem Hüft- oder Kniegelenksersatz zugelassen. Edoxaban besitzt diese Indikation in Deutschland nicht. Seit 2011 werden Dabigatran und Rivaroxaban, seit 2012 Apixaban und seit 2015 auch Edoxaban zur Vermeidung von Thromboembolien bei nichtvalvulärem Vorhofflimmern eingesetzt. Seit 2012 (Rivaroxaban) bzw. 2014 (Apixaban, Dabigatran) oder 2015 (Edoxaban) sind diese Arzneistoffe auch zur Therapie und Sekundärprophylaxe von tiefen Venenthrombosen und Lungenembolien zugelassen.

Rivaroxaban ist der mit großem Abstand führende Vertreter der neuen oralen Antikoagulantien (◗ Tabelle 18.1). In den vier RECORD-Studien wurde Rivaroxaban im Vergleich mit Enoxaparin zur Prophylaxe tiefer Venenthrombosen nach elektivem Hüft- oder Kniegelenksersatz eingesetzt. Tiefe Venenthrombosen, nicht-tödliche Lungenembolien oder Todesfälle traten bei Rivaroxabanbehandlung (10 mg oral/Tag) signifikant seltener (1,1%) auf als bei Patienten, die Enoxaparin (40 mg s.c./Tag) erhielten (3,7%) (Eriksson et al. 2008). Schwere Blutungen waren in der Rivaroxabangruppe nicht signifikant häufiger als nach Enoxaparin. Allerdings wurden weder symptomatische venöse Thromboembolien noch Todesfälle durch Rivaroxaban vermindert. Auch Metaanalysen der relevanten Vergleichsstudien finden weder für Rivaroxaban noch für Dabigatran und Apixaban einen klinisch relevanten Zusatznutzen gegenüber Enoxaparin, wenn sie statt Enoxaparin zur Thromboembolieprophylaxe bei Hüft- und Kniegelenksersatz eingesetzt werden: Die Rate an Lungenembolien oder Todesfällen unterscheidet sich nicht und symptomatische tiefe Venenthrombosen treten gleich häufig auf oder geringfügig seltener, dann aber mit vergleichbarer Zunahme schwerer Blutungen (Gómez-Outes et al. 2012, Neumann et al. 2012).

Wirksamkeit und Sicherheit der direkten Thrombin- und Faktor Xa-Inhibitoren wurde bei Vorhofflimmern in großen randomisierten Vergleichsstudien gegenüber Warfarin getestet. In der offenen RE-LY Studie (Connolly et al. 2009) traten bei Patienten mit einem mittleren CHADS$_2$-Score von 2,1 unter Dabigatran in höherer Dosierung (zweimal 150 mg/Tag) weniger Schlaganfälle und arterielle Thromboembolien auf (1,11%/Jahr) als unter Warfarin (1,69%/Jahr). Auch die Rate ischämischer Schlaganfälle war signifikant geringer (0,92% gegenüber 1,20%/Jahr). Die Häufigkeit schwerer Blutungen unterschied sich nicht zwischen Dabigatran (3,11%/Jahr) und Warfarin (3,36%/Jahr). In der niedrigeren Dosierung (zweimal 110 mg/Tag) war Dabigatran ebenso wirksam wie Warfarin, es traten aber weniger schwere Blutungen auf (Dabigatran 2,71%/Jahr). Die Rate der prognostisch bedeutsamen intrakraniellen Blutungen war unter beiden Dabigatran-Dosierungen (0,30% bzw. 0,23%/Jahr) signifikant geringer als unter Warfarin (0,74%/Jahr). Bereits kurz nach der Zulassung von Dabigatran zur Verhinderung von Schlaganfällen bei Vorhofflimmern im September 2011 wurde über Todesfälle aufgrund schwerer Blutungen nach Dabigatrantherapie berichtet (European Medicines Agency 2011). Hiervon sollen vor allem Patienten betroffen gewesen sein, die Dabigatran trotz schwerer Niereninsuffizienz erhalten hatten. Da Dabigatran überwiegend renal eliminiert wird, steigen die Plasmaspiegel (Stangier et al. 2010) und damit das Blutungsrisiko bei eingeschränkter Nierenfunktion deutlich an. Bei Patienten mit künstlichen Herzklappen erhöht Dabigatran das Risiko von Thromboembolien und Blutungen im Vergleich zu Warfarin und ist daher, wie auch die übrigen neuen direkten oralen Antikoagulantien, bei diesen Patienten kontraindiziert (Eikelboom et al. 2013).

Rivaroxaban reduzierte in der ROCKET-AF Studie (Patel et al. 2011) Schlaganfälle oder systemische Embolien bei Patienten mit Vorhofflimmern und einem mittleren CHADS$_2$-Score von 3,5 im Vergleich zu Warfarin nicht signifikant, erwies sich aber als nicht-unterlegen (Rivaroxaban 1,7%/Jahr, Warfarin 2,2%/Jahr). Die Häufigkeit schwerer Blutungen war in der Rivaroxabangruppe (5,6%/Jahr) gleich hoch wie unter Warfarintherapie (5,4%/Jahr). Allerdings traten auch unter Rivaroxaban signifikant weniger intrakranielle Blutungen auf (0,5%/ Jahr) als nach Warfarin (0,7%/Jahr). Unter Therapie mit Apixaban bei Vorhofflimmern traten bei Patienten einem mittleren CHADS$_2$-Score von 2,1 in der ARISTOTLE Studie (Granger et al. 2011) sowohl Schlaganfälle oder systemische Embolien (1,27% gegenüber 1,60%/Jahr) als auch schwere Blutungen (2,13% gegenüber 3,09%/Jahr) seltener auf als unter Warfarin. Ebenso waren intrakranielle Blutungen signifikant seltener (0,33% gegenüber 0,80%/Jahr). Edoxaban wurde in der ENGAGE AF-TIMI 48-Studie bei Patienten mit Vorhofflimmern und einem mittleren CHADS$_2$-Score von 2,8 in zwei Dosierungen mit Warfarin verglichen (Giugliano et al. 2013). Zur Prophylaxe von Schlaganfällen oder systemischen Embolien waren einmal 30 mg/Tag Edoxaban Warfarin zwar nicht unterlegen (1,61% gegenüber 1,50%/Jahr); ischämische Schlaganfälle traten jedoch häufiger auf als unter Warfarin (1,77% gegenüber 1,25%/Jahr). Weder von der FDA noch von der EMA wurde die niedrige Dosierung zugelassen. Sie ist allerdings im Markt verfügbar für Patienten, bei denen die höhere Edoxaban-Dosierung z.B. wegen eingeschränkter Nierenfunktion reduziert werden muss. Edoxaban (60 mg/Tag) war sowohl in der Prophylaxe von Schlaganfällen oder systemischen Embolien (1,18%/Jahr) als auch von ischämischen Schlaganfällen (1,25%/Jahr) Warfarin gleichwertig (1,50%/Jahr bzw. 1,25%/Jahr). Sowohl schwere Blutungen (2,75%/Jahr) als auch intrakranielle Blutungen (0,39%/Jahr) waren unter 60 mg Edoxaban signifikant seltener als unter Warfarin (3,43%/Jahr bzw. 0,85%/Jahr).

Zur initialen Behandlung und anschließenden Erhaltungstherapie von tiefen Venenthrombosen und Lungenembolien wurden Apixaban, Dabigatran, Edoxaban und Rivaroxaban mit der Standardtherapie aus Enoxaparin und nachfolgendem Warfarin verglichen. Dabei erwiesen sich Apixaban in der AMPLIFY-Studie (Agnelli et al. 2013a), Dabigatran im RE-COVER-Programm (Schulman et al. 2009,

Schulman et al. 2014), Edoxaban in der Hokusai-VTE-Studie (The Hokusai-VTE Investigators 2013) und Rivaroxaban in den EINSTEIN-Studien (The EINSTEIN-Investigators 2010, The EINSTEIN-PE-Investigators 2012) in ihrer Wirksamkeit als nicht unterlegen gegenüber Warfarin/Enoxaparin. Schwere Blutungen waren nur unter Rivaroxaban in der EINSTEIN-PE-Studie (1,1% gegenüber 2,2%) sowie unter Apixaban in der AMPLIFY-Studie (0,6% gegenüber 1,8%) signifikant seltener als unter Warfarin. Während Apixaban und Rivaroxaban von Beginn an zur Behandlung tiefer Venenthrombosen und Lungenembolien eingesetzt werden können, muss bei Dabigatran und Edoxaban anfangs für mindestens fünf Tage parenteral ein Heparin gegeben werden.

Apixaban, Dabigatran, Edoxaban und Rivaroxaban können nach venöser Thromboembolie auch zur so genannten verlängerten Erhaltungstherapie nach der Erhaltungstherapie über meist drei bis sechs Monate eingesetzt werden, wenn weiterhin eine Indikation zur Antikoagulation besteht. Für Dabigatran ist in dieser verlängerten Erhaltungstherapie die Nichtunterlegenheit gegenüber Warfarin gezeigt worden (Schulman et al. 2013), für Apixaban (Agnelli et al. 2013b) und Rivaroxaban (Romualdi et al. 2011) lediglich die Überlegenheit gegenüber Placebo. In der kürzlich publizierten EINSTEIN-CHOICE-Studie verhinderte Rivaroxaban in der verlängerten Erhaltungstherapie Thromboembolierezidive effektiver als 100 mg Acetylsalicylsäure pro Tag, ohne dass Blutungskomplikationen häufiger waren (Weitz et al. 2017). Allerdings besitzt Acetylsalicylsäure nach heutigem Kenntnisstand keinen Stellenwert in dieser Indikation (AWMF 2015).

18.1.3 Heparine

Für die ambulante Heparinbehandlung werden fast ausschließlich niedermolekulare Heparine verwendet (◘ Tabelle 18.2). Niedermolekulare Heparine sind Heparinfragmente, die durch Spaltung oder Depolymerisierung aus nativem Heparin gewonnen werden. Das mittlere Molekulargewicht beträgt 4 000–6 000 Dalton im Vergleich zu 12 000–15 000 Dalton des unfraktionierten Standardheparins. Da-

◘ Tabelle 18.2 Verordnungen von Heparinen und Fibrinolytika 2016. Angegeben sind die 2016 verordneten Tagesdosen, die Änderungen gegenüber 2015 und die mittleren Kosten je DDD 2016.

Präparat	Bestandteile	DDD Mio.	Änderung %	DDD-Nettokosten €
Niedermolekulare Heparine				
Clexane	Enoxaparin	96,7	(–4,8)	2,61
Mono-Embolex	Certoparin	14,5	(–5,5)	4,13
Innohep	Tinzaparin	11,2	(+7,2)	3,47
Fragmin	Dalteparin	6,9	(–1,7)	3,06
Fraxiparin	Nadroparin	4,3	(–13,0)	3,84
Clivarin	Reviparin	2,3	(–2,9)	2,77
		136,0	(–4,1)	2,91
Unfraktionierte Heparine				
Heparin-ratiopharm	Heparin	1,2	(+2,1)	3,22
Fondaparinux				
Arixtra	Fondaparinux	2,3	(+3,2)	8,81
Fibrinolytika				
Urokinase HS medac 10-50.000	Urokinase	0,04	(+7,1)	53,15
Actilyse	Alteplase	0,002	(+10,9)	1946,74
		0,04	(+7,3)	125,57
Summe		139,5	(–4,0)	3,04

raus resultieren zwei wichtige Vorteile. Ihre Bioverfügbarkeit nach subkutaner Applikation beträgt 87–98% und ist damit 3–6fach höher und wesentlich konstanter als bei unfraktioniertem Heparin. Die längere Halbwertszeit (3–6 Stunden) ermöglicht die einmal tägliche Gabe. Standarddosen zur Thromboseprophylaxe können bei normaler Nierenfunktion im Allgemeinen ohne Laborkontrollen angewendet werden (Zed et al. 1999).

Insgesamt stehen sechs verschiedene niedermolekulare Heparine zur Verfügung, die alle zu den 3000 verordnungshäufigsten Arzneimitteln gehören. Das Verordnungsvolumen der Gesamtgruppe hat gegenüber dem Vorjahr minimal abgenommen (◘ Tabelle 18.2). 71% der verordneten Tagesdosen (DDD) entfallen auf Enoxaparin (◘ Tabelle 18.2). In den relativ wenigen Vergleichsstudien wurden keine klinisch bedeutsamen Unterschiede zwischen den einzelnen niedermolekularen Heparinen gefunden (White and Ginsberg 2003).

Niedermolekulare Heparine sind für die Thromboseprophylaxe in der Allgemein- und Viszeralchirurgie nach mehreren Metaanalysen genauso wirksam und sicher wie Standardheparine (Mismetti et al. 2001, Koch et al. 2001). Bei größeren orthopädischen Eingriffen wie Hüft- und Kniegelenksersatz schützen sie dagegen sicherer vor proximalen tiefen Venenthrombosen und Lungenembolien als Standardheparine (Koch et al. 2001). Bei akut medizinisch Erkrankten verhindern sie venöse Thromboembolien so effektiv wie Standardheparine, verursachen aber weniger Blutungen (Alikhan und Cohen 2009). Zur Initialbehandlung der tiefen Venenthrombose und Lungenembolie sind niedermolekulare Heparine mindestens so sicher und effektiv wie Standardheparine (Lensing et al. 1995, Gould et al. 1999) und vermindern möglicherweise die Gesamtsterblichkeit (Erkens et al. 2010). Stationär werden Heparine im Rahmen unterschiedlicher Behandlungsstrategien und meist zusätzlich zu anderen Antithrombotika bei akuten Koronarsyndromen eingesetzt (instabile Angina pectoris, Herzinfarkt mit und ohne ST-Hebung). Metaanalysen zeigen hier entweder keine signifikanten Unterschiede von niedermolekularen Heparinen im Vergleich zu unfraktionierten Hepa rinen bezüglich einer Senkung der Herzinfarktrate und Mortalität (Bangalore et al. 2014, Kodumuri et al. 2011) oder geringe Vorteile für niedermolekulare Heparine (Murphy et al. 2007, Eikelboom et al. 2005). Bezüglich des Blutungsrisikos als wichtigster Nebenwirkung bestehen dabei keine wesentlichen Unterschiede zwischen unfraktionierten und niedermolekularen Heparinen.

Mit der einfacheren Handhabung sind die niedermolekularen Heparine auch für die Behandlung ambulanter Patienten einsetzbar. Für ausgewählte Patienten mit tiefen Venenthrombosen oder Lungenembolien ist in Metaanalysen randomisierter Studien gezeigt worden, dass die häusliche Behandlung mit niedermolekularen Heparinen genauso sicher und effektiv ist wie die stationäre Heparintherapie (Othieno et al. 2007, Piran et al. 2013). Bei dieser Indikation ist damit durch Einsatz der niedermolekularen Heparine eine erhebliche Reduktion der Behandlungskosten möglich, zumal auch die DDD-Kosten keine wesentlichen Unterschiede mehr aufweisen (◘ Tabelle 18.2). Bei der Erhaltungstherapie nach Akutbehandlung venöser Thromboembolien sind niedermolekulare Heparine mindestens genauso wirksam wie Vitamin-K-Antagonisten und bei Patienten mit fortgeschrittenen Tumorerkrankungen wahrscheinlich effektiver (Akl et al. 2011). Sie sind aber erheblich teurer als Vitamin-K-Antagonisten und kommen seit Zulassung der direkten Thrombin- und Anti-Xa-Hemmer für diese Indikation auch bei Kontraindikationen von Vitamin-K-Antagonisten nur noch selten in Betracht.

Das Risiko für eine gefährliche heparininduzierte Thrombozytopenie Typ II (HIT II) ist nach einer Metaanalyse unter unfraktionierten Heparinen (2,6%) etwa 10-fach größer als unter niedermolekularen Heparinen (0,2%) (Martel et al. 2005) und bei Anwendung zur Prophylaxe bei großen chirurgischen Eingriffen höher als bei kleineren Eingriffen oder bei nicht operativ behandelten Patienten (Greinacher und Warkentin 2008). Tritt eine HIT II unter unfraktionierten Heparinen auf, besteht eine hohe Gefahr von „Kreuzreaktionen" gegenüber den meisten niedermolekularen Heparinen. Sehr selten sind solche Kreuzreaktionen dagegen gegenüber dem Heparinoid Danaparoid (Greinacher 2015). Die früher hohe Letalität der

heparininduzierten Thrombozytopenie Typ II (etwa 30%) hat sich auch aufgrund der Mitteilungen der Arzneimittelkommission der Deutschen Ärzteschaft deutlich vermindert (5–8%). Die Symptomatik venöser und arterieller thromboembolischer Komplikationen mit Thrombozytenabfall unter Heparin wird nunmehr frühzeitig erkannt und nach rechtzeitigem Absetzen von Heparin eine entsprechende Ersatzantikoagulation mit dem Heparinoid Danaparoid oder dem direkten Thrombininhibitor Argatroban eingeleitet (Greinacher 2015).

Fondaparinux wurde 2002 in die Therapie eingeführt und verzeichnete 2016 gegenüber dem Vorjahr leicht steigende Verordnungszahlen auf ohnehin niedrigem Niveau (◘ Tabelle 18.2). Das synthetische Pentasaccharid verstärkt die hemmende Wirkung von Antithrombin auf den Faktor Xa. Es ist zur Thromboembolieprophylaxe bei chirurgischen und nicht-chirurgischen Patienten mit erhöhtem Thromboserisiko sowie für die Behandlung akuter Koronarsyndrome, Venenthrombosen und Lungenembolien zugelassen. Fondaparinux ist in mehreren großen Studien zur Prophylaxe venöser Thromboembolien bei hospitalisierten Patienten mit niedermolekularen Heparinen verglichen worden, hat aber nur einen nicht-signifikanten Trend für eine verminderte Mortalität gezeigt (Eikelboom et al. 2009). Zur Therapie von tiefen Venenthrombosen oder Lungenembolien ist es niedermolekularen Heparinen gleichwertig (Kearon et al. 2012), bei der Therapie akuter Koronarsyndrome mindestens so effektiv (Qiao 2016). Die häufig diskutierte Anwendung von Fondaparinux bei heparininduzierter Thrombozytopenie ist nicht zugelassen. Bei Patienten mit einer zurückliegenden heparininduzierten Thrombozytopenie kann es jedoch zur Prophylaxe venöser Thromboembolien eingesetzt werden (Greinacher 2015).

18.1.4 Therapieempfehlungen zu Antikoagulantien und offene Fragen

Wichtigste Indikation für orale Antikoagulantien ist das Vorhofflimmern, das in Deutschland etwa 1 Mio. Patienten betrifft. In Leitlinien werden orale Antikoagulantien für Patienten mit nichtvalvulärem Vorhofflimmern nach einem Schlaganfall, transitorischer ischämischer Attacke (TIA) oder einem CHA$_2$DS$_2$-VASc Score von 2 oder größer empfohlen. Die aktuelle US-amerikanische Leitlinie nennt als Optionen Vitamin K-Antagonisten (INR 2,0 bis 3,0) mit einem höheren Evidenzgrad als die neuen oralen Antikoagulantien (Dabigatran, Rivaroxaban, Apixaban) (January et al. 2014). Bei stabiler Antikoagulation mit Vitamin K-Antagonisten sollte der INR-Wert mindestens einmal im Monat bestimmt werden. Falls Patienten keinen stabilen INR-Wert erreichen, werden die neuen direkt wirkenden Antikoagulantien mit Evidenzgrad C (konsentierte Expertenmeinung) als Option genannt, wenngleich streng genommen ein Vorteil der neuen Mittel in dieser Situation durch Studien nicht belegt ist. Auch die klinische NICE-Leitlinie zur Behandlung des Vorhofflimmerns empfiehlt nur bei Patienten ohne ausreichende INR-Kontrolle unter Vitamin-K-Antagonisten einen Wechsel zu Nicht-Vitamin-K-Antagonisten (National Institute for Health and Care Exellence 2014). In den 2016 aktualisierten ESC-Guidelines werden die neuen oralen Antikoagulantien wie in der Vorversion explizit gegenüber Vitamin-K-Antagonisten bevorzugt (jetzt IA-Empfehlung). Von einem CHA$_2$DS$_2$-VASc Score von 1 als Schwelle zur Einleitung einer Antikoagulation wird aber abgerückt und für den Regelfall eine Indikation erst ab einem Score von 2 gesehen (Kirchhof et al. 2016).

Wesentliches Problem aller Zulassungsstudien der neuen oralen Antikoagulantien für nichtvalvuläres Vorhofflimmern ist die mangelhafte Qualität der Antikoagulation in den Kontrollgruppen, bei denen die INR-Werte unter Warfarin im Median nur über 58–68% der Zeit im therapeutischen Bereich lagen. Dass die Wirksamkeit und Sicherheit einer Therapie mit Vitamin K-Antagonisten von der Güte der INR-Einstellung abhängig ist, ist lange bekannt und wurde erst kürzlich wieder durch Analysen eines nationalen schwedischen Registers eindrücklich unter Beweis gestellt (Björck et al. 2016). Allgemein gefordert wird deshalb, dass die Werte über 70% der Zeit im therapeutischen Bereich liegen (De Caterina et al. 2013), was in den Zulassungsstudien in vielen europäischen Zentren auch erreicht wurde, beispielsweise in den deutschen und vor allem den skandinavischen Zentren. Ergebnisse des schwedischen AURICULA-Registers zeigen,

dass auch unter Versorgungsbedingungen eine optimale Warfarin-Therapie mit INR-Werten über 75% der Zeit im therapeutischen Bereich möglich ist und dann Schlaganfälle oder Embolien (1,54%/ Jahr), schwere Blutungen (2,18%/Jahr) und auch intrakranielle Blutungen (0, 38%/Jahr) selten sind (Sjögren et al. 2015).

Aktuell bleiben Effizienz und Sicherheit der neuen oralen Antikoagulantien außerhalb von kontrollierten Studien wichtige Diskussionspunkte. Mehrere „Real-World"-Untersuchungen wurden hierzu in den vergangenen Jahren publiziert, oft mit methodisch kritikwürdigen Konzepten. Zu den Ausnahmen gehören Analysen der Daten von knapp 120000 Patienten aus dem Dänischen Nationalen Verschreibungsregister, die wegen eines nichtvalvulären Vorhofflimmerns mit Warfarin oder Rivaroxaban, Apixaban oder Dabigatran in Standard- (Larsen et al. 2016) oder reduzierter Dosierung (Nielsen 2017) antikoaguliert wurden. Ischämische Schlaganfälle traten unter den neuen oralen Antikoagulantien in vergleichbarer Häufigkeit auf wie unter Warfarin. Blutungskomplikationen waren dagegen unter Apixaban (2,9%/Jahr) und Dabigatran (2,7%/Jahr) in Standarddosierung signifikant seltener als unter Warfarin (3,9%/Jahr), unter Dabigatran auch bei reduzierter Dosis (3,4% vs. 4,2%/Jahr). Nahezu die Hälfte der Patienten – und damit deutlich mehr als in den Zulassungsstudien (5 bis 25%) – erhielt die neuen oralen Antikoagulantien in reduzierter Dosierung. Diese waren älter, wiesen mehr und wahrscheinlich schwerere Begleiterkrankungen und entsprechend eine höhere Sterblichkeit auf als Patienten mit neuen oralen Antikoagulantien in Standarddosierung. Ob diese offenbare Ausdehnung der Indikation für neue orale Antikoagulantien auf ältere und gebrechliche Patienten mehr nutzt als schadet, bleibt unklar. Zumindest war die Sterblichkeit unter reduzierten Dosen Apixaban (15,5%/Jahr) und Rivaroxaban (15,8%/Jahr) signifikant höher war als unter Warfarin (10,1%/Jahr). Wie bei allen retrospektiven Analysen ist nicht zu entscheiden, ob hierfür substanzspezifische Effekte oder unbekannte bzw. nicht ausreichend berücksichtigte Confounder ursächlich sind.

Eine methodisch ähnlich konzipierte Postmarketing-Analyse (PASS) aus Deutschland wurde

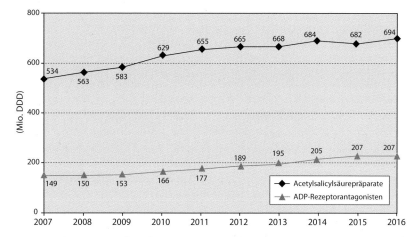

○ **Abbildung 18.2 Verordnungen von Thrombozytenaggregationshemmern 2007 bis 2016.** Gesamtverordnungen nach definierten Tagesdosen.

kürzlich publiziert und vergleicht Blutungskomplikationen bei Patienten mit Vorhofflimmern unter Antikoagulation mit Phenprocoumon oder Rivaroxaban, Apixaban oder Dabigatran (Hohnloser et al. 2017). Unter Apixaban waren schwere Blutungen (2,4%/Jahr) und gastrointestinale Blutungen (2,1%/Jahr) seltener als unter Phenprocoumon (3,2% bzw. 3,5%/Jahr), unter Rivaroxaban gastrointestinale Blutungen häufiger (4,5%/Jahr). Zwischen Dabigatran und Phenprocoumon fanden sich keine Unterschiede. Separate Daten zur Rate an Schlaganfällen sind nicht berichtet; für einen kombinierten Endpunkt aus ischämischen Schlaganfällen, systemischen Embolien und schweren Blutungen ergaben sich jedoch keine signifikanten Unterschiede.

Beim Bundesamt für Arzneimittel und Medizinprodukte sind bis Ende 2016 mehr als 13.000 Meldungen über unerwünschte Ereignisse unter den neuen direkten oralen Antikoagulantien eingegangen und 908 Verdachtsfälle mit tödlichem Ausgang im Zusammenhang mit Blutungen (Bundesinstitut für Arzneimittel und Medizinprodukte 2017). Validierte Tests zur Therapiekontrolle in der Versorgungssituation stehen weiterhin nicht zur Verfügung (Cuker et al. 2014), was von vielen Verordnenden beklagt wird. Eine Überwachung der Therapieadhärenz ist somit nicht möglich. Analysen US-amerikanischer Versicherungsdaten zeigten, dass bei Behandlung mit den neuen direkten oralen Antikoagulantien nur etwa 50% der Patienten eine ausreichende Adhärenz aufwiesen und die Behand-

lungserfolge wesentlich von der Einnahmetreue abhängig waren (Yao et al. 2016).

18.2 Thrombozytenaggregations-hemmer

18.2.1 Acetylsalicylsäure

Bei den Thrombozytenaggregationshemmern entfällt der Hauptteil der Verordnungen weiterhin auf Acetylsalicylsäurepräparate (○ Abbildung 18.2). Sie haben sich nach einer steilen Abnahme im Jahre 2004 in den letzten 10 Jahren kontinuierlich erholt.

Für die Herzinfarkt- und Schlaganfallprophylaxe mit niedrig dosierter Acetylsalicylsäure ist der therapeutische Nutzen in zahlreichen Studien belegt und in Metaanalysen evaluiert worden (Antithrombotic Trialists' Collaboration 2002 und 2009). Laboranalytisch lässt sich bei bis zu 10% der Behandelten ein fehlendes Ansprechen selbst auf Dosen von 325 mg Acetylsalicylsäure pro Tag nachweisen (Gum et al. 2001). Acetylsalicylsäure-resistente oder „non-responder" Patienten weisen ein 3,5-fach höheres Risiko auf, an kardiovaskulären Leiden zu versterben (Eikelboom et al. 2003). Ob in diesen Fällen eine ersatzweise oder zusätzliche Gabe von ADP-Rezeptorantagonisten von Nutzen ist, ist bisher durch klinische Studien nicht geklärt.

◘ Tabelle 18.3 Verordnungen von Acetylsalicylsäurepräparaten 2016. Angegeben sind die 2016 verordneten Tagesdosen, die Änderungen gegenüber 2015 und die mittleren Kosten je DDD 2016.

Präparat	Bestandteile	DDD Mio.	Änderung %	DDD-Nettokosten €
Acetylsalicylsäure				
ASS 100-1 A Pharma	Acetylsalicylsäure	219,0	(−11,3)	0,03
ASS AL 100 TAH	Acetylsalicylsäure	121,8	(+17,2)	0,03
Herz ASS/ASS-TAH-ratiopharm	Acetylsalicylsäure	117,0	(+1,9)	0,03
ASS AbZ protect/TAH	Acetylsalicylsäure	62,1	(+71,7)	0,04
ASS Dexcel protect	Acetylsalicylsäure	60,7	(+70,4)	0,03
ASS 100 HEXAL	Acetylsalicylsäure	51,2	(−5,5)	0,03
ASS TAD	Acetylsalicylsäure	19,3	(−14,7)	0,04
Aspirin N/-protect	Acetylsalicylsäure	18,6	(−13,0)	0,07
ASS protect/100 STADA	Acetylsalicylsäure	11,1	(−22,1)	0,04
Godamed	Acetylsalicylsäure	8,1	(−10,0)	0,03
ASS-Actavis	Acetylsalicylsäure	1,8	(−4,3)	0,03
ASS-CT TAH	Acetylsalicylsäure	1,5	(−90,4)	0,03
		692,1	(+2,3)	0,03
Kombinationspräparate				
Aggrenox retard	Dipyridamol Acetylsalicylsäure	1,4	(−63,8)	1,47
Summe		693,4	(+2,0)	0,04

18.2.2 Dipyridamol

Dipyridamol ist ein Nukleosidtransporthemmer, der vasodilatierend und thrombozytenaggregationshemmend wirkt. Nach einem Cochrane-Review wurde keine Evidenz gefunden, dass Dipyridamol allein oder in Kombination mit anderen Thrombozytenaggregationshemmern wie Acetylsalicylsäure das Risiko für vaskulär bedingte Todesfälle senkt (De Schryver et al. 2003).

Eine Nutzenbewertung des Instituts für Qualität und Wirtschaftlichkeit im Gesundheitswesen (IQWiG) ergab für Dipyridamol plus Acetylsalicylsäure keinen Beleg für einen Zusatznutzen gegenüber einer Monotherapie mit einem Thrombozytenaggregationshemmer. Dem fehlenden Zusatznutzen stand ein Beleg für einen größeren Schaden unter der Kombinationsbehandlung insbesondere durch häufiger auftretende schwerwiegende Blutungen in der Langzeittherapie gegenüber (Institut für Qualität und Wirtschaftlichkeit im Gesund-

heitswesen 2011a). Daraufhin hat der Gemeinsame Bundesausschuss einen Verordnungsausschluss von Dipyridamol in Kombination mit Acetylsalicylsäure zu Lasten der GKV beschlossen (Bundesministerium für Gesundheit 2014). Die Verordnungen des Kombinationspräparats nehmen seither kontinuierlich ab, im Jahr 2016 abermals deutlich um 64% gegenüber dem Vorjahr (◘ Tabelle 18.3).

18.2.3 Clopidogrel

Clopidogrel ist weiterhin der Hauptvertreter der $P2Y_{12}$ ADP-Rezeptorantagonisten, die in den letzten 10 Jahren auf niedrigerem Niveau ähnlich wie die Acetylsalicylsäure zugenommen haben (◘ Abbildung 18.2). Nach dem Patentablauf von Clopidogrel sind 2008 zahlreiche Clopidogrelgenerika auf den Markt gekommen, die 2016 einen Marktanteil von über 99% erreichten (◘ Tabelle 18.4).

◻ **Tabelle 18.4 Verordnungen von ADP-Rezeptorantagonisten (P2Y$_{12}$-Rezeptor) 2016.** Angegeben sind die 2016 verordneten Tagesdosen, die Änderungen gegenüber 2015 und die mittleren Kosten je DDD 2016.

Präparat	Bestandteile	DDD Mio.	Änderung %	DDD-Nettokosten €
Clopidogrel				
Clopidogrel Zentiva	Clopidogrel	90,0	(−20,4)	0,38
Clopidogrel Heumann	Clopidogrel	54,9	(+74,5)	0,32
Clopidogrel TAD/-Krka	Clopidogrel	12,9	(+35,4)	0,47
Grepid	Clopidogrel	1,7	(+585,2)	0,30
Plavix	Clopidogrel	1,4	(−19,6)	0,46
Clopidogrel Hennig	Clopidogrel	1,4	(−15,1)	0,46
		162,4	(+2,9)	0,36
Kombinationspräparate				
Duoplavin	Clopidogrel Acetylsalicylsäure	1,8	(−24,7)	1,20
Weitere ADP-Rezeptorantagonisten				
Brilique	Ticagrelor	19,6	(+12,2)	2,60
Efient	Prasugrel	14,0	(−2,7)	2,77
		33,6	(+5,5)	2,67
Summe		197,8	(+3,0)	0,76

Clopidogrel zeigt in der Monotherapie im Vergleich zu Acetylsalicylsäure nur eine marginale Überlegenheit. In einer großen Studie zur Sekundärprävention ischämischer Ereignisse an 19185 Patienten betrug das jährliche Risiko für Schlaganfall, Myokardinfarkt oder vaskulär bedingten Todesfall mit Clopidogrel 5,32% und mit Acetylsalicylsäure 5,82% (CAPRIE Steering Committee 1996). Eine Bewertung des Instituts für Qualität und Wirtschaftlichkeit im Gesundheitswesen (2006) ergab, dass sich der Zusatznutzen auf die Reduktion des Risikos für vaskuläre Ereignisse bei Patienten mit Claudicatio intermittens oder Amputation wegen arterieller Verschlusskrankheit beschränkt. Der Gemeinsame Bundesausschuss hat daraufhin die Verordnungsfähigkeit von Clopidogrel in der Monotherapie zu Lasten der gesetzlichen Krankenkassen auf diese Patientengruppe sowie auf Patienten mit Acetylsalicylsäure-Unverträglichkeit beschlossen (Bundesministerium für Gesundheit 2012a). Allerdings ist die Anwendung von Clopidogrel bei gastrointestinaler Unverträglichkeit von Acetylsalicylsäure keine zweckmäßige Option. Patienten, bei denen während der Prävention kardiovaskulärer Krankheiten mit niedrig dosierter Acetylsalicylsäure blutende Magenulzera aufgetreten waren, entwickelten nach Umstellung auf Clopidogrel in 12 Monaten wesentlich häufiger Blutungsrezidive als Patienten, die zusätzlich zu Acetylsalicylsäure Esomeprazol erhielten (8,6% gegenüber 0,7%) (Chan et al. 2005). Daraus leitet sich die Empfehlung ab, bei gastrointestinaler Unverträglichkeit von Acetylsalicylsäure zusätzlich einen Protonenpumpenhemmer zur Prophylaxe von Magenulzera zu geben.

Inzwischen liegen mehrere klinische Studien zur kombinierten Anwendung von Acetylsalicylsäure und Clopidogrel bei kardiologischen Indikationen vor. In der CURE-Studie traten bei 12562 Patienten mit akutem Koronarsyndrom über einen Zeitraum von 3–12 Monaten in der Clopidogrel-Acetylsalicylsäuregruppe seltener kardiovaskuläre Todesfälle, Herzinfarkte und Schlaganfälle auf als in der nur mit Acetylsalicylsäure behandelten Gruppe (9,3% gegenüber 11,4%). Schwerere Blutungen waren allerdings in der Clopidogrelgruppe signifikant (3,7% gegenüber 2,7%) häufiger (The Clopidogrel in Unstable Angina to Prevent Recurrent Events Trial Investigators 2001). In der Substudie PCI-CURE-Studie (Mehta et al. 2001) wurde erkannt, dass bei interventionell behandelten Patienten mit akutem Koronarsyndrom ein frühzeitiger Behandlungsbeginn (bis 10 Tage vor perkutaner koronarer Intervention) und die Verlängerung der Therapiedauer um 8 Monate die Myokardinfarktrate signifikant senken. Die kombinierte Behandlung gilt daher als Therapiestandard für Patienten mit akutem Koronarsyndrom (instabile Angina pectoris, Nicht-ST-Hebungsinfarkt).

Lange bestanden unterschiedliche Ansichten, wie lange Clopidogrel zusätzlich zu Acetylsalicylsäure nach Implantation eines koronaren Stents in Abhängigkeit vom Stenttyp und der klinischen Situation verabreicht werden soll. In der gemeinsamen Auswertung der REAL-LATE und ZEST-LATE Studien wurde mehr als ein Jahr nach Implantation von beschichteten Stents kein signifikanter Vorteil einer dualen Plättchenhemmung gegenüber der Monotherapie mit Acetylsalicylsäure gefunden (Park et al. 2010). Die groß angelegte randomisierte DAPT-Studie mit 9961 Patienten fand bei einer dualen Plättchenhemmung nach Implantation beschichteter Stents über zwölf Monate hinaus zwar eine Reduktion von Stentthrombosen und Herzinfarkten, die aber mit einer erhöhten Blutungsrate und Mortalität einherging (Mauri et al. 2014). Aktuelle Leitlinien zur Therapie des akuten Koronarsyndroms empfehlen, dass die Dauer der dualen Plättchenhemmung individuell festgelegt werden soll und eine Verkürzung von zwölf Monaten auf sechs oder drei Monate gerechtfertigt sein kann (Windecker et al. 2014, Levine et al. 2016). Bei unbeschichteten Stents kann die duale Plättchenhemmung in der Regel auf vier Wochen verkürzt werden, wenn es sich um elektive Eingriffe handelt.

In der CHARISMA-Studie wurden Clopidogrel und Acetylsalicylsäure zur Sekundärprophylaxe bei 15603 kardiovaskulären Risikopatienten getestet (Bhatt et al. 2006). Die Kombination zeigte nach 28 Monaten keinen Vorteil gegenüber der Therapie mit Acetylsalicylsäure allein bezüglich der Rate an kardiovaskulären Todesfällen, Herzinfarkten oder Schlaganfällen (6,7% gegenüber 7,2%). In einer Subgruppe mit multiplen Risikofaktoren war die kardiovaskuläre Sterblichkeit sogar höher als unter Acetylsalicylsäure allein. Die randomisierte MATCH-Studie verglich über 18 Monate Clopidogrel plus Acetylsalicylsäure mit Clopidogrel allein bei Patienten mit einem kurz zuvor aufgetretenen ischämischen Schlaganfall oder einer transienten ischämischen Attacke (Diener et al. 2004). Die Kombination verhinderte vaskuläre Ereignisse nicht effektiver als Clopidogrel allein (15,7% gegenüber 16,7%), ging jedoch mit einer signifikant höheren Rate lebensbedrohlicher Blutungen einher (2,6% gegenüber 1,3%).

Im Rahmen der ACTIVE A-Studie wurde bei Patienten mit nichtvalvulärem Vorhofflimmern, bei denen eine Therapie mit Vitamin-K-Antagonisten nicht indiziert war, Clopidogrel zusätzlich zu Acetylsalicylsäure getestet (The ACTIVE Investigators 2009). Unter Clopidogrel plus Acetylsalicylsäure traten in 3,6 Jahren weniger Schlaganfälle, Embolien, Herzinfarkte oder kardiovaskuläre Todesfälle auf (6,8% gegenüber 7,6%/Jahr) aber mehr schwere Blutungskomplikationen als unter Acetylsalicylsäure allein (2,0% gegenüber 1,3%/Jahr). In der AVERROES-Studie reduzierte Apixaban bei einem ähnlichen Patientenkollektiv mit nichtvalvulärem Vorhofflimmern, bei dem Vitamin-K-Antagonisten nicht erwünscht oder indiziert waren, Schlaganfälle und Embolien (1,6% gegenüber 3,7%/Jahr) gegenüber Acetylsalicylsäure deutlicher, ohne dass Blutungskomplikationen zunahmen (Connolly et al. 2011). Die ACTIVE-W-Studie, in der Clopidogrel plus Acetylsalicylsäure bei Patienten mit Vorhofflimmern mit einer Warfarin-Therapie mit INR-Zielwerten von 2–3 verglichen wurde, musste nach 1,3 Jahren vorzeitig beendet werden, da die Kombination in der Verhinderung von vaskulären Ereignissen (Schlaganfälle, Embolien, Herzinfarkte oder kardiovaskuläre Todesfälle) Warfarin unterlegen (5,60% gegenüber 3,93%/Jahr) war (The ACTIVE Investigators 2006). Eine Therapie mit oralen Antikoagulantien bleibt somit nach wie vor die wirksamste Option zur Verhinderung zerebraler Insulte bei Patienten mit Vorhofflimmern. Die Kombination aus Clopidogrel plus Acetylsalicylsäure wird entsprechend in Leitlinien nur noch für spezielle Situationen oder nur noch als fernere Option empfohlen (January et al. 2014, Kirchhof et al. 2016).

Clopidogrel ist eine inaktive Vorstufe, die erst in den aktiven Wirkstoff umgewandelt wird, woran das Cytochrom CYP2C19 wesentlich beteiligt ist. Genetische Polymorphismen von CYP2C (Collet et al. 2009, Simon et al. 2009) tragen zur Variabilität des pharmakologischen Effektes bei. Zudem kann das Cytochrom durch Protonenpumpenhemmer inhibiert werden. In der großen randomisierten COGENT-Studie hatte die gleichzeitige Therapie mit Omeprazol zusätzlich zu einer dualen Plättchenhemmung mit Clopidogrel und Acetylsalicylsäure jedoch keinen negativen Effekt auf die Rate kardiovaskulärer Ereignisse (Bhatt et al. 2010). Die klinische Bedeutung dieser Interaktion ist aber vor allem bei Hochrisikopatienten nicht ausreichend geklärt, so dass die Europäische Gesellschaft für Kardiologie im Zweifelsfall ein pragmatisches Vorgehen mit Einsatz von Protonenpumpenhemmern mit geringer Inhibition von CYP2C19 wie Pantoprazol empfiehlt (Agewall et al. 2013).

18.2.4 Prasugrel

Prasugrel ist ähnlich wie Clopidogrel die inaktive Vorstufe eines aktiven Metaboliten, der die $P2Y_{12}$ ADP-Rezeptoren irreversibel blockiert. Anders als Clopidogrel wird Prasugrel in der Leber vor allem durch CYP3A4, CYP2B6 und weitere Isoenzyme aktiviert. Maximale Plasmaspiegel des aktiven Metaboliten werden bereits nach 30 Minuten erreicht. In der TRITON-TIMI 38 Studie wurde Prasugrel mit Clopidogrel, jeweils mit initialer Loading-Dose und zusätzlich zu Acetylsalicylsäure gegeben, bei 13608 Patienten mit akutem Koronarsyndrom verglichen, bei denen eine perkutane Koronarintervention durchgeführt werden sollte (Wiviott et al. 2007). Kardiovaskuläre Todesfälle, Herzinfarkte oder Schlaganfälle traten unter Prasugrel signifikant seltener auf als unter Clopidogrel (9,9% gegenüber 12,1%). Schwere Blutungen waren jedoch unter Prasugrel signifikant häufiger (2,4% gegenüber 1,8%), insbesondere bei Patienten über 75 Jahre. Das Institut für Qualität und Wirtschaftlichkeit im Gesundheitswesen (2011b) hat jedoch einen Zusatznutzen von Prasugrel gegenüber Clopidogrel nicht bestätigt, da die publizierten Ergebnisse durch syste-

matische Fehler in der Studienanlage und -auswertung verzerrt waren.

In der TRILOGY-Studie (Roe et al. 2012) wurde an 7243 Patienten im Alter unter 75 Jahren überprüft, ob die Kombination aus Acetylsalicylsäure mit Prasugrel einer Kombination mit Clopidogrel bei akutem Koronarsyndrom, das rein konservativ und ohne Revaskularisierung behandelt wird, überlegen ist. Nach 17 Monaten waren kardiovaskuläre Todesfälle, Herzinfarkte oder Schlaganfälle unter Prasugrel nicht signifikant seltener als unter Clopidogrel (13,9% gegenüber 16,0%). Die Rate schwerer Blutungen unterschied sich hier nicht.

18.2.5 Ticagrelor

In Gegensatz zu Clopidogrel und Prasugrel ist Ticagrelor ein direkt wirkender und reversibler Antagonist des $P2Y_{12}$-Rezeptors, der keine hepatische Aktivierung erfordert. Ticagrelor hemmt die Thrombozytenfunktion deshalb auch ohne Loading-Dose rascher als Clopidogrel und ähnlich schnell wie Prasugrel. Nach Absetzen hält die Thrombozytenaggregationshemmung auch kürzer an. In der PLATO Studie wurden die Kombinationen aus Acetylsalicylsäure mit Ticagrelor oder mit Clopidogrel über 12 Monate bei 18624 Patienten mit akutem Koronarsyndrom verglichen, die rein konservativ, interventionell oder mit einem Koronarbypass behandelt wurden (Wallentin et al. 2009). Vaskuläre Todesfälle, Herzinfarkte und Schlaganfälle wurden durch Ticagrelor gegenüber Clopidogrel signifikant reduziert (9,8% gegenüber 11,7%). Auch die Gesamtmortalität (4,5% gegenüber 5,9%), die kardiovaskuläre Mortalität (4,0% gegenüber 5,1%) und die Herzinfarktrate (5,8% gegenüber 6,9%) waren signifikant geringer. Dennoch waren schwere Blutungen nicht häufiger als unter Clopidogrel (11,6% gegenüber 11,2%). In der EUCLID-Studie war die Monotherapie mit Ticagrelor einer Behandlung mit Clopidogrel bei 13885 Patienten mit symptomatischer peripherer arterieller Verschlusskrankheit nicht überlegen (Hiatt et al. 2017). Die Rate an kardiovaskulären Todesfällen, Myokardinfarkten und ischämischen Schlaganfällen unterschied sich nach 30 Monaten nicht (10,8% vs. 10,6%), akute Ischämien der Extremitäten und

◘ **Tabelle 18.5 Verordnungen von Antihämorrhagika 2016.** Angegeben sind die 2016 verordneten Tagesdosen, die Änderungen gegenüber 2015 und die mittleren Kosten je DDD 2016.

Präparat	Bestandteile	DDD Mio.	Änderung %	DDD-Nettokosten €
Blutgerinnungsfaktoren				
Advate	Octocog alfa	0,05	(+0,2)	1089,21
Beriate/-P	Gerinnungsfaktor VIII	0,02	(−16,6)	943,89
Kogenate	Octocog alfa	0,02	(−27,7)	1039,66
Haemoctin	Gerinnungsfaktor VIII	0,02	(−1,3)	996,10
		0,11	(−11,0)	1035,09
Vitamin K				
Konakion	Phytomenadion	0,59	(−11,0)	0,37
Antifibrinolytika				
Cyklokapron	Tranexamsäure	0,35	(+4,3)	3,91
Thrombopoetin-Rezeptoragonisten				
Revolade	Eltrombopag	0,44	(+47,0)	88,28
Summe		1,5	(+4,7)	106,61

Blutungen waren gleich häufig. Eine Zulassung von Ticagrelor in dieser Indikation ist nicht zu erwarten. Zusätzlich zur Blockade des $P2Y_{12}$-Rezeptors hemmt Ticagrelor auch den Nukleosidtransporter ENT1, der für die zelluläre Aufnahme von Adenosin verantwortlich ist. Der Anstieg des Adenosinplasmaspiegels (Bonello et al. 2014) könnte für die nach Ticagrelor häufiger als nach Clopidogrel beobachtete Dyspnoe (13,8% gegenüber 7,8%) verantwortlich sein.

Ticagrelor wurde 2011 als erstes Arzneimittel der frühen Nutzenbewertung nach dem Arzneimittelmarktneuordnungsgesetz (AMNOG) unterzogen. Dabei wurde der Zusatznutzen von Ticagrelor bei den verschiedenen Formen des akuten Koronarsyndroms separat bewertet. Nur bei Patienten mit instabiler Angina pectoris oder Nicht-ST-Hebungsinfarkt (NSTEMI) wurde Ticagrelor ein beträchtlicher Zusatznutzen gegenüber Clopidogrel bescheinigt. Für Patienten mit ST-Hebungsinfarkt (STEMI) lagen keine ausreichenden Daten für einen Vergleich mit der Vergleichstherapie vor (Bundesministerium für Gesundheit 2012b).

18.3   Antihämorrhagika

18.3.1 Blutgerinnungsfaktoren

Die umsatzstärkste Gruppe der Antihämorrhagika sind die Faktor-VIII-Präparate (◘ Tabelle 18.5), die zur Prophylaxe und Therapie von Blutungen bei Patienten mit angeborenem Faktor VIII-Mangel (Hämophilie A) eingesetzt werden. Standardtherapie ist die primäre Prophylaxe durch regelmäßige intravenöse Infusion von Faktor VIII, die der bedarfsgesteuerten Behandlung bezüglich Blutungsereignissen und Gelenkfunktion deutlich überlegen ist (Hoots und Nugent 2006, Giagrande 2014). Die Vorteile der prophylaktischen Therapie gegenüber einer On-Demand-Therapie sind mittlerweile in randomisierten Studien bestätigt (Manco-Johnson et al. 2014, Kavakli et al. 2015). Die Hämophilie gehört zu den seltenen Erkrankungen mit besonderen Krankheitsverläufen und hoch spezialisierten Leistungen, die für die ambulante Behandlung im Krankenhaus zugelassen sind (§ 116 b Absatz 3 SGB V). Aus diesem Grunde wird ein großer Teil der Faktor-VIII-Präparate über Direktverträge an Krankenhäuser geliefert, die in den hier dargestellten Umsatzwerten nicht erfasst werden. Umsätze und

Veränderungsraten der Gerinnungsfaktoren sind daher unvollständig (◘ Tabelle 18.5).

Octocog alfa ist ein rekombinanter Blutgerinnungsfaktor VIII, der aus Zellkulturen gewonnen wird und häufiger zur Behandlung von Patienten mit Hämophilie A gegeben wird als aus humanem Plasma gewonnener, gereinigter Gerinnungsfaktor VIII. Als weiteres rekombinantes Faktor VIII-Präparat wurde 2016 Efmoroctocog alfa (*Alprolix*) zugelassen, das eine verlängerte Halbwertszeit und damit ein größeres Applikationsintervall aufweist (▶ vgl. Kapitel 3, Neue Arzneimittel, Abschnitt 3.1.7). Ebenfalls neu zugelassen wurde Susoctocog alfa (*Obizur*), ein verkürzter rekombinanter Blutgerinnungsfaktor VIII zur Behandlung von Blutungen bei Patienten mit erworbener Hämophilie, die durch Antikörper gegen den Faktor VIII verursacht wird (▶ vgl. Kapitel 3, Neue Arzneimittel, Abschnitt 3.1.26).

Faktor-IX-Präparate zur Prophylaxe und Therapie von Blutungen bei Patienten mit angeborenem Faktor IX-Mangel (Hämophilie B) sind unter den meistverordneten Arzneimitteln nicht vertreten, da diese Hämophilieform wesentlich seltener ist. Auch hier sind 2016 zwei neue rekombinante Präparate mit verlängerter Halbwertszeit (Albutrepenonacog alfa, Eftrenonacog alfa) zugelassen worden, die nur noch alle 1–2 Wochen injiziert werden müssen (▶ vgl. Kapitel 3, Neue Arzneimittel, Abschnitt 3.1.2 und Abschnitt 3.1.8).

18.3.2 Thrombopoetin-Rezeptoragonist

Erstmalig 2016 erscheint Eltrombopag (*Revolade*) in der Liste der am häufigsten verordneten Antithrombotika (◘ Tabelle 18.5). Eltrombopag ist ein oral applizierbarer Agonist des Thrombopoetin-Rezeptors und fördert im Knochenmark die Bildung neuer Thrombozyten. Es wurde 2010 zugelassen und kann zur Behandlung von Patienten mit chronischer immun(idiopathischer)-thrombozytopenischer Purpura (ITP), Thrombozytopenie bei chronischer Hepatitis C oder bei erworbener schwerer aplastischer Anämie eingesetzt werden.

Literatur

Agewall S, Cattaneo M, Collet JP, Andreotti F, Lip GY, Verheugt FW, Huber K, Grove EL, Morais J, Husted S, Wassmann S, Rosano G, Atar D, Pathak A, Kjeldsen K, Storey RF; ESC Working Group on Cardiovascular Pharmacology and Drug Therapy and ESC Working Group on Thrombosis (2013): Expert position paper on the use of proton pump inhibitors in patients with cardiovascular disease and antithrombotic therapy. Eur Heart J 34: 1708–13, 1713a–1713b

Agnelli G, Buller HR, Cohen A, Curto M, Gallus AS, Johnson M, Masiukiewicz U, Pak R, Thompson J, Raskob GE, Weitz JI, Investigators A (2013a): Oral apixaban for the treatment of acute venous thromboembolism. N Engl J Med 369: 799–808

Agnelli G, Buller HR, Cohen A, Curto M, Gallus AS, Johnson M, Porcari A, Raskob GE, Weitz JI, Investigators P-E (2013b): Apixaban for extended treatment of venous thromboembolism. N Engl J Med 368: 699–708

Akl EA, Labedi N, Barba M, Terrenato I, Sperati F, Muti P, Schünemann H (2011): Anticoagulation for the long-term treatment of venous thromboembolism in patients with cancer. Cochrane Database Syst Rev 6: CD006650

Algra A, de Schryver EL, van Gijn J, Kappelle LJ, Koudstaal PJ (2001): Oral anticoagulants versus antiplatelet therapy for preventing further vascular events after transient ischaemic attack or minor stroke of presumed arterial origin. Cochrane Database Syst Rev 2001 (4): CD 001342

Alikhan R, Cohen AT (2009): Heparin for the prevention of venous thromboembolism in general medical patients (excluding stroke and myocardial infarction). Cochrane Database of Systematic Reviews 2009, Issue 3. Art. No.: CD003747

Antithrombotic Trialists' Collaboration (2002): Collaborative meta-analysis of randomised trials of antiplatelet therapy for prevention of death, myocardial infarction, and stroke in high risk patients. Brit Med J 324: 71–86

Antithrombotic Trialists' (ATT) Collaboration, Baigent C, Blackwell L, Collins R, Emberson J, Godwin J, Peto R, Buring J, Hennekens C, Kearney P, Meade T, Patrono C, Roncaglioni MC, Zanchetti A (2009): Aspirin in the primary and secondary prevention of vascular disease: collaborative meta-analysis of individual participant data from randomised trials. Lancet 373: 1849–1860

AWMF Leitlinien-Register Nr. 065/002, Klasse S2k: Diagnostik und Therapie der Venenthrombose und der Lungenembolie. Stand: 10.10.2015. Unter: http://www.awmf.org/awmf-online-das-portal-der-wissenschaftlichen-medizin/awmf-aktuell.html; Zugriff 1.6.2017

Bangalore S, Toklu B, Kotwal A, Volodarskiy A, Sharma S, Kirtane AJ, Feit F (2014): Anticoagulant therapy during primary percutaneous coronary intervention for acute myocardial infarction: a meta-analysis of randomized trials in the era of stents and P2Y12 inhibitors. BMJ. 349: g6419

Bhatt DL, Cryer BL, Contant CF, Cohen M, Lanas A, Schnitzer TJ, Shook TL, Lapuerta P, Goldsmith MA, Laine L, Scirica BM, Murphy SA, Cannon CP; COGENT Investigators (2010): Clopidogrel with or without omeprazole in coronary artery disease. N Engl J Med 363: 1909–1917

Bhatt DL, Fox KAA, Hacke W, Berger PB, Black HR, Boden WE, Cacoub P, Cohen EA, Creager MA, Easton JD, Flather MD, Haffner SM, Hamm CW, Hankey GJ, Johnston SC, Mak KH, Mas JL, Montalescot G, Pearson TA, Steg PG, Steinhubl SR, Weber MA, Brennan DM, Fabry-Ribaudo L, Booth J, Topol EJ; CHARISMA Investigators (2006): Clopidogrel and aspirin versus aspirin alone for the prevention of atherothrombotic events. N Engl J Med 354: 1706–1717

Björck F, Sandén P, Renlund H, Svensson PJ, Själander A (2016): Warfarin treatment quality is consistently high in both anticoagulation clinics and primary care setting in Sweden. Thromb Res 136: 216–220

Bonello L, Laine M, Kipson N, Mancini J, Helal O, Fromonot J, Gariboldi V, Condo J, Thuny F, Frere C, Camoin-Jau L, Paganelli F, Dignat-George F, Guieu R (2014): Ticagrelor increases adenosine plasma concentration in patients with an acute coronary syndrome. J Am Coll Cardiol 63: 872–877

Bundesinstitut für Arzneimittel und Medizinprodukte (2017): Unter http://www.bfarm.de/DE/Service/Presse/Themendossiers/NOAK/_node.html; Zugriff 1.6.2017

Bundesministerium für Gesundheit (2012a): Bekanntmachung eines Beschlusses des Gemeinsamen Bundesausschusses über eine Korrektur der Arzneimittel-Richtlinie (AMR) in Anlage 10: Clopidogrel. BAnz. Nr. 161 (S. 3 814) vom 23.10.2008

Bundesministerium für Gesundheit (2012b): Bekanntmachung eines Beschlusses des Gemeinsamen Bundesausschusses über eine Änderung der Arzneimittel-Richtlinie (AM-RL): Anlage XII – Beschlüsse über die Nutzenbewertung von Arzneimitteln mit neuen Wirkstoffen nach § 35a des Fünften Buches Sozialgesetzbuch (SGB V) Ticagrelor vom 15. Dezember 2011, BAnz Nr. 11 vom 19.01.2012

Bundesministerium für Gesundheit (2014): Bekanntmachung eines Beschlusses des Gemeinsamen Bundesausschusses über eine Änderung der Arzneimittel-Richtlinie (AM-RL): Anlage III – Übersicht der Verordnungseinschränkungen und –ausschlüsse Dipyridamol in Kombination mit Acetylsalicylsäure vom 16. Mai 2013, veröffentlicht am Dienstag, 25. Februar 2014 BAnz AT 25.02.2014 B2

CAPRIE Steering Committee (1996): A randomised, blinded, trial of clopidogrel versus aspirin in patients at risk of ischaemic events (CAPRIE). Lancet 348: 1329–1339

Chan FK, Ching JY, Hung LC, Wong VW, Leung VK, Kung NN, Hui AJ, Wu JC, Leung WK, Lee VW, Lee KK, Lee YT, Lau JY, To KF, Chan HL, Chung SC, Sung JJ (2005): Clopidogrel versus aspirin and esomeprazole to prevent recurrent ulcer bleeding. N Engl J Med 352: 238–244

Collet JP, Hulot JS, Pena A, Villard E, Esteve JB, Silvain J, Payot L, Brugier D, Cayla G, Beygui F, Bensimon G, Funck-Brentano C, Montalescot G (2009): Cytochrome P450 2C19 polymorphism in young patients treated with clopidogrel after myocardial infarction: a cohort study. Lancet 373: 309–317

Connolly SJ, Ezekowitz MD, Yusuf S, Eikelboom J, Oldgren J, Parekh A, Pogue J, Reilly PA, Themeles E, Varrone J, Wang S, Alings M, Xavier D, Zhu J, Diaz R, Lewis BS, Darius H, Diener HC, Joyner CD, Wallentin L; RE-LY Steering Committee and Investigators (2009): Dabigatran versus warfarin in patients with atrial fibrillation. N Engl J Med. 361: 1139–1151

Connolly SJ, Eikelboom J, Joyner C, Diener HC, Hart R, Golitsyn S, Flaker G, Avezum A, Hohnloser SH, Diaz R, Talajic M, Zhu J, Pais P, Budaj A, Parkhomenko A, Jansky P, Commerford P, Tan RS, Sim KH, Lewis BS, Van Mieghem W, Lip GY, Kim JH, Lanas-Zanetti F, Gonzalez-Hermosillo A, Dans AL, Munawar M, O'Donnell M, Lawrence J, Lewis G, Afzal R, Yusuf S; AVERROES Steering Committee and Investigators (2011): Apixaban in patients with atrial fibrillation. N Engl J Med 364: 806–817

Cuker A, Siegal DM, Crowther MA, Garcia DA (2014): Laboratory measurement of the anticoagulant activity of the non-vitamin K oral anticoagulants. J Am Coll Cardiol 64: 1128–1139

De Caterina R, Husted S, Wallentin L, Andreotti F, Arnesen H, Bachmann F, Baigent C, Huber K, Jespersen J, Kristensen SD, Lip GY, Morais J, Rasmussen LH, Siegbahn A, Verheugt FW, Weitz JI (2013): Vitamin K antagonists in heart disease: current status and perspectives (Section III). Position paper of the ESC Working Group on Thrombosis – Task Force on Anticoagulants in Heart Disease. Thromb Haemost 110: 1087–1107

Dentali F, Douketis JD, Lim W, Crowther M (2007): Combined aspirin-oral anticoagulant therapy compared with oral anticoagulant therapy alone among patients at risk for cardiovascular disease: a meta-analysis of randomized trials. Arch Intern Med. 167: 117–124

De Schryver ELLM, Algra A, van Gijn MD (2003): Cochrane Review: Dipyridamole for preventing major vascular events in patients with vascular disease. Stroke 34: 2072–2080

Diener HC, Bogousslavsky J, Brass LM, Cimminiello C, Csiba L, Kaste M, Leys D, Matias-Guiu J, Rupprecht HJ; MATCH investigators (2004): Aspirin and clopidogrel compared with clopidogrel alone after recent ischaemic stroke or transient ischaemic attack in high-risk patients (MATCH): randomised, double-blind, placebo-controlled trial. Lancet 364: 331–337

Eikelboom JW, Connolly SJ, Brueckmann M, Granger CB, Kappetein AP, Mack MJ, Blatchford J, Devenny K, Friedman J, Guiver K, Harper R, Khder Y, Lobmeyer MT, Maas H, Voigt JU, Simoons ML, Van de Werf F; RE-ALIGN Investigators (2013): Dabigatran versus warfarin in patients with mechanical heart valves. N Engl J Med 369: 1206–1214

Eikelboom JW, Hirsh J, Weitz JI, Johnston M, Yi Q, Yusuf S (2003): Aspirin-resistant thromboxane biosynthesis and the risk of myocardial infarction, stroke, or cardiovascular death in patients at high risk for cardiovascular events. Circulation 105: 1650–1655

18

Eikelboom JW, Quinlan DJ, O'Donnell M (2009): Major bleeding, mortality, and efficacy of fondaparinux in venous thromboembolism prevention trials. Circulation 120: 2006–2011

Eikelboom JW, Quinlan DJ, Mehta SR, Turpie AG, Menown IB, Yusuf S (2005): Unfractionated and low-molecular-weight heparin as adjuncts to thrombolysis in aspirin-treated patients with ST-elevation acute myocardial infarction: a meta-analysis of the randomized trials. Circulation 112: 3855–3867

Eriksson BI, Borris LC, Friedman RJ, Haas S, Huisman MV, Kakkar AK, Bandel TJ, Beckmann H, Muehlhofer E, Misselwitz F, Geerts W, RECORD1 Study Group (2008): Rivaroxaban versus enoxaparin for thromboprophylaxis after hip arthroplasty. N Engl J Med 358: 2765–2775

Erkens PM, Prins MH (2010): Fixed dose subcutaneous low molecular weight heparins versus adjusted dose unfractionated heparin for venous thromboembolism. Cochrane Database Syst Rev 9: CD001100

European Medicines Agency (2011): Updates on safety of PRADAXA; Pressemitteilung vom 18. Nov. 2011.Internet : www.ema.europa.eu/docs/en_GB/document_library/ Press_release/ 2011/11/WC500117818.pdf

Giangrande P, Seitz R, Behr-Gross ME, Berger K, Hilger A, Klein H, Schramm W, Mannucci PM. Kreuth III (2014): European consensus proposals for treatment of haemophilia with coagulation factor concentrates. Haemophilia 20: 322–325

Giugliano RP, Ruff CT, Braunwald E, Murphy SA, Wiviott SD, Halperin JL, Waldo AL, Ezekowitz MD, Weitz JI, Špinar J, Ruzyllo W, Ruda M, Koretsune Y, Betcher J, Shi M, Grip LT, Patel SP, Patel I, Hanyok JJ, Mercuri M, Antman EM; ENGAGE AF-TIMI 48 Investigators (2013): Edoxaban versus warfarin in patients with atrial fibrillation. N Engl J Med 369: 2093–2104

Gómez-Outes A, Terleira-Fernández AI, Suárez-Gea ML, Vargas-Castrillón E (2012): Dabigatran, rivaroxaban, or apixaban versus enoxaparin for thromboprophylaxis after total hip or knee replacement: systematic review, meta-analysis, and indirect treatment comparisons. BMJ 344: e3675

Gould MK, Dembitzer AD, Doyle RL, Hastie TJ, Garber AM (1999): Low-molecular-weight heparins compared with unfractionated heparin for treatment of acute deep venous thrombosis. A meta-analysis of randomized, controlled trials. Ann Intern Med 130: 800–809

Granger CB, Alexander JH, McMurray JJ, Lopes RD, Hylek EM, Hanna M, Al-Khalidi HR, Ansell J, Atar D, Avezum A, Bahit MC, Diaz R, Easton JD, Ezekowitz JA, Flaker G, Garcia D, Geraldes M, Gersh BJ, Golitsyn S, Goto S, Hermosillo AG, Hohnloser SH, Horowitz J, Mohan P, Jansky P, Lewis BS, Lopez-Sendon JL, Pais P, Parkhomenko A, Verheugt FW, Zhu J, Wallentin L; ARISTOTLE Committees and Investigators (2011): Apixaban versus warfarin in patients with atrial fibrillation. N Engl J Med 365: 981–992

Greinacher A, Warkentin TE (2008): Risk of heparin-induced thrombocytopenia in patients receiving thromboprophylaxis. Expert Rev Hematol 1: 75–85

Greinacher A (2015): Heparin-Induced Thrombocytopenia. N Engl J Med 373: 252–261

Gum PA, Kottke-Marchant K, Poggio ED, Gurm H, Welsh PA, Brooks L, Sapp SK, Topol EJ (2001): Profile and prevalence of aspirin resistance in patients with cardiovascular disease. Am J Cardiol 88: 230–235

Hiatt WR, Fowkes FG, Heizer G, Berger JS, Baumgartner I, Held P, Katona BG, Mahaffey KW, Norgren L, Jones WS, Blomster J, Millegård M, Reist C, Patel MR; EUCLID Trial Steering Committee and Investigators (2017): Ticagrelor versus clopidogrel in symptomatic peripheral artery disease. N Engl J Med 376: 32–40

Hohnloser SH, Basic E, Nabauer M (2017). Comparative risk of major bleeding with new oral anticoagulants (NOACs) and phenprocoumon in patients with atrial fibrillation: a post-marketing surveillance study. Clin Res Cardiol, Epub ahead of print 2017 Mar 14, doi: 10.1007/s00392-017-1098-x

Hoots WK, Nugent DJ (2006): Evidence for the benefits of prophylaxis in the management of hemophilia A. Thromb Haemost 96: 433–440

Hurlen M, Abdelnoor M, Smith P, Erikssen J, Arnesen H (2002): Warfarin, aspirin, or both after myocardial infarction. N Engl J Med. 347: 969–974

Institut für Qualität und Wirtschaftlichkeit im Gesundheitswesen (2006): Clopidogrel versus Acetylsalicylsäure in der Sekundärprophylaxe vaskulärer Erkrankungen. Abschlussbericht A04/01A. Stand 30.06.2006. Internet: https://www.iqwig.de/download/A04-01A_Abschluss-bericht_Clopidogrel_versus_ASS_in_der_Sekundaer-prophylaxe.pdf

Institut für Qualität und Wirtschaftlichkeit im Gesundheitswesen (2011a): Dipyridamol + ASS zur Sekundärprävention nach Schlaganfall oder TIA. Abschlussbericht A09-01. Stand 14.02.2011. Internet: https://www.iqwig.de/down-load/A09-01_Abschlussbericht_Dipyridamol_ASS_nach_ Schlaganfall_oder_TIA.pdf

Institut für Qualität und Wirtschaftlichkeit im Gesundheitswesen (2011b): Prasugrel bei akutem Koronarsyndrom. Abschlussbericht A09-02. Stand 11.07.2011. Internet: https://www.iqwig.de/download/A09-02_Abschluss-bericht_Prasugrel_bei_akutem_Koronarsyndrom.pdf

January CT, Wann LS, Alpert JS, Calkins H, Cigarroa JE, Cleveland JC Jr, Conti JB, Ellinor PT, Ezekowitz MD, Field ME, Murray KT, Sacco RL, Stevenson WG, Tchou PJ, Tracy CM, Yancy CW; ACC/AHA Task Force Members (2014): 2014 AHA/ACC/HRS guideline for the management of patients with atrial fibrillation: executive summary: a report of the American College of Cardiology/American Heart Association Task Force on practice guidelines and the Heart Rhythm Society. Circulation 130: 2071–2104

Kavakli K, Yang R, Rusen L, Beckmann H, Tseneklidou-Stoeter D, Maas Enriquez M; LEOPOLD II Study Investigators (2015): Prophylaxis vs. on-demand treatment with BAY 81-8973, a full-length plasma protein-free recombinant factor VIII product: results from a randomized trial (LEOPOLD II). J Thromb Haemost 13: 360–369

Kearon C, Akl EA, Comerota AJ, Prandoni P, Bounameaux H, Goldhaber SZ, Nelson ME, Wells PS, Gould MK, Dentali F, Crowther M, Kahn SR; American College of Chest Physicians (2012): Antithrombotic therapy for VTE disease: Antithrombotic Therapy and Prevention of Thrombosis, 9th ed: American College of Chest Physicians Evidence-Based Clinical Practice Guidelines. Chest 141 2 Suppl): e419S–94S

Kirchhof P, Benussi S, Kotecha D, Ahlsson A, Atar D, Casadei B, Castella M, Diener HC, Heidbuchel H, Hendriks J, Hindricks G, Manolis AS, Oldgren J, Popescu BA, Schotten U, Van Putte B, Vardas P, Agewall S, Camm J, Baron Esquivias G, Budts W, Carerj S, Casselman F, Coca A, De Caterina R, Deftereos S, Dobrev D, Ferro JM, Filippatos G, Fitzsimons D, Gorenek B, Guenoun M, Hohnloser SH, Kolh P, Lip GY, Manolis A, McMurray J, Ponikowski P, Rosenhek R, Ruschitzka F, Savelieva I, Sharma S, Suwalski P, Tamargo JL, Taylor CJ, Van Gelder IC, Voors AA, Windecker S, Zamorano JL, Zeppenfeld K (2016): ESC Guidelines for the management of atrial fibrillation developed in collaboration with EACTS. Eur Heart J 37: 2893–2962

Koch A, Ziegler S, Breitschwerdt H, Victor N (2001): Low molecular weight heparin and unfractionated heparin in thrombosis prophylaxis: meta-analysis based on original patient data. Thromb Res 102: 295–309

Kodumuri V, Adigopula S, Singh P, Swaminathan P, Arora R, Khosla S (2011): Comparison of low molecular weight heparin with unfractionated heparin during percutaneous coronary interventions: a meta-analysis. Am J Ther 18: 180–189

Larsen TB, Skjøth F, Nielsen PB, Kjældgaard JN, Lip GY (2016): Comparative effectiveness and safety of non-vitamin K antagonist oral anticoagulants and warfarin in patients with atrial fibrillation: propensity weighted nationwide cohort study. BMJ 353: i3189

Lensing AWA, Prins MH, Davidson BL, Hirsh J (1995): Treatment of deep venous thrombosis with low-molecular-weight heparins: a meta-analysis. Arch Intern Med 155: 601–607

Levine GN, Bates ER, Bittl JA, Brindis RG, Fihn SD, Fleisher LA, Granger CB, Lange RA, Mack MJ, Mauri L, Mehran R, Mukherjee D, Newby LK, O'Gara PT, Sabatine MS, Smith PK, Smith SC Jr; Focused Update Writing Group (2016): 2016 ACC/AHA Guideline Focused Update on Duration of Dual Antiplatelet Therapy in Patients With Coronary Artery Disease: A Report of the American College of Cardiology/American Heart Association Task Force on Clinical Practice Guidelines. J Am Coll Cardiol 133: im Druck

Manco-Johnson MJ, Kempton CL, Reding MT, Lissitchkov T, Goranov S, Gercheva L, Rusen L, Ghinea M, Uscatescu V, Rescia V, Hong W (2014): Randomized, controlled, parallel-group trial of routine prophylaxis vs. on-demand treatment with sucrose-formulated recombinant factor VIII in adults with severe hemophilia A (SPINART). J Thromb Haemost 11: 1119–1127

Martel N, Lee J, Wells PS (2005): Risk for heparin-induced thrombocytopenia with unfractionated and low-molecular-weight heparin thromboprophylaxis: a meta-analysis. Blood 106: 2710–2715

Mauri L, Kereiakes DJ, Yeh RW, Driscoll-Shempp P, Cutlip DE, Steg PG, Normand SL, Braunwald E, Wiviott SD, Cohen DJ, Holmes DR Jr, Krucoff MW, Hermiller J, Dauerman HL, Simon DI, Kandzari DE, Garratt KN, Lee DP, Pow TK, Ver Lee P, Rinaldi MJ, Massaro JM; DAPT Study Investigators (2014): Twelve or 30 months of dual antiplatelet therapy after drug-eluting stents. N Engl J Med 371: 2155–2166

Mehta SR, Yusuf S, Peters RJG, Bertrand ME, Lewis BL, Natarajan MK, Malmberg K, Rupprecht H, Zhao F, Chrolavicius S, Copland I, Fox KA; Clopidogrel in Unstable angina to prevent Recurrent Events trial (CURE) Investigators (2001): Effects of pretreatment with clopidogrel and aspirin followed by long-term therapy in patients underoing percutaneous coronary intervention: The PCI-CURE study. Lancet 358: 527–533

Mismetti P, Laporte S, Darmon J-Y, Buchmüller A, Decousus H (2001): Meta-analysis of low molecular weight heparin in the prevention of venous thromboembolism in general surgery. Br J Surg 88: 913–930

Murphy SA, Gibson CM, Morrow DA, Van de Werf F, Menown IB, Goodman SG, Mahaffey KW, Cohen M, McCabe CH, Antman EM, Braunwald E (2007): Efficacy and safety of the low-molecular weight heparin enoxaparin compared with unfractionated heparin across the acute coronary syndrome spectrum: a meta-analysis. Eur Heart J 28: 2077–2086

National Institute for Care Exellence (2014): Atrial fibrillation: the management of atrial fibrillation. Issued: June 2014 last modified: August 2014. NICE clinical guideline 180. Internet: guidance.nice.org.uk/cg180

Neumann I, Rada G, Claro JC, Carrasco-Labra A, Thorlund K, Akl EA, Bates SM, Guyatt GH (2012): Oral direct Factor Xa inhibitors versus low-molecular-weight heparin to prevent venous thromboembolism in patients undergoing total hip or knee replacement: a systematic review and meta-analysis. Ann Intern Med. 156: 710–719

Nielsen PB, Skjøth F, Søgaard M, Kjældgaard JN, Lip GY, Larsen TB (2017): Effectiveness and safety of reduced dose non-vitamin K antagonist oral anticoagulants and warfarin in patients with atrial fibrillation: propensity weighted nationwide cohort study. BMJ 356: j510

Othieno R, Abu Affan M, Okpo E (2007): Home versus in-patient treatment for deep vein thrombosis. Cochrane Database Syst Rev. 3: CD003076

Park SJ, Park DW, Kim YH, Kang SJ, Lee SW, Lee CW, Han KH, Park SW, Yun SC, Lee SG, Rha SW, Seong IW, Jeong MH, Hur SH, Lee NH, Yoon J, Yang JY, Lee BK, Choi YJ, Chung WS, Lim DS, Cheong SS, Kim KS, Chae JK, Nah DY, Jeon DS, Seung KB, Jang JS, Park HS, Lee K (2010): Duration of dual antiplatelet therapy after implantation of drug-eluting stents. N Engl J Med 362: 1374–1382

Patel MR, Mahaffey KW, Garg J, Pan G, Singer DE, Hacke W, Breithardt G, Halperin JL, Hankey GJ, Piccini JP, Becker RC, Nessel CC, Paolini JF, Berkowitz SD, Fox KA, Califf RM; ROCKET AF Investigators (2011): Rivaroxaban versus warfarin in nonvalvular atrial fibrillation. N Engl J Med 365: 883–891

Piran S, Le Gal G, Wells PS, Gandara E, Righini M, Rodger MA, Carrier M (2013): Outpatient treatment of symptomatic pulmonary embolism: a systematic review and meta-analysis. Thromb Res 132: 515–519

Qiao J, Zhang X, Zhang J, Li P, Xu B, Wang S, Jiang H, Shen Y, Wang K (2016): Comparison between fondaparinux and low-molecular-weight heparin in patients with acute coronary syndrome: A meta-analysis. Cardiology 133: 163–172

Roe MT, Armstrong PW, Fox KA, White HD, Prabhakaran D, Goodman SG, Cornel JH, Bhatt DL, Clemmensen P, Martinez F, Ardissino D, Nicolau JC, Boden WE, Gurbel PA, Ruzyllo W, Dalby AJ, McGuire DK, Leiva-Pons JL, Parkhomenko A, Gottlieb S, Topacio GO, Hamm C, Pavlides G, Goudev AR, Oto A, Tseng CD, Merkely B, Gasparovic V, Corbalan R, Cintezä M, McLendon RC, Winters KJ, Brown EB, Lokhnygina Y, Aylward PE, Huber K, Hochman JS, Ohman EM; TRILOGY ACS Investigators (2012): Prasugrel versus clopidogrel for acute coronary syndromes without revascularization. N Engl J Med 367: 1297–1309

Romualdi E, Donadini MP, Ageno W (2011): Oral rivaroxaban after symptomatic venous thromboembolism: the continued treatment study (EINSTEIN-extension study). Expert Rev Cardiovasc Ther 9: 841–844

Schulman S, Kakkar AK, Goldhaber SZ, Schellong S, Eriksson H, Mismetti P, Christiansen AV, Friedman J, Le Maulf F, Peter N, Kearon C, Investigators R-CIT (2014): Treatment of acute venous thromboembolism with dabigatran or warfarin and pooled analysis. Circulation 129: 764–772

Schulman S, Kearon C, Kakkar AK, Mismetti P, Schellong S, Eriksson H, Baanstra D, Schnee J, Goldhaber SZ, Group R-CS (2009): Dabigatran versus warfarin in the treatment of acute venous thromboembolism. N Engl J Med 361: 2342–2352

Schulman S, Kearon C, Kakkar AK, Schellong S, Eriksson H, Baanstra D, Kvamme AM, Friedman J, Mismetti P, Goldhaber SZ; RE-MEDY Trial Investigators; RE-SONATE Trial Investigators (2013): Extended use of dabigatran, warfarin, or placebo in venous thromboembolism. N Engl J Med 368: 709-718

Simon T, Verstuyft C, Mary-Krause M, Quteineh L, Drouet E, Méneveau N, Steg PG, Ferrières J, Danchin N, Becquemont L; French Registry of Acute ST-Elevation and Non-ST-Elevation Myocardial Infarction (FAST-MI) Investigators (2009): Genetic determinants of response to clopidogrel and cardiovascular events. N Engl J Med 360: 363–375

Sjögren V, Grzymala-Lubanski B, Renlund H, Friberg L, Lip GY, Svensson PJ, Själander A (2015): Safety and efficacy of well managed warfarin. A report from the Swedish quality register Auricula. Thromb Haemost 113: 1370–1377

Stangier J, Rathgen K, Stahle H, Mazur D (2010): Influence of renal impairment on the pharmacokinetics and pharmacodynamics of oral dabigatran etexilate: an open-label, parallel-group, single- centre study. Clin Pharmacokinet 49: 259–268

The ACTIVE Writing Group of the ACTIVE Investigators (2006): Clopidogrel plus aspirin versus oral anticoagulation for atrial fibrillation in the Atrial fibrillation Clopidogrel Trial with Irbesartan for prevention of Vascular Events (ACTIVE W): a randomised controlled trial. Lancet 367: 1903-1912

The ACTIVE Investigators (2009): Effect of clopidogrel added to aspirin in patients with atrial fibrillation. N Engl J Med 360: 2066–2078

The EINSTEIN Investigators (2010): Oral rivaroxaban for symptomatic venous thromboembolism. N Engl J Med 363: 2499–2510

The EINSTEIN-PE Investigators (2012): Oral rivaroxaban for the treatment of symptomatic pulmonary embolism. N Engl J Med 366: 1287–1297

The Clopidogrel in Unstable Angina to Prevent Recurrent Events Trial Investigators (2001): Effects of clopidogrel in addition to aspirin in patients with acute coronary syndromes without ST-segment elevation. N Engl J Med 345: 494–502

The Hokusai-VTE Investigators (2013): Edoxaban versus warfarin for the treatment of symptomatic venous thromboembolism. N Engl J Med. 369: 1406–1415

The Warfarin Antiplatelet Vascular Evaluation Trial Investigators (2007): Oral anticoagulant and antiplatelet therapy and peripheral arterial disease. N Engl J Med 357: 217–227

Wallentin L, Becker RC, Budaj A, Cannon CP, Emanuelsson H, Held C, Horrow J, Husted S, James S, Katus H, Mahaffey KW, Scirica BM, Skene A, Steg PG, Storey RF, Harrington RA; PLATO Investigators, Freij A, Thorsén M (2009): Ticagrelor versus clopidogrel in patients with acute coronary syndromes. N Engl J Med 361: 1045–1057

Weitz JI, Lensing AWA, Prins MH, Bauersachs R, Beyer-Westendorf J, Bounameaux H, Brighton TA, Cohen AT, Davidson BL, Decousus H, Freitas MCS, Holberg G, Kakkar AK, Haskell L, van Bellen B, Pap AF, Berkowitz SD, Verhamme P, Wells PS, Prandoni P; EINSTEIN CHOICE Investigators (2017): Rivaroxaban or Aspirin for Extended Treatment of Venous Thromboembolism. N Engl J Med 376: 1211–1222

White RH, Ginsberg JS (2003): Low-molecular-weight heparins: are thy all the same? Br J Hematol 121: 12–20

Windecker S, Kolh P, Alfonso F, Collet JP, Cremer J, Falk V, Filippatos G, Hamm C, Head SJ, Jüni P, Kappetein AP, Kastrati A, Knuuti J, Landmesser U, Laufer G, Neumann FJ, Richter DJ, Schauerte P, Sousa Uva M, Stefanini GG, Taggart DP, Torracca L, Valgimigli M, Wijns W, Witkowski A (2014): 2014 ESC/EACTS Guidelines on myocardial revascularization: The Task Force on Myocardial Revascularization of the European Society of Cardiology (ESC) and the European Association for Cardio-Thoracic Surgery (EACTS)Developed with the special contribution of the European Association of Percutaneous Cardiovascular Interventions (EAPCI). Eur Heart J 35: 2541–2619

Wiviott SD, Braunwald E, McCabe CH, Montalescot G, Ruzyllo W, Gottlieb S, Neumann FJ, Ardissino D, De Servi S, Murphy SA, Riesmeyer J, Weerakkody G, Gibson CM, Antman EM; TRITON-TIMI 38 Investigators (2007): Prasugrel versus clopidogrel in patients with acute coronary syndromes. N Engl J Med 357: 2001–2015

Yao X, Abraham NS, Alexander GC, Crown W, Montori VM, Sangaralingham LR, Gersh BJ, Shah ND, Noseworthy PA (2016): Effect of adherence to oral anticoagulants on risk of stroke and major bleeding among patients with atrial fibrillation. J Am Heart Assoc 5. pii: e003074

Zed PJ, Tisdale JE, Borzak S (1999): Low-molecular-weight heparins in the management of acute coronary syndromes. Arch Intern Med 159: 1849–1857

18

Antirheumatika und Antiphlogistika

Rainer H. Böger und Gerhard Schmidt

© Springer-Verlag GmbH Germany 2017
U. Schwabe, D. Paffrath, W.-D. Ludwig, J. Klauber (Hrsg.), *Arzneiverordnungs-Report 2017*
DOI 10.1007/978-3-662-54630-7_19

Auf einen Blick

Trend

Bei den Verordnungen der Antirheumatika und Antiphlogistika dominieren auch 2016 mit klarem Abstand die nichtsteroidalen Antiphlogistika. Unter diesen steht Ibuprofen weiterhin, inzwischen mit großem Vorsprung, an erster Stelle vor Diclofenac in der Verordnungshäufigkeit. Die Verordnungen der zwei auf dem Markt verbliebenen selektiven Cyclooxygenase-2-Hemmer haben leicht zugenommen, sie machen jedoch nur 11% der Gesamtverordnungen bei den nichtsteroidalen Antiphlogistika aus.

Krankheitsmodifizierende Antirheumatika haben in der Verordnung erneut weiter zugenommen. Größte Gruppe sind die synthetischen krankheitsmodifizierenden Antirheumatika mit dem bevorzugt eingesetzten Methotrexat. Bei den biologischen krankheitsmodifizierenden Antirheumatika dominieren seit vielen Jahren die TNFα-Inhibitoren. Auf deutlich niedrigerem Niveau zeigten der Interleukin-6-Rezeptorantagonist Tocilizumab und Kostimulationsinhibitor Abatacept die prozentual höchsten Zunahmen. Die Bedeutung der umstrittenen Externa („Rheumasalben") ist weiter rückläufig.

In der Therapie rheumatischer Erkrankungen einschließlich degenerativer Veränderungen werden vorzugsweise nichtsteroidale Antiphlogistika eingesetzt (◘ Abbildung 19.1). Mit ihnen gelingt es, den entzündlichen Prozess zurückzudrängen, die Beweglichkeit zu verbessern und den entzündlichen Schmerz zu vermindern, wohingegen sie die rheumatoide Gelenkzerstörung nicht verhindern. Glucocorticoide (vgl. ▶ Kapitel 24) haben bei der Therapie der rheumatoiden Arthritis einen schnellen symptomatischen und krankheitsmodifizierenden Effekt, können aber wegen schwerer Nebenwirkungen in der Langzeitbehandlung nur als niedrig dosierte Therapie eingesetzt werden. Die krankheitsmodifizierenden antirheumatischen Arzneimittel („Disease-modifying antirheumatic drugs", DMARDs) hemmen ebenfalls die rheumatoide Gelenkentzündung, wirken definitionsgemäß aber auch auf die Progression der rheumatoiden Gelenkdestruktion (Übersicht bei Smolen et al. 2016). Sie haben mengenmäßig nur einen geringen, jedoch im Verlauf der letzten Jahre kontinuierlich steigenden Anteil an den Verordnungen der Antirheumatika und Antiphlogistika (vgl. ◘ Abbildung 19.2). Am häufigsten werden die synthetischen krankheitsmodifizierenden Antirheumatika verordnet, insbesondere das bevorzugt eingesetzte Methotrexat. Unter den biologischen krankheitsmodifizierenden Antirheumatika erfahren die TNFα-Inhibitoren einen ähnlichen Verordnungszuwachs wie Methotrexat, während die Verordnung der biologischen Nicht-TNFα-Inhibitoren zur Zweitlinientherapie (Tocilizumab, Abatacept) auf niedrigerem Niveau stärker zugenommen hat. Rheumasalben und Einreibungen sind aufgrund ihrer Rezeptfreiheit in der Regel von der Verord-

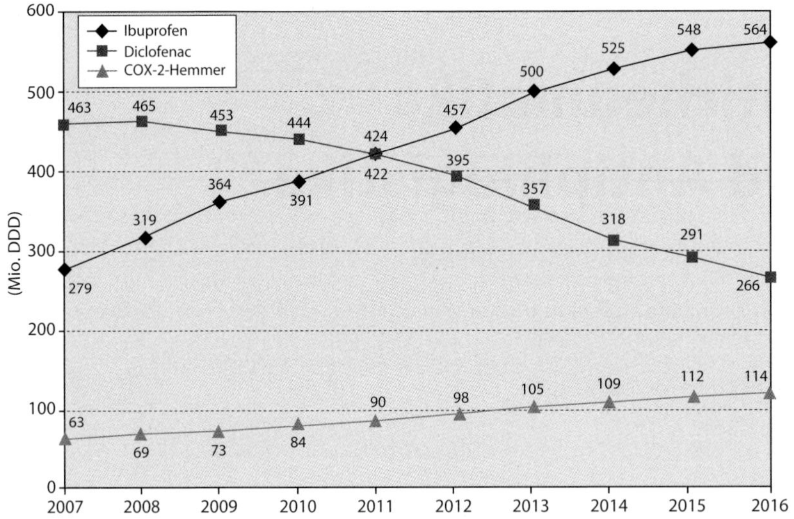

Abbildung 19.1 Verordnungen von nichtsteroidalen Antiphlogistika 2007 bis 2016. Gesamtverordnungen nach definierten Tagesdosen.

nung zu Lasten der gesetzlichen Krankenversicherung seit 2004 ausgenommen und deshalb nur noch mit zwei Präparaten vertreten.

19.1   Nichtsteroidale Antiphlogistika

Nichtsteroidale Antiphlogistika werden seit über 100 Jahren zur Behandlung von Schmerzen und rheumatischen Entzündungen eingesetzt. Der gemeinsame Wirkungsmechanismus besteht in einer Hemmung der Cyclooxygenase, wodurch die Bildung von Prostaglandinen und Thromboxan vermindert wird (Vane 1971). Prostaglandine vermitteln einerseits Schmerz und Entzündungsprozesse, haben gleichzeitig aber auch schleimhautprotektive Effekte im Magendarmtrakt. Die generelle Hemmung der Prostaglandinbildung führt daher zu einer engen Kopplung erwünschter entzündungshemmender Wirkungen und unerwünschter gastrointestinaler Nebenwirkungen. Die längerfristige Anwendung nichtsteroidaler Antiphlogistika führt bei etwa 1% der Patienten zu Krankenhauseinweisungen wegen Ulkuskomplikationen (Blutungen, Perforationen) mit jährlich tausenden von Todesfällen (Wolfe et al. 1999). Mit Einführung einer Prophylaxe gegen die gastrointestinalen Läsionen durch nichtsteroidale Antiphlogistika mit Protonenpumpenhemmern

oder Histamin 2-Rezeptor-Antagonisten ist das Risiko geringer geworden.

Die Entdeckung einer durch Entzündung induzierbaren Cyclooxygenase war der erste Hinweis auf zwei unterschiedlichen Isoformen dieses Enzyms (Fu et al. 1990). Die Cyclooxygenase-1 (COX-1) wird in den meisten Körperzellen konstitutiv gebildet und regelt physiologische Funktionen wie Magenschleimhautprotektion, Thrombozytenaggregation, Nierendurchblutung und Elektrolythaushalt. Die Cyclooxygenase-2 (COX-2) wird in Entzündungszellen durch Zytokine und Endotoxin induziert und vermittelt vor allem Schmerz und Entzündungsprozesse. Dementsprechend entfalten nichtsteroidale Antiphlogistika ihre analgetischen und entzündungshemmenden Wirkungen über eine COX-2-Hemmung. Die typischen unerwünschten gastrointestinalen Nebenwirkungen entstehen jedoch vornehmlich über eine Hemmung der konstitutiven COX-1. Tatsächlich hemmten bereits die bis dahin bekannten nichtsteroidalen Antiphlogistika die beiden Isoenzyme in unterschiedlichem Ausmaß (Mitchell et al. 1993). Klinische Hinweise auf eine unterschiedliche Verträglichkeit wurden in einer britischen Fallkontrollstudie beobachtet (Langman et al. 1994). Das niedrigste Ulkusblutungsrisiko im Vergleich zu Kontrollen zeigten Ibuprofen (2fach) und Diclofenac (4fach), während höhere

Risiken für Indometacin (11fach), Piroxicam (14fach) und insbesondere Azapropazon (32fach) beobachtet wurden.

Deshalb wurde durch die Entwicklung selektiver COX-2-Inhibitoren eine verbesserte gastrointestinale Verträglichkeit der Therapie mit nichtsteroidalen Antiphlogistika erwartet. Die ersten Ergebnisse schienen diese Hypothese zu bestätigen, nachfolgende placebokontrollierte Studien zeigten jedoch ein erhöhtes kardiovaskuläres Risiko für die neu entwickelten COX-2-Inhibitoren (Coxib and traditional NSAID Trialists' Collaboration 2013). Nach mehrjährigen kontroversen Auseinandersetzungen wurden schließlich drei Vertreter dieser Stoffgruppe vom Markt genommen: Rofecoxib (*Vioxx*) 2004, Valdecoxib (*Bextra*) 2005 und Lumiracoxib (*Prexige*) 2008 (Literatur siehe ▸ Arzneiverordnungs-Report 2014). Seitdem sind nur noch Celecoxib (*Celebrex*) und Etoricoxib (*Arcoxia*) mit zusätzlichen kardiovaskulären Kontraindikationen verfügbar.

19.1.1 Nichtselektive Cyclooxygenasehemmer

Nach Kenntnis über das erhöhte kardiovaskuläre Risiko bei den COX-2-Hemmstoffen und der Marktrücknahme von drei Präparaten ist die Verordnung der traditionellen nichtselektiven Cyclooxygenasehemmer zunächst um etwa den gleichen Umfang angestiegen, um den die COX-2-Hemmer zurückgegangen waren. Neben den seit langem bekannten gastrointestinalen Nebenwirkungen bei den nichtselektiven Cyclooxygenasehemmstoffen werden auch andere potentielle Risiken diskutiert, die bisher noch nie ausführlich und über einen längeren Zeitraum untersucht wurden. Frühzeitig wurde der Verdacht geäußert, dass selbst die klassischen nichtsteroidalen, nichtselektiven Antiphlogistika bei längerdauernder, etwas höher dosierter Anwendung ein erhöhtes kardiovaskuläres Risiko aufweisen (FDA-Statement 2004). Die europäische Arzneimittelbehörde EMA kam bei der Neubewertung des kardiovaskulären Risikos nichtsteroidaler Antiphlogistika zu einem ähnlichen Resultat (European Medicines Agency 2012). In einer umfangreichen Netzwerkmetaanalyse, die einen Vergleich von

Studien mit unterschiedlichen Fragestellungen und Therapieansätzen erlaubt, sind kardiovaskuläre Risiken der traditionellen nichtsteroidalen Antiphlogistika Naproxen, Ibuprofen und Diclofenac sowie der COX-2-Hemmer Rofecoxib, Celecoxib, Etoricoxib und Lumiracoxib aus 31 Studien an über 100 000 Patienten analysiert worden (Trelle et al. 2011). Rofecoxib und Lumiracoxib steigerten das Herzinfarktrisiko auf das Doppelte, während es nach Diclofenac und Naproxen unverändert war. Demgegenüber ergab sich beim Schlaganfall für alle Substanzen ein gegenüber Placebo erhöhtes Risiko, das bei Etoricoxib und Diclofenac mit einem Faktor 4 am ausgeprägtesten war. Eine weitere große Metaanalyse von 280 placebokontrollierten Studien und 474 aktiv kontrollierten Studien mit nichtsteroidalen Antiphlogistika hat diese Ergebnisse weitgehend bestätigt. Die vaskulären Risiken von hochdosiertem Diclofenac und möglicherweise Ibuprofen sind mit denen von COX-2-Inhibitoren vergleichbar, während Naproxen geringere vaskuläre Risiken als andere nichtsteroidale Antiphlogistika aufweist (Coxib and traditional NSAID Trialists' Collaboration 2013). Für alle nichtsteroidalen Antiphlogistika gilt, dass sie in der niedrigsten effektiven Dosis und für einen möglichst kurzen Zeitraum verwendet werden sollen, um das Risiko so gering wie möglich zu halten (Patrono und Baigent 2015).

Diese Erkenntnisse gewinnen zunehmend Einfluss auf die praktische Verordnung. Bei den traditionellen nichtselektiven nichtsteroidalen Antiphlogistika hat Ibuprofen seine führende Stellung 2016 mit einem weiteren Verordnungszuwachs weiter ausgebaut, während das über lange Jahre am meisten verordnete Diclofenac erneut zurückgegangen ist (◻ Tabelle 19.1). Möglicherweise beruht der bevorzugte Einsatz von Ibuprofen auf einem geringeren Risiko für blutende peptische Ulzera, das in einer britischen Fallkontrollstudie beobachtet wurde (Langman et al. 1994). Diclofenac hat immer noch eine erhebliche COX-1-Aktivität, so dass bei üblichen therapeutischen Plasmakonzentrationen die Prostaglandinbildung im Magen deutlich gehemmt wird (Cryer und Feldman 1998). Das Auftreten einer dadurch bedingten Gastropathie kann bei Risikopatienten durch Protonenpumpenhemmer (z. B. Omeprazol) oder das Prostaglandinderivat Misoprostol verringert werden (Chan et al.

◘ **Tabelle 19.1 Verordnungen von Antirheumatika und Antiphlogistika 2016.** Angegeben sind die 2016 verordneten Tagesdosen, die Änderungen gegenüber 2015 und die mittleren Kosten je DDD 2016.

Präparat	Bestandteile	DDD Mio.	Änderung %	DDD-Nettokosten €
Diclofenac				
Diclofenac-ratiopharm	Diclofenac	106,8	(+26,1)	0,35
Voltaren	Diclofenac	60,0	(−16,6)	0,35
Diclo-1 A Pharma	Diclofenac	33,3	(−13,7)	0,35
Diclac	Diclofenac	31,3	(−41,8)	0,32
Diclofenac AL	Diclofenac	11,5	(+24,9)	0,47
Diclo KD	Diclofenac	9,6	(−5,1)	0,33
Diclofenac Heumann	Diclofenac	4,0	(+131,3)	0,27
Diclofenac AbZ	Diclofenac	2,4	(−77,8)	0,35
Diclofenac STADA	Diclofenac	2,0	(−9,6)	0,26
Diclo Dispers	Diclofenac	1,9	(−50,6)	0,45
Diclofenac Sandoz	Diclofenac	1,8	(−20,5)	0,22
Diclo-Divido	Diclofenac	1,4	(−8,9)	0,24
		265,9	(−8,5)	0,35
Ibuprofen				
Ibuflam/-Lysin	Ibuprofen	437,4	(+5,8)	0,50
Ibuprofen AL	Ibuprofen	64,0	(−8,7)	0,53
Ibu-1 A Pharma	Ibuprofen	26,7	(+84,6)	0,52
Nurofen	Ibuprofen	10,7	(−27,3)	0,60
Ibuprofen AbZ	Ibuprofen	6,6	(−23,2)	0,46
Ibu/Ibu Lysinat-ratiopharm	Ibuprofen	5,4	(−25,3)	0,55
IbuHEXAL/Ibu Lysin HEXAL	Ibuprofen	3,7	(−20,9)	0,51
Ibuprofen/Ibu Atid	Ibuprofen	2,8	(−40,9)	0,48
Ibuprofen-Actavis	Ibuprofen	1,3	(−28,0)	0,64
Ibuprofen STADA	Ibuprofen	0,97	(−30,8)	0,43
Dolormin	Ibuprofen	0,89	(−51,1)	0,49
Ibuprofen-CT	Ibuprofen	0,83	(−42,3)	0,61
Imbun/-Ibu-Lysinat	Ibuprofen	0,72	(−17,6)	0,66
Ibubeta	Ibuprofen	0,65	(−23,7)	0,41
Ibuprofen Puren	Ibuprofen	0,25	(neu)	0,73
Ib-u-ron	Ibuprofen	0,12	(+22,4)	0,79
		563,1	(+3,1)	0,50
Indometacin				
Indomet-ratiopharm	Indometacin	5,1	(+4,8)	0,45
Indometacin AL	Indometacin	1,6	(−3,1)	0,44
Indo-CT	Indometacin	1,5	(−36,5)	0,46
		8,2	(−7,7)	0,45
Piroxicam				
Piroxicam HEXAL	Piroxicam	1,4	(+3,0)	0,39
Piroxicam AbZ	Piroxicam	1,1	(+69,6)	0,38

19

◘ Tabelle 19.1 Verordnungen von Antirheumatika und Antiphlogistika 2016. (Fortsetzung)

Präparat	Bestandteile	DDD Mio.	Änderung %	DDD-Nettokosten €
Piroxicam AL	Piroxicam	1,1	(−22,9)	0,44
Piroxicam STADA	Piroxicam	0,53	(−27,0)	0,39
		4,0	(−0,6)	0,40
Acemetacin				
Rantudil	Acemetacin	2,7	(−8,4)	0,79
Acemetacin Heumann	Acemetacin	2,4	(+3,1)	0,59
Acemetacin STADA	Acemetacin	0,67	(−25,6)	0,56
		5,8	(−6,6)	0,68
Naproxen				
Naproxen AL	Naproxen	23,4	(+4,6)	0,44
Naproxen-1 A Pharma	Naproxen	3,7	(+53,9)	0,31
Naproxen Aristo	Naproxen	3,2	(+50,5)	0,32
Naproxen STADA	Naproxen	2,1	(−32,7)	0,39
		32,5	(+7,8)	0,41
Meloxicam				
Meloxicam-ratiopharm	Meloxicam	5,5	(+37,9)	0,36
Meloxicam AL	Meloxicam	2,8	(−22,5)	0,34
Meloxicam-1 A Pharma	Meloxicam	2,7	(−26,2)	0,35
		10,9	(−2,1)	0,35
Andere nichtsteroidale Antiphlogistika				
Sympal	Dexketoprofen	1,6	(−4,6)	1,89
Gabrilen	Ketoprofen	1,1	(−10,2)	0,49
Deltaran	Dexibuprofen	0,54	(−12,7)	1,00
Ambene	Phenylbutazon	0,23	(−6,9)	1,08
		3,5	(−8,0)	1,24
Kombinationen				
Vimovo	Naproxen Esomeprazol	3,9	(−9,2)	0,54
Summe		897,9	(−0,8)	0,46

2002, Graham et al. 1993). Das Kombinationspräparat aus Diclofenac und Misoprostol (*Arthotec*) ist nach jahrelangen Rückgängen 2016 nicht mehr unter den meistverordneten Arzneimitteln vertreten (◘ Tabelle 19.1). Das weitere Kombinationspräparat (*Vimovo*) aus Naproxen und dem Protonenpumpenhemmer Esomeprazol weist 2016 erneut einen deutlichen Rückgang auf. Diclofenac zeigt ein höheres kardiovaskuläres Risiko als Ibuprofen (Coxib and traditional NSAID Trialists' Collaboration 2013).

Die meisten weiteren nichtselektiven, nichtsteroidalen Antiphlogistika sind mit Ausnahme von Naproxen 2016 erneut deutlich weniger verschrieben worden (◘ Tabelle 19.1). Indometacin zeichnet sich unter den nichtsteroidalen Antiphlogistika durch einen besonders schnellen Wirkungseintritt aus, weist aber gleichzeitig auch besonders intensive unerwünschte Wirkungen auf. In einer Metaanalyse über 45 klinische Studien zeigte Indometacin gastrointestinale Nebenwirkungen schon nach 7 Tagen, andere nichtsteroidale Antiphlogistika erst nach 2–3 Monaten (Richy et al. 2004).

Piroxicam hat ein wesentlich höheres Risiko von Ulkusblutungen als das präferentiell COX-2-hemmende Diclofenac (Langman et al. 1994). Darüber hinaus hat Piroxicam eine besonders lange Wirkungsdauer (Halbwertszeit 40 Stunden). Die lange Verweildauer im Organismus birgt die Gefahr, dass sich der Wirkstoff selbst bei einmal täglicher Gabe im Körper anreichert und kumulative Überdosierungserscheinungen entstehen. Für viele rheumatische Erkrankungen sind Antiphlogistika mit kurzer Wirkungsdauer besser steuerbar, weil man damit die tageszeitlich stark schwankende Schmerzsymptomatik gezielter unterdrücken kann als mit einem lang wirkenden Therapeutikum. Die EMA empfiehlt daher Anwendungsbeschränkungen für Piroxicam (nur noch zweite Wahl, maximal 20 mg pro Tag, Überprüfung nach 14 Tagen) (European Medicines Agency 2007). Sie sind in den Stufenplanbescheid des Bundesinstituts für Arzneimittel eingegangen und über einen Roten Hand Brief der Ärzteschaft mitgeteilt worden (Piroxicam Rote-Hand-Brief 2007). Piroxicam ist 2016 gegenüber dem Vorjahr wieder etwas seltener verschrieben worden.

Als präferentieller COX-2-Inhibitor wurde 1996 Meloxicam in Deutschland zugelassen. Es hemmt die COX-2 stärker als die COX-1 und weist damit eine dem Diclofenac vergleichbare Selektivität auf. Nach anfänglicher Euphorie ist die Verordnung ständig zurückgegangen, die Tendenz hat auch 2016 angehalten (◘ Tabelle 19.1). Beim Bundesinstitut für Arzneimittel und Medizinprodukte (BfArM) sind zahlreiche Meldungen über gastrointestinale Nebenwirkungen (Ulkusbildung, Magen-Darm-Blutungen), schwere Hautreaktionen und anaphylaktische Reaktionen unter der Therapie mit Meloxicam eingegangen.

Auch andere nichtsteroidale Antiphlogistika sind 2016 mit Ausnahme von Naproxen seltener verordnet worden. Unter diesen Wirkstoffen fällt wieder auf, dass die Verordnung von Phenylbutazon (*Ambene*) angesichts der Indikationseinschränkung und der Begrenzung der Behandlungsdauer auf eine Woche trotz eines weiteren Rückgangs der Verordnungen gegenüber dem Vorjahr nach wie vor noch relativ hoch ist. Die Menge von 230.000 Tagesdosen

bedeutet, dass auch im Jahr 2016 immer noch etwa 32.850 Patienten sieben Tage lang mit 300 mg Phenylbutazon täglich behandelt worden sind, sofern man annimmt, dass die Anwendungsbeschränkung von einer Woche eingehalten wurde.

19.1.2 COX-2-Hemmer

Celecoxib (*Celebrex*) wurde 2000 als erster selektiver COX-2-Hemmer zu Behandlung von aktivierten Arthrosen und rheumatoider Arthritis zugelassen. Nach Bekanntwerden von Daten einer Langzeitstudie zur Prävention kolorektaler Adenome (APC-Trial) mit Celecoxib zeigte sich auch für diese Substanz ein dosis- und therapiedauerabhängig erhöhtes Risiko von Myokardinfarkten und Schlaganfällen gegenüber einer Placebobehandlung (Solomon et al. 2005). Daraufhin haben die amerikanische Food and Drug Administration und die European Medicines Agency zusätzliche Kontraindikationen für Patienten mit Herzinsuffizienz, koronarer Herzkrankheit, periphere arterielle Verschlusskrankheit und zerebrovaskuläre Krankheiten verfügt.

Auch Etoricoxib (*Arcoxia*) ist mit potentiellen kardiovaskulären Risiken belastet, die in einem Editorial kritisch analysiert wurden (Day 2002). Weiterhin wurde speziell für Etoricoxib als zusätzliche Maßnahme eine Kontraindikation bei Patienten mit Hypertonie und ungenügender Blutdruckkontrolle festgelegt (European Medicines Agency 2005). Eine doppelblinde prospektive Vergleichsuntersuchung ergab für Etoricoxib und das traditionelle nichtselektive Antiphlogistikum Diclofenac ein gleich großes Risiko für thrombotische kardiovaskuläre Komplikationen (Cannon et al. 2006). In einer prospektiven Vergleichsstudie hat sich allerdings doch nachweisen lassen, dass die selektiven COX-2-Inhibitoren ein höheres kardiovaskuläres Risiko aufweisen als nichtselektive Cyclooxygenasehemmstoffe (Bhosale et al 2015). Eine neuere Metaanalyse kommt allerdings zu dem Ergebnis, dass diese Aussage nur für den COX-2-Inhibitor Rofecoxib gesichert ist (Gunter et al. 2017).

Während bei Celecoxib mit vielen Generikapräparaten 2016 gegenüber dem Vorjahr ein deutlicher Zuwachs eingetreten ist, wurden die Etori-

□ Tabelle 19.2 Verordnungen von COX-2-Inhibitoren 2016. Angegeben sind die 2016 verordneten Tagesdosen, die Änderungen gegenüber 2015 und die mittleren Kosten je DDD 2016.

Präparat	Bestandteile	DDD Mio.	Änderung %	DDD-Nettokosten €
Celecoxib				
Celecoxib Heumann	Celecoxib	9,0	(+904,7)	0,43
Celecoxib Zentiva	Celecoxib	5,2	(+32,2)	0,56
Celebrex	Celecoxib	3,4	(−52,7)	1,21
Celecoxib Micro Labs	Celecoxib	3,4	(+137,5)	0,55
Celecoxib TAD	Celecoxib	2,4	(−14,5)	0,72
Celecoxib AL	Celecoxib	2,3	(−7,1)	0,51
Celecoxib beta	Celecoxib	1,5	(−17,3)	0,49
Celecox HEXAL	Celecoxib	1,2	(−65,3)	1,12
Celecoxib-1 A Pharma	Celecoxib	0,97	(−53,4)	0,59
Celecoxib Actavis	Celecoxib	0,93	(+92,4)	0,56
Celecoxib-ratiopharm	Celecoxib	0,84	(−40,6)	1,13
		31,0	(+11,2)	0,64
Etoricoxib				
Arcoxia	Etoricoxib	81,9	(+0,0)	1,09
Summe		112,9	(+2,9)	0,96

coxibpräparate unverändert verordnet (□ Tabelle 19.2). Insgesamt lag der Verordnungsanteil der COX-2-Hemmstoffe nach dem Verordnungseinbruch von 2005 aber weiterhin nur bei 11% der Gesamtverordnungen der nichtsteroidalen Antiphlogistika.

19.2 Krankheitsmodifizierende Antirheumatika

Die Indikation für die Anwendung krankheitsmodifizierender Antirheumatika in der Therapie der rheumatoiden Arthritis wird vornehmlich von Rheumatologen gestellt. Die prognostischen Faktoren, die für eine Entscheidung bezüglich einer Therapie der rheumatoiden Arthritis mit krankheitsmodifizierenden Antirheumatika (DMARDs) von Bedeutung sind, finden sich in einer aktuellen Übersicht (Albrecht und Zink 2017). Für diese Mittel sind zur Risikominderung regelmäßige Kontrolluntersuchungen notwendig. Sie machen daher mengenmäßig nur einen geringen Anteil aus, sind jedoch im Verordnungsvolumen in den letzten 10 Jahren fast auf das Doppelte angestiegen (□ Abbildung 19.2). Einige Remissionsinduktoren (z. B. Methotrexat) werden auch für andere Indikationen verwendet und sind daher auch als Antimetabolite bei den Zytostatika (▶ Tabelle 35.4) aufgelistet.

19.2.1 Synthetische krankheitsmodifizierende Antirheumatika

Wichtigster Vertreter der synthetischen krankheitsmodifizierenden Antirheumatika ist das Immunsuppressivum Methotrexat, auf das über 50% der Verordnungen dieser Gruppe entfällt (□ Tabelle 19.3). Im Frühstadium ist Methotrexat das Mittel der Wahl unter den remissionsinduzierenden Arzneimitteln in der Rheumatherapie (Smolen et al. 2017). Eine wichtige Neuerung in den aktuellen Leitlinien ist die Empfehlung, dass niedrigdosierte Glucocorticoide als Teil der initialen Behandlung in Kombination mit einem oder mehreren synthetischen krankheitsmodifizierenden Antirheumatika bis zu 6 Monaten in Betracht gezogen werden sollten, wobei jedoch die Dosis so schnell wie möglich reduziert

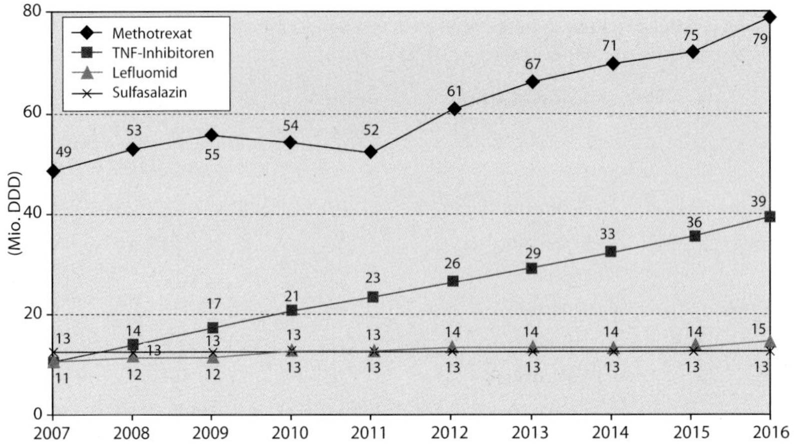

◘ Abbildung 19.2 Verordnungen von krankheitsmodifizierenden Antirheumatika 2007 bis 2016. Gesamtverordnungen nach definierten Tagesdosen.

werden sollte. Weitere Substanzen dieser Gruppe sollten nur eingesetzt werden, wenn Methotrexat sich als nicht ausreichend wirksam gezeigt hat.

Sulfasalazin wurde 2016 etwas seltener verordnet als im Vorjahr, während die Verordnung von Leflunomid zugenommen hat (◘ Tabelle 19.3). Die Verträglichkeit von Leflunomid ist allerdings gegenüber anderen Antirheumatika wie Methotrexat und Sulfasalazin ungünstiger. In den USA sind in drei Jahren 130 Fälle mit schwerer Lebertoxizität, darunter 12 Todesfälle, nach Gabe von Leflunomid aufgetreten (Charatan 2002). Seitdem wurde eine Kontraindikation für Patienten mit eingeschränkter Leberfunktion und eine regelmäßige Kontrolle der Leberfunktion eingeführt (Alcorn et al. 2009). Ein erhöhtes Risiko für eine pulmonale Toxizität hat sich dagegen nicht bestätigt (Conway et al. 2016).

19.2.2 Biologische krankheitsmodifizierende Antirheumatika

Wichtigster Vertreter der biologischen krankheitsmodifizierenden Antirheumatika sind die TNFα-Inhibitoren, die auch als „Biologika" bezeichnet werden. Sie sind als echter Fortschritt für die Behandlung der aktiven rheumatoiden Arthritis, der ankylosierenden Spondylitis und weiterer Krankheiten (Morbus Crohn, Colitis ulcerosa, Psoriasisarthritis, Psoriasis) anzusehen. Bei Patienten, die unzu

reichend auf Methotrexat und andere synthetische krankheitsmodifizierende Antirheumatika ansprechen, sollten TNFα-Inhibitoren oder andere biologische krankheitsmodifizierende Antirheumatika mit Methotrexat kombiniert werden (Smolen et al. 2017, Singh et al. 2016). Danach ist der Einsatz von TNFα-Inhibitoren gerechtfertigt, wenn die Therapie mit zumindest zwei konventionellen Basistherapeutika, eines davon Methotrexat, allein oder in Kombination in adäquater Dosis über einen ausreichend langen Zeitraum (in der Regel 6 Monate) versagt hat. Individuelle Besonderheiten (z. B. Kontraindikationen gegen Basistherapeutika, hohe Krankheitsprogression) können einen früheren Einsatz (weniger als 2 Basistherapeutika, weniger als 6 Monate) von TNFα-Inhibitoren erforderlich machen. Hauptrisiko ist die damit verbundene verminderte Infektabwehr (Tuberkulose, andere Atemwegsinfektionen).

Adalimumab (*Humira*), ein vollständig humaner Antikörper, weist auch 2016 wieder einen Verordnungszuwachs auf und steht mit Nettokosten von 905 Mio. € weiterhin an der Spitze der umsatzstärksten patentgeschützten Arzneimittel in Deutschland (vgl. ► Tabelle 1.4). Als nächstes folgt Etanercept (*Enbrel*), ein Fusionsprotein aus dem Fc-Anteil von IgG1 und zwei rekombinanten p75-TNFα-Rezeptoren, die genauso wie lösliche TNFα-Rezeptoren den TNFα binden und dadurch inaktivieren. Infliximab (*Remicade*) ist ein TNFα-Antikörper mit abnehmender Verordnung, was ver

◼ **Tabelle 19.3 Verordnungen synthetischer krankheitsmodifizierender Antirheumatika 2016.** Angegeben sind die 2016 verordneten Tagesdosen, die Änderungen gegenüber 2015 und die mittleren Kosten je DDD 2016.

Präparat	Bestandteile	DDD Mio.	Änderung %	DDD-Nettokosten €
Methotrexat				
Lantarel	Methotrexat	31,4	(−17,2)	0,71
Metex/-FS	Methotrexat	25,5	(+1,9)	3,18
MTX HEXAL	Methotrexat	19,2	(+100,4)	0,79
Methotrexat AL	Methotrexat	1,8	(+40,3)	3,24
		77,9	(+5,5)	1,60
Sulfasalazin				
Pleon	Sulfasalazin	5,9	(−3,4)	0,78
Sulfasalazin medac	Sulfasalazin	2,4	(+27,2)	0,77
Sulfasalazin HEXAL	Sulfasalazin	2,2	(−1,8)	0,77
Sulfasalazin-Heyl	Sulfasalazin	1,7	(−17,4)	0,77
		12,3	(−0,8)	0,77
Leflunomid				
Leflon Heumann	Leflunomid	6,3	(+512,1)	2,97
Leflunomid Winthrop	Leflunomid	4,2	(−57,0)	4,23
Leflunomid medac	Leflunomid	1,7	(+22,9)	4,32
Arava	Leflunomid	0,83	(−15,9)	3,74
Leflunomid-ratiopharm	Leflunomid	0,67	(+840,9)	4,31
Leflunomid bluefish	Leflunomid	0,43	(>1000)	2,84
Leflunomid AL	Leflunomid	0,21	(−41,1)	3,96
Leflunomid-1 A Pharma	Leflunomid	0,10	(−36,4)	4,26
		14,4	(+4,5)	3,62
Hydroxychloroquin				
Quensyl	Hydroxychloroquin	7,7	(+5,7)	0,98
Summe		112,4	(+4,7)	1,72

mutlich durch die 2015 eingeführten Biosimilars bedingt ist, die mit *Inflectra* unter den meistverordneten Arzneimitteln vertreten sind (◼ Tabelle 19.4). Zwei weitere monoklonale Antikörper gegen TNFα (Golimumab, Certolizumab pegol) haben dagegen weiter zugenommen. Um die Risiken der Verwendung der TNFα-Inhibitoren besser zu erfassen, ist für mehrere europäische Länder ein Langzeitregister eingerichtet worden. Für Deutschland ist es beim Deutschen Rheuma-Forschungszentrum in Berlin angesiedelt („RABBIT" Rheumatoide Arthritis-Beobachtung der Biologikatherapie).

Zwei weitere Biologika stehen für Patienten mit mäßiger bis schwerer aktiver rheumatoider Arthritis als Zweitlinientherapie zur Verfügung, die unzureichend auf synthetische krankheitsmodifizierende Antirheumatika oder TNFα-Inhibitoren angesprochen oder diese nicht vertragen haben. Abatacept (*Orencia*) ist ein rekombinant hergestelltes Fusionsprotein, das aus einer Domäne des humanen T-Lymphozytenantigens 4 und einem Fragment aus dem Immunglobulin IgG1 besteht. Es blockiert die Kostimulation von T-Zellen durch Antigen-präsentierende Zellen. Abatacept kam 2007 auf den Markt und ist 2016 gegenüber dem Vorjahr erneut häufiger verschrieben worden (◼ Tabelle 19.4). Tocilizumab (*RoActemra*) ist ein humanisierter, monoklonaler Antikörper gegen den Interleukin-6-Re-

▣ Tabelle 19.4 Verordnungen biologischer krankheitsmodifizierender Antirheumatika 2016. Angegeben sind die 2016 verordneten Tagesdosen, die Änderungen gegenüber 2015 und die mittleren Kosten je DDD 2016.

Präparat	Bestandteile	DDD Mio.	Änderung %	DDD-Nettokosten €
TNF-Inhibitoren				
Humira	Adalimumab	15,2	(+5,8)	59,54
Enbrel	Etanercept	8,3	(−3,9)	57,52
Remicade	Infliximab	5,9	(−16,2)	32,51
Simponi	Golimumab	3,9	(+20,0)	49,95
Cimzia	Certolizumab pegol	2,5	(+19,9)	50,80
Inflectra	Infliximab	1,6	(+198,4)	25,08
		37,4	(+4,2)	51,77
Kostimulationsmodulator				
Orencia	Abatacept	1,1	(+17,1)	71,42
Interleukin-6-Rezeptorantagonist				
Roactemra	Tocilizumab	2,9	(+17,2)	52,32
Summe		41,3	(+5,3)	52,33

▣ Tabelle 19.5 Verordnungen von topischen Antirheumatika 2016. Angegeben sind die 2016 verordneten Tagesdosen, die Änderungen gegenüber 2015 und die mittleren Kosten je DDD 2016.

Präparat	Bestandteile	DDD Mio.	Änderung %	DDD-Nettokosten €
Traumeel S Salbe	Arnika D3 Calendula Ø Hamamelis Ø Echinacea ang. Ø Echinacea purp. Ø Chamomilla Ø Symphytum D4 Bellis perennis Ø Hypericum D6 Millefolium Ø Aconitum D1 Belladonna D1 Mercurius sol. D6 Hepar sulfuris D6	0,80	(−1,1)	0,27
Voltaren topisch	Diclofenac	0,77	(−28,4)	1,34
Summe		1,6	(−16,7)	0,80

zeptor, der 2009 in die Therapie eingeführt wurde und 2016 erneut einen deutlichen Verordnungszuwachs von über 17% aufweist. Interleukin 6 ist ein wichtiges, proinflammatorisches Zytokin in der Pathogenese der rheumatoiden Arthritis. In aktuellen Leitlinien gelten alle derzeit verfügbaren bio-

logischen krankheitsmodifizierenden Antirheumatika als ähnlich wirksam und generell als sicher nach Versagen konventioneller krankheitsmodifizierender Antirheumatika (Singh et al. 2016, Smolen et al. 2017). Nachdem langfristige Registerdaten verfügbar sind, gilt das grundsätzlich auch für die biologischen Nicht-TNFα-Inhibitoren, wenn auch noch mehr Sicherheitsdaten für Abatacept, Rituximab und Tocilizumab benötigt werden.

19.3 Topische Antiphlogistika

Die topisch anzuwendenden antirheumatischen Externa fallen, da nicht rezeptpflichtig, seit Anfang 2004 unter die Regelung des Ausschlusses von GKV-Verordnungen. Dadurch erklären sich auch die geringen Verordnungszahlen, so dass 2016 nur noch 2 topische Präparate (2003: 39 Präparate) mit weiter rückläufigen Verordnungen vertreten sind (◘ Tabelle 19.5). Die Aufbringung der nichtsteroidalen Antiphlogistika auf der Haut führt zwar in anwendungsnahen Regionen zu hohen wirksamen Konzentrationen, in tiefen Bereichen (z. B. in den großen Gelenken) sind die erreichten Konzentrationen mit den Plasmaspiegeln identisch (Literatur im Arzneiverordnungs-Report 2004).

Literatur

Albrecht K, Zink A (2017): Poor prognostic factors guiding treatment decisions in rheumatoid arthritis patients: a review data from randomized clinical trials and cohort studies. Arthritis Res Ther 19: 68. DOI 10.1186/s13075-017-1266-4

Alcorn N, Saunders S, Madhok R (2009): Benefit-risk assessment of leflunomide: an appraisal of leflunomide in rheumatoid arthritis 10 years after licensing. Drug Saf 32: 1123–1134

Bhosale UA, Quiraishi N, Yegnanarayan R, Devasthale D (2015): A comparative study to evaluate the cardiovascular risk of selective and nonselective cyclooxygenase inhibitors (COX-Is) in arthritic patients. J Basic Clin Physiol Pharmacol 26: 73–79

Cannon CP, Curtis SP, Fitzgerald GA, Krum H, Kaur A, Bolognese JA, Reicin AS, Bombardier C, Weinblatt ME, Van Der Heijde D, Erdmann E, Laine L (2006): Cardiovascular outcomes with etoricoxib and diclofenac in patients with osteoarthritis and rheumatoid arthritis in the Multinational Etoricoxib and Diclofenac Arthritis Long-term (MEDAL) programme: a randomised comparison. Lancet 368: 1771–1781

Chan FK, Hung LC, Suen BY, Wu JC, Lee KC, Leung VK, Hui AJ, To KF, Leung WK, Wong VW, Chung SC, Sung JJ (2002): Celecoxib versus diclofenac and omeprazole in reducing the risk of recurrent ulcer bleeding in patients with arthritis. N Engl J Med 347: 2104–2110

Charatan F (2002): Arthritis drug should be removed from market, says consumer group. Brit Med J 324: 869

Conway R, Low C, Coughlan RJ, O'Donnell MJ, Carey JJ (2016): Leflunomide use and risk of lung disease in rheumatoid arthritis: A systematic literature review and metaanalysis of randomized controlled trials. J Rheumatol 43: 855–860

Coxib and traditional NSAID Trialists' (CNT) Collaboration (2013): Vascular and upper gastrointestinal effects of non-steroidal anti-inflammatory drugs: meta-analyses of individual participant data from randomised trials. Lancet 382: 769–779

Cryer B, Feldman M (1998): Cyclooxygenase-1 and cyclooxygenase-2 selectivity of widely used nonsteroidal anti-inflammatory drugs. Am J Med 104: 413–421

Day R (2002): Another selective COX-2 inhibitor: more questions than answers? J Rheumatol 29: 1581–1582

European Medicines Agency (2005): Public Statement. European Medicines Agency announces regulatory action on COX-2 inhibitors. Publiziert am 17. Februar 2005 unter: www.emea.eu.int/htms/hotpress/d6275705.htm

European Medicines Agency (2007): Press release. European Medicines Agency recommends restricted use for piroxicam. Publiziert am 25. Juni 2007 unter: www.emea.europa.eu/pdfs/human/press/pr/26514407en.pdf

European Medicines Agency (2012): European Medicines Agency finalises review of recent published data on cardiovascular safety of NSAIDs. Press release 19.10.2012

FDA-Statement (2004): FDA-Statement on Naproxen. Publiziert am 20. Dezember 2004 unter: www.fda.gov/bbs/topics/news/2004/new01148.html

Fu JY, Masferrer JL, Seibert K, Raz A, Needlemam P (1990): The induction and suppression of prostaglandin H2 synthase (cyclooxygenase) in human monocytes. J Biol Chem 265: 16737–16740

Graham DY, White RH, Moreland LW, Schubert TT, Katz R, Jaszewski R, Tindall E, Triadafilopoulos G, Stromatt SC, Teoh LS (1993): Duodenal and gastric ulcer prevention with misoprostol in arthritis patients taking NSAIDs. Misoprostol Study Group. Ann Intern Med 119: 257–262

Gunter BR, Butler KA, Wallace RL, Smith SM, Harisforoosh S (2017): Non-steroidal anti-inflammatory drug-induced cardiovascular adverse events: a meta-analysis. J Clin Pharm Ther 42: 27–38

Langman MJ, Weil J, Wainwright P, Lawson DH, Rawlins MD Logan RF, Murphy M, Vessey MP, Colin-Jones DG (1994): Risks of bleeding peptic ulcer associated with individual non-steroidal anti-inflammatory drugs. Lancet 323: 1075–1052

Mitchell JA, Akarasereenont P, Thiemermann C, Flower RJ, Vane JR (1993): Selectivity of nonsteroidal antiinflammatory drugs as inhibitors of constitutive and inducible cyclooxygenase. Proc Natl Acad Sci USA 90: 11693–11697

Patrono C, Baigent C (2015): Nonsteroidal anti-inflammatory drugs and the heart. Circulation 129: 907–916

Piroxicam Rote-Hand-Brief (2007): Neue Anwendungsbeschränkungen für die systemische Anwendung von Piroxicam aufgrund gastrointestinaler Nebenwirkungen

und Hautreaktionen. Internet: www.akdae.de/20/40/
Archiv/2007/40-20071011.pdf

Richy F, Bruyere O, Ethgen O, Rabenda V, Bouvenot G, Audran
M, Herrero-Beaumont G, Moore A, Eliakim R, Haim M,
Reginster JY (2004): Time dependent risk of gastrointestinal complications induced by non-steroidal anti-inflammatory drug use: a consensus statement using a
meta-analytic approach. Ann Rheum Dis 63: 759–766

Singh JA, Saag KG, Bridges SL Jr, Akl EA, Bannuru RR, Sullivan
MC, Vaysbrot E, McNaughton C, Osani M, Shmerling RH,
Curtis JR, Furst DE, Parks D, Kavanaugh A, O'Dell J, King C,
Leong A, Matteson EL, Schousboe JT, Drevlow B, Gins-
berg S, Grober J, St Clair EW, Tindall E, Miller AS, McAlin-
don T (2016): 2015 American College of Rheumatology
guideline for the treatment of rheumatoid arthritis.
Arthritis Rheumatol 68: 1–26

Smolen JS, Aletaha D, McInnes IB (2016): Rheumatoid arthritis.
Lancet 388: 2023–2038

Smolen JS, Landewé R, Bijlsma J, Burmester G, Chatzidiony-
siou K, Dougados M, Nam J, Ramiro S, Voshaar M, van
Vollenhoven R, Aletaha D, Aringer M, Boers M, Buckley
CD, Buttgereit F, Bykerk V, Cardiel M, Combe B, Cutolo M,
van Eijk-Hustings Y, Emery P, Finckh A, Gabay C, Gomez-
Reino J, Gossec L, Gottenberg JE, Hazes JMW, Huizinga T,
Jani M, Karateev D, Kouloumas M, Kvien T, Li Z, Mariette
X, McInnes I, Mysler E, Nash P, Pavelka K, Poór G, Richez C,
van Riel P, Rubbert-Roth A, Saag K, da Silva J, Stamm T,
Takeuchi T, Westhovens R, de Wit M, van der Heijde D
(2017): EULAR recommendations for the management of
rheumatoid arthritis with synthetic and biological disease-modifying antirheumatic drugs: 2016 update.
Ann Rheum Dis 76: 960–977

Solomon SD, McMurray JJ, Pfeffer MA, Wittes J, Fowler R, Finn
P, Anderson WF, Zauber A, Hawk E, Bertagnolli M; Adenoma Prevention with Celecoxib (APC) Study Investigators
(2005): Cardiovascular risk associated with celecoxib in a
clinical trial for colorectal adenoma prevention. N Engl J
Med 352: 1071–1080

Trelle S, Reichenbach S, Wandel S, Hildebrand P, Tschannen B,
Villiger PM, Egger M, Jüni P (2011): Cardiovascular safety
of non-steroidal anti-inflammatory drugs: network meta-
analysis. Brit Med J 342: c 7086 1–11

Vane JR (1971): Inhibition of prostaglandin synthesis as a
mechanism of action for aspirin-like drugs. Nat New Biol
231: 232–235

Wolfe MM, Lichtenstein DR, Singh G (1999): Gastrointestinal
toxicity of nonsteroidal antiinflammatory drugs. N Engl J
Med 340: 1888–1899

19

Antitussiva und Expektorantien

Björn Lemmer

© Springer-Verlag GmbH Germany 2017
U. Schwabe, D. Paffrath, W.-D. Ludwig, J. Klauber (Hrsg.), *Arzneiverordnungs-Report 2017*
DOI 10.1007/978-3-662-54630-7_20

Auf einen Blick

Trend
Seit 1995 sind die Verordnungen der Antitussiva und der Expektorantien stark zurückgegangen. Hauptgrund des rückläufigen Trends ist die zweifelhafte Wirksamkeit dieser Substanzen. Auch der Ausschluss rezeptfreier Arzneimittel aus der Erstattung hat die Abnahme des Verordnungsvolumens seit 2004 weiter beschleunigt. Im Jahre 2016 ist – nach einer geringen Zunahme im Jahre 2015 – erneut eine Abnahme der Verordnungen festzustellen.

Kosten
Die Verordnungskosten sind seit 1995 von 590 Mio. € um 80% auf 119 Mio. € im Jahre 2016 zurückgegangen.

Antitussiva und Expektorantien werden bei Husten im Rahmen einer akuten oder chronischen Bronchitis angewendet. Dieses Symptom kann bei einer Reihe ätiologisch unterschiedlicher Krankheiten auftreten, die häufigste Ursache ist eine Virusinfektion in den oberen Atemwegen, wie sie bei Erkältungskrankheiten und Grippe vorkommt. Chronischer Husten ist häufig durch Rauchen bedingt. Atemnot unter Belastung, chronischer Husten und vermehrte Schleimbildung (Auswurf) sind Leitsymptome (AHA-Symptome) bei der chronisch obstruktiven Lungenerkrankung (COPD), ein Krankheitsbild mit weltweit steigender Morbidität und Mortalität und zunehmender sozioökonomischer Bedeutung (Celli et al. 2015).

Das früher hohe Verordnungsvolumen der Antitussiva und Expektorantien ist seit dem Maximum im Jahre 1995 von 940 Mio. DDD (vgl. Arzneiverordnungs-Report 2004) kontinuierlich zurückgegangen. Im letzten Jahr lag das Verordnungsvolumen bei 108 DDD (◙ Abbildung 20.1).

20.1 Antitussiva

Antitussiva werden bei unproduktivem, quälendem und belastenden Husten angewendet, vor allem wenn dieser den Schlaf stört. Starke Antitussiva sind die zentral wirkenden Opioide, die den Hustenreflex durch einen direkten Effekt auf das Hustenzentrum unterdrücken. Relevante unerwünschte Wirkungen dieser Substanzen sind das Abhängigkeitspotenzial, die Atemdepression und die Hemmung der mukoziliären Clearance. Die wichtigsten Opioidantitussiva sind nach wie vor Codein und Dihydrocodein. Noscapin, ein Alkaloid der Papaverinreihe, das antitussive Wirkungen, jedoch nicht die unerwünschten Wirkungen der Opioide hat, ist in einem Monopräparat enthalten. Die Verordnung von Antitussiva hat nach geringer Zunahme im Vorjahr im Jahre 2016 erneut abgenommen (◙ Tabelle 20.1).

Codein und Dihydrocodein gehören zur Gruppe der Opioide und sind seit Jahren die am häufigsten verordneten Antitussiva (◙ Tabelle 20.1). Obwohl Codein in älteren Studien positive Effekte zeigte, war es nach einem Cochrane-Review nicht besser wirksam als Placebo (Smith et al. 2014). Zur gleichen

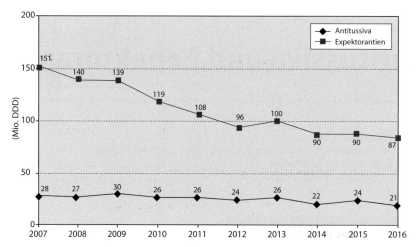

Abbildung 20.1 Verordnungen von Antitussiva und Expektorantien 2007 bis 2016. Gesamtverordnungen nach definierten Tagesdosen.

Tabelle 20.1: Verordnungen von Antitussiva 2016. Angegeben sind die 2016 verordneten Tagesdosen, die Änderungen gegenüber 2015 und die mittleren Kosten je DDD 2016.

Präparat	Bestandteile	DDD Mio.	Änderung %	DDD-Nettokosten €
Codein				
Codeinsaft/-Tropfen-CT	Codein	1,8	(−2,2)	2,87
Tryasol Codein	Codein	0,96	(−15,7)	2,44
Bronchicum Mono Codein	Codein	0,68	(−38,1)	1,91
Codicaps	Codein	0,65	(−25,6)	2,81
Codicompren	Codein	0,58	(−3,5)	2,19
Codeinum phosph. Compr.	Codein	0,37	(−12,3)	2,57
Tussoret	Codein	0,36	(−13,4)	1,90
Codeinum phosphoricum BC	Codein	0,33	(−13,5)	3,63
Codeintropfen HEXAL	Codein	0,29	(+32,8)	3,36
Codipertussin	Codein	0,11	(−34,8)	1,91
		6,1	(−14,4)	2,60
Dihydrocodein				
Paracodin/N	Dihydrocodein	5,4	(−17,9)	2,73
Pentoxyverin				
Sedotussin	Pentoxyverin	0,74	(−6,1)	1,79
Silomat geg. Reizhusten	Pentoxyverin	0,10	(−1,3)	1,52
		0,85	(−5,5)	1,76
Andere Antitussiva				
Capval	Noscapin	7,4	(−5,0)	2,75
Quimbo	Levodropropizin	0,75	(+1,2)	2,09
		8,2	(−4,4)	2,69
Summe		20,6	(−11,3)	2,63

20

Auffassung kommt ein weiterer Übersichtsartikel mit einer kritischen Übersicht über die Wirkungen und Wirkungsmechanismen von Antitussiva (Dicpinigaitis et al. 2014). Eine Pilotstudie aus Deutschland weist auf einen Missbrauch von Dextromethorphan bei Erwachsenen hin (Müller et al. 2014).

Führendes Präparat der nichtopioiden Antitussiva ist *Capval* mit dem bereits erwähnten Antitussivum Noscapin, das im Jahre 2016 ebenfalls weniger verordnet wurde (◘ Tabelle 20.1). Pentoxyverin ist ein synthetisches Antitussivum (◘ Tabelle 20.1), dessen Wirksamkeit in klinischen Studien nicht sicher belegt ist. Die Mechanismen der Wirkungen sind nicht bekannt, eine jüngste Pub-Med-Recherche (2017) ergab auch keine aussagekräftigen Hinweise auf entsprechend positive Studien trotz einer positiven Bewertung in Aufbereitungsmonographien.

Auch für rezeptfreie Husten- und Erkältungsmittel waren bei Kindern keine klinisch bedeutsamen Unterschiede im Vergleich zu Placebo nachweisbar (American Academy of Pediatrics 1997). Da nach der Anwendung dieser scheinbar harmlosen Produkte zahlreiche Todesfälle beschrieben wurden, ist in den USA eine schärfere Kontrolle durch die Arzneimittelbehörde gefordert worden (Sharfstein et al. 2007).

Die Gabe von Honig bei Kindern mit akutem Husten hatte einen besseren Effekt als keine Behandlung, unterschied sich jedoch nicht von der mit Dextromethorphan, Diphenhydramin oder Placebo, war jedoch ohne Nebenwirkungen (Oduwole et al. 2014). Die Amerikanische (FDA) und die Europäische Arzneimittelagentur (EMA 349413/2015) haben empfohlen, wegen der unerwünschten Wirkungen Codein nicht Kindern unter 12 Jahren und stillenden Müttern zu verordnen (Lazaryan et al. 2015).

20.2 Expektorantien

Expektorantien sollen bei produktivem Husten die Sekretion der Bronchialflüssigkeit fördern oder die Viskosität eines verfestigten Bronchialschleims senken. Obwohl diese Idee theoretisch reizvoll ist, wurde in zahlreichen kontrollierten Studien keine Überlegenheit der Expektorantien gegenüber Placebo bzw. Flüssigkeitszufuhr nachgewiesen. In einem Übersichtsartikel der „Cochrane Library" (Poole et al. 2015) werden 34 Studien mit Expektorantien bei 9367 Patienten mit chronischer Bronchitis oder COPD (chronisch-obstruktive Lungenerkrankung) bei einer Behandlungsdauer von mindestens 2 Monaten analysiert. Die Autoren kommen zu dem Schluss, dass die Langzeitbehandlung mit einer geringen Verminderung akuter Exazerbationen (– 0,03 Exazerbationen pro Patient und Monat), jedoch nur mit einer leichten oder keiner Zunahme der Lebensqualität einherging. Die Autoren stellen eine signifikante Heterogenität (87%) zwischen den Studien fest, die Effekte waren in früheren Studien größer, da damals kleinere Patientenzahlen eingeschlossen waren, mit einem Selektionsbzw. Publikations-Bias. Ein überzeugender Beweis für eine Verbesserung der Lungenfunktion gibt es nicht. Eine jüngste umfangreiche Analyse von 29 placebokontrollierten Studien bei 3799 Erwachsenen und 1036 Kindern ergab keinen überzeugenden Hinweis auf eine therapeutische Wirkung dieser Pharmaka (Smith et al. 2014). Husten ist das beste Expektorans. Zur Sekretentfernung ist es daher sinnvoll, die Patienten abhusten zu lassen.

Zu beachten ist, dass der Begriff „Exazerbation" bisher nicht klar definiert war. Eine jüngste Arbeit legt eine Definition für moderate Exazerbationen vor, die auch von der Europäischen Arzneimittelagentur (EMA) unterstützt wird: Ein oder mehrere Bedingungen über 2 Tage: Verschlimmerung der Symptome, Verschlechterung der Lungenfunktion, vermehrter Verbrauch von schnell wirkenden Bronchodilatatoren (Virchow et al. 2015).

Generell sollte den Ursachen der vermehrten Schleimbildung (z. B. Rauchen, chronische Infekte) nachgegangen werden. Dies gilt vor allem für die COPD, die nach Prognosen der WHO von Rang sechs der häufigsten Todesursachen 1990 im Jahre 2020 auf Platz drei rangieren wird. Beta$_2$-Sympathomimetika und Theophyllin sind nach wie vor bessere Stimulatoren der mukoziliären Clearance als Acetylcystein und Ambroxol.

20.2.1 Acetylcystein

Führender Wirkstoff der Expektorantien ist seit vielen Jahren das Mukolytikum Acetylcystein, auf das im Jahre 2016 mit fünf Präparaten 66% der Verordnungen entfallen (◘ Tabelle 20.2). Die Verordnungen von Acetylcystein waren 2016 weiter rückläufig. Acetylcystein ist ein Mukolytikum mit freien Sulfhydrylgruppen, das nach Inhalation die Viskosität des Bronchialschleims durch Spaltung von Disulfidbrücken erniedrigt. Da inhalatives Acetylcystein bei Asthmapatienten Bronchospasmen auslöst, wird diese Applikationsform von Pulmologen nicht mehr empfohlen. Seitdem ist die orale Gabe in Gebrauch gekommen, obwohl die Bioverfügbarkeit von Acetylcystein nur etwa 10% beträgt (Olsson et al. 1988, Mutschler et al. 2013). Unter diesen Bedingungen kam die GOLD-Initiative zu der Folgerung, dass für Antioxidantien wie Acetylcystein noch künftige klinische Studien sorgfältig evaluiert werden müssen, bevor eine routinemäßige Verwendung bei COPD empfohlen werden kann (Global Initiative for Chronic Obstructive Lung Disease 2017). Nach einer jüngsten PubMed-Recherche liegt nur eine neue doppelblinde, placebokontrollierte Studie mit Acetylcystein vor, in der 120 COPD-Patienten im Alter von 50–80 Jahren über ein Jahr eine hohe Dosis von Acetylcystein (2mal 600 mg/Tag) erhalten hatten (Tse et al. 2013), dabei wurde eine geringe Verbesserung von Lungenfunktionen (Forced Expiratory Flow 25–75 ml) und eine signifikante Reduzierung der Exazerbationen (0,96 versus 1,71/Jahr) beobachtet. Nachteilig bei Acetylcystein sind seine relativ häufigen unerwünschten Wirkungen, z. B. allergische und gastrointestinale Reaktionen, die auch in jüngster Zeit immer wieder bei verschiedenen Indikationen beschrieben wurden.

20.2.2 Ambroxol

Ambroxolpräparate wurden deutlich weniger als Acetylcysteinpräparate verordnet, die Verordnungszahlen der Ambroxolpräparate nahmen im Jahre 2016 ebenfalls gering ab (◘ Tabelle 20.2). Anders als Acetylcystein hat Ambroxol eine ausreichende orale Bioverfügbarkeit von 50–65%. Als Beleg der Wirksamkeit gilt eine ältere italienische Studie zur Prävention akuter Exazerbationen der chronischen Bronchitis (Olivieri et al. 1987). In einer weiteren Ambroxolstudie wurden die Zeiten der Arbeitsunfähigkeit verkürzt, subjektive Symptome

(Atemnot, Husten, Auswurf) und Klinikaufenthalte aber nicht beeinflusst (Cegla 1988). Bei 90 Patienten mit chronischer Bronchitis war in einer randomisierten, placebokontrollierten und doppelblind durchgeführten Studie kein therapeutischer Vorteil von Ambroxol nachweisbar (Guyatt et al. 1987). In einer randomisierten, doppel-blinden, placebokontrollierten Studie bei 242 Patienten mit COPD hatte Ambroxol nach 6 und 12 Monaten ebenfalls keinen signifikanten Effekt auf die Exazerbationen, wie die Kaplan-Meier-Analysen zeigten (Malerba et al. 2004). Neuere Studien liegen nach PubMed (2016) nicht vor. Ambroxol gehört aus diesem Grunde nicht zu den Standardtherapeutika der chronischen Bronchitis. Ebenso empfiehlt die GOLD-Initiative Mukolytika wie Ambroxol und Carbocistein aufgrund mangelnder Beweislage nicht bei COPD (Global Initiative for Chronic Obstructive Lung Disease 2017). Die Europäische Arzneimittelagentur (EMA) empfiehlt, auf das Risiko von Allergien und Hautreaktionen bei Ambroxol und Bromhexin hinzuweisen (EMA 2015).

2016 liegen keine Verordnungen von Kombinationspräparaten mit Antiinfektiva mehr unter den 3000 häufigsten Präparaten vor. Vor 10 Jahren gab es noch 9 solche Produkte mit 23 Mio. DDD (vgl. Arzneiverordnungs-Report 2006, Kapitel 19), so dass unsere jahrelange Kritik an diesen umstrittenen Kombinationspräparaten letztlich erfolgreich war.

20.2.3 Inhalative Kochsalzlösungen

Auffällige Zunahmen zeigen inhalativ angewendete Kochsalzlösungen (◘ Tabelle 20.2). Bei Mukoviszidose verbessern hypertone Kochsalzlösungen nach einem Cochrane-Review (12 Studien, 442 Teilnehmer, Alter 6–46 Jahre) Exazerbationen und Lebensqualität, aber nicht die Lungenfunktion (Wark und McDonald 2009). Eine weiterer Cochrane-Review zeigte bei Kleinkindern mit akuter viraler Bronchiolitis eine Verkürzung der Hospitalisierungsdauer durch Inhalation hypertoner Kochsalzlösung (Zhang et al. 2013). Die Inhalation physiologischer Kochsalzlösung wird dagegen nur als Placebo eingesetzt und nicht in Leitlinien genannt (Øymer et al. 2014).

◻ **Tabelle 20.2 Verordnungen von Expektorantien 2016.** Angegeben sind die 2016 verordneten Tagesdosen, die Änderungen gegenüber 2015 und die mittleren Kosten je DDD 2016.

Präparat	Bestandteile	DDD Mio.	Änderung %	DDD-Nettokosten €
Acetylcystein				
ACC HEXAL	Acetylcystein	20,9	(−10,0)	0,41
NAC-ratiopharm	Acetylcystein	4,3	(+41,6)	0,29
NAC AL	Acetylcystein	4,3	(−23,3)	0,33
NAC-1 A Pharma	Acetylcystein	2,5	(−15,6)	0,36
Fluimucil	Acetylcystein	0,91	(−23,5)	0,84
		32,9	(−8,6)	0,39
Ambroxol				
Mucosolvan	Ambroxol	4,2	(−9,4)	0,46
AmbroHEXAL	Ambroxol	2,4	(+8,9)	0,31
Ambro-/Ambroxol-ratiopharm	Ambroxol	1,1	(+13,9)	0,57
Ambroxol-1 A Pharma	Ambroxol	1,0	(+3,2)	0,50
Ambroxol AL	Ambroxol	0,97	(−21,8)	0,53
Ambro/Ambroxol AbZ	Ambroxol	0,87	(−24,7)	0,54
Ambroxol Aristo	Ambroxol	0,23	(+93,8)	0,45
Pädiamuc	Ambroxol	0,17	(−56,7)	0,53
Ambrobeta	Ambroxol	0,11	(+2,3)	0,57
		11,0	(−6,2)	0,46
Inhalative Kochsalzlösungen				
Pari NaCl Inhalationslösung	physiologische Kochsalzlösung	3,3	(+9,0)	0,75
Paediasalin	physiologische Kochsalzlösung	0,63	(+48,3)	0,64
Mucoclear	hypertone Kochsalzlösung	0,57	(+15,4)	2,54
Isot. Kochsalzlsg.Inh. Eifel	physiologische Kochsalzlösung	0,32	(+11,3)	1,06
		4,8	(+13,9)	0,97
Weitere Mukolytika				
Pulmozyme	Dornase alfa	0,58	(−0,3)	34,72
Soledum Kapseln	Cineol	0,11	(+3,5)	1,00
Bromhexin Krewel Meuselbach	Bromhexin	0,09	(−9,2)	0,48
		0,78	(−0,9)	25,96
Summe		49,5	(−6,1)	0,87

20.2.4 Dornase alfa

Dornase alfa (*Pulmozyme*) ist seit 2010 unter den 3000 meistverordneten Arzneimitteln vertreten (◻ Tabelle. 20.2). Es handelt sich um eine gentechnisch hergestellte humane Desoxyribonuklease zur inhalativen Anwendung bei Mukoviszidose, um die aus zerfallenden Leukozyten freigesetzte DNA zu spalten und dadurch die Viskosität des zähen Bronchialschleims zu vermindern. Nach einem Cochrane-Review über 15 Studien mit 2469 Patienten verbessert Dornase alfa die Lungenfunktion um

3–8%, ohne dass die Exazerbationsrate vermindert wurde (Jones und Wallis 2010).

20.2.5 Pflanzliche Expektorantien

Unter den pflanzlichen Expektorantien ist die Präparategruppe mit Extrakten aus Efeublättern (Folia Hedera) führend, auf sie entfallen im Jahre 2016 über 80% der Verordnungen (◘ Tabelle 20.3). Viele dieser Präparate stützten sich lediglich auf Übersichtsartikel und Erfahrungswissen aus der Aufbereitungsmonographie der Kommission E für die phytotherapeutische Therapierichtung (Bundesgesundheitsamt 1981). Inzwischen berufen sich die Phytotherapeuten auf eine Efeu-Monographie der Europäischen Arzneimittelagentur (EMA) (2011). In dem endgültigen Beurteilungsbericht wurden 10 kontrollierte klinische Studien aufgelistet, die jedoch nach Auffassung von 5 Mitgliedern der Kommission für Pflanzenprodukte (HMPC) keine ausreichenden Belege für eine allgemeine medizinische Anwendung enthalten, auch die sichere Verwendung bei Kindern unter 12 Jahren sei nicht belegt (European Medicines Agency 2012). Zwischenzeitlich sind weitere Efeustudien erschienen, die ebenfalls keinen Deut besser sind, da sie lediglich die Verträglichkeit nachweisen, zwei Efeuextrakte miteinander vergleichen oder unkontrollierte Anwendungsbeobachtungen beschreiben (Stauss-Grabo et al. 2010, Cwientzek et al. 2011, Schmidt et al. 2012).

Die Verordnung von Thymianpräparaten war 2016 rückläufig (◘ Tabelle 20.3). Hauptinhaltsstoff ist das ätherische Thymianöl mit angeblichen sekretolytischen und broncholytischen Eigenschaften, die jedoch nach einer PubMed-Recherche ebenfalls nicht durch klinische Studien belegt sind.

Pelargoniumwurzelextrakt aus südafrikanischen Geraniumarten (*Umckaloabo*) enthält Cumarine und Gerbsäuren, die in hohen Konzentrationen (0,6–10 g/l) schwache antibakterielle Wirkungen entfalten (Kayser und Kolodziej 1997). In der Roten Liste wurde das Mittel lange Zeit als pflanzliches Antibiotikum bezeichnet. Seit 2007 ist es für die Behandlung von Atemwegsinfektionen zugelassen. Nach einem Cochrane-Review hat der Pelargoniumwurzelextrakt nur zweifelhafte Wirkungen auf die Linderung von Symptomen bei akuter Rhinosinu-

sitis und Erkältungskrankheiten (Timmer et al. 2009). Das Verordnungsvolumen nahm 2016 erneut ab (◘ Tabelle 20.3).

Die Kombinationspräparate enthalten zwei bis sieben Bestandteile. Die Verordnungen im Jahre 2016 blieben mehr oder weniger gleich (◘ Tabelle 20.3). Homöopathische Grippemittel wurden 2016 erneut geringer verordnet (◘ Tabelle 20.4).

20.2.6 Externe Expektorantien

Die Verordnungen von Inhalaten und Brusteinreibungen haben seit 1996 von 121 Mio. DDD (siehe Arzneiverordnungs-Report '97) drastisch abgenommen und waren auch 2016 weiter rückläufig (◘ Tabelle 20.4). Diese Präparate enthalten zumeist ätherische Öle, für die keine gezielten, klinisch kontrollierten Untersuchungen über die Wirkungen und Wirksamkeit vorliegen, ihre Anwendung basiert überwiegend auf Empirie (Kurz 1986).

20.3   Wirtschaftliche Aspekte

Nach den Einsparungen durch rückläufige Verordnungen der Antitussiva und Expektorantien in den vorangehenden Jahren ist der Umsatz nun auch 2016 auf 119 Mio. € zurückgegangen, nach dem leichten Anstieg im Vorjahr (▶ Tabelle 51.6). Aufgrund einer Kosten-Nutzen-Analyse zur Verwendung von Acetylcystein kamen Grandjean et al. (2000) bereits vor 16 Jahren zu der Folgerung, dass „die Behandlung von Patienten mit chronischer Bronchitis mit Acetylcystein während der Wintermonate teuer ist, sowohl von Seiten der Kostenträger als auch vom gesellschaftlichen Standpunkt".

Unerlässlich ist nach, dass vor allem der Beseitigung der Ursachen der Erkrankung (z. B. vor allem Rauchen, Luftverschmutzung) Beachtung geschenkt werden sollte. Auf die bedrohliche Zunahme der COPD wurde hingewiesen, bei der dem Rauchen ursächlich auch in der Zukunft eine führende Rolle zukommt. Leider hat sogar die Europpean Medicines Agency die deutsche Phytostrategie übernommen und keine Anstrengungen unternommen, Phytotherapeutika nach anerkannten klinischen Prüfungsrichtlinien untersuchen zu lassen.

■ **Tabelle 20.3 Verordnungen von pflanzlichen Expektorantien 2016.** Angegeben sind die 2016 verordneten Tagesdosen, die Änderungen gegenüber 2015 und die mittleren Kosten je DDD 2016.

Präparat	Bestandteile	DDD Mio.	Änderung %	DDD-Nettokosten €
Efeublätterextrakt				
Prospan	Efeublätterextrakt	25,2	(+6,3)	0,40
Hedelix	Efeublätterextrakt	0,81	(+21,0)	0,85
Sinuc	Efeublätterextrakt	0,69	(−28,5)	0,31
Bronchofit Efeu	Efeublätterextrakt	0,48	(−1,5)	0,30
Bronchostad Hustenlöser	Efeublätterextrakt	0,12	(−15,4)	0,78
		27,3	(+5,1)	0,41
Thymianextrakt				
Soledum Hustensaft/-Tropfen	Thymianextrakt	0,28	(−7,9)	1,46
Tussamag Husten	Thymianextrakt	0,21	(−11,4)	1,41
Thymiverlan	Thymianextrakt	0,17	(+7,4)	0,51
Melrosum Hustensirup	Thymianextrakt	0,12	(−9,8)	1,41
Hustagil Thymian	Thymianextrakt	0,07	(−2,2)	1,40
Aspecton	Thymianextrakt	0,06	(−1,9)	2,10
		0,92	(−5,7)	1,31
Weitere Mittel				
Umckaloabo	Pelargoniumwurzelextrakt	0,70	(−4,8)	1,12
Kombinationen				
Bronchipret Saft/Tropfen	Thymianextrakt Efeublätterextrakt	2,3	(+4,0)	1,51
Bronchicum	Thymianextrakt Primelwurzelextrakt	1,3	(+2,0)	1,51
Pneumodoron 1+2	Aconitum napellus D2 Bryonia D2 Phosphorus D4 Tartarus stibiatus D2	0,23	(−6,0)	1,08
Monapax	Sonnentau Ø Hedera helix Ø China D1 Cochenillelaus D1 Kupfersulfat D1 Ipecacuanha D4 Hyoscyamos D4	0,14	(−15,7)	3,96
		4,0	(+1,9)	1,57
Summe		32,9	(+4,1)	0,59

◘ **Tabelle 20.4 Verordnungen von Grippemitteln, Inhalaten und Brusteinreibungen 2016.** Angegeben sind die 2016 verordneten Tagesdosen, die Änderungen gegenüber 2015 und die mittleren Kosten je DDD 2016.

Präparat	Bestandteile	DDD Mio.	Änderung %	DDD-Nettokosten €
Grippemittel				
Meditonsin Lösung	Aconitum D5 Atropinum sulf. D5 Mercurius cyanatus D8	3,4	(−14,1)	0,24
Contramutan/-D/-N	Echin. Angustifolia Ø Aconitum Ø Belladonna Ø Eupatorium Perfol. Ø	0,17	(−3,7)	4,20
		3,6	(−13,6)	0,42
Inhalate und Brusteinreibungen				
Babix-Inhalat N	Eucalyptusöl Fichtennadelöl	1,5	(−8,4)	0,28
Eucabal Balsam S	Eucalyptusöl Kiefernnadelöl	0,27	(−4,7)	0,52
Emser Inhalation	Emser Salz	0,19	(−1,6)	1,87
Transpulmin Kinder/-Baby	Eucalyptusöl Kiefernnadelöl	0,18	(−6,7)	0,51
		2,1	(−7,2)	0,48
Summe		5,7	(−11,4)	0,44

Literatur

American Academy of Pediatrics Committee on Drugs (1997): Use of codeine- and dextromethorphan-containing cough remedies in children. Pediatrics 99: 918–920

Bundesgesundheitsamt (1981): Monographieentwürfe für anthroposophische und phytotherapeutische Arzneimittel. Dtsch Apoth Ztg 52: 2910–2913

Cegla UH (1988): Langzeittherapie über 2 Jahre mit Ambroxol (Mucosolvan) Retardkapseln bei Patienten mit chronischer Bronchitis. Ergebnisse einer Doppelblindstudie an 180 Patienten. Prax Klin Pneumol 42: 715–721

Celli BR, Decramer M, Wedzicha JA, Wilson KC, Augusti A et al (2015): An official Ameriocan Thoracis Society/ European Respiratory Society statement: reseach questions in COPD. Eur Respir J 45: 879–905

Cwientzek U, Ottillinger B, Arenberger P (2011): Acute bronchitis therapy with ivy leaves extracts in a two-arm study. A double-blind, randomised study vs. an other ivy leaves extract. Phytomedicine 18: 1105–1109

Dicpinigaitis PV, Morice AH, Birrung SS, McGarvey L, Smith JA, Canning BJ, Page CP (2014): Antitussive drugs – past, present, and future. Pharmacol Rev 66: 468–512

European Medicines Agency (2011): Community herbal monograph on Hedera helix L., folium. Final assessment report on Hedera helix L., folium. Internet: http://www.ema.europa.eu/ema/index.jsp?curl=pages/medicines/ herbal/medicines/herbal_med_000115.jsp&mid=WC-0b01ac058001fa1d

European Medicines Agency (2012): Opinion of the HMPC on a community herbal monograph on Hedera helix L., folium. Internet: http://www.ema-europa.eu/docs/en_GB/document_library/Herbal_-_HMPC_opinion_on_Community_herbal_monograph/2012/01/WC500120649.pdf

European Medicines Agency (2015): Ambroxol and bromhexine expectorants: safety information to be updated. Press Release 25. February EMA/130676/2015

European Medicines Agency (2015): Codein ist bei Kindern unter 12 Jahren nicht zur Behandlung von Husten und Erkältungen anzuwenden. EMA/249413/2015

Global Initiative for Chronic Obstructive Lung Disease (GOLD) 2017: GOLD 2017 Global Strategy for the Diagnosis, Management and Prevention of COPD. Available from: http://www.goldcopd.org

Grandjean EM, Berthet PH, Ruffmann R, Leuenberger PH (2000): Efficacy of oral long-term N-acetylcysteine in chronic bronchopulmonary disease: a meta-analysis of published double-blind, placebo-controlled clinical trials. Clin Ther 22: 209–221

Guyatt GH, Townsend M, Kazim F, Newhouse MT (1987): A controlled trial of ambroxol in chronic bronchitis. Chest 92: 618–620

Jones AP, Wallis C (2010): Dornase alfa for cystic fibrosis. Cochrane Database Syst Rev 2010 Mar 17; (3): CD001127

Kayser O, Kolodziej H (1997): Antibacterial activity of extracts and constituents of Pelargonium sidoides and Pelargonium reniforme. Planta Med 63: 508–510

Kurz H (1986): Expektorantien und Antitussiva. Dtsch Apoth Ztg 126: 1024–1029

Lazaryan M, Shasha-Zigelman C, Dagan Z, Berkovitch M (2015): Codeine should not be prescribed for breast-feeding mothers or children under the age of 12. Act Paediatr 104:555–556

Malerba M, Ponticiello A, Radaeli A, Bensi G, Grassi V (2004): Effect of twelve-months therapy with oral ambroxol in preventing exacerbations in patients with COPD. Double-blind, randomised, mulicenter, placebo-controlled study (the AMETHIST Trial). Pulm Pharmacol Therpeut 17: 27–34

Mutschler E, Geisslinger G, Kroemer HK, Menzel S, Ruth P (2013): Arzneimittelwirkungen, 10. Aufl., Wissenschaftliche Verlagsgesellschaft Stuttgart, S. 581–582

Müller S, Jaffan L, Kloiber E, Läer S (2014): Dextrometorphan-Missbrauch bei Jugendlichen: Wie kann sich der Apotheker verhalten? Med Mo Pharm 37: 95–100

Oduwole O, Meremikwu MM, Oyo-Ita A, Udoh EE (2014): Honey for acute cough in children. Cochrane Database Syst Rev Dec 13;12:CD 007094

Olivieri D, Zavattini G, Tomasini G (1987): Ambroxol for the prevention of chronic bronchitis exacerbations: long-term multicenter trial. Respiration 51: Suppl 1, 42–51

Olsson B, Johansson M, Gabrielsson J, Bolme P (1988): Pharmacokinetics and bioavailability of reduced and oxidized N-acetylcysteine. Eur J Clin Pharmacol 34: 77–82

Øymar K, Skjerven HO, Mikalsen IB (2014): Acute bronchiolitis in infants, a review. Scand J Trauma Resusc Emerg Med 22: 23

Poole P, Chong J, Cates CJ. (2015): Mucolytic agents versus placebo for chronic bronchitis or chronic obstructive pulmonary disease. Cochrane Database Syst Rev. Issue 7 Art. No.: CD001287. DOI: 10.1002/14651858.CD001287.pub5

Schmidt M, Thomsen M, Schmidt U (2012): Suitability of ivy extract for the treatment of paediatric cough. Phytother Res 26: 1942–1947

Sharfstein JM, North M, Serwint JR (2007): Over the counter but no longer under the radar – pediatric cough and cold medications. N Engl J Med 357: 2321–2324

Smith SM, Schroeder K, Fahey T (2014): Over-the-counter (OTC) medications for acute cough in children and adults in communitty settings. Cochrane Database Syst Rev Nov 24,11:CD0011831

Stauss-Grabo M, Atiye S, Warnke A, Wedemeyer RS, Donath F, Blume HH. (2010): Observational study on the tolerability and safety of film-coated tablets containing ivy extract (Prospan® Cough Tablets) in the treatment of colds accompanied by coughing. Phytomedicine. 15: 433–436

Timmer A, Günther J, Motschall E, Rücker G, Antes G, Kern WV (2013): Pelargonium sidoides extract for treating acute respiratory tract infections. Cochrane Database Syst Rev. 2013 Oct 22;10:CD006323

Tse HN, Raiteri L, Wong KY, Yee KS, Wai KY, Loo CK, Houng CM. (2013): High-Dose N-acetylcysteine in stable chronic obstructive pulmonary disease: the 1-year, double-blind, randomized, placebo-controlled HIACE study. Chest 144: 106–118

Virchow JC, Backer V, de Blay F, Kuna P, Ljørring C, Prieto JL, Villesen HH (2015): Defining moderate asthma exacerbations in clinical trials based on ATS/ERS joint statement. Resp Med 109: 547–556

Wark P, McDonald VM (2009): Nebulised hypertonic saline for cystic fibrosis. Cochrane Database Syst Rev. 2009 Apr 15; (2): CD001506

Zhang L, Mendoza-Sassi RA, Wainwright C, Klassen TP (2013): Nebulised hypertonic saline solution for acute bronchiolitis in infants. Cochrane Database Syst Rev. 2013 Jul 31; 7: CD006458

Betarezeptorenblocker

Björn Lemmer

© Springer-Verlag GmbH Germany 2017
U. Schwabe, D. Paffrath, W.-D. Ludwig, J. Klauber (Hrsg.), *Arzneiverordnungs-Report 2017*
DOI 10.1007/978-3-662-54630-7_21

Auf einen Blick

Verordnungsprofil
Betarezeptorenblocker spielen eine wichtige Rolle bei der Behandlung kardiovaskulärer Krankheiten. Hauptindikationen sind arterielle Hypertonie, koronare Herzkrankheit, tachykarde Herzrhythmusstörungen und chronische Herzinsuffizienz. Wichtigste Gruppe sind die $\beta1$-selektiven Betarezeptorenblocker, die seit 30 Jahren kontinuierlich zugenommen haben. Nichtselektive Wirkstoffe sind dagegen seit mehreren Jahren rückläufig und liegen unter 10% der Verordnungen. Der Generikaanteil hat inzwischen bei den meisten Wirkstoffen über 90% erreicht. Es bestehen teilweise beachtliche Preisunterschiede zwischen den Präparaten.

Betarezeptorenblocker hemmen die Funktion des sympathischen Nervensystems in allen Organen, die mit adrenergen Betarezeptoren (β_1-/β_2-) ausgestattet sind. Dazu gehören insbesondere das Herz, die Nieren und die glatte Muskulatur von Bronchien und Muskelgefäßen. Therapeutisch bedeutsam sind die Senkung der Herzfrequenz, des kardialen Sauerstoffverbrauchs, der Reninausschüttung aus der Niere und die Erniedrigung des Augeninnendrucks (► Kapitel 38). Nachteilig kann sich die Betarezeptorenblockade auf die Herzkraft, die kardiale Erregungsleitung, die Bronchialfunktion (Gefahr des Bronchospasmus) und die Gefäßmuskulatur (Durchblutungsstörungen) auswirken.

Betarezeptorenblocker werden nach ihrer unterschiedlichen Wirkung auf die Rezeptorsubtypen folgendermaßen eingeteilt:

- nichtselektive Betarezeptorenblocker,
- beta$_1$-selektive Betarezeptorenblocker,
- Betarezeptorenblocker mit intrinsischer sympathomimetischer Aktivität (ISA),
- Betarezeptorenblocker mit vasodilatierenden Eigenschaften.

Für die indikative Verwendung und die Abschätzung potentieller unerwünschter Wirkungen von Betarezeptorenblockern ist von Bedeutung, dass die nichtselektiven Blocker die Betarezeptoren in allen Organen hemmen. Beta$_1$-selektive Blocker wirken bevorzugt auf die Beta$_1$-Rezeptoren von Herz und Niere (► oben), führen weniger leicht zu einer Verlängerung Insulin-bedingter hypoglykämischer Perioden und zu einer Verringerung der Muskeldurchblutung und erzeugen erst in höheren Dosierungen die therapeutisch nicht erwünschte Blockade der Beta$_2$-Rezeptoren in Bronchien und Gefäßen. Die Beta$_1$-Selektivität ist also nur relativ und erfordert daher, dass die üblichen Kontraindikationen für Betarezeptorenblocker weiterhin zu beachten sind. Betarezeptorenblocker mit intrinsischer sympathomimetischer Aktivität (ISA; identisch mit partialagonistischer Aktivität, PAA) führen in Ruhe zu einer geringeren Abnahme der Herzfrequenz und sollen initial einen geringeren Anstieg von Gefäß- und Bronchialwiderstand bewirken. Betarezeptorenblocker mit ISA sollten heute nicht mehr verwendet werden, sie werden in Lehrbüchern sowohl bei der Behandlung der Hypertonie als auch der Herzinsuffizienz nicht mehr aufgeführt (Kreutz und Kolloch 2010, Eschenhagen und Erdmann 2010). Eine Metaanalyse von 29 Studien weist darauf hin, dass eine generelle Kontraindikation von beta$_1$-selektiven Betarezeptorenblockern bei leichtem bis mittlerem Asthma oder COPD nicht angebracht scheint, da dabei keine akuten unerwünschten respiratorischen Effekte auftraten, andererseits Patienten mit zusätzlichen kardiovaskulären Erkrankungen von Betarezeptorenblockern profitieren würden (Salpeter et al. 2006). Diese Bewertung wird durch eine jüngste GOLD-Empfehlung gestützt (GOLD 2017). Weiterhin muss heute berücksichtigt werden, dass ein Überlappen von Asthma und COPD (asthma-COPD-overlap syndrome ACOS) mehr Komplikationen und eine geringere Lebensqualität beinhaltet (Hines und Peebles 2017).

Betarezeptorenblocker gelten vor allem bei jüngern Patienten als wichtige Antihypertensiva, bei Älteren gilt ihr Einsatz der Vermeidung kardiovaskulärer Komplikationen sowie der kardiovaskulären Morbidität und Mortalität (Arzneimittelkommission der Deutschen Ärzteschaft 2009, Chobanian et al. 2003). Auch bei der Hypertonie sind die β$_1$-selektiven Rezeptorenblocker zu bevorzugen (Arzneimittelkommission der Deutschen Ärzteschaft 2009, Kreutz und Kolloch 2010). Allerdings ist eine heftige Debatte aufgekommen, die sich mit dem Stellenwert der Betarezeptorenblocker in Stufe I der Therapie befasst (DiNicolantonio et al. 2015). Eine Metaanalyse von 13 kontrollierten Studien kam zu dem Ergebnis, dass Betarezeptorenblocker nicht mehr erste Wahl bei der Behandlung der primären Hypertonie sein sollten (Lindholm et al. 2005). Dies wurde in zahlreichen Stellungnahmen (Beevers 2005, Kintscher et al. 2014, Deutsche Gesellschaft für Kardiologie et al. 2013) nicht geteilt. Weiterhin stellt sich die Frage, ob der hydrophile Betarezeptorenblocker Atenolol, der sich nur gering im Gehirn anreichert, dem lipophileren, wie z. B. Metoprolol, in seiner Wirkung unterlegen ist (Aursnes et al. 2007). Einige Empfehlungen stellen fest, dass es keine Standardtherapie der Hypertonie gibt und dass Betarezeptorenblocker in der Differentialtherapie von koronarer Herzkrankheit, Herzinsuffizienz und Herzinfarkt ihre Rolle haben (Arzneimittelkommission der deutschen Ärzteschaft 2009, Deutsche Gesellschaft für Kardiologie et al. 2013, Kintscher et al. 2014). Hingegen hält das britische National Institute for Health and Care Excellence (NICE) (2011) die Betarezeptorenblocker nicht mehr für die Initialtherapie der Hypertonie geeignet. Eine kritische Haltung nimmt auch ein Cochrane-Artikel ein (Wiysonge et al. 2012), während der amerikanische JNC7-Report die Betarezeptorenblocker neben den Diuretika weiterhin zur Behandlung des ersten Stadiums der Hypertonie empfiehlt (Chobanian et al. 2003). Somit steht derzeit der Stellenwert der Betarezeptorenblocker bei der Initialtherapie der Hypertonie international zur Diskussion, eine neuere Übersicht liegt nicht vor. Eine Meta-Analyse von 15 klinischen Studien zeigt, dass Betarezeptorenblocker bei der COPD das Mortalitätsrisiko und die Zahl der Exazerbationen vermindern können (Du et al. 2014), diese Hypothese bedarf einer dringenden Überprüfung.

Beim akuten Herzinfarkt vermindert die frühzeitige intravenöse Applikation von Betarezeptorenblockern die Letalität. Die Inzidenz und Letalität von Reinfarkten und von plötzlichem Herztod kann durch eine Langzeittherapie mit Propranolol, Atenolol oder Metoprolol um 20–30% gesenkt werden (Hohlfeld und Kelm 2010). Betarezeptorenblocker sind ebenfalls wirksam in der Prävention eines plötzlichen Herztodes und einer Herzinsuffizienz nach einem Infarkt (Sackner-Bernstein 2005, Kintscher et al. 2014). Eine perioperative Betarezeptorblockade mit retardiertem Metoprolol bei nichtkardialen Eingriffen hatte dagegen in einer großen placebokontrollierten Studie an 8301 Patienten mit kardiovaskulären Risiken keinen Nutzen, da eine Abnahme der Herzinfarktrate (4,2% versus 5,7%) mit einer Zunahme der Mortalität (3,1% versus 2,3%) und der Schlaganfallrate (1,0% versus 0,5%) einherging (POISE Study Group 2008).

Bei chronischer Herzinsuffizienz ist die erfolgreiche Anwendung der Betarezeptorenblockade mit einer Verlängerung der Überlebenszeit gesichert. Es ist jedoch bisher nicht klar, ob dies ein Gruppeneffekt der Betarezeptorenblocker ist oder nur für einzelne Substanzen zutrifft. Die frühen Ergebnisse mit dem nichtselektiven Carvedilol in der COPERNIKUS-Studie (Packer et al. 2001) sowie mit den beta$_1$-selektiven Betarezeptorenblockern Bisoprolol (CIBIS II Study 1999) und Metoprolol (MERIT-HF Study 1999) zeigten im Mittel eine Verminderung der Mortalität um 33%. Eine Übersichtsarbeit und

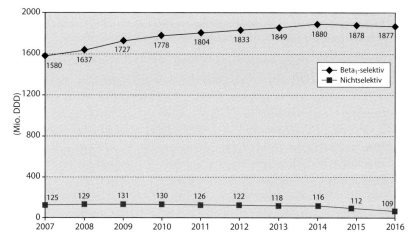

Abbildung 21.1 Verordnungen von Betarezeptorenblockern 2007 bis 2016. Gesamtverordnungen nach definierten Tagesdosen.

Leitlinien empfehlen bei der Herzinsuffizienz die Verwendung von Bisoprolol, Carvedilol, Metoprololsuccinat und Nebivolol, da man nicht von einem Gruppeneffekt der Betarezeptorenblocker ausgeht (Hoppe und Erdmann 2010; Nationale Versorgungsleitlinie 2013). Die neueste Netzwerkmetaanalyse von 21 Studien mit 23122 Patienten zur Frage des Nutzens von Betarezeptorenblockern bei der Herzinsuffizienz mit verminderter Ejektionsfraktion stützt hingegen einen Klasseneffekt ohne Evidenz für eine Überlegenheit eines individuellen Betarezeptorenblockers (Chatterjee et al. 2013). Von Interesse ist, dass in einer jüngsten Metaanalyse von 13 Studien mit Betarezeptorenblockern bei Herzinsuffizienz nur 5 (Hyperglykämie, Diarrhö, Schwindelgefühl, Claudicatio, Bradykardie) der 33 bekannten Nebenwirkungen im Vergleich zu Placebo auftraten (Barron et al. 2013), was auf eine deutliche Überschätzung der unerwünschten Wirkungen von Betarezeptorenblockern hinweist.

21.1 Verordnungsspektrum

Im Jahr 2016 waren 66 Präparate mit 8 verschiedenen Betarezeptorenblockern unter den 3000 verordnungshäufigsten Arzneimitteln vertreten (■ Tabelle 21.1, ■ Tabelle 21.2). Es handelt sich ausschließlich um Monopräparate, denn die Kombinationspräparate sind bei den Antihypertonika aufgeführt (vgl.

► Kapitel 17). Drei weitere Betarezeptorenblocker (Timolol, Metipranolol, Levobunolol) werden zur Lokaltherapie des Glaukoms eingesetzt (vgl. ► Kapitel 38).

21.1.1 Beta$_1$-selektive Rezeptorenblocker

Die beta$_1$-selektiven Substanzen sind seit vielen Jahren die therapeutisch bedeutsamste Gruppe unter den Betarezeptorenblockern mit einem Verordnungsanteil von über 90% (■ Abbildung 21.1). Seit 2007 haben die Verordnungen nach DDD weiter um etwa 20% zugenommen.

Führender Wirkstoff der β$_1$-selektiven Rezeptorenblocker ist weiterhin Metoprolol. Generika haben über 95% der Verordnungen erreicht, das früher am häufigsten verordnete Originalpräparat *Beloc* ist weit zurückgefallen (■ Tabelle 21.1).

An zweiter Stelle folgt das stärker selektive Bisoprolol mit einen marginalen Zuwachs in den Verordnungen auf, allerdings mit großen Unterschieden zwischen den einzelnen Präparaten (■ Tabelle 21.1). Als weitere β$_1$-selektive Betarezeptorenblocker sind Atenolol, Nebivolol und Betaxolol unter den verschreibungshäufigsten Arzneimitteln vertreten.

◘ **Tabelle 21.1 Verordnungen von beta₁-selektiven Betarezeptorenblockern 2016.** Angegeben sind die 2016 verordneten Tagesdosen, die Änderungen gegenüber 2015 und die mittleren Kosten je DDD 2016.

Präparat	Bestandteile	DDD Mio.	Änderung %	DDD-Nettokosten €
Metoprolol				
MetoHEXAL/Metohexal Succ	Metoprolol	320,3	(−12,0)	0,29
Metoprolol/-succ.-1 A Pharma	Metoprolol	192,3	(−10,9)	0,29
Metoprolol/-succ/-Z AL	Metoprolol	152,2	(+13,4)	0,26
Metoprolol/-succ-ratiopharm	Metoprolol	42,9	(+132,6)	0,27
Metodura/Metoprololsucc. dura	Metoprolol	42,2	(+110,3)	0,29
Metoprolol/-succ. AbZ	Metoprolol	28,9	(+76,7)	0,21
Metoprolol/-succ/-Zot STADA	Metoprolol	28,5	(−32,5)	0,27
Metobeta	Metoprolol	22,0	(−33,9)	0,21
Beloc	Metoprolol	18,5	(−11,5)	0,25
Metoprololsucc. AAA Pharma	Metoprolol	7,6	(+1,2)	0,32
Metoprolol/-succ. bioeq Ph.	Metoprolol	6,3	(−9,6)	0,30
Metoprolol/-succ. Heumann	Metoprolol	5,2	(+32,8)	0,21
Metoprogamma	Metoprolol	4,1	(+91,1)	0,14
Metoprolol/Meto Succ. Sandoz	Metoprolol	3,9	(−20,8)	0,28
Meto Tablinen	Metoprolol	3,1	(−14,8)	0,13
Meprolol/-succinat TAD	Metoprolol	2,9	(+45,7)	0,13
Meto Hennig	Metoprolol	2,1	(+36,0)	0,15
Jutabloc	Metoprolol	1,9	(+39,0)	0,16
Metoprolol-CT/-zero/-succ	Metoprolol	1,7	(−42,1)	0,20
Metoprolol axcount	Metoprolol	0,84	(+16,6)	0,31
Metoprololsuccinat Amneal	Metoprolol	0,78	(neu)	0,37
		888,1	(−1,6)	0,28
Bisoprolol				
Bisoprolol-ratiopharm	Bisoprolol	240,4	(+64,9)	0,25
Bisoprolol-1 A Pharma	Bisoprolol	120,8	(−0,8)	0,26
BisoHEXAL	Bisoprolol	101,5	(−15,6)	0,28
Bisoprolol AbZ	Bisoprolol	99,5	(−43,7)	0,21
Biso Lich	Bisoprolol	83,5	(−8,3)	0,22
Bisoprolol Dexcel	Bisoprolol	74,3	(+56,2)	0,28
Concor	Bisoprolol	8,4	(−8,0)	0,26
Bisoprolol-CT	Bisoprolol	8,3	(−21,8)	0,26
Bisogamma	Bisoprolol	4,8	(+19,3)	0,25
Bisoprolol STADA	Bisoprolol	4,2	(−10,4)	0,22
Bisobeta	Bisoprolol	3,6	(−12,1)	0,21
Bisoprolol AL	Bisoprolol	3,0	(−12,6)	0,21
Biso-Hennig	Bisoprolol	2,9	(−9,8)	0,21
Bisoprolol dura	Bisoprolol	2,1	(−13,0)	0,20
Bisoprolol Sandoz	Bisoprolol	1,7	(−19,2)	0,21
Bisoprolol AAA Pharma	Bisoprolol	1,2	(−38,1)	0,22

■ Tabelle 21.1 Verordnungen von beta1-selektiven Betarezeptorenblockern 2016. (Fortsetzung)

Präparat	Bestandteile	DDD Mio.	Änderung %	DDD-Nettokosten €
Jutabis	Bisoprolol	1,2	(−15,9)	0,20
Bisoprolol TAD	Bisoprolol	0,90	(>1000)	0,21
		762,4	(+1,6)	0,25
Atenolol				
Atenolol Heumann	Atenolol	15,5	(−13,1)	0,22
Atenolol AL	Atenolol	8,0	(−11,1)	0,22
Atenolol-ratiopharm	Atenolol	5,4	(−1,2)	0,26
Atenolol AbZ	Atenolol	1,4	(+27,5)	0,21
Atenolol axcount	Atenolol	1,4	(>1000)	0,23
AteHEXAL	Atenolol	1,3	(−9,7)	0,26
Atenolol-1 A Pharma	Atenolol	1,2	(−37,0)	0,22
		34,1	(−7,0)	0,23
Nebivolol				
Nebivolol Glenmark	Nebivolol	118,9	(−0,9)	0,13
Nebivolol STADA	Nebivolol	36,8	(+1,3)	0,13
Nebivolol Actavis	Nebivolol	17,1	(+35,3)	0,12
Nebivolol AL	Nebivolol	6,1	(+75,3)	0,12
Nebilet	Nebivolol	5,4	(−1,5)	0,12
		184,3	(+3,6)	0,13
Weitere Wirkstoffe				
Kerlone	Betaxolol	3,0	(−9,4)	0,13
Summe		1871,9	(+0,1)	0,25

21.1.2 Weitere Betarezeptorenblocker

In der Gruppe der nichtselektiven Betarezeptorenblocker sind die Verordnungen der Propranololpräparate 2016 gering vermindert (■ Tabelle 21.2). Propranolol zeigt auch in einer großen klinischen Studie eine signifikante Wirksamkeit bei der Behandlung des infantilen kindlichen Hämangioms (Léauté-Labrèze et al. 2015). In der Gruppe der Betarezeptorenblocker mit intrinsischer Aktivität ist nur noch ein Celiprololpräparat vertreten (■ Tabelle 21.2). Der Betarezeptorenblocker Celiprolol ist ein beta$_1$-selektiver Antagonist mit gering beta$_2$-selektiv agonistischer und vasodilatierender Wirkungsqualität.

Carvedilol ist ein nichtselektiver Betarezeptorenblocker mit zusätzlich vasodilatierenden Eigenschaften, die auf einer Blockade von adrenergen al-pha$_1$-Rezeptoren basiert. Unter klinischen Bedingungen überwiegt die Betarezeptorenblockade, die Verordnungen nahmen leicht ab (■ Tabelle 21.2). Nach erfolgreichen Studien bei schwerer Herzinsuffizienz mit dem Nachweis der Verminderung der Mortalität (s.o.) ist Carvedilol auch für diese Indikation zugelassen.

Nebivolol ist ein langwirkender β$_1$-selektiver Betarezeptorenblocker mit zusätzlichen vasodilatierenden Eigenschaften, die auf einer endothelabhängigen NO-Freisetzung beruhen (Bowman et al. 1994, Moen und Wagstaff 2006). Die Freisetzung von NO trägt zur Verbesserung der endothelialen Dysfunktion bei (Tzemos et al. 2001). Nebivolol scheint die NO-Freisetzung unter Bindung an Östrogenrezeptoren mit konsekutiver Stimulation der endothelialen NO-Synthase zu fördern (Grundt et al. 2007).

□ Tabelle 21.2 Verordnungen von nichtselektiven Betarezeptorenblockern 2016. Angegeben sind die 2016 verordneten Tagesdosen, die Änderungen gegenüber 2015 und die mittleren Kosten je DDD 2016.

Präparat	Bestandteile	DDD Mio.	Änderung %	DDD-Nettokosten €
Propranolol				
Dociton	Propranolol	7,1	(−25,2)	0,74
Propra-ratiopharm	Propranolol	5,5	(+112,5)	0,84
Obsidan	Propranolol	4,3	(−6,7)	0,79
Propranolol AL	Propranolol	1,5	(−13,9)	0,56
		18,4	(−0,3)	0,77
Celiprolol				
Celipro Lich	Celiprolol	5,1	(+0,9)	0,12
Carvedilol				
Carve TAD	Carvedilol	27,3	(+74,6)	0,40
Carvedilol HEXAL	Carvedilol	22,7	(+16,6)	0,34
Carvedilol-1 A Pharma	Carvedilol	21,2	(+2,0)	0,35
Carvedilol-TEVA	Carvedilol	6,1	(−70,5)	0,39
Carvedilol AL	Carvedilol	3,5	(−34,5)	0,39
Carvedilol AbZ	Carvedilol	2,1	(−19,1)	0,41
Carvedilol-ratiopharm	Carvedilol	2,0	(+5,9)	0,39
Carvedilol Atid	Carvedilol	0,92	(−37,3)	0,42
Carvedilol STADA	Carvedilol	0,80	(−35,5)	0,37
		86,6	(−2,8)	0,37
Summe		110,2	(−2,2)	0,43

21.2   Wirtschaftliche Aspekte

Die Generika der Betarezeptorenblocker spielen im Verordnungsvolumen eine zunehmende Rolle. Auf die Nachfolgepräparate entfallen im Jahre 2016 inzwischen bei den wichtigen Wirkstoffen weit über 90% der verordneten Tagesdosen (□ Tabelle 21.1, □ Tabelle 21.2). Einzige Ausnahme ist Propranolol mit nur 50%. Der Preisvergleich bei den Metroprololpräparaten zeigt, dass die Unterschiede in den Tageskosten mit 0,13–0,37 € am größten sind. Die Spanne ist aber auch bei Präparaten mit Bisoprolol (0,20–0,28 €) und Propranolol (0,56–0,84 €) ausgeprägt, gering bei Nebivolol (0,12–0,13 €) und Atenolol (0,21–0,26 €). Weitaus am teuersten sind die Tageskosten bei Propranololpräparaten mit im Mittel 0,77 €, gefolgt von Carvedilolpräparaten (0,37 €). Preisgünstige Präparate sind Bisoprolol (0,25 €), Atenolol (0,23 €) und Nebivolol (0,13 €).

Literatur

Aursnes I, Osnes J-B, Tvede IF, Gasemyr J, Natvig B (2007): Does atenolol differ from other ß-adrenergic blockers? BMC Clin Pharmacol 7:4

Arzneimittelkommission der deutschen Ärzteschaft (2009): 23. Arterielle Hypertonie: Arzneiverordnungen. 22. Aufl., Medizinische Medien Informations GmbH, Neu-Isenburg: S 597–628

Barron AJ, Zaman N, Cole GD, Wensel R, Okonko DO, Francis DP (2013): Sytematic review of genuine versus spurious side-effects of beta-blockers in heart failure using placebo control: recommendations for patient information. Int J Cardiol 168: 3572–3579

Beevers DG (2005): The end of beta blockers for uncomplicated hypertension? Lancet 366: 1510–1512

Bowman AJ, Chen CP, Ford GA (1994): Nitric oxide mediated venodilator effects of nebivolol. Brit J Clin Pharmacol 38: 199–204

Chatterjee S, Biondi-Zoccai G, Abbate A, D'Ascenzo F, Castagno D, Van Tassell B, Mukherjee D, Lichstein E (2013): Benefits of β blockers in patients with heart failure and reduced ejection fraction: network meta-analysis. BMJ 346: f596

Chobanian AV, et al (2003): Joint National Committee on Prevention, Detection, Evaluation, and Treatment of High Blood Pressure. National Heart, Lung, and Blood Institute;. Seventh report of the Joint National Committee on Prevention, Detection, Evaluation, and Treatment of High Blood Pressure (JNC7). JAMA 289: 2560–72. Erratum in: JAMA 2003, 920:197

CIBIS II Study (1999): The cardiac insufficiency bisoprolol study II (CIBIS II): a randomised trial. Lancet 353: 9–13

Deutsche Gesellschaft für Kardiologie – Deutsche Hochdruckliga – European Society of Cardiology – European Society of Hypertension (2013): Leitlinien für das Mangement der arteriellen Hypertonie: www.escardio/org-guidelines, www.dgk.org, www.hochdruckliga.de; Europ Heart J 2013: 34:2159-2219; doi: 10.1093/euroheartj/eht151

DiNIcolantonio JJ, Fares H, Niazi AK, et al. (2015): ß-Blockers in hypertension, diabetes, heart failure and acute myocardial infarction: a review of the literature. Open Heart 21(1): e000230

Du Q, Sun Y, Ding N, Lu L, Chen Y (2014): Beta-blockers reducde the risk of mortality and exacerbation in patients with COPD: a meta-analysis of observational studies. PloS One 26:e113048.doi 10.1371/journal pone.o113048. eCollection 2014

Eschenhagen T, Erdmann E (2010): 16. Herzinsuffizienz. In: Lemmer B, Brune K (Hrsg): Pharmakotherapie – Klinische Pharmakologie, 14. Auflage, Springer, Heidelberg New York, S. 229–243

Global Initiative for Chronic Obstructive Lung Disease (GOLD) 2017: GOLD 2017 Global Strategy for the Diagnosis, Management and Prevention of COPD. Available from: http://www.goldcopd.org

Grundt C, Meier K, Grundt A, Lemmer B (2007): Evidence for an estradiol-agonistic action of nebivolol in spontaneously hypertensive rats. J Hypertens 25: 1001–1007

Hines KL, Peebles RS (2017): Management of the asthma-COPD overlap syndrome (AOCS): a review of the evidence. Curr Allergy Asthma Rep 17: 15, doi: 10.10.007/s11882-017-063-4

Hohlfeld T, Kelm M (2010): 17. Koronare Herzkrankheit. In: Lemmer B, Brune K (Hrsg): Pharmakotherapie – Klinische Pharmakologie, 14. Auflage, Springer, Heidelberg New York, S. 245–257

Hoppe UC, Erdmann E (2010): Herzinsuffizienz Update 2010 und aktuelle ESC-Leitlinien. Herz 35: 535–541

Kintscher U, Böhm M, Goss F, Kolloch R, Kreutz R, Schmieder R, Schunkert H (2014): Kommentar zur 2013-ESH/ESC-Leitlinie zum Management der arteriellen Hypertonie. Kardiologie 8:223-230

Kreutz R, Kolloch R (2010): Arterielle Hypertonie. In: Lemmer B, Brune K (Hrsg): Pharmakotherapie - Klinische Pharmakologie, 14. Auflage, Springer Verlag, Berlin Heidelberg New York, S. 197–218

Léauté-Labrèze C, Hoeger P, Mazereew-Hautier J, et al. (2015): A randomized, controlled trial of propranolol in infantile hemangioma. N Eng J Med 19:735-746

Lindholm LH, Carlberg B, Samuelsson O (2005): Should beta blockers remain first choice in the treatment of primary hypertension? A meta-analysis. Lancet 366: 1545–1553

MERIT-HF Study (1999): Effect of metoprolol CR/XL in chronic heart failure: Metoprolol CR/XL randomised intervention trial in congestive heart failure. Lancet 353: 2001–2007

Moen MD, Wagstaff AJ (2006): Nebivolol – a review of its use in the management of hypertension and chronic heart failure. Drugs 66: 1389–1409

National Institute for Health and Care Excellence (NICE) (2011): Hypertension – Clinical management of primary hypertension in adults. Issued: August 2011. NICE clinical guideline 127: Internet: guidance.nice.org.uk/cg127

Nationale VersorgungsLeitlinie (2013): Chronische Herzinsuffizienz. http://www.leitlinien.de/nvl/herzinsuffizienz

Packer M, Coats AJS, Fowler MB, Katus HA et al (2001): Effect of carvedilol on survival in severe chronic heart failure. N Engl J Med 344: 1651–1658

POISE Study Group (2008): Effects of extended-release metoprolol succinate in patients undergoing non-cardiac surgery (POISE trial) a randomized controlled trial. Lancet 371: 1839–1847

Sackner-Bernstein J (2005): Reducing the risks of sudden death and heart failure post myocardial infarction: utility of optimized pharmacotherapy. Clin Cardiol 28 (11 Suppl 1): I19–27

Salpeter S, Ormiston T, Salpeter E, Wood-Baker R (2006): Cardioselective beta-blockers for reversible airway disease. The Cochrane Library, The Cochrane Collaboration Volume (1), 2006

Tzemos N, Lim PO, MacDonald TM (2001): Nebivolol reverses endothelial dysfunction in essential hypertension: a randomized, double-blind, crossover study. Circulation 104: 511–514

Wiysonge CS, Bradley HA, JV, Mayosi MB, Mbewu A, Opie LH (2012): Beta-blockers for hypertension. Cochrane Database Syst Rev. Nov 14: CD002003

Bronchospasmolytika und Antiasthmatika

Björn Lemmer

© Springer-Verlag GmbH Germany 2017
U. Schwabe, D. Paffrath, W.-D. Ludwig, J. Klauber (Hrsg.), *Arzneiverordnungs-Report 2017*
DOI 10.1007/978-3-662-54630-7_22

Auf einen Blick

Verordnungsprofil
Betasympathomimetika bilden traditionell die größte Arzneimittelgruppe in der Asthmatherapie. Eine weitere wichtige Arzneimittelgruppe sind inhalative Glucocorticoide, die überwiegend in Kombination mit langwirkenden Betasympathomimetika verordnet werden. Bei chronisch obstruktiver Lungenkrankheit (COPD) werden bevorzugt inhalative Anticholinergika eingesetzt.

Trend
Betasympathomimetika zeigen in den letzten 10 Jahren ein weitgehend konstantes Verordnungsniveau. Kurzwirkende Betasympathomimetika sind die Domäne der inhalativen Akutbehandlung des Asthmas, wobei sie entsprechend den aktuellen Therapieleitlinien als Bedarfsmedikation angewendet werden. Langwirkende Betasympathomimetika sollen wegen Hinweisen auf erhöhte Mortalität unter einer Monotherapie nur in Kombination mit inhalativen Glucocorticoiden gegeben werden.
Die Verordnungen der inhalativen Glucocorticoide nahmen über viele Jahre weiter zu und haben seit 2014 ein konstantes Niveau erreicht. Die Theophyllinverordnungen gingen weiter zurück und haben in den letzten 10 Jahren mehr als 80% eingebüßt. Das Verordnungsvolumen der inhalativen Anticholinergika hat sich in den letzten 10 Jahren weiter zugenommen, auch durch Neueinführung von weiteren Wirkstoffen, wodurch ihre zunehmende Bedeutung für die COPD-Therapie unterstrichen wird.

Bronchospasmolytika werden zur Behandlung des Asthma bronchiale und der chronisch-obstruktiven Lungenkrankheit (COPD) eingesetzt. Bei beiden Erkrankungen ist es das Ziel, die Bronchialobstruktion, die beim Asthma besser reversibel ist als bei der COPD, zu reduzieren. Im Spätstadium der COPD mit Ateminsuffizienz, Emphysem und Cor pulmonale sollen die Symptome so weit wie möglich gebessert werden.

Asthma bronchiale ist eine entzündliche Erkrankung der Atemwege mit bronchialer Hyperreaktivität und variabler Atemwegsobstruktion. Die Mechanismen, die der bronchialen Übererregbarkeit zugrunde liegen, sind vielfältig, in ihrer Bedeutung für das Krankheitsgeschehen aber immer noch nicht eindeutig abgeklärt (National Institutes of Health 2007). Asthmatische Anfälle pflegen in 70–80% der Fälle vor allem nachts aufzutreten (Smolensky et al. 2007). Eine Zunahme der zirkadianen Tag-Nacht-Amplitude der Flussrate in den Atemwegen ist symptomatisch für den Schweregrad der Erkrankung. Asthmabeschwerden in der Nacht und den frühen Morgenstunden sind ein besonders wichtiger Indikator einer unzureichenden Asthmakontrolle (National Institutes of Health 2007, Smolensky et al. 2007, Nationale Versorgungsleitlinie Asthma 2013). Eine Untersuchung an 191 Patienten weist darauf hin, dass Serumcytokine und -chemokine wichtige Indikatoren für den Schweregrad des Asthmas und zur Kontrolle und Verbesserung der Therapie sein können (Meyer et al. 2014). Grundlage für eine erfolgreiche Arzneitherapie ist in erster Linie die Ausschaltung auslösender Faktoren. Beim allergischen Asthma bronchiale gehört dazu die Allergenkarenz. Beim saisonalen Asthma ist nur in der Beschwerdephase eine Dauertherapie erforderlich. Beim häufigen endogenen Asthma sind allerdings die Ursachen nicht bekannt.

Die COPD, ein heterogenes Krankheitsbild mit unterschiedlichen Ursachen und pathogenetischen Mechanismen (Rennard und Drummond 2015, Lange et al. 2016) und von zunehmender sozioökonomischer Bedeutung, ist gekennzeichnet durch eine progressive, kaum reversible Atemwegsobstruktion, bedingt durch strukturelle Veränderungen in den Atemwegen (obstruktive Bronchitis) und im Lungenparenchym (Emphysem) (Global Initiative for Chronic Obstructive Lung Disease, GOLD 2017). Auch bei der COPD spielt eine chronische Entzündung eine Rolle, die aber ein vom Asthma unterschiedliches Muster der Entzündungszellen und -mediatoren aufweist (Barnes 2008, GOLD 2017). Im Gegensatz zum Asthma sind die zugrundeliegenden Mechanismen der Entzündung und der Zerstörung des Gewebes bei der COPD noch zu wenig erforscht, was die Entwicklung therapeutischer Fortschritte behindert (Ngkelo und Adcock 2013). Bei der COPD müssen ein Rauchverzicht konsequent eingehalten und rezidivierende Atemwegsinfektionen sowie eine berufliche Staubexposition vermieden werden. Überschneidungen zwischen Asthma und COPD (ACOS) stehen heute vermehrt im Vordergrund (Gibson und McDonald 2015, Woodruff et al. 2015, Barnes 2015, Lange et al. 2016, Hizawa, 2016, Hines und Peebles 2017). Es scheinen genetische Varianten vorzuliegen, die auf eine erhöhte Empfindlichkeit auf virale Infekte und gestörte Lungenentwicklung hinweisen (Hizawa 2016). Die Suche nach weiteren Phänotypen der COPD ist vielversprechend (Lange et al. 2016). Gerade die Corticoidresistenz ist ein neues Forschungsfeld des ACOS (Barnes 2015). Eine jüngste Untersuchung zeigt, dass die Krankheitskosten in Deutschland pro Jahr beim Asthma bei 445–2543 € und bei der COPD bei 1212–3492 € liegen (Kirsch et al. 2013). Auch zwischen COPD und der obstruktiven Schlafapnoe (OSA) zeichnen sich immer mehr überlappende Symptome ab (McNicholas 2017), die sicher zunehmend für Diagnostik und Therapie an Bedeutung gewinnen werden.

Zur symptomatischen Akutbehandlung des Asthma (Bedarfsmedikation, „Reliever") werden als Mittel der Wahl kurzwirksame inhalative Beta$_2$-Sympathomimetika, ggf. Anticholinergika als Alternative bei Unverträglichkeit von Beta$_2$-Sympathomimetika empfohlen. Obwohl der Wirkungseintritt der systemischen Glucocorticoide verzögert ist, werden sie bei Asthmaexazerbationen auch als Reliever eingesetzt. Zur Dauermedikation („Controller") und Kontrolle des Krankheitsgeschehens werden antiinflammatorisch wirkende inhalative und systemische Glucocorticoide sowie lang wirksame Beta$_2$-Sympathomimetika und retardiertes Theophyllin verwendet. Als weiteres therapeutisches Prinzip stehen Leukotrienantagonisten zur Verfügung, von denen Montelukast als erster Vertreter in Deutschland zugelassen wurde.

Kurzwirkende Beta$_2$-Sympathomimetika sollten nicht regelmäßig, sondern nur bei Bedarf eingesetzt werden. Frühzeitig wird der Einsatz von inhalativen Glucocorticoiden empfohlen. Bei stärkeren Beschwerden werden zusätzlich Theophyllin, Anticholinergika oder orale Glucocorticoide vorgeschlagen. Langwirkende Beta$_2$-Sympathomimetika sind zur Dauertherapie (Controller) indiziert. Seit einiger Zeit sind Bedenken hinsichtlich ihrer Sicherheit aufgetreten (vor allem Salmeterol). Daher sollen nur Patienten mit langwirkenden Beta$_2$-Sympathomimetika behandelt werden, die unter inhalativer Steroidtherapie nicht kontrolliert sind, eine Monotherapie mit langwirkenden Beta$_2$-Sympathomimetika sollte unbedingt vermieden werden (Haasler et al. 2011). Resistenzentwicklung gegen Glucocorticoide ist ein zunehmendes Problem beim schweren Asthma, Unterscheidung in Subtypen in der Symptomatik könnte in Zukunft von Bedeutung sein (Barnes 2012).

Die COPD wurde als Krankheitsbild neu definiert (GOLD 2017): Anstelle der vier Schweregrade sind nun die Klassifikationen GOLD A, B, C, und D getreten, die sich auf die Symptome und Exazerbationen beziehen. Für jede der 4 Gruppen wurde ein therapeutisches Vorgehen vorgeschlagen, dass zur Vermeidung von Exazerbationen führen soll. Alle

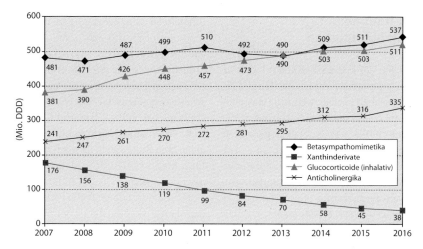

Abbildung 22.1 Verordnungen von Bronchospasmolytika und Antiasthmatika 2007 bis 2016. Gesamtverordnungen nach definierten Tagesdosen.

Patienten sollen langwirksame Anticholinergika (LAMA) oder langwirksame Betarezeptoragonisten (LABA) erhalten. Als Monotherapie oder in Kombination. Inhalative Steroide (ICS) sollen nur noch Patienten mit häufigen Exazerbationen step-up trotz einer dualen Bronchodilationstherapie erhalten.

22.1 Verordnungsspektrum

Die bei Asthma und COPD zugelassenen Präparate lassen sich mehreren pharmakologischen Stoffklassen zuordnen. Wie schon in den Vorjahren bilden die Beta₂-Sympathomimetika eine therapeutisch bedeutsame Gruppe, die in den letzten 10 Jahren ein weitgehend konstantes Verordnungsniveau aufweist (■ Abbildung 22.1). Als weitere wichtige Gruppe haben die Glucocorticoide die Beta₂-Sympathomimetika inzwischen eingeholt. Danach folgen die kontinuierlich steigenden Verordnungen von Anticholinergika und die weiter rückläufigen Xanthinpräparate. Als Antiallergika werden hauptsächlich Leukotrienantagonisten verordnet, während Ketotifen nur noch eine kleine Randgruppe bildet. Weiterhin vertreten ist der monoklonale Antikörper Omalizumab.

22.2 Beta₂-Sympathomimetika

Beta₂-Sympathomimetika sind nach wie vor die wirksamsten Bronchospasmolytika bei der Behandlung von Bronchialobstruktionen. Neben ihrem bronchodilatatorischen Effekt verstärken sie die mukoziliäre Clearance und vermindern die mikrovasale Exsudation und die Freisetzung von Entzündungsmediatoren. Neuere Studien zeigen, dass die regelmäßige Gabe von Beta₂-Sympathomimetika bei bestimmungsgemäßem Gebrauch keine vermehrten Risiken, aber auch keine Vorteile gegenüber einer Bedarfstherapie mit sich bringt. Bei Asthma ist ab Schweregrad zwei zusätzlich die regelmäßige Anwendung eines inhalativen Glucocorticoids indiziert.

Beta₂-Sympathomimetika werden inhalativ angewandt, da sie in dieser Applikationsweise sicherer, wirksamer und mit weniger unerwünschten Wirkungen behaftet sind. Unabdingbar ist, dass der Patient durch Schulung (richtige Inhalationstechnik, Verwendung von Inhalationshilfen, Peak-Flow-Messungen, Dokumentation von Symptomen und Arzneimittelverbrauch) und ärztlich geführte Selbstbehandlung lernen muss, seine Erkrankung zu verstehen, um einen optimalen Therapieerfolg zu erreichen.

22.2.1 Kurzwirkende Beta$_2$-Sympythomimetika

Die Verordnungen der kurzwirksamen inhalativen Beta$_2$-Sympathomimetika nahmen im Jahre 2016 weiter zu (◨ Tabelle 22.1). Der weit überwiegende Anteil entfällt auf Salbutamol, während andere Beta$_2$-Sympathomimetika nur eine untergeordnete Rolle spielen und weiter rückläufig sind.

Auch die Verordnungen der fixen Kombinationen kurzwirkender inhalativer Betasympathomimetika mit Ipratropiumbromid oder Cromoglicinsäure nahmen überwiegend ab (◨ Tabelle 22.1). Die Verordnung kurzwirkender Kombinationspräparate entfällt überwiegend auf *Berodual*, das neben dem Beta$_2$-Sympathomimetikum Fenoterol das Anticholinergikum Ipratropiumbromid enthält (siehe unten). Die Kombination eines Beta$_2$-Sympathomimetikums mit Ipratropiumbromid kann sinnvoll sein, weil Fenoterol einen schnelleren Wirkungseintritt hat, während Ipratropiumbromid in der Wirkung langsamer einsetzt, aber länger anhält.

Allergospasmin und *Aarane/N* enthalten neben einem Beta$_2$-Sympathomimetikum das Antiallergikum Cromoglicinsäure. Letzteres wird für die Primärtherapie nicht mehr empfohlen, auch im Kindesalter nimmt seine Bedeutung wegen der schwachen Wirkung ab (Nationale Versorgungsleitlinie Asthma 2013). Weiterhin ist zu berücksichtigen, dass die Monotherapie mit Reproterol den gleichen Effekt wie die Reproterol-Cromoglicinsäurekombination bei Patienten mit Belastungsasthma hatte (Küpper et al. 2012).

Die oralen Beta$_2$-Sympathomimetika nahmen 2016 erneut ab, ihre Verordnungszahlen spielen in der Therapie keine Rolle (◨ Tabelle 22.2). Einige orale Präparate werden immer noch bei Kindern angewendet, obwohl sie nicht mehr dafür empfohlen werden (O'Reilly et al. 2015).

22.2.2 Langwirkende Beta$_2$-Sympathomimetika

Die langwirkenden Beta$_2$-Sympathomimetika (LABA) sind für die Dauertherapie und bei Patienten mit nächtlichem Asthma oder häufiger Bedarfsmedikation grundsätzlich nur in Kombination mit inhalativen Glucocorticoiden indiziert (National Institutes of Health 2007, Nationale Versorgungsleitlinie Asthma 2013). Klinische Studien (SMART) schließen nach wie vor eine erhöhte Mortalität unter einer Salmeteroltherapie nicht aus, besonders scheinen afrikanische Amerikaner betroffen zu sein (Nelson et al. 2006, Cates und Cates 2008). In wieweit ein Polymorphismus im Beta$_2$-Adrenozeptor dabei eine Rolle spielt, ist noch nicht geklärt (EMA Press Release 2010). Eine Metaanalyse der amerikanischen Food and Drug Administration (FDA) von 110 Studien mit über 60 000 Patienten hat bestätigt, dass langwirkende Beta$_2$-Sympathomimetika mit einem höheren Risiko asthmabedingter Todesfälle, Intubation und Krankenhausaufnahme assoziiert sind (Kuehn 2009, Levenson 2008). Die FDA hat die Verwendung von LABAs als Monotherapie beim Asthma von Kindern und Erwachsenen untersagt (FDA Press Release 2010). Die FDA verlangt fünf weitere randomisierte, doppelblinde, kontrollierte klinische Studien zum Vergleich LABAs plus inhalierbare Glucocorticoide gegen alleinige Gabe von inhalierbaren Glucocorticoide, Ergebnisse werden 2017 erwartet (FDA Press Release 2011, update 2016). Die Deutsche Atemwegsliga ist ebenfalls der Auffassung, dass die langwirkenden Beta$_2$-Sympathomimetika ein Gefahrenpotenzial besitzen, und dass bei der Langzeittherapie mit Salmeterol und Formoterol der Asthmaschweregrade III und IV die Kombination mit einer antientzündlichen Substanz obligat ist (Gillissen et al. 2007, Haasler et al. 2011, Nationale Versorgungsleitlinie Asthma 2013). Bei Patienten mit einem Risiko für Exazerbationen hat die Kombination aus Budesonid und Formoterol ein günstiges Risiko-Nutzen-Profil und kann bei diesen Patienten empfohlen werden (Patel et al. 2013).

Die Verordnungen von Formoterolpräparaten nahmen auch im Jahre 2016 ab, machen aber 95% des Verordnungsvolumens der langwirkende Mono-Beta$_2$-Sympathomimetika aus (◨ Tabelle 22.3). Der größere Teil der Verordnungen entfällt auf die Kombinationen mit Glucocorticoiden (◨ Tabelle 22.4). Das langwirkende Beta$_2$-Sympathomimetikum Olodaterol (Gibb und Yang 2013, Nguyen 2015) (◨ Tabelle 22.3) ist für die einmal tägliche Gabe bei COPD zugelassen, hatte aber gegenüber anderen Beta$_2$-Sympathomimetika keinen Zusatznutzen und wurde daher in die entsprechende Fest-

◘ Tabelle 22.1 Verordnungen von kurzwirkenden inhalativen Betasympathomimetika 2016. Angegeben sind die 2016 verordneten Tagesdosen, die Änderungen gegenüber 2015 und die mittleren Kosten je DDD 2016.

Präparat	Bestandteile	DDD Mio.	Änderung %	DDD-Nettokosten €
Salbutamol				
SalbuHEXAL	Salbutamol	115,0	(+24,9)	0,42
Salbutamol-ratiopharm	Salbutamol	62,0	(+22,5)	0,49
Sultanol inhalativ	Salbutamol	13,1	(−57,0)	0,47
Salbutamol STADA	Salbutamol	5,9	(−54,9)	0,41
Bronchospray/Inhalat	Salbutamol	3,4	(+7,2)	0,36
Salbutamol-1 A Pharma	Salbutamol	2,9	(−1,0)	0,42
Salbu Easyhaler	Salbutamol	2,8	(+2,9)	0,47
Salbutamol AL	Salbutamol	2,4	(+70,8)	1,53
Apsomol Inhalat	Salbutamol	2,0	(−15,2)	0,29
Salbulair N	Salbutamol	2,0	(−46,8)	0,47
Ventilastin Novolizer	Salbutamol	1,7	(+11,3)	0,50
Salbutamol-CT	Salbutamol	1,2	(−14,0)	0,47
		214,4	(+4,3)	0,46
Weitere Betasympathomimetika				
Berotec/N	Fenoterol	34,9	(−1,8)	0,25
Aerodur Turbohaler	Terbutalin	0,73	(−12,3)	0,47
		35,6	(−2,1)	0,25
Kombinationen				
Berodual/-N	Ipratropiumbromid Fenoterol	87,9	(−2,2)	0,59
Allergospasmin	Cromoglicinsäure Reproterol	7,3	(−5,2)	1,26
Aarane/N	Cromoglicinsäure Reproterol	6,3	(−5,9)	1,25
Ipramol TEVA	Ipratropiumbromid Salbutamol	0,72	(+87,6)	2,26
		102,3	(−2,3)	0,69
Summe		352,3	(+1,6)	0,51

betragsgruppe eingruppiert (Bundesministerium für Gesundheit 2014). Der Listenpreis liegt jedoch weiterhin 60% über dem Festbetrag, so dass eine hohe Zuzahlung fällig ist, was den starken Rückgang der Verordnung von *Striverdi* erklärt.

22.3   Glucocorticoide

Inhalative Glucocorticoide zeigen seit 30 Jahren eine kontinuierliche Aufwärtsentwicklung der Verordnungen (hier dargestellt ab 2007) und haben inzwischen das Verordnungsvolumen der Betasympathomimetika erreicht (◘ Abbildung 22.1). Sie werden frühzeitig bei der Behandlung des Asthma bronchiale empfohlen (National Institutes of Health 2007, Smolensky et al. 2007, Haasler et al. 2011, Nationale Versorgungsleitlinie Asthma 2013), da sie in alle Prozesse der Entzündungsreaktion eingreifen. Glucocorticoide müssen in der Dauertherapie regelmäßig angewendet werden. Um die systemischen Nebenwirkungen möglichst gering zu halten,

◻ Tabelle 22.2 Verordnungen von oralen Beta$_2$-Sympathomimetika 2016. Angegeben sind die 2016 verordneten Tagesdosen, die Änderungen gegenüber 2015 und die mittleren Kosten je DDD 2016.

Präparat	Bestandteile	DDD Mio.	Änderung %	DDD-Nettokosten €
Monopräparate				
Salbubronch	Salbutamol	1,6	(+2,6)	5,58
Terbutalin AL	Terbutalin	1,0	(−1,0)	0,51
Spiropent	Clenbuterol	0,79	(−10,4)	0,65
Gutron	Midodrin	0,11	(−14,2)	4,13
		3,5	(−2,2)	2,99
Kombinationen				
Spasmo-Mucosolvan	Clenbuterol Ambroxol	1,2	(−25,4)	2,85
Summe		4,7	(−9,3)	2,96

soll zunächst immer die inhalative Anwendung erfolgen. Dafür stehen topisch stark wirksame Glucocorticoide zur Verfügung. Die Berechnung der definierten Tagesdosen basiert einheitlich auf den WHO-DDD für die Dosieraerosole, Trockenpulver und Inhalationslösungen von Beclometason (0,8 mg), Budesonid (0,8 mg) und Fluticason (0,6 mg).

Auch bei inhalativen Glucocorticoiden sind lokale und systemische unerwünschte Wirkungen zu bedenken. Die überwiegende Meinung geht heute dahin, dass die niedrigste therapeutisch wirksame Dosis eingesetzt werden sollte (Pedersen 2006, Fuhlbrigge und Kelly 2014). Bei höheren Tagesdosen sollte, um eine orale Candidiasis zu vermeiden, ein Spacer verwendet und der Mund nach Inhalation ausgespült werden. Verwendung von Spacern verbessert auch die Wirkstoffdeposition in der Lunge.

Bei mit niedrig dosierten inhalierbaren Glucocorticoiden gut eingestellten Patienten nimmt das Risiko für Asthmaexazerbationen nach Absetzen im Vergleich zur Beibehaltung der Therapie zu (Rank et al. 2013). Eine Cochrane-Analyse zeigt, dass zwar die intermittierende Gabe von inhalierbarem Budesonid oder Beclometason mit weniger symptomfreien Tagen und einer gering schlechtern Kontrolle des Asthmas einherging, die tägliche Gabe bei der Gruppe der Vorschul- und Schulkinder jedoch mit einem geringeren Längenwachstum

verbunden war (Chauhan et al. 2013a). Diese beiden Studien verdeutlichen, dass die Behandlung des Asthmas auf jeden einzelnen Patienten zugeschnitten und kontinuierlich überprüft werden muss.

Budesonid ist seit 1996 der führende Wirkstoff der inhalativen Monopräparate der Glucocorticoide, der weitaus größere Anteil entfällt jedoch auf die inhalativen Kombinationspräparate (◻ Tabelle 22.4). Die Verordnungen der langwirkenden inhalativen Kombinationspräparate nahmen auch 2016 wie im Vorjahr erneut zu (◻ Tabelle 22.4). Die Kombinationstherapie aus inhalativen Glucocorticoiden und langwirksamen Beta$_2$-Sympathomimetika ist in ihrer Wirksamkeit allen weiteren möglichen Kombinationen (z. B. Glucocorticoide plus Antileukotrienen oder Theophyllin) überlegen (Haasler et al. 2011). Bei fixen Kombinationen ist die Flexibilität bei der Wahl der Dosierung der Einzelkomponenten schwieriger umzusetzen.

Die intermittierende oder langfristige orale Anwendung von Glucocorticoiden ist entsprechend dem Stufenschema erst indiziert, wenn alle übrigen arzneitherapeutischen Maßnahmen versagen. Die inhalative Gabe wird dabei fortgesetzt, um die Dosis der systemischen Glucocorticoide möglichst gering zu halten (National Institutes of Health 2007). Bei schwer zu kontrollierendem Asthma mit nächtlichen Beschwerden kann die Tagesdosis des systemischen Glucocorticoids auf 2/3 am Morgen and 1/3 am Abend verteilt werden. Auch bei instabilem

◘ **Tabelle 22.3 Verordnungen von langwirksamen inhalativen Beta₂-Sympathomimetika 2016.** Angegeben sind die 2016 verordneten Tagesdosen, die Änderungen gegenüber 2015 und die mittleren Kosten je DDD 2016.

Präparat	Bestandteile	DDD Mio.	Änderung %	DDD-Nettokosten €
Salmeterol				
Serevent	Salmeterol	1,2	(−22,1)	1,29
Salmeterol HEXAL	Salmeterol	0,90	(+15,2)	1,17
		2,1	(−9,2)	1,24
Formoterol				
FormoLich	Formoterol	23,2	(−7,3)	0,86
Formatris	Formoterol	21,8	(+14,5)	1,01
Formoterol AL	Formoterol	16,3	(−8,6)	0,92
Forair	Formoterol	10,5	(+34,6)	1,01
Formotop	Formoterol	9,7	(−32,7)	1,01
Foradil	Formoterol	5,1	(−41,7)	0,97
Formo-Aristo	Formoterol	4,8	(+113,2)	0,93
Formoterol-ratiopharm	Formoterol	2,7	(−29,5)	0,87
Formoterol HEXAL	Formoterol	2,6	(−30,4)	0,98
Formoterol STADA	Formoterol	1,5	(−38,8)	0,70
Oxis	Formoterol	1,2	(−25,6)	1,04
		99,3	(−6,9)	0,94
Weitere Mittel				
Striverdi Respimat	Olodaterol	1,9	(−47,4)	1,29
Summe		103,3	(−8,2)	0,96

◘ **Tabelle 22.4 Verordnungen von inhalativen Glucocorticoiden 2016.** Angegeben sind die 2016 verordneten Tagesdosen, die Änderungen gegenüber 2015 und die mittleren Kosten je DDD 2016.

Präparat	Bestandteile	DDD Mio.	Änderung %	DDD-Nettokosten €
Beclometason				
Beclometason-ratiopharm	Beclometason	10,1	(−16,4)	0,71
Ventolair	Beclometason	9,1	(−7,5)	0,60
Junik	Beclometason	8,5	(+3,6)	0,58
BecloHEXAL	Beclometason	1,7	(+790,7)	0,99
Beclomet Easyhaler	Beclometason	1,1	(−1,4)	0,68
Beclometason-CT	Beclometason	0,86	(+37,6)	0,68
Cyclocaps Beclometason	Beclometason	0,78	(−8,6)	0,73
Sanasthmax	Beclometason	0,77	(−1,5)	3,05
		33,0	(−2,5)	0,71
Budesonid				
Novopulmon	Budesonid	43,0	(+11,0)	0,51
Budiair	Budesonid	20,8	(+2,9)	0,56

Tabelle 22.4 Verordnungen von inhalativen Glucocorticoiden 2016. Angegeben sind die 2016 verordneten Tagesdosen, die Änderungen gegenüber 2015 und die mittleren Kosten je DDD 2016.

Präparat	Bestandteile	DDD Mio.	Änderung %	DDD-Nettokosten €
Budesonid Easyhaler	Budesonid	20,4	(+1,9)	0,54
Miflonide	Budesonid	7,1	(−3,5)	0,60
Budes/-N	Budesonid	6,8	(−7,7)	0,45
Pulmicort	Budesonid	3,0	(−13,2)	1,79
Cyclocaps Budesonid	Budesonid	3,0	(−4,3)	0,54
Budenobronch	Budesonid	1,3	(+1,6)	4,80
Larbex	Budesonid	0,23	(+95,2)	5,68
		105,6	(+3,9)	0,63
Weitere Mittel				
Alvesco	Ciclesonid	5,4	(+1,8)	0,28
Flutide	Fluticason	4,5	(−16,0)	1,00
Fluticason Cipla	Fluticason-17-propionat	1,2	(>1000)	0,69
		11,1	(+4,3)	0,62
Kombinationen				
Symbicort	Budesonid Formoterol	94,3	(−3,1)	2,25
Foster	Beclometason Formoterol	88,6	(+13,4)	1,84
Viani	Fluticason Salmeterol	73,5	(−14,8)	1,56
Atmadisc	Fluticason Salmeterol	26,0	(+13,3)	1,71
Relvar ellipta	Vilanterol Fluticason furoat	22,4	(+42,6)	1,39
Flutiform	Formoterol Fluticason	21,1	(+15,7)	1,57
Inuvair	Beclometason Formoterol	14,4	(−18,2)	1,81
Duoresp Spiromax	Budesonid Formoterol	9,6	(+17,6)	2,07
Rolenium	Salmeterol Fluticason	5,0	(+62,8)	1,34
Serroflo	Fluticason Salmeterol	2,8	(+92,5)	1,20
Airflusal	Fluticason Salmeterol	2,5	(+26,7)	1,75
		360,2	(+2,7)	1,83
Summe		509,8	(+2,6)	1,48

▣ **Tabelle 22.5 Verordnungen von Phosphodiesterasehemmern 2016.** Angegeben sind die 2016 verordneten Tagesdosen, die Änderungen gegenüber 2015 und die mittleren Kosten je DDD 2016.

Präparat	Bestandteile	DDD Mio.	Änderung %	DDD-Nettokosten €
Theophyllin				
Theophyllin-ratiopharm	Theophyllin	9,7	(−18,3)	0,22
Theophyllin AL	Theophyllin	8,6	(−1,7)	0,25
Bronchoretard	Theophyllin	4,6	(−25,8)	0,20
Tromphyllin	Theophyllin	2,9	(−14,5)	0,15
Theophyllin Aristo	Theophyllin	2,4	(+12,0)	0,18
Theophyllin STADA	Theophyllin	2,3	(−25,2)	0,20
Theophyllin HEXAL	Theophyllin	2,0	(−40,2)	0,22
Euphylong	Theophyllin	1,9	(−14,3)	0,25
Solosin	Theophyllin	1,0	(−13,8)	0,63
Theo-CT	Theophyllin	0,74	(−27,9)	0,27
		36,2	(−16,3)	0,23
PDE-4-Hemmer				
Daxas	Roflumilast	7,7	(+4,8)	2,01
Summe		43,9	(−13,3)	0,54

chronischem Asthma wird nach einer kurzzeitigen Verordnung von oralen Corticosteroiden eine Langzeittherapie lediglich mit hohen inhalativen Dosen angestrebt.

22.4 Phosphodiesterasehemmer

Retardiertes Theophyllin wird als leicht bis mäßig wirksamer Bronchodilatator angesehen, sein Stellenwert in der Therapie des Asthma hat weiter abgenommen. Bei nächtlichen Symptomen ist eine abendliche Dosissteigerung bzw. eine abendliche hohe Einmaldosis sinnvoll (Smolensky et al. 2007, Nationale Versorgungsleitlinie Asthma 2013).

Die Verordnung von Theophyllin war auch 2016 erneut deutlich rückläufig und hat in den letzten 10 Jahren um etwa 80% abgenommen (▣ Abbildung 22.1). Verschiedene Retardformulierungen von Theophyllin unterscheiden sich in ihrem pharmakokinetischen Profil (Lemmer 1990, Schmidt 1994). Weiterhin wurden in gut kontrollierten Studien für verschiedene Theophyllinpräparate tageszeitabhängige Unterschiede in ihrer Kinetik nachgewiesen (Smolensky et al. 2007). Auch die

oberste deutsche Arzneimittelbehörde hat festgestellt, dass Bronchodilatatoren, einschließlich der Methylxanthine, zu den Arzneimitteln mit problematischer Bioverfügbarkeit gehören (Bundesinstitut für Arzneimittel und Medizinprodukte 1998).

Der selektive Phosphodiesterase-4-Hemmer Roflumilast (*Daxas*), der 2010 für die Dauertherapie der COPD und der chronischen Bronchitis zugelassen wurde, verzeichnete nach einer Abnahme im Vorjahr 2016 eine Zunahme um +4,8% (▣ Tabelle 22.5). Bei der Zusatztherapie zu langwirkenden Bronchodilatatoren war die Verbesserung des prä-bronchodilatatorischen FEV_1-Wertes bei Salmeterol (49 ml) und Tiotropiumbromid (80 ml) begrenzt (Fabbri et al. 2009). Die Exazerbationsrate wurde nicht signifikant gesenkt. Häufigste Nebenwirkungen waren Gewichtsverlust, Diarrhö, Appetitverminderung und Schlaflosigkeit. Unsere zurückhaltende Einschätzung von Roflumilast wird durch eine neuere Übersichtsarbeit (8 Studien, 8698 Patienten) bestätigt. Darin wird auf die relative bescheidene Wirksamkeit im Vergleich zu anderen COPD-Therapeutika und das höhere Nebenwirkungsrisiko durch Vorhofflimmern und Suizidalität hingewiesen (Oba und Lone 2013).

◘ Tabelle 22.6 Verordnungen von Anticholinergika 2016. Angegeben sind die 2016 verordneten Tagesdosen, die Änderungen gegenüber 2015 und die mittleren Kosten je DDD 2016.

Präparat	Bestandteile	DDD Mio.	Änderung %	DDD-Nettokosten €
Monopräparate				
Spiriva	Tiotropiumbromid	126,6	(−6,8)	1,81
Seebri Breezhaler	Glycopyrroniumbromid	16,0	(−8,5)	1,75
Bretaris genuair	Aclidiniumbromid	13,4	(−6,2)	1,40
Atrovent	Ipratropiumbromid	7,9	(−9,0)	1,54
Eklira genuair	Aclidiniumbromid	5,1	(−20,0)	1,39
Braltus	Tiotropiumbromid	1,5	(neu)	1,54
Incruse	Umeclidiniumbromid	1,1	(neu)	1,63
Ipratropium TEVA	Ipratropiumbromid	0,59	(+102,7)	2,93
		172,2	(−5,8)	1,75
Kombinationspräparate				
Ultibro Breezhaler	Indacaterol Glycopyrroniumbromid	34,9	(+18,4)	2,49
Spiolto respimat	Olodaterol Tiotropiumbromid	12,9	(+872,6)	2,46
Brimica Genuair	Formoterol Aclidiniumbromid	10,7	(+129,0)	2,18
Anoro	Vilanterol Umeclidinium bromid	8,9	(+104,1)	1,66
Duaklir Genuair	Formoterol Aclidiniumbromid	5,8	(+146,4)	2,18
		73,1	(+73,5)	2,32
Summe		245,3	(+9,0)	1,92

22.5   Anticholinergika

Anticholinergika sind Mittel der ersten Wahl bei der COPD (Nationale Versorgungsleitlinie Asthma 2013, GOLD 2017). Beim Asthma gelten sie als Medikamente der zweiten Wahl (National Institutes of Health 2007). Sie stellen eine Alternative dar für die relativ seltenen Patienten, die inhalative Beta$_2$-Sympathomimetika schlecht tolerieren. Ein neuester Übersichtsartikel weist darauf hin, dass Tiotropiumbromid auch Asthmapatienten additiv gegeben werden kann, die unzureichend auf eine Therapie mit inhalativen Glucocorticoiden ansprachen (Befekadu et al. 2014).

Die Verordnungen der Anticholinergika haben in den letzten 10 Jahren um fast 40% zugenommen (◘ Abbildung 22.1). Das langwirkende Tiotropiumbromid (*Spiriva*) ist trotz rückläufiger Verordnungen weiterhin das mit Abstand führende Präparat (◘ Tabelle 22.6). Tiotropiumbromid war in Deutschland bisher nur für die COPD zugelassen, nach Empfehlung der Europäischen Arzneimittelagentur (EMA) ist es jetzt auch für die Zusatztherapie bei schwerem Asthma zugelassen.

Die erste große placebokontrollierte Langzeitstudie mit Tiotropiumbromid (UPLIFT) an 5993 COPD-Patienten (FEV1 <60%) über vier Jahre zeigte eine Verbesserung der Lungenfunktion, der Lebensqualität und der Exazerbationen, jedoch wurde der Abfall des FEV$_1$ nicht verhindert (Tashkin et al. 2008). Eine Subanalyse der UPLIFT-Studie zeigt auch eine signifikante Wirksamkeit bei COPD-Patienten, Stadium GOLD II und mit einem FEV1 ≥60% (Tashkin et al. 2012). In einer Metaanalyse an 14783 Patienten mit COPD wurde nach inhalativen

◘ **Tabelle 22.7 Verordnungen von Antiallergika 2016.** Angegeben sind die 2016 verordneten Tagesdosen, die Änderungen gegenüber 2015 und die mittleren Kosten je DDD 2016.

Präparat	Bestandteile	DDD Mio.	Änderung %	DDD-Nettokosten €
Ketotifen				
Ketotifen STADA	Ketotifen	0,56	(+1,4)	0,44
Ketof	Ketotifen	0,52	(−17,2)	0,47
		1,1	(−8,5)	0,45
Montelukast				
Montelukast-1 A Pharma	Montelukast	8,6	(+47,7)	0,61
Montelukast Aurobindo	Montelukast	6,8	(+7,2)	0,51
Montelukast AbZ	Montelukast	4,1	(+216,5)	0,52
Montelukast dura	Montelukast	3,7	(+25,0)	0,51
Singulair	Montelukast	2,7	(−17,1)	0,97
Montelukast Aristo	Montelukast	1,9	(>1000)	0,56
Montelukast-Actavis/-Puren	Montelukast	1,4	(−69,8)	0,95
Montelukast Hormosan	Montelukast	1,3	(−53,5)	0,51
Montelair HEXAL	Montelukast	1,1	(−52,1)	1,18
Montelukast axcount	Montelukast	1,1	(>1000)	0,53
Montelukast-ratiopharm	Montelukast	0,74	(−0,1)	1,35
		33,3	(+10,2)	0,64
Monoklonale Antikörper				
Xolair	Omalizumab	1,3	(+15,8)	49,28
Summe		35,7	(+9,7)	2,35

Anticholinergika bei einer kleinen Zahl von Patienten (Anticholinergika: 135, Kontrolltherapie: 83) ein gering erhöhtes Risiko für kardiovaskuläre Mortalität und Herzinfarkte gefunden (Singh et al. 2008). Es bedarf einer weiteren Abklärung, in wie weit die Arzneimitteldosen oder die Art der Inhaler beteiligt sind (GOLD 2017). Im Gegensatz dazu wird in einem systematischen Übersichtsartikel kein erhöhtes kardiovaskuläres Risiko unter Tiotropiumbromid gefunden (Rodrigo et al. 2009).

Die Anticholinergika Glycopyrroniumbromid und Aclidiniumbromid sind langwirkende Muscarinrezeptorantagonisten mit höherer Affinität zu M3-Rezeptoren, die auch langsamer vom Rezeptor dissoziieren (Alagha et al. 2014). Die Nutzenbewertung durch den Gemeinsamen Bundesausschuss hat ergeben, dass ein Zusatznutzen von Aclidiniumbromid im Verhältnis zur zweckmäßigen Vergleichstherapie (Tiotropiumbromid) bei erwachse-

nen Patienten ab einem mittleren Schweregrad (50%≥FEV_1 <80% Soll) gegeben ist (Bundesministerium für Gesundheit 2016). Für Indacaterol plus Glycopyrroniumbromid liegt ein Zusatznutzen vor (Bundesministerium für Gesundheit 2016). Die kräftige Zunahme der Verordnungen der fixen Kombinationspräparate der Anticholinergika bei der COPD im Jahre 2016 (◘ Tabelle 22.6) scheint diesem Trend Rechnung zu tragen.

22.6   Antiallergika

In der Gruppe der Antiallergika sind noch zwei Ketotifenpräparate enthalten (◘ Tabelle 22.7). Wie andere, ältere H_1-Antihistaminika hat der Wirkstoff Ketotifen eine ausgeprägte sedierende Wirkung. Er wird von der Deutschen Atemwegsliga nicht mehr erwähnt und wird nur noch gering verordnet.

22.7   Leukotrienantagonisten

Leukotrienantagonisten werden als Zusatzmedikation zur Behandlung bei leichten bis mittelschweren Formen (Stufe 2–3) des Asthma bronchiale eingesetzt (National Institutes of Health 2007). Einziger Vertreter ist Montelukast, ein Antagonist am Cysteinyl-Leukotrien-Rezeptorsubtyp $CysLT_1$. Er ist bei unzureichendem Ansprechen auf inhalative Glucocorticoide sowie bei Kindern von 2–14 Jahren als Alternative zu niedrig dosierten inhalativen Glucocorticoiden zugelassen. Die Verordnungen von Montelukast haben 2016 zugenommen und entfallen jetzt zu 90% auf Generika (◘ Tabelle 22.7).

Montelukast hat entzündungshemmende Wirkungen, allerdings nur bei etwa 50–60% der Patienten, schützt partiell vor Belastungsasthma und reduziert die bronchiale Hyperreaktivität. Der Bedarf an $Beta_2$-Sympathomimetika und topischen Glucocorticoiden soll reduziert werden. Montelukast wird durch Cytochrom P450 3A4 metabolisiert. Daher ist Vorsicht bei gleichzeitiger Verordnung von Pharmaka angebracht, die CYP3A4 induzieren, wie Phenytoin, Phenobarbital und Rifampicin. Montelukast sollte nicht zur Behandlung eines akuten Asthmaanfalls eingesetzt werden.

Nach neueren Arbeiten sind inhalierbare Steroide (Brand 2011, Chauhan et al. 2013b) in Kombination mit LABAs (Cingi et al. 2015) immer noch die erste Wahl bei der Behandlung des kindlichen Asthmas. Aufgrund der bisherigen Datenlage scheinen Leukotrienantagonisten nicht für die Routineverwendung geeignet zu sein (Watts und Chavasse 2012).

22.8   Monoklonale Antikörper

Der humanisierte, rekombinante monoklonale anti-IgG Antikörper Omalizumab (*Xolair*), der an IgE bindet und dadurch die Degranulation von Mastzellen und Basophilen sowie die Freisetzung von Histamin reduziert, ist seit 2005 als Zusatztherapie zur verbesserten Asthmakontrolle bei schwerem persistierenden allergischen Asthma bei Erwachsenen und Kindern über 6 Jahren zugelassen, häufigste Nebenwirkung ist Kopfschmerz. Trotz hoher Kosten nahm die Verordnung 2016 weiter zu (◘ Tabelle 22.7). Nach einem Cochrane-Review über 25 klinische Studien vermindert Omalizumab als Zusatztherapie zu inhalativen Glucocorticoiden Asthmaexazerbationen und Hospitalisierungen (Normansell et al. 2014).

Literatur

Alagha K, Palot A, Sofalvi T, Pahus L, Goultra M, Tummino C, Martinez S, Charpin D, Bourdin A, Chanez P (2014): Long-acting muscarinic antagonists for the treatment of chronic airway diseases. Ther Adv Chronic Dis 5: 85–98

Barnes PJ (2008): Immunology of asthma and chronic obstructive pulmonary disease. Nat Rev Immunol 8: 183–192

Barnes P (2012): Severe asthma: advances in current management and future therapy. J Allergy Clin Immunol 129: 48–59

Barnes PJ (2015): Therapeutic approaches to asthma–chronic obstructive pulmonary disease overlap syndromes. J Allergy Clin Immunol 136:531-545

Befekadu E, Onofrei C, Collice GL (2014): Tiotropium in asthma: a systematic review. J Asthma Allergy 7: 11–21

Brand PL (2011): Inhaled corticosteroids should be the first line of treatment for children with asthma. Paediatr Respir Rev 12: 245–249

Buhl R (2008): Atemwegserkrankungen: Moderne Therapiekonzepte für adäquate Behandlungsstrategien. J Pharmakol Ther 17: 95

Bundesinstitut für Arzneimittel und Medizinprodukte (BfArM) (1998): Arzneimittel mit problematischer Bioverfügbarkeit. 9. Bekanntmachung gemäß §26, Abs. 3 AMG vom 19.1.1998

Bundesministerium für Gesundheit (2014): Bekanntmachung eines Beschlusses des Gemeinsamen Bundesausschusses über eine Änderung der Arzneimittel-Richtlinie (AM-RL): Anlage XII – Beschlüsse über die Nutzenbewertung von Arzneimitteln mit neuen Wirkstoffen nach § 35a des Fünften Buches Sozialgesetzbuch (SGB V) und Anlage IX – Festbetragsgruppenbildung Beta2-Sympathomimetika, inhalativ oral, Gruppe 1, in Stufe 2 nach § 35a Absatz 3 in Verbindung mit Absatz 4 Satz 1 SGB V vom 17. Juli 2014, veröffentlicht am Montag, 11. August 2014 BAnz AT 11.08.2014 B3

Bundesministerium für Gesundheit (2016): Bekanntmachung eines Beschlusses des Gemeinsamen Bundesausschusses über eine Änderung der Arzneimittel-Richtlinie (AM-RL): Anlage XII – Beschlüsse über die Nutzenbewertung von Arzneimitteln mit neuen Wirkstoffen nach § 35a des Fünften Buches Sozialgesetzbuch (SGB V) Aclidiniumbromid vom 7.4.2016 veröffentlicht am 7. April 2016, BAnz AT 03.05.2016 B3

Cates CJ, Cates MJ (2008): Regular treatment with salmeterol for chronic asthma: serious adverse events. Cochrane Database Syst Rev, July 16: CD006363

Chauhan BF, Chartrand C, Ducharme FM (2013a): Intermittent versus daily inhaled corticosteroids for persistent asthma in children and adults. Cochrane Database Syst Rev. Issue 2, Art. No. CD009611

Chauhan BF, Ben Salah R, Ducharme FM (2013b): Addition of anti-leukotriene agents to inhaled cortocosteroids in children with persisten asthma. Cochrane Database Syst Rev doi 10.1002/14651858. CD009585. pub2

Cingi C, Mulik NB, Ipci K, Sahin E (2015): Antileukotrienes in upper airway inflammatory disease. Curr Allergy Asthma Rep 15:64. Doi:10.1007/s11882-015-0564-7

EMA Press Release (2010): Asthma treatment (long and short-acting Beta agonststs and anticholinergics): risk of myocardial ischaemia and long-term safety, especially in children. http://www.ema.europa.eu/docs/en_GB/document_library/Other/2010/07/WC500094267.pdf

Fabbri LM, Calverley PM, Izquierdo-Alonso JL, Bundschuh DS, Brose M, Martinez FJ, Rabe KF; M2-127 and M2-128 study groups (2009): Roflumilast in moderate-to-severe chronic obstructive pulmonary disease treated with longacting bronchodilators: two randomised clinical trials. Lancet 374: 695–703

FDA Press Release (2010): FDA announces new safety controls for long-acting beta agonists, medications used to treat asthma. http://www.fda.gov/NewsEvents/Newsroom/PressAnnouncements/ucm200931.htm

FDA Press Release (2011): FDA Drug Safety Communication: FDA requires post-market safety trials for Long-Acting Beta-Agonists (LABAs). Internet: http://www.fda.gov/Drugs/DrugSafety/ucm251512.htm. Update 8.1.2016

Fuhlbrigge AL, Kelly HW (2014): Inhaled corticosteroids in children: effects on bone mineral density and growth. Lancet Respir Med 2: 487-496

Gibb A, Yang LPH (2013): Oldaterol: first global approval. Drugs 73:1842–1846

Gibson PG, McDonald VM (2015): Asthma-COPD overlap 2015: now were are six. Thorax 70: 683–691

Gillissen A, Berdel D, Buhl R et al (2007): β_2-Sympathomimetika: Gefahren in der Asthmatherapie? Lehren aus der SMART1-Studie. Dtsch Med Wochenschr 132: 33–39

Global Initiative for Chronic Obstructive Lung Disease (GOLD) 2017: GOLD 2017 Global Strategy for the Diagnosis, Management and Prevention of COPD. Available from: http://www.goldcopd.org

Haasler I, Buhl R, Taube C (2011): Asthma bronchiale: neue Erkenntnisse und Entwicklungen. Dtsch Med Wochenschr 136: 198–200

Hines KL, Peebles RS (2017): Management of the asthma-COPD overlap syndrome (ACOS): a review of the evidence. Curr Allergy Asthma Rep 17:doi: 10.1007/s11882-017-0683-4

Hizawa N (2016): Clinical approaches towards asthma and chronic obstructive pulmonary disease based on the heterogeneity of disease pathogenesis. Clin Experimental Allergy 46: 679–687

Kirsch F, Teuner CM, Menn P, Leidl R (2013): Krankheitskosten für Asthma und COPD bei Erwachsenen in der Bundesrepublik Deutschland. Gesundheitswesen 75: 413–423

Kuehn BM (2009): FDA panel: ban 2 popular asthma drugs. JAMA 301: 365–366

Küpper T, Goebbels K, Kennes LN, Netzer NC (2012): Cromoglycate, reproterol, or both--what's best for exercise-induced asthma? Sleep Breath 16: 1229–1235

Lange P, Halpin DM, O'Donnell DE, MacNee W (2016): Diagnosis assessment, and phenotyping of COPD: beyond FEV_1. Int J COPD 11: 3–12

Lemmer B (1990): Chronopharmakologische Aspekte der Theophyllintherapie. In: Blume H (Hrsg.): Bioäquivalenz retardierter Theophyllin-Fertigarzneimittel. Govi, Frankfurt, S. 75–82

Levenson M (2008): Long-Acting Beta-Agonists and Adverse Asthma Events Meta-Analysis. Statistical Briefing Package for Joint Meeting of the Pulmonary-Allergy Drugs Advisory Committee, Drug Safety and Risk Management Advisory Committee and Pediatric Advisory Committee on December 10–11, 2008. Internet: http://www.fda.gov/ohrms/dockets/ac/08/ briefing/2008-4398b1-01-FDA.pdf

McNicholas WT (2017): COPD-OSA overlap syndrome: evolving evidence regarding epidemiologyy, clinical consequence, and management. Chest: doi:10.10167J-CHSET 2017.04.160

Meyer N, Nuss SJ, Rothe T, Siebenhüner A, Akdis CA, Menz G (2014): Differential serum protein markers and the clinical severity of asthma. J Asthma Allergy 7: 67–75

National Institutes of Health, National Heart Lung and Blood Institute. Expert Panel Report 3: Guidelines for the Diagnosis and Management of Asthma. Full Report 2007. NIH Publication No 07-4051 2007, http://www.nhlbi.nih.gov/guidelines/asthma/asthgdln.pdf

Nationale Versorgungsleitlinie Asthma, Version 5 (2013). Internet: http://www.versorgungsleitlinien.de/themen/asthma/pdf/nvl-asthma-2aufl.-lang-5.pdf

Nelson HS, Weiss ST, Bleecker ER, Yancey SW, Dorinsky PM; SMART Study Group (2006): The salmeterol multicenter asthma research trial: a comparison of unusual pharmacotherapy for asthma or usual pharmacology plus salmeterol. Chest 129: 15–26

Ngkelo A, Adcock IM (2013): New Treatment for COPD. Current Opinion Pharmacology. 13: 1–8

Nguyen M-H (2015): Olodaterol – Lang wirksamer Beta-2-Adrenozeptor-Agonist zur Dauertherapie bei chronisch obstruktiver Lungenerkrankung (COPD). Arzneimitteltherapie 33: 417-419

Normansell R, Walker S, Milan SJ, Walters E, Nair P (2014): Omazilumab for chronoc asthma in adults and children. Cochrane Collaboration DOI: 10.1002/14651858.CD003559.pub4

Oba Y, Lone NA (2013): Efficacy and safety of roflumilast in patients with chronic obstructive pulmonary disease: a systematic review and meta-analysis. Ther Adv Respir Dis 7: 13–24

O'Reilly DA, Awale A, Cartledge P (2015): Question 2: Blast from the past: is oral salbutamol useful in resource-poor settings? Arch Dis Child 100: 806–809

Patel M, Pilcher JJ, Pritchard A, Perrin K, Travers J, Shaw D, Holt S, Harwood M, Black P, Weatherhall M, Beasley R, for the SMART Study Group (2013): Efficacy and safety of maintenance and reliever combination budesonide–formoterol inhaler in patients with asthma at risk of severe exacerbations: a randomised controlled trial. Lancet Respir Med. 1: 32–42

Pedersen S (2006): Clinical safty of inhaled corticosteroids for asthma in children – an update of long-term trials. Drug Safety 29: 599–612

Rank MA, Hagan JB, Park MA, Podjasek JC, Samant SA, Volcheck GW, Erwin PJ, West CP (2013): The risk of asthma exacerbation after stopping low-dose inhaled corticosteroids: A systematic review and meta-analysis of randomized controlled trials. J Allergy Clin Immunol 131: 724–729

Rennard SI, Drummond MB (2015): Early chronic obstructive pulmonary disease: definition, assessment, and prevention. Lancet 385:1778–1788

Rodrigo GJ, Castro-Rodriguez JA, Nannini LJ, Plaza Moral V, Schiavi EA (2009): Tiotropium and risk for fatal and nonfatal cardiovascular events in patients with chronic obstructive pulmonary disease: a systematic review with meta-analysis. Respir Med 103: 1421–1429

Schmidt H (1994): Retardtheophyllin ist nicht gleich Retardtheophyllin. Atemwegs-Lungenkr 20: 223–231

Singh S, Loke YK, Furberg CD (2008): Inhaled anticholinergics and risk of major adverse cardiovascular events in patients with chronic obstructive pulmonary disease: a systematic review and meta-analysis. JAMA 300: 1439–1450

Smolensky M, Lemmer B, Reinberg A (2007): The chronobiology and chronotherapy of allergic rhinitis and bronchial asthma. Adv Drug Del Rev 59: 852–882

Tashkin DP, Celli B, Senn S, Burkhadt D, Kesten S, Menjoge S, Decramer M (2008): A 4-year trial of tiotropium in chronic pulmonary disease. N Engl J Med 359: 1543–1554

Tashkin DP, Celli BR, Decramer M, Lystig T, Liu D, Kesten S (2012): Efficacy of tiotropium in COPD patients with FEV1 ≥ 60% participating in the UPLIFT® trial. COPD 9: 289–296

Watts KL, Chavasse RJ (2012): Leukotriene receptor antagonists in addition to usual care for acute asthma in adults and children. Cochrane Database Syst Rev. May, 16; 5: CD006100

Woodruff PG, Augusti A, Roche N, Singh D, Martinez FJ (2015): Current concepts in targeting chronic obstructive pulmonary disease pharmacotherapy: making progress towards personalised management. Lancet 385: 1789–1798

Calciumantagonisten

Thomas Eschenhagen

© Springer-Verlag GmbH Germany 2017
U. Schwabe, D. Paffrath, W.-D. Ludwig, J. Klauber (Hrsg.), *Arzneiverordnungs-Report 2017*
DOI 10.1007/978-3-662-54630-7_23

Auf einen Blick

Verordnungsprofil
Hauptgruppen der Calciumantagonisten sind die Dihydropyridine und die relativ stärker kardiodepressiv wirkenden Substanzen Verapamil und Diltiazem. Das Gesamtverordnungsvolumen steigt weiterhin langsam an und ist unverändert mit einem Trend zu langwirkenden Dihydropyridinen und einer Abnahme der Calciumantagonisten vom Verapamiltyp verbunden. Die Verordnung von Kombinationspräparaten aus Calciumantagonisten und ACE-Hemmern oder Angiotensinrezeptorantagonisten steigt relativ stark an.

Kosten
Amlodipin und Lercanidipin sind die kostengünstigsten Calciumantagonisten und liegen in einem ähnlichen Bereich wie die generischen ACE-Hemmer.

Calciumantagonisten hemmen am Herzen und an der glatten Muskulatur den Einstrom von Calciumionen aus dem Extrazellulärraum. Dies führt zu einer Vasodilatation (vorwiegend der arteriellen Gefäße) und am Herzen zu einer Abnahme von Kontraktionskraft und Herzfrequenz, die allerdings durch eine adrenerge Gegenregulation infolge der Vasodilatation kompensiert wird. Bei kurz- und schnellwirksamen Calciumantagonisten vom Nifedipintyp (Dihydropyridine) bewirkt dieser als ungünstig anzusehende Mechanismus nicht selten eine reflektorische Tachykardie und Flush-Symptomatik.

Die Abnahme von Herzkraft und Herzfrequenz einerseits und die Gefäßerweiterung andererseits sind qualitativ bei allen Calciumantagonisten gleich. Allen Calciumantagonisten gemeinsam ist auch, dass die Vasodilatation im Vergleich zur Kardiodepression bei niedrigeren Konzentrationen auftritt. Allerdings ist der Abstand zwischen vasodilatierend und kardiodepressiv wirkenden Konzentrationen unterschiedlich. Bei einigen Dihydropyridinen (z. B. Felodipin, Nisoldipin und Nitrendipin) ist der Abstand 10- bis 100-fach, bei Nifedipin und Amlodipin etwa 3- bis 10-fach und bei Verapamil und Diltiazem 1- bis 3-fach. Diese quantitativen Unterschiede rechtfertigen den weit verbreiteten Nomenklaturunterschied „gefäßwirksame" und „herzwirksame" Calciumantagonisten nicht. Ein qualitativer Unterschied besteht nur in Bezug auf die AV-Überleitung, die Calciumantagonisten vom Verapamil- und Diltiazemtyp hemmen, die Dihydropyridine jedoch nicht.

23.1 Verordnungsspektrum

Das Gesamtverordnungsvolumen der Calciumantagonisten ist 2016 knapp 3% angestiegen (◘ Abbildung 23.1, vgl. ► Tabelle 1.2). Innerhalb der Gruppe nehmen die Verordnungen der langwirkenden Substanzen Amlodipin und Lercanidipin kontinuierlich zu (◘ Abbildung 23.2). Alle anderen Calciumantagonisten haben weiter abgenommen und machen zusammen nur noch gut 11% aus. Mit einer Verordnungshäufigkeit von 2179 Mio. DDD sind

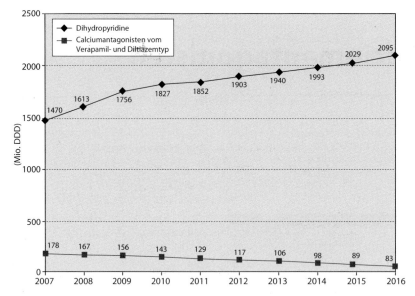

Abbildung 23.1 Verordnungen von Calciumantagonisten 2007 bis 2016. Gesamtverordnungen nach definierten Tagesdosen.

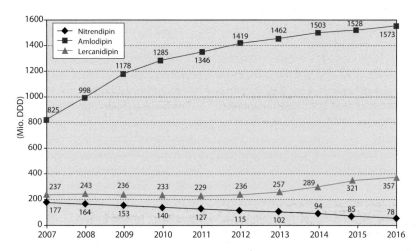

Abbildung 23.2 Verordnungen von langwirkenden Calciumantagonisten 2007 bis 2016. Gesamtverordnungen nach definierten Tagesdosen.

Calciumantagonisten nach Angiotensinhemmstoffen und Betarezeptorenblockern die drittstärkste kardiovaskuläre Indikationsgruppe (vgl. ▶ Tabelle 1.2).

Während lange Zeit vor allem die Verordnungen der kurzwirksamen Calciumantagonisten Nifedipin, Verapamil und Diltiazem kontinuierlich rückläufig waren, gehen seit einigen Jahren auch die der anderen längerwirkenden Dihydropyridine wie Nitrendipin, Felodipin und Nisoldipin zurück

(◘ Tabelle 23.1, ◘ Tabelle 23.2). Der generelle Trend zu Amlodipin (>70% von gesamt) und die deutliche Zunahme bei Lercanidipin dürfte nicht zuletzt dem geringen Preis geschuldet sein (◘ Tabelle 23.2). Da Amlodipin dazu auch der am besten in klinischen Studien untersuchte Calciumantagonist ist und Lercanidipin weniger häufig periphere Ödeme verursacht, erscheint diese Entwicklung sinnvoll.

◻ **Tabelle 23.1 Verordnungen von Calciumantagonisten (Verapamil-Typ) 2016.** Angegeben sind die 2016 verordneten Tagesdosen, die Änderungen gegenüber 2015 und die mittleren Kosten je DDD 2016.

Präparat	Bestandteile	DDD Mio.	Änderung %	DDD-Nettokosten €
Verapamil				
Vera Lich	Verapamil	29,1	(+44,5)	0,28
Veramex	Verapamil	11,5	(+50,4)	0,44
Verapamil-1 A Pharma	Verapamil	10,4	(−9,4)	0,32
VeraHEXAL	Verapamil	5,4	(−62,8)	0,33
Verapamil AL	Verapamil	4,8	(−42,3)	0,34
Verapamil-ratiopharm	Verapamil	3,8	(+7,2)	0,38
Isoptin	Verapamil	2,8	(−11,3)	0,35
Verapamil Hennig	Verapamil	2,0	(−38,0)	0,33
Verapamil AbZ	Verapamil	0,75	(−78,4)	0,37
		70,5	(−6,5)	0,33
Diltiazem				
Diltiazem AbZ	Diltiazem	3,3	(+2,8)	0,45
Diltiazem AL	Diltiazem	3,3	(−7,7)	0,45
Diltiazem-ratiopharm	Diltiazem	2,5	(+18,7)	0,41
Diltiazem STADA	Diltiazem	1,6	(−32,2)	0,41
Dilzem	Diltiazem	0,84	(−21,8)	0,53
		11,6	(−6,5)	0,44
Summe		82,1	(−6,5)	0,35

23.2 Wirtschaftliche Gesichtspunkte

Mit dem weiter steigenden Anteil der preisgünstigen Amlodipin- und Lercanidipingenerika und rückläufigen Verordnungen aller anderen Generika sind die Gesamtkosten der Calciumantagonisten mit 250 Mio. € 2016 trotz des weiter steigenden Verordnungsvolumens sogar leicht rückläufig (vgl. ▶ Tabelle 1.2).

23.3 Therapeutische Gesichtspunkte

Klassische Indikationen für Calciumantagonisten sind die arterielle Hypertonie, die koronare Herzkrankheit und beim Verapamil- und Diltiazemtyp supraventrikuläre Tachyarrhythmien. Nimodipin, ein Dihydropyridin, ist bei hirnorganisch bedingten Leistungsstörungen im Alter zugelassen und wird in oraler Darreichung als Prophylaxe verzögert auftretender ischämischer Defizite nach Subarachnoidalblutungen (SAB) empfohlen. Retardiertes Nimodipin verursachte in einer kleinen randomisierten Studie an Patienten mit SAB weniger periphere Hypotension und war mit weniger zerebraler Ischämie und Notfalltherapie assoziiert als unretardiertes Nimodipin (Hänggi et al. 2017). Die klinisch vermutete Wirkung von Dihydropyridinen bei Nierensteinen konnte in einer kontrollierten klinischen Studie nicht bestätigt werden (Pickard et al. 2015). Dagegen zeigte Nifedipin kürzlich eine ähnliche Effektivität zur Verhinderung vorzeitiger Geburten wie ein Oxytozinrezeptorantagonist (van Vliet et al. 2016).

Alle Calciumantagonisten wirken über ihre gefäßerweiternde, nachlastsenkende Wirkung antianginös und antihypertensiv. In ihrem sonstigen Wirkungsspektrum sind die einzelnen Calciumantagonisten jedoch nicht identisch. Wegen der Reflextachykardie können Dihydropyridine gut mit Betarezeptorenblockern kombiniert werden, wäh-

◘ **Tabelle 23.2 Verordnungen von Dihydropyridinen 2016.** Angegeben sind die 2016 verordneten Tagesdosen, die Änderungen gegenüber 2015 und die mittleren Kosten je DDD 2016.

Präparat	Bestandteile	DDD Mio.	Änderung %	DDD-Nettokosten €
Nifedipin				
Nifedipin AL	Nifedipin	10,3	(+31,5)	0,28
NifeHEXAL	Nifedipin	7,1	(−6,6)	0,28
Nifedipin-ratiopharm	Nifedipin	5,3	(−26,6)	0,38
Nifedipin STADA	Nifedipin	2,6	(−35,2)	0,19
Nifical	Nifedipin	1,3	(−50,5)	0,33
Adalat	Nifedipin	1,1	(−13,2)	0,29
Nifedipin acis	Nifedipin	0,80	(+11,7)	0,42
		28,6	(−9,0)	0,30
Nitrendipin				
Nitrendipin AL	Nitrendipin	61,4	(−10,6)	0,16
Nitrendipin-ratiopharm	Nitrendipin	7,4	(+8,8)	0,16
Nitrendipin Aristo	Nitrendipin	2,9	(+497,1)	0,17
Nitrendipin AbZ	Nitrendipin	1,8	(−33,6)	0,16
Bayotensin	Nitrendipin	0,67	(+6,7)	4,77
		74,2	(−6,5)	0,20
Amlodipin				
Amlodipin Dexcel	Amlodipin	1001,7	(+1,4)	0,09
Amlodipin-1 A Pharma	Amlodipin	229,1	(+3,3)	0,10
Amlodipin Winthrop	Amlodipin	123,8	(+94,6)	0,11
Amlodipin HEXAL	Amlodipin	106,2	(+9,8)	0,10
Amlodipin dura	Amlodipin	24,5	(+45,0)	0,09
Amlodipin-ratiopharm N	Amlodipin	23,8	(+16,7)	0,10
Amlodipin besilat AbZ	Amlodipin	19,1	(−60,7)	0,09
Amlodipin AAA Pharma	Amlodipin	15,7	(−34,9)	0,11
Amlodipin/-besilat AL	Amlodipin	8,2	(−28,8)	0,09
Amlodipin STADA	Amlodipin	4,9	(−57,9)	0,10
Amlodipin-CT N	Amlodipin	4,4	(−17,0)	0,10
Amloclair	Amlodipin	3,0	(−15,5)	0,09
Amlodigamma/top	Amlodipin	2,0	(−15,5)	0,09
		1566,3	(+3,4)	0,09
Felodipin				
Felodipin-ratiopharm	Felodipin	29,3	(+82,1)	0,32
Felodipin AL	Felodipin	4,7	(−21,2)	0,29
Felodipin Heumann	Felodipin	4,5	(−21,9)	0,28
Felodipin AbZ	Felodipin	4,2	(−72,0)	0,25
Felocor	Felodipin	3,0	(−18,9)	0,29
Felodipin-1 A Pharma	Felodipin	2,5	(+29,5)	0,26
		48,2	(−0,2)	0,30

◻ **Tabelle 23.2 Verordnungen von Dihydropyridinen 2016.** (Fortsetzung)

Präparat	Bestandteile	DDD Mio.	Änderung %	DDD-Nettokosten €
Lercanidipin				
Lercanidipin Omniapharm	Lercanidipin	304,5	(+54,7)	0,10
Carmen	Lercanidipin	22,4	(−15,9)	0,09
Lercanidipin STADA	Lercanidipin	18,5	(−68,0)	0,11
Corifeo	Lercanidipin	6,9	(−78,1)	0,09
Lercanidipin-Actavis	Lercanidipin	2,5	(−42,8)	0,10
		354,9	(+11,8)	0,10
Weitere Wirkstoffe				
Baymycard	Nisoldipin	2,6	(−10,5)	0,43
Summe		2074,8	(+4,0)	0,10

rend dies wegen der Gefahr von AV-Blockierungen und Hemmung der kardialen Kontraktionskraft bei Calciumantagonisten vom Verapamil- und Diltiazemtyp kontraindiziert ist. Weiterhin erlaubt die unterschiedlich ausgeprägte kompensatorische Kardiostimulation differenzialtherapeutische Überlegungen insofern, als Verapamil und Diltiazem vor allem bei Patienten mit höherer Herzfrequenz, Dihydropyridine dagegen bei solchen mit Bradykardie eingesetzt werden. Dihydropyridine können bei Patienten mit zusätzlicher Störung der Sinusknotenfunktion eingesetzt werden, Verapamil und Diltiazem dagegen nicht. Die unterschiedliche Beeinflussung des AV-Knotens hat keine Bedeutung für die antihypertensive und antiischämische Wirkung der Calciumantagonisten.

Alle Calciumantagonisten werden gut aus dem Magen-Darm-Trakt resorbiert, unterliegen jedoch einem beträchtlichen First-pass-Metabolismus, so dass ihre Bioverfügbarkeit relativ gering ist. Der Metabolismus verläuft über das enterale und hepatische CYP3A4 Isoenzym, was insbesondere bei dem starken CYP3A4-Hemmer Verapamil zu Arzneimittelinteraktionen z.B. mit Statinen, Erythromycin, Clarithromycin, HIV-Proteaseinhibitoren, Ciclosporin und vielen anderen führt. Verapamil hemmt zusätzlich das enterale p-Glykoprotein (MDR1) und verursacht darüber einen Anstieg der Bioverfügbarkeit von Digoxin, Ciclosporin, Tacrolimus und vielen anderen. Angesichts dieses hohen Interaktionspotentials ist die weiter deutlich zu-

rückgehende Verordnung von Verapamil zu begrüßen.

Die langwirkenden Calciumantagonisten, insbesondere Amlodipin, Felodipin und Lercanidipin, haben neben der längeren Wirkdauer einen relativ langsamen Wirkungseintritt und verursachen damit nur eine geringe oder keine reflektorische Tachykardie. Dies ist als therapeutischer Vorteil gegenüber dem kurzwirkenden Nifedipin anzusehen, das heute bei instabiler Angina pectoris und akutem Myokardinfarkt innerhalb der ersten vier Wochen nach Infarkteintritt kontraindiziert ist. Schnell freisetzende Arzneiformen von Nifedipin dürfen auch bei Hypertonie und chronischer Angina pectoris nur noch eingesetzt werden, wenn andere Arzneimittel nicht angezeigt sind (Arzneimittelkommission der deutschen Ärzteschaft 1997). Sie sind damit praktisch obsolet (Ausnahme Prinzmetal-Angina). Lercanidipin scheint seltener zu Unterschenkelödemen zu führen als Amlodipin oder andere Dihydropyridine der 1. Generation (Felodipin, Nifedipin; Makarounas-Kirchmann et al. 2009) und bietet sich daher insbesondere bei Patienten mit Ödemen unter der Therapie mit Amlodipin als Alternative an. Dabei ist allerdings zu beachten, dass auch die häufig praktizierte gleichzeitige Gabe eines Hemmstoffs des Renin-Angiotensin-Systems zu einer Reduktion der Ödemrate führt. Die zunehmend verwendeten Kombinationspräparate aus Amlodipin und ACE-Hemmern bzw. Angiotensinrezeptorantagonisten (▶ Tabelle 8.3,

► Tabelle 8.7) sind wirksamer als die Einzelkomponenten (Mancia et al. 2015) und auch aus Compliance-Gründen prinzipiell zu begrüßen. Bei dem günstigsten Präparat (Amlodipin + Ramipril, ► Tabelle 8.3) ist der Preis allerdings mit 0,54 € immer noch fast viermal so hoch wie die Summe der Einzelkomponenten.

Amlodipin und Felodipin können im Gegensatz zu anderen Calciumantagonisten auch bei Patienten mit eingeschränkter linksventrikulärer Funktion eingesetzt werden, weil sie in klinischen Studien keinen negativen Einfluss auf die Prognose hatten (Packer et al. 1996, Cohn et al. 1995, The Defiant-II Research Group 1997). Die ALLHAT-Studie hat gezeigt, dass Amlodipin bei Hypertoniepatienten mit mindestens einem weiteren Risikofaktor die Zahl der Herzinfarkte und die Gesamtletalität nicht anders beeinflusste als das Diuretikum Chlortalidon oder der ACE-Hemmer Lisinopril (The ALLHAT Officers and Coordinators 2002). Die unter Amlodipin in der ALLHAT-Studie beobachtete höhere Rate an Herzinsuffizienz ist auch bei Lisinopril gesehen worden und mit einiger Wahrscheinlichkeit auf das Studiendesign zurückzuführen. Sie sollte nicht überbewertet werden. In einer placebokontrollierten Vergleichsstudie an Patienten mit koronarer Herzkrankheit und normalem Blutdruck (CAMELOT) hat Amlodipin bei gleicher Blutdrucksenkung und ähnlicher Verträglichkeit (mehr Ödeme, weniger Husten) bezüglich der Senkung kardiovaskulärer Ereignisse sogar besser abgeschnitten als Enalapril (Nissen et al. 2004). In der ASCOT-BPA Studie war bei Hypertonikern mit mindestens drei weiteren Risikofaktoren ein auf der Erstgabe von Amlodipin basiertes Therapieregime (zweite Stufe + Perindopril) einem primär auf dem Betarezeptorenblocker Atenolol (zweite Stufe + Thiazid) basierten überlegen, allerdings zum Teil auch aufgrund der im Mittel stärkeren Blutdrucksenkung (Dahlöf et al. 2005). Möglicherweise ist ein Teil des Vorteils von Amlodipin auf eine stärkere Senkung der intraindividuellen Blutdruckschwankung zurückzuführen (Rothwell et al. 2010). Auch in der ALLHAT-Studie war die Blutdrucksenkung unter Amlodipin (vor allem gegenüber Lisinopril) am stabilsten (Muntner et al. 2014). Die prognostische Bedeutung dieses Parameters ist nicht klar. In der Diskussion der antihypertensiven Therapie hat in den letzten Jahren vor allem die renale Denervierung eine Rolle gespielt, die in initialen Studien an relativ kleinen Patientenzahlen beeindruckende Effekte bei Patienten mit „therapieresistenter Hypertonie" zeigte (SIMPLICITY HTN-2; Esler et al. 2010). Die erste große randomisierte Studie (SIMPLICITY HTN-3) hat allerdings keinen Vorteil gegenüber einer intensivierten Pharmakotherapie bestätigt (Bhatt et al. 2014), was möglicherweise etwas mit dem starken Placeboeffekt bei den in der Praxis gemessenen Blutdruckwerten (im Gegensatz zu den durch Langzeitmessung zuhause ermittelten Werten) zu tun hat. Der Wert der besonders in Deutschland weit verbreiteten renalen Denervierung und die Definition des dafür geeigneten Patientenkollektivs bleiben weiter unklar.

Bei der koronaren Herzkrankheit ist die Bedeutung der Calciumantagonisten in den letzten Jahren ähnlich wie die der Nitrate zurückgegangen. Dies hat mehrere Gründe. Einerseits hat die symptomatische medikamentöse antianginöse Therapie insgesamt an Bedeutung gegenüber interventionellen und sekundärprophylaktischen Therapiemaßnahmen (Lipidsenkung, Thrombozytenaggregationshemmung) verloren. Zweitens werden Betarezeptorenblocker seit vielen Jahren als erste Wahl für die Angina-pectoris-Prophylaxe empfohlen, wenn keine Kontraindikationen vorliegen (Deutsche Gesellschaft für Kardiologie 2003, Bundesärztekammer et al. 2014), da für Betarezeptorenblocker, nicht aber für Calciumantagonisten und Nitrate, bei verschiedenen Formen der koronaren Herzkrankheit (Zustand nach Infarkt, Herzinsuffizienz) eine Verbesserung der Prognose erwiesen ist. Schließlich ist die Therapie mit Betarezeptorenblockern bei der koronaren Herzkrankheit mit weniger unerwünschten Wirkungen assoziiert als die mit Calciumantagonisten (Heidenreich et al. 1999).

Literatur

Arzneimittelkommission der deutschen Ärzteschaft (1997): Calciumantagonisten vom 1,4-Dihydropyridin-Typ. Dtsch Ärztebl 22: C-1122–C-1123

Bundesärztekammer, Kassenärztliche Bundesvereinigung, Arbeitsgemeinschaft der Wissenschaftlichen Medizinischen Fachgesellschaften (2014): Nationale Versorgungsleitlinie Chronische KHK. Langfassung , 3. Auflage, Version 1, Dezember 2014, AWMF-Register-Nr.: nvl-004. Internet: http://www.leitlinien.de/nvl/khk/

Bhatt DL, Kandzari DE, O'Neill WW, D'Agostino R, Flack JM, Katzen BT, Leon MB, Liu M, Mauri L, Negoita M, Cohen SA, Oparil S, Rocha-Singh K, Townsend RR, Bakris GL; SYMPLICITY HTN-3 Investigators (2014): A controlled trial of renal denervation for resistant hypertension. N Engl J Med 370:1393–1401

Cohn JN, Ziesche SM, Loss LE, Anderson GF, V-HeFT Study Group (1995): Effect of felodipine on short-term exercise and neurohormone and long-term mortality in heart failure: Results of V-HeFT VIII. Circulation 92: 1–143

Dahlöf B, Sever PS, Poulter NR, Wedel H, Beevers DG, Caulfield M, Collins R, Kjeldsen SE, Kristinsson A, McInnes GT, Mehlsen J, Nieminen M, O'Brien E, Ostergren J; ASCOT Investigators (2005): Prevention of cardiovascular events with an antihypertensive regimen of amlodipine adding perindopril as required versus atenolol adding bendro-flumethiazide as required, in the Anglo-Scandinavian Cardiac Outcomes Trial-Blood Pressure Lowering Arm (ASCOT-BPLA): a multicentre randomised controlled trial. Lancet 366: 895–906

Deutsche Gesellschaft für Kardiologie (2003): Leitlinien zur Behandlung der chronischen koronaren Herzkrankheit. Z Kardiol 92: 501–521

Esler MD, Krum H, Sobotka PA, Schlaich MP, Schmieder RE, Böhm M, Symplicity HTN-2 Investigators1 (2010): Renal sympathetic denervation in patients with treatment-resistant hypertension (The Symplicity HTN-2 Trial): a randomised controlled trial. Lancet 376: 1903–1909

Hänggi D, Etminan N, Aldrich F, Steiger HJ, Mayer SA; NEWTON Investigators (2017): Randomized, Open-Label, Phase 1/2a Study to Determine the Maximum Tolerated Dose of Intraventricular Sustained Release Nimodipine for Subarachnoid Hemorrhage (NEWTON [Nimodipine Microparticles to Enhance Recovery While Reducing Toxicity After Subarachnoid Hemorrhage]). Stroke 48: 145–151

Heidenreich PA, McDonald KM, Hastie T, Fadel B, Hagan V, Lee BK, Hlatky MA (1999): Meta-analysis of trials comparing b-blockers, calcium antagonists, and nitrates for stable angina. JAMA 281: 1927–1936

Makarounas-Kirchmann K, Glover-Koudounas S, Ferrari P (2009): Results of a meta-analysis comparing the toler-ability of lercanidipine and other dihydropyridine calcium channel blockers. Clin Ther 31: 1652–1663

Mancia G, Coca A, Chazoval, Girerd X, Haller H, Pauletto P, Pupek-Musialik D, Svyshchenko Y; FELT investigators (2014): Effects on office and home blood pressure of the lercanidipine-enalapril combination in patients with Stage 2 hypertension: a European randomized, cont-rolled clinical trial. J Hypertens 32: 1700–1707

Muntner P, Levitan EB, Lynch AI, Simpson LM, Whittle J, Davis BR, Kostis JB, Whelton PK, Oparil S (2014): Effect of chlort-halidone, amlodipine, and lisinopril on visit-to-visit variability of blood pressure: results from the Antihyper-tensive and Lipid-Lowering Treatment to Prevent Heart Attack Trial. J Clin Hypertens 16: 323–330

Nissen SE, Tuzcu EM, Libby P, Thompson PD, Ghali M, Garza D, Berman L, Shi H, Buebendorf E, Topol EJ; CAMELOT Inves-tigators (2004): Effect of antihypertensive agents on cardiovascular events in patients with coronary disease and normal blood pressure: the CAMELOT study: a rando-mized controlled trial. JAMA 292: 2217–2225

Packer M, O'Connor CM, Ghali JK, Pressler ML, Carson PE et al (1996): Effect of amlodipine on morbidity and mortality in severe chronic heart failure. N Engl J Med 335: 1107–1114

Pickard R, Starr K, MacLennan G, Lam T, Thomas R et al. (2015): Medical expulsive therapy in adults with ureteric colic: a multicentre, randomised, placebo-controlled trial. Lancet 386: 341–349

Rothwell PM, Howard SC, Dolan E, O´Brian E, Dobson JE, Dahlöf B, Poulter NR, Sever PS; ASCOT-BPLA and MRC Trial Investigators (2010): Effects of β blockers and calcium channel blockers on within-individual variability and risk of stroke. Lancet Neurol 9: 469–480

The ALLHAT Officers and Coordinators for the ALLHAT Colla-borative Research Group (2002): The Antihypertensive and Lipid-Lowering Treatment to Prevent Heart Attack Trial. Major outcomes in high-risk hypertensive patients randomized to angiotensin-converting enzyme inhibitor or calcium channel blocker vs diuretic: The Antihyperten-sive and Lipid-Lowering Treatment to Prevent Heart Attack Trial (ALLHAT). JAMA 288: 2981–2997

The DEFIANT-II Research Group (1997): Doppler flow and echocardiography in functional cardiac insufficiency: assessment of nisoldipine therapy. Results of the DEFIANT-II Study. Eur Heart J 18: 31–40

van Vliet E, Nijman T, Schuit E, Heida KY, Opmeer BC et al. (2016): Nifedipine versus atosiban for threatened preterm birth (APOSTEL III): a multicentre, randomised controlled trial. Lancet 387: 2117–2124

Corticosteroide

Ulrich Schwabe

© Springer-Verlag GmbH Germany 2017
U. Schwabe, D. Paffrath, W.-D. Ludwig, J. Klauber (Hrsg.), *Arzneiverordnungs-Report 2017*
DOI 10.1007/978-3-662-54630-7_24

Auf einen Blick

Verordnungsprofil
Corticosteroide werden überwiegend als Glucocorticoide zur Entzündungshemmung und Immunsuppression eingesetzt, während die Hormonsubstitution mit dem Nebennierenrindenhormon Cortisol und dem Mineralocorticoid Fludrocortison nur einen kleinen Teil der Verordnungen betrifft. Bei den Glucocorticoiden hat die Verordnung von Prednisolon aufgrund seiner pharmakokinetischen und preislichen Vorteile 2016 weiter zugenommen, während Prednison und Methylprednisolon erneut weniger verordnet wurden.

Als Corticosteroide werden die natürlichen Steroidhormone der Nebennierenrinde und ihre synthetischen Derivate bezeichnet. Nach ihren vorherrschenden Wirkungen auf den Kohlenhydratstoffwechsel und den Elektrolythaushalt werden sie in Glucocorticoide und Mineralocorticoide eingeteilt. Sie haben ein weites Spektrum physiologischer und pharmakologischer Wirkungen. In niedrigen physiologischen Mengen dienen sie zur Hormonsubstitution bei Nebennierenrindeninsuffizienz, wie z. B. bei Morbus Addison und adrenogenitalem Syndrom. Bei diesen Indikationen wird Cortisol (Hydrocortison) als natürliches Nebennierenrindenhormon bevorzugt, weil es glucocorticoide und mineralocorticoide Eigenschaften vereinigt.

In höheren pharmakologischen Dosen werden synthetische Glucocorticoide eingesetzt, um Entzündungserscheinungen und immunologische Reaktionen zu unterdrücken. Hier wird Prednisolon aus der Gruppe der nichtfluorierten Glucocorticoide als Standardsteroid verwendet, weil es nur noch geringe mineralocorticoide Aktivität besitzt und am längsten in die Therapie eingeführt ist. Zu den wichtigsten Indikationen gehören rheumatische und allergische Krankheiten, Asthma bronchiale und Kollagenosen. Inhalative Glucocorticoide werden bei den Bronchospasmolytika und Antiasthmatika (▶ Kapitel 22) besprochen, topische Glucocorticoide bei den Dermatika (▶ Kapitel 25) und den Ophthalmika (▶ Kapitel 38).

Wegen der Risiken der Langzeitbehandlung werden orale Glucocorticoide zur Entzündungshemmung nur kurzfristig und immer nur in der möglichst niedrigsten Dosis eingesetzt (Übersicht bei Ritter et al. 2014). Trotz jahrzehntelanger Bemühungen ist es bisher nicht gelungen, die Risiko-Nutzen-Relation der Glucocorticoide grundlegend zu ändern (Strehl und Buttgereit 2013). Eine der wichtigsten Anwendungen der Glucocorticoide ist die antirheumatische Therapie. Hier haben die Glucocorticoide in den Empfehlungen der EULAR (European League Against Rheumatism) eine bemerkenswerte Aufwertung erfahren (Smolen et al. 2014). Niedrig dosierte Glucocorticoide sollten als Teil der initialen Behandlung in Kombination mit einem oder mehreren konventionellen synthetischen krankheitsmodifizierenden antirheumatischen Arzneimitteln (DMARDs) bis zu 6 Monate in Betracht gezogen werden, jedoch mit möglichst schneller Dosisreduktion.

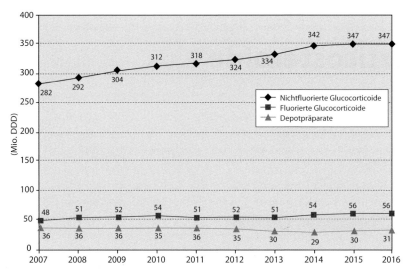

◘ Abbildung 24.1 Verordnungen von Glucocorticoiden 2007 bis 2016. Gesamtverordnungen nach definierten Tagesdosen.

24.1   Verordnungsspektrum

Glucocorticoide werden in nichtfluorierte und fluorierte Glucocorticoide sowie Depotpräparate eingeteilt. Nichtfluorierte Glucocorticoide haben sich in den letzten 25 Jahren als führende Therapieoption etabliert und sind seit 2007 noch weiter angestiegen (◘ Abbildung 24.1). Die Verordnungen der fluorierten Glucocorticoide liegen auf deutlich niedrigerem Niveau, sind aber in den letzten 7 Jahren annähernd konstant geblieben. Noch weniger werden Depotpräparate verordnet. In der gesamten Indikationsgruppe der systemischen Corticosteroide ist das Verordnungsvolumen nach definierten Tagesdosen (DDD) im Jahr 2016 wieder leicht auf 437,3 Mio. DDD (+0,6%) angestiegen (vgl. ► Tabelle 1.2).

24.1.1 Nichtfluorierte Glucocorticoide

In der Gruppe der nichtfluorierten Glucocorticoide entfallen inzwischen über 80% der Verordnungen auf Prednisolonpräparate (◘ Tabelle 24.1). Prednisolon hat im Vergleich zu dem natürlichen Nebennierensteroid Cortisol (Hydrocortison) nur noch eine geringe Mineralocorticoidaktivität und löst daher seltener Natriumretention, Ödembildung und Hypokaliämie aus. Darüber hinaus hat Prednisolon pharmakokinetische Vorteile gegenüber seinem Prodrug Prednison, weil es bereits die aktive Wirkform darstellt, während Prednison biologisch inaktiv ist und erst durch die hepatische 11β-Hydroxysteroiddehydrogenase in seinen aktiven Metaboliten Prednisolon umgewandelt werden muss. Da diese Umwandlung ca. eine Stunde benötigt, wirkt Prednisolon bei akuten Therapieindikationen schneller als Prednison. Außerdem hat Prednisolon nach oraler Gabe eine höhere Bioverfügbarkeit als Prednison (Kamada et al. 1997). Die pharmakologisch-therapeutischen Vorteile des Prednisolons haben sich weitgehend in der praktischen Therapie durchgesetzt, da Prednisolonpräparate wesentlich häufiger als Prednisonpräparate verordnet werden (◘ Tabelle 24.1). Zusätzlich ist damit eine Kosteneinsparung verbunden, da Prednisolonpräparate im Durchschnitt billiger als alle anderen Glucocorticoide sind.

An zweiter Stelle folgen die Prednisonpräparate, die durchschnittlich mehr als doppelt so teuer wie Prednisolonpräparate sind, was in Anbetracht der pharmakokinetischen Vorteile von Prednisolon schwer verständlich ist. Ein kleiner Teil der Verordnungen entfällt auf ein Prednisonpräparat mit verzögerter Freisetzung (*Lodotra*), das bei Patienten mit aktiver rheumatoider Arthritis die morgendliche Gelenksteifigkeit im Vergleich zu schnell freisetzendem Prednison um 22% reduzierte (Buttgereit et al. 2008). Das Präparat wird abends einge-

◻ Tabelle 24.1 Verordnungen von nichtfluorierten Glucocorticoiden 2016. Angegeben sind die 2016 verordneten Tagesdosen, die Änderungen gegenüber 2015 und die mittleren Kosten je DDD 2016.

Präparat	Bestandteile	DDD Mio.	Änderung %	DDD-Nettokosten €
Prednisolon				
Prednisolon acis	Prednisolon	143,3	(+2,5)	0,23
Prednisolon AL	Prednisolon	77,4	(+34,0)	0,22
Prednisolon Galen	Prednisolon	25,2	(−33,9)	0,31
Predni H Tablinen	Prednisolon	17,0	(+14,5)	0,24
Prednisolon JENAPHARM	Prednisolon	5,8	(−63,3)	0,47
PredniHEXAL oral	Prednisolon	5,8	(+144,5)	0,23
Prednisolut/-L	Prednisolon	4,6	(−2,7)	0,88
Decortin H	Prednisolon	4,4	(−20,9)	0,29
Solu-Decortin H	Prednisolon	2,0	(−5,7)	1,14
Prednisolon-ratiopharm Tabl.	Prednisolon	0,83	(−15,9)	0,31
Predni H Inj./Lichtenstein N	Prednisolon	0,71	(+12,8)	0,98
Infectocortikrupp	Prednisolon	0,21	(+3,7)	7,02
Klismacort Rektal	Prednisolon	0,08	(−1,4)	10,09
		287,3	(+1,5)	0,27
Prednison				
Prednison GALEN	Prednison	12,7	(+17,0)	0,27
Prednison HEXAL	Prednison	5,7	(−31,6)	0,26
Decortin	Prednison	3,5	(−24,1)	0,30
Prednison acis	Prednison	3,4	(−21,5)	0,28
Lodotra	Prednison	2,3	(−1,2)	2,58
Rectodelt	Prednison	0,84	(+0,6)	6,70
Predni-Tablinen	Prednison	0,72	(−7,5)	0,28
		29,1	(−9,1)	0,64
Methylprednisolon				
Predni-M-Tablinen	Methylprednisolon	9,5	(−1,6)	0,52
Urbason/-solubile	Methylprednisolon	6,7	(+3,8)	0,70
Metypred GALEN	Methylprednisolon	1,6	(−4,1)	0,76
Methylprednisolon JENAPHARM	Methylprednisolon	1,0	(−13,8)	0,52
		18,8	(−0,7)	0,61
Hydrocortison				
Hydrocortison JENAPHARM	Hydrocortison	4,5	(+3,7)	1,41
Hydrocortison GALEN	Hydrocortison	1,9	(+8,4)	1,30
Hydrocortison acis	Hydrocortison	0,92	(−2,4)	1,42
Hydrocortison Hoechst	Hydrocortison	0,78	(−7,2)	1,48
		8,1	(+2,9)	1,39
Weitere Glucocorticoide				
Syntestan	Cloprednol	0,76	(−6,4)	0,68
Summe		344,1	(+0,4)	0,35

nommen und setzt Prednison 4 Stunden später unmittelbar vor Beginn des morgendlichen Cortisolgipfels frei, während das übliche schnell freisetzende Prednison morgens eingenommen wird. *Lodotra* ist allerdings zehnfach teurer als Prednisongenerika (◨ Tabelle 24.1).

An dritter Stelle stehen die Methylprednisolonpräparate (◨ Tabelle 24.1). Die Verordnungen haben sich 2016 kaum verändert. Die DDD-Kosten liegen im Durchschnitt mehr als doppelt so hoch wie für Prednisolonpräparate, ohne dass wesentliche therapeutische Unterschiede dokumentiert sind.

Ein sehr kleiner Teil der Verordnungen entfällt auf das natürliche Nebennierenrindenhormon Hydrocortison (Cortisol). Es wird vor allem zur Substitution bei primärer Nebenniereninsuffizienz (Morbus Addison) eingesetzt (Pulzer et al. 2016). Eine zweite wichtige Indikation ist das adrenogenitale Syndrom mit einer Störung der Cortisolbiosynthese der Nebennierenrinde infolge eines Defekts der 21-Hydroxylase. Durch die Substitution wird der Cortisolmangel ausgeglichen und gleichzeitig die reaktive ACTH-Überproduktion und die damit verbundene Hyperandogenämie supprimiert (Dörr und Schöffl 2009).

Cloprednol (*Syntestan*) ist ein weiteres teures Prednisolonderivat, das nach einer älteren Studie an 39 Patienten weniger Osteoporose verursachen soll, aber keine ausreichenden Belege für diese Behauptung zeigt (Medici und Rüegsegger 1990).

24.1.2 Fluorierte Glucocorticoide

Fluorierte Glucocorticoide haben im Gegensatz zu Prednisolon keine mineralocorticoiden Wirkungen. Die Wirkungsdauer von Betamethason und Dexamethason ist erheblich länger als die von Prednisolon. Sie werden daher für die gezielte Hypophysenhemmung eingesetzt, sind aber für die übliche einmal morgendliche Dosierung am Gipfelpunkt der zirkadianen Rhythmik nicht geeignet. Vorteilhaft ist die längere Wirkungsdauer bei der intraartikulären Lokaltherapie, für die mehrere Dexamethasonpräparate eingesetzt werden. Die Verordnungen von Dexamethason haben 2016 etwas zugenommen (◨ Tabelle 24.2).

24.1.3 Depotpräparate

Die intramuskuläre Injektion von Depotcorticosteroiden bei Heufieber und anderen Allergien wurde schon vor über 30 Jahren als nebenwirkungsreiches Verfahren mit fragwürdigen Indikationen kritisiert (Köbberling 1979). Im Vergleich zur intranasalen oder oralen Therapie sind die atrophischen Veränderungen an Haut, Knochen und Muskulatur (sogenannte „Triamcinolonlöcher") bei Langzeitgabe besonders ausgeprägt. In Großbritannien wurde eine Hüftgelenksnekrose nach mehrjährigen Depotinjektionen beschrieben (Nasser und Ewan 2001). Eine dänische Übersichtsarbeit bestätigte, dass die Dokumentation der intramuskulären Depottherapie mit Glucocorticoiden bei allergischer Rhinitis überraschend mangelhaft ist (Mygind et al. 2000).

Dagegen ist der Nutzen einer intraartikulären Injektion eines Glucocorticoids bei aktivierter Arthrose durch einen Cochrane-Review für einen Zeitraum von 2–3 Wochen gut dokumentiert (Jüni et al. 2015). Trotz der intraartikulären Injektion wird die endogene Cortisolproduktion über einen Zeitraum von 10–30 Tagen supprimiert und der zirkadiane Rhythmus der hypothalamisch-hypophysären Steuerung der Nebennierenrinde gestört (Huppertz und Pfuller 1997). Allerdings entfällt nur ein kleiner Teil der Verordnungen von Triamcinolonacetonid auf Arzneiformen, die ausschließlich für die sinnvolle intraartikuläre und intrafokale Anwendung angeboten werden. Die Depotcorticosteroide zur intramuskulären Anwendung werden wegen dieser Abgrenzungsprobleme trotzdem weiterhin als Arzneimittel mit unumstrittener Wirksamkeit klassifiziert. Die Verordnungen von Triamcinolonacetonid haben 2016 erneut etwas zugenommen.

24.1.4 Mineralocorticoide

Fludrocortison (*Astonin H*) ist das derzeit einzige verfügbare Mineralocorticoid, das bei nicht ausreichender Wirkung von Hydrocortison zur zusätzlichen Substitution bei Morbus Addison und adrenogenitalem Syndrom mit Salzverlust eingesetzt wird. Daneben kann es bei schwerer hypoadrenerger orthostatischer Hypotonie nach Versagen nichtmedi-

◻ **Tabelle 24.2 Verordnungen von fluorierten Glucocorticoiden und Mineralocorticoiden 2016.** Angegeben sind die 2016 verordneten Tagesdosen, die Änderungen gegenüber 2015 und die mittleren Kosten je DDD 2016.

Präparat	Bestandteile	DDD Mio.	Änderung %	DDD-Nettokosten Euro
Dexamethason				
Dexagalen/Dexamethason GALEN	Dexamethason/-dihydrogenphosphat	26,1	(+31,6)	0,31
Dexamethason/Dexa-ratiopharm	Dexamethason/-dihydrogenphosphat	15,0	(−19,9)	0,34
Dexamethason JENAPHARM	Dexamethason/-dihydrogenphosphat	6,8	(+0,9)	0,49
Fortecortin	Dexamethason/-dihydrogenphosphat	1,3	(−5,8)	0,39
Dexamethason acis	Dexamethason/-dihydrogenphosphat	1,2	(−53,4)	0,49
DexaHEXAL	Dexamethason-dihydrogenphosphat	0,71	(−23,8)	0,63
Lipotalon	Dexamethasonpalmitat	0,69	(−0,1)	3,13
Infectodexakrupp	Dexamethason-dihydrogenphosphat	0,49	(+23,9)	5,21
Dexabene	Dexamethason-dihydrogenphosphat	0,22	(−9,8)	1,05
		52,6	(+1,8)	0,44
Triamcinolonacetonid				
Triam Injekt Lichtenstein	Triamcinolonacetonid	15,1	(+2,4)	0,24
TriamHEXAL	Triamcinolonacetonid	7,6	(−4,8)	0,24
Volon A/-Kristallsusp.	Triamcinolonacetonid	6,7	(+8,8)	0,42
Volon/-A solubile	Triamcinolonacetonid	0,42	(−7,7)	0,90
		29,8	(+1,7)	0,29
Betamethason				
Celestan/Celestamine N	Betamethason	2,2	(−14,7)	1,84
Kombinationspräparate				
Supertendin	Dexamethasonacetat Lidocain	0,55	(+0,0)	1,34
Mineralocorticoide				
Astonin H	Fludrocortison	3,0	(+97,3)	0,59
Summe		88,1	(+3,0)	0,44

kamentöser Maßnahmen und Midodrin eingesetzt werden, wobei ausgeprägte Nebenwirkungen (Wasserretention, Ödeme, Hypokaliämie) zu beachten sind (Hale et al. 2017). Die Verordnungen von Fludrocortison haben 2016 gegenüber dem Vorjahr auffällig zugenommen (◻ Tabelle 24.2).

Literatur

Buttgereit F, Doering G, Schaeffler A, Witte S, Sierakowski S, Gromnica-Ihle E, Jeka S, Krueger K, Szechinski J, Alten R (2008): Efficacy of modified-release versus standard prednisone to reduce duration of morning stiffness of the joints in rheumatoid arthritis (CAPRA-1): a double-blind, randomised controlled trial. Lancet 371: 205–214

24

Dörr HG, Schöfl C (2009): Adrenogenitales Syndrom und Wachstumshormonmangel. Internist 50: 1202–1206

Hale GM, Valdes J, Brenner M (2017): The treatment of primary orthostatic hypotension. Ann Pharmacother 51: 417–428

Huppertz HI, Pfuller H (1997): Transient suppression of endogenous cortisol production after intraarticular steroid therapy for chronic arthritis in children. J Rheumatol 24: 1833–1837

Jüni P, Hari R, Rutjes AW, Fischer R, Silletta MG, Reichenbach S, da Costa BR (2015): Intra-articular corticosteroid for knee osteoarthritis. Cochrane Database Syst Rev. 2015 Oct 22; (10): CD005328

Kamada AK, Wiener MB, LaVallee NM, Bartoszek SM., Selner JC, Szefler SJ (1997): A pharmacokinetic comparison of two oral liquid glucocorticoid formulations. Pharmacotherapy 17: 353–356

Köbberling J (1979): Gefahren der Depotkortikoid-Therapie. Internist Welt 4: 118–122

Medici TC, Rüegsegger P (1990): Does alternate-day cloprednol therapy prevent bone loss? A longitudinal double-blind, controlled clinical study. Clin Pharmacol Ther 48: 455–466

Mygind N, Laursen LC, Dahl M (2000): Systemic corticosteroid treatment for seasonal allergic rhinitis: a common but poorly documented therapy. Allergy 55: 11–15

Nasser SMS, Ewan PW (2001): Depot corticosteroid treatment for hay fever causing avascular necrosis of both hips. BMJ 322: 1589–1591

Pulzer A, Burger-Stritt S, Hahner S (2016): Morbus Addison, primäre Nebenniereninsuffizienz. Internist 57: 457–469

Ritter A, Burow A, Vallelian F, Schaer D (2014): Systemische Glukokortikoid-Therapie: Diagnose, Prophylaxe und Behandlung unerwünschter Arzneimittelwirkungen. Praxis (17): 987–998

Smolen JS, Landewé R, Breedveld FC, Buch M, Burmester G, Dougados M, Emery P, Gaujoux-Viala C, Gossec L, Nam J, Ramiro S, Winthrop K, de Wit M, Aletaha D, Betteridge N, Bijlsma JW, Boers M, Buttgereit F, Combe B, Cutolo M, Damjanov N, Hazes JM, Kouloumas M, Kvien TK, Mariette X, Pavelka K, van Riel PL, Rubbert-Roth A, Scholte-Voshaar M, Scott DL, Sokka-Isler T, Wong JB, van der Heijde D (2014): EULAR recommendations for the management of rheumatoid arthritis with synthetic and biological disease-modifying antirheumatic drugs: 2013 update. Ann Rheum Dis 73: 492–509

Strehl C, Buttgereit F (2013): Optimized glucocorticoid therapy: teaching old drugs new tricks. Mol Cell Endocrinol 380: 32–40

Dermatika

Judith Günther und Uwe Fricke

© Springer-Verlag GmbH Germany 2017
U. Schwabe, D. Paffrath, W.-D. Ludwig, J. Klauber (Hrsg.), *Arzneiverordnungs-Report 2017*
DOI 10.1007/978-3-662-54630-7_25

Auf einen Blick

Verordnungsprofil

Die Verordnungen von Dermatika halten sich seit Jahren auf stabilem Niveau. Am häufigsten werden Corticosteroide verordnet. Auf sie entfällt 2016 wie in den Vorjahren fast die Hälfte der verordneten Dermatikatagesdosen. Deutlich seltener verordnet werden dermatologische Antimykotika (13%), Aknemittel und Psoriasismittel (jeweils 7%), Wundbehandlungsmittel (6%), Warzenmittel (5%) und Antiinfektiva (4%). Die übrigen Gruppen hatten 2016 zusammen einen Verordnungsanteil von etwa 9%.

Trend

Die Verordnungen in den einzelnen Marktsegmenten entsprechen weitgehend nationalen und internationalen Therapieempfehlungen. Die Veränderungen gegenüber dem Vorjahr sind marginal, nur bei den Corticosteroiden, den Mitteln bei aktinischer Keratose, den Rosazeamitteln und den Antipruriginosa sind Verordnungszunahmen von mehr als 2 Millionen Tagestherapiedosen zu verzeichnen.

25.1 Verordnungsspektrum

Dermatika zählen in Deutschland zu den verordnungsstärksten Arzneimitteln. Ihre Anwendungsgebiete sind sehr unterschiedlich. Entsprechend heterogen sind die Stoffklassen, die von den Corticosteroidexterna über die dermatologischen Antimykotika sowie die Wundbehandlungsmittel bis zu den Hautschutz- und Pflegemitteln reichen (◘ Abbildung 25.1). Antimykotika mit Indikationen, die über die Behandlung von Erkrankungen der Haut und der Hautanhangsorgane hinausgehen, finden sich in ► Kapitel 12 (Antibiotika und Chemotherapeutika) und ► Kapitel 36 (Mund- und Rachentherapeutika).

Dermatika wurden 2016 nur marginal häufiger verordnet als im Vorjahr. Verordnungsstärkste Gruppe sind nach wie vor die Corticosteroide, auf die mit 49% fast die Hälfte der verordneten Tagesdosen aller Dermatika entfallen (◘ Abbildung 25.1). Die übrigen Stoffgruppen weisen eine deutlich geringere Verordnungshäufigkeit auf. Auf die Wundbehandlungsmittel entfallen 2016 erneut 6% der Verordnungen des gesamten Marktsegments, sie stehen damit nach den Antimykotika, den Akne- und den Psoriasismitteln auf Rang 5 der meist verordneten dermatologischen Wirkstoffgruppen. Die in dieser Gruppe zusammengefassten Präparate werden nachfolgend aus pharmakologisch-praktischen Gründen zum Teil in dem eigenständigen Abschnitt Wundbehandlungsmittel (◘ Tabelle 25.16), zum Teil unter antiseptikahaltigen Dermatika (◘ Tabelle 25.8) besprochen.

25.2 Corticosteroidexterna

Glucocorticoide werden in der Dermatologie insbesondere wegen ihrer antiphlogistischen und antiproliferativen Wirkung bei zahlreichen Hauterkrankungen, z. B. atopischer Dermatitis und

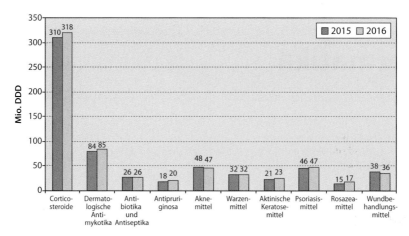

◘ Abbildung 25.1 Verordnungen von Dermatika und Wundbehandlungsmitteln 2015 und 2016. Gesamtverordnungen nach definierten Tagesdosen.

anderen nicht infizierten Ekzemen, bei Psoriasis, entzündlichen Lichtdermatosen oder bei juckenden Hauterkrankungen eingesetzt und nehmen daher in der externen Therapie eine zentrale Stellung ein. Corticosteroide können keine Krankheiten heilen, sie unterdrücken lediglich die krankheitsbedingten Symptome. Bei falscher Indikation, z. B. bei Akne, Rosazea und insbesondere bei Infektionskrankheiten wie Virusinfekten, Tuberkulose, Tinea oder Pyodermie, sind sie eher schädlich. Eine zu lange Anwendung oder die Wahl der falschen Wirkstärke ruft unerwünschte, z. T. irreversible Wirkungen oder einen Krankheitswechsel hervor. In der Fachliteratur wird daher sowohl in Bezug auf die Indikation als auch im Hinblick auf das einzusetzende Steroid ein kritischer Umgang mit Glucocorticoiden gefordert (Hengge et al. 2006, Bewley et al. 2008, Rathi und D'Souza 2012, Saraswat 2014).

Corticosteroide werden nach ihren erwünschten entzündungshemmenden und unerwünschten atrophisierenden Wirkungen in mehrere Gruppen eingeteilt (Hengge et al. 2006, Tadicherla et al. 2009, Rathi und D'Souza 2012, Eichenfield et al. 2014). Sie reichen von schwach wirksamen Steroiden wie Hydrocortison (◘ Tabelle 25.1) mit entsprechend geringem Risiko unerwünschter Wirkungen bis zu den fluorierten Corticosteroiden mit hoher Wirksamkeit wie Clobetasol (◘ Tabelle 25.3), die dann aber bei längerer Anwendung auch das Risiko erheblicher unerwünschter Wirkungen in sich bergen, bei Clobetasol sogar schon nach wenigen

Tagen. Da vergleichende Untersuchungen zur Wirksamkeit topischer Corticosteroide fehlen und konzentrationsabhängige Verschiebungen von einer Gruppe in die andere möglich sind, sollte eine solche Einteilung allerdings nur als grobe Richtlinie angesehen werden. Neuere Glucocorticoide wie Prednicarbat, Methylprednisolonaceponat, Hydrocortisonbutyrat (◘ Tabelle 25.2) und Mometasonfuroat (◘ Tabelle 25.3) weisen nach derzeitiger Kenntnis hinsichtlich ihres Nutzen-Risiko-Verhältnisses Vorteile vor klassischen Vertretern auf, was zu einer alternativen Einteilung der topischen Glucocorticoide geführt hat (Luger et al. 2004). Auch von der verwendeten Grundlage (Galenik) ist die Wirkintensität der Lokalcorticosteroide abhängig (Tadicherla et al. 2009, Rathi und D'Souza 2012). Darüber hinaus können Hautbeschaffenheit und Lokalisation einer Dermatose die Kinetik der Glucocorticoide beeinflussen und damit Ursache potenzieller lokaler und systemischer Nebenwirkungen sein.

Um das Risiko unerwünschter Wirkungen möglichst gering zu halten, werden stark bis sehr stark wirksame Glucocorticoide in der Regel nur kurzfristig und kleinflächig angewendet. Schwach wirksame Corticosteroide eignen sich dagegen auch für eine längerfristige und großflächige Anwendung bzw. für eine Applikation bei Kindern. Die Lokaltherapie sollte zunächst mit dem am stärksten wirksamen Präparat begonnen werden, das die Dermatose unter Berücksichtigung der

◘ Tabelle 25.1 Verordnungen schwach wirksamer Corticosteroide 2016 (Monopräparate). Angegeben sind die 2016 verordneten Tagesdosen, die Änderungen gegenüber 2015 und die mittleren Kosten je DDD 2016.

Präparat	Bestandteile	DDD Mio.	Änderung %	DDD-Nettokosten €
Hydrocortison				
Hydrogalen	Hydrocortison	2,8	(+4,5)	0,55
Hydrocortison HEXAL	Hydrocortison	1,8	(−26,5)	0,57
Hydrocutan	Hydrocortison	1,1	(+77,7)	0,50
Linolacort Hydro/Linola akut	Hydrocortison	0,65	(−9,1)	0,47
Fenistil Hydrocort	Hydrocortison	0,42	(−21,9)	0,38
Hydro-/Hydrocortison Heum.	Hydrocortison	0,38	(+18,0)	0,62
Soventol Hydrocortison/-acet	Hydrocortison/-acetat	0,22	(+17,7)	0,58
		7,4	(−1,8)	0,53
Prednisolon				
Linola H N/-H fett N	Prednisolon	5,0	(−5,0)	0,39
Prednisolon LAW	Prednisolon	1,6	(−3,1)	0,32
Lygal Kopftinktur N	Prednisolon	0,28	(−6,6)	1,20
		6,8	(−4,7)	0,40
Dexamethason				
Dexamethason LAW	Dexamethason	1,0	(−5,9)	0,36
Dexa Loscon mono	Dexamethason	0,63	(−2,3)	0,80
		1,6	(−4,5)	0,53
Summe		15,9	(−3,3)	0,48

Lokalisation und Ausprägung zulässt. Die Weiterbehandlung erfolgt im Anschluss mit dem gerade noch effektiven Glucocorticoid. Schließlich wird die Therapie im Wechsel mit einer steroidfreien Basissalbe/creme fortgeführt (Intervalltherapie), bis eine ausschließlich pflegende Nachbehandlung möglich ist (Ring und Fröhlich 1985, Hengge et al. 2006, Ference und Last 2009, Rathi und D'Souza 2012). Eine andere Strategie zur Risikominderung bei länger erforderlichem Einsatz von Lokalcorticosteroiden, z. B. bei Patienten mit atopischer Dermatitis, ist die diskontinuierliche Applikation nach erfolgreicher Behandlung eines akuten Schubs. So wurde in Untersuchungen mit Fluticason (Berth-Jones et al. 2003) bzw. Methylprednisolonaceponat (Peserico et al. 2008) gezeigt, dass eine 2-mal wöchentliche Anwendung der Corticosteroide ausreicht, die Rezidivhäufigkeit im Vergleich mit einer ausschließlichen Emollientientherapie deutlich zu senken.

25.2.1 Monopräparate

Corticosteroidhaltige Lokaltherapeutika werden fast nur als Monopräparate verschrieben (◘ Tabellen 25.1 bis 25.3). Die Verordnungen sind gegenüber dem Vorjahr erneut leicht angestiegen. Geringfügig rückläufig waren lediglich die Verordnungen der schwach wirksamen Corticosteroide (◘ Tabelle 25.1). Hydrocortisonpräparate sind bis auf zwei Ausnahmen (*Hydrogalen, Linolacort*) nur in apothekenpflichtigen Zubereitungen von 0,25–0,5% verfügbar und damit nicht zu Lasten der GKV verordnungsfähig (Ausnahmen siehe Gemeinsamer Bundesausschuss 2017, Arzneimittel-Richtlinie, Abschnitt F, §12). Der Einsatz der schwach wirksamen Glucocorticoide entspricht allgemeinen Therapieempfehlungen (siehe ▶ Abschnitt 25.2).

Mittelstark wirksame Corticosteroide wurden 2016 geringfügig häufiger verordnet als im Vorjahr (◘ Tabelle 25.2). Die nichthalogenierten Doppel-

◻ **Tabelle 25.2 Verordnungen mittelstark wirksamer Corticosteroide 2016 (Monopräparate).** Angegeben sind die 2016 verordneten Tagesdosen, die Änderungen gegenüber 2015 und die mittleren Kosten je DDD 2016.

Präparat	Bestandteile	DDD Mio.	Änderung %	DDD-Nettokosten €
Trimacinolonacetonid				
Triamgalen	Triamcinolonacetonid	9,9	(+9,3)	0,62
Triam Salbe/Creme Lichtenst.	Triamcinolonacetonid	1,8	(−34,6)	0,81
Kortikoid-ratiopharm/F	Triamcinolonacetonid	0,25	(−24,3)	0,79
		12,0	(−1,8)	0,65
Hydrocortisonbutyrat				
Alfason	Hydrocortisonbutyrat	6,5	(−3,8)	0,58
Laticort	Hydrocortisonbutyrat	2,7	(−6,3)	0,42
Neuroderm akut	Hydrocortisonbuteprat	0,76	(+6,1)	1,72
		9,9	(−3,8)	0,62
Prednicarbat				
Prednitop	Prednicarbat	24,0	(+8,7)	0,37
Dermatop	Prednicarbat	23,8	(−8,7)	0,34
Prednicarbat acis	Prednicarbat	6,3	(+11,4)	0,38
		54,1	(+0,6)	0,36
Andere Corticosteroide				
Advantan	Methylprednisolon-aceponat	44,4	(+6,6)	0,38
Decoderm Creme etc.	Flupredniden	1,9	(+5,4)	0,70
Cerson	Flumetason	0,80	(−3,7)	0,34
		47,0	(+6,4)	0,39
Summe		123,0	(+2,1)	0,42

ester Prednicarbat und Methylprednisolonaceponat werden unter Sicherheitsaspekten als besonders günstig eingestuft (Luger et al. 2004). Sie werden in der Haut oder nach Resorption in der Leber rasch abgebaut, so dass atrophogene Wirkungen und Systemeffekte nur schwach ausgeprägt sind (Schäfer-Korting et al. 1996, Ruzicka 2006). Darüber hinaus sind sie besonders preisgünstig und machen wohl daher fast 80% der jährlich in diesem Marktsegment verordneten Tagestherapiedosen aus. Auch bei Hydrocortisonbutyrat überwiegen die erwünschten gegenüber den unerwünschten Wirkungen. Der Wirkstoff hat eine gute antiphlogistische Wirksamkeit und eine geringe Atrophogenität, dafür fällt im Vergleich zu Prednicarbat oder Methylprednisolonaceponat ein etwas höheres allergenes Potential und eine etwas geringere Wirksamkeit ins Auge (Luger et al. 2004).

Besonders deutliche Zuwächse an Verordnungen sind 2016 in der Gruppe der stark bis sehr stark wirksamen Glukokorticoid-Externa zu verzeichnen. Unter den stark wirksamen Corticosteroiden (◻ Tabelle 25.3) wird der preisgünstige halogenierte Glucocorticoidmonoester Mometasonfuroat am häufigsten eingesetzt, 2016 mit deutlichem Verordnungsanstieg. Ähnlich den oben erwähnten Doppelestern hat auch Mometasonfuroat ein besonders günstiges Nutzen-Risiko-Verhältnis (Luger et al. 2004), da es systemisch rasch inaktiviert wird (Schäfer-Korting et al. 1996). Unter den Corticosteroiden mit sehr starker Wirksamkeit (◻ Tabelle 25.3) dominieren seit Jahren die Clobetasol-haltigen Lokaltherapeutika. Auch sie wurden häufiger verordnet als 2015.

◘ Tabelle 25.3 Verordnungen stark und sehr stark wirksamer Corticosteroide 2016 (Monopräparate). Angegeben sind die 2016 verordneten Tagesdosen, die Änderungen gegenüber 2015 und die mittleren Kosten je DDD 2016.

Präparat	Bestandteile	DDD Mio.	Änderung %	DDD-Nettokosten €
Betamethason				
Betagalen	Betamethasonvalerat	16,6	(+89,0)	0,55
Soderm	Betamethasonvalerat	13,3	(−26,1)	0,57
Beta Creme/Salbe/Lotio	Betamethasonvalerat	6,0	(−27,0)	0,54
Deflatop	Betamethasonvalerat	1,3	(−10,8)	0,46
Betnesol-V	Betamethasonvalerat	1,1	(−6,9)	0,56
Diprosis	Betamethasondipropionat	0,98	(−7,0)	0,47
Bemon	Betamethasonvalerat	0,95	(−35,4)	0,52
Diprosone Creme etc.	Betamethasondipropionat	0,68	(−3,4)	0,50
		40,8	(+0,1)	0,55
Fluocinolonacetonid				
Jellin	Fluocinolonacetonid	1,8	(−9,7)	0,46
Flucinar	Fluocinolonacetonid	0,71	(+4,9)	0,40
		2,5	(−5,9)	0,45
Mometason				
Momegalen	Mometason	32,1	(+13,4)	0,34
Ecural	Mometason	8,9	(−21,6)	0,44
Mometason/-furoat Glenmark	Mometason	7,3	(+8,3)	0,37
Monovo	Mometason	7,0	(+17,9)	0,33
Momecutan	Mometason	3,7	(+21,1)	0,35
Mometop	Mometason	0,86	(neu)	0,34
		59,9	(+8,1)	0,36
Andere stark wirksame Corticosteroide				
Amciderm	Amcinonid	1,6	(−9,2)	0,50
Topisolon	Desoximetason	1,1	(−3,5)	0,46
Nerisona	Diflucortolon	0,59	(+6,8)	0,55
		3,3	(−4,8)	0,49
Sehr stark wirksame Corticosteroide				
Clarelux	Clobetasol	13,2	(+9,1)	0,22
Karison	Clobetasol	9,7	(−0,5)	0,41
Clobegalen	Clobetasol	8,1	(+3,0)	0,39
Dermoxin/Dermoxinale	Clobetasol	4,8	(+0,6)	0,47
Clobetasol acis	Clobetasol	2,0	(+15,5)	0,40
Clobex	Clobetasol	0,74	(+5,1)	1,85
		38,7	(+4,4)	0,38
Summe		145,1	(+4,2)	0,42

25.2.2 Corticosteroidkombinationen

Der Einsatz von Glucocorticoidkombinationen, insbesondere antibiotika- und antiseptikahaltiger Kombinationen (◘ Tabelle 25.7 und ◘ Tabelle 25.8) sowie antimykotikahaltiger Kombinationen (◘ Tabelle 25.6), wird in der Fachliteratur kontrovers diskutiert. Lediglich Kombinationen von Glucocorticoiden mit Salicylsäure oder Harnstoff (◘ Tabelle 25.4) werden bei keratotischen Hauterkrankungen, einschließlich der Psoriasis vulgaris, vorbehaltlos positiv bewertet. Bei diesen Kombinationen wird die Penetration und damit die Wirkung des Corticosteroids erhöht (Deutsche Dermatologische Gesellschaft 2011a, Hendriks et al. 2013a, Jacobi et al. 2015), so dass prinzipiell auf schwächer wirksame Corticosteroide zurückgegriffen und damit der Einsatz stark wirksamer, nebenwirkungsreicherer Corticosteroide umgangen werden kann.

25.3 Antimykotika

Antimykotika werden in der Dermatologie hauptsächlich als Lokaltherapeutika eingesetzt. Während alle oralen Antimykotika der Verschreibungspflicht unterliegen, sind zahlreiche Lokalantimykotika rezeptfrei im Handel. Nicht-verschreibungspflichtige Mittel sind seit Inkrafttreten des GKV-Modernisierungs-Gesetzes (GMG) am 1. Januar 2004 weitgehend von der vertragsärztlichen Versorgung ausgeschlossen. Lediglich Verordnungen für Kinder bis zum vollendeten 12. Lebensjahr sowie für Jugendliche mit Entwicklungsstörungen bis zum vollendeten 18. Lebensjahr sind von dieser Regelung ausgenommen (Gemeinsamer Bundesausschuss 2017). Nach drastischem Verordnungsrückgang der Antimykotika im Jahr 2004 auf unter 50% im Vergleich zum vorangehenden Jahr und allenfalls leichten Zunahmen in den darauffolgenden Jahren stagnieren die Verordnungen 2016 auf insgesamt niedrigem Niveau (◘ Abbildung 25.1).

◘ **Tabelle 25.4 Verordnungen corticosteroidhaltiger Dermatikakombinationen 2016.** Angegeben sind die 2016 verordneten Tagesdosen, die Änderungen gegenüber 2015 und die mittleren Kosten je DDD 2016.

Präparat	Bestandteile	DDD Mio.	Änderung %	DDD-Nettokosten €
Corticosteroide und Salicylsäure				
Soderm plus	Betamethason Salicylsäure	4,3	(+19,7)	0,58
Betadermic	Betamethason Salicylsäure	3,5	(+15,1)	0,54
Diprosalic	Betamethason Salicylsäure	1,3	(−3,1)	0,99
Betamethason HEXAL comp	Betamethason Salicylsäure	0,89	(−53,3)	0,54
Elosalic	Mometason Salicylsäure	0,64	(+11,0)	1,43
Volon A Tinktur N	Triamcinolonacetonid Salicylsäure	0,61	(−5,2)	1,15
Alpicort	Prednisolon Salicylsäure	0,44	(−5,6)	1,03
		11,7	(+1,1)	0,70
Andere Corticosteroidkombinationen				
Hydrodexan/-S	Hydrocortison Harnstoff	0,60	(−5,3)	1,05
Summe		12,3	(+0,7)	0,72

25.3.1 Therapeutische Aspekte

Pilzinfektionen werden klinisch-diagnostisch und therapeutisch nach ihrer Lokalisation und der Art der Erreger unterschieden. Am häufigsten sind oberflächliche Mykosen der Haut und Hautanhangsorgane sowie der Schleimhäute. Organmykosen sind in unseren Breiten deutlich seltener, haben aber bei Patienten mit erworbener Immunschwäche (AIDS) erhebliche Bedeutung (Ramos-e-Silva et al. 2012) und sind auch im Rahmen einer immunsuppressiven Therapie zu beachten.

Dermatomykosen werden durch Dermatophyten, Hefen und andere Sprosspilze sowie durch Schimmelpilze ausgelöst. Eine herabgesetzte Immunabwehr oder ein Diabetes mellitus können begünstigend wirken (Eckhard et al. 2007, Mayser et al. 2009). Auch eine Schädigung des Hautmilieus oder begleitend gegebene Arzneimittel wie Antibiotika, Glucocorticoide oder Immunsuppressiva können eine Pilzinfektion fördern. Glucocorticoide – häufig Kombinationspartner von Antimykotika – verschleiern das klinische Bild (Hengge et al. 2006, Rathi und D'Souza 2012).

Zur Behandlung von Pilzinfektionen der Haut und Schleimhäute werden Antimykotika überwiegend als Lokaltherapeutika verordnet. Nystatin und Miconazol werden in oraler Darreichungsform auch bei orointestinalen Candidainfektionen eingesetzt (❑ Kapitel 36, Mund- und Rachentherapeutika). Zur Behandlung von Organmykosen stehen neben Amphotericin B vor allem die systemisch verfügbaren Azolantimykotika Fluconazol, Itraconazol und Posaconazol zur Verfügung (❑ Kapitel 12, Antibiotika und Chemotherapeutika). Die ebenfalls bei invasiven Candidosen einsetzbaren Echinocandine Caspofungin, Anidulafungin und Micafungin sind nicht unter den meist verordneten oralen Antimykotika vertreten. Die systemisch wirksamen, oralen Antimykotika werden auch bei großflächigen oder häufig rezidivierenden Pilzinfektionen der Haut und Hautanhangsgebilde wie der Onychomykose, bei vulvovaginalen Mykosen sowie bei immundefizienten Patienten mit opportunistischen Infektionen eingesetzt, wenn eine lokale Behandlung allein nicht ausreichend wirksam ist.

25.3.2 Lokale Antimykotika

Bei Pilzerkrankungen der Haut können prinzipiell alle Lokalantimykotika (❑ Tabelle 25.5) eingesetzt werden (Rotta et al. 2012), wenn auch die individuellen Anwendungsgebiete zum Teil erheblich voneinander abweichen und die möglicherweise unterschiedliche Verträglichkeit des jeweiligen Vehikels zu berücksichtigen ist.

Die Azolantimykotika (Clotrimazol, Miconazol) haben ein breites Wirkungsspektrum, das nahezu alle menschen- und tierpathogenen Pilze umfasst. Ihr Wirkungstyp ist fungistatisch. Azolantimykotika können bei Infektionen durch Dermatophyten, Hefen und Schimmelpilze eingesetzt werden (Braun 2016). Ein vergleichbares Wirkungsspektrum wie die Azolantimykotika weist auch Ciclopirox auf (Subissi et al. 2010). Auch das Allylaminderivat Terbinafin besitzt ähnliche Wirkeigenschaften (Brodt 2013) (❑ Abschnitt 25.3.3. Orale Antimykotika). Nystatin weist demgegenüber nur ein schmales Wirkungsspektrum auf und erfasst im wesentlichen Candidaarten. Entsprechend ist Nystatin nur bei Candidamykosen indiziert. Sein Wirkungstyp ist fungistatisch, in höherer Konzentration auch fungizid (Braun 2016).

Die topische Behandlung von Onychomykosen ist weniger effektiv als die orale Behandlung. Topische Antimykotika werden bei Onychomykosen daher vor allem in Kombination mit oralen Antimykotika bzw. zur Prophylaxe nach erfolgreicher Behandlung der Onychomykose empfohlen (Grover und Khurana 2012). Ciclopirox weist als Nagellack nach einer Metaanalyse von 11 klinischen Studien mykologische Heilungsraten von 52,6% auf (Gupta und Joseph 2000). Im indirekten Vergleich werden für Amorolfin-Nagellack (*Loceryl*) etwas höhere mykologische Heilungsraten (60–76%) angegeben (Tabara et al. 2015). Allerdings fehlen für diese beiden Antimykotika bislang aussagekräftige direkte Vergleichsstudien. Auch eine erst kürzlich publizierte Untersuchung lässt aufgrund von deutlichen Qualitätsmängeln keine valide Aussage zum Wirkvergleich von Amorolfin und Ciclopirox bei Nagelpilzerkrankungen zu (Iorizzo et al. 2016).

◘ **Tabelle 25.5 Verordnungen dermatologischer Antimykotika 2016 (Monopräparate).** Angegeben sind die 2016 verordneten Tagesdosen, die Änderungen gegenüber 2015 und die mittleren Kosten je DDD 2016.

Präparat	Bestandteile	DDD Mio.	Änderung %	DDD-Nettokosten €
Clotrimazol				
Clotrimazol AL Creme etc.	Clotrimazol	0,53	(−0,7)	0,27
Imazol Paste	Clotrimazol	0,20	(+11,6)	0,53
Clotrimazol-1A Pharma	Clotrimazol	0,19	(+6,4)	0,27
		0,92	(+3,2)	0,33
Ciclopirox				
Batrafen Creme etc.	Ciclopirox	6,5	(−6,8)	0,65
Ciclopirox-ratiopharm	Ciclopirox	0,75	(+436,5)	0,85
Ciclopirox HEXAL	Ciclopirox	0,28	(+558,7)	0,86
		7,5	(+5,3)	0,68
Nystatin				
Nystaderm Creme etc.	Nystatin	0,30	(+1,9)	0,70
Candio-Hermal Creme etc.	Nystatin	0,26	(+4,5)	0,70
Nystaderm Mundgel	Nystatin	0,12	(+7,0)	1,13
		0,67	(+3,7)	0,77
Miconazol				
Mykoderm Miconazolcreme	Miconazol	0,56	(+1,2)	0,39
Miconazol KSK	Miconazol	0,23	(+6,4)	0,32
Micotar Creme etc.	Miconazol	0,19	(+1,9)	0,38
		0,98	(+2,5)	0,37
Terbinafin (oral)				
Terbinafin Heumann	Terbinafin	4,8	(+383,3)	0,96
Terbinafin beta	Terbinafin	3,3	(−41,9)	1,18
Terbinafin-1 A Pharma	Terbinafin	3,0	(−35,9)	1,16
Terbinafin-Actavis	Terbinafin	2,4	(−5,2)	0,97
Dermatin	Terbinafin	0,61	(−13,7)	1,22
		14,0	(−3,1)	1,07
Summe		24,1	(+0,0)	0,88

25.3.3 Orale Antimykotika

Terbinafin gehört zur Gruppe der Allylamine und ist oral und lokal anwendbar (◘ Tabelle 25.5). Allylamine haben ein ähnlich breites Wirkungsspektrum wie die Azolantimykotika (◘ Abschnitt 25.3.2. Lokale Antimykotika). Der Wirkungstyp ist gegenüber Dermatophyten und Schimmelpilzen fungizid, gegen Candida albicans fungistatisch. Verglichen mit den Azolantimykotika ergeben sich leichte Vorteile bei Infektionen mit Dermatophyten und Schimmelpilzen (Crawford and Hollis 2007). Hefen sind weniger empfindlich, daher ist Terbinafin bei Candidosen oral nicht wirksam und in dieser Darreichungsform nur zugelassen zur Behandlung von Dermatophyteninfektionen der Füße und des Körpers sowie der Finger- und Zehennägel (Darkes et al. 2003). In topischer Darreichungsform kann Terbinafin dagegen auch bei Candidosen und Pityriasis versicolor eingesetzt werden. Bei Dermatophyteninfektionen der Haut und der Füße ist Terbinafin Griseofulvin überlegen und anderen Antimykotika wie Ketoconazol, Fluconazol oder Itraconazol mindestens klinisch äquivalent (Bell-Syer et al. 2012).

Eine systemische Behandlung von Onychomykosen ist erforderlich bei Pilzbefall der Nagelmatrix sowie einem Nagelbefall >50% (Lecha et al. 2005, Iorizzo et al. 2010). Die Behandlung ist langwierig (Fingernägel 4–6 Monate, Fußnägel 12–18 Monate), und die Raten vollständiger Heilung sind mit 25–50% auch nach Behandlung mit modernen Antimykotika noch enttäuschend gering (Baran und Kaoukhov 2005). Einer aktuellen Netzwerkmetaanalyse zufolge ist Terbinafin (250 mg) bei Onychomykosen allen Therapieregimen mit Ausnahme der Pulstherapie mit hochdosiertem Itraconazol (400 mg) hinsichtlich mykologischer Heilungsraten überlegen (Gupta et al. 2015). Bei mäßigen und schweren Onychomykosen aufgrund von Dermatophyten gilt Terbinafin als Mittel der Wahl, Itraconazol als Alternative, wenn Terbinafin nicht eingesetzt werden kann oder nicht ausreichend wirksam war. Aufgrund des unzureichenden Wirkspektrums von oralem Terbinafin müssen allerdings auch bei Nagelinfektionen durch Hefen und Schimmelpilze Azolantimykotika wie Itraconazol eingesetzt werden (Crawford et al. 2002, Darkes et al. 2003).

Zu beachten sind als seltene unerwünschte Arzneimittelwirkungen von systemischem Terbinafin das Erythema exsudativum multiforme, Stevens-Johnson-Syndrom und toxische epidermale Nekrolyse bzw. Lyell-Syndrom, Transaminaseanstiege, Hepatitis und Leberschäden. Besonders störend sind lang anhaltende, wenngleich reversible Geschmacksveränderungen bis hin zu vollständigem Geschmacksverlust sowie ebenfalls reversible Störungen des Farbsinns, was bei unbekannter pathophysiologischer Ursache auf neurotoxische Schädigungen hinweist (Darkes et al. 2003, Singal und Khanna 2011). Auch auf psychiatrische Störungen mit Depressionen, Angststörungen, Panikreaktion, Unruhezustände und Suizidversuch wurde hingewiesen (Arzneimittelkommission der deutschen Ärzteschaft 2006).

25.3.4 Antimykotikakombinationen

Corticosteroidhaltige Antimykotikakombinationen werden immer noch doppelt so häufig wie Mono-

präparate verordnet (◻ Tabelle 25.6), obwohl sie in Leitlinien zur Behandlung von Pilzerkrankungen der Haut nicht erwähnt werden (Deutsche Dermatologische Gesellschaft und Deutschsprachige Mykologische Gesellschaft 2008). Insbesondere bei Windeldermatitis sowie bei immunsupprimierten Patienten gelten corticosteroidhaltige Antimykotikakombinationen als kontraindiziert. Auch eine Anwendung bei Kindern unter 12 Jahren sowie die Applikation im Gesicht, im Perineum und Inguinalbereich sowie in der Achselhöhle sollte vermieden werden (Erbagci 2004).

Dem gegenüber werden zinkoxidhaltige Kombinationen (◻ Tabelle 25.6) aus fachtherapeutischer Sicht bei Candidainfektionen der Haut und im Ano-Genitalbereich (z. B. bei Windeldermatitis) als Mittel der Wahl angesehen (Ring und Fröhlich 1985). Zinkoxid kann durch seinen abdeckenden und trocknenden Effekt die Abheilung begünstigen.

25.4   Antibiotika und Antiseptika

Die Verordnungen antibiotischer und antiseptischer Lokaltherapeutika haben sich seit Inkrafttreten des GKV-Modernisierungs-Gesetzes (GMG) am 1. Januar 2004 und des damit verbundenen Ausschlusses fast aller nicht verschreibungspflichtigen Arzneimittel aus der vertragsärztlichen Versorgung auf sehr niedrigem Niveau stabilisiert (◻ Abbildung 25.1).

25.4.1 Antibiotika

Der Einsatz topischer Antibiotika (◻ Tabelle 25.7) wird in der Fachliteratur zurückhaltend bewertet. Dabei werden vor allem Resistenzentwicklungen und Sensibilisierungen gefürchtet (Sunderkötter et al. 2006, Drucker 2012). Grundsätzlich sollten nach Möglichkeit nur solche Antibiotika lokal eingesetzt werden, die keine systemische Anwendung finden (Hornstein und Nürnberg 1985, Thaçi und Schöfer 2005, Koning et al. 2012). Damit scheiden in der Regel Antibiotika wie Chloramphenicol, Fusidinsäure, Gentamicin und Tetracycline für einen topischen Einsatz aus.

Fusidinsäure steht in Deutschland jedoch ausschließlich in topischer Darreichungsform zur Ver-

◘ **Tabelle 25.6 Verordnungen dermatologischer Antimykotika 2016 (Kombinationen).** Angegeben sind die 2016 verordneten Tagesdosen, die Änderungen gegenüber 2015 und die mittleren Kosten je DDD 2016.

Präparat	Bestandteile	DDD Mio.	Änderung %	DDD-Nettokosten €
Corticosteroidhaltige Kombinationen				
Decoderm tri	Miconazol Flupredniden	18,0	(+3,7)	1,44
Lotricomb	Clotrimazol Betamethason	13,5	(+1,9)	0,80
Vobaderm	Miconazol Flupredniden	4,1	(+9,9)	1,55
Baycuten HC	Clotrimazol Hydrocortison	4,0	(−3,8)	1,11
Nystalocal	Nystatin Chlorhexidin Dexamethason	3,5	(+11,7)	1,98
Epipevisone	Econazol Triamcinolonacetonid	2,6	(−2,1)	1,05
Nystaderm comp	Nystatin Hydrocortison	1,5	(+1,9)	1,03
Candio-Hermal Plus	Nystatin Flupredniden	0,93	(+2,6)	1,45
Travocort	Isoconazol Diflucortolon	0,70	(−2,7)	1,22
Imazol comp	Clotrimazol Hexamidindiisethionat Prednisolon	0,24	(−11,7)	1,41
		49,1	(+3,0)	1,25
Zinkoxidhaltige Kombinationen				
Multilind Heilpaste	Nystatin Zinkoxid	3,3	(+3,7)	0,59
Mykoderm Heilsalbe	Nystatin Zinkoxid	1,2	(+1,1)	0,51
Infectosoor Zinksalbe	Miconazol Zinkoxid	1,1	(+7,1)	2,36
Antifungol HEXAL Heilpaste	Clotrimazol Zinkoxid	0,59	(−4,9)	0,37
Mykundex Heilsalbe	Nystatin Zinkoxid	0,53	(−7,4)	0,63
Micotar ZP	Miconazol Zinkoxid	0,09	(+6,1)	1,73
		6,8	(+2,0)	0,86
Summe		55,8	(+2,9)	1,20

fügung und gilt als eines der wirksamsten Antibiotika bei durch Staphylococcus aureus hervorgerufenen Hautinfektionen wie Impetigo, Follikulitis oder Furunkulose (Wilkinson 1998, Schöfer und Simonsen 2010). Bei begrenzter, unkomplizierter Impetigo ist die Lokalbehandlung mit Fusidinsäure einer systemischen Antibiotikatherapie ebenbürtig bzw. sogar überlegen (Koning et al. 2012). Primär resistente Staphylokokkenstämme sind selten. Eine rasche Resistenzentwicklung unter der Therapie ist jedoch möglich (Heng et al. 2013). Resistenzraten bis zu 68% sind beschrieben (Dobie und Gray 2004). Eine Kreuzresistenz mit anderen Antibiotika besteht nicht, da der Wirkstoff keine strukturelle Ähnlichkeit zu anderen Antibiotikaklassen zeigt (Brodt 2013). In neuerer Zeit wird nun aufgrund der gegenüber Fusidinsäure zunehmenden Resistenz von Staphylococcus aureus zu einer restriktiven Verordnungsweise geraten (Alsterholm et al. 2010, Deutsche Dermatologische Gesellschaft et al. 2015). Prinzipiell sollte Fusidinsäure nur kurzfristig, d.h. nicht länger als 2 Wochen, angewandt werden (Schöfer und Simonson 2010). Eine therapeutische Alternative mit vergleichbarer Wirksamkeit ist Mupirocin (Koning et al. 2012, Shim et al. 2014).

Das Aminoglykosid Gentamicin besitzt bei zunehmender Resistenzhäufigkeit insbesondere gegenüber Enterobacter, Proteus und Enterokokken eine gute Wirksamkeit u. a. auf *Pseudomonas aeruginosa* und Methicillin-empfindliche Staphylokokken und ist in parenteraler Darreichungsform (in Kombination mit einem weiteren Antibiotikum, z. B. Acylaminopenicillin oder Cephalosporin) bei schweren Infektionen (Sepsis, Endokarditis, Peritonitis u. a.) indiziert (Brodt 2013). Als Lokaltherapeutikum ist Gentamicin – außer in der Augenheilkunde – (◘ Kapitel 38, Ophthalmika) – zur Behandlung von Ulcera cruris, Dekubitus und kurzfristig bei oberflächlichen, kleinflächigen Hautinfektionen zugelassen. Im Vordergrund der Therapie chronischer Wunden steht allerdings die Behandlung der Grundkrankheit, z. B. beim Ulcus cruris die möglichst weitgehende Beseitigung der chronisch venösen Mikro- und Makrozirkulationsstörung durch Kompressionsverbände (Deutschen Gesellschaft für Phlebologie 2008). Dekubitalulzera werden primär konservativ, z. B. unter Verwendung von Wundauflagen behandelt (◘ Tabelle 25.16, Wundbehandlungsmittel). Eine ungezielte Anwendung Gentamicin-haltiger Lokaltherapeutika kann die Entstehung resistenter Pseudomonasstämme auf der Haut nach sich ziehen, die schließlich Anlass zu schwer therapierbaren Infektionen innerer Organe oder sogar zu einer Pseudomonassepsis geben könnten (Gloor 1982).

Framycetin (Neomycin B) ist obsolet. Kreuzresistenzen mit dem oral eingesetzten Reserveantibiotikum Gentamicin sind beschrieben. Bei großflächiger und dauerhafter Anwendung sind nephro- oder ototoxische Eigenschaften insbesondere bei Risikopatienten nicht auszuschließen. Zudem besteht die Gefahr von Kontaktdermatitiden (Brodt 2013). Neomycin-haltige Kombinationen wie *Jellin-Neomycin* sind bei jahrelangem, unkontrolliertem Einsatz, insbesondere bei Patienten mit Unterschenkelekzemen, durch häufig auftretende Kontaktsensibilisierungen belastet (Ring und Fröhlich 1985, Thaçi und Schöfer 2005, Menezes de Padua et al. 2008). Die Verordnung von *Jellin-Neomycin* ist seit Jahren rückläufig.

Mupirocin ist als *Infectopyoderm* zur Behandlung bakterieller Hautinfektionen mit empfindlichen Erregern wie Staphylococcus aureus (einschl. methicillinresistenter Stämme) zugelassen, das wirkstoffidentische *Turixin* zur Elimination von Staphylokokken aus der Nasenschleimhaut. In der Behandlung der unkomplizierten Impetigo ist Mupirocin einer oralen Therapie mit Erythromycin überlegen (Koning et al. 2012). Bei intranasaler Anwendung verhindert Mupirocin im intensivmedizinischen Bereich das Auftreten Methicillin-resistenter Staphylococcus-aureus-Infektionen (Muller et al. 2005) und kann bei chronischer Exazerbation einer Rhinosinusitis den Einsatz parenteraler Antibiotika ersetzen (Solares et al. 2006). Mupirocin gilt daher bei Staphylokokkeninfektionen der Nasenschleimhaut als Mittel der ersten Wahl (Schöfer und Simonson 2010). Resistenzen gegen Staphylococcus aureus liegen nach einer aktuellen Studie an Kindern mit Haut- und Weichteilinfektionen aber bereits bei 9,8% (McNeil et al. 2014). Auch eine sekundäre Resistenzentwicklung bei längerdauernder Anwendung ist beschrieben (Brodt 2013). Kreuzresistenzen oder Kreuzallergien mit anderen Antibiotika bestehen aufgrund der abweichenden chemischen Struktur nicht (Thaçi und Schöfer 2005).

25

Tyrothricin (*Tyrosur*) wird bei infizierten und infektionsgefährdeten Hautverletzungen oder Wunden sowie bei Verbrennungen etc. eingesetzt. Tyrothricin (Gemisch aus 70–80% Tyrocidin und 20–30% Gramicidin) ist ein Polypeptidantibiotikum mit guter Wirksamkeit auf grampositive Kokken und Stäbchen. Es besteht keine Kreuzresistenz mit anderen Antibiotika (Brodt 2013). Die Sensibilisierungsgefahr ist gering (Hornstein und Nürnberg 1985). *Tyrosur* ist nicht verschreibungspflichtig und damit bei Kindern und Jugendlichen über 12 Jahren sowie Erwachsenen primär von der Erstattungspflicht der gesetzlichen Krankenversicherung (GKV) ausgeschlossen.

Ähnlich kontrovers wie bei den Monopräparaten wird in der Fachliteratur auch der Einsatz topischer antibiotika-/antiseptikahaltiger Kombinationen beurteilt. Zwar wird vereinzelt, z. B. bei superinfizierten Dermatosen, initial eine kurzzeitige kombinierte Anwendung von Glucocorticoiden mit einem Antibiotikum oder Antiseptikum (◘ Tabelle 25.7, ◘ Tabelle 25.8) befürwortet, eine einheitliche Penetration der einzelnen Wirkstoffe in die Haut und damit die antiinfektive Wirksamkeit des entsprechenden Kombinationspartners sind jedoch weder gesichert (Hornstein und Nürnberg 1985), noch wurde in randomisierten kontrollierten klinischen Studien ein zusätzlicher therapeutischer Nutzen eines topischen Antibiotikums in Kombination mit einem topischen Glucocorticosteroid gezeigt (Deutsche Dermatologische Gesellschaft et al. 2015). Allerdings kann die rasch einsetzende Wirkung der Corticosteroidkomponente den initialen Behandlungserfolg, vor allem bei Infektionen mit Dermatophyten, durchaus begünstigen, sie darf jedoch nicht zu einer unerwünschten Langzeittherapie verführen (Erbagci 2004). Aus diesem Grund und weil bis heute unklar ist, ob pathogene Keime (insbesondere *Staphylococcus aureus*) das ekzematöse Geschehen überhaupt beeinflussen, wird allgemein ein kritischer Einsatz empfohlen (Ring und Fröhlich 1985, Korting 1995, Niedner 1998). Neuere Befunde einer möglicherweise ätiologisch bedeutsamen Rolle von Staphylokokkentoxinen bei einigen Formen der atopischen Dermatitis (Boguniewicz und Leung 2010, Schlievert et al. 2010) lassen günstige Studienergebnisse mit fixen Lokalkombinationen aus Antibiotika und Glucocorticoi-

den gegebenenfalls in einem neuen Licht erscheinen. Vor diesem Hintergrund könnten Ekzeme mit deutlichen Zeichen einer bakteriellen Superinfektion auch eine Indikation zur Therapie mit systemischen Antibiotika darstellen (Deutsche Dermatologische Gesellschaft et al. 2015).

25.4.2 Antiseptika

Zur Behandlung bakterieller (und mykotischer) Hautinfektionen werden – nicht zuletzt wegen der potenziell fehlenden bakteriellen Resistenz (Lachapelle 2014) – auch bereits jahrzehntelang bekannte Lokalantiseptika wie Ethacridinlactat, Octenidin, Nitrofural oder Povidon-Iod (◘ Tabelle 25.8) eingesetzt.

Zur Wunddesinfektion werden in erster Linie Octenidin, Polihexanid (▶ Abschnitt 25.11 Wundbehandlungsmittel) oder Povidon-Iod empfohlen, vor allem weil ihnen ein gravierend störender Einfluss auf den Wundheilungsprozess fehlt (Kujath und Michelsen 2008, Koburger et al. 2010, Willy et al 2016). Polyhexanidhaltige Wundsprays sind überwiegend als Medizinprodukte im Handel und daher nicht erstattungsfähig. Bei Povidon-Iod sind Anwendungsbeschränkungen im Kindesalter sowie bei Patienten mit Schilddrüsenerkrankungen zu beachten (Ring und Fröhlich 1985, Korting 1995, Eifler-Bollen und Fluhr 2005). Ethacridinlactat (*Rivanol*) führt häufig zu Kontaktallergien und wird wegen seines negativen Nutzen-Risiko-Verhältnisses nicht mehr empfohlen (Eifler-Bollen und Fluhr 2005). Octenidin (in *Octenisept*) hat bakterizide und fungizide Eigenschaften und wird zur adjuvanten Wundbehandlung sowie zur Unterstützung bei Interdigitalmykosen eingesetzt (Christiansen 1988, Lachapelle 2014). Das Antiseptikum zeigt im In-Vitro-Vergleich zu anderen Antiseptika wie etwa Povidon-Iod das günstigste Verhältnis von mikrobizider zu zytotoxischer Wirkung (sog. Biokompatibilitäts-Index) (Müller und Kramer 2008). Unerwünschte Wirkungen sind gelegentliche Hautirritationen. Auch über Kontaktdermatitiden wurde berichtet (Calow et al. 2009). Bei unsachgemäßer Anwendung sind über Wochen und Monate anhaltende ödematöse Schwellungen und zum Teil nekrotische Gewebeschädigungen nach Spülungen

◘ **Tabelle 25.7 Verordnungen von antibiotikahaltigen Dermatika 2016.** Angegeben sind die 2016 verordneten Tagesdosen, die Änderungen gegenüber 2015 und die mittleren Kosten je DDD 2016.

Präparat	Bestandteile	DDD Mio.	Änderung %	DDD-Nettokosten €
Fusidinsäure				
Fucidine Salbe etc.	Fusidinsäure	4,8	(−14,4)	1,99
Fusicutan	Fusidinsäure	1,9	(+53,5)	2,52
Fusidinsäure-ratiopharm	Fusidinsäure	0,41	(+301,4)	2,26
Fusidinsäure acis	Fusidinsäure	0,09	(+90,8)	2,65
		7,2	(+2,8)	2,15
Aminoglykoside				
Infectogenta	Gentamicin	1,2	(+2,7)	1,38
Refobacin Creme	Gentamicin	1,2	(+0,5)	1,72
Leukase N Puder/Salbe	Framycetin	0,22	(−5,0)	2,00
		2,6	(+1,0)	1,59
Andere Antibiotika				
Infectopyoderm	Mupirocin	1,1	(+3,9)	2,62
Turixin	Mupirocin	1,1	(−0,1)	1,83
Tyrosur Gel/Puder	Tyrothricin	0,14	(+24,0)	1,75
		2,3	(+3,0)	2,20
Corticosteroidkombinationen				
Diprogenta	Betamethason Gentamicin	7,1	(+2,8)	1,11
Fucicort	Betamethason Fusidinsäure	3,3	(+6,4)	3,17
Jellin-Neomycin	Fluocinolonacetonid Neomycin	1,6	(−3,5)	1,41
Sulmycin mit Celestan-V	Betamethason Gentamicin	1,3	(+4,2)	2,20
Decoderm comp.	Flupredniden Gentamicin	1,3	(+3,9)	1,24
Fucidine-H	Hydrocortisonacetat Fusidinsäure	0,20	(+4,9)	2,50
		14,8	(+3,1)	1,73
Summe		26,9	(+2,8)	1,87

von (Stich-)Verletzungen im Handbereich beschrieben (Franz und Vögelin 2012). Auf eine bestimmungsgemäße Anwendung ist daher zu achten. Danach darf *Octenisept* bei Wundspülungen nicht unter Druck in das Gewebe eingebracht werden. Ferner ist jederzeit ein Abfluss zu gewährleisten (Schülke & Mayr GmbH 2011). Trotz wiederholter Hinweise werden immer wieder schwere Gewebeschädigungen nach Spülung tiefer Wunden mit *Octenisept* beschrieben. Es ist darauf hinzuweisen, dass das Wund- und Schleimhautantiseptikum nur zur Anwendung bestimmt ist und nur mittels Tupfer oder Aufsprühen aufgetragen werden darf (Arzneimittelkommission der deutschen Ärzteschaft 2017).

Nitrofural (*Furacin-Sol*) ist als einziger Vertreter unter den aufgeführten Antiseptika verschreibungspflichtig und wird ebenfalls im Wesentlichen

◻ **Tabelle 25.8** Verordnungen von antiseptikahaltigen Dermatika 2016. Angegeben sind die 2016 verordneten Tagesdosen, die Änderungen gegenüber 2015 und die mittleren Kosten je DDD 2016.

Präparat	Bestandteile	DDD Mio.	Änderung %	DDD-Nettokosten €
Povidon-Iod				
Betaisodona Salbe etc.	Povidon-Iod	1,3	(−3,6)	0,60
PVP Jod AL	Povidon-Iod	0,30	(+5,4)	0,50
Polysept Lösung/Salbe	Povidon-Iod	0,26	(−5,9)	0,40
Braunovidon	Povidon-Iod	0,22	(+2,2)	0,76
		2,1	(−2,1)	0,58
Andere Antiseptika				
Octenisept	Octenidin Phenoxyethanol	3,2	(+1,3)	0,71
Furacin Sol	Nitrofural	0,88	(−0,3)	0,95
Rivanol	Ethacridinlactat	0,71	(+2,4)	0,69
		4,8	(+1,2)	0,75
Corticosteroidkombinationen				
Infectocortisept	Halometason Triclosan	1,5	(+16,9)	1,09
Duogalen	Flumetason Triclosan	0,89	(+6,3)	1,40
Locacorten-Vioform	Flumetason Clioquinol	0,66	(+1,0)	1,65
		3,0	(+9,9)	1,30
Summe		9,9	(+2,9)	0,88

zur Lokalbehandlung infizierter Wunden und Ulzera sowie bei Verbrennungen eingesetzt. Es wirkt bei lokaler Anwendung bakterizid auf Staphylokokken, Streptokokken, Escherichia coli, Enterobacter, Klebsiella und Proteus, nicht dagegen auf Pseudomonas aeruginosa und Candida albicans. Allergische Reaktionen (Kontaktekzem) sind möglich. Die Anwendung während der Schwangerschaft sowie eine Dauertherapie sollten wegen onkogener Eigenschaften unterbleiben (Korting 1995, Brodt 2013).

Triclosan wird typischerweise in der Wund- und Händedesinfektion eingesetzt. In Kombination mit Glucocorticoiden (*Duogalen, Infectocortisept*) besitzt es eine Zulassung bei infizierten Formen von akuten ekzematischen Hauterkrankungen. Sein antiseptisches Wirkspektrum umfasst grampositive und gramnegative Bakterien sowie Viren. Gegenüber Pilzen ist es nicht ausreichend wirksam (Brodt 2013). Studien, die eine Überlegenheit der Fixkombinationen gegenüber den Einzelwirkstoffen ausreichend belegen, fehlen.

25.5 Virostatika

Die Verordnungen antiviraler Dermatika haben sich 2016 gegenüber dem Vorjahr kaum verändert und sind auf niedrigem Niveau weiterhin stabil (◻ Tabelle 25.9).

Aciclovir-haltige Fertigarzneimittel werden bei Infektionen durch Herpes-simplex-Viren zur Linderung von Schmerzen und Juckreiz bei rezidivierendem Herpes labialis und Herpes genitalis eingesetzt. Herpes labialis ist eine selbstlimitierende Erkrankung, eine Behandlung ist daher bei vielen Patienten nicht erforderlich. Bei häufigeren Rezidiven kann die prophylaktische Applikation von Sonnenschutz- oder zinkoxidhaltigen Cremes hilf-

◻ **Tabelle 25.9 Verordnungen von antiviralen Dermatika 2016.** Angegeben sind die 2016 verordneten Tagesdosen, die Änderungen gegenüber 2015 und die mittleren Kosten je DDD 2016.

Präparat	Bestandteile	DDD Mio.	Änderung %	DDD-Nettokosten Euro
Aciclovir				
Aciclovir Creme-1 A Pharma	Aciclovir	1,0	(+4,8)	0,70
Aciclostad Creme	Aciclovir	0,63	(+3,4)	0,68
Aciclovir Heumann Creme	Aciclovir	0,38	(+3,5)	0,65
Aciclovir-ratiopharm Creme	Aciclovir	0,29	(−12,7)	0,69
Acic Creme	Aciclovir	0,26	(−7,6)	1,00
		2,6	(+0,6)	0,72
Andere antivirale Mittel				
Condylox	Podophyllotoxin	0,75	(+2,5)	2,22
Veregen	Grüner Tee	0,46	(+1,2)	3,06
Triapten	Foscarnet	0,08	(−0,1)	3,78
		1,3	(+1,9)	2,62
Summe		3,9	(+1,0)	1,35

reich sein. Topische Virostatika sind dagegen zum vorbeugenden Einsatz nicht geeignet (Chi et al. 2015) und haben nach Reaktivierung der Herpesviren selbst bei frühzeitiger Anwendung nur einen geringen klinischen Nutzen (Cunningham et al. 2012). In einigen Ländern werden daher für diese Patienten systemische Virostatika empfohlen (Cunningham et al. 2012, Rahimi et al. 2012). Wie in der Therapie des Herpes labialis ist auch bei Herpes genitalis die systemische Anwendung der topischen Applikation überlegen. Da darüber hinaus Resistenzentwicklungen unter der Therapie mit topischen Virostatika wie Aciclovir beschrieben sind, werden diese in aktuellen Leitlinien nicht empfohlen (Patel et al. 2011).

Podophyllotoxin (*Condylox*) wird bereits seit den 1970er Jahren therapeutisch bei Infektionen mit humanen Papillomaviren (Condylomata acuminata, Feigwarzen) eingesetzt (von Krogh 1978). Das Glykosid aus den Rhizomen von Podophyllum-Arten wirkt über eine Bindung an Tubulin antimitotisch und weist nach 2-mal täglicher Anwendung über 3 Tage pro Woche Remissionsraten von 56–88% auf, aber auch Rezidive von 2–90% (Longstaff und von Krogh 2001, Lopaschuk 2013).

Mit derselben Indikation wurde 1998 Imiquimod (*Aldara*, ◻ Tabelle 25.13) eingeführt. Es besitzt

durch Bindung an den Toll-like Rezeptor 7 eine immunmodulatorische Wirkung, die letztlich zur Synthese proinflammatorischer Zytokine wie IFN-α, IL-12 und TNF-α und damit verbunden zu lokalen Entzündungsreaktionen sowie zu einer Hochregulation der T_h1-T-Helferzell-vermittelten Immunantwort führt. Darüber hinaus sind antineoplastische und apoptotische Wirkungen beschrieben (Gaspari et al. 2009). Bei Patienten mit Condylomen liegen die kompletten Remissionsraten nach placebokontrollierten Doppelblindstudien bei 3-mal wöchentlicher topischer Applikation bei 50% (vs. 11% unter Vehikel). Frauen sprechen mit kompletten Remissionsraten von 72% (vs. 33%) deutlich besser auf die Therapie an als Männer (Gupta et al. 2005). Nach einer Metaanalyse von 21 Studien zeigten Imiquimod und Podophyllotoxin keinen signifikanten Unterschied in den klinischen Heilungsraten (50% versus 56%). Allerdings fanden sich unter Podophyllotoxin häufiger als unter Imiquimod schwerwiegende unerwünschte Wirkungen (Yan et al. 2006). Die Rezidivraten für Imiquimod liegen bei 22–63% (Lopaschuk 2013). Ein aktuelles Review der Cochrane Collaboration bestätigt auf Grundlage der vorhandenen Studien, dass Podophyllotoxin und Imiquimod bei der Behandlung von Feigwarzen therapeutisch vergleichbar sind, unter Imiquimod aber offenbar weniger systemische unerwünschte Wirkungen auftreten. Die Autoren weisen allerdings auch darauf hin, dass die Beweiskraft der Datenbasis nur niedrig bis sehr niedrig ist (Grillo-Adrila et al. 2014).

Grüner-Tee-Extrakt (*Veregen*) ist seit 2010 zur Behandlung äußerlicher Feigwarzen im Genital- und Perianalbereich immunkompetenter Erwachsener zugelassen. Der Wirkmechanismus des Extraktes ist ungeklärt, ebenso, ob seine antioxidativen Eigenschaften und die Hemmung von aktivierten Keratinozyten eine klinische Relevanz besitzen. In den Zulassungsstudien lagen die Heilungsraten nach maximal 16 Behandlungswochen bei 3-mal täglicher Anwendung unter Grünem-Tee-Extrakt zwischen 51–57% im Vergleich zu 34–37% unter Vehikel, wobei Frauen eine bessere Erfolgsrate aufwiesen als Männer (Stockfleth et al. 2008, Tatti et al. 2008). Lokale Nebenwirkungen an der Applikationsstelle waren sehr häufig und stärker ausgeprägt als unter Scheinbehandlung (Tatti et al. 2008). Die Rezidivrate lag unter 10%. Direkte Vergleichsuntersuchungen zu Podophyllotoxin oder Imiquimod fehlen allerdings.

Seit nunmehr 10 Jahren erstmals wieder unter den 3000 meist verordneten Arzneimittel vertreten ist Foscarnet (*Triapten*). Das Mittel ist seit den frühen 1990er Jahren im Handel und soll zur Behandlung von Spannungsgefühl, Juckreiz, Schmerzen bei Herpes labialis eingesetzt werden. Die Datenbankrecherche liefert nur ältere Studien mit methodischen Schwächen. Bei ständig wiederkehrendem Lippenherpes hat das Mittel offensichtlich im Vergleich zu Placebo keine Auswirkungen auf die Heilungsdauer der Läsionen (Lawee et al. 1988).

25.6 Antiphlogistika und Antipruriginosa

Gegenüber 2015 sind die Verordnungen entzündungshemmender und juckreizstillender Dermatika 2016 um mehr als 10 % gestiegen (◼ Tabelle 25.10). Dieser Anstieg geht vor allem auf das Konto von *Tarmed*-Shampoo, das seit einigen Jahren nun wieder erstmals unter den meist verordneten Arzneimitteln vertreten ist. Bis auf dieses Shampoo, die Calcineurinantagonisten (*Elidel*, *Protopic*) und das orale Retinoid

Alitretinoin (*Toctino*) sind die übrigen Präparate nicht verschreibungspflichtig und – abgesehen von Ausnahmen (Gemeinsamer Bundesausschuss 2017, Arzneimittel-Richtlinie, Abschnitt F, § 12) – nicht zu Lasten der GKV verordnungsfähig.

25.6.1 Calcineurinantagonisten

Tacrolimus (*Protopic*) ist in topischer Darreichungsform als Zweitwahlmittel bei Erwachsenen und Jugendlichen (als 0,1%ige Salbe) sowie bei Kindern ab 2 Jahren (als 0,03%ige Salbe) zur Behandlung des mittelschweren bis schweren atopischen Ekzems zugelassen, wenn topische Corticosteroide unwirksam sind, nicht eingesetzt werden dürfen oder nicht vertragen werden. Pimecrolimus (*Elidel*) ist dagegen bei Patienten ab 2 Jahren unter derselben Voraussetzung nur zur Behandlung des leichten bis mittelschweren Ekzems indiziert. Wenn nach zweiwöchiger (Tacrolimus) bzw. sechswöchiger (Pimecrolimus) Behandlung keine merkliche Besserung eingetreten ist, oder sich der Hautzustand trotz der Behandlung verschlechtert, sollte die Behandlung abgesetzt werden. Die Anwendung von Tacrolimus sollte zudem möglichst kurzfristig und über längere Zeiträume (bis zu 12 Monate) nur intermittierend erfolgen. Sicherheitsdaten für eine darüber hinausgehende Anwendungsdauer liegen derzeit nicht vor.

Calcineurinantagonisten sind mindestens genauso wirksam wie die Standardtherapie mit topischen Glucocorticoiden, jedoch ohne deren Risiken der Langzeittherapie (Hautatrophie, Hypopigmentation). Außerdem können Tacrolimus und Pimecrolimus im Gegensatz zu den Corticosteroiden auch im Gesicht und Halsbereich, z. B. beim periorbitalen Ekzem, angewendet werden (Frankel und Qureshi 2012, Eichenfield et al. 2014). Nach diversen Metaanalysen ist Tacrolimus potenter als Pimecrolimus (Yin et al. 2011, Cury Martins et al. 2015), was sich auch im unterschiedlichen Zulassungsstatus widerspiegelt (siehe oben).

Die Inzidenz unerwünschter Ereignisse unter Tacrolimus und Pimecrolimus ist etwa vergleichbar. Dennoch brechen unter Pimecrolimus mehr Patienten die Behandlung wegen Nebenwirkungen oder unzureichender Wirksamkeit ab (Paller et al. 2005, Fleischer et al. 2007, Yin et al. 2011). Am häu-

◘ Tabelle 25.10 Verordnungen entzündungshemmender und juckreizstillender Lokaltherapeutika 2016. Angegeben sind die 2016 verordneten Tagesdosen, die Änderungen gegenüber 2015 und die mittleren Kosten je DDD 2016.

Präparat	Bestandteile	DDD Mio.	Änderung %	DDD-Nettokosten €
Calcineurinantagonisten				
Elidel	Pimecrolimus	3,2	(+6,9)	2,72
Protopic	Tacrolimus	3,0	(+4,9)	3,15
		6,2	(+5,9)	2,93
Gerbstoff				
Tannosynt	Gerbstoffe	4,3	(+6,4)	0,22
Tannolact	Gerbstoffe	2,9	(+13,1)	0,46
Delagil	Gerbstoffe	0,14	(+1,9)	0,91
		7,4	(+8,9)	0,32
Andere Monopräparate				
Tarmed	Steinkohlenteer	2,3	(+89,4)	0,14
Anaesthesulf Lotio	Polidocanol	1,9	(+5,5)	0,31
		4,1	(+39,1)	0,21
Orale Retinoide				
Toctino	Alitretinoin	0,89	(+6,8)	16,91
Kombinationspräparate				
Optiderm	Polidocanol Harnstoff	1,7	(+4,4)	0,28
Summe		20,2	(+12,4)	1,83

figsten sind ein anfangs auftretendes Hautbrennen am Applikationsort und Pruritus. Ein erhöhtes Infektionsrisiko (z. B. Herpes simplex, Zoster, Eczema herpeticum, Impetigo) besteht insbesondere bei pädiatrischen Patienten. Auch Fieber und eine Grippe-ähnliche Symptomatik können auftreten. Nach der Markteinführung wurden Nebenwirkungen wie rosaceiforme Dermatitis im Rahmen einer Behandlung entzündlicher Dermatosen im Gesicht unter der Therapie mit Tacrolimus und Pimecrolimus nach wenigen Tagen bis 2–3 Wochen beschrieben (Antille et al. 2004, Gorman und White 2005, El Sayed et al. 2006). Anlass zu erhöhter Aufmerksamkeit geben auch Einzelfallberichte über Myopathie mit Verdacht auf eine Rhabdomyolyse bei einer Patientin nach 2-jähriger Behandlung mit *Protopic 0,1%* (Arzneimittelkommission der deutschen Ärzteschaft 2005) sowie über multiple aktinische Keratosen nach >3-jähriger Anwendung von *Protopic 0,03%* (Arzneimittelkommission der deutschen Ärzteschaft 2011). Präklinische Studien weisen auf eine mögliche Photokarzinogenität hin (Williams 2002). Pimecrolimus und Tacrolimus dürfen daher nicht mit einer UV-Therapie kombiniert werden, und bei Anwendung im Gesicht ist ein Sonnenschutz unerlässlich.

Ein potenzielles Karzinomrisiko durch die Calcineurinantagonisten wird kontrovers diskutiert. So weisen Analysen von Zulassungsbehörden unter der topischen Behandlung mit Tacrolimus und Pimecrolimus ein erhöhtes (Tacrolimus > Pimecrolimus) Lymphomrisiko, insbesondere von T-Zell-Lymphomen, aus (FDA Center for Drug Evaluation and Research 2010, 2011). Andererseits scheint das Krankheitsbild selbst – unabhängig von der Behandlung – mit einem erhöhten Lymphomrisiko assoziiert zu sein (Legendre et al. 2015). Das Risiko anderer Tumoren, z. B. Melanom, nichtmelanozytäre Hauttumoren (NMSC), scheint nach bisherigen Studien sowie nach Zwischenauswertung einer noch laufenden 10-jährigen Beobachtungsstudie unter der Therapie mit Calcineurinantagonisten zumindest nicht erhöht zu sein (Eichenfield et al. 2014). Vor einigen Jahren hatte die FDA die aggressive Vermarktung der beiden Calcineurinantagonisten moniert, die offensichtlich zu einer nicht zugelassenen First-line-Therapie sowie zu einer nicht gesicherten Langzeitbehandlung und zu Off-label-Verordnungen bei Kindern unter 2 Jahren geführt hatte (Qureshi und Fischer 2006). In einem daraufhin verfügten Warnhinweis (Black Box Warning) fordert die FDA aus Vorsichtsgründen die strenge Beachtung der zugelassenen Indikationen und Kontraindikationen. Einen umsichtigen Einsatz der beiden Calcineurinantagonisten empfiehlt auch die European Medicines Agency (2006). Ein entsprechender Warnhinweis wurde inzwischen in die jeweiligen Fachinformationen aufgenommen. Mittel der Wahl bei akuten Schüben der atopischen Dermatitis bleiben damit die stadiengerecht verwendeten topischen Corticosteroide, nicht zuletzt auch wegen der 5–10fach geringeren Tagesbehandlungskosten (Frankel und Qureshi 2012, Weidinger und Novak 2016).

25.6.2 Gerbstoff

Trotz Verordnungsausschlusses nach der Arzneimittel-Richtlinie (Gemeinsamer Bundesausschuss 2017) zählen Gerbstoffpräparate zu den häufig verordneten Dermatika (◘ Tabelle 25.10). Die Zubereitungen werden vor allem bei entzündlichen und juckenden Hauterkrankungen wie Neurodermitis oder Windpocken in der Pädiatrie eingesetzt. Synthetischer Gerbstoff ist ein wasserlösliches Mischkondensationsprodukt aus Phenol- und Kresolsulfonsäure, Harnstoff und Formaldehyd und wird bei entzündlichen, nässenden und juckenden Hautkrankheiten eingesetzt. Er soll an der Haut in niedriger Konzentration entquellend und in höherer Konzentration durch Proteinfällung adstringierend, gerbend und Schorf bildend wirken. Darüber hinaus werden antimikrobielle, antientzündliche und juckreizstillende Effekte angenommen (Fölster-Holst und Latussek 2007). Nach einer Medline-Recherche stützt sich die Anwendung lediglich auf einen älteren Erfahrungsbericht (Post und Jänner 1971). In fachtherapeutischen Leitlinien wird die Anwendung mangels kontrollierter Studien allenfalls in Einzelfällen als unterstützende Maßnahme erwogen, eine antientzündliche Behandlung können Gerbstoffe nicht ersetzen (Deutsche Dermatologische Gesellschaft et al. 2015).

25.6.3 Andere Antiphlogistika und Antipruriginosa

Auch andere lokal angewendete antientzündliche und juckreizstillende Dermatika wie Polidocanol werden in der Dermatologie eher negativ bewertet. Polidocanol (*Anaesthesulf*) besitzt lokalanästhetische und juckreizstillende Eigenschaften, kann aber auch selbst sensibilisierend wirken (Uter et al. 2000, Menezes de Padua et al. 2008). Kontrollierte klinische Studien zu diesem Wirkstoff liegen nicht vor (Deutsche Dermatologische Gesellschaft et al. 2015). *Optiderm* enthält neben Polidocanol zusätzlich Harnstoff und wird vor allem bei Kindern mit Neurodermitis als Corticoid einsparendes Externum genutzt. Auch für diese Fixkombination liegen keine kontrollierten Studien vor (Deutsche Dermatologische Gesellschaft et al. 2015). Obwohl nicht verschreibungspflichtig, sind topische Anästhetika und harnstoffhaltige Dermatika wie *Optiderm* unter bestimmten Bedingungen durch die GKV erstattungsfähig (Gemeinsamer Bundesausschuss 2017).

25.6.4 Steinkohleteer

Tarmed, ein Shampoo mit Steinkohleteer, ist für verschiedene Kopfhauterkrankungen wie Schuppenflechte, seborrhoische Dermatitis oder Pityriasis der Kopfhaut zugelassen. Wegen – insbesondere bei der Langzeitanwendung – möglichen mutagenen und karzinogenen Wirkeigenschaften ist Steinkohleteer verschreibungspflichtig und darf nicht bei Kindern unter 12 Jahren angewendet werden. Die Beleglage ist schwach und bezieht sich auf einen einzelnen randomisiert-kontrollierten aber methodisch unzureichenden Direktvergleich mit Hydrocortison (Deutsche Dermatologische Gesellschaft et al. 2015).

25.6.5 Orale Retinoide

Alitretinoin wurde unter dem Handelsnamen *Panretin Gel* erstmals im Jahr 2000 zur Lokalbehandlung von Hautläsionen bei Patients mit AIDS-bedingtem Kaposi-Sarkom zugelassen (Markteinführung in Deutschland 2005). Im Jahr 2008 erfolgte dann die Zulassung in oraler Darreichungsform (*Toctino*) zur Behandlung von Erwachsenen mit schwerem chronischem Handekzem, das auf potente topische Corticosteroide nicht ausreichend anspricht. Das chronische Handekzem ist die häufigste Form berufsbedingter Hauterkrankungen. Therapeutisch stehen in der akuten Phase feuchte Kompressen, in der chronischen Phase Hautschutzmaßnahmen mit Hydratation der Haut, Auftragen von Emollientien (☐ Tabelle 25.17) und die Vermeidung von Triggerfaktoren sowie topische Corticosteroide im Vordergrund. Kurzfristig können orale Corticoide bei einem akuten Handekzem oder bei akuten Schüben eines chronischen Handekzems eingesetzt werden, eine andauernde orale Therapie mit diesen Mitteln wird allerdings nicht empfohlen. Alitretinoin ist derzeit die einzige systemische Therapie, die auch längerfristig eingesetzt werden kann (Diepgen et al. 2015). Kontrollierte Daten liegen über eine Behandlungsdauer von bis zu 24 Wochen vor. Alitretinoin (9-cis-Retinsäure) ist ein Isomer von Isotretinoin (☐ Tabelle 25.11) und wie dieses ein physiologisch vorkommendes Retinoid, das an der Regulation der Zelldifferenzierung und -proliferation sowie der Apoptose beteiligt ist. Der Wirkungsmechanismus beim chronischen Handekzem ist nicht bekannt, jedoch werden Wirkungen auf die Immunmodulation, Entzündung, Angiogenese und Keratinisierung für möglich gehalten. Im Gegensatz zu Isotretinoin (13-cis-Retinsäure) hat Alitretinoin keinen wesentlichen Einfluss auf die Sebumsekretion, was die geringere Inzidenz mukokutaner Nebenwirkungen wie Trockenheit der Haut und Cheilitis (Entzündung der Lippen) sowie die fehlende Wirksamkeit bei Akne erklärt (Garnock-Jones und Perry 2009). Die klinische Wirksamkeit und Sicherheit von Alitretinoin bei schwerem, refraktärem chronischem Handekzem wurde in placebokontrollierten Doppelblindstudien mit verbesserten Abheilungsraten (40% versus 15% mit Placebo) belegt (Paulden et al. 2010, Fowler et al.

2014). Dosisabhängige Nebenwirkungen betreffen vor allem Kopfschmerzen, mukokutane Störungen, Hyperlipidämie und einen Abfall der Thyreotropin- und Thyroxinwerte. Wie andere Retinoide, z. B. Acitretin (☐ Abschnitt 25.9, Psoriasismittel), ist Alitretinoin teratogen und damit bei Schwangeren absolut kontraindiziert. Frauen im gebärfähigen Alter müssen während sowie jeweils einen Monat vor Beginn und nach Beendigung der Behandlung eine zuverlässige und kontinuierliche Kontrazeption einhalten. Die im Vergleich zu Acitretin (strikte Kontrazeption bis zu 2 Jahre nach Beendigung der Therapie) vergleichsweise kurze Dauer der zwingend notwendigen Kontrazeption ist auf die entsprechend kurze Halbwertszeit von 5–7 Stunden (vs. Acitretin: 50 Stunden, aktiver Metabolit Etretinat: 120 Tage) zurückzuführen.

25.7 Aknemittel

Die Verordnungen der Aknemittel blieben 2016 im Vergleich zum Vorjahr stabil (☐ Abbildung 25.1). Allein topische Antibiotikazubereitungen, darunter das seit Mitte der 1970er Jahre im Handel befindliche Chlortetracyclin, zeigten bei allerdings niedrigen Ausgangswerten zweistellige Steigerungsraten bei den verordneten Tagestherapiedosen. (☐ Tabelle 25.11).

Für die Behandlung der Akne ist im Einzelfall ein therapeutischer Stufenplan nach Schweregrad, Vorherrschen verschiedener Effloreszenzen (Komedonen, Papeln, Pusteln, Knötchen, Knoten) und Verlauf festgelegt, der zunächst (Acne comedonica) eine topische Monotherapie mit einem Retinoid, alternativ mit Azelainsäure, bei schwereren Aknefällen (Acne papulopustulosa) den Einsatz mehrerer Topika (Retinoid, Benzoylperoxid, Antibiotika), ggf. in Kombination mit oralen Antibiotika oder bei Frauen mit systemischen hormonellen Antiandrogenen vorsieht. Topische Retinoide (ggf. in Kombination mit Benzoylperoxid) sind auch Mittel der Wahl im Rahmen der Rezidivprophylaxe. Bei schwerer Akne (Acne papulopustulosa, nodosa oder conglobata), die nicht auf systemische Antibiotika und topische Therapie anspricht, sind auch orale Retinoide wie Isotretinoin (☐ Tabelle 25.11) indiziert (Zaenglein et al. 2016).

◻ **Tabelle 25.11 Verordnungen von Aknemitteln 2016.** Angegeben sind die 2016 verordneten Tagesdosen, die Änderungen gegenüber 2015 und die mittleren Kosten je DDD 2016.

Präparat	Bestandteile	DDD Mio.	Änderung %	DDD-Nettokosten €
Erythromycin (topisch)				
Aknemycin Lösung/Salbe	Erythromycin	1,5	(+2,1)	0,93
Inderm	Erythromycin	1,2	(−6,0)	0,84
Aknefug-EL	Erythromycin	0,35	(−6,4)	0,82
		3,0	(−2,1)	0,88
Andere topische Antibiotika				
Zindaclin	Clindamycin	1,0	(+37,2)	0,67
Nadixa	Nadifloxacin	0,65	(−4,9)	1,47
Aureomycin Riemser Salbe	Chlortetracyclin	0,22	(+66,2)	1,29
		1,9	(+20,9)	1,02
Andere topische Aknemittel				
Skinoren	Azelainsäure	5,0	(−2,4)	1,15
Differin	Adapalen	2,7	(−3,4)	0,59
Isotrex	Isotretinoin	0,49	(+10,8)	0,83
		8,2	(−2,0)	0,94
Topische Kombinationen				
Duac/-Akne	Clindamycin Benzoylperoxid	11,2	(−0,8)	0,85
Epiduo	Adapalen Benzoylperoxid	7,0	(−2,1)	0,84
Acnatac	Clindamycin Tretinoin	3,7	(+29,9)	0,89
Zineryt	Erythromycin Zinkacetat	1,9	(−2,6)	0,63
Aknemycin Plus	Erythromycin Tretinoin	0,89	(+2,0)	1,00
Isotrexin Gel	Erythromycin Isotretinoin	0,82	(−32,0)	0,98
		25,6	(+0,8)	0,85
Orale Retinoide				
Aknenormin	Isotretinoin	3,1	(+19,0)	1,29
Isogalen	Isotretinoin	2,6	(−9,6)	1,28
		5,7	(+3,9)	1,29
Summe		44,4	(+1,1)	0,93

25.7.1 Topische Aknemittel

In der lokalen Behandlung der Akne gelten Retinoide wie Isotretinoin (*Isotrex,* in *Isotrexin*), Adapalen (*Differin*) oder Tretinoin (in *Aknemycin Plus*) sowie Benzoylperoxid (in *Duac Akne, Epiduo*) als Mittel der Wahl (Zaenglein et al. 2016).

Adapalen weist bei vergleichbarer Wirksamkeit die beste Verträglichkeit unter den topischen Retinoiden auf (Thielitz et al. 2010). In schweren Fällen wird die Kombination einer abendlichen Anwendung von Tretinoin mit der morgendlichen Applikation von Benzoylperoxid empfohlen. Bei gleichzeitiger Applikation ist – abhängig von der galenischen Formulierung – aufgrund der oxidativen Eigenschaften von Benzoylperoxid ein Zerfall und ein damit verbundener Wirkungsverlust von Tretinoin möglich (Del Rosso et al. 2010). Wegen ihrer teratogenen Eigenschaften auch in topischer Darreichungsform dürfen Retinoide jedoch nicht während der Schwangerschaft (und Stillperiode) eingesetzt werden. Das größte teratogene Potenzial innerhalb dieser Stoffgruppe hat Tretinoin.

Azelainsäure ist eine natürlich vorkommende C_9-Dicarbonsäure mit antibakteriellen und entzündungshemmenden Eigenschaften, die zu einer Normalisierung der gestörten follikulären Keratinisierung führt. Ein Einfluss auf die Talgproduktion fehlt. Kontrollierte klinische Studien zeigen eine anderen topischen Aknemitteln wie Benzoylperoxid, Tretinoin oder den Antibiotika Clindamycin und Erythromycin äquivalente Wirksamkeit. Wie mit diesen sind erste klinische Besserungen nach etwa vier Wochen zu erwarten. Patienten mit papulopustulöser Akne und Komedonen-Akne sprechen am besten an. Aufgrund fehlender mutagener und teratogener Wirkungen besteht während der Schwangerschaft und Stillperiode kein besonderes Anwendungsrisiko (Fluhr und Degitz 2010).

Topische Antibiotika können bei leichter bis mittelschwerer umschriebener Akne eingesetzt werden, allerdings nicht als Monotherapie, sondern nur in Kombination mit Benzoylperoxid (z. B. *Duac Akne*), topischen Retinoiden wie Tretinoin (z. B. *Aknemycin plus, Acnatac*) oder Isotretinoin (z. B. *Isotrexin*), bei Retinoidunverträglichkeit alternativ mit Azelainsäure. Dies steigert die Effektivität, verkürzt die Behandlungsdauer und verzögert bzw. verhindert die Resistenzentwicklung (Zaenglein et al. 2016). Nach Besserung des Befundes (Rückgang der Entzündung) sollte das Antibiotikum unter Fortsetzung der Retinoidtherapie abgesetzt werden. Ist eine Besserung innerhalb von 6–8 Wochen nicht eingetreten, sollte die Therapie insgesamt umgestellt werden.

Mittel der ersten Wahl sind Clindamycin und Erythromycin (◘ Tabelle 25.11). Auch Benzoylperoxid und – weniger ausgeprägt – Azelainsäure besitzen antibakterielle Eigenschaften gegenüber Propionibakterien (Worret und Fluhr 2006), weswegen Benzoylperoxid auch wegen der fehlenden bakteriellen Resistenzentwicklung einer länger dauernden Therapie mit Antibiotika vorgezogen wird (Valente Duarte de Sousa 2014). Für topische Tetrazykline (*Aureomycin*) liegen nur wenige, ältere klinische Studien mit eingeschränkter Aussagekraft vor. Das 2004 zur lokalen Aknetherapie in den Markt eingeführte *Nadixa* (Nadifloxacin) gilt aufgrund der im Vergleich mit Erythromycin deutlich geringeren In-vitro-Aktivität gegen Propionibacterium acnes sowie der zu erwartenden weiteren Ausbreitung der Chinolonresistenz nicht nur als „überflüssig, sondern sogar als bedenkliche Neuentwicklung", zumal zur Behandlung der Akne zahlreiche andere, bewährte Wirkstoffe zur Verfügung stehen (Lohde und Stahlmann 2004).

Die zur Aknebehandlung eingesetzten topischen Antibiotikakombinationen (◘ Tabelle 25.11) sind der jeweiligen Monotherapie hinsichtlich Wirksamkeit (schnellere Abheilung, höhere Heilungsraten) und Verträglichkeit häufig überlegen (Zaenglein et al. 2016). Die Kombination von Adapalen mit Benzoylperoxid (*Epiduo*) war nach randomisierten Doppelblindstudien an Patienten mit milder bis mittelschwerer Akne bei gleicher Toleranz wirksamer als die jeweilige Monotherapie (Thiboutot et al. 2007, Gollnick et al. 2009). Die amerikanische Food and Drug Administration (2014) warnt allerdings vor seltenen, aber schweren allergischen Reaktionen mit Atemnot, Ohnmachtgefühl oder Schwellungen im Augenbereich, Gesicht sowie an Lippen und Zunge bzw. schweren Reizungen nach lokaler Applikation Benzoylperoxid-haltiger Aknemittel, die innerhalb von Minuten bis 24 Stunden einsetzen. In fast der Hälfte der Fälle war eine Klinikeinweisung erforderlich. Derzeit ist unklar, ob die Überempfindlichkeitsreaktionen auf die aktiven oder inaktiven Bestandteile der betreffenden Fertigarzneimittel zurückzuführen sind. Es wird jedoch empfohlen, bei Auftreten von Hypersensitivitätsreaktionen, die Anwendung sofort zu beenden. Bei erstmaliger Anwendung sollte das Arzneimittel zunächst drei Tage lang nur auf ein oder zwei kleine Hautbereiche aufgetragen und erst bei Ausbleiben von Überempfindlichkeitsreaktionen ab dem vierten Tag auf die gesamte betroffene Hautfläche ausgedehnt werden. Die Fixkombination aus Clindamycin und Tretinoin (*Acnatac*) verbessert das Hautbild deutlicher als die jeweiligen Einzelkomponenten und Placebo (Dréno et al.

2014) und führt einer randomisierten Vergleichsstudie zu Folge seltener zu Hautirritationen wie Juckreiz, Brennen und Stechen als *Epiduo*. In Bezug auf Erythemfläche und Hauttrockenheit ergaben sich jedoch keine signifikanten Unterschiede zwischen den beiden Fertigarzneimitteln (Goreshi et al. 2012). Zinkacetat (in *Zineryt*) wird zur Lokalbehandlung der Akne nicht empfohlen (Zaenglein et al. 2016). Nach einer einfachblinden, randomisierten klinischen Studie an 148 Aknepatienten war eine Kombination aus Erythromycin und Zinkacetat weniger wirksam als eine Kombination aus Clindamycin und Benzoylperoxid (*Duac Akne*). Auch setzte die Wirkung unter Clindamycin plus Benzoylperoxid signifikant schneller ein (Langner et al. 2007).

25.7.2 Orale Aknemittel

Bei schwerer zystischer Akne (Acne conglobata) oder bei Akneformen, die auf eine Lokalbehandlung nicht ansprechen, sind nach Versagen einer kombinierten Gabe oraler Antibiotika mit topischen Aknemitteln (Retinoide, Benzoylperoxid) orale Retinoide wie Isotretinoin (❒ Tabelle 25.11) Mittel der Wahl (Zaenglein et al. 2016). Zu beachten ist bei letzteren jedoch das nicht unerhebliche teratogene Potenzial, das eine Anwendung während der Schwangerschaft sowie bei gebärfähigen Frauen ohne strenge Kontrazeption ausschließt. Ferner liegen unter der Behandlung mit Isotretinoin Berichte über Depressionen, Psychosen und in seltenen Fällen auch über Suizide vor (Sundström et al. 2010). Allerdings können auch schwere Akneformen selbst zu Depressionen mit Suizid führen (Magin und Sullivan 2010). Schließlich ist unter der Therapie mit oralen Isotretinoinpräparaten ein deutlicher Anstieg der Kreatinkinase beschrieben und mit dem potenziellen Risiko einer Rhabdomyolyse in Zusammenhang gebracht worden (Chroni et al. 2010). Bei deutlichen Erhöhungen der Kreatinkinase oder muskulären Symptomen sollte Isotretinoin abgesetzt werden. Besonders sorgfältig ist die Indikation für Isotretinoin zu stellen, wenn gleichzeitig weitere, potenziell muskelschädigende Arzneimittel (z. B. Statine, Glucocorticosteroide, Penicillamin) eingenommen werden oder ein ausge

prägter Alkoholkonsum vorliegt. Obwohl bisher keine weiteren Fallberichte von Rhabdomyolysen unter oralen Retinoiden wie Acitretin oder Alitretinoin bekannt geworden sind, kann ein Stoffklasseneffekt derzeit nicht ausgeschlossen werden (Arzneimittelkommission der deutschen Ärzteschaft 2013a). Auch bei einem Anstieg der Cholesterin- und Triglyzeridkonzentration im Blut ist die Indikation zu überprüfen. Weiterhin ist zu beachten, dass Isotretinoin in oraler Darreichungsform nicht zusammen mit oralen Tetracyclinen (Hirndrucksteigerung) kombiniert werden darf.

25.8 Warzenmittel und Mittel zur Behandlung von Verhornungsstörungen

Die Verordnungsmenge der Warzenmittel und der Mittel bei Verhornungsstörungen blieb 2016 gegenüber dem Vorjahr stabil (❒ Tabelle 25.12). Es handelt sich vor allem um apothekenpflichtige Präparate, die im Rahmen der Ausnahmeregelungen der Arzneimittel-Richtlinie (Gemeinsamer Bundesausschuss 2017) nur bedingt zu Lasten der GKV verordnungsfähig sind. Einziges verschreibungspflichtiges, aber auch überwiegend verordnetes Fertigarzneimittel ist die 5-Fluorouracilkombination *Verrumal*.

25.8.1 Salicylsäure

In der Lokalbehandlung kleiner Warzen gelten Salicylsäurezubereitungen als Mittel der ersten Wahl. Bei Kontraindikation oder unzureichender Wirksamkeit kann als Zweitwahlbehandlung die (aggressive) Kryotherapie in Betracht gezogen werden (Kwok et al. 2012). Salicylsäure war in mehreren Studien wirksamer als Placebo. Warzen an den Händen sprachen besser an als Warzen an den Füßen. Kryotherapie zeigte vergleichbare Ergebnisse wie Salicylsäure, höhere Remissionsraten sind mit einer Kombination aus topischer Salicylsäure und Kryotherapie zu erwarten (Kwok et al. 2012). Ein besonders praktikables und zudem sehr kostengünstiges Vorgehen ist der Einsatz von Salicylsäurepflastern wie z. B. *Guttaplast* (Ring und Fröhlich 1985).

◘ Tabelle 25.12 Verordnungen von Warzenmitteln und Mitteln bei Verhornungsstörungen 2016. Angegeben sind die 2016 verordneten Tagesdosen, die Änderungen gegenüber 2015 und die mittleren Kosten je DDD 2016.

Präparat	Bestandteile	DDD Mio.	Änderung %	DDD-Nettokosten €
Salicylsäure				
Guttaplast	Salicylsäure	2,1	(−5,6)	0,11
Verrucid	Salicylsäure	0,98	(−7,9)	0,24
		3,1	(−6,3)	0,15
Kombinationen				
Verrumal	Fluorouracil Salicylsäure	24,7	(+0,1)	0,35
Clabin N/plus	Salicylsäure Milchsäure	2,6	(−4,0)	0,13
Duofilm	Salicylsäure Milchsäure	1,3	(−5,9)	0,11
Ureotop + VAS	Harnstoff Tretinoin	0,94	(+3,0)	0,40
		29,5	(−0,5)	0,32
Summe		32,6	(−1,1)	0,31

25.8.2 Kombinationen

Verrumal enthält neben Salicylsäure zusätzlich Fluorouracil. Letzteres ist ein Zytostatikum mit begrenzter Evidenz einer Wirksamkeit bei kutanen Warzen (Moore 2009, Kwok et al. 2012) und gilt mit dieser Indikation in der dermatologischen Fachliteratur eher als Drittwahlmittel (Dall'oglio et al. 2012, Kwok et al. 2012). 5- Fluorouracil darf nur kleinflächig, zeitlich begrenzt und nicht bei Säuglingen sowie während Schwangerschaft und Stillzeit eingesetzt werden. Bei Dihydropyrimidindehydrogenase (DPD)-Defizienz sind nach topischer Behandlung mit 5-Fluorouracil Neutropenien und Thrombozytopenien mit lebensbedrohlichen Komplikationen beschrieben (Johnson et al. 1999). Das Mittel darf aus diesem Grund auch nicht gemeinsam mit Hemmstoffen der DPD wie Brivudin (*Zostex*) angewendet werden. Für Milchsäure, ein hierzulande üblicher Kombinationspartner von Salicylsäure (in *Clabin, Duofilm*), konnte durch die U.S.-amerikanische Zulassungsbehörde (FDA) eine Wirksamkeit im Rahmen der Nachzulassung nicht verschreibungspflichtiger Warzenmittel nicht belegt werden (Walluf-Blume 1991).

Die Harnstoff-Tretinoin-Kombination *Ureotop + VAS* wird zur Behandlung von Verhornungsstörungen, einschließlich schwerer Fälle wie Ichthyosis, eingesetzt. Harnstoff wird aufgrund seiner wasserbindenden, barriereregenerierenden, entschuppenden und antimikrobiellen Wirkung als wichtigster Wirkstoff für die Ichthyosetherapie angesehen (Krug et al. 2009). Klinische Belege sind allerdings rar. Nach einer randomisierten, placebokontrollierten Doppelblindstudie ergaben sich nach 4- bzw. 8-wöchiger Behandlung mit einer 10%igen Harnstofflotion Responderraten von 65% bzw. 78%, die nur geringfügig höher sind als mit wirkstofffreier Lotion (50% bzw. 72%) (Küster et al. 1998). Topische Retinoide wie Tretinoin können aufgrund ihrer keratolytischen Wirkung zusätzliche Effekte haben (Küster 2006). Entsprechende klinische Studien liegen allerdings nicht vor. Andere topische (aromatische) Retinoide wie Adapalen und Tazaroten werden als wenig effektiv eingestuft (van Steensel 2007).

25.8.3 Mittel zur Behandlung aktinischer Keratosen

Aktinische Keratosen gelten als Carcinoma in situ der Haut mit möglichem Übergang in ein Plattenepithelkarzinom. Grundlage jeder nichtinvasiven Therapie sollte daher eine sichere Differenzialdiagnose mit gegebenenfalls histologischen Kontrollen zur Diagnose und Beurteilung des therapeutischen Erfolges sein. Zur Behandlung stehen verschiedene Optionen zur Verfügung: Exzision, Kryotherapie, photodynamische Therapie sowie die lokale Anwendung von 5-Fluorouracil mit (*Actikerall*) und ohne Salicylsäure (*Efudix*), Diclofenac (*Solaraze, Solactuan*) oder Imiquimod (*Aldara, Zyclara*) (Deutsche Dermatologische Gesellschaft 2011b). Neben dem hochpreisigen Ingenolmebutat (*Picato*) weist das kostengünstige *Actikerall* 2016 den deutlichsten Anstieg der verordneten Tagestherapiedosen auf (◘ Tabelle 25.13).

Imiquimod ist ein Immunmodulator mit antineoplastischen und apoptotischen Wirkungen, der zur Behandlung nicht hyperkeratotischer, nicht hypertropher aktinischer Keratosen im Gesicht oder auf der Kopfhaut bei immunkompetenten Erwachsenen zugelassen ist, wenn andere Verfahren nicht eingesetzt werden können. In 5%iger Zubereitung werden nach 3-mal wöchentlicher Applikation über 4 Wochen mit 85% ähnliche Heilungsraten wie unter 5-Fluorouracil gefunden, während mit der Kryotherapie deutlich geringere Effekt erzielt wurden (Samrao und Cockerell 2013). Eine 12 Monate andauernde Erscheinungsfreiheit für das gesamte Behandlungsareal wiesen 4% der Patienten nach Kryotherapie, 33% nach 5-Fluorouracil-Behandlung und 73% nach Behandlung mit Imiquimod 5% auf. Die Behandlung mit Imiquimod zeigte auch das beste kosmetische Ergebnis (Deutsche Dermatologische Gesellschaft 2011b). Das über zwei Behandlungszyklen von jeweils zwei Wochen einmal täglich anzuwendende, niedriger dosierte Imiquimod (*Zyclara 3,75%*) ist etwa doppelt so teuer wie *Aldara 5%*, obwohl die klinische Heilungsrate 8 Wochen nach Behandlungsende nur 35,6% betrug (Swanson et al. 2010). *Aldara* kann außerdem beim Basalzellkarzinom eingesetzt werden. Die histologischen Heilungsraten in dieser Indikation liegen nach 5- bzw. 7-tägiger Therapie pro Woche nach 12 Behandlungswochen im Bereich von 80% (vs. 3% unter Vehikelapplikation), bei 2-mal täglicher Applikation liegen die Heilungsraten sogar bei 100% (Sapijaszko 2005).

5-Fluorouracil hemmt als Antimetabolit die RNA- und DNA-Synthese, wird darüber hinaus in

◘ Tabelle 25.13 **Verordnungen von Mitteln zur Behandlung aktinischer Keratosen 2016.** Angegeben sind die 2016 verordneten Tagesdosen, die Änderungen gegenüber 2015 und die mittleren Kosten je DDD 2016.

Präparat	Bestandteile	DDD Mio.	Änderung %	DDD-Nettokosten €
Imiquimod				
Aldara	Imiquimod	1,8	(−0,2)	3,47
Zyclara	Imiquimod	0,34	(+5,1)	7,19
		2,2	(+0,6)	4,05
Andere Mittel				
Solaraze	Diclofenac	8,1	(+3,1)	2,57
Efudix	Fluorouracil	0,44	(+8,2)	4,32
Solacutan	Diclofenac	0,39	(neu)	2,36
Picato	Ingenolmebutat	0,12	(+21,5)	32,72
		9,0	(+8,2)	3,03
Kombinationen				
Actikerall	Fluorouracil Salicylsäure	12,1	(+13,0)	0,15
Summe		23,3	(+9,8)	1,63

die RNA inkorporiert und zeigt so eine höhere Affinität zu rasch proliferierenden Zellen (Samrao und Cockerell 2013). Das Zytostatikum wird als 5%ige Creme (*Efudix*) in Deutschland bereits seit vielen Jahren zur Behandlung aktinischer Keratosen eingesetzt. In experimentellen Studien liegen die klinischen Heilungsraten bei > 90%, unter praktisch-klinischen Bedingungen werden allerdings deutlich geringere Heilungsraten (50–70%) angegeben, was vor allem auf die mangelnde Patientencompliance aufgrund unerwünschter Wirkungen zurückgeführt wird (Samrao und Cockerell 2013).

Eine Fixkombination aus 5-Fluorouracil (0,5%) und Salicylsäure (10%) soll die Penetration des Antimetaboliten in die aktinisch veränderte Haut verbessern. Im direkten Vergleich zu Diclofenac 3% lagen die histologischen Heilungsraten unter der Kombination mit 72% signifikant höher als unter Diclofenac (59%) und Vehikel (45%) (Stockfleth et al. 2011). Lokale Nebenwirkungen wie entzündliche Reaktionen und Brennen traten unter *Actikerall* häufiger in Erscheinung als unter Diclofenac, waren aber in der Regel nur mäßig ausgeprägt. Nach einem aktuellen Review waren die kompletten klinischen Heilungsraten unter der Fixkombination (55,4%) im indirekten Vergleich auch gegenüber Ingenolmebutat (42,2%) und 2,5% bzw. 3,75% Imiquimod (25,0–30,6% bzw. 34,0–35,6%) höher. Zudem lag die Rückfallrate unter kombinierter Anwendung von Fluorouracil und Salicylsäure niedriger als unter Ingenolmebutat (Stockfleth et al. 2016).

Diclofenac (*Solaraze, Solactuan*) hat antiproliferative, angiostatische und proapoptotische Eigenschaften, die über eine Hemmung der Cyclooxygenase (COX)-2 zustande kommen sollen. Folge sind eine gesteigerte Keratolyse und ein verstärkter Kollagenabbau (Merk 2007, Samrao und Cockerell 2013). Klinische Heilungsraten liegen nach 2-mal täglicher Applikation über 60–90 Tage bei 58%, bei kombinierter Anwendung mit Kryotherapie bei 64% (Samrao und Cockerell 2013).

Ingenolmebutat (*Picato*) ist ein Diterpenester, der aus dem Pflanzensaft der Garten-Wolfsmilch isoliert wurde. Es liegt zur Anwendung bei aktinischen Keratosen im Gesicht und auf der Kopfhaut als 0,015%iges Gel und am Stamm und Extremitäten als 0,05%iges Gel vor und wird einmal täglich an

drei (Gesicht, Kopfhaut) bzw. zwei aufeinanderfolgenden Tagen (Stamm, Extremitäten) aufgetragen. Als Wirkprinzip werden zytotoxische Effekte und die Förderung einer lokalen Entzündungsreaktion durch proinflammatorische Zytokine und verstärkte Einwanderung von Immunzellen angegeben. Die Heilungsraten liegen nach einer gepoolten Analyse von vier placebokontrollierten Studien bei 42,2% (Gesicht/Kopfhaut) bzw. 34,1% (Stamm/Extremitäten) (Samrao und Cockerell 2013). Als vorteilhaft gegenüber 5-Fluorouracil, Imiquimod oder Diclofenac wird vor allem im Hinblick auf die Patientencompliance die kurze Behandlungsdauer angesehen (Samrao und Cockerell 2013). Die frühe Nutzenbewertung von Ingenolmebutat ergab mangels direkter Vergleichsstudien keinen Zusatznutzen gegenüber der zweckmäßigen Vergleichstherapie (Arzneiverordnungs-Report 2014, Kapitel 2 Neue Arzneimittel 2013, Abschnitt 2.1.9).

Eine aktuelle Netzwerkmetaanalyse findet vor allem über den indirekten Vergleich der verschiedenen topischen Therapieoptionen folgende Abstufung in den substanzspezifischen klinischen Heilungsraten: 5-Fluorouracil > Imiquimod 5% über 4 Wochen > Ingenolmebutat > Diclofenac 3% (Vegter und Tolley 2014). Als nicht-medikamentöse Behandlungsmethode liegt die Kryotherapie im Heilungserfolg zwischen Ingenolmebutat und Diclofenac.

Eine weitere Behandlungsoption stellt die photodynamische Therapie in Verbindung mit Photosensibilisatoren wie Methylaminolevulinat (*Metvix*) bzw. Aminolevulinsäure (*Ameluz*) dar, mit denen bei besserem kosmetischen Ergebnis zumindest im numerischen Vergleich ähnliche Erfolgsraten wie mit 5-Fluorouracil erzielt werden können (Gupta et al. 2012).

25.9 Psoriasismittel

2016 ergibt sich bei den Verordnungen der Psoriasismittel im Vergleich zum Vorjahr eine leichte Steigerung (◘ Abbildung 25.1). Vor allem aufgrund von Neuzugängen steigen die verordneten Tagesdosen um rund 10 % an. Verantwortlich sind dafür der bei mittelschwerer und schwerer Psoriasis subkutan anzuwendende Monoklonale Antikörper Secukinumab (*Cosentyx*) sowie der oral verfügbare und als

▢ Tabelle 25.14 Verordnungen von Psoriasismitteln 2016. Angegeben sind die 2016 verordneten Tagesdosen, die Änderungen gegenüber 2015 und die mittleren Kosten je DDD 2016.

Präparat	Bestandteile	DDD Mio.	Änderung %	DDD-Nettokosten €
Vitamin-D-Analoga				
Daivonex	Calcipotriol	10,4	(−3,1)	0,71
Psorcutan	Calcipotriol	1,3	(−16,7)	0,77
Curatoderm	Tacalcitol	1,2	(−4,9)	0,91
Silkis	Calcitriol	0,55	(−1,1)	1,29
		13,5	(−4,7)	0,75
Kombinationspräparate				
Daivobet	Calcipotriol Betamethason	20,0	(−0,1)	1,38
Enstilar	Calcipotriol Betamethason	1,4	(neu)	1,18
Xamiol	Calcipotriol Betamethason	1,2	(−12,9)	1,08
		22,7	(+5,6)	1,35
Orale Psoriasismittel				
Fumaderm	Ethylhydrogenfumarat Dimethylfumarat	5,1	(−9,0)	8,03
Otezla	Apremilast	1,8	(+93,2)	23,54
Acicutan	Acitretin	0,61	(+18,7)	3,92
		7,5	(+6,5)	11,40
Monoklonale Antikörper				
Stelara	Ustekinumab	3,7	(+24,1)	38,10
Cosentyx	Secukinumab	2,5	(+554,8)	59,83
		6,2	(+84,1)	46,84
Summe		49,8	(+8,3)	8,34

Reservemittel zugelassene Phosphodiesteraseinhibitor Apremilast (*Otezla*) (▢ Tabelle 25.14).

25.9.1 Therapeutische Aspekte

Die Behandlung der Psoriasis erfolgt entsprechend allgemeinen Therapieempfehlungen primär lokal. Vor allem bei leichteren Erkrankungsformen, die bei etwa 75% aller Psoriasispatienten vorliegen und mit einer Ausdehnung der Psoriasisherde auf insgesamt maximal 5–10% der Hautoberfläche einhergehen, steht die Lokaltherapie im Vordergrund. Mit ansteigendem Schweregrad der Erkrankung werden systemische Antipsoriatika oder kombinierte Therapie-

verfahren erforderlich (Pariser et al. 2007, Deutsche Dermatologische Gesellschaft 2011a). Aufgrund der nach wie vor ungeklärten Pathogenese erfolgt die Behandlung der Schuppenflechte weitgehend symptomatisch. Die überlegene Wirksamkeit von Immunsuppressiva wie Ciclosporin bzw. der TNFα-Antagonisten wie Adalimumab bzw. Etanercept oder Interleukinantagonisten wie Ustekinumab bzw. Secukinumab bei schwersten Formen der Psoriasis weist auf eine zentrale Rolle der T-Lymphozyten in der Pathogenese und damit auf eine Autoimmunreaktion hin (Griffiths und Barker 2007).

Die Lokaltherapie erfolgt im Wesentlichen mit stark bis sehr stark wirksamen Glucocorticoiden (▢ Tabelle 25.3), Vitamin-D$_3$-Analoga (▢ Tabelle

25.14) sowie Dithranol, das hauptsächlich (als Rezeptur) in der Klinik und je nach Befund meist in Kombination mit Salicylsäure oder Harnstoff angewandt wird. Eine besonders hohe Akzeptanz hat die sog. Minutentherapie. Darüber hinaus werden im Rahmen eines Therapiemanagements auch Emollentia, z. B. wirkstofffreie Cremes und Salben, gegebenenfalls auch hier mit Zusätzen von Harnstoff (3–10%) oder Salicylsäure (3–10%), sowie rückfettende Ölbäder (❏ Tabelle 25.17) eingesetzt (Wohlrab 2006, Deutsche Dermatologische Gesellschaft 2011a). Eine große Bedeutung hat ferner die Phototherapie bzw. Photochemotherapie (PUVA, UVB, UVB_{311nm}, UVB_{308nm}), auch in Kombination mit topischer Therapie (Deutsche Dermatologische Gesellschaft 2011a). Die gleichzeitige Gabe von oralen Retinoiden wie Acitretin (siehe ▶ Abschnitt 25.9.4) (Re-SUP) oder die lokale Applikation von Dithranol kann die Effektivität der selektiven UV-Therapie steigern. Auch die kombinierte Anwendung mit Vitamin-D_3-Analoga (siehe ▶ Abschnitt 25.9.2) verbessert die Ansprechrate (Deutsche Dermatologische Gesellschaft 2011a).

Zur Entfernung der Schuppen wird vor allem zu Beginn der Behandlung 3–10%ige Salicylsäure-Vaseline eingesetzt. Obwohl nicht verschreibungspflichtig, sind Salicylsäure-haltige Zubereitungen (mind. 2% Salicylsäure) nach den Arzneimittel-Richtlinien als Teil der Behandlung der Psoriasis und hyperkeratotischer Ekzeme zu Lasten der GKV verordnungsfähig (Gemeinsamer Bundesausschuss 2017). Sie dienen jedoch weniger der eigenständigen Behandlung der Psoriasis als vielmehr der Resorptionsverbesserung anderer Antipsoriatika, insbesondere von Glucocorticoiden (Fluhr et al. 2008, van de Kerkhof et al. 2011, Hendriks et al. 2013a). Eine entschuppende Wirkung haben auch 1–3%ige Kochsalzbäder bzw. andere NaCl-haltige Zubereitungen oder Ölbäder, z. B. *Linola-Fett-N* (❏ Tabelle 25.17).

Die systemische Therapie bleibt schweren, therapieresistenten Formen der Psoriasis vorbehalten, z. B. der chronisch aktiven, großflächigen Plaque-Psoriasis, der pustulösen Psoriasis, der psoriatischen Erythrodermie sowie allen Formen der Psoriasisarthritis, die durch nichtsteroidale Antiphlogistika nicht behandelbar sind. Eine Indikation ist allerdings erst dann gegeben, wenn durch die Lokaltherapie kein akzeptabler Hautzustand mehr erreichbar ist. Prinzipiell stehen Immunsuppressiva wie Ciclosporin oder Methotrexat, Retinoide wie Acitretin (siehe ▶ Abschnitt 25.9.4), Fumarsäurealkylester (siehe ▶ Abschnitt 25.9.6) sowie bei Versagen der systemischen Standardtherapie TNFα-Inhibitoren wie Adalimumab, Etanercept und Infliximab oder Interleukin-Inhibitoren wie Ustekinumab oder Secukinumab (siehe ▶ Abschnitt 25.9.5) zur Verfügung (Pariser et al. 2007, Deutsche Dermatologische Gesellschaft 2011a). Allerdings finden sich in der Literatur auch Einzelfallbeschreibungen einer unter der Therapie mit TNFα-Inhibitoren neu aufgetretenen Psoriasis oder Verschlimmerung einer bereits vorbestehenden Psoriasis mehrere Monate bis Jahre nach Beginn einer Behandlung mit diesen Mitteln (Glenn et al. 2011, Shmidt et al. 2011). Da bei Psoriasispatienten nach TNFα-Inhibitoren Demyelinisierungen des ZNS beschrieben wurden, sollten diese Mittel sicherheitshalber nicht bei Patienten mit anamnestisch oder familiär bekannter multipler Sklerose angewandt werden (Mahil et al. 2013, Zhu et al. 2016). Orale Glucocorticoide sind wegen der Gefahr schwerer Rezidive sowie der möglichen Umwandlung der Psoriasis in eine pustulöse oder erythrodermische Form obsolet (Braun-Falco et al. 2005) und werden in Leitlinien nicht erwähnt (Pathirana et al. 2009, Deutsche Dermatologische Gesellschaft 2011a).

25.9.2 Vitamin-D_3-Analoga

Vitamin-D_3-Analoga gelten neben Glucocorticoiden als Mittel der Wahl bei leichter und mittelschwerer Psoriasis (Deutsche Dermatologische Gesellschaft 2011a). Sie wirken antiproliferativ und hemmen die Akkumulation von Neutrophilen sowie die Funktion von T-Lymphozyten, einschließlich der IL-1 induzierten T-Zell-Aktivierung. Klinisch sind die Vitamin-D_3-Analoga wirksamer als Dithranol, aber im Vergleich zu stark wirksamen topischen Glucocorticoiden (❏ Tabelle 25.3) etwas weniger effektiv bis klinisch weitgehend äquivalent. Am besten untersucht ist Calcipotriol. Vitamin-D_3-Analoga führen bei Patienten mit leichter bis mittelschwerer Psoriasis vulgaris innerhalb weniger Wochen in 30–50% der Fälle zu einer deutlichen Besserung oder vollständigen Abheilung der Hautläsionen. Bei Anwendung in besonders sensiblen Arealen, z. B. im Gesicht, wird alternativ zum dann kontraindizierten Calcipotriol wegen seines geringeren irritativen Potenzials Tacalcitol empfohlen, das zudem den Vorteil der nur einmal täglichen Applikation aufweist. Allerdings ist Tacalcitol im direkten Vergleich dann etwas schwächer wirksam als Calcipotriol (Deutsche Dermatologische Gesellschaft 2011a).

Vitamin-D_3-Analoga sind auch zusätzlich zu UVB oder in freier Kombination mit topischen Corticosteroiden angewandt worden und waren dann wirksamer als UVB allein oder die jeweilige Monotherapie (Deutsche Dermatologische Gesellschaft 2011a). Vorteil einer sequenziellen Therapie von Vitamin-D_3-Analoga und topischen Corticosteroiden ist eine verbesserte Wirksamkeit bei gleichzeitiger Minimierung unerwünschter Wirkungen. Klinische Studien belegen unter diesen Bedingungen nach 6-monatiger Behandlung Remissionsraten von 76% im Vergleich zu 40% unter Placebo (Koo 2005). Kontrollierte klinische Doppelblindstudien bestätigen diese Befunde auch für die Fixkombination aus Calcipotriol und Betamethasondipropionat (Deutsche Dermatologische Gesellschaft 2011a, Hendriks et al. 2013b). Die Anwendung der Fixkombination ist vor allem in der Anfangsbehandlung für die Dauer von 4 Wochen sinnvoll. Eine über diesen Zeitraum hinausgehende Behandlung ist in begründeten Ausnahmefällen und unter regelmäßiger ärztlicher Kontrolle zu vertreten. Wiederholte Anwendungen sind für einen Zeitraum von bis zu 52 Wochen beschrieben. Weitere Anwendungsbeschränkungen entsprechen den Empfehlungen für die Monotherapie mit den Vitamin-D_3-Analoga. Nicht kombiniert werden darf Calcipotriol mit Salicylsäure, da das Vitamin-D_3-Derivat im sauren Milieu rasch inaktiviert wird (Patel et al. 1998). Zu beachten sind ferner mögliche Störungen des Calciumhaushaltes durch die Vitamin-D_3-Analoga und damit verbundene Anwendungsbeschränkungen (▶ Arzneiverordnungs-Report 2006).

25.9.3 Apremilast

Apremilast ist ein Hemmstoff der Phosphodiesterase-4 (PDE-4). Durch die spezifische Hemmung der PDE-4 erhöht sich intrazellulär die cAMP-Konzentration in dendritischen Zellen wie Monozyten, Neutrophilen und Keratinozyten, was die Bildung von Entzündungsmediatoren vermindert. Apremilast besitzt eine Zulassung für die Behandlung einer mittelschweren bis schweren Psoriasis bei Erwachsenen, die auf eine andere systemische Therapie, wie beispielsweise Ciclosporin oder Methotrexat oder Psoralene wie Methoxsalen in Kombination mit einer Phototherapie (PUVA), nicht angesprochen haben oder eine solche Therapie nicht eingesetzt werden kann.

Während der Behandlung mit Apremilast erreichen mehr Patienten eine 75%ige Abnahme des Index zur Beurteilung von Fläche und Schweregrad einer Psoriasis (PASI-75) als unter Placebo (29–33% versus 5–6%; Papp et al. 2015, Paul et al. 2015). Da zum Zeitpunkt der frühen Nutzenbewertung keine Studiendaten zur zweckmäßigen Vergleichstherapie (z. B. Adalimumab) vorlagen, konnte der Gemeinsame Bundesausschuss für Apremilast keinen Zusatznutzen feststellen (Bundesministerium für Gesundheit 2015a). In einer aktuellen dreiarmigen placebokontrollierten Untersuchung an 250 Patienten mit moderater bis schwerer Psoriasis wurde im ersten Studienabschnitt neben dem PDE-Hemmstoff auch eine Behandlung mit Etanercept durchgeführt. Als primärer Endpunkt war der PASI-75 nach 16 Behandlungswochen unter Apremilast im Vergleich zu Placebo definiert. Dieser wird unter Placebo von 12 % der Behandelten erreicht, unter Apremilast von 40% und unter Etanercept von 48% (Reich et al. 2017). Nach einer post-hoc-Analyse ist dieser numerische Unterschied zwischen den beiden Antipsoriatika nicht signifikant. Allerdings war die Studie nicht auf einen direkten Vergleich zwischen Apremilast und Etanercept gepowert.

25.9.4 Acitretin

Acitretin ist ein Derivat der Vitamin-A-Säure, das im Vergleich mit anderen systemischen Antipsoriatika als nur mäßig wirksam beurteilt wird. Zwar kann die Wirksamkeit durch Dosiserhöhung verbessert werden, allerdings nehmen dann auch die Häufigkeit und Intensität unerwünschter Wirkungen sowie die Therapieabbruchraten deutlich zu.

Die kombinierte Anwendung von Acitretin und Phototherapie (UVB, PUVA) steigert die Effektivität bei gleichzeitiger (durch Dosisreduktion erzielter) Verbesserung der Verträglichkeit. Als Monotherapie wird niedrig dosiertes Acitretin mangels ausreichender Wirksamkeit und in höherer Dosierung aufgrund der dann verstärkten Nebenwirkungen an Haut- und Schleimhaut nicht empfohlen (Deutsche Dermatologische Gesellschaft 2011a). In Kombination mit Phototherapie weist Acitretin aber eine zumindest vergleichbare klinische Effektivität wie andere klassische systemische Psoriasismittel auf und wird daher bei kontraindizierter immunsuppressiver Therapie, z. B. bei Patienten mit Infektionen oder Karzinomrisiko, als wichtige Therapiealternative angesehen (Booij und van de Kerkhof 2011). Zu beachten sind teratogene Eigenschaften, die nicht nur *unter der Therapie* mit Acitretin, sondern auch *nach Beendigung* der Behandlung über mindestens 2 Jahre einen sicheren Konzeptionsschutz erfordern. Ferner kann Acitretin die empfängnisverhütende Wirkung niedrig dosierter Gestagenpräparate (Minipille) abschwächen. Auch suizidale Tendenzen werden – wie schon erwähnt (siehe ◘ Abschnitt 25.7 Aknemittel) – in Einzelfällen beschrieben (Arican et al. 2006).

25.9.5 Monoklonale Antikörper

Ustekinumab (*Stelara*) ist ein humaner monoklonaler IgG1κ-Antikörper gegen Interleukin IL-12 und IL-23, die eine zentrale Rolle bei der Aufrechterhaltung der Schuppenflechte spielen. Das Mittel ist zugelassen zur Behandlung der Psoriasis mit mittelschwerem bis schwerem Verlauf, wenn andere Verfahren einschließlich Ciclosporin, Methotrexat oder PUVA-Therapie nicht eingesetzt werden können. Im Vergleich zu einer Scheinbehandlung verbessert sich nach 12 Wochen bei ca. 65 bis 75% der behandelten Patienten das Beschwerdebild der Psoriasis um mindestens 75% (PASI 75) (Deutsche Dermatologische Gesellschaft 2011a). Fünf Jahre nach Studienbeginn waren noch 70% des ursprünglichen Patientenkollektivs unter Behandlung mit Ustekinumab. Die Responseraten (PASI 75%) lagen zwischen 75 und 80% (Langley et al. 2015). Im direkten Vergleich zu Etanercept liegen die Ansprech-

raten unter Ustekinumab nach 12 Wochen höher (Griffiths et al. 2010). Da Ustekinumab das Immunsystem supprimiert, darf das Mittel nicht bei aktiver Tuberkulose und nicht zusammen mit Lebend-Impfstoffen verabreicht werden. Vor Behandlungsbeginn sind chronische oder rezidivierende Infektionen auszuschließen. Eine aktuelle systematische Übersicht der vorhandenen Daten zu rund 11 500 Patienten bestätigt Ustekinumab im Vergleich zu Placebo eine therapeutische Wirksamkeit und Behandlungssicherheit über 5 Jahre (Meng et al. 2014). Für die Risikoeinschätzung seltener unerwünschter Ereignisse wie schwere Infektionen und Krebserkrankungen sind allerdings noch weitere Studien erforderlich. Zudem geben einige Untersuchungen Hinweise auf ein möglicherweise erhöhtes Risiko für schwere kardiovaskuläre Ereignisse im Vergleich zu Therapiealternativen (Ryan et al. 2011, Tzellos et al. 2013, Ahlehoff et al. 2016).

Auch Secukinumab ist ein humaner monoklonaler IgG1κ-Antikörper und Interleukin-Hemmstoff. Das Mittel bindet selektiv an das proinflammatorische Zytokin Interleukin 17A (IL-17A) und verhindert damit dessen Bindung an seinen spezifischen Rezeptor, beispielsweise an den Keratinozyten. Das Mittel kann zur Behandlung erwachsener Patienten mit mittelschwerer und schwerer Psoriasis eingesetzt werden, wenn eine topische Behandlung als nicht mehr ausreichend wirksam angesehen wird oder auch, wenn andere systemische Psoriasmittel keinen ausreichenden Behandlungserfolg zeigten.

In direkten Vergleichsuntersuchungen schneidet das Mittel bei Patienten mit moderater bis schwerer Psoriasis und unzureichender Antwort, Kontraindikationen oder Unverträglichkeiten gegenüber anderen systemischen Therapien mit einem PASI-75 nach 12 Wochen von 77 % besser ab als Etanercept (44 %) und Placebo (5%) (Langley et al. 2014). Ustekinumab war Secukinumab dagegen mit einem PASI-90 nach 16 Wochen von 79 % (versus 58 %) überlegen (Thaçi et al. 2015). Diese Unterschiede können auch nach einem Jahr noch bestätigt werden (Blauvelt et al. 2017, Strober et al. 2017). Der G-BA sieht daher für Secukinumab in seiner frühen Nutzenbewertung bei Patienten mit unzureichendem Ansprechen, Kontraindikationen oder Unverträglichkeit gegenüber anderen systemischen Antipsoriatika und Vorbehandlung mit einem Biologikum einen Hinweis auf einen beträchtlichen Zusatznutzen gegenüber der zweckmäßigen Vergleichstherapie (Adalimumab, Infliximab oder Ustekinumab). Sind diese Patienten noch nicht mit einem Biologikum vorbehandelt, ergibt sich ein Hinweis auf einen geringfügigen Zusatznutzen. Bei Patienten mit moderater bis schwerer Psoriasis ohne vorherige systemische Behandlung konnte dagegen in der ersten Begutachtungsphase kein Zusatznutzen gegenüber der zweckmäßigen Vergleichstherapie (z. B. Methotrexat) festgestellt werden (Bundesministerium für Gesundheit 2015b). Aufgrund neuer wissenschaftlicher Erkenntnisse hat das IQWIG Secukinumab für die systemische Erstlinienbehandlung von Psoriasispatienten mit moderater bis schwerer Erkrankung kürzlich erneut begutachtet (Institut für Qualität und Wirtschaftlichkeit im Gesundheitswesen 2017). Aufgrund direkt vergleichender Untersuchungen gegenüber Fumarsäureestern wird für Secukinumab in der systemischen Erstlinienbehandlung ein Hinweis für einen beträchtlichen Zusatznutzen in Bezug auf den PASI-100 (Remission) festgestellt. Danach waren unter Secukinumab nach 24 Wochen 45 % der Patienten (versus 6% unter Fumarsäureester) in Remission (primärer Endpunkt). Auch bei der Lebensqualität und der Rate an Therapieabbrüchen aufgrund von Nebenwirkungen schneidet Secukinumab signifikant besser ab als Fumarsäureester. Derzeit läuft das Stellungnahmeverfahren. Erst im Anschluss entscheidet der G-BA über den Zusatznutzen in diesem Patientenkollektiv.

25.9.6 Fumarsäurederivate

Ist eine alleinige äußerliche Therapie nicht ausreichend, kann zur oralen Anwendung bei mittelschweren bis schweren Formen der Psoriasis vulgaris auch eine Dimethylfumaratkombination (*Fumaderm*) eingesetzt werden (Deutsche Dermatologische Gesellschaft 2011a). Eine Zulassung in anderen Ländern, z. B. in den U.S.A. oder in Großbritannien, besteht derzeit nicht.

Fumaderm ist ein Gemisch eines Dimethylesters und eines Monoethylesters der Fumarsäure sowie dessen Calcium-, Magnesium- und Zinksal-

zes. Der Wirkungsmechanismus ist nicht endgültig geklärt. Als wichtigste Zielstruktur gilt das Immunsystem, wobei insbesondere die Wirkung von Dimethylfumarat auf das Glutathionsystem von Immunzellen und die damit verbundene Beeinflussung von Signalkaskaden für die klinische Wirksamkeit von Bedeutung sein soll. Klinische Erfahrungen beruhen lediglich auf Fallbeschreibungen und auf den Ergebnissen von zwei älteren placebokontrollierten Studien mit nur geringen Fallzahlen. Danach kommt es unter der Therapie mit *Fumaderm* über 16 Wochen zu einer Reduktion des Psoriasis Area and Severity Index (PASI) zwischen 50% und 80% (Deutsche Dermatologische Gesellschaft 2011a). Die begrenzte Evidenz für Fumarsäureester wird auch durch ein systematisches Review der Cochrane Collaboration bestätigt. Vier der sechs eingeschlossenen Studien liegen nur als Zusammenfassungen oder Kurzmitteilungen vor, so dass eine Metaanalyse der Daten nicht möglich ist. Da alle Studien nur an kleinen Kollektiven und über begrenzte Zeiträume durchgeführt wurden, können daraus auch keine sicheren Aussagen zur Langzeitverträglichkeit sowie zu seltenen aber schwerwiegenden unerwünschten Wirkungen abgeleitet werden (Atwan et al. 2016). In einer aktuellen Untersuchung, in der eine neue, monotherapeutische Dimethylfumarat-Formulierung gegen Placebo und *Fumaderm* vergleichend geprüft wird, erreichen unter *Fumaderm* 40 % der Behandelten in Woche 16 einen PASI-75 im Vergleich zu 15 % unter Placebo und 38 unter Dimethylfumarat (Mrowietz et al. 2017). Trotz der begrenzten Beleglage werden Fumarsäureester durch den G-BA als zweckmäßige Vergleichstherapie bei Patienten mit mittelschwerer oder schwerer Psoriasis herangezogen. In diesem Zusammenhang muss auch eine jüngst publizierte Vergleichsstudie gestellt werden, in der Secukinumab nach 24 Wochen mit einem PASI-75 von 90 % gegenüber Fumarsäureester (PASI-75: 34%) deutlich überlegen war. Auch die Abbruchraten aufgrund unerwünschter Wirkungen waren unter Secukinumab (2%) deutlich geringer als unter Fumarsäureester (33 %) (Sticherling et al. 2017).

Hinweise auf eine hohe Zahl von Therapieabbrüchen unter *Fumaderm* aufgrund von Therapieversagen und Krankheitsverschlimmerung sowie auf schwere unerwünschte Wirkungen in Form von gastrointestinalen Störungen, Lymphozytopenie, Panzytopenie, Kaposi-Sarkom oder rezidivierenden Pneumonien finden sich auch in älteren Studien und Fallbeschreibungen (Altmeyer et al. 1994, Arzneimittelkommission der deutschen Ärzteschaft 1999, Hoefnagel et al. 2003, Arzneimittelkommission der deutschen Ärzteschaft 2013b). Darüber hinaus wurden in neuerer Zeit im Zusammenhang mit der Anwendung von Fumarsäureestern mehrere Fälle einer progressiven multifokalen Leukenzephalopathie (PML) beschrieben (Balak et al. 2017, Gieselbach et al. 2017). Eine längerfristige, schwere Lymphopenie unter der Therapie mit Dimethylfumarat wird als Risikofaktor für die Entstehung einer PML angesehen. Daher sind bei Patienten, die mit Dimethylfumarat-haltigen Arzneimitteln behandelt werden, regelmäßige Blutbildkontrollen (inkl. Differential-Blutbild) notwendig. Gegebenenfalls muss die Medikation bei niedrigen Lymphozytenwerten abgesetzt werden. Ein kürzlich publizierter, letal verlaufener Fall zeigt jedoch, dass eine PML unter der Therapie mit Dimethylfumarat-haltigen Mitteln zur Behandlung der Psoriasis auch ohne schwere Lymphozytopenie auftreten kann (Nieuwkamp et al. 2015). Vor diesem Hintergrund wurden im November 2015 in Absprache mit dem Bundesinstitut für Arzneimittel und Medizinprodukte (BfArM) in einem Rote-Hand-Brief weitere Sicherheitsmaßnahmen zur Senkung des PML-Risikos vor und während der Behandlung mit *Fumaderm* empfohlen (Biogen 2015).

25.10 Rosazeamittel

Bei den Mitteln zur Behandlung der Rosazea hat sich das Verordnungsvolumen auch 2016 erhöht (❑ Abbildung 25.1, ❑ Tabelle 25.15). Der deutliche Verordnungsanstieg geht dabei allein auf das Konto von Ivermectin, bei dem sich der Umfang an verordneten Tagesdosen im Vergleich zum Vorjahr mehr als verdoppelte. Daneben stehen zur topischen Behandlung der Rosazea Metronidazol und der Alpha-2-Rezeptoragonist Brimonidin zur Verfügung (❑ Tabelle 25.15). Auch die typischerweise in der Aknetherapie eingesetzte Azelainsäure (Van Zuuren et al. 2015) besitzt zur Behandlung der Rosazea eine Zulassung (*Skinoren*, ❑ Abschnitt 25.7 Aknemittel). Neben den topischen Zubereitungen können auch Tetracycline oral verabreicht werden. In erster Linie werden doxycyclinhaltige Mittel – in der im Rahmen einer Antibiotikatherapie üblichen Dosierung, aber auch in einer niedrig dosierten Zubereitung (*Oraycea*) – eingesetzt (❑ Kapitel 12 Antibiotika und Chemotherapeutika, ❑ Tabelle 12.4).

In vielen Fällen ist eine topische Behandlung der Rosacea erythematosa-teleangiectatica und der Rosacea papulopustulosa ausreichend (Deutsche Dermatologische Gesellschaft 2013). Erst wenn diese die Beschwerden nicht hinreichend lindert, wird mit einer systemischen Behandlung aufgestockt. Metronidazol ist der international verbreiteste und auch in Deutschland am häufigsten eingesetzte topische Wirkstoff zur Rosazeabehandlung (❑ Tabelle 25.15). Seine therapeutische Wirksamkeit in dieser Indikation ist durch zahlreiche kontrollierte klinische Studien gesichert. Das Mittel verbessert das Hautbild im Vergleich zu Placebo und ist hierin der

❑ **Tabelle 25.15 Verordnungen von Rosazeamitteln 2016.** Angegeben sind die 2016 verordneten Tagesdosen, die Änderungen gegenüber 2015 und die mittleren Kosten je DDD 2016.

Präparat	Bestandteile	DDD Mio.	Änderung %	DDD-Nettokosten €
Metrogel/-creme/-lotion	Metronidazol	7,5	(−11,5)	0,86
Soolantra	Ivermectin	5,6	(+220,5)	1,01
Rosiced	Metronidazol	2,6	(−5,7)	0,88
Mirvaso	Brimonidin	1,4	(−10,1)	0,95
Metrogalen	Metronidazol	0,37	(+6,9)	0,93
Summe		17,4	(+17,3)	0,92

Azelainsäure ebenbürtig (Van Zuuren et al. 2015). Im Vordergrund steht vor allem die signifikante Besserung entzündlicher Läsionen (Papeln, Pusteln) sowie des Erythems, während Teleangiektasien kaum beeinflusst werden. Vergleichende Studien weisen darüber hinaus auf eine klinische Äquivalenz mit oralen Tetracyclinen hin (Van Zuuren et al. 2015). Metronidazol ist nach einer kleineren klinischen Studie auch zur Rezidivprophylaxe geeignet. Rezidive nach Absetzen der Therapie sind nicht häufiger als nach oraler Gabe von Tetracyclinen (Conde et al. 2007). Metronidazol wird nach topischer Applikation kaum resorbiert, so dass systemische Nebenwirkungen (z. B. Alkoholintoleranz) nicht zu erwarten sind (McClellan und Noble 2000).

Das makrozyklische Lacton Ivermectin (*Soolantra*) steht in topischer Zubereitungsform zur Behandlung der papulopustulösen Rosazea zur Verfügung (siehe ▶ Arzneiverordnungs-Report 2016, Kapitel 3, Neue Arzneimittel 2015, Abschnitt 3.1.19). Sein Wirkmechanismus in dieser Indikation ist noch nicht hinreichend geklärt. Angenommen werden antientzündliche Effekte sowie antiparasitäre Wirkungen mit Eradikation von Demodex-Milben in den Haarfollikeln, die als Auslöser der Entzündungsreaktion bei Rosazea diskutiert werden. In vehikelkontrollierten Studien bessert Ivermectin über die Behandlungsdauer von 12 Wochen das Hautbild der papulopustulösen Rosazea bei vergleichbarer Verträglichkeit, ein Effekt, der sich bei Extension der Behandlung auf 52 Wochen noch steigern lässt. Im direkten, allerdings lediglich einfach verblindeten Vergleich mit topischer 0,75%iger Metronidazol-Cremezubereitung ergibt sich für Ivermectin in 1%iger Dosierung eine geringfügig bessere Reduktion entzündlicher Hautläsionen als unter der Metronidazolbehandlung, ohne dass Nebenwirkungen häufiger auftraten (Taieb et al. 2015, Cardwell et al. 2016).

Auch das vasokonstringierende Brimonidin (*Mirvaso*) führt nach vehikelkontrollierten Studien zu einer symptomatischen Verbesserung des Gesichtserythems mit deutlicher Abnahme der rosazeabedingten Hautrötung (Fowler et al. 2012, Layton et al. 2015, van Zuuren et al. 2015). Die Besserungen treten bereits 30 Minuten nach der Applikation des Gels ein. Nach den bisherigen Erkenntnissen kommt es innerhalb der kontrollierten Anwendung über den Zeitraum von knapp einem Monat weder zu einer Tachyphylaxie noch zu Reboundphänomenen nach Absetzen der Behandlung (Deutsche Dermatologische Gesellschaft 2013). Allerdings wurden laut Einzelfallmeldungen nach der Einführung des Mittels auch Verschlimmerungen des Rosazea-Erythems sowie verstärkte Rötungen und Brennen der Haut berichtet.

25.11 Wundbehandlungsmittel

Die Verordnungsmenge von Wundbehandlungsmitteln hat 2016 gegenüber dem Vorjahr erneut vor allem bei den Wundauflagen abgenommen (◘ Abbildung 25.1, ◘ Tabelle 25.16). Mit Ausnahme der Sulfadiazin-Silber-haltigen Mittel (*Flammazine, Urgotül S. Ag., Allevyn Ag Gentle Border*) sowie von *Iruxol N* sind alle aufgeführten Mittel nicht verschreibungspflichtig und daher nur in Ausnahmefällen zu Lasten der GKV verordnungsfähig (Gemeinsamer Bundesausschuss 2017).

25.11.1   Therapeutische Aspekte

Entsprechend den Phasen der Wundheilung lassen sich Wundbehandlungsmittel in Mittel zur Reinigung, Granulationsförderung und Förderung der Epithelisierung unterscheiden. Sie werden im Wesentlichen bei chronischen, schlecht heilenden Wunden eingesetzt. Traumatische Wunden bedürfen in der Regel keiner zusätzlichen Therapie, sie heilen nach chirurgischer Primärversorgung spontan ab (Kujath und Michelsen 2008). Auch bei chronischen Wunden wird die nicht-medikamentöse Behandlung der Grundkrankheit, z. B. beim Ulcus cruris die möglichst weitgehende Beseitigung der chronisch venösen Mikro- und Makrozirkulationsstörung durch Kompressionsverbände, als wesentliche Voraussetzung für einen ungestörten Heilungsverlauf gesehen (Dissemond et al. 2016, Deutschen Gesellschaft für Phlebologie 2008).

Zur Reinigung und Desinfektion chronischer Wunden werden neben lokalchirurgischen Maßnahmen, Ausduschen der Wunde, ggf. unter Zusatz von Antiseptika wie Octenidin (◘ Tabelle 25.8) und

◘ **Tabelle 25.16 Verordnungen von Wundbehandlungsmitteln 2016.** Angegeben sind die 2016 verordneten Tagesdosen, die Änderungen gegenüber 2015 und die mittleren Kosten je DDD 2016.

Präparat	Bestandteile	DDD Mio.	Änderung %	DDD-Nettokosten €
Dexpanthenol				
Panthenol Lichtenstein	Dexpanthenol	2,0	(−0,4)	0,16
Panthenol-ratiopharm	Dexpanthenol	1,1	(+26,2)	0,17
Bepanthen Wund- u. Heilsalbe	Dexpanthenol	1,0	(+3,1)	0,18
Panthenol Heumann	Dexpanthenol	0,59	(+7,3)	0,16
Panthenol Wund- und Heilcreme	Dexpanthenol	0,35	(+67,5)	0,14
		5,1	(+9,5)	0,17
Zinkoxidpräparate				
Mirfulan	Lebertran Zinkoxid	2,5	(+1,1)	0,34
Mitosyl	Zinkoxid	0,70	(−0,4)	0,27
Zinksalbe etc. Bombastus	Zinkoxid	0,63	(+4,0)	0,13
Zinkoxid/Zinkpaste LAW	Zinkoxid	0,47	(+1,8)	0,20
		4,3	(+1,3)	0,28
Wundauflagen				
Urgotül/-comfort/-soft	Vaseline Carmellose	7,4	(−0,2)	2,03
Mepilex Ag	Silbersulfat Aktivkohle Polyurethan Silikon	1,7	(−10,9)	4,11
Biatain Silikon Ag	Silber, ionisch	1,5	(−9,5)	3,81
Atrauman Ag	Silber	0,92	(−4,0)	1,94
Allevyn Ag Gentle Border	Sulfadiazin Silber Polyurethanschaum Silikone	0,90	(−12,3)	3,43
Urgotül Silver	Silbersalz Vaseline Paraffin Carmellose	0,87	(−7,6)	4,70
Dracofoam	Polihexanid Polyurethan	0,66	(−13,1)	2,99
Urgocell Silver	Silbersalz Vaseline Carmellose	0,51	(−13,7)	8,04
Urgotül S AG	Sulfadiazin-Silber Vaseline Paraffin Carmellose	0,40	(−0,7)	5,54
Actisorb Silver	Silber Aktivkohle Polyamidvlies	0,33	(−17,4)	4,72
Branolind	Vaseline	0,26	(−9,4)	1,67
		15,4	(−5,5)	3,04

◻ Tabelle 25.16 Verordnungen von Wundbehandlungsmitteln 2016. (Fortsetzung)

Präparat	Bestandteile	DDD Mio.	Änderung %	DDD-Nettokosten €
Weitere Wundbehandlungsmittel				
Flammazine	Sulfadiazin-Silber	4,6	(−0,9)	0,39
Iruxol N	Clostridiopeptidase	1,9	(−11,9)	0,67
Hametum Salbe etc.	Hamamelisextrakt	0,22	(−0,1)	0,64
Bepanthen Antiseptisch	Dexpanthenol Chlorhexidin	0,19	(+5,9)	0,46
Kamillin-Extern Robugen	Kamillenblütenextrakt	0,10	(+1,3)	2,29
		7,0	(−4,0)	0,50
Summe		31,7	(−2,1)	1,65

Umschlägen mit hypertoner Kochsalzlösung, unter anderem proteolytische und kollagenolytische Enzyme wie Clostridiopeptidase (*Iruxol N*) zum Abbau nekrotischer Belege eingesetzt (◻ Tabelle 25.16, Weitere Wundbehandlungsmittel). Ein Cochrane-Review findet außer für isotonische Kochsalzlösung mit Zusätzen von Silberchlorid, Aloe vera und dem nicht-ionischen Surfactant Decylglucosid (vs. isotonische Kochsalzlösung allein) keinen signifikanten Einfluss von Wundreinigungsmitteln auf die Ulkusheilung (Moore und Cowman 2013).

25.11.2 Dexpanthenol

Objektive Untersuchungen zur Wirksamkeit von Dexpanthenol liegen nicht vor, Ergebnisse experimenteller und klinischer Studien sind uneinheitlich (Ebner et al. 2002). Kontaktallergien auf Dexpanthenol sind beschrieben (Schulze-Dirks und Frosch 1988, Hahn et al. 1993). Eine randomisierte klinische Studie an Patienten mit Kehlkopfkarzinom bzw. Brustkrebs (jeder Patient diente als eigene Kontrolle) erbrachte durch *Bepanthen Roche* (Dexpanthenol) keine beschleunigte Abheilung radiogener Hautschäden gegenüber unbehandelten Kontrollarealen (Løkkevik et al. 1996). Ein Expertenpanel votiert daher auch gegen den Einsatz von Dexpanthenol bei der Behandlung bzw. Prophylaxe von akuten oder späteren Strahlenschäden (Wong et al. 2013). Eine Vergleichsstudie an 46 Säuglingen mit Windeldermatitis fand unter Dexpanthenol-

bzw. Zinkoxid-haltiger Salbe gegenüber einer wirkstofffreien Salbe einen verminderten transepithelialen Wasserverlust, aber keinen klinischen Unterschied zwischen den Behandlungsgruppen (Wananukul et al. 2006). Dagegen weist ein explorativer Halbseitenvergleich an 30 Kindern mit leichter bis mäßiger atopischer Dermatitis nach 4-wöchiger Behandlung auf eine äquieffektive Wirksamkeit von 5%iger Dexpanthenolsalbe gegenüber 1%iger Hydrocortisonsalbe bei allerdings signifikant schnellerem Wirkungseintritt unter der Corticoidbehandlung hin (Udompataikul und Limpa-o-vart 2012).

25.11.3 Zinkoxid

Zur Abdeckung der Wundränder und zur Hautpflege stehen neben wirkstofffreien Cremes auch Zinkoxid-haltige Zubereitungen (◻ Tabelle 25.16) zur Verfügung. Sie wirken adstringierend, austrocknend und exsudatbindend und werden außer zur Randabdeckung von Ulcera crurum vor allem in der Säuglings- und Kleinkinderpflege, bei Windeldermatitis, subakuten intertriginösen Entzündungen oder bei Dekubitalläsionen eingesetzt und sind nach kontrollierten klinischen Studien wirksam (Strömberg und Ågren 1984, Niedner und Ziegenmeyer 1992, Lansdown et al. 2007).

25.11.4 Wundauflagen

Zur Wundabdeckung wird eine nahezu unübersehbare Zahl verschiedenster Wundauflagen angeboten. Allen gemeinsam ist der Versuch, die physiologische Wundheilung durch Erhaltung eines feuchten Wundmilieus zu unterstützen (Palfreyman et al. 2007, Mosti 2013). Man unterscheidet inaktive (konventionelle), interaktive und (bio)aktive (aus Transplantatmaterialien bestehende) Wundauflagen (Kujath und Michelsen 2008). Als inaktive Wundauflagen werden Mullkompressen, Vliese oder Wundgaze eingesetzt. Sie besitzen eine hohe Saugfähigkeit und werden zur Erhaltung eines feuchten Milieus in der Regel mit physiologischer Kochsalzlösung getränkt und mit einer wasserdichten Folie abgedeckt. Vorteile sind ihre hohe Saugfähigkeit und der niedrige Preis. Nachteilig sind ein mögliches Austrocknen der Wunde und das Verkleben mit dem Wundgrund, wodurch frisches Granulationsgewebe beim (für den Patienten sehr schmerzhaften) Verbandwechsel zerstört werden kann. Interaktive Wundauflagen wie Alginate, Hydrokolloide, mit Salben imprägnierte Gaze oder silberhaltige Auflagen (❏ Tabelle 25.16) ermöglichen aufgrund ihrer besonderen Materialeigenschaften optimale Bedingungen der Wundheilung und werden entsprechend den jeweiligen Wundheilungsphasen eingesetzt. Vorteile bestehen in einem selteneren und weitgehend schmerzfreien Verbandwechsel (Dissemond et al. 2014). Allerdings ist mit der vorliegenden Evidenz aus klinischen Studien zu Hydrokolloiden, Alginaten, Schaumverbänden und Hydrogelen unklar, ob diese gegenüber anderen Verbänden relevante Vorteile bei der Wundheilung besitzen (Palfreyman et al. 2007, Dumville et al. 2015a, Dumville et al. 2015b). Allenfalls bei der Behandlung eines diabetischen Fußsyndroms scheinen Hydrogelauflagen gegenüber konventionellen Wundverbänden einen geringfügigen Vorteil für die Wundheilung zu besitzen – allerdings auf Basis von Studien mit moderater Beweisstärke (Saco et al. 2016).

Silberhaltige Wundauflagen (*Actisorb Silver, Allevyn Ag Gentle Border, Atrauman Ag, Biatain Silikon Ag, Mepilex Ag, Urgocell Silver, Urgotül Silver, Urgotül S. Ag.*) bzw. Wundbehandlungsmittel (*Flammazine*) werden bei infizierten oder infektionsgefährdeten Wunden, z. B. bei Dekubitus, Ulcus cruris oder diabetischem Fuß bzw. nach Verbrennungen, Verbrühungen und Verätzungen eingesetzt. Silberionen bilden Komplexe mit bakteriellen Proteinen, schädigen irreversibel Zellmembran, Enzyme oder die DNA und wirken so bakterizid (Dissemond et al. 2014). In-vitro-Studien weisen jedoch in Abhängigkeit von der pharmazeutischen Zubereitung erhebliche Unterschiede in der Effektivität aus. So ist 0,5% Silbernitratlösung kaum antibakteriell wirksam. Etwas stärker, aber immer noch relativ schwach ausgeprägt, ist auch die antibakterielle Effektivität von 1% Sulfadiazin-Silber. Die stärkste antibakterielle Wirkung weist eine mit Silber beschichtete Auflage auf (Wright et al. 1998). Nach einer Metaanalyse von 14 randomisierten, kontrollierten Studien mit insgesamt 877 Patienten findet sich lediglich eine kleinere Studie, die eine signifikant beschleunigte Wundheilung silberhaltiger gegenüber nicht silberhaltigen Wundauflagen belegt. Dagegen wird die Wundheilung durch topische Silberpräparate im Vergleich zu nicht silberhaltigen Zubereitungen eher verzögert (Aziz et al. 2012). Diese Schlussfolgerungen werden auch für Brandwunden bei Kindern (Rashaan et al. 2014) bestätigt. Bei Geschwüren aufgrund chronisch-venöser Insuffizienz oder zur Infektionsprophylaxe nach Verbrennungen besitzen silberhaltige Wundbehandlungsmittel ebenfalls keinen nachgewiesenen Nutzen (Barajas-Nava et al. 2013, O'Meara et al. 2014).

Polihexanid ist ein seit den 1960er Jahren bekanntes Antiseptikum mit breitem Wirkungsspektrum, das u. a. in Form von Wundauflagen (*Dracofoam*) bei infizierten akuten und chronischen Wunden eingesetzt wird. Polihexanid besitzt eine gute Zell- und Gewebeverträglichkeit sowie antientzündliche und wundheilungsfördernde Eigenschaften. Kontaktsensibilisierungen sind selten und Resistenzen unter der Therapie bisher nicht beschrieben (Dissemond et al. 2009, Eberlein und Assadian 2010, Willy et al. 2016). In einer klinischen Studie an 60 Patienten mit Verbrennungen 2. Grades zeigte die Behandlung mit Polihexanid-Wundauflagen gegenüber Sulfadiazin-Silber-haltiger Creme bei vergleichbarem zeitlichen Heilungsverlauf eine signifikant schnellere und bessere Schmerzlinderung. Vorteile bestanden ferner im selteneren Wechsel der Wundauflagen (Piatkowski et al. 2011). Gegenüber Silber-haltigen Wundauflagen zeigten Polihexanid-Wundauflagen in einer 28-tägigen klinischen Vergleichsstudie an 38 Patienten ebenfalls Vorteile beim Verbandwechsel. Auch die kritisch kolonisierte Wundbesiedelung und lokale Wundinfektion wurde signifikant stärker und schneller reduziert (Eberlein et al. 2012).

Als (bio)aktive Wundauflagen finden Hautersatzfolien Verwendung. Sie sind bei schlecht heilenden, chronischen Wunden, z. B. venösen und diabetischen Beinulzera, indiziert (Mosti 2013), bei denen eine langfristige konventionelle Wundbehandlung ineffektiv war. Als Abdeckung ist ein Sekundärverband erforderlich. Der Einsatz aktiver Wundauflagen wird trotz hoher Kosten, limitierter Datenlage und fehlender prospektiver klinischer Studien als kosteneffektiv angesehen (Langer und Rogowski 2009).

25.11.5   Andere Wundbehandlungsmittel

Clostridiopeptidase (*Iruxol N*) ist eine bakterielle Kollagenase und wird zur enzymatischen Reinigung kutaner Ulzera von nekrotischem Gewebe eingesetzt. Systematische Übersichten finden jedoch nur schwache Belege für die Wirksamkeit eines enzymatischen Wunddebridements (Smith et al. 2013, Gethin et al. 2015). Die Verordnungen von *Iruxol N* sind seit Jahren rückläufig.

Hamamelisextrakt (*Hametum*) wird zur Anwendung bei leichten Hautverletzungen, lokalen Entzündungen, Verbrühungen, Verbrennungen, Sonnenbrand, zur Wundpflege bei Säuglingen sowie bei Hämorrhoiden ausgeboten. Klinische Belege für eine Wirksamkeit von Hamameliszubereitungen bei Ekzemen im Kindesalter finden sich nicht (Yates et al. 2009). Die Europäische Zulassungsbehörde hat daher Hamamelisextrakt nur den Status eines traditionell angewendeten Phytotherapeutikums bei trockenen oder entzündlichen Hautzuständen zuerkannt (European Medicines Agency 2009).

Für die kombinierte Anwendung von Dexpanthenol und Chlorhexidin fehlen klinische Studien, die die spezifische Zusammensetzung zur Wundbehandlung hinreichend begründen. Ein neueres Cochrane-Review findet auf Grundlage der derzei-

tigen Literatur – mit Ausnahme von Cadexomer-Iod – keine ausreichenden Belege für eine Routineanwendung von Antiseptika oder Antibiotika bei chronischen Beinulcera aufgrund von venöser Insuffizienz (O'Meara et al. 2014).

Auch Kamillenblütenextrakt (*Kamillin-Extern Robugen*) wird bei Haut- und Schleimhautentzündungen, infizierten Wunden sowie zur Nachbehandlung offener Abszesse und eröffneter Furunkel eingesetzt. Da ausreichende Belege für eine therapeutische Wirksamkeit fehlen, das Phytotherapeutikum aber gut verträglich ist, erkennt die Europäische Zulassungsbehörde bei Kamillenextrakt nur einen traditionellen Gebrauch zur Behandlung bei leichten entzündlichen Hauterkrankungen und oberflächlichen Wunden an (European Medicines Agency 2015).

25.12   Hautschutz- und Pflegemittel

Die Wirksamkeit einer lokalen Behandlung von Hautkrankheiten wird nur selten vom pharmakologischen Wirkstoff allein bestimmt. Eine wesentliche Bedeutung hat in der Dermatologie auch die galenische Grundlage (Ring und Fröhlich 1985, Korting 1995). Aus diesem Grund gehörten Basistherapeutika sowie Hautschutz- und Pflegemittel über viele Jahre zu den häufig verordneten Dermatika, darunter vor allem Basiszubereitungen corticosteroidhaltiger Externa und harnstoffhaltige Basistherapeutika. Die Verordnung war jedoch seit 1997 deutlich rückläufig, in verstärktem Maße ab 2004 als Auswirkung des GKV-Modernisierungs-Gesetzes (Gemeinsamer Bundesausschuss 2017), da dieses Marktsegment ausschließlich durch nicht verschreibungspflichtige Arzneimittel repräsentiert wird.

Das hat dazu geführt, dass mittlerweile nur noch wenige Fertigarzneimittel in diesem Marktsegment unter den 3000 meistverordneten Arzneimitteln vertreten sind (◨ Tabelle 25.17). Sie werden zur unterstützenden Behandlung trockener oder schuppender Dermatosen wie Psoriasis und Neurodermitis eingesetzt und im Rahmen des Behandlungskonzepts von Patienten mit über Jahre bestehender therapiebedürftiger Psoriasis vulgaris auch empfohlen (Deutsche Dermatologische Gesellschaft et al. 2015, Deutsche Dermatologische Ge-

◻ Tabelle 25.17 Verordnungen von Hautschutz-/Pflegemitteln und sonstigen Dermatika 2016. Angegeben sind die 2016 verordneten Tagesdosen, die Änderungen gegenüber 2015 und die mittleren Kosten je DDD 2016.

Präparat	Bestandteile	DDD Mio.	Änderung %	DDD-Nettokosten €
Hautschutz- und Pflegemittel				
Linola/-Fett	Ungesättigte Fettsäuren	5,0	(−5,1)	0,56
Allergika Basis	Wirkstoff-freie Grundlage	0,82	(+12,9)	0,22
Linola Fett-N Ölbad	Paraffin, dickflüssig Hexadecyl(2-ethylhexanoat)- Octadecyl(2-ethylhexanoat)- Iso-propylmyristat α-Dodecyl-ω-hydroxy-poly(oxyethylen)-2 (Dodecyltetradecyl)-ω-hydroxypoly(oxyethylen)-4,5-poly(oxypropylen)-5	0,59	(−5,0)	0,33
Neuroderm Mandelölbad	Mandelöl Paraffin, dünnflüssig	0,38	(+9,3)	1,12
		6,8	(−2,5)	0,53
Sonstige Dermatika				
Crinohermal fem	Estradiol Flupredniden	1,1	(−5,7)	0,55
Vagantin	Methanthelinium	0,94	(+24,5)	1,56
		2,1	(+5,9)	1,01
Summe		8,9	(−0,6)	0,65

sellschaft 2011a). Die wirkstofffreien Basistherapeutika kommen auch bei seborrhoischer Haut, berufsbedingten Hautschäden sowie zur Corticosteroid-freien Intervallbehandlung von Dermatosen zum Einsatz. Die diskontinuierliche topische Corticosteroidbehandlung (Tandem- bzw. Intervalltherapie) ist allgemein akzeptiert, da sich damit unerwünschte Wirkungen der Glucocorticoidtherapie mildern oder sogar vermeiden lassen (◻ Tabelle 25.2, Corticosteroidexterna). Darüber hinaus soll sie einer möglichen Tachyphylaxie gegenüber Lokalcorticoiden entgegenwirken (Hornstein und Nürnberg 1985, Korting 1995, Niedner 1998, Wohlrab 2006).

25.13 Sonstige in der Dermatologie eingesetzte Mittel

Crinohermal fem wurde bis Ende 2003 für die Indikation Alopezie ausgeboten und stand aus diesem Grund auf der Liste der Lifestyle-Arzneimittel (Arzneimittel-Richtlinie Anlage II). Seit Dezember 2003 besteht für dieses Präparat eine Zulassung „Zur symptomatischen Behandlung von mäßig ausgeprägten Entzündungen der Kopfhaut, die auf ein mittelstarkes Glucocorticosteroid ansprechen. Hierbei kann auch die Anzahl dystrophischer Kopfhaare und die Telogenhaarrate gesenkt werden". Im Vordergrund steht mit dieser Zulassung die Glucocorticoidwirkung, was 2004 zu einer Streichung aus der Liste der Lifestyle-Arzneimittel geführt hat (Bundesministerium für Gesundheit und Soziale Sicherung 2004). Der therapeutische Beitrag von Estradiol bleibt nach wie vor zweifelhaft (Hoffmann und Happle 2000). Die Verordnungen von *Crinohermal fem* sind gegenüber dem Vorjahr erneut gesunken (◻ Tabelle 25.17).

Methantheliniumbromid (*Vagantin*) ist ein orales Anticholinergikum, das nach Abschluss der Nachzulassung seit 2015 nur noch zur Behandlung einer persistenten exzessiven idiopathischen primären Hyperhydrosis axillaris zugelassen ist. Zur Anwendung bei übermäßigem Schwitzen finden sich zwei randomisierte, placebokontrollierte Doppelblindstudien an rund 400 Patienten, die eine signifikante Verminderung der Schweißproduktion in der Axilla, aber nicht an den Händen aufzeigen (Hund et al. 2004, Müller et al. 2013). Die klinische Bedeutung dieses Effektes bleibt allerdings unklar. Als unerwünschte Wirkungen imponieren typische anticholinerge Nebeneffekte: Mundtrockenheit, trockene Schleimhäute in Auge und Nase, Akkommodationsstörungen sowie Harnverhalt. Trotz dieser schwachen Evidenzlage kam es 2016 gegenüber dem Vorjahr ausgehend allerdings von einem niedrigen Verordnungsniveau zu einem deutlichen Anstieg der Verordnungen von *Vagantin* (◘ Tabelle 25.17).

Literatur

Ahlehoff O, Skov L, Gislason G, Gniadecki R, Iversen L, Bryld LE, Lasthein S, Lindhardsen J, Kristensen SL, Torp-Pedersen C, Hansen PR (2016): Cardiovascular outcomes and systemic anti-inflammatory drugs in patients with severe psoriasis: 5-year follow-up of a Danish nationwide cohort. J Eur Acad Dermatol Venereol; 29: 1128–1134

Alsterholm M, Flytström I, Bergbrant IM, Faergemann J (2010): Fusidic acid-resistant Staphylococcus aureus in impetigo contagiosa and secondarily infected atopic dermatitis. Acta Derm Venereol 90: 52–57

Altmeyer PJ, Matthes U, Pawlak F, Hoffmann K, Frosch PJ, Ruppert P et al. (1994): Antipsoriatic effect of fumaric acid derivatives. Results of a multicenter double-blind study in 100 patients. J Am Acad Dermatol 30: 977–981

Antille C, Saurat JH, Lübbe J (2004): Induction of rosaceiform dermatitis during treatment of facial inflammatory dermatoses with tacrolimus ointment. Arch Dermatol 140: 457–460

Arican O, Sasmaz S, Ozbulu O (2006): Increased suicidal tendency in a case of psoriasis vulgaris under acitretin treatment. J Eur Acad Dermatol Venerol 20: 464–465

Arzneimittelkommission der deutschen Ärzteschaft (1999): Nutzen und Risiken durch Fumarsäure-Ester bei der Therapie der Psoriasis. Dtsch Ärztebl 96: A-721

Arzneimittelkommission der deutschen Ärzteschaft (2005): Myopathie nach Tacrolimus-Salbe (Protopic®). Dtsch Ärztebl 102: A3138

Arzneimittelkommission der deutschen Ärzteschaft (2006): Psychiatrische Reaktionen nach Terninafin (Lamisil®). Dtsch Ärztebl 103: A3432

Arzneimittelkommission der deutschen Ärzteschaft (2011): Multiple aktinische Keratosen (Carcinomata in situ der

Haut) nach langjähriger topischer Anwendung von Tacrolimus (Protopic®). Dtsch Ärztebl 108: A545–A546

Arzneimittelkommission der deutschen Ärzteschaft (2013a): Rhabdomyolyse nach Isotretinoin. Dtsch Ärztebl 110: A 240

Arzneimittelkommission der deutschen Ärzteschaft (2013b): Nokardiose bei Lymphopenie durch Fumaderm (Aus der UAW-Datenbank). Dtsch Ärztebl 110: A 1220–1221

Arzneimittelkommission der deutschen Ärzteschaft (2017): Schwere Gewebeschädigungen nach Spülung tiefer Wunden mit Octenisept. (Aus der UAW-Datenbank). Dtsch Ärztebl 114: A-184

Atwan A, Ingram JR, Abbott R, Kelson MJ, Pickles T, Bauer A, Piguet V (2016): Oral fumaric acid esters for psoriasis: abridged Cochrane sys-tematic review including GRADE assessments. Br J Dermatol 175: 873–881

Aziz Z, Abu SF, Chong NJ (2012): A systematic review of silver-containing dressings and topical silver agents (used with dressings) for burn wounds. Burns 38: 307–318

Balak DMW, Hajdarbegovic E, Bramer WM, Neumann HAM, Thio HB (2017): Progressive mulrifocal leukencephalopathy associated wirh fumaric acid etsres treatment in psoriasis patients. J Eur Acad Dermatol Venereol 2017 Mar 21. doi: 10.1111/jdv.14236. [Epub ahead of print]

Barajas-Nava LA, López-Alcalde J, Roqué i Figuls M, Solà I, Bonfill Cosp X (2013): Antibiotic prophylaxis for preventing burn wound infection. Cochrane Database Syst Rev. 2013 Jun 6;(6):CD008738. doi: 10.1002/14651858. CD008738.pub2

Baran R, Kaoukhov A (2005): Topical antifungal drugs for the treatment of onychomycosis: an overview of current strategies for monotherapy and combination therapy. J Eur Acad Dermatol Venerol 19: 21–29

Bell-Syer SEM, Khan SM, Torgerson DJ (2012): Oral treatments for fungal infections of the skin of the foot. Cochrane Database of Systematic Reviews 2012, Issue 10. Art. No.: CD003584. DOI: 10.1002/14651858.CD003584.pub2

Berth-Jones J, Damstra RJ, Golsch S, Livden JK, Van Hooteghem O, Allegra F, Parker CA. Multinational Study Group (2003): Twice weekly fluticasone propionate added to emollient maintenance treatment to reduce risk of relapse in atopic dermatitis: randomised, double-blind, parallel group study. Brit Med J 326: 1367–1373

Bewley A for the Dermatology Working Group (2008): Expert consensus: time for a change in the way we advise our patients to use topical corticosteroids. Br J Dermatol 158: 917–920

Biogen Idec GmbH (2015): Fumaderm®/ Fumaderm® initial (Dimethylfumarat; Ethylhydrogenfumarat, Calciumsalz; Ethylhydrogenfumarat, Magnesiumsalz; Ethylhydrogenfumarat, Zinksalz): Maßnahmen zur Senkung des Risikos einer progressiven multifokalen Leukenzephalopathie (PML): Neue Maßnahmen zur Senkung des Risikos einer PML – vermehrte Überwachung und Absetzen der Therapie. Internet: https://www.bfarm.de/SharedDocs/Risikoinformationen/Pharmakovigilanz/DE/RHB/2015/rhb-fumaderm.html

Blauvelt A, Reich K, Tsai TF, Tyring S, Vanaclocha F, Kingo K, Ziv M, Pinter A, Vender R, Hugot S, You R, Mi-lutinovic M, Thaçi D (2017): Secukinumab is superior to ustekinumab in clearing skin of subjects with moderate-to-severe plaque psoriasis up to 1 year: Results from the CLEAR study. J Am Acad Dermatol; 76: 60–69.e9

Boguniewicz M, Leung DY (2010): Recent insights into atopic dermatitis and implications for management of infectious complications. J Allergy Clin Immunol 125: 4–13

Booij MT, van De Kerkhof PC (2011): Acitretin revisited in the era of biologics. J Dermatolog Treat 22: 86–89

Braun R (Hrsg.) (2016): Arzneistoff-Profile, Basisinformation über arzneilich wirksame Wirkstoffe. Stammlieferung 1982 mit 1. bis 29. Erg.-Lieferung 2016, Govi-Verlag Pharmazeutischer Verlag GmbH, Eschborn

Braun-Falco O, Plewig G, Wolff HH, Burgdorf WHC, Landthaler M (2005): Dermatologie und Venerologie, 5. Auflage. Springer Medizin Verlag, Heidelberg

Brodt HR (2013): Stille – Antibiotikatherapie. Klinik und Praxis der antiinfektiösen Behandlung. 12. Auflage. Schattauer Verlag Stuttgart

Bundesministerium für Gesundheit (2015a): Bekanntmachung eines Beschlusses des Gemeinsamen Bundesausschusses über eine Änderung der Arzneimittel-Richtlinie (AM-RL): Anlage XII – Beschlüsse über die Nutzenbewertung von Arzneimitteln mit neuen Wirkstoffen nach § 35a des Fünften Buches Sozialgesetzbuch (SGB V) – Apremilast vom: 06.08.2015. BAnz AT 12.10.2015 B2

Bundesministerium für Gesundheit (2015b): Bekanntmachung eines Beschlusses des Gemeinsamen Bundesausschusses über eine Änderung der Arzneimittel-Richtlinie (AM-RL): Anlage XII – Beschlüsse über die Nutzenbewer-tung von Arzneimitteln mit neuen Wirkstoffen nach § 35a des Fünften Buches Sozialgesetzbuch (SGB V) – Secukinumab vom: 27.11.2015. BAnz AT 29.12.2015 B4

Bundesministerium für Gesundheit und Soziale Sicherung (2004): Bekanntmachung des Gemeinsamen Bundesausschusses über eine Änderung der Richtlinien über die Verordnung von Arzneimitteln in der vertragsärztlichen Versorgung (Arzneimittel-Richtlinien) vom 15. Juni 2004. BAnz. Nr. 156 (S. 18 661) vom 20.08.2004, https://www.g-ba.de/institution/sys/suche/ergebnis/?suche[suchbegriff]=crinohermal&suche[offset]=0&suche[sortierung]=relevanz&suche[kategorie]=alle

Calow T, Oberle K, Bruckner-Tuderman L, Jakob T, Schumann H (2009): Contact dermatitis due to use of Octenisept(R) in wound care. J Dtsch Dermatol Ges 7: 759–765

Cardwell LA, Alinia H, Moradi Tuchayi S, Feldman SR (2016): New developments in the treatment of rosacea - role of once-daily ivermectin cream. Clin Cosmet Investig Dermatol 9: 71–77

Chi CC, Wang SH, Delamere FM, Wojnarowska F, Peters MC, Kanjirath PP (2015): Interventions for prevention of herpes simplex labialis (cold sores on the lips). Cochrane Database Syst Rev. 2015 Aug 7;8:CD010095. doi: 10.1002/14651858.CD010095.pub2

Christiansen B (1988): Untersuchungen über die Wirksamkeit eines Hautdesinfektionsmittels mit kationenaktivem Zusatz. Zbl Bakt Hyg B 186: 368–374

Chroni E, Monastirli A, Tsambaos D (2010): Neuromuscular adverse effects associated with systemic retinoid dermatotherapy: monitoring and treatment algorithm for clinicians. Drug Saf 33: 25–34

Conde JF, Yelverton CB, Balkrishnan R, Fleischer AB Jr, Feldman SR (2007): Managing rosacea: a review of the use of metronidazole alone and in combination with oral antibiotics. J Drugs Dermatol 6: 495–498

Crawford F, Young P, Godfrey C, Bell-Syer SEM, Hart R, Brunt E, Russel I (2002): Oral treatments for toenail onychomycosis. Arch Dermatol 138: 811–816

Crawford F, Hollis S (2007): Topical treatments for fungal infections of the skin and nails of the foot. Cochrane Database Syst Rev 2007 Jul 18 (3): CD001434

Cunningham A, Griffiths P, Leone P, Mindel A, Patel R, Stanberry L, Whitley R (2012): Current management and recommendations for access to antiviral therapy of herpes labialis. J Clin Virol 53: 6–11

Cury Martins J, Martins C, Aoki V, Gois AF, Ishii HA, da Silva EM (2015): Topical tacrolimus for atopic dermatitis. Cochrane Database Syst Rev. 2015 Jul 1; 7: CD009864. doi: 10.1002/14651858.CD009864.pub2

Dall'oglio F, D'Amico V, Nasca MR, Micali G (2012): Treatment of cutaneous warts: an evidence-based review. Am J Clin Dermatol 13: 73–96

Darkes MJM, Scott LJ, Goa KL (2003): Terbinafine. A review of its use in onychomycosis in adults. Am J Clin Dermatol 4: 39–65

Del Rosso JQ, Pillai R, Moore R (2010): Absence of degradation of tretinoin when benzoyl peroxide is combined with an optimized formulation of tretinoin gel (0.05%). J Clin Aesthet Dermatol 3: 26–28

Deutsche Dermatologische Gesellschaft (2011a): Leitlinie zur Therapie der Psoriasis vulgaris – Update 2011. AWMF-Leitlinien-Register Nr. 013/001, http://www.awmf.org/uploads/tx_szleitlinien/013-001l_S3_Psoriasis_vulgaris_Therapie_01_abgelaufen.pdf

Deutsche Dermatologische Gesellschaft (2011b): Leitlinie zur Behandlung der aktinischen Keratose C44.X. AWMF-Leitlinien-Register Nr. 013/041, http://www.awmf.org/uploads/tx_szleitlinien/013-041l_S1_Aktinische_Keratose_2012-01.pdf

Deutsche Dermatologische Gesellschaft (2013): Leitlinie zur Behandlung der Rosazea. AWMF-Leitlinien-Register Nr. 013/065, Entwicklungsstufe S1. http://www.awmf.org/uploads/tx_szleitlinien/013-065l_S1_Rosazea_2014-04.pdf

Deutsche Dermatologische Gesellschaft, Deutschsprachige Mykologische Gesellschaft (2008): Tinea der freien Haut. AWMF-Leitlinien-Register Nr. 013-002, http://www.awmf.org/uploads/tx_szleitlinien/013-002-abgelaufen_01.pdf

Deutsche Dermatologische Gesellschaft et al. (2015): Leitlinie Neurodermitis [atopisches Ekzem; atopische Dermatitis] Entwicklungsstufe: S2k [ICD 10: L20.8, L20.9, L28.0],

AWMF-Registernummer: 013-027. http://www.awmf.org/ uploads/tx_szleitlinien/013-027l_S2k_Neurodermitis_ 2015-03.pdf

Deutsche Gesellschaft für Phlebologie (2008): Diagnostik und Therapie des Ulcus cruris venosum. AWMF-Leitlinien-Register Nr. 037/009, http://www.awmf.org/uploads/tx_ szleitlinien/037-009l_S3_Diagnostik_und_Therapie_des_ Ulcus_cruris_venosum_abgelaufen.pdf

Diepgen TL, Andersen KE, Chosidow O, Coenraads PJ, Elsner P, English J, Fartasch M, Gimenez-Arnau A, Nixon R, Sasseville D, Agner T (2015): Guidelines for diagnosis, prevention and treatment of hand eczema. J Dtsch Dermatol Ges.; 13: e1–e22

Dissemond J, Gerber V, Kramer A, Riepe G, Strobal R, Vasel-Biergans A, Eberlein T (2009): Praxisorientierte Empfehlung zur Behandlung kritisch-kolonisierter und lokal infizierter Wunden mit Polihexanid. Wundmanagement 3: 62–68

Dissemond J, Augustin M, Eming SA, Goerge T, Horn T, Karrer S. Schumann H, Stücker M, for the working group for wound healing (AGW) of the German Society of Dermatology (DDG) (2014): Modern wound care – practical aspects of non-interventional topical treatment of patients with chronic wounds. J Dtsch Ges Dermatol, published online: 12 May 2014, DOI: 10.1111/ddg.12351, http://onlinelibrary.wiley.com/doi/10.1111/ddg.12351/ pdf

Dissemond J, Assenheimer B, Bültemann A, Gerber V, Gretener S, Kohler-von Siebenthal E, Koller S, Kröger K, Kurz P, Läuchli S, Münter C, Panfil EM, Probst S, Protz K, Riepe G, Strohal R, Traber J, Partsch H (2016): Kompressionstherapie bei Patienten mit Ulcus cruris venosum. J Dtsch Dermatol Ges: 14: 1073–1089

Dobie D, Gray J (2004): Fusidic acid resistance in Staphylococcus aureus. Arch Dis Child 89: 74–77

Dréno B, Bettoli V, Ochsendorf F, Layton AM, Perez M, Dakovic R, Gollnick H (2014): Efficacy and safety of clindamycin phosphate 1.2%/tretinoin 0.025% formulation for the treatment of acne vulgaris: pooled analysis of data from three randomised, double-blind, parallel-group, phase III studies. Eur J Dermatol 24: 201–209

Drucker CR (2012): Update on topical antibiotics in dermatology. Dermatol Ther 25: 6–11

Dumville JC, Keogh SJ, Liu Z, Stubbs N, Walker RM, Fortnam M (2015a): Alginate dressings for treating pressure ulcers. Cochrane Database Syst Rev. 2015 May 21; 5: CD011277. doi: 10.1002/14651858.CD011277.pub2

Dumville JC, Stubbs N, Keogh SJ, Walker RM, Liu Z (2015b): Hydrogel dressings for treating pressure ulcers. Cochrane Database Syst Rev. 201 Feb 17; 2: CD011226.doi: 10.1002/ 14651858.CD011226.pub2

Eberlein T, Assadian O (2010): Clinical use of polihexanide on acute and chronic wounds for antisepsis and decontamination. 23 (Suppl): 45–51

Eberlein T, Haemmerle G, Signer M, Gruber Moesenbacher U, Traber J, Mittlboeck M, Abel M, Strohal R (2012): Comparison of PHMB-containing dressing and silver dressings in patients with critically colonised or locally infected wounds. J Wound Care 21: 12–20

Ebner F, Heller A, Rippke F, Tausch I (2002): Topical use of dexpanthenol in skin disorders. Am J Clin Dermatol 3: 427–433

Eckhard M, Lengler A, Liersch J, Bretzel RG, Mayser P (2007): Fungal foot infections in patients with diabetes mellitus – results of two independent investigations. Mycoses 50 (Suppl 2): 14–19

Eichenfield LF, Tom WL, Berger TG, Krol A, Paller AS, Schwarzenberger K, Bergman JN, Chamlin SL, Cohen DE, Cooper KD, Cordoro KM, Davis DM, Feldman SR, Hanifin JM, Margolis DJ, Silverman RA, Simpson EL, Williams HC, Elmets CA, Block J, Harrod CG, Begolka WS, Sidbury R (2014): Guidelines of care for the management of atopic dermatitis: Section 2. Management and treatment of atopic dermatitis with topical therapies. J Am Acad Dermatol 71: 116–132

Eifler-Bollen R, Fluhr JW (2005): Antimikrobiell wirksame Magistralrezepturen. Stellenwert in der Praxis und kritische Anmerkungen. Hautarzt 56: 752–758

El Sayed F, Ammoury A, Dhaybi R, Bazex J (2006): Rosaceiform eruption to pimecrolimus. J Am Acad Dermatol 54: 548–550

Erbagci Z (2004): Topical therapy for dermatophytoses. Should corticosteroids be included? Am J Clin Dermatol 5: 375–384

European Medicines Agency (EMA) (2006): European Medicines Agency recommends cautious use of Protopic/ Protopy and Elidel. http://www.emea.europa.eu/ pdfs/ general/direct/pr/9888206en.pdf

European Medicines Agency (EMA) (2009): Committee on herbal Medicinal Products (HMPC) Assessment report on Hamamelis virginiana L, Cortex; Hamamelis virginiana L, Folium, Hamamelis virginiana L. Folium et cortex aut ramunculus destillatum. Verfügbar unter http://www. ema.europa.eu/ema/. Letzter Zugriff 30.05.2016

European Medicines Agency (EMA) (2015): Committee on herbal Medicinal Produkts (HMPC) Assessment report on Matricaria recutita L., flos and Matricaria recutita L., aetheroleum. Verfügbar unter http://www.ema.europa. eu/ema/. Letzter Zugriff 30.06.2015

FDA Center for Drug Evaluation and Research, Office of Surveillance and Epidemiology (2010): Topical calcineurin inhibitors: Literature review. http://www.fda.gov/downloads/AdvisoryCommittees/CommitteesMeetingMaterials/PediatricAdvisoryCommittee/UCM255139.pdf

FDA Center for Drug Evaluation and Research, Office of Surveillance and Epidemiology (2011): Topical calcineurin inhibitors: Literature review addendum. www.fda.gov/ downloads/AdvisoryCommittees/CommitteesMeeting-Materials/PediatricAdvisoryCommittee/UCM255140.pdf

Ference JD, Last AR (2009): Choosing topical corticosteroids. Am Fam Physician 79: 135–140

Fleischer AB jr, Abramovits W, Breneman D, Jaracz E; US/ Canada tacrolimus ointment study group (2007): Tacrolimus ointment is more effective than pimecrolimus cream in adult patients with moderate to very severe atopic dermatitis. J Dermatol Treat 18: 151–157

Fluhr JW, Cavallotti C, Berardesca E (2008): Emollients, moisturizers, and keratolytic agents in psoriasis. Clin Dermatol 26: 380–386

Fluhr JW, Degitz K (2010): Antibiotika, Azelainsäure und Benzoylperoxid in der topische Aknetherapie. J Dtsch Dermatol Ges 8 (Suppl 1): S24–30

Fölster-Holst R, Latussek E (2007): Synthetic tannins in dermatology – a therapeutic option in a variety of pediatric dermatoses. Pediatr Dermatol 24: 296–301

Food and Drug Administration (2014): FDA warns of rare but serious hypersensitivity reactions with certain over-the-counter topical acne products. http://www.fda.gov/downloads/Drugs/DrugSafety/UCM402663.pdf

Fowler J, Jarratt M, Moore A, Meadows K, Pollack A, Steinhoff M, Liu Y, Leoni M; Brimonidine Phase II Study Group (2012): Once-daily topical brimonidine tartrate gel 0.5% is a novel treatment for moderate to severe facial erythema of rosacea: results of two multicentre, randomized and vehicle-controlled studies. Br J Dermatol 166: 633–641

Fowler JF, Graff O, Hamedani AG (2014): A phase 3, randomized, double-blind, placebo-controlled study evaluating the efficacy and safety of alitretinoin (BAL4079) in the treatment of severe chronic hand eczema refractory to potent topical corticosteroid therapy. J Drugs Dermatol 13: 1198–1204

Frankel HC, Qureshi AA (2012): Comparative effectiveness of topical calcineurin inhibitors in adult patients with atopic dermatitis. Am J Clin Dermatol 13: 113–123

Franz T, Vögelin E (2012): Aseptic tissue necrosis and chronic inflammation after irrigation of penetrating hand wounds using Octenisept· J Hand Surg Eur 37: 61–64

Garnock-Jones KP, Perry CM (2009): Alitretinoin: in severe chronic hand eczema. Drugs 69: 1625–1634

Gaspari A, Tyring SK, Rosen T (2009): Beyond a decade of 5% imiquimod topical therapy. J Drugs Dermatol 8: 467–474

Gemeinsamer Bundesausschuss (2017): Richtlinie des Gemeinsamen Bundesausschusses über die Verordnung von Arzneimitteln in der vertragsärztlichen Versorgung (Arzneimittel-Richtlinie/AM-RL) in der Fassung vom 18. Dezember 2008/2 2.Januar 2009 veröffentlicht im Bundesanzeiger 2009 Nr. 49a zuletzt geändert am 16. Februar 2017 veröffentlicht BAnz AT 10.04.2017 B1 in Kraft getreten am 15. Mai 2017. https://www.g-ba.de/downloads/62-492-1391/AM-RL_2017-02-16_iK-2017-05-15_AT-10-04-2017-B1.pdf

Gethin G, Cowman S, Kolbach DN (2015): Debridement for venous leg ulcers. Cochrane Database Syst Rev. 2015 Sep 14; 9: CD008599. DOI: 10.1002/14651858.CD008599.pub2

Gieselbach RJ, Muller-Hansma AH, Wijburg MT, de Bruin-Weller MS, van Oosten BW, Nieuwkamp DJ, Coenjaerts FE, Wattjes MP, Murk JL (2017): Progressive multifocal leukencephalopathy in patients treated with fumaric acid esters: a review of 19 cases. 264:1155-1164

Glenn CJ, Kobraei KB, Russo JJ (2011): New-onset psoriasis associated with adalimumab: a report of two cases. Dermatol Online J 17: 15

Gloor M (1982): Pharmakologie dermatologischer Externa. Springer-Verlag, Berlin Heidelberg New York

Gollnick HP, Draelos Z, Glenn MJ, Rosoph LA, Kaszuba A, Cornelison R, Gore B, Liu Y, Graeber M; Adapalene-BPO Study Group (2009): Adapalene-benzoyl peroxide, a unique fixed-dose combination topical gel for the treatment of acne vulgaris: a transatlantic, randomized, double-blind, controlled study in 1670 patients. Br J Dermatol. 161: 1180–1189

Goreshi R, Samrao A, Ehst BD (2012): A double-blind, randomized, bilateral comparison of skin irritancy following application of the combination acne products clindamycin/tretinoin and benzoyl peroxide/adapalene. J Drugs Dermatol 11: 1422–1426

Gorman CR, White SW (2005): Rosaceiform dermatitis as a complication of treatment of facial seborrhoic dermattis with 1% pimecrolimus cream. Arch Dermatol 141: 1168

Griffiths CE, Barker JN (2007): Pathogenesis and clinical features of psoriasis. Lancet 370: 263–271

Griffiths CE, Strober BE, van de Kerkhof P, Ho V, Fidelus-Gort R, Yeilding N, Guzzo C, Xia Y, Zhou B, Li S, Dooley LT, Goldstein NH, Menter A; ACCEPT Study Group (2010): Comparison of ustekinumab and etanercept for moderate-to-severe psoriasis. N Engl J Med 362: 118–128

Grillo-Ardila CF, Angel-Müller E, Salazar-Díaz LC, Gaitán HG, Ruiz-Parra AI, Lethaby A (2014): Imiquimod for anogenital warts in non-immunocompromised adults. Cochrane Database Syst Rev. 2014 Nov 1; 11: CD010389. doi:10.1002/14651858.CD010389.pub2

Grover C, Khurana A (2012): An update on treatment of onychomycosis. Mycoses 55: 541–551

Gupta AK, Daigle D, Foley KA (2015): Network Meta-Analysis of Onychomycosis Treatments. Skin Appendage Disord 1: 74–81

Gupta AK, Paquet M, Villanueva E, Brintnell W (2012): Interventions for actinic keratoses. Cochrane Database of Systematic Reviews 2012, Issue 12. Art. No.: CD004415. DOI: 10.1002/14651858.CD004415.pub2

Gupta AK, Cherman AM, Tyring SK (2005): Viral and nonviral uses of imiquimod: A review. J Cut Med Surg 8: 338–352

Gupta AK, Joseph WS (2000): Ciclopirox 8% nail lacquer in the treatment of onychomycosis of the toenails in the United States. J Am Podiatr Med Assoc 9: 495–501

Hahn C, Röseler S, Fritzsche R, Schneider R, Merk HF (1993): Allergic contact reaction to dexpanthenol: lymphocyte transformation test and evidence for microsomal-dependent metabolism of the allergen. Contact Dermatitis 28: 81–83

Hendriks AG, Keijsers RR, de Jong EM, Seyger MM, van de Kerkhof PC (2013a): Combinations of classical time-honoured topicals in plaque psoriasis: a systematic review. J Eur Acad Dermatol Venereol 27: 399–410

Hendriks AG, Keijsers RR, de Jong EM, Seyger MM, van de Kerkhof PC (2013b): Efficacy and safety of combinations of first-line topical treatments in chronic plaque psoriasis: a systematic literature review. J Eur Acad Dermatol Venereol 27: 931–951

Heng YK, Tan KT, Sen P, Chow A, Leo YS, Lye DC, Chan RK (2013): Staphylococcus aureus and topical fusidic acid use: results of a clinical audit on antimicrobial resistance. Int J Dermatol 52: 876–881

Hengge UR, Ruzicka T, Schartz RA, Cork MJ (2006): Adverse effects of topical glucocorticosteroids. J Am Acad Dermatol 54: 1–15

Hoefnagel JJ, Thio HB, Willemze R, Bouwes Bavinck JN (2003): Long-term safety aspects of systemic therapy with fumaric acid esters in severe psoriasis. Br J Dermatol 149: 363–369

Hoffmann R, Happle R (2000): Current understanding of androgenetic alopecia. Part II: clinical aspects and treatment. Eur J Dermatol 10: 410–417

Hornstein OP, Nürnberg E (Hrsg) (1985): Externe Therapie von Hautkrankheiten. Pharmazeutische und medizinische Praxis. Georg Thieme Verlag, Stuttgart New York

Hund M, Sinkgraven R, Rzany B (2004): Randomisierte, plazebokontrollierte klinische Doppelblindstudie zur Wirksamkeit und Verträglichkeit der oralen Therapie mit Methantheliniumbromid (Vagantin) bei fokaler Hyperhidrose. J Dtsch Dermatol Ges 2: 343–349

Institut für Qualität und Wirtschaftlichkeit im Gesundheitswesen (IQWIG) (2017): IQWiG-Berichte – Nr. 515 Secukinumab (Plaque-Psoriasis) – Nutzenbewertung gemäß § 35a SGB V (neue wissenschaftliche Erkenntnisse). Auftrag A17-08, Version 1.0 Stand 30.05.2017

Iorizzo M, Piraccini BM, Tosti A (2010): Today's treatments options for onychomycosis. J Dtsch Dermatol Ges 8: 875–879

Iorizzo M, Hartmane I, Derveniece A, Mikazans I (2016): Ciclopirox 8% HPCH nail lacquer in the treatment of mild-to-moderate onychomycosis: A randomized, double-blind amorolfine controlled study using a blinded evaluator. Skin Appendage Disord 1: 134–140. doi: 10.1159/000441569. Erratum in: Skin Appendage Disord 2016 May; 1(4): 168

Jacobi A, Mayer A, Augustin M (2015): Keratolytics and emollients and their role in the therapy of psoriasis: a systematic review. Dermatol Ther (Heidelberg); 5: 1–18

Johnson MR, Hageboutros A, Wang K, High L, Smith JB, Diasio RB (1999): Life-threatening toxicity in a dihydropyrimidine dehydrogenase-deficient patient after treatment with topical 5-fluorouracil. Clin Cancer Res 5: 2006–2011

Koburger T, Hübner NO, Braun M, Siebert J, Kramer A (2010): Standardized comparison of antiseptic efficacy of triclosan, PVP-iodine, octenidine dihydrochloride, polyhexanide and chlorhexidine digluconate. J Antimicrob Chemother; 65: 1712–1719

Koning S, van der Sande R, Verhagen AP, van Suijlekom-Smit LWA, Morris AD, Butler CC, Berger M, van der Wouden JC (2012): Interventions for impetigo. Cochrane Database of Systematic Reviews 2012, Issue 1. Art. No.: CD003261. DOI: 10.1002/14651858.CD003261.pub3

Koo JYM (2005): New developments in topical sequential therapy for psoriasis. Skin Therapy Lett 10: 1–4

Korting HC (1995): Dermatotherapie: ein Leitfaden. Springer-Verlag, Berlin Heidelberg New York

Krug M, Oji V, Traupe H, Berneburg M (2009): Ichthyoses – Part 1: Differential diagnosis of vulgar ichthyoses and therapeutic options. J Dtsch Dermatol Ges 7: 511–519

Küster W, Bohnsack K, Rippke F, Upmeyer HJ, Groll S, Traupe H (1998): Efficacy of urea therapy in children with ichthyosis. A multicenter randomized, placebo-controlled, double-blind, semilateral study. Dermatology 196: 217–222

Küster W (2006): Ichthyosen: Vorschläge für eine verbesserte Therapie. Dtsch Ärztebl 103: A1684–A1689

Kujath P, Michelsen A (2008): Wunden – von der Physiologie zum Verband. Dtsch Ärztebl 105: 239–248

Kwok CS, Gibbs S, Bennen C, Holland R, Abbott R (2012): Topical treatments for cutaneous warts. Cochrane Database of Systematic Reviews 2012, Issue 9, Art, No CD00178L DOr: 10,1002/14651858,CD00178Lpub3

Lachapelle JM (2014): A comparison of the irritant and allergenic properties of antiseptics. Eur J Dermatol 24: 3–9

Langer A, Rogowski W (2009): Systematic review of economic evaluations of human cell-derived wound care products for the treatment of venous leg and diabetic foot ulcers. BMC Health Services Research 2009, 9: 115 (DOI: 10.1186/1472-6963-9-115)

Langley RG, Elewski BE, Lebwohl M, Reich K, Griffiths CE, Papp K, Puig L, Nakagawa H, Spelman L, Sigur-geirsson B, Rivas E, Tsai TF, Wasel N, Tyring S, Salko T, Hampele I, Notter M, Karpov A, Helou S, Papavassilis C; ERASURE Study Group; FIXTURE Study Group (2014): Secukinumab in plaque psoriasis--results of two phase 3 trials. N Engl J Med; 371: 326–338

Langley RG, Lebwohl M, Krueger GG, Szapary PO, Wasfi Y, Chan D, Hsu MC, You Y, Poulin Y, Korman N, Prinz JC, Reich K; PHOENIX 2 Investigators (2015): Long-term efficacy and safety of ustekinumab, with and without dosing adjustment, in patients with moderate-to-severe psoriasis: results from the PHOENIX 2 study through 5 years of follow-up. Br J Dermatol 172: 1371–1383

Langner A, Sheehan-Dare R, Layton A (2007): A randomized, single-blind comparison of topical clindamycin + benzoyl peroxide (Duac) and erythromycin + zinc acetate (Zineryt) in the treatment of mild to moderate facial acne vulgaris. J Eur Acad Dermatol Venereol 21: 311–319

Lansdown AB, Mirastschijski U, Stubbs N, Scanlon E, Ågren MS (2007): Zinc in wound healing: theoretical, experimental, and clinical aspects. Wound Repair Regen 15: 2–16

Lawee D, Rosenthal D, Aoki FY, Portnoy J (1988): Efficacy and safety of foscarnet for recurrent orolabial herpes: a multicentre randomized double-blind study. CMAJ 138: 329–333

Layton AM, Schaller M, Homey B, Hofmann MA, Bewley AP, Lehmann P, Nohlgård C, Sarwer DB, Kerrouche N, Ma YM (2015): Brimonidine gel 0.33% rapidly improves patient-reported outcomes by controlling facial erythema of rosacea: a randomized, double-blind, vehicle-controlled study. J Eur Acad Dermatol Venereol: 29: 2405-2410

Lecha M, Effendy I, Feuilhade de Chauvin M, Di Chiacchio N, Baran R (2005): Treatment options – development of consensus guidelines. J Eur Acad Dermatol Venereol 19 (suppl 1): 25–33

Legendre L, Barnetche T, Mazereeuw-Hautier J, Meyer N, Murrell D, Paul C (2015): Risk of lymphoma in patients with atopic dermatitis and the role of topical treatment: A systematic review and meta-analysis. J Am Acad Dermatol 72: 992–1002

Lohde H, Stahlmann R (Hrsg.) (2004): Nadifloxacin – irrationaler Einsatz eines Fluorchinolons zur lokalen Aknetherapie. Zeitschr Chemother 25: 27–29

Løkkevik E, Skovlund E, Reitan JB, Hannisdal E, Tanum G (1996): Skin treatment with Bepanthen cream versus no cream during radiotherapy. Acta Oncol 35: 1021–1026

Longstaff E, von Krogh G (2001): Condyloma eradication: self-therapy with 0.15–0.5% podophyllotoxin versus 20–25% podophyllin preparations--an integrated safety assessment. Regul Toxicol Pharmacol 33: 117–137

Lopaschuk CR (2013): New approach to managing genital warts. Can Fam Physician 59: 731–736

Luger TA, Loske KD, Elsner P, Kapp A, Kerscher M, Korting HC, Krutmann J, Niedner R, Röcken M, Ruzicka T, Schwarz T (2004): Topische Dermatotherapie mit Glukokortikoiden – Therapeutischer Index. JDDG 7, Band 2: 629–634

Magin P, Sullivan J (2010): Suicide attempts in people taking isotretinoin for acne. Br Med J 341: c5866

Mahil SK, Andrews TC, Brierley C, Barker JN, Smith CH (2013): Demyelination during tumour necrosis factor antagonist therapy for psoriasis: a case report and review of the literature. J Dermatolog Treat 24: 38–49

Mayser P, Freund V, Budihardja D (2009): Toenail onychomycosis in diabetic patients: issues and managemant. Am J Clin Dermatol 10: 211–220

McClellan KJ, Noble S (2000): Topical metronidazole. A review of its use in rosacea. Am J Clin Dermatol 1: 191–199

McNeil JC, Hulten KG, Kaplan SL, Mason EO (2014): Decreased susceptibilities to Retapamulin, Mupirocin, and Chlorhexidine among Staphylococcus aureus isolates causing skin and soft tissue infections in otherwise healthy children. Antimicrob Agents Chemother 58: 2878–2883

Menezes de Padua CA, Schnuch A, Nink K, Pfahlberg A, Uter W (2008): Allergic contact dermatitis to topical drugs – epidemiological risk assessment. Pharmacoepidemiol Drug Saf 17: 813–821

Meng Y, Dongmei L, Yanbin P, Jinju F, Meile T, Binzhu L, Xiao H, Ping T, Jianmin L (2014): Systematic review and meta-analysis of ustekinumab for moderate to severe psoriasis. Clin Exp Dermatol 39: 696–707

Merk HF (2007): Topical diclofenac in the treatment of actinic keratoses. Int J Dermatol 46: 12–18

Moore AY (2009): Clinical applications for topical 5-fluorouracil in the treatment of dermatological disorders. J Dermatolog Treat 20: 328–335

Moore ZEH, Cowman S (2013): Wound cleansing for pressure ulcers. Cochrane Database Syst Rev. 2013, Issue 3: CD004983. doi: 10.1002/14651858.CD004983.pub3

Mosti G (2013): Wound care in venous ulcers. Phlebology 28 (Suppl 1): 79–85

Mrowietz U, Szepietowski JC, Loewe R, van de Kerkhof P, Lamarca R, Ocker WG, Tebbs VM, Pau-Charles I (2017): Efficacy and safety of LAS41008 (dimethyl fumarate) in adults with moderate-to-severe chronic plaque psoriasis: a randomized, double-blind, Fumaderm(®) – and placebo-controlled trial (BRIDGE). Br J Dermatol; 176: 615–623

Müller C, Berensmeier A, Hamm H, Dirschka T, Reich K, Fischer T, Rzany B (2013): Efficacy and safety of methantheline bromide (Vagantin(®)) in axillary and palmar hyperhidrosis: results from a multicenter, randomized, placebo-controlled trial. J Eur Acad Dermatol Venereol; 27: 1278–1284

Müller G, Kramer A (2008): Biocompatibility index of antiseptic agents by parallel assessment of antimicrobial activity and cellular cytotoxicity. Antimicrob Chemother 61: 1281–1287

Muller A, Talon D, Potier A, Belle E, Cappelier G, Bertrand X (2005): Use of intranasal mupirocin to prevent methicillin-resistant Staphylococcus aureus infection in intensive care units. Critical Care 9: R246–R250

Niedner R (1998): Kortikoide in der Dermatologie. UNI-MED Verlag, Bremen

Niedner R, Ziegenmeyer J (Hrsg) (1992): Dermatika. Therapeutischer Einsatz, Pharmakologie und Pharmazie. Wissenschaftliche Verlagsgesellschaft, Stuttgart

Nieuwkamp DJ, Murk JL, van Oosten BW, Cremers CH, Killestein J, Viveen MC, Van Hecke W, Frijlink DW, Wattjes MP (2015): PML in a patient without severe lymphocytopenia receiving dimethyl fumarate. N Engl J Med 372: 1474–1476

O'Meara S, Al-Kurdi D, Ologun Y, Ovington LG, Martyn-St James M, Richardson R (2014): Antibiotics and antiseptics for venous leg ulcers. Cochrane Database of Systematic Reviews 2014, Issue 1. Art. No.: CD003557. DOI: 10.1002/14651858.CD003557.pub5

Palfreyman S, Nelson EA, Michaels JA (2007): Dressings for venous leg ulcers: systematic review and mety-analysis. Br Med J 335: 244–248

Paller AS, Lebwohl M, Fleischer AB jr, Antaya R, Langley RG, Kirsner RS, Blum RR, Rico MJ, Jaracz E, Crowe A, Linowski GJ; US/Canada Tacrolimus Ointment Study Group (2005): Tacrolimus ointment is more effective than pimecrolimus cream with a similar safety profile in the treatment of atopic dermatitis: results from 3 randomized, comparative studies. J Am Acad Dermatol 52: 810–822

Papp K, Reich K, Leonardi CL, Kircik L, Chimenti S, Langley RG, Hu C, Stevens RM, Day RM, Gordon KB, Korman NJ, Griffiths CE (2015): Apremilast, an oral phosphodiesterase 4 (PDE4) inhibitor, in patients with moderate to severe plaque psoriasis: Results of a phase III, randomized, controlled trial (Efficacy and Safety Trial Evaluating the Effects of Apremilast in Psoriasis [ESTEEM] 1). J Am Acad Dermatol; 73: 37–49

Pariser DM, Bagel J, Gelfand JM, Korman NJ, Ritchlin CT, Strober BE, Van Voorhees AS, Young M, Rittenberg S, Lebwohl MG, Horn EJ, for the Psoriasis Foundation (2007): National Psoriasis Foundation clinical consensus on disease severity. Arch Dermatol 143: 239–242

Patel B, Siskin S, Krazmien R, Lebwohl M (1998): Compatibility of calcipotriene with other topical medications. J Am Acad Dermatol 38: 1010–1011

Patel R, Alderson S, Geretti A, Nilsen A, Foley E, Lautenschlager S, Green J, van der Meijden W, Gomberg M, Moi H; IUSTI/WHO Europe (2011): European guideline for the management of genital herpes, 2010. Int J STD AIDS 22: 1–10

Pathirana D, Ormerod AD, Saiag P, Smith C, Spuls PI, Nast A, Barker J, Bos JD, Burmester GR, Chimenti S, Dubertret L, Eberlein B, Erdmann R, Ferguson J, Girolomoni G, Gisondi P, Giunta A, Griffiths C, Hönigsmann H, Hussain M, Jobling R, Karvonen SL, Kemeny L, Kopp I, Leonardi C, Maccarone M, Menter A, Mrowietz U, Naldi L, Nijsten T, Ortonne JP, Orzechowski HD, Rantanen T, Reich K, Reytan N, Richards H, Thio HB, van de Kerkhof P, Rzany B (2009): European S3-guidelines on the systemic treatment of psoriasis vulgaris. J Eur Acad Dermatol Venereol 23 (Suppl 2): 1–70

Paul C, Cather J, Gooderham M, Poulin Y, Mrowietz U, Ferrandiz C, Crowley J, Hu C, Stevens RM, Shah K, Day RM, Girolomoni G, Gottlieb AB (2015): Efficacy and safety of apremilast, an oral phosphodiesterase 4 inhibitor, in patients with moderate-to-severe plaque psoriasis over 52 weeks: a phase III, randomized controlled trial (ES-TEEM 2). Br J Dermatol; 173: 1387–1399

Paulden M, Rodgers M, Griffin S, Slack R, Duffy S, Ingram JR, Woolacott N, Sculpher M (2010): Alitretinoin for the treatment of severe chronic hand eczema. Health Technol Assess 14 Suppl 1: 39–46

Peserico A, Städtler G, Sebastian M, Fernandez RS, Vick K, Bieber T (2008): Reduction of relapses of atopic dermatitis with methylprednisolone aceponate cream twice weekly in addition to maintenance treatment with emollient: a multicentre, randomized, double-blind, controlled study. Br J Dermatol 158: 801–807

Piatkowski A, Drummer N, Andriessen A, Ulrich D, Pallua N (2011): Randomized controlled single center study comparing a polyhexanide containing bio-cellulose dressing with silver sulfadiazine cream in partial-thickness dermal burns. 37: 800–804

Post B, Jänner M (1971): Zur Indikation der Gerbstofftherapie in der Dermatologie. Klinische Erfahrungen mit Tannosynt. Ther Ggw 110: 1477–1494

Qureshi AA, Fischer MA (2006): Topical calcineurin inhibitors for atopic dermatitis - Balancing clinical benefit and possible risks. Arch Dermatol 142: 633–637

Rahimi H, Mara T, Costella J, Speechley M, Bohay R (2012): Effectiveness of antiviral agents for the prevention of recurrent herpes labialis: a systematic review and meta-analysis. Oral Surg Oral Med Oral Pathol Oral Radiol 113: 618–627

Ramos-e-Silva M, Oliveira Lima CM, Casz Schechtman R, Moritz Trope B, Carneiro S (2012): Systemic mycoses in immunodepressed patients (AIDS) Clin Dermatol 30: 616–627

Rashaan ZM, Krijnen P, Klamer RR, Schipper IB, Dekkers OM, Breederveld RS (2014): Nonsilver treatment vs. silver sulfadiazine in treatment of partial-thickness burn wounds in children: a systematic review and meta-analysis. Wound Repair Regen 22: 473–482

Rathi SK, D'Souza P (2012): Rational and ethical use of topical corticosteroids based on safety and efficacy. Indian J Dermatol 57: 251–259

Reich K, Gooderham M, Green L, Bewley A, Zhang Z, Khanskaya I, Day RM, Goncalves J, Shah K, Piguet V, Soung J (2017): The efficacy and safety of apremilast, etanercept and placebo in patients with moderate-to-severe plaque psoriasis: 52-week results from a phase IIIb, randomized, placebo-controlled trial (LIBERATE). J Eur Acad Dermatol Venereol. 31: 507–517

Ring J, Fröhlich HH (1985): Wirkstoffe in der dermatologischen Therapie, 2. Aufl, Springer-Verlag, Berlin Heidelberg

Rotta I, Sanchez A, Gonçalves PR, Otuki MF, Correr CJ (2012): Efficacy and safety of topical antifungals in the treatment of dermatomycosis: a systematic review. Br J Dermatol 166: 927–933

Ruzicka T (2006): Methylprednisolone aceponate in eczema and other inflammatory skin disorders – a clinical update. Int J Clin Pract 60: 85–92

Ryan C, Leonardi CL, Krueger JG, Kimball AB, Strober BE, Gordon KB, Langley RG, de Lemos JA, Daoud Y, Blankenship D, Kazi S, Kaplan DH, Friedewald VE, Menter A (2011): Association between biologic therapies for chronic plaque psoriasis and cardiovascular events: a meta-analysis of randomized controlled trials. JAMA 306: 864–871

Saco M, Howe N, Nathoo R, Cherpelis B (2016): Comparing the efficacies of alginate, foam, hydrocolloid, hydrofiber, and hydrogel dressings in the management of diabetic foot ulcers and venous leg ulcers: a systematic review and meta-analysis examining how to dress for success. Dermatol Online J: 22. pii: 13030/qt7ph5v17z.

Samrao A, Cockerell CJ (2013): Pharmacotherapeutic management of actinic keratosis: focus on newer topical agents. Am J Clin Dermatol 14: 273–237

Sapijaszko MJA (2005): Imiquimod 5% cream (Aldara) in the treatment of basal cell carcinoma. Skin Ther Lett 10: 2–5

Saraswat A (2014): Ethical use of topical corticosteroids. Indian J Dermatol 59: 469–472

Schäfer-Korting M, Schmid MH, Korting HC (1996): Topical glucocorticoids with improved risk-benefit ratio. Drug Safety 14: 375–385

Schlievert PM, Strandberg KL, Lin YC, Peterson ML, Leung DY (2010): Secreted virulence factor comparison between methicillin-resistant and methicillin-sensitive Staphylococcus aureus, and its relevance to atopic dermatitis. J Allergy Clin Immunol 125: 39–49

Schöfer H, Simonsen L (2010): Fusidic acid in dermatology: an updated review. Eur J Dermatol 20: 6–15

Schülke & Mayr GmbH (2011): Octenisept – Ödematöse Schwellungen und Gewebeschädigungen nach Wundspülungen unter Druck – Warnung vor nicht bestimmungsgemäßem Gebrauch Rote Hand Brief 21. Januar 2011, http://www.akdae.de/Arzneimittelsicherheit/RHB/20110127.pdf

Schulze-Dirks A, Frosch PJ (1988): Kontaktallergie auf Dexpanthenol. Hautarzt 39: 375–377

Shim J, Lanier J, Qui MK (2014): Clinical inquiry: what is the best treatment for impetigo? J Fam Pract 63: 333–335

Shmidt E, Wetter DA, Ferguson SB, Pittelkow MR (2011): Psoriasis and palmoplantar pustulosis associated with tumor necrosis factor-α inhibitors: The Mayo Clinic experience, 1998 to 2010. J Am Acad Dermatol 67: e179–185

Singal A, Khanna D (2011): Onychomycosis: Diagnosis and management. Indian J Dermatol Venereol Leprol 77: 659–672

Smith F, Dryburgh N, Donaldson J, Mitchell M (2013): Debridement for surgical wounds. Cochrane Database Syst Rev. 2013 Sep 5; 9: CD006214. doi: 10.1002/14651858. CD006214.pub4.

Solares CA, Batra PS, Hall GS, Citardi MJ (2006): Treatment of chronic rhinosinusitis exacerbations due to methicillin-resistant Staphylococcus aureus with mupirocin irrigations. Am J Otolaryngol 27: 161–165

Sticherling M, Mrowietz U, Augustin M, Thaçi D, Melzer N, Hentschke C, Kneidl J, Sieder C, Reich K (2017): Secukinumab is Superior to Fumaric Acid Esters in Treating Subjects with Moderate to Severe Plaque Psoriasis who are Naïve to Systemic Treatments: Results from the Randomized Controlled PRIME Trial. Br J Dermatol. 2017 Jun 5. doi: 10.1111/bjd.15707. [Epub ahead of print]

Stockfleth E, Beti H, Orasan R, Grigorian F, Mescheder A, Tawfik H, Thielert C (2008): Topical Polyphenon E in the treatment of external genital and perianal warts: a randomized controlled trial. Br J Dermatol 158: 1329–1338

Stockfleth E, Kerl H, Zwingers T, Willers C (2011): Low-dose 5-fluorouracil in combination with salicylic acid as a new lesion-directed option to treat topically actinic keratoses: histological and clinical study results. Br J Dermatol 165: 1101–1108

Stockfleth E, Sibbring GC, Alarcon I (2016): New topical treatment options for actinic keratosis: A systematic review. Acta Derm Venereol 96: 17–22

Strober B, Gottlieb AB, Sherif B, Mollon P, Gilloteau I, McLeod L, Fox T, Mordin M, Gnanasakthy A, Papavassilis C, Lebwohl MG (2017): Secukinumab sustains early patient-reported outcome benefits through 1 year: Results from 2 phase III randomized placebo-controlled clinical trials comparing secukinumab with etanercept. J Am Acad Dermatol; 76: 655–661

Strömberg HE, Ågren MS (1984): Topical zinc oxide treatment improves arterial and venous leg ulcers. Br J Dermatol 111: 461–468

Subissi A, Monti D, Togni G, Mailland F (2010): Ciclopirox: recent nonclinical and clinical data relevant to its use as a topical antimycotic agent. Drugs 70: 2133–2152

Sunderkötter C, Herrmann M, Jappe U (2006): Antimikrobielle Therapie in der Dermatologie. J Dtsch Dermatol Ges 4: 10–26

Sundström A, Alfredsson L, Sjölin-Forsberg G, Gerdén B, Bergman U, Jokinen J (2010): Association of suicide attempts with acne and treatment with isotretinoin: retrospective Swedish cohort study. Br Med J 341: c5812

Swanson N, Abramovits W, Berman B, Kulp J, Rigel DS, Levy S (2010): Imiquimod 2.5% and 3.75% for the treatment of actinic keratoses: results of two placebo-controlled studies of daily application to the face and balding scalp for two 2-week cycles. J Am Acad Dermatol 62: 582–590

Tabara K, Szewczyk AE, Bienias W, Wojciechowska A, Pastuszka M, Oszukowska M, Kaszuba A (2015): Amorfine vs. ciclopirox-lacquers for the treatment of onychomycosis. Postepy Dermatol Alergol 32: 40–45

Tadicherla S, Ross K, Shenefelt PD, Fenske NA (2009): Topical corticosteroids in dermatology. J Drugs Dermatol 8: 1093–1105

Taieb A, Ortonne JP, Ruzicka T, Roszkiewicz J, Berth-Jones J, Peirone MH, Jacovella J; Ivermectin Phase III study group (2015): Superiority of ivermectin 1% cream over metronidazole 0·75% cream in treating inflammatory lesions of rosacea: a randomized, investigator-blinded trial. Br J Dermatol: 172: 1103–1110

Tatti S, Swinehart JM, Thielert C, Tawfik H, Mescheder A, Beutner KR (2008): Sinecatechins, a defined green tea extract, in the treatment of external anogenital warts: a randomized controlled trial. Obstet Gynecol 111: 1371–1379

Thaçi D, Schöfer H (2005): Topische Antibiotika zur Therapie von Hautinfektionen. Hautarzt 56: 381–396

Thaçi D, Blauvelt A, Reich K, Tsai TF, Vanaclocha F, Kingo K, Ziv M, Pinter A, Hugot S, You R, Milutinovic M (2015): Secukinumab is superior to ustekinumab in clearing skin of subjects with moderate to severe plaque psoriasis: CLEAR, a randomized controlled trial. J Am Acad Dermatol; 73: 400–409

Thiboutot DM, Weiss J, Bucko A, Eichenfield L, Jones T, Clark S, Liu Y, Graeber M, Kang S; Adapalene-BPO Study Group (2007): Adapalene-benzoyl peroxide, a fixed-dose combination for the treatment of acne vulgaris: results of a multicenter, randomized double-blind, controlled study. J Am Acad Dermatol 57: 791–799

Thielitz A, AbdeL-Naser MB, Fluhr JW, Zouboulis CC, Gollnick H (2010): Topische Retinoide bei Akne – eine evidenzbasierte Übersicht. J Dtsch Dermatol Ges 8 (Suppl 1): S15–S23

Tzellos T, Kyrgidis A, Zouboulis CC (2013): Re-evaluation of the risk for major adverse cardiovascular events in patients treated with anti-IL-12/23 biological agents for chronic plaque psoriasis: a meta-analysis of randomized controlled trials. J Eur Acad Dermatol Venereol 27: 622–627

Udompataikul M, Limpa-o-vart D (2012): Comparative trial of 5% dexpanthenol in water-in-oil formulation with 1% hydrocortisone ointment in the treatment of childhood atopic dermatitis: a pilot study. J Drugs Dermatol 11: 366–374

Uter W, Geier J, Fuchs T (2000): Contact allergy to polidocanol, 1992 to 1999. J All Clin Immunol 106: 1203–1204

Valente Duarte de Sousa IC (2014): Novel pharmacological approaches for the treatment of acne vulgaris. Expert Opin Investig Drugs 2: 1–22

van de Kerkhof PC, Kragballe K, Segaert S, Lebwohl M; International Psoriasis Council (2011): Factors impacting the combination of topical corticosteroid therapies for psoriasis: perspectives from the International Psoriasis Council. J Eur Acad Dermatol Venereol 25: 1130–139

van Steensel MAM (2007): Emerging drugs for ichthyosis. Expert Opin Emerg Drugs 12: 647–656

van Zuuren EJ, Fedorowicz Z, Carter B, van der Linden MM, Charland L (2015): Interventions for rosacea. Cochrane Database Syst Rev. 2015 Apr 28;4:CD003262. doi: 10.1002/14651858.CD003262.pub5

Vegter S, Tolley K (2014): A network meta-analysis of the relative efficacy of treatments for actinic keratosis of the face or scalp in Europe. PLoS One 2014 Jun 3; 9: e96829

von Krogh G (1978): Topical treatment of penile condylomata acuminata with podophyllin, podophyllotoxin and colchicine. A comparative study. Acta Derm Venereol 58: 163–168

Walluf-Blume D (1991): Aufbereitung und Nachzulassung von OTC-Arzneimitteln in den USA 1990. Pharm Ind 53: 152–158

Wananukul S, Limpongsanuruk W, Singalavanija S, Wisuthsarewong W (2006): Comparison of dexpanthenol and zinc oxide ointment with ointment base in the treatment of irritant diaper dermatitis from diarrhea: a multicenter study. J Med Assoc Thai 89: 1654–1658

Weidinger S, Novak N (2016): Atopic dermatitis. Lancet 387: 1109–1122

Wilkinson JD (1998): Fusidic acid in dermatology. Br J Dermatol 139 (Suppl 53): 37–40

Williams H (2002): New treatments for topic dermatitis. Brit Med J 324: 1533–1534

Willy C, Stichling M, Müller M, Gatzer R, Kramer A, , Vogt D (2016): Akute Maßnahmen beim „limb salvage"-salvage"-Prozedere Teil 2. Debridement, Lavagetechniken und antiinfektiöse Strategien. Unfallchirurg 119: 388–399

Wohlrab J (2006): Basistherapie der Psoriasis vulgaris. Hautarzt 57: 661–665

Wong RK, Bensadoun RJ, Boers-Doets CB, Bryce J, Chan A, Epstein JB, Eaby-Sandy B, Lacouture ME (2013): Clinical practice guidelines for the prevention and treatment of acute and late radiation reactions from the MASCC Skin Toxicity Study Group. Support Care Cancer 21: 2933–2948

Worret WI, Fluhr JW (2006): Acne therapy with topical benzoyl peroxide, antibiotics and azelaic acid. J Dtsch Dermatol Ges 4: 293–300

Wright JB, Lam K, Burrell RE (1998): Wound management in an era of increasing bacterial antibiotic resistance: A role for topical silver treatment. Am J Infect Control 26: 572–577

Yan J, Chen SL, Wang HN, Wu TX (2006): Meta-analysis of 5% imiquimod amd 0,5% podophyllotoxin in the treatment of condylomata acuminata. Dermatology 213: 218–223

Yin Z, Xu J, Luo D (2011): Efficacy and tolerance of tacrolimus and pimecrolimus for atopic dermatitis: a meta-analysis. J Biomed Res; 25: 385–391

Yates JE, Phifer JB, Flake D (2009): Clinical inquiries. Do nonmedicated topicals relieve childhood eczema? J Fam Pract 58: 280–281

Zaenglein AL, Pathy AL, Schlosser BJ, Alikhan A, Baldwin HE, Berson DS, Bowe WP, Graber EM, Harper JC, Kang S, Keri JE, Leyden JJ, Reynolds RV, Silverberg NB, Stein Gold LF, Tollefson MM, Weiss JS, Dolan NC, Sagan AA, Stern M, Boyer KM, Bhushan R (2016): Guidelines of care for the management of acne vulgaris. J Am Acad Dermatol 74: 945-973.e33

Zhu TH, Nakamura M, Abrouk M, Farahnik B, Koo J, Bhutani T (2016): Demyelinating disorders secondary to TNF-inhibitor therapy for the treatment of psoriasis: A review. J Dermatolog Treat 2: 1–8

Diuretika

Hartmut Oßwald und Bernd Mühlbauer

© Springer-Verlag GmbH Germany 2017
U. Schwabe, D. Paffrath, W.-D. Ludwig, J. Klauber (Hrsg.), *Arzneiverordnungs-Report 2017*
DOI 10.1007/978-3-662-54630-7_26

Auf einen Blick

Trend
Von den Diuretika werden hauptsächlich Schleifendiuretika und Thiazide verordnet. Aldosteronantagonisten folgen mit deutlichem Abstand. Schleifendiuretika sind die dominierende Gruppe der Diuretika und machten 2016 70% der verordneten Tagesdosen dieser Gruppe aus. Ihre Verordnungen waren gegenüber dem Vorjahr praktisch unverändert, während die Thiazidkombinationen ihren seit 10 Jahren zu beobachtenden Rückgang weiter fortsetzten. Der Einsatz von Spironolacton und Eplerenon nahm weiter zu, während Spironolacton-Furosemidkombinationen deutlich abnahmen.

Bewertung
Die Verordnung von Diuretika ist nach wie vor ein fester Bestandteil der Therapie von Hypertonie, Herzinsuffizienz und Ödemen. Die Abnahme der Verordnungen von fixen Kombinationen von Thiaziden mit kaliumsparenden Diuretika spiegelt den Fortschritt der Pharmakotherapie der Herz-Kreislauferkrankungen wieder. Auch Aldosteronantagonisten gehören zur Standardtherapie der Herzinsuffizienz, wobei Eplerenon nie eine Überlegenheit gegenüber Spironolacton gezeigt hat.

Diuretika werden zur Behandlung von Krankheiten eingesetzt, bei denen das therapeutische Ziel die Verminderung des Extrazellulärvolumens durch Vermehrung der Ausscheidung von Salz und Wasser ist. Die Hauptindikationen sind arterielle Hypertonie, Herzinsuffizienz sowie Ödeme kardialer, hepatischer und renaler Genese.

Diuretika vergrößern den Harnfluss vor allem über eine Hemmung der Rückresorption von Natrium und Chlorid in der Niere. Die einzelnen Gruppen von Diuretika wirken an verschiedenen Tubulusabschnitten des Nephrons und unterscheiden sich in Stärke und Dauer ihrer diuretischen Wirkung. Bei Thiaziden und ihren Analoga tritt die Wirkung relativ langsam ein, sie wirken 6 bis 72 Stunden. Ihre maximale Wirkungsstärke liegt bei einer Ausscheidung von etwa 5–10% der glomerulären Filtrationsrate. Die Wirkung von Schleifendiuretika tritt schneller ein und ist in der Regel kürzer. Sie sind stärker wirksam als Thiazide und können bis zu 30% des glomerulären Filtrats zur Ausscheidung bringen. Sie sind auch noch bei eingeschränkter Nierenfunktion wirksam.

Kaliumsparende Diuretika führen zu einer Hemmung der Kaliumausscheidung, während ihre natriuretische Wirkung sehr schwach ausgeprägt ist. Ihre therapeutische Bedeutung besteht daher vor allem in der Korrektur der Hypokaliämien, wie sie bei der diuretischen Therapie mit Thiaziden und Schleifendiuretika entstehen können. Aus diesem Grunde werden sie ausschließlich in Kombination mit den beiden anderen Diuretikagruppen angewendet. Aldosteronantagonisten haben ebenfalls eine hemmende Wirkung auf die Kaliumausscheidung und wurden früher hauptsächlich bei Hyperaldosteronismus eingesetzt. Seit vielen Jahren gehören sie mit Diuretika, ACE-Inhibitoren und Betarezeptorenblockern zur Standardtherapie der schweren Herzinsuffizienz.

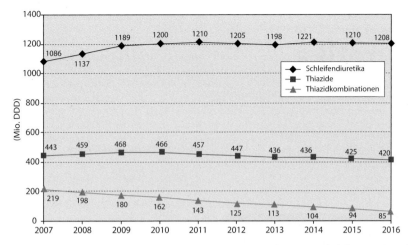

◘ Abbildung 26.1 Verordnungen von Diuretika 2007 bis 2016. Gesamtverordnungen nach definierten Tagesdosen.

26.1 Verordnungsspektrum

Das Verordnungsvolumen der gesamten Indikationsgruppe der Diuretika ist 2016 leicht auf 1866 Mio. DDD (–0,4%) abgefallen (vgl. ▶ Tabelle 1.2). Schleifendiuretika sind seit über 20 Jahren die am häufigsten verordnete Gruppe aller Diuretika und hielten das seit sieben Jahren erreichte stabile Verordnungsniveau auch im Jahr 2016 bei. Die Thiazidmonopräparate zeigten 2016 keine Veränderungen im Vergleich zum Vorjahr. Bei den Thiazidkombinationen hat sich die seit 10 Jahren rückläufige Entwicklung in 2016 fortgesetzt (◘ Abbildung 26.1). Als Grund wird der zunehmende Einsatz von ACE-Hemmern und AT_1-Rezeptorantagonisten gesehen, die über die Verringerung der Aldosteronsekretion ebenfalls antikaliuretisch wirken.

26.1.1 Thiazide und Thiazidanaloga

Thiaziddiuretika sind in der Gruppe der 3000 am häufigsten angewandten Präparate mit vier Wirkstoffen vertreten (◘ Tabelle 26.1), die sich in ihrem Wirkungsprofil deutlich voneinander unterscheiden. Die Verordnungen von Hydrochlorothiazid nahmen im Vergleich zum Vorjahr leicht ab, während die Verordnungsraten der meisten Einzelpräparate stark differierten.

Chlortalidon (*Hygroton*) entspricht in seinem natriuretischen Wirkprofil dem des Hydrochlorothiazid, weist aber eine wesentlich längere Halbwertszeit von 47 Stunden auf, die im Alter zunehmen kann. Der Gefahr der Kumulation und der Wechselwirkungen mit anderen Pharmaka steht die stabilere Wirkungsdauer auch bei gelegentlichem Vergessen der Einnahme gegenüber. Chlortalidon hat auch 2016 einen deutlichen Zuwachs an Verordnungen gezeigt. Dies dürfte auf seinem durch die ALLHAT-Studie demonstrierten therapeutischen Nutzen beruhen (The ALLHAT Officers and Coordinators 2003). Weiterhin hat ein systematischer Review mit Netzwerkmetaanalyse gezeigt, dass das Risiko kardiovaskulärer Ereignisse durch Chlortalidon im Vergleich zu Hydrochlorothiazid um 21% reduziert wird (Roush et al. 2012).

Das Thiazidanalogon Xipamid ist in seinem Wirkungseintritt und der Wirkungsdauer dem Hydrochlorothiazid ähnlich, hat aber in höheren Dosierungen (40–80 mg) eine etwas stärkere diuretische Wirkung und kann daher auch bei niereninsuffizienten Patienten eingesetzt werden (Oßwald et al. 2004). Xipamidverordnungen weisen 2016 eine Zunahme auf (◘ Tabelle 26.1).

Indapamid ist bis zu einer Tagesdosis von 2,5 mg ein Antihypertensivum ohne diuretische Wirkung. In höheren Dosierungen von 5 mg ruft es einen den Thiaziden ähnlichen diuretischen Effekt hervor, der jedoch die blutdrucksenkende Wirkung nicht stei-

◘ Tabelle 26.1 Verordnungen von Thiaziddiuretika 2016 (Monopräparate). Angegeben sind die 2016 verordneten Tagesdosen, die Änderungen gegenüber 2015 und die mittleren Kosten je DDD 2016.

Präparat	Bestandteile	DDD Mio.	Änderung %	DDD-Nettokosten €
Hydrochlorothiazid				
HCT Dexcel	Hydrochlorothiazid	209,0	(+8,7)	0,18
HCT-1 A Pharma	Hydrochlorothiazid	47,8	(+36,0)	0,17
HCT HEXAL	Hydrochlorothiazid	29,4	(−25,5)	0,17
HCT beta	Hydrochlorothiazid	16,7	(−57,7)	0,17
HCT-ratiopharm	Hydrochlorothiazid	7,3	(−2,1)	0,16
HCT AAA-Pharm	Hydrochlorothiazid	7,0	(+54,9)	0,18
HCT-CT	Hydrochlorothiazid	2,7	(−20,5)	0,15
HCT AL	Hydrochlorothiazid	1,4	(−0,3)	0,17
		321,3	(−0,6)	0,17
Xipamid				
Xipamid AAA Pharma	Xipamid	38,7	(+21,6)	0,17
Xipamid AL	Xipamid	14,4	(−32,1)	0,17
Xipamid-ratiopharm	Xipamid	6,4	(+57,7)	0,18
Xipamid-1 A Pharma	Xipamid	3,7	(+107,0)	0,17
		63,3	(+7,3)	0,17
Indapamid				
Indapamid Heumann	Indapamid	9,6	(+14,7)	0,37
Indapamid Actavis	Indapamid	1,5	(−28,9)	0,34
Natrilix	Indapamid	1,0	(−12,8)	0,45
		12,1	(+4,2)	0,37
Chlortalidon				
Hygroton	Chlortalidon	16,5	(+11,9)	0,13
Summe		413,1	(+1,1)	0,18

gert (Oßwald et al. 2004). Es kann auch in niedriger Dosierung Hypokaliämien auslösen. Das Verordnungsvolumen dieses überdurchschnittlich teuren Diuretikums ist auch 2016 angestiegen (◘ Tabelle 26.1).

Insgesamt stellen Thiazidmonopräparate 2016 23% der Diuretikaverordnungen dar. Dieser gering erscheinende Prozentsatz sollte nicht darüber hinwegtäuschen, dass diese Substanzgruppe häufig in Fixkombination mit anderen Antihypertensiva (z. B. ACE-Inhibitoren und AT_1-Rezeptorantagonisten) angewandt wird und ein bewährtes Therapieprinzip darstellt (siehe ◘ Abschnitt 26.2 Therapeutische Aspekte).

26.1.2 Thiazidkombinationen

Auch 2016 sind die fixen Kombinationen von Thiaziddiuretika mit kaliumsparenden Diuretika weniger als im Vorjahr verordnet worden, so dass ihr Anteil auf 5% aller Diuretikaverordnungen zurückfiel (◘ Abbildung 26.1). Dies beruht vermutlich auf der bereits erwähnten hohen Verordnungshäufigkeit von ACE-Inhibitoren und AT_1-Rezeptor-antagonisten bei der Behandlung von Herzinsuffizienz und arterieller Hypertonie. Die Kombinationen mit Amilorid haben nur noch einen Anteil von etwa 15% am Gesamtvolumen der Thiazidkombinationen (◘ Tabellen 26.2).

◘ Tabelle 26.2 Verordnungen von kaliumsparenden Diuretikakombinationen 2016. Angegeben sind die 2016 verordneten Tagesdosen, die Änderungen gegenüber 2015 und die mittleren Kosten je DDD 2016.

Präparat	Bestandteile	DDD Mio.	Änderung %	DDD-Nettokosten €
Triamterenkombinationen				
Nephral	Hydrochlorothiazid Triamteren	18,0	(−31,2)	0,15
Triamteren HCT AL	Hydrochlorothiazid Triamteren	15,0	(+23,9)	0,15
Dytide H	Hydrochlorothiazid Triamteren	8,9	(−10,1)	0,17
Triamteren comp-ratiopharm	Hydrochlorothiazid Triamteren	6,8	(+14,8)	0,15
Turfa/gamma	Hydrochlorothiazid Triamteren	6,0	(+27,4)	0,15
Triampur comp/forte	Hydrochlorothiazid Triamteren	4,6	(−11,5)	0,15
Dehydro tri mite/-sanol tri	Triamteren Bemetizid	2,8	(−2,6)	0,33
Triamteren comp.-1 A	Hydrochlorothiazid Triamteren	1,4	(−27,9)	0,16
		63,4	(−7,8)	0,16
Amiloridkombinationen				
Tensoflux	Bendroflumethiazid Amilorid	6,1	(+4,9)	0,24
Amilorid comp-ratiopharm	Hydrochlorothiazid Amilorid	5,0	(+2,1)	0,14
Amilorid HCT AL	Hydrochlorothiazid Amilorid	2,6	(−25,6)	0,13
		13,6	(−3,6)	0,18
Summe		77,1	(−7,1)	0,16

26.1.3 Schleifendiuretika

Die Verordnung von Schleifendiuretika bleibt seit 6 Jahren auf etwa gleichem Niveau (◘ Abbildung 26.1). Wie schon im Vorjahr nahmen die Verordnungen von Torasemid zu und die von Furosemid ab, obwohl die mittleren DDD-Kosten für Torasemid immer noch über denen von Furosemid liegen. Piretanid spielt nur eine untergeordnete Rolle und war auch 2016 weiter rückläufig (◘ Tabelle 26.3). Die Entwicklung der Verschreibungshäufigkeit innerhalb der Gruppe ist heterogen und lässt sich nicht stringent auf eine Kostenorientierung zurückführen, da auch Präparate mit vergleichsweise ho-

hen DDD-Kosten hohe Steigerungsraten aufweisen. Allerdings muss, wie auch bei Furosemid, berücksichtigt werden, dass DDD-Kosten ein verfälschtes Bild abgeben können, wenn bestimmte Präparate auch als hochdosierte Arzneiformen (z. B. 200 mg) bei niereninsuffizienten Patienten eingesetzt werden. Aus methodischen Gründen werden die Tagesdosen hochdosierter Präparate auf die WHO-DDD von 15 mg umgerechnet und weisen dadurch niedrigere DDD-Kosten auf.

Nach wie vor fehlen zweifelsfreie klinische Belege für eine Überlegenheit von Torasemid gegenüber Furosemid. Die diuretische Wirkung von Torasemid tritt im Vergleich zu Furosemid verzögert

◻ Tabelle 26.3 Verordnungen von Schleifendiuretika 2016. Angegeben sind die 2016 verordneten Tagesdosen, die Änderungen gegenüber 2015 und die mittleren Kosten je DDD 2016.

Präparat	Bestandteile	DDD Mio.	Änderung %	DDD-Nettokosten €
Furosemid				
Furosemid-ratiopharm	Furosemid (h)	238,3	(+19,9)	0,12
Furobeta	Furosemid (h)	32,5	(−20,4)	0,12
Furorese	Furosemid (h)	20,7	(−21,3)	0,11
Furosemid-1 A Pharma	Furosemid (h)	15,7	(−59,9)	0,11
Furosemid AbZ	Furosemid (h)	12,3	(−67,9)	0,12
Furosemid AL	Furosemid (h)	8,6	(−0,9)	0,11
Furosemid Heumann	Furosemid (h)	6,1	(+129,2)	0,10
Furo-CT	Furosemid (h)	2,2	(−75,3)	0,12
Lasix	Furosemid (h)	1,9	(−20,0)	0,20
		338,2	(−7,5)	0,12
Torasemid				
Torasemid AL	Torasemid (h)	461,7	(+10,9)	0,20
Torasemid-1 A Pharma	Torasemid (h)	206,9	(−0,4)	0,16
Torasemid HEXAL	Torasemid (h)	167,6	(−4,1)	0,15
Torasemid AbZ	Torasemid	10,5	(−7,8)	0,21
Torasemid-ratiopharm	Torasemid (h)	5,0	(−19,8)	0,17
Torasemid STADA	Torasemid (h)	3,1	(−59,1)	0,17
Torasemid AAA Pharma	Torasemid (h)	1,7	(−1,0)	0,21
Torem	Torasemid (h)	1,7	(−16,4)	0,21
		858,2	(+3,7)	0,18
Piretanid				
Piretanid HEXAL	Piretanid	4,6	(−9,0)	0,28
Piretanid-1 A Pharma	Piretanid	2,4	(−23,9)	0,29
Arelix	Piretanid	1,4	(−15,0)	0,29
		8,5	(−14,8)	0,29
Summe		1204,9	(+0,1)	0,16

Bei den mit (h) gekennzeichneten Präparaten handelt es sich um Schleifendiuretika mit hochdosierten Arzneiformen.

ein und hält etwas länger an, was von einigen Autoren als vorteilhaft angesehen wird. Für Torasemid wird als weiterer Vorteil gegenüber Furosemid die bessere Bioverfügbarkeit angeführt, die unabhängig von der Nahrungsaufnahme ist. Von insgesamt zehn klinischen Vergleichsstudien wurden signifikante Unterschiede zwischen Furosemid und Torasemid nur in zwei Studien beobachtet. In der offenen Einjahresstudie von Murray et al. (2001) war die Klinikwiederaufnahme herzinsuffizienter Patienten in der Torasemidgruppe (17%) niedriger als in der Furosemidgruppe (32%). Wegen des offenen Studiendesigns und des subjektiv beeinflussbaren Endpunktes ist das Ergebnis jedoch nicht aussagekräftig. Das gleiche gilt für die Aszitesstudie von Gentilini et al. (1993) wegen zu geringer Patientenzahl. Ohne überzeugende Aussagekraft ist auch eine nicht randomisierte Anwendungsbeobachtung an 1377 herzinsuffizienten Patienten, in der eine Senkung der Mortalität durch Torasemid im Vergleich zu Furosemid (2,2% versus 4,5%) beschrieben wurde (Cosin et al. 2002 TORIC). Neuere Über-

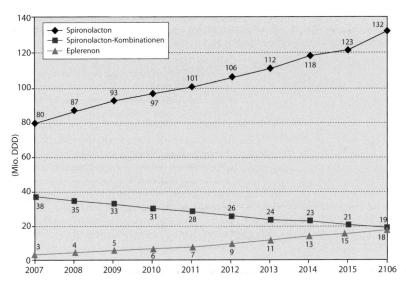

Abbildung 26.2 Verordnungen von Aldosteronantagonisten 2007 bis 2016. Gesamtverordnungen nach definierten Tagesdosen.

sichten (Wargo und Banta 2009, Pitt und Nicklas 2009) versuchen einen vermuteten Vorteil von Torasemid gegenüber Furosemid herauszustellen, aber außer der etwas günstigeren Pharmakokinetik von Torasemid im Vergleich zu Furosemid (s. o.) sind keine überzeugenden klinischen Studien veröffentlicht worden, die eine pharmakodynamische Überlegenheit von Torasemid beim Menschen gegenüber Furosemid begründen können. Es fehlt auch ein Beleg dafür, dass eine pharmakokinetische Überlegenheit von Torasemid gegenüber Furosemid bei den hohen Dosen besteht, die bei niereninsuffizienten Patienten eingesetzt werden. Unter diesen Bedingungen ist die Halbwertszeit von Furosemid auf bis zu 24 Stunden verlängert, nicht jedoch bei Torasemid (Wilcox 2002). Die Frage nach der möglichen Überlegenheit von Torasemid gegenüber Furosemid in der klinischen Praxis wird in einer jüngst veröffentlichen Übersicht ausführlich diskutiert (Buggey et al. 2015). Die Autoren stimmen unserem Urteil zu, dass eine große prospektive, randomisierte, kontrollierte klinische Studie durchgeführt werden sollte, um im direkten Vergleich die Wirksamkeit von Furosemid mit Torasemid bei der Therapie der Herzinsuffizienz definitiv beurteilen zu können.

26.1.4 Aldosteronantagonisten

Spironolacton ist ein kompetitiver Antagonist des Mineralocorticoids Aldosteron. Durch Verminderung der Natriumreabsorption im Tubulussystem wird die Natriumausscheidung verstärkt und die Kaliumausscheidung gesenkt. Der diuretische Effekt von Spironolacton ist gering. Er setzt am zweiten Tag ein und erreicht sein Maximum nach 3–5 Tagen. Die klassische Indikation von Spironolacton ist die Behandlung des primären und sekundären Hyperaldosteronismus sowie die Therapie von Ödemen bei chronischer Herzinsuffizienz, Leberzirrhose und nephrotischem Syndrom, wenn andere Diuretika nicht ausreichend wirksam waren. Nach den Ergebnissen der RALES-Studie verringert Spironolacton, zusätzlich zur Standardtherapie gegeben, die Mortalität bei schwerer Herzinsuffizienz (Pitt et al. 1999). Als eine mögliche Ursache für diesen günstigen Effekt wird zurzeit diskutiert, dass Spironolacton die Aldosteron-bedingte Steigerung der Fibroblastenproliferation im Myokard hemmt. Während der Therapie mit Spironolacton muss grundsätzlich der Serumkaliumspiegel kontrolliert werden, weil auch bei gleichzeitiger Gabe von Thiaziden oder Schleifendiuretika eine Hyperkaliämie auftreten kann. Angesichts der niedrigen Spironolactontagesdosen in dieser Indikation wurde diese

◘ **Tabelle 26.4 Verordnungen von Aldosteronantagonisten 2016.** Angegeben sind die 2016 verordneten Tagesdosen, die Änderungen gegenüber 2015 und die mittleren Kosten je DDD 2016.

Präparat	Bestandteile	DDD Mio.	Änderung %	DDD-Nettokosten €
Spironolacton				
Spironolacton-ratiopharm	Spironolacton	73,8	(+60,5)	0,30
Aldactone Tabl./Kaps.	Spironolacton	14,1	(+9,1)	0,46
Spironolacton AL	Spironolacton	11,1	(−63,6)	0,29
Spironolacton HEXAL	Spironolacton	5,6	(−3,4)	0,29
Spironolacton Aristo	Spironolacton	5,5	(+1,9)	0,28
Spironolacton-1 A Pharma	Spironolacton	1,5	(−50,1)	0,29
		111,7	(+7,7)	0,31
Eplerenon				
Eplerenon Heumann	Eplerenon	5,8	(>1000)	3,27
Eplerenon ratiopharm	Eplerenon	5,3	(+37,2)	4,27
Inspra	Eplerenon	2,9	(−55,1)	4,55
Eplerenon beta	Eplerenon	1,7	(+90,2)	3,21
Eplerenon Zentiva	Eplerenon	1,3	(−35,4)	3,43
		17,1	(+27,8)	3,81
Spironolacton und Schleifendiuretika				
Spiro comp-ratiopharm	Spironolacton Furosemid	13,0	(−26,7)	0,32
Spironolacton comp Heumann	Spironolacton Furosemid	5,7	(+598,7)	0,31
		18,7	(+0,9)	0,31
Summe		147,5	(+8,7)	0,72

Gefahr bisher als gering erachtet. Eine Studie zeigte jedoch unter Behandlung mit Spironolacton eine durchaus ernstzunehmende Rate an Hyperkaliämien, gekoppelt mit einem Anstieg der Zahl der Klinikeinweisungen (Juurlink et al. 2004).

Die Verordnungsfrequenz der Spironolactonmonopräparate hat auch in 2016 den seit Jahren beobachteten kontinuierlichen Anstieg fortgesetzt. Seit 2005 hat das Verordnungsvolumen mehr als 60% zugenommen (◘ Abbildung 26.2). Das ist vor allem auf die hinzugekommene Indikation der systolischen Herzinsuffizienz zurückzuführen. Auffälligerweise nahm auch 2015 das gegenüber den Generika teurere Originalpräparat *Aldactone* wie im Vorjahr weiter zu (◘ Tabelle 26.4). Die Verordnung der Spironolactonkombinationen hat sich 2016 kaum verändert. Die unterschiedliche Wirkungsdauer von Furosemid (4-6 Std.) und von Spironolacton (48-72 Std.) erfordert in der Praxis eine genaue Beobachtung des angestrebten Kombinationseffektes, um Entgleisungen der Elektrolyte zu vermeiden.

Das DDD-Volumen des zweiten Aldosteronantagonisten Eplerenon (*Inspra*) hat sich erneut gegenüber dem Vorjahr trotz seiner im Vergleich zu Spironolacton 15-fach höheren Kosten stark erhöht (◘ Tabelle 26.4). Er soll nicht über die unerwünschten antiandrogenen und progestagenen Nebenwirkungen von Spironolacton verfügen. Von der europäischen Zulassungsbehörde erhielt die Substanz eng definierte Anwendungsbeschreibungen. Mit dem Behandlungsziel einer Verringerung des Risikos der kardiovaskulären Mortalität und Morbidität kann Eplerenon zusätzlich zur optimalen Standardtherapie eingesetzt werden bei stabilen Patienten mit linksventrikulärer Dysfunktion (LVEF ≤40%)

und klinischen Zeichen einer Herzinsuffizienz nach kürzlich aufgetretenem Herzinfarkt sowie bei Patienten mit chronischer Herzinsuffizienz NYHA II und linksventrikulärer systolischer Dysfunktion (LVEF ≤30%). Grundsätzlich zu begrüßen sind klinisch relevante Endpunkte in der Zulassungsstudie. In dieser an über 6600 Patienten durchgeführten Studie reduzierte die Zusatztherapie mit Eplerenon die Mortalität und Morbidität im Vergleich zur Placebogruppe, auch wenn der absolute Unterschied mit 2,3% relativ gering war. Die Rate schwerer Hyperkaliämien war in der Eplerenongruppe signifikant um 1,6% gegenüber Placebo erhöht. Weitere Nebenwirkungen waren Hypotonie, Diarrhö und Nausea (Pitt et al. 2003 EPHESUS, Jacob und Tang 2011, Lachaine et al. 2011). Der für den Beleg einer wirklichen Innovation wohl wichtigste Vergleich, nämlich mit Spironolacton, wurde in dieser Studie nicht gemacht.

26.2 Therapeutische Aspekte

Thiazide haben nach den günstigen Ergebnissen der ALLHAT-Studie mit Chlortalidon (The ALLHAT Officers and Coordinators 2003) weitere Unterstützung durch eine Metaanalyse von 42 klinischen Studien mit 192 478 Patienten erhalten, in der niedrig dosierte Diuretika die wirksamste Behandlung zur Senkung der kardiovaskulären Morbidität und Mortalität der Hypertonie waren (Psaty et al. 2003).

Beides wurde in den Empfehlungen des amerikanischen National High Blood Pressure Education Program (JNC 7 Report) berücksichtigt, Thiaziddiuretika initial für die Behandlung der meisten Patienten mit unkomplizierter Hypertonie allein oder in Kombination mit anderen Antihypertonika einzusetzen (Chobanian et al. 2003).

Die Verordnungen von Thiaziddiuretika sind seit mehreren Jahren leicht rückläufig (◘ Abbildung 26.1). Um den vollen Verordnungsumfang der Thiaziddiuretika richtig einzuschätzen, müssen die zahlreichen Kombinationen mit anderen Antihypertensiva berücksichtigt werden, die vor allem in der Hochdrucktherapie eingesetzt werden. Insgesamt kommt dann ein beachtliches Verordnungsvolumen von 2314 Mio. DDD (Vorjahr 2374 Mio. DDD) zusammen (◘ Tabelle 26.5).

Damit liegt das Verordnungsvolumen von Thiaziddiuretika weitaus höher als die 1208 Mio. DDD der Schleifendiuretika (◘ Abbildung 26.1), die fast ausschließlich als Monotherapeutika verordnet werden. Weiterhin zeigt diese Zusammenstellung, dass unverändert 82% der Verordnungen von Thiaziddiuretika auf fixe Kombinationspräparate entfallen.

Das hohe Verordnungsvolumen von Schleifendiuretika hängt zum Teil damit zusammen, dass ein großer Anteil der verordneten DDD auf hochdosierte Arzneiformen für niereninsuffiziente Patienten entfallen. Ob diese stark wirksamen Mittel in allen übrigen Fällen einer Diuretikatherapie indiziert sind, ist fraglich. Bei intakter Nierenfunk-

◘ Tabelle 26.5 Verordnungen von Thiaziddiuretika

Thiaziddiuretika	2015 Mio. DDD	2016 Mio. DDD
Monopräparate (◘ Abbildung 26.1)	425	420
Kombinationen mit kaliumsparenden Diuretika (◘ Abbildung 26.1)	94	85
Kombinationen mit Betarezeptorenblockern (▶ Tabelle 17.1)	225	215
Kombinationen mit Reserpin (▶ Tabelle 17.3)	6	1
Kombinationen mit ACE-Hemmern (▶ Tabelle 8.2)	795	757
Kombinationen mit AT$_1$-Antagonisten (▶ Tabelle 8.5)	681	684
Kombinationen mit AT$_1$-Antagonisten und Calciumantagonisten (▶ Tabelle 8.6)	142	147
Kombinationen mit Renininhibitoren (▶ Tabelle 8.7)	6	5
Summe	2374	2314

tion sind Thiazide erste Wahl zur Diuretikatherapie. Bei den inzwischen üblichen niedrigen Dosierungen von Thiaziden spielen die metabolischen Nebeneffekte nach einer Übersichtarbeit von 59 Studien mit 58 520 Patienten keine wesentliche Rolle mehr, da die blutzuckersteigernde Wirkung der Diuretika durch eine ausreichende Behandlung der Hypokaliämie weitgehend verhindert wird (Zillich et al. 2006).

Literatur

Buggey J, Mentz RJ, Pitt B, Eisenstein EI, Anstrom KJ, Velazquez EJ, O'Connor CM (2015): A reappraisal of loop diuretic choice in heart failure patients. Am Heart J 169: 323–333

Chobanian AV, Bakris GL, Black HR, Cushman WC, Green LA, Izzo JL Jr, Jones DW, Materson BJ, Oparil S, Wright JT Jr, Roccella EJ (2003): The Seventh Report of the Joint National Committee on Prevention, Detection, Evaluation, and Treatment of High Blood Pressure: The JNC 7 Report. JAMA 289: 2560–2571

Cosin J, Diez J, TORIC investigators (2002): Torasemide in chronic heart failure: results of the TORIC study. Eur J Heart Fail 4: 507–513

Gentilini P, Laffi G, La Villa G, Carloni V, Foschi M, Romanelli RG, Marra F (1993): Torasemide in the treatment of patients with cirrhosis and ascites. Cardiovasc Drugs Ther 7 (Suppl 1): 81–85

Jacob MS, Tang WH (2011): Aldosterone-receptor antagonists in heart failure: insights after EMPHASIS-HF. Curr Heart Fail Rep. 8: 7–13

Juurlink DN, Mamdani MM, Lee DS, Kopp A, Austin PC, Laupacis A, Redelmeier DA (2004): Rates of hyperkalemia after publication of the Randomized Aldactone Evaluation Study. N Engl J Med 351: 543–551

Lachaine J, Beauchemin C, Ramos E (2011): Use, tolerability and compliance of spironolactone in the treatment of heart failure. BMC Clin Pharmacol May 20; 11: 4. doi: 10.1186/1472-6904-11-4

Murray MD, Deer MM, Ferguson JA, Dexter PR, Bennett SJ, Perkins SM et al (2001): Open label randomized trial of torsemide compared with furosemide therapy for patients with heart failure. Am J Med 111: 513–520

Oßwald H, Vallon V, Luippold G, Gleiter CH (2004): Diuretika – Physiologie, Pharmakologie und klinische Anwendungen. Wissenschaftliche Verlagsgesellschaft, Stuttgart

Pitt B, Nicklas J (2009): Loop diuretics in patients with heart failure: time to change to torsemide? J Cardiovasc Pharmacol 53: 435–437

Pitt B, Remme W, Zannad F, Neaton J, Martinez F, Roniker B, Bittman R, Hurley S, Kleiman J, Gatlin M; Eplerenone Post-Acute Myocardial Infarction Heart Failure Efficacy and Survival Study Investigators (2003): Eplerenone, a selective aldosterone blocker, in patients with left ventricular dysfunction after myocardial infarction. N Engl J Med 348: 1309–1321

Pitt B, Zannad F, Remme WJ, Cody R, Castaigne A, Perez A, Palensky J, Wittes J (1999): The effect of spironolactone on morbidity and mortality in patients with severe heart failure. Randomized Aldactone Evaluation Study Investigators. N Engl J Med 341: 709–717

Psaty BM, Lumley T, Furberg CD, Schellenbaum G, Pahor M, Alderman MH, Weiss NS (2003): Health outcomes associated with various antihypertensive therapies used as first-line agents: a network meta-analysis. JAMA 289: 2534–2544

Roush GC, Holford TR, Guddati AK (2012): Chlorthalidone compared with hydrochlorothiazide in reducing cardiovascular events: systematic review and network meta-analyses. Hypertension 59: 1110–1117

The ALLHAT Officers and Coordinators for the ALLHAT Collaborative Research Group (2003): Major outcomes in high-risk hypertensive patients randomized to angiotensin-converting enzyme inhibitor or calcium channel blocker vs diuretic: The Antihypertensive and Lipid-Lowering Treatment to Prevent Heart Attack Trial (ALLHAT). JAMA 288: 2981–2997

Wargo KA, Banta WM (2009): A comprehensive review of the loop diuretics: Should furosemide be first line? Ann Pharmacother 43: 1836–1847

Wilcox CS (2002): New insights into diuretic use in patients with chronic renal disease. J Am Soc Nephrol 13: 798–805

Zillich AJ, Garg J, Basu S, Bakris GL, Carter BL (2006): Thiazide diuretics, potassium, and the development of diabetes: a quantitative review. Hypertension 48: 219–224

Gichtmittel

Bernd Mühlbauer und Gerhard Schmidt

© Springer-Verlag GmbH Germany 2017
U. Schwabe, D. Paffrath, W.-D. Ludwig, J. Klauber (Hrsg.), *Arzneiverordnungs-Report 2017*
DOI 10.1007/978-3-662-54630-7_27

Auf einen Blick

Verordnungsprofil

Die spezifische Arzneitherapie der Gicht umfasst Xanthinoxidasehemmer, Colchicin und Benzbromaron. Standardmittel für die chronische Gicht ist Allopurinol, auf das 86% aller Verordnungen entfallen. Einen massiven Zuwachs, verbunden mit erheblichen Mehrausgaben, erreichte erneut der zweite Xanthinoxidasehemmer Febuxostat, der keine klinisch relevanten Vorteile gegenüber dem altbewährten Allopurinol aufweist. Beim akuten Gichtanfall wird Colchicin eingesetzt. Es ist 2016 wieder etwas häufiger verordnet worden als im Vorjahr. Die Verordnungen des Urikosurikums Benzbromaron haben 2016 weiter abgenommen. Auch bei der Kombination von Allopurinol und Benzbromaron ist ein Verordnungsrückgang eingetreten.

Gicht ist eine Stoffwechselkrankheit mit erhöhten Harnsäurespiegeln im Serum, die durch erhöhte hepatische Bildung (selten) oder renale Minderausscheidung (häufig) bedingt ist. Die Hyperurikämie ist zunächst oft symptomlos. Gichtkomplikationen entstehen durch kristalline Ausfällung der Harnsäure. In der Synovia von Gelenken führt dies zu schmerzhaften Gichtanfällen, im Gewebe zu immunologischer Reaktion mit Knötchenbildung (Tophi), in der Niere zu Uratsteinen. Wichtige Risikofaktoren für die Entstehung einer Hyperurikämie sind Hypertonie (74%), Niereninsuffizienz (71%), Adipositas (53%) und Diabetes (14%) sowie die Einnahme einiger Arzneimittel (Thiaziddiuretika, Ciclosporin und Tacrolimus) (Übersicht bei Dalbeth et al. 2016).

Basis der Therapie ist eine Diät mit reduzierter Purinzufuhr. Der größte Teil der Harnsäure stammt jedoch aus dem körpereigenen Purinmetabolismus. Nach epidemiologischen Untersuchungen erhöhen Übergewicht und erheblicher Alkoholkonsum, unabhängig von der Harnsäureserumkonzentration, das Risiko eines Gichtanfalls (Lin et al. 2000). Neben purinarmer Kost sind daher Gewichtsreduktion und Einschränkung des Alkoholkonsums wichtige nichtmedikamentöse Maßnahmen. Die asymptomatische Hyperurikämie erfordert keine routinemäßige Arzneitherapie, da viele hyperurikämische Patienten keine Gichtanfälle entwickeln und umgekehrt die Harnsäurespiegel bei einem akuten Gichtanfall im Normalbereich liegen können (Richette et al. 2017). Bei asymptomatischer Hyperurikämie wird zu häufig Allopurinol oder Febuxostat verordnet (NN 2014). Bei nur gering erhöhten Serumharnsäurewerten ist das Risiko oft größer als der Nutzen. Das gilt ganz besonders bei Patienten im höheren Lebensalter (Pasina et al. 2014). Trotzdem ist die Hyperurikämie mit einem Harnsäurespiegel über 6 mg/dl ein wichtiger Risikofaktor der Gicht (Shiozawa et al. 2017). Vor dem ersten Gichtanfall sind Tophi oder Nierenschäden selten nachweisbar.

Die medikamentöse Therapie der symptomatisch gewordenen Gicht zielt auf die Behandlung des akuten Gichtanfalls und auf die dauerhafte Senkung der Harnsäurespiegel. Sie gliedert sich in drei Therapieprinzipien: Unterdrückung der zum Gichtanfall führenden Entzündungsreaktion, Hemmung der Harnsäurebildung durch Urikostatika und Förderung der Harnsäureausscheidung durch Urikosurika. Die European League Against Rheumatism (EULAR) hat gut begründete evidenzbasierte Empfehlungen zur Diagnose und Therapie der Gicht entwickelt (Richette et al. 2017).

Für die Therapie des *akuten Gichtanfalls* kommen Colchicin und nichtsteroidale Antiphlogistika (z. B. Naproxen, Indometacin) in Frage. Beide sind wirksam zur Linderung der akuten Gichtsymptome, haben aber auch ihre spezifischen Nebenwirkungen (Khanna et al. 2012). Colchicin kann insbesondere in höheren Dosierungen schwere Durchfälle auslösen, bei nichtsteroidalen Antiphlogistika besteht ein erhöhtes Risiko gastrointestinaler Blutungen. Üblicherweise werden nichtsteroidale Antiphlogistika verwendet. Diese Präferenz beruht jedoch mehr auf Tradition und persönlicher Erfahrung, da beide Behandlungen nicht direkt miteinander verglichen wurden. Neuere Untersuchungen favorisieren niedrigere Colchicindosen (van Echteld et al. 2014) gegenüber höheren und orale Glucocorticoide gegenüber nichtsteroidalen Antiphlogistika in der Therapie des akuten Gichtanfalls (Suresh und Das 2012). Orale Glucocorticoide (Prednisolon, Triamcinolon) sind Therapie der Wahl bei Kontraindikationen gegen Colchicin oder nichtsteroidale Antiphlogistika, wenn auch keine überzeugenden Studienbelege für diese Therapie existieren (Janssens et al. 2008). Mit Colchicin in geringeren Dosierungen ist auch eine effektive Prophylaxe von Gichtanfällen möglich.

Eine harnsäuresenkende Dauertherapie der *symptomatisch gewordenen Gicht* ist bei Patienten nach wiederholten Gichtanfällen, Gichtarthropathie, Tophi oder radiologischen Veränderungen indiziert. Ziel der Harnsäuresenkung ist die Auflösung bestehender Harnsäureablagerungen und die Prävention neuer Ablagerungen. Neben nichtmedikamentösen Maßnahmen wird eine Senkung der Serumharnsäure empfohlen, wenn die Zielwerte (<6 mg/dl, bei schwerer Gicht unter 5 mg/dl) nicht erreicht werden. Allopurinol ist das Mittel der Wahl mit Anpassung der Dosierung an die Nierenfunktion. Wenn die Zielwerte mit Allopurinol nicht erreicht werden, sollten Febuxostat, ein Urikosurikum oder eine Kombination von Allopurinol mit einem Urikosurikum in Betracht gezogen werden

(Richette et al. 2017). Trotz seines jahrzehntelangen Einsatzes ist die ausreichende Allopurinoldosis nicht befriedigend geklärt (Übersicht bei Sundy 2010). Eine Steigerung der Tagesdosis von 300 auf 600 mg erhöhte die Ansprechrate von 26% auf 78%. Die maximale Tagesdosis beträgt 800 mg (Fachinformation *Zyloric* 2016).

Seit 2010 ist der Xanthinoxidasehemmer Febuxostat (*Adenuric*) im Handel. In den Zulassungsstudien senkte Febuxostat die Harnsäure effektiver als 300 mg Allopurinol, doch gegen höhere und damit effektivere Allopurinoldosen wurde es nicht geprüft. Als Vorteil wird darüber hinaus angegeben, dass Febuxostat zu lediglich 10% renal eliminiert wird, was bei Patienten mit Nierenfunktionseinschränkung von Vorteil sein könnte (Love et al. 2010). In einem Cochrane-Review gab es nach dreijähriger Nachbeobachtung für Febuxostat (80 mg oder 120 mg/Tag) und Allopurinol keine signifikanten Unterschiede bezüglich Wirksamkeit und Verträglichkeit (Tayar et al. 2012). Dies bestätigt eine weitere Metaanalyse direkter Vergleichsstudien: Die gegenüber Allopurinol etwas effektivere Senkung des Harnsäurespiegels unter Febuxostat schlug sich nicht in einer Reduktion klinischer Gichtsymptome nieder (Faruque et al. 2013). Daher sollte Febuxostat ausschließlich den seltenen Fällen vorbehalten bleiben, in denen Allopurinol wegen Unverträglichkeit nicht verwendet werden kann oder trotz genügender Dosierung keine ausreichenden Uratkonzentrationen erreicht werden, was in der Werbung allerdings nicht so dargestellt wird. Febuxostat ist etwa sechsmal teurer als Allopurinol. Somit sind den gesetzlichen Krankenkassen durch Verordnung dieses Präparates 2016 40 Mio. € unnötiger Ausgaben entstanden.

27.1   Verordnungsspektrum

Die Gichtmittel bilden mit 13 Präparaten unter den 3000 am häufigsten verordneten Arzneimitteln ein kleines Indikationsgebiet (❑ Tabelle 27.1). Nicht in der Auswertung dieses Kapitels erfasst sind nichtsteroidale Antirheumatika (siehe Antirheumatika und Antiphlogistika, ▸ Kapitel 19) und Glucocorticoide (siehe Corticosteroide, ▸ Kapitel 24), mit denen sich ebenfalls eine wirkungsvolle Behandlung

◘ **Tabelle 27.1 Verordnungen von Gichtmitteln 2016.** Angegeben sind die 2016 verordneten Tagesdosen, die Änderungen gegenüber 2015 und die mittleren Kosten je DDD 2016.

Präparat	Bestandteile	DDD Mio.	Änderung %	DDD-Nettokosten €
Allopurinol				
Allopurinol-ratiopharm	Allopurinol	136,3	(+61,3)	0,23
Allopurinol AL	Allopurinol	77,9	(−5,4)	0,22
Allopurinol Heumann	Allopurinol	74,8	(+4,2)	0,24
Allopurinol AbZ	Allopurinol	28,0	(−64,7)	0,23
Allobeta	Allopurinol	5,4	(+4,7)	0,22
Allopurinol-1 A Pharma	Allopurinol	3,1	(−22,2)	0,23
Allopurinol HEXAL	Allopurinol	2,8	(−14,5)	0,22
Allo-CT	Allopurinol	1,0	(−20,2)	0,22
		329,4	(−0,7)	0,23
Febuxostat				
Adenuric	Febuxostat	38,5	(+21,4)	1,28
Colchicin				
Colchicum-Dispert	Herbstzeitlosensamenextrakt	4,4	(+8,0)	1,12
Colchysat Bürger	Herbstzeitlosenblütenextrakt	1,5	(−3,9)	0,75
		5,9	(+4,7)	1,03
Benzbromaron				
Benzbromaron AL	Benzbromaron	6,0	(−4,1)	0,15
Kombinationspräparate				
Allopurinol-ratiopharm comp.	Allopurinol Benzbromaron	3,1	(−5,7)	0,20
Summe		382,9	(+1,1)	0,35

von Gichtanfällen durchführen lässt. Bis auf zwei Colchicinpräparate, ein Benzbromaronpräparat und ein Kombinationspräparat aus Allopurinol und Benzbromaron, sowie dem 2010 eingeführten Xanthinoxidasehemmer Febuxostat sind nur Allopurinol-Monopräparate vertreten. Allopurinolpräparate repräsentieren 86% der verordneten Tagesdosen und sind 2016 gegenüber dem Vorjahr fast nicht verändert. Benzbromaron weist wieder gesunkene Verordnungszahlen gegenüber dem Vorjahr auf (◘ Tabelle 27.1).

Neben den Allopurinolmonopräparaten findet sich 2016 noch ein Kombinationspräparat aus Allopurinol und Benzbromaron auf der Liste der 3000 häufigsten Verordnungen (◘ Tabelle 27.1). Seine Verordnungszahlen sind gegenüber dem Vorjahr erneut zurückgegangen. Aus theoretischen Grün-

den könnte es sinnvoll erscheinen, die Prinzipien Xanthinoxidasehemmung und Urikosurie zu kombinieren, um dadurch eine Wirkungssteigerung zu erzielen oder eine Dosisreduktion der Einzelsubstanzen zu ermöglichen. Bisher ist dieses Konzept jedoch nur in einer Beobachtungsstudie bestätigt worden, in der die Kombination die Harnsäureserumspiegel stärker als die Einzelkomponenten senkte (Azevedo et al. 2014).

Colchicin ist ein Alkaloid aus Blüten und Samen der Herbstzeitlose. Es wird für die Akuttherapie des Gichtanfalls und die vorübergehende Anfallsprophylaxe zu Beginn einer medikamentösen Therapie zur Harnsäuresenkung eingesetzt. In Deutschland werden die Pflanzenextrakte der Herbstzeitlose verwendet, während in anderen Ländern das Reinalkaloid als Handelspräparat zur Verfügung steht. Die

Verordnungszahlen der Colchicinpräparate sind gegenüber dem Vorjahr erneut leicht gestiegen (◘ Tabelle 27.1).

Literatur

Dalbeth N, Merriman TR, Stamp LK (2016): Gout. Lancet 388: 2039–2052

Fachinformation Zyloric (2016): https://www.fachinfo.de/suche/fi/002332

Faruque LI, Ehteshami-Afshar A, Wiebe N, Tjosvold L, Homik J, tonelli M (2013): A systematic review and meta-analysis on the safety and efficacy of febuxostat versus allopurinol in chronic gout. Semin Arthritis Rheum 43: 367–375

Janssens H, Lucassen P, Van de Laar F, Janssen M, Van de Lisdonk E (2008): Systemic corticosteroids for acute gout. Cochrane Database Syst Rev. 2008 Apr 16; (2): CD005521

Khanna D, Khanna PP, Fitzgerald JD, Singh MK, Bae S, Neogi T, Pillinger MH, Merill J, Lee S, Prakash S, Kaldas M, Gogia M, Perez-Ruiz F, Taylor W, Lioté F, Choi H, Singh JA, Dalbeth N, Kaplan S, Niyyar V, Jones D, Yarows SA, Roessler B, Kerr G, King C, Levy G, Furst DE, Edwards NL, Mandell B, Schumacher HR, Robbins M, Wenger N, Terkeltaub R; American College of Rheumatology (2012): 2012 American College of Rheumatology guidelines for management of gout. Part 2: therapy and antiinflammatory prophylaxis of acute gouty arthritis. Arthritis Care Res 64: 1447–1461

Lin KC, Lin HY, Chou P (2000): Community based epidemiological study on hyperuricemia and gout in Kin-Hou. J Rheumatol 27: 1045–1050

Löffler W, Simmonds HA, Gröbner W (1983): Gout and uric acid nephropathy: Some new aspects in diagnosis and treatment. Klin Wochenschr 61: 1223–1239

Love BL, Barrons R, Veverka A, Snider KM (2010): Urate-lowering therapy for gout: focus on febuxostat. Pharmacotherapy 30: 594–608

NN (2014): Bei asymptomatischer Hyperurikämie wird zu häufig Allopurinol verordnet. Arzneimittelbrief 48: 46–47

Pasina L, Brucato AL, Djade CD, Di Corato P, Ghindoni S, Tettamanti M, Franchi C, Salerno F, Corrao S, Marcucci M, Mannucci PM, Nobili A (2014): Inappropiate prescription of allopurinol and febuxostat and risk of adverse events in the elderly: results from the REPOSI registry. Eur J Clin Pharmacol 70: 1495–1503

Richette P, Doherty M, Pascual E, Barskova V, Becce F, Castañeda-Sanabria J, Coyfish M, Guillo S, Jansen TL, Janssens H, Lioté F, Mallen C, Nuki G, Perez-Ruiz F, Pimentao J, Punzi L, Pywell T, So A, Tausche AK, Uhlig T, Zavada J, Zhang W, Tubach F, Bardin T (2017): 2016 updated EULAR evidence-based recommendations for the management of gout. Ann Rheum Dis 76: 29–42

Shiozawa A, Szabo SM, Bolzani A, Cheung A, Choi HK (2017): Serum uric acid and the risk of incident and recurrent gout: A systematic review. J Rheumatol 44: 388–396

Sundy JS (2010): Progress in the pharmacotherapy of gout. Curr Opin Rheumatol 22: 188–193

Suresh E, Das P (2012): Recent advances in management of gout. QJM 105: 407–417

Tayar JH, Lopez-Olivo MA, Suarez-Almazor ME (2012): Febuxostat for treating chronic gout. Cochrane Database Syst Rev. 2012 Nov 14; 11: CD008653

Van Echteld I, Wechalekar MD, Schlesinger N, Buchbinder R, Aletaha D (2014): Colchicine for acute gout. Cochrane Database Syst Rev Issue 8: CD006190

Herztherapeutika

Thomas Eschenhagen

© Springer-Verlag GmbH Germany 2017
U. Schwabe, D. Paffrath, W.-D. Ludwig, J. Klauber (Hrsg.), *Arzneiverordnungs-Report 2017*
DOI 10.1007/978-3-662-54630-7_28

Auf einen Blick

Herzglykoside gehen in ihren Verordnungszahlen unvermindert zurück, während sich Antiarrhythmika auf niedrigem Niveau stabilisiert haben. Für beide Gruppen fehlt eine klare Evidenz für prognostisch günstige Wirkungen, dazu haben Antiarrhythmika und Herzglykoside eine niedrige therapeutische Breite mit potentiell lebensbedrohlichen Nebenwirkungen. Die Verordnung von Nitraten und anderen Mitteln zur Behandlung der stabilen Angina pectoris wie Molsidomin, Ranolazin oder Ivabradin geht mit Ausnahme von Ranolazin ebenfalls zurück, was wahrscheinlich zum Teil einer Abnahme von Patienten mit stabiler Angina pectoris geschuldet ist. Mit der Kombination aus Sacubitril und Valsartan ist ein neues Therapieprinzip zur Behandlung der chronischen Herzinsuffizienz verfügbar.

Die 2008 eingeführte Einteilung in „Herztherapeutika" umfasst die früheren Gruppen Antiarrhythmika, Kardiaka und Koronarmittel. Die Klassifikation orientiert sich primär an therapeutischen Kriterien und weniger an pharmakologischen Wirkungen, weil Nitrate und Molsidomin ihren Hauptangriffspunkt nicht am Herzmuskel oder den Koronarien, sondern an peripheren Gefäßen haben. Die Zusammenfassung folgt dem ATC-System der WHO und erscheint wegen des kontinuierlichen Rückgangs der Verordnungen in den drei Bereichen angemessen.

28.1 Herzglykoside

Herzglykoside sind positiv inotrop wirkende Arzneimittel zur Behandlung der Herzinsuffizienz mit zusätzlich antiarrhythmischen Eigenschaften. Die Bedeutung der Herzglykoside insgesamt nimmt mit dem erfolgreichen Einsatz von ACE-Hemmern, Betarezeptorenblockern und Aldosteronantagonisten bei der Herzinsuffizienz und Betarezeptorenblockern beim Vorhofflimmern immer weiter ab.

28.1.1 Verordnungsspektrum

Wie in den vorangehenden Jahren nahm die Verordnungshäufigkeit in der gesamten Indikationsgruppe 2016 gegenüber dem Vorjahr deutlich (–9%) ab (54% gegenüber 2007; ◘ Tabelle 28.1, ◘ Abbildung 28.1). Dagegen nehmen die Verordnungen von ACE-Hemmern (▶ Kapitel 8) und Betarezeptorenblockern (▶ Kapitel 21) und Diuretika (▶ Kapitel 26) im selben Zeitraum weiter zu, was die Bedeutung der jeweiligen Gruppen in der leitliniengerechten Behandlung der Herzinsuffizienz widerspiegelt. Diese Entwicklung dürfte sich durch die Verfügbarkeit von Sacubitril/Valsartan zusätzlich beschleunigen. Unter den häufig verordneten Digitalisglykosiden dominiert weiterhin Digitoxin (80% von gesamt). Dies ist durchaus kritisch zu sehen, weil überprüfte Normalwerte der Plasmakonzentration und kontrollierte Studien fehlen.

28.1.2 Therapeutische Gesichtspunkte

Herzglykoside werden bei der chronischen Herzinsuffizienz und zur Reduktion der Kammerfre-

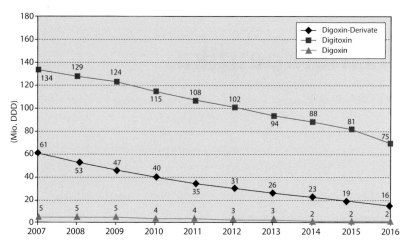

◘ **Abbildung 28.1 Verordnungen von Herzglykosiden 2007 bis 2016.** Gesamtverordnungen nach definierten Tagesdosen.

◘ **Tabelle 28.1 Verordnungen von Herzglykosiden und Neprilysin-Inhibitoren 2016.** Angegeben sind die 2016 verordneten Tagesdosen, die Änderungen gegenüber 2015 und die mittleren Kosten je DDD 2016.

Präparat	Bestandteile	DDD Mio.	Änderung %	DDD-Nettokosten €
Digoxin				
Lanicor	Digoxin	1,6	(−3,6)	0,15
β-Acetyldigoxin				
Novodigal Tabl.	β-Acetyldigoxin	13,6	(−7,4)	0,37
Metildigoxin				
Lanitop	Metildigoxin	2,7	(−16,1)	0,30
Digitoxin				
Digimerck	Digitoxin	38,5	(−9,2)	0,19
Digitoxin AWD	Digitoxin	29,4	(−5,0)	0,19
Digimed	Digitoxin	7,2	(−3,2)	0,18
		75,1	(−7,0)	0,19
Neprilysin-Inhibitoren				
Entresto	Sacubitril Valsartan	3,7	(neu)	6,80
Summe		96,6	(−3,6)	0,47

quenz bei Vorhofflimmern eingesetzt. Für Digoxin (und nur dafür!) ist gezeigt worden, dass es die Notwendigkeit von Krankenhausaufnahmen bei Herzinsuffizienz senkt. Die Letalität wurde nicht signifikant gesenkt (The Digitalis Investigation Group 1997). Interessanterweise war dieses Ergebnis dem der SHIFT-Studie zu Ivabradin sehr ähnlich, ist aber anders bewertet worden (Castagno et al. 2012). Die aktuelle Nationale Versorgungsleit-

linie sagt, dass Herzglykoside als Reservemittel verordnet werden können. Die aktuellen Leitlinien der European Society of Cardiology (ESC; Ponikowski et al. 2016) empfehlen Herzglykoside nur noch als letzte Wahl. Die Indikation von Herzglykosiden bei Herzinsuffizienz und tachyarrhythmischem Vorhofflimmern wurde lange Zeit empfohlen (z. B. Bundesärztekammer et al. 2013). Allerdings ist auch dies kritisch zu sehen, weil sie anders als

Betarezeptorenblocker die Anfallsfrequenz bei paroxysmalem Flimmern nicht senken und ihre frequenzsenkende Wirkung unter körperlicher Belastung nachlässt. Metaanalysen zur prognostischen Wirkung von Herzglykosiden bei Patienten mit Vorhofflimmern ergaben Hinweise auf ein erhöhtes Sterberisiko (Vamos et al. 2015) oder waren neutral (Ziff et al. 2015).

Herzglykoside haben eine bekannte geringe therapeutische Breite und potentiell lebensbedrohliche Nebenwirkungen, vor allem Herzrhythmusstörungen. Die Häufigkeit von Herzglykosidüberdosierungen hat zwar abgenommen, liegt aber nach einer Studie in den Niederlanden immer noch bei 0,04% aller Krankenhauseinweisungen oder 1,94 Krankenhauseinweisungen/1000 Patientenjahre (Aarnoudse et al. 2007). Interessanterweise war die Rate bei Frauen um 40% höher als bei Männern, ein Befund, der in einer deutschen Studie bestätigt wurde (Schmiedl et al. 2007). Frauen erhielten hier in einem deutlich höheren Prozentsatz eine zu hohe Tagesdosis von Digitoxin (>1 µg/kg). Diese Daten weisen auf die Notwendigkeit einer körpergewichtsadaptierten Digitoxindosis hin, was problematisch ist, weil es zwei der drei häufig verordneten Digitoxinpräparate (*Digitoxin AWD, Digimed*) zurzeit nur in der 0,07 mg Dosis gibt. Insbesondere für schlanke Frauen steht daher zurzeit nur *Digimerck pico* (0,05 mg) zur Verfügung und sollte bevorzugt eingesetzt werden. Ein Vorteil von Digoxin ist, dass das in der Praxis gelegentliche Auslassen einer Tagesdosis aufgrund der langen Halbwertszeit unproblematisch ist.

Digoxin und Digoxinderivate sind in entsprechender galenischer Zubereitung gut bioverfügbar und ausreichend gut steuerbar. Allerdings muss bei Digoxinpräparaten die Dosis bei eingeschränkter Nierenfunktion und damit insbesondere im Alter reduziert werden, was bei Digitoxin nicht der Fall ist. Retrospektive Auswertungen weisen darauf hin, dass niedrige Digoxin-Plasmakonzentrationen (0,5–0,8 ng/ml) mit einem Vorteil, höhere (>1,2 ng/ml) aber mit einem signifikanten Überlebensnachteil einhergingen (Rathore et al. 2003). Die alten „Normalwerte" von 0,8–2,0 ng/ml müssen daher als eindeutig zu hoch gelten. Leider fehlen derartige Informationen zu Digitoxin, und eine prospektive Überprüfung der niedrigen Digoxindosen fehlt. Eine weitere Nachauswertung der DIG-Studie hat

aber gezeigt, dass Digoxingabe in den ersten 12 Monaten im gesamten Kollektiv mit einer signifikanten Abnahme der Gesamtletalität verbunden war (Ahmed et al. 2009). Dieser überraschende Befund lässt sich möglicherweise damit erklären, dass die insgesamt zu hohen Dosen im ersten Jahr bei im Schnitt jüngeren Patienten mit besserer Nierenfunktion noch zu „therapeutischen" Plasmakonzentrationen führte. Diese Daten lassen wiederum eine prospektive Studie dringend erforderlich erscheinen.

Anhand des Verordnungsvolumens von 93 Mio. definierten Tagesdosen (DDD) lässt sich abschätzen, dass nur noch etwa 250 000 Patienten eine Dauertherapie mit Herzglykosiden erhalten.

28.1.3 Wirtschaftliche Gesichtspunkte

Digitoxinpräparate sind deutlich günstiger als Digoxinderivate, was wahrscheinlich neben dem zunehmenden Lebensalter mit vermuteter oder tatsächlicher Einschränkung der Nierenfunktion für das zunehmende Überwiegen von Digitoxin mitverantwortlich ist. Es erstaunt aber, dass Digoxin, das den niedrigsten DDD-Preis und die wegen der größeren Verbreitung in angelsächsischen Ländern mit Abstand beste Datenlage aufweist, am wenigsten verordnet wird.

28.2 Angiotensinrezeptor/ Neprilysin-Inhibitoren (ARNI)

Mit der fixen Kombination des Angiotensinrezeptorblockers (ARB) Valsartan und dem Neprilysin Inhibitor Sacubitril ist 2016 erstmalig seit langer Zeit ein neues Prinzip zur Behandlung der chronischen Herzinsuffizienz mit reduzierter Pumpfunktion (HFrEF) eingeführt worden (▶ Kapitel 3: Neue Arzneimittel 2016, Abschnitt 3.1.24). Die weltweite Zulassung erfolgte auf der Basis der PARADIGM Studie (McMurray et al. 2014), die bei über 8000 Patienten mit mittelschwerer Herzinsuffizienz im Vergleich zu dem ACE-Hemmer Enalapril eine um etwa 20% geringere kardiovaskuläre und Gesamtmortalität gezeigt hat. Unter Sacubitril/Valsartan war der mittlere Blutdruck etwas geringer als unter Enalapril (–3,2 mm Hg). Symptomatische Hypotonie wurde bei 14% vs. 9% beobachtet. Bemerkenswert ist, dass dies mit weniger Nebenwirkungen an der Niere oder Hyperkaliämien einhergeht (z. B. 3,3% vs. 4,5% Kreatininanstieg auf >2,5 mg/dl). Letzteres unterscheidet die Therapie wesentlich von den (gescheiterten) Versuchen, die Wirkung von ACE-Hemmern durch Hinzunahme von ARBs oder dem Reninhibitor Aliskiren zu steigern. Anders als Omapatrilat, einer Substanz, die gleichzeitig ACE und Neprilysin hemmt, wurden unter Sacubitril/Valsartan nicht vermehrt Angioödeme beobachtet. Eine Kombination mit ACE-Hemmern ist aber wegen dieses Risikos kontraindiziert. Während amerikanische Leitlinien Sacubitril/Valsartan bereits als primäre Alternative zu ACE-Hemmern empfehlen, hat die ESC das Umsetzen von ACE-Hemmer auf die Kombination bei solchen Patienten empfohlen, die unter ACE-Hemmern, Betarezeptorenblockern und Mineralokortikoidrezeptorantagonisten immer noch symptomatisch sind (Ponikowski et al. 2016). Dies reflektiert das Studiendesign der PARADIGM Studie. Da die genetische Ausschaltung von Neprilysin bei Mäusen mit einer vermehrten Amyloidablagerung einherging, klären derzeit laufende Studien die langfristige Sicherheit der Substanz in Bezug auf die Alzheimer Erkrankung. 2016 wurden von der teuren Substanz (DDD Preis 6,8 €) 3,7 Mio. DDD verordnet, was 10.000 behandelten Patienten entspricht. Es wäre zu wünschen, dass die Substanz durch Preissenkungen einem breiteren Patientenkreis zugute käme.

28.3 Antiarrhythmika

Antiarrhythmika werden zur Behandlung von tachykarden Rhythmusstörungen verwendet und hier hauptsächlich bei Vorhofflimmern. Die wichtigsten Antiarrhythmika sind Betarezeptorenblocker, weil sie bei vielen kardiovaskulären Grunderkrankungen auch lebensverlängernd wirken. Sie werden aber in der Regel nicht primär als Antiarrhythmika verordnet und werden daher unter Betarezeptorenblockern besprochen (◗ Kapitel 21). Ausnahme ist das Klasse III-Antiarrhythmikum Sotalol, das zusätzliche betarezeptorenblockierende Wirkung hat (im L-Enantiomer) und 2010 erstmalig unter den Antiarrhythmika besprochen wurde (◗ Tabelle 28.2).

Bradyarrhythmien werden vorwiegend nichtmedikamentös behandelt, Parasympatholytika wie Ipratropiumbromid oder Betasympathomimetika sind nur überbrückend geeignet. Lebensbedrohliche tachykarde Herzrhythmusstörungen werden auch überwiegend nichtmedikamentös durch Implantation von Defibrillatoren/Cardiovertern behandelt (Moss et al. 2002, Sanders et al. 2005). Antiarrhythmika werden in Anlehnung an Vaughan Williams (1975) nach ihren elektrophysiologischen Wirkungen in vier Klassen eingeteilt:

I. *Membranstabilisierende Substanzen* bewirken eine Hemmung des schnellen Natriumeinstroms. Die einzelnen Substanzen unterscheiden sich in der Beeinflussung der Aktionspotentialdauer, Nebenwirkungen sowie ihrer Verweildauer am Kanal. *Chinidinartige* (Klasse I A) verbreitern das Aktionspotential aufgrund einer zusätzlichen Kaliumkanal-Hemmung, während solche vom *Lidocaintyp* (Klasse I B) das Aktionspotential geringgradig verkürzen. *Flecainid* und *Propafenon* (Klasse I C) beeinflussen die Aktionspotentialdauer nicht wesentlich und haben eine besonders lange Verweildauer am Kanal. Bei Propafenon kommen noch betarezeptorenblockierende Eigenschaften hinzu.

II. *Betarezeptorenblocker* hemmen vor allem die durch Calciumionen vermittelten arrhythmogenen und herzfrequenzsteigernden Wirkungen der endogenen Catecholamine. Sie sind die einzigen Antiarrhythmika, für die lebensverlängernde Wirkungen bei strukturellen Herzerkrankungen nachgewiesen sind.

III. *Repolarisationshemmende Substanzen* verbreitern durch Hemmung von Kaliumauswärtsströmen das Aktionspotential und führen dadurch zu einer Verlängerung der Refraktärzeit. In diese Gruppe gehören Amiodaron, Dronedaron und der Betarezeptorenblocker Sotalol.

IV. *Calciumantagonisten* hemmen den langsamen Calciumeinstrom. Prototypen dieser Gruppe sind Verapamil und Diltiazem.

Mit ähnlicher Indikation wie Calciumantagonisten werden Herzglykoside und (akut, nur zur Konversion einer AV-Knotentachykardie) Adenosin wegen ihrer negativ dromotropen Wirkung am AV-Kno-

Tabelle 28.2 Verordnungen von Antiarrhythmika 2016. Angegeben sind die 2016 verordneten Tagesdosen, die Änderungen gegenüber 2015 und die mittleren Kosten je DDD 2016.

Präparat	Bestandteile	DDD Mio.	Änderung %	DDD-Nettokosten €
Flecainid				
Flecainidacetat-Actavis	Flecainid	7,3	(−35,7)	0,80
Flecainid-PUREN	Flecainid	4,1	(neu)	0,80
Flecadura	Flecainid	2,2	(−4,7)	1,05
Flecainid AAA Pharma	Flecainid	1,8	(+34,2)	0,81
Tambocor	Flecainid	1,5	(−11,5)	1,01
Flecainid-1 A Pharma	Flecainid	0,91	(+2,1)	1,07
		17,7	(+1,2)	0,86
Propafenon				
Propafenon-ratiopharm	Propafenon	2,0	(−4,1)	0,47
Rytmonorm	Propafenon	1,6	(+1,9)	0,61
Propafenon AL	Propafenon	0,98	(+10,7)	0,47
		4,6	(+0,9)	0,52
Amiodaron				
Amiodaron Winthrop	Amiodaron	15,0	(+36,1)	0,66
Amiodaron Heumann	Amiodaron	12,1	(+100,8)	0,63
Amiogamma	Amiodaron	10,0	(+44,4)	0,51
Amiodaron-1 A Pharma	Amiodaron	4,6	(−17,4)	0,62
Amiodaron STADA	Amiodaron	1,7	(−85,7)	0,63
Amiodaron-ratiopharm	Amiodaron	1,4	(+86,8)	0,69
		44,8	(+5,7)	0,62
Dronedaron				
Multaq	Dronedaron	6,7	(−6,9)	3,35
Sotalol				
Sotalol-ratiopharm	Sotalol	4,2	(+161,5)	0,28
Sotalol AbZ	Sotalol	3,5	(−49,0)	0,26
SotaHEXAL	Sotalol	2,7	(−19,8)	0,29
Sotalol-1 A Pharma	Sotalol	2,5	(+38,4)	0,28
		12,8	(−5,7)	0,28
Summe		86,7	(+1,6)	0,82

ten eingesetzt. Sie bilden eine eigene Antiarrhythmika-Klasse V.

Die traditionelle Einteilung der Antiarrhythmika darf in ihrer Bedeutung für die klinische Differentialtherapie nicht überschätzt werden, da sich die Wirksamkeit einer Substanz bei einer bestimmten Arrhythmieform nur bedingt vorhersagen lässt. Vorbedingungen jeder antiarrhythmischen Medikation sind eine eindeutige kardiologische Diagnose und eine Klassifikation der Rhythmusstörung. Aufgrund der allen Antiarrhythmika eigenen proarrhythmischen Wirkungen muss die Indikationsstellung streng erfolgen. Dies gilt insbesondere für eine Kombinationstherapie, die, wenn überhaupt, nur mit Substanzen aus verschiedenen Klassen durchgeführt werden sollte (z. B. Amiodaron + Betarezeptorenblocker). Es muss realisiert werden, dass bei Klasse I und III Antiarrhythmika antiarrhythmische und proarrhythmische Mechanismen untrennbar miteinander verbunden sind. Natriumkanalhemmung (Klasse I) kann langsame kreisende Erregungen unterbrechen, erhöht aber über die mit ihr verbundene Leitungsverlangsamung die Wahrscheinlichkeit von kreisenden Erregungen. Klasse III Antiarrhythmika können diese durch Verlängerung der Refraktärzeit unterbrechen, erhöhen aber über den mit der Aktionspotentialverlängerung verbundenen vermehrten Calciumeinstrom die Gefahr von Automatien im Ventrikel.

28.3.1 Verordnungsspektrum

Unter den 3000 am häufigsten verordneten Präparaten befinden sich 2016 20 Antiarrhythmika inklusive Sotalol und dem 2010 erstmalig zugelassenen Dronedaron. Gegenüber 11 verschiedenen Substanzen im Jahre 1994 erscheinen nur noch 5 in dieser Liste: die Klasse-III-Antiarrhythmika Amiodaron, Dronedaron und Sotalol sowie die Natriumkanalblocker (Klasse IC) Flecainid und Propafenon (◘ Tabelle 28.2).

Das Gesamtverordnungsvolumen der Antiarrhythmika stabilisiert sich in den letzten Jahren und ist 2015 praktisch gleich geblieben. War Sotalol 2006 noch das am häufigsten verwendete Antiarrhythmikum, liegt das Verordnungsniveau heute unter dem von Flecainid und nahm gegenüber 2015 weiter ab (−6%). Propafenon Verordnungen blieben stabil, während Amiodaron stark und Flecainid leicht anstiegen (◘ Tabelle 28.2). Der Erfolg einer nebenwirkungsreichen Substanz wie Amiodaron ist wahrscheinlich auf seine gute Wirksamkeit bei nahezu allen Arrhythmien und sein relativ geringes proarrhythmisches Potential zurückzuführen, die Zunahme von Flecainid trotz des deutlichen proarrhythmischen Risikos bei strukturellen Herzerkrankungen Folge seiner guten Wirksamkeit bei supraventrikulären Arrhythmien („pill in the pocket" Konzept bei Vorhofflimmern). Mit Dronedaron ist 2010 das erste Mal seit Jahrzehnten ein neues orales Antiarrhythmikum auf den Markt gekommen und bereits ein Jahr später aufgrund von Toxizität und Übersterblichkeit erheblich in seiner Indikation eingeschränkt worden ist. Die Verordnungen fielen 2016 weiter ab.

28.3.2 Therapeutische Gesichtspunkte

Die Gruppe der Antiarrhythmika bietet besondere Auffälligkeiten, nachdem in der CAST-Studie bei Patienten nach Myokardinfarkt mit Flecainid oder Encainid mehr Todesfälle als bei der Placebogruppe beobachtet worden waren (Echt et al. 1991). Dies hat 1989 zu einer Zulassungsbeschränkung für Flecainid geführt, die 1993 auf alle Antiarrhythmika der Klassen I A und I C sowie in abgeschwächter Form auf die Substanzen der Klassen I B und III ausgedehnt worden ist. Außerdem wurde ein Hinweis auf den fehlenden lebensverlängernden Effekt in die Gebrauchsinformation aufgenommen. Insgesamt hat sich die Erkenntnis durchgesetzt, dass Klasse I und III Antiarrhythmika insbesondere bei struktureller Herzkrankheit, z. B. Herzinsuffizienz oder koronarer Herzkrankheit nach abgelaufenem Infarkt, mehr Schaden als Nutzen bewirken. Zur Verhinderung des arrhythmogenen plötzlichen Herztodes sind nichtmedikamentöse Maßnahmen wie die Implantation eines elektrischen Defibrillators/Kardioverters (ICD) der medikamentösen Therapie überlegen und relativ kosteneffektiv (Moss et al. 2002, Sanders et al. 2005). Häufig werden Amiodaron oder Betarezeptorenblocker adjuvant zur Reduktion der Auslösewahrscheinlichkeit von ICD-Schocks verordnet.

Mit dem besseren Verständnis der molekularen Ursachen des genetisch bedingten LQT-Syndroms sind auch die durch Arzneimittel verursachten Formen des LQT-Syndroms verstärkt in das Bewusstsein gelangt. Viele der proarrhythmischen Wirkungen von Antiarrhythmika sind Folge einer Hemmung kardialer Kaliumkanäle mit Aktionspotentialverlängerung und dem Risiko für *Torsade de pointes*-Arrhythmien. Dies gilt nicht nur (definitionsgemäß) für das Klasse III-Antiarrhythmikum Sotalol, sondern auch für Chinidin („Chinidinsynkope") und andere Vertreter der Klasse 1A (Ajmalin, Disopyramid, Procainamid) sowie in geringerem Umfang auch für Amiodaron.

Amiodaron hat neben seiner Kaliumkanalblockierenden, Klasse III-Wirkung ein breites Spektrum von Wirkungen auf Natrium- und Calciumkanäle sowie Alpha- und Betarezeptoren. Wahrscheinlich ist daher sein arrhythmogenes Potential geringer als das anderer Antiarrhythmika. Es ist

Mittel der Wahl zur Behandlung sonst therapierefraktärer symptomatischer supraventrikulärer und ventrikulärer Rhythmusstörungen bei Patienten mit struktureller Herzerkrankung. In klinischen Studien an Patienten mit Herzinsuffizienz oder Vorhofflimmern hatte es weder einen positiven noch negativen Effekt auf die Überlebensprognose (Bardy et al. 2005, Roy et al. 2008). Die zunehmende Verordnung ist durchaus kritisch zu sehen. Einerseits hat Amiodaron viele und z. T. schwere unerwünschte Wirkungen, z. B. Über- und Unterfunktion der Schilddrüse und Einlagerung in zahlreiche Gewebe (z. B. Corneaablagerungen, cave Lungenfibrose). Andererseits gehört es über Hemmung von Cytochrom P450 2C9 und 3A4 zu den Arzneimitteln mit hohem Interaktionspotential (z. B. Phenprocoumon, Statine).

2010 neu auf den Markt gekommen ist Dronedaron (*Multaq*), ein jodfreies Derivat von Amiodaron. Die Substanz hatte in frühen Studien eine gegenüber Amiodaron um 50% geringere Wirksamkeit bei Vorhofflimmern (36,5% vs. 24,3% Wiederauftreten nach Kardioversion), aber auch weniger Nebenwirkungen (Le Heuzey et al. 2010, DIONYSOS). Eine vorangehende Studie an Patienten mit Herzinsuffizienz oder schwerer linksventrikulärer Dysfunktion musste wegen erhöhter kardialer Mortalität nach Gabe von Dronedaron abgebrochen werden (Køber et al. 2008, ANDROMEDA). Zulassungsrelevant war die ATHENA Studie bei Patienten mit Vorhofflimmern, bei der Dronedaron einen kombinierten Endpunkt aus Hospitalisierung wegen kardiovaskulärer Indikation und Tod im Vergleich zu Placebo relativ um 24% senkte (Hohnloser et al. 2009). Im Januar 2011 warnte ein Rote-Hand-Brief vor schweren Leberschäden unter Dronedaron, darunter zwei Fällen, in denen eine Lebertransplantation notwendig war. Die PALLAS-Studie bei Patienten mit permanentem Vorhofflimmern wurde abgebrochen, weil Dronedaron mit einer etwa 2-fachen Erhöhung der Sterblichkeit und anderer Endpunkte assoziiert war (Connolly et al. 2011). Die Indikation ist daraufhin im September 2011 erheblich eingeschränkt worden. Die Mortalität in der PALLAS-Studie war mit der gleichzeitigen Gabe von Digoxin assoziiert, was zusammen mit einer deutlichen Erhöhung der mittleren Digoxin Plasmakonzentrationen von 1,1 gegenüber 0,7 ng/ml in der Dronedaron-Gruppe für die Bedeutung einer über gp-170-Hemmung vermittelten pharmakokinetischen Interaktion spricht (Hohnloser et al. 2014).

Die bei weitem häufigste Indikation für eine antiarrhythmische Therapie ist Vorhofflimmern. Betarezeptorenblocker reduzieren bei permanentem Vorhofflimmern die Kammerfrequenz, bei paroxysmalem Vorhofflimmern möglicherweise auch die Anfallshäufigkeit, insbesondere bei adrenerg induziertem Vorhofflimmern (ESC/DGK Leitlinie Vorhofflimmern 2012). Sie sind daher Mittel der Wahl. Flecainid wird, bei strukturell gesundem Herzen, als Standby-Medikation zur Unterbrechung von Anfällen empfohlen. Studien zur Rezidivprophylaxe nach Kardioversion haben gezeigt, dass eine 6-monatige Gabe von Flecainid geringgradig effektiver war als eine 4-wöchige, beides aber auf niedrigem Niveau (61% vs. 54% Freiheit von Vorhofflimmern; Kirchhof et al. 2012). In ähnlicher Weise hatten schon frühere Studien gezeigt, dass eine dauerhaft gegebene Fixkombination aus Chinidin und Verapamil (*Cordichin*) oder Sotalol wenig effektiv in der Verhinderung von erneutem Vorhofflimmern sind und mit einer Zunahme lebensbedrohlicher Herzrhythmusstörungen, bei Sotalol vor allem *torsade de pointes*, assoziiert waren (Fetsch et al. 2004, Patten et al. 2004). Zusammen mit der AFFIRM-Studie (Wyse et al. 2002) sprechen diese Daten dafür, dass man sich bei Vorhofflimmern in der Regel auf eine Kontrolle der Frequenz und Antikoagulation beschränken und die medikamentöse Rhythmuskontrolle auf hochsymptomatische Patienten beschränken sollte (Roy et al. 2008). Die Studien begründen auch die rückgehenden Verordnungen von Sotalol (◘ Abbildung 28.2). Bei hochsymptomatischen Patienten ist die Indikation zur kurativen Vorhofflimmerablation zu erwägen (Hocini et al. 2005). Diese ist bei Patienten mit paroxysmalem Vorhofflimmern hocheffektiv, bei persistierendem nur dann, wenn die Dauer des Vorhofflimmerns kürzer als etwa 1 Jahr beträgt. Daher muss der richtige Zeitpunkt der Intervention beachtet werden.

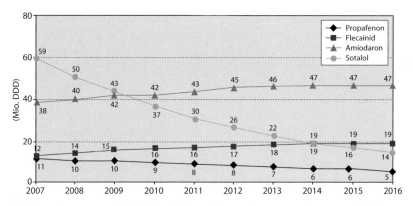

◻ Abbildung 28.2 Verordnungen von Antiarrhythmika 2007 bis 2016. Gesamtverordnungen nach definierten Tagesdosen.

28.4   Koronarmittel

In der Indikationsgruppe Koronarmittel sind Arzneimittel zur *symptomatischen* Behandlung der koronaren Herzkrankheit zusammengefasst. Die wichtigsten Vertreter dieser Gruppe sind organische Nitrate und Molsidomin (NO-Donatoren). Hinzukommen Trapidil, Ivabradin und Ranolazin. Außer Koronarmitteln werden zur symptomatischen Behandlung der koronaren Herzkrankheit Calciumantagonisten (► Kapitel 23), unter prognostischen Gesichtspunkten vor allem Betarezeptorenblocker (► Kapitel 21) und Statine (► Kapitel 32) verwendet.

Die seit Jahren rückläufige Verordnung der Koronarmittel hat sich bei den Langzeitnitraten und Molsidomin auch 2016 fortgesetzt (◻ Abbildung 28.3). Standardmittel zur Kupierung des akuten Angina-pectoris-Anfalls ist Glyceroltrinitrat. Mengenmäßig bedeutsamer ist die Verordnung der Langzeitnitrate Isosorbiddinitrat (ISDN) und Isosorbidmononitrat (ISMN) sowie Molsidomin zur symptomatischen antianginösen Dauertherapie.

28.4.1 Verordnungsspektrum

Das weiter rückläufige Verordnungsvolumen der ganzen Indikationsgruppe erscheint sinnvoll, da es für NO-Donatoren in der Dauertherapie keine überzeugenden Belege für eine Reduktion von kardiovaskulärer Morbidität und Letalität gibt, sie also im Gegensatz zu den Betarezeptorenblockern rein

symptomatisch wirken. Außerdem könnte es ein Ausdruck der Tatsache sein, dass diese Patienten heute mehrheitlich interventionell behandelt werden, was die Zahl symptomatischer Patienten verringert.

Pentaerythrityltetranitrat (PETN, *Pentalong*) war lange Zeit das am häufigsten eingesetzte Nitrat zur Dauertherapie (◻ Tabelle 28.3), weil es weniger Toleranz auslösen soll als Isosorbiddinitrat (ISDN) und Isosorbidmononitrat (ISMN). Überzeugende Studien zu dieser Frage sind bislang nicht veröffentlicht worden. Nach jahrelangem Rechtsstreit um die Nachzulassung, ist *Pentalong* seit Juli 2016 formal zugelassen und damit wieder erstattungsfähig. Das dürfte der Grund sein, warum es 2016 erstmalig seit Jahren wieder in den Verordnungszahlen zugelegt hat.

In der Gruppe der anderen Koronarmittel ist der Hemmstoff des Schrittmacherstroms If, Ivabradin (*Procoralan*) bei leichter Zunahme (+3,4%) weiterhin das führende Präparat. Ranolazin (*Ranexa*), das zur Therapie der stabilen Angina pectoris 2009 zugelassen worden ist, hat deutlich zugenommen, während der Phosphodiesterasehemmer Trapidil (*Rocornal*) nur noch eine ungeordnete Rolle spielt und auch 2016 weiter abnahm (◻ Tabelle 28.4).

28.4.2 Therapeutische Gesichtspunkte

Die ◻ Tabellen 28.3 und 28.4 zeigen, dass zur symptomatischen Therapie der koronaren Herzkrankheit vor allem Molsidomin, ISDN und ISMN verwendet

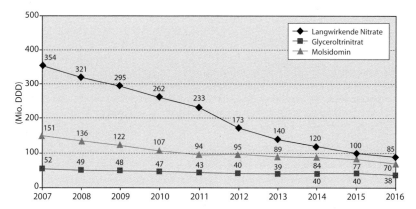

□ **Abbildung 28.3 Verordnungen von Koronarmitteln 2007 bis 2016.** Gesamtverordnungen nach definierten Tagesdosen.

□ **Tabelle 28.3 Verordnungen von Nitraten 2016.** Angegeben sind die 2016 verordneten Tagesdosen, die Änderungen gegenüber 2015 und die mittleren Kosten je DDD 2016.

Präparat	Bestandteile	DDD Mio.	Änderung %	DDD-Nettokosten €
Glyceroltrinitrat				
Nitrolingual	Glyceroltrinitrat	31,9	(−11,4)	0,45
Nitrangin	Glyceroltrinitrat	5,5	(+78,1)	0,42
		37,5	(−4,3)	0,44
Isosorbiddinitrat				
Isoket	Isosorbiddinitrat	21,2	(−1,4)	0,27
ISDN AL	Isosorbiddinitrat	12,4	(−1,7)	0,23
ISDN STADA	Isosorbiddinitrat	7,5	(−39,2)	0,16
ISDN-ratiopharm	Isosorbiddinitrat	2,8	(−40,4)	0,23
		44,0	(−14,2)	0,24
Isosorbidmononitrat				
IS 5 mono-ratiopharm	Isosorbidmononitrat	19,0	(+67,4)	0,19
ISMN AL	Isosorbidmononitrat	13,5	(−37,8)	0,18
ISMN STADA	Isosorbidmononitrat	2,3	(−67,4)	0,18
		34,7	(−13,0)	0,18
Pentaerythrityltetranitrat				
Pentalong	Pentaerythrityltetranitrat	2,5	(+27,1)	0,61
Summe		118,7	(−10,3)	0,30

werden. Mit ISDN und ISMN kann eine wirksame Anfallsprophylaxe durchgeführt werden. Allerdings ist zur Vermeidung einer Toleranzentwicklung zu beachten, dass die Dosis nicht zu hoch gewählt und dass ein nitratfreies bzw. nitratarmes Intervall eingehalten wird. Das wird am besten dadurch erreicht, dass die Nitrate *un*gleichmäßig über den Tag verteilt

eingenommen werden (z. B. morgens und mittags). ISMN hat gegenüber ISDN lediglich theoretische Vorzüge, z. B. eine höhere Bioverfügbarkeit, die jedoch praktisch, außer bei der Dosisfindung, keine Bedeutung besitzen. Außerdem ist ISMN wegen seiner relativ langsamen Resorption auch bei sublingualer Applikation im Gegensatz zu ISDN nicht

◻ **Tabelle 28.4 Verordnungen von Molsidomin und weiteren Mitteln 2016.** Angegeben sind die 2016 verordneten Tagesdosen, die Änderungen gegenüber 2015 und die mittleren Kosten je DDD 2016.

Präparat	Bestandteile	DDD Mio.	Änderung %	DDD-Nettokosten €
Molsidomin				
Corvaton	Molsidomin	50,1	(−8,3)	0,18
Molsidomin STADA	Molsidomin	15,0	(−15,3)	0,15
Molsidomin-1 A Pharma	Molsidomin	2,1	(+41,4)	0,15
Molsidomin Heumann	Molsidomin	1,6	(+15,0)	0,16
		68,7	(−8,6)	0,18
Weitere Mittel				
Procoralan	Ivabradin	23,8	(+3,4)	2,19
Ranexa	Ranolazin	13,5	(+13,6)	4,03
Cardiodoron	Hyoscyamus niger herba Onopordum acanth. flos Primula veris flos	3,1	(−5,0)	0,38
Cardiodoron RH	Onopordum acanthium Primula veris Hyoscyamus niger	1,3	(+2,2)	0,42
Rocornal	Trapidil	1,2	(−14,9)	1,57
		42,8	(+5,1)	2,57
Summe		111,6	(−3,8)	1,09

zur Behandlung akuter Angina-pectoris-Anfälle geeignet. ISMN ist in diesem Sinne also kein „Universalpräparat".

Molsidomin wirkt ähnlich wie die Nitrate, soll aber nach experimentellen Daten eine geringere Toleranzentwicklung induzieren, weil aus Molsidomin das letztlich in der Zelle wirkende Stickstoffmonoxid (NO) nichtenzymatisch freigesetzt wird. Vergleichsstudien zeigen jedoch, dass die antiischämischen Effekte nicht nur von Isosorbiddinitrat, sondern auch von Molsidomin bereits nach 1–4 Tagen deutlich abgeschwächt sind (Wagner et al. 1991, Lehmann et al. 1998). Deshalb ist auch die zeitweise gängige Kombination von Isosorbiddinitrat am Tag mit Molsidomin in der Nacht („Schaukeltherapie") nicht ausreichend begründet. Grundsätzlich problematisch an Molsidomin ist, dass es keine kontrollierten Endpunktstudien gibt. Eine Studie zur Beeinflussung der endothelialer Dysfunktion kam zu einem negativen Ergebnis (Barbato et al. 2015).

Der Stellenwert des PDE-Hemmers Trapidil ist unklar. Trapidil wirkt positiv inotrop und venodila-

tatorisch und hemmt die Thrombozytenaggregation. Damit unterscheidet es sich in seinem Wirkungsspektrum von den übrigen Koronarmitteln (Mest 1990). Es ist in seiner antianginösen Wirkung ISDN vergleichbar, die Häufigkeit von Kopfschmerz scheint jedoch geringer zu sein (Meinertz und Lehmacher 2006). In einer placebokontrollierten Studie an Patienten nach elektiver Ballondilatation mit und ohne Stent hatte die Substanz keinen Einfluss auf das Risiko von Tod, Myokardinfarkt oder Reinterventionen (Maresta et al. 2005).

Ivabradin hemmt spezifisch den Schrittmacherstrom If im Sinusknoten des Herzens. Dies senkt die Herzfrequenz und damit den Energieverbrauch, ohne negative Inotropie. Studien weisen auf eine Betarezeptorenblockern vergleichbare Verlängerung der symptomfreien Belastungszeit hin (Tardif et al. 2005, Tardif 2007). In der ersten Endpunktstudie (Fox et al. 2008) an Patienten mit stabiler Angina pectoris und eingeschränkter linksventrikulärer Funktion hatte die zusätzliche Gabe von Ivabradin (zu Betarezeptorenblockern) keinen Einfluss auf den primären Endpunkt aus kardiovaskulärem Tod und Hospitalisierung wegen Infarkt oder Verschlechterung einer Herzinsuffizienz. In einer Folgestudie an 6500 Patienten mit Herzinsuffizienz, deren Herzfrequenz unter Betarezeptorenblockern nicht ausreichend (<70/min) gesenkt war, reduzierte Ivabradin die Hospitalisierungsrate (–26%), hatte aber keinen signifikanten Einfluss auf die kardiovaskuläre oder Gesamtsterblichkeit (Swedberg et al. 2010, SHIFT). Auffällig war, dass die mittlere Ausgangsherzfrequenz der Patienten mit 80/min vor Beginn der Ivabradintherapie nicht niedriger lag als in vergleichbaren Studien ohne Vorbehandlung mit Betarezeptorenblockern. Tatsächlich erhielten nur 26% die Zieldosis des jeweiligen Betarezeptorenblockers, was den Wert der Studie einschränkt, andererseits aber auch den Praxisalltag widerspiegelt. Ivabradin ist zugelassen zur symptomatischen Behandlung der chronischen Angina pectoris bei Patienten, die Betarezeptorenblocker nicht vertragen oder trotz einer optimalen Betarezeptorenblockerdosis unzureichend eingestellt sind und deren Herzfrequenz >60 Schläge pro Minute ist. 2012 erfolgte die Indikationserweiterung auf Patienten mit chronischer Herzinsuffizienz und systolischer Dysfunktion im Stadium II–IV mit einer Herzfrequenz >75/min unter Standardtherapie mit Betarezeptorenblockern oder bei Unverträglichkeit gegenüber denselben. Eine Studie an Patienten mit stabiler Angina pectoris und normaler linksventrikulärer Funktion zeigte nun, dass die zusätzliche Gabe von Ivabradin bei mehrheitlich mit Betarezeptorenblockern behandelten Patienten (83%) keinen günstigen symptomatischen Effekt hatte und sogar einen Trend zur Zunahme von kardiovaskulären Endpunkten und eine Zunahme von Bradykardien, Vorhofflimmern und QT-Verlängerungen verursachte (Fox et al. 2014). Dies wirft grundsätzliche Fragen zur Bedeutung der Herzfrequenz einer nicht herzinsuffizienten Patientengruppe und den Wert der Substanz bei stabiler Angina auf. Die 2014 erlassene Zulassungsbeschränkung listet nun die gleichzeitige Behandlung mit Verapamil oder Diltiazem als Kontraindikationen auf und weist auf das erhöhte Risiko für Vorhofflimmern hin. Die Daten mahnen zu einer sorgfältigen Überprüfung der Indikation.

Ranolazin wird als selektiver Hemmstoff des späten Natriumstroms eingeordnet, hat aber auch eine Reihe weiterer Wirkungen auf das Herz (z. B.

Hemmung des Natrium-Spitzenstroms und repolarisierender Kaliumströme, Hemmung der Fettsäureoxidation, Betarezeptorblockade), deren Bedeutung unklar ist. Die Senkung der intrazellulären Natrium- und konsekutiv Calciumkonzentration in der Herzmuskulatur soll die diastolische Funktion verbessern, was letztlich zu einer verbesserten Belastbarkeit beiträgt. Dies könnte auch bei Herzinsuffizienz und Herzrhythmusstörungen von Vorteil sein. Im Gegensatz zu Betarezeptorenblockern und Calciumantagonisten senkt Ranolazin in üblicher Dosis nicht die Herzfrequenz oder den Blutdruck und kann daher bei stabiler Angina pectoris zusätzlich eingesetzt werden, wenn erstere nicht ausreichend wirksam sind. In einer Subgruppe von Patienten mit akutem Koronarsyndrom und erhöhten BNP-Spiegeln hatte es einen günstigen Einfluss auf einen kombinierten Endpunkt aus kardiovaskulärem Tod, Infarkt und wiederkehrende Ischämien hatte (Morrow et al. 2010). Die Gabe von Ranolazin bei Typ 2 Diabetikern und chronischer stabiler Angina war mit einer moderaten Reduktion der Angina Symptomatik und Verbesserung der Lebensqualität verbunden (Arnold et al. 2014), hatte aber in einer großen prospektiven Studie an Patienten nach interventioneller Revaskularisierung weder Einfluss auf harte Endpunkte wie Revaskularisierung oder Hospitalisierung (Weisz et al. 2016) noch auf Angina oder Lebensqualität (Alexander et al. 2016). Dies stellt den therapeutischen Nutzen der Substanz bei der stabilen Angina in Frage. Als CYP3A4 Substrat unterliegt Ranolazin den typischen Arzneimittelinteraktionen dieses Systems.

Mit *Cardiodoron RH* und *Cardiodoron* befinden sich weiterhin zwei pflanzliche Arzneimittel in der Liste der 3000 verordnungsstärksten Arzneimittel. Das erstaunt, weil es für diese Phytopharmaka weder studienbasierte Evidenz für günstige Wirkungen bei Koronarer Herzkrankheit noch Leitlinienempfehlungen gibt.

28.4.3 Wirtschaftliche Gesichtspunkte

Die Preisunterschiede zwischen den beiden Langzeitnitraten ISDN und ISMN, die noch vor wenigen Jahren bei über 60% lagen, sind heute weniger relevant (❏ Tabelle 28.3). Trapidil ist relativ teuer

(1,57 €), ohne dass therapeutische Vorteile belegt wären. Das ebenfalls sehr teure Ivabradin (2,19 €) konkurriert nicht mit den Koronarmitteln, sondern den Betarezeptorenblockern, gegenüber denen es eindeutig nur 2. Wahl ist. Die DDD-Kosten von Ranolazin liegen mit 4,03 € besonders hoch, obwohl sowohl die symptomatische als auch prognostische Wirksamkeit der Substanz in Frage steht. Insgesamt ist das Einsparpotential im Bereich der Koronarmittel durch Umstellung aber eher gering und am ehesten durch Überprüfung der Indikation gegeben.

Literatur

Aarnoudse AL, Dieleman JP, Stricker BH (2007): Age- and gender-specific incidence of hospitalisation for digoxin intoxication. Drug Saf 30: 431–436

Ahmed A, Waagstein F, Pitt B, White M, Zannad F, Young JB, Rahimtoola S (2009): Effectiveness of Digoxin in Reducing One-Year Mortality in Chronic Heart Failure in the Digitalis Investigation Group Trial. Am J Cardiol 103: 82–87

Alexander KP, Weisz G, Prather K, James S, Mark DB et al. (2016): Effects of Ranolazine on Angina and Quality of Life After Percutaneous Coronary Intervention With Incomplete Revascularization: Results From the Ranolazine for Incomplete Vessel Revascularization (RIVER-PCI) Trial. Circulation 133: 39–47

Arnold SV, Kosiborod M, McGuire DK, Li Y, Yue P, Ben-Yehuda O, Spertus JA (2014): Effects of ranolazine on quality of life among patients with diabetes mellitus and stable angina. JAMA Intern Med 174: 1403–1405

Barbato E, Herman A, Benit E, Janssens L, Lalmand J, Hoffer E, Chenu P, Guédès A, Missault L, Pirenne B, Cardinal F, Vercauteren S, Wijns W (2015): Long-term effect of molsidomine, a direct nitric oxide donor, as an add-on treatment, on endothelial dysfunction in patients with stable angina pectoris undergoing percutaneous coronary intervention: Results of the MEDCOR trial. Atherosclerosis 240: 351–354

Bardy GH, Lee KL, Mark DB, Poole JE, Packer DL, Boineau R, Domanski M, Troutman C, Anderson J, Johnson G, McNulty SE, Clapp-Channing N, Davidson-Ray LD, Fraulo ES, Fishbein DP, Luceri RM, Ip JH; Sudden Cardiac Death in Heart Failure Trial (SCD-HeFT) Investigators (2005): Amiodaron or an implantable cardioverter-defibrillator for congestive heart failure. N Engl J Med 352: 225–237

Bundesärztekammer, Kassenärztliche Bundesvereinigung, Arbeitsgemeinschaft der Wissenschaftlichen Medizinischen Fachgesellschaften (2013): Nationale Versorgungsleitlinie Chronische Herzinsuffizienz. Kurzfassung 1. Auflage Version 7, Dezember 2009, zuletzt geändert: August 2013. AWMF-Reg.-Nr.: nvl/006

Castagno D , Petrie MC, Claggett B, McMurray J (2012): Should we SHIFT our thinking about digoxin? Observations on ivabradine and heart rate reduction in heart failure. Eur Heart J 33: 1137–1141

Connolly SJ, Camm AJ, Halperin JL, Joyner C, Alings M, Amerena J, Atar D, Avezum Á, Blomström P, Borggrefe M, Budaj A, Chen SA, Ching CK, Commerford P, Dans A, Davy JM, Delacrétaz E, Di Pasquale G, Diaz R, Dorian P, Flaker G, Golitsyn S, Gonzalez-Hermosillo A, Granger CB, Heidbüchel H, Kautzner J, Kim JS, Lanas F, Lewis BS, Merino JL, Morillo C, Murin J, Narasimhan C, Paolasso E, Parkhomenko A, Peters NS, Sim KH, Stiles MK, Tanomsup S, Toivonen L, Tomcsányi J, Torp-Pedersen C, Tse HF, Vardas P, Vinereanu D, Xavier D, Zhu J, Zhu JR, Baret-Cormel L, Weinling E, Staiger C, Yusuf S, Chrolavicius S, Afzal R, Hohnloser SH; PALLAS Investigators (2011): Dronedarone in high-risk permanent atrial fibrillation. N Engl J Med 365: 2268–2276

Echt DS, Liebson PR, Mitchell LB, Peters RW, Obias-Manno D, Barker AH et al. (1991): Mortality and morbidity in patients receiving encainide, flecainide, or placebo. N Engl J Med 324: 781–788

Fetsch T, Bauer P, Engberding R, Koch HP, Lukl J, Meinertz T, Oeff M, Seipel L, Trappe HJ, Treese N, Breithardt G (2004): Prevention of atrial fibrillation after cardioversion: results of the PAFAC trial. Eur Heart J. 25: 1385–1394

Fox K, Ford I, Steg PG, Tendera M, Ferrari R (2008): Ivabradine for patients with stable coronary artery disease and left-ventricular dysfunction (BEAUTIFUL): a randomised, double-blind, placebo-controlled trial. Lancet 372: 807–816

Fox K, Ford I, Steg PG, Tardif JC, Tendera M, Ferrari R; SIGNIFY Investigators (2014): Ivabradine in stable coronary artery disease without clinical heart failure. N Engl J Med 371: 1091–1099

Hocini M, Jais P, Sanders P, Takahashi Y, Rotter M, Rostock T, Hsu LF, Sacher F, Reuter S, Clementy J, Haissaguerre M (2005): Techniques, evaluation, and consequences of linear block at the left atrial roof in paroxysmal atrial fibrillation: a prospective randomized study. Circulation 112: 3688–3696

Hohnloser SH, Crijns HJ, van Eickels M, Gaudin C, Page RL, Torp-Pedersen C, Connolly SJ; ATHENA Investigators (2009): Effect of dronedarone on cardiovascular events in atrial fibrillation. N Engl J Med 360: 668–678

Hohnloser SH, Halperin JL, Camm AJ, Gao P, Radzik D, Connolly SJ; PALLAS investigators (2014): Interaction between digoxin and dronedarone in the PALLAS trial. Circ Arrhythm Electrophysiol 7: 1019–1025

Kirchhof P, Andresen D, Bosch R, Borggrefe M, Meinertz T, Parade U, Ravens U, Samol A, Steinbeck G, Treszl A, Wegscheider K, Breithardt G (2012): Short-term versus long-term antiarrhythmic drug treatment after cardioversion of atrial fibrillation (Flec-SL): a prospective, randomised, open-label, blinded endpoint assessment trial. Lancet 380: 238–246

Køber L, Torp-Pedersen C, McMurray JJ, Gøtzsche O, Lévy S, Crijns H, Amlie J, Carlsen J; Dronedarone Study Group

(2008): Increased mortality after dronedarone therapy for severe heart failure. N Engl J Med 358: 2678–2687

Lehmann G, Reiniger G, Beyerle A, Schomig A (1998): Clinical comparison of antiischemic efficacy of isosorbide dinitrate and molsidomine. J Cardiovasc Pharmacol 31: 25–30

Le Heuzey JY, De Ferrari GM, Radzik D, Santini M, Zhu J, Davy JM (2010): A short-term, randomized, double-blind, parallel-group study to evaluate the efficacy and safety of dronedarone versus amiodarone in patients with persistent atrial fibrillation: The DIONYSOS Study. J Cardiovasc Electrophysiol 21: 597–605

Maresta A, Balducelli M, Latini R, Bernardi G, Moccetti T, Sosa C, Barlera S, Varani E, Ribeiro da Silva EE, Monici Preti A, Maggioni AP; STARC II Investigators (2005): Starc II, a multicenter randomized placebo-controlled double-blind clinical trial of trapidil for 1-year clinical events and angiographic restenosis reduction after coronary angioplasty and stenting. Catheter Cardiovasc Interv. 64: 375–382

McMurray JJ, Packer M, Desai AS, Gong J, Lefkowitz MP, Rizkala AR, Rouleau JL, Shi VC, Solomon SD, Swedberg K, Zile MR; PARADIGM-HF Investigators and Committees (2014): Angiotensin-neprilysin inhibition versus enalapril in heart failure. N Engl J Med 371: 993–1004

Meinertz T, Lehmacher W for the Trapidil/ISDN Study Group (2006): Trapidil is as effective as isosorbidedinitrate for treating stable angina pectoris – a multinational, multicenter, double-blind, randomized study. Clin Res Cardiol. 95: 217–223

Mest HJ (1990): Trapidil: a potent inhibitor of platelet aggregation. J Drug Dev 3: 143–149

Morrow DA, Scirica BM, Sabatine MS, de Lemos JA, Murphy SA, Jarolim P, Theroux P, Bode C, Braunwald E (2010): B-type natriuretic peptide and the effect of ranolazine in patients with non-ST-segment elevation acute coronary syndromes: observations from the MERLIN-TIMI 36 (Metabolic Efficiency With Ranolazine for Less Ischemia in Non-ST-Elevation Acute Coronary-Thrombolysis In Myocardial Infarction 36) trial. J Am Coll Cardiol 55: 1189–1196

Moss AJ, Zareba W, Hall WJ, Klein H, Wilber DJ, Cannom DS, Daubert JP, Higgins SL, Brown MW, Andrews ML for the Multicenter Automatic Defibrillator Implantation Trial II Investigators (2002): Prophylactic implantation of a defibrillator in patients with myocardial infarction and reduced ejection fraction. N Engl J Med. 346: 877–883

Patten M, Maas R, Bauer P, Luderitz B, Sonntag F, Dluzniewski M, Hatala R, Opolski G, Muller HW, Meinertz T; SOPAT Investigators (2004): Suppression of paroxysmal atrial tachyarrhythmias – results of the SOPAT trial. Eur Heart J 25: 1395–1404

Ponikowski P, Voors AA, Anker SD, Bueno H, Cleland JG et al. (2016): 2016 ESC Guidelines for the diagnosis and treatment of acute and chronic heart failure. Eur Heart J. Mai 2016

Rathore SS, Curtis JP, Wang Y, Bristow MR, Krumholz HM (2003): Association of serum digoxin concentration and

outcomes in patients with heart failure. JAMA 289: 871–878

Roy D, Talajic M, Nattel S, Wyse DG, Dorian P, Lee KL, Bourassa MG, Arnold JM, Buxton AE, Camm AJ, Connolly SJ, Dubuc M, Ducharme A, Guerra PG, Hohnloser SH, Lambert J, Le Heuzey JY, O'Hara G, Pedersen OD, Rouleau JL, Singh BN, Stevenson LW, Stevenson WG, Thibault B, Waldo AL; Atrial Fibrillation and Congestive Heart Failure Investigators (2008): Rhythm control versus rat control for atrial fibrillation and heart failure. N Engl J Med 358: 2667–2677

Sanders GD, Hlatky MA, Owens DK (2005): Cost-effectiveness of implantable cardioverter-defibrillators. N Engl J Med 353: 1471–1480

Schmiedl S, Szymanski J, Rottenkolber M, Hasford J, Thürmann PA (2007): Re: Age- and gender-specific incidence of hospitalisation for digoxin intoxication. Drug Saf 30: 1171–1173; author reply 1173–1174

Swedberg K, Komajda M, Böhm M, Borer JS, Ford I, Dubost-Brama A, Lerebours G, Tavazzi L; SHIFT Investigators (2010): Ivabradine and outcomes in chronic heart failure (SHIFT): a randomised placebo-controlled study. Lancet 376: 875–885

The Digitalis Investigation Group (1997): The effect of digoxin on mortality and morbidity in patients with heart failure. N Engl J Med 336: 525–533

Tardif JC (2007): Clinical results of I(f) current inhibition by ivabradine. Drugs 67 Suppl 2: 35–41

Tardif JC, Ford I, Tendera M, Bourassa MG, Fox K (2005): Efficacy of ivabradine, a new selective I(f) inhibitor, compared with atenolol in patients with chronic stable angina. Eur Heart J 26: 2529–2536

Vamos M, Erath JW, Hohnloser SH (2015): Digoxin-associated mortality: a systematic review and meta-analysis of the literature. Eur Heart J 36: 1831–1838

Vaughan Williams EM (1975): Classification of antidysrhythmic drugs. Pharmac Ther B 1: 115–138

Wagner F, Gohlke-Barwolf C, Trenk D, Jähnchen E, Roskamm H (1991): Differences in the antiischaemic effects of molsidomine and isosorbide dinitrate (ISDN) during acute and short-term administration in stable angina pectoris. Eur Heart J 12: 994–999

Weisz G, Généreux P, Iñiguez A, Zurakowski A, Shechter M et al. (2016): Ranolazine in patients with incomplete revascularisation after percutaneous coronary intervention (RIVER-PCI): a multicentre, randomised, double-blind, placebo-controlled trial. Lancet 387: 136–145

Wyse DG, Waldo AL, DiMarco JP, Domanski MJ, Rosenberg Y, Schron EB, Kellen JC, Greene HL, Mickel MC, Dalquist JE, Corley SD; Atrial Fibrillation Follow-up Investigation of Rhythm Management (AFFIRM) Investigators (2002): A comparison of rate control and rhythm control in patients with atrial fibrillation. N Engl J Med 347: 1825–1833

Ziff OJ, Lane DA, Samra M, Griffith M, Kirchhof P, Lip GYH, Steeds RP, Townend J, Kotecha D (2015): Safety and efficacy of digoxin: systematic review and meta-analysis of observational and controlled trial data. BMJ 2015; 351: h4451

Hypnotika und Sedativa

Martin J. Lohse und Bruno Müller-Oerlinghausen

© Springer-Verlag GmbH Germany 2017
U. Schwabe, D. Paffrath, W.-D. Ludwig, J. Klauber (Hrsg.), *Arzneiverordnungs-Report 2017*
DOI 10.1007/978-3-662-54630-7_29

Auf einen Blick

Trend
Auffälligste Entwicklung bei den Schlafmitteln ist der seit 25 Jahren zu beobachtende starke Verordnungsrückgang um 80%. Die Rückgänge betrugen im vergangenen Jahr bei den Benzodiazepinen 5% und bei den Benzodiazepinagonisten Zolpidem und Zopiclon 0,6–2%. Die Verordnungen von Melatonin haben wiederum um fast 30% zugenommen. Pflanzliche Hypnotika sind nur noch mit einem Präparat vertreten.

Bewertung
Die Umschichtung zu den kurzwirksamen Z-Substanzen ist durch ihre selektivere hypnotische Wirkung und das vermutlich geringere Abhängigkeitspotenzial gerechtfertigt. Insgesamt zeigen die Zahlen, dass nur ein Bruchteil der Patienten mit Schlafstörungen Hypnotika verordnet bekommt. Nach neueren Metaanalysen sind verhaltenstherapeutische Verfahren wirksam und insgesamt der Behandlung mit Hypnotika überlegen.

Schlafstörungen gehören zu den häufigsten Gesundheitsbeschwerden in der Bevölkerung. Im Vordergrund steht die subjektive Wahrnehmung des nicht erholsamen Schlafes, die sich einerseits als mangelnder nächtlicher Schlaf und andererseits als übermäßige Tagesschläfrigkeit manifestieren kann (Riemann und Hajak 2009a, Morin und Benca 2012, Winkelman 2015). Chronische Insomnien sind Ursache einer reduzierten Lebensqualität und eingeschränkter psychosozialer Funktionsfähigkeit. Sie implizieren ein erhöhtes Risiko für psychische und kardiovaskuläre Krankheiten. Sie stellen auch einen Risikofaktor für Gewichtszunahme und metabolisches Syndrom dar. Nach neueren epidemiologischen Daten aus Deutschland, aber auch aus den USA hatte etwa ein Drittel der Befragten im letzten Monat potenziell relevante Ein- oder Durchschlafstörungen, etwa ein Fünftel berichtete zusätzlich über eine schlechte Schlafqualität und bei 6% bestand unter Berücksichtigung von Tagesbeeinträchtigungen ein Insomniesyndrom. Frauen waren doppelt so häufig betroffen wie Männer (Ohayon 2002, Schlack et al. 2013).

Die Diagnostik, weniger freilich die Therapie von Schlafstörungen ist heute sehr differenziert. Dazu hat vor allem eine detaillierte Unterteilung der Schlafstörungen, ausgehend von Klassifikationen wie dem DSM-5, der ICD-10 und der International Classification of Sleep Disorders (ICSD) beigetragen (Sateia und Nowell 2004, Riemann und Hajak 2009a, Morin und Benca 2012). Eine differenzierte Diagnostik ist auch in der 2016 aktualisierten S3-Leitlinie der Deutschen Gesellschaft für Schlafforschung und Schlafmedizin (DGSM) enthalten, in der 8 diagnostische Kriterien der neu kreierten „insomnischen Störung" („insomnia disorder") nach DSM-5 aufgelistet sind (Riemann et al. 2017). Es muss eine Einschlafstörung oder Durchschlafstörung und eine Beeinträchtigung tagsüber vorliegen.

Die ICSD-3 (American Academy of Sleep Medicine 2014) unterteilt im Wesentlichen in Insomnien, Hypersomnien, Parasomnien und Schlafbezogene Bewegungsstörungen sowie weitere Formen (z. B. Atmungsstörungen). Dabei ist die Prävalenz von Hypersomnien (EDS) mit 0,002–0,01% (Sowa 2016) sehr niedrig, die des Restless-Legs-Syndroms mit 5–10% wesentlich höher (Garcia-Borreguero und Cano-Pumarega 2017) angegeben. In der Gruppe der Insomnien sind die Schlafstörungen zusammengefasst, bei denen eine unzureichende Erholungsfunktion des Schlafes vorliegt. Sie gehen einher mit einer Beschwerde des nicht-erholsamen Schlafes, geben zur Verordnung von Hypnotika Anlass und machen etwa ein Drittel aller Schlafstörungen aus. Dieser differenzierten Diagnostik steht freilich in der Behandlungspraxis wohl kaum eine entsprechend differenzierte (medikamentöse) Therapie gegenüber, was aufgrund vorhandener bzw. fehlender Studien auch kaum möglich erscheint.

Entsprechend den genannten Leitlinien orientiert sich die Therapie der Schlafstörungen so weit wie möglich an ihren Ursachen. Während bei Schlafapnoe vor allem die Anwendung von positivem Atemdruck (nasal continuous positive airway pressure, nCPAP) propagiert wird (Jordan et al. 2014), sind beim Restless-Legs-Syndrom Dopaminagonisten zugelassen, die jedoch bei der Langzeitanwendung mit einer dopaminergen Verstärkung (Augmentation) der Symptome assoziiert sind (Garcia-Borreguero und Cano-Pamarena 2017). Bei primären Hypersomnien stehen Psychostimulanzien im Vordergrund (Sowa 2016). Alle diese Therapieaspekte sind mit den im vorliegenden Kapitel besprochenen Arzneimitteln nicht erfasst. Die nachstehend diskutierten Hypnotika werden zur symptomatischen Therapie von Insomnien eingesetzt. Die Abgrenzung zu den Tranquillantien, die vorwiegend tagsüber eingenommen werden, ist pharmakologisch betrachtet oft willkürlich und beruht weitgehend auf Marketingaspekten (vgl. Psychopharmaka, ▶ Kapitel 41). Bei vielen Wirkstoffen muss aufgrund der langen Halbwertszeit auch bei Verwendung als Hypnotikum mit einer Sedation während des auf die Einnahme folgenden Tages gerechnet werden.

Situativ und transient auftretende Insomnien sind häufig und bedürfen meist keiner Behandlung. Behandlungsbedürftig sind dagegen chronische Insomnien vor allem bei solchen Patienten, deren Schlafstörungen über einen Monat mindestens dreimal pro Woche auftreten und zur Einbuße in der Tagesbefindlichkeit und Leistungsfähigkeit führen oder starken Leidensdruck, Unruhegefühle, Reizbarkeit, Angst, Depressivität, Erschöpfung und Müdigkeit auslösen (Riemann et al. 2017).

Insomnien können sowohl nichtmedikamentös als auch medikamentös behandelt werden. Das wirksamste nichtmedikamentöse Therapieverfahren bei Erwachsenen ist die sogenannte kognitive Verhaltenstherapie für Insomnien. Dies ist eine auf den Schlaf fokussierte psychotherapeutische Behandlung, die im Rahmen von Einzel- oder Gruppentherapie angeboten wird. Die Leitlinie des American College of Physicians (ACP) empfiehlt daher, dass alle erwachsenen Patienten eine kognitive Verhaltenstherapie für Schlaflosigkeit als erste Behandlungsoption für chronische Schlaflosigkeitsstörungen erhalten (Qaseem et al. 2016). Auch in der aktuellen Leitlinie der Deutschen Gesellschaft für Schlafforschung und Schlafmedizin (DGSM) ist die kognitive Verhaltenstherapie bei Erwachsenen jedes Lebensalters die erste Behandlungsoption für Insomnien (Riemann et al. 2017). Mehrere Studien und Metaanalysen haben gezeigt, dass kognitiv-verhaltenstherapeutische Interventionen wirksam sind und die Behandlung mit Hypnotika einer verhaltenstherapeutischen Intervention nur kurzfristig vergleichbar, langfristig jedoch deutlich unterlegen ist (Sateia und Nowell 2004, Riemann und Hajak 2009b, Morin und Benca 2012). So zeigte eine placebokontrollierte Untersuchung aus Harvard an 63 Erwachsenen in jüngerem und mittleren Alter, dass Verhaltenstherapie (cognitive behavioural therapy, CBT) nicht nur einen größeren therapeutischen Effekt hatte als eine medikamentöse Behandlung, sondern dass die Effekte auch andauerten (Jacobs et al. 2004). Da die mit Hypnotika (einschließlich Melatonin) verbundenen Risiken wie Stürze, kognitive Beeinträchtigung, Abhängigkeit und Entzugserscheinungen seit langer Zeit bekannt sind, sollten sie nur bei schwerer Schlaflosigkeit in der niedrigsten Dosis angewendet werden, welche die Symptome für kurze Zeiträume kontrolliert (National Institute for Health and Care Excellence 2015).

Vor diesem Hintergrund besteht die hauptsächliche Indikation für Hypnotika in der kurzfristigen (in der Regel nicht länger als 4 Wochen) Anwendung im Sinne einer Überbrückungsmaßnahme. In ver-

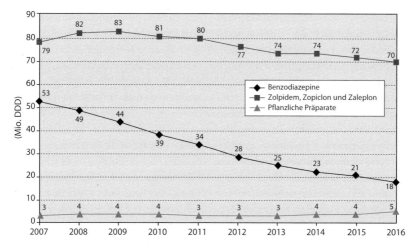

◘ Abbildung 29.1 Verordnungen von Hypnotika und Sedativa 2007 bis 2016. Gesamtverordnungen nach definierten Tagesdosen.

schiedenen Metaanalysen waren die Effekte von Hypnotika signifikant von Placebo verschieden. Allerdings sind sie vor allem bei älteren Patienten quantitativ oft klein (z. B. verlängert sich die Schlafzeit bei über 60-Jährigen um nicht mehr als 25 Minuten) und bei älteren Patienten mit unerwünschten Wirkungen (vor allem psychomotorischen und kognitiven) assoziiert (Glass et al. 2005). Wie bereits oben gesagt, ist für die meisten Hypnotika nur eine kurzfristige (unter 4 Wochen) Wirksamkeit belegt. Über die Wirksamkeit und Sicherheit einer längerfristigen Verwendung von Hypnotika gibt es nur wenig Daten, obwohl sie in der Praxis häufig vorkommt (Sateia und Nowell 2004, Mattila et al. 2011, Wilt et al. 2016). Das wesentliche Risiko insbesondere einer längeren Einnahme von Hypnotika ist die Entwicklung einer Substanzabhängigkeit und die Gefahr von Fehlhandlungen und Stürzen. Eine Reihe von Studien hat für die „Z-Substanzen" eine längerfristige Wirksamkeit gezeigt, wenn die Medikamentengabe nicht täglich sondern im Sinne einer „bedarfsregulierten Intervalltherapie" erfolgt. Unter diesen Bedingungen blieb zum Beispiel Zolpidem über 8 bzw. 12 Wochen wirksam (Walsh et al. 2000, Perlis et al. 2004) nach einer jüngeren Studie sogar über 8 Monate (Randall et al. 2012) und eine kleinere polysomnografische Studie derselben Arbeitsgruppe fand sogar über 12 Monate einer Zolpidemtherapie keine Anzeichen für Rebound-Insomnien im Vergleich zu Placebo (Roehrs et al. 2012). Es existieren

Hinweise auf Grund größerer epidemiologischer Studien, dass zumindest die längerfristige Einnahme von Hypnotika mit erhöhter Mortalität assoziiert sein könnte. Dazu dürften u. a. Überdosierung, Infektionen, Autounfälle und Stürze beitragen (Weich et al. 2014, Kripke 2016).

29.1 Verordnungsspektrum

Die Hypnotika gliedern sich im Wesentlichen in drei Gruppen auf (◘ Abbildung 29.1): Benzodiazepine, chemisch andersartige Benzodiazepinrezeptoragonisten (Nichtbenzodiazepine oder Z-Substanzen: Zopiclon und Zolpidem) und pflanzliche Präparate. Daneben gibt es unter den 3000 verordnungshäufigsten Arzneimitteln noch Chloralhydrat (*Chloraldurat*), Melatonin (*Circadin*) und das Homöopathikum *Viburcol N* (◘ Tabelle 29.3). Neben den hier aufgeführten Hypnotika werden auch andere Arzneimittelgruppen für die Behandlung von Insomnien eingesetzt. Dazu gehören insbesondere sedierende Antidepressiva und niedrigpotente Neuroleptika (▶ Kapitel 41).

Insgesamt sind die Verordnungen von Hypnotika und Sedativa seit 1992 von 476 Mio. definierten Tagesdosen (DDD) (s. Arzneiverordnungs-Report 2001) auf 97 Mio. DDD im Jahre 2016 um 80% zurückgegangen, hier dargestellt ab 2007 (◘ Abbildung 29.1). In diesem Zeitraum hat sich der Verordnungsrückgang bei den Benzodiazepinen kontinuierlich fortgesetzt. Aber auch die Z-Substanzen (Zolpidem, Zopiclon) sind etwas weniger verschrieben worden. Pflanzliche Präparate haben nur noch eine Randbedeutung in der Verordnungspraxis.

Die Gesamtzahl der Verordnungen von Hypnotika im Rahmen der GKV von 97 Mio. Tagesdosen entspricht etwa 266 000 Patienten pro Tag. Im Vergleich zu den oben genannten epidemiologischen Zahlen für Schlafstörungen, die von vielen Millionen Betroffenen sprechen, ist die Zahl der mit Hypnotika Behandelten demnach sehr gering. Ob und ggf. wie die übrigen Patienten behandelt werden, ist bisher unzureichend untersucht. Es kann vermutet werden, dass viele Menschen auch bei hartnäckigen Schlafstörungen nicht den Weg zum Arzt nehmen und dass in einer nicht unbeträchtlichen Zahl von Fällen statt Hypnotika auch sedierende Antidepressiva wie z. B. Mirtazapin (Shen et al. 2006) oder niederpotente Neuroleptika (vgl. ▶ Kapitel 41) verordnet werden. Einige kontrollierte Studien sprechen für die Wirksamkeit von sedierenden Antidepressiva, wie z. B. Doxepin in niedriger Dosierung (in Deutschland nur zugelassen für Schlafstörungen im Zusammenhang mit depressiven Erkrankungen) bei Kurzzeittherapie (Yeung et al. 2015). Dagegen fehlen ausreichende Belege für die Anwendung von Neuroleptika, die insbesondere in der Geriatrie eingesetzt werden. Für Insomnien wurden aus dieser Gruppe Melperon und Pipamperon ohne adäquate kontrollierte Studien zugelassen. Der Einsatz von atypischen Neuroleptika ist bei akuten psychotischen Erkrankungen mit Schlafstörungen indiziert, jedoch nicht bei isolierten Schlafstörungen (Riemann et al. 2017).

Bei den vielen Diskussionen und Beratungen über das Risiko einer Schlafmittelabhängigkeit und Möglichkeiten, deren Verbrauch weiter einzuschränken, ist bislang ein entscheidender praktischer Gesichtspunkt außer Acht geblieben: welche praktischen Hilfen bieten wir denn außer einem Schlafmittelrezept oder der Empfehlung zu einer Verhaltenstherapie den zahllosen Menschen mit Schlafstörungen an, z. B. auch im Krankenhaus, wo nicht selten der Beginn einer späteren Benzodiazepinabhängigkeit zu lokalisieren ist? Hier ist mehr Fantasie und Pragmatismus als bisher ersichtlich gefragt, und es ist ein gutes Zeichen, dass sich auch

das Bundesgesundheitsministerium dieser Frage jetzt stellen und die verschiedenen Optionen, wie sie z. B. eine Göttinger Arbeitsgruppe vorgeschlagen hat, auf ihren praktischen Wert hin überprüfen will. Hier besteht für hausärztliche Vereinigungen noch ein praktisch wichtiges Terrain.

29.2   Benzodiazepine

Für den Einsatz von Benzodiazepinen als Hypnotika ist bei insgesamt ähnlichen Eigenschaften dieser Substanzen die Wirkdauer der entscheidende Parameter für die differentialtherapeutische Anwendung. Deshalb werden sie in Präparate mit kurzer, mittlerer und langer Wirkdauer unterteilt. Dabei wird die Wirkdauer nicht nur durch die Halbwertszeit der Wirksubstanz, sondern auch durch Umverteilungsprozesse, aktive Metaboliten sowie nicht zuletzt durch patientenbezogene Variablen bestimmt. Zu Letzteren zählt auch, dass die meisten pharmakokinetischen Daten an jungen Gesunden erhoben sind, dass aber der Metabolismus der meisten Benzodiazepine durch Leberfunktionsstörungen und ganz allgemein im Alter massiv verlangsamt sein kann (Klotz 1995). Dies gilt in geringerem Ausmaß für Substanzen, die direkt glukuronidiert werden und die deshalb mit größerer Sicherheit dosiert werden können: Lorazepam, Lormetazepam, Oxazepam und Temazepam. Unter diesen gilt jedoch Oxazepam wegen seiner relativ langsamen Resorption nicht als ideales Einschlafmittel.

Empfohlen werden bei Einschlafstörungen Präparate mit kurzer Wirkdauer (Brotizolam, Triazolam), bei Durchschlafstörungen solche mit mittlerer Wirkdauer (Lormetazepam, Temazepam). Anstelle der kurzwirksamen Benzodiazepine werden aber inzwischen ganz überwiegend Zopiclon und Zolpidem eingesetzt. Besonders bei langwirkenden Benzodiazepinen (Nitrazepam, Flunitrazepam, Flurazepam) muss auch am nächsten Tage mit einer Sedation gerechnet werden. Sehr kurz wirkende Benzodiazepine wie Triazolam verursachen tagsüber möglicherweise Unruhe- und Angstzustände (Lader 1987, Schutte-Rodin et al. 2008). Triazolam, 1987 mit 60 Mio. DDD noch Spitzenreiter, spielt heute kaum noch eine Rolle (▣ Tabelle 29.1).

◘ Tabelle 29.1 Verordnungen von Benzodiazepinhypnotika 2016. Angegeben sind die 2016 verordneten Tagesdosen, die Änderungen gegenüber 2015 und die mittleren Kosten je DDD 2016.

Präparat	Bestandteile	DDD Mio.	Änderung %	DDD-Nettokosten €
Lormetazepam				
Lormetazepam AL	Lormetazepam	3,3	(−9,5)	0,37
Lormetazepam-ratiopharm	Lormetazepam	2,6	(−6,3)	0,41
Noctamid	Lormetazepam	1,3	(−16,5)	0,36
		7,3	(−9,8)	0,38
Temazepam				
Temazep-CT	Temazepam	1,4	(−11,2)	0,75
Planum	Temazepam	0,78	(−2,9)	0,62
Remestan	Temazepam	0,78	(−5,3)	0,70
		3,0	(−7,6)	0,70
Nitrazepam				
Nitrazepam AL	Nitrazepam	1,2	(+2,6)	0,38
Nitrazepam-neuraxpharm	Nitrazepam	0,90	(−18,4)	0,38
		2,1	(−7,5)	0,38
Flurazepam				
Flurazepam real Dolorgiet	Flurazepam	0,59	(−9,4)	0,61
Dalmadorm	Flurazepam	0,43	(−13,9)	0,59
		1,0	(−11,4)	0,60
Weitere Benzodiazepine				
Lendormin	Brotizolam	1,8	(−9,0)	0,63
Rohypnol	Flunitrazepam	1,1	(+164,5)	0,61
Halcion	Triazolam	0,67	(−5,1)	0,63
Midazolam-ratiopharm	Midazolam	0,09	(+7,9)	3,43
		3,7	(+16,0)	0,69
Summe		17,1	(−4,7)	0,52

Auch bei den Benzodiazepinen mit mittlerer und langer Wirkdauer sind die verordneten DDDs 2016 durchschnittlich um 5% zurückgegangen (◘ Tabelle 29.1). Für spezielle Indikationen können Präparate mit langer Wirkdauer gelegentlich von Nutzen sein. Es besteht dabei aber die Gefahr der Kumulation.

29.3 Benzodiazepinrezeptoragonisten

Die Benzodiazepinrezeptoragonisten Zopiclon, Zolpidem und Zaleplon sind chemisch den Benzodiazepinen nicht verwandte Substanzen, die eben-

falls an Rezeptoren des γ-Aminobuttersäure (GABA)-regulierten Chloridkanals angreifen, jedoch an anderer Stelle als die Benzodiazepine. Daher ergeben sich insgesamt den Benzodiazepinen pharmakologisch ähnliche Eigenschaften. Die Halbwertszeiten betragen 3–6 Stunden für Zopiclon und 2–3 Stunden für Zolpidem. Damit haben diese Substanzen nur geringe Wirkungen am nächsten Morgen.

Diese Substanzen binden im Vergleich zu den Benzodiazepinen nur an die Subtypen des GABA/Benzodiazepinrezeptors, die die α1-Untereinheit enthalten (Crestani et al. 2000). Diese Selektivität stellt vermutlich die Basis für ein unterschiedliches

◻ **Tabelle 29.2 Verordnungen kurzwirkender Benzodiazepinrezeptoragonisten 2016.** Angegeben sind die 2016 verordneten Tagesdosen, die Änderungen gegenüber 2015 und die mittleren Kosten je DDD 2016.

Präparat	Bestandteile	DDD Mio.	Änderung %	DDD-Nettokosten €
Zolpidem				
Zolpidem AL	Zolpidem	10,5	(+66,4)	0,68
Zolpi-Lich	Zolpidem	5,8	(−51,0)	0,68
Zolpidem-1 A Pharma	Zolpidem	3,2	(+73,3)	0,64
Zolpidem AbZ	Zolpidem	3,1	(+15,7)	0,64
Zolpidem-ratiopharm	Zolpidem	1,5	(−1,1)	0,75
Stilnox	Zolpidem	0,36	(−13,7)	0,65
Zolpidem STADA	Zolpidem	0,36	(−17,0)	0,68
		24,8	(−0,6)	0,67
Zopiclon				
Zopiclon-ratiopharm	Zopiclon	15,3	(+450,3)	0,75
Zopiclon AbZ	Zopiclon	11,7	(−51,0)	0,69
Zopiclon AL	Zopiclon	10,8	(+15,9)	0,68
Zopiclodura	Zopiclon	2,1	(−34,8)	0,67
Zopiclon Aristo	Zopiclon	1,1	(+101,3)	0,70
Zopiclon-neuraxpharm	Zopiclon	0,78	(−67,1)	0,72
Zopiclon HEXAL	Zopiclon	0,63	(+57,4)	0,67
Zopiclon-CT	Zopiclon	0,63	(−57,7)	0,76
Zopiclon axcount	Zopiclon	0,45	(+23,2)	1,20
Zopiclon STADA	Zopiclon	0,44	(−6,0)	0,67
Zopiclon-1 A Pharma	Zopiclon	0,26	(+48,5)	0,84
		44,2	(−2,0)	0,71
Summe		68,9	(−1,5)	0,70

pharmakologisches Profil dar. Bisher verfügbare klinische und epidemiologische Daten deuten auf ein geringeres Abhängigkeitsrisiko von Zopiclon und Zolpidem. Eine Analyse von weltweit publizierten Fällen von Missbrauch und Abhängigkeit kam zu dem Schluss, dass die Substanzen relativ sicher sind und Missbrauchsgefahr im Wesentlichen nur bei Patienten mit bekannten Abhängigkeiten sowie psychiatrischen Patienten besteht (Hajak et al. 2003). Neuere Publikationen geben jedoch Hinweise, dass Benzodiazepinrezeptoragonisten, besonders Zolpidem, über längere Zeit und in höheren Dosen als empfohlen verordnet wurden und damit ein höheres Abhängigkeitsrisiko aufweisen, als bisher angenommen wurde (Cimolai 2007, Hoffmann und Glaeske 2014). Verschiedentlich wurden

Schlafwandeln und psychiatrische Nebenwirkungen im Zusammenhang mit der Einnahme von Zolpidem beobachtet (Anonym 2007). Weiterhin wurde bisher angenommen, dass ca. 8 Stunden nach Einnahme von Zolpidem keine Beeinträchtigung der Verkehrssicherheit mehr besteht, weil der Blutspiegel dann unter 50 ng/ml abgefallen ist. Inzwischen zeigte sich aber, dass dies bei 15% der Frauen und 3% der Männer nicht stimmt, weshalb die FDA eine niedrigere Dosis für Frauen empfohlen hat (Farkas et al. 2013).

Ob die Benzodiazepinrezeptoragonisten überhaupt wesentliche Vorteile gegenüber den Benzodiazepinen aufweisen, wird in manchen Übersichten in Zweifel gezogen (Dündar et al. 2004, Riemann und Hajak 2009b). Größere direkte Vergleichsstudien fehlen. Eine auf FDA-Daten gestützte Metaanalyse folgert, dass die Z-Substanzen relativ kleine polysomnographische Veränderungen (Schlaflatenz 22 Minuten verkürzt) induzieren, am ehesten mit höheren Dosen und bei längerer Behandlungsdauer, wobei Zolpidem etwas besser als Zaleplon abschneidet (Huedo-Medina et al. 2012). Nach einer aktuellen amerikanischen Leitlinie gibt es geringgradige bis mäßige Evidenz, dass Zolpidem und Eszopiclon (Zulassungsantrag in Europa vom Hersteller zurückgezogen) Einschlaflatenz, Gesamtschlafzeit und nächtliches Aufwachen verbessern (Qaseem et al. 2016). Die deutsche DGSM-Richtlinie erwähnt die langen Halbwertszeiten von Benzodiazepinen, da sie die morgendliche Leistungsfähigkeit der Patienten (Fahrtüchtigkeit, Arbeitsfähigkeit, psychosoziale Leistungsvermögen) beeinträchtigen, was bei den Z-Substanzen aufgrund geringerer Halbwertszeiten weniger ausgeprägt ist (Rieman et al. 2017), gibt aber keine eindeutige Empfehlung für die eine oder andere Substanzgruppe. De facto mag es durchaus Fälle geben, in denen eine längere Wirkungsdauer und ein geringerer Rebound-Effekt therapeutisch vorteilhaft sind.

Bei den Benzodiazepinrezeptoragonisten entfallen auf das länger wirkende Zopiclon fast doppelt so viele Verordnungen wie auf das kürzer wirkende Zolpidem (◘ Tabelle 29.2). Beide Substanzen sind inzwischen fast nur noch als Generika am Markt und sind 2016 etwas weniger als im Vorjahr verordnet worden. Trotz ihres weiterhin etwas höheren Preises haben sie aus vermutlich guten Gründen die Verordnung von Benzodiazepinhypnotika seit vielen Jahren überholt und jetzt schon einen Marktanteil von über 70% erreicht (◘ Abbildung 29.1). Wichtig erscheint eine sehr protrahierte Dosisreduktion (über zwei Wochen nicht mehr als minus 25 % der bisherigen Dosis) um nach längerer Einnahmedauer zu starke Entzugssymptome zu vermeiden. Im Übrigen gibt es Hinweise darauf, dass mehr als die Hälfte von Zolpidem und Zopiclon über Privatrezepte verordnet wird (Hoffmann et al. 2014).

29.4 Chloralhydrat

Die Verordnungen von *Chloraldurat* (◘ Tabelle 29.3) sind seit 20 Jahren rückläufig (1995 4,8 Mio.

DDD, Arzneiverordnungs-Report 1996). Der Trend war auch 2016 zu beobachten. Diese Entwicklung ist nachvollziehbar, denn die Datenlage zu Chloralhydrat ist schlecht (Riemann und Hajak 2009b). Deshalb wird die Anwendung nicht mehr empfohlen (Morin und Benca 2012) und in Leitlinien nicht mehr erwähnt (Qaseem et al. 2016, Riemann et al. 2017). In verkapselter Form ist es für Patienten im Allgemeinen akzeptabel, obwohl auch bei dieser Darreichungsform gastrointestinale Nebenwirkungen auftreten können. Eine geringe therapeutische Breite und mögliche kardiovaskuläre Nebenwirkungen begrenzen ohnehin die Verwendung dieses Arzneimittels, besonders bei kardiovaskulären Risikopatienten.

29.5 Antihistaminika, Antidepressiva

Antihistaminika (H_1-Rezeptorenblocker) sind Sedativa/Hypnotika mit langsamer Anflutung über einen Zeitraum von 2-4 Stunden und im Vergleich zu den Benzodiazepinen geringerer hypnotischer Wirkungsstärke (Glass et al. 2003). Als Vorteil wird das geringe Abhängigkeitspotenzial angesehen. Die geringe Effektivität, der sehr langsame Wirkungseintritt und die unzureichende Datenlage haben dazu geführt, dass die Anwendung als Schlafmittel nicht mehr empfohlen oder gar nicht mehr erwähnt wird (Qaseem et al. 2016, Riemann et al. 2017).

Nicht selten werden zur Besserung einer Insomnie und in dem Bestreben, einer Substanzabhängigkeit vorzubeugen auch sedierende Antidepressiva in niedriger Dosierung eingesetzt wie z. B. Doxepin oder Mirtazapin (Kapitel 41), in den USA auch gerne Trazodon (Winkelman 2015), wobei unter Mirtazapin das Risiko einer Gewichtszunahme berücksichtigt werden muss.

29.6 Melatonin

Melatonin (*Circadin*) wurde 2009 für die kurzzeitige Behandlung der primären, durch schlechte Schlafqualität gekennzeichneten Insomnie bei Patienten ab 55 Jahren zugelassen, wenn auch das Ausmaß der Wirkung nur gering ist (European Medicines Agency 2007). In einer Metaanalyse von 17

⬛ **Tabelle 29.3 Verordnungen weiterer Hypnotika 2016.** Angegeben sind die 2016 verordneten Tagesdosen, die Änderungen gegenüber 2015 und die mittleren Kosten je DDD 2016.

Präparat	Bestandteile	DDD Mio.	Änderung %	DDD-Nettokosten €
Monopräparate				
Circadin	Melatonin	2,9	(+27,8)	1,10
Chloraldurat	Chloralhydrat	0,73	(−13,3)	1,26
		3,6	(+16,8)	1,13
Homöopathika				
Viburcol N	Chamomilla D1 Belladonna D2 Plantago major D3 Pulsatilla D2 Calc. carb. Hahnem. D8	0,77	(−7,0)	0,89
Summe		4,4	(+11,8)	1,09

placebokontrollierten Studien senkte Melatonin die Schlaflatenz um 4 Minuten und verlängerte die Schlafdauer um 13 Minuten (Brzezinski et al. 2005). Eine weitere Metaanalyse von 14 placebokontrollierten Studien kam zu dem Ergebnis, dass Melatonin die Schlaflatenzzeit um 11,7 Minuten senkt und daher für die Behandlung der meisten primären Schlafstörungen bei vierwöchiger Anwendung nicht wirksam ist (Buscemi et al. 2005). In der neuesten Metaanalyse von 12 kontrollierten klinischen Studien zeigten sich bei primären Insomnien mit einer Verkürzung der Schlaflatenzzeit um 4 Minuten auch nur recht bescheidene Effekte (Auld et al. 2016).

Die Verordnungen haben dennoch wiederum um 28% bei aber insgesamt einem doch kleinen Volumen zugenommen (⬛ Tabelle 29.3). Möglicherweise wird von den Verordnern das geringere Abhängigkeitspotenzial als Vorteil gewertet und der Placeboeffekt therapeutisch genutzt. Zur Behandlung des Jetlags ist das Präparat nicht zugelassen. In den USA ist unretardiertes Melatonin als Nahrungsergänzungsmittel erhältlich und dürfte eine Wirksamkeit bei Jetlag nach sehr langen Fernflügen haben, vor allem ostwärts, sofern es vorschriftsmäßig, d.h. nach den chronobiologischen Vorgaben eingenommen wird (Herxheimer 2005, Sack 2010).

29.7   Pflanzliche Präparate

Pflanzliche Präparate aus Baldrian, Melisse, Hopfen etc. werden in der traditionellen Phytotherapie zur Behandlung von Schlaflosigkeit seit langem eingesetzt. Ihre Wirkung ist nicht ausreichend belegt. Von vielen Autoren werden sie im Wesentlichen als (Pseudo-)Placebos eingestuft (Übersicht bei Sarris und Byrne 2011). Die vorhandenen Metaanalysen weisen auf die schlechte Qualität der Einzelstudien hin und finden praktisch keine Wirksamkeit (z. B. Leach und Page 2015). Durch das GKV-Modernisierungsgesetz sind die rezeptfreien pflanzlichen Hypnotika praktisch nicht mehr zu Lasten der GKV verordnungsfähig. Damit ist von den bis 2004 verordneten „alternativen" Arzneimitteln nur noch ein homöopathisches Mittel (*Viburcol N*) vertreten.

Literatur

American Academy of Sleep Medicine (2014): International Classification of Sleep Disorders. 3rd ed. Darien, IL: American Academy of Sleep Medicine.

Anonym (2007): Zolpidem (Stilnox u. a.): Schlafwandeln, „Schlafessen" und „Schlaffahren". Arzneitelegramm 38: 31–32

Auld F, Maschauer EL, Morrison I, Skene DJ, Riha RL (2016): Evidence for the efficacy of melatonin in the treatment of primary adult sleep disorders. Sleep Med Rev. 2016 Jul 20. pii: S1087-0792(16)30054-5. doi: 10.1016/j. smrv.2016.06.005. [Epub ahead of print]

Brzezinski A, Vangel MG, Wurtman RJ, Norrie G, Zhdanova I, Ben-Shushan A, Ford I (2005): Effects of exogenous melatonin on sleep: a meta-analysis. Sleep Med Rev 9: 41–50

Buscemi N, Vandermeer B, Hooton N, Pandya R, Tjosvold L, Hartling L, Baker G, Klassen TP, Vohra S (2005): The efficacy and safety of exogenous melatonin for primary sleep disorders. A meta-analysis. J Gen Intern Med 20: 1151–1158

Cimolai N (2007): Zopiclone: is it a pharmacologic agent for abuse? Can Fam Physician 53: 2124–2129

Crestani F, Martin JR, Möhler H, Rudolph U (2000): Mechanism of action of the hypnotic zolpidem in vivo. Br J Pharmacol 131: 1251–1254

Dündar Y, Dodd S, Strobl J, Boland A, Dickson R, Walley T (2004): Comparative efficacy of newer hypnotic drugs for the short-term management of insomnia: a systematic review and meta-analysis. Hum Psychopharmacol 19: 305–322

European Medicines Agency (2007): Circadin. Europäischer öffentlicher Beurteilungsbericht (EPAR). Internet: www. emea.europa.eu/humandocs/ PDFs/EPAR/circadin/ H-695- en6.pdf

Farkas RH, Unger EF, Temple R (2013): Zolpidem and driving impairment – identifying persons at risk. N Engl J Med 369: 689–691

Garcia-Borreguero D, Cano-Pumarega I (2017): New concepts in the management of restless legs syndrome. BMJ 2017 Feb 27; 356: j104. doi: 10.1136/bmj.j104

Glass JR, Sproule BA, Herrmann N, Streiner D, Busto UE (2003): Acute pharmacological effects of temazepam, diphenhydramine, and valerian in healthy elderly subjects. J Clin Psychopharmacol 23: 260–268

Glass J, Lanctot KL, Herrmann N, Sproule BA, Busto UE (2005): Sedative hypnotics in older people with insomnia: meta-analysis of risks and benefits. Br Med J 331: 1169

Hajak G, Müller WE, Wittchen HU, Pittrow D, Kirch W (2003): Abuse and dependence potential for the non-benzodiazepine hypnotics zolpidem and zopiclone: a review of case reports and epidemiological data. Addiction 98: 1371–1378

Herxheimer A (2005): Jet lag. Clin Evid 13: 2178–2183

Hoffmann F, Glaeske G (2014): Benzodiazepinhypnotika, Zolpidem und Zopiclon auf Privatrezept. Verbrauch zwischen 1993 und 2012. Nervenarzt 85: 1402–1409

Huedo-Medina TB, Kirsch I, Middlemass J, Klonizakis M, Siriwardena AN (2012): Effectiveness of non-benzodiazepine hypnotics in treatment of adult insomnia: meta-analysis of data submitted to the Food and Drug Administration. BMJ Dec 17; 345: e8343

Jacobs GD, Pace-Schott EF, Stickgold R, Otto MW (2004): Cognitive behavior therapy and pharmacotherapy for insomnia: a randomized controlled trial and direct comparison. Arch Intern Med 164: 1888–1896

Jordan AS, McSharry DG, Malhotra A (2014): Adult obstructive sleep apnoea. Lancet 383: 736–747

Klotz U (1995): Benzodiazepin-Hypnotika; Pharmakokinetik. In: Riederer P, Laux G, Pöldinger W (Hrsg): Neuropsychopharmaka, Bd 2. Springer-Verlag, Wien, S. 135–139

Kripke DF (2016): Hypnotic drug risks of mortality, infection, depression, and cancer: but lack of benefit. F1000Res. 2016 May 19;5:918. doi: 10.12688/f1000research.8729.1

Lader M (1987): Clinical Pharmacology of Benzodiazepines. Ann Rev Med 38: 19–28

Leach MJ, Page AT (2015): Herbal medicine for insomnia: A systematic review and meta-analysis. Sleep Med Rev 24: 1–12

Mattila T, Stoyanova V, Elferink A, Gispen-de Wied C, de Boer A, Wohlfarth T (2011): Insomnia medication: do published studies reflect the complete picture of efficacy and safety? Eur Neuropsychopharmacol 21: 500–507

Morin CM, Benca R (2012): Chronic insomnia. Lancet 379: 1129–1141

National Institute for Health and Care Excellence (2015): Hypnotics - Key therapeutic topic. Update information January 2017. Internet: nice.org.uk/guidance/ktt6

Ohayon MM (2002): Epidemiology of insomnia: what we know and what we still nee to learn. Sleep Med Rev 6: 97–111

Perlis ML, McCall WV, Krystal AD, Walsh JK (2004): Long-term, non-nightly administration of zolpidem in the treatment of patients with primary insomnia. J Clin Psychiatry 65: 1128–1137

Qaseem A, Kansagara D, Forciea MA, Cooke M, Denberg TD; Clinical Guidelines Committee of the American College of Physicians (2016): Management of chronic insomnia disorder in adults: A clinical Practice Guideline from the American College of Physicians. Ann Intern Med 165: 125–133

Randall S, Roehrs TA, Roth T (2012): Efficacy of eight months of nightly zolpidem: a prospective placebo-controlled study. Sleep 35: 1551–1557

Riemann D, Baum E, Cohrs S, Crönlein T, Hajak G, Hertenstein E, Klose P, Langhorst J, Mayer G, Nissen C, Pollmächer T, Rabstein S, Schlarb A, Sitter H, Weeß HG, Wetter T, Spiegelhalder K (2017): S3-Leitlinie Nicht erholsamer Schlaf/ Schlafstörungen, Kapitel „Insomnie bei Erwachsenen" (AWMF-Registernummer 063-003), Update 2016. Somnologie 21: 2–44

Riemann D, Hajak G (2009a): Insomnien. I. Ätiologie, Pathophysiologie und Diagnostik. Nervenarzt 80: 1060–1069

Riemann D, Hajak G (2009b): Insomnien. II. Pharmakologische und psychotherapeutische Behandlungsmöglichkeiten. Nervenarzt 80: 1327–1340

Roehrs TA, Randall S, Harris E, Maan R, Roth T (2012): Twelve months of nightly zolpidem does not lead to rebound insomnia or withdrawal symptoms: a prospective placebo-controlled study. J Psychopharmacol 26: 1088–1095

Sack RL (2010): Clinical practice. Jet lag. N Engl J Med 362: 440–447

Sateia MJ, Nowell PD (2004): Insomnia. Lancet 364: 1959–1973

Sarris J, Byrne GJ (2011): A systematic review of insomnia and complementary medicine. Sleep Med Rev 15: 99–106

Schlack R, Hapke U, Maske U, Busch M, Cohrs S (2013): Häufigkeit und Verteilung von Schlafproblemen und Insomnie in der deutschen Erwachsenenbevölkerung. Ergebnisse der Studie zur Gesundheit Erwachsener in Deutschland (DEGS1). Bundesgesundheitsblatt Gesundheitsforschung Gesundheitsschutz 56: 740–748

Schutte-Rodin S, Broch L, Buysse D, Dorsey C, Sateia M (2008): Clinical guideline for the evaluation and management of chronic insomnia in adults. J Clin Sleep Med. 4: 487–504

Shen J, Chung SA, Kayumov L, Moller H, Hossain N, Wang X et al (2006): Polysomnographic and symptomatological analyses of major depressive disorder patients treated with mirtazapine. Can J Psychiatry 51: 27–34

Sowa NA (2016): Idiopathic hypersomnia and hypersomnolence disorder: A systematic review of the literature. Psychosomatics 57: 152–164

Walsh JK, Roth T, Randazzo A, Erman M, Jamieson A, Scharf M, Schweitzer PK, Ware JC (2000): Eight weeks of non-nightly use of zolpidem for primary insomnia. Sleep 23: 1087–1096

Weich S, Pearce HL, Croft P, Singh S, Crome I, Bashford J, Frisher M (2014): Effect of anxiolytic and hypnotic drug prescriptions on mortality hazards: retrospective cohort study. BMJ 2014 Mar 19; 348: g1996. doi: 10.1136/bmj.g1996

Wilt TJ, MacDonald R, Brasure M, Olson CM, Carlyle M, Fuchs E, Khawaja IS, Diem S, Koffel E, Ouellette J, Butler M, Kane RL (2016): Pharmacologic treatment of insomnia disorder: An evidence report for a clinical practice guideline by the American College of Physicians. Ann Intern Med 165: 103–112

Winkelman JW (2015): Insomnia disorder. N Engl J Med 373: 1437–1444

Yeung WF, Chung KF, Yung KP, Ng TH (2015): Doxepin for insomnia: a systematic review of randomized placebo-controlled trials. Sleep Med Rev 19: 75–83

29

Hypophysen- und Hypothalamushormone

Ulrich Schwabe

© Springer-Verlag GmbH Germany 2017
U. Schwabe, D. Paffrath, W.-D. Ludwig, J. Klauber (Hrsg.), *Arzneiverordnungs-Report 2017*
DOI 10.1007/978-3-662-54630-7_30

Auf einen Blick

Verordnungsprofil
Hauptvertreter der Hypophysen- und Hypothalamushormone sind Wachstumshormon, Somatostatin, Gonadotropin-präparate und Vasopressinanaloga. Wachstumshormonpräparate wurden erneut etwas weniger verordnet, sind aber mit Kosten von 193 Mio. € weiterhin die umsatzstärkste Gruppe der Hypophysen- und Hypothalamushormone, gefolgt von Somatostatinanaloga (118 Mio. €) und Follitropinpräparaten (72 Mio. €). Die Verordnungskosten der Vasopressinanaloga für die Behandlung des zentralen Diabetes insipidus waren annähernd konstant (17 Mio. €).

Hormone der Hypophyse und des Hypothalamus sind die zentralen Steuerungshormone für endokrine Drüsen und somatische Körperfunktionen. So regeln einige Hypophysenhormone die periphere Hormonproduktion in Schilddrüse, Nebennierenrinde und Gonaden, andere steigern Wachstum, Laktation, peripheren Gefäßtonus und renale Wasserrückresorption. Die Steuerung der hypophysären Hormonfreisetzung erfolgt einerseits zentral durch die übergeordneten Releasinghormone und Hemmstoffe des Hypothalamus, andererseits bei einigen Hypophysenhormonen durch die peripheren Hormone der endokrinen Drüsen über eine inhibitorische Feedbackregulation.

Hypophysen- und Hypothalamushormone wurden ursprünglich als Diagnostika für die Funktionsprüfung endokriner Organe eingesetzt. Seit 1993 hat ihre therapeutische Bedeutung stark zugenommen. Besonders zu nennen ist die Hemmung gonadotroper Funktionen durch Gonadorelinanaloga bei der hormonsuppressiven Behandlung des Prostatakarzinoms, die Substitution des Wachstumshormonmangels und die ovarielle Stimulation mit Gonadotropinen zur Behandlung der weiblichen Infertilität im Rahmen der In-vitro-Fertilisation. Auffällig zugenommen hat die Zahl der Prolaktinhemmerpräparate.

Die Bestimmungen des GKV-Modernisierungs-Gesetzes zur künstlichen Befruchtung (§ 27a Abs. 3, SGB V) haben 2004 zu tiefgreifenden Veränderungen geführt, da die Behandlungskosten für die künstliche Befruchtung nur noch zu 50% von den Krankenkassen übernommen wurden. Die Arzneimittelausgaben für Hypophysen- und Hypothalamushormone haben sich nach dem Einbruch im Jahre 2004 in den folgenden Jahren wieder erholt und weisen 2016 Nettokosten von 455 Mio. € auf, die sich gegenüber dem Vorjahr weiter erhöht haben (2015: 448 Mio. €). Es sind relativ teure Arzneimittel mit DDD-Nettokosten bis zu 94 €. Wegen der geringen Zahl der verordneten Präparate wurde die Verordnungsanalyse auf Präparate mit mindestens 3000 Verordnungen ausgedehnt und damit 46 Präparate erfasst.

30.1 Gonadorelin- und Gonadotropinpräparate

Die Gonadotropin-Releasinghormone des Hypothalamus (Gonadoreline, GnRH, LHRH) und die Gonadotropine des Hypophysenvorderlappens werden als gonadale Steuerungshormone für zahlreiche Indikationen eingesetzt. Follitropin (Follikelstimulierungshormon, FSH) stimuliert die Follikelreifung im Ovar und die Spermatogenese im Hoden. Lutropin (Luteinisierungshormon, LH) erhöht die ovarielle Steroidsynthese und induziert in der Zyklusmitte den Eisprung. In den Leydigzellen des Hodens stimuliert Lutropin die androgene Steroidsynthese. Choriongonadotropin ist ein weiteres Gonadotropin, das in der Plazenta gebildet wird und vorwiegend luteotrope Aktivität hat. Alle drei Gonadotropine werden in aktiver Form über die Niere ausgeschieden und können aus dem Harn durch Aufreinigung gewonnen werden.

30.1.1 Gonadorelinpräparate

Neben den natürlichen Gonadotropin-Releasinghormonen werden synthetische Gonadorelinanaloga eingesetzt, die aufgrund ihrer stärkeren Wirkung und längeren Wirkungsdauer die hypophysären Gonadorelinrezeptoren desensitisieren und dann als funktionelle Gonadorelinantagonisten die hypophysäre Gonadotropinsekretion und die nachgeschaltete gonadale Steroidsynthese hemmen.

Präparate von Goserelin (*Zoladex-Gyn*) und Leuprorelin (*Trenantone Gyn, Enantone Gyn*) werden für die Behandlung der Endometriose und des Uterus myomatosus eingesetzt. Ein weiterer Vertreter dieser Gruppe ist Nafarelin (*Synarela*), das zweimal täglich als Nasenspray appliziert wird und ebenfalls für die hormonsuppressive Therapie der Endometriose indiziert ist. Außerdem wird es für die Vorbereitung der assistierten Fertilisation zur Ausschaltung der endogenen Gonadotropinausschüttung verwendet. Darüber hinaus werden Gonadorelinanaloga in großem Umfang für die hormonsuppressive Therapie des fortgeschrittenen Prostatakarzinoms eingesetzt (siehe Onkologika, ▶ Kapitel 37).

Mit der Einführung der beiden Gonadorelinantagonisten Cetrorelix (*Cetrotide*) und Ganirelix

(*Orgalutran*) besteht die Möglichkeit einer direkten Blockade hypophysärer Gonadorelinrezeptoren (◘ Tabelle 30.1). Dieses neue Behandlungsprinzip wirkt schneller und führt seltener zu ovarieller Überstimulation. Nach einem Cochrane-Review (45 Studien mit 7511 Frauen) gab es keinen Unterschied in der Lebendgeburtenrate zwischen Gonadorelinagonisten und Gonadorelinantagonisten (Al-Inany et al. 2011). Im Jahre 2016 sind die Verordnungen der beiden Gonadorelinantagonisten erneut angestiegen, obwohl sie immer noch achtfach teurer als die Gonadorelinanaloga sind (◘ Tabelle 30.1).

30.1.2 Follitropinpräparate

Die am häufigsten verordneten Gonadotropine sind inzwischen die Follitropinpräparate mit einem erneuten Verordnungsanstieg (◘ Tabelle 30.1). Ihre Hauptindikation ist die weibliche Infertilität. Dabei werden sie zur Stimulation des Follikelwachstums bei hypo- oder normogonadotroper Ovarialinsuffizienz sowie bei der In-vitro-Fertilisation (IVF) zur kontrollierten ovariellen Überstimulation eingesetzt. Außerdem werden sie zur Stimulation der Spermiogenese bei hypogonadotropem Hypogonadismus zusammen mit humanem Choriongonadotropin verwendet.

Die Verordnungen der Follitropinpräparate sind 2016 weiter angestiegen, liegen aber mit 1,8 Mio. DDD (Nettokosten 71 Mio. €) immer noch erheblich unter dem Niveau vor der Einführung der 2004 geänderten Kostenregelungen für die künstliche Befruchtung, das damals bei 3,6 Mio. DDD lag (vgl. ▶ Arzneiverordnungs-Report 2004, Kapitel 31 Hypophysen- und Hypothalamushormone). Bei einer mittleren Tagesdosis von 150–225 I.E. und einer mittleren Behandlungsdauer von 10 Tagen werden für eine ausreichende Follikelreifung 1875 I.E. (25 WHO-DDD zu 75 I.E.) für einen Behandlungszyklus und für die durchschnittlich 1,66 Behandlungszyklen pro Patientin 3113 I.E. (41,4 WHO-DDD) benötigt. Aus dem Verordnungsvolumen von 1,8 Mio. DDD errechnet sich damit, dass 2016 insgesamt ca. 43 500 GKV-Patientinnen mit Follitropinpräparaten für die IVF behandelt wurden. Nach den Daten des Deutschen IVF-Registers (2016) wurden 2015 insgesamt 57 998 Frauen behandelt, wobei in

◻ **Tabelle 30.1 Verordnungen von Gonadorelin- und Gonadotropinpräparaten 2016.** Angegeben sind die 2016 verordneten Tagesdosen, die Änderungen gegenüber 2015 und die mittleren Kosten je DDD 2016.

Präparat	Bestandteile	DDD Mio.	Änderung %	DDD-Nettokosten €
Gonadorelinanaloga				
Trenantone-Gyn	Leuprorelin	0,41	(+9,9)	5,39
Enantone-Gyn	Leuprorelin	0,31	(+0,9)	5,64
Synarela	Nafarelin	0,30	(−10,3)	3,93
Zoladex-GYN	Goserelin	0,28	(+12,0)	6,25
Decapeptyl Gyn/-N/-IVF	Triptorelin	0,16	(−9,5)	8,44
Kryptocur	Gonadorelin	0,11	(−14,9)	5,62
Triptofem	Triptorelin	0,009	(+104,1)	11,48
		1,6	(+0,3)	5,69
Gonadorelinantagonisten				
Orgalutran	Ganirelix	0,13	(+10,7)	47,29
Cetrotide	Cetrorelix	0,06	(+0,9)	47,22
		0,19	(+7,6)	47,27
Choriongonadotropin				
Brevactid	Choriongonadotropin	1,1	(−6,7)	1,05
Predalon	Choriongonadotropin	0,06	(+42,1)	15,76
Ovitrelle	Choriongonadotropin alfa	0,05	(+8,4)	46,13
		1,2	(−4,6)	3,55
Follitropinpräparate				
Gonal	Follitropin alfa	0,70	(−4,0)	41,32
Menogon	Menotropin	0,49	(+0,1)	31,62
Puregon	Follitropin beta	0,38	(−12,7)	40,12
Ovaleap	Follitropin alfa	0,11	(>1000)	34,19
Pergoveris	Lutropin alfa Follitropin alfa	0,07	(−1,5)	84,41
Bemfola	Follitropin alfa	0,04	(+94,4)	36,19
Luveris	Lutropin alfa	0,02	(+4,8)	29,69
		1,8	(+2,3)	39,41
Ovulationsauslöser				
Clomifen GALEN	Clomifen	3,9	(−7,2)	0,34
Clomifen-ratiopharm	Clomifen	0,22	(+261,3)	0,34
		4,2	(−3,4)	0,34
Summe		8,9	(−1,6)	10,58

dem Register nicht nur GKV-Versicherte sondern alle behandelten Frauen erfasst werden. Die Zahl der Lebendgeburten nach IVF-Behandlung ist 2014 wieder auf 19 030 angestiegen und hat nach dem dramatischen Rückgang im Jahre 2004 (10 437 Lebendgeburten) erstmals wieder die Zahl des Jahres 2003 (18 726 Lebendgeburten) übertroffen (Deutsche IVF-Register 2016).

Führendes Präparat ist weiterhin das rekombinante Gonadotropin *Gonal* (Follitropin alfa), obwohl das Verordnungsvolumen seit der Einführung von zwei Biosimilars (Ovaleap, Bemfola) leicht rückläufig war. Danach folgt *Menogon* (Menotropin), ein humanes Menopausengonadotropin (hMG, Urogonadotropin), das aus dem Harn postmenopausaler Frauen gewonnen wird und zu gleichen Teilen Follitropin und Lutropin enthält (◻ Tabelle 30.1). Auch das Kombinationspräparat *Pergoveris* hat etwas abgenommen, das einen doppelt so hohen Anteil rekombinantes Follitropin (150 I.E.) wie rekombinantes Lutropin (75 I.E.) enthält. Diese Kombination hatte in einer direkten Vergleichsstudie ähnliche IVF-Resultate wie Menotropin, aber ein höheres Risiko für ein ovarielles Überstimulationssyndrom (Pacchiarotti et al. 2010). Damit wurde ein weiteres Mal ein Cochrane-Review (42 klinische Studien, 9606 Paare) bestätigt, der nur geringe Unterschiede zwischen humanem Menotropin und humanem rekombinantem Follitropin bezüglich Lebendgeburten oder Hyperstimulationssyndrom gezeigt hatte (van Wely et al. 2012). Die Auswahl der Gonadotropine sollte nach Verfügbarkeit, Komfort und Kosten getroffen werden. Auch bei Frauen mit dem Syndrom der polycystischen Ovarien (PCO) und Versagen von Clomifen ergaben sich keine Unterschiede zwischen den beiden Gonadotropinpräparaten bezüglich Lebendgeburten oder Hyperstimulationssyndrom (Weiss et al. 2015).

30.1.3 Choriongonadotropin

Ein weiteres häufig verordnetes Gonadotropin ist das aus Schwangerenharn gewonnene humane Choriongonadotropin (*Brevactid, Predalon*), das wegen seiner LH-Aktivität eingesetzt wird. Trotz unterschiedlicher endogener Funktionen werden Lutropin und das luteotrop wirkende humane Choriongonadotropin in der praktischen Anwendung häufig als austauschbar angesehen. Humanes Choriongonadotropin hat jedoch eine höhere Rezeptoraffinität und eine längere Halbwertszeit als Lutropin (Übersicht bei Choi und Smitz 2014). In der Gynäkologie wird humanes Choriongonadotropin zur Ovulationsauslösung nach eingetretener Follikelreifung im Rahmen der assistierten Fertilisation und in der Kinderheilkunde bei Kryptorchismus und bei verzögerter Pubertätsentwicklung zur Steigerung der Gonadenfunktion eingesetzt. Die beiden Hauptvertreter haben ein unterschiedliches Indikationsspektrum. Bei *Brevactid* überwiegen die

pädiatrischen Indikationen mit geringeren Dosierungen, die entsprechend der WHO-DDD dann auch erheblich geringere DDD-Kosten aufweisen (◻ Tabelle 30.1). *Predalon* wird hauptsächlich mit einer hohen Einmaldosis (5000–10000 I.E.) zur Ovulationsinduktion bei assistierter Fertilisation angewendet und hat daher auch höhere DDD-Kosten.

Das rekombinante humane Choriongonadotropin alfa (*Ovitrelle*) ist ausschließlich zur Stimulation des Follikelwachstums zugelassen. Es hat bis auf eine bessere lokale Verträglichkeit keine Vorteile gegenüber den aus Schwangerenharn gewonnenen Präparaten (International Recombinant Human Chorionic Gonadotropin Study Group 2001), ist aber dreifach teurer als *Predalon*, das für vergleichbare Indikationen zugelassen ist (◻ Tabelle 30.1).

30.1.4 Ovulationsauslöser

Clomifen ist ein oral wirksames Antiöstrogen aus der Gruppe der Stilbene, das durch Blockade inhibitorischer Östrogenrezeptoren in Hypothalamus und Hypophyse die Gonadorelin- und Gonadotropinsekretion steigert und dadurch eine Ovulation bei anovulatorischen Zyklen auslöst. Es gilt allgemein als Mittel der ersten Wahl für die pharmakologische Ovulationsinduktion bei Frauen mit polyzystischen Ovarien (PCO). Mit Clomifen beträgt die Lebendgeburtsrate 23%, allerdings verbunden mit einem erhöhten Risiko von Mehrlingsschwangerschaften (Übersicht bei Perales-Puchalt und Legro 2013). Die Verordnungen von Clomifen waren 2016 etwas geringer als im Vorjahr (◻ Tabelle 30.1).

30.2   Wachstumshormonpräparate

30.2.1 Wachstumshormon

Wachstumshormon ist ein weiteres Hormon des Hypophysenvorderlappens. Seine wichtigste Indikation ist die Behandlung des hypophysären Minderwuchses. Die im Jahre 1985 eingeführten gentechnischen Präparate haben eindrucksvolle Erfolge bei der Steigerung des Längenwachstums von Kindern mit hypophysärem Minderwuchs ermöglicht. Die Behandlung wird für Kinder mit nachgewiesenem

◻ **Tabelle 30.2 Verordnungen von Wachstumshormonen und weiteren Hypophysenhormonen 2016.** Angegeben sind die 2016 verordneten Tagesdosen, die Änderungen gegenüber 2015 und die mittleren Kosten je DDD 2016.

Präparat	Bestandteile	DDD Mio.	Änderung %	DDD-Nettokosten €
Wachstumshormone				
Norditropin	Somatropin	1,3	(−5,7)	38,22
Genotropin	Somatropin	1,2	(−10,1)	36,79
Omnitrope	Somatropin	0,85	(+14,3)	26,94
Saizen	Somatropin	0,66	(+11,6)	37,98
Humatrope	Somatropin	0,59	(−1,9)	37,36
Nutropinaq	Somatropin	0,48	(−2,4)	37,01
Zomacton	Somatropin	0,29	(+1,6)	36,64
		5,4	(−1,1)	35,82
Wachstumshormonantagonist				
Somavert	Pegvisomant	0,23	(−0,4)	94,19
Somastatinanaloga				
Sandostatin	Octreotid	1,2	(−0,6)	65,11
Somatuline	Lanreotid	0,63	(+28,7)	66,85
		1,8	(+7,7)	65,70
Vasopressinanaloga				
Nocutil	Desmopressin	1,9	(−0,8)	3,45
Minirin	Desmopressin	1,7	(+0,1)	3,93
Desmogalen	Desmopressin	0,63	(−1,3)	1,33
Desmospray/-tabs	Desmopressin	0,53	(+10,7)	3,22
Desmopressin TEVA	Desmopressin	0,34	(−15,4)	3,84
		5,1	(−0,6)	3,35
Synacthen				
Synacthen	Tetracosactid	0,008	(+12,5)	14,16
Summe		12,6	(+0,3)	28,22

Wachstumshormonmangel, Turner-Syndrom, Prader-Willi-Syndrom, chronischer Niereninsuffizienz und Kleinwuchs wegen SHOX-Mangel empfohlen (National Institute for Health and Care Excellence 2010). Nach Erreichen der Zielgröße kann die Somatropinbehandlung normalerweise beendet werden.

Seit 1996 ist Wachstumshormon auch zur Substitution des Wachstumshormonmangels bei Erwachsenen zugelassen. In kontrollierten Studien bei Erwachsenen mit Somatropinmangel gibt es Hinweise auf eine erhöhte Knochendichte, eine verbesserte Leistungsfähigkeit der Muskulatur und eine Senkung des Körperfettgehalts. In der weiterhin gültigen Leitlinie des britischen National Institute for Health and Care Excellence (2003) werden genaue Kriterien für eine Substitution angegeben. Ein Problem sind vor allem die hohen Behandlungskosten von Somatropin bei Erwachsenen (ca. 40.000 € pro Jahr). Als Antiagingtherapie bei gesunden Erwachsenen ist Wachstumshormon wegen zahlreicher Nebenwirkungen nicht geeignet (Liu et al. 2007).

Die Verordnungen der Somatropinpräparate haben 2016 abermals etwas abgenommen (◻ Tabelle 30.2). Mit der Einführung preisgünstiger Biosimilars von Somatotropin (*Omnitrope*) ergeben sich Einsparpotentiale von 48 Mio. €. Mit der Entwicklung langwirkender Somatropinanaloga wird es möglich sein, die bisher täglichen Injektionen auf einmal wöchentliche oder monatliche Gabe zu reduzieren (Moore et al. 2016).

30.2.2 Wachstumshormonantagonist

Der Wachstumshormonantagonist Pegvisomant (*Somavert*) wurde 2003 zur Behandlung der Akromegalie eingeführt und zeichnet sich durch eine überlegene therapeutische Wirksamkeit gegenüber anderen arzneitherapeutischen Verfahren (Dopaminagonisten, Somatostatinanaloga) aus. Im Hinblick auf den Einfluss von Pegvisomant auf die Hypophysentumorgröße ist die Anwendung nur bei Versagen von Operation, Bestrahlung oder Somatostatinanaloga (z. B. Octreotid) indiziert (Übersicht bei Melmed 2006). In einer neueren Langzeitstudie trat bei 3,2% der mit Pegvisomant behandelten Patienten ein Anstieg der Hypophysentumorgröße auf (van der Lely et al. 2013).

30.3   Weitere Hypophysenhormone

30.3.1 Somatostatinanaloga

Somatostatin hemmt die Freisetzung anderer Peptidhormone aus dem Hypophysenvorderlappen und dem Gastrointestinaltrakt. Octreotid ist ein Somatostatinanalogon mit stärkerer und längerer Wirkung, das zur symptomatischen Therapie endokrin aktiver Tumoren des Gastrointestinaltrakts (metastasierende Karzinoide, VIPome, Glukagonome) sowie bei Akromegalie eingesetzt wird. Als zweiter Vertreter dieser Stoffgruppe wurde 2005 Lanreotid (*Somatuline*) primär zur Behandlung der Akromegalie eingeführt. Beide Präparate werden als Depotpräparate mit einem Injektionsintervall von 28 Tagen angewendet und sind etwa genauso wirksam (Übersicht bei Fleseriu 2011).

30.3.2 Vasopressinanaloga

Desmopressin ist ein Derivat des Hyopohysenhinterlappenhormons Vasopressin (Adiuretin) mit verstärkter antidiuretischer Wirkung ohne wesentliche blutdrucksteigernde Aktivität. Hauptindikation ist der zentrale Diabetes insipidus. Außerdem kann es bei Hämophilie A zur Steigerung der Faktor-VIII-Gerinnungsaktivität eingesetzt werden. Die Verordnungen der fünf Präparate waren 2016 leicht rückläufig (◘ Tabelle 30.2).

◘ Tabelle 30.3 **Verordnungen von Prolaktinhemmern 2016.** Angegeben sind die 2016 verordneten Tagesdosen, die Änderungen gegenüber 2015 und die mittleren Kosten je DDD 2016.

Präparat	Bestandteile	DDD Mio.	Änderung %	DDD-Nettokosten €
Bromocriptin				
Bromocriptin AbZ	Bromocriptin	0,62	(−14,3)	0,97
Bromocriptin-ratiopharm 2,5	Bromocriptin	0,41	(+38,9)	1,05
Bromocriptin 2,5-CT	Bromocriptin	0,15	(−2,8)	1,06
Pravidel Tabl.	Bromocriptin	0,12	(−5,1)	1,32
		1,3	(+0,0)	1,04
Cabergolin				
Dostinex	Cabergolin	0,47	(+15,8)	3,61
Cabergolin HEXAL 0,5 mg	Cabergolin	0,16	(+1,4)	3,59
Cabergolin-1 A Pharma 0,5 mg	Cabergolin	0,14	(+39,4)	3,61
		0,77	(+16,1)	3,60
Weitere Prolaktinhemmer				
Norprolac	Quinagolid	0,38	(−0,9)	1,58
Liserdol	Metergolin	0,10	(−21,1)	2,24
		0,48	(−5,9)	1,72
Summe		2,6	(+3,1)	1,94

30.3.3 Prolaktinhemmer

Niedrigdosierte Dopaminrezeptoragonisten aus der Gruppe der Sekalealkaloide werden in der Gynäkologie bei hyperprolaktinämischen Zuständen eingesetzt. An erster Stelle der Anwendungsgebiete stehen immer noch primäres und sekundäres Abstillen, obwohl diese Präparate nur bei Versagen anderer Maßnahmen eingesetzt werden sollen. Dementsprechend sind die Verordnungen von Bromocriptin für diese Indikation seit 1996 kontinuierlich von 10,5 Mio. DDD auf 0,6 Mio. DDD im Jahre 2011 zurückgegangen. In den letzten Jahren haben die Verordnungen jedoch wieder zugenommen (❒ Tabelle 30.3).

Das Verordnungsvolumen des langwirkenden Dopaminrezeptoragonisten Cabergolin ist 2016 weiter angestiegen (❒ Tabelle 30.3). Cabergolin wurde 1995 für primäres Abstillen und die Behandlung der Hyperprolaktinämie zugelassen, verschwand aber 2008 aus der Gruppe der meistverordneten Arzneimittel. Als Ursache für den Verordnungsrückgang wurden damals die aktualisierten Warnhinweise wegen fibrotischer Herzveränderungen bei längerdauernder Anwendung diskutiert. Cabergolin gehört weiterhin zu den Arzneimitteln, die fibrotische Herzklappenveränderungen verursachen können (Andrejak und Tribouilloy 2013).

Literatur

Al-Inany HG, Youssef MA, Aboulghar M, Broekmans F, Sterrenburg M, Smit J, Abou-Setta AM (2011): Gonadotrophin-releasing hormone antagonists for assisted reproductive technology. Cochrane Database Syst Rev. 2011 May 11; (5): CD001750

Andrejak M, Tribouilloy C (2013): Drug-induced valvular heart disease: an update. Arch Cardiovasc Dis 106: 333–339

Choi J, Smitz J (2014): Luteinizing hormone and human chorionic gonadotropin: origins of difference. Mol Cell Endocrinol 383: 203–213

Deutsches IVF-Register (2016): Jahrbuch 2015. J Reproduktionsmed Endokrinol 13: 191–223

Fleseriu M (2011): Clinical efficacy and safety results for dose escalation of somatostatin receptor ligands in patients with acromegaly: a literature review. Pituitary 14: 184–193

International Recombinant Human Chorionic Gonadotropin Study Group (2001): Induction of ovulation in World Health Organization group II anovulatory women undergoing follicular stimulation with recombinant human follicle-stimulating hormone: a comparison of recombinant human chorionic gonadotropin (rhCG) and urinary hCG. Fertil Steril 75: 1111–1118

Liu H, Bravata DM, Olkin I, Nayak S, Roberts B, Garber AM, Hoffman AR (2007): Systematic review: the safety and efficacy of growth hormone in the healthy elderly. Ann Intern Med 146: 104–115

Melmed S (2006): Acromegaly. N Engl J Med 355: 2558–2573

Moore WV, Nguyen HJ, Kletter GB, Miller BS, Rogers D, Ng D, Moore JA, Humphriss E, Cleland JL, Bright GM (2016): A randomized safety and efficacy study of somavaratan (VRS-317), a long-acting rhGH, in pediatric growth hormone deficiency. J Clin Endocrinol Metab 101: 1091–1097

National Institute for Health and Care Excellence (2010): Human growth hormone (somatropin) for the treatment of growth failure in children. NICE technology appraisal guidance 188. Internet: http://www.nice.org.uk/guidance/ta188/resources/guidance-human-growth-hormone-somatropin-for-the-treatment-of-growth-failure-in-children-pdf

National Institute for Health and Care Excellence (NICE) (2003): Human growth hormone (somatropin) in adults with growth hormone deficiency. Technology Appraisal 64. Internet: www.nice.org.uk/page.aspx?o=TA064guidance

Pacchiarotti A, Sbracia M, Frega A, Selman H, Rinaldi L, Pacchiarotti A (2010): Urinary hMG (Meropur) versus recombinant FSH plus recombinant LH (Pergoveris) in IVF: a multicenter, prospective, randomized controlled trial. Fertil Steril 94: 2467–2469

Perales-Puchalt A, Legro RS (2013): Ovulation induction in women with polycystic ovary syndrome. Steroids 78: 767–772

van der Lely AJ, Biller BM, Brue T, Buchfelder M, Ghigo E, Gomez R, Hey-Hadavi J, Lundgren F, Rajicic N, Strasburger CJ, Webb SM, Koltowska-Häggström M (2013): Long-term safety of pegvisomant in patients with acromegaly: comprehensive review of 1288 subjects in ACROSTUDY. J Clin Endocrinol Metab 97: 1589–1597

van Wely M, Kwan I, Burt AL, Thomas J, Vail A, Van der Veen F, Al-Inany HG (2012): Recombinant versus urinary gonadotrophin for ovarian stimulation in assisted reproductive technology cycles. A Cochrane review. Hum Reprod Update 18: 111

Weiss NS, Nahuis M, Bayram N, Mol BW, Van der Veen F, van Wely M (2015): Gonadotrophins for ovulation induction in women with polycystic ovarian syndrome. Cochrane Database Syst Rev 2015 Sep 9; (9): CD010290

Immuntherapeutika

W. Jens Zeller

© Springer-Verlag GmbH Germany 2017
U. Schwabe, D. Paffrath, W.-D. Ludwig, J. Klauber (Hrsg.), *Arzneiverordnungs-Report 2017*
DOI 10.1007/978-3-662-54630-7_31

Auf einen Blick

Verordnungsprofil
Therapeutisch wichtigste Gruppe der Immuntherapeutika sind die Immunsuppressiva, die zur Prophylaxe der Abstoßungsreaktion nach Organtransplantation und bei verschiedenen Autoimmunkrankheiten eingesetzt werden. Immunglobuline sind zur Substitutionstherapie bei Immunmangelkrankheiten und zur Immunmodulation bei einigen seltenen Krankheiten zugelassen. Wichtige Vertreter der Immunmodulatoren sind hämatopoetische Wachstumsfaktoren für die Bildung und Aktivierung von Leukozyten (koloniestimulierende Faktoren). Bis auf die Immunsuppressiva haben alle übrigen Vertreter der Immuntherapeutika nur geringe Verordnungsvolumina.

Die größte Gruppe unter den Immuntherapeutika bilden die Immunsuppressiva gefolgt von Immunglobulinen und Immunmodulatoren aus der Gruppe der hämatopoetischen Wachstumsfaktoren. Als weitere wichtige Immunmodulatoren aus der Gruppe der Zytokine werden Betainterferone bei den Mitteln zur Behandlung der multiplen Sklerose (▶ Kapitel 35) dargestellt. Dagegen wurden die bisher zur Behandlung der Hepatitis B und C eingesetzten Alfainterferone fast vollständig durch die neuen antiviralen Substanzen verdrängt (▶ Kapitel 33, Magendarmmittel und Lebertherapeutika).

31.1 Immunglobuline

Humane Immunglobuline sind zur Substitutionstherapie bei Immunmangelkrankheiten (z. B. kongenitale Agammaglobulinämie, sekundäre Hypogammaglobulinämie) und zur Immunmodulation bei z. B. idiopathischer thrombozytopenischer Purpura, Guillain-Barré-Syndrom und Kawasaki-Syndrom zugelassen. Alle sind ausgesprochen seltene Krankheiten. Nach Schätzungen sind in Deutschland zwar mindestens 100 000 Menschen von einem angeborenen Immundefekt betroffen, aber nur ca. 2000 Betroffene diagnostiziert (Borte et al. 2012). Das DDD-Volumen der humanen Immunglobuline ist auf niedrigem Niveau etwas weiter angestiegen (◘ Tabelle 31.1). Nicht erfasst werden weitere Verordnungen von Immunglobulinen, die über Direktlieferverträge der Krankenkassen mit Krankenhäusern und Spezialambulanzen abgewickelt werden.

Palivizumab (*Synagis*) ist zugelassen zur Prävention der durch Respiratory-Syncytial-Virus (RSV) hervorgerufenen Erkrankung der unteren Atemwege.

Anti-D Immunglobulin (*Rhophylac*) wird eingesetzt zur Prophylaxe der Rh(D)-Immunisierung in Rh(D)-negativen Frauen während der Schwangerschaft oder bei Geburt eines Rh(D)-positiven Kindes sowie zur Behandlung von Rh(D)-negativen Personen nach inkompatiblen Transfusionen von Rh(D)-positivem Blut oder Erythrozyten-haltigen Produkten. Seine Verordnungen sind gering und leicht rückläufig.

◼ **Tabelle 31.1 Verordnungen von Immunglobulinen 2016.** Angegeben sind die 2016 verordneten Tagesdosen, die Änderungen gegenüber 2015 und die mittleren Kosten je DDD 2016.

Präparat	Bestandteile	DDD Mio.	Änderung %	DDD-Nettokosten €
Humane Immunglobuline				
Privigen	Immunglobulin, human	0,46	(+11,5)	133,53
Gamunex	Immunglobulin, human	0,38	(−0,1)	133,31
Octagam	Immunglobulin, human	0,33	(+17,4)	137,76
Kiovig	Immunglobulin, human	0,28	(+4,1)	129,61
Intratect	Immunglobulin, human	0,18	(+3,6)	137,45
		1,6	(+7,5)	134,09
Weitere Immunglobuline				
Synagis	Palivizumab	1,2	(−1,4)	44,47
Rhophylac	Anti-D(rh)-Immunglobulin	0,06	(−2,6)	76,40
		1,3	(−1,5)	46,00
Summe		2,9	(+3,3)	95,28

31.2 Immunsuppressiva

Immunsuppressiva werden bei Organtransplantationen und Autoimmunkrankheiten eingesetzt. Wichtigste Vertreter sind die zytotoxischen Immunsuppressiva aus der Gruppe der Zytostatika (Azathioprin, Mycophenolatmofetil) und die selektiv wirkenden Substanzen aus den Gruppen der Calcineurininhibitoren (Ciclosporin, Tacrolimus) und der mTOR-Kinaseinhibitoren (Sirolimus, Everolimus) sowie der monoklonale Antikörper Eculizumab gegen das Komplementprotein C5. Ihre Wirkungen werden in erster Linie über eine verminderte Aktivierung oder Proliferation von Lymphozyten vermittelt (Übersicht bei Stucker und Ackermann 2011). Immunsuppressiva werden weiterhin in steigendem Maße angewendet, wobei der größte Teil auf die beiden zytotoxischen Substanzen Azathioprin und Mycophenolatmofetil entfällt (◼ Tabelle 31.2).

31.2.1 Zytotoxische Immunsuppressiva

Der größte Teil des Verordnungsvolumens entfällt auf Azathioprin, ein zytotoxisches Immunsuppressivum aus der Gruppe der Purinanaloga, das als Prodrug im Körper rasch zur aktiven Verbindung 6-Mercaptopurin metabolisiert wird und über Wechselwirkungen mit dem Nukleinsäurestoffwechsel die Zahl der Lymphozyten verringert. In Kombination mit anderen immunsuppressiven Substanzen ist es zur Immunsuppression bei Organtransplantationen zugelassen. Weiterhin wird es üblicherweise in Kombination mit Glucocorticoiden bei schweren Formen von Autoimmunkrankheiten eingesetzt, um Glucocorticoide einzusparen. Das Verordnungsvolumen von Azathioprin war 2016 nahezu unverändert (◼ Tabelle 31.2).

Mycophenolatmofetil ist ein Prodrug, welches im Organismus zur aktiven Mycophenolsäure umgewandelt wird. Es hemmt ein Schlüsselenzym der Purinsynthese, die Inosinmonophosphatdehydrogenase. Dieses Enzym wird vor allem in T- und B-Lymphozyten wirksam, während andere Zelltypen die in ihnen enthaltenen Purine wiederverwerten können. Über diesen Mechanismus kommt es zu einer selektiven Hemmung der DNS-Synthese von Lymphozyten. Auf diese Weise verlängert Mycophenolsäure die Transplantatakzeptanz und verhindert akute und chronische Abstoßungsreaktionen. Seine Verordnungen sind 2016 leicht angestiegen.

◻ **Tabelle 31.2 Verordnungen von zytotoxischen Immunsuppressiva 2016.** Angegeben sind die 2016 verordneten Tagesdosen, die Änderungen gegenüber 2015 und die mittleren Kosten je DDD 2016.

Präparat	Bestandteile	DDD Mio.	Änderung %	DDD-Nettokosten €
Azathioprin				
Azathioprin Heumann	Azathioprin	10,4	(+11,6)	1,04
Azathioprin HEXAL	Azathioprin	5,3	(+0,5)	1,00
Azafalk	Azathioprin	2,0	(+50,0)	0,95
Azathioprin-1 A Pharma	Azathioprin	1,3	(+10,5)	1,27
Azathioprin AL	Azathioprin	1,2	(+44,4)	1,23
Azathioprin dura	Azathioprin	1,2	(+104,7)	1,21
Azathioprin-ratiopharm	Azathioprin	0,95	(−70,3)	1,29
Imurek	Azathioprin	0,44	(−10,3)	1,26
Azathioprin STADA	Azathioprin	0,23	(−46,9)	1,29
Aza Q	Azathioprin	0,22	(−8,0)	0,96
Azathioprin beta	Azathioprin	0,19	(−64,2)	1,26
Azamedac	Azathioprin	0,14	(−13,2)	1,27
		23,6	(−0,1)	1,07
Mycophenolsäure				
CellCept	Mycophenolsäure	4,5	(−2,1)	12,23
Myfortic	Mycophenolsäure	2,1	(+4,8)	13,74
Mycophenolatmofetil Heumann	Mycophenolsäure	0,97	(+18,2)	7,25
Mycophenolatmofetil AL	Mycophenolsäure	0,34	(+51,5)	7,45
Mycophenolat-1 A Pharma	Mycophenolsäure	0,33	(−50,4)	9,86
Mowel	Mycophenolsäure	0,29	(+162,5)	6,54
		8,5	(+1,3)	11,56
Summe		32,1	(+0,3)	3,86

31.2.2 Calcineurininhibitoren

Calcineurininhibitoren haben die Organtransplantation revolutioniert und sind nach wie vor die Standardmittel für diese Indikation. Der erste Vertreter war Ciclosporin, das in T-Zellen mit hoher Affinität an ein intrazelluläres Protein aus der Familie der Immunophiline (Ciclophilin) bindet und über den gebildeten Ciclosporin-Ciclophilin-Komplex die Calcineurinaktivität, die Interleukin-2-Bildung und damit die Aktivierung von T-Zellen hemmt. Ciclosporin wird hauptsächlich zur Prophylaxe der Transplantatabstoßung bei Organtransplantationen eingesetzt. Daneben ist es auch zur Immunsuppression bei Autoimmunkrankheiten (z. B. rheumatoide Arthritis, schwere Psoriasis, schwere atopische Dermatitis) zugelassen.

Das später eingeführte Tacrolimus (*Prograf, Advagraf*) bindet an ein separates Ciclophilin (FK-Bindungsprotein), hemmt dann aber analog wie Ciclosporin Calcineurin und die T-Zellaktivität. Es wirkt bereits in 10–20fach geringerer Dosis als Ciclosporin und hat Vorteile bei der Verhinderung von akuten Abstoßungsreaktionen, erhöht aber das Risiko für einen transplantationsbedingten Diabetes sowie neurologische und gastroenterologische Nebenwirkungen (Webster et al. 2005). Tacrolimus ist zur Prophylaxe der Transplantatabstoßung bei verschiedenen Organtransplantationen und zur Behandlung der anderweitig therapieresistenten

◘ **Tabelle 31.3** Verordnungen von selektiven Immunsuppressiva 2016. Angegeben sind die 2016 verordneten Tagesdosen, die Änderungen gegenüber 2015 und die mittleren Kosten je DDD 2016.

Präparat	Bestandteile	DDD Mio.	Änderung %	DDD-Nettokosten €
Ciclosporin				
Sandimmun	Ciclosporin	3,2	(−4,4)	10,15
Ciclosporin-1 A Pharma	Ciclosporin	0,39	(−1,3)	9,39
Cicloral/Ciclosporin HEXAL	Ciclosporin	0,36	(−6,6)	9,69
Ciclosporin pro	Ciclosporin	0,35	(−8,9)	9,10
		4,3	(−4,7)	9,96
Tacrolimus				
Prograf	Tacrolimus	4,9	(−0,5)	22,14
Advagraf	Tacrolimus	1,8	(+9,3)	21,80
		6,8	(+2,0)	22,05
Weitere Immunsuppressiva				
Certican	Everolimus	2,2	(+8,2)	20,22
Rapamune	Sirolimus	0,46	(−1,5)	24,40
Esbriet	Pirfenidon	0,34	(−5,8)	103,79
Benlysta	Belimumab	0,15	(+20,5)	34,55
Nulojix	Belatacept	0,13	(+34,4)	27,14
Soliris	Eculizumab	0,09	(+28,2)	1146,02
		3,3	(+7,0)	61,27
Summe		14,4	(+0,9)	27,50

Transplantatabstoßung zugelassen. Daneben gibt es eine topische Darreichungsform von Tacrolimus (*Protopic*) zur Behandlung des mittelschweren bis schweren atopischen Ekzems (▶ Kapitel 25, Dermatika). Wie in den vergangenen Jahren waren die Verordnungen der Ciclosporinpräparate auch 2016 weiter rückläufig, während das Verordnungsvolumen von Tacrolimus im Vergleich zum Vorjahr leicht anstieg (◘ Tabelle 31.3).

31.2.3 Weitere selektive Immunsuppressiva

Everolimus (*Certican*) ist ein mTOR (mammalian target of rapamycin)-Inhibitor, der die Proliferation von T-Lymphozyten hemmt und in Kombination mit anderen Immunsuppressiva (Ciclosporin, Corticosteroide) zur Vermeidung der Transplantatabstoßung (z. B. nach Nierentransplantation) einge-

setzt wird. Seine Verordnungen sind 2016 weiter angestiegen (◘ Tabelle 31.3). Bedeutung hat der mTOR-Signalweg auch in der Onkologie (vgl. ▶ Kapitel 37, Onkologika). Antitumoreffekte von Everolimus (*Afinitor*) beim fortgeschrittenen Nierenzellkarzinom führten 2009 zur Zulassung für die Behandlung des fortgeschrittenen Nierenzellkarzinoms nach Versagen einer Behandlung mit Sunitinib oder Sorafenib (Übersicht bei Otto 2009).

Eculizumab (*Soliris*) ist ein humanisierter monoklonaler Antikörper gegen das Komplementprotein C5, der 2007 zur Behandlung von Patienten mit paroxysmaler nächtlicher Hämoglobinurie und mit atypischem hämolytisch-urämischem Syndrom zugelassen wurde (vgl. ▶ Arzneiverordnungs-Report 2008, Kapitel 2, Neue Arzneimittel 2007). Durch die spezifische Bindung an das Komplementprotein C5 wird die Spaltung in C5a und C5b blockiert und damit die Komplement-vermittelte intravasale Hämolyse verhindert. Nach dem kräftigen Verordnungs-

◘ Tabelle 31.4 Verordnungen von koloniestimulierenden Faktoren 2016. Angegeben sind die 2016 verordneten Tagesdosen, die Änderungen gegenüber 2015 und die mittleren Kosten je DDD 2016.

Präparat	Bestandteile	DDD Mio.	Änderung %	DDD-Nettokosten €
Neulasta	Pegfilgrastim	1,2	(−8,5)	80,84
Lonquex	Lipegfilgrastim	0,59	(+26,1)	77,26
Filgrastim HEXAL	Filgrastim	0,13	(−20,1)	135,22
Neupogen	Filgrastim	0,09	(−0,4)	192,17
Granocyte	Lenograstim	0,04	(−4,5)	197,42
Summe		2,1	(−1,4)	90,32

anstieg im Vorjahr ist *Soliris* auch 2016 nochmals deutlich mehr verordnet worden (◘ Tabelle 31.3).

31.3 Koloniestimulierende Faktoren

Die koloniestimulierenden Faktoren (CSF) fördern als hämatopoetische Wachstumsfaktoren die Differenzierung von Stammzellen und Vorläuferzellen des hämatopoetischen Systems (Makrophagen/Monozyten-Vorläuferzellen: M-CSF; Neutrophile-Granulozyten-Vorläuferzellen: G-CSF; Granulozyten-Monozyten-Megakaryozyten-Vorläuferzellen: GM-CSF). Filgrastim (r-MetHuG-CSF), sein pegyliertes Analogon Pegfilgrastim sowie Lenograstim (rHuG-CSF) werden bei Tumorpatienten eingesetzt, die chemo- oder strahlentherapeutisch behandelt werden, um den Granulozytenabfall zumindest teilweise zu verhindern und damit auch die Behandlungsdauer zu verkürzen (Crawford et al. 2009). Neu hinzugekommen ist Lipegfilgrastim (*Lonquex*), ein weiteres langwirkendes pegyliertes Filgrastim, das 2013 zugelassen wurde und praktisch, aber nicht formal ein Biosimilar von Pegfilgrastim (*Neulasta*) ist (vgl. ► Arzneiverordnungs-Report 2014, Kapitel 2, Neue Arzneimittel 2013). Damit entfallen jetzt 85% des leicht rückläufigen Verordnungsvolumens auf die beiden langwirkenden Filgrastimpräparate (◘ Tabelle 31.4).

Literatur

Borte M, Baumann U, Pittrow D, Hensel M, Fasshauer M, Huscher D, Reiser M, Stangel M, Gold R, Kirch W (2012): Anwendung von Immunglobulinen bei primären und sekundären Immundefekten und neurologischen Autoimmunerkrankungen. Dtsch Med Wochenschr 137: 675–680

Crawford J, Armitage J, Balducci L, Bennett C, Blayney DW, Cataland SR, Dale DC, Demetri GD, Erba HP, Foran J, Freifeld AG, Goemann M, Heaney ML, Htoy S, Hudock S, Kloth DD, Kuter DJ, Lyman GH, Michaud LB, Miyata SC, Tallman MS, Vadhan-Raj S, Westervelt P, Wong MK; National Comprehensive Cancer Network (2009): Myeloid growth factors. J Natl Compr Canc Netw 7: 64–83

Otto T (2009): mTOR-Inhibition – Ein neuer Wirkmechanismus in der Onkologie, UNI-MED, Bremen, London, Boston

Stucker F, Ackermann D (2011): Immunsuppressiva – Wirkungen, Nebenwirkungen und Interaktionen. Ther Umsch 68: 679–686

Webster A, Woodroffe RC, Taylor RS, Chapman JR, Craig JC (2005): Cochrane Database Syst Rev. 2005 Oct 19; (4): CD003961

Lipidsenkende Mittel

Gerald Klose und Ulrich Schwabe

© Springer-Verlag GmbH Germany 2017
U. Schwabe, D. Paffrath, W.-D. Ludwig, J. Klauber (Hrsg.), *Arzneiverordnungs-Report 2017*
DOI 10.1007/978-3-662-54630-7_32

Auf einen Blick

Verordnungsprofil
Die Verordnungen der Statine haben auch 2016 weiter zugenommen. Dominierendes Präparat ist weiterhin Simvastatin. Den stärksten Zuwachs erzielte erneut Atorvastatin durch preisgünstige Generika. Andere Statine und Fibrate waren dagegen rückläufig. Ezetimibpräparate wurden deutlich mehr verordnet, insbesondere in Form fixer Atorvastatinkombinationen.

Trend
Nach weiteren Zunahmen haben Statine 2016 ein Verordnungsvolumen erreicht, das die tägliche Behandlung von 5,6 Millionen Patienten mit Standarddosierungen ermöglicht. Der Cholesterinresorptionshemmer Ezetimib verstärkt die Cholesterinsenkung durch Statine und reduziert kardiovaskuläre Ereignisse, was jedoch nicht mit einer Abnahme der kardiovaskulären Mortalität verbunden war. Erstmals vertreten sind die beiden PCSK9-Inhibitoren, die jedoch aufgrund einer Verordnungseinschränkung nur von ausgewählten Facharztgruppen für Patienten eingesetzt werden dürfen, bei denen davon ausgegangen wird, dass die Indikation zur Durchführung einer LDL-Apherese besteht.

Erhöhte Cholesterinwerte des Low-Density-Lipoprotein (LDL)-Cholesterins gehören zusammen mit arterieller Hypertonie, Diabetes mellitus und Zigarettenkonsum zu den wichtigsten Risikofaktoren kardiovaskulärer Krankheiten. Ein aktuelles Konsensus-Statement der European Atherosclerosis ociety begründet anhand der Evidenz aus genetischen, epidemiologischen und klinischen Studien die kausale Rolle LDL- Cholesterins für Atherosklerose bedingte kardiovaskuläre Erkrankungen (Ference et al. 2017). Zur therapeutischen Evidenz gehören die Metaanalysen der Cholesterol Treatment Trialists Collaborators (CTT), die eine 21% relative Risikoreduktion kardiovaskulärer Ereignisse pro 1 mmol/l LDL-C- Senkung ergaben (Cholesterol Treatment Trialists Collaborators 2005). Die erste große Metaanalyse von 14 randomisierten Statinstudien mit 90 056 Teilnehmern zeigte, dass die Gesamtmortalität pro mmol/l LDL-Reduktion um 12% gesenkt wurde (Cholesterol Treatment Trialists Collaborators 2005). In der neuesten Metaanalyse (27 Studien, 174 149 Teilnehmer) wurden kardiovaskuläre Ereignisse bei Frauen und Männern in ähnlichem Ausmaß um 16% bzw. 22% gesenkt (Cholesterol Treatment Trialists Collaborators 2015). In beiden Gruppen ging auch die Gesamtmortalität um 9% bzw. 10% zurück. Daher ist die cholesterinsenkende Therapie zentraler Bestandteil Evidenz-basierter Leitlinien zur Prävention der koronaren Herzkrankheit (Deutsche Gesellschaft für Kardiologie – Herz- und Kreislaufforschung 2011, Stone et al. 2013, Catapano et al. 2016). Das Ausmaß des therapeutischen Nutzens korreliert mit der LDL-Cholesterinsenkung und dem globalen Risiko für kardiovaskuläre und zerebrovaskuläre Ereignisse (Klose 2011, Ference et al. 2017).

Trotz überzeugender epidemiologischer Daten und Evidenz aus klinischen Studien bestehen Kontroversen zwischen Leitlinien und klinischer Praxis über die Nutzen-Risiko-Relation von cholesterinsenkenden Arzneimitteln, den Nutzen von Behandlungszielen und die Sicherheit einer aggressiven Cholesterinsenkung (Ridker 2014). Die Cholesterinsenkung wurde bisher üblicherweise mit einer zielwertorientierten Therapie durchgeführt. Daneben wurde die Strategie einer festgelegten Statindosis für Patienten mit hohem Risiko für kardiovaskuläre Krankheiten ohne weitere Cholesterinbestimmungen oder Dosisanpassungen vorgeschlagen (Shepherd 2002). In 11 der 14 großen Statinstudien, die von Cholesterol Treatment Trialists' (CTT) Collaborators (2005) analysiert wurden, sind feste Statindosen ohne Dosisanpassung benutzt worden. Die Metaanalyse zur Wirksamkeit einer intensiveren Statinbehandlung belegte deren Zusatznutzen (Cholesterol Treatment Trialists Collaborators 2010).

Die Intensität der Statinbehandlung als Therapieziel bei vier neu definierten Personengruppen anstelle von LDL-Cholesterinzielwerten ist auch die wesentliche Neuerung der 2013 ACC/AHA Leitlinie (Stone et al. 2014): Personen mit atherosklerotisch bedingten Herzkreislaufkrankheiten, Personen mit primären LDL-Cholesterinerhöhungen über 190 mg/dl, Diabetiker im Alter von 40–75 Jahren mit LDL-Cholesterinwerten von 70–189 mg/dl ohne atherosklerotisch bedingte Herzkreislaufkrankheiten, Personen im Alter von 40–75 Jahren ohne Diabetes oder atherosklerotisch bedingte Herzkreislaufkrankheiten und LDL-Cholesterinwerten von 70–189 mg/dl, wenn das 10-Jahresrisiko für atherosklerotisch bedingte Herzkreislaufkrankheiten über 7,5% liegt. Die neue AHA/ACC-Leitlinie führt zu einer deutlichen Ausweitung der Behandlungsindikation, insbesondere die Primärprävention bei vergleichsweise niedrigem kardiovaskulärem 10-Jahresrisiko ab 7,5%. Weitere Kritikpunkte an der AHA/ACC-Leitlinie sind die Übertragbarkeit der dort empfohlenen Methode zur Risikoevaluation, Zweifel an einer Überlegenheit des vorgeschlagenen Eskalationsschemas der Statinbehandlung und der Verzicht auf Behandlungsempfehlungen bei weiteren Lipidstoffwechselrisiken (Klose et al. 2014).

Seit längerer Zeit werden zusätzliche entzündungshemmende Wirkungen der Statine diskutiert, welche die entzündliche Komponente der Atherosklerose über sogenannte pleiotrope lipidunabhängige Effekte modulieren (Schönbeck und Libby 2004, Libby 2013). Neben der vorherrschenden Wirkung auf das LDL-Cholesterin senken Statine auch das C-reaktive Protein (CRP), das bei akuten und chronischen Entzündungsvorgängen zytokinabhängig in der Leber gebildet wird. Nach Statintherapie hatten Koronarpatienten mit niedrigem CRP-Plasmaspiegel eine geringere Progression der Atherosklerose und weniger Herzinfarktrezidive als Patienten mit hohen CRP-Werten (Nissen et al. 2005, Ridker et al. 2005). Eine Studie an 20536 Patienten mit hohem kardiovaskulärem Risiko ergab jedoch keine Hinweise, dass die Beeinflussung des CRP-Plasmaspiegels den kardiovaskulären Nutzen der Statintherapie modifiziert (Heart Protection Study Collaborative Group 2011). Dagegen wird die Hypothese der Inflammationshemmung durch eine kleine Studie mit Colchicin (0,5 mg/Tag) gestützt, das zusätzlich zu Statinen einen erstaunlichen Effekt auf kardiovaskuläre Ereignisse (5,3% versus 16,0%) bei der Sekundärprävention der koronaren Herzkrankheit hatte (Nidorf et al. 2013). Eine randomisierte klinische Studie mit dem antiinflammatorisch wirksamen Phospholipase A2-Hemmstoff Darapladip erreichte bei 15 828 Patienten über 3,7 Jahre dagegen keine positiven klinischen Endpunkte (The Stability Investigators 2014).

Grundlagen der lipidsenkenden Therapie sind weiterhin Ernährungsumstellung durch Fettrestriktion und Fettmodifikation sowie vermehrte körperliche Aktivität. Allerdings wurde kürzlich auf eine unzureichende Evidenz für die Rolle der gesättigten Fettsäuren hingewiesen (de Souza et al. 2015). Bei geringem Risiko reichen die derzeitigen Empfehlungen für das Behandlungsziel von 160 mg/dl LDL-Cholesterin aber oft aus. Darüber hinaus sollten die Patienten motiviert werden, alle anderen Risikofaktoren für die Entstehung einer Arteriosklerose (Rauchen, Hypertonie, Übergewicht) abzubauen. Der Erfolg nichtmedikamentöser Maßnahmen als Basistherapie wurde schon durch die Lyon Diet Heart Study an 605 Patienten nach Herzinfarkt belegt, in der eine mediterrane Kost die kardiale Mortalität und Herzinfarktrate um relativ 68% im Vergleich zu Normalkost senkte (De Lorgeril et al. 1999). Praktisch wichtig ist es daher, den Anteil von rotem Fleisch und Milchprodukten in der Nahrung zu vermindern und mehr Nüsse, Fisch, Sojaprodukte und nicht hydrierte Pflanzenöle zu verwenden. Aktuelle Beachtung finden die Ergebnisse der umfangreicheren PREDIMED-Studie mit einer 30%igen relativen Risikosenkung durch eine Mittelmeerdiät mit viel Nüssen und Olivenöl (Estruch et al. 2013).

Die partiell erreichbare Senkung des kardiovaskulären Risikos durch nichtmedikamentöse Maßnahmen und Statine führt zu Konzepten noch stärkerer LDL-Cholesterinsenkung und HDL-Cholesterinsteigerung. Klinische Endpunktstudien mit Fibraten und Nikotinsäure haben diese Erwartungen ebenso wenig erfüllt wie Studien mit neuen Substanzen wie den CETP-Hemmern (The ACCORD Study Group 2010, The AIM-HIGH Investigators 2011, Schwartz et al. 2012, HPS2-THRIVE Collorabative Group 2013). Bei Patienten mit Statinunverträglichkeit, unzureichender LDL-C-senkender Wirkung oder Kontraindikationen sollten vorzugsweise Nichtstatine eingesetzt werden, die eine Senkung kardiovaskulärer Ereignisse in klinischen Studien gezeigt haben (Robinson und Stone 2015).

Besonders aussichtreich sind die neuen Wirkstoffe aus der Gruppe der Hemmstoffe der Proproteinkonvertase Subtilisin Kexin Typ 9 (PCSK9). Evolocumab (*Repatha*) war der erste PCSK9-Inhibitor, mit dem bei Patienten mit primärer Hypercholesterinämie zusätzlich zu einer intensiven Statintherapie das LDL-Cholesterins um 60% auf bisher unerreichte Werte von 33–38 mg/dl gesenkt wurde (Raal et al. 2015a, RUTHERFORD-2). Weniger effektiv war Evolocumab entsprechend des Fehlens der eine Wirkung voraussetzenden LDL-Rezeptoren bei Patienten mit homozygoter familiärer Hypercholesterinämie (Raal et al. 2015b, TESLA). Auch mit Alirocumab (*Praluent*) gelang bei Patienten mit hohem kardiovaskulärem Risiko eine Senkung des LDL-Cholesterins zusätzlich zu einer intensiven Statintherapie um 60% (Robinson et al. 2015). Für beide PCSK9-Inhibitoren wurde jedoch bis zur Zulassung keine Wirkung auf die kardiovaskuläre Morbidität und Mortalität in klinischen Endpunktstudien nachgewiesen. Aus diesem Grunde ergab die Nutzenbewertung durch den G-BA für fünf verschiedene Subgruppen keinen Beleg für einen Zusatznutzen von Evolocumab im Vergleich zu der festgelegten zweckmäßigen Vergleichstherapie (maximal tolerierte Statintherapie, Nichtstatine, LDL-Apherese) (Bundesministerium für Gesund-

heit 2016a). Auch Alirocumab erhielt keinen Zusatznutzen in allen bewerteten Subgruppen (Bundesministerium für Gesundheit 2016b). Eine entscheidende Wende für die praktische Anwendung der beiden PCSK9-Inhibitoren brachten erste Ergebnisse über die Wirkung von Alirocumab auf die Frequenz der Lipoproteinapherese bei heterozygoter familiärer Hypercholesterinämie, die zunächst im Rahmen der mündlichen Anhörung des G-BA von dem pharmazeutischen Unternehmer vorgetragen wurden (Gemeinsamer Bundesausschuss 2016). In einer kleinen placebokontrollierten Studie an 62 Patienten mit heterozygoter familiärer Hypercholesterinämie, die trotz lipidsenkender Therapie wegen eines hohen LDL-Cholesterin (Ausgangswert 174–195 mg/dl) eine Lipoproteinapherese benötigten, senkte Alirocumab über einen Zeitraum von 18 Wochen das LDL-Cholesterin um 53,7%, so dass dadurch die Frequenz der Lipoproteinapherese um 75% im Vergleich zu Placebo vermindert werden konnte (Moriarty et al. 2016, ODYSSEY ESCAPE). Daraufhin wurde vom G-BA in Absprache mit den pharmazeutischen Unternehmern für Evolocumab und Alirocumab eine Verordnungseinschränkung beschlossen. Beide Wirkstoffe sind nicht verordnungsfähig, solange das angestrebte Behandlungsziel bei der Behandlung der familiären Hypercholesterinämie oder gemischten Dyslipidämie mit anderen Lipidsenkern (Statine, Fibrate, Anionenaustauscher, Cholesterinresorptionshemmer) ebenso zweckmäßig, aber kostengünstiger zu erreichen ist. Ausgenommen von dieser Verordnungseinschränkung wurden Patienten mit familiärer Hypercholesterinämie, bei denen nach Ausschöpfung aller diätetischen und medikamentösen Optionen zur Lipidsenkung die Indikation zur Durchführung einer LDL-Apherese besteht (Bundesministerium 2016c, 2016d). Diese Entscheidung ist formal restriktiver als die beiden britischen NICE-Guidelines zur Anwendung von Evolocumab und Alirocumab, die bei Patienten mit einem hohen kardiovaskulärem Risiko über einem persistierenden LDL-Cholesterin von 135–154 mg/dl eine Behandlung mit den PCSK9-Inhibitoren empfehlen (National Institute for Heath and Care Excellence 2016a, 2016b).

Inzwischen ist eine große klinische Endpunkt-Studie mit Evolocumab an 27 564 Patienten mit

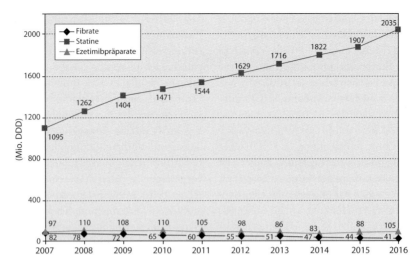

◘ Abbildung 32.1 Verordnungen von lipidsenkenden Mitteln 2007 bis 2016. Gesamtverordnungen nach definierten Tagesdosen.

arteriosklerotischen Krankheiten und Statinbehandlung erschienen, in der das Risiko für kardiovaskuläre Ereignisse (kombinierter primärer Endpunkt aus kardiovaskulärem Tod, Myokardinfarkt, Schlaganfall, instabiler Angina pectoris mit Hospitalisierung, koronarer Revaskularisation) nach 2,2 Jahren von 11,3% auf 9,8% gesenkt wurde (Sabatine et al. 2017, FOURIER). Insofern liefert die FOURIER-Studie in erster Linie die Bestätigung eines „proof of principle", nämlich die Wirksamkeit und Sicherheit sehr niedriger LDL-C-Konzentrationen durch eine PCSK9-Hemmertherapie. Trotz des eindeutigen Ergebnisses stellen sich aber einige Fragen für die praktische Umsetzung. Als erstes fällt auf, dass die kardiovaskuläre Mortalität nicht beeinflusst wurde. Praktisch bedeutsam ist die Tatsache, dass die relative Risikoreduktion für die Subgruppe der europäischen Patienten deutlich geringer als in der untersuchten Gesamtpopulation ausfiel (9% versus 15%) und nicht mehr signifikant war. Weiterhin erhielten 30% der Patienten keine hochintensive Statintherapie und nur 5% der Patienten Ezetimib. Der geringe Anteil der Ezetimibtherapie hat erhebliche Bedeutung für das Studienergebnis, denn bei Ezetimib-behandelten Patienten wurde das kardiovaskuläre Risiko durch Evolocumab nicht gesenkt. Da der G-BA als Vergleichstherapie für die PCSK9-Inhibitoren eine maximal tolerierte medikamentöse Lipidsenkung definiert hatte, ist der geringe Anteil der Ezitimib-behandelten Patienten vermutlich ein Problem bei einer neuen Nutzenbewertung. Selbst wenn alle diese Einschränkungen außer Betracht gelassen werden, bedeutet die geringe absolute Risikoreduktion um 1,5%, dass 67 Patienten behandelt werden müssen (NNT, number needed to treat), um ein kardiovaskuläres Ereignis in 2,2 Jahren zu verhindern. Bei Jahrestherapiekosten von 8.558 € für Evolocumab kostet daher ein verhindertes Ereignis bei Patienten mit den Charakteristika der FOURIER-Studie 1,3 Mio. €.

32.1   Verordnungsspektrum

Das Verordnungsvolumen der lipidsenkenden Mittel nach definierten Tagesdosen (DDD) hat 2016 erneut um 7,0% zugenommen (vgl. ► Tabelle 1.2). Hauptgrund ist ein weiterer Anstieg der Statine um 6,7% (◘ Abbildung 32.1). Dagegen setzte sich die seit 1992 beobachtete Abwärtsentwicklung der Fibrate 2016, hier dargestellt ab 2007, weiter fort. Die Nettokosten der Lipidsenker sind 2016 gegenüber dem Vorjahr überproportional auf 607 Mio. € (+11,8%) angestiegen (vgl. ► Tabelle 1.2), da deutlich mehr Ezetimibpräparate verordnet wurden und die teuren PCSK9-Inhibitoren erstmals vertreten sind.

32.1.1 Statine

Der Anteil der Statine an den Verordnungen der lipidsenkenden Pharmaka ist weiter angestiegen. Der Hauptteil des Zuwachses der Statine entfällt 2016 wiederum auf Atorvastatin, das 2016 nochmals um 39% zugenommen hat. Die Zunahme der Atorvastatin-Verordnungen geht mit der Verfügbarkeit als Generikum einher. Simvastatin und die meisten anderen Statine waren leicht rückläufig wobei Simvastatin trotz gegenüber Atorvastatin geringerer Wirkung und Wirksamkeit und trotz des Fehlens eines Preisvorteils sich als empfohlene Leitsubstanz mancher Kassenärztlichen Vereinigungen gehalten hat (◘ Tabelle 32.1). Insgesamt wurden 2035 Mio. definierte Tagesdosen (DDD) von Statinen im Jahre 2016 verschrieben (◘ Abbildung 32.1), die eine tägliche Behandlung von 5,6 Mio. Patienten mit Standarddosen ermöglichen.

Nach den Daten über das Herzinfarktgeschehen der 18–80jährigen Wohnbevölkerung in Deutschland beträgt die Lebenszeitprävalenz für einen Herzinfarkt 2,45% (Wiesner et al. 1999), so dass sich bei 69,716 Mio. GKV-Versicherten eine Zahl von 1,7 Mio. Personen mit Herzinfarkt ergibt. Nach den aktuellen Verordnungsdaten von 2016 kommt eine cholesterinsenkende Therapie nicht nur den Patienten für die Sekundärprävention der koronaren Herzkrankheit, sondern auch weiteren Risikogruppen zugute.

32.1.2 Cholesterinresorptionshemmer

Der Cholesterinresorptionshemmer Ezetimib (*Ezetrol*) bewirkt zusammen mit Statinen eine zusätzliche Senkung des LDL-Cholesterins. Da lange Zeit klinische Endpunktstudien fehlten, waren die Verordnungen der Ezetimibpräparate seit 2010 rückläufig (◘ Abbildung 32.1). Die IMPROVE-IT-Studie an 18.144 Hochrisikopatienten mit akutem Koronarsyndrom hat nunmehr gezeigt, dass eine Ezetimib-Simvastatin-Kombination im Vergleich zu Simvastatin die Häufigkeit kardiovaskulärer Ereignisse um 6,4% senkt, was allerdings nicht mit einer Abnahme der kardiovaskulären Mortalität verbunden war (Cannon et al. 2015). Nach jahrelangen kontroversen Diskussionen gehört Ezetimib damit zu den Nichtstatinen, mit denen eine Senkung des kardiovaskulären Risikos nachgewiesen wurde (Robinson und Stone 2015). Daraufhin sind die Verordnungen der Ezetimibpräparate 2016 weiter angestiegen, insbesondere in Form fixer Atorvastatinkombinationen (◘ Tabelle 32.2).

◘ **Tabelle 32.1 Verordnungen von Statinen 2016.** Angegeben sind die 2016 verordneten Tagesdosen, die Änderungen gegenüber 2015 und die mittleren Kosten je DDD 2016.

Präparat	Bestandteile	DDD Mio.	Änderung %	DDD-Nettokosten €
Simvastatin				
Simvastatin-ratiopharm	Simvastatin	393,2	(+65,0)	0,20
Simva BASICS	Simvastatin	264,8	(+157,2)	0,16
Simvastatin/Simva Aristo	Simvastatin	211,3	(−33,3)	0,19
Simvastatin-1 A Pharma	Simvastatin	188,2	(−9,2)	0,20
SimvaHEXAL	Simvastatin	113,4	(−9,1)	0,20
Simvastatin/Simva dura	Simvastatin	69,9	(+73,9)	0,17
Simvabeta	Simvastatin	25,1	(−50,4)	0,19
Simvastatin AbZ	Simvastatin	11,3	(−86,5)	0,19
Simvastatin STADA	Simvastatin	7,5	(−88,7)	0,19
Simvastatin AL	Simvastatin	4,9	(−41,1)	0,19
Simvastatin-CT	Simvastatin	3,0	(−84,9)	0,19
Simva-Hennig	Simvastatin	2,8	(−14,7)	0,20

◘ Tabelle 32.1 Verordnungen von Statinen 2016. (Fortsetzung)

Präparat	Bestandteile	DDD Mio.	Änderung %	DDD-Nettokosten €
Simvastatin Hormosan	Simvastatin	2,4	(−68,9)	0,15
Simvastatin Q-Pharm	Simvastatin	2,2	(−23,6)	0,20
Simvastatin axcount	Simvastatin	1,9	(−30,6)	0,19
Simvastatin Atid	Simvastatin	1,7	(−91,1)	0,18
Simvastatin Heumann	Simvastatin	1,6	(−87,9)	0,17
		1305,3	(−0,3)	0,19
Pravastatin				
Pravastatin-ratiopharm	Pravastatin	30,2	(+390,1)	0,21
Pravastatin-1 A Pharma	Pravastatin	13,6	(−4,2)	0,21
Pravastatin HEXAL	Pravastatin	11,1	(−27,9)	0,20
Prava TEVA	Pravastatin	6,7	(−72,4)	0,21
PravaLich	Pravastatin	5,2	(−21,9)	0,21
Pravastatin Heumann	Pravastatin	2,9	(+46,7)	0,20
Pravastatin AbZ	Pravastatin	2,5	(−27,8)	0,20
		72,2	(+0,1)	0,21
Fluvastatin				
Fluvastatin AbZ	Fluvastatin	9,2	(+1,0)	0,27
Fluvastatin HEXAL	Fluvastatin	5,9	(−14,2)	0,21
Fluvastatin-ratiopharm	Fluvastatin	5,5	(+54,9)	0,24
Fluvastatin AL	Fluvastatin	5,5	(−16,8)	0,18
Fluvastatin-Actavis	Fluvastatin	4,9	(−29,2)	0,19
Fluvastatin-1 A Pharma	Fluvastatin	4,6	(−4,3)	0,22
Locol	Fluvastatin	2,8	(−17,1)	0,18
		38,4	(−6,9)	0,22
Lovastatin				
Lovabeta	Lovastatin	1,7	(+30,0)	0,33
Lovastatin-ratiopharm	Lovastatin	1,5	(−25,7)	0,31
		3,2	(−3,7)	0,32
Atorvastatin				
Atorvastatin AbZ	Atorvastatin	324,3	(+13,2)	0,13
Atorvastatin-ratiopharm	Atorvastatin	166,7	(+136,0)	0,14
Atorvastatin BASICS	Atorvastatin	54,9	(+67,5)	0,14
Atorvastatin-1 A Pharma	Atorvastatin	20,8	(+39,2)	0,13
Atorvastatin Aristo	Atorvastatin	17,1	(+125,5)	0,13
Atorvastatin HEXAL	Atorvastatin	7,7	(−11,7)	0,14
Atorvastatin STADA	Atorvastatin	4,2	(−23,7)	0,12
Atorvastatin Hennig	Atorvastatin	2,9	(+6,4)	0,14
		598,5	(+39,4)	0,13
Rosuvastatin				
Crestor	Rosuvastatin	1,5	(+1,9)	0,18
Summe		2019,0	(+8,8)	0,17

❏ Tabelle 32.2 Verordnungen von Fibraten und anderen lipidsenkenden Mitteln 2016. Angegeben sind die 2016 verordneten Tagesdosen, die Änderungen gegenüber 2015 und die mittleren Kosten je DDD 2016.

Präparat	Bestandteile	DDD Mio.	Änderung %	DDD-Nettokosten €
Bezafibrat				
Bezafibrat AL	Bezafibrat	8,6	(−20,4)	0,40
Cedur	Bezafibrat	1,4	(+474,5)	0,42
Bezafibrat AbZ	Bezafibrat	1,3	(+7,5)	0,38
Bezafibrat STADA	Bezafibrat	1,0	(−38,1)	0,40
		12,4	(−11,1)	0,40
Fenofibrat				
Fenofibrat Heumann	Fenofibrat	10,0	(−16,0)	0,29
Cil	Fenofibrat	9,7	(+27,9)	0,38
Fenofibrat AL	Fenofibrat	3,1	(+29,1)	0,28
Lipidil	Fenofibrat	1,9	(−20,6)	0,53
		24,8	(+1,7)	0,34
Cholesterinresorptionshemmer				
Inegy	Ezetimib Simvastatin	52,0	(−4,6)	2,01
Ezetrol	Ezetimib	33,6	(+17,5)	1,72
Atozet	Atorvastatin Ezetimib	11,5	(+259,3)	2,24
Tioblis	Atorvastatin Ezetimib	6,2	(+459,7)	2,24
Goltor	Ezetimib Simvastatin	1,6	(+360,1)	2,12
		105,0	(+19,6)	1,96
Colestyramin				
Colestyramin-ratiopharm	Colestyramin	1,0	(+57,6)	1,77
Colestyramin HEXAL	Colestyramin	0,57	(−19,2)	2,15
Lipocol	Colestyramin	0,26	(+1,7)	3,60
		1,9	(+14,9)	2,14
Omega-3-Fettsäuren				
Omacor	Omega-3-ethyl-säureester	2,2	(−2,4)	1,66
Omega 3 Heumann	Omega-3-ethyl-säureester	1,1	(+17,2)	1,50
Omega Glenmark	Omega-3-ethyl-säureester	1,0	(−11,0)	1,64
		4,3	(−0,2)	1,61
PCSK9-Inhibitoren				
Praluent	Alirocumab	0,66	(>1000)	17,27
Repatha	Evolocumab	0,35	(+890,1)	24,37
		1,0	(>1000)	19,71
Summe		149,4	(+13,1)	1,67

32.1.3 Clofibrinsäurederivate und Analoga

Fibrate senken bevorzugt erhöhte Triglyzeridspiegel, während die cholesterinsenkende Wirkung weniger stark ausgeprägt ist. Nach der Einführung der Statine haben die Verordnungen der Fibrate seit 1992 kontinuierlich abgenommen, hier dargestellt ab 2007 (◘ Abbildung 32.1). Fibrate haben in großen klinischen Studien keinen Zusatznutzen bei kardiovaskulären Endpunkten gezeigt (The Bezafibrate Infarction Prevention BIP Study Group 2000, The FIELD Study Investigators 2005). In einer Metaanalyse von 18 Studien mit 45.058 Teilnehmern hatte eine Fibrattherapie keinen Effekt auf die kardiovaskuläre Mortalität oder die Gesamtmortalität, nur bei größeren kardiovaskulären Ereignissen und Koronarereignissen ergab sich eine mäßige aber signifikante relative Risikoreduktion von 10% bzw. 13% (Jun et al. 2010).

32.1.4 Anionenaustauscher

Der Anionenaustauscher Colestyramin gehörte ursprünglich zu den gut wirksamen Mitteln bei der familiären Hypercholesterinämie. Mit diesem Stoff wurde erstmals eine Senkung der Erkrankungshäufigkeit an koronarer Herzkrankheit bei Männern mit Hypercholesterinämie nachgewiesen (Lipid Research Clinics Program 1984). Seit 1992 ist das Verordnungsvolumen von Colestyramin (damals 4,9 Mio. DDD) ständig zurückgegangen. Gründe waren die subjektiv unangenehmen Nebenwirkungen des Anionenaustauschers und die geringere Wirksamkeit im Vergleich zu den Statinen. Seit 2009 wurde wieder vermehrt Colestyramin verordnet, das jetzt mit drei Präparaten vertreten ist (◘ Tabelle 32.2). Möglicherweise wird dieses Therapieprinzip als weiteres Nichtstatin wieder verstärkt eingesetzt.

32.1.5 PCSK9-Inhibitoren

Erstmals vertreten sind die beiden PCSK9-Inhibitoren Evolocumab (*Repatha*) und Alirocumab (*Praluent*), die jedoch aufgrund einer Verordnungseinschränkung nur für Patienten mit der Indikation zur Lipoproteinapherese eingesetzt werden dürfen (siehe oben). Die Verordnung von 1,0 Mio. DDD im Jahre 2016 bedeutet, dass 2740 Patienten kontinuierlich behandelt wurden. Diese Patientenzahl liegt nur wenig niedriger als die im Rahmen der Nutzenbewertung geschätzte Anzahl der Patienten mit Hypercholesterinämie, bei denen eine Statintherapie nicht infrage kommt (1750 Patienten) oder medikamentöse und diätetische Optionen zur Lipidsenkung ausgeschöpft worden sind (1500 Patienten) sowie bei Patienten mit homozygoter familiärer Hypercholesterinämie (60–70 Patienten) (Bundesministerium für Gesundheit 2016a). Die aktuellen Jahrestherapiekosten der beiden PCSK9-Inhibitoren *Repatha* (8.558 €) und *Praluent* (8.382 €) sind erheblich geringer als die Kosten der Lipoproteinapherese (23.005–62.949 € pro Jahr), die bei der Nutzenbewertung zugrunde gelegt wurden (Bundesministerium für Gesundheit 2016a).

Literatur

Bundesministerium für Gesundheit (2016a): Bekanntmachung eines Beschlusses des Gemeinsamen Bundesausschusses über eine Änderung der Arzneimittel-Richtlinie (AM-RL): Anlage XII – Beschlüsse über die Nutzenbewertung von Arzneimitteln mit neuen Wirkstoffen nach § 35a des Fünften Buches Sozialgesetzbuch (SGB V) Evolocumab vom 9. März 2016, veröffentlicht am Montag, 4. April 2016 BAnz AT 04.04.2016 B6

Bundesministerium für Gesundheit (2016b): Bekanntmachung eines Beschlusses des Gemeinsamen Bundesausschusses über eine Änderung der Arzneimittel-Richtlinie (AM-RL): Anlage XII – Beschlüsse über die Nutzenbewertung von Arzneimitteln mit neuen Wirkstoffen nach § 35a des Fünften Buches Sozialgesetzbuch (SGB V) Alirocumab

Bundesministerium für Gesundheit (2016c): Bekanntmachung des Gemeinsamen Bundesausschusses gemäß § 91 des Fünften Buches Sozialgesetzbuch (SGB V) vom 26. April 2016, Stellungnahmeverfahren zur Änderung der Arzneimittel-Richtlinie Anlage III – Übersicht über Verordnungseinschränkungen und –ausschlüsse Alirocumab, veröffentlicht am Freitag, 6. Mai 2016 BAnz AT 06.05.2016 B2

Bundesministerium für Gesundheit (2016d): Beschluss des Gemeinsamen Bundesausschusses über eine Änderung der Arzneimittel-Richtlinie (AM-RL): Anlage III – Übersicht über Verordnungseinschränkungen und -ausschlüsse Evolocumab vom 2. Juni 2016 veröffentlicht vom 2. Juni 2016 veröffentlicht am Freitag, 12. August 2016 BAnz AT 12.08.2016 B1

Cannon CP, Blazing MA, Giugliano RP, McCagg A, White JA, Theroux P, Darius H, Lewis BS, Ophuis TO, Jukema JW, De Ferrari GM, Ruzyllo W, De Lucca P, Im K, Bohula EA, Reist C, Wiviott SD, Tershakovec AM, Musliner TA, Braunwald E, Califf RM; IMPROVE-IT Investigators (2015): Ezetimibe Added to Statin Therapy after Acute Coronary Syndromes. N Engl J Med 2015 Jun 3. [Epub ahead of print]

Cholesterol Treatment Trialists' (CTT) Collaborators (2005): Efficacy and safety of cholesterol-lowering treatment: prospective meta-analysis of data from 90 056 participants in 14 randomised trials of statins. Lancet 366: 1267–1278

Cholesterol Treatment Trialists' (CTT) Collaboration (2010) Efficacy and safety of more intensive lowering of LDL cholesterol: a meta-analysis of data from 170,000 participants in 26 randomised trials. Lancet 376:1670–1681

Cholesterol Treatment Trialists' Collaboration (2015): Efficacy and safety of LDL-lowering therapy among men and women: meta-analysis of individual data from 174,000 participants in 27 randomised trials. Lancet 385: 1397–1405

Catapano AL, Graham I, De Backer G, Wiklund O, Chapman MJ, Drexel H, Hoes AW, Jennings CS, Landmesser U, Pedersen TR, Reiner Ž, Riccardi G, Taskinen MR, Tokgozoglu L, Verschuren WM, Vlachopoulos C, Wood DA, Zamorano JL (2016): 2016 ESC/EAS Guidelines for the Management of Dyslipidaemias. Eur Heart J. 37(39):2999-3058

De Lorgeril M, Salen P, Martin J-L, Monjaud I, Delaye J, Mamelle N (1999): Mediterranean diet, traditional risk factors, and the rate of cardiovascular complications after myocardial infarction. Circulation 99: 779–785

De Souza RJ, Mente A, Maroleanu A, Cozma AI, Ha V, Kishibe T, Uleryk E, Budylowski P, Schünemann H, Beyene J, Anand SS (2015): Intake of saturated and trans unsaturated fatty acids and risk of all cause mortality, cardiovascular disease, and type 2 diabetes: systematic review and meta-analysis of observational studies. BMJ. 2015 Aug 11;351:h3978. doi: 10.1136/bmj.h3978

Deutsche Gesellschaft für Kardiologie – Herz- und Kreislaufforschung (2011): ESC/EAS/DGK Pocket-Leitlinien: Diagnostik und Therapie der Dyslipidämien. Internet: http://leitlinien.dgk.org/images/pdf/leitlinien_pocket/2012_pll_25_dys.pdf

Estruch R, Ros E, Salas-Salvadó J, Covas MI, Corella D, Arós F, Gómez-Gracia E, Ruiz-Gutiérrez V, Fiol M, Lapetra J, Lamuela-Raventos RM, Serra-Majem L, Pintó X, Basora J, Muñoz MA, Sorlí JV, Martínez JA, Martínez-González MA; PREDIMED Study Investigators (2013): Primary prevention of cardiovascular disease with a Mediterranean diet. N Engl J Med 368: 1279–1290

Ference BA, Ginsberg HN, Graham I, Ray KK, Packard CJ, Bruckert E, Hegele RA, Krauss RM, Raal FJ, Schunkert H, Watts GF, Borén J, Fazio S, Horton JD, Masana L, Nicholls SJ, Nordestgaard BG, van de Sluis B, Taskinen MR, Tokgözoglu L, Landmesser U, Laufs U, Wiklund O, Stock JK, Chapman MJ, Catapano AL (2017): Low-density lipoproteins cause atherosclerotic cardiovascular disease. 1. Evidence from genetic, epidemiologic, and clinical studies. A consensus statement from the European Atherosclerosis Society Consensus Panel. Eur Heart J. 2017 Apr 24. doi: 10.1093/eurheartj/ehx144

Gemeinsamer Bundesausschuss (2016): Mündliche Anhörung gemäß 5. Kapitel § 19 Abs. 2 Verfahrensordnung des Gemeinsamen Bundesausschusses, hier: Alirocumab, Sitzung im Hause des Gemeinsamen Bundesausschusses in Berlin am 22. März 2016 von 11:30 Uhr bis 13:12 Uhr – Stenografisches Wortprotokoll. Internet: https://www.g-ba.de/informationen/nutzenbewertung/199/#tab/stellungnahmeverfahren

Heart Protection Study Collaborative Group (2011): C-reactive protein concentration and the vascular benefits of statin therapy: an analysis of 20,536 patients in the Heart Protection Study. Lancet 377: 469–476

HPS2-THRIVE Collaborative Group (2013): HPS2-THRIVE randomized placebo-controlled trial in 25 673 high-risk patients of ER niacin/laropiprant: trial design, pre-specified muscle and liver outcomes, and reasons for stopping study treatment. Eur Heart J 34: 1279–1291

Jun M, Foote C, Lv L, Neal B, Patel A, Nicholls S, Grobbee DE, Cass A, Chalmers A, Perkovic V (2010): Effects of fibrates on cardiovascular outcomes: a systematic review and meta-analysis. Lancet 375: 1875–1884

Klose G, Beil FU, Dieplinger H, von Eckardstein A, Föger B, Gouni-Berthold I, Koenig W, Kostner GM, Landmesser U, Laufs U, Leistikow F, März W, Merkel M, Müller-Wieland D, Noll G, Parhofer KG, Paulweber B, Riesen W, Schaefer JR, Steinhagen-Thiessen E, Steinmetz A, Toplak H, Wanner C, Windler E (2014): Neue AHA- und ACC-Leitlinie zur Risikoreduktion von Herz-Kreislauf-Erkrankungen durch Cholesterinsenkung, Stellungnahme der D•A•CH-Gesellschaft Prävention von Herz-Kreislauf-Erkrankungen e. V., der Österreichischen Atherosklerose Gesellschaft und der Arbeitsgruppe Lipide und Atherosklerose (AGLA) der Schweizer Gesellschaft für Kardiologie. Internist 55: 601–606

Libby P (2013): Mechanisms of acute coronary syndromes and their implications for therapy. N Engl J Med 368: 2004–2013

Lipid Research Clinics Program (1984): Lipid Research Clinics Coronary Primary Prevention Trial Results. I. Reduction in incidence of coronary heart disease. II. Relationship of reduction in incidence of coronary heart disease to cholesterol lowering. JAMA 251: 351–364, 365–374

Moriarty PM, Parhofer KG, Babirak SP, Cornier MA, Duell PB, Hohenstein B, Leebmann J, Ramlow W, Schettler V, Simha V, Steinhagen-Thiessen E, Thompson PD, Vogt A, von Stritzky B, Du Y, Manvelian G (2016): Alirocumab in patients with heterozygous familial hypercholesterolaemia undergoing lipoprotein apheresis: the ODYSSEY ESCAPE trial. Eur Heart J 37: 3588–3595

National Institute for Heath and Care Excellence (2016a): Evolocumab for treating primary hypercholesterolaemia and mixed dyslipidaemia. Technology appraisal guidance. Published: 22 June 2016. Internet: nice.org.uk/guidance/ta394

National Institute for Heath and Care Excellence (2016b): Alirocumab for treating primary hypercholesterolaemia and mixed dyslipidaemia. Technology appraisal guidance. Published: 22 June 2016. Internet: nice.org.uk/guidance/ta393

Nidorf SM, Eikelboom JW, Budgeon CA, Thompson PL (2013): Low-dose colchicine for secondary prevention of cardiovascular disease. J Am Coll Cardiol 61: 404–410

Nissen SE, Tuzcu EM, Schoenhagen P, Crowe T, Sasiela WJ, Tsai J et al.; Reversal of Atherosclerosis with Aggressive Lipid Lowering (REVERSAL) Investigators (2005): Statin therapy, LDL cholesterol, C-reactive protein, and coronary artery disease. N Engl J Med 352: 29–38

Raal FJ, Stein EA, Dufour R, Turner T, Civeira F, Burgess L, Langslet G, Scott R, Olsson AG, Sullivan D, Hovingh GK, Cariou B, Gouni-Berthold I, Somaratne R, Bridges I, Scott R, Wasserman SM, Gaudet D; RUTHERFORD-2 Investigators (2015a): PCSK9 inhibition with evolocumab (AMG 145) in heterozygous familial hypercholesterolaemia (RUTHERFORD-2): a randomised, double-blind, placebo-controlled trial. Lancet 385: 331–340

Raal FJ, Honarpour N, Blom DJ, Hovingh GK, Xu F, Scott R, Wasserman SM, Stein EA; TESLA Investigators (2015b): Inhibition of PCSK9 with evolocumab in homozygous familial hypercholesterolaemia (TESLA Part B): a randomised, double-blind, placebo-controlled trial. Lancet 385: 341–350

Ridker PM, Cannon CP, Morrow D, Rifai N, Rose LM, McCabe CH, Pfeffer MA, Braunwald E; Pravastatin or Atorvastatin Evaluation and Infection Therapy-Thrombolysis in Myocardial Infarction 22 (PROVE IT-TIMI 22) Investigators (2005): C-reactive protein levels and outcomes after statin therapy. N Engl J Med 352: 20–28

Ridker PM (2014): LDL cholesterol: controversies and future therapeutic directions. Lancet 384: 607–617

Robinson JG, Farnier M, Krempf M, Bergeron J, Luc G, Averna M, Stroes ES, Langslet G, Raal FJ, El Shahawy M, Koren MJ, Lepor NE, Lorenzato C, Pordy R, Chaudhari U, Kastelein JJ; ODYSSEY LONG TERM Investigators (2015): Efficacy and safety of alirocumab in reducing lipids and cardiovascular events. N Engl J Med 372: 1489–1499

Robinson JG, Stone NJ (2015): The 2013 ACC/AHA guideline on the treatment of blood cholesterol to reduce atherosclerotic cardiovascular disease risk: a new paradigm supported by more evidence. Eur Heart J 2015 May 20. pii: ehv182. [Epub ahead of print]

Rossebø AB, Pedersen TR, Boman K, Brudi P, Chambers JB, Egstrup K, Gerdts E, Gohlke-Bärwolf C, Holme I, Kesäniemi YA, Malbecq W, Nienaber CA, Ray S, Skjaerpe T, Wachtell K, Willenheimer R; SEAS Investigators (2008): N Engl J Med 359: 1343–1356

Sabatine MS, Giugliano RP, Keech AC, Honarpour N, Wiviott SD, Murphy SA, Kuder JF, Wang H, Liu T, Wasserman SM, Sever PS, Pedersen TR; FOURIER Steering Committee and Investigators (2017): Evolocumab and clinical outcomes in patients with cardiovascular disease. N Engl J Med 376: 1713–1722

Schönbeck U, Libby P (2004): Inflammation, immunity, and HMG-CoA reductase inhibitors: statins as antiinflammatory agents? Circulation 109 (Suppl II): II 18–26

Schwartz GG, Olsson AG, Abt M, Ballantyne CM, Barter PJ, Brumm J, Chaitman BR, Holme IM, Kallend D, Leiter LA, Leitersdorf E, McMurray JJ, Mundl H, Nicholls SJ, Shah PK, Tardif JC, Wright RS; dal-OUTCOMES Investigators (2012): Effects of dalcetrapib in patients with a recent acute coronary syndrome. N Engl J Med 367: 2089–2099

Shepherd J (2002): Resource management in prevention of coronary heart disease: optimising prescription of lipid-lowering drugs. Lancet 359: 2271–2273

Stone NJ, Robinson J, Lichtenstein AH, Merz CN, Blum CB, Eckel RH, Goldberg AC, Gordon D, Levy D, Lloyd-Jones DM, McBride P, Schwartz JS, Shero ST, Smith SC Jr, Watson K, Wilson PW (2013): 2013 ACC/AHA Guideline on the Treatment of Blood Cholesterol to Reduce Atherosclerotic Cardiovascular Risk in Adults: A Report of the American College of Cardiology/American Heart Association Task Force on Practice Guidelines. Circulation. 2013 Nov 12. [Epub ahead of print]

The ACCORD Study Group (2010): Effects of combination lipid therapy in type 2 diabetes mellitus. N Engl J Med 362: 1563–1574

The AIM-HIGH Investigators (2011): Niacin in patients with low HDL cholesterol levels receiving intensive statin therapy. N Engl J Med 365: 2255–2267

The Bezafibrate Infaction prevention (BIP) Study Group (2000): Secondary prevention by raising HDL cholesterol and reducing triglycerides in patients with coronary artery disease: the Bezafibrate Infaction Prevention (BIP) study. Circulation 102: 21–27

The FIELD study investigators (2005): Effects of long-term fenofibrate therapy on cardiovascular events in 9795 people with type 2 diabetes mellitus (the FIELD study): randomised controlled trial. Lancet 366: 1849–1861

The STABILITY Investigators (2014): Darapladib for Preventing Ischemic Events in Stable Coronary Heart Disease. N Engl J Med 370: 1702–1711

The Task Force for the management of dyslipidaemias of the European Society of Cardiology (ESC) and the European Atherosclerosis Society (EAS) (2011): ESC/EAS Guidelines for the management of dyslipidaemias. Eur Heart J 32: 1769–818

Wiesner G, Grimm J, Bittner E (1999): Zum Herzinfarktgeschehen in der Bundesrepublik Deutschland: Prävalenz, Inzidenz, Trend, Ost-West-Vergleich. Gesundheitswesen 61 (Sonderheft 2): S72–S78

Magen-Darm-Mittel und Lebertherapeutika

Joachim Mössner

© Springer-Verlag GmbH Germany 2017
U. Schwabe, D. Paffrath, W.-D. Ludwig, J. Klauber (Hrsg.), *Arzneiverordnungs-Report 2017*
DOI 10.1007/978-3-662-54630-7_33

Auf einen Blick

Verordnungsprofil

Bedeutsamste Gruppe der Magen-Darm-Mittel sind, wie in den vergangenen Jahren, mit großem Abstand vor allen anderen Präparategruppen und weiter steigenden Verordnungen die Protonenpumpeninhibitoren (PPI). H2-Rezeptorenblocker werden immer noch, mit weiter fallender Tendenz, eingesetzt. Der Rückgang der Verordnungen der neu entwickelten Medikamente, mit denen eine chronische Hepatitis C geheilt werden kann, bedarf der gesonderten Betrachtung. Verordnungen der Prokinetika Metoclopramid und Domperidon sind rückläufig im Gegensatz zu Prucaloprid. Bei Medikamenten gegen chronisch-entzündliche Darmkrankheiten ist eine Zunahme der Verschreibung des Integrin-Inhibitors Vedolizumab zu verzeichnen ebenso bei Pankreatinpräparaten. Kleinere Verordnungsvolumina entfallen Spasmolytika, Antidiarrhoika und Laxantien.

Trend

Die Verordnungen von Protonenpumpeninhibitoren waren 2016 mehr als 22-fach höher als noch 1995. In den letzten Jahren ist die Verordnungshäufigkeit linear ansteigend. Ihre Haupteinsatzgebiete sind Refluxkrankheit und Magen-Duodenal-Ulkus. Ein weiteres wichtiges Indikationsgebiet dürfte die Prophylaxe einer oberen gastrointestinalen Blutung aus Läsionen hervorgerufen durch Acetylsalicylsäure und nichtsteroidale Antirheumatika sein. PPI werden auch nach gastrointestinaler Blutung bei oraler Antikoagulation eingesetzt. Vermutlich werden PPI in Ermangelung anderer therapeutischer Konzepte auch bei dem sehr häufigen Reizmagen-Syndrom eingesetzt, obgleich für diese Indikation die wissenschaftliche Evidenz nahezu fehlt.

Kosten

Aufgrund des weiterhin gestiegenen Verordnungsvolumens aber gefallener Preise liegen die Nettokosten der Protonenpumpeninhibitoren 2016 bei 685 Mio. € (Vorjahr 694 Mio. €). Die Verordnungskosten der Lebertherapeutika sind 2016 wieder auf 809 (Vorjahr 1.325 Mio. €) gefallen, da die Verordnungen gegen Hepatitis C abnahmen. Die Kosten der medikamentösen Therapie chronisch entzündlicher Darmerkrankungen können letztlich nicht exakt angegeben werden, da die TNFα-Inhibitoren auch in der Rheumatologie eingesetzt werden. Deutlich geringere Kosten entfielen auf Spasmolytika (8 Mio. €), Prokinetika und Carminativa (53 Mio. €), Pankreasenzympräparate (70 Mio. €), Antidiarrhoika (28 Mio. €) und Laxantien (63 Mio. €).

Als Magen-Darm-Mittel werden verschiedene Arzneimittelgruppen zur Behandlung von Krankheiten des Gastrointestinaltrakts zusammengefasst. Das weitaus größte Verordnungsvolumen nach definierten Tagesdosen (DDD) entfällt auf die Protonenpumpeninhibitoren (PPI), mit deutlichem Abstand gefolgt von Arzneimitteln gegen chronisch entzündliche Darmerkrankungen, Laxantien, motilitätssteigernden Mitteln (Prokinetika) und H$_2$-Rezeptorantagonisten (◘ Abbildung 33.1). Die Arzneitherapie der chronischen Hepatitis C hat eine große Bedeutung gewonnen. Das Verordnungsvolumen

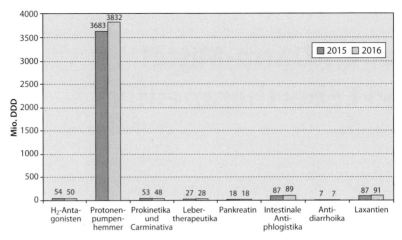

 Abbildung 33.1 Verordnungen von Magen-Darm-Mitteln 2007 bis 2016. Gesamtverordnungen nach definierten Tagesdosen.

der PPI hat, kaum vorstellbar, auch 2016 weiter linear auf 3,8 Mrd. zugenommen (Abbildung 33.1). In dieser Zahlenangabe sind die rezeptfreien PPI nicht einmal inbegriffen. Die Nettokosten der Ulkustherapeutika sind 2016 trotz des gestiegenen Verordnungsvolumens (+3,9%) auf 730 Mio. € (−3,1%) weiter gefallen (vgl. ▶ Tabelle 1.2).

TNFα-Inhibitoren wie Infliximab, Adalimumab und Golimumab, die auch bei chronisch entzündlichen Darmerkrankungen zur Anwendung kommen, werden im Kapitel Antirheumatika und Antiphlogistika (▶ Kapitel 19) aufgeführt. Corticosteroidpräparate (mit Ausnahme von Budesonid und Hydrocortisonacetat; Tabelle 33.7) werden im Kapitel Corticosteroide (▶ Tabelle 24.1) besprochen. Bezüglich Immunsuppressiva wie Azathioprin wird auf das Kapitel Immuntherapeutika (▶ Kapitel 31) verwiesen. Zytostatika zur Behandlung gastrointestinaler Neoplasien inklusive Inhibitoren verschiedener Tyrosinkinasen wie Erlotinib (Pankreaskarzinom), Sorafenib (hepatozelluläres Karzinom), Imatinib (gastrointestinale Stromatumoren) oder monoklonale Antikörper gegen VEGF (Bevacizumab) oder EGF-Rezeptoren (Cetuximab, Panitumumab: metastasiertes kolorektales Karzinom; Trastuzumab: HER positives Magenkarzinom) oder sogenannte „Immuncheckpoint-Inhibitoren" wie Pembrolizumab, sind im Kapitel Onkologika enthalten (▶ Kapitel 37).

33.1   Ulkustherapeutika

33.1.1 Helicobacter-pylori-Infektion

Mit der Entdeckung der Rolle von Helicobacter pylori für die Ulkusentstehung und dem Nachweis, dass die Eradikation die Heilung von Ulcera ventriculi und Ulcera duodeni fördert und die Rezidivrate bei Patienten mit H. pylori verursachter Ulkuskrankheit relevant senkt, hat sich die Ulkustherapie grundlegend gewandelt. Die Behandlung des Magen- und Zwölffingerdarmgeschwüres besteht bei Nachweis von H. pylori in der Regel immer noch in einer siebentägigen Therapie mit einem PPI und zwei antimikrobiell wirksamen Substanzen (siehe unten unter „französische" und „italienische" Triple-Therapie). Durch die erfolgreiche Eradikation von H. pylori kann die infektionsbedingte Ulkuskrankheit geheilt werden. Aufgrund der verbesserten hygienischen Voraussetzungen in vielen Industrienationen nimmt die Prävalenz der Helicobacter-pylori-Infektion ab. Dies dürfte die Ursache der Abnahme Helicobacter-pylori-bedingter Krankheiten wie gastroduodenale Ulkuskrankheit und Magenkarzinom sein. Probleme ergeben sich jedoch aus der zunehmenden Antibiotikaresistenz, wobei insbesondere gegen das häufig verwendete Clarithromycin Resistenzraten von 10-60% beobachtet werden. Deutlich geringere klinische Auswirkungen hat die Nitroimidazolresistenz (Übersicht bei Scherübl et al. 2015).

Die zunehmende Resistenzentwicklung hat zu neuen Empfehlungen zur medikamentösen Eradikationstherapie von Helicobacter pylori geführt. Wurden früher mit einem PPI und zwei antimikrobiellen Substanzen noch Eradikationsraten von 80–90% erreicht, wird diese Standardtripeltherapie nur noch bei niedriger Clarithromycinresistenz empfohlen (Fischbach et al. 2016). Sie besteht weiterhin in der siebentägigen Einnahme eines PPI am Morgen und am Abend in der Standarddosis (z. B. Pantoprazol 2mal 40 mg) zusammen mit zwei Antibiotika, entweder Amoxicillin 2mal 1 g und Clarithromycin 2mal 500 mg (sogenannte französische Triple-Therapie) oder statt Amoxicillin (z. B. bei Penicillinallergie) Metronidazol 2mal 400 oder 500 mg täglich (sogenannte italienische Triple-Therapie). Bei hoher Clarithromycinresistenz wird eine Vierfachtherapie mit Wismut empfohlen, die aus einer Dreifachkombination (*Pylera*, Hartkapsel in äußerer Hülle 140 mg Bismutsubcitrat und 125 mg Metronidazol, im Inneren 125 mg Tetracyclin) sowie Omeprazol (je 20 mg vor dem Frühstück und vor dem Abendessen) besteht (Malfertheiner et al. 2012). Die Therapie erfordert eine gute Compliance, da das Kombinationspräparat 4mal am Tag (je drei Tabletten nach Frühstück, Mittag-, Abendessen und vor dem Schlafen) über 10 Tage eingenommen werden muss. Mit diesem Behandlungsregime werden Eradikationsraten von über 80% erzielt (Malfertheiner et al. 2011). Bei Versagen der Standardtherapie sollte eine Zweitlinientherapie mit weiteren Antibiotika wie Levofloxacin oder Rifabutin ggf. mit Resistenzprüfung erfolgen (Übersicht bei Scherübl et al. 2015 und Leitlinie der Deutschen Gesellschaft für Gastroenterologie, Verdauungs- und Stoffwechselkrankheiten: Fischbach et al. 2016).

Nach der Maastricht III & IV-Konferenz und der deutschen S2k-Leitlinie wird eine H. pylori-Eradikation heute bei Patienten mit Magen- oder Duodenalulkus, niedriggradigem Mukosa-assoziiertem Lymphom (MALT, Marginalzellenlymphom), Patienten mit atrophischer Gastritis, erstgradig Verwandten von Patienten mit Magenkarzinom, Patienten mit unklarer Eisenmangelanämie und Patienten mit chronisch idiopathischer thrombozytopenischer Purpura empfohlen. Rezidivierende Abdominalbeschwerden bei Kindern stellen als „test and treat"-Strategie keine Indikation dar (Malfertheiner et al. 2007, Malfertheiner et al. 2012). Die Fünf-Jahres-Rezidivrate nach Beendigung einer erfolgreichen Eradikationstherapie liegt in den westlichen Industrienationen mit hohem Hygienestandard zwischen 5% und 10%.

33.1.2 Protonenpumpeninhibitoren

Zwar nimmt nach epidemiologischen Erhebungen die Refluxkrankheit in den Industrienationen zu, aber sicher nicht um das mehr als Dreifache in den letzten 10 Jahren, um diesen ungebrochenen, linearen Anstieg der Verordnung von PPI zu erklären, zumal ja auch das durch H. pylori verursachte Ulkusleiden in den gleichen Ländern immer seltener vorkommt (◘ Abbildung 33.2). Vermutlich werden PPI, in Ermangelung anderer Medikamente, bei dem sehr häufigen Krankheitsbild des Reizmagensyndroms eingesetzt. Allerdings zeigen nur wenige Studien eine Evidenz für diese Indikation (Peura et al. 2007, van Zanten et al. 2006). Auch wenn multimorbide ältere Patienten in der Regel eine Vielzahl von Medikamenten gleichzeitig bekommen und ein Schutz vor NSAR-Läsionen des Magens und Duodenums durch PPI in Studien gezeigt wurde, muss dennoch von einem zu großzügigen Einsatz von PPI im Rahmen einer unkritischen Polypragmasie ausgegangen werden.

Bei der Verordnung von PPI gab es auch 2016 unterschiedlichste Fluktuationen der Verschreibungen (◘ Tabelle 33.1). Die durchschnittlichen Kosten der DDD sind von 0,19 € auf 0,18 € gesunken. Weshalb nicht konsequent nur das preiswerteste Pantoprazolgenerikum mit DDD-Kosten von 0,14 € eingesetzt wird, beruht vermutlich auf Rabattverträgen der Krankenkassen. Pantoprazol ist unverändert der am häufigsten eingesetzte PPI, obgleich keine Studien vorliegen, die eine therapeutische Überlegenheit von Pantoprazol gegenüber anderen PPI belegen (Mössner 2016). Für Pantoprazol wird eine geringere Arzneimittelinteraktion im Rahmen des Cytochrom-P450-Stoffwechsels der Leber beschrieben. Eine durch klinische Studien belegte Relevanz dieser geringeren Interaktionen ist aber bislang nicht publiziert. In dieser Tabelle ist die sogenannte französische Triple-Therapie zur Helicobacter pylori Eradikation (PPI in Kombination mit Clarithro-

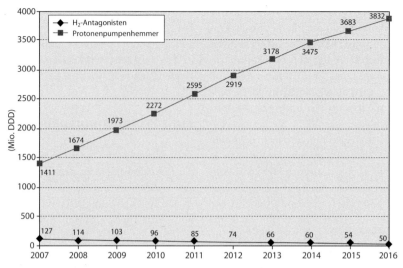

◘ Abbildung 33.2 Verordnungen von Ulkustherapeutika 2007 bis 2016. Gesamtverordnungen nach definierten Tagesdosen.

◘ Tabelle 33.1 Verordnungen von Protonenpumpenhemmern 2016. Angegeben sind die 2016 verordneten Tagesdosen, die Änderungen gegenüber 2015 und die mittleren Kosten je DDD 2016.

Präparat	Bestandteile	DDD Mio.	Änderung %	DDD-Nettokosten €
Omeprazol				
Omeprazol Heumann	Omeprazol	395,7	(+20,3)	0,20
Omeprazol-ratiopharm	Omeprazol	173,7	(+30,7)	0,22
Omeprazol-1 A Pharma	Omeprazol	76,5	(−17,4)	0,19
Omeprazol Mylan	Omeprazol	69,4	(+359,3)	0,16
Omeprazol AL	Omeprazol	33,2	(−69,3)	0,18
Omep	Omeprazol	22,3	(−9,2)	0,23
Omeprazol STADA	Omeprazol	15,1	(−85,9)	0,17
Omeprazol Dexcel/Omepradex	Omeprazol	11,6	(−10,1)	0,21
Omeprazol Aristo	Omeprazol	3,2	(+9,9)	0,20
Ome-Q	Omeprazol	2,5	(−19,5)	0,21
Omeprazol-biomo	Omeprazol	2,3	(−21,8)	0,21
Omeprazol AbZ	Omeprazol	2,2	(−63,3)	0,21
Antra	Omeprazol	2,2	(−15,1)	0,39
Omeprazol/Ome-Hennig	Omeprazol	2,0	(−15,5)	0,21
Omebeta	Omeprazol	1,5	(−17,4)	0,23
		813,3	(−3,6)	0,20
Pantoprazol				
Pantoprazol TAD	Pantoprazol	1129,1	(+122,1)	0,17
Pantoprazol-Actavis	Pantoprazol	393,6	(−68,0)	0,18
Pantoprazol-ratiopharm	Pantoprazol	365,4	(+242,9)	0,17

33

▣ Tabelle 33.1 Verordnungen von Protonenpumpenhemmern 2016. (Fortsetzung)

Präparat	Bestandteile	DDD Mio.	Änderung %	DDD-Nettokosten €
Pantoprazol-1 A Pharma	Pantoprazol	294,9	(+90,3)	0,18
Pantoprazol Pensa	Pantoprazol	136,2	(+95,7)	0,17
Pantoprazol Winthrop	Pantoprazol	102,4	(+6,2)	0,18
Pantoprazol dura	Pantoprazol	85,9	(−53,0)	0,18
Pantoprazol Heumann	Pantoprazol	83,4	(−15,4)	0,17
Pantoprazol AL	Pantoprazol	58,5	(+173,0)	0,15
Pantoprazol Aurobindo	Pantoprazol	42,4	(>1000)	0,15
Pantoprazol Nyc	Pantoprazol	19,2	(−8,5)	0,17
Pantoprazol Hennig	Pantoprazol	16,9	(−17,9)	0,17
Pantoprazol BASICS	Pantoprazol	16,0	(−60,2)	0,15
Pantoprazol HEXAL	Pantoprazol	11,5	(−11,4)	0,25
Panto/Pantoprazol Aristo	Pantoprazol	10,3	(−19,6)	0,18
Pantoprazol STADA	Pantoprazol	6,7	(−9,6)	0,14
Pantopra-Q	Pantoprazol	5,4	(−19,3)	0,18
Pantoprazol-CT	Pantoprazol	4,8	(−18,3)	0,18
Pantoprazol-biomo	Pantoprazol	2,7	(−26,7)	0,17
Pantoprazol AbZ	Pantoprazol	2,6	(−18,4)	0,18
Pantoprazol AAA-Pharma	Pantoprazol	1,8	(+8,1)	0,22
Pantozol	Pantoprazol	0,44	(−30,0)	1,79
		2790,2	(+7,0)	0,17
Lansoprazol				
Lansoprazol Pensa	Lansoprazol	12,1	(+0,7)	0,16
Lanso TAD	Lansoprazol	5,6	(+53,4)	0,16
Lansoprazol AL	Lansoprazol	2,7	(−10,0)	0,16
Lansoprazol-Actavis	Lansoprazol	2,2	(−59,9)	0,17
		22,6	(−6,3)	0,16
Esomeprazol				
Esomeprazol TAD	Esomeprazol	107,5	(−15,1)	0,17
Esomeprazol AbZ	Esomeprazol	27,1	(+95,0)	0,17
Esomep	Esomeprazol	17,5	(+230,8)	0,18
Esomeprazol-ratiopharm	Esomeprazol	10,8	(+71,3)	0,18
Esomeprazol Aristo	Esomeprazol	10,0	(+354,7)	0,17
Esomeprazol-Actavis	Esomeprazol	3,7	(−55,7)	0,17
Nexium	Esomeprazol	2,4	(−11,4)	0,27
		178,9	(+8,2)	0,17
Kombinationen				
Zacpac	Pantoprazol Amoxicillin Clarithromycin	0,59	(−1,0)	13,49
Summe		3805,6	(+4,5)	0,18

◘ Tabelle 33.2 Verordnungen von H$_2$-Antagonisten und weiteren Ulkusmitteln 2016. Angegeben sind die 2016 verordneten Tagesdosen, die Änderungen gegenüber 2015 und die mittleren Kosten je DDD 2016.

Präparat	Bestandteile	DDD Mio.	Änderung %	DDD-Nettokosten €
Ranitidin				
Ranidura	Ranitidin	22,4	(−6,2)	0,29
Ranitidin-1 A Pharma	Ranitidin	9,0	(−6,4)	0,29
Ranibeta	Ranitidin	3,7	(−24,8)	0,29
Ranitic	Ranitidin	3,1	(+7,6)	0,49
Ranitidin-ratiopharm	Ranitidin	2,9	(+6,5)	0,49
Ranitidin AbZ	Ranitidin	2,3	(−3,0)	0,26
Ranitidin BASICS/Ranitab	Ranitidin	2,3	(−8,2)	0,28
Ranitidin AL	Ranitidin	1,5	(+5,9)	0,28
		47,2	(−6,2)	0,31
Weitere Ulkusmittel				
Gastrozepin	Pirenzepin	2,4	(+0,9)	0,59
Sucrabest	Sucralfat	0,86	(−0,4)	1,48
Pylera	Bismutsubcitrat Tetracyclin Metronidazol	0,32	(+67,2)	9,32
Tepilta Suspension	Oxetacain Aluminiumhydroxid Magnesiumhydroxid	0,27	(−18,4)	5,04
		3,8	(+2,3)	1,84
Summe		51,0	(−5,6)	0,43

mycin und Amoxicillin) nur mit dem Fertigpräparat *ZacPac* erfasst (Pantoprazol als PPI). Daneben gibt es die Quadrupel-Therapie mit *Pylera* (Metronidazol, Tetracyclin, Bismutsubcitrat) in freier Kombination mit Omeprazol (◘ Tabelle 33.2). Weitere Antibiotika für die Eradikationstherapie von Helicobacter pylori, z. B. für die italienische Triple-Therapie (PPI, Metronidazol, Clarithromycin), Rifabutin, Levofloxacin, sind im ▸ Kapitel 12 aufgelistet.

Der vermehrte klinische Einsatz von PPI reflektiert einerseits die Wirksamkeit dieser Substanzen bei der Ulkuskrankheit, der Refluxkrankheit und bei der Prävention und Therapie von Erosionen und Ulzerationen, die unter der Einnahme von NSAR und ASS im Magen und Duodenum entstehen (Übersicht bei Stedman und Barclay 2000). Bezüglich des Einsparpotenzials sollte aber die Indikation zur PPI-Therapie kritischer gestellt werden, zumal sich auch Berichte über Nebenwirkungen bei einer

Langzeittherapie häufen; z. B. erhöhtes Infektionsrisiko u. a. mit Clostridium difficile, erhöhtes Osteoporoserisiko aufgrund verminderter Kalziumresorption (Mössner 2016), Vitamin B$_{12}$-Mangel, Magnesiummangel, hepatische Enzephalopathie etc. Obgleich ich in meiner Übersicht im Deutschen Ärzteblatt einen kritischeren Einsatz der PPI anmahnte, hat auch 2016 die Verschreibungshäufigkeit weiter zugenommen. Zusätzlich ist die rezeptfreie Einnahme noch nicht mit berücksichtigt. Auch die Deutsche Gesellschaft für Verdauungs- und Stoffwechselkrankheiten (DGVS) kritisiert den unkritischen, nicht indikationsgerechten Einsatz der PPI (Ueberschaer und Allescher 2017).

Für alle verfügbaren PPI ist ihre Effizienz nachgewiesen, die aus zahlreichen Studien abzuleiten ist. Zur Langzeittherapie der Refluxkrankheit reichen häufig niedrigere Dosierungen. So zeigte Esomeprazol (20 mg/Tag) bei der Erhaltungstherapie der

Refluxösophagitis eine Überlegenheit gegenüber Pantoprazol (20 mg/Tag) (Labenz et al. 2005). Zur Langzeittherapie einer nichterosiven Refluxösophagitis ist auch eine sogenannte Bedarfstherapie zu empfehlen (Bour et al. 2005). Bei abgeheilter erosiver Refluxösophagitis ist eine Dauertherapie mit PPI der Bedarfstherapie zur Prophylaxe des Ösophagitisrezidivs überlegen (Sjöstedt et al. 2005). Die Ergebnisse klinischer Studien haben Eingang in nationale und internationale Leitlinien und Therapieempfehlungen gefunden (Malfertheiner et al. 2007, Arzneimittelkommission der deutschen Ärzteschaft 2009, Koop et al. 2014, National Institute for Health and Care Excellence 2014).

PPI werden auch zur Prophylaxe von Magen-Duodenalläsionen bei Gabe von NSAR oder Acetylsalicylsäure eingesetzt. Unter der Einnahme von NSAR geben 10–60% der behandelten Patienten gastrointestinale Symptome an, wobei jedoch keineswegs alle diese Patienten in einer endoskopischen Untersuchung Schleimhautläsionen aufweisen. Bei Langzeitanwendung von NSAR treten bei 10–20% der behandelten Patienten Schleimhautläsionen auf. Das Risiko einer signifikanten Komplikation (z. B. einer Blutung) beträgt 1–4% pro Jahr unter einer Dauertherapie mit NSAR. Die Letalität einer dadurch induzierten Blutung liegt bei 5–10% (Wolfe und Lichtenstein 1999).

Da bei der großen Zahl der Verschreibungen von NSAR eine generelle Prävention gastroduodenaler Läsionen mit einem PPI zu Mehrkosten und einer Zunahme PPI bedingter Nebenwirkungen führen würde, sollen nur jene Patienten eine Präventivtherapie erhalten, bei denen das Risiko für die Ausbildung von Komplikationen besonders hoch ist, wie z. B. Patienten, die älter als 60 Jahre sind, Patienten mit früher aufgetretener gastrointestinaler Blutung, Patienten mit bekannter Ulkuskrankheit und Patienten, die gleichzeitig Corticosteroide oder Antikoagulantien erhalten. Insbesondere Patienten unter einer Mehrfach-Antikoagulation, z. B. bei koronarer Herzkrankheit, die mit Arzneimittelfreisetzenden Stents behandelt wurde, oder Vorhofflimmern, das zur Schlaganfallsprophylaxe mit Vitamin-K-Antagonisten behandelt wird, zeigen ein deutlich erhöhtes gastrointestinales Blutungsrisiko. Dieses Risiko ist auch erhöht, wenn Vitamin-K-Antagonisten durch Faktor Xa- oder Thrombin-

inhibitoren ersetzt werden, sogenannte DOAKs (Direkt wirkende orale Antikoagulantien). Prospektive, randomisierte Doppelblindstudien, die bei Zwei- oder Dreifach-Antikoagulation eine Senkung des gastrointestinalen Blutungsrisikos unter PPI-Prophylaxe belegen, liegen nicht vor.

Durch die Verordnung von selektiven Cyclooxygenase-2-Inhibitoren kann die Häufigkeit gastrointestinaler Nebenwirkungen gegenüber nichtselektiven Cyclooxygenase-Inhibitoren vermindert werden (Bombardier et al. 2000). In der Prävention von Ulzerationen durch NSAR, z. B. Diclofenac, ist die gleichzeitige Gabe von Omeprazol ähnlich wirksam wie der selektive COX-2-Hemmer Celecoxib (Chan et al. 2002). Den klassischen, sogenannten traditionellen NSAR in Kombination mit einem PPI wird gegenüber einem COX-2-Hemmer nach wie vor der Vorzug gegeben, obgleich auch das potentielle kardiovaskuläre Risiko nichtselektiver NSAR nicht ausgeräumt ist. Das Risiko von Dünndarmläsionen durch NSAR lässt sich mit PPI nicht reduzieren. Möglicherweise wäre dies eine „Indikationsnische" für Coxibe, sobald das kardiovaskuläre Risiko der Coxibe und vielleicht auch der traditionellen NSAR besser angegeben werden kann. Dieses Thema wird aber in der aktuellen Literatur unverändert kaum besprochen. Kommt es unter niedrig dosierter Acetylsalicylsäure zu einer Ulkusblutung, ist der Ersatz durch Clopidogrel keine Alternative. Auch hier ist die prophylaktische Gabe eines PPI überlegen (Chan et al. 2005).

Wie oben bereits erwähnt, gibt es vermehrt Berichte über Nebenwirkungen der PPI wie Oberschenkelhalsfrakturen, Osteoporose, Infektionen und Vitamin B_{12}-Mangel (Corley et al. 2010, Lam et al. 2013, Übersicht bei Mössner 2016, Ueberschaer und Allescher 2017). Säurehemmung allein ohne Vorliegen weiterer Risikofaktoren für das Auftreten einer Osteoporose, scheint das Frakturrisiko aber nicht zu erhöhen. Bei der extrem hohen Zahl an Verordnungen muss daher unverändert festgestellt werden, dass es sich bei den PPI um sehr sichere Medikamente handelt.

Eine kontroverse Diskussion hatte sich zur Frage möglicher Stentthrombosen infolge von Arzneimittelinteraktionen der PPI mit Clopidogrel entwickelt, da sie in der Leber das Cytochrom-P450-Enzym CYP2C19 hemmen, das wesentlich an der

Bildung des aktiven Metaboliten von Clopidogrel beteiligt ist (Einzelheiten siehe ► Kapitel 18, Thrombozytenaggregationshemmer, Tabellen 18.3 und 18.4). Nach mehreren Studien zu diesem Thema scheint aber kein klinisch relevantes Risiko vorzuliegen und der Nutzen der PPI-bedingten Prophylaxe gastrointestinaler Blutungen überwiegt (Depta und Bhatt 2012).

33.1.3 H$_2$-Rezeptorantagonisten und weitere Ulkusmittel

Bei den H$_2$-Rezeptorantagonisten sind die verordneten Tagesdosen kontinuierlich rückläufig (◘ Tabelle 33.2). Es sind nur noch Verordnungen von Ranitidin aufgeführt. H$_2$-Blocker werden wahrscheinlich bei Nicht-Ulkuserkrankungen, wie z. B. der funktionellen Dyspepsie (Nichtulkus-Dyspepsie, Reizmagen-Syndrom) und der nicht-erosiven Refluxkrankheit (Stadium 0 nach Savary und Miller) eingesetzt. Weitere Ulkusmittel (Pirenzepin, Sucralfat, Antazida) sind nur noch von marginaler Bedeutung (◘ Tabelle 33.2). Die Verschreibung der Wismut-haltigen Quadrupeltherapie (*Pylera*) zur H. pylori Eradikation hat wahrscheinlich aufgrund zunehmender Clarithromycinresistenz des Keims kräftig zugenommen.

33.2   Lebertherapeutika

Im Laufe der letzten 12 Jahre haben sich die Behandlungsmöglichkeiten für einige Leberkrankheiten erheblich verbessert. Das gilt insbesondere für die Therapie der Hepatitis C. Die Verordnung von Arzneimitteln zur Behandlung von Leberkrankheiten spielte 2016 mit Kosten von 841 Mio. € weiterhin eine bedeutende Rolle (◘ Tabelle 33.3). Die Kosten sind aber deutlich niedriger als 2015 (1.325 Mio. €), was ausschließlich durch einen ungewöhnlich starken Rückgang der Hepatitis-C-Therapeutika bedingt ist (◘ Abschnitt 33.2.3).

Zu keinen weiteren Fortschritten ist es in der Therapie der Autoimmunkrankheiten der Leber gekommen. Die Autoimmunhepatitis wird standardmäßig mit Glucocorticoiden (Prednisolon) und Immunsuppressiva (Azathioprin) behandelt,

die bei Corticosteroiden (► Kapitel 24) und Immuntherapeutika (► Kapitel 31) dargestellt werden. Bei noch nicht vorliegender Leberzirrhose wird dem Steroid Budesonid der Vorzug aufgrund seiner geringeren systemischen Nebenwirkungsrate gegeben. Bei primär biliärer Cholangitis (PBC) gilt Ursodesoxycholsäure als Therapie der Wahl, nicht jedoch bei primär sklerosierender Cholangitis (PSC). Für die häufige nichtalkoholische Fettleber gibt es keine zugelassenen Arzneimittel. Hier stehen Maßnahmen zur Senkung der Risikofaktoren (Gewichtsreduktion, Besserung der Stoffwechsellage) im Vordergrund. Obeticholsäure (*Ocaliva*) zur Behandlung der PBC bei Patienten, die nicht auf Ursodesoxycholsäure ansprachen, wurde erst im Januar 2017 zugelassen (Nevens et al. 2016).

33.2.1 Hepatitis B

Die erfolgreiche Einführung der Hepatitis-B-Impfung im Jahre 1981 hat die Inzidenz der Infektion und des hepatozellulären Karzinoms auf dem Boden einer chronischen Hepatitis B deutlich gesenkt. Die Inzidenz des hepatozellulären Karzinoms als Folgekomplikation z. B. einer äthyltoxischen Leberzirrhose, Fettleberhepatitis oder chronischen Hepatitis C ist hingegen gestiegen. Die akute Hepatitis-B-Infektion ist bei 95% der immunkompetenten Patienten selbstlimitierend, so dass eine antivirale Therapie nur bei langwierigen oder schweren Verläufen erforderlich ist. Bei Patienten mit chronischer Hepatitis B ist dagegen grundsätzlich eine antivirale Therapie in Abhängigkeit von der Virusreplikation, den Serumtransaminasen sowie dem Entzündungs- und Fibrosestatus der Leber indiziert. Alle Leitlinien empfehlen pegyliertes Interferon für 48–52 Wochen sowie Nukleotid- oder Nukleosidanaloga bis zum Eintritt einer Anti-HBs-Serokonversion (Übersicht bei Trépo et al. 2014). Für die Behandlung der chronischen Hepatitis B-Infektion sind in Deutschland sieben Arzneimittel zugelassen: Kurzwirkendes Interferon alpha, langwirkendes Peginterferon alpha, drei Nukleosidanaloga (Lamivudin, Entecavir, Telbivudin) und zwei Nukleotidanaloga (Adefovir, Tenofovir). Das Robert-Koch-Institut empfiehlt: Generell sollten nur Nukleos(t)idanaloga mit hoher genetischer Resis-

◻ Tabelle 33.3 Verordnungen von Lebertherapeutika 2016. Angegeben sind die 2016 verordneten Tagesdosen, die Änderungen gegenüber 2015 und die mittleren Kosten je DDD 2016.

Präparat	Bestandteile	DDD Mio.	Änderung %	DDD-Nettokosten €
Hepatitis C-Therapeutika				
Harvoni	Sofosbuvir Ledipasvir	0,50	(−49,1)	674,39
Sovaldi	Sofosbuvir	0,25	(−39,1)	570,58
Ribavirin-ratiopharm	Ribavirin	0,23	(−46,6)	22,23
Viekirax	Ombitasvir Paritaprevir Ritonavir	0,20	(−28,5)	546,38
Exviera	Dasabuvir	0,17	(−29,2)	53,34
Daklinza	Daclatasvir	0,16	(−15,3)	327,08
Epclusa	Sofosbuvir Velpatasvir	0,14	(neu)	749,68
Pegasys	Peginterferon alfa-2a	0,09	(−34,2)	39,06
PegIntron	Peginterferon alfa-2b	0,06	(−6,1)	33,75
Ribavirin Aurobindo	Ribavirin	0,03	(>1000)	21,09
		1,8	(−33,2)	417,10
Ursodesoxycholsäure				
Ursofalk	Ursodesoxycholsäure	15,2	(+5,0)	1,15
UDC HEXAL	Ursodesoxycholsäure	4,0	(−18,1)	1,20
Urso Heumann	Ursodesoxycholsäure	2,0	(+83,7)	1,24
UDC AL	Ursodesoxycholsäure	1,9	(+8,1)	1,14
		23,1	(+4,0)	1,17
Weitere Mittel				
Baraclude	Entecavir	2,7	(+6,7)	16,77
Hepa-Merz Gran. etc.	Ornithinaspartat	1,7	(+6,4)	3,85
		4,4	(+6,6)	11,74
Summe		29,3	(+0,9)	28,72

tenzbarriere (zurzeit: Entecavir oder Tenofovir) verwendet werden.

Am häufigsten wird Entecavir (*Baraclude*) verordnet, das 2006 auf den Markt kam (◻ Tabelle 33.3). Die Verordnung nahm 2016 weiter zu wohl auf Kosten der anderen Nukleosid- und Nukleotidanaloga, die in der Tabelle gar nicht mehr aufgeführt sind. Vorteilhaft sind eine seltene Resistenzentwicklung und die erhaltene Wirkung bei Lamivudin-resistenten Stämmen (Übersicht bei Trépo et al. 2014). Da Tenofovir (*Viread*) auch in der Therapie der HIV-Infektion eingesetzt wird (◻ Tabelle 12.10), kann nicht gesagt werden, wie viele Verord-

nungen noch auf die Therapie der Hepatitis B entfallen. Die Interferontherapie hat den Vorteil einer begrenzten Therapiedauer, spielt aber wegen zahlreicher Nebenwirkungen eine geringere Rolle. Gelingt unter Interferontherapie keine Serokonversion, erfolgt in der Regel eine Dauertherapie mit z. B. Entecavir. Mit einer HbS-Antigen Serokonversion, d. h. einer Heilung der chronischen Infektion, ist dann aber nicht mehr zu rechnen.

33.2.2 Hepatitis C

Die Heilung der chronischen Hepatitis C ist mit hoher Wahrscheinlichkeit möglich. Die frühere Standardtherapie aus einer Kombination von pegyliertem Alpha-Interferon mit Ribavirin, deren Dauer und Erfolgsquote vom Genotyp des Hepatitis-C-Virus abhing, ist passé.

Seit der Einführung von Sofosbuvir im Jahre 2014 hat sich die interferonfreie Behandlung der Hepatitis C zum neuen Therapiestandard entwickelt, der eine vereinfachte und kürzere Therapie mit verbesserter Wirksamkeit und Verträglichkeit im Vergleich zu Interferon alpha und Ribavirin bietet (Übersicht bei Webster et al. 2015). Die bedeutsamen Fortschritte der interferonfreien Therapie haben auch bereits Eingang in die aktualisierte Leitlinie der Deutschen Gesellschaft für Gastroenterologie, Verdauungs- und Stoffwechselkrankheiten zur Therapie der Hepatitis C gefunden (Deutsche Gesellschaft für Gastroenterologie, Verdauungs- und Stoffwechselkrankheiten DGVS et al. 2016). Die Art der interferonfreien medikamentösen Kombinationen mit ihren verschiedenen antiviralen Wirkprinzipien und die Zeitdauer der Therapie richten sich nach dem Genotyp des Virus, dem Vortherapiestatus und der Frage, ob bereits eine Leberzirrhose vorliegt. Innerhalb von 12 Wochen können über 90% der Patienten, gute *adherence* bezüglich Medikamenteneinnahme vorausgesetzt, geheilt werden.

Die neuen Therapiestandards prägen auch das Verordnungsprofil der Hepatitis-C-Therapeutika. Das führende Präparat ist auch 2016 die Sofosbuvirkombination *Harvoni* aus dem Polymeraseinhibitor Sofosbuvir und dem Replikationsinhibitor Ledipasvir (◨ Tabelle 33.3). Diese Kombination ermöglicht eine interferonfreie Behandlung der Hepatitis C und hat damit neue Standards für Wirksamkeit, Verträglichkeit und Therapiedauer gesetzt. *Harvoni* gehört 2016 mit Nettokosten von 339 Mio. € weiterhin zu den umsatzstärksten Arzneimitteln (vgl. ▶ Kapitel 1, Arzneiverordnungen 2016 im Überblick, Tabelle 1.4), zeigt aber gegenüber dem Vorjahr einen unerwartet starken Verordnungsrückgang um fast 50% (◨ Tabelle 33.3). Die zweite interferonfreie Kombination aus Ombitasvir, Paritaprevir und Ritonavir (*Viekirax*) und dem Polymeraseinhibitor

Dasabuvir (*Exviera*), die wenige Wochen nach *Harvoni* im Februar 2015 eingeführt wurde, hat auch 2016, trotz ähnlicher Wirksamkeit, ein deutlich geringeres Verordnungsvolumen (◨ Tabelle 33.3). Eine mögliche Erklärung ist die Meldung von weltweit wenigen Fällen von Leberdekompensation und Leberversagen, die bei 10 Patienten mit Anzeichen einer fortgeschrittenen Zirrhose zu Lebertransplantation oder Tod führten.

Auffällig ist der Erfolg einer weiteren Sofosbuvirkombination mit Velpatasvir (*Epclusa*), die im August 2016 in Deutschland eingeführt wurde und in wenigen Monaten schon ein beachtliches DDD-Volumen erreichte (◨ Tabelle 33.3). Es ist das erste pangenotypische Hepatitis-C-Therapeutikum, mit dem bei allen Genotypen 1–6 hohe Ansprechraten von 95–99% beobachtet wurden. Nur bei Patienten mit Genotyp 3-Infektion und bei kompensierter Zirrhose kann die Zugabe von Ribavirin erwogen werden (vgl. ▶ Kapitel 3, Neue Arzneimittel, Abschnitt 3.1.31). Erwähnenswert ist schließlich eine Elbasvir-Grazoprevir-Kombination (*Zepatier*), die erst im Dezember 2016 in Deutschland auf den Markt kam, aber bereits als Mittel der Wahl bei Genotyp 1 und 4 gilt, da sie hohe Ansprechraten von über 90% erreicht und fast 50% geringere Therapiekosten als die fixen Sofosbuvirkombinationen hat (vgl. ▶ Kapitel 3, Neue Arzneimittel, Abschnitt 3.1.10). Peginterferon alfa (*Pegasys*) wurde als Folge der bevorzugt eingesetzten interferonfreien Therapie auch 2016 deutlich weniger verordnet.

Bemerkenswert ist 2016 der Rückgang der Verschreibungen der neu zugelassenen Hepatitis-C-Präparate um 30–50% im Vergleich zu 2015 auf nunmehr 742 Mio. € (◨ Tabelle 33.3). Wie im vergangenen Jahr bereits prognostiziert, nimmt aufgrund der Heilbarkeit der Patienten mit chronischer Hepatitis C die Gesamtzahl der Infizierten deutlich stärker ab als die Zahl der Neuinfizierten, die chronisch infiziert bleiben (vgl. ▶ Arzneiverordnungs-Report 2016, Kapitel 33, Abschnitt 33.2.2). Diese auffälligen Veränderungen sind auch bei den Sonderausgabenvolumina für die Behandlung der chronischen Hepatitis C mit den ab 2014 neu zugelassenen Arzneimitteln berücksichtigt worden, die in den Rahmenvorgaben nach § 84 Absatz 7 SGB V für Arzneimittel für die neu zugelassenen Arzneimittel zur Behandlung der chronischen Hepatitis C

◻ **Tabelle 33.4 Verordnungen von Spasmolytika 2016.** Angegeben sind die 2016 verordneten Tagesdosen, die Änderungen gegenüber 2015 und die mittleren Kosten je DDD 2016.

Präparat	Bestandteile	DDD Mio.	Änderung %	DDD-Nettokosten €
Mebeverin				
Duspatal/-retard	Mebeverin	5,2	(+3,1)	0,94
Mebeverin-PUREN	Mebeverin	1,4	(neu)	0,89
Mebeverin dura	Mebeverin	1,3	(−54,0)	0,91
		8,0	(+0,5)	0,93
Weitere Spasmolytika				
Buscopan	Butylscopolamin	0,25	(+3,4)	2,61
Summe		8,2	(+0,6)	0,98

festgelegt wurden (Kassenärztliche Bundesvereinigung 2016). Für das Jahr 2015 war ein Sonderausgabenvolumen von 1.400 Mio. € vereinbart worden, das mit tatsächlichen Verordnungskosten von 1.285 Mio. € deutlich unterschritten wurde (▶ Arzneiverordnungs-Report 2016, Kapitel 33, Tabelle 33.3). Für 2016 wurde das Sonderausgabenvolumen vorläufig auf 700 Mio. Euro netto festgesetzt, so dass die tatsächlichen Verordnungskosten für die Hepatitis-C-Therapeutika von 742 Mio. € im Jahre 2016 leicht über dem Sonderausgabevolumen lagen.

33.2.3 Ursodesoxycholsäure

Ursodesoxycholsäure ist eine Gallensäure mit vergleichsweise geringen hepatotoxischen Eigenschaften. Durch eine kompetitive Hemmung der intestinalen Resorption endogener Gallensäuren ersetzt sie bis zu 50% des gesamten Gallensäurepools. Neben der Reduktion des zytotoxischen Potenzials endogener Gallensäuren soll die Zytokinproduktion gehemmt werden. Ursodesoxycholsäure gilt seit langem als Mittel der Wahl für die Behandlung der primär biliären Cholangitis (PBC). Ein Cochrane-Review (16 Studien, 1447 Patienten) zeigte allerdings nur eine Besserung von Leberwerten, Ikterus und Aszites, aber keine Senkung der Lebertransplantationsrate und der Letalität (Gong et al. 2008). Die Verschreibung von Ursodesoxycholsäure hat 2016 zugenommen. Ursodesoxycholsäure wird sicher nicht nur indikationsgerecht bei PBC einge-

setzt sondern außerhalb klar belegter Evidenz als „hepatoprotektives" Medikament bei verschiedensten Erkrankungen, die mit einer Cholestase verbunden sind; z. B. rezidivierende Choledocholithiasis oder Leberzirrhose mit laborchemisch führender Cholestase.

33.3 Spasmolytika

Spasmolytika sind nach dem massiven Einbruch der Verordnungen im Jahre 2004 zu einer kleinen Randgruppe mit nur noch wenigen Präparaten geschrumpft. Das Verordnungsvolumen ist seit 1992 von 63 Mio. DDD (Arzneiverordnungs-Report 2002) auf 8,2 Mio. DDD 2015 zurückgegangen und 2016 verblieben (◻ Tabelle 33.4). Mebeverin ist weiterhin das am häufigsten verordnete Spasmolytikum. Es gehört zur Gruppe der myotropen Spasmolytika und wird speziell für die Behandlung des Reizdarmsyndroms eingesetzt. Nach einer Metaanalyse lindern einige Spasmolytika die Beschwerden des Reizdarmsyndroms, ihre Wirkung wird jedoch durch anticholinerge Nebenwirkungen limitiert (Ford et al. 2014). Die Qualität der Evidenz ist gering, Mebeverin wird nicht erwähnt. Bezüglich Diagnostik und Therapie des Reizdarm-Syndroms darf auf die S3-Leitlinie der Deutschen Gesellschaft für Gastroenterologie, Verdauungs- und Stoffwechselkrankheiten (DGVS) verwiesen werden (Layer et al. 2011).

Butylscopolamin (*Buscopan*) ist ein Scopolaminderivat aus der Gruppe der neurotropen Spasmolytika (◘ Tabelle 33.4). Nach parenteraler Gabe ist Butylscopolamin (20 mg i.v.) bei Kolikschmerzen durch Gallensteine sicher wirksam, allerdings langsamer als Metamizol oder Tramadol (Schmieder et al. 1993). Die Wirksamkeit der oralen oder rektalen Gabe ist nicht durch kontrollierte Studien dokumentiert.

33.4 Motilitätssteigernde Mittel

Die Verschreibungshäufigkeit von Domperidon fiel weiter im Vergleich zu 2014 und 2015, die von Metoclopramid fiel ebenfalls (◘ Tabelle 33.5). Hauptvertreter ist unverändert Metoclopramid, das vor allem zur Behandlung von Übelkeit und Erbrechen eingesetzt wird (Bouras und Scolapio 2004). Dagegen wird die Anwendung bei diabetischer Gastroparese angesichts des problematischen Nebenwirkungsprofils bei Langzeittherapie kontrovers beurteilt (Smith und Ferris 2003). Das oft unkritisch verordnete Metoclopramid ist vom BfArM (Bundesinstitut für Arzneimittel und Medizinprodukte) nicht nur bezüglich der Dosis mit deutlichen Auflagen versehen worden (Metoclopramid-haltige Arzneimittel: Umsetzung des Durchführungsbeschlusses der EU-Kommission, 23. April 2014). Das pflanzliche Kombinationspräparat *Iberogast* wird auf Rezept bei Kindern verordnet. Bei Erwachsenen erfolgt, wahrscheinlich aufgrund positiver placebokontrollierter Studien, von einigen gesetzlichen Krankenkassen die Rückerstattung nach Einreichung eines Privatrezepts (◘ Tabelle 33.5).

Einen weiteren deutlichen Anstieg Verordnungen erfuhr, wie im Vorjahr, Prucaloprid (*Resolor*) (◘ Tabelle 33.5). Prucaloprid stimuliert über serotonerge 5-HT4-Rezeptoren die Acetylcholinfreisetzung. Im Gegensatz zu dem vom Markt genommen Cisaprid, hat Prucaloprid keine kardialen Nebenwirkungen. Die Substanz ist für Frauen mit chronischer Obstipation, die auf Laxantien nicht ansprach, zugelassen (Camilleri et al. 2008). Nach einer Information der Kassenärztlichen Bundesvereinigung (2011) ist Prucaloprid als Abführmittel einzustufen und kann nur dann bei Frauen verordnet werden, wenn eine chronische Verstopfung bei den Ausnahmeindikationen für Laxantien vorliegt und andere Abführmittel keinen Erfolg gezeigt haben.

Prucaloprid ist auch bei dem sehr seltenen Krankheitsbild der intestinalen Pseudoobstruktion wirksam (Emmanuel et al. 2012).

33.5 Carminativa

Unter den Carminativa werden Simeticonpräparate und pflanzliche Mittel mit ätherischen Ölen zusammengefasst, welche die Magen-Darm-Motorik anregen und dadurch Völlegefühl und Blähungen beseitigen sollen. Im Vordergrund steht die Verordnung von Dimeticon. Bei dieser Substanz handelt es sich um Polydimethylsiloxan (Dimeticon), das mit Siliziumdioxid aktiviert wurde und wegen seiner oberflächenspannungssenkenden Wirkung als Entschäumer verwendet wird. Dieses Mittel hat unter anderem die Indikation Meteorismus mit gastrointestinalen Beschwerden und wird zur Entfernung abnormer Gasansammlungen im Gastrointestinaltrakt empfohlen. Dimeticon ist auch speziell bei Säuglingskoliken geprüft worden, war aber nicht besser wirksam als Placebo (Metcalf et al. 1994). Zur Vorbereitung diagnostischer Untersuchungen im Abdominalbereich liegen ältere positive Studiendaten vor (Sudduth et al. 1995, Kark et al. 1995). So wird Dimeticon in der gastrointestinalen Endoskopie gelegentlich zur Sichtverbesserung bei Schaumbildung über den Biopsie/Absaugkanal des Endoskops eingespritzt. Die Verordnung von Dimeticon hat auch 2016 weiter abgenommen (◘ Tabelle 33.5).

33.6 Pankreasenzympräparate

Pankreasenzympräparate werden zur Behandlung der exokrinen Pankreasinsuffizienz im fortgeschrittenen Stadium benötigt. Eine Enzymsubstitution ist erst formal dann indiziert, wenn die tägliche Stuhlfettausscheidung 15 g überschreitet oder der Patient an Gewicht abnimmt. Indikationsbereiche sind die chronische Pankreatitis und ein Zustand nach ausgedehnten Pankreasoperationen. Aber auch nach schwerer akuter nekrotisierender Pankreatitis mit Defektheilung oder Pankreaskarzinom wird Pankreatin eingesetzt. Nach Magenresektionen, insbesondere Gastrektomien, kann es zu einer funk-

□ **Tabelle 33.5 Verordnungen von Prokinetika und Carminativa 2016.** Angegeben sind die 2016 verordneten Tagesdosen, die Änderungen gegenüber 2015 und die mittleren Kosten je DDD 2016.

Präparat	Bestandteile	DDD Mio.	Änderung %	DDD-Nettokosten €
Metoclopramid				
MCP AL	Metoclopramid	26,8	(+17,9)	0,75
MCP-ratiopharm	Metoclopramid	3,3	(+1,0)	1,58
MCP HEXAL	Metoclopramid	1,2	(−29,4)	0,77
MCP STADA	Metoclopramid	0,84	(−88,1)	0,82
MCP-CT	Metoclopramid	0,51	(−46,7)	0,47
MCP AbZ	Metoclopramid	0,35	(+474,6)	4,32
		33,1	(−7,7)	0,87
Domperidon				
Domperidon AbZ	Domperidon	4,9	(+409,8)	0,79
Domperidon AL	Domperidon	3,6	(−59,5)	0,95
Motilium	Domperidon	2,0	(−20,7)	1,67
Domperidon-ratiopharm	Domperidon	0,89	(−7,8)	0,96
		11,5	(−14,7)	1,01
Prucaloprid				
Resolor	Prucaloprid	1,8	(+17,1)	3,03
Pflanzliche Mittel				
Iberogast	Bittere Schleifenblume Angelikawurzel Kamillenblütenextrakt Kümmeltinktur Schöllkrauttinktur Mariendistelfrüchtetinktur Melissenblättertinktur Süßholzwurzeltinktur Pfefferminzblättertinktur	1,6	(−0,1)	1,21
Carum Carvi Wala	Atropa belladonna D2 Chamomilla recutita ø Nicotiana tabacum D4	0,64	(+2,6)	1,46
		2,3	(+0,7)	1,28
Dimeticon				
Sab simplex	Dimeticon	1,3	(−3,3)	1,72
Lefax	Dimeticon	0,78	(−0,9)	1,73
Espumisan	Dimeticon	0,24	(−1,6)	1,69
		2,4	(−2,4)	1,72
Summe		51,1	(−8,2)	1,04

tionellen Pankreasinsuffizienz im Rahmen einer pankreaticocibalen Dyssynchronie kommen. Auch hier können Pankreasenzyme eingesetzt werden. Placebokontrollierte Vergleichsstudien, ob sich das Körpergewicht heben lässt, liegen allerdings nicht vor. Ein weiterer wichtiger Einsatzbereich ist die Therapie der Maldigestion bei Mukoviszidose (zystische Fibrose).

Zur Substitution wird meist Pankreatin vom Schwein verwendet. Für den therapeutischen Erfolg

◘ **Tabelle 33.6 Verordnungen von Pankreatinpräparaten 2016.** Angegeben sind die 2016 verordneten Tagesdosen, die Änderungen gegenüber 2015 und die mittleren Kosten je DDD 2016.

Präparat	Bestandteile	DDD Mio.	Änderung %	DDD-Nettokosten €
Kreon	Pankreatin	7,5	(−17,5)	3,90
Pangrol	Pankreatin	5,6	(+25,1)	3,88
Panzytrat	Pankreatin	2,9	(+23,1)	4,08
Ozym	Pankreatin	0,62	(+6,9)	4,11
Pankreatin-ratiopharm	Pankreatin	0,52	(+7,3)	3,82
Pankreatan	Pankreatin	0,31	(+43,2)	4,02
Pankreatin STADA	Pankreatin	0,22	(+26,9)	3,76
Summe		17,7	(+1,6)	3,93

ist der Lipasegehalt der Enzympräparate von Bedeutung. Als Richtdosis werden 80 000 FIP-Einheiten Lipase pro Mahlzeit angegeben, d. h. 240 000 Einheiten pro Tag. Es ist erforderlich, dass diese Präparate galenisch so hergestellt werden, dass sie bei der Passage durch den Magen nicht durch die Salzsäure inaktiviert werden. In der Galenik haben sich säuregeschützte Minitabletten oder Mikropellets mit einem Durchmesser nicht über 2 mm bewährt (Halm et al. 1999). Bezüglich Indikation und Evidenz des Einsatzes von Pankreatinpräparaten darf auf die S3-Leitlinie zur chronischen Pankreatitis verwiesen werden (Hoffmeister et al. 2012).

Die Verschreibung von Pankreatinpräparaten hat auch 2016 gering zugenommen, die Nettokosten betrugen 69,6 Mio. € (◘ Tabelle 33.6). Ihre Verschreibung wird nur erstattet, wenn eine Pankreasinsuffizienz nachgewiesen wird. Unter den direkten und indirekten Pankreasfunktionsuntersuchungsmöglichkeiten inklusive Bestimmung der Fettausscheidung im drei Tage gesammelten Stuhl, ist praktisch nur noch die Bestimmung der Pankreaselastase im Stuhl in Deutschland möglich und üblich. Der 13C-Triolein Atemtest, der eine höhere Sensitivität als die Bestimmung der Elastase im Stuhl hat, wird an wenigen Zentren eingesetzt. Lipase spaltet Triolein. Die Menge des 13C markierten CO_2 in der Ausatemluft steht in proportionaler Relation zur Kapazität der exokrinen Pankreasfunktion. Bestimmung der Stuhlelastase führt beispielsweise bei Diarrhö unterschiedlicher Genese oft zu falsch pathologisch erniedrigten Werten. Ferner wird die Elastaseausscheidung im Stuhl erst pathologisch

niedrig bei mittelschwerer bis schwerer Pankreasinsuffizienz (Siegmund et al. 2004). Der Pankreasenzyme verschreibende Arzt steht daher vor dem Dilemma, keine valide Aussage zum Grad der eingeschränkten Pankreasfunktion treffen zu können. Unter Bezug auf die S3-Leitlinie sollte bei einem Patienten mit durch ein bildgebendes Verfahren gesicherter chronischer Pankreatitis und Gewichtsverlust mit oder ohne Diarrhö, die Krankenkasse aber bereit sein, das Pankreatinpräparat zu erstatten. Enzympräparate werden aber vielfach ungerechtfertigt zur Behandlung dyspeptischer Beschwerden wie Druck- und Völlegefühl eingesetzt. Die Verschreibung unter dieser Indikation ist daher erschwert. Die Behandlung dieser Beschwerden mit Enzympräparaten ist ineffektiv und teuer.

33.7 Mittel gegen chronisch-entzündliche Darmerkrankungen

Sulfasalazin, Mesalazin, Olsalazin sind therapeutisch wirksam bei der Behandlung des Morbus Crohn und der Colitis ulcerosa. Diese Substanzen beeinflussen nicht nur die akute Entzündungsphase, sondern sie reduzieren, als Langzeitprophylaxe, auch Rezidive bei der Colitis ulcerosa und auch beim Morbus Crohn, insbesondere nach Darmresektionen (Hanauer et al. 2004). In der Remissionserhaltung war bei Colitis ulcerosa in einer Studie die Einmalgabe von Mesalazin (5-Aminosalicylsäure) mit langsamer Freisetzung der Zweimalgabe pro Tag nicht unterlegen (Sandborn et al.

◨ **Tabelle 33.7 Verordnungen von Mitteln gegen chronisch-entzündliche Darmerkrankungen 2016.** Angegeben sind die 2016 verordneten Tagesdosen, die Änderungen gegenüber 2015 und die mittleren Kosten je DDD 2016.

Präparat	Bestandteile	DDD Mio.	Änderung %	DDD-Nettokosten €
Mesalazin				
Salofalk	Mesalazin	39,7	(+5,3)	1,70
Pentasa	Mesalazin	13,4	(+1,8)	1,43
Claversal	Mesalazin	13,4	(−4,5)	1,67
Mezavant	Mesalazin	5,8	(+5,5)	1,32
		72,3	(+2,7)	1,61
Glucocorticoide				
Budenofalk	Budesonid	8,2	(+6,5)	4,67
Colifoam	Hydrocortison	2,9	(+0,8)	0,71
Entocort	Budesonid	1,8	(−17,2)	4,42
Cortiment	Budesonid	0,88	(+192,0)	4,85
		13,8	(+5,6)	3,81
Monoklonale Antikörper				
Entyvio	Vedolizumab	1,6	(+68,0)	50,26
Summe		87,8	(+3,9)	2,85

2010). Sulfasalazin und Olsalazin werden kaum noch eingesetzt. Die Verschreibung von Mesalazin hat weiter, wie bereits in den Vorjahren, etwas zugenommen (◨ Tabelle 33.7).

Als weitere Gruppe werden in der ◨ Tabelle 33.7 Glucocorticoide aufgeführt. Budesonid (*Budenofalk, Entocort*) wird infolge eines hohen First-Pass-Effekts in der Leber rasch metabolisiert und hat daher geringere systemische Nebenwirkungen. Es wird bei entzündlichen Darmerkrankungen mit Befall des terminalen Ileums oral oder mit Befall des Rektosigmoids als Klysma verabreicht und ist bei mildem bis moderatem klinischen Schweregrad des M. Crohn in der Therapie Mesalazin vergleichbar (Tromm et al. 2011). Budesonid verhindert jedoch nicht Rezidive, kann aber die Remissionsdauer nach initialer Therapie verlängern. Budesonid erwies sich ebenfalls als nicht wirksam bei der Verhinderung von Rezidiven eines Morbus Crohn nach vorausgegangener chirurgischer Behandlung (Hellers et al. 1999). 2015 neu eingeführt wurde in Deutschland ein oral einzunehmendes Budesonid retard Präparat (*Cortiment*), welches den Wirkstoff erst im Kolon freigibt. *Cortiment* erhielt die Zulassung für die leichte bis mittelschwere Colitis, die auf Mesala-

zin nicht anspricht. Die Verschreibungshäufigkeit von *Cortiment* hat stark zugenommen (◨ Tabelle 33.7). Die topische Steroidtherapie mit Hydrocortisonacetat hat 2016 wieder etwas zugenommen. Klysmen (Budesonid, Hydrocortisonacetat) stellen eine effektive Behandlungsform vorwiegend bei linksseitig lokalisierten entzündlichen Darmerkrankungen dar.

Weiterhin kommen bei der Behandlung des schwergradigen Morbus Crohn und der Colitis ulcerosa TNFα-Inhibitoren wie Infliximab (*Remicade*) und Adalimumab (*Humira*) in Frage. Sie werden bei chronisch aktivem Verlauf oder Fistelbildung, die auf eine Therapie mit Glucocorticoiden und Immunsuppressiva, wie Azathioprin, nicht angesprochen haben, eingesetzt. Gleiches gilt für Patienten mit schwerer aktiver Colitis ulcerosa (Feagan et al. 2014). Der TNFα-Inhibitor Golimumab (*Simponi*) hat neben den rheumatologischen Indikationen (rheumatoide Arthritis, M. Bechterew, Psoriasis Arthritis) bislang nur die Zulassung bei Colitis ulcerosa. Die TNFα-Inhibitoren sind bei den Antirheumatika und Antiphlogistika (▶ Kapitel 19, ▶ Tabelle 19.4) dargestellt. Auch auf die Einsparpotentiale durch Ersatz der Analogpräparate durch sogenannte *Biosimilars* wird hier nicht eingegangen. Die kombinierte Immunsuppression, TNFα-Inhibitoren und Azathioprin, erweist sich auch in der Therapie der Colitis ulcerosa als am effektivsten (Panaccione et al. 2014).

Der Integrininhibitor Vedolizumab (*Entyvio*) ist 2014 für die Behandlung von M. Crohn als auch bei Colitis ulcerosa zugelassen worden, wenn eine Therapie mit TNFα-Inhibitoren fehlschlägt (fehlendes primäres Ansprechen, Verlust des Ansprechens während der Therapie, Unverträglichkeit). Vedolizumab ist ein humanisierter monoklonaler Antikörper gegen das Adhäsionsmolekül Integrin α4β7 auf der Oberfläche von aktivierten Lymphozyten, der die Lymphozyteneinwanderung in die Darmmukosa und damit die gastrointestinale Entzündung ohne eine systemische Immunsuppression blockiert (vgl. ▸ Arzneiverordnungs-Report 2015, Kapitel 2 Neue Arzneimittel 2014, Abschnitt 2.1.45). Der therapeutische Effekt tritt aufgrund des Wirkmechanismus daher erst verzögert ein, da bereits in der Mukosa vorhandene Lymphozyten nicht tangiert werden. Die Verschreibungshäufigkeit von Vedolizumab hat 2016 deutlich zugenommen. 2017 ist ein weiterer monoklonaler Antikörper, Ustekinumab (*Stelara*), gerichtet gegen Interleukin-12 und -23 zur Therapie des M. Crohn zugelassen worden (Feagan et al. 2016). Ustekinumab wird bereits seit 2009 zur Therapie der mittelschweren Plaquepsoriasis und der Psoriasisarthritis eingesetzt (vgl. ▸ Dermatika, Kapitel 25, Tabelle 25.14). Leider fehlen prospektive, doppelblinde Studien, die unterschiedliche Biologika miteinander vergleichen; z. B. würde der Stellenwert von Vedolizumab im direkten Vergleich mit TNFα-Inhibitoren interessieren.

33.8 Antidiarrhoika

Grundlage der Behandlung akuter Durchfallerkrankungen ist eine ausreichende Zufuhr von Flüssigkeit und Salzen, die vorzugsweise als enterale Elektrolytlösungen gegeben werden sollen. Die Anwendung von Arzneimitteln aus der Gruppe der obstipierenden Mittel und Chemotherapeutika ist nur dann notwendig, wenn die allgemeinen Maßnahmen nicht ausreichen und sollte mit Vorsicht erfolgen. Viele Präparate sind nicht verschreibungs-

pflichtig und damit auch nicht erstattungsfähig. Das nicht resorbierbare Antibiotikum Rifaximin (*Xifaxan*), welches die Zulassung zur Prophylaxe der Reisediarrhö und der Therapie und Prophylaxe der hepatischen Enzephalopathie hat, zeigte in placebokontrollierten Studien eine Wirksamkeit in der Therapie der hepatischen Enzephalopathie (Bass et al. 2010, Kimer et al. 2014, Wu et al. 2013). Die Verordnungen von *Xifaxan* sind 2016 im Vergleich zum Vorjahr weiter gestiegen. Dies dürfte auf den Einsatz bei hepatischer Enzephalopathie zurückzuführen sein. Die Nettokosten aller Antidiarrhoika sind 2016 vor allem durch die erhöhte Verordnung von Rifaximin auf 27,9 Mio. € gestiegen (◨ Tabelle 33.8).

33.8.1 Loperamid

Loperamid wird am häufigsten verordnet (◨ Tabelle 33.8). Es wirkt über eine Stimulation der Opioidrezeptoren im Darm. Neben der Hemmung der Propulsivmotorik vermindert Loperamid auch die intestinale Flüssigkeitssekretion. Häufiges Anwendungsgebiet für Loperamid ist die Reisediarrhö, wobei es hier sicherlich nur selten indiziert ist. Opioide sollten keinesfalls bei bakteriellen Darminfektionen eingesetzt werden, die mit hohem Fieber und blutiger Diarrhö einhergehen. Bei Kindern unter zwei Jahren ist die Substanz kontraindiziert.

33.8.2 Probiotika

Das Trockenhefepräparat Saccharomyces boulardii wurde auch 2016 etwas weniger als im Vorjahr verordnet. Die Verordnung des Bakterienpräparats E. coli Nissle (*Mutaflor*) (◨ Tabelle 33.8) hat etwas zugenommen. Probiotische Mikroorganismen (Lactobacillus rhamnosus, Lactobacillus acidophilus, Escherichia coli Stamm Nissle 1917) und probiotische Hefepräparate (Saccharomyces boulardii) sind in zahlreichen kleineren Studien untersucht worden, größere Interventionsstudien fehlen jedoch. Eine Metaanalyse dieser Studien erlaubt doch eine positive Einschätzung der Wirksamkeit von Probiotika zur Behandlung der Diarrhö (Übersicht bei de Vrese und Marteau 2007). Auch bei Antibiotika-bedingten Nebenwirkungen, z. B. im Rahmen

■ **Tabelle 33.8 Verordnungen von Antidiarrhoika 2016.** Angegeben sind die 2016 verordneten Tagesdosen, die Änderungen gegenüber 2015 und die mittleren Kosten je DDD 2016.

Präparat	Bestandteile	DDD Mio.	Änderung %	DDD-Nettokosten Euro
Loperamid				
Loperamid AL	Loperamid	1,4	(+32,3)	1,51
Lopedium	Loperamid	0,67	(−13,2)	1,78
Loperamid-1 A Pharma	Loperamid	0,57	(−11,5)	1,65
Imodium	Loperamid	0,52	(−10,2)	1,72
Loperamid-ratiopharm	Loperamid	0,43	(−17,8)	1,68
Loperamid Heumann	Loperamid	0,30	(+13,8)	1,59
Loperamid/-akut Aristo	Loperamid	0,29	(−19,5)	1,55
Loperamid STADA	Loperamid	0,25	(+15,6)	1,79
		4,5	(+0,4)	1,63
Hefepräparate				
Perenterol	Saccharomyces boulard.	1,0	(−3,1)	1,94
Yomogi	Saccharomyces boulard.	0,12	(+17,5)	1,66
		1,2	(−1,4)	1,91
Bakterienpräparate				
Mutaflor Kapseln	Escherichia coli	1,2	(+0,7)	1,81
Mutaflor Suspension	Escherichia coli	0,32	(+3,2)	5,77
Lacteol	Lactobacillus acidophilus	0,17	(−4,1)	1,51
Infectodiarrstop LGG mono	Lactobacillus rhamnosus	0,11	(+87,7)	2,33
		1,8	(+3,5)	2,51
Weitere Mittel				
Xifaxan	Rifaximin	0,91	(+20,7)	12,59
Oralpädon 240	Natriumchlorid Kaliumchlorid Glucose Natriumhydrogencitrat	0,61	(−8,2)	1,78
Infectodiarrstop LGG	Lactobacillus rham. Natriumcitrat Kaliumchlorid Natriumchlorid Glucose	0,19	(+56,5)	5,16
Diarrhoesan	Apfelpektin Kamillenblütenextrakt	0,02	(−10,9)	7,82
		1,7	(+10,8)	7,91
Summe		9,2	(+2,6)	3,03

einer H. pylori Eradikationstherapie, scheint die zusätzliche Gabe von Saccharomyces boulardii effektiv zu sein (Szajewska et al. 2010). E. coli Nissle erwies sich als ebenso wirksam in der Rezidivprophylaxe der Colitis ulcerosa wie Mesalazin (Kruis et al. 2004). In einer placebokontrollierten Studie aus den Niederlanden kam es allerdings unter Probiotika in der Therapie der akuten Pankreatitis zu einer erhöhten Letalität, die durch Darmischämien erklärt war (Besselink et al. 2008).

◘ **Tabelle 33.9 Verordnungen von osmotischen Laxantien 2016.** Angegeben sind die 2016 verordneten Tagesdosen, die Änderungen gegenüber 2015 und die mittleren Kosten je DDD 2016.

Präparat	Bestandteile	DDD Mio.	Änderung %	DDD-Nettokosten €
Lactulose				
Bifiteral	Lactulose	9,5	(+36,7)	0,32
Lactulose AL	Lactulose	4,8	(−19,1)	0,32
Lactulose-1 A Pharma	Lactulose	4,3	(−2,6)	0,31
Lactulose HEXAL	Lactulose	0,95	(−16,1)	0,32
Lactulose-ratiopharm	Lactulose	0,86	(−48,7)	0,32
		20,5	(+1,4)	0,32
Macrogolpräparate				
Movicol	Macrogol Natriumchlorid Natriumhydrogencarbonat Kaliumchlorid	27,4	(+5,0)	1,25
Macrogol AL	Macrogol Natriumchlorid Natriumhydrogencarbonat Kaliumchlorid	3,3	(+90,6)	1,01
Macrogol AbZ	Macrogol Natriumchhlorid Natriumhydrogencarbonat Kaliumchlorid	2,9	(+3,3)	1,21
Macrogol HEXAL plus/-Orange	Macrogol Natriumchlorid Natriumhydrogencarbonat Kaliumchlorid	2,8	(−22,8)	1,10
Macrogol-1 A Pharma	Macrogol Natriumchlorid Natriumhydrogencarbonat Kaliumchlorid	2,1	(+47,9)	0,91
Macrogol dura	Macrogol Natriumchlorid Natriumhydrogencarbonat Kaliumchlorid	1,9	(+5,9)	0,93
Kinderlax Pulver	Macrogol 3350 Natriumchlorid Natriumhydrogencarbonat Kaliumchlorid	1,6	(+7,8)	0,91
Macrogol-ratiopharm Balance	Macrogol Natriumchlorid Natriumhydrogencarbonat Kaliumchlorid	1,3	(−21,4)	1,07
Macrogol beta plus Elektr.	Macrogol Natriumchlorid Natriumhydrogencarbonat Kaliumchlorid	1,0	(+27,2)	0,97
Laxofalk	Macrogol	0,75	(+1,9)	0,57
Laxbene/-junior	Macrogol	0,67	(+127,1)	1,71

33

◘ Tabelle 33.9 Verordnungen von osmotischen Laxantien 2016. (Fortsetzung)

Präparat	Bestandteile	DDD Mio.	Änderung %	DDD-Nettokosten €
Macrogol STADA	Macrogol 3350 Natriumchlorid Natriumhydrogencarbonat Kaliumchlorid	0,53	(−18,0)	1,01
Moviprep	Macrogol 3350 Natriumsulfat Natriumchlorid Kaliumchlorid Ascorbinsäure Natriumascorbat	0,03	(+4,1)	85,15
		46,3	(+7,5)	1,21
Weitere Mittel				
Eziclen	Natriumsulfat Magnesiumsulfat Kaliumsulfat	0,02	(+29,4)	20,16
Summe		66,7	(+5,6)	0,94

33.9 Laxantien

Die Gruppe der Laxantien umfasst in ihrem Wirkungsmechanismus unterschiedliche Substanzen wie osmotische Laxantien (Lactulose, Macrogolkombinationen, ◘ Tabelle 33.9) sowie hydragoge Laxantien (z. B. Bisacodyl), Quellstoffe und rektale Laxantien in Form von Klysmen (Gleitmittel, salinische Laxantien) (◘ Tabelle 33.10). Da Laxantien im Wesentlichen bei Patienten mit intaktem Kolon zum Einsatz kommen, sollten nach ausführlicher Beratung und diätetischer Empfehlungen von schlackenreicher Kost und reichlich Flüssigkeit vorrangig Quellstoffe verordnet werden.

Die Gruppe der Laxantien zeigt auch 2016 wie in den Vorjahren ein gestiegenes Verordnungsvolumen, das vor allem durch eine Mehrverordnung von Macrogolpräparaten bedingt ist, während die Lactuloseverordnungen nur minimal anstiegen (◘ Tabelle 33.9). Alle Präparate sind nicht verschreibungspflichtig und damit nur noch zur Behandlung von Krankheiten im Zusammenhang mit Tumorleiden, Divertikulose, Mukoviszidose sowie bei Behandlung mit Phosphatbindern und Opioiden erstattungsfähig. Der überwiegende Anteil der verordneten Tagesdosen entfällt auf Macrogolkombinationen und Lactulosepräparate, die nach Versagen diätetischer Maßnahmen und von Quellstoffen indiziert sind. Macrogol ist ein Polyethylenglycol mit einem Molekulargewicht von 4000, das nicht resorbiert oder metabolisiert wird und daher bis in den Dickdarm gelangt, um dort seine osmotische Wirkung zu entfalten. Lactulose ist ein schwer resorbierbares Disaccharid, das im Darmlumen osmotisch Flüssigkeit bindet und erst im Dickdarm bakteriell zu Milchsäure und Essigsäure gespalten wird. Durch die kolonspezifische Wirkung werden potentielle Risiken anderer Laxantien vermieden. Nach einem Cochrane-Review ist Macrogol für die Behandlung der chronischen Obstipation zu bevorzugen, da es Lactulose in Bezug auf Stuhlfrequenz, Bauchschmerzen und Zusatzmedikationen überlegen ist (Lee-Robichaud et al. 2010). Lactulose wird bei der hepatischen Enzephalopathie zur Steigerung der enteralen Ammoniakelimination eingesetzt (Prasad et al. 2007). Insbesondere Lactuloseeinläufe sind nach akuter Varizenblutung bei portaler Hypertension in der Prophylaxe der hepatischen Enzephalopathie etabliert.

◻ **Tabelle 33.10 Verordnungen von weiteren Laxantien 2016.** Angegeben sind die 2016 verordneten Tagesdosen, die Änderungen gegenüber 2015 und die mittleren Kosten je DDD 2016.

Präparat	Bestandteile	DDD Mio.	Änderung %	DDD-Nettokosten €
Hydragoge Laxantien				
Laxoberal	Natriumpicosulfat	7,4	(+3,9)	0,24
Laxans-ratiopharm Pico	Natriumpicosulfat	3,5	(+7,1)	0,18
Dulcolax	Bisacodyl	1,8	(+8,2)	0,45
Picoprep	Natriumpicosulfat Magnesiumoxid Citronensäure Kaliumhydrogencarbonat	0,02	(+9,7)	19,34
Citrafleet	Natriumpicosulfat Magnesiumoxid Citronensäure	0,02	(–4,7)	21,02
		12,7	(+5,4)	0,31
Quellstoffe				
Mucofalk	Plantago-ovata-Samenschalen	2,1	(+4,0)	0,53
Rektale Laxantien				
Microlax	Natriumcitrat Dodecylsulfoacetat Sorbitol	1,4	(–4,6)	1,51
Lecicarbon CO2-Laxans	Natriumhydrogencarbonat Natriumdihydrogenphosphat	0,76	(–0,4)	0,51
Freka Clyss	Natriumphosphat	0,50	(+1,4)	1,90
Babylax	Glycerol	0,22	(–3,3)	1,82
Glycilax	Glycerol	0,18	(+2,5)	0,76
Klysma-Salinisch	Natriumdihydrogenphosphat Natriummonohydrogenphosphat	0,11	(–2,7)	2,61
Klistier Fresenius	Natriummonohydrogen- phosphat Natriumdihydrogen- phosphat	0,11	(+2,0)	1,80
Nene-Lax	Glycerol	0,06	(–1,8)	0,80
		3,3	(–2,0)	1,35
Summe		18,2	(+3,8)	0,53

33

Literatur

Arzneimittelkommission der deutschen Ärzteschaft (2009): Arzneiverordnungen. Empfehlungen zur rationalen Pharmakotherapie. 22. Auflage, Medizinische Medien Informations GmbH (MMI) Neu-Isenburg, S. 823–835

Bass NM, Mullen KD, Sanyal A, Poordad F, Neff G, Leevy CB, Sigal S, Sheikh MY, Beavers K, Frederick T, Teperman L, Hillebrand D, Huang S, Merchant K, Shaw A, Bortey E, Forbes WP (2010): Rifaximin treatment in hepatic encephalopathy. N Engl J Med 362: 1071–1081

Besselink MG, van Santvoort HC, Buskens E, Boermeester MA, van Goor H, Timmerman HM, Nieuwenhuijs VB, Bollen TL, van Ramshorst B, Witteman BJ, Rosman C, Ploeg RJ, Brink MA, Schaapherder AF, Dejong CH, Wahab PJ, van Laarhoven CJ, van der Harst E, van Eijck CH, Cuesta MA, Akkermans LM, Gooszen HG; Dutch Acute Pancreatitis Study Group (2008): Probiotic prophylaxis in predicted severe acute pancreatitis: a randomised, double-blind, placebo-controlled trial. Lancet; 371: 651–659

Bombardier C, Laine L, Reicin A, Shapiro D, Burgos-Vargas R, Davis B, Day R, Ferraz MB, Hawkey CJ, Hochberg MC, Kvien TK, Schnitzer TJ; VIGOR Study Group (2000): Comparison of upper gastrointestinal toxicity of rofecoxib and naproxen in patients with rheumatoid arthritis. N Engl J Med 343: 1520–1528

Bour B, Staub JL, Chousterman M, Labayle D, Nalet B, Nouel O, Pariente A, Tocque E, Bonnot-Marlier S (2005): Long-term treatment of gastro-oesophageal reflux disease patients with frequent symptomatic relapses using rabeprazole: on-demand treatment compared with continuous treatment. Aliment Pharmacol Ther 21: 805–812

Bouras EP, Scolapio JS (2004): Gastric motility disorders: management that optimizes nutritional status. J Clin Gastroenterol 38: 549–557

Camilleri M, Kerstens R, Rykx A, Vandeplassche L (2008): A placebo-controlled trial of prucalopride for severe chronic constipation. N Engl J Med 358: 2344–2354

Camilleri M, Kerstens R, Rykx A, Vandeplassche L (2008): A placebo-controlled trial of prucalopride for severe chronic constipation. N Engl J Med 358: 2344–2354

Chan FK, Hung LC, Suen BY, Wu JC, Lee KC, Leung VK, Hui AJ, To KF, Leung WK, Wong VW, Chung SC, Sung JJ (2002): Celecoxib versus diclofenac and omeprazole in reducing the risk of recurrent ulcer bleeding in patients with arthritis. N Engl J Med 347: 2104–2110

Chan FK, Ching JY, Hung LC, Wong VW, Leung VK, Kung NN, Hui AJ, Wu JC, Leung WK, Lee VW, Lee KK, Lee YT, Lau JY, To KF, Chan HL, Chung SC, Sung JJ (2005): Clopidogrel versus aspirin and esomeprazole to prevent recurrent ulcer bleeding. N Engl J Med 352: 238–244

Corley DA, Kubo A, Zhao W, Quesenberry C (2010): Proton pump inhibitors and histamine-2 receptor antagonists are associated with hip fractures among at-risk patients. Gastroenterology 139: 93–101

Depta JP, Bhatt DL (2012): Antiplatelet therapy and proton pump inhibition: cause for concern? Curr Opin Cardiol 27: 642–650

Deutsche Gesellschaft für Gastroenterologie, Verdauungs- und Stoffwechselkrankheiten (DGVS) in Kooperation mit Fachgesellschaften, Koordinatoren Prof. Dr. med. Christoph Sarrazin, Prof. Dr. med. Stefan Zeuzem (2016): Aktuelle Empfehlung zur Therapie der chronischen Hepatitis C, Dezember 2016. Internet: https://www.dgvs.de/wissen-kompakt/leitlinien/leitlinien-der-dgvs/hepatitis-c/

De Vrese M, Marteau PR (2007): Probiotics and prebiotics: effects on diarrhea. J Nutr 137 (3 Suppl 2): 803S–811S

Emmanuel AV, Kamm MA, Roy AJ, Kerstens R, Vandeplassche L (2012): Randomised clinical trial: the efficacy of prucalopride in patients with chronic intestinal pseudo-obstruction – a double-blind, placebo-controlled, cross-over, multiple n = 1 study. Aliment Pharmacol Ther 35: 48–55

Feagan BG, Sandborn WJ, Lazar A, Thakkar RB, Huang B, Reilly N, Chen N, Yang M, Skup M, Mulani P, Chao J (2014): Adalimumab therapy is associated with reduced risk of hospitalization in patients with ulcerative colitis. Gastroenterology 146: 110–118

Feagan BG, Sandborn WJ, Gasink C, Jacobstein D, Lang Y, Friedman JR, Blank MA, Johanns J, Gao LL, Miao Y, Adedokun OJ, Sands BE, Hanauer SB, Vermeire S, Targan S, Ghosh S, de Villiers WJ, Colombel JF, Tulassay Z, Seidler U, Salzberg BA, Desreumaux P, Lee SD, Loftus EV Jr, Dieleman LA, Katz S, Rutgeerts P; UNITI–IM-UNITI Study Group (2016): Ustekinumab as Induction and Maintenance Therapy for Crohn‹s Disease. N Engl J Med 375: 1946–1960

Fischbach W, Malfertheiner P, Jansen PL, Bolten W, Bornschein J, Buderus S, Glocker E, Hoffmann JC, Koletzko S, Labenz J, Mayerle J, Miehlke S, Mössner J, Peitz U, Prinz C, Selgrad M, Suerbaum S, Venerito M, Vieth M (2016): Helicobacter pylori: S2k-Leitlinie Helicobacter pylori und gastroduodenale Ulkuskrankheit. Z Gastroenterol 54: 327–362

Ford AC, Moayyedi P, Lacy BE, Lembo AJ, Saito YA, Schiller LR, Soffer EE, Spiegel BM, Quigley EM; Task Force on the Management of Functional Bowel Disorders (2014): American College of Gastroenterology monograph on the management of irritable bowel syndrome and chronic idiopathic constipation. Am J Gastroenterol 109 Suppl 1: S2–26

Gong Y, Huang ZB, Christensen E, Gluud C (2008): Ursodeoxycholic acid for primary biliary cirrhosis. Cochrane Database Syst Rev 2008; Cd000551

Halm U, Löser C, Löhr M, Katschinski M, Mössner J (1999): A double-blind, randomized, multicentre, crossover study to prove equivalence of pancreatin minimicrospheres versus microspheres in exocrine pancreatic insufficiency. Aliment Pharmacol Ther 13: 951–957

Hanauer SB, Korelitz BI, Rutgeerts P, Peppercorn MA, Thisted RA, Cohen RD, Present DH (2004): Postoperative maintenance of Crohn's disease remission with 6-mercaptopurine, mesalamine, or placebo: a 2-year trial. Gastroenterology 127: 723–729

Hellers G, Cortot A, Jewell D, Leijonmarck CE, Löfberg R, Malchow H, Nilsson LG, Pallone F, Pena S, Persson T, Prantera C, Rutgeerts P (1999): Oral budesonide for prevention of postsurgical recurrence in Crohn's disease. Gastroenterology 116: 294–300

Hoffmeister A, Mayerle J, Beglinger C, Büchler MW, Bufler P, Dathe K, Fölsch UR, Friess H, Izbicki J, Kahl S, Klar E, Keller J, Knoefel WT, Layer P, Loehr M, Meier R, Riemann JF, Rünzi M, Schmid RM, Schreyer A, Tribl B, Werner J, Witt H, Mössner J, Lerch MM (2012): S3-Leitlinie Chronische Pankreatitis: Definition, Ätiologie, Diagnostik, konservative, interventionell endoskopische und operative Therapie der chronischen Pankreatitis. Leitlinie der Deutschen Gesellschaft für Verdauungs- und Stoffwechselkrankheiten (DGVS). Z Gastroenterol 50: 1176–1224

Kark W, Krebs-Richter H, Hotz J (1995): Improving the effect of orthograde colonic lavage with golytely solution by adding dimethicone. Z Gastroenterol 33: 20–23

Kassenärztliche Bundesvereinigung (2011): Verordnungsfähigkeit von Resolor®. Informationen für die Pharmakotherapieberater der KVen. Schreiben vom 11. Februar 2011

Kassenärztliche Bundesvereinigung (2016): Bekanntmachungen: Rahmenvorgaben nach § 84 Abs. 7 SGB V – Arzneimittel – für das Jahr 2017 vom 30. September 2016 vereinbart zwischen dem Spitzenverband Bund der Krankenkassen (GKV-Spitzenverband) und der Kassenärztlichen Bundesvereinigung. Deutsch Ärztebl 113: A1885–A1890

Kimer N, Krag A, Møller S, Bendtsen F, Gluud LL (2014): Systematic review with meta-analysis: the effects of rifaximin in hepatic encephalopathy. Aliment Pharmacol Ther 40: 123–132

Koop H, Fuchs KH, Labenz J, Lynen Jansen P, Messmann H, Miehlke S, Schepp W, Wenzl TG; Mitarbeiter der Leitliniengruppe. S2k-Leitlinie (2014): Gastroösophageale Refluxkrankheit unter Federführung der Deutschen Gesellschaft für Gastroenterologie, Verdauungs- und Stoffwechselkrankheiten (DGVS) AWMF Register Nr. 021-013 Z Gastroenterol 52: 1299–1346

Kruis W, Fric P, Pokrotnieks J, Lukás M, Fixa B, Kascák M, Kamm MA, Weismueller J, Beglinger C, Stolte M, Wolff C, Schulze J (2004): Maintaining remission of ulcerative colitis with the probiotic Escherichia coli Nissle 1917 is as effective as with standard mesalazine. Gut 53: 1617–1623

Labenz J, Armstrong D, Lauritsen K, Katelaris P, Schmidt S, Schutze K, Wallner G, Juergens H, Preisaitis H, Keeling N, Naucler E, Adler J, Eklund S (2005): Esomeprazole 20 mg vs. pantoprazole 20 mg for maintenance therapy of healed erosive oesophagitis: results from the EXPO study. Aliment Pharmacol Ther 22: 803–811

Lam JR, Schneider JL, Zhao W, Corley DA (2013): Proton pump inhibitor and histamine 2 receptor antagonist use and vitamin B12 deficiency. JAMA 310: 2435–1542

Layer P, Andresen V, Pehl C, Allescher H, Bischoff SC, Classen M, Enck P, Frieling T, Haag S, Holtmann G, Karaus M, Kathemann S, Keller J, Kuhlbusch-Zicklam R, Kruis W,

Langhorst J, Matthes H, Mönnikes H, Müller-Lissner S, Musial F, Otto B, Rosenberger C, Schemann M, van der Voort I, Dathe K, Preiss JC (2011): S3-Leitlinie Reizdarmsyndrom: Definition, Pathophysiologie, Diagnostik und Therapie. Z Gastroenterol 49: 237–293

Lee-Robichaud H, Thomas K, Morgan J, Nelson RL (2010): Lactulose versus polyethylene glycol for chronic constipation. Cochrane Database Syst Rev. 2010 Jul 7;(7): CD007570.

Malfertheiner P, Megraud F, O'Morain C, Bazzoli F, El-Omar E, Graham D, Hunt R, Rokkas T, Vakil N, Kuipers EJ (2007): Current concepts in the management of Helicobacter pylori infection: the Maastricht III Consensus Report. Gut 56: 772–781

Malfertheiner P, Bazzoli F, Delchier JC, Celiński K, Giguère M, Rivière M, Mégraud F; Pylera Study Group (2011): Helicobacter pylori eradication with a capsule containing bismuth subcitrate potassium, metronidazole, and tetracycline given with omeprazole versus clarithromycin-based triple therapy: a randomised, open-label, noninferiority, phase 3 trial. Lancet 377: 905–913

Malfertheiner P, Megraud F, O'Morain CA, Atherton J, Axon AT, Bazzoli F, Gensini GF, Gisbert JP, Graham DY, Rokkas T, El-Omar EM, Kuipers EJ; European Helicobacter Study Group (2012): Management of Helicobacter pylori infection--the Maastricht IV/ Florence Consensus Report. Gut 61: 646–664

Metcalf TJ, Irons TG, Sher LD, Young PC (1994): Simethicone in the treatment of infant colic: a randomized placebo-controlled multicenter trial. Pediatrics 94: 29–34

Mössner J (2016): Indikationen, Nutzen und Risiken von Protonenpumpeninhibitoren. Eine Bestandsaufnahme nach 25 Jahren. Dtsch Ärzteblatt 113: in press

National Institute for Health and Care Excellence (2014): Dyspepsia and gastro-oesophageal reflux disease. Investigation and management of dyspepsia, symptoms suggestive of gastro-oesophageal reflux disease, or both. NICE clinical guideline 184. Internet: guidance.nice.org.uk/cg184

Nevens F, Andreone P, Mazzella G, Strasser SI, Bowlus C, Invernizzi P, Drenth JP, Pockros PJ, Regula J, Beuers U, Trauner M, Jones DE, Floreani A, Hohenester S, Luketic V, Shiffman M, van Erpecum KJ, Vargas V, Vincent C, Hirschfield GM, Shah H, Hansen B, Lindor KD, Marschall HU, Kowdley KV, Hooshmand-Rad R, Marmon T, Sheeron S, Pencek R, MacConell L, Pruzanski M, Shapiro D; POISE Study Group (2016): A placebo-controlled trial of obeticholic acid in primary biliary cholangitis. N Engl J Med 375: 631–643

Panaccione R, Ghosh S, Middleton S, Márquez JR, Scott BB, Flint L, van Hoogstraten HJ, Chen AC, Zheng H, Danese S, Rutgeerts P (2014): Combination therapy with infliximab and azathioprine is superior to monotherapy with either agent in ulcerative colitis. Gastroenterology 146: 392–400

Peura DA, Gudmundson J, Siepman N, Pilmer BL, Freston J (2007): Proton pump inhibitors: effective first-line treatment for management of dyspepsia. Dig Dis Sci 52: 983–987

Prasad S, Dhiman RK, Duseja A, Chawla YK, Sharma A, Agarwal R (2007): Lactulose improves cognitive functions and health-related quality of life in patients with cirrhosis who have minimal hepatic encephalopathy. Hepatology 45: 549–559

Sandborn WJ, Korzenik J, Lashner B, Leighton JA, Mahadevan U, Marion JF, Safdi M, Sninsky CA, Patel RM, Friedenberg KA, Dunnmon P, Ramsey D, Kane S (2010): Once-daily dosing of delayed-release oral mesalamine (400-mg tablet) is as effective as twice-daily dosing for maintenance of remission of ulcerative colitis. Gastroenterology 138: 1286–1296

Scherübl H, Fischbach W, Glocker E, Malfertheiner P (2015): Was ist neu bei der Behandlung der Helicobacter-pylori-Infektion? Dtsch Med Wochenschr 140: 277–280

Schmieder G, Stankov G, Zerle G, Schinzel S, Brune K (1993): Observer-blind study with metamizole versus tramadol and butylscopolamine in acute biliary colic pain. Arzneim Forsch 43: 1216–1221

Siegmund E, Löhr JM, Schuff-Werner P (2004): Die diagnostische Validität nichtinvasiver Pankreasfunktionstests – Eine Metaanalyse. Z Gastroenterol 42: 1117–1128

Sjöstedt S, Befrits R, Sylvan A, Harthon C, Jörgensen L, Carling L, Modin S, Stubberöd A, Toth E, Lind T (2005): Daily treatment with esomeprazole is superior to that taken on-demand for maintenance of healed erosive oeso-phagitis. Aliment Pharmacol Ther 22: 183–191

Smith DS, Ferris CD (2003): Current concepts in diabetic gastroparesis. Drugs 63: 1339–1358

Stedman CA, Barclay ML (2000): Review article: comparison of the pharmacokinetics, acid suppression and efficacy of proton pump inhibitors. Aliment Pharmacol Ther 14: 963–978

Sudduth RH, DeAngelis S, Sherman KE, McNally PR (1995): The effectiveness of simethicone in improving visibility during colonoscopy when given with a sodium phosphate solution: a double-bind randomized study. Gastrointest Endosc 42: 413–415

Szajewska H, Horvath A, Piwowarczyk A (2010): Meta-analysis: the effects of Saccharomyces boulardii supplementation on Helicobacter pylori eradication rates and side effects during treatment. Aliment Pharmacol Ther 32: 1069–1079

Trépo C, Chan HL, Lok A (2014): Hepatitis B virus infection. Lancet 384: 2053–2063

Tromm A, Bunganič I, Tomsová E, Tulassay Z, Lukáš M, Kykal J, Bátovský M, Fixa B, Gabalec L, Safadi R, Kramm HJ, Altorjay I, Löhr H, Koutroubakis I, Bar-Meir S, Stimac D, Schäffeler E, Glasmacher C, Dilger K, Mohrbacher R, Greinwald R; International Budenofalk Study Group (2011): Budesonide 9 mg is at least as effective as mesalamine 4.5 g in patients with mildly to moderately active Crohn's disease. Gastroenterology 140: 425–434

Ueberschaer H, Allescher HD (2017): Protonenpumpenhemmer – Nebenwirkungen und Komplikationen der langfristigen Protonenpumpenhemmereinnahme. Z Gastroenterol 55: 636–674

van Zanten SV, Armstrong D, Chiba N, Flook N, White RJ, Chakraborty B, Gasco A (2006): Esomeprazole 40 mg once a day in patients with functional dyspepsia: the randomized, placebo-controlled „ENTER" trial. Am. J Gastroenterol 101: 2096–2106. Erratum in: Am J Gastroenterol 101: 2171

Webster DP, Klenerman P, Dusheiko GM (2015): Hepatitis C. Lancet 385: 1124–1135

Wolfe MM, Lichtenstein DR (1999): Gastrointestinal toxicity of nonsteroidal antiinflammatory drugs. N Engl J Med 340: 1888–1899

Wu D, Wu SM, Lu J, Zhou YQ, Xu L, Guo CY (2013): Rifaximin versus nonabsorbable disaccharides for the treatment of hepatic encephalopathy: A Meta-Analysis. Gastroenterol Res Pract 2013: 236963 doi: 10.1155/2013/236963. Epub 2013 Apr 3

Migränemittel

Judith Günther

© Springer-Verlag GmbH Germany 2017
U. Schwabe, D. Paffrath, W.-D. Ludwig, J. Klauber (Hrsg.), *Arzneiverordnungs-Report 2017*
DOI 10.1007/978-3-662-54630-7_34

Auf einen Blick

Verordnungsprofil

Unter den 3000 meistverordneten Mitteln finden sich nur noch Vertreter aus der Wirkstoffgruppe der Triptane, deren Verordnungen wie bereits in den vergangenen Jahren auch 2016 leicht anstiegen. Das höchste Verordnungsvolumen innerhalb der Triptane besitzen dabei die auch als Generika zur Verfügung stehenden Triptane Sumatriptan, Zolmitriptan und Rizatriptan. Leitsubstanz mit ca. 65 % aller Triptanverordnungen ist Sumatriptan. Es ist bei akuten Migräneattacken aufgrund seiner gut belegten therapeutischen Wirksamkeit und wegen seines breiten Applikationsspektrums weiterhin Mittel der Wahl. Andere Triptane haben nur geringe klinische Vorteile, sind aber 2–5fach teurer als Sumatriptangenerika.

Zwischen 10 und 15% der erwachsenen Bevölkerung leidet in Deutschland an Migräne. Die Erkrankung ist häufig genetisch bedingt, bei 60–70% der betroffenen Patienten lässt sich eine familiäre Belastung nachweisen. Während der Pubertät liegt die Krankheitshäufigkeit bei 4–5%, wobei Mädchen und Jungen in etwa gleich häufig betroffen sind (Diener et al. 2012). Zwischen dem 35. und dem 45. Lebensjahr tritt die Migräne am häufigsten auf. In dieser Zeitspanne sind Frauen etwa dreimal häufiger betroffen als Männer. Bei Frauen ist nicht selten ein Zusammenhang mit der Menstruation zu beobachten. Als Auslösefaktoren für einzelne Attacken kommen Stress, hormonelle Faktoren, Wetterumschwung und visuelle Stimuli sowie Wein in Frage (Martin und Behbehani 2001). Bei nahezu jedem siebten Patienten leiten Aura-Symptome visueller und sensorischer Natur den Anfall ein. Typisch für die Migräne ist der anfallsartig auftretende Halbseitenkopfschmerz, häufig verbunden mit Appetitlosigkeit (nahezu in allen Fällen), Übelkeit (in 80% der Fälle) und Lichtscheu (in 60% der Fälle). Auch Lärmempfindlichkeit, Erbrechen und Aversionen gegen bestimmte Gerüche können vorkommen.

Migränemittel werden zur Anfallskupierung eingesetzt. Schmerzfreiheit bzw. die deutliche Besserung von Kopfschmerzen zwei Stunden nach Medikamenteneinnahme sowie eine reproduzierbare Wirkung bei zwei bis drei Migräneattacken gelten als Kriterien für eine erfolgreiche Therapie des akuten Migräneanfalls. Leichte Migräneanfälle sind mit den üblichen Analgetika und Antiemetika gut zu beeinflussen. Bei mittelschweren bis schweren Migräneattacken sind Vertreter aus der Gruppe der $5\text{-HT}_{1B/1D}$-Rezeptoragonisten (Triptane) Mittel der Wahl. 1993 wurde mit Sumatriptan der erste Vertreter dieser Wirkstoffgruppe eingeführt. Seither sind sechs weitere Triptane auf den Markt gekommen, um bestimmte pharmakologische Eigenschaften von Sumatriptan zu verbessern, wie beispielsweise seine geringe Bioverfügbarkeit, die kurze Halbwertszeit und seine geringe Lipophilie. Unter den 3000 meistverordneten Mitteln finden sich 2016 sechs Vertreter aus der Wirkstoffgruppe der Triptane. Nicht vertreten ist Almotriptan.

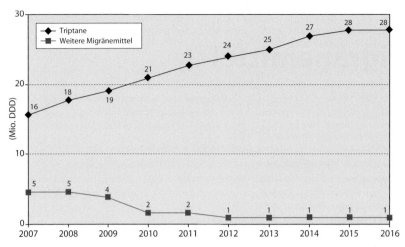

34.1   Triptane

Triptane sind als selektive Serotoninrezeptoragonisten ($5\text{-HT}_{1B/1D}$) die wirksamsten Mittel für eine Behandlung akuter Migräneanfälle. Über vaskuläre Serotoninrezeptoren bewirken sie eine Vasokonstriktion großer Hirngefäße, arteriovenöser Anastomosen und von Duragefäßen. Daneben hemmen sie die neurogene Entzündung im Migräneanfall durch eine verminderte Freisetzung proinflammatorischer Neurotransmitter aus perivaskulären Trigeminusfasern. Als dritte Wirkkomponente der Triptane wird eine Unterbrechung der trigeminalen Schmerztransmission zum Nucleus caudalis und Thalamus beschrieben. Triptane können zu jedem Zeitpunkt innerhalb einer Migräneattacke eingenommen werden. Sie wirken aber am effektivsten, wenn sie möglichst früh während eines Migräneanfalls eingesetzt werden. Eine Einnahme sollte jedoch nur dann erfolgen, wenn sicher von einer Migräneattacke ausgegangen werden kann, da die Mittel bei Spannungskopfschmerz in aller Regel unwirksam sind. Triptane lindern zudem die migränetypischen Symptome wie Übelkeit, Erbrechen, Lichtscheu und Lärmempfindlichkeit.

Die verschiedenen Vertreter haben ein ähnliches Wirkprofil, unterscheiden sich aber in der Pharmakokinetik und damit in Wirkungsdauer und Häufigkeit des Wiederauftretens von Migräneanfällen. Bei zu häufiger Anwendung können Triptane die Anfallshäufigkeit erhöhen und zu einem Arzneimittel-induzierten Dauerkopfschmerz führen. Ihre Anwendung ist daher auf höchstens 10 Tage im Monat zu begrenzen.

In den letzten 10 Jahren wuchs das Verordnungsvolumen der Triptane kontinuierlich an (○ Abbildung 34.1). Der Verordnungsanstieg im Vergleich zum Vorjahr geht auf das Konto der generikafähigen Triptane Sumatriptan, Zolmitriptan, Rizatriptan und erstmals auch Naratriptan. Mit ca. 65% aller Verordnungen stellt Sumatriptan weiterhin die Leitsubstanz der Wirkstoffgruppe. Als Gründe für diese herausragende Stellung können bei Sumatriptan das breite Angebot unterschiedlicher Zubereitungsformen, die allenfalls marginalen therapeutischen Vorteile anderer Triptane sowie die im Vergleich zu den preisgünstigen Sumatriptangenerika höheren Tagestherapiekosten der anderen Vertreter angeführt werden (○ Tabelle 34.1).

Sumatriptan ist zudem am besten untersucht. Der Wirkstoff lindert in Dosen von 50–100 mg oral bei 50–70% der Patienten die Beschwerden innerhalb von 2 Stunden. Bei Übelkeit und Erbrechen können 25 mg rektal oder 10–20 mg als Nasenspray eingesetzt werden. Besonders wirksam ist die subkutane Injektion, nach der sich die Symptome bereits nach 60 Minuten bei 70 bis 80% der Patienten zurückbilden. Auch mit der nasalen Applikation ist im Vergleich zur oralen Anwendung ein schnellerer Wirkeintritt zu erreichen (Rapoport und Winner

◻ Tabelle 34.1 Verordnungen von Migränemitteln 2016. Angegeben sind die 2016 verordneten Tagesdosen, die Änderungen gegenüber 2015 und die mittleren Kosten je DDD 2016.

Präparat	Bestandteile	DDD Mio.	Änderung %	DDD-Nettokosten €
Sumatriptan				
Sumatriptan dura	Sumatriptan	5,1	(+68,2)	1,51
Sumatriptan Aurobindo	Sumatriptan	3,4	(−26,5)	1,47
Sumatriptan Bluefish	Sumatriptan	3,3	(−12,6)	1,42
Sumatriptan beta	Sumatriptan	2,5	(−14,8)	1,62
Sumatriptan-1 A Pharma	Sumatriptan	1,7	(+42,2)	1,43
Sumatriptan AbZ	Sumatriptan	0,64	(+82,9)	1,56
Sumatriptan HEXAL	Sumatriptan	0,36	(−33,7)	1,46
Sumatriptan-ratiopharm	Sumatriptan	0,35	(−21,5)	1,52
Imigran	Sumatriptan	0,30	(−20,7)	18,71
Sumatriptan STADA	Sumatriptan	0,27	(+10,5)	1,23
		17,9	(+2,2)	1,78
Zolmitriptan				
Ascotop	Zolmitriptan	1,2	(+11,8)	6,76
Zolmitriptan Glenmark	Zolmitriptan	0,63	(+66,8)	1,63
Zolmitriptan-ratiopharm	Zolmitriptan	0,42	(+32,0)	1,79
Zolmitriptan-neuraxpharm	Zolmitriptan	0,39	(−12,1)	1,65
Zolmitriptan-1 A Pharma	Zolmitriptan	0,30	(−28,7)	1,66
Zolmitriptan HEXAL	Zolmitriptan	0,24	(−25,6)	1,70
		3,2	(+7,4)	3,57
Rizatriptan				
Rizatriptan Glenmark	Rizatriptan	1,9	(+8,9)	2,25
Maxalt	Rizatriptan	1,6	(−14,4)	2,42
Rizatriptan AL	Rizatriptan	0,80	(+15,6)	2,06
Rizatriptan-neuraxpharm	Rizatriptan	0,39	(+18,5)	2,01
Rizatriptan Aurobindo	Rizatriptan	0,22	(+166,4)	2,40
		4,8	(+4,2)	2,26
Naratriptan				
Naratriptan Hormosan	Naratriptan	0,23	(+88,6)	2,18
Naratriptan-neuraxpharm	Naratriptan	0,19	(+285,1)	2,46
Naratriptan AL	Naratriptan	0,15	(+25,9)	2,46
		0,57	(+95,9)	2,35
Weitere Triptane				
Allegro	Frovatriptan	0,31	(−11,0)	2,72
Relpax	Eletriptan	0,11	(−4,6)	3,65
		0,42	(−9,4)	2,96
Summe		26,8	(+4,0)	2,11

2006). Die rasche Wirksamkeit wird aber mit einem höheren Risiko für unerwünschte Arzneimittelereignisse erkauft – insbesondere bei hoher Dosierung (Derry et al. 2014). Wegen der kurzen Halbwertszeit von zwei Stunden treten 12 Stunden nach oraler Gabe von Sumatriptan aber bei 30–40% der Patienten erneut Migränekopfschmerzen auf, bei denen eine zweite Gabe frühestens 6 Stunden nach der Ersteinnahme wiederum wirksam ist.

Rizatriptan, Zolmitriptan, Naratriptan, Frovatriptan (*Allegro*) und Eletriptan (*Relpax*) haben eine höhere orale Bioverfügbarkeit und eine längere Halbwertszeit als Sumatriptan. Diese gegenüber Sumatriptan günstigeren pharmakokinetischen Eigenschaften bieten jedoch im individuellen Fall nicht immer einen klinischen Vorteil. So setzt die Wirkung von Frovatriptan und Naratriptan erst 2 bis 4 Stunden nach der Einnahme ein, hält dafür dann aber auch lange an. Die beiden Triptane erreichen in der Akutbehandlung von Migräneattacken 2 Stunden nach der Anwendung nicht die Erfolgsquoten von Sumatriptan oder Eletriptan, haben aber eine geringere Rezidivrate als diese und zeigen ein etwas niedrigeres Nebenwirkungsrisiko als Sumatriptan (Diener et al. 2012, Worthington et al. 2013). Die Mittel eignen sich daher am ehesten für Patienten mit langsam einsetzenden und lang andauernden Migräneattacken.

Rizatriptan ist in der höheren Dosierung (10 mg) wirksamer als Sumatriptan (100 mg), führt aber damit auch häufiger zum Wiederauftreten der Kopfschmerzen. Zolmitriptan weist im Vergleich zu Sumatriptan eine praktisch identische Wirksamkeit und Verträglichkeit auf (Bird et al. 2014, Gruffyd-Jones et al. 2001). Eletriptan zeigt 2 Stunden nach Verabreichung insbesondere in der höheren Dosierung von 2mal 40 mg bessere Ansprechraten und eine verbesserte Symptomkontrolle als Sumatriptan und Zolmitriptan, es treten aber auch mehr Nebenwirkungen auf (Sandrini et al. 2002, Xu et al. 2016). Nach den verfügbaren Studiendaten sind alle Triptane wirksam und insgesamt gut verträglich (Worthington et al. 2013).

Einigen Studien zufolge lässt sich mit Triptanen eher eine Schmerzfreiheit 2 Stunden nach der Einnahme erreichen als mit nichtopioiden Analgetika oder nichtsteroidalen Antirheumatika (NSAR). 60 von 100 mit NSAR nicht ausreichend behandelten

Migränepatienten sprechen erfolgreich auf Triptane an, allerdings kann diese Behandlung dann aber auch mit mehr Nebenwirkungen einhergehen (Diener et al. 2012). Darüber hinaus gibt es Hinweise darauf, dass eine kombinierte Einnahme von Sumatriptan mit Naproxen den Migränekopfschmerz besser lindert als die alleinige Einnahme der Einzelmittel. Einer systematischen Analyse der vorhandenen Literatur zufolge scheint allerdings der Zusatznutzen der Kombination gegenüber einer Monotherapie mit Naproxen deutlich, gegenüber Sumatriptan alleine allerdings nur recht gering ausgeprägt zu sein (Law et al. 2016).

Auch bei Kindern und Jugendlichen, die nicht ausreichend auf Analgetika oder NSAR ansprechen, können nach systematischer Betrachtung der vorhandenen Literatur Triptane zur Behandlung akuter Migräneanfälle eingesetzt werden. Mehr als 90 Prozent aller hochwertigen Untersuchungen zur medikamentösen Akutbehandlung dieser Patientengruppe befasst sich mit Vertretern aus der Gruppe der Triptane, darunter Almotriptan, Eletriptan, Naratriptan, Rizatriptan, Sumatriptan und Zolmitriptan (Richer et al. 2016). Die Wirkstoffe können den Anfall besser unterbrechen als Scheinmedikament und sind bei Kindern wie bei Jugendlichen vergleichbar wirksam. Gering ausgeprägte unerwünschte Arzneimittelwirkungen treten den derzeitigen Daten zufolge unter Triptanbehandlung aber nur bei Jugendlichen häufiger auf als unter Placebo. In Deutschland sind mittlerweile *Imigran nasal* und *AscoTop nasal* für die Anwendung bei Kindern über 12 Jahren zugelassen. Außerdem finden sich positive Studienberichte zur Anwendung von oralem Rizatriptan und Almotriptan bei Kindern (Eiland und Hunt 2010). Eine pädiatrische Zulassung besitzen diese Wirkstoffe allerdings hierzulande nicht.

Unter der Behandlung mit Triptanen wurden schwerwiegende Nebenwirkungen bei Patienten mit kardialen Vorerkrankungen beobachtet, aus denen sich die Anwendungsbeschränkungen ableiten lassen. So dürfen die Wirkstoffe nicht bei Patienten mit Herzinfarkt in der Vorgeschichte oder solchen mit symptomatischer, ischämischer Herzkrankheit, Koronarspasmen, peripherer arterieller Verschlusskrankheit, Morbus Raynaud oder mittelschwerem bis schwerem Bluthochdruck bzw. leichtem unkontrolliertem Bluthochdruck eingesetzt werden. Bei Patienten mit Schlaganfall oder transitorischen ischämischen Attacken (TIA) ist Vorsicht geboten (Arzneimittelkommission der deutschen Ärzteschaft 1995). In Einzelfällen können Triptane als Serotoninrezeptoragonisten bei Komedikation mit selektiven Serotonin-Rückaufnahme-Inhibitoren (SSRI) oder Serotonin-Noradrenalin-Rückaufnahme-Inhibitoren (SNRI) ein lebensgefährliches Serotoninsyndrom auslösen (Soldin und Tonning 2008). Trotz dieser Interaktionsmöglichkeit wird von Kopfschmerzexperten eine gemeinsame Verabreichung dieser Wirkprinzipien für möglich gehalten, wenn die Patienten über Nutzen und Schaden entsprechend aufgeklärt wurden und während der Behandlung auf die Beschwerden eines Serotoninsyndroms hin monitoriert werden. Eine vergleichbare Symptomatik kann sich bei gleichzeitiger Behandlung von Sumatriptan, Rizatriptan und Zolmitriptan mit Monoaminoxidasehemmern wie Tranylcypromin oder Selegilin einstellen. Einige Triptane, wie Eletriptan, Frovatriptan oder auch Naratriptan, werden aber nur unwesentlich über das MAO-System metabolisiert. Ist bei Migränepatienten eine serotonerge Begleitbehandlung mit MAO-Hemmern erforderlich, sind aus klinischer Sicht nach sorgfältiger Nutzen-Schaden-Abwägung diese Wirkstoffe zu bevorzugen (Diener et al. 2012). Wird Rizatriptan an Patienten verabreicht, die gleichzeitig Propranolol einnehmen, sollte das Triptan erst 2 Stunden nach Propranolol und nur in geringer Dosierung eingenommen werden. Propranolol kann ansonsten zu einer deutlichen Erhöhung der Rizatriptanplasmaspiegel führen (Goldberg et al. 2001).

Bei Migränepatienten verursacht eine regelmäßige Einnahme von Analgetika- sowie Sekalealkaloidkombinationen häufig Dauerkopfschmerzen (Dichgans et al. 1984). Auch ein Triptan-induzierter Dauerkopfschmerz wurde beschrieben (Kaube et al. 1994, Limmroth et al. 1999, Katsarava et al. 2001). Insgesamt scheint die Dauer und der Schweregrad der Entzugssymptomatik von der Art der zuvor überdosierten Kopfschmerzmedikation abzuhängen (Katsarava et al. 2001). So scheinen Triptane bei Daueranwendung rascher zu einem Dauerkopfschmerz (2–3 Einnahmejahre) zu führen als Sekalealkaloide (3–5 Einnahmejahre) oder Analgetika (5–10 Einnahmejahre) (Diener und Katsarava 2001). In gleicher Reihenfolge nehmen die Dauer des Entzuges sowie die Häufigkeit des Gebrauchs von Notfallmedikation während eines Entzuges zu.

34.2 Migräneprophylaxe

Eine Migräneprophylaxe ist aufgrund empirischer Erkenntnisse indiziert, wenn drei oder mehr Migräneanfälle pro Monat auftreten, die die Lebensqualität deutlich einschränken, eine Zunahme der Attackenfrequenz beobachtet wird, regelmäßig Migräneattacken auftreten, die länger als 72 Stunden anhalten oder auf eine angemessene Akuttherapie nicht ausreichend ansprechen, besonders schwere Krankheitsfälle mit langanhaltenden Auren vorliegen, sowie Schmerz- und Migränemittel an mehr als zehn Tagen im Monat eingenommen werden müssen (Pringsheim et al. 2012). Als Ziel einer prophylaktischen Behandlung soll die Anfallshäufigkeit, die Dauer und die Schwere von Migräneanfällen reduziert werden. Maßnahmen zur Migräneprophylaxe werden als erfolgreich angesehen, wenn die Anzahl von Migräneattacken unter der Behandlung um 50% zurückgeht (Diener et al. 2012). Mittel der Wahl sind in diesen Fällen Betarezeptorenblocker (z. B. Propranolol und Metoprolol), die im ▶ Kapitel 21 besprochen werden. Des Weiteren liegen überzeugende Belege zur Wirksamkeit von Amitriptylin in der Migräneprophylaxe bei Erwachsenen vor (Jackson et al. 2015), insbesondere wenn Komorbiditäten wie Depression oder Schlafstörungen vorliegen.

Alternativ werden der Calciumantagonist Flunarizin oder das Antiepileptikum Topiramat eingesetzt. Klinisch erprobt ist auch Valproinsäure, ebenfalls ein Antiepileptikum. Nach einem systematischen Review zur prophylaktischen Wirksamkeit von Antiepileptika bei der Migräne liegen für Topiramat und Valproinsäure die meisten Studiendaten vor. Beiden Wirkstoffen wird eine Wirksamkeit für die Migräneprophylaxe attestiert. Topiramat senkt die Attackenfrequenz um 1,2 Attacken (CI95% 0,8 bis 1,6) in 4 Wochen (Linde et al. 2013a). Als wirksame Dosierung gelten 50 mg bzw. 100 mg. Eine höhere Dosierung wirkt nicht besser, verursacht aber mehr Nebenwirkungen. Die Therapie mit Topiramat wird häufig aufgrund von unerwünschten Wirkungen abgebrochen (Pringsheim et al. 2012). Valproinsäure senkt die Attackenfrequenz um 4,3 Attacken (CI95% 0,3 bis 8,3) in 4 Wochen (Linde et al. 2013b). Für beide Wirkstoffe reklamieren die Cochrane-Autoren die Notwendigkeit weiterer Studien zur Dosis-Wirkungs-Beziehung der jeweiligen Substanz, zur vergleichenden Wirksamkeit in aussagekräftigen Head-to-Head-Studien und zur Langzeitverträglichkeit.

Seit 2010 haben alle *Topamax*-Zubereitungen die Zulassung für eine Monotherapie oder als Zusatzbehandlung bei einer Epilepsie im Kindes-, Jugendlichen- und Erwachsenenalter sowie für die Migräneprophylaxe bei Erwachsenen. Der Wirkstoff wird in ▶ Kapitel 16 besprochen. In der Migräneprophylaxe kann Topiramat nach sorgfältiger Abwägung möglicher Therapiealternativen eingesetzt werden. Zu bedenken ist, dass die teratogene Wirkung von Topiramat bei gebärfähigen Frauen einen sicheren Konzeptionsschutz erforderlich macht (Food and Drug Administration 2011).

Seit Ende 2010 ist aufgrund eines Beschlusses durch den Gemeinsamen Bundesausschuss Valproinsäure bei Erwachsenen trotz fehlender Zulassung in der Migräneprophylaxe auch zu Lasten der gesetzlichen Krankenversicherung einsetzbar (Off-Label-Gebrauch). Eine vertragsärztliche Verordnung ist allerdings erst dann gestattet, wenn der Einsatz sämtlicher zur Migräneprophylaxe zugelassener Wirkstoffe wie die Betarezeptorenblocker Metoprolol oder Propranolol sowie Flunarizin oder Topiramat nicht erfolgreich war, Nebenwirkungen zu einem Therapieabbruch führten oder diese Mittel nicht angewendet werden können (Gemeinsamer Bundesausschuss 2010). Zudem ist zu beachten, dass auch Valproinsäure teratogen wirkt und schwangere Frauen und Frauen ohne sicheren Konzeptionsschutz von der Behandlung auszunehmen sind (Gemeinsamer Bundesausschuss 2016).

Bei Kindern und Jugendlichen ist der Einsatz von Antiepileptika aufgrund ungenügender Evidenz nicht sinnvoll. Valproinsäure verringert die Anfallsfrequenz nicht besser als Scheinmedikament (Gemeinsamer Bundesausschuss 2012). Auch eine Wirksamkeit von Topiramat ist bei diesem Patientenkollektiv noch nicht ausreichend nachgewiesen

(Bakola et al. 2009, Shamliyan et al. 2013). Eine 2011 initiierte randomisiert kontrollierte Studie an Kindern zwischen 8 und 17 Jahren, die die prophylaktische Wirksamkeit von Topiramat und Amitriptylin im Vergleich zu Placebo überprüfen sollte, wurde wegen unzureichender Wirksamkeit vorzeitig beendet: Sowohl das Standardprophylaktikum Amitriptylin als auch Topiramat waren nach einer Behandlungsdauer von 24 Wochen bei Kindern und Jugendlichen zur Prophylaxe von Migräneanfällen nicht besser wirksam als ein Scheinmedikament, dafür aber schlechter verträglich (Powers et al. 2017).

Literatur

Arzneimittelkommission der deutschen Ärzteschaft (1995): Kontraindikation bei Sumatriptan beachten. Dtsch Ärztebl 92: A-1546–1547

Bakola E, Skapinakis P, Tzoufi M, Damigos D, Mavreas V (2009): Anticonvulsant drugs for pediatric migraine prevention: an evidence-based review. Eur J Pain. 13: 893–901

Bird S, Derry S, Moore RA (2014): Zolmitriptan for acute migraine attacks in adults. Cochrane Database Syst Rev. 2014 May 21; 5:CD008616. doi:10.1002/14651858. CD008616.pub2

Derry CJ, Derry S, Moore RA (2014): Sumatriptan (all routes of administration) for acute migraine attacks in adults – overview of Cochrane reviews. Cochrane Database of Systematic Reviews 2014, Issue 5. Art. No.: CD009108. DOI: 10.1002/14651858.CD009108.pub2

Dichgans J, Diener HC, Gerber WD, Verspohl EJ, Kukiolka H, Kluck M (1984): Analgetika-induzierter Dauerkopfschmerz. Dtsch Med Wochenschr 109: 369–373

Diener HC, Katsarava Z (2001): Medication overuse headache. Curr Med Res Opin 17 Suppl 1: s17–s21

Diener HC, Evers S, Förderreuther S, Freilinger T, Fritsche G, Gaul C, Göbel H et al. (2012): Therapie der Migräne. Entwicklungsstufe S1 Leitlinien für Diagnostik und Therapie in der Neurologie; 5. Auflage Stand: September 2012. Änderung am 21.03.2013. Verlängert am 21.08.2018. Gültig bis September 2017. http://www.dgn.org/component/content/article/45-leitlinien-der-dgn-2012/2298-ll-55-2012-therapie-der-migraene.html?q=migr%C3%A4ne; letzter Zugriff: 15.05.2017

Eiland LS, Hunt MO (2010): The use of triptans for pediatric migraines. Paediatr Drugs 12: 379–389

Food and Drug Administration (2011): FDA Drug Safety Communication: Risk of oral clefts in children born to mothers taking Topamax (topiramate) http://www.fda.gov/Drugs/DrugSafety/ucm245085.htm; letzter Zugriff 15.05.2017

Gemeinsamer Bundesausschuss (2010): Bekanntmachung eines Beschlusses des Gemeinsamen Bundesausschusses über die Änderung der Arzneimittel-Richtlinie: Anlage VI (Off-Label-Use) Valproinsäure bei der Migräneprophylaxe im Erwachsenenalter. BAnz. Nr. 190; (S. 4169) vom 15.12.2010

Gemeinsamer Bundesausschuss (2012): Tragende Gründe zum Beschluss des Gemeinsamen Bundesausschusses über eine Änderung der Arzneimittel-Richtlinie (AM-RL): Anlage VI - Off-Label-Use. Valproinsäure für die Migräneprophylaxe bei Kindern und Jugendlichen. BAnz. Nr. 6 (S. 131) vom 11.01.2012

Gemeinsamer Bundesausschuss (2016): Bekanntmachung eines Beschlusses des Gemeinsamen Bundesausschusses über eine Änderung der Arzneimittel-Richtlinie (AM-RL): Anlage VI – Off-Label-Use Teil A Ziffer V, Valproinsäure bei der Migräneprophylaxe im Erwachsenenalter. BAnz AT 25.02.2016 B1

Goldberg MR, Sciberras D, De Smet M, Lowry R, Tomasko L, Lee Y, Olah TV, Zhao J, Vyas KP, Halpin R, Kari PH, James I (2001): Influence of beta-adrenoceptor antagonists on the pharmacokinetics of rizatriptan, a 5-HT1B/1D agonist: differential effects of propranolol, nadolol and metoprolol. Br J Clin Pharmacol 52: 69–76

Gruffyd-Jones K, Kies B, Middleton A, Mulder LJ, Rosjo O, Millson DS (2001): Zolmitriptan versus sumatriptan for the acute oral treatment of migraine: a randomized, double-blind, international study. Eur J Neurol 8: 237–245

Jackson JL, Cogbill E, Santana-Davila R, Eldredge C, Collier W, Gradall A, Sehgal N, Kuester J (2015): A Comparative Effectiveness Meta-Analysis of Drugs for the Prophylaxis of Migraine Headache. PLoS One: 10(7):e0130733

Katsarava Z, Fritsche G, Muessig M, Diener HC, Limmroth V (2001): Clinical features of withdrawal headache following overuse of triptans and otherheadache drugs. Neurology 57: 1694–1698

Kaube H, May A, Diener HC, Pfaffenrath V (1994): Sumatriptan. Brit Med J 308: 1573–1574

Law S, Derry S, Moore RA (2016): Sumatriptan plus naproxen for the treatment of acute migraine attacks in adults. Cochrane Database Syst Rev. 2016 Apr 20;4:CD008541. doi: 10.1002/14651858.CD008541.pub3

Linde M, Mulleners WM, Chronicle EP, McCrory DC (2013a): Topiramate for the prophylaxis of episodic migraine in adults. Cochrane Database of Systematic Reviews 2013, Issue 6. Art. No.: CD010610. DOI: 10.1002/14651858. CD010610

Linde M, Mulleners WM, Chronicle EP, McCrory DC (2013b): Valproate (valproic acid or sodium valproate or a combination of the two) for the prophylaxis of episodic migraine in adults. Cochrane Database of Systematic Reviews 2013, Issue 6. Art. No.: CD010611. DOI: 10.1002/14651858.CD010611

Limmroth V, Kazawara Z, Fritsche G, Diener HC (1999): Headache after frequent use of serotonin agonists zolmitriptan and naratriptan. Lancet 353: 378

Martin VT, Behbehani MM (2001): Toward a rational understanding of migraine trigger factors. Med Clin North Am 85: 911–941

Powers SW, Coffey CS, Chamberlin LA, Ecklund DJ, Klingner EA, Yankey JW, Korbee LL, Porter LL, Hershey AD; CHAMP Investigators (2017): Trial of amitriptyline, topiramate, and placebo for pediatric migraine. N Engl J Med 376: 115–124

Pringsheim T, Davenport W, Mackie G, Worthington I, Aubé M, Christie SN, Gladstone J, Becker WJ; Canadian Headache Society Prophylactic Guidelines Development Group (2012): Canadian Headache Society guideline for migraine prophylaxis. Can J Neurol Sci 39 (2 Suppl 2): S1–S59

Rapoport A, Winner P (2006): Nasal delivery of antimigraine drugs: clinical rationale and evidence base. Headache; 46 Suppl 4: S192–S201

Richer L, Billinghurst L, Linsdell MA, Russell K, Vandermeer B, Crumley ET, Durec T, Klassen TP, Hartling L (2016): Drugs for the acute treatment of migraine in children and adolescents. Cochrane Database Syst Rev. 2016 Apr 19;4:CD005220. doi: 10.1002/14651858.CD005220.pub2

Sandrini G, Farkkila M, Burgess G, Forster E, Haughie S, Eletriptan Steering Committee (2002): Eletriptan vs sumatriptan: a double-blind, placebo-controlled, multiple migraine attack study. Neurology 59: 1210–1217

Shamliyan TA, Kane RL, Ramakrishnan R, Taylor FR (2013): Migraine in Children: Preventive Pharmacologic Treatments [Internet]. Effective Health Care Programm. Comparative Effectivness Review Number 108. Rockville (MD): Agency for Healthcare Research and Quality (US); 2013 Jun

Soldin OP, Tonning JM; Obstetric-Fetal Pharmacology Research Unit Network (2008): Serotonin syndrome associated with triptan monotherapy. N Engl J Med 358: 2185–2186

Worthington I, Pringsheim T, Gawel MJ, Gladstone J, Cooper P, Dilli E, Aube M, Leroux E, Becker WJ; Canadian Headache Society Acute Migraine Treatment Guideline Development Group (2013): Canadian Headache Society Guideline: acute drug therapy for migraine headache. Can J Neurol Sci; 40 (Suppl 3): S1–S80

Xu H, Han W, Wang J, Li M (2016): Network meta-analysis of migraine disorder treatment by NSAIDs and triptans. J Headache Pain 17: 113

Mittel zur Behandlung der multiplen Sklerose

Judith Günther und Peter Berlit

© Springer-Verlag GmbH Germany 2017
U. Schwabe, D. Paffrath, W.-D. Ludwig, J. Klauber (Hrsg.), *Arzneiverordnungs-Report 2017*
DOI 10.1007/978-3-662-54630-7_35

Auf einen Blick

Spektrum
Zur Behandlung der multiplen Sklerose werden krankheitsmodifizierende Immuntherapeutika und symptomatisch wirkende Substanzen eingesetzt. In den vergangenen fünf Jahren wurden verschiedene neue Wirkprinzipien für diese Indikation zugelassen. Das hatte auch deutliche Auswirkungen auf das Verordnungsspektrum. So blieben Beta-Interferone für die Behandlung der schubförmig-remittierenden multiplen Sklerose zwar die meist verordneten Immuntherapeutika. Allerdings hat der Zuwachs an oral verfügbaren Therapieoptionen die Verordnungszahlen dieser Wirkstoffgruppe in den letzten 4 Jahren um 30% schrumpfen lassen. Nach den Beta-Interferonen folgen als meist verordnete Wirkstoffe das subkutan zu applizierende Immuntherapeutikum Glatirameracetat sowie das erst seit kurzem eingeführte, oral einsetzbare Dimethylfumarat. Dem deutlichen Verordnungsschub direkt nach der Marktzulassung folgen 2016 schon wieder stagnierenden Verordnungszahlen, da ein Zusatznutzen von Dimethylfumarat nicht belegt wurde. Diese Mittel kommen als Basistherapeutika zum Einsatz. Die in der Eskalationstherapie verwendeten Wirkstoffe Natalizumab und Fingolimod wurden erneut häufiger verordnet. In dieser Gruppe erstmals vertreten ist der monoklonale Antikörper Alemtuzumab. Baclofen, Tizanidin und Botulinumtoxin stehen bei der symptomatischen Behandlung der multiplen Sklerose im Vordergrund. Während die Verordnungszahlen dieser Mittel 2016 nahezu stabil blieben, wurden sonstige Muskelrelaxanzien mit unzureichender Beleglage (Chininsulfat, Methocarbamol) deutlich häufiger verordnet.

Kosten
Trotz der Zunahme der Verordnungsmenge waren die Kosten der Immuntherapeutika für multiple Sklerose im Jahr 2016 mit 1.583 Mio. € gegenüber dem Vorjahr leicht rückläufig, da sich der nach der Zusatznutzenbewertung stark gesenkte Erstattungsbetrag von Dimethylfumarat weiterhin kostensenkend auswirkte.

Die multiple Sklerose ist die häufigste neurologische Erkrankung im jungen Erwachsenenalter. Sie ist gekennzeichnet durch multiple Herde entzündlicher Demyelinisierung sowie einen fortschreitenden Krankheitsverlauf und führt in vielen Fällen zu bleibenden neurologischen Schäden und Behinderung. Zu Beginn des entzündlichen Prozesses steht die Aktivierung autoreaktiver Lymphozyten, die zur Entmarkung der Myelinscheiden und zur Axonschädigung führt.

Diagnostisch und therapeutisch werden verschiedene Verlaufsformen der multiplen Sklerose unterschieden. Bei etwa 80% der Patienten beginnt die Krankheit mit einem schubförmig-remittierenden Verlauf. Die Krankheitsschübe sind gekennzeichnet durch Empfindungsstörungen, Sehstörungen, Koordinationsprobleme oder Lähmungserscheinungen und klingen in der frühen Krankheitsphase in der Regel innerhalb von 6 bis 8 Wochen folgenlos ab, in einigen Fällen können aber auch Restsymptome bestehen bleiben. Weitere Schübe können 1–2mal im Jahr auftreten. Wird die Erkrankung nicht behandelt, kommt es innerhalb von durchschnittlich 10 Jahren bei etwa der Hälfte

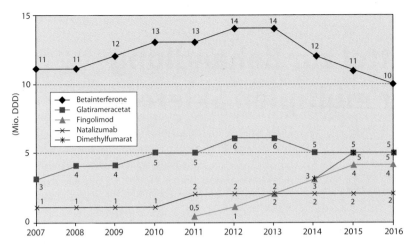

◘ Abbildung 35.1 Verordnungen von Mitteln zur Behandlung der multiplen Sklerose 2007 bis 2016. Gesamtverordnungen nach definierten Tagesdosen.

dieser Patienten zur sekundär progredienten Form der multiplen Sklerose. Ab diesem Stadium verschlechtert sich der Krankheitszustand nicht nur schubförmig, sondern auch schleichend und kontinuierlich. Von einer sekundär progredient verlaufenden multiplen Sklerose spricht man, wenn sich Beschwerden und Ausfallerscheinungen über mindestens 6 Monate kontinuierlich verschlechtern. Nur bei etwa 10 bis 15 Prozent der Patienten verläuft die Krankheit schon von Beginn an progredient. Während von der primär progredient verlaufenden Form Männer und Frauen in etwa gleich häufig betroffen sind, weisen Frauen im Vergleich zu Männern eine dreimal höhere Erkrankungsrate bei der schubförmig verlaufenden Erkrankungsform auf (Deutsche Gesellschaft für Neurologie 2014). In Deutschland gibt es ca. 120 000 Patienten mit multipler Sklerose.

Da es sich bei der multiplen Sklerose um eine Autoimmunkrankheit handelt, werden verschiedene Immuntherapeutika zur spezifischen Arzneimitteltherapie eingesetzt. In erster Linie sind dies Immunmodulatoren wie die Interferone, Dimethylfumarat, Glatirameracetat und Natalizumab sowie Immunsuppressiva wie Teriflunomid oder Fingolimod. Neben den Immuntherapeutika werden bei der multiplen Sklerose Muskelrelaxanzien zur symptomatischen Behandlung der spastischen Tonuserhöhung der Skelettmuskulatur eingesetzt. Im Vordergrund stehen Baclofen und Tizanidin. Durch eine einschleichende Dosierung wird versucht, die beste-

hende Spastik zu reduzieren, ohne dass die meist gleichzeitig bestehenden Lähmungserscheinungen zu stark hervortreten. Seit 2011 sind zur Therapie der Spastik bei multipler Sklerose auch Cannabinoide als Spray zur Anwendung in der Mundhöhle (*Sativex*) sowie Fampridin zur oralen Anwendung (*Fampyra*) zugelassen. Daneben gibt es noch eine Gruppe weiterer Muskelrelaxanzien, die für andere Indikationen (Schlaganfall, Lumbago, Beinkrämpfe) zugelassen sind und gelegentlich auch bei Patienten mit multipler Sklerose off-label eingesetzt werden.

35.1   Immuntherapie bei multipler Sklerose

Als Basistherapeutika für die Behandlung der multiplen Sklerose gelten derzeit die parenteral zu verabreichenden Beta-Interferone und Glatirameracetat. In den vergangenen Jahren wurden mit Dimethylfumarat und Teriflunomid erstmals oral verfügbare Wirkstoffe eingeführt, die ebenfalls zur Basisbehandlung der mild bis moderat ausgeprägten multiplen Sklerose eingesetzt werden können. In der Eskalationstherapie bei hochaktiven Verlaufsformen gewinnt das ebenfalls oral einsetzbare Fingolimod gegenüber dem seit mehr als 10 Jahren verfügbaren, aber intravenös zu verabreichenden Natalizumab zunehmend an Bedeutung und wurde 2016 nahezu doppelt so häufig verordnet wie dieses (◘ Abbildung 35.1). Erstmals vertreten ist das eben-

◘ Tabelle 35.1 Verordnungen von Mitteln zur Behandlung der multiplen Sklerose 2016. Angegeben sind die 2016 verordneten Tagesdosen, die Änderungen gegenüber 2015 und die mittleren Kosten je DDD 2016.

Präparat	Bestandteile	DDD Mio.	Änderung %	DDD-Nettokosten €
Interferone				
Avonex	Interferon beta-1a	3,5	(−9,1)	55,47
Rebif	Interferon beta-1a	3,0	(−9,1)	69,13
Betaferon	Interferon beta-1b	2,3	(−6,1)	50,10
Plegridy	Peginterferon beta-1a	1,5	(+13,8)	60,42
		10,3	(−5,6)	58,96
Immunmodulatoren				
Copaxone	Glatirameracetat	5,4	(+4,3)	47,98
Tecfidera	Dimethylfumarat	5,2	(−0,5)	43,87
Aubagio	Teriflunomid	2,4	(+32,8)	39,55
Tysabri	Natalizumab	2,0	(+3,5)	67,21
Lemtrada	Alemtuzumab	0,13	(+19,5)	108,05
		15,2	(+6,1)	48,25
Sphingosin-1P-Agonist				
Gilenya	Fingolimod	3,9	(+11,8)	62,01
Summe		29,4	(+2,3)	53,84

falls als Eskalationstherapeutikum eingesetzte Alemtuzumab (*Lemtrada*) allerdings mit einem kleinen Verordnungsanteil, was seinem Status als Mittel der letzten Reserve gerecht wird.

Interferone und Glatirameracetat sind für die Behandlung bei Patienten mit schubförmig verlaufender multipler Sklerose zugelassen, die mindestens zwei Krankheitsschübe während der letzten zwei bis drei Jahre hatten. Außerdem können die Mittel eingesetzt werden bei Patienten mit einem ersten demyelinisierenden Ereignis (klinisch isoliertes Syndrom – KIS), wenn ein hohes Risiko für die Entwicklung einer klinisch sicheren multiplen Sklerose besteht. Möglicherweise sind die Mittel auch dann indiziert, wenn bei sekundär progredienter multipler Sklerose noch Krankheitsschübe auftreten (La Mantia et al. 2012). Für Patienten mit primär progredientem Verlauf fehlen Belege für eine therapeutische Wirksamkeit (Rojas et al. 2010). Insgesamt wurden 2016 29,4 Mio. DDD an Immuntherapeutika verordnet, die rechnerisch für eine Dauerbehandlung von 80.500 Patienten ausreichen. Damit erhalten ca. 2 von 3 Patienten mit multipler Sklerose eine Dauertherapie mit Immuntherapeu-

tika. Trotz einer leichten Zunahme der Verordnungsmenge waren die Kosten der Immuntherapeutika für multiple Sklerose im Jahr 2016 mit 1.583 Mio. € gegenüber dem Vorjahr leicht rückläufig, da der stark gesenkte Erstattungsbetrag von Dimethylfumarat weiterhin kostensenkend wirkte.

35.1.1 Beta-Interferone

Beta-Interferone stellen die Basistherapie der schubförmig verlaufenden multiplen Sklerose und werden – neben Glatirameracetat – bei der frühen Nutzenbewertung als zweckmäßige Vergleichstherapeutika akzeptiert. Wie in den Vorjahren sank auch 2016 das Verordnungsvolumen der Beta-Interferone weiter ab. Mit einem Verordnungsanteil von einem Drittel der insgesamt veranlassten Tagestherapiedosen stellen Beta-Interferone aber immer noch die meist verordneten Wirkstoffe zur Behandlung der multiplen Sklerose dar (◘ Tabelle 35.1). Sie kommen zum Einsatz, um die Anzahl der Krankheitsschübe bei schubförmiger multipler Sklerose zu vermindern.

Typische unerwünschte Wirkungen von Interferonen sind insbesondere zu Beginn der Behandlung grippeähnliche oder gastrointestinale Beschwerden, Kopfschmerzen und Muskelschmerzen. Mit Dauer und Dosis steigt das Risiko für die Bildung von neutralisierenden Antikörpern mit negativem Einfluss auf die Wirksamkeit der rekombinanten Interferone.

Nach einer Netzwerkanalyse gibt es Hinweise darauf, dass Interferon beta 1-a (*Rebif*) gegenüber anderen Beta-Interferonen die beste schubvermindernde Wirksamkeit zeigt (Filippini et al. 2013). Aussagen zum Wirkvergleich der verschiedenen Interferone sind jedoch aufgrund methodischer Schwächen der vorhandenen Vergleichsstudien oder fehlender Studiendaten mit Unsicherheiten verbunden (Deutsche Gesellschaft für Neurologie 2014).

Seit 2014 stehen für die krankheitsmodifizierende Therapie der schubförmig remittierenden multiplen Sklerose pegylierte Beta-Interferone zur Verfügung. Im Gegensatz zu den konventionellen Beta-Interferonen wird Peginterferon beta-1a aufgrund der Polyethylenglykol-Konjugation von Interferon beta-1a nur einmal alle 2 Wochen subkutan verabreicht. Ob pegyliertes Beta-Interferon dem konventionellen Beta-Interferon auch in Hinblick auf die jährliche Schubrate mindestens ebenbürtig ist, ist aufgrund fehlender direkter Vergleichsstudien nicht mit Sicherheit zu sagen. Eine Netzwerkmetaanalyse legt dies über einen indirekten Vergleich von placebokontrollierten Studien zumindest nahe (Tolley et al. 2015).

Die aktuelle Leitlinie der Deutschen Gesellschaft für Neurologie (2014) empfiehlt eine Frühtherapie der multiplen Sklerose mit Interferonen als Basisbehandlung bereits bei Diagnosestellung eines ersten Krankheitsschubes mit hohem Risiko für eine definitive Diagnose (KIS), um die Krankheitsprognose positiv zu beeinflussen. Nach einem Cochrane Review vermag – allerdings auf Basis schwacher oder sehr schwacher Evidenz – der frühe Einsatz von Interferon beta-1a die Konversion in eine definitive multiple Sklerose zu verzögern (Filippini et al. 2017). In der Kurzzeitnachbeobachtung führte dies gegenüber Placebo zu weniger krankheitsbedingter Behinderung und geringerer Schubrate – allerdings waren die gefundenen Unterschiede nicht statistisch signifikant. Für die Langzeitauswirkungen einer frühen immunmodulierenden Behandlung auf die Krankheitsprogression der multiplen Sklerose liegen bislang keine oder keine ausreichend validen Daten vor.

35.1.2 Glatirameracetat

Glatirameracetat ist ein synthetisches Polypeptidgemisch, dessen Bestandteile Ähnlichkeiten mit den Strukturen der Myelinscheiden von Nervenfasern haben. Sein Wirkmechanismus ist ungeklärt. Man nimmt an, dass durch das Polypeptidgemisch die Lymphozyten-vermittelten Entzündungsreaktionen in den neuronalen Strukturen von Patienten mit multipler Sklerose vermindert werden. Glatirameracetat wird in niedriger Dosierung von 20 mg einmal täglich subkutan verabreicht. Seit Januar 2015 liegt eine Zubereitung mit 40 mg Glatirameracetat vor, die ein Verabreichungsintervall von 48 Stunden erlaubt. Eine Dosiswirkungsbeziehung besteht Studien zu Folge nicht (Deutsche Gesellschaft für Neurologie 2014). Das Mittel verringert die Schubrate bei schubförmig verlaufender multipler Sklerose in vergleichbarem Umfang wie die Interferone. Auch im Hinblick auf die Krankheitsprogression ergibt sich kein relevanter Unterschied. Allerdings scheinen nach MRT-Bildgebung zentralnervöse Nervenschädigungen im Zeitverlauf unter Beta-Interferonen geringfügig geringer ausgeprägt zu sein (La Mantia et al. 2010, La Mantia et al. 2016a).

35.1.3 Dimethylfumarat

Mit Dimethylfumarat (*Tecfidera*) wurde 2014 ein in der Dermatologie altbekannter Wirkstoff erstmals zur Behandlung von erwachsenen Patienten mit schubförmig-remittierender multipler Sklerose zugelassen. Zusammen mit anderen Fumarsäureestern wird Dimethylfumarat in Deutschland seit vielen Jahren in der Psoriasisbehandlung angewendet (siehe Dermatika, ▶ Kapitel 25). Im Gegensatz zu den bisherigen Basistherapeutika wird Dimethylfumarat oral verabreicht. Der zugrundeliegende Wirkmechanismus bei der multiplen Sklerose ist nicht vollständig geklärt. Dimethylfumarat und sein Hauptmetabolit reduzierten in präklinischen Modellen die Immunzellaktivierung und die nachfolgende Freisetzung von entzündungsfördernden Zytokinen als Reaktion auf Entzündungsstimuli. Es wird angenommen, dass Dimethylfumarat über die Blockade eines spezifischen Rezeptors (HCA2-Rezeptor) die Einwanderung von Leukozyten in die Nervenbahnen verhindert und damit die entzündlichen Reaktionen im Rahmen einer multiplen Sklerose unterbindet (Chen et al. 2014). Eine systematische Übersichtsarbeit attestiert dem Wirkstoff auf Grundlage von zwei Studien mit ca. 2700 Patienten und moderater Beweisstärke eine schubvermindernde Wirksamkeit gegenüber einer Scheinbehandlung. Auch die Rate an Patienten mit Schüben wird vermindert. Dass das Mittel die Krankheitsprogression verhindert oder verlangsamt, ist dagegen noch nicht ausreichend durch Daten abgesichert. Ebenso fehlen Langzeituntersuchungen zur Anwendung über mehr als 2 Jahre, Untersuchungen zur Risikoabschätzung schwerwiegender seltener Erkrankungen wie progressive multifokale Leukenzephalopathie (PML) und konfirmatorische Vergleichsstudien gegenüber Beta-Interferonen oder Glatirameracetat (Xu et al. 2015). Das Nebenwirkungsprofil umfasst in erster Linie anfallartige Hautrötungen (Flush) und gastrointestinale Nebenwirkungen wie Durchfall, Übelkeit und Oberbauchbeschwerden. Außerdem besteht ein erhöhtes Risiko für das Auftreten von (auch schwerwiegenden) Lympho- und Leukopenien. Bislang sind drei Fälle von progressiver multifokaler Leukenzephalopathie (PML), einer potenziell tödlichen opportunistischen Virusinfektion, dokumentiert, die bei Patienten auftraten, bei denen sich unter *Tecfidera*-Dauerbehandlung schwere Lymphopenien entwickelten (Bundesinstitut für Arzneimittel und Medizinprodukte 2015a). Mittlerweile wurde auch ein Fall berichtet, bei dem sich eine PML ohne schwerwiegende Lymphopenie in der Vorgeschichte entwickelte (Bundesinstitut für Arzneimittel und Medizinprodukte 2015a, Bundesministerium für Gesundheit 2016). Eine retrospektive Analyse der Risikofaktoren für die Entwicklung einer Dimethylfumarat-bedingten Lymphopenie gibt Hinweise darauf, dass sich bei 17% der Behandelten mäßige bis schwere Lymphopenien entwickeln, die sich unter der Wei-

terführung der Behandlung nur selten zurückbilden. Als Risikofaktoren für mäßige bis schwere Lymphopenien werden von den Autoren ein höheres Lebensalter (über 55 Jahre), niedrige Lymphozytenwerte zu Beginn der Behandlung und eine Natalizumab-Behandlung in der Anamnese beschrieben (Longbrake et al. 2015). Der Gemeinsame Bundesausschuss stellte im Rahmen der frühen Nutzenbewertung keinen Zusatznutzen für Dimethylfumarat gegenüber Beta-Interferonen oder Glatirameracetat fest, da geeignete Daten fehlten (Bundesministerium für Gesundheit 2014a). Aufgrund der Gefahr schwerwiegender hämatologischer Veränderungen wird gefordert, dass vor Beginn der Behandlung mit Dimethylfumarat das Blutbild im Hinblick auf eine Lymphopenie kontrolliert wird und nach Behandlungsbeginn Blutkontrollen in 6 bis 8 wöchigem Abstand erfolgen. Sinkt die Lymphozytenzahl unter 500 pro Mikroliter, ist die Behandlung zu beenden (Gemeinsamer Bundesausschuss 2016).

35.1.4 Teriflunomid

Teriflunomid (*Aubagio*) ist der Hauptmetabolit von Leflunomid (*Arava*), das als Immunsuppressivum seit 1999 bei rheumatoider Arthritis eingesetzt wird. Der genaue Wirkmechanismus von Teriflunomid bei der multiplen Sklerose ist noch nicht hinreichend geklärt. Man nimmt an, dass das Mittel über die Hemmung der Dihydroorotatdehydrogenase die De-novo-Pyrimidinsynthese stört und damit die Proliferation sich teilender Zellen, darunter autoreaktive B- und T-Lymphozyten, blockiert. In Folge sinkt auch die Zahl aktivierter Lymphozyten im Blut, die Aktivität des Immunsystems ist reduziert, Entzündungen nehmen ab. Darüber hinaus soll das Mittel für ein antientzündliches Zytokinprofil sorgen. Bei schubförmig-remittierender multipler Sklerose senkt Teriflunomid im Vergleich zu Placebo die jährliche Schubrate, in hoher Dosierung von 14 mg scheint das Mittel auch über einen Behandlungszeitraum von 2 Jahren die Krankheitsprogression aufzuhalten. Dieser Befund bedarf aber einer Bestätigung in qualitativ hochwertigen Studien (He et al. 2016). Im direkten Vergleich zu Interferon beta 1-a wurde über einen Zeitraum von mindestens 48 Behandlungswochen für Teriflunomid keine signifikante Überlegenheit im zusammengesetzten primären Endpunkt aus der Anzahl von Patienten mit einem ersten Krankheitsschub und dem Abbruch der Behandlung gleich welcher Ursache festgestellt (Vermersch et al. 2014). Aufgrund methodischer Unzulänglichkeiten lässt sich aus diesem Studienergebnis aber keine vergleichbare Wirksamkeit von Interferon beta 1-a und Teriflunomid ableiten. Direkte Vergleichsstudien zu Interferon beta 1-b fehlen. In der frühen Nutzenbewertung attestiert der Gemeinsame Bundesausschuss Teriflunomid keinen Zusatznutzen im Vergleich zu Beta-Interferonen und Glatirameracetat (Bundesministerium für Gesundheit 2014b). Gegenüber dem Vorjahr wird das im Vergleich zu anderen Immunmodulatoren preisgünstige Teriflunomid 2016 aber deutlich häufiger verordnet (◘ Tabelle 35.1). Als unerwünschte Wirkungen werden unter Teriflunomid Haarausfall, Empfindungsstörungen, Blutbildveränderungen, Leberfunktionsstörungen und Hautreaktionen häufig berichtet. Wegen der Gefahr der Lebertoxizität darf das Mittel nicht an Patienten mit deutlichen Leberfunktionsstörungen verabreicht werden. Das Mittel ist teratogen, Schwangere und Stillende dürfen Teriflunomid daher nicht anwenden.

35.1.5 Natalizumab

Natalizumab ist ein Reservetherapeutikum. Da mit seinem Einsatz ein erhöhtes Risiko für die Entwicklung der potentiell tödlich verlaufenden, progressiven multifokalen Leukenzephalopathie (PML) wie auch für andere gravierende unerwünschte Nebenwirkungen verbunden ist (Arzneimittelkommission der deutschen Ärzteschaft 2009, Berger et al. 2017), wurde lediglich eine enge Zulassung ausgesprochen. Natalizumab ist bei hochaktiver schubförmig-remittierender multipler Sklerose erst nach unzureichender Therapieantwort auf eine mindestens 12 Monate andauernde Behandlung mit Interferonen oder Glatirameracetat sowie als Erstlinientherapie bei rasch fortschreitender schubförmig-remittierender multiplen Sklerose zugelassen. Der humanisierte monoklonale Antikörper gegen das T-Zelladhäsionsmolekül α4-Integrin blockiert Oberflächenrezeptoren von autoreaktiven Lymphozyten, die für

die Auswanderung aus Blutgefäßen in Entzündungsregionen von Bedeutung sind. Dadurch werden neue Entzündungsherde im Gehirn und im Rückenmark verhindert. Nach den vorliegenden Studiendaten über einen Behandlungszeitraum von 24 Monaten reduziert Natalizumab die Schubrate und das Fortschreiten von Behinderungen (Pucci et al. 2011). Allerdings wurden diese Daten an einem nicht über 12 Monate mit Basistherapeutika vorbehandeltem Kollektiv ermittelt, die Übertragbarkeit der Ergebnisse auf das zugelassene Indikationsgebiet ist daher fragwürdig. Indirekte Vergleiche geben Hinweise darauf, dass Natalizumab die jährliche Schubrate deutlicher vermindert als Beta-Interferone und Glatirameracetat (Tramacere et al. 2015). Im indirekten Vergleich zu Fingolimod ergeben sich keine relevanten Unterschiede in Bezug auf die Remissionsfreiheit und die Krankheitsprogression, wenn über 2 Jahre behandelt wird (Tsivgoulis et al. 2016). Da Head-to-Head-Studien fehlen, können derzeit aber keine zuverlässigen Aussagen zur relativen Wirksamkeit von Natalizumab gegenüber anderen Mitteln zur Behandlung der multiplen Sklerose getroffen werden. Das unter Natalizumab erhöhte Risiko für eine durch den JC-Virus bedingte Hirnentzündung steigt mit der Behandlungsdauer und bei immunsupprimierender Vortherapie (Deutsche Gesellschaft für Neurologie 2014) und wird in der Fachinformation mit einer Häufigkeit von 1 bis 10 von 1000 als gelegentlich angegeben. Durch eine Begrenzung der Behandlungszeit auf 2 Jahre und die Berücksichtigung des JC-Antikörperstatus des Patienten wird versucht, das Risiko der PML zu reduzieren (Bloomgren et al. 2012, Chan und Gold 2014). Neuere Daten geben aber Hinweise darauf, dass die Inzidenz der PML bei Natalizumab-behandelten Patienten auch durch eine entsprechende Risikostratifizierung nicht sicher gesenkt werden kann (Cutter und Stüwe 2014). Der für die Risikobewertung zuständige Ausschuss der europäischen Zulassungsbehörde (PRAC) hat daher aktuell weitere Maßnahmen zur Risikominderung eines Natalizumab-Einsatzes beschlossen. Hierzu zählen unter anderem die Durchführung einer aktuellen MRT-Untersuchung und eines JC-Virus-Antikörpertestes vor Behandlungsbeginn. Für Patienten mit einem höheren PML-Risiko werden regelmäßige, etwa alle 3 bis 6 Monate stattfindende MRT-Untersuchungen zur möglichst frühzeitigen PML-Diagnostik und Verbesserung der Überlebensraten der Betroffenen empfohlen (European Medicines Agency 2016).

35.1.6 Alemtuzumab

Alemtuzumab ist ein humanisierter monoklonaler Antikörper, der an das CD52-Antigen bindet, das in hohen Konzentrationen auf der Zelloberfläche von T- sowie B-Lymphozyten vorkommt. Durch antikörperabhängige, zellvermittelte Zytolyse und komplementvermittelte Lyse nach Zelloberflächenbindung wirkt Alemtuzumab zytotoxisch auf Zellen, die dieses Oberflächenantigen exprimieren. Alemtuzumab (*MabCampath*) war 2001 ursprünglich zur Behandlung von Patienten mit chronischer lymphatischer Leukämie vom B-Zell-Typ (B-CLL) zugelassen worden. Der Hersteller nahm das Mittel jedoch im September 2013 aus dem Handel, um den gleichen Wirkstoff unter neuem Namen (*Lemtrada*) und mit deutlicher Preissteigerung für die Behandlung einer schubförmig-remittierend verlaufenden, aktiven multiplen Sklerose wieder einzuführen (vgl. ► Arzneiverordnungs-Report 2014, Kapitel 2, Neue Arzneimittel, Abschnitt 2.2.2). Sein Wirkmechanismus bei der multiplen Sklerose ist noch nicht vollständig geklärt. Seine immunmodulatorischen Wirkungen entfaltet das Mittel möglicherweise durch die Depletion und Repopulation von Lymphozyten. Durch die Senkung der Spiegel der zirkulierenden B- und T-Zellen im Blut sinkt das Schubrisiko, was letztlich für die Krankheitsprogression verantwortlich ist.

Ein Cochrane-Review zu Alemtuzumab bei der Behandlung der multiplen Sklerose attestiert dem Mittel auf der Basis von 3 randomisierten kontrollierten Studien mit mehr als 1700 Patienten und einer Behandlungsdauer von 2 Jahren gegenüber Beta-Interferon eine Überlegenheit in Bezug auf Schubrate und Krankheitsprogression. Aussagen zu verschiedenen Verlaufsformen der multiplen Sklerose, zu den Auswirkungen auf die Lebensqualität und zur Verträglichkeit waren wegen unzureichender Daten nicht möglich (Riera et al. 2016).

35.1.7 Fingolimod

Fingolimod wurde mit ähnlicher Indikation wie Natalizumab zur Eskalationstherapie bei Erwachsenen mit schubförmig verlaufender multipler Sklerose zugelassen. Das Mittel stellt ein Strukturanalogon von Sphingosin-1-Phosphat dar und bindet dauerhaft an dessen Rezeptor. Die Bindung von Sphingosin-1-Phosphat an seinen Rezeptor vermittelt mit dem Austritt von autoreaktiven Lymphozyten aus den Lymphknoten den ersten Schritt der Krankheitsausbildung. Durch die langandauernde Rezeptorbindung des aktiven Fingolimodmetaboliten kommt es in den Zellen des lymphatischen Gewebes allerdings zur Downregulation und Internalisierung des Rezeptors mit anschließendem intrazellulärem Rezeptorabbau. Damit entfällt das Austrittssignal der Lymphozyten aus den Lymphknoten. Im Gegensatz zu den anderen Mitteln für die Eskalationstherapie der multiplen Sklerose ist Fingolimod oral verfügbar. Fingolimod reduziert im Vergleich zu einer Placebobehandlung während eines Behandlungszeitraums von 2 Jahren die Schubrate bei schweren Verläufen und erhöht auch den Anteil von Patienten ohne Fortschreiten der Behinderung (Kappos et al. 2010). Gegenüber intramuskulärem Interferon beta-1a ergeben sich sowohl bei der Schubrate wie auch bei der Anzahl von Patienten ohne Schub in 12 Behandlungsmonaten Vorteile (Cohen et al. 2010). Unterschiede beim Fortschreiten von Behinderungen waren allerdings nicht zu erkennen.

Die Langzeitverträglichkeit des Immunsuppressivums ist nicht hinreichend untersucht (La Mantia et al. 2016b), Einzelfallmeldungen zu plötzlichen Todesfällen nach Fingolimodeinnahme sind bekannt (Novartis Pharma GmbH 2013). Unter der Behandlung werden unerwünschte kardiale Wirkungen wie Überleitungsstörungen und Bradykardie beobachtet. Aus diesem Grund wurde nachträglich ein Warnhinweis in die Fachinformation eingefügt, Fingolimod möglichst nicht an Patienten mit kardiovaskulären Risiken wie z.B. solche mit Synkopen, QT-Verlängerung, ischämischer Herzkrankheit oder Herzinsuffizienz zu verabreichen. Ein Rote-Hand-Brief berichtet über den ersten Fall einer progressiven multifokalen Leukenzephalopathie (Novartis Pharma GmbH 2015). 2016 veröffentlicht der Hersteller einen weiteren Rote-Hand-Brief zu möglichen unerwünschten Wirkungen von Fingolimod auf das Immunsystem wie Basalzellkarzinome, opportunistische Infektionen, PML sowie zu Maßnahmen, die bestehenden Risiken zu vermindern (Novartis Pharma GmbH 2016). Fingolimod wirkt teratogen. Bei gebärfähigen Frauen ist daher eine sichere Kontrazeption obligat.

Die frühe Nutzenbewertung von Fingolimod durch den Gemeinsamen Bundesausschuss ergab 2012 gegenüber der zweckmäßigen Vergleichstherapie nur in der Subgruppe der Patienten mit rasch fortschreitender schwerer schubförmig-remittierender multipler Sklerose einen geringen Zusatznutzen (Bundesministerium für Gesundheit 2012a), der nach Ablauf der Befristung bestätigt wurde (Bundesministerium für Gesundheit 2015). Gegenüber Beta-Interferonen sinkt die jährliche Schubrate, und grippeähnliche Symptome treten unter Fingolimod deutlich seltener auf. Dafür deuten die Studiendaten aber auch darauf hin, dass es unter Fingolimod etwas häufiger zu schweren unerwünschten Ereignissen kommen kann. Im Hinblick auf andere krankheitsbedingte Ereignisse, Behinderungsprogression, Aktivitäten des täglichen Lebens, die Lebenserwartung oder die Lebensqualität ergaben sich hingegen keine Unterschiede zwischen den Behandlungsregimes oder es lagen keine verwertbaren Daten für die Beurteilung vor. Für das 2015 neu zugelassene Anwendungsgebiet bei hochaktiver schubförmig-remittierend verlaufender multipler Sklerose trotz Behandlung mit mindestens einer krankheitsmodifizierenden Therapie ist ein Zusatznutzen gegenüber der zweckmäßigen Vergleichstherapie nicht belegt (Gemeinsamer Bundesausschuss 2016b). Auch bei Patienten mit primär progredient verlaufender multiplen Sklerose hatte eine mindestens dreijährige Fingolimodbehandlung keinen positiven Effekt auf die Krankheitsprogression (Lublin et al. 2016).

Insgesamt fehlen für valide vergleichende Wirksamkeitsaussagen zu den gängigen Mitteln in der Behandlung der multiplen Sklerose direkte Vergleichsstudien, insbesondere solche für relevante Subgruppen. Die bisherigen Untersuchungen lassen für Fingolimod bislang nur eine numerisch, statistisch aber nicht abgesichert günstigere jährliche Schubrate gegenüber Dimethylfumarat bei Patien-

ten mit hochaktiver multipler Sklerose erkennen. Gegenüber Natalizumab gibt es dagegen Hinweise auf eine geringer ausgeprägte schubreduzierende Wirksamkeit bei Patienten mit rasch fortschreitender schwerer Erkrankung (Huisman et al. 2017). Da die Analysen mit post-hoc festgelegten Subgruppen und indirekten Vergleichen durchgeführt werden mussten, sind die Ergebnisse mit hoher Unsicherheit verbunden.

35.2 Symptomatische Therapie bei multipler Sklerose

Zur symptomatischen Behandlung der multiplen Sklerose werden mehrere Muskelrelaxanzien mit unterschiedlichen Wirkungsmechanismen eingesetzt. Sie werden fast fünfmal häufiger als die spezifischen Immuntherapeutika verordnet (◘ Tabelle 35.2). Das liegt daran, dass die meisten Präparate auch bei anderen Indikationen zur Behandlung von Spastizität und Muskelverspannungen angewendet werden. Lediglich Fampridin und Nabiximols sind ausschließlich für die Behandlung von Patienten mit multipler Sklerose zugelassen.

35.2.1 Fampridin

Fampridin ist als Rezeptursubstanz eine seit 30 Jahren eingesetzte therapeutische Option zur symptomatischen Behandlung der multiplen Sklerose. Es wirkt als Kaliumkanalblocker. Man nimmt an, dass auf diesem Weg die Impulsübertragung entlang der geschädigten Nerven erleichtert wird. Der Wirkstoff soll dadurch die Gehgeschwindigkeit bzw. die subjektiv empfundene Gehfähigkeit von Patienten mit Gehbehinderung verbessern. Ein Cochrane-Review über 6 ältere Studien mit 198 Patienten zeigte allerdings keine ausreichenden Belege für Sicherheit und Wirksamkeit von Fampridin (Solari et al. 2002). Auch in einer späteren placebokontrollierten Studie an 206 Patienten wurde keine signifikante Zunahme der Gehgeschwindigkeit mit retardiertem Fampridin über eine Strecke von 25 Fuß (7,5 m) beobachtet (Goodman et al. 2008). Erst in zwei weiteren Phase-III-Studien verbesserte Fampridin die Gehzeit einer normierten Gehstrecke von 7,5 Me-

Tabelle 35.2 Verordnungen von Muskelrelaxantien zur Behandlung der multiplen Sklerose 2016. Angegeben sind die 2016 verordneten Tagesdosen, die Änderungen gegenüber 2015 und die mittleren Kosten je DDD 2016.

Präparat	Bestandteile	DDD Mio.	Änderung %	DDD-Nettokosten €
Baclofen				
Baclofen dura	Baclofen	10,2	(–7,7)	0,61
Baclofen-ratiopharm	Baclofen	5,6	(+18,7)	0,67
Baclofen-neuraxpharm	Baclofen	1,5	(+23,9)	0,66
Lioresal	Baclofen	1,2	(–9,5)	2,27
Baclofen AL	Baclofen	0,98	(–16,8)	0,48
		19,5	(–0,0)	0,73
Botulinumtoxin				
Botox	Botulinumtoxin Typ A	29,0	(+7,7)	1,08
Dysport	Botulinumtoxin Typ A	18,5	(–0,0)	0,89
Xeomin	Botulinumtoxin Typ A	14,9	(+1,6)	1,02
		62,4	(+3,8)	1,01
Tizanidin				
Sirdalud	Tizanidin	3,9	(+4,2)	0,69
Tizanidin TEVA	Tizanidin	2,7	(+4,7)	0,91
		6,6	(+4,4)	0,78
Weitere Mittel				
Fampyra	Fampridin	4,4	(+2,3)	6,93
Sativex	Nabiximols	0,93	(+19,8)	8,34
Dantamacrin	Dantrolen	0,74	(–2,0)	1,81
		6,0	(+4,1)	6,52
Summe		94,5	(+3,1)	1,29

tern im Vergleich zu Placebo signifikant, allerdings um weniger als eine Sekunde (10,8 versus 11,6 Sekunden bzw. 10,2 versus 10,5 Sekunden) (Goodman et al. 2009, Goodman et al. 2010). Auch eine aktuelle Untersuchung an rund 130 Patienten gibt Hinweise auf eine Beschwerdebesserung unter Fampridin im Vergleich zu einer Scheinbehandlung (Hupperts et al. 2016). Ob sich dadurch auch Verbesserungen in der Lebensqualität oder in der Alltagsfunktionalität erreichen lassen, ist nicht untersucht. Die frühe Nutzenbewertung ergab wegen nicht ausreichender Studiendaten keinen Beleg für einen Zusatznutzen von Fampridin im Vergleich zur zweckmäßigen Vergleichstherapie (Krankengymnastik) (Bundesministerium für Gesundheit 2012c). In den Preisverhandlungen wurde daher der Listenpreis von *Fampyra* auf die Therapiekosten der zweckmäßigen Vergleichstherapie gesenkt (GKV-Spitzenverband Biogen Idec GmbH 2013). Auch die Verträglichkeit des Kaliumkanalblockers bei Daueranwendung ist noch nicht zufriedenstellend abschätzbar. Insbesondere erfordert sein epileptogenes Potential eine weitere sorgfältige Beobachtung (European Medicines Agency 2011).

35.2.2 Nabiximols

Auch 2016 wird ein Dickextrakt aus Cannabis sativa (*Sativex*), standardisiert auf ein Gemisch (Nabiximols) aus Delta-9-Tetrahydrocannabinol und Cannabidiol, deutlich häufiger verordnet als im Vorjahr (◘ Tabelle 35.2). Das Spray unterliegt aufgrund seiner Inhaltsstoffe der Betäubungsmittelverschreibungsverordnung. Nabiximols kann als Zusatztherapeutikum im Rahmen eines Therapieversuchs zur Symptomverbesserung bei Patienten mit mäßiger bis schwerer Spastik aufgrund einer multiplen Sklerose angewendet werden, die auf therapeutische Alternativen nicht ausreichend angesprochen haben. Gemäß Fachinformation sollte die Behandlung nach einem vierwöchigen Anfangstherapieversuch beendet werden, wenn keine klinisch erhebliche Verbesserung der Symptome beobachtet wird. Die therapeutische Wirksamkeit des Cannabisextrakts war lange Zeit umstritten. Erst in aktuellen Studien wurde eine antispastische Wirksamkeit aufgezeigt. Etwa 40 von 100 Patienten sprechen danach auf die Therapie mit Nabiximols an (Deutsche Gesellschaft für Neurologie 2014). Für das zugelassene Indikationsgebiet liegt eine Studie an 572 Patienten vor (Novotna et al. 2011). Von diesen wurden 241 Personen nach Anfangsbehandlung mit *Sativex* zusätzlich zur bestehenden Vortherapie als Responder randomisiert, von denen 74% auch nach weiteren 12 Behandlungswochen mit *Sativex* noch eine deutliche Verbesserung der Spastik verspürten im Vergleich zu 51% unter Scheinmedikation. Aus den Studienangaben geht nicht hervor, wie hoch der Anteil der Patienten lag, die im Vorfeld eine individuell optimierte spasmolytische Behandlung erhalten hatten. Die Ergebnisse zur vergleichenden Wirksamkeit sind somit noch mit Unsicherheiten verbunden. Die frühe Nutzenbewertung ergab daher für *Sativex* lediglich einen Anhaltspunkt für einen geringen Zusatznutzen (Bundesministerium für Gesundheit 2012b). Dieser Beschluss war auf die Dauer von 3 Jahre befristet und wurde in den Folgejahren jeweils um ein weiteres Jahr verlängert. Weitere Untersuchungen sollen den therapeutischen Stellenwert von Nabiximols erhärten. In einer aktuellen placebokontrollierten Untersuchung an 339 Patienten mit multipler Sklerose besserte die zusätzliche *Sativex*-Gabe zentralbedingte neuropathische Schmerzen jedoch nicht signifikant (Langford et al. 2013).

Da die THC-Inhaltsstoffe psychotrope Wirkungen haben, darf Sativex nicht bei Patienten mit einer Disposition für Schizophrenie, andere Psychosen oder Persönlichkeitsstörungen angewendet werden. Mit steigender Dosierung von *Sativex* dürfte sich auch die Gefahr einer missbräuchlichen Anwendung oder Abhängigkeit erhöhen. Bei den uner-

wünschten Wirkungen stehen Schwindel, Müdigkeit, Gleichgewichts- und Gedächtnisstörungen im Vordergrund, aber auch gastrointestinale Nebenwirkungen wie schmerzhafte Mundschleimhaut, Übelkeit und Diarrhö können vorkommen.

35.2.3 Botulinumtoxin

Gemessen an den verordneten Tagesdosen steht Botulinumtoxin Typ A an der Spitze aller Muskelrelaxanzien, die für die Behandlung einzelner Symptome der multiplen Sklerose zugelassen sind (◘ Tabelle 35.2). Der Wirkstoff verhindert die periphere Acetylcholinfreisetzung an den präsynaptischen Nervenendigungen und führt damit zu einer irreversiblen Hemmung der neuromuskulären Übertragung, was bei regional begrenzter Anwendung des Mittels eine längerandauernde Wirkung garantiert. Nach Anwendung des Toxins wird erst durch die Bildung neuer Nervenendigungen eine erneute Impulsübertragung ermöglicht.

Als einziges der drei gelisteten Botulinumtoxinpräparate ist *Botox* bei Harninkontinenz in Folge einer multiplen Sklerose mit einer spezifischen Indikation für diese Patienten zugelassen. Der Einsatz von Botulinumtoxin bei Harninkontinenz scheint vielversprechend. Wegen fehlender Daten zur Langzeitanwendung und Therapiesicherheit werden aber noch weitere kontrollierte Untersuchungen gefordert (Duthie et al. 2011, Soljanik 2013, Royal College of Obstetricians & Gynaecologists 2014). Die beiden anderen Botulinumtoxinpräparate (*Dysport, Xeomin*) sind nicht zur Behandlung von Begleiterscheinungen einer multiplen Sklerose zugelassen (Deutsche Gesellschaft für Neurologie 2014). Nach einer aktuellen Metaanalyse ergibt sich aber für das Toxin eine signifikante Verbesserung der Spastizität der Arme (Baker und Pereira 2015).

Neben der symptomatischen Behandlung der multiplen Sklerose ist Botulinumtoxin eine wichtige Therapieoption in zahlreichen anderen Indikationsbereichen. Die Beleglage zur symptomatischen Behandlung von Blepharospasmus, hemifazialem Spasmus, Torticollis und fokaler Spastizität nach Schlaganfall ist nach systematischer Zusammenführung der vorhandenen Studienergebnisse zufriedenstellend (Costa et al. 2004, Costa et al. 2005,

Cardoso et al. 2005, Elia et al. 2009, Marques et al. 2016, Han et al. 2016). Es liegen Studien zur Behandlung der Zerebralparese bei Kindern über Beobachtungszeiträume bis zu 12 Monaten vor, die eine Verbesserung der Gelenkbeweglichkeit gegenüber Placebo zeigen. Ergänzend zur Standardtherapie (Physiotherapie, Redressionsgipse und Orthesen) wird eine Behandlung mit Botulinumtoxin im frühen Kindesalter als sinnvoll angesehen (Kirschner et al. 2001), um den Muskeltonus und die Spastizität zu vermindern und dadurch die muskuläre Funktionsfähigkeit zu erhöhen. Auch nach einem Cochrane-Review lassen sich durch eine adjuvante Therapie mit Botulinumtoxin bei Kindern mit Zerebralparese die körperliche Beeinträchtigung vermindern sowie der Aktivitätsgrad der Betroffenen steigern, ohne dass sich allerdings relevante Verbesserungen in Lebensqualität oder bei der Selbsteinschätzung ergeben (Hoare et al. 2010). Bei Verabreichung an Patienten mit chronischer Migräne kann mit einer moderaten Abnahme von ca. 2 Migränetagen pro Monat gerechnet werden (Jackson et al. 2012).

35.2.4 Baclofen

Baclofen ist zur Behandlung der Spastizität der Skelettmuskulatur bei multipler Sklerose und weiteren neurologischen Krankheiten zugelassen. Das zentralwirksame GABA-Derivat vermindert den Tonus der Skelettmuskulatur durch Veränderung der neuronalen Übertragungsraten in den absteigenden und segmental-spinalen, polysynaptischen Neuronensystemen. Auf die neuromuskuläre Übertragung an der motorischen Endplatte der Skelettmuskulatur hat es keinen Einfluss. Typische Nebenwirkung ist die Sedierung, was vor allem den Einsatz bei berufstätigen Personen einschränkt. Klinische Studien zeigen eine Verbesserung der Symptomatik gegenüber Scheinmedikament. Insbesondere weil direkte Vergleichsstudien zu anderen Myotonolytika fehlen, ist die Beleglage aber verbesserungsbedürftig (Shakespeare et al. 2003, Otero-Romero et al. 2016).

35.2.5 Tizanidin

Tizanidin ist ein Alpha$_2$-Rezeptoragonist, der mit Clonidin strukturverwandt ist und ähnliche sedierende und hypotensive Nebenwirkungen hat. Die Daten für eine therapeutische Wirksamkeit bei zentral und peripher bedingten Muskelspasmen sind zufriedenstellend. In mehreren placebokontrollierten Studien zeigte Tizanidin eine antispastische Wirksamkeit bei Patienten mit multipler Sklerose und Rückenmarksverletzungen (Übersicht bei Malanga et al. 2008). Es gilt daher als sinnvolle Alternative zu Baclofen bei Patienten mit spinal bedingter Spastizität (Chou et al. 2004, Otero-Romero et al. 2016).

35.2.6 Dantrolen

Dantrolen (*Dantamacrin*) gehört zu den peripher wirkenden Muskelrelaxanzien und wird bei Spastik der Skelettmuskulatur infolge von Hirn- und Rückenmarksschädigungen eingesetzt. Die Substanz setzt den Muskeltonus durch partielle Blockade der Freisetzung von Calciumionen aus dem longitudinalen System herab. Dantrolen wirkt potentiell hepatotoxisch und kann Paresen verstärken. Darüber hinaus liegen zum Nachweis einer Verbesserung der Muskelspastik von Dantrolen nur begrenzte bzw. widersprüchliche Daten vor. Systematische Reviews kommen zu dem Schluss, dass Dantrolen klinisch zwar häufig zur Verbesserung der Muskelspastik bei multipler Sklerose eingesetzt wird, seine Überlegenheit gegenüber Placebo jedoch nicht ausreichend belegt ist (Shakespeare et al. 2003, Chou et al. 2004). Dantrolen sollte daher nur unter strenger Indikationsstellung verordnet werden (Deutsche Gesellschaft für Neurologie 2012, 2014, Otero-Romero et al. 2016), wenn die Muskelspastik mit Standardtherapeutika wie Baclofen oder Tizanidin nicht zu beherrschen ist.

35.2.7 Andere Muskelrelaxanzien

Weitere Muskelrelaxanzien sind nicht explizit für die Behandlung der multiplen Sklerose zugelassen, werden aber zumindest teilweise in einer Leitlinie für diese Indikation genannt (Deutsche Gesellschaft

⬛ Tabelle 35.3 Verordnungen von weiteren Muskelrelaxantien 2016. Angegeben sind die 2016 verordneten Tagesdosen, die Änderungen gegenüber 2015 und die mittleren Kosten je DDD 2016.

Präparat	Bestandteile	DDD Mio.	Änderung %	DDD-Nettokosten €
Tolperison				
Tolperison HCl AL	Tolperison	4,1	(−32,6)	1,21
Tolperison HCl dura	Tolperison	2,5	(+689,8)	1,20
Mydocalm	Tolperison	0,64	(−28,7)	1,34
Tolperison HEXAL	Tolperison	0,46	(−1,9)	1,34
Tolperison HCl STADA	Tolperison	0,42	(−65,2)	1,23
		8,2	(−9,4)	1,23
Andere Muskelrelaxantien				
Ortoton	Methocarbamol	18,6	(+14,2)	2,24
Limptar N	Chininsulfat	15,0	(+107,6)	0,53
Norflex	Orphenadrin	0,53	(+24,6)	0,99
Dolovisano Methocarbamol	Methocarbamol	0,39	(>1000)	2,10
		34,5	(+44,0)	1,48
Summe		42,6	(+29,4)	1,43

für Neurologie 2014). Bei all diesen Wirkstoffen ist die Beleglage unzureichend. Hinzukommen bei Tolperison Sicherheitsrisiken, die bereits früher beschrieben wurden (vgl. ► Kapitel Muskelrelaxanzien, Arzneiverordnungs-Report 2013).

Methocarbamol ist ein zentral wirkendes Myotonolytikum mit sedierenden und anxiolytischen Eigenschaften und belegt den dritten Platz der meist verordneten Muskelrelaxanzien. Es ist zugelassen zur symptomatischen Behandlung schmerzhafter Muskelverspannungen, insbesondere des unteren Rückenbereiches (Lumbago) und wird seit 2013 vermutlich aufgrund der Marktrücknahme von Tetrazepam deutlich häufiger verordnet (⬛ Tabelle 35.3). Die Evidenzlage ist für Methocarbamol hinsichtlich der therapeutischen Wirksamkeit bei Muskelverspannungen im Vergleich zu Placebo aber inkonsistent, im Vergleich zu Standardtherapeutika fehlen aussagekräftige Studiendaten zu Wirksamkeit und Verträglichkeit ganz (Chou et al. 2004, See et al. 2008). Hinzu kommen insbesondere bei älteren Menschen Verträglichkeitsprobleme mit einem erhöhten Unfallrisiko aufgrund von Müdigkeit und Verwirrtheit (Spence et al. 2013). Dieser Aspekt findet – im Gegensatz zur deutschen PRISCUS-Liste – bereits in der angelsächsischen BEERS-Liste Be-

rücksichtigung, in der Methocarbamol als potentiell inadäquates Medikament für ältere Menschen klassifiziert wird (American Geriatrics Society 2012).

Die therapeutische Wirksamkeit des zentralwirkenden Tolperison (⬛ Tabelle 35.3) ist nicht ausreichend belegt (Übersicht bei Quasthoff et al. 2008). Es liegen nur wenige randomisiert kontrollierte Studien mit widersprüchlichen Ergebnissen vor. Tolperison soll gegenüber anderen Myotonolytika weniger sedierend wirken (Dulin et al. 1998). Bei der Spontanerfassung unerwünschter Wirkungen wurden aber schwere allergische Sofortreaktionen und Hautreaktionen gemeldet (Infomed 2003, Bundesinstitut für Arzneimittel und Medizinprodukte 2011). Aufgrund von Sicherheitsbedenken wurde das bereits vor 40 Jahren entwickelte Tolperison im Jahr 2011 einer erneuten Neubewertung durch die europäische Zulassungsbehörde unterzogen. Als Konsequenz dieses Verfahrens wurde der Substanz Anfang 2013 ein positives Nutzen-Schaden-Verhältnis nur noch in der Indikation „symptomatische Behandlung der Spastizität nach einem Schlaganfall bei Erwachsenen" zuerkannt und die bis dahin recht unspezifische Indikationsliste auf dieses Anwendungsgebiet beschränkt (European Medicines Agency 2013). Im Vergleich zum

Vorjahr sanken die Verordnungen 2016 erneut um fast 10 Prozent.

Das ehemals verschreibungsfreie *Limptar N* (Chininsulfat) ist seit dem Frühjahr 2015 nur noch mit ärztlicher Verordnung an Patienten abzugeben. Im Vergleich zum Vorjahr führte dies 2016 zu einer Verdopplung der Verordnungen. *Limptar N* ist zugelassen zur Behandlung von und zur Vorbeugung gegen nächtliche Wadenkrämpfe, wenn diese sehr häufig auftreten und mit besonders starken Schmerzen einhergehen. Die neuerliche Unterstellung unter die Verschreibungspflicht geht auf ein Stufenplanverfahren der deutschen Zulassungsbehörde zur Abwehr von Arzneimittelgefahren zurück (Bundesinstitut für Arzneimittel und Medizinprodukte 2015b). Unter der Einnahme von Chininsulfat treten in seltenen Fällen schwerwiegende Nebenwirkungen wie Thrombozytopenien, Herzrhythmusstörungen, schwere Hautreaktionen wie Stevens-Johnson-Syndrom, sowie Sehstörungen und Tinnitus auf. Dem stehen als Nutzenbeleg die Studienergebnisse von rund 1000 Patienten gegenüber, nach denen allerdings mit geringer Beweiskraft nächtliche Wadenkrämpfe unter einer Behandlung mit Chinin seltener auftreten: Mit Chininsulfat werden innerhalb von 2 Behandlungswochen statt 9 Wadenkrämpfe noch ca. 6 Wadenkrämpfe beobachtet (El-Tawil et al. 2015).

Das seit Anfang der 1960er Jahre im Handel befindliche Orphenadrin ist ein zentral wirkendes Anticholinergikum mit deutlicher struktureller Verwandtschaft zu Diphenhydramin. Es besitzt oral wie auch parenteral bei Erwachsenen eine Zulassung zur Behandlung schmerzhafter Muskelverspannungen. Die therapeutische Wirksamkeit von Orphenadrin scheint nur unzureichend belegt (Chou et al. 2004). Es finden sich lediglich einige klinische Studien überwiegend älteren Datums und in Kombination mit peripher wirkenden Analgetika, die den heutigen methodischen Ansprüchen nicht genügen. Als Nebenwirkungsprofil werden mit Müdigkeit, Beeinträchtigung des Denkvermögens, Mund- und Augentrockenheit und Harnverhalt typische anticholinerge Störwirkungen beschrieben.

Literatur

American Geriatrics Society (2012): Beers Criteria Update Expert Panel. American Geriatrics Society updated Beers Criteria for potentially inappropriate medication use in older adults. J Am Geriatr Soc 60: 616–631

Arzneimittelkommission der deutschen Ärzteschaft (AKDÄ) (2009): Progressive multifokale Leukenzephalopathie (PML) unter Behandlung einer multiplen Sklerose mit Natalizumab (Tysabri). Dtsch Ärztebl 106: A2208

Baker JA, Pereira G (2015): The efficacy of Botulinum Toxin A on improving ease of care in the upper and lower limbs: a systematic review and meta-analysis using the Grades of Recommendation, Assessment, Development and Evaluation approach. Clin Rehabil; 29: 731–740

Berger JR (2017): Classifying PML risk with disease modifying therapies. Mult Scler Relat Disord 2: 59–63

Bloomgren G, Richman S, Hotermans C, Subramanyam M, Goelz S, Natarajan A, Lee S, Plavina T, Scanlon JV, Sandrock A, Bozic C (2012): Risk of natalizumab-associated progressive multifocal leukoencephalopathy. N Engl J Med; 366: 1870–1880

Bundesinstitut für Arzneimittel und Medizinprodukte (2011): Auswertung der Spontanmeldungen zu Tolperison (UAW-Datenbank des BfArM), Schreiben vom 10. Mai 2011

Bundesinstitut für Arzneimittel und Medizinprodukte (2015a): Dimethylfumarathaltige Arzneimittel (Tecfidera®, Fumaderm®) und progressive multifokale Leukencephalopathie (PML): Abschluss des Workharing-Variation-Verfahrens. Datum 26.10.2015. Wirkstoff Dimethylfumarat. Verfügbar unter www.bfarm.de. Letzter Zugriff 17.05.2017

Bundesinstitut für Arzneimittel und Medizinprodukte (2015b): Abwehr von Gefahren durch Arzneimittel; Stufe II Limptar N (Wirkstoff Chininsulfat). Vom 30.03.2015. Verfügbar unter www.bfarm.de. Letzter Zugriff: 17.05.2017

Bundesministerium für Gesundheit (2012a): Bekanntmachung eines Beschlusses des Gemeinsamen Bundesausschusses über eine Änderung der Arzneimittel-Richtlinie (AM-RL): Anlage XII – Beschlüsse über die Nutzenbewertung von Arzneimitteln mit neuen Wirkstoffen nach § 35a des Fünften Buches Sozialgesetzbuch (SGB V) Fingolimod veröffentlicht am Freitag, 4. Mai 2012, BAnz AT 04.05.2012 B3

Bundesministerium für Gesundheit (2012b): Bekanntmachung eines Beschlusses des Gemeinsamen Bundesausschusses über eine Änderung der Arzneimittel-Richtlinie (AM-RL): Anlage XII – Beschlüsse über die Nutzenbewertung von Arzneimitteln mit neuen Wirkstoffen nach § 35a des Fünften Buches Sozialgesetzbuch (SGB V) – Extrakt aus Cannabis Sativa (Wirkstoffkombination Delta-9-Tetrahydrocannabinol und Cannabidiol) vom 21. Juni 2012 veröffentlicht Mittwoch, 11. Juli 2012, BAnz AT 11.07.2012 B2

Bundesministerium für Gesundheit (2012c): Bekanntmachung eines Beschlusses des Gemeinsamen Bundesausschusses über eine Änderung der Arzneimittel-Richtlinie (AM-RL): Anlage XII – Beschlüsse über die Nutzenbewertung von Arzneimitteln mit neuen Wirkstoffen nach § 35a des Fünften Buches Sozialgesetzbuch (SGB V) Fampridin vom 2. August 2012 veröffentlicht am Dienstag, 21. August 2012, BAnz AT 21.08.2012 B3

Bundesministerium für Gesundheit (2014a): Bekanntmachung eines Beschlusses des Gemeinsamen Bundesausschusses über eine Änderung der Arzneimittel-Richtlinie (AM-RL): Anlage XII – Beschlüsse über die Nutzenbewertung von Arzneimitteln mit neuen Wirkstoffen nach § 35a des Fünften Buches Sozialgesetzbuch (SGB V) – Dimethylfumarat vom 16.10.2014, BAnz AT 20.11.2014 B3

Bundesministerium für Gesundheit (2014b): Bekanntmachung eines Beschlusses des Gemeinsamen Bundesausschusses über eine Änderung der Arzneimittel-Richtlinie (AM-RL): Anlage XII – Beschlüsse über die Nutzenbewertung von Arzneimitteln mit neuen Wirkstoffen nach § 35a des Fünften Buches Sozialgesetzbuch (SGB V) – Teriflunomid vom 20.03.2014, BAnz AT 14.04.2014 B1

Bundesministerium für Gesundheit (2015): Bekanntmachung eines Beschlusses des Gemeinsamen Bundesausschusses über eine Änderung der Arzneimittel-Richtlinie (AM-RL): Anlage XII – Beschlüsse über die Nutzenbewertung von Arzneimitteln mit neuen Wirkstoffen nach § 35a des Fünften Buches Sozialgesetzbuch (SGB V) Fingolimod (Ablauf Befristung) vom 1. Oktober 2015, BAnz AT 28.10.2015 B2

Bundesministerium für Gesundheit (2016): Bekanntmachung eines Beschlusses des Gemeinsamen Bundesausschusses über eine Änderung der Arzneimittel-Richtlinie (AM-RL): Anlage XII - Beschlüsse über die Nutzenbewertung von Arzneimitteln mit neuen Wirkstoffen nach § 35a des Fünften Buches Sozialgesetzbuch (SGB V) – Dimethylfumarat (Anforderungen an eine qualitätsgesicherte Anwendung) vom 7. Januar 2016, BAnz AT 29.01.2016 B3

Cardoso E, Rodrigues B, Lucena R, Oliveira IR, Pedreira G, Melo A (2005): Botulinum toxin type A for the treatment of the upper limb spasticity after stroke: a meta-analysis. Arq Neuropsiquiatr 63: 30–33

Chan A, Gold R (2014): Anti-Jc virus antibody testing for natalizumab-induced progressive multifocal leukooencephalopathy: Where are we and where should we go? Multiple Sclerosis Journal 20: 771–772

Chen H, Assmann JC, Krenz A, Rahman M, Grimm M, Karsten CM, Köhl J, Offermanns S, Wettschureck N, Schwaninger M (2014): Hydroxycarboxylic acid receptor 2 mediates dimethyl fumarate's protective effect in EAE. J Clin Invest 124: 2188–2192

Chou R, Peterson K, Helfand M (2004): Comparative efficacy and safety of skeletal muscle relaxants for spasticity and musculoskeletal conditions: a systematic review. J Pain Symptom Manage 28: 140–175

Cohen JA, Barkhof F, Comi G, Hartung HP, Khatri BO, Montalban X, Pelletier J, Capra R, Gallo P, Izquierdo G, Tiel-Wilck K, de Vera A, Jin J, Stites T, Wu S, Aradhye S, Kappos L; TRANSFORMS Study Group (2010): Oral fingolimod or intramuscular interferon for relapsing multiple sclerosis. N Engl J Med 362: 402–415

Costa J, Espírito-Santo CC, Borges AA, Ferreira J, Coelho MM, Moore P, Sampaio C (2004): Botulinum toxin type A therapy for blepharospasm. Cochrane Database of Systematic Reviews 2004, Issue 2. Art. No.: CD004900. DOI: 10.1002/14651858.CD004900.pub2

Costa J, Espírito-Santo CC, Borges AA, Ferreira J, Coelho MM, Moore P, Sampaio C (2005): Botulinum toxin type A therapy for hemifacial spasm. Cochrane Database of Systematic Reviews 2005, Issue 1. Art. No.: CD004899. DOI: 10.1002/14651858.CD004899.pub2

Cutter GR, Stüve O (2014): Does risk stratification decrease the risk of natalizumab-associated PML? Where is the evidence? Mult Scler 20: 1304–1305

Deutsche Gesellschaft für Neurologie (2012): Leitlinie Therapie des spastischen Syndroms. Entwicklungsstufe: S1, Stand: September 2012. Gültig bis September 2017 www.dgn.org/component/content/article/45-leitlinien-der-dgn-2012/2431-ll-89-2012-therapie-des-spastischen-syndroms.html?q=spastik, letzter Zugriff 16.05.2017

Deutsche Gesellschaft für Neurologie (2014): DGN/KKNMS Leitlinie zur Diagnose und Therapie der MS. Entwicklungsstufe: S2e, Stand: Januar 2012, Ergänzung April 2014. Gültig bis April 2017. Internet: http://www.dgn.org/component/content/article/45-leitlinien-der-dgn-2012/2333-ll-31-2012-diagnose-und-therapie-der-multiplen-sklerose.html; letzter Zugriff 16.05.2017

Dulin J, Kovács L, Ramm S, Horvath F, Ebeling L, Kohnen R (1998): Evaluation of sedative effects of single and repeated doses of 50 mg and 150 mg tolperisone hydrochloride. Results of a prospective, randomized, double-blind, placebo-controlled trial. Pharmacopsychiatry 31: 137–142

Duthie JB, Vincent M, Herbison GP, Wilson DI, Wilson D (2011): Botulinum toxin injections for adults with overactive bladder syndrome. Cochrane Database of Systematic Reviews 2011, Issue 12. Art. No.: CD005493. DOI: 10.1002/14651858.CD005493.pub3

Elia AE, Filippini G, Calandrella D, Albanese A (2009): Botulinum neurotoxins for post-stroke spasticity in adults: a systematic review. Mov Disord 24: 801–812

El-Tawil S, Al Musa T, Valli H, Lunn MPT, Brassington R, El-Tawil T, Weber M (2015): Quinine for muscle cramps. Cochrane Database of Systematic Reviews 2015, Issue 4. Art. No.: CD005044. DOI: 10.1002/14651858.CD005044.pub3

European Medicines Agency (2011): Assessment Report Fampyra (Fampridine) 23. Juni 2011. Procedure No. EMEA/H/C/002097. http://www.ema.europa.eu/docs/en_GB/document_library/EPAR_-_Public_assessment_report/human/002097/WC500109957.pdf; letzter Zugriff 23.05.2016

European Medicines Agency (2013): Recommendation to suspend tetrazepam-containing medicines endorsed by CMDh: 29 April 2013 EMA/256383/2013

European Medicines Agency (2016): EMA confirms recommendations to minimise risk of brain infection PML with Tysabri. More frequent MRI scans should be considered for patients at higher risk. 25/04/ 2016 EMA/266665/201. Letzter Zugriff 16.05.2017

Filippini G, Del Giovane C, Vacchi L, D'Amico R, Di Pietrantonj C, Beecher D, Salanti G (2013): Immunomodulators and immunosuppressants for multiple sclerosis: a network meta-analysis. Cochrane Database of Systematic Reviews 2013, Issue 6. Art. No.: CD008933. DOI: 10.1002/14651858.CD008933.pub2

Filippini G, Del Giovane C, Clerico M, Beiki O, Mattoscio M, Piazza F, Fredrikson S, Tramacere I, Scalfari A, Salanti G (2017): Treatment with disease-modifying drugs for people with a first clinical attack suggestive of multiple sclerosis. Cochrane Database Syst Rev. 2017 Apr 25;4:CD012200. doi: 10.1002/14651858.CD012200.pub2

Gemeinsamer Bundesausschuss (G-BA) (2016a): Beschluss des Gemeinsamen Bundesausschusses zur Änderung der Arzneimittel-Richtlinie (AM-RL): Anlage XII - Beschlüsse über die Nutzenbewertung von Arzneimitteln mit neuen Wirkstoffen nach § 35a SGB V – Dimethylfumarat (Anforderungen an eine qualitätsgesicherte Anwendung) vom 29. Januar 2016. https://www.g-ba.de/downloads/ 39-261-2445/2016-01-07_AM-RL-XII_Dimethylfumarat-Aenderung_2014-05-01-D-100_BAnz.pdf; Letzter Zugriff 22.05.2017

Gemeinsamer Bundesausschuss (G-BA) (2016b): Beschluss des Gemeinsamen Bundesausschusses über eine Änderung der Arzneimittel-Richtlinie (AM-RL): Anlage XII - Beschlüsse über die Nutzenbewertung von Arzneimitteln mit neuen Wirkstoffen nach § 35a SGB V – Fingolimod (neues Anwendungsgebiet) vom 19. Mai 2016. https://www.g-ba.de/downloads/39-261-2578/2016-05-19_AM-RL-XII_Fingolimod_nAWG_D-198.pdf. Letzter Zugriff 17.05.2017

GKV-Spitzenverband, Biogen Idec GmbH (2013): AMNOG-Verhandlungen für MS-Therapeutikum erfolgreich beendet. Gemeinsame Pressemitteilung 01.03.2013. Internet: http://www.gkv-spitzenverband.de/presse/pressemitteilungen_und_statements/pressemitteilung_33664.jsp

Goodman AD, Brown TR, Cohen JA, Krupp LB, Schapiro R, Schwid SR, Cohen R, Marinucci LN, Blight AR; Fampridine MS-F202 Study Group (2008): Dose comparison trial of sustained-release fampridine in multiple sclerosis. Neurology 71: 1134–1141

Goodman AD, Brown TR, Krupp LB, Schapiro RT, Schwid SR, Cohen R, Marinucci LN, Blight AR; Fampridine MS-F203 Investigators (2009): Sustained-release oral fampridine in multiple sclerosis: a randomised, double-blind, controlled trial. Lancet 373: 732–738

Goodman AD, Brown TR, Edwards KR, Krupp LB, Schapiro RT, Cohen R, Marinucci LN, Blight AR; MSF204 Investigators (2010): A phase 3 trial of extended release oral dalfampridine in multiple sclerosis. Ann Neurol 68: 494–502

Han Y, Stevens AL, Dashtipour K, Hauser RA, Mari Z (2016): A mixed treatment comparison to compare the efficacy

and safety of botulinum toxin treatments for cervical dystonia. J Neurol 263: 772–780

He D, Zhang C, Zhao X, Zhang Y, Dai Q, Li Y, Chu L (2016): Teriflunomide for multiple sclerosis. Cochrane Database Syst Rev. 2016 Mar 22; 3: CD009882. doi: 10.1002/14651858.CD009882.pub3

Hoare BJ, Wallen MA, Imms C, Villanueva E, Rawicki HB, Carey L (2010): Botulinum toxin A as an adjunct to treatment in the management of the upper limb in children with spastic cerebral palsy (UPDATE). Cochrane Database of Systematic Reviews 2010, Issue 1. Art. No.: CD003469. DOI: 10.1002/14651858.CD003469.pub4

Hupperts R, Lycke J, Short C, Gasperini C, McNeill M, Medori R, Tofil-Kaluza A, Hovenden M, Mehta LR, Elkins J (2016): Prolonged-release fampridine and walking and balance in MS: randomised controlled MOBILE trial. Mult Scler. 22: 212–221

Huisman E, Papadimitropoulou K, Jarrett J, Bending M, Firth Z, Allen F, Adlard N (2017): Systematic literature review and network meta-analysis in highly active relapsing-remitting multiple sclerosis and rapidly evolving severe multiple sclerosis. BMJ Open. 7:e013430

Infomed (2003): Anaphylaktische Reaktionen unter Tolperison (Mydocalm) vom 27. Oktober 2003 http://www.infomed.ch/bdn.php?bdnid=185 2013

Jackson JL, Kuriyama A, Hayashino Y (2012): Botulinum toxin A for prophylactic treatment of migraine and tension headaches in adults: a meta-analysis. JAMA 307: 1736–1745

Kappos L, Radue EW, O'Connor P, Polman C, Hohlfeld R, Calabresi P, Selmaj K, Agoropoulou C, Leyk M, Zhang-Auberson L, Burtin P; FREEDOMS Study Group (2010): A placebo-controlled trial of oral fingolimod in relapsing multiple sclerosis. N Engl J Med 362: 387–401

Kirschner J, Berweck S, Mall V, Korinthenberg R, Heinen F (2001): Botulinumtoxin – Neue Therapieoption für Kinder mit Zerebralparese. Dtsch Ärztebl 98: A3375–A3379

La Mantia L, Munari LM, Lovati R (2010): Glatiramer acetate for multiple sclerosis. Cochrane Database of Systematic Reviews 2010, Issue 5. Art. No.: CD004678. DOI: 10.1002/14651858.CD004678.pub2

La Mantia L, Vacchi L, Di Pietrantonj C, Ebers G, Rovaris M, Fredrikson S, Filippini G (2012): Interferon beta for secondary progressive multiple sclerosis. Cochrane Database of Systematic Reviews 2012, Issue 1. Art. No.: CD005181. DOI: 10.1002/14651858.CD005181.pub3

La Mantia L, Di Pietrantonj C, Rovaris M, Rigon G, Frau S, Berardo F, Gandini A, Longobardi A, Weinstock-Guttman B, Vaona A (2016a): Interferons-beta versus glatiramer acetate for relapsing-remitting multiple sclerosis. Cochrane Database of Systematic Reviews 2016, Issue 11. Art. No.: CD009333. DOI: 10.1002/14651858.CD009333.pub3

La Mantia L, Tramacere I, Firwana B, Pacchetti I, Palumbo R, Filippini G (2016b): Fingolimod for relapsing-remitting multiple sclerosis. Cochrane Database Syst Rev. 2016 Apr 19;4: CD009371. doi: 10.1002/14651858.CD009371.pub2

Langford RM, Mares J, Novotna A, Vachova M, Novakova I, Notcutt W, Ratcliffe S (2013): A double-blind, randomized, placebo-controlled, parallel-group study of THC/CBD oromucosal spray in combination with the existing treatment regimen, in the relief of central neuropathic pain in patients with multiple sclerosis. J Neurol 260: 984–997

Longbrake EE, Naismith RT, Parks BJ, Wu GF, Cross AH (2015): Dimethyl fumarate-associated lymphopenia: Risk factors and clinical significance. Mult Scler J Exp Transl Clin. 2015 Jan-Dec;1. pii: 2055217315596994. Epub 2015 Jul 31

Lublin F, Miller DH, Freedman MS, Cree BA, Wolinsky JS, Weiner H, Lubetzki C, Hartung HP, Montalban X, Uitdehaag BM, Merschhemke M, Li B, Putzki N, Liu FC, Häring DA, Kappos L; INFORMS study investigators (2016): Oral fingolimod in primary progressive multiple sclerosis (INFORMS): a phase 3, randomised, double-blind, placebo-controlled trial. Lancet 387: 1075–1084

Malanga G, Reiter RD, Garay E (2008): Update on tizanidine for muscle spasticity and emerging indications. Expert Opin Pharmacother 9: 2209–2215

Marques RE, Duarte GS, Rodrigues FB, Castelão M, Ferreira J, Sampaio C, Moore AP, Costa J (2016): Botulinum toxin type B for cervical dystonia. Cochrane Database of Systematic Reviews 2016, Issue 5. Art. No.: CD004315. DOI: 10.1002/14651858.CD004315.pub3

Novartis Pharma GmbH (2013): Rote Hand Brief: Hämophagozytisches Syndrom (HPS) bei Patienten unter Fingolimod-Therapie (Gilenya) 15.11.2013. Verfügbar unter www.akdae.de; letzter Zugriff 17.05.2017

Novartis Pharma GmbH (2015): Rote Hand Brief : Fingolimod (Gilenya®): Erster Bericht einer progressiven multifokalen Leukoenzephalopathie (PML) bei einem Multiple-Sklerose-Patienten unter Fingolimod-Therapie ohne vorherige Behandlung mit Natalizumab oder anderen immunsuppressiven Arzneimitteln. 04.05.2015. Verfügbar unter www.akdae.de; letzter Zugriff 17.05.2017

Novartis Pharma GmbH (2016): Rote-Hand-Brief: Fingolimod (Gilenya®): Risiken im Zusammenhang mit den Auswirkungen auf das Immunsystem. Januar 2016. Verfügbar unter www.akdae.de; letzter Zugriff 17.05.2017

Novotna A, Mares J, Ratcliffe S, Novakova I, Vachova M, Zapletalova O, Gasperini C, Pozzilli C Cefaro L, Comi G, Rossi P, Ambler Z, Stelmasiak Z, Erdmann A, Montalban X, Klimek A, Davies P; Sativex Spasticity Study Group (2011): A randomized, double-blind, placebo-controlled, parallel-group, enriched-design study of nabiximols* (Sativex(®)), as add-on therapy, in subjects with refractory spasticity caused by multiple sclerosis. Eur J Neurol 18: 1122–1131

Otero-Romero S, Sastre-Garriga J, Comi G, Hartung HP, Soelberg Sørensen P, Thompson AJ, Vermersch P, Gold R, Montalban X (2016): Pharmacological management of spasticity in multiple sclerosis: Systematic review and consensus paper. Mult Scler. 22:1386–1396

Pucci E, Giuliani G, Solari A, Simi S, Minozzi S, Di Pietrantonj C, Galea I (2011): Natalizumab for relapsing remitting multiple sclerosis. Cochrane Database of Systematic Reviews 2011, Issue 10. Art. No.: CD007621. DOI: 10.1002/14651858. CD007621.pub2

Quasthoff S, Möckel C, Zieglgänsberger W, Schreibmayer W (2008): Tolperisone: A typical representative of a class of centrally acting muscle Relaxants with less sedative side effects. CNS Neurol Therap 14: 107–119

Riera R, Porfírio GJ, Torloni MR (2016): Alemtuzumab for multiple sclerosis. Cochrane Database Syst Rev. 2016 Apr 15;4:CD011203. Doi: 10.1002/14651858.CD011203.pub2

Rojas JI, Romano M, Ciapponi A, Patrucco L, Cristiano E (2010): Interferon Beta for Primary Progressive Multiple Sclerosis. Cochrane Database of Systematic Reviews 2010, Issue 1. Art. No.: CD006643. DOI: 10.1002/14651858.CD006643. pub3

Royal College of Obstetricians & Gynaecologists (2014): Botulinom toxin for an overactive bladder. Scientific impact paper No. 42. February 2014. Verfügbar unter https://www.rcog.org.uk. Letzter Zugriff 17.05.2017

See S, Ginzburg R (2008): Choosing a skeletal muscle relaxant. Am Fam Physician 78: 365–370

Shakespeare DT, Boggild M, Young C (2003): Anti-spasticity agents for multiple sclerosis. Cochrane Database of Systematic Reviews 2003, Issue 4. Art. No.: CD001332. DOI: 10.1002/14651858.CD001332

Solari A, Uitdehaag B, Giuliani G, Pucci E, Taus C (2002): Aminopyridines for symptomatic treatment in multiple sclerosis. Cochrane Database Syst Rev. 2002; Issue 4 Art. No.: CD001330

Soljanik I (2013): Efficacy and safety of botulinum toxin A intradetrusor injections in adults with neurogenic detrusor overactivity/neurogenic overactive bladder: a systematic review. Drugs 73: 1055–1066

Spence MM, Shin PJ, Lee EA, Gibbs NE (2013): Risk of injury associated with skeletal muscle relaxant use in older adults. Ann Pharmacother 47: 993–998

Tolley K, Hutchinson M, You X, Wang P, Sperling B, Taneja A, Siddiqui MK, Kinter E (2015): A Network Meta-Analysis of Efficacy and Evaluation of Safety of Subcutaneous Pegylated Interferon Beta-1a versus Other Injectable Therapies for the Treatment of Relapsing-Remitting Multiple Sclerosis. PLoS One; 10:e0127960

Tramacere I, Del Giovane C, Salanti G, D'Amico R, Filippini G (2015): Immunomodulators and immunosuppressants for relapsing-remitting multiple sclerosis: a network meta-analysis. Cochrane Database Syst Rev. 2015 Sep 18;9: CD011381. doi: 10.1002/14651858.CD011381.pub2

Tsivgoulis G, Katsanos AH, Mavridis D, Grigoriadis N, Dardiotis E, Heliopoulos I, Papathanasopoulos P, Karapanayiotides T, Kilidireas C, Hadjigeorgiou GM, Voumvourakis K; HELANI (Hellenic Academy of Neuroimmunology) (2016): The Efficacy of Natalizumab versus Fingolimod for Patients with Relapsing-Remitting Multiple Sclerosis: A Systematic Review, Indirect Evidence from Randomized Placebo-Controlled Trials and Meta-Analysis of Observational Head-to-Head Trials. PLoS One. 2016 Sep 29;11(9):e0163296. doi: 10.1371/journal.pone.0163296. eCollection 2016

Vermersch P, Czlonkowska A, Grimaldi LM, Confavreux C, Comi G, Kappos L, Olsson TP, Benamor M, Bauer D, Truffinet P,

Church M, Miller AE, Wolinsky JS, Freedman MS, O'Connor P; TENERE Trial Group (2014): Teriflunomide versus subcutaneous interferon beta-1a in patients with relapsing multiple sclerosis: a randomised, controlled phase 3 trial. Mult Scler 20: 705–716

Xu Z, Zhang F, Sun F, Gu K, Dong S, He D (2015): Dimethyl fumarate for multiple sclerosis. Cochrane Database of Systematic Reviews 2015, Issue 4. Art. No.: CD011076. DOI: 10.1002/14651858.CD011076.pub2

Mund- und Rachentherapeutika

Judith Günther

© Springer-Verlag GmbH Germany 2017
U. Schwabe, D. Paffrath, W.-D. Ludwig, J. Klauber (Hrsg.), *Arzneiverordnungs-Report 2017*
DOI 10.1007/978-3-662-54630-7_36

Auf einen Blick

Trend
Seit dem Jahr 2004 sind verschreibungsfreie Mittel weitgehend aus der Erstattung der gesetzlichen Krankenversicherung ausgeschlossen. Dies führte bei den überwiegend rezeptfrei erhältlichen Mund- und Rachentherapeutika zu drastischen Verordnungseinbrüchen, die sich in den vergangenen Jahren auf niedrigem Niveau stabilisierten. Im Gegensatz zum Vorjahr gab es im Jahr 2016 aber eine leichte Steigerung bei den Verordnungszahlen, die in erster Linie auf eine Mehrverordnung Lokalanästhetika-haltiger Mono- und Kombinationstherapeutika zurückzuführen ist.

Bewertung
Als evidenzbasierte Therapie kann lediglich die Behandlung von Pilzinfektionen im Mund- und Rachenraum mit antimykotischen Lokaltherapeutika angesehen werden. Dagegen gibt es für Antiseptika, Antiphlogistika und zahlreiche Kombinationspräparate weiterhin keine ausreichenden Belege für eine therapeutische Wirksamkeit bei Infektionen oder entzündlichen Erkrankungen im Mund- und Rachenbereich.

Mund- und Rachentherapeutika werden zur Behandlung von Infektionen und schmerzhaften Schleimhautaffektionen des Mund- und Rachenraumes eingesetzt. In der Regel werden diese Infektionen durch Viren ausgelöst, so dass der Einsatz antiseptisch oder lokal antibiotisch wirkender Präparate nicht angezeigt ist. Bei der Behandlung der weit überwiegenden Zahl selbstlimitierender Infektionen in Mund und Rachen stehen daher Maßnahmen zur Linderung der Symptomatik im Vordergrund. Auch bei der Anwendung von Tabletten und Pastillen zum Lutschen trägt vermutlich vor allem der vermehrte Speichelfluss zur positiven Beeinflussung subjektiver Beschwerden bei.

Candidabesiedlungen – im Gefolge von Virusinfektionen oder bei immunsupprimierten Patienten – sind gezielt mit Antimykotika zu behandeln. Bakterien, insbesondere β-hämolysierende Streptokokken, als primäre oder sekundäre Infektionsursache nachgewiesen, bedürfen aufgrund möglicher Spätfolgen wie rheumatischem Fieber und Perikarditis einer systemischen Antibiotikatherapie. Darüber hinaus sollten differentialdiagnostisch ernsthafte Erkrankungen wie Agranulozytose, Diphtherie, Tumoren und Mandelabszesse ausgeschlossen werden.

36.1   Verordnungsspektrum

Seit der Neufassung der Arzneimittelrichtlinien im Januar 2004 dürfen apothekenpflichtige nicht verschreibungspflichtige Arzneimittel nach §34, Abs. 1 Satz 2 SGB V nicht mehr zu Lasten der gesetzlichen Krankenversicherung verordnet werden, es sei denn, es handelt sich um Arzneimittel, die bei der Behandlung schwerwiegender Erkrankungen als Therapiestandard gelten. Von dieser Regelung sind lediglich Kinder bis zum vollendeten 12. Lebensjahr und Jugendliche mit Entwicklungsstörungen bis zum vollendeten 18. Lebensjahr ausgenommen. Als schwerwiegende Erkrankungen werden beispielsweise Pilzinfektionen im Mund- und Rachenraum angesehen, die den Einsatz verschreibungsfreier Antimykotika rechtfertigen. Ergänzend gilt §34 Abs.1 Satz 6 des SGB V, wonach auch die verschreibungspflichtigen Mund- und Rachentherapeutika nicht an Versicherte verordnet werden dürfen, die das 18. Lebensjahr vollendet haben, es sei denn, es handelt sich um Pilzinfektionen.

36.2 Therapeutische Aspekte

36.2.1 Antimykotika

Eine sachgerechte Behandlung von Pilzinfektionen im Mund- und Rachenraum ist mit kausal wirkenden antimykotischen Lokaltherapeutika gegeben. Eine Behandlung mit Antiseptika ist hingegen nicht angezeigt, da die Wirkstoffkonzentrationen in den Präparaten häufig unter den jeweiligen minimalen Hemmkonzentrationen liegen. Orale Pilzinfektionen werden fast ausschließlich durch Candidaarten verursacht, kommen aber bei gesunden Erwachsenen selten vor. Das Tragen von Zahnprothesen, Diabetes mellitus, die Behandlung mit Breitband-Antibiotika und Rauchen gelten bei Erwachsenen als prädisponierende Risikofaktoren. Häufiger als Erwachsene sind Säuglinge und Kleinkinder betroffen sowie Personen mit beeinträchtigter oder supprimierter Immunabwehr. Orale Candidosen bei Neugeborenen finden sich in der vierten Woche nach der Geburt mit 14% am häufigsten. Bei immunkompetenten Neugeborenen heilt eine Candidose in aller Regel nach 3–8 Wochen spontan aus. Schwerwiegender verlaufen dagegen diese Infektionen bei Frühgeborenen oder Säuglingen mit ernsten Erkrankungen sowie bei Kindern und Erwachsenen mit Immunschwäche (National Institute for Health and Care Excellence 2013).

Zur Lokaltherapie stehen Amphotericin B (*Ampho-Moronal Lutschtbl.*), Miconazol und Nystatin zur Verfügung. Ihre Verordnungen blieben gegenüber dem Vorjahr annähernd konstant (❏ Tabelle 36.1). Amphotericin B erfasst neben Hefen auch dimorphe Pilze und einige Aspergillusarten. Der Wirkstoff ist in niedriger Dosierung fungistatisch, in höherer Dosierung fungizid und wird bei oraler Anwendung nicht resorbiert. *Ampho-Moronal*

Lutschtabletten werden daher ausschließlich zur Behandlung und Prophylaxe oraler Pilzinfektionen eingesetzt. Sie decken fast 80% der Antimykotika-DDD ab.

Nystatin hat ein schmales Wirkungsspektrum und erfasst im Wesentlichen Candidaarten. Das Antimykotikum wirkt in niedriger und mittlerer Dosierung fungistatisch und wird kaum resorbiert. Nystatin kommt in Form von Mundgelen, Suspensionen und Dragees ausschließlich zur Behandlung orointestinaler Candidosen zum Einsatz.

Miconazol ist ein Azolantimykotikum mit breitem Wirkspektrum, das in oraler Darreichungsform therapeutisch aufgrund seiner geringen Bioverfügbarkeit (<25%) ebenfalls nur zur Behandlung orointestinaler Candidosen geeignet ist. Der Wirkungstyp ist fungistatisch. Trotz der geringen Bioverfügbarkeit von miconazolhaltigen Mundgelen können relevante Interaktionen mit oralen Antikoagulantien, Sulfonylharnstoffen und Phenytoin auftreten. Die Anwendung von QT-Intervall verlängernden Wirkstoffen wie Mizolastin, Pimozid oder Terfenadin, von Statinen wie Simvastatin oder Lovastatin, von Mutterkornalkaloiden oder Triazolam zusammen mit miconazolhaltigen Mundgelen ist wegen der Gefahr verstärkter Nebenwirkungen kontraindiziert. Aufgrund der Evidenz aus klinischen Studien wird aber Miconazol zur Therapie oropharyngealer Candidosen bei Kindern als Mittel der Wahl angesehen, da der Wirkstoff bei dieser Patientengruppe besser und sicherer wirkt als Nystatin. Für Amphotericin B liegen keine validen Studien für die orale Behandlung von Kindern vor. Auch bei älteren immunkompetenten Patienten wird zunächst Miconazol als Mittel der Wahl bei Pilzinfektionen im Mund empfohlen. Nystatin wird eingesetzt, wenn Miconazol nicht angewendet werden kann. Auch Amphotericin B kann dann zur Anwendung kommen, allerdings ist eine Behandlungsdauer von 14 Tagen zu beachten. Bei immunsupprimierten Patienten oder Patienten mit schweren Grunderkrankungen wie z. B. Diabetes wird bei großflächigen oder schweren Pilzinfektionen im Mund die systemische Anwendung von Azolantimykotika wie Fluconazol empfohlen (siehe ► Tabelle 12.9, ► Kapitel Antibiotika und Chemotherapeutika) (Zhang et al. 2016, National Institute for Health and Care Excellence 2013, Hoppe et al. 1997).

◘ Tabelle 36.1. Verordnungen von antimykotikahaltigen Mund- und Rachentherapeutika 2016. Angegeben sind die 2016 verordneten Tagesdosen, die Änderungen gegenüber 2015 und die mittleren Kosten je DDD 2016.

Präparat	Bestandteile	DDD Mio.	Änderung %	DDD-Nettokosten €
Amphotericin B				
Ampho-Moronal Lutschtabl.	Amphotericin B	1,9	(+2,4)	2,08
Nystatin				
Nystatin acis	Nystatin	0,10	(+18,0)	2,16
Moronal Filmtbl./Susp.	Nystatin	0,08	(+1,9)	2,68
Nystaderm/-S	Nystatin	0,06	(+7,2)	2,72
Mykundex Drag. etc.	Nystatin	0,04	(−15,7)	3,01
		0,28	(+4,6)	2,56
Miconazol				
Infectosoor Mundgel	Miconazol	0,13	(+3,0)	3,40
Mykoderm Mundgel	Miconazol	0,12	(+1,0)	2,55
Micotar Mundgel	Miconazol	0,05	(−2,1)	2,80
Daktar Mundgel	Miconazol	0,04	(−4,2)	2,59
		0,34	(+0,7)	2,93
Summe		2,5	(+2,4)	2,25

36.2.2 Topische Glucocorticoide

Topische Glucocorticoide werden bei rekurrierender aphthöser Stomatitis, bei oralem Lichen planus sowie oralem Erythema migrans eingesetzt (Gonsalves et al. 2007, National Institute for Health and Care Excellence 2012, Altenburg et al. 2014). Sie verkürzen möglicherweise die Heilungsdauer von oralen Ulcera und reduzieren damit einhergehende Schmerzen (Liu et al. 2012). Die Evidenzlage hierfür ist allerdings verbesserungsbedürftig, da methodisch hochwertige klinische Studien fehlen. Das Prednisolonpräparat Dontisolon D ist zur vorübergehenden Anwendung in der Zahnheilkunde bei akuter Gingivitis, Stomatitis sowie bei Perikoronitis (Dentitio difficilis) zugelassen und wird fast ausschließlich von Zahnärzten angewendet (siehe ▶ Tabelle 47.4). Auch in der Zahnmedizin wird ein restriktiver Einsatz von topischen Glucocorticoiden empfohlen (siehe ▶ Kapitel 47, Zahnärztliche Arzneiverordnungen).

36.2.3 Benzydamin

Benzydamin (*Tantum verde*) wurde im Jahr 2013 aus der Verschreibungspflicht entlassen (AmVV-ÄndV 2013). Seither sinken seine Verordnungszahlen deutlich, so auch 2016 (◘ Tabelle 36.2). Es soll lokal angewendet antiphlogistisch und lokalanästhetisch wirken. Die Substanz wird aber auch resorbiert und kann zu einer Vielzahl von Nebenwirkungen führen, wie z. B. Brechreiz, Übelkeit, Schlafstörungen und Hautkomplikationen. Nach einem Cochrane-Review der vorliegenden Evidenz zum Einsatz von Benzydamin bei Krebspatienten unter Chemo- bzw. Strahlentherapie fehlen überzeugende Belege für einen Nutzen bei der Behandlung von Mundschleimhautentzündungen (Clarkson et al. 2010). Auch eine weitere Übersichtsarbeit bestätigt, dass für eine begründete Behandlung chemotherapiebedingter Mukositiden insgesamt valide Studiendaten fehlen (Bornemann-Cimenti et al. 2013). Bei der Behandlung von rekurrierenden Aphthen reduzierte Benzydamin weder die Anzahl der Läsionen, noch konnte der Wirkstoff die Schmerzen signifikant senken (Matthews et al. 1987). In einem systematischen Re-

◻ **Tabelle 36.2 Verordnungen von weiteren Mund- und Rachentherapeutika 2016.** Angegeben sind die 2016 verordneten Tagesdosen, die Änderungen gegenüber 2015 und die mittleren Kosten je DDD 2016.

Präparat	Bestandteile	DDD Mio.	Änderung %	DDD-Nettokosten €
Monopräparate				
Dontisolon D	Prednisolon	5,1	(+8,7)	0,70
Dynexan Mundgel	Lidocain	1,9	(+19,3)	0,39
Volon A Haftsalbe	Triamcinolonacetonid	0,72	(+5,7)	1,78
Chlorhexamed	Chlorhexidin	0,56	(+1,6)	0,80
Tantum Verde Lsg/Lutsch	Benzydamin	0,38	(−21,3)	1,08
Kamillosan Lösung	Kamillenblütenextrakt	0,01	(−2,3)	10,62
		8,7	(+8,3)	0,76
Kombinationen				
Infectogingi Mundgel	Lidocain Salbeiblätterauszug Kamillenblütenauszug	1,9	(+28,5)	0,29
Tonsipret	Capsicum annum Dil. D3 Guaiacum Dil. D3 Phytolacca americana ø	1,2	(−1,4)	0,78
Lemocin	Tyrothricin Cetrimoniumbromid Lidocain	1,2	(+3,0)	1,05
Kamistad/-N	Lidocain Kamillenblütenauszug	0,75	(+2,9)	0,18
Osanit	Magnesium phosph. C6 Calcium carb. „Hahnemanni" C8 Chamomilla D6 Calcium phosph. D12 Ferrum phosporicum C8	0,14	(−11,0)	1,34
Solcoseryl	Kälberblutextrakt Polidocanol	0,14	(+12,8)	0,72
Neo-angin/-N	Dichlorbenzylalkohol Amylmetacresol Levomenthol	0,11	(+9,5)	1,56
Dolo Dobendan	Cetylpyridiniumchlorid Benzocain	0,08	(+2,2)	2,03
Dorithricin/-classic	Tyrothricin Benzocain Benzalkoniumchlorid	0,07	(+12,0)	1,96
		5,6	(+9,5)	0,65
Summe		14,2	(+8,8)	0,71

36

view zum postoperativen Einsatz von Benzydamin nach Tonsillektomie finden sich in 7 klinischen Studien mit diskrepanten Ergebnissen ebenfalls keine ausreichenden Belege für eine analgetische oder entzündungshemmende Wirksamkeit (Fedorowicz et al. 2013).

36.2.4 Lokalanästhetika

Bei wenig bis mittelstark ausgeprägten, schmerzhaften Läsionen der Mundschleimhaut können Lokalanästhetika wie Lidocain (*Dynexan Mundgel*) nach den Ergebnissen placebokontrollierter Studien zur kurzzeitigen Schmerzlinderung eingesetzt werden (Kasaj et al. 2007, Fedorowicz et al. 2013, Altenburg et al. 2014). Da in der Regel mit der Schmerzlinderung ein subjektiver Endpunkt erhoben wird, kann eine Überschätzung der therapeutischen Wirksamkeit bei unzureichender Verblindung in diesen Untersuchungen nicht ausgeschlossen werden Hrobjartsson et al. 2013).

36.2.5 Antiseptika

Für den Nachweis einer therapeutischen Wirksamkeit antiseptischer Mund- und Rachentherapeutika fehlen aussagekräftige kontrollierte klinische Studien. Für Chlorhexidin (*Chlorhexamed*) finden sich einige kleinere, methodisch aber verbesserungsbedürftige Studien, die gegenüber einer Placebobehandlung eine Verminderung der Heilungsdauer von Mundschleimhautulcera und eine Verbesserung der Schmerzsymptomatik nahe legen (Staines und Greenwood 2015). Möglicherweise reduziert Chlorhexidinlösung bei chemotherapeutisch behandelten Kindern auch die Rate an oralen Mucositiden (Nashwan 2011). Auch bessert sich unter Chlorhexidinanwendung sowohl in Kurz- (weniger als 3 Behandlungswochen) wie auch in Langzeitanwendung (länger als 3 Behandlungswochen) bakteriell bedingter Mundgeruch (Blom et al. 2012). Die systematische Analyse der vorhandenen Literatur zu Chlorhexidin zeigt eine Verminderung leichter Mundschleimhautentzündungen. Dass sich dadurch auch moderate bis schwere entzündliche Veränderungen bessern, ist nicht ausreichend belegt.

Durch mehrwöchige Anwendung von Chlorhexidin lassen sich Zahnbeläge deutlich verhindern (James et al. 2017). Ob Patienten unter Chemotherapie durch Chlorhexidinmundspülungen profitieren und dadurch die Rate an Mucositiden abnimmt, muss in validen randomisierten Studien weiter untersucht werden (Cardona et al. 2017). Für die Anwendung von Chlorhexidinmundspülungen zur Kariesprophylaxe bei Kindern und Jugendlichen fehlen aussagekräftige Studien (Walsh et al. 2015). Bei Daueranwendung von Chlorhexidin in der Mundhöhle können sich aber Zunge und Zähne reversibel bräunlich verfärben und die Geschmacksempfindung kann beeinträchtigt sein (Bundesgesundheitsamt 1994, James et al. 2017). Zudem ist beim Einsatz des Mittels auch das Risiko allergischer Reaktionen zu bedenken. Vor dem Hintergrund möglicher schwerer anaphylaktischer Reaktionen verbietet sich der unkritische Einsatz von Chlorhexidin (Bundesinstitut für Arzneimittel und Medizinprodukte 2013).

Für die topische Anwendung von Kamillenextrakten auf Haut und Schleimhäuten werden antientzündliche, antimikrobielle Wirkungen und wundheilungsfördernde Eigenschaften reklamiert. Das Erfahrungswissen zu diesem Phytotherapeutikum wird kaum mit Ergebnissen aus klinischen Studien gestützt. Die Beleglage für die Anwendung im Mund- und Rachenraum ist inkonsistent (ESCOP 2003). Nach Begutachtung der Evidenzlage durch das europäische Komitee für phytotherapeutische Arzneimittel (Committee on Herbal Medicinal products, HMPC) wird Kamillenblütenextrakt daher lediglich ein traditioneller Gebrauch bei Mund- und Schleimhautinfektionen zuerkannt (European Medicines Agency 2015).

36.2.6 Kombinationspräparate

Im Gegensatz zum Vorjahr ergeben sich 2016 moderate Steigerungen bei den Kombinationspräparate, die sich in erster Linie auf Mehrverordnungen von Kombinationen mit Lokalanästhetika zurückführen lassen (◘ Tabelle 36.2). Für diese festgelegten Kombinationen fehlen aber Studien, die die Überlegenheit gegenüber einer Monotherapie mit Lidocain belegen.

Eine Kombination von Antiseptika mit einem Lokalanästhetikum kann allenfalls in Einzelfällen als sinnvoll angesehen werden, um stark schmerzende Affektionen zu lindern. In der Regel sind hierfür aber Monotherapeutika mit einem verträglichen Lokalanästhetikum wie beispielsweise Lidocain ausreichend. Das Lokalanästhetikum Benzocain (in *Dolo Dobendan* und *Dorithricin/-classic*) ist aufgrund einer möglichen Paragruppenallergie als Lokaltherapeutikum auf der Schleimhaut nicht geeignet. Cetrimoniumbromid (in *Lemocin*) kann als quartäre Ammoniumverbindung bei wiederholter Anwendung bei einigen Patienten eine Hypersensibilisierung verursachen. Cetylpyridiniumchlorid (*Dolo Dobendan*) kann zudem die Wundheilung hemmen. Das den Polypeptidantibiotika zugeordnete und als Lokalantibiotikum eingesetzte Tyrothricin (in *Lemocin* und *Dorithricin/-classic*) wirkt vorwiegend gegen grampositive Bakterien, erreicht allerdings kaum die minimale Hemmkonzentration. Daher wird die Verwendung von Tyrothricin in Lutschtabletten negativ beurteilt (Fricke et al. 1990, Daschner 1999, Daschner 2002, Daschner und Frank 2004).

Neu vertreten unter den meist verordneten Topika zur Behandlung oraler Entzündungen ist das seit vielen Jahren im Handel befindliche *Solcoseryl*, eine topische Zubereitung aus dem lokalanästhetisch wirkenden Polidocanol und Kälberblutextrakt. Für dieses Kombinationsmittel finden sich nur wenige ältere klinische Untersuchungen. Ein Nutzen dieser Formulierung ist nicht nachgewiesen.

Für eine altbekannte Fixkombination aus zwei Antiseptika und Levomenthol (*Neo-angin*) fehlt der Nachweis, dass es sich hierbei um eine sinnvolle Kombination handelt, die gegenüber der Anwendung der Einzelmittel bei der „unterstützenden Behandlung von Entzündungen der Rachenschleimhaut" Vorteile besitzt.

Auch in 2016 finden sich wieder 2 homöopathische Mittel (*Tonsipret* und *Osanit*) unter den 3000 meist verordneten Präparaten, allerdings mit teilweise deutlichen Einbußen bei den Tagesdosen im Vergleich zum Vorjahr. Die Mittel werden vor allem in der pädiatrischen Praxis bei Zahnungsbeschwerden und Erkrankungen der oberen Atemwege eingesetzt. Klinische Studien, die die therapeutische Wirksamkeit dieser Mittel gegenüber Scheinmedikament nachweisen, fehlen.

Literatur

Altenburg A, El-Haj N, Micheli C, Puttkammer M, Abdel-Naser MB, Zouboulis CC (2014): The treatment of chronic recurrent oral aphthous ulcers. Dtsch Arztebl Int 111: 665–673

AmVV-ÄndV (2013): Dreizehnte Verordnung zur Änderung der Arzneimittelverschreibungsverordnung vom 19. Februar 2013. Bundesgesetzblatt Jahrgang 2013 Teil I Nr. 9 vom 25. Februar 2013, 312–315

Blom T, Slot DE, Quirynen M, Van der Weijden GA (2012): The effect of mouthrinses on oral malodor: a systematic review. Int J Dent Hyg 10: 209–222

Bornemann-Cimenti H, Kobald SK, Szilagyi IS, Sandner-Kiesling A (2013): Topische Schmerztherapie bei oraler Mukositis. Schmerz 27: 253–262

Bundesinstitut für Arzneimittel und Medizinprodukte (BfArM) (2013): Chlorhexidin: Anaphylaktische Reaktionen vom 27.09.2013 http://www.bfarm.de/SharedDocs/Risikoinformationen/Pharmakovigilanz/DE/RI/2013/RI-chlorhexidin.html; letzter Zugriff 13.05.2017

Bundesgesundheitsamt (1994): Aufbereitungsmonographie Chlorhexidin und Chlorhexidinsalze. Bundesanzeiger vom 24.09.1994: 9126

Cardona A, Balouch A, Abdul MM, Sedghizadeh PP, Enciso R. Efficacy of chlorhexidine for the prevention and treatment of oral mucositis in cancer patients: a systematic review with meta-analyses. J Oral Pathol Med. 2017 Jan 11.doi: 10.1111/jop.12549. [Epub ahead of print]

Clarkson JE, Worthington HV, Furness S, McCabe M, Khalid T, Meyer S (2010): Interventions for treating oral mucositis for patients with cancer receiving treatment. Cochrane Database of Systematic Reviews 2010, Issue 8. Art. No.: CD001973. DOI: 10.1002/14651858.CD001973.pub4

Daschner F, Frank U (2004): Antibiotika am Krankenbett, 12. Auflage, Springer-Verlag Berlin Heidelberg New York, S. 226

Daschner F (2002): Wie lange noch unnötige Rachentherapeutika? arznei-telegramm 33: 107

Daschner F (1999): Desinfektionsmittel im Rachen von Kindern? Intern Praxis 1/99 Jahrgang 39: 185–186

ESCOP (2003): Matricariae Flos; In: ESCOP-Monographs – The Scientific Foundation for Herbal Medicinal Products. Second edition. Thieme Verlag, Stuttgart: 312–323

European Medicines Agency (2015): Committee on Herbal Medicinal Products (HMPC): European Union herbal monograph on Matricaria recutita L., flos. Final 7 July 2015. First published 05/04/2016. EMA/HMPC/55843/2011 Verfügbar unter www.ema.europa.eu. Letzter Zugriff 13.05.2017

Fedorowicz Z, van Zuuren EJ, Nasser M, Carter B, Al Langawi JH (2013): Oral rinses, mouthwashes and sprays for improving recovery following tonsillectomy. Cochrane Database of Systematic Reviews 2013, Issue 9. Art. No.: CD007806. DOI: 10.1002/14651858.CD007806.pub4

Fricke U, Keseberg A, Liekfeld H (1990): Empfehlungen für die Selbstmedikation; Leitsymptom Halsschmerz. Pharm Ztg 135: 28–31

36

Gonsalves WA, Chi AC, Neville BW (2007): Common Oral Lesions: Part I. Superficial Mucosal Lesions. Am Fam Physician 75: 501–507

Hoppe JE (1997): Treatment of oropharyngeal candidiasis in immunocompetent infants: a randomized multicenter study of miconazole gel vs. nystatin suspension. The Antifungals Study Group. Pediatr Infect Dis J 16: 288–293

Hróbjartsson A, Thomsen AS, Emanuelsson F, Tendal B, Hilden J, Boutron I, Ravaud P, Brorson S (2013): Observer bias in randomized clinical trials with measurement scale outcomes: a systematic review of trials with both blinded and nonblinded assessors. CMAJ 185: E201–E211

James P, Worthington HV, Parnell C, Harding M, Lamont T, Cheung A, Whelton H, Riley P (2017): Chlorhexidine mouthrinse as an adjunctive treatment for gingival health. Cochrane Database Syst Rev. 2017 Mar 31; 3: CD008676. doi:10.1002/14651858.CD008676.pub2.

Kasaj A, Heib A, Willershausen B (2007): Effectiveness of a topical salve (Dynexan) on pain sensitivity and early wound healing following nonsurgical periodontal therapy. Eur J Med Res 12: 196–199

Liu C, Zhou Z, Liu G, Wang Q, Chen J, Wang L, Zhou Y, Dong G, Xu X, Wang Y, Guo Y, Lin M, Wu L, Du G, Wei C, Zeng X, Wang X, Wu J, Li B, Zhou G, Zhou H (2012): Efficacy and safety of dexamethasone ointment on recurrent aphthous ulceration. Am J Med 125: 292–301

Matthews RW, Scully CM, Levers BG, Hislop WS (1987): Clinical evaluation of benzydamine, chlorhexidine, and placebo mouthwashes in the management of recurrent aphthous stomatitis. Oral Surg Oral Med Oral Pathol 63: 189–191

National Institute for Health and Care Excellence (NICE) (2012): Clinical Knowledge Summaries (CKS) Aphthous ulcer, Version August 2012; http://cks.nice.org.uk/ aphthous-ulcer#!evidence; letzter Zugriff 13.05.2017

National Institute for Health and Care Excellence (NICE) (2013): Clinical Knowledge Summaries (CKS) Candida Oral, Version Juli 2013; http://cks.nice.org.uk/candi-da-oral#!supportingevidence; letzter Zugriff 13.05.2017

Nashwan AJ (2011): Use of chlorhexidine mouthwash in children receiving chemotherapy: a review of literature. J Pediatr Oncol Nurs 28: 295–299

Staines K, Greeenwood N (2015): Aphthous ulcers (recurrent). BMJ Clin Evid. 2015 Feb 26;2015. pii: 1303.Walsh T, Oliveira-Neto JM, Moore D (2015): Chlorhexidine treatment for the prevention of dental caries in children and adolescents. Cochrane Database Syst Rev. 2015 Apr 13;4:CD008457. doi: 10.1002/14651858.CD008457.pub2

Walsh T, Oliveira-Neto JM, Moore D (2015): Chlorhexidine treatment for the prevention of dental caries in children and adolescents. Cochrane Database Syst Rev. 2015 Apr 13; 4: CD008457. doi: 10.1002/14651858.CD008457.pub2

Zhang LW, Fu JY, Hua H, Yan ZM (2016): Efficacy and safety of miconazole for oral candidiasis: a systematic review and meta-analysis. Oral Dis 22: 185–195

Onkologika

Wolf-Dieter Ludwig und Ulrich Schwabe

© Springer-Verlag GmbH Germany 2017
U. Schwabe, D. Paffrath, W.-D. Ludwig, J. Klauber (Hrsg.), *Arzneiverordnungs-Report 2017*
DOI 10.1007/978-3-662-54630-7_37

Auf einen Blick

Das höchste Verordnungsvolumen der Onkologika haben Hormonantagonisten zur Behandlung des Mammakarzinoms und des Prostatakarzinoms, auf die fast 70% der definierten Tagesdosen (DDD) entfallen. Alle anderen onkologischen Arzneimittel haben wesentlich geringere Verordnungsmengen. Führende Gruppe der klassischen Zytostatika sind die Antimetabolite, was vor allem auf den häufigen Verordnungen von 5-Fluorouracil und Methotrexat beruht. Als nächste Gruppen folgen mit deutlichem Abstand monoklonale Antikörper, Proteinkinaseinhibitoren, Taxane, Platinverbindungen, Alkylanzien, Anthrazykline und Topoisomerasehemmstoffe. Das führende Präparat der Proteinkinaseinhibitoren ist Imatinib, der erfolgreiche Standard für die Behandlung der Philadelphia-Chromosom-positiven chronischen myeloischen Leukämie. Weitere Proteinkinaseinhibitoren werden zur Behandlung der chronischen lymphatischen Leukämie, der primären Myelofibrose, des nicht-kleinzelligen Lungenkarzinoms, des Nierenzellkarzinoms, des Melanoms und des kolorektalen Karzinoms eingesetzt.

Kosten
Onkologika sind 2016 mit 5,8 Mrd. € die umsatzstärkste Indikationsgruppe des GKV-Arzneimittelmarktes. Die höchsten Kosten verursachen monoklonale Antikörper (2,8 Mrd. €), gefolgt von Proteinkinaseinhibitoren (1,3 Mrd. €) und Hormonantagonisten (816 Mio. €). Deutlich geringere Kosten entfallen auf die einzelnen Gruppen der klassischen Zytostatika.

In der medikamentösen Tumortherapie werden heute zahlreiche Wirkstoffklassen mit unterschiedlichen Wirkmechanismen eingesetzt. Zytostatika waren die ersten Arzneimittel, die vor mehr als 70 Jahren die Ära der antineoplastischen Chemotherapie einleiteten (DeVita und Rosenberg 2012). Auch heute sind sie weiterhin die am häufigsten angewendeten Arzneimittel in der Krebstherapie. Durch ihren Einsatz als Monotherapie, vor allem aber in empirisch entwickelten Polychemotherapien, wurden große Fortschritte in der Behandlung von hämatologischen Neoplasien erzielt. Auch bei fortgeschrittenen soliden Tumoren werden mit alleiniger Polychemotherapie Heilungen erzielt, so beispielsweise bei Keimzell- bzw. Hodentumoren. Darüber hinaus sind Zytostatika weiterhin ein unverzichtbarer Bestandteil im Rahmen (neo-)adjuvanter multimodaler Therapiestrategien – meist in Kombination mit operativen und strahlentherapeutischen Verfahren. Zu den klassischen Zytostatika zählen vor allem alkylierende Substanzen, Antimetabolite, Alkaloide und sonstige Naturstoffe (z. B. Podophyllotoxinderivate, Taxane), Anthrazykline, Platinverbindungen, Camptothecinderivate sowie sonstige Wirkstoffe (z. B. Bleomycin, Mitomycin). Die Nebenwirkungen der Zytostatika resultieren aus ihren pharmakologischen Wirkungen (z. B. zytotoxische Effekte durch Beeinträchtigung der DNS-, RNS- oder Proteinsynthese; Hemmung der Zellteilung; Auslösung von Apoptose). Da die zytostatische Wirkung unspezifisch ist und auch schnell proliferierende normale Zellen schädigt, betreffen früh auftretende Nebenwirkungen vor allem das Knochenmark (Myelosuppression mit infektiösen Komplikationen) sowie Schleimhautschäden im Bereich der Mundhöhle und des Gastrointestinaltrakts (z. B.

Stomatitis, Mukositis, Diarrhö). Zytostatika gehören zu den Arzneimitteln mit der geringsten therapeutischen Breite und bei Überdosierung besteht die Gefahr vermehrter, mitunter lebensbedrohlicher Nebenwirkungen.

Große Fortschritte auf dem Gebiet der Grundlagenforschung, vor allem in den beiden letzten Jahrzehnten, waren Voraussetzung für ein besseres Verständnis der (molekular-)genetischen Heterogenität von Tumorerkrankungen und ermöglichten die Einteilung von morphologisch bzw. histologisch homogen erscheinenden Tumorerkrankungen in klinisch relevante Subgruppen (Vogelstein et al. 2013). Dadurch wurde die Entwicklung neuer Wirkstoffe ermöglicht, die sich genauer gegen molekulare Mechanismen richten, die für die Pathogenese der Tumorentstehung und des Tumorwachstums wichtig sind (Hanahan 2014), und gleichzeitig eine neue Ära in der medikamentösen Behandlung von Tumorerkrankungen einleiteten (Dobbelstein und Moll 2014). Hierzu zählen neben neuartigen Hormonantagonisten vor allem Proteinkinaseinhibitoren –, die charakteristische, das Tumorwachstum beeinflussende Merkmale (z. B. Onkoproteine, resultierend aus Mutationen oder Überexpression) ausschalten sollen, sowie monoklonale Antikörper, die heute teilweise bereits in Kombination mit zytotoxischen Wirkstoffen als Antikörper-Wirkstoff-Konjugate (Scott et al. 2012, Evans und Syed 2014) eingesetzt werden. Außerdem stehen neuartige Immuntherapien, wie beispielsweise monoklonale Antikörper gegen den „Programmed (Cell) Death"-1 (PD-1)-Rezeptor (PD-1) (▶ Abschnitt 37.4.5) und bispezifische T-Zell-aktivierende Antikörper (z. B. Blinatumomab, Kantarjian et al. 2017) zur Verfügung, die in klinischen Studien bei einigen soliden Tumoren und auch bei hämatologischen Neoplasien (z. B. akute lymphatische Leukämien, maligne Lymphome) bereits erfolgreich eingesetzt werden. Grundlage dieser neuen therapeutischen Prinzipien in der Onkologie sind große Fortschritte im Verständnis der Funktion tumorreaktiver T-Lymphozyten im Rahmen der Tumorimmunologie und der Nachweis von Tumorrückbildung nach Blockade sog. „checkpoint"-Rezeptor-Liganden-Interaktionen. Als Zielstrukturen werden derzeit vor allem das „cytotoxic T-lymphocyte antigen 4" (CTLA-4) und

PD-1 therapeutisch genutzt (Pardoll 2012, Kobold et al. 2015). Diese neuartigen Immuntherapien haben zum Teil jedoch auch schwere Nebenwirkungen, die vor allem durch die nicht gegen Tumorzellen, sondern gegen körpereigene Strukturen gerichtete Aktivierung des Immunsystems erklärt werden (Kobold et al. 2015). Durch die Kombination von Wirkstoffen mit unterschiedlichen Angriffspunkten (z. B. Zytostatika plus monoklonale Antikörper oder Tyrosinkinaseinhibitoren; Checkpoint- plus Tyrosinkinaseinhibitoren) sollen synergistische antineoplastische Wirkungen erzielt, Resistenzentwicklungen verzögert und unerwünschte zytotoxische Wirkungen reduziert werden (Al-Lazikani et al. 2012, Adams et al. 2015). Die Entwicklung einer Vielzahl neuer, „zielgerichteter" Wirkstoffe sowie die Identifizierung von prädiktiven Biomarkern, die das Ansprechen individueller Patienten auf spezielle Wirkstoffe vorhersagen, haben dazu beigetragen, dass heute die Onkologie eine Vorreiterrolle für die Entwicklung der individualisierten Medizin oder Präzisionsmedizin einnimmt (Collins und Varmus 2015).

In früheren Ausgaben des Arzneiverordnungs-Reports wurden nur die Verordnungen onkologischer Fertigarzneimittel analysiert, obwohl parenterale Zytostatikazubereitungen wesentlich höhere Verordnungsvolumina erreichten. Nach der 2010 eingeführten gesetzlichen Auskunftspflicht für die Herstellung von Rezepturarzneimitteln werden die Verordnungen der Onkologika als Fertigarzneimittel und Rezepturarzneimittel seit 2014 gemeinsam dargestellt. Im Folgenden werden die Verordnungsdaten der Onkologika des Jahres 2016 auf der Basis einer Vollerfassung von 6,0 Mio. Verordnungen pharmakologisch-therapeutisch analysiert. Für die Darstellung der Verordnungsdaten wurden die Arzneimittel mit mehr als 100.000 definierten Tagesdosen (DDD) berücksichtigt. Die Berechnung der angegebenen Bruttokosten erfolgte mit den zwischen GKV-Spitzenverband und Deutschem Apothekerverband vereinbarten Abrechnungspreisen der Apothekenzuschläge für Zubereitungen aus Stoffen der Arzneimittelpreisverordnung (§5 Abs. 4 und 5 AMPreisV). Dabei wurden auch weitere Bestandteile der Rezepturen (Trägerlösungen, Behältnisse, weitere Hilfsmittel) und die in der Arzneimittelpreisverordnung ausgewiesenen Apotheken-

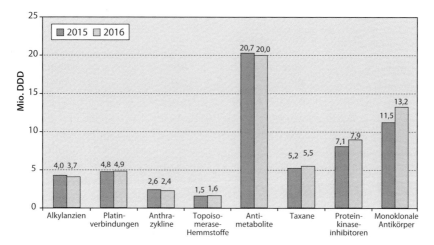

◘ Abbildung 37.1 Verordnungen von Onkologika 2015 und 2016. Gesamtverordnungen nach definierten Tagesdosen.

aufschläge für die verschiedenen parenteralen Lösungen berücksichtigt. In einigen Fällen ohne vereinbarte Abrechnungspreise wurden ersatzweise der Apothekeneinkaufspreis verwendet oder ggf. ein von der abrechnenden Apotheke niedrigerer angegebener Preis. Wegen der besonders vereinbarten Abrechnungspreise der Apothekenzuschläge ist es nicht möglich, die Nettokosten der Verordnungen anzugeben, sondern nur die Bruttokosten der Arzneimittel ohne gesetzliche Rabatte und ohne ggf. weitere Rabatte zwischen Krankenkassen und herstellenden Apotheken. Die Nettokosten der in diesem Kapitel dargestellten Onkologika liegen in Analogie zu der Relation im GKV-Fertigarzneimittelmarkt etwa 10% niedriger als die angegebenen Bruttokosten.

37.1 Verordnungsspektrum

Die gemeinsame Auswertung der onkologischen Fertigarzneimittel und Rezepturarzneimittel des Jahres 2016 zeigt schon in der Übersicht einige bemerkenswerte Ergebnisse. Für Patienten der GKV wurden 2016 insgesamt nur 6,3 Mio. Verordnungen für Onkologika und damit nur 0,9% aller verordneten Arzneimittel des GKV-Arzneimittelmarktes ausgestellt (◘ Tabelle 37.1). Andererseits verursachen die Onkologika mit 5,834 Mrd. € und einem Umsatzanteil von 13,9% die höchsten Kosten des GKV-Arzneimittelmarktes (◘ Tabelle 37.1). Sie liegen damit deutlich höher als die Kosten der Immunsuppressiva (4.083 Mrd. €), der umsatzstärksten Indikationsgruppe des GKV-Fertigarzneimittelmarktes (► Tabelle 1.2, Kapitel 1, Arzneiverordnungen 2016 im Überblick).

Die Zusammenstellung der einzelnen Arzneimittelgruppen der Onkologika zeigt, dass die traditionellen Hormonantagonisten, die in großem Umfang beim Mammakarzinom und Prostatakarzinom eingesetzt werden, das höchste Verordnungsvolumen mit 147,4 Mio. DDD haben (◘ Tabelle 37.1). Wesentlich geringere DDD-Volumina zeigen alle übrigen onkologischen Arzneimittel (◘ Abbildung 37.1). Verordnungsstärkste Gruppe der klassischen Zytostatika sind die Antimetabolite, was vor allem auf den häufigen Verordnungen von 5-Fluorouracil und Methotrexat beruht. Als nächste Gruppen folgen mit deutlichem Abstand monoklonale Antikörper, Proteinkinaseinhibitoren, Taxane, Platinverbindungen und Alkylanzien. Anthrazykline, Topoisomerasehemmstoffe und Vincaalkaloide weisen demgegenüber deutlich niedrigere DDD-Volumina auf.

Monoklonale Antikörper und Proteinkinaseinhibitoren sind 2016 mit weitem Abstand die umsatzstärksten Onkologika. Klassische Zytostatika und die seit langem angewendeten Hormonantagonisten weisen dagegen trotz teilweise deutlich höherer DDD-Volumina geringere Brutto-

◻ **Tabelle 37.1 Verordnungen von Onkologika 2016.** Angegeben sind Gesamtverordnungen, definierte Tagesdosen (DDD) und Bruttoumsatz 2016.

Arzneimittelgruppe	Verordnungen Mio.	DDD Mio	Bruttoumsatz Mio. €
Alkylanzien	0,3	3,7	130,8
Platinverbindungen	0,3	4,9	106,8
Anthracycline	0,2	2,4	72,5
Topoisomerasehemmstoffe	0,2	1,6	64,0
Antimetabolite	1,0	20,0	401,1
Taxane	0,4	5,5	267,9
Vincaalkaloide	0,1	0,6	30,9
Weitere Zytostatika	0,3	7,0	574,0
Proteinkinaseinhibitoren	0,3	7,9	1273,3
Monoklonale Antikörper	1,5	13,2	2077,2
Hormonantagonisten	1,7	147,4	816,3
Weitere onkologische Präparate	0,1	4,8	18,8
Gesamtsumme Onkologika	6,3	218,8	5.833,7
Anteil am GKV-Arzneimittelmarkt	0,9%		13,9%
GKV-Arzneimittelmarkt	**740,9**		**41.840,3**

kosten auf (◻ Tabelle 37.1). Eine aktuelle Untersuchung der in den USA zwischen 2009 und 2013 von der FDA zugelassenen Onkologika ergibt keine Korrelation zwischen Innovationsgrad bzw. klinischem Nutzen und den Preisen, die von pharmazeutischen Unternehmern bei Markteintritt für die neuen Wirkstoffe verlangt werden (Mailankody und Prasad 2015). Daraus wird gefolgert, dass die derzeitige Preispolitik bei Onkologika nicht rational ist, sondern vor allem widerspiegelt, was der Markt bereit ist zu zahlen. Im Folgenden werden die einzelnen Onkologikagruppen mit den am häufigsten ambulant verordneten Wirkstoffen dargestellt.

37.2 Zytostatika

37.2.1 Alkylanzien

Alkylanzien sind die am längsten bekannten Zytostatika und weiterhin ein wichtiger Bestandteil zahlreicher Polychemotherapien. Sie werden auch eingesetzt im Rahmen der Hochdosis-Chemothe-

rapie bzw. Konditionierung vor autologer bzw. allogener Blutstammzelltransplantation. Es handelt sich um eine chemisch sehr heterogene Wirkstoffgruppe, die als hochreaktive Verbindungen eine Alkylierung der DNS bewirken und über die resultierende DNS-Quervernetzung die Zellteilung blockieren. Ein klassischer Vertreter ist **Cyclophosphamid** (*Endoxan*) (◻ Tabelle 37.2), das überwiegend als Rezepturarzneimittel intravenös infundiert wird. Als Prodrug ist Cyclophosphamid auch oral als Tablette applizierbar, da es erst in der Leber zu alkylierenden Metaboliten aktiviert wird. Cyclophosphamid ist seit 50 Jahren essentieller Bestandteil zahlreicher Kombinationsschemata der zytostatischen Polychemotherapie bei hämatologischen Neoplasien und soliden Tumoren. Der Wirkstoff hat auch immunsuppressive Eigenschaften und wird in niedrigeren oralen Dosen bei schweren Autoimmunkrankheiten sowie bei progredienten Formen der Lupusnephritis und der Wegener-Granulomatose eingesetzt.

Temozolomid ist ein neueres alkylierendes Zytostatikum aus der Gruppe der Triazenanaloga zur Behandlung des Glioblastoma multiforme und des

◻ **Tabelle 37.2 Verordnungen von Alkylanzien 2016.** Angegeben sind die 2016 verordneten Tagesdosen, die Änderung gegenüber 2015 und die mittleren DDD-Bruttokosten.

Präparat	Bestandteile	DDD Mio.	Änderung %	DDD-Bruttokosten €
Cyclophosphamid				
Endoxan*	Cyclophosphamid	0,28	(−37,6)	24,31
Endoxan	Cyclophosphamid	0,13	(−13,1)	1,29
Cyclophosphamid Baxter*	Cyclophosphamid	0,12	(+51,8)	23,08
Cyclophosphamid Hexal*	Cyclophosphamid	0,11	(>1000)	24,60
		0,64	(−6,7)	19,32
Temozolomid				
Temozolomide sun	Temozolomid	0,25	(+255,3)	65,76
Temomedac	Temozolomid	0,17	(+11,0)	77,82
Temozo cell	Temozolomid	0,13	(−57,0)	81,53
Temodal	Temozolomid	0,12	(−2,4)	78,40
		0,66	(+3,3)	74,16
Melphalan				
Alkeran	Melphalan	0,13	(−12,8)	2,77
Weitere Alkylanzien				
Mitomycin medac/Mito medac	Mitomycin	0,51	(−12,4)	33,26
Cecenu	Lomustin	0,31	(−1,2)	3,40
Levact*	Bendamustin	0,26	(−52,9)	51,40
Leukeran	Chlorambucil	0,21	(−5,9)	4,05
		1,3	(−23,0)	25,10
Uroprotektor				
Uromitexan	Mesna	0,09	(−5,3)	13,83
Summe		2,8	(−13,3)	33,93

*Rezepturarzneimittel

anaplastischen Astrozytoms. Es hat eine hohe orale Bioverfügbarkeit von 96%, passiert rasch die Bluthirnschranke und erreicht im Liquor ca. 30% der Plasmaspiegel. Die Kombination von Temozolomid mit einer Strahlentherapie erhöhte bei Patienten mit erstmals diagnostiziertem Glioblastom die mittlere Überlebenszeit auf 14,6 Monate im Vergleich zu 12,1 Monaten bei alleiniger Strahlentherapie, ohne dass die Toxizität wesentlich anstieg (Stupp et al. 2005). Die Zweijahresüberlebensrate liegt allerdings auch unter Einbeziehung von Temozolomid nur im Bereich von 8–26% (Nagasawa et al. 2012). In der Behandlung des malignen Astrozytoms bei älteren Patienten war Temozolomid einer Strahlentherapie hinsichtlich des Gesamtüberlebens nicht unterlegen (Wick et al. 2012).

Ein weiterer klassischer Vertreter der Alkylanzien ist **Melphalan** (*Alkeran*), das ebenso wie Cyclophosphamid und Chlorambucil zu den Stickstofflostderivaten gehört und wie alle Stickstofflost-Derivate auch immunsuppressiv und karzinogen wirkt. Es wurde bereits 1964 von der US-amerikanischen Food and Drug Administration (FDA) zur oralen Behandlung des multiplen Myeloms in niedriger Dosis zugelassen. Die parenterale Verabreichung in höheren Dosen erfolgt im Rahmen der Hochdosis-Chemotherapie gefolgt von autologer Stammzelltransplantation. Bei älteren Patienten wird die orale oder parenterale Therapie mit Melphalan in konventioneller Dosierung heute häufig in Kombination mit z. B. Thalidomid, Lenalidomid oder Bortezomib verordnet.

Mitomycin, ein alkylierendes Antibiotikum, ist als Monotherapie oder in Kombination mit anderen Zytostatika zugelassen zur palliativen Therapie eines breiten Spektrums fortgeschrittener Tumoren im Gastrointestinaltrakt (z. B. kolorektales Karzinom, Leberzellkarzinom), in der Gynäkologie (Mammakarzinom, Zervixkarzinom) sowie beim nicht-kleinzelligen Lungenkarzinom und bei Kopf-Hals-Tumoren.

Bendamustin (*Levact*) (◘ Tabelle 37.2), ebenfalls ein Stickstofflostderivat, wurde bereits in den 1960iger Jahren in der ehemaligen DDR synthetisiert und dort für die Monotherapie des Non-Hodgkin-Lymphoms, der chronischen lymphatischen Leukämie und des multiplen Myeloms eingesetzt. Bendamustin erhielt 2008 eine Zulassung der FDA zur Primärtherapie von Patienten mit chronischer lymphatischer Leukämie (Übersicht bei Cheson und Rummel 2009). In Deutschland ist Bendamustin derzeit für die Erstlinientherapie bei chronischer lymphatischer Leukämie, Monotherapie bei indolenten Non-Hodgkin-Lymphomen (nur bei Progress nach Rituximab-haltigen Schemata) und die Primärtherapie bei multiplem Myelom in Kombination mit Prednison zugelassen. Voraussetzung für den Einsatz von Bendamustin bei der chronischen lymphatischen Leukämie bzw. dem Multiplen Myelom ist, dass andere Kombinationstherapien (z. B. Fludarabin-haltige Schemata oder autologe Stammzelltransplantation) nicht in Frage kommen.

Chlorambucil (*Leukeran*) ist ein Zytostatikum aus der Gruppe der bifunktionellen Alkylanzien, das schon 1957 für die Behandlung der chronischen lymphatischen Leukämie zugelassen wurde, später auch für indolente Non-Hodgkin-Lymphome und die Waldenström Makroglobulinämie. Chlorambucil gilt weiterhin als Standard für die palliative Behandlung älterer Patienten mit chronischer lymphatischer Leukämie, vor allem wegen seiner guten Verträglichkeit und oralen Verabreichung (Übersicht bei Stilgenbauer und Hallek 2013). Neue Therapiestandards entwickeln sich vermutlich aus dem Einsatz von Inhibitoren der Signalübertragung über den B-Zell-Rezeptor (z. B. Ibrutinib, Idelalisib) und der Kombination mit monoklonalen, gegen CD20 gerichteten Antikörpern (z. B. Rituximab, Ofatumumab, Obinutuzumab) (Übersicht bei Byrd et al. 2014b).

Lomustin (*Cecenu*) ist ein alkylierendes Zytostatikum aus der Gruppe der Nitrosoharnstoffe mit guter Hirngängigkeit, das vor allem zur palliativen Kombinationstherapie von Hirntumoren und Hirnmetastasen eingesetzt wird (Übersicht bei Lecavalier-Barsoum et al. 2014).

37.2.2 Antimetabolite

Zu den Antimetaboliten gehören das Folsäure-Analogon Methotrexat sowie Purin- (z. B. Mercaptopurin) und Pyrimidinanaloga (z. B. Fluorouracil, Gemcitabin). Antimetabolite sind mit 20 Mio. DDD und Bruttokosten von 401,1 Mio. € die am häufigsten eingesetzte Arzneimittelgruppe der Zytostatika (◘ Tabelle 37.1). Wesentlicher Grund sind die hohen Verordnungen der klassischen Kombination von 5-Fluorouracil und Calciumfolinat, während Methotrexat, Gemcitabin und Capecitabin deutlich geringere Verordnungsvolumina haben (◘ Tabelle 37.3).

5-Fluorouracil wurde 1957 von Charles Heidelberger synthetisiert und 1962 von der amerikanischen FDA zunächst zur palliativen Behandlung des Kolonkarzinoms zugelassen. Seitdem ist es ein essentieller Bestandteil der Zytostatikatherapie zahlreicher solider Tumoren, insbesondere der adjuvanten Therapie des Kolonkarzinoms und des fortgeschrittenen oder metastasierten kolorektalen Karzinoms. 5-Fluorouracil ist ein Antimetabolit des endogenen Uracils, der nach intrazellulärer Phosphorylierung die Thymidilatsynthetase hemmt und somit auch die DNS-Synthese blockiert. 5-Fluorouracil wird zusammen mit **Calciumfolinat** infundiert, welches die Bindung von 5-Fluorouracil an die Thymidilatsynthetase stabilisiert und dadurch die Blockade der DNS-Synthese verstärkt. Bei der adjuvanten Behandlung des Kolonkarzinoms erhöhte die 5-Fluorouracil-Folsäure-Kombination das 5-Jahresüberleben von 51% auf 64%. Bei Patienten mit fortgeschrittenem kolorektalem Karzinom verminderte die Kombination die Tumorgröße und verlängerte das mediane Gesamtüberleben von 6 auf 11 Monate (Übersicht bei Meyerhardt und Mayer 2005). Auch neuere Kombinationstherapien mit Oxaliplatin (◘ Tabelle 37.4), Irinotecan (◘ Tabelle 37.5), und monoklonalen Antikörpern (◘ Tabelle

◘ Tabelle 37.3 Verordnungen von Antimetaboliten 2016. Angegeben sind die 2016 verordneten Tagesdosen, die Änderung gegenüber 2015 und die mittleren DDD-Bruttokosten

Präparat	Bestandteile	DDD Mio.	Änderung %	DDD-Bruttokosten €
5-Fluorouracil				
5-FU medac*	Fluorouracil	7,6	(−2,4)	6,69
Ribofluor*	Fluorouracil	1,5	(−1,6)	7,18
Fluorouracil Accord*	Fluorouracil	1,0	(+36,6)	6,53
5-FU HEXAL*	Fluorouracil	0,74	(−5,2)	7,30
5 fu profusio*	Fluorouracil	0,36	(−7,5)	6,72
5 Fu Cellpharm*	Fluorouracil	0,29	(+14,3)	7,94
Fluorouracil Amneal*	Fluorouracil	0,25	(+739,4)	7,23
5 FU Axios*	Fluorouracil	0,16	(+10,1)	7,28
		12,0	(+2,3)	6,82
Calciumfolinat				
Folinsäure Actavis/Aurobindo*	Calciumfolinat	0,51	(−31,0)	14,64
Calciumfolinat HEXAL*	Calciumfolinat	0,48	(+154,2)	13,87
Calciumfolinat-GRY*	Calciumfolinat	0,30	(−17,5)	14,32
Calciumfolinat Amneal*	Calciumfolinat	0,29	(+500,1)	14,34
FOLI-cell*	Calciumfolinat	0,27	(+18,3)	14,37
Bendafolin*	Calciumfolinat	0,18	(+73,9)	14,04
Calciumfolinat Onkovis*	Calciumfolinat	0,14	(−0,7)	14,28
Ribofolin*	Calciumfolinat	0,11	(−20,4)	14,99
		2,3	(+16,6)	14,31
Gemcitabin				
Gemcitabin HEXAL*	Gemcitabin	0,75	(+27,1)	27,23
Gemcitabin Aurobindo*	Gemcitabin	0,19	(+66,6)	28,36
Gemedac*	Gemcitabin	0,11	(−14,9)	28,77
		1,1	(+26,1)	27,59
Capecitabin				
Capecitabin medac	Capecitabin	0,54	(−17,7)	7,94
Capecitabin AL	Capecitabin	0,24	(+48,1)	7,63
Capecitabin Cell Pharm	Capecitabin	0,17	(+47,6)	7,93
		0,96	(+1,8)	7,86
Folsäureantagonisten				
Alimta*	Pemetrexed	0,58	(−4,7)	209,56
Methotrexat Lederle Tabl.	Methotrexat	0,56	(−26,3)	0,53
MTX/Methotrexat HEXAL Injekt	Methotrexat	0,10	(−22,9)	8,29
		1,3	(−17,3)	98,68
Weitere Antimetabolite				
Vidaza*	Azacitidin	0,38	(+7,8)	178,83
Puri-Nethol	Mercaptopurin	0,33	(−1,1)	13,01
Dacogen*	Decitabin	0,11	(−5,1)	196,28
		0,82	(+2,2)	114,85
Summe		18,3	(+3,3)	20,11

37.8) enthalten 5-Fluorouracil und Folinsäure als wesentliche Bestandteile.

Capecitabin (*Xeloda*) ist ein orales Prodrug von 5-Fluorouracil, das nach der Resorption in drei enzymatischen Stufen in Leber- und Tumorzellen zu 5-Fluorouracil aktiviert wird. Die letzte Stufe wird durch eine Thymidinphosphorylase katalysiert, die im Tumor deutlich aktiver als im gesunden Gewebe ist und dadurch im Tumor dreifach höhere 5-Fluorouracilspiegel erzeugt. Capecitabin wird als Monotherapie zur adjuvanten Behandlung des Kolonkarzinoms und des metastasierten Kolorektalkarzinoms sowie in verschiedenen Kombinationstherapien beim fortgeschrittenen Magenkarzinom und metastasierten Mammakarzinom eingesetzt. Vergleichende Studien bei Patienten mit metastasiertem Kolorektalkarzinom haben gezeigt, dass Capecitabin gegenüber infundiertem 5-Fluorouracil plus Calciumfolinat eine etwas höhere Ansprechrate hat (19–25% versus 15%), das Gesamtüberleben aber nicht verbessert. Die Nebenwirkungsrate war ähnlich, wobei unter Capecitabin häufiger ein Hand-Fuß-Syndrom und seltener Neutropenien auftraten (Übersicht bei Meyerhardt und Mayer 2005). Das oral verabreichte Capecitabin wurde nach der Einführung mehrerer preisgünstiger Generika deutlich mehr verordnet, erreicht aber trotzdem nur weniger als 10% der 5-Fluorouracilverordnungen (◻ Tabelle 37.3).

Gemcitabin (Difluordesoxycytidin) hemmt nach intrazellulärer Umwandlung in Gemcitabintriphosphat die DNS-Synthese und wirkt wie Fluorouracil spezifisch in der S-Phase, aber auch in der G1-/S-Phase des Zellzyklus. Gemcitabin wurde seit 1996 zur Chemotherapie des fortgeschrittenen Pankreaskarzinoms eingesetzt, verlängerte das Gesamtüberleben im Vergleich mit 5-Fluorouracil nur geringfügig (5,7 versus 4,4 Monate). Inzwischen hat eine Kombination von Gemcitabin mit Nanopartikel-Albumin-gebundenem (nab)-Paclitaxel gegenüber einer Monotherapie mit Gemcitabin eine geringe Überlegenheit im Gesamtüberleben (8,5 versus 6,7 Monate) beim metastasierten Pankreaskarzinom gezeigt, die besser verträglich als FOLFIRNOX ist und bei einer breiteren Patientenpopulation anwendbar ist (Übersicht bei Kamisawa et al 2016). Seit einigen Jahren ist Gemcitabin auch – in Kombination mit unterschiedlichen Zytostatika

– zur Behandlung bei anderen fortgeschrittenen oder metastasierten soliden Tumoren zugelassen (z. B. Harnblasenkarzinom, nicht-kleinzelliges Lungenkarzinom, Ovarialkarzinom, Mammakarzinom).

Wichtigster Vertreter der Folsäureantagonisten ist **Methotrexat,** das kompetitiv und spezifisch die Dihydrofolatreduktase hemmt und dadurch die DNS- und RNS-Synthese. Die Wirkung von Methotrexat kann durch Tetrahydrofolsäure-Derivate wie 5-Formyltetrahydrofolat/Calciumfolinat antagonisiert werden. Als Zytostatikum wird es vor allem in Therapieschemata zur Behandlung von akuten lymphatischen Leukämien und soliden Tumoren (z. B. Mammakarzinom) eingesetzt. Die Methotrexatverordnungen nahmen 2016 nochmals deutlich ab (◻ Tabelle 37.3). In wesentlich größerem Umfang wird Methotrexat als Immunsuppressivum, vor allem bei der krankheitsmodifizierenden Therapie der rheumatoiden Arthritis eingesetzt (▶ Kapitel 19, Antirheumatika und Antiphlogistika, ▶ Tabelle 19.3).

Pemetrexed (*Alimta*) ist ähnlich wie Methotrexat ein Folsäureantagonist, hat aber durch zusätzliche Hemmung folatabhängiger Enzyme (Thymidilatsynthase, Glycinamidribonucleotid-Formyltransferase) ein verbreitertes Wirkungsspektrum. Das Präparat wurde 2004 für die Erstlinienbehandlung des Pleuramesothelioms und des lokal fortgeschrittenen oder metastasierten nicht-kleinzelligen Lungenkarzinoms (außer beim Plattenepithelkarzinom) in Kombination mit Cisplatin zugelassen, inzwischen auch als Monotherapie für die Erhaltungstherapie und die Zweitlinientherapie. Basis der Zulassung war ein etwas verbessertes Gesamtüberleben in der Subgruppe Adenokarzinom des nicht-kleinzelligen Lungenkarzinoms (12,6 versus 10,9 Monate), wenn eine platinbasierte Kombinationstherapie von Pemetrexed mit einer Cisplatin-Gemcitabin-Kombination verglichen wurde. Die Erstlinientherapie von Pemetrexed in Kombination mit Angiogeneseinhibitoren hatte dagegen keine einheitlichen Ergebnisse (Übersicht bei Tomasini et al. 2016). Im Vergleich zu dem geringen Überlebensgewinn hat die Kombinationstherapie hohe Kosten von über 80.000 € pro Jahr.

Mercaptopurin (*Puri-Nethol*) ist ein Analogon des Adenins, das nach Umwandlung in 6-Mercaptopurinribonucleotid vor allem als kompetitiver Hemmstoff von Enzymen der Purinbiosynthese wirkt und dadurch die DNS- und RNS-Synthese reduziert. Es wird seit über 50 Jahren zur Induktions- und Erhaltungstherapie der akuten lymphatischen Leukämie eingesetzt (Übersicht bei Schmiegelow et al. 2014).

Azacitidin (*5-Azacytidin, Vidaza*) ist ein weiteres Zytostatikum aus der Gruppe der Antimetabolite. Neben zytotoxischen Effekten wirkt Azacitidin in niedrigeren Konzentrationen auch als Methyltransferasehemmer und führt zur Hypomethylierung neugebildeter DNS mit Reaktivierung der Zelldifferenzierung durch epigenetische Suppression. Azacitidin wurde 2009 zur Behandlung von myelodysplastischen Syndromen mit intermediärem oder hohem Risiko, mit chronischer myelomonozytärer Leukämie (mit 10–29% Knochenmarkblasten), mit akuter myeloischer Leukämie (mit 20–30% Knochenmarkblasten) sowie Mehrliniendysplasie und mit akuter myeloischer Leukämie (> 30% Knochenmarkblasten) zugelassen. Bei Hochrisikopatienten wird die mediane Überlebenszeit durch Azacitidin im Vergleich zu niedrig dosiertem Cytarabin und optimalen supportiven Maßnahmen deutlich verlängert (24,5 versus 15,0 Monate), nicht aber im Vergleich zu einer intensiven Induktionstherapie (Fenaux et al. 2009). Die DDD-Kosten sind sehr hoch (◘ Tabelle 37.3), so dass Jahrestherapiekosten von 64.000 € resultieren.

Decitabin (*Dacogen*) ist der zweite Methyltransferasehemmer aus der Gruppe der Antimetabolite, der 2012 zur Behandlung von älteren Patienten (ab einem Alter von 65 Jahren) mit *de novo* oder sekundärer akuter myeloischer Leukämie (AML) zugelassen wurde, für die eine Standard-Induktionstherapie nicht in Frage kommt. Decitabin zeigte eine nicht signifikante Verlängerung des Gesamtüberlebens im Vergleich zur konventionellen Therapie (7,7 versus 5,0 Monate), die dann in einer späteren ungeplanten Ad-hoc-Analyse mit mehr Todesfällen signifikant war. Trotz der begrenzten Wirksamkeit kommt Decitabin wegen seiner relativ guten Verträglichkeit weiterhin für die Kombinationstherapie mit anderen antileukämischen Wirkstoffen in Betracht (Übersicht bei Malik und Cashen 2014). Die jährlichen Therapiekosten von Decitabin liegen trotz eines um 25% reduzierten

Erstattungsbetrages immer noch höher als die von Azacitidin (◘ Tabelle 37.3).

37.2.3 Platinverbindungen

Platinverbindungen hemmen durch Quervernetzung der DNS-Einzel- und Doppelstränge, ähnlich wie die Alkylanzien, die DNS-Synthese und dadurch die Zellteilung. Sie wirken nicht spezifisch in einer Phase des Zellzyklus. Als erster Vertreter wurde **Cisplatin** 1979 zur Behandlung des Hodenkarzinoms und des Ovarialkarzinoms sowie weiterer solider Tumoren zugelassen. Der Wirkstoff reichert sich insbesondere in der Niere an und verursacht eine dosislimitierende, kumulative Nephrotoxizität, die durch gesteigerte Flüssigkeitszufuhr verringert, jedoch nicht vollständig vermieden werden kann. Das ist neben der emetogenen Wirkung sowie Neuro- und Ototoxizität der Hauptgrund, dass Cisplatin heute weniger verordnet (◘ Tabelle 37.4) und teilweise durch besser verträgliche Platinverbindungen ersetzt wird. Bei einigen Indikationen (z. B. Hodenkarzinom, Plattenepithelkarzinom im Kopf- und Halsbereich) bleibt Cisplatin wegen seiner überlegenen Wirksamkeit im Vergleich zu Carboplatin weiterhin die bevorzugte Alternative, insbesondere wenn es bei jüngeren Patienten eingesetzt wird, die diese Nebenwirkungen besser tolerieren (Ho et al. 2016).

Carboplatin wurde als Weiterentwicklung von Cisplatin 1988 aufgrund einer besseren Verträglichkeit in die Therapie eingeführt. Es hat bei zahlreichen Malignomen ein ähnlich breites klinisches Spektrum wie Cisplatin, ist aber vor allem bei Kombinationstherapie mit neueren Onkologika weniger nephrotoxisch und emetogen, bei allerdings stärkerer Myelotoxizität (insbesondere Thrombozytopenie). Hauptindikationen sind epitheliale Ovarialkarzinome und kleinzellige Lungenkarzinome. Die Verordnungen von Carboplatin sind 2016 erneut um fast 20% angestiegen (◘ Tabelle 37.4).

Oxaliplatin wurde 1999 als dritter Vertreter der Platinverbindungen eingeführt und wird in Kombination mit 5-Fluorouracil und Folinsäure zur adjuvanten Behandlung des Kolonkarzinoms und des metastasierten kolorektalen Karzinoms eingesetzt. Mit diesem FOLFOX-Schema wurde bei adjuvanter

◘ **Tabelle 37.4 Verordnungen von Platinverbindungen 2016.** Angegeben sind die 2016 verordneten Tagesdosen, die Änderung gegenüber 2015 und die mittleren DDD-Bruttokosten.

Präparat	Bestandteile	DDD Mio.	Änderung %	DDD-Bruttokosten €
Cisplatin				
Cisplatin TEVA*	Cisplatin	0,30	(−14,3)	11,41
Cisplatin Neocorp*	Cisplatin	0,26	(−1,1)	11,64
Cisplatin medac*	Cisplatin	0,10	(−19,9)	11,91
		0,66	(−10,6)	11,58
Carboplatin				
Carbomedac*	Carboplatin	0,80	(+48,8)	14,95
Carboplatin-Actavis*	Carboplatin	0,36	(−10,4)	15,48
Carboplatin Accord*	Carboplatin	0,24	(+78,3)	13,72
Carboplatin Kabi*	Carboplatin	0,20	(−15,4)	14,51
Carboplatin GRY*	Carboplatin	0,16	(−29,8)	14,75
Carboplatin Omnicare*	Carboplatin	0,14	(+36,1)	14,80
CARBO-cell*	Carboplatin	0,11	(+78,4)	15,18
		2,0	(+18,0)	14,84
Oxaliplatin				
Oxaliplatin-GRY*	Oxaliplatin	0,25	(−20,3)	35,24
Oxaliplatin Kabi*	Oxaliplatin	0,22	(+21,9)	34,69
Oxaliplatin accord*	Oxaliplatin	0,19	(+3,4)	33,56
Medoxa*	Oxaliplatin	0,18	(+1,9)	35,52
Oxaliplatin-Actavis*	Oxaliplatin	0,12	(−23,3)	36,42
Oxaliplatin sun*	Oxaliplatin	0,12	(+28,4)	34,01
		1,1	(−2,1)	34,88
Summe		3,8	(+5,7)	20,07

*Rezepturarzneimittel

Behandlung des Kolonkarzinoms im Stadium III das 6-Jahresüberleben im Vergleich zu 5-Fluorouracil/Folinsäure erhöht (72,9% versus 68,7%) (André et al. 2009, MOSAIC). Beim metastasierten kolorektalen Karzinom ist Oxaliplatin in verschiedenen Kombinationstherapien abhängig vom Mutationsstatus und Art der Metastasierung enthalten (Pox et al. 2012).

37.2.4 Anthrazykline

Anthrazykline sind zytostatisch wirksame Antibiotika, die aus Streptomycesarten isoliert wurden und typischerweise aus 3- bis 4-gliedrigen Ringsystemen bestehen. Sie hemmen die DNS- und RNS-Synthese durch die Interaktion mit der Topoisomerase II (Bildung kovalenter Topoisomerase-DNS-Komplexe). Sie wirken vorwiegend auf die S-Phase des Zellzyklus, können jedoch auch andere Phasen des Zellzyklus beeinflussen und gelten deshalb als Zellzyklusphasen-unspezifisch. Eine typische und gefürchtete Nebenwirkung der Anthrazykline ist ihre Kardiotoxizität. Dabei muss unterschieden werden zwischen der akuten und subakuten Kardiotoxizität (z. B. in Form vorübergehender Arrhythmien), die selten ein ernstes klinisches Problem darstellt, und der chronischen, mitunter auch erst spät auftretenden Kardiotoxizität, die sich als Kardiomyopathie (abhängig von der verabreichten Dosis des Anthra-

◻ **Tabelle 37.5 Verordnungen von Anthrazyklinen und Topoisomerasehemmstoffen 2016.** Angegeben sind die 2016 verordneten Tagesdosen, die Änderung gegenüber 2015 und die mittleren DDD-Bruttokosten.

Präparat	Bestandteile	DDD Mio.	Änderung %	DDD-Bruttokosten €
Doxorubicin				
Caelyx*	Doxorubicin	0,29	(+1,3)	111,64
Doxorubicin HCL TEVA*	Doxorubicin	0,16	(–9,0)	13,17
DOXO-cell*	Doxorubicin	0,12	(–22,1)	13,01
		0,57	(–7,5)	63,81
Epirubicin				
Epi TEVA*	Epirubicin	0,41	(–12,4)	18,03
Epirubicin Actavis*	Epirubicin	0,21	(–27,5)	17,77
Epimedac*	Epirubicin	0,20	(+14,4)	18,46
Epirubicin HEXAL*	Epirubicin	0,19	(+32,5)	17,40
EPI-cell*	Epirubicin	0,12	(+55,0)	17,91
		1,1	(–1,9)	17,94
Topoisomerasehemmstoffe				
Irinotecan Actavis*	Irinotecan	0,32	(–14,2)	52,33
Irinotecan Kabi/-Fresenius*	Irinotecan	0,26	(+7,3)	52,96
Eto-GRY*	Etoposid	0,17	(–6,6)	17,35
Etoposid HEXAL*	Etoposid	0,16	(+43,5)	17,84
		0,91	(+0,1)	40,00
Summe		2,6	(–2,5)	35,61

*Rezepturarzneimittel

zyklins), ventrikuläre Dysfunktion sowie in Form von Arrhythmien manifestiert und häufig irreversibel ist. Verschiedene Dosierungsschemata mit verlängerter Infusionsdauer vermindern die Kardiotoxizität (Übersicht bei van Dalen et al. 2016).

Doxorubicin wurde von der amerikanischen FDA bereits 1974 zugelassen. Seine wichtigsten Indikationen sind akute Leukämien und maligne Lymphome sowie eine Reihe solider Tumoren, insbesondere Mammakarzinom und kleinzelliges Lungenkarzinom. Führendes Doxorubicinpräparat ist eine liposomale Formulierung (*Caelyx*), die eine geringere Kardiotoxizität hat, aber fast 10-fach teurer ist (◻ Tabelle 37.5). Bei Patienten mit metastasiertem Mammakarzinom verminderte liposomales Doxorubicin im Vergleich mit konventionellem Doxorubicin die Kardiotoxizität, in Bezug auf das Gesamtüberleben zeigten die beiden Präparate jedoch keinen Unterschied (Übersicht bei Lao et al. 2013).

Epirubicin kam 1984 in Europa auf den Markt und hat eine fast identische Molekülstruktur wie Doxorubicin, von dem es sich nur durch Epimerisierung einer Hydroxylgruppe (4'-Epidoxorubicin) unterscheidet. Epirubicin zeigt eine ähnliche klinische Wirksamkeit wie Doxorubicin, ist aber weniger kardiotoxisch und kann deshalb in höheren Dosen angewendet werden (Übersicht bei Khasraw et al. 2012). Das ist vermutlich der Grund für die häufigere Verordnung von Epirubicin insbesondere beim Mammakarzinom (◻ Tabelle 37.5). Die Bedeutung der Anthrazykline für die adjuvante Chemotherapie des frühen Mammakarzinoms wurde durch eine große Metaanalyse von 194 Studien mit 144 934 Patientinnen bestätigt. Im Vergleich zur klassischen Chemotherapie mit Cyclophosphamid, Methotrexat und 5-Fluorouracil (CMF) senkte eine 6-monatige anthrazyklinbasierte Chemotherapie (5-Fluorouracil, Doxorubicin oder Epirubicin,

Cyclophosphamid) die Mortalität nach 15 Jahren um 38% bei Frauen unter 50 Jahren und um 20% bei Frauen im Alter von 50–69 Jahren (Early Breast Cancer Trialists' Collaborative Group 2005).

37.2.5 Topoisomerasehemmstoffe

Topoisomerasen sind temporär DNS-spaltende Enzyme, welche die bei der DNS-Reduplikation auftretende Superspiralisierung durch einen DNS-Strangbruch verhindern und nach erfolgter DNS-Reduplikation die DNS-Strangbruchenden wieder verknüpfen. Es gibt zwei unterschiedliche Enzyme. Die Topoisomerase I erzeugt DNS-Einzelstrangbrüche, die Topoisomerase II DNS-Doppelstrangbrüche. Für beide Enzymformen gibt es selektive Hemmstoffe.

Der wichtigste Vertreter der Topoisomerase-I-Hemmstoffe ist das semisynthetische Camptothecinderivat **Irinotecan**, das wie **Topotecan** spezifisch die Topoisomerase I und dadurch die DNS- und RNS-Synthese hemmt. Irinotecan wurde kurz nach Topotecan im Jahre 1998 in die Therapie eingeführt und ist beim metastasierten kolorektalen Karzinom als Erstlinientherapie in Kombination mit 5-Fluorouracil und Folinsäure (FOLFIRI) sowie mit weiteren Onkologika (Cetuximab, Bevacizumab, Capecitabin) zugelassen. FOLFIRI erhöhte das Gesamtüberleben gegenüber der klassischen Zweifachkombination aus 5-Fluorouracil und Folinsäure um 2–3 Monate (Übersicht bei Pizzolato und Saltz 2003).

Etoposid bzw. Etoposidphosphat gehört mit Teniposid zur Gruppe der halbsynthetischen Podophyllotoxinderivate, die als Topoisomerase-II-Inhibitoren die DNS-Synthese hemmen. Ihre Wirkung ist abhängig vom Zellzyklus, wobei proliferierende Zellen vorwiegend in der S- und G2-Phase des Zellzyklus beeinflusst werden. Etoposid wurde 1980 eingeführt zur Kombinationstherapie bei Hodentumoren und kleinzelligem Lungenkarzinom sowie bei speziellen Formen der akuten myeloischen Leukämien und maligne Lymphome. Bei Hodentumoren ist Etoposid Bestandteil des BEP-Schemas (Bleomycin, Etoposid, Cisplatin), mit dem auch in fortgeschrittenen Stadien noch Heilungsraten von 80% erreicht werden (Beyer et al. 2013). Darüber hinaus werden Etoposid (in palliativen Situationen

auch oral zu verabreichen) bzw. Etoposidphosphat eingesetzt beim Chorionkarzinom der Frau sowie als Monotherapie bei fortgeschrittenen Ovarialkarzinomen nach Versagen von platinhaltigen Standardtherapien. Wie Alkylanzien sind die Podophyllotoxinderivate karzinogen und können abhängig von der kumulativen Dosis sekundäre akute myeloische Leukämien und myelodysplastische Syndrome auslösen.

37.2.6 Taxane

Taxane sind Naturstoffe, die bei einer breit angelegten Stoffsuche aus der pazifischen Eibe (Taxus brevifolia) isoliert wurden. Sie sind antimikrotubuläre Wirkstoffe, die den Aufbau der Mikrotubuli begünstigen und deren Depolymerisation verhindern. Dadurch kommt es zu einer Störung der Mitose in proliferierenden Zellen mit einer Blockade am Übergang der Meta- zur Anaphase. Dosislimitierender Faktor der Taxane ist die Myelosuppression. Überempfindlichkeitsreaktionen treten ohne Prophylaxe bei 30% und mit Prophylaxe bei ca. 1–3% der Patienten auf.

Als erster Vertreter der Taxane wurde **Paclitaxel** 1994 in die Therapie eingeführt, das für ein breites Spektrum solider Tumoren eingesetzt wird. Dazu gehören fortgeschrittene Stadien des Ovarialkarzinoms, des nicht-kleinzelligen Lungenkarzinoms und des Mammakarzinoms in verschiedenen Kombinationen und Therapielinien. Erstaunlicherweise ist das Nanopartikel-Albumin-gebundene (nab)-Paclitaxel (*Abraxane*) nach einem weiteren Verordnungszuwachs auf die zweite Stelle der sonst generischen Paclitaxelpräparate vorgerückt (◘ Tabelle 37.6). Das albumingebundene Präparat wurde als lösungsmittelfreie Formulierung entwickelt, um die Verträglichkeit des Standardpräparats zu verbessern (Kundranda und Niu 2015). Es wurde 2008 zunächst als Monotherapie für die Zweitlinienbehandlung des metastasierten Mammakarzinoms zugelassen, 2013 auch für die Erstlinienbehandlung des metastasierten Pankreaskarzinoms in Kombination mit Gemcitabin (Übersicht bei Kamisawa et al. 2016). In einer aktuellen amerikanischen Leitlinie zur Behandlung des metastasierten Pankreaskarzinoms wird die Kombination als Alternative zu FOLFIRINOX für Patienten in gutem körperlichem

◘ **Tabelle 37.6 Verordnungen von Taxanen und Vincaalkaloiden 2016.** Angegeben sind die 2016 verordneten Tagesdosen, die Änderung gegenüber 2015 und die mittleren DDD-Bruttokosten.

Präparat	Bestandteile	DDD Mio.	Änderung %	DDD-Bruttokosten €
Paclitaxel				
NeoTaxan*	Paclitaxel	1,1	(+71,4)	39,09
Abraxane*	Paclitaxel	0,68	(+14,2)	95,21
Paclitaxel Kabi*	Paclitaxel	0,31	(−30,1)	39,89
Taxomedac*	Paclitaxel	0,24	(−30,0)	40,56
Paclitaxel-Actavis*	Paclitaxel	0,24	(−34,3)	40,56
Paclitaxel Accord*	Paclitaxel	0,18	(+3,6)	39,21
Paclitaxel Onkovis*	Paclitaxel	0,18	(−8,4)	44,75
celltaxel*	Paclitaxel	0,12	(>1000)	38,84
Paclitaxel Omnicare*	Paclitaxel	0,10	(−1,4)	38,65
		3,1	(+9,8)	51,79
Docetaxel				
Docetaxel Accord*	Docetaxel	0,47	(+23,6)	34,45
Docetaxel-Actavis*	Docetaxel	0,19	(−32,3)	36,31
Taxceus*	Docetaxel	0,14	(+11,4)	36,45
Taxotere*	Docetaxel	0,11	(−34,8)	37,31
Docetaxel NC*	Docetaxel	0,11	(+29,5)	33,68
		1,0	(−2,0)	35,29
Cabazitaxel				
Jevtana*	Cabazitaxel	0,15	(+17,2)	161,44
Vincaalkaloide				
Halaven*	Eribulin	0,17	(+5,0)	100,25
Navirel*	Vinorelbin	0,13	(−8,5)	28,63
		0,30	(−1,3)	69,48
Summe		4,6	(+6,4)	52,86

*Rezepturarzneimittel

Zustand und mit wenig Begleitkrankheiten sowie Patientenpräferenz für diese relativ aggressive Therapie empfohlen (Sohal et al. 2016). Vor einem Jahr folgte auch noch die Zulassung für das inoperable nicht-kleinzellige Lungenkarzinom in Kombination mit Carboplatin auf der Basis einer Phase-3-Studie an 1052 Patienten, in der nab-Paclitaxel im Vergleich mit Paclitaxel lediglich eine höhere Ansprechrate (33% versus 25%), aber keinen signifikanten Unterschied im Gesamtüberleben zeigte (Socinski et al. 2012).

Docetaxel ist ein semisynthetisches Derivat von Paclitaxel mit weitgehend analogen Eigenschaften,

das zwei Jahre nach Paclitaxel eingeführt wurde. Es wirkt in geringerer Dosis als Paclitaxel und hat abweichende Anwendungsgebiete (Mammakarzinom, nicht-kleinzelliges Lungenkarzinom, Prostatakarzinom, Magenkarzinom, Kopf-Hals-Karzinome). Die Verordnungen waren 2016 erneut leicht rückläufig (◘ Tabelle 37.6). Ein Grund könnten neue antihormonelle Therapiestrategien (Abirateron, Enzalutamid) beim metastasierten kastrationsresistenten Prostatakarzinom sein, die inzwischen auch vor einer Chemotherapie einsetzbar sind (Sonpavde et al. 2014).

Cabazitaxel (*Jevtana*) ist ein Dimethoxyderivat von Docetaxel, das zur Zweitlinienbehandlung von

Patienten mit hormonrefraktärem metastasiertem Prostatakarzinom zugelassen wurde. Cabazitaxel verbesserte das mediane Gesamtüberleben im Vergleich zu Mitoxantron geringfügig (15,1 versus 12,7 Monate), hatte aber eine höhere Toxizität (De Bono et al. 2010, TROPIC). Die frühe Nutzenbewertung durch den Gemeinsamen Bundesausschuss (G-BA) hat nur für Patienten, für die eine weitere oder eine erneute Behandlung mit Docetaxel nicht infrage kommt, einen Hinweis für einen geringen Zusatznutzen ergeben. Die Therapiekosten liegen fast 5-mal so hoch wie die von Docetaxel (▪ Tabelle 37.6).

37.2.7 Vincaalkaloide

Vincaalkaloide sind eine Gruppe von Mitosehemmstoffen aus einer Immergrünpflanze (Vinca rosea), die spezifisch an den Grundbaustein der Mikrotubuli, Tubulin, binden, und dadurch den Aufbau und die Aufrechterhaltung eines funktionsfähigen Spindelapparates verhindern sowie die Zellteilung hemmen. Als erste Vertreter dieser Stoffgruppe wurden 1963 **Vincristin** und 1965 **Vinblastin** von der FDA zugelassen. Unter den ambulant verordneten Präparaten ist nur **Vinorelbin** vertreten (▪ Tabelle 37.6), ein halbsynthetisches Vincaalkaloid mit unterschiedlichem Wirkprofil, das 1995 für die Mono- und Kombinationstherapie des nicht-kleinzelligen Lungenkarzinoms (NSCLC) sowie als Monotherapie bei Patientinnen mit metastasiertem Mammakarzinom nach Versagen einer Chemotherapie mit Anthrazyklinen oder Taxanen zugelassen wurde (Gregory und Smith 2000).

Eribulin (*Halaven*) gehört zur Gruppe der an Tubulin bindenden Mitosehemmstoffe, unterscheidet sich aber in seinem Wirkungsmechanismus aufgrund der Bindungsstelle an die Mikrotubuli von den anderen Tubulininhibitoren. Es wurde 2011 für die Monotherapie von Patientinnen mit lokal fortgeschrittenem oder metastasiertem Mammakarzinom zugelassen, bei denen nach mindestens zwei Chemotherapien eine weitere Progression eingetreten ist. Eribulin verlängerte in einer offenen Studie das Gesamtüberleben um 2,5 Monate im Vergleich zu einer frei gewählten Vergleichstherapie, hatte aber auch mehr Nebenwirkungen (Cortes et al. 2011, EMBRACE). Die frühe Nutzenbewertung (Neubewertung nach Fristablauf) durch den G-BA hat nur für Patientinnen, die nicht mehr mit Taxanen oder Anthrazyklinen behandelt werden können, einen Anhaltspunkt für einen beträchtlichen Zusatznutzen ergeben. Im Mai 2016 wurde Eribulin auch für die Zweitlinienbehandlung des nicht resezierbaren Liposarkoms zugelassen.

37.2.8 Hydroxycarbamid

Hydroxycarbamid ist ein älterer Antimetabolit, der schon 1869 synthetisiert wurde und seit über 50 Jahren als Zytostatikum verwendet wird. Später wurde nachgewiesen, dass dieser Antimetabolit vorwiegend die DNS-Synthese durch spezifische Hemmung der Ribonukleosiddiphosphatreduktase hemmt. Hydroxycarbamid ist spezifisch für die S-Phase des Zellzyklus und arretiert Zellen am Übergang von der G1- zur S-Phase (Übersicht bei Navarra und Preziosi 1999). Hydroxycarbamid wird vorwiegend eingesetzt zur Behandlung chronischer myeloproliferativer Erkrankungen sowie zur raschen Zytoreduktion bei Hyperleukozytose im Rahmen chronischer und akuter myeloischer Leukämien. Bei Polycythaemia vera und essentieller Thrombozythämie ist Hydroxycarbamid weiterhin die am häufigsten eingesetzte Erstlinientherapie, durch die zumeist eine Zytoreduktion bei gesteigerter Myeloproliferation erreicht wird (Übersicht bei Barbui et al. 2012, Cervantes 2014).

37.2.9 Mittel zur Behandlung der essentiellen Thrombozythämie

Die essentielle Thrombozythämie ist eine myeloproliferative Neoplasie, die durch die Proliferation von klonalen Megakaryozyten im Knochenmark und durch eine erhöhte Thrombozytenzahl im peripheren Blut gekennzeichnet ist. Standardtherapie ist bei allen Patienten niedrig dosierte **Acetylsalicylsäure** (ausgenommen Fälle mit größeren Blutungen) und **Hydroxycarbamid** bei Hochrisikopatienten. Unabhängig von der Risikokategorie bleibt die Evidenz für die Anwendung der zytoreduktiven Therapie zur alleinigen Senkung der

◻ Tabelle 37.7 Verordnungen von weiteren Zytostatika 2016. Angegeben sind die 2016 verordneten Tagesdosen, die Änderung gegenüber 2015 und die mittleren DDD-Bruttokosten.

Präparat	Bestandteile	DDD Mio.	Änderung %	DDD-Bruttokosten €
Hydroxycarbamid				
Syrea	Hydroxycarbamid	2,2	(+6,4)	5,35
Hydroxycarbamid HEXAL	Hydroxycarbamid	0,72	(+39,3)	5,87
Litalir	Hydroxycarbamid	0,62	(–19,9)	5,94
Hydroxycarbamid-1 A Pharma	Hydroxycarbamid	0,27	(–15,2)	5,90
		3,8	(+3,6)	5,58
Mittel zur Behandlung des Multiplen Myeloms				
Revlimid	Lenalidomid	1,3	(+28,1)	232,68
Velcade*	Bortezomib	0,59	(–3,8)	216,99
Kyprolis*	Carfilzomib	0,16	(>1000)	287,63
Imnovid	Pomalidomid	0,11	(–10,2)	412,68
		2,2	(+23,6)	241,34
Mittel zur Behandlung der essentiellen Thrombozythämie				
Xagrid	Anagrelid	0,97	(–1,3)	22,18
Summe		7,0	(+8,3)	81,31

*Rezepturarzneimittel

Thrombozytenzahl kontrovers (Übersicht bei Falchi et al. 2017).

Anagrelid (*Xagrid*) ist ein Imidazo-Chinazolinderivat, das bei Risikopatienten mit essentieller Thrombozythämie eingesetzt wird, wenn diese ihre bisherige Therapie nicht vertragen oder nicht ausreichend darauf ansprechen. Es senkt die erhöhte Thrombozytenzahl durch Hemmung der Megakaryozytenreifung. Im direkten Vergleich mit der Standardtherapie war es weniger wirksam (Harrison et al. 2005). Daher ist Hydroxycarbamid in Kombination mit niedrig dosierter Acetylsalicylsäure weiterhin die Primärtherapie von Hochrisikopatienten mit essentieller Thrombozythämie (Falchi et al. 2017). Die Verordnungen von Anagrelid blieben 2016 konstant (◻ Tabelle 37.7). Eine aktuelle Untersuchung hat verdeutlicht, dass auch 10 Jahre nach der Zulassung durch die EMA unklar ist, ob Anagrelid erhöhte Thrombozytenwerte besser senkt bzw. thrombotische oder hämorrhagische Komplikationen wirksamer verhindert als Hydroxycarbamid (Joppi et al. 2016).

37.3 Mittel zur Behandlung des Multiplen Myeloms

Im letzten Jahrzehnt konnten beim Multiplen Myelom (MM) durch die medikamentöse Behandlung mit neuen Wirkstoffen bedeutende Fortschritte erzielt werden (Übersichten bei Gerecke et al. 2016, Rajkumar und Kyle 2016, Raza et al. 2017). Mehrere Jahrzehnte standen nur das bereits 1964 in die Therapie des MM eingeführte Melphalan in Kombination mit Glukokortikosteroiden und einige andere Zytostatika (z. B. andere Alkylanzien wie Cyclophosphamid, Anthrazykline, Vinca-Alkaloide) zur Verfügung. Sie führten zu einer partiellen Remission bei etwa 40–60 % der Patienten und einem progressionsfreien Überleben (PFS) von 18 Monaten (San Miguel, 2015). Im letzten Jahrzehnt konnte eine deutliche Verbesserung von PFS und Gesamtüberleben, aber auch der Lebensqualität erreicht werden – insbesondere durch die Einführung von neuen Arzneimitteln mit unterschiedlichen Wirkprinzipien (Raza et al. 2017), wie Immunmodulatoren (Thalidomid, Lenalidomid, Pomalidomid),

Proteasominhibitoren (Bortezomib, Carfilzomib, Ixazomib), Histondeacetylase (HDAC)-Inhibitoren (Panobinostat) und zuletzt 2016 monoklonale Antikörper (Daratumumab, Elotuzumab) (van de Donk et al. 2016). Wesentliche Therapieziele bei der Behandlung des MM sind Symptomfreiheit, Verhinderung von Organkomplikationen und Lebenszeitverlängerung. Um eine länger andauernde komplette oder sehr gute partielle Remission zu erzielen, erhalten jüngere Patienten ohne gravierende (kardiale und pulmonale) Begleiterkrankungen zunächst eine Induktionstherapie (z. B. mit der Kombination von Bortezomib plus Cyclophosphamid plus Dexamethason) und anschließend eine hoch dosierte Chemotherapie mit Melphalan und nachfolgender autologer Stammzelltransplantation (Gerecke et al. 2016). Viele Patienten kommen jedoch aus Altersgründen oder aufgrund schwerer Begleiterkrankungen für eine autologe Stammzelltransplantation nicht in Frage und werden daher mit unterschiedlichen Kombinationen der heute verfügbaren Wirkstoffe (z. B. Melphalan plus Prednisolon plus Thalidomid, Lenalidomid plus Dexamethason, Bortezomib plus Melphalan plus Prednisolon) behandelt (Gerecke et al. 2016). Nach autologer Stammzelltransplantation besteht heute die Möglichkeit einer Erhaltungstherapie mit beispielsweise Thalidomid, Lenalidomid oder Bortezomib. Der Stellenwert dieser Erhaltungstherapie ist jedoch angesichts offener Fragen zur Verlängerung des Gesamtüberlebens, Verträglichkeit und Spättoxizität (z. B. Auslösung von Zweitneoplasien) noch unklar. Bei Rezidiv oder Progression können bereits etablierte Arzneimittel wie Immunmodulatoren, Proteasominhibitoren als Monotherapie oder in Kombination mit Glukokortikosteroiden, Zytostatika oder neueren Wirkstoffen (z. B. monoklonale Antikörper) eingesetzt werden (Übersicht bei Laubach et al. 2016). Aufgrund der Verfügbarkeit neuer Therapieoptionen ist in den letzten 20 Jahren das mediane Überleben von 3 auf 6 Jahre angestiegen. Auch bei Patienten mit rezidiviertem (oder refraktärem) MM konnte durch neue Wirkstoffe (z. B. monoklonale Antikörper) in Kombination mit Dexamethason, Proteasominhibitoren und/oder Immunmodulatoren eine deutliche Verlängerung des PFS erreicht werden (Rajkumar und Kyle 2016). Trotz dieser Fortschritte ist eine Heilung des multi-

plen Myeloms weiterhin sehr selten, da die meisten Patienten nach primärer oder sekundärer Resistenzentwicklung ein Rezidiv erleiden (Übersicht bei Laubach et al. 2016). Zunehmend kritisch beurteilt werden jedoch – trotz der unbestreitbaren Fortschritte in der medikamentösen Therapie des MM durch eine Vielzahl neuer Wirkstoffe – das Fehlen aussagekräftiger randomisierter kontrollierter Studien zum Vergleich der inzwischen verfügbaren Kombinationstherapien und vor allem die Konsequenzen der enorm hohen Preise für solidarisch finanzierte Gesundheitssysteme und den Zugang zu neuen Therapien (Rajkumar und Kyle 2016, Rajkumar und Harousseau 2016).

Bortezomib (*Velcade*) war der erste therapeutisch nutzbare, beim MM wirksame Proteasominhibitor, der seit 2004 zur Behandlung des multiplen Myeloms eingesetzt wird. Im Vergleich zum klassischen MP-Schema (Melphalan, Prednisolon) verlängert die zusätzliche Gabe von Bortezomib bei zuvor unbehandelten, älteren Patienten das Gesamtüberleben (56,4 versus 43,1 Monate) und senkt das Mortalitätsrisiko um 31% (Übersicht bei Palumbo und Mina 2013). Die Dreifachkombination ist aber mit Abbruchraten von 34% auch toxischer.

Lenalidomid (*Revlimid*) gehört wie Thalidomid und Pomalidomid zur Gruppe der immunmodulatorischen Arzneimittel (immunomodulatory drugs, IMIDs) und hat gegenüber Thalidomid stärkere antiangiogene und tumorhemmende Wirkungen. Lenalidomid wurde 2007 zunächst für die Behandlung von Patienten mit multiplem Myelom in Kombination mit Dexamethason zugelassen, die mindestens eine vorausgegangene Therapie erhalten haben, und 2013 für die Behandlung von Patienten mit transfusionsabhängiger Anämie infolge spezieller myelodysplastischer Syndrome in Verbindung mit einer isolierten Deletion 5q als zytogenetische Anomalie. Schließlich erfolgte im Juli 2016 die neueste Indikationserweiterung für Patienten mit rezidiviertem oder refraktärem Mantelzell-Lymphom. Lenalidomid wirkt genauso wie Thalidomid teratogen und ist daher in der Schwangerschaft und bei gebärfähigen Frauen ohne Konzeptionsschutz kontraindiziert. Wegen der oralen Verabreichung und relativ guten Verträglichkeit ohne kumulative Toxizität wurden immunmodulatorischen Arzneimittel als Option für die Erhaltungstherapie des multiplen

Myeloms untersucht. Sie verlängern zwar das progressionsfreie Überleben, nicht aber das Gesamtüberleben (Übersicht bei Wang et al. 2016).

Mit **Pomalidomid** (*Imnovid*) ist ein weiterer Thalidomidderivat vertreten, das 2013 als Orphan-Arzneimittel zur Behandlung des rezidivierten oder refraktären multiplen Myeloms zugelassen wurde. Es hat stärkere TNF-inhibitorische und tumorhemmende Wirkungen als Lenalidomid und verlängert in Kombination mit Dexamethason die Gesamtüberlebenszeit im Vergleich mit Dexamethason (12,7 versus 8,1 Monate) (San Miguel et al. 2013, MM-003). Nach der frühen Nutzenbewertung des G-BA war das Ausmaß des Zusatznutzens von Pomalidomid beträchtlich (vgl. ▶ Arzneiverordnungs-Report 2014, Kapitel 2, Neue Arzneimittel 2013, Abschnitt 2.1.22). Die Jahrestherapiekosten liegen aber auch nach den Erstattungsbetragsverhandlungen mit einer Preisreduktion um 20% immer noch bei 150.600 € (◘ Tabelle 37.7).

Daratumumab (*Darzalex*) ist der erste CD38-Antikörper, der 2016 als Orphan-Arzneimittel eine bedingte Zulassung für die Monotherapie von Patienten mit rezidiviertem und refraktärem multiplen Myelom erhielt, wenn sie bereits mit einem Proteasominhibitor und einem Immunmodulator behandelt worden waren und während der letzten Therapie eine Krankheitsprogression zeigten. Daratumumab ist als monoklonaler Antikörper in ◘ Tabelle 37.8 aufgelistet. Der neue Antikörper erreichte in einer unkontrollierten, offenen Phase-2-Studie eine Gesamtansprechrate von 29% und ein medianes Gesamtüberleben von 17,5 Monaten. Die frühe Nutzenbewertung durch den G-BA ergab einen nicht quantifizierbaren Zusatznutzen, die Bruttokosten liegen im ersten Jahr bei 184.097 € (◘ Tabelle 37.8; ▶ Kapitel 3, Neue Arzneimittel 2016, Abschnitt 3.1.5).

Elotuzumab (*Empliciti*) ist ein humanisierter, monoklonaler IgG1 Antikörper, der spezifisch gerichtet ist gegen das „Signaling Lymphocytic Activation Molecule F7" (SLAMF7), ein auf der Oberfläche von Myelomzellen exprimiertes Glykoprotein, das aber auch von normalen Plasmazellen, Natural Killer (NK)-Zellen und einer Subgruppe anderer Immunzellen exprimiert wird. Der Wirkmechanismus dieses monoklonalen Antikörpers beruht sowohl auf einer Antikörper-abhängigen zellvermittelten Zytotoxizität als auch auf einer Aktivierung von NK-Zellen. Elotuzumab ist in Kombination mit Lenalidomid und Dexamethason zur Behandlung von Patienten mit MM indiziert, welche mindestens eine vorangegangene Therapie erhalten haben. Das Präparat kam 2016 auf den Markt (siehe ▶ Kapitel 3 Neue Arzneimittel 2016, Abschnitt 3.1.11), ist aber noch nicht in die Gruppe der häufig verordneten Onkologika (◘ Tabelle 37.8) gelangt.

Ebenfalls nicht in der ◘ Tabelle 37.8 vertreten sind zwei weitere neue Wirkstoffe zur Behandlung des multiplen Myeloms, Carfilzomib (*Kyprolis*) und Panobinostat (*Farydak*), die 2015 auf den Markt kamen (siehe ▶ Arzneiverordnungs-Report 2016, Kapitel 3, Neue Arzneimittel 2016, Abschnitte 3.1.6 und 3.1.29).

37.4 Proteinkinaseinhibitoren

Proteinkinasen sind in vielfältiger Weise in die Signaltransduktion von membranständigen Rezeptoren zum Zellkern eingebunden und katalysieren eine ATP-abhängige Phosphorylierung von Proteinen. Rezeptortyrosinkinasen bilden den intrazellulären Teil eines Membranrezeptors, der auf der Zellaußenseite von seinen Liganden (z. B. Wachstumsfaktoren) aktiviert wird und dadurch seine Proteinkinaseaktivität auf der Zellinnenseite anschaltet, um andere intrazelluläre Proteine zu phosphorylieren. Intrazellulär gibt es zahlreiche zytoplasmatische Tyrosin- und Serin-Threonin-Kinasen, die in mehrstufigen Signalkaskaden physiologische Wachstumsimpulse von Zellmembranrezeptoren zum Zellkern weiterleiten, wie z. B. die RAS-RAF-MEK-ERK-Signalkette. Bei vielen Signalproteinen sind inzwischen onkogene Mutationen bekannt, die unabhängig von einer physiologischen Rezeptorstimulation den Signalweg aktivieren.

Proteinkinaseinhibitoren hemmen onkogene, aber auch physiologische Aktivierungen solcher Signalkaskaden selektiv oder weniger spezifisch (Multikinaseinhibitoren). Seit der Einführung von Imatinib (*Glivec*) im Jahre 2001 sind zahlreiche Proteinkinaseinhibitoren für die Tumortherapie entwickelt worden (Übersicht bei Gharwan und Groninger 2016). Das Verordnungsvolumen ist 2016 um 10,6% gegenüber dem Vorjahr angestiegen (◘ Tabelle 37.8). Mit der zunehmenden Verordnung

◻ **Tabelle 37.8 Verordnungen von Proteinkinaseinhibitoren und monoklonalen Antikörpern 2016.** Angegeben sind die 2016 verordneten Tagesdosen, die Änderung gegenüber 2015 und die mittleren DDD-Bruttokosten.

Präparat	Bestandteile	DDD Mio.	Änderung %	DDD-Bruttokosten €
Proteinkinaseinhibitoren				
Glivec	Imatinib	1,9	(−1,4)	141,19
Jakavi	Ruxolitinib	0,91	(+36,5)	160,73
Tasigna	Nilotinib	0,83	(+9,7)	135,23
Sutent	Sunitinib	0,52	(−5,3)	169,70
Imbruvica	Ibrutinib	0,50	(+59,7)	270,05
Afinitor	Everolimus	0,44	(−8,6)	175,54
Votrient	Pazopanib	0,40	(+8,1)	153,18
Sprycel	Dasatinib	0,34	(+14,9)	223,20
Ofev	Nintedanib	0,31	(+161,3)	110,86
Tarceva	Erlotinib	0,28	(−31,6)	86,71
Nexavar	Sorafenib	0,22	(−9,4)	173,48
Giotrif	Afatinib	0,20	(+50,4)	124,55
Tafinlar	Dabrafenib	0,17	(+24,1)	260,39
Mekinist	Trametinib	0,15	(+426,2)	268,59
Inlyta	Axitinib	0,14	(−8,4)	125,96
Iressa	Gefitinib	0,12	(−21,6)	114,64
Vargatef	Nintedanib	0,12	(+28,9)	97,97
Xalkori	Crizotinib	0,12	(+29,7)	202,94
Zydelig	Idelalisib	0,11	(+1,5)	181,85
		7,8	(+10,6)	161,81
Monoklonale Antikörper				
Herceptin*	Trastuzumab	3,7	(+3,1)	114,41
Avastin*	Bevacizumab	2,9	(+5,0)	187,25
Mabthera*	Rituximab	2,2	(−1,2)	129,34
Perjeta*	Pertuzumab	1,1	(+77,8)	144,26
Opdivo*	Nivolumab	0,93	(+879,9)	254,25
Erbitux*	Cetuximab	0,48	(−4,0)	192,72
Herceptin	Trastuzumab	0,40	(+7,4)	120,33
Mabthera	Rituximab	0,39	(+4,6)	130,16
Vectibix*	Panitumumab	0,31	(+2,0)	182,63
Kadcyla*	Trastuzumab Emtansin	0,30	(+16,3)	237,55
Keytruda*	Pembrolizumab	0,26	(+430,2)	296,33
Cyramza*	Ramucirumab	0,18	(+91,7)	251,63
Zaltrap*	Aflibercept	0,14	(−11,8)	78,97
Darzalex*	Daratumumab	0,12	(neu)	279,10
		13,4	(+17,7)	159,27
Summe		21,2	(+15,0)	160,21

*Rezepturarzneimittel

von Proteinkinaseinhibitoren sind 2016 mehrere neue Wirkstoffe aus dieser Gruppe erstmals bei den meistverordneten Onkologika vertreten. Dazu gehören Trametinib (*Mekinist*), Nintedanib (*Vargatef*) und Crizotinib (*Xalkori*) (■ Tabelle 37.8). Als weiterer neuer Proteinkinaseinhibitor wurde 2016 Osimertinib (*Tagrisso*) zur Behandlung von erwachsenen Patienten mit lokal fortgeschrittenem oder metastasiertem, nicht-kleinzelligem Lungenkarzinom (NSCLC) und einer positiven T790M-Mutation des EGFR zugelassen. Da die Nutzenbewertung durch den G-BA auf der Basis von unkontrollierten Zulassungsstudien keinen Beleg für einen Zusatznutzen ergeben hatte, wurde *Tagrisso* von der Herstellerfirma wenig später wieder vom deutschen Markt genommen (▶ Kapitel 3, Neue Arzneimittel 2016, Abschnitt 3.2.19). Weiterhin wurden zwei bekannte Proteinkinaseinhibitoren mit neuen Indikationen zugelassen, die aber noch nicht in die Gruppe der häufig verordneten Onkologika gelangt sind. Dazu gehört Cabozantinib (*Cabometyx*), das 2015 zuerst für die Behandlung des metastasierten medullären Schilddrüsenkarzinoms und danach 2016 als Zweitlinientherapie des fortgeschrittenen Nierenzellkarzinoms zugelassen wurde (▶ Kapitel 3, Neue Arzneimittel 2016, Abschnitt 3.2.1). Ebenso wurde Lenvatinib (*Lenvima*) 2015 zuerst für die Behandlung des metastasierten differenzierten Schilddrüsenkarzinoms und 2016 unter einem neuen Handelsnamen (*Kisplyx*) in Kombination mit Everolimus als Zweitlinientherapie zur Behandlung des fortgeschrittenen Nierenzellkarzinoms eingeführt (▶ Kapitel 3, Neue Arzneimittel 2016, Abschnitt 3.2.6). Nicht mehr vertreten in der Gruppe der meistverordneten Onkologika ist Regorafenib (*Stivarga*), das 2013 zur Zweitlinienbehandlung von Patienten mit metastasiertem kolorektalem Karzinom zugelassen wurde, dann aber vom pharmazeutischen Unternehmer aufgrund einer geänderten Nutzenbewertung durch den G-BA in Deutschland im April 2016 vom Markt genommen wurde (vgl. ▶ Arzneiverordnungs-Report 2016, Kapitel 37, Onkologika, Abschnitt 37.3.7).

Die Proteinkinaseinhibitoren für die Tumortherapie haben 2016 mit 7,9 Mio. DDD nur einen Anteil von 3,7% am Verordnungsvolumen der Onkologika, erreichen aber mit Bruttokosten von 1,273 Mrd. € einen Umsatzanteil von 21,9% (■ Ta-

belle 37.1). Wegen der zahlreichen Wirkstoffe werden die Arzneimittel dieser Gruppe in einer indikationsbezogenen Gliederung dargestellt.

37.4.1 Philadelphia-Chromosom-positive chronische myeloische Leukämie

Imatinib (*Glivec*) wird von allen Proteinkinaseinhibitoren weiterhin am häufigsten verordnet, obwohl seine Verordnungen 2016 erneut leicht rückläufig waren (■ Tabelle 37.8). Der Wirkstoff wurde 2001 zur Behandlung der Philadelphia-Chromosom-positiven chronischen myeloischen Leukämie (CML) eingeführt, für die damals eine allogene Stammzelltransplantation als Erstbehandlungsmöglichkeit nicht in Betracht kam. Ursache der Krankheit ist die Fusion des Abelson-Murine-Leukemia-(ABL)-Gens auf Chromosom 9 mit dem Breakpoint-Cluster-Region-(BCR)-Gen auf Chromosom 22, woraus das Fusionsgen BCR-ABL entsteht, das eine konstitutiv aktive Tyrosinkinase kodiert. Imatinib ist ein potenter kompetitiver Inhibitor der BCR-ABL-Tyrosinkinase, mit dem bei Patienten mit CML erstmals stabile, komplette zytogenetische und molekulare Remissionen nachgewiesen wurden (O'Brien et al. 2003, IRIS). Untersuchungen während der Nachbeobachtung zeigten nach 8 Jahren noch bei 92% der Patienten ein progressionsfreies Überleben. Auch die 2017, nach einer medianen Beobachtungsdauer von 10,9 Jahren publizierten Ergebnisse der IRIS-Studie bestätigen die sehr gute Wirksamkeit und Verträglichkeit von Imatinib (Gesamtüberlebensrate im Imatinib-Arm 83,3%, komplette zytogenetische Remission 82,8%) und zeigten, dass die langfristige Gabe von Imatinib nicht mit schwerwiegender kumulativer Toxizität oder spät auftretenden Nebenwirkungen assoziiert ist (Hochhaus et al. 2017). Inzwischen gibt es erste Hinweise auf eine mögliche Heilung der CML, da nach einer Beendigung der Imatinibtherapie bei 40% der Patienten nach 12 Monaten kein molekulares Rezidiv auftrat und alle Patienten mit einem molekularen Rezidiv auf eine erneute Gabe von Imatinib ansprachen (Übersicht bei Thompson et al. 2015). Seit 2006 sind vier weitere Tyrosinkinaseinhibitoren (Dasatinib, Nilotinib, Bosutinib,

Ponatinib) zugelassen worden, die hinsichtlich des Erreichens einer tiefen molekularen Remission wirksamer sind als Imatinib und heute speziell bei Resistenz oder Unverträglichkeit gegenüber Imatinib verabreicht werden. Imatinib gilt aber weiterhin als Standard in der Erstlinientherapie, da es bei der Mehrzahl der Patienten wirksam ist, über 14 Jahre therapeutische Erfahrungen vorliegen und schwere oder späte unerwartete toxische Effekte nicht aufgetreten sind (Übersicht bei Apperley 2015, Thompson et al. 2015).

Dasatinib (*Sprycel*) und **Nilotinib** (*Tasigna*) sind zwei weitere Tyrosinkinaseinhibitoren, die 2006 bzw. 2007 ebenfalls für die Erstlinienbehandlung der CML und zusätzlich nach Imatinibresistenz oder Unverträglichkeit von Imatinib zugelassen wurden. Beide Tyrosinkinaseinhibitoren haben in klinischen Studien höhere molekulare Remissionsraten als Imatinib, aber auch ein höheres Risiko für vaskuläre oder pulmonale Nebenwirkungen gezeigt (Übersicht bei Apperley 2015). Aus diesem Grunde wird empfohlen, die neueren Tyrosinkinaseinhibitoren nur bei Patienten einzusetzen, die nicht optimal auf Imatinib ansprechen oder schon bei der Diagnose hohe Risikoscores aufweisen (Baccarani et al. 2013). Ihre Verordnungen sind 2016 erneut deutlich gestiegen (◘ Tabelle 37.8).

37.4.2 Chronische lymphatische Leukämie

Die Strategien für die Behandlung chronischer lymphatischer Leukämien werden nach jahrzehntelangem Einsatz der Chemotherapie und auch der Chemo-/Immuntherapie durch neue Arzneimittel ergänzt und vielleicht sogar verdrängt, die gezielt die Signalübertragung über den B-Zell-Rezeptor unterbrechen (Young und Staudt 2013, Foà 2014). **Ibrutinib** (*Imbruvica*), ein selektiver, potenter und irreversibler Inhibitor der Bruton Tyrosinkinase, wurde 2014 als Orphan-Arzneimittel zur Zweitlinientherapie der chronischen lymphatischen Leukämie sowie zur Erstlinientherapie bei 17p-Deletion oder TP53-Mutation eingeführt. Damit steht eine weitere Therapieoption zur Verfügung, wenn der derzeitige Therapiestandard einer Chemo-/Immuntherapie mit Fludarabin, Cyclophosphamid

und dem CD20-Antikörper Rituximab bei körperlich „fitten" Patienten nicht mehr anspricht (Eichhorst und Hallek 2016). Ibrutinib verbesserte in einer offenen, randomisierten kontrollierten Studie der Phase III (RESONATE) im Vergleich zu Ofatumumab (*Arzerra*), einem humanisierten anti-CD20 monoklonalen Antikörper die Gesamtansprechrate (42,6% versus 4,1%), das progressionsfreie Überleben und auch das Gesamtüberleben nach 12 Monaten (90% versus 81%) (Byrd et al. 2014a). Eine weitere Indikation ist das rezidivierte oder refraktäre Mantelzell-Lymphom, das allein aufgrund einer hohen Ansprechrate von 68% in einer unkontrollierten Studie eine beschleunigte Zulassung erhielt (Wang et al. 2013).

Weiterhin ist der erste Phosphatidylinositol-3-Kinase-Inhibitor **Idelalisib** (*Zydelig*) unter den häufig verordneten Onkologika vertreten, der ebenfalls in die Signaltransduktion des B-Zellrezeptors maligner B-Zellen, vor allem in Lymphknoten und Milz, eingreift (Übersicht bei Fruman und Rommel 2014). Idelalisib wurde 2014 für die Zweitlinienbehandlung der chronischen lymphatischen Leukämie in Kombination mit Rituximab und als Monotherapie des follikulären Lymphoms nach Versagen von zwei vorausgegangenen Therapielinien zugelassen (siehe ▶ Arzneiverordnungs-Report 2015, Kapitel 2, Neue Arzneimittel 2014, Abschnitt 2.1.21). Von der EMA wurden die Anwendungsgebiete von Idelalisib bei der chronischen lymphatischen Leukämie im Juli 2016 wie folgt geändert: In Kombination mit Rituximab oder Ofatumumab als Zweitlinienbehandlung oder zur Behandlung von Patienten mit 17p-Deletion oder TP53-Mutation, für die andere Therapien nicht in Frage kommen. Dabei ist zu beachten, dass in drei klinischen Studien eine erhöhte Anzahl infektionsbedingter Todesfälle mit Idelalisib aufgetreten ist und Patienten, die Idelalisib erhalten, ab sofort Antibiotika zur Prävention von Pneumocystis jirovecii erhalten sollten (European Medicines Agency 2016). Bei Patienten mit chronischer lymphatischer Leukämie verbesserte Idelalisib in Kombination mit Rituximab nach 24 Wochen das progressionsfreie Überleben (93% versus 46%) im Vergleich zur Monotherapie mit Rituximab und nach 12 Monaten auch das Gesamtüberleben (92% versus 80%) (Furman et al. 2014). Die Nutzenbewertung des G-BA ergab bei Patienten mit chronischer lymphatischer Leukämie in zwei Indikationen einen Anhaltspunkt für einen nicht quantifizierbaren Zusatznutzen, während bei Patienten mit refraktärem follikulärem Lymphom ein Zusatznutzen nicht belegt war.

37.4.3 Myelofibrose und Polycythaemia vera

Ruxolitinib (*Jakavi*) ist der erste Januskinaseinhibitor, der 2012 als Orphan-Arzneimittel für die Behandlung von krankheitsbedingter Splenomegalie oder anderer krankheitsbezogener Symptome bei primärer Myelofibrose (PMF) und Post-Polycythaemia-vera-Myelofibrose (Post-PV-MF) bzw. Post-Essentieller Thrombozythämie-Myelofibrose (Post-ET-MF) zugelassen wurde (Übersicht bei Cervantes 2014). Die Familie der Januskinasen besteht aus 4 zytoplasmatischen Proteintyrosinkinasen, die an der Signaltransduktion verschiedener Zytokinrezeptoren und hämatopoetischer Wachstumsfaktorrezeptoren zum Zellkern beteiligt sind. Ruxolitinib ist der erste selektive JAK1/JAK2-Inhibitor, der durch Hemmung inflammatorischer Zytokinsignale antiproliferativ und proapoptotisch wirkt. In einer doppelblinden, placebokontrollierten Phase-3-Studie an Patienten mit fortgeschrittener Myelofibrose (PMF oder Post-PV/ET-MF) und mit stark vergrößerter Milz erreichten 41,9% der mit Ruxolitinib behandelten Patienten in Woche 24 den primären Endpunkt, eine 35%ige Abnahme des Milzvolumens im Vergleich zu 0,7% unter Placebo (Verstovsek et al. 2012, COMFORT-I). Weiterhin senkte Ruxolitinib einen Score zu Symptomen (50% Besserung von Nachtschweiß, Juckreiz, Völlegefühl, Bauchschmerzen, Inaktivität) stärker als Placebo (45,9% versus 5,3%). Das Risiko hämatologischer Nebenwirkungen (Anämie, Thrombozytopenie) war erhöht. Eine zweite offene Studie im Vergleich mit bester verfügbarer Therapie lieferte nach 48 Wochen ähnliche Ergebnisse (Harrison et al. 2012, COMFORT-II). Die erneute Nutzenbewertung von Ruxolitinib durch den G-BA, die nach Überschreitung eines GKV-Jahresumsatzes von 50 Mio. € erforderlich war, hat einen Anhaltspunkt für einen beträchtlichen Zusatznutzen gegenüber der zweckmäßigen Vergleichstherapie ergeben, da das Ge-

samtüberleben bei mehreren Auswertungszeitpunkten teils signifikante und teils nicht signifikante Ergebnisse zugunsten von Ruxolitinib zeigte (Bundesministerium für Gesundheit 2014). Die Verordnungen von *Jakavi* nahmen 2016 noch einmal kräftig zu und haben jetzt einen Umsatz von 146 Mio. € erreicht (◻ Tabelle 37.8). Nach einem Cochrane-Review ist jedoch unklar, ob Ruxolitinib die Mortalität senkt (Martí-Carvajal et al. 2015). Inzwischen wurde Ruxolitinib 2015 auch für die Behandlung der Polycythaemia vera bei Resistenz oder Intoleranz gegen Hydroxycarbamid zugelassen. In einer Phase-3-Studie an 222 Patienten wurde gezeigt, dass Ruxolitinib gegenüber einer Standardtherapie bei Patienten mit unzureichendem Ansprechen oder inakzeptablen Nebenwirkungen von Hydroxycarbamid den Hämatokritwert besser kontrollierte, das Milzvolumen verkleinerte und Symptome verbesserte (Vannucchi et al. 2015).

37.4.4 Nicht-kleinzelliges Lungenkarzinom (NSCLC)

Erlotinib (*Tarceva*) ist ein Tyrosinkinaseinhibitor (TKI) des epidermalen Wachstumsfaktor-Rezeptors (EGFR/HER1, Erb-B1), der zur Erstlinienbehandlung des lokal fortgeschrittenen oder metastasierten nicht-kleinzelligen Lungenkarzinoms (NSCLC) mit aktivierenden EGFR-Mutationen zugelassen ist. Zunächst wurde Erlotinib 2005 zur Zweitlinienbehandlung nach Versagen der platinbasierten Chemotherapie zugelassen, nachdem eine Verlängerung des Gesamtüberlebens um 2 Monate im Vergleich zur besten Supportivtherapie nachgewiesen worden war (Sheperd et al. 2005). Später zeigte die Erstlinientherapie mit EGFR-TKIs (Gefitinib, Erlotinib, Afatinib) eine deutlich verbesserte Wirksamkeit bei Patienten mit aktivierenden EGFR-Mutationen, die bei 30% der ostasiatischen Patienten und bei 10-15% der Patienten in westlichen Ländern gefunden werden. So erhöhte Erlotinib bei chinesischen Patienten mit aktivierenden EGFR-Mutationen das progressionsfreie Überleben im Vergleich zur Standardchemotherapie (13,1 versus 4,6 Monate) und hatte auch eine bessere Verträglichkeit (Zhou et al. 2011, OPTIMAL, CTONG-0802). Die Auswertung des Gesamtüberlebens ergab jedoch keinen signifikanten

Unterschied zwischen Erlotinib und der Chemotherapie (22,8 versus 27,2 Monate). Die Verordnungen von Erlotinib waren wie bereits 2015 rückläufig.

Gefitinib (*Iressa*) kam 2009 als zweiter EGFR-Tyrosinkinaseinhibitor auf den Markt und wurde von vornherein zur Behandlung von Patienten mit lokal fortgeschrittenem oder metastasiertem, nicht-kleinzelligem Lungenkarzinom mit aktivierenden EGFR-Mutationen zugelassen. Ausschlaggebend dafür war eine Studie an ostasiatischen Patienten mit Analyse des EGFR-Rezeptorstatus, in der Gefitinib nur in der Subgruppe mit aktivierenden EGFR-Mutationen das progressionsfreie Überleben im Vergleich zu kombinierter Chemotherapie verlängerte (Mok et al. 2009). Im Jahre 2016 waren die Verordnungen von Gefitinib erstmals rückläufig (◘ Tabelle 37.8).

Der dritte EGFR-Tyrosinkinaseinhibitor **Afatinib** (*Giotrif*) wurde, wie auch bereits 2015, deutlich häufiger verordnet (◘ Tabelle 37.8). Er wurde 2013 zur Erstlinienbehandlung des lokal fortgeschrittenen oder metastasierten nicht-kleinzelligen Lungenkarzinoms (NSCLC) mit aktivierenden EGFR-Mutationen zugelassen. Bei Patienten mit NSCLC (Adenokarzinom) im Stadium IIIB oder IV und aktivierenden EGFR-Mutationen verlängerte Afatinib im Vergleich zur Chemotherapie mit Cisplatin und Pemetrexed nur das progressionsfreie Überleben (13,9 versus 6,9 Monate), aber nicht das Gesamtüberleben (16,6 versus 14,8 Monate, LUX-Lung 3). Erst eine weitere Auswertung dieser überwiegend an asiatischen Patienten durchgeführten, aktiv kontrollierten, offenen Phase-3-Studie zeigte, dass Afatinib nur bei Patienten mit del19 EGFR Mutationen das Gesamtüberleben verlängerte (LUX-Lung 3: 33,3 versus 21,1 Monate, LUX-Lung 6: 31,4 versus 18,4 Monate), aber nicht in der Leu858Arg-positiven Subgruppe (Yang et al. 2015). Eine erste direkte Vergleichsstudie von Afatinib mit Gefitinib zeigte keine Unterschiede im progressionsfreien Überleben und im Gesamtüberleben, jedoch unterschiedliche Nebenwirkungsprofile (Park et al. 2016). Auch in einem aktuellen Cochrane-Review von 19 Studien mit 2317 Teilnehmern (davon 1700 Asiaten) mit EGFR-Mutations-positivem NSCLC zeigten Erlotinib, Gefitinib und Afatinib im Vergleich zur zytotoxischen Chemotherapie eine erhöhte Ansprechrate und ein verlängertes progressionsfreies Überleben mit weniger Toxizität im Vergleich zur Chemotherapie, jedoch keine Verlängerung des Gesamtüberlebens (Greenhalgh et al. 2016).

Nintedanib (*Vargatef*) ist der vierte Tyrosinkinaseinhibitor, der 2014 zunächst in Kombination mit Docetaxel zur Behandlung von erwachsenen Patienten mit lokal fortgeschrittenem, metastasiertem oder lokal rezidiviertem NSCLC mit Adenokarzinom-Histologie nach Erstlinienchemotherapie zugelassen wurde und inzwischen auch zur primären Behandlung dieses Subtyps des NSCLC angewendet werden kann. Nintedanib ist 2016 erstmals in die Gruppe der meistverordneten Onkologika gelangt (◘ Tabelle 37.8). In einer Phase-3-Studie an 1314 Patienten mit rezidiviertem NSCLC (Stadium IIIB/IV) nach Progression unter Erstlinienchemotherapie verlängerte Nintedanib plus Docetaxel mit Adenokarzinom-Histologie das Gesamtüberleben im Vergleich zu Docetaxel (12,6 Monate versus 10,3 Monate) (Reck et al. 2014, LUME-Lung-1). Die Nutzenbewertung durch den G-BA ergab einen Hinweis für einen nur geringen Zusatznutzen von Nintedanib wegen teilweise tödlicher Nebenwirkungen (Bundesministerium für Gesundheit 2015). Daneben wurde Nintedanib 2015 mit einem zweiten Handelsnamen (*Ofev*) als erster Tyrosinkinasehemmer zur Behandlung der idiopathischen Lungenfibrose zugelassen, so dass nach dem 2012 eingeführten Pirfenidon (*Esbriet*) ein weiteres Arzneimittel für diese Indikation zur Verfügung steht (siehe ► Arzneiverordnungs-Report 2016, Kapitel 3, Neue Arzneimittel 2016, Abschnitt 3.1.24). Das Verordnungsvolumen von *Ofev* ist 2016 fast dreifach angestiegen und liegt damit erheblich höher als das von *Vargatev* (◘ Tabelle 37.8).

Crizotinib (*Xalkori*) ist der erste Tyrosinkinaseinhibitor der anaplastischen Lymphomkinase (ALK), der nach einem deutlichen Verordnungsanstieg 2016 erstmals in der Gruppe der meistverordneten Onkologika vertreten ist (◘ Tabelle 37.8). Crizotinib wurde 2012 zunächst zugelassen zur Behandlung des vorbehandelten ALK-positiven, fortgeschrittenen NSCLC. Seit 2015 bzw. 2016 ist Crizotinib auch zugelassen zur Erstlinienbehandlung des ALK-positiven, fortgeschrittenen NSCLC bzw. zur Behandlung des ROS1-positiven, fortgeschrittenen NSCLC. Die erste Zulassung basierte auf den Ergebnissen einer unkontrollierten offenen

Phase-1-Studie an 82 ALK-positiven Patienten mit Adenokarzinomen, die überwiegend Nichtraucher waren. Nach einer durchschnittlichen Behandlungsdauer von 6,4 Monaten sprachen 57% der Patienten auf Crizotinib an, während die übliche Ansprechrate einer Zweitlinienbehandlung mit konventioneller Chemotherapie nur bei 10% liegt (Kwak et al. 2010). In einer nachfolgenden Phase-3-Studie an 347 vorbehandelten Patienten mit fortgeschrittenem oder metastasiertem ALK-positivem Lungenkarzinom verlängerte Crizotinib das progressionsfreie Überleben im Vergleich zu einer Chemotherapie mit Pemetrexed oder Docetaxel (7,7 Monate versus 3,0 Monate), verringerte schwerwiegende Krankheitssymptome und verbesserte die Lebensqualität. Das Gesamtüberleben wurde jedoch nicht verlängert, da 64% der Patienten nach Tumorprogression unter Chemotherapie zu Crizotinib gewechselt hatten (Shaw et al. 2013, PROFILE 1007). Die Nutzenbewertung durch den G-BA hat einen Anhaltspunkt für einen beträchtlichen Zusatznutzen von Crizotinib ergeben, da eine bisher noch nicht beobachtete deutliche Verringerung von nicht schwerwiegenden Krankheitssymptomen sowie eine deutliche Verbesserung der Lebensqualität erreicht wurde (Bundesministerium für Gesundheit 2013). In einer weiteren Phase-3-Studie zur Erstlinienbehandlung von 343 Patienten mit fortgeschrittenem oder metastasiertem ALK-positivem Lungenkarzinom verlängerte Crizotinib das progressionsfreie Überleben im Vergleich zu einer Chemotherapie mit Pemetrexed, Cisplatin oder Carboplatin (10,9 Monate versus 7,0 Monate), verringerte schwerwiegende Krankheitssymptome und verbesserte die Lebensqualität. Das mediane Gesamtüberleben wurde in beiden Gruppen noch nicht erreicht (Solomon et al. 2014, PROFILE 1014). Auch für die Erstlinientherapie mit Crizotinib hat die Nutzenbewertung des G-BA einen Anhaltspunkt für einen beträchtlichen Zusatznutzen ergeben (Bundesministerium für Gesundheit 2016).

37.4.5 Nierenzellkarzinom

Für die Erst- und Zweitlinientherapie des fortgeschrittenen oder metastasierten Nierenzellkarzinoms werden heute vor allem Proteinkinaseinhibi-

toren (Sunitinib, Sorafenib, Pazopanib, Axitinib), mTOR-Inhibitoren (Temsirolimus, Everolimus) und VEGF-Inhibitoren (Bevacizumab, evtl. plus Interferon) eingesetzt (Deutsche Krebsgesellschaft et al. 2015).

Sunitinib (*Sutent*) ist ein multimodaler Proteinkinaseinhibitor, der 2006 als Erstlinientherapie von fortgeschrittenen oder metastasierten Nierenzellkarzinomen sowie als Zweitlinientherapie von gastrointestinalen Stromatumoren (GIST) nach Versagen von Imatinib zugelassen wurde. Seitdem ist die frühere Zytokin-basierte Therapie des metastasierten Nierenzellkarzinoms weitgehend durch die Therapie mit Proteinkinaseinhibitoren und mTOR-Inhibitoren ersetzt worden. Sunitinib verbesserte das mediane progressionsfreie Überleben (11 Monate) im Vergleich zu Interferon-alfa (5 Monate) und gilt seitdem als Standardtherapie für diese Indikation (Übersicht bei Rafiyan und Jäger 2013).

Sorafenib (*Nexavar*) ist ebenfalls ein multimodaler Proteinkinaseinhibitor, der 2006 nur für die Zweitlinientherapie des fortgeschrittenen Nierenzellkarzinoms nach Versagen einer Zytokin- (Interferon-alfa- oder Interleukin-2)basierten Therapie zugelassen wurde. Vermutlich wird er deshalb nicht so häufig wie Sunitinib eingesetzt (◘ Tabelle 37.8). Als weitere Indikationen von Sorafenib wurden später für das Leberzellkarzinom und das metastasierte, differenzierte, Iod-refraktäre Schilddrüsenkarzinom zugelassen.

Als dritter multimodaler Proteinkinaseinhibitor des fortgeschrittenen Nierenzellkarzinoms wurde **Pazopanib** (*Votrient*) 2010 zugelassen, das in einer placebokontrollierten Studie als Erstlinientherapie oder an Zytokin-vorbehandelten Patienten eine deutliche Verlängerung des progressionsfreien Überlebens zeigte (11,1 versus 2,8 Monate). Der direkte Vergleich mit Sunitinib ergab keine Unterschiede im Gesamtüberleben, aber Vorteile für Pazopanib bei Verträglichkeit und Lebensqualität (Motzer et al. 2013). Die Verordnungen von Pazopanib haben 2016 nochmals etwas zugenommen (◘ Tabelle 37.8).

Everolimus (*Afinitor*) ist ein Inhibitor von mTOR (mammalian target of rapamycin), der 2009 als Zweitlinientherapie des fortgeschrittenen Nierenzellkarzinoms nach Versagen einer Anti-VEGF-Therapie zugelassen wurde. Der Wirkstoff ist ein Sirolimusderivat und bildet genauso wie Sirolimus einen Komplex mit einem Immunophyllin (FK-Bindungs-protein), der die mTOR-Aktivität hemmt. Everoli-mus wurde 2004 zunächst als Immunsuppressivum mit dem Handelsnamen *Certican* zur Prophylaxe der Transplantatabstoßung nach allogener Nieren- oder Herztransplantation in einer 10-fach geringeren Do-sis (2-mal 0,75–1 mg/Tag) zugelassen und wird bei dieser Indikation wesentlich häufiger verordnet (2,2 Mio. DDD, ◘ Tabelle 31.3) als *Afinitor* bei der onkologischen Indikation (◘ Tabelle 37.8).

Schließlich ist seit 2012 mit **Axitinib** (*Inlyta*) ein weiterer Tyrosinkinaseinhibitor zugelassen worden zur Zweitlinienbehandlung des fortgeschrittenen Nierenzellkarzinoms nach Versagen einer Therapie mit Sunitinib oder einem Zytokin. Das Arzneimittel wurde 2016 etwas weniger verordnet (◘ Tabelle 37.8). Die frühe Nutzenbewertung des G-BA ergab einen Hinweis für einen geringen Zusatznutzen von Axitinib gegenüber der zweckmäßigen Vergleichs-therapie mit Sorafenib, nicht aber gegenüber Evero-limus (vgl. ▶ Arzneiverordnungs-Report 2013, Kapitel 2, Neue Arzneimittel 2012).

37.4.6 Melanom

Dabrafenib (*Tafinlar*) ist nach Vemurafenib (*Zelbo-raf*) der zweite Inhibitor der BRAF-Serin-Threonin-Kinase, der 2013 zur Monotherapie von Patienten mit nicht resezierbarem oder metastasiertem Mela-nom mit BRAF-V600 Mutation zugelassen wurde, nachdem eine randomisierte kontrollierte Studie im Vergleich mit Dacarbazin deutlich höhere An-sprechraten (50% versus 3%) und ein verbessertes progressionsfreies Überleben (5,1 Monate versus 2,7 Monate) gezeigt hatte (Hauschild et al. 2012). Dabrafenib wurde 2016 erneut mehr verordnet, während das 2012 eingeführte Vemurafenib schon seit 2014 nicht mehr unter den meistverordneten Onkologika vertreten ist (◘ Tabelle 37.8). Ein Grund für die Bevorzugung von Dabrafenib könnte sein, dass weniger kutane Nebenwirkungen (Plattenepi-thelkarzinome, Hautausschläge, Photosensitivität) als unter Vemurafenib auftreten (Übersicht bei Trinh et al. 2014).

Ähnlich wie bei Vemurafenib kommt es auch unter der Therapie mit Dabrafenib bei den meisten Patienten nach 6 Monaten infolge einer raschen Re-sistenzentwicklung zu einem Rezidiv mit erneutem Tumorwachstum. Ursache der Resistenz gegenüber Vemurafenib und Dabrafenib ist vermutlich eine Reaktivierung der Mitogen-aktivierten Proteinki-nase (MAP) durch Mutationen in einzelnen Stufen der RAS-RAF-MEK-ERK-MAP-Kaskade (Weera-ratna 2012). Unter den verschiedenen Strategien zur Ausschaltung der Resistenz hat die kombinierte Anwendung mit MEK-Inhibitoren besonderes Inte-resse gefunden, die in der MAP-Kinasekaskade un-mittelbar nach BRAF wirken.

Trametinib (*Mekinist*) ist der erste Inhibitor der Aktivierung der Mitogen-aktivierten, über extrazel-luläre Signale regulierten Kinasen 1 (MEK1) und 2 (MEK2) sowie deren Kinaseaktivität, der 2014 für die Monotherapie und später auch für die Kom-binationstherapie mit Dabrafenib (*Tafinlar*) zur Behandlung des nicht resezierbaren oder metasta-sierten Melanoms mit einer BRAF-V600-Mutation zugelassen wurde und nach einem rasanten Verord-nungsanstieg 2016 erstmals unter den meistverord-neten Onkologika vertreten ist (◘ Tabelle 37.8). Die Monotherapie mit Trametinib hat keine klinische Aktivität und daher auch keinen Zusatznutzen. Dagegen verbessert die Kombinationstherapie die Gesamtüberlebensrate nach 12 Monaten im Ver-gleich zur Monotherapie mit Dabrafenib (72% versus 65%) (Robert et al. 2015c). Die frühe Nutzen-bewertung durch den G-BA hat einen Hinweis für einen beträchtlichen Zusatznutzen der Kombina-tionstherapie ergeben (vgl. ▶ Arzneiverordnungs-Re-port 2016, Kapitel 3, Neue Arzneimittel 2015, Abschnitt 3.1.36). Die Therapiekosten von 193.077 € pro Jahr der Kombination der beiden Proteinkinaseinhibito-ren sind allerdings sehr hoch (◘ Tabelle 37.8).

37.5   Monoklonale Antikörper für die Tumortherapie

Ziel der Antikörpertherapie ist die Erkennung Tu-mor-assoziierter Antigene bzw. von Differenzie-rungsantigenen, um über unterschiedliche Mecha-nismen (Hemmung stimulierender Rezeptoren, Aktivierung der Signaltransduktion, Komplement-vermittelte Zytotoxizität, Antikörper-abhängige zel-luläre Zytotoxizität) das Ansprechen und Überleben von Tumorpatienten zu verbessern (Übersicht bei Harris 2004). Die monoklonalen Antikörper für die Tumortherapie haben 2016 mit 13,2 Mio. DDD nur einen Anteil von 6,0% am Verordnungsvolumen der Onkologika, erreichen aber mit Bruttokosten von 2,077 Mrd. € einen höheren Umsatz als alle klassischen Zytostatika zusammen (◘ Tabelle 37.1).

Im Jahre 2016 sind 10 Wirkstoffe aus der Gruppe der monoklonalen Antikörper und ein Antikörper-Wirkstoff-Konjugat (Trastuzumab Emtansin) unter den meistverordneten Onkologika vertreten. Die Darstellung erfolgt nach den jeweiligen Wirkungsmechanismen, da die einzelnen Wirkstoffe meistens für mehrere Indikationen zugelassen sind. Rituximab ist ein chimärer (Maus/Mensch) anti-CD20 monoklonaler Antikörper, der gegen ein hämatopoetisches Differenzierungsantigen (CD20) gerichtet ist. Andere monoklonale Antikörper blockieren verschiedene Wachstumsfaktoren. Für die Blockade des humanen epidermalen Wachstumsfaktorrezeptors 2 (HER2) werden heute drei Antikörper (Trastuzumab, Pertuzumab, Trastuzumab Emsantin) eingesetzt. Zwei Antikörper (Bevacizumab, Ramucirumab) blockieren den vaskulären endothelialen Wachstumsfaktor (VEGF) ebenso wie ein rekombinantes Fusionsprotein, das VEGF-bindende Teile aus den extrazellulären Domänen der humanen VEGF-Rezeptoren 1 und 2 enthält und fusioniert ist mit dem Fc-Teil des humanen IgG1 (Aflibercept). Zwei monoklonale Antikörper blockieren den epidermalen Wachstumsfaktorrezeptor (EGFR) (Cetuximab, Panitumumab) (Übersicht bei Ciardiello und Tortora 2008).

auf B-Lymphozyten gerichtet, das die frühen Schritte im Aktivierungsprozess des Zellzyklus und der Zelldifferenzierung reguliert. CD20 kommt auf allen B-Lymphozyten und auf der Mehrzahl der B-Zell Non-Hodgkin-Lymphome vor. Durch Bindung an CD20 fördert Rituximab Komplement-vermittelte sowie Antikörper-abhängige zelluläre Zytoxizität und induziert Zelllyse sowie Apoptose.

Bei älteren, zuvor unbehandelten Patienten mit diffusem großzelligen B-Zell-Lymphom erhöhte die zusätzliche Gabe von Rituximab zur Chemotherapie mit CHOP (Cyclophosphamid, Doxorubicin, Vincristin, Prednison) das Zweijahresüberleben (70% versus 57%) ohne Zunahme einer klinisch relevanten Toxizität (Coiffier et al. 2002). Bei unterschiedlichen Subtypen des Non-Hodgkin-Lymphoms wurde in zahlreichen Studien bestätigt, dass Rituximab die Krankheitskontrolle und das Gesamtüberleben im Vergleich zu alleiniger Chemotherapie verbessert (Übersicht bei Shankland et al. 2012). So verlängert Rituximab in fortgeschrittenen Stadien des follikulären Lymphoms als Zusatz zur initialen Chemotherapie das Gesamtüberleben, sowie als Erhaltungstherapie das progressionsfreie Überleben nach erfolgreicher Induktionstherapie. Die Verordnungen von *MabThera* waren 2016 weitgehend konstant, wobei überwiegend parenterale Zubereitungen und nur geringe Mengen als Fertigarzneimittel (s.c. Applikation) eingesetzt wurden (vgl. ◘ Tabelle 37.8). Im Jahr 2017 werden die ersten Biosimilars von Rituximab zugelassen und können anstelle des Referenzarzneimittels eingesetzt werden (Arzneimittelkommission der deutschen Ärzteschaft 2017).

37.5.1 CD20-Antikörper

Rituximab (*MabThera*) wurde 1997 als erster gentechnisch hergestellter monoklonaler Antikörper in die Onkologie eingeführt (Übersicht Cheson und Leonard 2008). Zunächst erfolgte die Zulassung für die Behandlung von Non-Hodgkin-Lymphomen (follikuläres Lymphom, diffuses großzelliges B-Zelllymphom), später auch für die chronische lymphatische Leukämie in Kombination mit Chemotherapie und seit 2006 auch für die rheumatoide Arthritis nach Versagen von TNF-Inhibitoren. Rituximab ist gegen das Oberflächenantigen CD20

37.5.2 HER2-Antikörper

Trastuzumab (*Herceptin*) ist ein humanisierter monoklonaler Antikörper gegen den epidermalen Wachstumsfaktor-Rezeptor 2 (HER2), der im Jahre 2000 zur Behandlung des HER2-positiven metastasierten Mammakarzinoms zugelassen wurde. Etwa 20–25% aller Mammakarzinome weisen eine HER2-Überexpression oder HER2-Genamplifikation auf, die mit erhöhten Wachstumsraten, früher Metastasierung und schlechter Prognose einhergehen. Trastuzumab bindet an die extrazelluläre

Domäne des HER2-Rezeptorproteins und hemmt dadurch das Tumorzellwachstum.

Bei Patientinnen mit metastasiertem Mammakarzinom erhöhte die Erstlinientherapie mit Trastuzumab in Kombination mit einer Chemotherapie (Doxorubicin plus Cyclophosphamid oder Paclitaxel) im Vergleich zu alleiniger Chemotherapie das Gesamtüberleben (25,1 versus 20,3 Monate), aber auch die Kardiotoxizität bei Kombination mit Paclitaxel (11%) oder Anthrazyklinen (28%) (Slamon et al. 2001). Eine einjährige adjuvante Therapie des frühen HER2-positiven Mammakarzinoms mit Trastuzumab verbesserte nach 65 Monaten die Gesamtüberlebensrate im Vergleich zur alleinigen Chemotherapie (91–92% versus 87%), wobei auch hier die anthrazyklinhaltige Kombinationstherapie häufiger Herzinsuffizienz und akute Leukämien auslöste (Perez et al. 2014). Die 2017 publizierten Langzeitergebnisse der HERA-Studie nach medianer Beobachtung von 11 Jahren bestätigen den therapeutischen Stellenwert der adjuvanten Behandlung mit Trastuzumab bei Patientinnen mit HER-2-positivem Mammakarzinom. Da sich weder erkrankungsfreies noch Gesamtüberleben nach ein- oder zweijähriger Gabe von Trastuzumab signifikant unterscheiden, gilt heute die einjährige Therapie mit Trastuzumab als medizinischer Standard (Cameron et al. 2017). Im Jahre 2009 wurde Trastuzumab auch für die Behandlung des HER2-positiven metastasierten Magenkarzinoms zugelassen. Mit 4,1 Mio. DDD (☐ Tabelle 37.8) und Verordnungskosten von 471 Mio. € ist *Herceptin* heute der bei weitem am häufigsten verordnete monoklonale Antikörper.

Als weiterer monoklonaler Antikörper gegen HER2 wurde 2013 **Pertuzumab** (*Perjeta*) zur Erstlinienbehandlung von Patientinnen mit HER2-positivem metastasiertem oder lokal rezidiviertem, inoperablem Mammakarzinom in Kombination mit Trastuzumab und Docetaxel zugelassen. Pertuzumab bindet an ein anderes extrazelluläres Epitop des HER2 als Trastuzumab und hemmt über eine verminderte Rezeptordimerisierung mit anderen Rezeptoren (EGFR, HER3, HER4) die nachfolgende Signaltransduktion für Proliferation und Überleben von Tumorzellen. In der Kombination mit Trastuzumab und Docetaxel verlängerte Pertuzumab das progressionsfreie Überleben (18,5 versus 12,4 Mo-

nate) (Swain et al. 2013, CLEOPATRA). Die Nutzenbewertung des G-BA ergab bei Patientinnen mit viszeraler Metastasierung einen Anhaltspunkt für einen beträchtlichen Zusatznutzen von Pertuzumab gegenüber der zweckmäßigen Vergleichstherapie (Trastuzumab plus Taxan), nicht aber bei Patientinnen mit nicht- viszeraler Metastasierung (vgl. ► Arzneiverordnungs-Report 2014, Kapitel 2, Neue Arzneimittel 2013). Seit 2015 ist Pertuzumab in Kombination mit Trastuzumab und Chemotherapie auch zugelassen zur neoadjuvanten Behandlung von HER2-positivem lokal fortgeschrittenem, entzündlichem oder frühem Brustkrebs mit hohem Rezidivrisiko. Die Verordnungen von *Perjeta* sind 2016 noch einmal kräftig angestiegen (+77,8%) (☐ Tabelle 37.8). Die Kombinationstherapie von Pertuzumab mit Docetaxel und Trastuzumab kostet ca. 107.000 € pro Jahr und Patientin.

Trastuzumab Emtansin (*Kadcyla*) ist ein Antikörper-Wirkstoff-Konjugat, das aus Trastuzumab und dem Mitosehemmstoff DM1 besteht. DM1, ein Maytansinderivat, ist über einen Thioether-Linker kovalent an Trastuzumab gebunden. Der Begriff Emtansin bezeichnet die Kombination aus Linker und DM1. Die Wirkung von Trastuzumab Emtansin beruht auf beiden Komponenten: Trastuzumab bindet an die extrazelluläre Domäne des HER2-Rezeptors, inhibiert die Signalübertragung und vermittelt Antikörper-abhängige zelluläre Zytotoxizität; DM1 führt über eine Bindung an Tubulin zur Apoptose. Trastuzumab Emtansin wurde zugelassen zur Behandlung von Patientinnen mit HER2-positivem, inoperablem lokal fortgeschrittenem oder metastasiertem Mammakarzinom, die zuvor einzeln oder kombiniert Trastuzumab und ein Taxan erhalten haben. Grundlage der Zulassung war eine aktiv kontrollierte Phase-3-Studie an Patientinnen mit metastasiertem HER2-positivem Mammakarzinom, in der Trastuzumab Emtansin im Vergleich zu Lapatinib plus Capecitabin das progressionsfreie Überleben (9,6 versus 6,4 Monate) und nach einer zweiten, aber ungeplanten Interimsanalyse auch das mediane Gesamtüberleben (30,9 versus 25,1 Monate) verlängerte (Verma et al. 2012, EMILIA). Die frühe Nutzenbewertung durch den G-BA ergab für Trastuzumab Emtansin gegenüber der zweckmäßigen Vergleichstherapie einen Hinweis auf einen beträchtlichen Zusatznutzen bei Patientinnen mit HER2-positivem, metastasiertem Mammakarzinom nach vorangegangener Therapie mit Anthrazyklinen, Taxanen und Trastuzumab. Für zwei weitere Subgruppen ist ein Zusatznutzen nicht belegt (siehe ▶ Arzneiverordnungs-Report 2015, Kapitel 2, Neue Arzneimittel 2014, Abschnitt 2.1.42). Trastuzumab Emtansin kam 2014 auf den Markt und war bereits im Einführungsjahr in der Gruppe der meistverordneten Onkologika vertreten. Die Verordnungen von *Kadcyla* sind trotz sehr hoher Kosten von 86.706 € pro Jahr und Patient 2016 noch deutlich gestiegen (◘ Tabelle 37.8).

37.5.3 VEGF-Antikörper

Bevacizumab (*Avastin*) ist ein rekombinanter humanisierter Antikörper gegen den vaskulären endothelialen Wachstumsfaktor (VEGF), der 2005 zur Erstlinienbehandlung des metastasierten kolorektalen Karzinoms in Kombination mit einer Irinotecan-basierten Chemotherapie (5-Fluorouracil, Folinsäure, Irinotecan) zugelassen wurde. Später folgten weitere Zulassungen für die Behandlung fortgeschrittener solider Tumoren (Mammakarzinom, nicht-kleinzelliges Lungenkarzinom, Nierenzellkarzinom, Ovarialkarzinom). Die Bindung des Antikörpers an VEGF hemmt dessen wachstumsfördernde Wirkung auf Endothelzellen und verhindert so die Neubildung von Gefäßen (Angiogenese), die für die Blutversorgung von größeren Tumoren notwendig sind.

In der ersten Zulassungsstudie bei zuvor unbehandelten Patienten mit metastasiertem kolorektalen Karzinom verlängerte Bevacizumab in Kombination mit IFL (Irinotecan und 5-Fluorouracil als Bolus plus Calciumfolinat) das Gesamtüberleben auf 20,3 Monate im Vergleich zu 15,6 Monaten mit der IFL-Therapie allein (Hurwitz et al. 2004). Nebenwirkungen waren mit Bevacizumab häufiger (Hypertonie, Blutungen, Magen-Darm-Perforationen, Herzinsuffizienz). Schon in der zweiten klinischen Studie zur Erstlinienbehandlung des metastasierten kolorektalen Karzinoms mit einer Oxaliplatin-basierten Kombination konnte die Verlängerung des Gesamtüberlebens nicht bestätigt werden (Saltz et al. 2008). Anhand einer Metaanalyse mehrerer klinischer Studien wurde gezeigt, dass Bevacizumab bei der Erstlinienbehandlung des metastasierten kolorektalen Karzinoms nicht in allen Behandlungsschemata besser wirksam ist als die alleinige Chemotherapie, insbesondere nicht zusammen mit den 5-Fluorouracil-Kombinationen FOLFIRI (5-Fluorouracil, Folinsäure, Irinotecan) und FOLFOX (5-Fluorouracil, Folinsäure, Oxaliplatin) (Macedo et al. 2012). Eine weitere Metaanalyse ergab, dass Bevacizumab in Kombination mit einer Chemotherapie die therapiebedingte Mortalität (2,9% versus 2,2%) erhöht (Ranpura et al. 2011).

Auch beim metastasierten Mammakarzinom verdeutlichte ein Cochrane-Review, dass der patientenbezogene Gesamtnutzen von Bevacizumab bei der Erst- und Zweitlinientherapie bestenfalls als mäßig angesehen werden kann (Wagner et al. 2012). Bereits 2011 haben Studienergebnisse beim metastasierten Mammakarzinom das Ausmaß der ursprünglich angenommenen positiven Effekte auf das progressionsfreie Überleben nicht bestätigt und sprachen für ein negatives Nutzen-Risiko-Verhältnis. Dies führte dazu, dass die 2008 in den USA – nicht aber in Europa – erteilte Zulassung von Bevacizumab zur Behandlung des metastasierten Mammakarzinoms 2011 wieder zurückgezogen wurde (Food and Drug Administration 2011). Auch das britische NICE hat Bevacizumab in Kombination mit einem Taxan nicht als Erstlinienbehandlung des metastasierten Mammakarzinoms empfohlen (National Institute of Health and Clinical Excellence 2011). Bei Patientinnen mit fortgeschrittenem Ovarialkarzinom erhöht Bevacizumab in Kombination mit der Standardchemotherapie das progressionsfreie Überleben bei Erst- und Zweitlinientherapie, während das Gesamtüberleben nur bei der Erstlinientherapie geringfügig verlängert wurde (Übersicht bei Jayson et al. 2014). Trotz des nicht eindeutigen therapeutischen Stellenwerts in den wichtigsten onkologischen Indikationen wurde *Avastin* 2016 erneut etwas mehr verordnet (◘ Tabelle 37.8).

Aflibercept (*Zaltrap*) ist ein gegen VEGF gerichtetes rekombinantes Fusionsprotein (vgl. ▶ Abschnitt 37.4), das 2013 in Kombination mit einer Chemotherapie aus Irinotecan/5-Fluorouracil/Folinsäure (FOLFIRI) als Zweitlinientherapie beim metastasierten kolorektalen Karzinom nach Progression unter einem Oxaliplatin-haltigen Regime zugelassen wurde. Ein Jahr vorher war Aflibercept

(*Eylea*) zunächst zur Behandlung der neovaskulären altersabhängigen Makuladegeneration zugelassen worden (siehe ▶ Arzneiverordnungs-Report 2013, Kapitel 2, Neue Arzneimittel 2012). Bei Patienten mit kolorektalem Karzinom, die innerhalb von 6 Monaten nach Abschluss einer adjuvanten Oxaliplatin-basierten Therapie eine Tumorprogression gezeigt hatten, verbesserte Aflibercept in Kombination mit FOLFIRI das mediane Gesamtüberleben im Vergleich zu Placebo plus FOLFIRI geringfügig (13,50 versus 12,06 Monate) (Van Cutsem et al. 2012). Dabei zeigte Aflibercept die typischen Nebenwirkungen einer antiangiogenetischen Therapie (z. B. Hypertonie, Blutungen, Thromboembolien) und verstärkte die durch Chemotherapie ausgelöste Toxizität. Die schweren Nebenwirkungen wurden auch in der frühen Nutzenbewertung berücksichtigt und haben die Bedeutung der geringen Verbesserung des Gesamtüberlebens um 1,4 Monate weiter relativiert. Für die gesundheitsbezogene Lebensqualität wurden keine Daten erhoben. Die negativen Effekte in der Kategorie der schweren Nebenwirkungen wurden als größerer Schaden mit einem erheblichen Ausmaß bewertet, so dass insgesamt vom G-BA nur ein Hinweis für einen geringen Zusatznutzen von Aflibercept gesehen wurde (Arzneiverordnungs-Report 2014, ▶ Kapitel 2, Neue Arzneimittel 2013, Abschnitt 2.2.1). Die Verordnungen von *Zaltrap* waren 2016 erstmals rückläufig, während das erheblich teurere *Avastin* weiter zugenommen hat (◧ Tabelle 37.8).

Ramucirumab (*Cyramza*) ist ein VEGF-Rezeptor-2-Antagonist, der 2014 zuerst als Orphan-Arzneimittel (Widerruf Dezember 2015) zugelassen wurde für die Zweitlinientherapie des fortgeschrittenen Adenokarzinoms des Magens und des gastroösophagealen Übergangs mit Tumorprogress nach vorausgegangener Platin- und Fluoropyrimidin-haltiger Chemotherapie – in Kombination mit Paclitaxel, falls die Patienten für diese Chemotherapie geeignet sind. Die Monotherapie und die Kombinationstherapie mit Paclitaxel verlängerten das Gesamtüberleben geringfügig (1,4 bzw. 2,2 Monate), zeigten aber ebenfalls die typischen Nebenwirkungen einer Angiogenesehemmung. Die frühe Nutzenbewertung durch den G-BA ergab für beide Indikationen einen geringen Zusatznutzen. Knapp ein Jahr später wurde Ramucirumab auch zugelassen in Kombination mit FOLFIRI (Irinotecan, Folinsäure und 5-Fluorouracil) zur Behandlung eines metastasierten Kolorektalkarzinoms mit Tumorprogress während oder nach vorausgegangener Therapie mit Bevacizumab, Oxaliplatin und einem Fluoropyrimidin und in Kombination mit Docetaxel zur Behandlung eines lokal fortgeschrittenen oder metastasierten NSCLC mit Tumorprogress nach platinhaltiger Chemotherapie. Bei beiden Indikationen ergab die Nutzenbewertung durch das IQWIG nur für einem Teil der Patienten einen Hinweis bzw. Beleg für einen geringen Zusatznutzen (siehe ▶ Kapitel 3, Neue Arzneimittel 2015, Abschnitt 3.1.31). Ramucirumab gelangte 2016 in die Gruppe der meistverordneten Onkologika. Die Verordnungen von *Cyramza* sind 2016 trotz sehr hoher Jahrestherapiekosten von 91.845 € weiter kräftig angestiegen (+91,7%) (◧ Tabelle 37.8).

37.5.4 EGFR-Antikörper

Cetuximab (*Erbitux*) ist ein Antikörper gegen den epidermalen Wachstumsfaktor-Rezeptor (EGFR), der seit 2004 zugelassen ist zur Behandlung des EGFR-exprimierenden metastasierten Kolorektalkarzinoms mit Wildtyp-K-Ras-Gen in Kombination mit verschiedenen Chemotherapieprotokollen sowie des Plattenepithelkarzinoms im Kopf- und Halsbereich in Kombination mit Strahlentherapie oder platinbasierter Chemotherapie (Übersicht bei Ciardiello und Tortora 2008). Bei Patienten mit Irinotecan-refraktärem kolorektalem Karzinom erhöhte die Kombination von Cetuximab mit Irinotecan die Ansprechquote im Vergleich zur Monotherapie mit Cetuximab (56% versus 32%), die Überlebenszeit änderte sich jedoch nicht signifikant (Cunningham et al. 2004). Dagegen erhöhte die Erstlinienbehandlung mit Cetuximab in Kombination mit FOLFIRI bei Patienten mit metastasiertem kolorektalem Karzinom mit KRAS-Wildtyp das mediane Gesamtüberleben im Vergleich zu FOLFIRI allein (23,5 versus 20,0 Monate) (Van Cutsem et al. 2011). In Kombination mit FOLFOX war Cetuximab jedoch nicht besser wirksam als FOLFOX allein auf das Gesamtüberleben. 2016 waren die Verordnungen von Cetuximab (*Erbitux*) erneut leicht rückläufig (◧ Tabelle 37.8).

Panitumumab (*Vectibix*) ist ein weiterer, im Unterschied zu Cetuximab voll humaner monoklonaler EGFR-Antikörper. Er wurde 2008 zur Behandlung des metastasierten kolorektalen Karzinoms mit nicht-mutiertem RAS-Wildtyp in mehreren Therapiemodalitäten zugelassen. Bei Patienten mit chemotherapierefraktärem, metastasiertem kolorektalem Karzinom verlängerte Panitumumab nur das progressionsfreie Überleben im Vergleich mit bester supportiver Therapie von 8,5 Wochen auf 13,8 Wochen, während das Gesamtüberleben keinen Unterschied zeigte (Van Cutsem et al. 2007). Auch bei der Erstlinientherapie in Kombination mit FOLFOX4 erhöhte Panitumumab nur das progressionsfreie Überleben (9,6 versus 8,0 Monate), nicht aber das mediane Gesamtüberleben (Douillard et al. 2010). Die Verordnungen von Panitumumab (*Vectibix*) nahmen 2016 weiter geringfügig zu (◘ Tabelle 37.8).

37.5.5 PD-1-Rezeptorantikörper

Der inhibitorische „Programmed (Cell) Death"-1 (PD-1)-Rezeptor aus der CD28-Familie wird von T-Zellen und weiteren Immunzellen (dendritische Zellen, Monozyten) exprimiert, nach T-Zellaktivierung hochreguliert und ist somit ein negativer Regulator der T-Zellaktivität. Die bisher bekannten Liganden von PD-1 sind PD-L1 und PD-L2, die sich in ihrem Expressionsmuster deutlich unterscheiden. PD-L1 kommt auf T-Zellen, B-Zellen, Monozyten, Makrophagen und dendritischen Zellen vor, daneben aber auch in mehreren nicht-hämatopoetischen Geweben wie Herz, Pankreas, Plazenta, vaskulärem Epithel, Leber, Lunge und Haut. Von besonderem Interesse ist die häufig beobachtete Überexpression von PD-L1 in Tumorzellen, womit die T-Zell-abhängige Immunabwehr von Tumoren ausgeschaltet wird. Monoklonale Antikörper gegen PD-L1 unterbrechen die Interaktion mit dem von Tumorzellen überexprimierten Rezeptorliganden PD-L1 und können dadurch die immunsuppressive T-Zell-Aktivität gegen den Tumor reaktivieren. Dagegen wird PD-L2 nur in relativ wenigen Zellen gebildet und vor allem in Antigen-präsentierenden Zellen hochreguliert (Übersicht bei Chinai et al. 2015).

Nivolumab (*Opdivo*) ist ein humaner, monoklonaler IgG4 Antikörper, der an den „Programmed (Cell) Death"-1-(PD-1)-Rezeptor bindet und die Interaktion des Rezeptors mit den Liganden PD-L1 und PD-L2 blockiert. Nivolumab ist der erste PD-1-Rezeptorantikörper, der für die Behandlung (als Monotherapie oder in Kombination mit Ipilimumab) des fortgeschrittenen (nicht resezierbaren oder metastasierten) Melanoms zugelassen wurde. Der Antikörper verlängerte die Gesamtüberlebensrate (primärer Endpunkt) nach einem Jahr im Vergleich zur Chemotherapie mit Dacarbazin (72,9% versus 42,1%) und hatte wegen verbesserter Verträglichkeit weniger Therapieabbrüche zur Folge (Robert et al. 2015a, CHECKMATE 066). Außerdem erhöhte Nivolumab das Gesamtüberleben des lokal fortgeschrittenen oder metastasierten NSCLC nach vorheriger Chemotherapie und zeigte auch hier ein günstigeres Nebenwirkungsprofil als die Vergleichstherapie mit Docetaxel. Für beide Indikationen ergab die Nutzenbewertung durch den G-BA in den therapeutisch bedeutsamen Subgruppen einen Hinweis auf einen beträchtlichen Zusatznutzen (vgl. ▶ Arzneiverordnungs-Report 2016, Kapitel 3, Neue Arzneimittel 2015, Abschnitt 3.1.25). Inzwischen wurde Nivolumab für weitere Indikationen zugelassen (als Monotherapie des fortgeschrittenen Nierenzellkarzinoms nach Vortherapie und als Monotherapie des klassischen Hodgkin-Lymphoms nach einer autologen Stammzelltransplantation und Behandlung mit Brentuximab Vedotin). Nach einem rasanten Verordnungsanstieg ist *Opdivo* erstmals in die Spitzengruppe der meistverordneten monoklonalen Antikörper für die Tumortherapie aufgestiegen, obwohl die Jahrestherapiekosten mit 92.801 € sehr hoch sind (◘ Tabelle 37.8).

Pembrolizumab (*Keytruda*) ist ein humanisierter, monoklonaler IgG4/Kappa-Antikörper, der ebenfalls an den PD-1-Rezeptor bindet, und zuerst für die Monotherapie des fortgeschrittenen (nicht resezierbaren oder metastasierten) Melanoms zugelassen wurde. Der Antikörper verlängerte die Gesamtüberlebensrate in zwei Dosierungen im Vergleich zur Immuntherapie mit Ipilimumab nach 12 Monaten (74,1%, 68,4% versus 58,2%) und hatte wegen verbesserter Verträglichkeit weniger Therapieabbrüche zur Folge (Robert et al. 2015b, KEYNOTE-006). Auch hier ergab die Nutzenbewertung durch den G-BA in den therapeutisch bedeutsamen Subgruppen einen Hinweis bzw. Anhaltspunkt für einen beträchtlichen Zusatznutzen (vgl. ▸ Arznei-verordnungs-Report 2016, Kapitel 3, Neue Arzneimittel 2015, Abschnitt 3.1.30). Inzwischen wurde Pembrolizumab für weitere Indikationen zugelassen (als Monotherapie zur Erstlinienbehandlung des metastasierten NSCLC mit PD-L1 exprimierenden Tumoren (Tumor Proportion Score, TPS ≥ 50 %) ohne EGFR- oder ALK-positive Tumormutationen, als Monotherapie des metastastasierten NSCLC mit PD-L1 exprimierenden Tumoren (TPS ≥ 1 %) nach vorheriger Chemotherapie und als Monotherapie des rezidivierten oder refraktären klassischen Hodgkin-Lymphoms nach Versagen einer autologen Stammzelltransplantation und einer Behandlung mit Brentuximab Vedotin. Auch *Keytruda* ist nach einem starken Verordnungsanstieg 2016 erstmals in der Gruppe der meistverordneten Onkologika vertreten. Mit 108.160 € liegen die Jahrestherapiekosten sogar noch höher als für Nivolumab (*Opdivo*) (◘ Tabelle 37.8).

37.6 Hormonantagonisten

Als Hormonantagonisten werden in diesem Abschnitt Gonadorelinanaloga, Antiöstrogene (Tamoxifen, Fulvestrant), Aromatasehemmer, Antiandrogene (Bicalutamid, Flutamid, Enzalutamid) und ein Androgensynthesehemmer (Abirateronacetat) für onkologische Indikationen dargestellt. Weitere Gonadorelinanaloga für gynäkologische Indikationen finden sich im Kapitel Hypophysen- und Hypothalamushormone (▸ Kapitel 27). Das Verordnungsvolumen der Hormonantagonisten für die endokrine Therapie übertrifft mit 147 Mio. DDD alle anderen Arzneimittelgruppen der Onkologika und umfasst fast 70% aller onkologischen Verordnungen (◘ Tabelle 37.1). Die beiden Hauptindikationen der Hormonantagonisten sind das Prostatakarzinom und das Mammakarzinom, an denen sich die Verordnungsanalyse orientiert.

37.6.1 Prostatakarzinom

Der Androgenentzug ist das wichtigste Prinzip der systemischen Therapie nach einem biochemischen Rezidiv des fortgeschrittenen Prostatakarzinoms

(Übersicht bei Attard et al. 2016). Gonadorelinanaloga bzw. Gonadorelinantagonisten haben sich zum Standard der Hormontherapie entwickelt und werden wegen der Reversibilität im Vergleich zur Orchiektomie sowie der möglichen intermittierenden Anwendung in Leitlinien empfohlen (Deutsche Krebsgesellschaft et al. 2016). Dementsprechend werden **Gonadorelinanaloga** am häufigsten für die Androgendeprivation beim hormonabhängigen Prostatakarzinom eingesetzt mit dem Ziel, das Serumtestosteron auf Kastrationsniveau zu senken. Führendes Arzneimittel für die Langzeittherapie des Prostatakarzinoms ist Leuprorelin, deutlich geringere Verordnungsvolumina entfallen auf Triptorelin (*Pamorelin*), Buserelin (*Profact*) und Goserelin (*Zoladex*) (◘ Tabelle 37.9). Leuprorelin und Goserelin sind Wirkstoffe mit einer relativ langen Halbwertszeit und werden daher präparateabhängig als subkutane Depotimplantate im Abstand von 1–3 Monaten injiziert. Auch Buserelin (*Profact*) kann beim Prostatakarzinom als Depotimplantat alle 2–3 Monate gegeben werden. Insgesamt waren die Verordnungen der Gonadorelinanaloga 2016 annähernd konstant (◘ Tabelle 37.9).

Der Gonadorelinantagonist **Degarelix** (*Firmagon*) wurde 2009 zur Behandlung des fortgeschrittenen hormonabhängigen Prostatakarzinoms zugelassen (siehe ▸ Arzneiverordnungs-Report 2010, Kapitel 2, Neue Arzneimittel 2009). Trotz theoretischer Vorteile spielt er im Vergleich zu den Gonadorelinanaloga nur eine geringe Rolle (◘ Tabelle 37.9). Nach retrospektiven Daten soll Degarelix im Vergleich zu Gonadorelinanaloga Vorteile in Bezug auf Gesamtüberleben und kardiovaskuläre Risiken haben (Rosario et al. 2016).

Antiandrogene werden als Alternative zu den Gonadorelinanaloga oder Gonadorelinantagonisten als Monotherapie angewendet, wenn Patienten eine Erhaltung der Sexualfunktion anstreben und bereit sind, Nebenwirkungen (Gynäkomastie) und ggf. eine verkürzte Überlebenszeit zu akzeptieren (National Institute of Health and Clinical Excellence 2014). Auch die kombinierte Androgenblockade zusammen mit Gonadorelinanaloga hat kaum zusätzliche Effekte, aber negative Auswirkungen auf die Lebensqualität (Deutsche Krebsgesellschaft et al. 2016). Hauptvertreter der nichtsteroidalen Antiandrogene ist **Bicalutamid**, das 1996 zur

◻ Tabelle 37.9 Verordnungen von Gonadorelinanaloga 2016. Angegeben sind die 2016 verordneten Tagesdosen, die Änderungen gegenüber 2015 und die mittleren Bruttokosten.

Präparat	Bestandteile	DDD Mio.	Änderung %	DDD-Bruttokosten Euro
Leuprorelin				
Trenantone	Leuprorelin	14,2	(+3,2)	5,67
Eligard	Leuprorelin	6,1	(−2,8)	5,31
Leuprone HEXAL	Leuprorelin	4,9	(+4,8)	4,51
Leupro Sandoz	Leuprorelin	1,1	(−3,2)	4,53
Sixantone	Leuprorelin	0,94	(−4,7)	5,20
Enantone	Leuprorelin	0,63	(−4,6)	5,90
		27,9	(+1,4)	5,33
Weitere Gonadorelinanaloga				
Pamorelin	Triptorelin	4,8	(+5,0)	6,01
Profact	Buserelin	4,5	(−2,8)	5,90
Zoladex	Goserelin	1,7	(−8,5)	6,12
		10,9	(−0,5)	5,98
Gonadorelinantagonisten				
Firmagon	Degarelix	0,88	(+6,5)	5,86
Summe		39,7	(+0,9)	5,52

Behandlung des lokal fortgeschrittenen Prostatakarzinoms mit hohem Progressionsrisiko eingeführt wurde. Es leitet sich von Flutamid ab, hat aber eine deutlich längere Halbwertzeit (7 Tage) und ist besser verträglich als Flutamid, das nur noch eine untergeordnete Rolle spielt (◻ Tabelle 37.10).

Der Androgensynthesehemmer **Abirateronacetat** (*Zytiga*) wurde 2011 zunächst zur Behandlung des metastasierten kastrationsresistenten Prostatakarzinoms in Kombination mit Prednison oder Prednisolon im Progress nach einer Docetaxel-haltigen Chemotherapie zugelassen. Durch die Hemmung des Enzyms CYP17 wird auch die extragonadale Androgenbiosynthese im Tumor und Metastasen gehemmt (vgl. ▶ Arzneiverordnungs-Report 2012, Kapitel 2, Neue Arzneimittel 2011). Die Nutzenbewertung von Abirateronacetat durch den G-BA ergab für Patienten, die für eine erneute Docetaxelbehandlung nicht in Frage kommen, im Vergleich mit bestmöglicher supportiver Therapie einen Hinweis auf einen beträchtlichen Zusatznutzen. Im Januar 2013 wurde Abirateronacetat auch für Patienten mit metastasiertem kastrationsresistentem Prostatakarzinom und asymptomatischem oder mild

symptomatischem Verlauf zugelassen, bei denen nach Versagen der Androgenentzugstherapie eine Chemotherapie noch nicht klinisch indiziert ist. Zuvor war in einer klinischen Studie an 1088 Patienten ohne vorangehende Chemotherapie gezeigt worden, dass Abirateronacetat in Kombination mit Prednison das mediane radiologisch belegte progressionsfreie Überleben im Vergleich zu Prednison verlängert (16,5 versus 8,3 Monate) und nach 22,2 Monaten auch das Gesamtüberleben verbessert (Median nicht erreicht versus 27,2 Monate) (Ryan et al. 2013). Die finale Analyse dieser Studie nach 4,1 Jahren bestätigte die Verlängerung des Gesamtüberlebens durch Abirateron im Vergleich zur Kontrollgruppe (34,7 versus 30,3 Monate) (Ryan et al. 2015). Wie im Vorjahr sind die Verordnungen von Abirateronacetat auch 2016 etwas zurückgegangen, was vermutlich auf die weiterhin steigenden Verordnungen von Enzalutamid zurückzuführen ist (◻ Tabelle 37.10). Aktuelle Studienergebnisse sprechen dafür, dass Abirateronacetat auch bei unbehandelten Patienten mit lokal fortgeschrittenem oder hormonsensitivem metastasiertem Prostatakarzinom in Kombination mit Predniso(lo)n und

▣ Tabelle 37.10 Verordnungen von Antiandrogenen 2016. Angegeben sind die 2016 verordneten Tagesdosen, die Änderung gegenüber 2015 und die mittleren DDD-Bruttokosten.

Präparat	Bestandteile	DDD Mio.	Änderung %	DDD-Bruttokosten €
Flutamid				
Flutamid AL	Flutamid	0,33	(−6,5)	1,06
Flutamid-ratiopharm	Flutamid	0,10	(−24,5)	1,05
		0,43	(−11,4)	1,06
Enzalutamid				
Xtandi	Enzalutamid	1,7	(+48,4)	130,13
Bicalutamid				
Bicalutamid Winthrop	Bicalutamid	3,2	(+228,6)	3,21
Bicalutamid Heumann	Bicalutamid	2,0	(+134,6)	2,33
Bicalutamid TEVA	Bicalutamid	1,5	(−60,7)	3,11
Bicalutamid Bluefish	Bicalutamid	1,4	(−22,0)	3,01
Bicalutin	Bicalutamid	1,1	(−13,0)	3,44
Bicalutamid esparma	Bicalutamid	0,31	(−29,0)	3,95
Bicadex TAD	Bicalutamid	0,22	(+2,6)	3,37
Bicalutamid Medac	Bicalutamid	0,21	(−19,6)	3,84
Bicalutamid Uropharm	Bicalutamid	0,16	(−8,7)	3,25
Bicalutamid-ratiopharm	Bicalutamid	0,13	(+143,0)	3,57
Bicalutamid-1 A Pharma	Bicalutamid	0,13	(−41,2)	3,49
		10,3	(+2,7)	3,07
CYP17-Inhibitor				
Zytiga	Abirateron	1,6	(−5,5)	136,73
Summe		14,0	(+5,2)	34,02

Androgenentzug (Orchiektomie oder Gonadorelin-analoga bzw. -antagonisten) das Versagen der Therapie (definiert als radiologischer oder klinischer Progress, PSA-Anstieg, Tod als Folge des Prostatakarzinoms) verzögert und das Gesamtüberleben verlängert (James et al. 2017, Fizazi et al. 2017).

Enzalutamid (*Xtandi*) ist ein reiner Androgenrezeptorantagonist, der eine 10-fach höhere Rezeptoraffinität als Bicalutamid hat und daher auch bei Überexpression des Rezeptors und bei Resistenz gegen andere Antiandrogene tumorhemmend wirkt. Enzalutamid wurde 2013 zunächst zur Behandlung von Patienten mit metastasiertem kastrationsresistentem Prostatakarzinom zugelassen, deren Krankheit während oder nach einer Chemotherapie mit Docetaxel fortschreitet. Grundlage waren die Ergebnisse einer randomisierten, placebokontrollierten Studie an 1199 Patienten mit kastrationsresistentem metastasiertem Prostatakarzinom im Progress nach einer Chemotherapie mit Docetaxel, die eine Verlängerung des medianen Gesamtüberlebens (18,4 Monate versus 13,6 Monate) zeigte (Scher et al. 2012, AFFIRM). In einer weiteren randomisierten, placebokontrollierten Studie vor einer Chemotherapie wurde nach 12 Monaten eine Abnahme des radiologisch belegten progressionsfreien Überlebens um 85% und nach 22 Monaten eine Senkung des Mortalitätsrisikos um 29% beobachtet (Beer et al. 2014, PREVAIL). Mit diesen Daten wurde Enzalutamid auch für Patienten zugelassen, bei denen nach Versagen der medikamentösen Androgendeprivation eine Chemotherapie noch nicht indiziert ist. Für beide Indikationen hat die frühe Nutzenbewertung durch den G-BA einen Hinweis auf einen beträchtlichen Zusatznutzen ergeben (vgl. ► Arzneiverordnungs-Report 2014, Kapitel 2, Neue Arzneimittel 2013).

☐ **Tabelle 37.11 Verordnungen von Antiöstrogenen 2016.** Angegeben sind die 2016 verordneten Tagesdosen, die Änderung gegenüber 2015 und die mittleren DDD-Bruttokosten.

Präparat	Bestandteile	DDD Mio.	Änderung %	DDD-Bruttokosten €
Tamoxifen				
Tamoxifen AL	Tamoxifen	22,4	(+5,3)	0,21
Tamoxifen Heumann	Tamoxifen	9,7	(−7,4)	0,21
Tamoxifen Aristo	Tamoxifen	4,2	(+78,4)	0,22
Tamoxifen HEXAL	Tamoxifen	3,5	(+41,3)	0,22
Tamoxifen AbZ	Tamoxifen	1,5	(−29,1)	0,21
Tamoxifen-ratiopharm	Tamoxifen	1,2	(−29,1)	0,22
Tamox-1 A Pharma	Tamoxifen	1,1	(−33,5)	0,21
		43,6	(+3,7)	0,21
Fulvestrant				
Faslodex	Fulvestrant	1,9	(+9,5)	34,60
Summe		45,5	(+3,9)	1,63

Enzalutamid (*Xtandi*) zeigt auch noch drei Jahre nach seiner Einführung einen starken Anstieg der Verordnungen um fast 50%, und hat damit das bisher führende Abirateronacetat abgelöst (☐ Tabelle 37.10). Ein möglicher Grund für die stärkere Zunahme der Verordnungen von Enzalutamid im Vergleich zu Abirateron könnte die bessere Verträglichkeit sein, da unter Abirateron trotz der notwendigen Komedikation mit Prednisolon mineralocorticoide Nebenwirkungen (Flüssigkeitsretention, Hypertonie, Hypokaliämie) auftreten, die mit Enzalutamid nicht beobachtet werden. Bisher gibt es keine ausreichende Evidenz für die optimale Behandlungssequenz des metastasierten Prostatakarzinoms. Wegen der besseren Verträglichkeit werden hormonelle Mittel generell für die Erstlinientherapie bevorzugt. Möglicherweise können molekulare Biomarker die Auswahl der Behandlung demnächst unterstützen (Lorente et al. 2015).

37.6.2 Mammakarzinom

Die adjuvante Standardtherapie des hormonrezeptorpositiven Mammakarzinoms ist weiterhin die endokrine Therapie. Adjuvante endokrine Therapien wie **Tamoxifen** und Aromatasehemmer reduzieren signifikant die Wahrscheinlichkeit eines Rezidivs um ca. 40% und die Wahrscheinlichkeit des Versterbens um ca. 30% (Deutsche Krebsgesellschaft et al. 2017). Für prä- oder perimenopausale Patientinnen wird Tamoxifen als Mittel der Wahl für eine Dauer von mindestens 5 Jahren empfohlen. Abhängig vom Rezidivrisiko und vom Wunsch der Patientin soll die antiöstrogene Therapie über 5 Jahre hinaus bis insgesamt 10 Jahre bzw. bis zum Rezidiv erfolgen. Diese Leitlinienempfehlung basiert auf neueren Langzeitdaten, die eine weitere Senkung der Mortalität durch eine Ausdehnung der Tamoxifentherapie auf 10 Jahre gezeigt haben. Bei hohem Rezidivrisiko und prämenopausaler Situation nach adjuvanter Chemotherapie soll eine Ovarialsuppression (Gonadorelinanaloga, bilaterale Ovarektomie) zusätzlich zu Tamoxifen oder einem Aromatasehemmer erwogen werden. Postmenopausale Patientinnen, die zuvor 5 Jahre mit Tamoxifen behandelt wurden, sollte die Wahl einer über 5 Jahre fortgesetzten Therapie mit Tamoxifen oder ein Wechsel zu einem Aromatasehemmer angeboten werden. Nach Metastasierung sollte bei postmenopausalen Patientinnen zunächst ein Aromatasehemmer eingesetzt werden, wenn adjuvant ausschließlich Tamoxifen eingesetzt wurde (Deutsche Krebsgesellschaft et al. 2017). Die Verordnung von Tamoxifen nahm 2016 weiter leicht zu (☐ Tabelle 37.11).

Fulvestrant (*Faslodex*) ist der erste steroidale Östrogenrezeptorantagonist ohne die agonistische Restaktivität von Tamoxifen. Trotz seiner pharmakologischen Vorteile hatte Fulvestrant bei postmenopausalen Patientinnen mit fortgeschrittenem oder metastasiertem Mammakarzinom keinen klinischen Zusatznutzen im direkten Vergleich mit Tamoxifen (Howell et al. 2004) oder mit Anastrozol bei eingetretener Tamoxifenresistenz (Howell et al. 2002, Osborne et al. 2002). Seit 2009 ist Fulvestrant in einer doppelt so hohen Dosis (500 mg/Monat) wie bisher zugelassen, die aber gegenüber der 250 mg-Dosis nur marginale Unterschiede im progressionsfreien Überleben (6,6 versus 5,5 Monate) und keinen signifikanten Unterschied im Gesamtüberleben (25,1 versus 22,8 Monate) zeigte (Di Leo et al. 2010, CONFIRM). Eine direkte Vergleichsstudie von 500 mg Fulvestrant oder 1 mg Anastrozol als Erstlinientherapie an 205 postmenopausalen Patientinnen mit fortgeschrittenem hormonrezeptorpositivem Mammakarzinom zeigte eine ähnliche klinische Wirksamkeit (objektives Ansprechen plus stabiler Krankheitsverlauf) von 72,5% versus 67,0% (Robertson et al. 2009, FIRST). Später ergab eine ungeplante Auswertung des medianen Gesamtüberlebens einen geringen Vorteil für Fulvestrant (54,1 Monate versus 48,4 Monate) (Ellis et al. 2015). Die Verordnungen von *Faslodex* sind 2016 trotz des marginalen Zusatznutzens weiter angestiegen, obwohl die DDD-Kosten von *Faslodex* 165-fach höher als die von Tamoxifen liegen (◘ Tabelle 37.11).

Aromatasehemmer werden weiterhin etwas häufiger als Tamoxifen verordnet, haben aber 2016 nur wenig zugenommen (◘ Tabelle 37.12). Sie galten in den vergangenen Jahren als Standard der adjuvanten Therapie in der Postmenopause, da eine direkte Vergleichsstudie von Anastrozol und Tamoxifen bei postmenopausalen Patientinnen in der adjuvanten Situation Vorteile für den Aromatasehemmer Anastrozol gezeigt hatte. Die 10-Jahresergebnisse dieser Studie haben bestätigt, dass Anastrozol das krankheitsfreie Überleben verbessert und die Zahl der Rezidive vermindert. Unterschiede im Gesamtüberleben bestehen aber nicht (Cuzick et al. 2010, Goss et al. 2016). Die adjuvante endokrine Therapie für postmenopausale Patientinnen mit einem hormonrezeptorpositiven Mammakarzinom sollte daher

einen Aromatasehemmer enthalten (Deutsche Krebsgesellschaft et al. 2017).

37.7 Weitere onkologische Präparate

37.7.1 BCG-Immuntherapie

Die intravesikale Immuntherapie mit Bacillus Calmette-Guérin (BCG) wurde vor 40 Jahren zur Behandlung nicht-invasiver urothelialer Harnblasenkarzinome mit hohem Risiko eingeführt. Die BCG-Immuntherapie ist zusammen mit der transurethralen Resektion weiterhin der Goldstandard einer blasenerhaltenden Therapie und sollte als Erhaltungstherapie über 1–3 Jahre durchgeführt werden (Übersicht bei Kamat et al. 2016).

37.7.2 Mistelpräparate

Weiterhin sind in Deutschland anthroposophische Mistelpräparate (*Helixor, Iscador, Abnobaviscum*) zur Behandlung bösartiger und gutartiger Geschwulstkrankheiten zugelassen. Daneben ist bei den häufig verordneten Arzneimitteln auch ein pflanzliches Mistelpräparat (*Lektinol*) vertreten, das unterstützend zur Verbesserung der Lebensqualität bei Mammakarzinom während und nach einer Chemotherapie zugelassen ist, ohne dass eine lebensverlängernde Wirkung nachgewiesen wurde. Die Verordnungen der Mistelpräparate sind seit ihrem Höhepunkt mit 23 Mio. DDD im Jahre 1999 (vgl. ▶ Arzneiverordnungs-Report 2000, Kapitel 30, Immuntherapeutika und Zytostatika) um 85% zurückgegangen und waren 2016 weiter rückläufig (◘ Tabelle 37.13). In einer systematischen Übersichtsarbeit über 10 klinische Studien mit Mistelpräparaten, die größtenteils beträchtliche Schwächen im Studiendesign aufwiesen, zeigte keine der methodisch zufriedenstellenden Untersuchungen eine Wirksamkeit in Bezug auf Lebensqualität oder Überleben (Ernst et al. 2003).

37

◘ Tabelle 37.12 Verordnungen von Aromatasehemmern 2016. Angegeben sind die 2016 verordneten Tagesdosen, die Änderung gegenüber 2015 und die mittleren DDD-Bruttokosten.

Präparat	Bestandteile	DDD Mio.	Änderung %	DDD-Bruttokosten €
Anastrozol				
Anastrozol Heumann	Anastrozol	12,0	(+7,9)	0,89
Anastrozol-1 A Pharma	Anastrozol	0,91	(−26,5)	0,79
Anastrozol Winthrop	Anastrozol	0,71	(+4,6)	0,93
Anablock	Anastrozol	0,57	(−7,7)	0,93
Anastrozol beta	Anastrozol	0,57	(+17,4)	0,93
AnastroHEXAL	Anastrozol	0,52	(−22,9)	0,93
Anastrozol Glenmark	Anastrozol	0,48	(neu)	0,61
Anastrozol AbZ	Anastrozol	0,46	(+675,3)	0,79
Anastrozol Aristo	Anastrozol	0,36	(+1,7)	0,91
Anastrozol Sun	Anastrozol	0,35	(>1000)	0,56
Anastrozol Hormosan	Anastrozol	0,29	(−64,2)	0,74
Anastrozol Haemato	Anastrozol	0,26	(+38,7)	0,75
Anastrozol AL	Anastrozol	0,20	(−85,2)	0,91
Anastrozol STADA	Anastrozol	0,17	(−29,7)	0,93
Anastrozol BASICS	Anastrozol	0,10	(−45,1)	0,94
		18,0	(−0,4)	0,87
Letrozol				
Letrozol Heumann	Letrozol	10,1	(−9,8)	0,72
Letrozol beta	Letrozol	1,9	(+156,5)	0,88
Letrozol Sun	Letrozol	1,6	(>1000)	0,71
Letrozol AbZ	Letrozol	1,5	(+205,2)	0,72
Letrozol-Actavis	Letrozol	1,0	(−41,8)	0,89
Letrozol-1 A Pharma	Letrozol	0,85	(−34,8)	0,74
LetroHEXAL	Letrozol	0,68	(−19,0)	0,88
Letrozol Winthrop	Letrozol	0,53	(−31,0)	0,88
Letrozol Glenmark	Letrozol	0,38	(neu)	0,67
Letrozol Bluefish	Letrozol	0,38	(+7,2)	0,42
Letroblock	Letrozol	0,37	(−4,9)	0,88
Letrozol-ratiopharm	Letrozol	0,32	(−30,0)	0,88
Letrozol aristo	Letrozol	0,32	(+1,4)	0,84
Letrozol-PUREN	Letrozol	0,26	(neu)	0,89
Letrozol accord	Letrozol	0,18	(−44,2)	0,73
Letrozol Haemato	Letrozol	0,16	(−25,3)	0,81
Letrozol Devatis	Letrozol	0,13	(neu)	0,43
		20,6	(+7,9)	0,75
Exemestan				
Exemestan Pfizer	Exemestan	4,3	(−6,2)	1,28
Exemestan beta	Exemestan	0,78	(+120,1)	1,27
Exemestan Winthrop	Exemestan	0,76	(−26,3)	1,28

▣ Tabelle 37.12 Verordnungen von Aromatasehemmern 2016. (Fortsetzung)

Präparat	Bestandteile	DDD Mio.	Änderung %	DDD-Bruttokosten €
Exemestan Heumann	Exemestan	0,57	(−35,7)	1,28
Exemestan-Actavis	Exemestan	0,46	(+15,8)	1,27
Exemestan Aristo	Exemestan	0,22	(−2,6)	1,27
Exemestan AL	Exemestan	0,20	(+109,5)	1,13
Exestan	Exemestan	0,16	(−7,1)	1,27
Exemestan HEXAL	Exemestan	0,15	(−9,2)	1,27
Exemestan Devatis	Exemestan	0,15	(neu)	1,05
Exemestan STADA	Exemestan	0,12	(−18,2)	1,12
		7,8	(−2,4)	1,27
Summe		46,4	(+2,8)	0,89

▣ Tabelle 37.13 Verordnungen von weiteren onkologischen Präparaten 2016. Angegeben sind die 2016 verordneten Tagesdosen, die Änderungen gegenüber 2015 und die mittleren Bruttokosten.

Präparat	Bestandteile	DDD Mio.	Änderung %	DDD-Bruttokosten €
BCG-Immuntherapie				
BCG medac	BCG-Impfstoff	1,5	(+18,4)	5,71
Mistelpräparate				
Helixor	Mistelkrautextrakt	1,2	(−7,8)	2,87
Iscador	Mistelkrautextrakt	1,1	(−11,2)	3,21
Abnobaviscum	Mistelkrautextrakt	0,50	(−2,6)	3,50
Lektinol	Mistelkrautextrakt	0,44	(−15,2)	2,48
		3,2	(−9,3)	3,03
Summe		4,8	(−1,9)	3,90

Literatur

Adams JL, Smothers J, Srinivasan R, Hoos A (2015): Big opportunities for small molecules in immuno-oncology. Nat Rev Drug Discov 14: 603–622

Al-Lazikani B, Banerji U, Workman P (2012): Combinatorial drug therapy for cancer in the post-genomic era. Nat Biotechnol 30: 679–692

André T, Boni C, Navarro M, Tabernero J, Hickish T, Topham C, Bonetti A, Clingan P, Bridgewater J, Rivera F, de Gramont A (2009): Improved overall survival with oxaliplatin, fluorouracil, and leucovorin as adjuvant treatment in stage II or III colon cancer in the MOSAIC trial. J Clin Oncol 27: 3109–3116

Apperley JF (2015): Chronic myeloid leukaemia. Lancet 385: 1447–1459.

Arzneimittelkommission der deutschen Ärzteschaft (2017): Leitfaden zu Biosimilars, 1. Auflage. https://www.akdae. de/Arzneimitteltherapie/LF/PDF/Biosimilars.pdf

Attard G, Parker C, Eeles RA, Schröder F, Tomlins SA, Tannock I, Drake CG, de Bono JS (2016): Prostate cancer. Lancet 387: 70–82

Baccarani M, Deininger MW, Rosti G, Hochhaus A, Soverini S, Apperley JF, Cervantes F, Clark RE, Cortes JE, Guilhot F, Hjorth-Hansen H, Hughes TP, Kantarjian HM, Kim DW, Larson RA, Lipton JH, Mahon FX, Martinelli G, Mayer J, Müller MC, Niederwieser D, Pane F, Radich JP, Rousselot P, Saglio G, Saußele S, Schiffer C, Silver R, Simonsson B, Steegmann JL, Goldman JM, Hehlmann R (2013): European LeukemiaNet recommendations for the management of chronic myeloid leukemia: 2013. Blood 122: 872–884

Barbui T, Finazzi MC, Finazzi G (2012): Front-line therapy in polycythemia vera and essential thrombocythemia. Blood Rev 26: 205–211

Beer TM, Armstrong AJ, Rathkopf DE, Loriot Y, Sternberg CN, Higano CS, Iversen P, Bhattacharya S, Carles J, Chowdhury S, Davis ID, de Bono JS, Evans CP, Fizazi K, Joshua AM, Kim CS, Kimura G, Mainwaring P, Mansbach H, Miller K, Noonberg SB, Perabo F, Phung D, Saad F, Scher HI, Taplin ME, Venner PM, Tombal B; PREVAIL Investigators (2014): Enzalutamide in metastatic prostate cancer before chemotherapy. N Engl J Med 371: 424–433

Beyer J, Albers P, Altena R, Aparicio J et al (2013): Maintaining success, reducing treatment burden, focusing on survivorship: highlights from the third European consensus conference on diagnosis and treatment of germ-cell cancer. Ann Oncol 24: 878–888

Bundesministerium für Gesundheit (2013): Bekanntmachung eines Beschlusses des Gemeinsamen Bundesausschusses über eine Änderung der Arzneimittel-Richtlinie (AM-RL): Anlage XII – Beschlüsse über die Nutzenbewertung von Arzneimitteln mit neuen Wirkstoffen nach § 35a des Fünften Buches Sozialgesetzbuch (SGB V) Crizotinib vom 2. Mai 2013 veröffentlicht am Montag, 3. Juni 2013 BAnz AT 03.06.2013 B2

Bundesministerium für Gesundheit (2014): Bekanntmachung eines Beschlusses des Gemeinsamen Bundesausschusses über eine Änderung der Arzneimittel-Richtlinie (AM-RL): Anlage XII – Beschlüsse über die Nutzenbewertung von Arzneimitteln mit neuen Wirkstoffen nach § 35a des Fünften Buches Sozialgesetzbuch (SGB V), Ruxolitinib vom 6. November 2014, veröffentlicht Montag, 15. Dezember 2014, BAnz AT 15.12.2014 B4

Bundesministerium für Gesundheit (2015): Bekanntmachung eines Beschlusses des Gemeinsamen Bundesausschusses über eine Änderung der Arzneimittel-Richtlinie (AM-RL): Anlage XII – Beschlüsse über die Nutzenbewertung von Arzneimitteln mit neuen Wirkstoffen nach § 35a des Fünften Buches Sozialgesetzbuch (SGB V) Nintedanib vom 18. Juni 2015 veröffentlicht am Donnerstag, 23. Juli 2015 BAnz AT 23.07.2015 B2

Bundesministerium für Gesundheit (2016): Bekanntmachung eines Beschlusses des Gemeinsamen Bundesausschusses über eine Änderung der Arzneimittel-Richtlinie (AM-RL): Anlage XII – Beschlüsse über die Nutzenbewertung von Arzneimitteln mit neuen Wirkstoffen nach § 35a des Fünften Buches Sozialgesetzbuch (SGB V), Crizotinib (neues Anwendungsgebiet) Vom 16. Juni 2016 veröffentlicht am Dienstag, 20. September 2016 BAnz AT 20.09.2016 B2

Byrd JC, Brown JR, O'Brien S, Barrientos JC, Kay NE, Reddy NM, Coutre S, Tam CS, Mulligan SP, Jaeger U, Devereux S, Barr PM, Furman RR, Kipps TJ, Cymbalista F, Pocock C, Thornton P, Caligaris-Cappio F, Robak T, Delgado J, Schuster SJ, Montillo M, Schuh A, de Vos S, Gill D, Bloor A, Dearden C, Moreno C, Jones JJ, Chu AD, Fardis M, McGreivy J, Clow F, James DF, Hillmen P; RESONATE Investigators (2014a): Ibrutinib versus ofatumumab in previously treated chronic lymphoid leukemia. N Engl J Med 371: 213–223

Byrd JC, Jones JJ, Woyach JA, Johnson AJ, Flynn JM (2014b): Entering the era of targeted therapy for chronic lymphocytic leukemia: Impact on the practicing clinician. J Clin Oncol 32: 3039–3047

Cameron D, Piccart-Gebhart MJ, Gelber RD, Procter M, Goldhirsch A, de Azambuja E, Castro G Jr, Untch M, Smith I, Gianni L, Baselga J, Al-Sakaff N, Lauer S, McFadden E, Leyland-Jones B, Bell R, Dowsett M, Jackisch C; Herceptin Adjuvant (HERA) Trial Study Team (2017): 11 years' follow-up of trastuzumab after adjuvant chemotherapy in HER2-positive early breast cancer: final analysis of the HERceptin Adjuvant (HERA) trial. Lancet 389:1195–1205

Ciardiello F, Tortora G (2008): EGFR antagonists in cancer treatment. N Engl J Med 358: 1160–1174

Cervantes F (2014): How I treat myelofibrosis. Blood 124: 2635–2642

Cheson BD, Leonard JP (2008): Monoclonal antibody therapy for B-cell non-Hodgkin's lymphoma. N Engl J Med 359: 613–626

Cheson BD, Rummel MJ (2009): Bendamustine: rebirth of an old drug. J Clin Oncol 27: 1492–1501

Chinai JM, Janakiram M, Chen F, Chen W, Kaplan M, Zang X (2015): New immunotherapies targeting the PD-1 pathway. Trends Pharmacol Sci 36: 587–595

Ciardiello F, Tortora G (2008): EGFR antagonists in cancer treatment. N Engl J Med 358: 1160–1174

Coiffier B, Lepage E, Briere J, Herbrecht R, Tilly H, Bouabdallah R, Morel P, Van Den Neste E, Salles G, Gaulard P, Reyes F, Lederlin P, Gisselbrecht C (2002): CHOP chemotherapy plus rituximab compared with CHOP alone in elderly patients with diffuse large-B-cell lymphoma. N Engl J Med 346: 235–242

Collins FS, Varmus H (2015): A new initiative on precision medicine. N Engl J Med 372: 793–795

Cortes J, O'Shaughnessy J, Loesch D, Blum JL, Vahdat LT, Petrakova K, Chollet P, Manikas A, Diéras V, Delozier T, Vladimirov V, Cardoso F, Koh H, Bougnoux P, Dutcus CE, Seegobin S, Mir D, Meneses N, Wanders J, Twelves C; EMBRACE (Eisai Metastatic Breast Cancer Study Assessing Physician's Choice Versus E7389) investigators (2011): Eribulin monotherapy versus treatment of physician's choice in patients with metastatic breast cancer (EMBRACE): a phase 3 open-label randomised study. Lancet 377: 914–923

Cunningham D, Humblet Y, Siena S, Khayat D, Bleiberg H, Santoro A et al. (2004): A randomised comparison of cetuximab monotherapy and cetuximab plus Irinotecan in irinotecan-refractory metastatic colorectal cancer. N Engl J Med 351: 337–345

Cuzick J, Sestak I, Baum M, Buzdar A, Howell A, Dowsett M, Forbes JF; ATAC/LATTE investigators (2010): Effect of anastrozole and tamoxifen as adjuvant treatment for early-stage breast cancer: 10-year analysis of the ATAC trial. Lancet Oncol 11: 1135–1141

De Bono JS, Oudard S, Ozguroglu M, Hansen S, Machiels JP, Kocak I, Gravis G, Bodrogi I, Mackenzie MJ, Shen L, Roessner M, Gupta S, Sartor AO; TROPIC Investigators (2010): Prednisone plus cabazitaxel or mitoxantrone for metastatic castration-resistant prostate cancer progressing after docetaxel treatment: a randomised open-label trial. Lancet 376: 1147–1154

Deutsche Krebsgesellschaft e.V., Deutschen Krebshilfe, Arbeitsgemeinschaft der Wissenschaftlichen Medizinischen Fachgesellschaften e.V. (2015): S3-Leitlinie Diagnostik, Therapie und Nachsorge des Nierenzellkarzinoms. Langversion 1.0 – September 2015 AWMF-Registernummer: 043/017-OL. Internet: http://leitlinienprogramm-onkologie.de/Nierenzellkarzinom.85.0.html

Deutsche Krebsgesellschaft e.V., Deutschen Krebshilfe, Arbeitsgemeinschaft der Wissenschaftlichen Medizinischen Fachgesellschaften e.V. (Hrsg) (2016): Interdisziplinäre Leitlinie der Qualität S3 zur Früherkennung, Diagnose und Therapie der verschiedenen Stadien des Prostatakarzinoms. Langversion 4.0 – Dezember 2016, AWMF-Register-Nummer 043/022OL. Federführende Fachgesellschaft Deutsche Gesellschaft für Urologie e. V. (DGU). Internet: http://www.leitlinienprogramm-onkologie.de/leitlinien/prostatakarzinom/

Deutsche Krebsgesellschaft e.V., Deutschen Krebshilfe, Arbeitsgemeinschaft der Wissenschaftlichen Medizinischen Fachgesellschaften e.V. (Hrsg) (2017): Konsultationsfassung S3-Leitlinie Früherkennung, Diagnostik, Therapie und Nachsorge des Mammakarzinoms Langversion 0.4.0 – Juni 2017, AWMF-Registernummer: 032-045OL Federführende Fachgesellschaften Deutsche Gesellschaft für Gynäkologie und Geburtshilfe (DGGG), Deutsche Krebsgesellschaft (DKG): Internet: http://www.leitlinien-programm-onkologie.de/leitlinien/mammakarzinom/

DeVita VT, Rosenberg SA (2012): Two hundred years of cancer research. N Engl J Med 366: 2207–2214

Di Leo A, Jerusalem G, Petruzelka L, Torres R, Bondarenko IN, Khasanov R, Verhoeven D, Pedrini JL, Smirnova I, Lichinitser MR, Pendergrass K, Garnett S, Lindemann JP, Sapunar F, Martin M (2010): Results of the CONFIRM phase III trial comparing fulvestrant 250 mg with fulvestrant 500 mg in postmenopausal women with estrogen receptor-positive advanced breast cancer. J Clin Oncol 28: 4594–4600

Dobbelstein M, Moll U (2014): Targeting tumour-supportive cellular machineries in anticancer drug development. Nat Rev Drug Discov 13: 179–196

Douillard JY, Siena S, Cassidy J, Tabernero J, Burkes R, Barugel M, Humblet Y, Bodoky G, Cunningham D, Jassem J, Rivera F, Kocáková I, Ruff P, Błasińska-Morawiec M, Šmakal M, Canon JL, Rother M, Oliner KS, Wolf M, Gansert J (2010): Randomized, phase III trial of panitumumab with infusional fluorouracil, leucovorin, and oxaliplatin (FOLFOX4) versus FOLFOX4 alone as first-line treatment in patients with previously untreated metastatic colorectal cancer: the PRIME study. J Clin Oncol 28: 4697–4705

Early Breast Cancer Trialists' Collaborative Group (EBCTCG) (2005): Effects of chemotherapy and hormonal therapy for early breast cancer on recurrence and 15-year survival: an overview of the randomised trials. Lancet 365: 1687–1717

Eichhorst B, Hallek M (2016): Neue Therapiekonzepte bei der chronisch-lymphatischen Leukämie. Onkologe 22: 283–294

Ellis MJ, Llombart-Cussac A, Feltl D, Dewar JA, Jasiówka M, Hewson N, Rukazenkov Y, Robertson JF (2015): Fulvestrant 500 mg versus anastrozole 1 mg for the first-line treatment of advanced breast cancer: Overall survival analysis from the phase II FIRST study. J Clin Oncol 33: 3781–3787

Ernst E, Schmidt K, Steuer-Vogt MK (2003): Mistletoe for cancer? A systematic review of randomised clinical trials. Int J Cancer 107: 262–267

European Medicines Agency (2016): CHMP confirms recommendations for use of Zydelig. Patients should be monitored for infection and given antibiotics during and after treatment. Internet: http://www.ema.europa.eu/ema/index.jsp?curl=pages/news_and_events/news/2016/07/news_detail_002573.jsp&mid=WC0b01ac058001d126

Evans JB, Syed BA (2014): From the analyst's couch: Next-generation antibodies. Nat Rev Drug Discov 13: 413–414

Falchi L, Bose P, Newberry KJ, Verstovsek S (2017): Approach to patients with essential thrombocythaemia and very high platelet counts: what is the evidence for treatment? Br J Haematol 176: 352–364

Fenaux P, Mufti GJ, Hellstrom-Lindberg E, Santini V, Finelli C, Giagounidis A, Schoch R, Gattermann N, Sanz G, List A, Gore SD, Seymour JF, Bennett JM, Byrd J, Backstrom J, Zimmerman L, McKenzie D, Beach C, Silverman LR; International Vidaza High-Risk MDS Survival Study Group (2009): Efficacy of azacitidine compared with that of conventional care regimens in the treatment of higher-risk myelodysplastic syndromes: a randomised, open-label, phase III study. Lancet Oncol 10: 223–232

Fizazi K, Tran N, Fein L, Matsubara N, Rodriguez-Antolin A, Alekseev BY, Özgüroğlu M, Ye D, Feyerabend S, Protheroe A, De Porre P, Kheoh T, Park YC, Todd MB, Chi KN; LATITUDE Investigators (2017): Abiraterone plus prednisone in metastatic, castration-sensitive prostate cancer. N Engl J Med. 377:352–360

Foà R (2014): Changes in the treatment landscape for chronic lymphoid leukemia. N Engl J Med 371: 273–274

Food and Drug Administration (2011): FDA Commissioner removes breast cancer indication from avastin label. Internet: http://www.fda.gov/NewsEvents/Newsroom/PressAnnouncements/ucm279485.htm

Fruman DA, Rommel C (2014): PI3K and cancer: lessons, challenges and opportunities. Nat Rev Drug Discov 13: 140–156

Furman RR, Sharman JP, Coutre SE, Cheson BD, Pagel JM, Hillmen P, Barrientos JC, Zelenetz AD, Kipps TJ, Flinn I, Ghia P, Eradat H, Ervin T, Lamanna N, Coiffier B, Pettitt AR, Ma S, Stilgenbauer S, Cramer P, Aiello M, Johnson DM, Miller LL, Li D, Jahn TM, Dansey RD, Hallek M, O'Brien SM (2014): Idelalisib and rituximab in relapsed chronic lymphocytic leukemia. N Engl J Med 370: 997–1007

37

Gerecke C, Fuhrmann S, Strifler S, Schmidt-Hieber M, Einsele H, Knop S (2016): Diagnostik und Therapie des Multiplen Myeloms. Dtsch Ärztebl 113: 470–476

Gharwan H, Groninger H (2016): Kinase inhibitors and monoclonal antibodies in oncology: clinical implications. Nat Rev Clin Oncol 13: 209–227

Goss PE, Ingle JN, Pritchard KI, Robert NJ, Muss H, Gralow J, Gelmon K, Whelan T, Strasser-Weippl K, Rubin S, Sturtz K, Wolff AC, Winer E, Hudis C, Stopeck A, Beck JT, Kaur JS, Whelan K, Tu D, Parulekar WR (2016): Extending aromatase-inhibitor adjuvant therapy to 10 years. N Engl J Med 375: 209–219

Greenhalgh J, Dwan K, Boland A, Bates V, Vecchio F, Dundar Y, Jain P, Green JA (2016): First-line treatment of advanced epidermal growth factor receptor (EGFR) mutation positive non-squamous non-small cell lung cancer. Cochrane Database Syst Rev. 2016 May 25; (5): CD010383

Gregory RK, Smith IE (2000): Vinorelbine - a clinical review. Br J Cancer 82: 1907–1913

Hanahan D (2014): Rethinking the war on cancer. Lancet 383: 558–563

Harris M (2004): Monoclonal antibodies as therapeutic agents for cancer. Lancet Oncol 5: 292–302

Harrison CN, Campbell PJ, Buck G, Wheatley K, East CL, Bareford D, Wilkins BS, van der Walt JD, Reilly JT, Grigg AP, Revell P, Woodcock BE, Green AR; United Kingdom Medical Research Council Primary Thrombocythemia 1 Study (2005): Hydroxyurea compared with anagrelide in high-risk essential thrombocythemia. N Engl J Med 353: 33–45

Harrison C, Kiladjian JJ, Al-Ali HK, Gisslinger H, Waltzman R, Stalbovskaya V, McQuitty M, Hunter DS, Levy R, Knoops L, Cervantes F, Vannucchi AM, Barbui T, Barosi G (2012): JAK inhibition with ruxolitinib versus best available therapy for myelofibrosis. N Engl J Med 366: 787–798

Hauschild A, Grob JJ, Demidov LV, Jouary T, Gutzmer R, Millward M, Rutkowski P, Blank CU, Miller WH, Kaempgen E, Martín-Algarra S, Karaszewska B, Mauch C, Chiarion-Sileni V, Martin AM, Swann S, Haney P, Mirakhur B, Guckert ME, Goodman V, Chapman PB (2012): Dabrafenib in BRAF-mutated metastatic melanoma: a multicentre, open-label, phase 3 randomised controlled trial. Lancet 380: 358–365Hassel JC, Heinzerling L, Aberle J, Bähr O, Eigentler TK, Grimm MO, Grünwald V, Leipe J, Reinmuth N, Tietze JK, Trojan J, Zimmer L, Gutzmer R (2017): Combined immune checkpoint blockade (anti-PD-1/ anti-CTLA-4): Evaluation and management of adverse drug reactions. Cancer Treat Rev. 57:36–49

Ho GY, Woodward N, Coward JI (2016): Cisplatin versus carboplatin: comparative review of therapeutic management in solid malignancies. Crit Rev Oncol Hematol 102: 37–46

Hochhaus A, Larson RA, Guilhot F, Radich JP, Branford S, Hughes TP, Baccarani M, Deininger MW, Cervantes F, Fujihara S, Ortmann CE, Menssen HD, Kantarjian H, O'Brien SG, Druker BJ; IRIS Investigators (2017). Long-term outcomes of imatinib treatment for chronic myeloid leukemia. N Engl J Med 376:917–927

Howell A, Robertson JFR, Quaresma Albano J, Aschermannova A, Mauriac L, Kleeberg UR, Vergote I, Erikstein B, Webster A, Morris C (2002): Fulvestrant (ICI 182,780) is as effective as anastrozole in postmenopausal women with advanced breast cancer progressing progressing after prior endocrine treatment. J Clin Oncol 20: 3396–3403

Howell A, Robertson JF, Abram P, Lichinitser MR, Elledge R, Bajetta E, Watanabe T, Morris C, Webster A, Dimery I, Osborne CK (2004): Comparison of fulvestrant versus tamoxifen for the treatment of advanced breast cancer in postmenopausal women previously untreated with endocrine therapy: a multinational, double-blind, randomized trial. J Clin Oncol 22: 1605–1613

Hurwitz H, Fehrenbacher L, Novotny W, Cartwright T, Hainsworth J, Heim W, Berlin J, Baron A, Griffing S, Holmgren E, Ferrara N, Fyfe G, Rogers B, Ross R, Kabbinavar F (2004): Bevacizumab plus irinotecan, fluorouracil, and leucovorin for metastatic colorectal cancer. N Engl J Med 350: 2335–2342

James ND, de Bono JS, Spears MR, Clarke NW, Mason MD, Dearnaley DP, Ritchie AWS, Amos CL, Gilson C, Jones RJ, Matheson D, Millman R, Attard G, Chowdhury S, Cross WR, Gillessen S, Parker CC, Russell JM, Berthold DR, Brawley C, Adab F, Aung S, Birtle AJ, Bowen J, Brock S, Chakraborti P, Ferguson C, Gale J, Gray E, Hingorani M, Hoskin PJ, Lester JF, Malik ZI, McKinna F, McPhail N, Money-Kyrle J, O'Sullivan J, Parikh O, Protheroe A, Robinson A, Srihari NN, Thomas C, Wagstaff J, Wylie J, Zarkar A, Parmar MKB, Sydes MR; STAMPEDE Investigators (2017): Abiraterone for prostate cancer not previously treated with hormone therapy. N Engl J Med. 377:338–351

Jayson GC, Kohn EC, Kitchener HC, Ledermann JA (2014): Ovarian cancer. Lancet 384: 1376–1388

Joppi R, Gerardi C, Bertele V, Garattini S (2016): Letting post-marketing bridge the evidence gap: the case of orphan drugs. BMJ 353:i2978. doi: 10.1136/bmj.i2978

Kamat AM, Hahn NM, Efstathiou JA, Lerner SP, Malmström PU, Choi W, Guo CC, Lotan Y, Kassouf W (2016): Bladder cancer. Lancet 388: 2796–2810

Kantarjian H, Stein A, Gökbuget N, Fielding AK, Schuh AC, Ribera JM, Wei A, Dombret H, Foà R, Bassan R, Arslan Ö, Sanz MA, Bergeron J, Demirkan F, Lech-Maranda E, Rambaldi A, Thomas X, Horst HA, Brüggemann M, Klapper W, Wood BL, Fleishman A, Nagorsen D, Holland C, Zimmerman Z, Topp MS (2017): Blinatumomab versus chemotherapy for advanced acute lymphoblastic leukemia. N Engl J Med 376:836–847

Khasraw M, Bell R, Dang C (2012): Epirubicin: is it like doxorubicin in breast cancer? A clinical review. Breast 21: 142–149

Kamisawa T, Wood LD, Itoi T, Takaori K (2016): Pancreatic cancer. Lancet 388: 73–85

Kobold S, Duewell P, Schnurr M, Subklewe M, Rothenfusser S, Endres S (2015): Immuntherapie von Tumoren. Aktivierte T-Zellen als neues Behandlungsprinzip. Dtsch Arztebl 112: 809–815

Kundranda MN, Niu J (2015): Albumin-bound paclitaxel in solid tumors: clinical development and future directions. Drug Des Devel Ther 9: 3767–3777

Kwak EL, Bang YJ, Camidge DR, Shaw AT, Solomon B, Maki RG, Ou SH, Dezube BJ, Janne PA, Costa DB, Varella-Garcia M, Kim WH, Lynch TJ, Fidias P, Stubbs H, Engelman JA, Sequist LV, Tan W, Gandhi L, Mino-Kenudson M, Wei GC, Shreeve SM, Ratain MJ, Settleman J, Christensen JG, Haber DA, Wilner K, Salgia R, Shapiro GI, Clark JW, Lafrate AJ (2010): Anaplastic lymphoma kinase inhibition in non-small-cell lung cancer. N Engl J Med 363: 1693–1703

Lao J, Madani J, Puértolas T, Alvarez M, Hernández A, Pazo-Cid R, Artal A, Antón Torres A (2013): Liposomal doxorubicin in the treatment of breast cancer patients: a review. Drug Deliv 2013: 456409

Laubach J, Garderet L, Mahindra A, Gahrton G, Caers J, Sezer O, Voorhees P, Leleu X, Johnsen HE, Streetly M, Jurczyszyn A, Ludwig H, Mellqvist UH, Chng WJ, Pilarski L, Einsele H, Hou J, Turesson I, Zamagni E, Chim CS, Mazumder A, Westin J, Lu J, Reiman T, Kristinsson S, Joshua D, Roussel M, O'Gorman P, Terpos E, McCarthy P, Dimopoulos M, Moreau P, Orlowski RZ, Miguel JS, Anderson KC, Palumbo A, Kumar S, Rajkumar V, Durie B, Richardson PG (2016): Management of relapsed multiple myeloma: recommendations of the International Myeloma Working Group. Leukemia 30:1005–17

Lecavalier-Barsoum M, Quon H, Abdulkarim B (2014): Adjuvant treatment of anaplastic oligodendrogliomas and oligoastrocytomas. Cochrane Database Syst Rev. 2014 May 15; 5: CD007104

Lorente D, Fizazi K, Sweeney C, de Bono JS (2015): Optimal treatment sequence for metastatic castration-resistant prostate cancer. Eur Urol Focus 2: 488–498

Macedo LT, da Costa Lima AB, Sasse AD (2012): Addition of bevacizumab to first-line chemotherapy in advanced colorectal cancer: a systematic review and meta-analysis, with emphasis on chemotherapy subgroups. BMC Cancer 12:89. doi: 10.1186/1471-2407-12-89

Mailankody S, Prasad V (2015): Five years of cancer drug approvals: Innovation, efficacy, and costs. JAMA Oncol 1: 539–540

Malik P, Cashen AF (2014): Decitabine in the treatment of acute myeloid leukemia in elderly patients. Cancer Manag Res 6:53–61

Martí-Carvajal AJ, Anand V, Solà I (2015): Janus kinase-1 and Janus kinase-2 inhibitors for treating myelofibrosis. Cochrane Database Syst Rev. 2015 Apr 10; 4: CD010298

Meyerhardt JA, Mayer RJ (2005): Systemic therapy for colorectal cancer. N Engl J Med 352: 476–487

Mok TS, Wu YL, Thongprasert S, Yang CH, Chu DT, Saijo N, Sunpaweravong P, Han B, Margono B, Ichinose Y, Nishiwaki Y, Ohe Y, Yang JJ, Chewaskulyong B, Jiang H, Duffield EL, Watkins CL, Armour AA, Fukuoka M (2009): Gefitinib or carboplatin-paclitaxel in pulmonary adenocarcinoma. N Engl J Med 361: 947–957

Motzer RJ, Hutson TE, Cella D, Reeves J, Hawkins R, Guo J, Nathan P, Staehler M, de Souza P, Merchan JR, Boleti E,

Fife K, Jin J, Jones R, Uemura H, De Giorgi U, Harmenberg U, Wang J, Sternberg CN, Deen K, McCann L, Hackshaw MD, Crescenzo R, Pandite LN, Choueiri TK (2013): Pazopanib versus sunitinib in metastatic renal-cell carcinoma. N Engl J Med 369: 722–731

Nagasawa DT, Chow F, Yew A, Kim W, Cremer N, Yang I (2012): Temozolomide and other potential agents for the treatment of glioblastoma multiforme. Neurosurg Clin N Am 23: 307–322

National Institute for Health and Clinical Excellence (NICE) (2011): Bevacizumab in combination with a taxane for the first-line treatment of metastatic breast cancer. Internet: guidance.nice.org.uk/TA214/Guidance/pdf/English

National Institute of Health and Clinical Excellence (2014): Prostate cancer. Diagnosis and treatment. Issued: January 2014, NICE clinical guideline 175. Internet: http://www.nice.org.uk/guidance/cg175/resources/nice-diagnosing-and-treating-prostate-cancer

Navarra P, Preziosi P (1999): Hydroxyurea: new insights on an old drug. Crit Rev Oncol Hematol 29: 249–255

O'Brien SG, Guilhot F, Larson RA, Gathmann I, Baccarani M, Cervantes F, Cornelissen JJ, Fischer T, Hochhaus A, Hughes T, Lechner K, Nielsen JL, Rousselot P, Reiffers J, Saglio G, Shepherd J, Simonsson B, Gratwohl A, Goldman JM, Kantarjian H, Taylor K, Verhoef G, Bolton AE, Capdeville R, Druker BJ; IRIS Investigators (2003): Imatinib compared with interferon and low-dose cytarabine for newly diagnosed chronic-phase chronic myeloid leukemia. N Engl J Med 348: 994–1004

Osborne CK, Pippen J, Jones SE, Parker LM, Ellis M, Come S, Gertler SZ, May JT, Burton G, Dimery I, Webster A, Morris C, Elledge R, Buzdar A (2002): A double-blind, randomized trial comparing the efficacy and tolerability of fulvestrant with anastrozole in post-menopausal women with advanced breast cancer progressing on prior endocrine therapy: Results of a North American trial. J Clin Oncol 20: 3386–3395

Palumbo A, Mina R (2013): Management of older adults with multiple myeloma. Blood Rev 27:133–142

Pardoll DM (2012): The blockade of immune checkpoints in cancer immunotherapy. Nat Rev Cancer 12: 252–264

Park K, Tan EH, O'Byrne K, Zhang L, Boyer M, Mok T, Hirsh V, Yang JC, Lee KH, Lu S, Shi Y, Kim SW, Laskin J, Kim DW, Arvis CD, Kölbeck K, Laurie SA, Tsai CM, Shahidi M, Kim M, Massey D, Zazulina V, Paz-Ares L (2016): Afatinib versus gefitinib as first-line treatment of patients with EGFR mutation-positive non-small-cell lung cancer (LUX-Lung 7): a phase 2B, open-label, randomised controlled trial. Lancet Oncol 2016 Apr 12. pii: S1470-2045(16)30033-X. doi: 10.1016/S1470-2045(16)30033-X. [Epub ahead of print]

Perez EA, Romond EH, Suman VJ, Jeong JH, Sledge G, Geyer CE Jr, Martino S, Rastogi P, Gralow J, Swain SM, Winer EP, Colon-Otero G, Davidson NE, Mamounas E, Zujewski JA, Wolmark N (2014): Trastuzumab plus adjuvant chemotherapy for human epidermal growth factor receptor 2-positive breast cancer: planned joint analysis of overall survival from NSABP B-31 and NCCTG N9831. J Clin Oncol 32: 3744–3752

Pizzolato JF, Saltz LB (2003): The camptothecins. Lancet 361: 2235–2242

Pox C, Schmiegel W, Reinacher-Schick A (2012): Kolorektales Karzinom – Was gibt's Neues? Dtsch med Wochenschr 137: 2577–2580

Rafiyan MR, Jäger E (2013): Medikamentöse Behandlung des metastasierten Nierenzellkarzinoms. Dtsch Med Wochenschr 138: 1567–1570

Ranpura V, Hapani S, Wu S (2011): Treatment-related mortality with bevacizumab in cancer patients: a meta-analysis. JAMA 305: 487–494

Rajkumar SV, Kyle RA (2016) Progress in Myeloma – A monoclonal breakthrough. N Engl J Med 375: 1390–1392

Rajkumar SV, Harosseau JC (2016): Next-generation multiple myeloma treatment: a pharmacoeconomic perspective. Blood 128: 2757–2764

Raza S, Safyan, Rosenbaum E, Bowman AS, Lentzsch S (2017): Optimizing current and emerging therapies in multiple myeloma: a guide for the hematologist. Ther Adv Hematol 8: 55–70

Reck M, Kaiser R, Mellemgaard A, Douillard JY, Orlov S, Krzakowski M, von Pawel J, Gottfried M, Bondarenko I, Liao M, Gann CN, Barrueco J, Gaschler-Markefski B, Novello S; LUME-Lung 1 Study Group (2014): Docetaxel plus nintedanib versus docetaxel plus placebo in patients with previously treated non-small-cell lung cancer (LUME-Lung 1): a phase 3, double-blind, randomised controlled trial. Lancet Oncol 15: 143–155

Robert C, Long GV, Brady B, Dutriaux C, Maio M, Mortier L, Hassel JC, Rutkowski P, McNeil C, Kalinka-Warzocha E, Savage KJ, Hernberg MM, Lebbman M, Taniguchi H, Brun M, Le Maulf F, Girard M, Stowasser S, Schlenker-Her A, Schmidt H, Schadendorf D, Gogas H, Lundgren-Eriksson L, Horak C, Sharkey B, Waxman IM, Atkinson V, Ascierto PA (2015a): Nivolumab in previously untreated melanoma without BRAF mutation. N Engl J Med 372: 320–330

Robert C, Schachter J, Long GV, Arance A, Grob JJ, Mortier L, Daud A, Carlino MS, McNeil C, Lotem M, Larkin J, Lorigan P, Neyns B, Blank CU, Hamid O, Mateus C, Shapira-Frommer R, Kosh M, Zhou H, Ibrahim N, Ebbinghaus S, Ribas A; KEYNOTE-006 investigators (2015b): Pembrolizumab versus Ipilimumab in Advanced Melanoma. N Engl J Med 372: 2521–2532

Robert C, Karaszewska B, Schachter J, Rutkowski P, Mackiewicz A, Stroiakovski D, Lichinitser M, Dummer R, Grange F, Mortier L, Chiarion-Sileni V, Drucis K, Krajsova I, Hauschild A, Lorigan P, Wolter P, Long GV, Flaherty K, Nathan P, Ribas A, Martin AM, Sun P, Crist W, Legos J, Rubin SD, Little SM, Schadendorf D (2015c): Improved overall survival in melanoma with combined dabrafenib and trametinib. N Engl J Med 372: 30–39

Robertson JF, Llombart-Cussac A, Rolski J, Feltl D, Dewar J, Macpherson E, Lindemann J, Ellis MJ (2009): Activity of fulvestrant 500 mg versus anastrozole 1 mg as first-line treatment for advanced breast cancer: results from the FIRST study. J Clin Oncol 27: 4530–4535

Rosario DJ, Davey P, Green J, Greene D, Turner B, Payne H, Kirby M (2016): The role of gonadotrophin-releasing hormone antagonists in the treatment of patients with advanced hormone-dependent prostate cancer in the UK. World J Urol. 2016 Apr 20. [Epub ahead of print]

Ryan CJ, Smith MR, de Bono JS, Molina A, Logothetis CJ, de Souza P, Fizazi K, Mainwaring P, Piulats JM, Ng S, Carles J, Mulders PF, Basch E, Small EJ, Saad F, Schrijvers D, Van Poppel H, Mukherjee SD, Suttmann H, Gerritsen WR, Flaig TW, George DJ, Yu EY, Efstathiou E, Pantuck A, Winquist E, Higano CS, Taplin ME, Park Y, Kheoh T, Griffin T, Scher HI, Rathkopf DE; COU-AA-302 Investigators (2013): Abiraterone in metastatic prostate cancer without previous chemotherapy. N Engl J Med 368: 138–148

Ryan CJ, Smith MR, Fizazi K, Saad F, Mulders PF, Sternberg CN, Miller K, Logothetis CJ, Shore ND, Small EJ, Carles J, Flaig TW, Taplin ME, Higano CS, de Souza P, de Bono JS, Griffin TW, De Porre P, Yu MK, Park YC, Li J, Kheoh T, Naini V, Molina A, Rathkopf DE; COU-AA-302 Investigators (2015): Abiraterone acetate plus prednisone versus placebo plus prednisone in chemotherapy-naive men with metastatic castration-resistant prostate cancer (COU-AA-302): final overall survival analysis of a randomised, double-blind, placebo-controlled phase 3 study. Lancet Oncol 16: 152–160

San Miguel J, Weisel K, Moreau P, Lacy M, Song K, Delforge M, Karlin L, Goldschmidt H, Banos A, Oriol A, Alegre A, Chen C, Cavo M, Garderet L, Ivanova V, Martinez-Lopez J, Belch A, Palumbo A, Schey S, Sonneveld P, Yu X, Sternas L, Jacques C, Zaki M, Dimopoulos M (2013): Pomalidomide plus low-dose dexamethasone versus high-dose dexamethasone alone for patients with relapsed and refractory multiple myeloma (MM-003): a randomised, open-label, phase 3 trial. Lancet Oncol 14: 1055–1066

San Miguel J (2015): Introduction to a series of reviews on multiple myeloma. Blood 125: 3039-40

Saltz LB, Clarke S, Díaz-Rubio E, Scheithauer W, Figer A, Wong R, Koski S, Lichinitser M, Yang TS, Rivera F, Couture F, Sirzén F, Cassidy J (2008): Bevacizumab in combination with oxaliplatin-based chemotherapy as first-line therapy in metastatic colorectal cancer: a randomized phase III study. J Clin Oncol 26: 2013–2019

Scher HI, Fizazi K, Saad F, Taplin ME, Sternberg CN, Miller K, de Wit R, Mulders P, Chi KN, Shore ND, Armstrong AJ, Flaig TW, Fléchon A, Mainwaring P, Fleming M, Hainsworth JD, Hirmand M, Selby B, Seely L, de Bono JS; AFFIRM Investigators (2012): Increased survival with enzalutamide in prostate cancer after chemotherapy. N Engl J Med 367: 1187–1197

Schmiegelow K, Nielsen SN, Frandsen TL, Nersting J (2014): Mercaptopurine/Methotrexate maintenance therapy of childhood acute lymphoblastic leukemia: clinical facts and fiction. J Pediatr Hematol Oncol 36: 503–517

Scott AM, Wolchok JD, Old LJ (2012): Antibody therapy of cancer. Nat Rev Cancer 12: 278–287

Shankland KR, Armitage JO, Hancock BW (2012): Non-Hodg-kin lymphoma. Lancet 380: 848–857

Shaw AT, Kim DW, Nakagawa K, Seto T, Crinó L, Ahn MJ, De Pas T, Besse B, Solomon BJ, Blackhall F, Wu YL, Thomas M, O'Byrne KJ, Moro-Sibilot D, Camidge DR, Mok T, Hirsh V, Riely GJ, Iyer S, Tassell V, Polli A, Wilner KD, Jänne PA (2013): Crizotinib versus chemotherapy in advanced ALK-positive lung cancer. N Engl J Med 368: 2385–2394

Shepherd FA, Rodrigues Pereira J, Ciuleanu T, Tan EH, Hirsh V, Thongprasert S, Campos D, Maoleekoonpiroj S, Smylie M, Martins R, van Kooten M, Dediu M, Findlay B, Tu D, Johnston D, Bezjak A, Clark G, Santabárbara P, Seymour L; National Cancer Institute of Canada Clinical Trials Group (2005): Erlotinib in previously treated non-small-cell lung cancer. N Engl J Med 353: 123–132

Slamon DJ, Leyland-Jones B, Shak S, Fuchs H, Paton V, Bajamonde A, Fleming T, Eiermann W, Wolter J, Pegram M, Baselga J, Norton L (2001): Use of chemotherapy plus a monoclonal antibody against HER2 for metastatic breast cancer that overexpresses HER2. N Engl J Med 344: 783–792

Socinski MA, Bondarenko I, Karaseva NA, Makhson AM, Vynnychenko I, Okamoto I, Hon JK, Hirsh V, Bhar P, Zhang H, Iglesias JL, Renschler MF (2012): Weekly nab-paclitaxel in combination with carboplatin versus solvent-based paclitaxel plus carboplatin as first-line therapy in patients with advanced non-small-cell lung cancer: final results of a phase III trial. J Clin Oncol 30: 2055–2062

Sohal DP, Mangu PB, Khorana AA, Shah MA, Philip PA, O'Reilly EM, Uronis HE, Ramanathan RK, Crane CH, Engebretson A, Ruggiero JT, Copur MS, Lau M, Urba S, Laheru D (2016): Metastatic pancreatic cancer: American Society of Clinical Oncology Clinical Practice Guideline. J Clin Oncol 34: 2784–2796

Solomon BJ, Mok T, Kim DW, Wu YL, Nakagawa K, Mekhail T, Felip E, Cappuzzo F, Paolini J, Usari T, Iyer S, Reisman A, Wilner KD, Tursi J, Blackhall F; PROFILE 1014 Investigators (2014): First-line crizotinib versus chemotherapy in ALK-positive lung cancer. N Engl J Med 371: 2167–2177

Sonpavde G, Wang CG, Galsky MD, Oh WK, Armstrong AJ (2014): Cytotoxic chemotherapy in the contemporary management of metastatic prostate cancer. BJU Int 116: 17–29

Stilgenbauer S, Hallek M (2013): Chronische lymphatische Leukämie. Therapie und genetisches Risikoprofil. Internist 54:164–170

Stupp R, Mason WP, van den Bent MJ, Weller M, Fisher B, Taphoorn MJ, Belanger K, Brandes AA, Marosi C, Bogdahn U, Curschmann J, Janzer RC, Ludwin SK, Gorlia T, Allgeier A, Lacombe D, Cairncross JG, Eisenhauer E, Mirimanoff RO; European Organisation for Research and Treatment of Cancer Brain Tumor and Radiotherapy Groups; National Cancer Institute of Canada Clinical Trials Group (2005): Radiotherapy plus concomitant and adjuvant temozolomide for glioblastoma. N Engl J Med 352: 987–996

Swain SM, Kim SB, Cortés J, Ro J, Semiglazov V, Campone M, Ciruelos E, Ferrero JM, Schneeweiss A, Knott A, Clark E,

Ross G, Benyunes MC, Baselga J (2013): Pertuzumab, trastuzumab, and docetaxel for HER2-positive metastatic breast cancer (CLEOPATRA study): overall survival results from a randomised, double-blind, placebo-controlled, phase 3 study. Lancet Oncol 14: 461–471

Thompson PA, Kantarjian HM, Cortes JE (2015): Diagnosis and treatment of chronic myeloid leukemia in 2015. Mayo Clin Proc 90: 1440–1454

Tomasini P, Barlesi F, Mascaux C, Greillier L (2016): Pemetrexed for advanced stage nonsquamous non-small cell lung cancer: latest evidence about its extended use and outcomes. Ther Adv Med Oncol 8: 198–208

Trinh VA, Davis JE, Anderson JE, Kim KB (2014): Dabrafenib therapy for advanced melanoma. Ann Pharmacother 48: 519–529

Van Cutsem E, Köhne CH, Láng I, Folprecht G, Nowacki MP, Cascinu S, Shchepotin I, Maurel J, Cunningham D, Tejpar S, Schlichting M, Zubel A, Celik I, Rougier P, Ciardiello F (2011): Cetuximab plus irinotecan, fluorouracil, and leucovorin as first-line treatment for metastatic colorectal cancer: updated analysis of overall survival according to tumor KRAS and BRAF mutation status. J Clin Oncol 29: 2011–2019

Van Cutsem E, Peeters M, Siena S, Humblet Y, Hendlisz A, Neyns B, Canon JL, Van Laethem JL, Maurel J, Richardson G, Wolf M, Amado RG (2007): Open-label phase III trial of panitumumab plus best supportive care compared with best supportive care alone in patients with chemotherapy-refractory metastatic colorectal cancer. J Clin Oncol 25: 1658–1664

Van Cutsem E, Tabernero J, Lakomy R, Prenen H, Prausová J, Macarulla T, Ruff P, van Hazel GA, Moiseyenko V, Ferry D, McKendrick J, Polikoff J, Tellier A, Castan R, Allegra C (2012): Addition of aflibercept to fluorouracil, leucovorin, and irinotecan improves survival in a phase III randomized trial in patients with metastatic colorectal cancer previously treated with an oxaliplatin-based regimen. J Clin Oncol 30: 3499–3506

van Dalen EC, van der Pal HJ, Kremer LC (2016): Different dosage schedules for reducing cardiotoxicity in people with cancer receiving anthracycline chemotherapy. Cochrane Database Syst Rev. 2016 Mar 3;3:CD005008. doi: 10.1002/14651858.CD005008.pub4

van de Donk NWCJ, Moreau P, Plesner T, Palumbo A, Gay F, Laubach JP, Malavasi F, Avet-Loiseau H, Mareos M-V, Sonneveld P, Lokhorst HM, Richardson PG (2016): Clinical efficacy and management of monoclonal antibodies targeting CD38 and SLAMF7 in multiple myeloma. Blood 127: 681–695

Vannucchi AM, Kiladjian JJ, Griesshammer M, Masszi T, Durrant S, Passamonti F, Harrison CN, Pane F, Zachee P, Mesa R, He S, Jones MM, Garrett W, Li J, Pirron U, Habr D, Verstovsek S (2015): Ruxolitinib versus standard therapy for the treatment of polycythemia vera. N Engl J Med 372: 426–435

Verma S, Miles D, Gianni L, Krop IE, Welslau M, Baselga J, Pegram M, Oh DY, Diéras V, Guardino E, Fang L, Lu MW,

Olsen S, Blackwell K; EMILIA Study Group (2012): Trastu-zumab emtansine for HER2-positive advanced breast cancer. N Engl J Med 367: 1783–1791

Verstovsek S, Mesa RA, Gotlib J, Levy RS, Gupta V, DiPersio JF, Catalano JV, Deininger M, Miller C, Silver RT, Talpaz M, Winton EF, Harvey JH Jr, Arcasoy MO, Hexner E, Lyons RM, Paquette R, Raza A, Vaddi K, Erickson-Viitanen S, Koume-nis IL, Sun W, Sandor V, Kantarjian HM (2012): A double-blind, placebo-controlled trial of ruxolitinib for myelo-fibrosis. N Engl J Med 366: 799–807

Vogelstein B, Papadopoulos N, Velculescu VE, Zhou S, Diaz LA Jr, Kinzler KW (2013): Cancer genome landscapes. Science 339: 1546–1558

Weeraratna AT (2012): RAF around the edges – the paradox of BRAF inhibitors. N Engl J Med 366: 271–273

Wagner AD, Thomssen C, Haerting J, Unverzagt S (2012): Vascular-endothelial-growth-factor (VEGF) targeting therapies for endocrine refractory or resistant metastatic breast cancer. Cochrane Database Syst Rev. 2012 Jul 11; 7: CD008941

Wang ML, Rule S, Martin P, Goy A, Auer R, Kahl BS, Jurczak W, Advani RH, Romaguera JE, Williams ME, Barrientos JC, Chmielowska E, Radford J, Stilgenbauer S, Dreyling M, Jedrzejczak WW, Johnson P, Spurgeon SE, Li L, Zhang L, Newberry K, Ou Z, Cheng N, Fang B, McGreivy J, Clow F, Buggy JJ, Chang BY, Beaupre DM, Kunkel LA, Blum KA (2013): Targeting BTK with ibrutinib in relapsed or refrac-tory mantle-cell lymphoma. N Engl J Med 369: 507–516

Wang Y, Yang F, Shen Y, Zhang W, Wang J, Chang VT, Anders-son BS, Qazilbash MH, Champlin RE, Berenson JR, Guan X, Wang ML (2016): Maintenance therapy with immuno-modulatory drugs in multiple myeloma: A meta-analysis and systematic review. J Natl Cancer Inst 108: 1–10

Wick W, Platten M, Meisner C, Felsberg J, Tabatabai G, Simon M, Nikkhah G, Papsdorf K, Steinbach JP, Sabel M, Combs SE, Vesper J, Braun C, Meixensberger J, Ketter R, Mayer-Steinacker R, Reifenberger G, Weller M; NOA-08 Study Group of Neuro-oncology Working Group (NOA) of German Cancer Society (2012): Temozolomide chemo-therapy alone versus radiotherapy alone for malignant astrocytoma in the elderly: the NOA-08 randomised, phase 3 trial. Lancet Oncol 13: 707–715

Yang JC, Wu YL, Schuler M, Sebastian M, Popat S, Yamamoto N, Zhou C, Hu CP, O'Byrne K, Feng J, Lu S, Huang Y, Geater SL, Lee KY, Tsai CM, Gorbunova V, Hirsh V, Bennouna J, Orlov S, Mok T, Boyer M, Su WC, Lee KH, Kato T, Massey D, Shahidi M, Zazulina V, Sequist LV (2015): Afatinib versus cisplatin-based chemotherapy for EGFR mutation-posi-tive lung adenocarcinoma (LUX-Lung 3 and LUX-Lung 6): analysis of overall survival data from two randomised, phase 3 trials. Lancet Oncol 16: 141–151

Young RM, Staudt LM (2013): Targeting pathological B cell receptor signalling in lymphoid malignancies. Nat Rev Drug Discov 12: 229–243

Zhou C, Wu YL, Chen G, Feng J, Liu XQ, Wang C, Zhang S, Wang J, Zhou S, Ren S, Lu S, Zhang L, Hu C, Hu C, Luo Y, Chen L, Ye M, Huang J, Zhi X, Zhang Y, Xiu Q, Ma J, Zhang

L, You C (2011): Erlotinib versus chemotherapy as first-line treatment for patients with advanced EGFR muta-tion-positive non-small-cell lung cancer (OPTIMAL, CTONG-0802): a multicentre, open-label, randomised, phase 3 study. Lancet Oncol 12: 735–742

Ophthalmika

Martin J. Lohse

© Springer-Verlag GmbH Germany 2017
U. Schwabe, D. Paffrath, W.-D. Ludwig, J. Klauber (Hrsg.), *Arzneiverordnungs-Report 2017*
DOI 10.1007/978-3-662-54630-7_38

Auf einen Blick

Trend
Bei den Ophthalmika dominieren seit vielen Jahren die Glaukommittel, die in den letzten Jahren zunehmend neuere Therapieprinzipien umfassen, wie selektive Alpha$_2$-Agonisten, lokal wirkende Carboanhydrasehemmer und vor allem Prostaglandinderivate. Bei den meisten übrigen Gruppen von Ophthalmika sind die Verordnungen durch das GKV-Modernisierungsgesetz 2004 drastisch gesunken. Im Jahre 2016 sind die Verordnungen von Ophthalmika wiederum in fast allen Arzneimittelgruppen leicht angestiegen. Als Neuentwicklungen für die antineovaskuläre Therapie haben sich neben dem viel diskutierten antineovaskulären Antikörper Ranibizumab (*Lucentis*) mit Aflibercept (*Eylea*) ein weiterer VEGF-Antagonist sowie ein Dexamethason-Implantat (*Ozurdex*) unter den verordnungshäufigsten Arzneimitteln etabliert.

Die Indikationsgruppe der Ophthalmika umfasst Präparate, die in aller Regel lokal angewendet werden. ◘ Abbildung 38.1 gibt als Übersicht die wichtigsten Arzneimittelgruppen des Gesamtmarktes wieder. In den letzten beiden Jahrzehnten ist es dabei zu beträchtlichen Verschiebungen gekommen. Während früher fast zwei Drittel aller DDD auf Glaukommittel, Antikataraktika und Sympathomimetika entfielen, dominierten bis 2003 neben den Glaukommitteln vor allem die Filmbildner. Durch das GKV-Modernisierungsgesetz 2004 sind die Verordnungen zu Lasten der GKV vor allem bei den Filmbildnern, aber auch bei Sympathomimetika, Antiallergika, Vitaminen und Antikataraktika weitgehend weggefallen. Damit verbleiben unter den GKV-Verordnungen neben den stark dominierenden und stetig anwachsenden Glaukommitteln im Wesentlichen nur noch die Antiinfektiva und die Antiphlogistika, deren Verordnungen jeweils seit einem Jahrzehnt ungefähr konstant geblieben sind, bei den Antiphlogistika aber wieder ansteigen. Als vierte Gruppe etablieren sich die von den Verordnungszahlen her kleine, von den Kosten und therapeutischen Effekten her aber zunehmend wichtige Gruppe der antineovaskulären Mittel. Bei diesen Veränderungen ist bemerkenswert, dass einige durchaus fragwürdige, aber verschreibungspflichtige Ophthalmika weiterhin zu Lasten der GKV verordnet werden können, während andere medizinisch gut begründete Arzneimittel von den Patienten selbst gezahlt werden müssen. So führte die aufgehobene Erstattungsfähigkeit der Filmbildner, die beim Syndrom des trockenen Auges (Keratokonjunktivitis sicca) indiziert sind, zum fast völligen Verschwinden aus dem GKV-Arzneimittelmarkt.

In der Ophthalmologie hat es in den letzten Jahren eine Reihe von interessanten Neuentwicklungen gegeben. Die neueren Glaukommittel – Brimonidin, lokal anwendbare Carboanhydrasehemmer und Prostaglandine – dominieren inzwischen die Therapie; Hoffnung auf neuroprotektive Effekte geben aber erst in der Entwicklung befindliche Therapeutika, die an Adenosinrezeptoren und den Rho-Kinasen angreifen. Die fraglos spannendsten Neuentwicklungen gibt es auf dem zuvor sehr unbe-

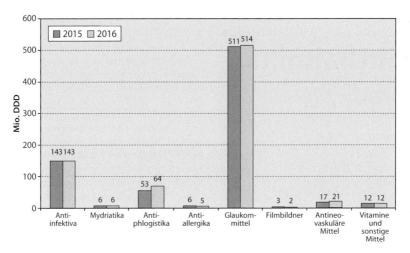

□ **Abbildung 38.1 Verordnungen von Ophthalmika 2015 und 2016.** Gesamtverordnungen nach definierten Tagesdosen.

friedigenden Gebiet der Augenerkrankungen mit Gefäßneubildungen wie Makuladegeneration: Mit Pegaptanib (*Macugen*) wurde 2006 zunächst ein RNA-Aptamer eingeführt (Holz und Martini 2007). Deutlich wirksamer ist eine Blockade des „Vascular Endothelial Growth Factor" (VEGF), die sich mit dem für die Indikation Makuladegeneration zugelassenen und sehr teuren humanisierten Antikörperfragment Ranibizumab (*Lucentis*), aber wohl auch ebenso gut mit dem hierfür nicht zugelassenen, sehr viel preisgünstigeren Krebsmittel Bevacizumab (*Avastin*) erreichen lässt. Einen anderen Weg der VEGF-Blockade nutzt ein Fusionsprotein aus VEGF-Rezeptor und Fc-Immunglobulin in Aflibercept (*Eylea*). Schließlich wurden für die Behandlung des Makulaödems in den letzten Jahren Glucocorticoid-Implantate mit Dexamethason (*Ozurdex*) und Fluocinolon (*Iluvien*) zugelassen. Dieses Thema ist am Ende des Kapitels näher behandelt.

38.1   Antiinfektiva

Antiinfektive Ophthalmika (□ Tabelle 38.1, □ Tabelle 38.2) werden zur Behandlung von Infektionen des vorderen Augenabschnittes eingesetzt (Messmer 2012). Diese Infektionen äußern sich zumeist als Konjunktivitiden. Virale und bakterielle Konjunktivitis lassen sich klinisch kaum unterscheiden, wenn auch morgendlich verklebte Augen sowie das

Fehlen von Juckreiz und von Konjunktivitiden in der Anamnese eine bakterielle Genese nahelegen (Rietveld et al. 2004). Daher erklärt sich die insgesamt geringe Wirksamkeit von Antibiotika wohl wesentlich auch durch die hohe Prävalenz (>50%) von nichtbakteriellen Konjunktivitiden. Verschiedenste bakterielle Erreger können eine Konjunktivitis auslösen. Eine spanische Untersuchung bei Kindern im ambulanten Bereich fand vor allem Haemophilus und Streptokokken, daneben Staphylokokken, aber auch gramnegative Erreger (Orden Martinez et al. 2004). Jüngere Untersuchungen aus Griechenland (Mantadakis et al. 2013) und Italien (Giardini et al. 2011) isolierten vor allem Staphylokokken (aureus und epidermidis) und Streptokokken (viridans und pneumoniae). Bei sporadischen Konjunktivitiden in den USA wurden unerwartet viele atypische Streptokokkenstämme gefunden (Haas et al. 2011).

Resistenzen gegen Antibiotika nehmen zu. In einer älteren Resistenzstudie aus den USA wurde folgende Reihenfolge der Wirksamkeit bestimmt: Chloramphenicol, Bacitracin plus Polymyxin B, Gentamicin, Gyrasehemmstoffe, Neomycin, Erythromycin (Everett et al. 1995). Die genannte Studie aus Spanien sowie eine große Untersuchung aus Brasilien (Chalita et al. 2004) fanden gute Wirksamkeit für Gyrasehemmer und Chloramphenicol. Die Sensitivität gegenüber Gentamicin und Tobramycin nahm ab, die gegenüber Amikacin und Neomycin

◘ Tabelle 38.1 Verordnungen antiinfektiver Ophthalmika 2016. Angegeben sind die 2016 verordneten Tagesdosen, die Änderungen gegenüber 2015 und die mittleren Kosten je DDD 2016.

Präparat	Bestandteile	DDD Mio.	Änderung %	DDD-Nettokosten €
Gentamicin				
Gent-Ophtal	Gentamicinsulfat	8,7	(+49,4)	0,64
Gentamicin-POS	Gentamicinsulfat	3,7	(–19,8)	0,58
Infectogenta Augen	Gentamicinsulfat	1,7	(–21,7)	0,57
Refobacin Augensalbe/Tropf.	Gentamicinsulfat	1,5	(–35,9)	0,56
		15,6	(+4,6)	0,61
Kanamycin				
Kanamycin-POS	Kanamycin	6,1	(–3,2)	0,72
Fluorchinolone				
Floxal	Ofloxacin	21,4	(–19,4)	0,55
Ofloxacin-ophtal	Ofloxacin	19,7	(+6,9)	0,47
Ofloxacin-ratiopharm	Ofloxacin	8,0	(+41,0)	0,41
Vigamox	Moxifloxacin	5,3	(+10,0)	0,35
Ofloxamed	Ofloxacin	3,1	(>1000)	0,33
Ofloxacin Stulln	Ofloxacin	3,0	(–30,3)	0,38
Oftaquix/-sine	Levofloxacin	1,1	(–2,7)	0,68
Ciloxan	Ciprofloxacin	0,59	(–0,2)	0,60
		62,2	(+0,8)	0,48
Weitere Antibiotika				
Fucithalmic	Fusidinsäure	2,2	(–8,1)	0,51
Oxytetracyclin-AS JENAPHARM	Oxytetracyclin	0,70	(–5,8)	1,40
Tobramaxin	Tobramycin	0,31	(–8,7)	0,92
Infectoazit	Azithromycin	0,29	(+7,4)	5,74
Azyter	Azithromycin	0,19	(+5,3)	4,85
		3,7	(–6,0)	1,35
Antibiotikakombinationen				
Polyspectran	Polymyxin B Neomycin Gramicidin	1,1	(–8,5)	1,11
Virostatika				
Acic-Ophtal	Aciclovir	1,2	(+15,8)	0,67
Acivision	Aciclovir	1,1	(–8,8)	0,60
Virgan	Ganciclovir	0,61	(+12,1)	1,86
		2,9	(+4,3)	0,89
Summe		91,5	(+0,8)	0,57

nahm zu. Jüngere Daten unterstützen die Beobachtung zunehmender Multiresistenzen und berichten über besondere Wirksamkeit neuerer Fluorchinolone (Koss et al. 2007). Die oben genannten Studien aus jüngster Zeit bestätigen die Entwicklung von Resistenzen vor allem gegen Penicilline, aber auch die Wirksamkeit von Fluorchinolonen (Giardini et al. 2011, Mantadakis et al. 2013). Gerade deshalb sollten die Fluorchinolone aber in Reserve gehalten und zunächst Substanzen wie Gentamicin, Tobramycin und Azithromycin der Vorzug gegeben werden (Messmer 2012).

Experimentelle (Behrens-Baumann und Begall 1993) wie auch klinische Untersuchungen (Isenberg et al. 2002) zeigten, dass Antiseptika wie Ethacridin (*Biseptol*) oder Povidon-Iod zu schnellerer Elimination der Bakterien und Regression der Symptome führten als Antibiotika. Zu einem ähnlichen Schluss kommen die Übersichten der Cochrane Database (Sheikh et al. 2012) sowie von Rose (2007), nach denen Antibiotika zwar die Heilung zu beschleunigen scheinen, jedoch das Endergebnis nicht beeinflussen. Daher empfehlen die 2013 aktualisierten Richtlinien der American Academy of Ophthalmology (http://www.aao.org/preferred-practice-pattern/conjunctivitis-ppp--2013) einfach die Gabe des billigsten Antibiotikums. Eine randomisierte Studie aus Praxen in Großbritannien kommt zu dem Schluss, die beste Strategie sei der verzögerte Einsatz von Antibiotika, und zwar nur dann, wenn Symptome persistieren (Everitt et al. 2006). In einer Studie mit Levofloxacin gegen Placebo berichteten Hwang et al. (2003) dagegen, dass auch das Endergebnis bei Levofloxacin besser sei. Ein Cochrane Review zu diesem Thema kommt auf der Basis einer insgesamt als unbefriedigend bewerteten Studienlage zu dem Schluss, dass die Gabe von Antibiotika bei Konjunktivitis im Wesentlichen wegen der etwas schnelleren Abheilung empfehlenswert sei (Sheik et al. 2012). In den meisten Fällen sollte eine lokale antibiotische Behandlung des Auges eine Woche nicht überschreiten.

Bei schweren Infektionen des vorderen Augenabschnittes, etwa Keratitis, ist dagegen eine antibiotische Therapie dringend geboten. Bei schweren Hornhautulzera sind eine Erregeridentifikation und ein Antibiogramm erforderlich (Rachwalik und Pleyer 2015), während in weniger schweren Fällen empirisch mit Breitspektrumantibiotika behandelt werden kann, wobei sich vor allem Gentamicin und Moxifloxacin als wirksam erwiesen haben (Kowalski et al. 2013, Rachwalik und Pleyer 2015). Interessant ist, dass ein großer Teil dieser Infektionen durch das Tragen weicher Kontaktlinsen verursacht ist (Rachwalik und Pleyer 2015). Bei den für die Behandlung von Konjunktivitis und Keratitis verfügbaren Substanzen und Präparaten hat es in den letzten Jahren kaum Veränderungen gegeben, und die meisten Umschichtungen bei den Verordnungen scheinen aus preislichen Gründen zu geschehen. Insgesamt haben ihre Verordnungen im letzten Jahrzehnt um etwa 20% abgenommen.

38.1.1 Monopräparate

Die Verordnungen von antibiotischen Monopräparaten haben 2016 nach schwankendem Verlauf in den Vorjahren nur noch geringfügig zugenommen, während die Verordnungen antiviraler Substanzen deutlich anstiegen (◻ Tabelle 38.1). Trotz zunehmender Resistenz und Überwiegen grampositiver Erreger spielen nach wie vor die Aminoglykoside Kanamycin und Gentamicin eine wesentliche, wenn auch über die Jahre abnehmende Rolle. Die Bedeutung der Gyrasehemmer (Fluorchinolone) bleibt nach kontinuierlichen Zunahmen in den letzten Jahren weiterhin hoch, was durch die Resistenzlage, gute lokale Penetration und geringe unerwünschte Wirkungen gerechtfertigt ist (O'Brien et al. 1995, Hanioglu-Kargi et al. 1998), jedoch der Empfehlung widerspricht, diese Substanzen eher in Reserve zu halten (Messmer 2012). Dabei werden zunehmende Resistenzen gegen ältere Substanzen beobachtet (Koss et al. 2007). Nur noch von marginaler Bedeutung ist Ciprofloxacin. Levofloxacin soll etwas wirksamer sein als das racemische Ofloxacin (Schwab et al. 2003), setzt sich aber nicht durch; Ofloxacin stellt mit dem *Floxal* wegen der guten Wirksamkeit und auch auf Grund des günstigen Preises das weiterhin dominierende Präparat unter den antibiotischen Ophthalmika dar; etliche etwas preisgünstigere Generika haben in den letzten Jahren sehr stark an Bedeutung gewonnen und liegen in der Summe inzwischen vor dem Originalpräparat. An Bedeutung weiter verloren hat die Fusidinsäure (*Fucithalmic*), die vor allem gegen Staphylokokken wirksam ist, nur zweimal täglich angewendet werden muss und in einigen Studien gute Wirksamkeit zeigte (etwa Jackson et al. 2002). Interessant ist die weitere Zunahme der teuren Azithromycinpräparate *Infectoazit* und *Azyter*, die mit Erfolg bei purulenter und trachomatöser Konjunktivitis eingesetzt werden (Bremond-Gignac et al. 2015).

◘ Tabelle 38.2 Verordnungen antiinfektiver Ophthalmikakombinationen mit Glucocorticoiden 2016. Angegeben sind die 2016 verordneten Tagesdosen, die Änderungen gegenüber 2015 und die mittleren Kosten je DDD 2016.

Präparat	Bestandteile	DDD Mio.	Änderung %	DDD-Nettokosten €
Dexamethasonkombinationen				
Dexagent Ophtal	Gentamicin Dexamethason	16,4	(–1,8)	0,74
Isopto-Max	Neomycin Polymyxin B Dexamethason	11,2	(–6,6)	1,24
Dexa-Gentamicin	Gentamicin Dexamethason	10,8	(–8,9)	0,72
Dexamytrex	Gentamicin Dexamethason	5,2	(+75,5)	0,78
Tobradex	Tobramycin Dexamethason	4,6	(+2,3)	0,36
Dispadex comp.	Neomycin Dexamethason	1,1	(+35,4)	0,66
		49,2	(+1,0)	0,82
Prednisolonkombinationen				
Oxytetracycl.Pred. JENAPHARM	Oxytetracyclin Prednisolon	1,8	(+2,3)	1,23
Summe		51,0	(+1,0)	0,83

Ophthalmische Virostatika stellen ein kleines, in seinen Indikationen und seiner Wirksamkeit gut definiertes und an Bedeutung gewinnendes Segment von Arzneimitteln dar, in dem 2016 zwei Aciclovirpräparate sowie ein deutlich teureres Präparat mit Ganciclovir vertreten sind; insgesamt hat es in 2016 deutliche Zunahmen gegeben (◘ Tabelle 38.1).

38.1.2 Kombinationspräparate

Die Kombinationen von mehreren lokal anwendbaren Antibiotika sind seit langem etabliert, sind aber nur noch mit einem älteren Präparat (*Polyspectran*) vertreten, das seit längerem deutlich rückläufig ist (◘ Tabelle 38.1). Präparate mit Polymyxin B, Neomycin bzw. Bacitracin haben ein relativ hohes Allergisierungs- und Reizungspotenzial sowie eine ungünstige Resistenzlage. Eine kontrollierte Vergleichsstudie an Kindern und Jugendlichen zeigte wesentlich schnellere Abheilungsraten mit einem Gyrasehemmer als mit einem Polymyxin B-Kombinationspräparat (Granet et al. 2008).

Weitaus häufiger werden die Kombinationen von Antibiotika und Glucocorticoiden verordnet, die sich auch 2016 großer Beliebtheit erfreuten (◘ Tabelle 38.2), wobei es innerhalb dieses Segments einige Umschichtungen gab. Diese Präparate machten auch 2016 immer noch etwa 35% der Verordnungen von Antibiotika in der Ophthalmologie aus. Ganz überwiegend werden hier Dexamethasonhaltige Präparate verwendet. Die Verschreibung solcher Pharmaka erlaubt es, dass sowohl bei allergischer als auch bakterieller Genese einer Konjunktivitis eine Besserung erwartet werden kann. Durch die Kombination von Antibiotika und Glucocorticoiden erhofft man bei echten bakteriellen Konjunktividen eine Abnahme von Entzündungserscheinungen und ein besseres Endergebnis. Die aktuellen Richtlinien der American Academy of Ophthalmology für die bakterielle Keratitis und für die Konjunktivitis führen dieses Ziel auf, betonen aber, dass die wissenschaftliche Evidenz hierfür gering sei (http://www.aao.org/preferred-practice-pattern/bacterial-keratitis-ppp--2013; http://www.aao.org/preferred-practice-pattern/conjunctivitis-ppp--2013). Eine Studie an 500 Patienten ergab, dass auch bei Ulcera in der Cornea Steroide den Visus weder nach 3 Monaten noch in einer späteren 12-Monats-Analyse verbesserten (Srinivasan et al. 2012, 2014). Eine ungezielte Verwendung von Glucocorticoiden am Auge kann wegen ihrer Risiken in den meisten Fällen nicht begründet werden. Ob eine frühzeitige Gabe bei speziellen Subgruppen günstig ist, bleibt noch abzuklären (Ray et al. 2014).

38.2   Antiphlogistische Ophthalmika

Die oben schon besprochenen Glucocorticoide werden in der Ophthalmologie bei verschiedenen entzündlichen Erkrankungen der Cornea, Sklera und Iris sowie zur Unterdrückung von Narbenwucherungen an Lidern und Cornea eingesetzt. *Nicht* indiziert sind sie in der Regel bei infektiöser Konjunktivitis (siehe oben). Die akuten Gefahren ihrer Anwendung am Auge liegen in dem Aufflammen von infektiösen Prozessen, besonders Pilzinfektionen. Bei längerer Anwendung können Glaukome ausgelöst werden, bei prädisponierten Patienten vereinzelt auch schon innerhalb weniger Wochen. Nach Anwendung über ein oder mehrere Jahre können sich Linsentrübungen entwickeln. Grundsätzlich gewarnt werden muss vor der Anwendung von Glucocorticoiden, wenn die Hornhaut nicht intakt ist. Aus diesen Gründen sollte jede längerdauernde Anwendung von Glucocorticoiden am Auge sorgfältig überwacht werden.

Zum Einsatz kommen verschiedene Glucocorticoide, die sich nicht nur in ihrer Potenz, sondern auch in ihrer Resorbierbarkeit erheblich unterscheiden. So ist die Resorption von Prednisolonacetat (*Inflanefran, Ultracortenol*) höher als die der Phosphatsalze (*Dexa-sine*). Dagegen ist – gleiche Resorption vorausgesetzt – die Potenz von Dexamethason deutlich höher als die von Prednisolon und Hydrocortison. In den Kombinationspräparaten mit Antibiotika (◘ Tabelle 38.2) findet fast nur Dexamethason Verwendung, häufig in Form der schlechter resorbierten Phosphatsalze. Bei den Monopräparaten (◘ Tabelle 38.3) dagegen überwiegt die Verwendung von Prednisolonacetat mit einer deutlichen Zunahme. Ein plausibler Grund für diese Unterschiede ist nicht erkennbar. Der in den vergangenen

Jahren auch bei den Monopräparaten beobachtbare Trend zum Dexamethason hat sich 2016 nicht fortgesetzt. Kombinationen von Glucocorticoiden mit Alphasympathomimetika finden sich nicht mehr unter den 3000 verordnungshäufigsten Arzneimitteln. Loteprednol (*Lotemax*) und Rimexolon (*Vexol*) sind zwei nur in der Ophthalmologie genutzte topisch anwendbare Glucocorticoide, die zur Behandlung entzündlicher Augenerkrankungen und nach chirurgischen Eingriffen am Auge eingesetzt werden und mit relativ niedrigen Verordnungszahlen unter die verordnungshäufigsten Arzneimittel gekommen sind (◘ Tabelle 38.3).

Als Alternative zu Glucocorticoiden werden bei verschiedenen Indikationen auch nichtsteroidale Antiphlogistika (Schalnus 2003) wie Diclofenac (*Voltaren ophtha*), Indometacin (*Indocolir*) und Ketorolac (*Acular, Ketovision*) und das 2013 zugelassene, besser penetrierende und sehr beliebt gewordene Nepafenac (*Nevanac*) eingesetzt (◘ Tabelle 38.3). Sie werden hauptsächlich zur Entzündungshemmung nach Operationen sowie zur Vermeidung intraoperativer Miosis eingesetzt, bei denen ihre antiinflammatorische Potenz der der Glucocorticoide gleichkommt (Wright et al. 1997). Bei den Zahlen ist zu bedenken, dass diese Therapie ganz wesentlich auch in der Klinik durchgeführt wird.

38.3   Antiallergika

Für die Therapie allergischer Erkrankungen steht eine Reihe von Substanzen zur Verfügung (Bielory 2002). Langsam eintretende Wirkungen haben die vor allem prophylaktisch eingesetzten Mastzellstabilisatoren Cromoglicinsäure und die ähnlich aber schneller wirkenden Substanzen Nedocromil und Lodoxamid. Die Verordnungen dieser Präparate sind mit dem GKV-Modernisierungsgesetz stark zurückgegangen, so dass nur noch ein Cromoglicinsäurepräparat mit 0,4 Mio. DDD vertreten ist, während es 2003 noch 12,7 Mio. DDD waren (◘ Tabelle 38.4). Eine Alternative stellt das Ketotifen dar, dem neben einer Degranulationshemmung noch eine Reihe weiterer Wirkmechanismen zugesprochen werden und das der Cromoglicinsäure bei schnellerem Wirkungseintritt gleichwertig (Greiner et al.

◻ **Tabelle 38.3** Verordnungen von antiphlogistischen Ophthalmika 2016. Angegeben sind die 2016 verordneten Tagesdosen, die Änderungen gegenüber 2015 und die mittleren Kosten je DDD 2016.

Präparat	Bestandteile	DDD Mio.	Änderung %	DDD-Nettokosten €
Prednisolon				
Predni-POS	Prednisolon	11,0	(+497,2)	0,17
Inflanefran	Prednisolon	5,8	(−45,7)	0,75
Prednifluid	Prednisolon	4,8	(+865,0)	0,56
Prednisolon AS JENAPHARM	Prednisolon	4,4	(+1,9)	0,29
Predni-Ophtal	Prednisolon	2,6	(+17,8)	0,32
Ultracortenol	Prednisolon	0,84	(+2,4)	0,98
		29,5	(+44,6)	0,40
Dexamethason				
Dexa EDO/Dexagel	Dexamethason	5,5	(+2,5)	0,80
Dexa ophtal	Dexamethason	5,4	(+7,1)	0,29
Dexafluid	Dexamethason	1,7	(+2,6)	0,57
Dexa-sine	Dexamethason	1,5	(−10,3)	0,94
Dexapos	Dexamethason	1,5	(−11,1)	0,72
Monodex	Dexamethason	1,2	(+8,4)	0,76
Dexamethason AS JENAPHARM	Dexamethason	0,93	(−1,3)	0,60
Isopto-Dex	Dexamethason	0,48	(−0,4)	0,76
		18,2	(+1,4)	0,62
Hydrocortison				
Ficortril	Hydrocortison	1,1	(+41,3)	1,16
Hydrocortison-POS N	Hydrocortison	0,33	(−37,0)	1,89
		1,4	(+9,5)	1,33
Fluorometholon				
Fluoropos	Fluorometholon	1,8	(−5,1)	0,37
Efflumidex	Fluorometholon	0,75	(+2,1)	0,73
		2,6	(−3,1)	0,48
Weitere Glucocorticoide				
Lotemax	Loteprednol	0,40	(+6,9)	1,00
Vexol	Rimexolon	0,22	(−19,8)	1,34
		0,62	(−4,6)	1,12
Nichtsteroidale Antiphlogistika				
Nevanac	Nepafenac	5,0	(+46,5)	0,79
Ketovision	Ketorolac	2,5	(−2,5)	0,44
Voltaren ophtha	Diclofenac	2,0	(−7,7)	0,73
Acular	Ketorolac	1,4	(−2,5)	0,53
		10,9	(+13,7)	0,67
Summe		63,2	(+20,3)	0,95

◘ **Tabelle 38.4 Verordnungen von antiallergischen Ophthalmika 2016.** Angegeben sind die 2016 verordneten Tagesdosen, die Änderungen gegenüber 2015 und die mittleren Kosten je DDD 2016.

Präparat	Bestandteile	DDD Mio.	Änderung %	DDD-Nettokosten €
Degranulationshemmer				
Zaditen ophtha	Ketotifen	0,56	(−58,8)	0,48
CromoHEXAL Augentropfen	Cromoglicinsäure	0,37	(−5,5)	0,19
		0,93	(−46,9)	0,37
H$_1$-Antihistaminika				
Opatanol	Olopatadin	1,3	(+7,3)	0,70
Livocab Augentropfen	Levocabastin	0,85	(+1,6)	0,33
		2,2	(+5,0)	0,55
Summe		3,1	(−18,9)	0,50

2002), in mehreren Vergleichsstudien aber verschiedenen Antihistaminika unterlegen (etwa Lai et al. 2002) ist; seine Verordnungen nehmen seit einigen Jahren sehr stark ab.

Lokal anwendbare H$_1$-Antihistaminika wirken bei Konjunktivitis schneller und länger als die Mastzellstabilisatoren (Bielory et al. 2005). Allerdings sind die Ergebnisse insgesamt nicht wesentlich besser als bei anderen antiallergisch wirkenden Substanzen, wozu die hohe Placeborate von 30–80% beiträgt (Noble und McTavish 1995). Zur Verfügung steht eine ganze Reihe von Substanzen, wobei nur noch Olapatadin und Levocabastin unter den verordnungshäufigsten Präparaten auftauchen. Ihre Verordnungen waren 2016 auf niedrigem Niveau stabil.

38.4   Glaukommittel

Als Glaukom wird eine Anzahl von ätiologisch verschiedenen Krankheiten bezeichnet, deren gemeinsames Kennzeichen ein individuell zu hoher Augeninnendruck ist, aus dem die Gefahr von zunehmenden Gesichtsfeldausfällen resultiert. Dabei ist es wichtig zu berücksichtigen, dass sich auch bei normalem Druck ein Glaukom entwickeln kann. Selbst in entwickelten Ländern weiß etwa die Hälfte der Glaukompatienten nicht von ihrer Erkrankung (Quigley 1996). In einer jüngeren Screening-Studie aus Israel wurden immerhin 13% der Bevölkerung als glaukomverdächtig identifiziert (Nesher et al. 2014). In Deutschland wird die Zahl der Glaukompatienten auf etwa 800 000 bis 900 000 geschätzt, die Dunkelziffer nicht diagnostizierter Glaukomfälle soll noch einmal fast so hoch sein (Dietlein et al. 2009).

Bei erhöhtem Augeninnendruck und bei Glaukom gibt es eine ganze Reihe medikamentöser und chirurgischer Therapien (Weinreb and Khaw 2004, Webers et al. 2008, Costagliola et al. 2009a, 2009b). Große Studien aus den letzten Jahren dienten dem Vergleich dieser Strategien und der Definition der Therapieziele. Ein Befund der Ocular Hypertension Treatment Study (OHTS) ist, dass die Senkung des asymptomatischen erhöhten Augeninnendruck das Auftreten von Gesichtsfelddefekten verhindern oder verzögern kann – mithin dass auch ohne Symptome eine Behandlung angezeigt sein dürfte (Kass et al. 2002). Ob dies angesichts der Kosten bei allen solchen Patienten durchgeführt werden soll, wird bezweifelt (Pfeiffer 2005). Daten der OHTS-Studie belegen allerdings, dass eine frühe medikamentöse Therapie signifikant das Auftreten von Glaukomschäden erniedrigt, und zwar von 22% auf 16% bei 13-jähriger Beobachtungszeit; der Effekt einer frühzeitigen Medikation war besonders groß bei Hochrisikopatienten (40% vs. 28%; Kass et al. 2010). In die gleiche Richtung gehen die Daten der CIGTS-Studie, die ebenfalls für eine aggressive Therapie spricht, falls Erhöhungen oder Schwankungen des Augeninnendrucks beobachtet werden

(Musch et al. 2011). Aktuelle Ergebnisse der britischen UKGTS-Studie bestätigen, dass die medikamentöse Senkung des Augeninnendrucks langfristig das Gesichtsfeld erhalten kann (Garway-Heath et al. 2015).

Zweitens hat sich gezeigt, dass das Gesichtsfeld bei symptomatischen Patienten umso besser erhalten wird, je niedriger der Augeninnendruck ist. Erst bei einem Augeninnendruck unter 14 mm Hg blieb es in etwa stabil (AGIS Investigators 2000). Dies spricht für eine aggressive Therapie zumindest bei fortgeschrittenem Glaukom.

Drittens zeigte die CIGTS-Studie die Gleichwertigkeit von medikamentöser und chirurgischer Therapie (Feiner et al. 2003), wobei die chirurgischen Therapien zunehmend besser werden und durch optimierte Nachsorge noch weiter verbessert werden könnten (Grehn 2008). Die 5-Jahres-Daten der CIGTS-Studie deuten auf eine geringfügige, für den Visus allerdings nicht relevante Überlegenheit eines operativen Vorgehens (Parrish et al. 2009). Letztlich kann derzeit aber keine eindeutige Empfehlung gegeben werden, wie eine Glaukomtherapie begonnen werden soll (Dietlein et al. 2009). In dem von der European Glaucoma Society (2014) empfohlenen Therapiestufenplan steht die medikamentöse Augeninnendrucksenkung vor der Laserchirurgie des Trabekelwerkes und vor der (filtrierenden) Glaukomchirurgie. Zur Klärung, ob am Beginn der Glaukomtherapie eher eine Laser-Behandlung oder eine medikamentöse Therapie stehen sollte, wurden in jüngster Zeit mehrere Multicenter-Studien begonnen (etwa Lamoureux et al. 2015, Vickerstaff et al. 2015); bis zu deren Abschluss muss zunächst von einer Gleichwertigkeit ausgegangen werden.

In der letzten Zeit gewinnen Fragen der Compliance in Studien an Bedeutung. Aus Nordamerika ist bekannt, dass niedriger sozioökonomischer Status mit geringer Compliance bei der Glaukom-Medikation einhergeht (Leung et al. 2015); gerade bei solchen Patienten ist die ausführliche Instruktion wichtig. Hoffnung geben jüngere Ergebnisse, dass ein Verhaltenstraining das bereits geschädigte Gesichtsfeld wieder verbessern kann (Sabel und Gudlin 2014).

In der medikamentösen Therapie des Glaukoms stehen verschiedene klassische Gruppen von Arzneimitteln zur Auswahl, die entweder den Kammerwasserabfluss erhöhen (Cholinergika) oder die Kammerwasserproduktion reduzieren (Betarezeptorenblocker, Alpha$_2$-Sympathomimetika). Neuere Therapiemöglichkeiten stellen das stark alpha$_2$-selektive Brimonidin, die lokal wirksamen Carboanhydrasehemmer Dorzolamid und Brinzolamid sowie die Prostaglandinderivate Latanoprost, Travoprost, Bimatoprost und Tafluprost dar (Weinreb and Khaw 2004, Webers et al. 2008, Costagliola et al. 2009a, 2009b, Uusitalo et al. 2010).

Die DDD für die Glaukommittel beziehen sich auf *zwei* Augen, auch wenn Glaukome bei etwa einem Drittel der Patienten nur einseitig bestehen. Für die Eindosispackungen wurde angenommen, dass eine Packung pro Tag verwendet wird, auch wenn strikt genommen wegen der Gefahr bakterieller Kontamination bei jeder einzelnen Applikation eine neue Packung angebrochen werden sollte.

Nach deutlichen Steigerungen in den achtziger Jahren haben sich die Verordnungen von Glaukommitteln seit 1992 stabilisiert, in den letzten zehn Jahren haben sie aber wieder einen stetigen langsamen Zuwachs gezeigt (◻ Abbildung 38.2). Angesichts der vermuteten Dunkelziffer unerkannter Glaukome ist dieser Trend zu begrüßen. Anhand der Glaukomverordnungen von 514 Mio. DDD (◻ Abbildung 38.1) ergibt sich auch bereits eine Zahl von medikamentös behandelten Glaukompatienten von 1,4 Mio. – also deutlich mehr als die oben angegebene Schätzung von 800 000 bis 900 000, was zur Hoffnung Anlass gibt, dass die Dunkelziffer kontinuierlich abnimmt.

Unter den verschiedenen Arzneimittelgruppen haben sich die langjährig beobachteten Umschichtungen fortgesetzt (◻ Abbildung 38.2), mit denen sich die medikamentöse Therapie des Glaukoms grundlegend gewandelt hat: Die Rolle der Betarezeptorenblocker nimmt weiterhin kontinuierlich ab, die Prostaglandinanaloga haben seit 2008 die größte und kontinuierlich zunehmende Bedeutung, topische Carboanhydrasehemmer haben inzwischen ebenfalls die Betarezeptorenblocker deutlich überflügelt, Alpha$_2$-Rezeptorenagonisten zeigen gleichbleibende Verordnungen auf niedrigerem Niveau und die Cholinergika haben inzwischen nur noch eine Randstellung (◻ Tabelle 38.5). Dies entspricht den geltenden Empfehlungen, die Therapie

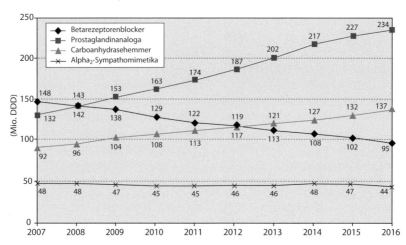

□ Abbildung 38.2 Verordnungen von Glaukommitteln 2007 bis 2016. Gesamtverordnungen nach definierten Tagesdosen.

mit Prostaglandinanaloga zu beginnen und bei ungenügender Wirksamkeit diese mit Betarezeptorenblockern, Alpha$_2$-Rezeptorenagonisten oder topischen Carboanhydrasehemmern zu kombinieren (Whitson 2007). Unter den Leitsubstanzen der verschiedenen Arzneimittelgruppen scheint Latanoprost wirksamer zu sein als Dorzolamid, während Brimonidin offenbar zwar gleich wirksam ist, aber mehr unerwünschte Wirkungen zeigt (Hodge et al. 2008). Eine große Metaanalyse, zwar schon aus dem Jahr 2005 aber immer noch Grundlage der Leitlinien-Empfehlungen, besagt, dass Prostaglandine am wirksamsten seien, dicht gefolgt von Timolol, und mit einigem Abstand Betaxolol, Brimonidin und schließlich Dorzolamid (van der Valk et al. 2005).

Die Langzeiterfolge der medikamentösen Therapie im Vergleich mit operativem Vorgehen können erst nach Abschluss der derzeit laufenden großen Studien beurteilt werden. Aktuelle Empfehlungen zum praktischen Vorgehen finden sich in den jüngst aktualisierten Richtlinien der American Academy of Ophthalmology (Prum et al. 2016; http://www.aao.org/preferred-practice-pattern/primary-open-angle-glaucoma-ppp-2015), ebenso wie die oben erwähnten Leitlinien der European Glaucoma Society (2014; http://www.eugs.org/eng/egs_guidelines_reg.asp?l=1).

Während die Senkung des Augeninnendrucks das Fortschreiten der Glaukomschäden begrenzen kann, ist ein direkter medikamentöser Schutz der absterbenden Zellen bisher nicht gelungen. Theore-

tische Überlegungen haben zu laufenden Versuchen geführt, das Fortschreiten des Glaukomschadens durch Neuroprotektiva zu hemmen (Danesh-Meyer 2011). Nach der letztverfügbaren Cochrane-Analyse (Sena et al. 2010) sowie einem White Paper der European Glaucoma Society (Tamm et al. 2013) gibt es aber keine Evidenz, dass irgendein derzeit verfügbares Medikament bei Glaukom eine Neuroprotektion bewirkt, auch wenn interessante Optionen in der Forschung verfolgt werden. Neuere Therapieprinzipien, die noch nicht am Markt eingeführt wurden und möglicherweise auch neuroprotektive Effekte haben, betreffen eine direkte Stimulation von EP$_2$-Prostanoidrezeptoren, die additiv zu anderen Mitteln wirken sollen (Schachar et al. 2011), sowie Adenosinrezeptorliganden und die Hemmung der Rho-Kinase (van de Velde et al. 2015; Donegan und Lieberman 2016).

38.4.1 Cholinergika

Die klassische Therapie mit Cholinergika – allein oder in Kombination mit Betarezeptorenblockern – verliert wegen unerwünschter Wirkungen zunehmend an Bedeutung: Miosis mit Sehstörung in der Dämmerung und bei Linsentrübungen sowie, besonders bei jungen Patienten, akkommodative Myopie und Ziliarmuskelspasmus. Ganz überwiegend wird Pilocarpin benutzt, dessen Verordnungen auch 2016 bei den Monopräparaten (□ Tabelle 38.5)

◻ Tabelle 38.5 Verordnungen von Cholinergika und Alpha₂-Sympathomimetika 2016. Angegeben sind die 2016 verordneten Tagesdosen, die Änderungen gegenüber 2015 und die mittleren Kosten je DDD 2016.

Präparat	Bestandteile	DDD Mio.	Änderung %	DDD-Nettokosten €
Cholinergika				
Pilomann	Pilocarpin	2,0	(−7,5)	0,21
Spersacarpin	Pilocarpin	1,7	(−11,7)	0,20
		3,6	(−9,5)	0,21
Clonidin				
Clonid-Ophtal	Clonidin	16,0	(+5,1)	0,23
Brimonidin				
Brimonidin AL	Brimonidin	12,4	(+89,4)	0,62
Brimo-vision	Brimonidin	3,7	(−62,7)	0,64
Alphagan	Brimonidin	2,2	(−12,8)	0,75
Brimonidin STADA	Brimonidin	1,4	(−18,8)	0,62
Brimonidintartrat AbZ	Brimonidin	1,2	(+39,4)	0,62
		20,8	(−2,9)	0,64
Summe		40,4	(−0,6)	0,44

wie auch bei den Kombinationen mit Betarezeptorenblockern (◻ Tabelle 38.6) weiter leicht abgenommen haben.

38.4.2 Alpha₂-Sympathomimetika

Bei den Alpha₂-Sympathomimetika führten lange Jahre die klassischen Clonidinpräparate vor dem stärker alpha₂-selektiv wirkenden Brimonidin (◻ Tabelle 38.5). Seit etwa 2010 aber nehmen die Verordnungen des Brimonidin wieder deutlich zu, so dass das Brimonidin das Clonidin wieder überholte. Auch bei der lokalen Anwendung dieser Substanzen ist an die Möglichkeit systemischer Nebenwirkungen, Blutdruckabfall und Sedation, zu denken (Nordlund et al. 1995). In der oben zitierten Metaanalyse (van der Valk et al. 2005) wurde Brimonidin schlechter bewertet als Timolol. Einzelne größere sowie auch neuere Studien widersprechen dem aber. Brimonidin erwies sich in einer großen Studie als dem Timolol (0,5%) überlegen, ohne Effekte auf Blutdruck oder Herzfrequenz zu zeigen; allerdings wurden bei über 10% der Patienten lokale allergische Reaktionen beobachtet (Katz 1999). Die Low-pressure Glaucoma Treatment Studie

(LoGTS) hat in ähnlicher Weise gezeigt, dass die Patienten, die Brimonidin (0,2%) vertragen, bessere Ergebnisse haben als mit Timolol (0,5%) behandelte Glaukompatienten mit niedrigem (<22 mm Hg) Augeninnendruck (Krupin et al. 2011). Ähnliches fand sich bei der Kombination mit Travoprost, wo Brimonidin, falls vertragen, wirksamer war als Timolol (Pfeiffer et al. 2011). Die Verordnungen von Brimonidin haben sich nach einer Zunahme von über 30% in 2015 im letzten Jahr in etwa gehalten.

38.4.3 Betarezeptorenblocker

Betarezeptorenblocker dominierten über lange Zeit die medikamentöse Therapie des Glaukoms. Als Standard gilt dabei Timolol, von dem zahlreiche Generika am Markt sind. Keiner der anderen Betarezeptorenblocker hat sich – bei insgesamt guter Wirksamkeit – im Vergleich mit Timolol als überlegen erwiesen (Sorensen und Abel 1996, Watson et al. 2001). Entsprechend nimmt die Bedeutung anderer Betarezeptorenblocker in der Glaukomtherapie kontinuierlich und deutlich ab. Inzwischen befindet sich mit dem Levobunolol nur noch ein alternativer Betarezeptorenblocker unter den 3000

◘ Tabelle 38.6 Verordnungen von Betarezeptorenblockern 2016. Angegeben sind die 2016 verordneten Tagesdosen, die Änderungen gegenüber 2015 und die mittleren Kosten je DDD 2016.

Präparat	Bestandteile	DDD Mio.	Änderung %	DDD-Nettokosten €
Timolol				
Tim-Ophtal	Timolol	55,2	(−4,6)	0,20
Timo-Comod	Timolol	17,5	(+1,6)	0,17
Timolol-1 A Pharma	Timolol	7,5	(+3,6)	0,16
TimoHEXAL	Timolol	3,9	(−18,8)	0,18
Timomann/Timo EDO	Timolol	1,7	(−9,8)	0,29
Timo Vision	Timolol	1,3	(−21,0)	0,18
Timo-Stulln	Timolol	1,1	(−23,3)	0,32
		88,2	(−4,2)	0,19
Andere Betarezeptorenblocker				
Vistagan	Levobunolol	1,8	(−16,4)	0,25
Kombinationen				
Combigan	Brimonidin Timolol	6,0	(−7,4)	0,86
Fotil	Pilocarpin Timolol	1,3	(−5,0)	0,63
		7,2	(−7,0)	0,82
Summe		97,2	(−4,7)	0,24

verordnungshäufigsten Arzneimitteln, und dies mit geringen und deutlich abnehmenden Verordnungszahlen (◘ Tabelle 38.6).

Auch die Anwendung von Betarezeptorenblockern kann systemische unerwünschte Wirkungen mit sich bringen. Daher stellen insbesondere Asthma bronchiale und AV-Überleitungsstörungen Kontraindikationen dar. Lokale Nebenwirkung der Therapie mit Betarezeptorenblockern kann ein Sicca-Syndrom sein, das vor allem bei Kontaktlinsenträgern zu Problemen führt. Mit dem Aufkommen von Alternativen war bereits diskutiert worden, ob die Betarezeptorenblocker wegen ihrer im Vergleich zu neueren Medikamenten geringeren Wirkung noch in der primären Therapie indiziert sind (Goldberg 2002). In diesem Zusammenhang ist es konsequent, dass wie schon in den Vorjahren auch 2016 die Verordnungen von Betarezeptorenblockern weiter zurückgegangen sind (◘ Tabelle 38.6), während gleichzeitig die Verordnungen der neueren, stärker wirksamen Arzneimittel weiter zugenommen haben (◘ Abbildung 38.2).

38.4.4 Carboanhydrasehemmer

Der systemisch angewandte Carboanhydrasehemmstoff Acetazolamid (*Glaupax, Diamox*) spielt nur noch bei akuten Anfällen und in der kurzfristigen Glaukomtherapie eine Rolle (◘ Tabelle 38.7). Bei der Dauertherapie dominieren dagegen lokal anwendbare Präparate wie Dorzolamid, dessen Wirksamkeit und Verträglichkeit seit langem gut dokumentiert sind (Herkel und Pfeiffer 2001). Es wird sowohl als Monopräparat als auch in Kombinationen, vor allem mit Betarezeptorenblockern eingesetzt. Ein zweiter lokal anwendbarer Carboanhydrasehemmstoff ist Brinzolamid, das als Monotherapie zweimal täglich (gegenüber dreimal täglich bei Dorzolamid) angewendet werden kann, besser verträglich und preisgünstiger ist (Cvetkovic und Perry 2003) und inzwischen das führende Monopräparat darstellt. Es kann auch mit anderen Glaukommitteln wie etwa einer Travoprost/Timolol-Kombination verbunden werden und wirkt dann additiv (Goldberg et al. 2012). Bei den Verord-

◻ Tabelle 38.7 Verordnungen von Carboanhydrasehemmern 2016. Angegeben sind die 2016 verordneten Tagesdosen, die Änderungen gegenüber 2015 und die mittleren Kosten je DDD 2016.

Präparat	Bestandteile	DDD Mio.	Änderung %	DDD-Nettokosten €
Acetazolamid				
Glaupax	Acetazolamid	1,4	(−2,4)	1,38
Acemit	Acetazolamid	0,31	(−10,7)	1,32
		1,7	(−4,0)	1,37
Dorzolamid				
Dorzolamid Heumann	Dorzolamid	5,8	(+509,9)	0,61
Dorzolamid AL	Dorzolamid	5,2	(−44,3)	0,82
Trusopt/-S	Dorzolamid	4,3	(+4,8)	1,53
Dorzolamid-1 A Pharma	Dorzolamid	2,5	(−18,4)	0,88
Dorzo vision	Dorzolamid	1,4	(+7,2)	0,81
		19,2	(+2,4)	0,92
Brinzolamid				
Azopt	Brinzolamid	32,0	(−4,5)	0,66
Brinzolamid AL	Brinzolamid	2,2	(+100,3)	0,61
Brinzo-Vision	Brinzolamid	1,7	(+22,8)	0,59
Brinzolamid HEXAL	Brinzolamid	1,2	(−24,5)	0,61
		37,0	(−1,3)	0,65
Kombinationen				
Dorzocomp vision	Timolol Dorzolamid	18,9	(+108,1)	0,76
Azarga	Brinzolamid Timolol	17,5	(−1,0)	0,84
Dorzolamid AL comp.	Dorzolamid Timolol	15,4	(−36,9)	0,73
Cosopt	Dorzolamid Timolol	10,8	(−9,5)	1,08
Simbrinza	Brinzolamid Brimonidin	8,4	(+89,9)	0,99
Duokopt	Timolol Dorzolamid	2,4	(neu)	0,66
		73,3	(+8,7)	0,84
Summe		131,3	(+4,6)	0,81

nungen der Carboanhydrasehemmer überwiegen inzwischen die Kombinationen, meist mit Timolol, da die Verordnungen von Kombinationen seit einiger Zeit deutlich zu- und die von Monopräparaten leicht abnehmen (◻ Tabelle 38.7).

38.4.5 Prostaglandinderivate

Die inzwischen führende Therapiemöglichkeit zur medikamentösen Behandlung des Weitwinkelglaukoms stellen die Prostaglandinanaloga dar, die – anders als die meisten Glaukommittel – eine Erhöhung des Kammerwasserabflusses bewirken. Latanoprost (*Xalatan*) war das erste derartige Präparat. Es zeichnet sich durch gute therapeutische Wirksamkeit aus, aber auch durch lokale Nebenwirkungen mit Pigmentierungen der Iris bei bis zu 10% der Patienten sowie Wachstum und Pigmentierungen von Lidhaaren (Ravinet et al. 2003, Perry et al. 2003). Über Einzelfälle der Reaktivierung von Herpes-simplex-Infektionen wurde berichtet (Wand et al. 1999). Nach einer Metaanalyse ist Latanoprost dem Dorzolamid in seiner Wirksamkeit überlegen, während es gleich wirksam wie Brimonidin, aber besser verträglich ist (Hodge et al. 2008).

Seit 2001 wurden drei weitere neue Prostaglandinderivate ebenfalls erfolgreich eingeführt: Travoprost (*Travatan*), Bimatoprost (*Lumigan*) und Tafluprost (*Taflotan*) (◘ Tabelle 38.8). Eine bessere Wirksamkeit der neueren Substanzen zeigte sich in manchen früheren Studien; spätere Daten sprechen eher für Gleichwertigkeit (Parrish et al. 2003, Yildirim et al. 2008, Uusitalo et al. 2010). Insgesamt stellen die Prostaglandinderivate die bedeutsamste Neuerung in der Glaukomtherapie dar und werden derzeit als Mittel der ersten Wahl angesehen. Es ist deshalb zu begrüßen, dass ihre Verordnungen kontinuierlich ansteigen und sie inzwischen die bei weitem führenden Glaukommittel sind. Ähnlich wie bei den Carboanhydrasehemmern umfassen die Kombinationspräparate ausschließlich Kombinationen mit dem Betarezeptorenblocker Timolol. Das Jahr 2016 ist bei diesen Präparaten vor allem durch den weiteren Aufstieg zahlreicher preisgünstiger Latanoprostgenerika gekennzeichnet, die dem immer noch etwas teureren Originalpräparat *Xalatan* mehr als 80% des Marktes abgenommen haben (◘ Tabelle 38.8). Damit hat Latanoprost das Timolol als wichtigstes Monopräparat bei den Glaukommitteln abgelöst, während das Timolol in den Kombinationen immer noch deutlich überwiegt.

38.4.6 Antineovaskuläre Ophthalmika

Bei verschiedenen Augenerkrankungen kommt es zu einer Neubildung von Blutgefäßen im Augeninneren. Die Unterdrückung dieser Neubildung kann therapeutisch sehr bedeutsam sein (s. vorn). Als besonders wirksam hat sich die Blockade des „Vascular Endothelial Growth Factor" (VEGF) mit Antikörpern erwiesen. Für die Indikation Makula-

degeneration zugelassen ist das sehr teure humanisierte Antikörperfragment Ranibizumab (*Lucentis*). Vermutlich ähnlich wirksam ist das hierfür nicht zugelassene, rund 20mal preisgünstigere Krebsmittel Bevacizumab (*Avastin*), ein humanisierter Antikörper (Lynch und Cheng 2007). In der schwierigen Diskussion um den häufig praktizierten und preisgünstigen „off label"-Einsatz und die Notwendigkeit klinischer Studien und Zulassungen zeichnet sich derzeit ab, dass *Lucentis* bei denjenigen Indikationen eingesetzt wird, wo es zugelassen ist, während *Avastin* weltweit „off label" bei den vielen anderen Erkrankungen mit Gefäßneubildungen im Auge eingesetzt wird (Gunther und Altaweel 2009). Es sind also viel mehr Rechts- als medizinische Gründe, die *Lucentis* im Markt etablieren. Das Präparat findet sich seit 2010 unter den 3000 verordnungshäufigsten Arzneimitteln, seine Verordnungen haben sich in 2015 mehr als verdoppelt, in 2016 aber nur noch um 11% zugenommen (◘ Tabelle 38.9). Seine Tagestherapiekosten (beruhend auf einmal monatlicher Injektion) betragen über 40 €, wobei die den Krankenkassen gewährten Rabatte allerdings nicht eingerechnet sind.

Sowohl die grundlegende wissenschaftliche Fragestellung als auch die Kosten waren Anlass für eine Reihe direkter Vergleichsstudien. Alle bisher verfügbaren Daten sprechen dafür, dass die Ergebnisse mit beiden Präparaten etwa gleich sind (etwa Subramanian et al. 2009, Gharbiya et al. 2010, Biswas et al. 2011). Die jüngst in verschiedenen Publikationen veröffentlichte multizentrische CATT-Studie, die an über 1000 Patienten die beiden Präparate bei feuchter altersabhängiger Makuladegeneration (AMD) verglich, fand gleiche Resultate beider Medikamente in Bezug auf die Sehschärfe; sie fand weiter, dass die regelmäßige monatliche Gabe von Ranibizumab einer an den Befunden orientierten Gabe nicht überlegen ist (CATT Research Group 2011). Allerdings gab es bei den mit Bevacizumab behandelten Patienten eine Reihe unspezifischer, offenbar nicht VEGF-vermittelter unerwünschter Effekte, die Anlass für weitere Untersuchungen sein sollten (Rosenfeld 2011). Diese blieben auch bei der 2-Jahresauswertung bestehen (Comparison of Age-related Macular Degeneration Treatments Trials (CATT) Research Group 2012) und schließen auch vergleichbare Entwick-

◻ Tabelle 38.8 Verordnungen von Prostaglandinderivaten 2016. Angegeben sind die 2016 verordneten Tagesdosen, die Änderungen gegenüber 2015 und die mittleren Kosten je DDD 2016.

Präparat	Bestandteile	DDD Mio.	Änderung %	DDD-Nettokosten €
Latanoprost				
Latanoprost Pfizer	Latanoprost	36,7	(−3,0)	0,57
Monoprost	Latanoprost	21,3	(+30,4)	0,67
Xalatan	Latanoprost	12,1	(−13,6)	0,82
Latanoprost-1 A Pharma	Latanoprost	4,9	(+8,3)	0,57
Latanelb	Latanoprost	4,8	(neu)	0,23
Latanoprost AL	Latanoprost	4,7	(−6,6)	0,56
Latano Vision	Latanoprost	4,0	(−5,9)	0,56
Latano Q	Latanoprost	3,1	(−4,0)	0,34
Latanoprost STADA	Latanoprost	2,9	(−10,9)	0,52
		94,6	(+6,8)	0,60
Weitere Prostaglandinderivate				
Lumigan	Bimatoprost	29,5	(−2,1)	0,79
Taflotan	Tafluprost	19,3	(+0,1)	0,89
Travatan	Travoprost	18,4	(−6,4)	0,85
		67,1	(−2,7)	0,83
Kombinationen				
Ganfort	Bimatoprost Timolol	26,9	(+9,5)	0,86
DuoTrav	Travoprost Timolol	14,8	(+0,3)	0,90
Tavu	Timolol Latanoprost	12,7	(+6,6)	0,63
Xalacom	Latanoprost Timolol	5,5	(−6,7)	0,92
Latanotim Vision	Timolol Latanoprost	4,4	(+1,7)	0,63
Latanoprost-ratiopharm comp.	Timolol Latanoprost	1,9	(+69,2)	0,64
Latano plus T STADA	Timolol Latanoprost	1,0	(+19,6)	0,61
		67,2	(+6,0)	0,80
Summe		228,9	(+3,6)	0,73

lungen am zweiten Auge ein (Maguire et al. 2013). Therapeutische Gleichwertigkeit ohne zusätzliche unerwünschte Wirkungen zeigten neben der genannten Studie von Biswas et al. (2011) bei AMD auch die Zweijahresauswertung der multizentrischen britischen IVAN-Studie an immerhin 610 Patienten (Dakin et al. 2014), eine österreichische Studie (Krebs et al. 2013), sowie die jüngst veröffentlichte LUCAS-Studie an 441 Patienten (Berg et al. 2015). Die IVAN-Studie zeigt darüber hinaus, dass Bevacizumab intermittierend verabreicht besser wirkt, als wenn es kontinuierlich gegeben wird.

Ähnlich wie frühere Metaanalysen kommen daher die jüngsten solchen Übersichten zu dem Schluss, dass auf Grund der bisher vorliegenden direkten Vergleiche kein wesentlicher Vorteil für

◻ **Tabelle 38.9** Verordnungen von antineovaskulären Mitteln, Mydriatika und sonstigen Ophthalmika 2016. Angegeben sind die 2016 verordneten Tagesdosen, die Änderungen gegenüber 2015 und die mittleren Kosten je DDD 2016.

Präparat	Bestandteile	DDD Mio.	Änderung %	DDD-Nettokosten €
Antineovaskuläre Mittel				
Eylea	Aflibercept	14,0	(+28,1)	18,50
Lucentis	Ranibizumab	7,3	(+11,4)	42,58
		21,3	(+21,9)	26,71
Intravitreale Antiphlogistika				
Ozurdex	Dexamethason	3,4	(+42,2)	7,25
Mydriatika				
Atropin-POS	Atropin	1,6	(–6,1)	0,23
Sonstige Mittel				
Bepanthen Roche Augen/Nasen	Dexpanthenol	4,2	(+0,9)	0,15
Hylo Gel	Hyaluronsäure	1,8	(+16,9)	0,57
Corneregel	Dexpanthenol	1,4	(–7,4)	0,09
Euphrasia Augentropf. Weleda	Euphrasia D3	0,99	(–13,7)	0,15
Ikervis	Ciclosporin	0,95	(+329,6)	3,31
Euphrasia Augentropfen Wala	Euphrasia D2 Rosae aetherol. D7	0,83	(+1,2)	0,91
		10,2	(+8,1)	0,57
Summe		36,4	(+17,8)	16,45

Ranibizumab gegenüber Bevacizumab bestehe und dass unter Kosten-Nutzen-Gesichtspunkten Bevacizumab wesentlich besser abschneide (American Academy of Ophthalmology 2015, Solomon et al. 2016). Diese Gesamtlage macht es notwendig, dass Zulassungsbehörden und Versicherungen klären, ob und wie der bisherige „off label"-Einsatz von *Avastin* künftig erlaubt sein soll. Die Fachverbände haben die Erlaubnis eines solchen Einsatzes bereits gefordert, und auch von Juristen ist dieses schwierige medizinethische und juristische Thema unter dem Titel „Avastin-Lucentis-Debakel" intensiv diskutiert worden (Jansen 2013).

Im Jahr 2013 fand sich erstmals ein zweiter VEGF-Antagonist, das Aflibercept (*Eylea*) unter den verordnungshäufigsten Arzneimitteln; seine Verordnungen haben sich 2014 mehr als verdoppelt, 2015 nochmals verdreifacht und auch in 2016 hat es deutliche Zunahmen gegeben (◻ Tabelle 38.9). Bei Aflibercept sind die extrazellulären Domänen der VEGF-Rezeptoren mit dem Fc-Anteil des humanen IgG_1 fusioniert. Dieses Fusionsprotein

bindet sowohl VEGF selbst als auch den ähnlichen placentaren Wachstumsfaktor PlGF. Laut den Zulassungsdokumenten der EMA ist es in seinen erwünschten wie seinen unerwünschten Wirkungen dem Ranibizumab vergleichbar (http://ec.europa.eu/health/documents/community-register/2012/20121122124535/anx_124535_de.pdf). Dies stützt sich auf die direkt vergleichenden an 2457 Patienten durchgeführten VIEW-Studien, mit denen die Nicht-Unterlegenheit von Aflibercept gezeigt wurde (Schmidt-Erfurth et al. 2014). Erste Kosten-Nutzen-Bewertungen sprachen bereits dafür, dass Aflibercept dem Ranibizumab gleichwertig aber dem Bevacizumab unterlegen ist (Elshout et al. 2014). Diese Einschätzung ist in jüngster Zeit noch günstiger geworden: Eine öffentlich geförderte multizentrische Studie an 660 Patienten mit diabetischem Makulaödem zeigte Gleichwertigkeit bei milden Formen und eine Überlegenheit von Aflibercept bei schwereren Fällen (Diabetic Retinopathy Clinical Research Network et al. 2015). Die jüngste Cochrane-Analyse, die sich auf die zitierten Studien stützt, kommt zum Schluss der therapeutischen Gleichwertigkeit bei günstigerer Anwendungsfrequenz (Sarwar et al. 2016). Die kürzlich publizierte amerikanische SCORE2-Studie findet ebenfalls Gleichwertigkeit zwischen Aflibercept und Bevacizumab. Hinzu kommt, dass Eylea weniger als die Hälfte von *Lucentis* kostet.

Bereits seit 2010 ist mit *Ozurdex* ein Dexamethason-haltiges Arzneimittel zur Behandlung eines diabetischen Makulaödems und eines Makulaödems beim Verschluss von Netzhautvenen auf dem Markt. Es handelt sich dabei um ein Implantat, das in den Glaskörper des Auges eingebracht wird und sich dort langsam auflöst (Garweg und Zandi 2016). 2016 ist es erstmals in den Rang der 3000 verordnungshäufigsten Arzneimittel aufgestiegen (◘ Tabelle 38.9). Eine Reihe kontrollierter Studien belegen die Wirksamkeit dieses Implantats bei Makulaödem. Im direkten Vergleich ist die Wirksamkeit offenbar dem Bevacizumab ähnlich (Aroney et al. 2016). Direkte Vergleiche mit Ranibizumab oder Aflibercept fehlen bisher; allerdings scheint eine additive Wirkung nicht gegeben zu sein (Chaudhary et al. 2016), auch wenn eine Reduktion der Anwendungen von Ranibizumab durch das Dexamethason-Implantat erreichbar zu sein scheint (Kuppermann et al. 2015). Mit typischen unerwünschten Corticosteroidwirkungen (Katarakt, Glaukom) muss gerechnet werden. Eine hier noch nicht auftauchende Alternative ist das seit 2013 zugelassene Implantat mit dem Glucocorticoid Fluocinolon (*Iluvien*).

38.5 Mydriatika und sonstige Ophthalmika

Als Mydriatika kommen im Prinzip sowohl Alpha-sympathomimetika als auch Anticholinergika in Frage. Unter den verordnungshäufigsten Arzneimitteln findet sich jedoch nur noch das Anticholinergikum Atropin, während Scopolamin hier nicht mehr vorkommt (◘ Tabelle 38.9). Mydriatika werden vor allem zur Ausschaltung der Akkommodation für diagnostische Zwecke aber auch zur Ruhigstellung von Iris und Ziliarkörper bei Entzündungen des vorderen Augenabschnittes (z. B. Iritis) eingesetzt.

Ciclosporin A (*Ikervis*) ist seit 2015 zur Behandlung schwerer Keratitis bei Erwachsenen mit trockenen Augen zugelassen, bei denen trotz Behandlung mit Tränenersatzmitteln keine Besserung eingetreten ist; seine Wirksamkeit wurde in der 2016 publizierten SANSIKA-Studie an 246 Patienten gezeigt (Leonardi et al. 2016). Es kam praktisch auf Anhieb unter die 3000 verordnungshäufigsten Arzneimittel

Als „sonstige Mittel" sind Präparate aufgelistet, die keiner der bisher aufgeführten Arzneimittelgruppen zugeordnet werden können (◘ Tabelle 38.9). Bei diesen überwiegend rezeptpflichtigen und damit erstattungsfähigen Präparaten sind die Verordnungen in den beiden letzten Jahren wieder leicht angestiegen, obwohl ihre Wirksamkeit oft fraglich ist. Bei den vitaminhaltigen Ophthalmika sind nur noch zwei Dexpanthenol-haltige Präparate unter den 3000 verordnungshäufigsten Präparaten zu finden (◘ Tabelle 38.9). Diese Präparate dürften im Wesentlichen ähnlich wie die Filmbildner indifferent wirken und z. B. zur Reduktion von Fremdkörpergefühl besonders bei abendlicher Gabe geeignet sein, auch wenn für Dexpanthenol-haltige Tränenflüssigkeit spezifische Wirkungen berichtet wurden (Göbbels und Gross 1996). Gleiches dürfte für die beiden hier aufgeführten Euphrasia-Präparate gelten.

Weiter vertreten ist ein Hyaluronsäure-haltiges Präparat (*Hylo Gel*) aus der Gruppe der viskositätserhöhenden Tränenersatzmittel, das in Deutschland lediglich als Medizinprodukt im Verkehr ist. Gemäß Gebrauchsinformation wird das Produkt zur Befeuchtung der Augenoberfläche bei stärkerem und chronischem Trockenheitsgefühl der Augen gebraucht, ist aber teurer als andere viskositätserhöhende Tränenersatzmittel, die zur Behandlung des trockenen Auges (Keratoconjunctivitis sicca) zugelassen sind. Nach einer systematischen Übersichtsarbeit bestehen bei Behandlung des trockenen Auges keine wesentlichen Unterschiede zwischen Hyaluronsäure und Carbomer (Doughty und Glavin 2009).

Literatur

AGIS Investigators (2000): The advanced glaucoma intervention study (AGIS): 7. The relationship between control of intraocular pressure and visual field deterioration. Am J Ophthalmol 130: 429–440

American Academy of Ophthalmology Retina/Vitreous Panel, Preferred Practice Pattern Guidelines (2015): Age Related Macular degeneration. San Francisco, CA, 2015. Age-Related Macular Degeneration PPP - Updated 2015 (http://www.aao.org/preferred-practice-pattern/age-related-macular-degeneration-ppp-2015)

Aroney C, Fraser-Bell S, Lamoureux EL, Gillies MC, Lim LL, Fenwick EK (2016): Vision-Related Quality of Life Outcomes in the BEVORDEX Study: A clinical trial comparing Ozurdex sustained release dexamethasone intravitreal implant and bevacizumab treatment for diabetic macular edema. Invest Ophthalmol Vis Sci. 57: 5541–5546

Behrens-Baumann W, Begall T (1993): Antiseptics versus antibiotics in the treatment of the experimental conjunctivitis caused by staphylococcus aureus. Ger J Ophthalmol 2: 409–411

Berg K, Pedersen TR, Sandvik L, Bragadóttir R (2015): Comparison of ranibizumab and bevacizumab for neovascular age-related macular degeneration according to LUCAS treat-and-extend protocol. Ophthalmology 122: 146–152

Bielory L (2002): Ocular allergy guidelines: a practical treatment algorithm. Drugs 62: 1611–1634

Bielory L, Lien KW, Bigelsen S (2005): Efficacy and tolerability of newer antihistamines in the treatment of allergic conjunctivitis. Drugs 65: 215–228

Biswas P, Sengupta S, Choudhary R, Home S, Paul A, Sinha S (2011): Comparative role of intravitreal ranibizumab versus bevacizumab in choroidal neovascular membrane in age-related macular degeneration. Indian J Ophthalmol 59: 191–196

Bremond-Gignac D, Messaoud R, Lazreg S, Speeg-Schatz C, Renault D, Chiambaretta F (2015): A 3-day regimen with azithromycin 1.5% eyedrops for the treatment of purulent bacterial conjunctivitis in children: efficacy on clinical signs and impact on the burden of illness. Clin Ophthalmol 9: 725–732

CATT Research Group (2011): Ranibizumab and bevacizumab for neovascular age-related macular degeneration. New Engl J Med 364: 1897–1908

Chalita MR, Hofling-Lima AL, Paranhos A Jr, Schor P, Belfort R Jr (2004): Shifting trends in in vitro antibiotic susceptibilities for common ocular isolates during a period of 15 years. Am J Ophthalmol 137: 43–51

Chaudhary V, Barbosa J, Lam WC, Mak M, Mavrikakis E, Mohaghegh P SM (2016): Ozurdex in age-related macular degeneration as adjunct to ranibizumab (The OARA Study). Can J Ophthalmol. 51: 302–305

Comparison of Age-related Macular Degeneration Treatments Trials (CATT) Research Group (2012): Ranibizumab and bevacizumab for treatment of neovascular age-related macular degeneration: two-year results. Ophthalmology 119: 1388–1398

Costagliola C, dell'Omo R, Romano MR, Rinaldi M, Zeppa L, Parmeggiani F (2009a): Pharmacotherapy of intraocular pressure: part I. Parasympathomimetic, sympathomimetic and sympatholytics. Expert Opin Pharmacother 10: 2663–2677

Costagliola C, dell'Omo R, Romano MR, Rinaldi M, Zeppa L, Parmeggiani F (2009b): Pharmacotherapy of intraocular pressure - part II. Carbonic anhydrase inhibitors, prostaglandin analogues and prostamides. Expert Opin Pharmacother 10: 2859–2870

Cvetkovic RS, Perry CM (2003): Brinzolamide: a review of its use in the management of primary open-angle glaucoma and ocular hypertension. Drugs Aging 20: 919–947

Dakin HA, Wordsworth S, Rogers CA, Abangma G, Raftery J, Harding SP, Lotery AJ, Downes SM, Chakravarthy U, Reeves BC; IVAN Study Investigators (2014): Cost-effectiveness of ranibizumab and bevacizumab for age-related macular degeneration: 2-year findings from the IVAN randomised trial. BMJ Open 4: e005094

Danesh-Meyer HV (2011): Neuroprotection in glaucoma: recent and future directions. Curr Opin Ophthalmol 22: 78–86

Diabetic Retinopathy Clinical Research Network, Wells JA, Glassman AR, Ayala AR, Jampol LM, Aiello LP, Antoszyk AN, Arnold-Bush B, Baker CW, Bressler NM, Browning DJ, Elman MJ, Ferris FL, Friedman SM, Melia M, Pieramici DJ, Sun JK, Beck RW (2015): Aflibercept, bevacizumab, or ranibizumab for diabetic macular edema. N Engl J Med 372: 1193–1203

Dietlein TS, Hermann MM, Jordan JF (2009): Medikamentöse und chirurgische Therapie des Glaukoms. Dtsch Ärztebl Int 106: 597–606

Donegan RK, Lieberman RL (2016): Discovery of molecular therapeutics for glaucoma: challenges, successes, and promising directions. J Med Chem 59: 788–809

Doughty MJ, Glavin S (2009): Efficacy of different dry eye treatments with artificial tears or ocular lubricants: a systematic review. Ophthalmic Physiol Opt 29: 573–583

Elshout M, van der Reis MI, Webers CA, Schouten JS (2014): The cost-utility of aflibercept for the treatment of age-related macular degeneration compared to bevacizumab and ranibizumab and the influence of model parameters. Graefes Arch Clin Exp Ophthalmol 252: 1911–1920

European Glaucoma Society: Terminology and guidelines for glaucoma. 4th Ed. (2014), DOGMA, Savona, Italien (http://www.eugs.org/eng/egs_guidelines_reg.asp?l=1)

Everett SL, Kowalski RP, Karenchak LM, Landsittel D, Day R, Gordon YL (1995): An in vitro comparison of the susceptibilities of bacterial isolates from patients with conjunctivitis and blepharitis to newer and established topical antibiotics. Cornea 14: 382–387

Everitt HA, Little PS, Smith PW (2006): A randomised controlled trial of management strategies for acute infective conjunctivitis in general practice. Brit med J 333: 321

Feiner L, Piltz-Seymour JR; Collaborative Initial Glaucoma Treatment Study (2003): Collaborative Initial Glaucoma Treatment Study: a summary of results to date. Curr Opin Ophthalmol 14: 106–111

Garway-Heath DF, Crabb DP, Bunce C, Lascaratos G, Amalfitano F, Anand N, Azuara-Blanco A, Bourne RR, Broadway DC, Cunliffe IA, Diamond JP, Fraser SG, Ho TA, Martin KR, McNaught AI, Negi A, Patel K, Russell RA, Shah A, Spry PG,

Suzuki K, White ET, Wormald RP, Xing W, Zeyen TG (2015): Latanoprost for open-angle glaucoma (UKGTS): a randomised, multicentre, placebo-controlled trial. Lancet 385: 1295–1304

Garweg JG, Zandi S (2016): Retinal vein occlusion and the use of a dexamethasone intravitreal implant (Ozurdex®) in its treatment. Graefes Arch Clin Exp Ophthalmol. 254: 1257–1265

Gharbiya M, Giustolisi R, Allievi F, Fantozzi N, Mazzeo L, Scavella V, Gabrieli CB (2010): Choroidal neovascularization in pathologic myopia: intravitreal ranibizumab versus bevacizumab – a randomized controlled trial. Am J Ophthalmol 149: 458–464.e1

Giardini F, Grandi G, De Sanctis U, Eandi C, Machetta F, Pollino C, Grignolo FM (2011): In vitro susceptibility to different topical ophthalmic antibiotics of bacterial isolates from patients with conjunctivitis. Ocul Immunol Inflamm 19: 419–421

Göbbels M, Gross D (1996): Klinische Studie der Wirksamkeit einer Dexpanthenol-haltigen künstlichen Tränenflüssigkeit (Siccaprotect) bei der Behandlung des trockenen Auges. Klin Monatsbl Augenheilkd 209: 84–88

Goldberg I (2002): Should beta blockers be abandoned as initial monotherapy in chronic open angle glaucoma? The controversy. Br J Ophthalmol 86: 691–692

Goldberg I, Crowston JG, Jasek MC, Stewart JA, Stewart WC; ADAPT Study Investigator Group (2012): Intraocular pressure-lowering efficacy of brinzolamide when added to travoprost/timolol fixed combination as adjunctive therapy. J Glaucoma 21: 55–59

Granet DB, Dorfman M, Stroman D, Cockrum P (2008): A multicenter comparison of polymyxin B sulfate/trimethoprim ophthalmic solution and moxifloxacin in the speed of clinical efficacy for the treatment of bacterial conjunctivitis. J Pediatr Ophthalmol Strabismus 45: 340–349

Grehn F (2008): Chirurgie des primären Offenwinkelglaukoms. Klin Monatsbl Augenheilkd 225: 30–38

Greiner JV, Michaelson C, McWhirter CL, Shams NB (2002): Single dose of ketotifen fumarate .025% vs 2 weeks of cromolyn sodium 4% for allergic conjunctivitis. Adv Ther 19: 185–193

Gunther JB, Altaweel MM (2009): Bevacizumab (avastin) for the treatment of ocular disease. Surv Ophthalmol 54: 372–400

Haas W, Hesje CK, Sanfilippo CM, Morris TW (2011): High proportion of nontypeable Streptococcus pneumoniae isolates among sporadic, nonoutbreak cases of bacterial conjunctivitis. Curr Eye Res 36: 1078–1085

Hanioglu-Kargi S, Basci N, Soysal H, Bozkurt A, Gursel E, Kayaalp O (1998): The penetration of ofloxacin into human aqueous humor given by various routes. Eur J Ophthalmol 8: 33–36

Herkel U, Pfeiffer N (2001): Update on topical carbonic anydrase inhibitors. Curr Opin Ophthalmol 12: 88–93

Hodge WG, Lachaine J, Steffensen I, Murray C, Barnes D, Foerster V, Ducruet T, Morrison A (2008): The efficacy and harm of prostaglandin analogues for IOP reduction in

glaucoma patients compared to dorzolamide and brimonidine: a systematic review. Br J Ophthalmol 92: 7–12

Holz F, Martini B (2007): Pegaptanib. Intravitreale Injektion bei neovaskulärer altersabhängiger Makuladegeneration. Arzneimitteltherapie 25: 47–50

Hwang DG, Schanzlin DJ, Rotberg MH, Foulks G, Raizman MB; Levofloxacin Bacterial Conjunctivitis Place-controlled Study Group (2003): A phase III, placebo controlled clinical trial of 0.5% levofloxacin ophthalmic solution for the treatment of bacterial conjunctivitis. Br J Ophthalmol 87: 1004–1009

Isenberg SJ, Apt L, Valenton M, Del Signore M, Cubillan L, Labrador MA et al (2002): A controlled trial of povidoneiodine to treat infectious conjunctivitis in children. Am J Ophthalmol 134: 681–688

Jackson WB, Low DE, Dattani D, Whitsitt PF, Leeder RG, MacDougall R (2002): Treatment of acute bacterial conjunctivitis: 1% fusidic acid viscous drops vs. 0.3% tobramycin drops. Can J Ophthalmol 37: 228–237

Jansen RM (2013): The off-label use of medication: the latest on the Avastin - Lucentis debacle. Med Law 32: 65–77

Kass MA, Heuer DK, Higginbotham EJ, Johnson CA, Keltner JL, Miller JP et al (2002): The Ocular Hypertension Treatment Study: a randomized trial determines that topical ocular hypotensive medication delays or prevents the onset of primary open-angle glaucoma. Arch Ophthalmol 120: 701–713

Kass MA, Gordon MO, Gao F, Heuer DK, Higginbotham EJ, Johnson CA, Keltner JK, Miller JP, Parrish RK, Wilson MR; Ocular Hypertension Treatment Study Group (2010): Delaying treatment of ocular hypertension: the ocular hypertension treatment study. Arch Ophthalmol 128: 276–287

Katz LJ (1999): Brimonidine tartrate 0.2% twice daily vs timolol 0.5% twice daily: 1-year results in glaucoma patients. Brimonidine Study Group. Am J Ophthalmol 127: 20–26

Koss MJ, Eder M, Blumenkranz MS, Klauss V, Ta CN, de Kaspar HM (2007): Wirksamkeit neuer Fluorchinolone gegenüber der bakteriellen Normalflora der Bindehaut. Ophthalmologe 104: 21–27

Kowalski RP, Kowalski TA, Shanks RM Romanowski EG, Karenchak LM, Mah FS (2013): In vitro comparison of combination and monotherapy for the empiric and optimal coverage of bacterial keratitis based on incidence of infection. Cornea 32: 830–834

Krebs I, Schmetterer L, Boltz A, Told R, Vécsei-Marlovits V, Egger S, Schönherr U, Haas A, Ansari-Shahrezaei S, Binder S; MANTA Research Group (2013): A randomised doublemasked trial comparing the visual outcome after treatment with ranibizumab or bevacizumab in patients with neovascular age-related macular degeneration. Br J Ophthalmol 97: 266–271

Krupin T, Liebmann JM, Greenfield DS, Ritch R, Gardiner S; Low-Pressure Glaucoma Study Group (2011): A randomized trial of brimonidine versus timolol in preserving visual function: results from the Low-Pressure Glaucoma Treatment Study. Am J Ophthalmol 151: 671–681

Kuppermann BD, Goldstein M, Maturi RK, Pollack A, Singer M, Tufail A, Weinberger D, Li XY, Liu CC, Lou J, Whitcup SM; Ozurdex® ERIE Study Group (2015): Dexamethasone intravitreal implant as adjunctive therapy to ranibizumab in neovascular age-related macular degeneration: a multicenter randomized controlled trial. Ophthalmologica. 234: 40–54

Lai DS, Lue KH, Hsieh JC, Lin KL, Lee HS (2002): The comparison of the efficacy and safety of cetirizine, oxatomide, ketotifen, and a placebo for the treatment of childhood perennial allergic rhinitis. Ann Allergy Asthma Immunol 89: 589–598

Lamoureux EL, Mcintosh R, Constantinou M, Fenwick EK, Xie J, Casson R, Finkelstein E, Goldberg I, Healey P, Thomas R, Ang GS, Pesudovs K, Crowston J (2015): Comparing the effectiveness of selective laser trabeculoplasty with topical medication as initial treatment (the Glaucoma Initial Treatment Study): study protocol for a randomised controlled trial. Trials 16: 406

Leonardi A, Van Setten G, Amrane M, Ismail D, Garrigue JS, Figueiredo FC, Baudouin C (2016): Efficacy and safety of 0.1% cyclosporine A cationic emulsion in the treatment of severe dry eye disease: a multicenter randomized trial. Eur J Ophthalmol. 26: 287–296

Leung VC, Jin YP, Hatch W, Mammo Z, Trope GE, Buys YM, Macrae WG (2015): The relationship between sociodemographic factors and persistence with topical glaucoma medications. J Glaucoma 24: 69–76

Lynch SS, Cheng CM (2007): Bevacizumab for neovascular ocular diseases. Ann Pharmacother. 41: 614–625

Maguire MG, Daniel E, Shah AR, Grunwald JE, Hagstrom SA, Avery RL, Huang J, Martin RW, Roth DB, Castellarin AA, Bakri SJ, Fine SL, Martin DF; Comparison of Age-Related Macular Degeneration Treatments Trials (CATT Research Group) (2013): Incidence of choroidal neovascularization in the fellow eye in the comparison of age-related macular degeneration treatments trials. Ophthalmology 120: 2035–2041

Mantadakis E, Maraki S, Michailidis L, Gitti Z, Pallikaris IG, Samonis G (2013): Antimicrobial susceptibility of Gram-positive cocci isolated from patients with conjunctivitis and keratitis in Crete, Greece. J Microbiol Immunol Infect 46: 41–47

Messmer EM (2012): Bakterielle Konjunktivitis - Update zu Diagnose und Therapie. Klin Monbl Augenheilkd 229: 529–533

Musch DC, Gillespie BW, Niziol LM, Lichter PR, Varma R; CIGTS Study Group (2011): Intraocular pressure control and long-term visual field loss in the Collaborative Initial Glaucoma Treatment Study. Ophthalmology 118: 1766–1773

Nesher R; Israel Glaucoma Screening Group (2014): Prevalence of increased intraocular pressure and optic disk cupping: multicenter glaucoma screening in Israel during the 2009 and 2010 World Glaucoma Weeks. Isr Med Assoc J 16: 483–486

Noble S, McTavish D (1995): Levocabastine. An update of its pharmacology, clinical efficacy and tolerability in the topical treatment of allergic rhinitis and conjunctivitis. Drugs 50: 1032–1049

Nordlund JR, Pasquale LR, Robin AL et al (1995): The cardiovascular, pulmonary, and ocular hypotensive effects of 0.2% brimonidine. Arch Ophthalmol 113: 77–83

O'Brien TP, Maguire MG, Fink NE, Alfonso E, McDonnell P (1995): Efficacy of ofloxacin vs cefazolin and tobramycin in the therapy for bacterial keratitis. Arch Ophthalmol 113: 1257–1265

Orden Martinez B, Martinez Ruiz R, Millan Perez R (2004): Bakterielle Konjunktivitis: Prävalenz von Pathogenen und ihre Antibiotikaresistenz [Artikel auf Spanisch]. An Pediatr (Barc) 61: 32–36

Parrish RK, Palmberg P, Sheu WP and the XLT Study Group (2003): A comparison of latanoprost, bimatoprost, and travoprost in patients with elevated intraocular pressure: a 12-week, randomized, masked-evaluator multicenter study. Am J Ophthalmol 135: 688–703

Parrish RK, Feuer WJ, Schiffman JC, Lichter PR, Musch DC; CIGTS Optic Disc Study Group (2009): Five-year follow-up optic disc findings of the Collaborative Initial Glaucoma Treatment Study. Am J Ophthalmol 147: 717–724

Perry CM, McGavin JK, Culy CR, Ibbotson T (2003): Latanoprost: an update of its use in glaucoma and ocular hypertension. Drugs Aging 20: 597–630

Pfeiffer N (2005): Ergebnisse der "Ocular hypertension treatment study" (OHTS) Ophthalmologe 102: 230–234

Pfeiffer N, TATS (Travatan Adjunctive Treatment Study) group (2011): Timolol versus brinzolamide added to travoprost in glaucoma or ocular hypertension. Graefes Arch Clin Exp Ophthalmol 249: 1065–1071

Prum BE Jr, Rosenberg LF, Gedde SJ, Mansberger SL, Stein JD, Moroi SE, Herndon LW Jr, Lim MC, Williams RD (2016): Primary open-angle glaucoma preferred practice pattern guidelines. Ophthalmology. 123: P41–P111

Quigley HA (1996): Number of people with glaucoma worldwide. Brit J Ophthalmol 80: 389–393

Rachwalik D, Pleyer U (2015): Bakterielle Keratitis. Klin Monbl Augenheilkd 232: 738–744

Ravinet E, Mermoud A, Brignoli R (2003): Four years later: a clinical update on latanoprost. Eur J Ophthalmol 13: 162–175

Ray KJ, Srinivasan M, Mascarenhas J, Rajaraman R, Ravindran M, Glidden DV, Oldenburg CE, Sun CQ, Zegans ME, McLeod SD, Acharya NR, Lietman TM (2014): Early addition of topical corticosteroids in the treatment of bacterial keratitis. JAMA Ophthalmol 132: 737–741

Rietveld RP, ter Riet G, Bindels PJ, Sloos JH, van Weert HC (2004): Predicting bacterial cause in infectious conjunctivitis: cohort study on informativeness of combinations of signs and symptoms. Brit med J 329: 206–210

Rose P (2007): Management strategies for acute infective conjunctivitis in primary care: a systematic review. Expert Opin Pharmacother 8: 1903–1921

Rosenfeld PJ (2011): Bevacizumab versus Ranibizumab – The Verdict. New Engl J Med 364: 1966–1967

Sabel BA, Gudlin J (2014): Vision restoration training for glaucoma: a randomized clinical trial. JAMA Ophthalmol 132: 381–389

Sarwar S, Clearfield E, Soliman MK, Sadiq MA, Baldwin AJ, Hanout M, Agarwal A, Sepah YJ, Do DV, Nguyen QD (2016): Aflibercept for neovascular age-related macular degeneration. Cochrane Database Syst Rev. 2016: CD011346

Schachar RA, Raber S, Courtney R, Zhang M (2011): A phase 2, randomized, dose-response trial of taprenepag isopropyl (PF-04217329) versus latanoprost 0.005% in open-angle glaucoma and ocular hypertension. Curr Eye Res 36: 809–817

Schalnus R (2003): Topical nonsteroidal anti-inflammatory therapy in ophthalmology. Ophthalmologica 217: 89–98

Schmidt-Erfurth U, Kaiser PK, Korobelnik JF, Brown DM, Chong V, Nguyen QD, Ho AC, Ogura Y, Simader C, Jaffe GJ, Slakter JS, Yancopoulos GD, Stahl N, Vitti R, Berliner AJ, Soo Y, Anderesi M, Sowade O, Zeitz O, Norenberg C, Sandbrink R, Heier JS (2014): Intravitreal aflibercept injection for neovascular age-related macular degeneration: ninety-six-week results of the VIEW studies. Ophthalmology 121: 193–201

Schwab IR, Friedlaender M, McCulley J, Lichtenstein SJ, Moran CT; Levofloxacin Bacterial Conjunctivitis Active Control Study Group (2003): A phase III clinical trial of 0.5% levofloxacin ophthalmic solution versus 0.3% ofloxacin ophthalmic solution for the treatment of bacterial conjunctivitis. Ophthalmology 110: 457–465

Sena DF, Ramchand K, Lindsley K (2010): Neuroprotection for treatment of glaucoma in adults. Cochrane Database Syst Rev. 2010: CD006539

Sheikh A, Hurwitz B, van Schayck CP, McLean S, Nurmatov U (2012): Antibiotics versus placebo for acute bacterial conjunctivitis. Cochrane Database Syst Rev. 2012: CD001211

Solomon SD, Lindsley KB, Krzystolik MG, Vedula SS, Hawkins BS (2016): Intravitreal bevacizumab versus ranibizumab for treatment of neovascular age-related macular degeneration: findings from a Cochrane systematic review. Ophthalmology 123: 70–77

Sorensen SJ, Abel SR (1996): Comparison of the ocular beta-blockers. Ann Pharmacother 30: 43–54

Srinivasan M, Mascarenhas J, Rajaraman R, Ravindran M, Lalitha P, Glidden DV, Ray KJ, Hong KC, Oldenburg CE, Lee SM, Zegans ME, McLeod SD, Lietman TM, Acharya NR; Steroids for Corneal Ulcers Trial Group (2012): Corticosteroids for bacterial keratitis: the Steroids for Corneal Ulcers Trial (SCUT). Arch Ophthalmol. 130: 143–150

Srinivasan M, Mascarenhas J, Rajaraman R, Ravindran M, Lalitha P, O'Brien KS, Glidden DV, Ray KJ, Oldenburg CE, Zegans ME, Whitcher JP, McLeod SD, Porco TC, Lietman TM, Acharya NR; Steroids for Corneal Ulcers Trial Group (2014): The steroids for corneal ulcers trial (SCUT): secondary 12-month clinical outcomes of a randomized controlled trial. Am J Ophthalmol. 157: 327–333.e3

Subramanian ML, Ness S, Abedi G, Ahmed E, Daly M, Feinberg E, Bhatia S, Patel P, Nguyen M, Houranieh A (2009): Bevacizumab vs ranibizumab for age-related macular degeneration: early results of a prospective double-masked, randomized clinical trial. Am J Ophthalmol 148: 875–882.e1

Tamm ER, Schmetterer L, Grehn F (2013): Status and perspectives of neuroprotective therapies in glaucoma: the European Glaucoma Society White Paper. Cell Tissue Res 353: 347–354

The Comparison of Age-Related Macular Degeneration Treatments Trials (2016): Ranibizumab and bevacizumab for treatment of neovascular age-related macular degeneration: two-year results. Ophthalmology 119: 1388–1398

Uusitalo H, Pillunat LE, Ropo A (2010): Efficacy and safety of tafluprost 0.0015% versus latanoprost 0.005% eye drops in open angle glaucoma and ocular hypertension: 24-month results of a randomized, double-masked phase III study. Acta Ophthalmol 88: 12–19

van de Velde S, De Groef L, Stalmans I, Moons L, Van Hove I (2015): Towards axonal regeneration and neuroprotection in glaucoma: Rho kinase inhibitors as promising therapeutics. Prog Neurobiol. 131: 105–19

van der Valk R, Webers CA, Schouten JS, Zeegers MP, Hendrikse F, Prins MH (2005): Intraocular pressure-lowering effects of all commonly used glaucoma drugs: a meta-analysis of randomized clinical trials. Ophthalmology 112: 1177–1185

Vickerstaff V, Ambler G, Bunce C, Xing W, Gazzard G; LiGHT Trial Study Group (2015): Statistical analysis plan for the laser-1st versus drops-1st for glaucoma and ocular hypertension trial (LiGHT): a multi-centre randomised controlled trial. Trials 16: 517

Wand M, Gilbert CM, Liesegang TJ (1999): Latanoprost and herpes simplex keratitis. Am J Ophthalmol 127: 602–604

Watson PG, Barnett MF, Parker V, Haybittle J (2001): A 7 year prospective comparative study of three topical beta blockers in the management of primary open angle glaucoma. Br J Ophthalmol 85: 962–968

Webers CA, Beckers HJ, Nuijts RM, Schouten JS (2008): Pharmacological management of primary open-angle glaucoma: second-line options and beyond. Drugs Aging 25: 729–759

Weinreb RN, Khaw PT (2004): Primary open-angle glaucoma. Lancet 363: 1711–1720

Whitson JT (2007): Glaucoma: a review of adjunctive therapy and new management strategies. Expert Opin Pharmacother 8: 3237–3249

Wright M, Butt Z, McIlwaine G, Fleck B (1997): Comparison of the efficacy of diclofenac and betamethasone following strabismus surgery. Brit J Ophthalmol 81: 299–301

Yildirim N, Sahin A, Gultekin S (2008): The effect of latanoprost, bimatoprost, and travoprost on circadian variation of intraocular pressure in patients with open-angle glaucoma. J Glaucoma 17: 36–39

Osteoporosemittel

Christian Kasperk und Reinhard Ziegler

© Springer-Verlag GmbH Germany 2017
U. Schwabe, D. Paffrath, W.-D. Ludwig, J. Klauber (Hrsg.), *Arzneiverordnungs-Report 2017*
DOI 10.1007/978-3-662-54630-7_39

Auf einen Blick

Verordnungsprofil

Hauptvertreter der Osteoporosemittel sind Bisphosphonate, die in der Onkologie auch dem Schutz vor Knochenmetastasen dienen. Seit mehreren Jahren zeichnet sich ein Rückgang der Bisphosphonatverordnungen ab. Leitsubstanz der Bisphosphonate ist Alendronsäure, auf die jetzt fast 70% des Verordnungsvolumens dieser Stoffgruppe entfallen, während Risedronsäure, Ibandronsäure und Zoledronsäure deutlich kleinere Anteile haben. Mit weitem Abstand folgt das weiterhin aufsteigende Denosumab, Strontiumranelat ist 2017 wegen sinkender Absatzzahlen und zahlreicher thrombembolischer und anderer Nebenwirkungen vom Markt genommen worden.

Calciumpräparate werden mit leichter Abnahme weiterhin als Basistherapeutika vor allem in Kombination mit Vitamin D eingesetzt, auch wenn sie nur einen bescheidenen Effekt auf die Frakturrate haben und vor allem bei Vitamin-D-Mangel wirksam sind. Weitere Calciumpräparate sind als Phosphatbinder zur Behandlung der Hyperphosphatämie bei Hämodialysepatienten von Bedeutung.

Grundlage der Behandlung der Osteoporose sind nichtmedikamentöse Maßnahmen und eine ausreichende Zufuhr von Calcium und Vitamin D als Basistherapie (Rizzoli et al. 2008). Bei niedrigem Frakturrisiko reichen sie zur Prophylaxe von osteoporotischen Frakturen aus. Ab einem 10-Jahres-frakturrisiko von 30% ist eine spezifische Osteoporosetherapie indiziert (Dachverband Osteologie 2014). Sie stützt sich auf den Einsatz der knochenabbauhemmenden Antiresorptiva (Bisphosphonate, Raloxifen, Denosumab) und der knochenaufbaufördernden Osteoanabolika (Teriparatid, Parathormon) (Übersicht bei Rachner et al. 2011). Östrogene sind nach der aktuellen Risikobewertung und entsprechenden Leitlinien nur noch zur Osteoporoseprävention zugelassen, wenn andere Mittel unverträglich oder kontraindiziert sind. In dem folgenden Abschnitt werden zunächst die Calciumpräparate dargestellt. Dabei wird auch die Anwendung von Calciumpräparaten als Phosphatbinder sowie die neue Gruppe der Calcimimetika bei der Behandlung des Hyperparathyreoidismus einbezogen.

Danach folgt ein Abschnitt über spezielle Osteoporosemittel, in dem Bisphosphonate sowie andere Osteoporosemittel wie Raloxifen und Denosumab abgehandelt werden.

39.1 Calciumpräparate

Calciumsalze werden bei nutritiven oder malabsorptionsbedingten Calcium- und Vitamin-D-Mangelzuständen sowie substitutiv-adjuvant zur Unterstützung einer spezifischen Therapie der Osteoporose eingesetzt. Daneben werden Calciumsalze in höheren Dosen als Phosphatbinder zur Behandlung der Hyperphosphatämie bei dialysepflichtiger chronischer Niereninsuffizienz angewendet.

39.1.1 Calciumsubstitution

Die empfohlene tägliche Calciumzufuhr beträgt für Erwachsene 1000 mg, für Schwangere, Stillende und postmenopausale Frauen, sowie für Männer und Frauen im Alter über 65 Jahre 1500 mg (NIH Consensus Conference 1994). Diese Mengen können durch den Calciumgehalt der üblichen Ernährung gedeckt werden. Besonders calciumreich sind Milch, Milchprodukte (Käse, Joghurt, Quark, Schokolade, Eiscreme) und viele Gemüse sowie bestimmte calciumreiche Mineralwässer. Für eine ausreichende Calciumaufnahme wird Vitamin D in seiner wirksamen Form als 1,25-Dihydroxycolecalciferol benötigt. Bei funktionierender Calciumhomöostase hat eine den Bedarf übersteigende Calciumzufuhr beim gesunden Organismus keinen Nutzen.

Leichtere Calciummangelerkrankungen können infolge unzureichender Zufuhr oder leichter Resorptionsstörungen entstehen. Sie sollten primär durch eine ausreichende Calciumaufnahme mit der Nahrung (Milchprodukte) behandelt werden, bevor Calciumpräparate in Betracht gezogen werden. Chronische Calciummangelzustände infolge Hypoparathyreoidismus, Rachitis, Osteomalazie und Malabsorptionszuständen müssen dagegen mit Colecalciferol (Vitamin D_3) oder seinen Metaboliten (bei ungenügender Aktivität der renalen 1α-Hydroxylase, z. B. bei terminaler Niereninsuffizienz) behandelt werden, um die intestinale Calciumresorption zu erhöhen. Die Calciumpräparate dienen in derartigen Situationen der Garantie eines ausreichenden bzw. optimierten Angebotes. Der verschreibende Arzt muss nach geschätztem Bedarf verordnen und kann sich an dem Parathormonspiegel orientieren. Die Bedeutung des Calciums und des Vitamin D als „Basistherapie" bei der Osteoporose ist heute unbestritten (Ziegler 2002, Arzneimittelkommission der Deutschen Ärzteschaft 2008). Kombinationen von Fluorid plus Calcium plus Vitamin D oder Bisphosphonate plus Calcium oder Bisphosphonate plus Vitamin D werden angeboten. In Substitutionsdosen reduzieren Calcium und Colecalciferol bei alten Menschen Frakturen relevant. Bei gesunden postmenopausalen Frauen erhöht die Supplementation mit Calcium und Vitamin D die Knochendichte, aber bei Überdosierung und entsprechenden renalen Vorschäden auch das Risiko von Nierensteinen, Hüftfrakturen wurden jedoch nicht vermindert (Jackson et al. 2006).

Für die orale Substitutionsbehandlung wird in erster Linie Calciumcarbonat empfohlen, da es gut resorbiert wird, den höchsten Calciumgehalt (40%) hat und daher weniger Tabletten als andere Calciumsalze benötigt (Straub 2007). Für die Beurteilung der verordneten Calciumpräparate sind daher ein ausreichender Calciumgehalt und eine entsprechende Dosierungsempfehlung von Bedeutung. Legt man den Richtwert von 1000 mg Calcium pro Tag zugrunde, dann sind inzwischen fast alle Calciumpräparate ausreichend hoch dosiert, um in 1–2 Tagesdosen das Optimum zu erfüllen.

Ein in diesem Ausmaß überraschender Befund war die Halbierung der Verordnung der rezeptfreien Calciumpräparate im Jahre 2004 als Folge des GKV-Modernisierungsgesetzes (GMG). Eine leichte vorübergehende Erholung fand 2005 bis 2010 statt, nachfolgend ist der Tiefstand von 2004 neuerlich erreicht (◻ Abbildung 39.1). Hier dürfte eine Unsicherheit der Verschreiber mitbeteiligt sein, in welchen Fällen Calcium bei der Osteoporosetherapie unverzichtbar ist. Denn die Präparate stehen auf der Ausnahmeliste gemäß § 34 Abs. 1 SGB V und sind daher bei der Behandlung der manifesten Osteoporose weiterhin verordnungsfähig. Nach den gültigen Empfehlungen begleitet die Basistherapie aus Calcium und Vitamin D alle anderen differenzierten Medikamente (Arzneimittelkommission der deutschen Ärzteschaft 2008). Nachdem allein die Verordnungen für Bisphosphonate, Raloxifen, und Denosumab nunmehr bei 213 Mio. DDD liegen, ist zu befürchten, dass die notwendige begleitende Basistherapie nur eingeschränkt erfolgt. Die Verordnungen von „nur" 84 Mio. DDD an Calciumpräparaten, die ja auch noch die Fälle einschließen, bei denen Calcium/Vitamin D ohne zusätzliches weiteres Antiosteoporotikum zur Behandlung eines Calcium- und Vitamin-D-Mangel bedingten sekundären Hyperparathyreoidismus eingesetzt werden, lassen auf ein echtes Versorgungsdefizit schließen. Zwar kann in einem Teil der Behandlungsfälle durch eine diffizile Ernährungsanamnese und den Verweis auf Nahrungsquellen bzw. ausreichende Besonnung etc. ein gröberes Defizit vermieden werden. Ob dieses Potenzial aber entsprechend differenziert ausgeschöpft wird, bleibt zu belegen. Ob am Verordnungsrückgang auch Patienten selbst beteiligt sind, indem sie auf den Arztbesuch und die notwendige Verschreibung verzichten, kann nur spekuliert werden. Dass Calcium-

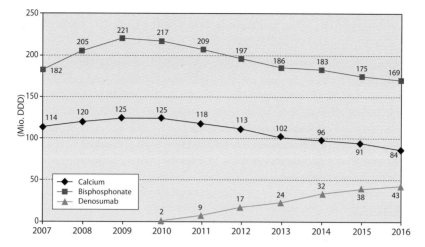

◘ **Abbildung 39.1 Verordnungen von Osteoporosemitteln und Calciumpräparaten 2007 bis 2016.** Gesamtverordnungen nach definierten Tagesdosen.

supplemente das Herzinfarktrisiko steigern könnten, mag auf die Verordnungen dämpfend wirken (Bolland et al. 2013).

Wie es bei der Basistherapie der Osteoporose empfohlen wird (Ziegler 2002), hat sich seit einigen Jahren ein stärkerer Trend zu Kombinationen von Calcium mit Vitamin D entwickelt, der jedoch 2016 weiterhin leicht abnehmende Tendenz zeigt (◘ Tabelle 39.1). Die wirtschaftlich sinnvolle Mindestdosis von 500 mg Calcium pro Tag erreicht inzwischen die Mehrzahl der Präparate.

39.1.2 Phosphatbinder

Die Arzneitherapie des sekundären Hyperparathyreoidismus bei chronischer Niereninsuffizienz besteht in erster Linie in einer Senkung des Serumphosphatspiegels sowie einer Gabe von Calciumsalzen und Vitamin D. Die Gesamtgruppe hat neuerlich leicht zugenommen (◘ Tabelle 39.2). Zur Phosphatsenkung werden neben der Reduktion der Phosphataufnahme mit der Nahrung calciumhaltige Phosphatbinder wie Calciumacetat zur Hemmung der enteralen Phosphatresorption eingesetzt. Calciumhaltige Phosphatbinder sind preisgünstig, haben aber den störenden Nebeneffekt, dass sie den Calciumspiegel im Serum erhöhen und die Calciumablagerung in Arterien verstärken.

Calciumfreie Polymere wie Sevelamer (*Renagel, Renvela*) korrigieren die Hyperphosphatämie bei Hämodialysepatienten ohne gesteigerte Calciumablagerungen in den Gefäßwänden. Bisher ist jedoch ungeklärt, ob Sevelamer die Mortalität senkt. In einer klinischen Studie an 2103 Hämodialysepatienten zeigten Sevelamer und calciumhaltige Phosphatbinder keine signifikanten Unterschiede in der Gesamtmortalität (Suki et al. 2006, DCOR). Auch in einem Cochrane-Review (10 Studien, 3079 Patienten) war keine Senkung der Gesamtmortalität durch Sevelamer nachweisbar, aber ein signifikanter Anstieg gastrointestinaler Nebenwirkungen im Vergleich zu Calciumsalzen (Navaneethan et al. 2011). In Anbetracht des ungesicherten klinischen Zusatznutzens spricht auch wenig dafür, dass die hohen Kosten von Sevelamer gerechtfertigt sind (Manns et al. 2007). Sevelamer hat zehnfach höhere DDD-Kosten als die Calciumpräparate, steht aber im oberen Verordnungsbereich der Phosphatbinder (◘ Tabelle 39.2).

Geringfügig mehr verordnet wurde Lanthancarbonat (*Fosrenol*) (◘ Tabelle 39.2), ein weiterer Phosphatbinder, der zur Vermeidung einer Hyperphosphatämie bei Dialysepatienten mit chronischer Niereninsuffizienz indiziert ist. Ein Vorteil gegenüber Calciumsalzen ist die Vermeidung der damit verbundenen Hyperkalzämie. Allerdings wird Lanthancarbonat nach oraler Gabe ähnlich wie Alumi-

◻ **Tabelle 39.1 Verordnungen von Calciumpräparaten 2016.** Angegeben sind die 2016 verordneten Tagesdosen, die Änderungen gegenüber 2015 und die mittleren Kosten je DDD 2016.

Präparat	Bestandteile	DDD Mio.	Änderung %	DDD-Nettokosten €
Monopräparate				
Calcium-Sandoz Brausetabl.	Calciumcarbonat Calciumlactogluconat	5,8	(−5,5)	0,20
Calcium HEXAL	Calciumcarbonat	5,7	(+4,9)	0,42
Calcium Verla Btbl./Ftbl.	Calciumcarbonat	2,7	(+3,8)	0,34
Calcium-CT	Calciumcarbonat	1,5	(+0,7)	0,49
		15,7	(+0,2)	0,33
Vitamin-D-Kombinationen				
Calcimagon-D3	Calciumcarbonat Colecalciferol	15,2	(−9,5)	0,45
Calcigen D	Calciumcarbonat Colecalciferol	11,3	(−4,0)	0,39
Ideos	Calciumcarbonat Colecalciferol	6,1	(−7,9)	0,53
Calcivit D	Calciumcarbonat Colecalciferol	5,3	(−11,7)	0,36
Calcilac BT/-KT	Calciumcarbonat Colecalciferol	5,1	(−5,4)	0,36
Calcium-Sandoz D	Calciumcarbonat Colecalciferol	5,0	(−14,1)	0,38
Calcium D3 STADA	Calciumcarbonat Colecalciferol	2,5	(−13,6)	0,35
Calcimed D3	Calciumcarbonat Colecalciferol	2,3	(+16,0)	0,33
Calcium dura Vit. D3	Calciumcarbonat Colecalciferol	2,2	(−4,9)	0,28
Calcicare D3	Calciumcarbonat Colecalciferol	2,1	(−13,6)	0,30
Calcium-D3 AL	Calciumcarbonat Colecalciferol	1,5	(+6,6)	0,30
Calcium D3-ratiopharm	Calciumcarbonat Colecalciferol	1,2	(+6,1)	0,45
Ossofortin forte	Calciumcarbonat Colecalciferol	1,0	(−14,3)	0,54
		60,8	(−7,5)	0,40
Summe		76,5	(−6,0)	0,39

nium aus dem Darm resorbiert und akkumuliert nach Langzeitgabe in Leber, Knochen, Niere und Gehirn. Potentielle Langzeitrisiken der Lanthande-position sind immer noch unbekannt (Drüeke 2007, Malberti 2013). Nachteilig sind die erheblich höhe- ren Therapiekosten, so dass Lanthancarbonat nur für solche Patienten reserviert werden sollte, die nicht befriedigend mit Calciumsalzen einstellbar sind.

⬛ **Tabelle 39.2 Verordnungen von Phosphatbindern und Calcimimetika 2016.** Angegeben sind die 2016 verordneten Tagesdosen, die Änderungen gegenüber 2015 und die mittleren Kosten je DDD 2016.

Präparat	Bestandteile	DDD Mio.	Änderung %	DDD-Nettokosten Euro
Calciumacetat				
Osvaren	Calciumacetat Magnesiumcarbonat	1,2	(−1,7)	1,59
Calciumacetat-Nefro	Calciumacetat	1,0	(−5,9)	0,91
Calcet	Calciumacetat	0,57	(+0,8)	0,84
Calciumacetat Kyramed	Calciumacetat	0,31	(−2,4)	0,86
		3,1	(−2,8)	1,15
Weitere Phosphatbinder				
Fosrenol	Lanthan(III)-carbonat	2,1	(+3,0)	7,97
Renagel	Sevelamer	1,0	(−7,8)	10,89
Sevelamercarbonat Zentiva	Sevelamer	0,95	(+445,5)	9,18
Phosphonorm	Aluminiumchlorid-hydroxid-Komplex	0,78	(−7,7)	2,05
Renvela	Sevelamer	0,62	(−56,1)	10,72
		5,5	(−2,0)	8,19
Calcimimetika				
Mimpara	Cinacalcet	3,6	(+6,6)	15,80
Summe		12,2	(+0,2)	8,64

39.1.3 Calcimimetika

Das Calcimimetikum Cinacalcet (*Mimpara*) wird zur Senkung des Parathormonspiegels bei sekundärem Hyperparathyreoidismus und Nebenschilddrüsenkarzinom eingesetzt. Seine Verschreibung hat trotz des hohen Preises neuerlich zugenommen (⬛ Tabelle 39.2). Mit Cinacalcet steht erstmals eine Möglichkeit zur Verfügung, den Parathormonspiegel zu senken, ohne die Serumspiegel von Calcium und Phosphat zu erhöhen. Die calcimimetische Wirkung von Cinacalcet wird über eine erhöhte Empfindlichkeit des calcium-sensitiven Rezeptors der Nebenschilddrüse vermittelt. Normalerweise wird der Rezeptor durch erhöhtes extrazelluläres Calcium aktiviert, wodurch die Parathormonsekretion gesenkt wird. Unter dem Einfluss des Calcimimetikums signalisiert der Calciumrezeptor schon bei normalem Calciumspiegel einen höheren Wert, so dass die Sekretion von Parathormon abnimmt. In einer 26-wöchigen Studie an Hämodialysepatienten mit sekundärem Hyperparathyreoidismus senkte Cinacalcet den Parathormonspiegel um 43%, während in der Placebogruppe ein Anstieg bei 9% der Patienten eintrat. Den primären Endpunkt (Senkung des Parathormonspiegels auf Werte ≤ 250 pg/ml) erreichten unter Cinacalcet 43% (versus 5% unter Placebo) der Patienten (Block et al. 2004). In einer klinischen Studie an 3883 Hämodialysepatienten, die alle mit der Standardtherapie (Phosphatbinder, Vitamin D) behandelt wurden, hatte Cinacalcet keinen Effekt auf Mortalität und klinische Endpunkte, verursachte aber häufiger Hypokalzämie und gastrointestinale Nebenwirkungen (The EVOLVE Trial Investigators 2012). Die Behandlung mit *Mimpara* ist sehr teuer und kommt daher nur bei Versagen der Standardtherapie mit Phosphatbindern in Frage. In den USA sind klinische Studien mit Cinacalcet an Patienten unter 18 Jahren nach einem kindlichen Todesfall zunächst gestoppt worden (Food and Drug Administration 2013).

39.2   Spezielle Osteoporosemittel

39.2.1 Bisphosphonate

Eines der Prinzipien der Osteoporosetherapie ist die Hemmung der verstärkten Resorption von Knochengewebe durch die sogenannten Antiresorptiva. Aus dieser Gruppe werden in erster Linie Bisphosphonate verordnet (◘ Tabelle 39.3). In den vergangenen Jahren haben die Verordnungen der Bisphosphonate allerdings leicht abgenommen (◘ Abbildung 39.1). Die wieder aktualisierte Diskussion einer möglichen Übertherapie mag hierbei eine Rolle spielen (Shane et al. 2010). Auf der anderen Seite wird vor ungenügender Therapietreue mit der Folge der Zunahme eines Frakturrisikos gewarnt (Wade et al. 2012). Hauptgrund dürfte die Umstellung auf Denosumab sein, das mit 43 Mio. DDD (◘ Tabelle 39.4) den Verordnungsrückgang der Bisphosphonate weitgehend ausgeglichen hat.

An führender Stelle steht Alendronsäure (meistens 70 mg wöchentlich) mit Zehnjahresdaten zur Therapiesicherheit (Bone et al. 2004), auf die 70% der Verordnungen der Bisphosphonate entfällt (◘ Tabelle 39.3). Danach folgen Risedronsäure und Ibandronsäure mit weiteren Generika. Alle drei Bisphosphonate haben ähnliche Wirkungen. Rückläufig ist Zoledronsäure (*Aclasta*), die zur einmal jährlichen Infusionsbehandlung der postmenopausalen Osteoporose und des Morbus Paget eingeführt wurde (◘ Tabelle 39.3). Mit dieser Applikationsform wurde bei Patienten mit Hüftfrakturen die Häufigkeit neuer klinischer Frakturen im Vergleich zu Placebo gesenkt (8,6% versus 13,9%) (Lyles et al. 2007).

Zoledronsäure und Pamidronsäure sind auch bei tumorinduzierter Hyperkalzämie indiziert und werden bei dieser Indikation alle 4 Wochen infundiert. Die für diese Mittel angegebenen DDD-Kosten (◘ Tabelle 39.3) beziehen sich nach der WHO-Methode auf einen Therapiezyklus von 4 Wochen. Die Diskussion um die Induktion von Kieferosteonekrosen vor allem bei Tumorpatienten und intravenöser Bisphosphonatgabe mit einer geschätzten Häufigkeit von 1:10.000 bis 1:100.000 hält an (Favia et al. 2009). Ähnliches gilt für die Diskussion des seltenen Vorhofflimmerns (Pazianas et al. 2010) und der ebenfalls seltenen atypischen Femurschaftfrakturen (Edwards et al. 2016).

39.2.2 Denosumab

Der RANKL-Antagonist Denosumab (*Prolia*) bindet den Rezeptoraktivator des Nuklearfaktor κB Liganden (RANKL) und vermindert durch eine Hemmung der Osteoklastogenese osteoporotische Frakturen (Cummings et al. 2009, FREEDOM). *Prolia* wird in einer Dosis von 60 mg alle 6 Monate subkutan injiziert. Mit 43 Millionen DDD gleicht es die Verordnungsabnahme bei den Bisphosphonaten weitgehend aus (◘ Abbildung 39.1). Im Juli 2011 wurde Denosumab (*Xgeva*) auch in einer hochdosierten Form (120 mg s.c. alle 4 Wochen) zur Prävention skelettbezogener Komplikationen durch Knochenmetastasen solider Tumoren zugelassen (Brown and Coleman 2012). Wenn auch auf einem niedrigeren Niveau, sind die Verordnungen von *Xgeva* in der zweiten Indikation weiter angestiegen (◘ Tabelle 39.4).

◘ **Tabelle 39.3 Verordnungen von Bisphosphonaten 2016.** Angegeben sind die 2016 verordneten Tagesdosen, die Änderungen gegenüber 2015 und die mittleren Kosten je DDD 2016.

Präparat	Bestandteile	DDD Mio.	Änderung %	DDD-Nettokosten €
Alendronsäure				
Alendronsäure Heumann	Alendronsäure	48,2	(+108,2)	0,48
Alendronsäure BASICS	Alendronsäure	29,5	(−40,6)	0,54
Alendron Aristo	Alendronsäure	6,7	(+418,2)	0,52
Alendronsäure Bluefish	Alendronsäure	5,8	(−65,0)	0,41

🔲 **Tabelle 39.3** Verordnungen von Bisphosphonaten 2016. (Fortsetzung)

Präparat	Bestandteile	DDD Mio.	Änderung %	DDD-Nettokosten €
Fosavance MSD	Alendronsäure Colecalciferol	4,2	(−32,4)	0,59
Alendron-HEXAL	Alendronsäure	2,3	(−23,0)	0,59
Alendronsäure ratio plus Col	Alendronsäure Colecalciferol	2,0	(+45,8)	0,46
Alendronsäure-1 A Pharma	Alendronsäure	1,9	(+2,8)	0,41
Alendronsäure Aurobindo	Alendronsäure	1,7	(−32,4)	0,41
		102,3	(−3,2)	0,50
Risedronsäure				
Risedronsäure AbZ	Risedronsäure	4,9	(−16,3)	0,57
Risedronat AL	Risedronsäure	3,2	(+2,0)	0,57
Risedronat Heumann	Risedronsäure	3,0	(−16,1)	0,56
Acara Trio	Risedronsäure Calciumcarbonat Colecalciferol	2,8	(+18,8)	0,70
Risedronat Aurobindo	Mononatriumrisedronat	2,7	(+755,4)	0,57
Actonel plus Calcium	Risedronsäure Calciumcarbonat	2,1	(−21,0)	0,70
Actonel plus Calcium D	Risedronsäure Calciumcarbonat Colecalciferol	2,0	(−24,0)	0,70
Risedronsäure-1 A Pharma	Risedronsäure	1,8	(+79,9)	0,58
Actonel 5/35/75	Risedronsäure	1,5	(−16,6)	0,66
Acara Duo Vitamin D3	Risedronsäure Colecalciferol	1,3	(+0,1)	0,70
		25,3	(+2,6)	0,62
Ibandronsäure				
Ibandronsäure AL Fertigspr.	Ibandronsäure	8,6	(−0,2)	1,25
Ibandronsäure AL 150mg oral	Ibandronsäure	3,0	(+1,1)	0,65
Ibandronsäure beta Fertigspr	Ibandronsäure	2,3	(+28,3)	1,10
Bonviva Fertigspritze	Ibandronsäure	2,2	(−25,3)	1,24
Ibandron.Bluefish 150mg oral	Ibandronsäure	1,3	(+6,1)	0,38
Ibandronsäure AL Infusion	Ibandronsäure	0,03	(−1,4)	312,92
		17,4	(−0,8)	1,60
Zoledronsäure				
Aclasta	Zoledronsäure	5,4	(−11,8)	1,29
Mittel für skelettbezogene Tumorkrankheiten				
Zoledronsäure AL	Zoledronsäure	0,07	(+26,9)	198,15
Zoledronsäure Medac	Zoledronsäure	0,04	(+13,5)	257,62
Pamifos	Pamidronsäure	0,03	(−32,3)	154,69
		0,13	(+4,3)	207,82
Summe		150,4	(−2,4)	0,86

◙ Tabelle 39.4 Verordnungen von weiteren Osteoporosemitteln 2016. Angegeben sind die 2016 verordneten Tagesdosen, die Änderungen gegenüber 2015 und die mittleren Kosten je DDD 2016.

Präparat	Bestandteile	DDD Mio.	Änderung %	DDD-Nettokosten €
Strontiumranelat				
Protelos	Strontiumranelat	2,0	(−26,2)	1,55
Raloxifen				
Raloxifen AL	Raloxifenhydrochlorid	1,4	(+65,4)	1,13
Denosumab				
Prolia	Denosumab	42,8	(+13,7)	1,61
Xgeva	Denosumab	0,19	(+5,5)	409,59
		43,0	(+13,6)	3,45
Parathormonanaloga				
Forsteo	Teriparatid	1,0	(+0,1)	19,95
Summe		47,4	(+11,8)	3,65

39.2.3 Weitere Osteoporosemittel

Das Parathormonanalog Teriparatid (*Forsteo*) kam 2003 in Deutschland auf den Markt, wurde aber in den letzten Jahren weniger verordnet. Die Substanz senkt das Wirbelkörperfrakturrisiko um 65% und reduziert auch nichtvertebrale Frakturen um 50% (Übersicht bei Lamy 2012). Zudem ist sie bei steroidinduzierter Osteoporose mit multiplen Frakturen wirksamer als Bisphosphonate. Das innovative Wirkprinzip unterliegt jedoch weiterhin praktisch bedeutsamen Beschränkungen, da die Anwendungsdauer wegen eines potenziellen Osteosarkomrisikos auf 24 Monate beschränkt ist. Hinzu kommt der sehr hohe Preis, der 40-fach über den Kosten der Standardtherapie mit Alendronsäure liegt (◙ Tabelle 39.4).

Der selektive Östrogenrezeptormodulator Raloxifen (*Evista*) war 2015 nach den deutlich rückläufigen Verordnungen nicht mehr unter den meistverordneten Arzneimitteln vertreten, erlebte aber 2016 wieder eine Renaissance als Generikum (◙ Tabelle 39.4).

Strontiumranelat (*Protelos*) zeigt seit mehreren Jahren eine rückläufige Tendenz und nahm 2016 weiter ab (◙ Tabelle 39.4). Der Verordnungsrückgang ist vermutlich Folge der gravierenden Indikationseinschränkungen mit neuen Kontra-indikationen (ischämische Herzkrankheit, periphere arterielle Verschlusskrankheit, zerebrovaskuläre Erkrankung, unkontrollierte Hypertonie) aufgrund einer Sicherheitsprüfung durch die European Medicines Agency (EMA), die seit 2012 in mehreren Rote-Hand-Briefen mitgeteilt wurden (Servier 2014). Wegen weiter sinkender Absätze wurde die Einstellung der Produktion und des Vertriebs von *Protelos* ab 31. August 2017 angekündigt (Servier 2017).

Literatur

Arzneimittelkommission der Deutschen Ärzteschaft (2008): Empfehlungen zur Therapie und Prophylaxe der Osteoporose. Arzneiverordnung in der Praxis (Sonderheft 34S), 2. Auflage. Im Internet: www.akdae.de/35/83_Osteoporose_2008_2Auflage.pdf

Block GA, Martin KJ, de Francisco AL, Turner SA, Avram MM, Suranyi MG, Hercz G, Cunningham J, Abu-Alfa AK, Messa P, Coyne DW, Locatelli F, Cohen RM, Evenepoel P, Moe SM, Fournier A, Braun J, McCary LC, Zani VJ, Olson KA, Drueke TB, Goodman WG (2004): Cinacalcet for secondary hyperparathyroidism in patients receiving hemodialysis. N Engl J Med 350: 1516–1525

Bolland MJ, Grey A, Reid IR (2013): Calcium supplements and cardiovascular risk: 5 years on. Ther Adv Drug Saf 4: 199–210

Bone HG, Hosking D, Devogelaer JP, Tucci JR, Emkey RD, Tonino RP, Rodriguez-Portales JA, Downs RW, Gupta J,

Santora AC, Liberman UA; Alendronate Phase III Osteoporosis Treatment Study Group (2004): Ten years' experience with alendronate for osteoporosis in postmenopausal women. N Engl J Med 350: 1189–1199

Brown JE, Coleman RE (2012): Denosumab in patients with cancer-a surgical strike against the osteoclast. Nat Rev Clin Oncol 9: 110–118

Cummings SR, San Martin J, McClung MR, Siris ES, Eastell R, Reid IR, Delmas P, Zoog HB, Austin M, Wang A, Kutilek S, Adami S, Zanchetta J, Libanati C, Siddhanti S, Christiansen C; FREEDOM Trial (2009): Denosumab for prevention of fractures in postmenopausal women with osteoporosis. N Engl J Med 361: 756–765

Dachverband Osteologie (2014): Prophylaxe, Diagnostik und Therapie der Osteoporose bei Männern ab dem 60. Lebensjahr und bei postmenopausalen Frauen. S3-Leitlinie des Dachverbands der Deutschsprachigen Wissenschaftlichen Osteologischen Gesellschaften e.V. – Kurzfassung und Langfassung. Internet: http://www.dv-osteologie.org/dvo_leitlinien/osteoporose-leitlinie-2014

Drüeke TB (2007): Lanthanum carbonate as a first-line phosphate binder: the „cons". Semin Dial 20: 329–332

Edwards BJ, Sun M, West DP, Guindani M, Lin YH, Lu H, Hu M, Barcenas C, Bird J, Feng C, Saraykar S, Tripathy D, Hortobagyi GN, Gagel R, Murphy WA (2016): Incidence of atypical femur fractures in cancer patients: The MD Anderson Cancer Center Experience. J Bone Miner Res 31: 1569–1576

Favia G, Pilolli GP, Maiorano E (2009): Histologic and histomorphometric features of bisphosphonate-related osteonecrosis of the jaws: an analysis of 31 cases with confocal laser scanning microscopy. Bone 45: 406–413

Food and Drug Administration (2013): FDA Drug Safety Communication: Pediatric clinical studies of Sensipar (cinacalcet hydrochloride) suspended after report of death. Internet: http://www.fda.gov/Drugs/DrugSafety/ucm340551.htm

Jackson RD, LaCroix AZ, Gass M, Wallace RB, Robbins J, Lewis CE et al.; Women's Health Initiative Investigators (2006): Calcium plus vitamin D supplementation and the risk of fractures. N Engl J Med 354: 669–683

Lamy O (2012): Knochenanabole Therapie mit Teriparatid. Ther Umsch 69: 187–191

Lyles KW, Colon-Emeric CS, Magaziner JS, Adachi JP, Pieger CF, Mautalen C, Hyldstrup L, Recknor C, Nordsletten L, Moore KA, Lavecchia C, Zhang J, Mesenbrink P, Hodgson PK, Abrams K, Orloff JJ, Horowitz Z, Eriksen EF, Boonen S; HORIZON Recurrent Fracture Trial (2007): Zoledronic acid and clinical fractures and mortality after hip fracture. N Engl J Med 357: 1799–1810

Malberti F (2013): Hyperphosphataemia: treatment options. Drugs 73: 673–688

Manns B, Klarenbach S, Lee H, Culleton B, Shrive F, Tonelli M (2007): Economic evaluation of sevelamer in patients with end-stage renal disease. Nephrol Dial Transplant 22: 2867–2878

Navaneethan SD, Palmer SC, Vecchio M, Craig JC, Elder GJ, Strippoli GF (2011): Phosphate binders for preventing and treating bone disease in chronic kidney disease patients. Cochrane Database Syst Rev. 2011 Feb 16; (2): CD006023

NIH Consensus Conference (1994): Optimal calcium intake. JAMA 272: 1942–1948

Pazianas M, Compston J, Huang CL (2010): Atrial fibrillation and bisphosphonate therapy. J Bone Miner Res 25: 2–10.

Rachner TD, Khosla S, Hofbauer LC (2011): Osteoporosis: now and the future. Lancet 377: 1276–1287

Rizzoli R, Boonen S, Brandi ML, Burlet N, Delmas P, Reginster JY (2008): The role of calcium and vitamin D in the management of osteoporosis. Bone 42: 246–249

Servier (2014): Neue eingeschränkte Indikation und Empfehlungen zu Kontrollen bei der Einnahme von Protelos (Strontiumranelat). Internet: http://www.akdae.de/Arzneimittelsicherheit/RHB/Archiv/2014/index.html

Servier (2017): Protelos®: Einstellung der Produktion ab August 2017. Internet: http://www.servier.de/news/protelosr-einstellung-der-produktion-ab-august-2017

Shane E, Burr D, Ebeling PR, Abrahamsen B, Adler RA, Brown TD, Cheung AM, Cosman F, Curtis JR, Dell R, Dempster D, Einhorn TA, Genant HK, Geusens P, Klaushofer K, Koval K, Lane JM, McKiernan F, McKinney R, Ng A, Nieves J, O'Keefe R, Papapoulos S, Sen HT, van der Meulen MC, Weinstein RS, Whyte M; American Society for Bone and Mineral Research (2010): Atypical subtrochanteric and diaphyseal femoral fractures: report of a task force of the American Society for Bone and Mineral Research. J Bone Miner Res 25: 2267–2294

Straub DA (2007): Calcium supplementation in clinical practice: a review of forms, doses, and indications. Nutr Clin Pract 22: 286–296

Suki W, Zabaneh R, CangianoJ, Reed J, Fischer D, Garrett L, Ling B, Chasan-Taber S, Dillon M, Blair A, Burke S (2006): A prospective, randomized trial assessing the impact on outcomes of sevelamer in dialysis patients. The DCOR trial. Nephrol Dial Transplant 21 (Suppl 4): 145–146

The EVOLVE Trial Investigators (2012): Effect of cinacalcet on cardiovascular disease in patients undergoing dialysis. N Engl J Med 367: 2482–2494

Wade SW, Curtis JR, Yu J, White J, Stolshek BS, Merinar C, Balasubramanian A, Kallich JD, Adams JL, Viswanathan HN (2012): Medication adherence and fracture risk among patients on bisphosphonate therapy in a large United States health plan. Bone 50: 870–875

Ziegler R (2002): Osteoporose: aktuelle Diagnostik und Therapie. Orthopädische Praxis 38: 570–577

Parkinsonmittel

Ulrich Schwabe

© Springer-Verlag GmbH Germany 2017
U. Schwabe, D. Paffrath, W.-D. Ludwig, J. Klauber (Hrsg.), *Arzneiverordnungs-Report 2017*
DOI 10.1007/978-3-662-54630-7_40

Auf einen Blick

Trend
Levodopapräparate sind die führenden Vertreter der Parkinsonmittel. Ihre Verordnungen sind 2016 erneut leicht angestiegen und umfassen 41% des Verordnungsvolumens. An zweiter Stelle folgen die Dopaminrezeptoragonisten mit Konzentration auf Pramipexol. COMT-Hemmer und MAO-B-Hemmer werden in geringeren Umfang verordnet. Die Verordnungen von Anticholinergika und Amantadin stagnieren auf niedrigem Niveau.

Bewertung
Die Langzeittherapie mit Levodopa verursacht Dyskinesien und motorische Fluktuationen, die durch Dosisfraktionierung und adjuvante Therapie reduziert werden können. Alternativ werden bei leichteren Symptomen Dopaminrezeptoragonisten und MAO-B-Inhibitoren als initiale Monotherapie empfohlen. Anticholinergika werden wegen der Beeinträchtigung kognitiver Fähigkeiten bei älteren Patienten nur noch zurückhaltend eingesetzt.

Der Morbus Parkinson ist eine fortschreitende neurodegenerative Krankheit des extrapyramidal-motorischen Systems, von der 1% der Bevölkerung über 65 Jahre betroffen ist. Ursache ist eine in ihrer Ätiologie unbekannte Degeneration dopaminerger Neurone in der Substantia nigra, die zu einem „striatalen" Dopaminmangelsyndrom führt und mit einer erhöhten cholinergen Aktivität einhergeht. Die klassischen Symptome sind Akinese, Rigor und Tremor. Daneben treten zunehmend nichtmotorische Symptome wie vegetative und kognitive Störungen ins Blickfeld, die mit den derzeit verfügbaren Therapieoptionen weniger gut beeinflussbar sind. Ziel der Arzneitherapie ist es, das fehlende Dopamin zu substituieren und die gesteigerte cholinerge Aktivität zu dämpfen. Levodopa wurde vor über 50 Jahren erstmals zur Behandlung des Morbus Parkinson eingesetzt (Birkmayer und Hornykiewicz 1961). Es ist weiterhin das wirksamste Parkinsonmittel und spielt daher in allen Stadien der Parkinsontherapie eine wichtige Rolle (Deutsche Gesellschaft für Neurologie 2016). Es bessert vor allem die Akinese, während Rigor wenig und Tremor kaum ansprechen. Problematisch sind jedoch extrapyramidalmotorische Nebenwirkungen wie Wirkungsverlust, Dyskinesien, On-off-Fluktuationen und paradoxe Akinesien („Freezing") bei der Langzeittherapie. Daher können bei leichteren Symptomen, vorherrschendem Tremor oder älteren Patienten Dopaminrezeptoragonisten, MAO-B-Inhibitoren, Amantadin oder Betarezeptorenblocker als initiale Monotherapie eingesetzt werden, um die motorischen Levodopakomplikationen zu vermeiden (Kalia und Lang 2015).

Das Verordnungsvolumen der Parkinsonmittel ist 2016 mit 155,1 Mio. DDD (+0,3%) marginal gestiegen (▶ Tabelle 1.2). Levodopapräparate haben in den letzten zehn Jahren nach einem kontinuierlichen Anstieg um 27% auf 62 Mio. DDD zugenommen (◘ Abbildung 40.1). Von einem niedrigeren Ausgangsniveau sind die Verordnungen der Dopaminagonisten im gleichen Zeitraum um 57% angestiegen, während Anticholinergika um 19% abgenommen haben.

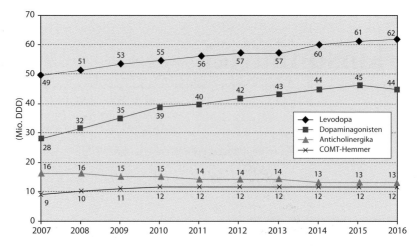

◘ Abbildung 40.1 Verordnungen von Parkinsonmitteln 2007 bis 2016. Gesamtverordnungen nach definierten Tagesdosen.

40.1   Dopaminerge Mittel

40.1.1 Levodopapräparate

Levodopa wird in Kombination mit Hemmstoffen der Dopadecarboxylase (Benserazid, Carbidopa) verwendet, die den peripheren Stoffwechsel von Levodopa hemmen und dadurch die zerebrale Verfügbarkeit von Levodopa als Vorstufe von Dopamin erhöhen. Durch die sinnvolle Kombination werden wesentlich geringere Dosierungen von Levodopa benötigt und seine peripheren vegetativen Nebenwirkungen vermindert. Trotz dieser Verbesserung führt die Langzeittherapie mit Levodopa zu Dyskinesien und motorischen Fluktuationen, die sich nach fünf Jahren bei 30–50% der Patienten entwickeln, aber nur bei weniger als 10–20% der Patienten behindernd sind. Eine übliche Strategie ist die Dosisfraktionierung sowie die adjuvante Therapie mit Dopaminagonisten unter gleichzeitiger Reduktion der Levodopadosis. In frühen Krankheitsstadien verzögert die Levodopatherapie möglicherweise die klinische Progression der Parkinsonschen Krankheit (The Parkinson Study Group 2004a).

Über 60% der Verordnungen von Levodopa entfällt auf Benserazidkombinationen. Das lange Zeit führende Originalpräparat *Madopar* wurde von einem Generikum überholt (◘ Tabelle 40.1). An dritter Stelle folgt die Levodopakombination *Restex*, die ausschließlich zur Behandlung des Restless-Legs-Syndroms zugelassen ist. Levodopapräparate

werden schon seit 20 Jahren für diese Indikation eingesetzt und haben sich in mehreren Studien als wirksam erwiesen (Schapira 2004). Problematisch sind Reboundphänomene sowie eine Verstärkung der Beinunruhe nach höheren Dosen und nach längerer Anwendung von Levodopa. Auch Dopaminrezeptoragonisten sind wirksam zur Behandlung des Restless-Legs-Syndroms (Scholz et al. 2011).

Die zweite Levodopakombination enthält den Decarboxylasehemmer Carbidopa, der ähnliche Wirkungen wie Benserazid hat. Inzwischen entfällt hier der größte Teil der Verordnungen auf Generika, während das Originalpräparat *Nacom* nur noch eine untergeordnete Rolle spielt. Eine weiter stark rückläufige Verordnung zeigt *Duodopa*, ein sehr teures Präparat für die kontinuierliche intestinale Anwendung, das temporär über eine Nasoduodenalsonde oder über eine Dauersonde nach endoskopischer Gastrostomie mit einer tragbaren Pumpe infundiert wird. Nach einer Beobachtungsstudie vermindert die intraduodenale Infusion von Levodopa motorische Fluktuationen und Dyskinesien über einen Zeitraum von einem Jahr um etwa 20% (Pålhagen et al. 2012). Diese Applikation ist indiziert, wenn mit oraler Gabe keine ausreichende Symptomkontrolle möglich ist. Eine weitere invasive Option für fortgeschrittene Stadien des Morbus Parkinson ist die kontinuierliche subkutane Apomorphininfusion, die technisch weniger aufwendig ist (Ossig und Reichmann 2013). Apomorphin ist bisher nicht unter den 3000 meistverordneten Arzneimitteln vertreten.

40

◻ **Tabelle 40.1 Verordnungen von Levodopapräparaten 2016.** Angegeben sind die 2016 verordneten Tagesdosen, die Änderungen gegenüber 2015 und die mittleren Kosten je DDD 2016.

Präparat	Bestandteile	DDD Mio.	Änderung %	DDD-Nettokosten €
Levodopa und Benserazid				
Levodopa Benserazid-neurax	Levodopa Benserazid	17,5	(+29,7)	1,56
Madopar	Levodopa Benserazid	8,6	(−1,4)	1,71
Restex	Levodopa Benserazid	6,1	(−6,0)	2,18
Levodopa/Benserazid-ratio	Levodopa Benserazid	2,6	(+187,8)	1,54
Levodopa comp B STADA	Levodopa Benserazid	2,3	(−53,1)	1,30
Levodopa Benserazid beta	Levodopa Benserazid	0,59	(+95,7)	1,49
Levopar	Levodopa Benserazid	0,57	(−34,7)	1,59
Levodopa Benserazid-CT	Levodopa Benserazid	0,54	(−25,4)	1,48
		38,8	(+6,7)	1,67
Levodopa und Carbidopa				
Levodopa/Carbidopa-ratioph.	Levodopa Carbidopa	7,7	(+65,3)	1,20
Levodop-neuraxpharm	Levodopa Carbidopa	6,7	(−6,1)	1,05
Dopadura C	Levodopa Carbidopa	3,5	(−13,6)	1,11
Isicom	Levodopa Carbidopa	1,2	(+5,3)	0,90
Levocomp/-retard	Levodopa Carbidopa	1,0	(−14,4)	1,17
Nacom	Levodopa Carbidopa	0,73	(−5,2)	1,39
Levo-C AL	Levodopa Carbidopa	0,63	(−20,8)	1,46
Levocarb-1 A Pharma	Levodopa Carbidopa	0,52	(−27,5)	1,16
Duodopa Gel	Levodopa Carbidopa	0,25	(+8,5)	136,10
		22,2	(+7,4)	2,68
Summe		61,0	(+6,9)	2,04

40.1.2 Dopaminrezeptoragonisten

Die Gruppe der Dopaminrezeptoragonisten hat 2016 nach langjährigen Zunahmen etwas abgenommen (◘ Abbildung 40.1). Ropinirol wurde 1997 als erster Vertreter der Nichtergolinderivate eingeführt. In einer fünfjährigen Vergleichsstudie wurden bei initialer Ropiniroltherapie deutlich seltener Dyskinesien als mit Levodopa (20% versus 45%) beobachtet (Rascol et al. 2000). Auch Pramipexol, das 1998 als zweiter Vertreter der Nichtergolinderivate auf den Markt kam, löste in einer Vergleichsstudie über 4 Jahre seltener Dyskinesien als Levodopa (47% versus 63%) aus (The Parkinson Study Group 2004b). Diese zunächst überzeugenden Befunde sind jedoch nicht allein maßgebend für die derzeitigen Probleme der Parkinsonbehandlung. Dopaminagonisten unterscheiden sich bezüglich der Langzeitwirkung auf Behinderungen und Lebensqualität nicht von Levodopa. Sie verursachen jedoch früher nicht bekannte Nebenwirkungen wie Schlafattacken, Beinödeme und Störungen der Impulskontrolle (Spielsucht, Essanfälle, zwanghaftes Kaufverhalten, Hypersexualität) (Übersicht bei Rascol et al. 2011). Auch werden die Spätstadien des Morbus Parkinson heute durch Probleme wie Stürze und Demenz geprägt, die durch eine frühe Behandlung mit Dopaminagonisten nicht beeinflusst werden.

Die Verordnungen des transdermal anwendbaren Dopaminrezeptoragonisten Rotigotin haben 2016 weiter zugenommen (◘ Tabelle 40.2). Das Pflaster ermöglicht eine einmal tägliche Applikation, hatte aber in einer direkten Vergleichsstudie geringere Erfolgsquoten als oral verabreichtes Ropinirol (Giladi et al. 2007). Über einen Zeitraum von 6 Monaten erreichten 30% der Placebopatienten, 52% der Rotigotinpatienten und 68% der Ropinirolpatienten eine 20%ige Verbesserung der UPDRS-Skala (Unified Parkinson's Disease Rating Scale). In einer weiteren 6-monatigen Vergleichsstudie an 506 Patienten mit fortgeschrittenem Morbus Parkinson wurde die Off-Zeit durch transdermales Rotigotin um 2,5 Stunden, durch orales Pramipexol um 2,8 Stunden und durch Placebo um 0,9 Stunden verkürzt, aber auch hier waren die Ansprechraten mit Pramipexol (67,0%) höher als mit Rotigotin (59,7%) (Poewe et al 2007). Die Canadian Agency for Drugs and Technologies in Health (2015) hat daher emp-

fohlen, dass Rotigotin für die Behandlung der Parkinsonschen Krankheit im fortgeschrittenen Stadium gelistet werden soll, wenn die Therapiekosten mit denen von Ropinirol oder Pramipexol vergleichbar sind.

40.1.3 COMT-Hemmer

Hemmstoffe der Catechol-O-Methyltransferase (COMT) vermindern in zahlreichen Geweben den Abbau endogener Catecholamine, aber auch der therapeutisch eingesetzten Dopaminvorstufe Levodopa zu inaktiven Metaboliten. Dadurch wird die Bioverfügbarkeit von Levodopa um 40–90% erhöht und seine Eliminationshalbwertszeit verlängert, so dass die Wirkungsdauer zunimmt und weniger motorische Fluktuationen resultieren. Nach einem Cochrane-Review können Tolcapon und Entacapon bei motorischen Komplikationen der Levodopatherapie eingesetzt werden, um Off-Fluktuationen zu reduzieren, die Levodopadosis zu senken und motorische Behinderungen etwas zu verbessern (Deane et al. 2004). Diese Bewertung beruht allerdings nur auf einer bestenfalls mittelgradigen Evidenz. Entacapon wird fast ausschließlich als Dreifachkombination mit Levodopa und Carbidopa verordnet, obwohl die Kombination in Bezug auf die Verminderung motorischer Fluktuationen keine Überlegenheit im Vergleich zur konventionellen Levodopamedikation zeigte (Stocchi et al. 2010, STRIDE-PD). Die Verordnungen sind 2016 trotz Einführung weiterer Generika rückläufig (◘ Tabelle 40.3).

Tolcapon (*Tasmar*) war 1997 der erste COMT-Hemmer, wurde aber bald wegen tödlicher Hepatiden auf Anweisung der European Medicines Agency (EMA) vom Markt genommen. Später wurde das Präparat unter erhöhten Sicherheitsauflagen wieder zugelassen (European Medicines Agency 2004). Trotz des möglichen Vorteils einer zusätzlichen Hemmung der zerebralen COMT sind die Verordnungen weiter rückläufig (◘ Tabelle 40.3).

40.1.4 MAO-B-Hemmer

Hauptvertreter der Hemmstoffe der Monoaminoxidase-B (MAO-B) ist seit vielen Jahren Rasagilin,

❏ Tabelle 40.2 Verordnungen von Dopaminrezeptoragonisten 2016. Angegeben sind die 2016 verordneten Tagesdosen, die Änderungen gegenüber 2015 und die mittleren Kosten je DDD 2016.

Präparat	Bestandteile	DDD Mio.	Änderung %	DDD-Nettokosten €
Ropinirol				
Requip	Ropinirol	2,4	(−16,9)	3,16
Ropinirol AL	Ropinirol	2,3	(−1,7)	3,52
Ropinirol-neuraxpharm	Ropinirol	1,8	(−22,6)	3,60
Ropinirol Heumann	Ropinirol	1,5	(+136,0)	3,17
Ropinirol-ratiopharm	Ropinirol	0,66	(+58,5)	3,81
Ropinirol-1 A Pharma	Ropinirol	0,46	(−53,9)	3,71
Ropinirol Glenmark	Ropinirol	0,34	(+89,4)	2,46
		9,4	(−3,2)	3,38
Pramipexol				
Pramipexol Heumann	Pramipexol	6,2	(−22,8)	2,75
Sifrol	Pramipexol	4,8	(+9,1)	2,88
Glepark	Pramipexol	3,1	(+383,5)	1,70
Pramipexol-ratiopharm	Pramipexol	2,5	(+27,2)	2,92
Oprymea	Pramipexol	1,3	(+13,8)	2,84
Pramipexol TAD	Pramipexol	0,60	(−19,7)	3,01
Pramipexol axcount	Pramipexol	0,57	(+14,6)	2,26
Pramipexol-neuraxpharm	Pramipexol	0,52	(−43,9)	2,78
Pramipexol Winthrop	Pramipexol	0,43	(−22,3)	3,02
Pramipexol Hormosan	Pramipexol	0,43	(−49,2)	1,95
Pramipexol Aurobindo	Pramipexol	0,38	(+468,8)	1,09
Pramipexol biomo	Pramipexol	0,25	(−11,9)	3,02
		21,0	(+4,8)	2,61
Weitere Dopaminrezeptoragonisten				
Neupro	Rotigotin	6,1	(+5,7)	11,90
Clarium	Piribedil	2,1	(−3,1)	10,83
Leganto	Rotigotin	0,82	(+17,2)	13,53
		9,0	(+4,4)	11,80
Summe		39,4	(+2,7)	4,88

nachdem Selegilin seit 1998 nicht mehr in der Gruppe der meistverordneten Arzneimittel vertreten ist. Trotz Einführung von Generika war das Verordnungsvolumen 2016 weiter rückläufig (❏ Tabelle 40.3). Die Wirksamkeit von Rasagilin wurde in mehreren klinischen Studien gegenüber Placebo nachgewiesen, wobei auch die Frage einer möglichen neuroprotektiven Wirkung untersucht wurde, aber nie überzeugend geklärt wurde (Übersicht bei Hoy und Keating 2012).

Erstmals vertreten ist Safinamid (*Xadago*), das 2015 zugelassen wurde und schon ein Jahr später in die Gruppe der 3000 meistverordneten Arzneimittel gelangte. Die Wirksamkeit wurde lediglich in placebokontrollierten Studien nachgewiesen. Die frühe Nutzenbewertung durch den G-BA hat ergeben, dass ein Zusatznutzen von Safinamid im Verhältnis zur zweckmäßigen Vergleichstherapie (Dopaminagonisten, COMT-Hemmer, MAO-B-Hemmer) nicht belegt ist (siehe ▶ Arzneiverord-

◻ **Tabelle 40.3 Verordnungen von COMT-Hemmern und MAO-B-Hemmern 2016.** Angegeben sind die 2016 verordneten Tagesdosen, die Änderungen gegenüber 2015 und die mittleren Kosten je DDD 2016.

Präparat	Bestandteile	DDD Mio.	Änderung %	DDD-Nettokosten €
COMT-Hemmer				
Levod/Carbid/Entacap ratio	Levodopa Carbidopa Entacapon	4,8	(+38,5)	4,56
Stalevo	Levodopa Carbidopa Entacapon	2,1	(−29,7)	5,63
Levod/Carbid/Entac Orion	Levodopa Carbidopa Entacapon	1,6	(−16,9)	4,84
Levod/Carbid/Entac beta	Levodopa Carbidopa Entacapon	1,3	(−10,6)	3,52
Levod/Carbid/Entac AbZ	Levodopa Carbidopa Entacapon	0,54	(+36,5)	3,51
Comtess	Entacapon	0,51	(−37,9)	6,51
Tasmar	Tolcapon	0,46	(−6,3)	8,36
		11,3	(−2,0)	4,88
MAO-B-Hemmer				
Rasagilin ratiopharm	Rasagilin	2,3	(+24,2)	3,67
Azilect	Rasagilin	2,2	(−65,0)	4,46
Xadago	Safinamid	1,8	(+252,0)	4,39
		6,3	(−27,8)	4,16
Summe		17,6	(−13,1)	4,62

nungs-Report 2016, Kapitel 3, Neue Arzneimittel, Abschnitt 3.1.32). In den Preisverhandlungen wurde ein Erstattungsbetrag erreicht, der 62% unter dem ursprünglichen Listenpreis liegt.

40.2 Amantadin

Amantadin wirkt schwächer, aber schneller als Levodopa und erzeugt weniger unerwünschte Wirkungen. Nach einem Cochrane-Review stammt ein großer Teil der Daten über die Wirksamkeit von Amantadin aus nicht kontrollierten Studien, so dass die Analyse von sechs randomisierten Studien keine ausreichende Evidenz für die Wirksamkeit und Sicherheit von Amantadin bei der Behandlung von Parkinsonpatienten lieferte (Crosby et al. 2003). Die

Verordnungen von Amantadin haben 2016 leicht abgenommen (◻ Tabelle 40.4).

40.3 Anticholinergika

Die Verordnungen von Anticholinergika sind seit vielen Jahren rückläufig (◻ Abbildung 40.1), weil sie bei der Parkinsonschen Krankheit weniger effektiv als dopaminerge Mittel sind und bei älteren Patienten wegen der Beeinträchtigung kognitiver Fähigkeiten vermieden werden sollen (Silver und Ruggieri 1998). Nach einem Cochrane-Review über neun placebokontrollierte Studien wirken Anticholinergika besser als Placebo auf motorische Funktionen, eine kombinierte Analyse war jedoch wegen der Heterogenität der Daten nicht möglich (Katzen-

▫ Tabelle 40.4 Verordnungen von Anticholinergika und Amantadin 2016. Angegeben sind die 2016 verordneten Tagesdosen, die Änderungen gegenüber 2015 und die mittleren Kosten je DDD 2016.

Präparat	Bestandteile	DDD Mio.	Änderung %	DDD-Nettokosten Euro
Anticholinergika				
Akineton	Biperiden	5,4	(–3,4)	0,68
Sormodren	Bornaprin	3,0	(+0,5)	0,61
Biperiden-neuraxpharm	Biperiden	2,9	(–4,6)	0,66
Parkopan	Trihexyphenidyl	1,0	(–8,7)	0,61
		12,3	(–3,3)	0,65
Amantadin				
Amantadin-neuraxpharm	Amantadin	3,7	(+43,9)	0,35
Amantadin AL	Amantadin	3,2	(–23,5)	0,31
PK-Merz	Amantadin	1,2	(–16,4)	0,36
		8,0	(–1,1)	0,34
Summe		20,4	(–2,4)	0,53

▫ Tabelle 40.5 Andere Mittel gegen extrapyramidale Störungen 2016. Angegeben sind die 2016 verordneten Tagesdosen, die Änderungen gegenüber 2015 und die mittleren Kosten je DDD 2016.

Präparat	Bestandteile	DDD Mio.	Änderung %	DDD-Nettokosten €
Tiaprid				
Tiaprid AL	Tiaprid	3,1	(–9,1)	1,83
Tiaprid-1 A Pharma	Tiaprid	0,71	(+34,5)	1,88
		3,8	(–3,2)	1,84
Tetrabenazin				
Nitoman	Tetrabenazin	0,47	(–4,2)	6,60
Summe		4,2	(–3,3)	2,36

schlager et al. 2003). Das Verordnungsvolumen der Anticholinergika beruht vor allem auf dem hohen Anteil von Biperiden, das vermutlich weitaus häufiger für das durch Neuroleptika ausgelöste Parkinsonoid bei der Behandlung schizophrener Psychosen eingesetzt wird.

40.4 Andere Mittel gegen extrapyramidale Störungen

Tiaprid ist ein D_2-Dopaminrezeptorantagonist aus der Gruppe der Benzamide, der bei Dyskinesien verschiedener Ursachen eingesetzt wird. Die widersprüchlichen Berichte über seine klinische Wirksamkeit waren 2003 der Grund für eine weitgehende Einschränkung der Zulassung, so dass es nur noch zur Behandlung Neuroleptika-induzierter Spätdyskinesien indiziert ist. Darüber hinaus soll es Bewegungsstörungen bei Chorea Huntington verringern können. Trotz fehlender Indikation wurde Tiaprid weiterhin bei anderen dyskinetischen und choreatischen Syndromen eingesetzt (Müller-Vahl 2007). Die Verordnungen von Tiaprid waren 2016 erneut rückläufig und haben damit seit 2005 um über 40% abgenommen (▫ Tabelle 40.5).

Tetrabenazin (*Nitoman*) wurde vor 50 Jahren in die Therapie eingeführt, hat aber erst 2007 eine Zulassung für die Behandlung von hyperkinetischen Bewegungsstörungen bei Chorea Huntington und mittelschweren bis schweren Spätdyskinesien erhalten. Es hemmt den vesikulären Monoamintransporter (VMAT2) im Gehirn und verursacht dadurch eine weitgehende, aber reversible Entspeicherung von Noradrenalin und Serotonin aus den Nervenenden. In einer klinischen Studie an Patienten mit Chorea Huntington wurde über einen Zeitraum von 12 Wochen eine symptomatische Besserung anhand einer krankheitsspezifischen Punkteskala um 23,5% im Vergleich zu Placebo erzielt (Huntington Study Group 2006). Die therapeutischen Effekte von Tetrabenazin sind mit schweren Nebenwirkungen belastet (Suizid, Suizidgedanken, komplizierter Sturz, Brustkrebs).

Literatur

Birkmayer W, Hornykiewicz O (1961): Der L-Dioxyphenylalanin (L-DOPA) Effekt bei der Parkinson-Akinese. Wien klin Wschr 78: 787–788

Canadian Agency for Drugs and Technologies in Health (2015): CADTH Final Recommendation: Rotigotine – Resubmission. Internet: https://www.cadth.ca/rotigotine-7

Crosby NJ, Deane KH, Clarke CE (2003): Amantadine in Parkinson's disease. Cochrane Database Syst Rev. 2003; (1):CD003468

Deane KH, Spieker S, Clarke CE (2004): Catechol-O-methyltransferase inhibitors for levodopa-induced complications in Parkinson's disease. Cochrane Database Syst Rev. 2004 Oct 18;(4): CD004554

Deutsche Gesellschaft für Neurologie (2016): Leitlinien für Diagnostik und Therapie in der Neurologie: Idiopathisches Parkinson-Syndrom, Entwicklungsstufe: S3. Internet: https://www.dgn.org/leitlinien/3219-030-010-idiopathisches-parkinson-syndrom

European Medicines Agency (EMA) (2004): EMEA public statement on the lifting of the suspension of the marketing authorisation for tolcapone (Tasmar). Internet: www.emea.eu.int/pdfs/human/press/pus/1185404en.pdf

Giladi N, Boroojerdi B, Korczyn AD, Burn DJ, Clarke CE, Schapira AH; SP513 investigators (2007): Rotigotine transdermal patch in early Parkinson's disease: a randomized, double-blind, controlled study versus placebo and ropinirole. Mov Disord 22: 2398–2404

Hoy SM, Keating GM (2012): Rasagiline: a review of its use in the treatment of idiopathic Parkinson's disease. Drugs 72: 643–669

Huntington Study Group (2006): Tetrabenazine as antichorea therapy in Huntington disease: a randomized controlled trial. Neurology 66: 366–372

Kalia LV, Lang AE (2015): Parkinson's disease. Lancet 386: 896–912

Katzenschlager R, Sampaio C, Costa J, Lees A (2003): Anticholinergics for symptomatic management of Parkinson's disease. Cochrane Database Syst Rev. 2003;(2):CD003735

Müller-Vahl KR (2007): Die Benzamide Tiaprid, Sulpirid und Amisulprid in der Therapie des Tourette-Syndroms. Eine Standortbestimmung. Nervenarzt 78: 264–271

Ossig C, Reichmann H (2013): Treatment of Parkinson's disease in the advanced stage. J Neural Transm 120: 523–529

Pålhagen SE, Dizdar N, Hauge T, Holmberg B, Jansson R, Linder J, Nyholm D, Sydow O, Wainwright M, Widner H, Johansson A (2012): Interim analysis of long-term intraduodenal levodopa infusion in advanced Parkinson disease. Acta Neurol Scand 126: e29–33

Poewe WH, Rascol O, Quinn N, Tolosa E, Oertel WH, Martignoni E, Rupp M, Boroojerdi B; SP 515 Investigators (2007): Efficacy of pramipexole and transdermal rotigotine in advanced Parkinson's disease: a double-blind, double-dummy, randomised controlled trial. Lancet Neurol 6: 513–520

Rascol O, Brooks DJ, Korczyn AD, De Deyn PP, Clarke CE, Lang AE for The 056 Study Group (2000): A five-year study of the incidence of dyskinesia in patients with early Parkinson's disease who were treated with ropinirole or levodopa. N Engl J Med 342: 1484–1491

Rascol O, Lozano A, Stern M, Poewe W (2011): Milestones in Parkinson's disease therapeutics. Mov Disord 26: 1072–1082

Schapira AH (2004): Restless legs syndrome: an update on treatment options. Drugs 64: 149–158

Scholz H, Trenkwalder C, Kohnen R, Riemann D, Kriston L, Hornyak M (2011): Dopamine agonists for restless legs syndrome. Cochrane Database Syst Rev. 2011 Mar 16; (3): CD006009

Silver DE, Ruggieri S (1998): Initiating therapy for Parkinson's disease. Neurology 50 (Suppl 6): S18–S22; discussion S44–S48

Stocchi F, Rascol O, Kieburtz K, Poewe W, Jankovic J, Tolosa E, Barone P, Lang AE, Olanow CW (2010): Initiating levodopa/carbidopa therapy with and without entacapone in early Parkinson disease: the STRIDE-PD study. Ann Neurol 68: 18–27

The Parkinson Study Group (2004a): Levodopa and the progression of Parkinson‹s disease. N Engl J Med 351: 2498–2508

The Parkinson Study Group (2004b): Pramipexole vs levodopa as initial treatment for Parkinson disease: a 4-year randomized controlled trial. Arch Neurol 61: 1044–1053

40

Psychopharmaka

Martin J. Lohse und Bruno Müller-Oerlinghausen

© Springer-Verlag GmbH Germany 2017
U. Schwabe, D. Paffrath, W.-D. Ludwig, J. Klauber (Hrsg.), *Arzneiverordnungs-Report 2017*
DOI 10.1007/978-3-662-54630-7_41

Auf einen Blick

Trend

Die Verordnungsstruktur der Psychopharmaka hat sich in den letzten 10 Jahren auffällig verändert. Im Durchschnitt haben die Verordnungen der Antidepressiva in der letzten Dekade nochmals um mehr als 40% zugenommen, mit abflachender Tendenz seit 2012. Dieser Anstieg wurde vor allem von den selektiven Serotonin-Rückaufnahme-Inhibitoren (SSRI, fast 2-fach) und die Serotonin-Noradrenalin-Rückaufnahme-Inhibitoren (SNRI) (3-fach) getragen, während die älteren nichtselektiven Monoamin-Rückaufnahme-Inhibitoren (NSMRI, Trizyklika) seit 2010 in ihrer Verordnung leicht rückläufig waren.

Ungebrochen ist der seit 2007 fast lineare Verordnungsanstieg bei den sog. atypischen Neuroleptika um über 60%, der durch einen nur sehr moderaten Rückgang der Verschreibung klassisch hochpotenter Neuroleptika nicht kompensiert wird. Es handelt sich also vermutlich um Indikationsausweitungen oder einen Trend zu höheren Dosierungen. Dagegen sind die Verordnungen der Psychostimulanzien nunmehr seit 5 Jahren annähernd konstant und die der Tranquillantien schon seit vielen Jahren weiter rückläufig. Circa ein Drittel der Psychopharmakaverordnungen stammen von Allgemeinmedizinern.

Bewertung

Ob das über lange Zeit steigende Verordnungsvolumen von neueren Antidepressiva rationalen Kriterien gehorchte und somit für die Mehrheit der Patienten einen echten Nutzen impliziert, wird zunehmend bezweifelt. Antidepressiva sind nach neueren unabhängigen Leitlinien nicht mehr Mittel der ersten Wahl bei den in der hausärztlichen Praxis vorwiegend vorkommenden leichten Depressionen. Auch bringen neu zugelassene Antidepressiva keinen therapeutischen Vorteil. Atypische Neuroleptika (Antipsychotika) einschließlich ihrer zunehmenden kombinierten Anwendung begegnen ebenfalls der Kritik von Experten, insbesondere hinsichtlich ihrer massenhaften Anwendung im geriatrischen Bereich. Im Pflegereport 2017 des WIdO wurde darauf aufmerksam gemacht.

Die Psychopharmaka lassen sich in vier Gruppen unterteilen: Antidepressiva, Neuroleptika, Tranquillantien und Psychostimulanzien. Hinzu kommen verschiedene kleinere Gruppen, so die vorzugsweise zur Langzeittherapie bzw. Prophylaxe affektiver Störungen eingesetzten „Stimmungsstabilisierer" wie z. B. Lithiumsalze und bestimmte Antiepileptika z. B. Carbamazepin, Lamotrigin. Valproat hat diese Indikation behördlich weitgehend entzogen bekommen.

Die meisten Gruppen von Psychopharmaka werden heutzutage für eine Vielzahl von Indikationen eingesetzt, die in den letzten eineinhalb Jahrzehnten vor allem bei den Antidepressiva deutlich erweitert wurde. Einige psychiatrische Meinungsbildner nennen deshalb die derzeit noch gültige Klassifikation „obsolete and confusing" (Baumann et al. 2017). So haben beispielsweise einige „atypische" Neuroleptika auch in der Akut- und Langzeitmedikation affektiver Störungen erfolgreich Fuß gefasst. Der weiter anhaltende Verordnungsanstieg sog. atypischer Neuroleptika kann möglicherweise auf diesem Hintergrund erklärt werden. Dies ist ebenso kritisch zu sehen wie die Propagierung von Neuroleptika zur „Frühprävention" schizophrener Psychosen (Moncrieff 2008). Besonders bedenklich

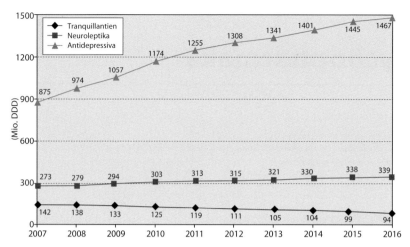

○ **Abbildung 41.1 Verordnungen von Psychopharmaka 2007 bis 2016.** Gesamtverordnungen nach definierten Tagesdosen.

erscheint die steigende Verordnung von Neuroleptika und anderen Psychopharmaka in der Geriatrie sowie bei Kindern und Jugendlichen, weitgehend als Off-label-use (Vitiello et al. 2009, Maher und Theodore 2012, Abbas et al. 2016). Beunruhigend ist auch die zunehmend durch neuere Publikationen noch unterstützte Kombination verschiedener Psychopharmaka, etwa die gleichzeitige Gabe mehrerer Neuroleptika bzw. Antidepressiva bei verschiedenen Indikationen, z. B. die „Augmentation" eines selektiven Serotonin-Rückaufnahme-Inhibitors (SSRI) durch Quetiapin bei „therapieresistenter" Angststörung (Frye et al. 2000, Clark et al. 2002, Grohmann et al. 2004). Sie wird vermutlich durch das verführerische, aber objektiv falsche Argument der angeblich besseren Verträglichkeit atypischer Neuroleptika erheblich befördert (Komossa et al. 2010, Spielmans et al. 2013). Da es kaum belastbare Belege für einen „Mehrgewinn" (basierend auf dem Nutzen-Risiko-Kosten-Quotienten) dieser vielerorts praktizierten polypharmazeutischen Strategien gibt, müssen sie als bedenklich angesehen werden (Tranulis et al. 2008, Niedrig et al. 2016). Die Deutsche Gesellschaft für Soziale Psychiatrie (2009) hat in einem Memorandum für einen restriktiven und verantwortungsvollen Umgang mit Antipsychotika plädiert. Insbesondere muss in Zukunft auf der Basis verschiedener Studien mehr Wert auf die Einhaltung der niedrigstmöglichen Dosis gelegt werden, um Langzeitschäden zu vermeiden (McGorry et al. 2013). Zudem mehreren sich die Hinweise für

schädliche Wirkungen verschiedener Psychopharmakagruppen inkl. einer Neuroleptika-assoziierten erhöhten Mortalität bei älteren Menschen (Coupland et al. 2011, Gerhard et al. 2014, Hwang et al. 2014, Danielsson et al. 2016).

41.1 Verordnungsspektrum

Das Verordnungsvolumen der Psychopharmaka hat sich 2016 mit 2,2 Mrd. definierte Tagesdosen (DDD) nur wenig verändert (+0,5%). Damit stehen sie im Vergleich zum Vorjahr weiterhin an vierter Stelle der verordnungsstärksten Indikationsgruppen (▶ Tabelle 1.2). Die zunehmende ökonomische Bedeutung der Psychopharmaka ist weiterhin daran erkennbar, dass das Verordnungsvolumen in den letzten 10 Jahren wieder um 46% gestiegen ist (○ Abbildung 41.1). In den einzelnen Indikationsgruppen ist die Verordnungsentwicklung jedoch sehr unterschiedlich. Die Antidepressiva sind seit langem die mit Abstand führende Gruppe der Psychopharmaka und haben allein in den letzten 10 Jahren noch einmal um fast 70% zugenommen. Auch die Verordnung der atypischen Neuroleptika (Antipsychotika) ist um ca. 70% gestiegen, was durch eine bescheidene Abnahme der Verordnung älterer Substanzen keineswegs kompensiert wird. Die Tranquillantien haben ihre einstmals dominierende Stellung schon lange verloren, da Ihre Verordnungen seit 1992 von dem damals erreichten Maximum insgesamt um 70% zurückgegangen sind (vgl. ◘ Arzneiverordnungs-Report 1992, Abbildung 42.2) und in den letzten 10 Jahren auch noch einmal um mehr als 30% (◘ Abbildung 41.1).

41.2 Tranquillantien

Tranquillantien (Anxiolytika) werden bevorzugt zur Dämpfung von Angst- und Spannungszuständen, jedoch auch im Kontext antimanischer und antidepressiver Therapie eingesetzt. Gegenwärtig werden hierzu ganz überwiegend Benzodiazepine verwendet. Die bisher verfügbaren Benzodiazepine erscheinen pharmakodynamisch und von ihrem klinischen Wirkprofil her nicht unterschiedlich, wenn auch die Heterogenität der GABA/Benzodiazepinrezeptoren ebenso wie die Entwicklung der Benzodiazepinrezeptoragonisten (Zolpidem u. ä. s. ► Kapitel 29) die prinzipielle Möglichkeit solcher Unterschiede nahelegen. Sehr verschieden ist bei den derzeit als Tranquillantien eingesetzten Benzodiazepinen dagegen die Pharmakokinetik, die deshalb als vornehmliches Kriterium der Klassifikation dient.

Unter den verordnungshäufigsten Arzneimitteln befindet sich eine große Zahl von Präparaten, die sich vor allem auf fünf Benzodiazepine konzentrieren (◘ Tabelle 41.1). Lorazepam steht mit seinen seit vielen Jahren stabilen Verordnungen mittlerweile an der Spitze der Tranquillantien, weil es gerne auch zur Therapie manischer und anderer psychotischer Zustände eingesetzt wird. Seine Verordnung ist in den letzten 2 Jahren nicht mehr angestiegen, hat 2016 sogar etwas abgenommen. Auch insgesamt zeigt sich eine Abnahme der Tranquillantien, lediglich Bromazepam ist deutlich angestiegen. Auf die Probleme der Dauertherapie mit Benzodiazepinen ist kürzlich noch einmal nachdrücklich hingewiesen worden. Die mit vielen Unsicherheiten behaftete Schätzung der Zahl von Benzodiazepinabhängigen in Deutschland reicht bis zu 1,6 Millionen. Es wird vermutet, dass in diesem Zusammenhang Verordnungen auf Privatrezept eine wichtige Rolle spielen (Janhsen et al. 2015). Bupropion als mögliche Alternative zu Benzodiazepinen spielt offenbar nach wie vor keine Rolle.

In Europa ist seit 2006 auch Pregabalin (*Lyrica*) zur Behandlung der generalisierten Angststörung zugelassen, nicht aber in den USA (Wensel et al. 2012). Aufgrund von Spontanmeldungen, u.a. aus Schweden, wurde inzwischen in die Fachinformation ein Hinweis auf das Missbrauchspotenzial der Substanz aufgenommen. Da gerade bei Patienten mit einer Angststörung häufig auch eine Suchtanamnese besteht, sollte die Substanz mit entsprechender Vorsicht eingesetzt werden (Arzneimittelkommission der deutschen Ärzteschaft 2011).

41.3 Antidepressiva

Die Depression tritt mit einer Lebenszeitprävalenz von 15% auf, ist doppelt so häufig bei Frauen wie bei Männern und verursacht oft eine erhebliche Behinderung und Lebenszeitverkürzung. Sie verdoppelt die Mortalität einer komorbiden koronaren Herzkrankheit und erhöht bei älteren Menschen das Diabetesrisiko um 65% (Kupfer et al. 2012). Ihre Erkennung und Behandlung ist daher wichtig. Allerdings müssen Depressionen nicht in jedem Fall medikamentös behandelt werden, da es gut validierte nichtmedikamentöse Behandlungsverfahren gibt (vgl. Bschor und Adli 2009). Für mild ausgeprägte Depressionen stellen Antidepressiva laut neuen Leitlinien nicht mehr das Mittel der ersten Wahl zur Primärtherapie dar (Deutsche Gesellschaft für Psychiatrie, Psychotherapie und Nervenheilkunde 2015). Ihre Wirksamkeit ist begrenzt und relativ unspezifisch. Im Durchschnitt und abhängig von der Schwere der Depression beträgt der absolute Unterschied der Responserate zwischen Antidepressiva und Placebo 20%, gemessen üblicherweise am 50%igen Rückgang des Punktwerts auf der Hamilton Depression Skala. Dies macht den Nachweis der Wirksamkeit und noch mehr den von Wirksamkeitsunterschieden zwischen verschiedenen Antidepressiva schwierig. Entsprechend wurde zunehmend kritisch kommentiert, dass die Wirksamkeit von Antidepressiva überschätzt werde (Baghai et al. 2011). Eine Metaanalyse zur Wirksamkeit und Verträglichkeit von Antidepressiva in der hausärztlichen Praxis fand Responderraten von 56–69% unter Verum vs. 42–47% unter Placebo. NNT für NSMRI betrug ca. 4, für SSRI 6 (Aroll et al. 2005). Freilich werden auch von einem großen Teil der Ärzteschaft vorhandene Möglichkeiten, die anti-

◘ **Tabelle 41.1 Verordnungen von Tranquillantien 2016.** Angegeben sind die 2016 verordneten Tagesdosen, die Änderungen gegenüber 2015 und die mittleren Kosten je DDD 2016.

Präparat	Bestandteile	DDD Mio.	Änderung %	DDD-Nettokosten €
Diazepam				
Diazepam-ratiopharm	Diazepam	11,0	(+1,8)	0,42
Diazepam AbZ	Diazepam	6,3	(−12,4)	0,37
Diazepam STADA	Diazepam	1,6	(−12,4)	0,21
Valocordin-Diazepam	Diazepam	1,1	(−7,5)	0,40
Diazepam Desitin	Diazepam	0,28	(−7,5)	5,52
		20,3	(−4,9)	0,46
Bromazepam				
Bromazepam-ratiopharm	Bromazepam	8,2	(+26,8)	0,56
Bromazanil	Bromazepam	2,1	(−21,5)	0,60
Normoc	Bromazepam	0,50	(−6,9)	0,48
Bromazepam-1 A Pharma	Bromazepam	0,49	(−11,3)	0,55
		11,3	(+10,2)	0,56
Oxazepam				
Oxazepam-ratiopharm	Oxazepam	3,7	(+1,0)	0,86
Oxazepam AL	Oxazepam	1,0	(−23,0)	1,20
Oxazepam-neuraxpharm	Oxazepam	0,73	(+13,3)	0,43
Praxiten	Oxazepam	0,47	(−14,6)	0,58
Oxazepam-1 A Pharma	Oxazepam	0,32	(−17,3)	1,28
Oxa-CT	Oxazepam	0,31	(−34,9)	0,77
Adumbran	Oxazepam	0,30	(−23,9)	1,13
Oxazepam HEXAL	Oxazepam	0,23	(−11,9)	1,27
		7,1	(−8,1)	0,89
Lorazepam				
Tavor	Lorazepam	24,7	(−2,5)	0,76
Lorazepam dura	Lorazepam	7,6	(+43,5)	0,65
Lorazepam-neuraxpharm	Lorazepam	1,7	(−52,6)	0,61
Lorazepam-ratiopharm	Lorazepam	0,68	(−43,8)	0,53
		34,7	(−2,2)	0,72
Alprazolam				
Alprazolam-ratiopharm	Alprazolam	5,6	(+3,4)	0,45
Alprazolam AL	Alprazolam	1,2	(−12,5)	0,41
Tafil	Alprazolam	0,86	(−11,1)	0,49
Alprazolam AbZ	Alprazolam	0,45	(−35,8)	0,63
		8,1	(−4,0)	0,46

◼ Tabelle 41.1 Verordnungen von Tranquillantien 2016. (Fortsetzung)				
Präparat	Bestandteile	DDD Mio.	Änderung %	DDD-Nettokosten €
Weitere Benzodiazepine				
Tranxilium	Dikaliumclorazepat	2,1	(−10,3)	0,65
Frisium	Clobazam	2,0	(−3,7)	0,62
Rudotel	Medazepam	1,7	(+1,3)	0,67
Demetrin/Mono Demetrin	Prazepam	0,34	(−10,7)	0,97
		6,2	(−5,2)	0,66
Buspiron				
Busp	Buspiron	0,65	(−6,8)	1,36
Summe		88,3	(−2,4)	0,63

depressive Therapie zu optimieren wie z. B. das Therapeutische Drug Monitoring (Hiemke et al. 2011, Baumann et al. 2017) oder intelligente elektronische Verordnungs-Software nicht genutzt. Derzeit werden pharmakogenetische Test-Kits stark propagiert, deren praktischer Nutzen bislang nicht überzeugend demonstriert werden konnte (Bschor et al. 2017). Metaanalysen legen nahe, dass bei nur leicht oder mittel ausgeprägten Depressionen der Placeboanteil der Gesamtwirkung im Vordergrund steht (Kirsch et al. 2008, Fournier et al. 2010, Müller-Oerlinghausen 2011). Die THREAD-Studie fand zwar bei Patienten mit leichter bis mittelschwerer Depression eine Überlegenheit der Kombination von SSRI plus psychosoziale Unterstützung versus psychosoziale Unterstützung alleine, aber die Autoren bewerten die Differenz als relativ klein und als möglichen Placeboeffekt (Kendrick et al. 2009). Auch resultieren drastisch geringere Effektstärken bei fast allen Antidepressiva, wenn die von den Herstellern nicht publizierten Studien zur Bewertung mit herangezogen werden (Turner et al. 2008). Eine kritische Nachberechnung der Daten von Kirsch et al. (2008) erbringt keine überzeugenden Einwände (Fountoulakis und Möller 2010). Die von der deutschen nervenärztlichen Fachgesellschaft DGPPN behauptete Senkung der Häufigkeit suizidaler Handlungen durch Antidepressiva ist durch valide Studien widerlegt worden (Moncrieff und Kirsch 2005, Reeves und Ladner 2010, Bschor und Müller-Oerlinghausen 2014).

Eine interessante Entwicklung ist der off-label Einsatz von Ketamin, also eines Narkosemittels, das bei schwer depressiven Patienten zu einer Zustandsbesserung innerhalb weniger Stunden führen kann und jüngst auch aus epidemiologischen Daten an über 40.000 Patienten, die Ketamin wegen Schmerzen erhielten, als antidepressiv gefunden wurde (Cohen et al. 2017). Es scheint insbesondere auch bei akuter Suizidalität wirksam zu sein. Ketamin ist mit dieser Indikation weder in Europa noch in den USA zugelassen und wird allenfalls unter sehr speziellen Bedingungen für den off-label Einsatz empfohlen (Sanacora et al. 2017). Fortschritte in der medikamentösen Behandlung depressiver Patienten sind in den kommenden Jahren angesichts des derzeitigen Forschungsstandes freilich nicht primär von neuen Substanzen zu erwarten, sondern vom optimierten Umgang mit den vorhandenen Antidepressiva einschließlich rationaler Dosierung- und Augmentationsstrategien (Deutsche Gesellschaft für Psychiatrie, Psychotherapie und Nervenheilkunde 2015). Dazu könnte auch eine reformierte psychiatrische Diagnostik beitragen, die nicht nur die Schwere sondern auch die Art der Depression wieder angemessen berücksichtigt (Grof 2013).

Das Verordnungsvolumen von Antidepressiva ist nicht nur in Deutschland sondern in vielen Ländern incl. USA irritierend hoch. Ob der pharmakoepidemiologische Befund, dass 10% der Europäer in mittlerem Alter jährlich Antidepressiva einnehmen (Blanchflower und Oswald 2016), mehrheitlich rational begründete Indikationen reflektiert, darf füglich bezweifelt werden. Die Randunschärfe mancher neuer psychiatrischer Krankheitsbilder in

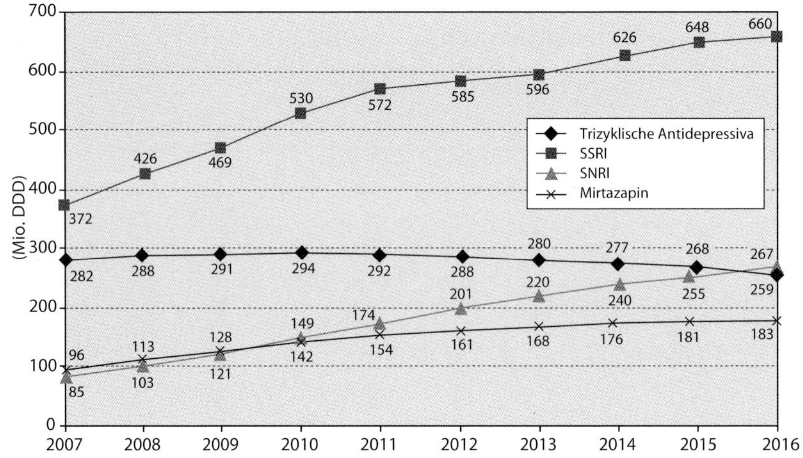

◘ Abbildung 41.2 Verordnungen von Antidepressiva 2007 bis 2016. Gesamtverordnungen nach definierten Tagesdosen.

modernen Diagnosesystemen (ICD-10; DMS-5) hat ebenfalls Kritiker gefunden (Whitaker 2010). Auch die zunehmende Zahl von Kindern und Jugendlichen, die insbesondere in den USA Antidepressiva erhalten, gibt Anlass zur Sorge, da hierdurch Verhaltensstörungen ausgelöst werden können, die dann ihrerseits zu psychiatrischen Fehldiagnosen führen (Offidani et al. 2013). Eine neue Studie kam Deutschland betreffend nicht zu beunruhigenden Ergebnisse (Abbas et al. 2016). Die Verordnung von Psychopharmaka bei Kindern und Jugendlichen scheint sich derzeit in eher fachärztliche Praxen zu verlagern.

41.3.1 Nichtselektive Monoamin-Rückaufnahme-Inhibitoren (NSMRI)

Die nichtselektiven Monoamin-Rückaufnahme-Inhibitoren (NSMRI, „Trizyklika"), die inzwischen preislich deutlich höher als die SSRI-Generika liegen, zeigen seit 2010 einen minimalen Rückgang des Verordnungsvolumens (◘ Abbildung 41.2). Amitriptylin, Doxepin und Trimipramin dominieren als klassische „trizyklische" Substanzen mit stärker sedierenden Wirkungen (◘ Tabelle 41.2). Diese Substanzen werden wohl mehrheitlich bei Depression und chronischen Schmerzzuständen eingesetzt, wo ihre Wirksamkeit sehr viel besser belegt ist als die von SSRI. Nachdenklich stimmt, dass in einer großen britischen Kohortenstudie bei älte-

ren Patienten NSMRI in niedrigen Dosen verträglicher waren als SSRI oder SNRI (Coupland et al. 2011). Bei Depressionen im Kontext verschiedener körperlicher Krankheiten (z. B. Krebs, Morbus Parkinson) dürften NSRMI wirksamer als SSRI sein (Ujeyl und Müller-Oerlinghausen 2012). Bedauerlich aus Sicht einer rationalen Pharmakotherapie ist die Ankündigung von GSK, das besonders gut steuerbare Nortriptylin vom Markt zu nehmen.

Opipramol wird weiterhin in großem Umfang verordnet (◘ Tabelle 41.2), obwohl sich überhaupt keine kontrollierten Studien zur antidepressiven Wirksamkeit finden. In jeweils einer positiven Studie zu den Indikationen „somatoforme Störung" und „generalisierte Angststörung" zeigten sich signifikante Effekte gegenüber Placebo (Volz et al. 2000, Möller et al. 2001). Allerdings unterscheidet sich in der ersten Studie die Abnahme an somatischer bzw. psychischer Angst quantitativ nur marginal von denen der Placebogruppe nach sechswöchiger Medikation (Volz et al. 2000). Die hohe Beliebtheit von Opipramol bleibt aus klinisch-pharmakologischer Sicht und unter Bezug auf neuere Therapieempfehlungen unverständlich. Tianeptin, das schon 1988 in Frankreich eingeführt wurde, ist 2012 in Deutschland auf den Markt gekommen. Es wird auch als „atypisches" Antidepressivum bezeichnet, weil sich seine pharmakologischen Eigenschaften von denen anderer Antidepressiva prinzipiell unterscheiden. Einen „Durchbruch" in der medikamentösen antidepressiven Therapie dürfte

◖ Tabelle 41.2 Verordnungen trizyklischer und weiterer nichtselektiver Antidepressiva 2016. Angegeben sind die 2016 verordneten Tagesdosen, die Änderungen gegenüber 2015 und die mittleren Kosten je DDD 2016.

Präparat	Bestandteile	DDD Mio.	Änderung %	DDD-Nettokosten €
Amitriptylin				
Amitriptylin-neuraxpharm	Amitriptylin	28,4	(−7,3)	0,37
Amineurin	Amitriptylin	18,2	(−31,4)	0,39
Amitriptylin Micro Labs	Amitriptylin	14,5	(+385,2)	0,48
Saroten	Amitriptylin	10,2	(+16,5)	0,28
Amitriptylin-CT	Amitriptylin	6,4	(−4,7)	0,38
Amitriptylin dura	Amitriptylin	4,6	(−48,8)	0,49
Syneudon	Amitriptylin	1,7	(−5,3)	0,35
		84,2	(−2,8)	0,39
Doxepin				
Doxepin-ratiopharm	Doxepin	24,6	(+6,8)	0,46
Doxepin-neuraxpharm	Doxepin	10,5	(+11,7)	0,48
Doxepin-1 A Pharma	Doxepin	3,7	(−54,5)	0,34
Doxepin dura	Doxepin	0,97	(+66,3)	0,45
Mareen	Doxepin	0,87	(−9,5)	0,35
Aponal	Doxepin	0,85	(−11,2)	0,74
Doneurin	Doxepin	0,71	(−31,6)	0,36
		42,3	(−4,4)	0,46
Trimipramin				
Trimipramin-neuraxpharm	Trimipramin	14,1	(+19,8)	0,67
Trimipramin AL	Trimipramin	8,7	(−25,3)	0,63
Trimipramin-1 A Pharma	Trimipramin	3,6	(−7,7)	0,56
Stangyl	Trimipramin	1,1	(−11,9)	0,66
Trimineurin	Trimipramin	0,97	(−7,9)	0,63
Trimipramin Aristo	Trimipramin	0,54	(+94,2)	1,29
		29,0	(−3,0)	0,65
Opipramol				
Opipram	Opipramol	53,5	(+10,0)	0,39
Opipramol-neuraxpharm	Opipramol	11,0	(+15,8)	0,35
Opipramol AL	Opipramol	5,2	(−37,5)	0,38
Opipramol Heumann	Opipramol	4,1	(+23,5)	0,28
Insidon	Opipramol	3,0	(−8,3)	0,59
Opipramol-1 A Pharma	Opipramol	1,2	(−56,6)	0,40
Opipramol STADA	Opipramol	1,2	(−71,8)	0,34
		79,1	(−1,1)	0,39
Weitere trizyklische Antidepressiva				
Amioxid-neuraxpharm	Amitriptylinoxid	5,5	(−3,0)	0,19
Anafranil	Clomipramin	4,8	(−3,4)	0,63
Tianeurax	Tianeptin	3,0	(+33,2)	1,56
Nortrilen	Nortriptylin	2,6	(−3,4)	0,52

Tabelle 41.2 Verordnungen trizyklischer und weiterer nichtselektiver Antidepressiva 2016. (Fortsetzung)

Präparat	Bestandteile	DDD Mio.	Änderung %	DDD-Nettokosten €
Imipramin-neuraxpharm	Imipramin	2,0	(−3,0)	0,44
Clomipramin-neuraxpharm	Clomipramin	1,8	(−31,5)	0,65
		19,7	(−2,7)	0,62
Weitere nichtselektive Antidepressiva				
Trazodon-neuraxpharm	Trazodon	3,4	(+14,0)	1,22
Maprotilin-neuraxpharm	Maprotilin	1,7	(+6,4)	0,37
		5,2	(+11,3)	0,93
Summe		259,5	(−2,3)	0,46

es nicht darstellen, da Tianeptin eine fast identische Wirksamkeit wie andere NSMRI mit etwas weniger anticholinergen Effekten und möglicherweise weniger kardiovaskulären und sexuellen Störwirkungen hat (Wagstaff et al. 2001). Berichte über Missbrauch und Abhängigkeitsentwicklung insbesondere bei Depressionen von Frauen mahnen zu Vorsicht. Die deutschen Ärzte und Ärztinnen scheinen aber diese Altsubstanz trotz des hohen Preises erproben zu wollen, was sich in dem erheblichen Verordnungszuwachs reflektiert (■ Tabelle 41.2).

41.3.2 Selektive Serotonin-Rückaufnahme-Inhibitoren (SSRI)

Die generelle Wirksamkeit und Verträglichkeit von SSRI bei der Depression unterscheidet sich nicht von der klassischer NSMRI Antidepressiva (siehe oben) (Geddes et al. 2001, MacGillivray et al. 2003, Deutsche Gesellschaft für Psychiatrie, Psychotherapie und Nervenheilkunde 2015). Neuere Metaanalysen weisen darauf hin, dass zwar das Nebenwirkungsprofil der neueren Antidepressiva ähnlich ist, sich jedoch bezüglich der Ausprägung einzelner Effekte deutliche Unterschiede zwischen den einzelnen Wirkstoffen finden (Gartlehner et al. 2008). Bei stationären Patienten bzw. schwerer Depression ist die Wirksamkeit von NSMRI im Vergleich zu SSRI eher größer (Anderson 2000). Dementsprechend empfiehlt das American College of Physicians, dass, falls eine antidepressive Therapie überhaupt indiziert ist, das adäquate Antidepressivum unter

Berücksichtigung der Patientenpräferenz, des individuellen Nebenwirkungsprofils und der Kosten ausgewählt wird (Quaseem et al. 2008). Es bestehen begründete Zweifel, ob das Spektrum der somatischen Risiken einer SSRI-Langzeitbehandlung und ihre Dosisabhängigkeit in der Praxis genügend berücksichtigt werden (Sterke et al. 2012). Dazu gehören neben den häufigen Sexualfunktionsstörungen die Hyponatriämie, das erhöhte Osteoporose- und Sturz,- aber auch Blutungsrisiko insbesondere in Kombination mit Acetylsalicylsäure (Tsapakis et al. 2012, Sayadipour et al. 2012). Dies sollte speziell in der Geriatrie beachtet werden, auch vor dem Hintergrund, dass bei Alzheimerpatienten keine antidepressive Wirksamkeit von z. B. Sertralin beobachtet wurde (z. B. Rosenberg et al. 2010). Eine neue Studie zeigt ein erhöhtes Sterberisiko bei älteren Patienten insbesondere bei Einnahme von Antidepressiva mit einem speziellen Arrhythmierisiko wie z. B. Citalopram (Danielson et al. 2016). Schließlich mehren sich Berichte über Entzugssymptome beim Absetzen von SSRI, die über Tage bis Wochen anhalten und ähnliche Symptome wie die Abhängigkeit von Barbituraten und Benzodiazepinen verursachen (Fava et al. 2015).

Bei den Antidepressiva vom SSRI-Typ ist das Verordnungsvolumen in den letzten 10 Jahren nochmals um fast 80% gestiegen (■ Abbildung 41.2). Der Trend zur bevorzugten Verordnung neuerer Substanzen hat sich nur noch begrenzt fortgesetzt (■ Tabelle 41.3). Eine deutliche Zunahme findet sich auch 2016 wieder bei Sertralin, das wie das weiterhin dominierende Citalopram den Vorteil

◻ **Tabelle 41.3 Verordnungen selektiver Serotonin-Rückaufnahme-Inhibitoren (SSRI) 2016.** Angegeben sind die 2016 verordneten Tagesdosen, die Änderungen gegenüber 2015 und die mittleren Kosten je DDD 2016.

Präparat	Bestandteile	DDD Mio.	Änderung %	DDD-Nettokosten €
Citalopram				
Citalopram dura	Citalopram	133,9	(−3,8)	0,27
Citalopram AL	Citalopram	50,5	(+31,5)	0,25
Citalopram-1 A Pharma	Citalopram	42,8	(−30,9)	0,25
Citalopram Aristo	Citalopram	26,5	(+8,9)	0,20
Citalopram-neuraxpharm	Citalopram	14,7	(+10,6)	0,20
Citalopram AbZ	Citalopram	10,5	(−0,1)	0,17
Citalopram-ratiopharm	Citalopram	5,2	(−7,2)	0,27
Citalopram HEXAL	Citalopram	3,9	(−14,7)	0,27
Citalopram-biomo	Citalopram	1,9	(−14,3)	0,15
		290,0	(−3,4)	0,25
Fluoxetin				
Fluoxetin-neuraxpharm	Fluoxetin	28,7	(+12,0)	0,23
Fluoxetin HEXAL	Fluoxetin	12,5	(+22,7)	0,24
Fluoxetin-1 A Pharma	Fluoxetin	11,8	(−27,9)	0,22
Fluoxetin-ratiopharm	Fluoxetin	3,2	(−2,7)	0,26
Fluoxetin beta	Fluoxetin	1,9	(−35,1)	0,23
Fluoxetin AL	Fluoxetin	1,9	(−16,2)	0,24
		60,1	(−1,1)	0,23
Paroxetin				
Paroxedura	Paroxetin	18,2	(+50,2)	0,22
Paroxetin-1 A Pharma	Paroxetin	8,9	(−2,9)	0,23
Paroxetin-neuraxpharm	Paroxetin	8,6	(−45,1)	0,25
Paroxetin beta	Paroxetin	5,8	(+52,9)	0,25
Paroxat	Paroxetin	5,5	(+18,6)	0,25
		46,9	(+3,5)	0,23
Sertralin				
Sertralin dura	Sertralin	48,6	(+75,2)	0,23
Sertralin Aurobindo	Sertralin	22,0	(−20,5)	0,25
Sertralin BASICS	Sertralin	20,5	(−27,0)	0,26
Sertralin Winthrop	Sertralin	19,1	(+28,9)	0,26
Sertralin Heumann	Sertralin	15,7	(+39,5)	0,21
Sertralin-1 A Pharma	Sertralin	4,6	(+24,3)	0,25
Sertralin-neuraxpharm	Sertralin	2,8	(−8,0)	0,25
		133,4	(+14,6)	0,24
Escitalopram				
Escitalopram Heumann	Escitalopram	46,7	(+159,2)	0,23
Escitalopram BASICS	Escitalopram	10,2	(+77,0)	0,22
Escitalopram-ratiopharm	Escitalopram	8,9	(−13,0)	0,23
Escitalopram neuraxpharm	Escitalopram	7,9	(+60,2)	0,23

◻ **Tabelle 41.3** Verordnungen selektiver Serotonin-Rückaufnahme-Inhibitoren (SSRI) 2016. (Fortsetzung)

Präparat	Bestandteile	DDD Mio.	Änderung %	DDD-Nettokosten €
Escitalopram Glenmark	Escitalopram	6,3	(+33,5)	0,24
Escitalopram AbZ	Escitalopram	6,2	(+19,8)	0,24
Escitalopram beta	Escitalopram	5,2	(−26,5)	0,22
Escitalopram-1 A Pharma	Escitalopram	4,4	(−43,7)	0,26
Escitalopram Lundbeck	Escitalopram	3,8	(−31,3)	0,24
Escitalopram HEXAL	Escitalopram	2,3	(−67,5)	0,24
Escitalopram Mylan	Escitalopram	1,7	(+150,1)	0,23
		103,5	(+34,2)	0,23
Weitere Mittel				
Brintellix	Vortioxetin	4,7	(+27,4)	1,92
Fluvoxamin-neuraxpharm	Fluvoxamin	2,4	(−3,7)	0,25
		7,1	(+14,7)	1,35
Summe		641,0	(+5,8)	0,26

eines geringeren Interaktionspotentials besitzt. Escitalopram, das inzwischen nicht mehr teurere S-Isomer von Citalopram, zeigt 2016 nach der Einführung zahlreicher Generika nochmals eine starke Verordnungszunahme, liegt aber immer noch deutlich niedriger als Citalopram (◻ Tabelle 41.3). Jedoch könnte der Rote-Hand-Brief zu Citalopram, der vor der Anwendung höherer Dosen wegen des kardialen Risikos (Torsades de pointes) warnte, hierfür eine Rolle gespielt haben.

Als stark beworbener Vorteil der SSRI gilt ihre niedrige akute Toxizität im Hinblick auf das hohe Suizidrisiko depressiver Patienten. Schon ältere Literaturübersichten deuten jedoch auf ein erhöhtes Suizidrisiko unter SSRI hin (Healy 2003). Die Balance zwischen suizidalitätsvermindernden und suizidalitätsinduzierenden Effekten ist bei Erwachsenen möglicherweise neutral, während bei Patienten über 65 Jahre vielleicht statistisch der suizidalitätsvermindernde Effekt überwiegt (Reeves und Ladner 2010). Weitere Publikationen bestätigen die bereits 2004 publizierten Warnungen der Arzneimittelkommission der deutschen Ärzteschaft und erbringen auch deutliche Hinweise, dass das suizidogene Risiko der SSRI höher ist als das der älteren Antidepressiva (Stübner et al. 2010, Braun et al. 2016). Coupland et al. (2015) zeigen anhand einer großen britischen Kohorte von fast 239 000 Patienten, dass nicht generell

das genannte Risiko bei SSRIs statistisch größer ist als bei NSMRI, dass aber z. B. das Risiko von Suizidversuchen unter Venlafaxin bzw. Mirtazapin erheblich höher ist als unter Amitriptylin (HR 1,85 bzw. 1,70 im Vergleich zu 0,71.)

Das 2015 eingeführte Vortioxetin ist ein SSRI mit einem etwas abweichenden Rezeptorbindungsprofil, aber vergleichbarem Wirksamkeits- und Nebenwirkungsprofil (Zhang et al. 2015). Ein Zusatznutzen ist weder bei leichten depressiven Episoden noch bei mittelgradigen bis schweren Depressionen belegt (▶ Arzneiverordnungs-Report 2016, Kapitel 3, Neue Arzneimittel 2015, Abschnitt 3.1.37). Es wurde trotz seines 8fach höheren Preises deutlich mehr verordnet (◻ Tabelle 41.3).

41.3.3 Serotonin-Noradrenalin-Rückaufnahme-Inhibitoren (SNRI)

Das Verordnungsvolumen der Serotonin-Noradrenalin-Rückaufnahme-Inhibitoren (SNRI) ist in den letzten 10 Jahren mehr als dreifach angestiegen und hat 2016 erstmals die Verordnungen der Trizyklika übertroffen (◻ Abbildung 41.2). Venlafaxin ist im Vergleich zum Vorjahr 2016 noch etwas stärker verschrieben worden als im Vorjahr. (◻ Tabelle 41.4). Metaanalysen weisen auf eine im Vergleich zu SSRI

◻ **Tabelle 41.4 Verordnungen weiterer selektiver Rückaufnahme-Inhibitoren 2016.** Angegeben sind die 2016 verordneten Tagesdosen, die Änderungen gegenüber 2015 und die mittleren Kosten je DDD 2016.

Präparat	Bestandteile	DDD Mio.	Änderung %	DDD-Nettokosten €
Venlafaxin				
Venlafaxin-neuraxpharm	Venlafaxin	80,9	(+37,7)	0,38
Venlafaxin Heumann	Venlafaxin	63,8	(+7,1)	0,41
Venlafaxin-1 A Pharma	Venlafaxin	14,1	(−39,1)	0,41
Venlafaxin TAD	Venlafaxin	8,5	(+44,4)	0,46
Venlafaxin AAA Pharma	Venlafaxin	6,5	(−13,3)	0,48
Venlafaxin AL	Venlafaxin	4,9	(−11,1)	0,42
Venlafaxin AbZ	Venlafaxin	3,1	(−34,9)	0,33
Venlafaxin-ratiopharm	Venlafaxin	2,5	(−29,3)	0,41
Venlafaxin Winthrop	Venlafaxin	2,1	(−30,8)	0,40
Venlafaxin HEXAL	Venlafaxin	2,0	(−21,2)	0,47
Venlafaxin Hennig	Venlafaxin	1,5	(−15,7)	0,46
		189,9	(+7,9)	0,40
Duloxetin				
Cymbalta	Duloxetin	22,1	(−50,9)	2,96
Duloxalta	Duloxetin	10,7	(+31,9)	1,97
Duloxetin-1 A Pharma	Duloxetin	5,8	(+546,2)	1,72
Duloxetin Glenmark	Duloxetin	5,3	(neu)	0,83
Duloxetin Lilly	Duloxetin	4,3	(−25,9)	1,84
DuloxeHEXAL	Duloxetin	4,2	(+130,5)	2,06
Duloxetin beta	Duloxetin	4,1	(+215,5)	1,64
Duloxetin-ratiopharm	Duloxetin	4,0	(+202,6)	2,01
Duloxetin Zentiva	Duloxetin	3,2	(>1000)	1,66
Duloxetin AL	Duloxetin	2,7	(>1000)	1,49
Duloxetin AbZ	Duloxetin	1,5	(+134,6)	2,04
Duloxetin-biomo	Duloxetin	1,2	(+158,8)	1,67
		69,1	(+5,3)	2,12
Noradrenalin-Rückaufnahme-Inhibitoren (NaRI)				
Elontril	Bupropion	21,2	(−18,1)	0,98
Bupropion neuraxpharm	Bupropion	6,0	(neu)	1,04
Bupropionhydrochlorid HEXAL	Bupropion	2,3	(+711,4)	1,11
		29,5	(+12,8)	1,01
Summe		288,5	(+7,7)	0,87

etwas höhere Wirksamkeit bzw. höhere Zahl von Vollremissionen unter Venlafaxin hin (Smith et al. 2002), wobei freilich Venlafaxin nicht effektiver als NSMRI, insbesondere Amitriptylin oder Clomipramin ist und seine „duale" Wirkung sich erst in höherer Dosierung zeigt. Auch eine neuere Meta-analyse zeigt, dass Venlafaxin im Vergleich zu NSMRI weder eine bessere Wirksamkeit noch Verträglichkeit besitzt (Schueler et al. 2011). Das Risiko der Induktion suizidaler Ideen oder Handlungen trifft auch auf Venlafaxin zu (Arzneimittelkommission 2004, Sharma et al. 2016).

Duloxetin ist trotz Einführung der ersten Generika vielfach teurer und wurde 2016 wiederum etwas häufiger als im Vorjahr verordnet (◘ Tabelle 41.4), obwohl es nach einem neueren Cochrane-Review nicht besser als einige andere neue Antidepressiva wirkt und im direkten Vergleich gegenüber diesen sowohl in der Effektivität als auch in der Verträglichkeit schlechter abschneidet (Hegerl et al. 2012, Cipriani et al. 2012). Sein Vorteil soll in einer besonderen analgetischen Wirkungskomponente liegen, welche sich aber nicht bestätigen ließ. Auf diesem Hintergrund erscheint der bisherige Verordnungsanstieg schwer begründbar.

41.3.4 Noradrenalin-Rückaufnahme-Inhibitoren (NaRI)

Auffällig ist die weitere Zunahme der Verordnungen von Bupropion. Diese Substanz hat ein dosisabhängiges Risiko für Krampfanfälle von 0,24–0,4%, das durch Komedikation mit Antipsychotika und Antidepressiva weiter erhöht werden kann (Dersch et al. 2011). Diesem bedenklichen Risiko steht freilich ein praktischer Vorteil gegenüber. Im Vergleich zu den SSRI ist das Risiko von Sexualstörungen deutlich kleiner. Weiterhin wird Bupropion (*Zyban*) auch zur Raucherentwöhnung eingesetzt. Inwieweit die bei dieser Indikation beobachteten suizidalen Handlungen eher der Substanz oder dem Nikotinentzug zuzurechnen sind, ist nicht geklärt (Arzneimittelkommission der deutschen Ärzteschaft 2004). Nicht bekannt ist, ob möglicherweise die unter SSRI bzw. SNRI berichteten Entzugssymptome beim Versuch des Absetzens von Bupropion nicht in gleicher Heftigkeit auftreten.

41.3.5 Weitere Antidepressiva

Das hohe Verordnungsvolumen von Mirtazapin hat 2016 noch weiter zugenommen (◘ Tabelle 41.5). Es wird vermutlich wegen seiner sedierenden Wirkungen relativ breit und möglicherweise auch off-label eingesetzt (Gibbons et al. 2007). Die Wirksamkeit einer Kombination von Mirtazapin mit SSRI oder NSMRI ist im Vergleich zu anderen Kombinationen besser belegt (Bschor und Hartung 2008). In der

oben erwähnten Vergleichsanalyse neuerer Antidepressiva schneidet Mirtazapin hinsichtlich der Effektivität, nicht aber der Verträglichkeit, besonders gut ab (Cipriani et al. 2012). Die unter Mirtazapin häufiger beobachtete Gewichtszunahme kann in der Praxis Probleme bereiten (Gartlehner et al. 2008). Für diabetische Patienten ist Mirtazapin möglicherweise keine gute Wahl (Song et al 2015). In einer schwedischen Registerstudie war Mirtazapin unter allen Antidepressiva mit dem höchsten Sterberisiko bei älteren Menschen statistisch assoziiert (Danielsson et al. 2016). Seine sedierende Wirkungskomponente stellt keine belastbare Begründung für seinen Einsatz bei akut suizidalen Patienten dar.

Nach einem Cochrane-Review über 13 Studien mit 4495 Patienten stellt auch der Melatoninrezeptoragonist Agomelatin (*Valdoxan*) keinen wesentlichen Fortschritt in der Depressionstherapie dar (Guaiana et al. 2013). Agomelatin war zwar besser verträglich als Paroxetin und Venlafaxin, hatte aber insgesamt eine ähnliche Verträglichkeit wie SSRIs. Seine Verordnungen haben nur wenig zugenommen (◘ Tabelle 41.5).

41.3.6 Lithiumsalze

Klar umrissen in Indikationen wie auch Nebenwirkungen ist die Anwendung von Lithiumsalzen zur Prophylaxe von manisch-depressiven Phasen und zur Therapie der akuten Manie (Geddes et al. 2001, Bauer et al. 2006, Grof und Müller-Oerlinghausen 2009). Aber auch Patienten mit einer phasischen unipolaren Depression können von einer Lithiumlangzeitmedikation profitieren (Abouh-Saleh et al. 2017) Die Verordnungen sind in den vergangenen Jahren weitgehend konstant geblieben und haben 2016 leicht abgenommen (◘ Tabelle 41.5). Aktuelle unabhängige Leitlinien empfehlen nachdrücklich Lithium als Mittel der ersten Wahl vor allen anderen Substanzen zur Langzeitprophylaxe bipolarer Phasen. Insgesamt dürfte die Zahl der Lithium-behandelten Patienten in der Bundesrepublik angesichts des auch volkswirtschaftlich eindrucksvollen Nutzens dieser Prophylaxe zu niedrig liegen.

Als potentielle Alternativen zu Lithiumsalzen spielen vor allem einige Antikonvulsiva eine wich-

◻ Tabelle 41.5 Verordnungen weiterer Antidepressiva 2016. Angegeben sind die 2016 verordneten Tagesdosen, die Änderungen gegenüber 2015 und die mittleren Kosten je DDD 2016.

Präparat	Bestandteile	DDD Mio.	Änderung %	DDD-Nettokosten €
Mianserin				
Mianserin-neuraxpharm	Mianserin	0,91	(–7,9)	0,85
Mirtazapin				
Mirtazapin Heumann	Mirtazapin	63,9	(+13,4)	0,39
Mirta TAD	Mirtazapin	28,8	(–8,6)	0,47
Mirtazapin dura	Mirtazapin	24,2	(+52,8)	0,45
Mirtazapin Aurobindo	Mirtazapin	18,8	(+91,1)	0,41
Mirtazapin Hormosan	Mirtazapin	13,5	(+16,1)	0,37
Mirtazapin-ratiopharm	Mirtazapin	8,9	(+33,9)	0,47
Mirtazapin-1 A Pharma	Mirtazapin	8,9	(+42,8)	0,43
Mirtazapin AbZ	Mirtazapin	4,1	(–53,2)	0,40
Mirtazapin STADA	Mirtazapin	2,6	(–85,7)	0,39
Mirtazapin-neuraxpharm	Mirtazapin	2,2	(–38,1)	0,40
Mirtazapin AL	Mirtazapin	1,7	(–12,0)	0,43
Mirtazapin-biomo	Mirtazapin	1,3	(–17,1)	0,38
Mirtazapin HEXAL	Mirtazapin	1,2	(–4,5)	0,45
		180,2	(+4,1)	0,42
MAO-Inhibitoren				
Jatrosom	Tranylcypromin	3,0	(–1,6)	1,09
Moclobemid-ratiopharm	Moclobemid	1,7	(+1,9)	0,71
		4,8	(–0,3)	0,95
Lithiumsalze				
Quilonum	Lithium	16,6	(–0,5)	0,48
Hypnorex	Lithium	4,1	(–2,3)	0,54
Lithium Apogepha	Lithium	0,60	(–6,2)	0,65
		21,3	(–1,0)	0,50
Melatonerge Antidepressiva				
Valdoxan	Agomelatin	27,2	(+4,3)	1,91
Summe		234,4	(+3,5)	0,61

tige Rolle, z. B. Valproat oder Carbamazepin, jedoch auch einige atypische Neuroleptika (siehe unten), die aber als Phasenprophylaktika Lithium l nicht gleichwertig sind. Für einige SSRIs und SNRIs ist die rezidivprophylaktische Wirksamkeit bei unipolaren Depressionen recht gut belegt, obwohl die Studiendauer für eine valide Aussage fast immer zu kurz ist (Hansen et al. 2008). Eine große prospektive deutsche Langzeitstudie fand eine bessere Rezidivprophylaxe über 2,5 Jahre mit Lithium im Vergleich zu Amitriptylin (Greil et al. 1996). Die Wirksamkeit von Valproinsäure und neueren Antikonvulsiva (Gabapentin, Topiramat) in der Phasenprophylaxe von bipolaren Störungen ist gegenwärtig nicht ausreichend belegt (Macritchie et al. 2001, Bschor et al. 2014). Die European Medicines Agency (EMA) hat 2010 für Valproinsäure die Indikation „Prophylaxe von manischen oder depressiven Phasen" zurückgezogen. Hingegen ist für Lamotrigin eine selektiv depressionspräventive Wirksamkeit bei Patienten mit bipolaren Störungen in zwei großen Studien gezeigt worden, die zur Zulassung in dieser Indikation geführt hat (Goodwin et al. 2004).

Eine Senkung des hohen Suizidrisikos bei Patienten mit affektiven Psychosen vom uni- oder bipolaren Typ ist bislang nur für Lithiumsalze eindeutig belegt worden (Cipriani et al. 2013, Lewitzka et al. 2013, 2015). Für erhebliche Irritation insbesondere in den USA, wo seit vielen Jahren ohne zureichende Evidenz vor allem Valproat zur Phasenprophylaxe bipolarer Patienten eingesetzt wird, sorgte eine große epidemiologische Untersuchung, in der eine 2,7-fach höhere Suizidrate bei Valproat- im Vergleich zu Lithium-behandelten Patienten beschrieben wurde (Goodwin et al. 2003). Zu ähnlichen Ergebnissen kamen Collins und McFarland (2008). Aber auch die nicht-suizid-bedingte Mortalität ist unter Lithium niedriger als unter Valproat (Smith et al. 2015, Toffol et al. 2016). Zunehmend verdichten sich auch die Hinweise, dass eine Lithiumprophylaxe das Demenzrisiko bei bipolaren Patienten senkt (Gerhard et al. 2015).

Eine praktisch wichtige, in kontrollierten Studien gut belegte Anwendung von Lithium ist die leider nicht ausreichend genutzte Augmentationsstrategie, d. h. die Kombination mit Lithium bei auf Antidepressiva nicht befriedigend ansprechenden Patienten (Bauer et al. 2010, Deutsche Gesellschaft für Psychiatrie, Psychotherapie und Nervenheilkunde 2015). Zum Nebenwirkungsspektrum von Lithiumsalzen ist kürzlich eine Metaanalyse veröffentlicht worden, in der mehr Beachtung für die Hyperkalzämie und eine verminderte renale Clearance bei mehr als 20-jähriger Behandlungszeit empfohlen wird (McKnight et al. 2012). Eine neue Studie der gleichen Arbeitsgruppe ergibt Hinweise, dass das Risiko einer renalen Schädigung insbesondere bei älteren Frauen und solchen mit einem Diabetes erhöht ist (Shine et al. 2015). Die auf vielen Studien der 80er/90er Jahre beruhende Vorstellung, dass das Risiko einer progressiven chronischen Niereninsuffizienz unter einer gut überwachten Lithiumlangzeitmedikation verschwindend gering ist, kann nach neueren sorgfältigen Untersuchungen an über Jahrzehnte mit Lithium behandelten und sorgfältig dokumentierten Patienten nicht aufrechterhalten werden (Bendz et al. 2010, Bocchetta et al. 2013, Gitlin 2016). Umso wichtiger ist eine präzise,

fortlaufende Dokumentation des Krankheitsverlaufs, damit im Falle einer eindeutig festgestellten chronischen Niereninsuffizienz, für die andere Ursachen ausgeschlossen werden können, die schwierige Entscheidung, ob ein Absetzen oder die Fortführung der Medikation die für den Patienten bessere Option ist, auf der Basis einer validen Abschätzung der bisherigen klinischen Response getroffen werden kann.

41.4   Neuroleptika

Neuroleptika, heutzutage meist unter dem Begriff Antipsychotika gruppiert, der eine enge Indikation vorspiegelt, wurden primär zur Behandlung schizophrener und manischer Psychosen entwickelt. Jedoch werden sie zunehmend auch bei anderen Indikationen, z. B. Erregungszuständen im Rahmen oligophrener Syndrome, im geriatrischen Bereich oder bei chronischen Schmerzzuständen und Schlafstörungen sowie häufig auch in Kombination mit anderen Psychopharmaka (siehe oben) verwendet. Unabhängige Autoren weisen auf die Bedenklichkeit dieser Entwicklung – meist im Off-label-Bereich – angesichts der relativ schwachen Wirksamkeit und Nebenwirkungslast hin (Maher et al. 2011). Das gilt ganz besonders für die zunehmende Verordnung von Risperidon bei Kindern und Jugendlichen (Bachmann et al. 2014, Abbas et al. 2016, Klauber et al. 2016). Zudem besteht ein grundlegender Nachteil von Neuroleptika darin, dass sie zwar die akuten psychotischen Symptome gut beeinflussen, viel weniger oder gar nicht dagegen die kognitiven oder Negativ-Symptome der Schizophrenie. Gerade letztere begründen aber die chronische psychosoziale Behinderung dieser Patienten (Miyamoto et al. 2012). Zudem beeinträchtigen verschiedene Nebenwirkungen wie z. B. Sexualstörungen, die bei 50–70% der Patienten auftreten, erheblich die Lebensqualität (LaTorre et al. 2014). Der Nutzen von Neuroleptika wird gern überschätzt. So wird ihre generelle antipsychotische Wirksamkeit bei vorbehandelten schizophrenen Patienten in einer Übersicht von 120 Studien als minimal im Vergleich zu Placebo beschrieben (Lepping et al. 2011). In einer weiteren Metaanalyse über mehr als 7000 Patienten wurde eine hohe Abbruchrate von über 50% und nur

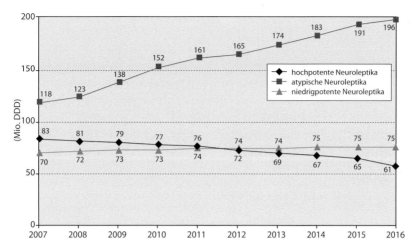

□ Abbildung 41.3 Verordnungen von Neuroleptika 2007 bis 2016. Gesamtverordnungen nach definierten Tagesdosen.

bei einem Sechstel der Patienten eine über Placebo hinausgehende Wirkung beschrieben (Leucht et al. 2009b). Verstärkte Aufmerksamkeit haben neuere Befunde erhalten, die eine Verminderung des frontalen Hirnvolumens bei Schizophrenen nach jahrelanger Einnahme von verschiedensten Antipsychotika sehr wahrscheinlich machen (Aderhold et al. 2014). Als praktische Konsequenz ergibt sich, dass für jeden Patienten das für ihn optimale Neuroleptikum unter besonderer Berücksichtigung seines individuellen Risikoprofils und bei sorgfältigem Monitoring ausgewählt werden sollte (Leucht et al. 2003, National Institute for Health and Care Excellence 2014). Immer ist die niedrigst mögliche Dosis zu ermitteln. Wenn immer realisierbar, sollten regelmäßig Absetzversuche von vornherein eingeplant sein.

41.4.1 Hochpotente und niedrigpotente typische Neuroleptika

Bei den niedrigpotenten Neuroleptika zeigt die Verordnungshäufigkeit wenig Veränderungen, während die hochpotenten Neuroleptika seit 10 Jahren einen kontinuierlichen Abwärtstrend zeigen (□ Abbildung 41.3). Diese Entwicklungen haben sich auch 2016 fortgesetzt (□ Tabelle 41.6, □ Tabelle 41.7). Auch wenn von verschiedenen Seiten anderslautend argumentiert wird, spricht der aktuelle Literaturstand doch dafür, dass kostengünstige, typische Neurolep-

tika (inkl. ihrer mittelpotenten Vertreter wie z. B. Perazin) nach wie vor zur Behandlung psychotischer Störungen effektiv und sicher angewendet werden können – nicht aber als „Tranquillantien"!

41.4.2 Atypische Neuroleptika

Die atypischen Neuroleptika haben sich in den letzten 10 Jahren mit einer Verordnungszunahme von über 60% zu der mit Abstand führenden Neuroleptikagruppe entwickelt (□ Abbildung 41.3). Dieser Trend hat sich auch 2016 fortgesetzt. Zwischen den einzelnen Substanzen zeigen sich aber deutliche Unterschiede. Quetiapin führt inzwischen mit deutlichem Abstand vor den beiden Standardsubstanzen Olanzapin und Risperidon. Die markanteste Verordnungszunahme weist Aripiprazol auf (□ Tabelle 41.8).

Das als erstes atypisches Neuroleptikum eingeführte Clozapin erweist sich trotz der Notwendigkeit engmaschiger Kontrollen wegen möglicher Blutbildschäden weiterhin als eine unverzichtbare Substanz. In Literaturanalysen hat sich immer wieder herausgestellt, dass Clozapin das einzige Neuroleptikum ist, das tatsächlich eine größere Wirksamkeit auch bei anderweitig therapieresistenten Patienten und eine besonders niedrige Rate an extrapyramidalmotorischen Störungen auch im Vergleich zu niedrig/mittel potenten Neuroleptika besitzt (McEvoy et al. 2006). Die intensive Suche

◘ **Tabelle 41.6 Verordnungen hochpotenter Neuroleptika 2016.** Angegeben sind die 2016 verordneten Tagesdosen, die Änderungen gegenüber 2015 und die mittleren Kosten je DDD 2016.

Präparat	Bestandteile	DDD Mio.	Änderung %	DDD-Nettokosten €
Haloperidol				
Haloperidol-ratiopharm	Haloperidol	7,3	(+0,2)	0,44
Haldol	Haloperidol	4,1	(−12,8)	0,59
Haloperidol-neuraxpharm	Haloperidol	3,9	(+12,1)	0,50
		15,3	(−1,0)	0,49
Fluphenazin				
Fluphenazin-neuraxpharm	Fluphenazin	5,7	(−2,6)	0,46
Lyogen/Depot	Fluphenazin	0,54	(−60,9)	1,70
		6,2	(−13,8)	0,57
Fluspirilen				
Imap	Fluspirilen	0,86	(+53,3)	1,58
Perazin				
Perazin-neuraxpharm	Perazin	9,0	(−5,1)	0,35
Taxilan	Perazin	1,2	(−20,9)	0,41
		10,2	(−7,3)	0,36
Weitere hochpotente Neuroleptika				
Benperidol-neuraxpharm	Benperidol	8,8	(−5,0)	0,22
Fluanxol	Flupentixol	8,2	(−2,4)	0,92
Ciatyl-Z	Zuclopenthixol	4,5	(−3,8)	0,83
Flupentixol-neuraxpharm	Flupentixol	3,1	(+5,2)	1,37
Orap	Pimozid	0,56	(−8,9)	0,66
Perphenazin-neuraxpharm	Perphenazin	0,52	(−4,2)	1,37
Thioridazin-neuraxpharm	Thioridazin	0,39	(−10,6)	0,96
		26,1	(−3,0)	0,73
Summe		58,7	(−4,0)	0,60

nach Clozapin-ähnlichen Wirkstoffen hat zur Einführung von Risperidon (1994) und Olanzapin (1996) geführt. Risperidon war in Phase-III-Studien ähnlich wirksam wie Haloperidol bei geringeren extrapyramidalmotorischen Wirkungen. Für eine besonders günstige Beeinflussung der Negativsymptomatik durch Atypika finden große vergleichende Studien keine Evidenz (Geddes et al. 2000, Davidson et al. 2009).

Die ernüchternden Studienergebnisse insbesondere der CATIE-Studie (Lieberman et al. 2005) und der CUTLASS-Studie (Jones et al. 2006) werden durch eine Metaanalyse über 150 Studien dahingehend bestätigt, dass sich von neun untersuchten neueren Substanzen nur vier (Amisulprid, Clozapin, Olanzapin, Risperidon) signifikant von den älteren Neuroleptika unterscheiden (Leucht et al. 2009b). Weder die therapeutische Überlegenheit noch die Kosteneffektivität atypischer Neuroleptika ist bislang überzeugend belegt (Lieberman et al. 2005, Leucht et al. 2009b). Insbesondere bleibt die oft behauptete bessere Wirkung auf die kognitiven Störungen schizophrener Patienten zweifelhaft (Goldberg und Gomar 2009, Davidson et al. 2009). Auch bei jugendlichen schizophrenen Patienten zeigte sich keine Überlegenheit von Olanzapin oder Risperidon gegenüber einem konventionellen Antipsychotikum (Sikich et al. 2008).

◘ Tabelle 41.7 Verordnungen niedrigpotenter Neuroleptika 2016. Angegeben sind die 2016 verordneten Tagesdosen, die Änderungen gegenüber 2015 und die mittleren Kosten je DDD 2016.

Präparat	Bestandteile	DDD Mio.	Änderung %	DDD-Nettokosten €
Promethazin				
Promethazin-neuraxpharm	Promethazin	25,2	(+0,5)	0,44
Proneurin	Promethazin	5,6	(−8,0)	0,48
Atosil	Promethazin	1,4	(−8,2)	0,68
		32,3	(−1,5)	0,46
Melperon				
Melperon-ratiopharm	Melperon	5,7	(+47,5)	2,06
Melperon-neuraxpharm	Melperon	3,5	(−43,5)	2,30
Melperon Aristo	Melperon	1,7	(+68,2)	2,18
Melperon AL	Melperon	0,34	(+29,8)	2,60
Melperon-1 A Pharma	Melperon	0,16	(+127,8)	2,40
Melneurin	Melperon	0,11	(−27,4)	2,31
		11,5	(−0,3)	2,18
Sulpirid				
Sulpirid-neuraxpharm	Sulpirid	0,88	(−43,5)	2,03
Sulpirid AL	Sulpirid	0,71	(+224,2)	2,09
Sulpirid-1 A Pharma	Sulpirid	0,59	(+0,4)	2,00
Sulpirid-ratiopharm	Sulpirid	0,31	(+8,6)	2,15
		2,5	(−6,2)	2,05
Pipamperon				
Pipamperon-1 A Pharma	Pipamperon	6,2	(+3,5)	1,87
Pipamperon-neuraxpharm	Pipamperon	4,5	(+5,5)	1,81
Pipamperon HEXAL	Pipamperon	2,7	(+7,8)	1,93
Dipiperon	Pipamperon	0,40	(+21,2)	1,89
		13,9	(+5,4)	1,86
Chlorprothixen				
Chlorprothixen-neuraxpharm	Chlorprothixen	4,1	(−7,5)	0,81
Chlorprothixen Holsten	Chlorprothixen	1,5	(+2,3)	0,71
Truxal	Chlorprothixen	0,17	(+8,2)	2,71
		5,8	(−4,6)	0,84
Weitere niedrigpotente Neuroleptika				
Dominal	Prothipendyl	5,4	(+5,2)	1,28
Levomepromazin-neuraxpharm	Levomepromazin	2,6	(−1,8)	1,29
Neurocil	Levomepromazin	0,14	(−20,3)	1,96
		8,1	(+2,3)	1,29
Summe		74,0	(−0,1)	1,16

Olanzapin und Risperidon führten in placebo-kontrollierten Studien bei älteren Patienten mit Demenz zu einer dreifach erhöhten Sterblichkeit und häufigeren zerebrovaskulären Ereignissen. In diesem Zusammenhang ist auch der Hinweis auf das erhöhte Risiko thromboembolischer Ereignisse bei älteren Patienten unter atypischen Neuroleptika wichtig (Hägg et al. 2008, Wolter et al. 2009). Ein weiteres Risiko ist die unter vielen Antipsychotika beobachtete QTc-Verlängerung (Ray et al. 2009), die nach einer neuen Studie bei älteren Menschen mit einer deutlichen Übersterblichkeit (relatives Risiko 2,98) verknüpft ist (Danielsson et al. 2016).

Olanzapin ist auch für die Behandlung der akuten Manie zugelassen sowie für die Langzeitprophylaxe solcher manisch-depressiver Patienten, die zuvor auf den Wirkstoff während einer akuten manischen Phasen positiv angesprochen haben. Im Hinblick auf die unter Olanzapin beobachtete teilweise massive Gewichtszunahme und das diabetogene Risiko sollte die Indikation zur Langzeitmedikation bei bipolaren Patienten freilich nur sehr kritisch gestellt werden (Cipriani et al. 2010). Dies gilt entsprechend neueren kritischen Metaanalysen auch für andere Atypika (McDonagh et al. 2010). Die Zunahme des Körpergewichts kann unter Olanzapin exzessive Ausmaße von 30 kg und mehr erreichen (American Diabetes Association et al. 2004). Das gilt auch für Erstbehandlungen von 12 bis 52 Wochen Dauer (Patel et al. 2009).

Quetiapin bleibt die Substanz mit dem relativ größten Verordnungsvolumen (◻ Tabelle 41.8). Unterschiede der Wirksamkeit von Quetiapin im Vergleich zu typischen Neuroleptika wurden auch in einer neuen Metaanalyse nicht gefunden (Leucht et al. 2009a). Das Nebenwirkungsprofil ist deutlich different von Olanzapin oder Risperidon (Tandon und Jibson 2003). Orthostatische Störungen, Somnolenz sowie Hinweise auf Blutbildungsstörungen und Katarakte mahnen zur Wachsamkeit. Gleiches gilt für schwere neurologische Störungen (Walder et al. 2009). Deshalb ist auch die durch zwei Studien gestützte und von manchen Fachkreisen empfohlene Anwendung bei der bipolare Depression kritisch zu sehen (Connolly und Thase 2011, Müller-Oerlinghausen 2012). Eine neue britische Kohortenstudie über mehr als 5000 bipolare Patienten zeigte sehr deutlich die Überlegenheit von Lithium im Vergleich zu Valproat, Olanzapin oder Quetiapin als Langzeitmedikation, wenn die Zeit bis zum Abbruch der Medikation oder Hinzugabe eines weiteren Psychopharmakons als Zielkriterium genommen wurde (Hayes et al. 2016).

Das hochpreisige Aripiprazol ist ein partieller Agonist an Dopamin- und $5HT_{1A}$-Rezeptoren und ein Agonist an $5HT_2$-Rezeptoren. Nach einer Cochrane-Analyse (Komossa et al. 2009) ist Aripiprazol nicht wirksamer als andere atypische Antipsychotika: Es hat – bezogen auf Sedierung, Gewichtszunahme, Hyperprolaktinämie – vielleicht

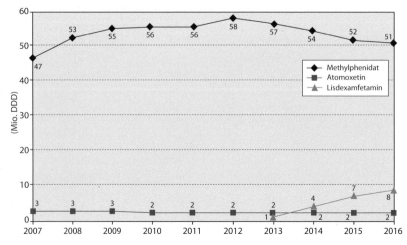

◻ **Abbildung 41.4 Verordnungen von Psychostimulantien 2007 bis 2016.** Gesamtverordnungen nach definierten Tagesdosen.

◻ **Tabelle 41.8 Verordnungen atypischer Neuroleptika 2016.** Angegeben sind die 2016 verordneten Tagesdosen, die Änderungen gegenüber 2015 und die mittleren Kosten je DDD 2016.

Präparat	Bestandteile	DDD Mio.	Änderung %	DDD-Nettokosten €
Clozapin				
Clozapin-neuraxpharm	Clozapin	9,1	(−3,7)	1,78
Clozapin-1 A Pharma	Clozapin	2,4	(−12,5)	1,50
Clozapin AbZ	Clozapin	2,2	(+157,4)	1,39
Leponex	Clozapin	1,1	(−8,9)	1,87
Clozapin TAD	Clozapin	0,50	(−10,5)	1,61
		15,3	(+3,1)	1,68
Olanzapin				
Olanzapin Heumann	Olanzapin	18,0	(−2,5)	0,81
Olanzapin Glenmark	Olanzapin	4,6	(+30,3)	0,95
Zalasta	Olanzapin	4,2	(+3,7)	1,09
Olanzapin BASICS	Olanzapin	3,6	(+155,8)	1,02
Olanzapin-1 A Pharma	Olanzapin	3,1	(−16,6)	0,99
Olanzapin Aurobindo	Olanzapin	2,4	(+0,5)	0,99
Olanzapin-biomo	Olanzapin	1,8	(+9,0)	0,91
Olanzapin-neuraxpharm	Olanzapin	1,0	(−13,6)	0,99
Olanzapin Hormosan	Olanzapin	0,97	(−12,5)	0,95
Olanzapin axcount	Olanzapin	0,92	(−8,7)	0,95
Olanzapin-ratiopharm	Olanzapin	0,92	(−12,5)	1,07
Zypadhera	Olanzapin	0,54	(+8,4)	12,93
		42,0	(+5,0)	1,07
Risperidon				
Risperidon Atid	Risperidon	14,1	(+32,4)	0,88
Risperidon-ratiopharm	Risperidon	5,1	(+72,1)	1,10
Risperdal	Risperidon	5,0	(−14,3)	13,74
Risperidon-1 A Pharma	Risperidon	4,6	(−1,1)	0,93
Risperidon AL	Risperidon	3,5	(+96,6)	1,04
Risperidon AbZ	Risperidon	1,1	(−51,7)	0,72
Risperidon Heumann	Risperidon	0,92	(+16,4)	0,78
Risperidon Aurobindo	Risperidon	0,72	(−25,9)	0,72
Risperidon-neuraxpharm	Risperidon	0,49	(−26,0)	0,96
Risperidon STADA	Risperidon	0,47	(−85,4)	0,80
Risperidon Actavis	Risperidon	0,28	(−64,2)	1,10
		36,3	(+4,8)	2,71
Quetiapin				
Quetiapin Accord	Quetiapin	12,1	(+2,5)	1,39
Quetiapin-ratiopharm	Quetiapin	9,4	(+251,0)	1,53
Quetiapin AbZ	Quetiapin	7,7	(−9,7)	1,45
Quetiapin Heumann	Quetiapin	7,2	(−17,1)	1,31
Quetiapin Aurobindo	Quetiapin	5,9	(−33,7)	1,34

◘ Tabelle 41.8 Verordnungen atypischer Neuroleptika 2016. (Fortsetzung)

Präparat	Bestandteile	DDD Mio.	Änderung %	DDD-Nettokosten €
Quetiapin-1 A Pharma	Quetiapin	5,7	(+25,2)	1,63
Quetiapin HEXAL	Quetiapin	3,2	(−7,6)	1,65
Quetiapin-neuraxpharm	Quetiapin	2,6	(+9,7)	1,64
Quentiax/-retard	Quetiapin	1,8	(+25,0)	2,06
Quetiapin Hormosan	Quetiapin	0,93	(+192,6)	1,61
Quetiapin AL	Quetiapin	0,69	(+441,8)	1,44
Quetiapin-Actavis	Quetiapin	0,60	(−13,2)	1,73
		57,7	(+7,9)	1,48
Amisulprid				
Amisulprid AAA Pharma	Amisulprid	7,3	(+12,8)	1,18
AmisulpridLich	Amisulprid	2,4	(−21,5)	1,58
Amisulprid-neuraxpharm	Amisulprid	1,4	(−15,0)	1,16
		11,1	(−0,6)	1,26
Aripiprazol				
Arpoya	Aripiprazol	6,5	(>1000)	2,58
Aripiprazol beta	Aripiprazol	4,0	(−6,9)	4,15
Abilify	Aripiprazol	2,6	(−42,6)	11,59
Aripiprazol ratiopharm	Aripiprazol	2,2	(−31,9)	6,70
Aripiprazol 1A Pharma	Aripiprazol	1,4	(+437,6)	4,45
Aripiprazol Glenmark	Aripiprazol	1,3	(−28,7)	4,91
Aripipan TAD	Aripiprazol	1,0	(−56,3)	7,46
		19,1	(+14,2)	5,20
Weitere atypische Neuroleptika				
Xeplion	Paliperidon	6,4	(+8,6)	14,70
Ziprasidon Pfizer	Ziprasidon	0,91	(−31,4)	3,18
Ziprasidon-neuraxpharm	Ziprasidon	0,86	(−0,7)	3,09
		8,1	(+1,0)	12,18
Summe		189,6	(+6,0)	2,46

ein etwas günstigeres Nebenwirkungsprofil als Olanzapin oder Risperidon und wird auch gerne in Kombination mit anderen Neuroleptika eingesetzt. Der Partialagonismus an Dopaminrezeptoren bedingt aber möglicherweise die Auslösung von Psychosen und führt häufig zum Behandlungsabbruch. Die Entscheidung der EMA, ausgerechnet diese Substanz auch zur Behandlung und Prophylaxe manischer Phasen zuzulassen, erscheint weiterhin nicht plausibel. Die in der Vergangenheit in den USA beobachtete Metamorphose von Aripiprazol zur Nummer 1 bei der Behandlung bipolarer

Störungen geht de facto auf eine einzige Studie zurück, deren methodische Defizite Tsai et al. (2011) kritisch analysieren.

Das 2011 eingeführte Depotpräparat des Risperidonmetaboliten Paliperidon (*Xeplion*), hat deutlich an Boden gewonnen (◘ Tabelle 41.8), obwohl es keine bessere Langzeitwirksamkeit als das Depotpräparat Haldoldecanoat zeigte, aber stärkere Zunahmen von Gewicht und Serumprolaktin (McEvoy et al. 2014). Ziprasidon scheint kaum noch eine Rolle zu spielen.

◻ **Tabelle 41.9 Verordnungen von Psychostimulantien und weiteren Psychopharmaka 2016.** Angegeben sind die 2016 verordneten Tagesdosen, die Änderungen gegenüber 2015 und die mittleren Kosten je DDD 2016.

Präparat	Bestandteile	DDD Mio.	Änderung %	DDD-Nettokosten €
Methylphenidat				
Medikinet	Methylphenidat	19,5	(–0,4)	1,28
Medikinet adult	Methylphenidat	9,0	(+8,0)	1,68
Ritalin/-LA	Methylphenidat	6,3	(–12,5)	1,26
Concerta	Methylphenidat	5,3	(–14,3)	1,30
Equasym	Methylphenidat	4,0	(–7,2)	1,25
Methylphenidat-neuraxpharm	Methylphenidat	3,2	(+18,9)	1,20
Ritalin adult	Methylphenidat	1,9	(+44,6)	1,66
Methylpheni TAD	Methylphenidat	1,3	(–27,5)	1,05
Methylphenidat-1 A Pharma	Methylphenidat	0,32	(–1,7)	1,08
		50,8	(–1,7)	1,35
Weitere Psychostimulantien				
Elvanse	Lisdexamfetamin	8,3	(+22,3)	2,69
Strattera	Atomoxetin	2,1	(–2,5)	7,84
Intuniv	Guanfacin	0,43	(neu)	4,96
Attentin	Dexamfetamin	0,31	(+50,3)	3,93
		11,1	(+21,8)	3,79
Mittel zur Behandlung von Alkoholfolgekrankheiten				
Campral	Acamprosat	0,34	(–9,3)	2,53
Distraneurin	Clomethiazol	0,29	(–12,6)	2,53
		0,63	(–10,9)	2,53
Johanniskraut				
Laif	Johanniskraut	21,1	(–27,1)	0,41
Neuroplant	Johanniskraut	4,9	(+131,0)	0,48
Jarsin	Johanniskraut	1,3	(+54,5)	0,56
		27,3	(–14,4)	0,43
Summe		89,8	(–3,8)	1,38

41.5 Psychostimulanzien

Es fällt auf, dass auf der einen Seite epidemiologische Studien über die letzten Jahrzehnte keinen Prävalenzanstieg von ADHS gefunden haben, während andrerseits Krankenkassendaten auf eine Zunahme diagnostizierter und behandelter Fälle während der letzten 25 Jahre hinweisen (Schubert und Lehmkuhl 2017). Das in früheren Jahren stets ansteigende Verordnungsvolumen von Methylphenidat hat seit 2012 etwas abgenommen (◻ Abbildung 41.4, ◻ Tabelle 41.9). Die MTA-Studie hat den Stellenwert der medikamentösen Therapie bei hyperkinetischer Verhaltensstörung im Vergleich zu nichtmedikamentösen Ansätzen herausgearbeitet (MTA Cooperative Group 1999). Allerdings hat die Nachbeobachtung nach 3 Jahren gezeigt, dass trotz Behandlung mit Methylphenidat erheblich mehr Kinder straffällig wurden (27,1% versus 7,4% bei Nichterkrankten) und dass auch der Drogenkonsum häufiger war (17,4% versus 7,8%) (Molina et al. 2007). Eine exakte, kinderpsychiatrisch abgesicherte Diagnose, eine sorgfältige Verlaufskontrolle durch Spezialisten sowie die Einbindung in ein multimodales

Therapiekonzept und regelmäßige Auslassversuche sind Voraussetzungen für die Verordnung (Remschmidt 2005, Jans und Warnke 2010). Nach einem aktuellen Cochrane-Review verbessert Methylphenidat ADHS-Symptome, Gesamtverhalten und Lebensqualität von Kindern und Jugendlichem mit ADHS, wobei das Ausmaß wegen der geringen Studienqualität nicht gesichert ist. Die therapeutischen Effekte sind mit leichten unerwünschten Wirkungen (Schlafstörungen, verminderter Appetit) aber nicht mit einem erhöhten Risiko schwerwiegender Nebenwirkungen assoziiert (Storebø et al. 2015).

Die Verordnung des insgesamt wenig verschriebenen und extrem teuren Atomoxetin (*Strattera*) hat 2016 etwas abgenommen (◘ Tabelle 41.9). Seine Wirksamkeit gilt als geringer als die von Methylphenidat (Jans und Warnke 2010). Die häufigsten unerwünschten Wirkungen sind gastrointestinale Störungen, Tachykardie und Blutdruckanstieg. Auch Krampfanfälle, erhöhte Suizidalität und Leberschäden gehören zum Risikoprofil. In einer deutschen Studie an Erwachsenen traten bei 70% der Patienten unerwünschte Wirkungen auf, fast ein Fünftel der Patienten brach deshalb die Studie ab (Sobanski et al. 2012). Atomoxetin unterliegt nicht der BtMVV.

2013 neu auf den Markt gekommen, stark beworben und weiter kräftig verordnet ist das im Vergleich zu Methylphenidat doppelt so teure Lisdexamfetamin (◘ Tabelle 41.9). Es hat ähnliche Effekte wie langsam freisetzendes Methylphenidat oder Atomoxetin (Coghill et al. 2013, Dittmann et al. 2013). Die Nutzenbewertung durch den Gemeinsamen Bundesausschuss hat keinen Zusatznutzen von Lisdexamfetamin gegenüber der zweckmäßigen Vergleichstherapie mit Atomoxetin ergeben (vgl. ► Arzneiverordnungs-Report 2014, Kapitel 2, Abschnitt 2.1.12).

Ein großes Problem stellt zunehmend die Behandlung des ADHS bei Erwachsenen dar, da ein größerer, bislang aber wohl nicht exakt definierbarer Teil von jugendlichen ADHS-Patienten auch Symptome im Erwachsenenalter behalten und insbesondere bei Frauen die Diagnose ADHS mit einer deutlich erhöhten Mortalität assoziiert ist (Darlsgaard et al. 2015, Schubert und Lehmkuhl 2017). Die Prävalenz in Deutschland beträgt nach einer neuen Studie 4,7% in einer Population mit einem Alter von 18–64 Jahren (De Zwaan et al. 2012). Für diese Indikation ist neben einem speziellen Methylphenidatpräparat (*Medikinet adult*) auch Atomoxetin unter bestimmten Voraussetzungen zugelassen. In der Tat sprechen einige Studiendaten für eine Wirksamkeit auch beim Erwachsenen (Meszaros et al. 2009). Eine altersbezogene Auswertung von AOK (WIDO) Daten zeigt, dass die Verordnung von Stimulanzien bei Kindern und Jugendlichen mit einer ADHS Diagnose zwischen 2009 und 2014 Abnahme, bei Erwachsenen mit ADHS dagegen anstieg (Bachmann et al. 2017).

Guanfacin (*Intuniv*) ist ein selektiver Alpha$_{2A}$-Rezeptoragonist, der 1979 zur Behandlung der Hypertonie (*Estulic*) zugelassen wurde, aber 1999 vom Hersteller aus kommerziellen Gründen aus dem Handel genommen wurde. Jetzt erhielt die Substanz eine Zulassung zur Behandlung der Aufmerksamkeitsdefizit-/Hyperaktivitätsstörung (ADHS) nach unzureichendem Ansprechen auf Psychostimulanzien (► Kapitel 3, Neue Arzneimittel, Abschnitt 3.2.3). Die Substanz wurde lediglich in placebokontrollierten Studien untersucht, ist aber doppelt so teuer wie Lisdexamfetamin, das für die gleiche Indikation zugelassen ist.

41.6 Mittel zur Behandlung von Alkoholfolgekrankheiten

Die Verordnungen von Clomethiazol (*Distraneurin*) sind auch 2016 wiederum rückläufig (◘ Tabelle 41.9). Zur ambulanten Behandlung bei Alkohol- oder Medikamentenabhängigen ist es kontraindiziert.

Acamprosat (*Campral*) kann die Alkoholwirkungen vermindern und dadurch die Abstinenzfähigkeit verbessern (Croissant und Mann 2004). Aus der Gesamtheit der bislang durchgeführten klinischen Studien ergibt sich ein unterschiedliches Wirkungsprofil im Vergleich zu Naltrexon, das seit 2010 auch zur Behandlung der Alkoholabhängigkeit zugelassen ist. Acamprosat war wirksamer in der Rückfallprävention, während Naltrexon exzessives Trinken besser verhinderte (Rösner et al. 2008). Die Verordnungen von Acamprosat haben 2016 dennoch wiederum erheblich abgenommen (◘ Tabelle 41.9), obwohl die Substanz nach den derzeit gültigen Arzneimittelrichtlinien in der GKV verordnet werden kann. In einem aktuellen Review aus den USA wurde konstatiert, dass beide Wirkstoffe mäßig wirksam aber massiv unterverordnet seien (Friedmann 2013). Möglicherweise werden in der Praxis verstärkt potentielle Alternativen wie Baclofen, Topiramat etc. eingesetzt (Soyka und Lieb 2015).

Neu auf den Markt gekommen ist Nalmefen (*Selincro*) mit der aus suchtmedizinischer Sicht eher verwunderlichen Indikation, nicht die Abstinenz zu erhalten, sondern den Alkoholkonsum bei erwachsenen Patienten mit „Alkoholabhängigkeit, deren Alkoholkonsum sich auf einem hohen Risikoniveau befindet", zu reduzieren (Soyka und Lieb 2015). Es ist bisher nicht in relevantem Umfang verordnet worden, was vermutlich mit dem fehlenden Zusatznutzen bei der Nutzenbewertung durch den G-BA zusammenhängt (vgl. ▶ Arzneiverordnungs-Report 2015, Kapitel 2, Abschnitt 2.1.28).

41.7 Pflanzliche Psychopharmaka

Von den pflanzlichen Psychopharmaka wurden 2016 nur noch drei Johanniskrautpräparate mit sinkender Tendenz verordnet (◘ Tabelle 41.9). Nach dem GKV-Modernisierungsgesetz ist Johanniskrautextrakt zur Behandlung mittelschwerer depressiver Episoden verordnungsfähig. Positive Wirkungen wurden für Johanniskrautextrakte bei leichten bis mäßig ausgeprägten Depressionen in einer Reihe von Metaanalysen festgestellt, wobei bei Studien im hausärztlichen Bereich für NSMRI, SSRI, Venlafaxin und Johanniskraut eine Wirksamkeit gegenüber Placebo dokumentiert wurde. Der Stellenwert von Johanniskraut zur Depressionsbehandlung in der hausärztlichen Praxis bleibt dennoch durch den Mangel einer genügenden Zahl aussagekräftiger Studien und wegen des Risikos gefährlicher Wechselwirkungen unsicher (Linde et al. 2015).

Literatur

Abbas S, Ihle P, Adler JB, Engel S, Günster C, Linder R, Lehmkuhl G, Schubert I (2016): Psychopharmaka-Verordnungen bei Kindern und Jugendlichen in Deutschland. Bundesweite Auswertung von über 4 Millionen gesetzlich Versicherten von 2004 bis 2012. Dtsch Ärztebl 113: 396–403

Abou-Saleh MT, Müller-Oerlinghausen B, Coppen AJ (2017): Lithium in the episode and suicide prophylaxis and in augmenting strategies in patients with unipolar depression. Int J Bipolar Disord. 2017 Dec; 5(1): 11. doi: 10.1186/s40345-017-0080-x. Epub 2017 May 8

Aderhold V, Weinmann S, Hägele C, Heinz A (2014): Frontale Hirnvolumenminderung durch Antipsychotika? Nervenarzt 86: 302–323

American Diabetes Association; American Psychiatric Association; American Association of Clinical Endocrinologists; North American Association for the Study of Obesity (2004): Consensus development conference on antipsychotic drugs and obesity and diabetes. Diabetes Care 27: 596–601

Anderson IM (2000): Selective serotonin reuptake inhibitors versus tricyclic antidepressants: a meta-analysis of efficacy and tolerability. J Affect Disord 58: 19–36

Arroll B, Macgillivray S, Ogston S, Reid I, Sullivan F, Williams B, Crombie I (2005): Efficacy and tolerability of tricyclic antidepressants and SSRIs compared with placebo for treatment of depression in primary care: a meta-analysis. Ann Fam Med 3: 449–456

Arzneimittelkommission der deutschen Ärzteschaft (2004): Suizide und Suizidversuche unter Bupropion. Dtsch Ärztebl 101: A 2139–2140

Arzneimittelkommission der deutschen Ärzteschaft (2011): Aus der UAW-Datenbank: Abhängigkeitspotenzial unter Pregabalin (Lyrica®). Dtsch Ärztebl 108: A 183

Bachmann CJ, Lempp T, Glaeske G, Hoffmann F (2014): Antipsychotika-Verordnungen bei Kindern und Jugendlichen: Auswertung von Daten einer gesetzlichen Krankenkasse für den Zeitraum 2005–2012. Dtsch Ärztebl 111: 25–34

Bachmann CJ, Philipsen A, Hoffmann F (2017): ADHS in Deutschland: Trends in Diagnose und medikamentöser Therapie. Dtsch Ärztebl 114: 141–148

Baghai TC, Lieb M, Möller HJ, Bschor T, Härter M, Schauenburg H (2011): Antidepressiva bei leichten depressiven Störungen. Psychiatr Prax 38: 270–273

Bauer M, Adli M, Bschor T, Pilhatsch M, Pfennig A, Sasse J, Schmid R, Lewitzka U (2010): Lithium's emerging role in the treatment of refractory major depressive episodes: augmentation of antidepressants. Neuropsychobiology 62: 36–42

Bauer M, Grof P, Müller-Oerlinghausen B (Hsgb.) (2006): Lithium in Neuropsychiatry: The Comprehensive Guide. Informa healthcare. Oxon (UK)

Baumann P, Spies M, Möller HJ, Kasper S, Bitter I, Laux G (2017): A proposal for a psychopharmacology-pharmacotherapy catalogue of learning objectives and a curriculum in Europe. World J Biol Psychiatry 18: 29–38

Bendz H, Schön S, Attman PO, Aurell M (2010): Renal failure occurs in chronic lithium treatment but is uncommon. Kidney Int 77: 219–224

Blanchflower D, Oswald A (2016): Antidepressants and age: A new form of evidence for U-shaped well-being through life. J of Econonomic Behaviour & Organization 127: 46–58

Bocchetta A, Ardau R, Carta P, Ligas F, Sardu C, Pani A, Del Zompo M (2013): Duration of lithium treatment is a risk factor for reduced glomerular function: a cross-sectional study. BMC Med. 2013 Feb 11;11:33. doi: 10.1186/1741-7015-11-33

Braun C, Bschor T, Franklin J, Baethge C (2016): Suicides and suicide attempts during long-term treatment with anti-depressants: A meta-analysis of 29 placebo-controlled studies including 6,934 patients with major depressive disorder. Psychother Psychosom 85: 171–179

Bschor T, Adli M (2009): Therapie depressiver Erkrankungen. Dtsch Ärztebl 105: A 782–A 792

Bschor T, Hartung HD (2008): Antidepressiva Kombinations-behandlungen. In Bschor T (Hrsg): Behandlungsmanual therapieresistenter Depressionen. Kohlhammer, Stuttgart, S. 86–101

Bschor T, Müller-Oerlinghausen B (2014): Antidepressiva verringern nicht das Risiko von Suiziden oder Suizidver-suchen bei depressiven Patienten Eine Entgegnung zur Presseerklärung der Deutschen Gesellschaft für Psychiatrie, Psychotherapie, Psychosomatik und Nerven-heilkunde (DGPPN). Arzneiverordnung in der Praxis 41: Heft 2, 2–4

Bschor T, Müller-Oerlinghausen B, Stoppe G, Hiemke C (2014): Neue Fakten zur Phasenprophylaxe der bipolar affektiven Erkrankung. Nervenarzt 85: 1166–1170

Bschor T, Baethge C, Hiemke C, Müller-Oerlinghausen B (2017): Genetische Tests zur Steuerung der Behandlung mit Antidepressiva. Nervenarzt 88: 495–499

Cipriani A, Koesters M, Furukawa TA, Nosè M, Purgato M, Omori IM, Trespidi C, Barbui C (2012): Duloxetine versus other anti-depressive agents for depression. Cochrane Database Syst Rev. 2012 Oct 17;10:CD006533

Cipriani A, Hawton K,Stockton S,, Geddes JR (2013): Lithium in the prevention of suicide in mood disorders: updated systematic review and meta-analysis. BMJ 346: f3646,doi : 10.1136/bmj.f3646

Cipriani A, Rendell J, Geddes JR (2010): Olanzapine in the long-term treatment of bipolar disorder: a systematic review and meta-analysis. J Psychopharmacol 24: 1729–1738

Clark RE, Bartels SJ, Mellman TA, Peacock WJ (2002): Recent trends in antipsychotic combination therapy of schizo-phrenia and schizoaffective disorder: implications for state mental health policy. Schizophr Bull 28: 75–84

Coghill D, Banaschewski T, Lecendreux M, Soutullo C, Johnson M, Zuddas A, Anderson C, Civil R, Higgins N, Lyne A, Squires L (2013): European, randomized, phase 3 study of lisdexamfetamine dimesylate in children and adolescents with attention-deficit/hyperactivity disorder. Eur Neuro-psychopharmacol 23: 1208–1218

Cohen IV, Makunts T, Atayee R, Abagyan R (2017) Population scale data reveals the antidepressant effects of ketamine and other therapeutics approved for non-psychiatric indications. Sci Rep. 7: 1450

Collins JC, McFarland BH (2008): Divalproex, lithium and suicide among Medicaid patients with bipolar disorder. J Affect Disord 107: 23–28

Connolly KR, Thase ME (2011): If at first you don't succeed: a review of the evidence for antidepressant augmenta-tion, combination and switching strategies. Drugs 71: 43–64

Coupland C, Dhiman P, Morriss R, Arthur A, Barton G, Hippis-ley-Cox J (2011): Antidepressant use and risk of adverse outcomes in older people: population based cohort study. BMJ 343: d4551. doi: 10.1136/bmj.d4551

Coupland C, Hill T, Morriss R, Arthur A, Moore M, Hippis-ley-Cox J (2015): Antidepressant use and risk of suicide and attempted suicide or self harm in people aged 20 to 64: cohort study using a primary care database. BMJ 2015 Feb 18; 350: h517. doi: 10.1136/bmj.h517

Croissant B, Mann K (2004): Pharmakologische Rückfallpro-phylaxe bei Alkoholabhängigkeit. Psychoneuro 30: 30–36

Dalsgaard S, Østergaard SD, Leckman JF, Mortensen PB, Pedersen MG (2015): Mortality in children, adolescents, and adults with attention deficit hyperactivity disorder: a nationwide cohort study. Lancet 385: 2190–2196

Danielsson B, Collin J, Jonasdottir Bergman G, Borg N, Salmi P, Fastbom J (2016): Antidepressants and antipsychotics classified with torsades de pointes arrhythmia risk and mortality in older adults - a Swedish nationwide study. Br J Clin Pharmacol 81: 773–783

Davidson M, Galderisi S, Weiser M, Werbeloff N, Fleischhacker WW, Keefe RS, Boter H, Keet IP, Prelipceanu D, Rybakowski JK, Libiger J, Hummer M, Dollfus S, López-Ibor JJ, Hranov LG, Gaebel W, Peuskens J, Lindefors N, Riecher-Rössler A, Kahn RS (2009): Cognitive effects of antipsychotic drugs in first-episode schizophrenia and schizophreniform disorder: a randomized, open-label clinical trial (EUFEST). Am J Psychiatry 166: 675–682

Dersch R, Zwernemann S, Voderholzer U (2011): Partial status epilepticus after electroconvulsive therapy and medical treatment with bupropion. Pharmacopsychiatry 44: 344–346

Deutsche Gesellschaft für Psychiatrie, Psychotherapie und Nervenheilkunde (DGPPN, Federführung) (2015): S3-Leitlinie/Nationale VersorgungsLeitlinie Unipolare Depression, 2. Auflage, AWMF-Register-Nr.: nvl-005. Internet: www.depression.versorgungsleitlinien.de

Deutsche Gesellschaft für Soziale Psychiatrie (DGSP) (2009): DGSP-Memorandum zur Anwendung von Antipsycho-tika. Soziale Psychiatrie 34: 50–51

De Zwaan M, Gruss B, Müller A, Graap H, Martin A, Glaesmer H, Hilbert A, Philipsen A (2012): The estimated preva-lence and correlates of adult ADHD in a German com-munity sample. Eur Arch Psychiatry Clin Neurosci 262: 79–86

Dittmann RW, Cardo E, Nagy P, Anderson CS, Bloomfield R, Caballero B, Higgins N, Hodgkins P, Lyne A, Civil R, Coghill D (2013): Efficacy and safety of lisdexamfetamine dimesylate and atomoxetine in the treatment of atten-tion-deficit/hyperactivity disorder: a head-to-head, randomized, double-blind, phase IIIb study. CNS Drugs 27: 1081–1092

Fava GA, Gatti A, Belaise C, Guidi J, Offidani E (2015): Withdrawal symptoms after selective serotonin reuptake inhibitor discontinuation: A systematic review. Psychother Psychosom 84: 72–81

Fountoulakis KN, Möller HJ (2010): Efficacy of antidepressants: a re-analysis and re-interpretation of the Kirsch data. Int J Neuropsychopharmacol 14: 405–412

Fournier JC, DeRubeis RJ, Hollon SD, Dimidjian S, Amsterdam JD, Shelton RC, Fawcett J (2010): Antidepressant drug effects and depression severity: a patient-level meta-analysis. JAMA 303: 47–53

Friedmann PD (2013): Alcohol use in adults. N Engl J Med 368: 1655–1656

Frye MA, Ketter TA, Leverich GS, Huggins T, Lantz C, Denicoff KD, Post RM (2000): The increasing use of polypharmacotherapy for refractory mood disorders: 22 years of study. J Clin Psychiatry 61: 9–15

Gartlehner G, Gaynes BN, Hansen RA, Thieda P, DeVeaugh-Geiss A, Krebs EE, Moore CG, Morgan L, Lohr KN (2008): Comparative benefits and harms of second-generation antidepressants: Background paper for the American College of Physicians. Ann Int Med 149: 734–750

Geddes J, Freemantle N, Harrison P, Bebbington P (2000): Atypical antipsychotics in the treatment of schizophrenia: systematic overview and meta-regression analysis. Brit Med J 321: 1371–1376

Geddes JR, Freemantle N, Mason J, Eccles MP, Boynton J (2001): SSRIs versus other antidepressants for depressive disorder. Update Software Ltd Oxford, The Cochrane Library – Issue 1

Gerhard T, Huybrechts K, Olfson M, Schneeweiss S, Bobo WV, Doraiswamy PM, Devanand DP, Lucas JA, Huang C, Malka ES, Levin R, Crystal S (2014): Comparative mortality risks of antipsychotic medications in community-dwelling older adults. Br J Psychiatry 205: 44–51

Gerhard T, Devanand DP, Huang C, Crystal S, Olfson M (2015): Lithium treatment and risk for dementia in adults with bipolar disorder: population-based cohort study. Brit J Psychiatry 207: 46–51

Gibbons RD, Brown CH, Hur K, Marcus SM, Baumikh DK, Erkenmann JJ (2007): Early evidence on the effects of regulators' suicidality warnings on prescriptions and suicide in children and adolescents. Am J Psychiatry 164: 1356–1363

Gitlin M (2016) Lithium side effects and toxicity : prevalence and management strategies. Int J Bipolar Disord. 2016 Dec; 4(1): 27. Epub 2016 Dec 17

Goldberg TE, Gomar JJ (2009): Targeting cognition in schizophrenia research: from etiology to treatment. Am J Psychiatry 166: 631–634

Goodwin FK, Fireman B, Simon GE, Hunkeler EM, Lee J, Revicki D (2003): Suicide risk in bipolar disorder during treatment with lithium and divalproex. JAMA 290: 1467–1473

Goodwin GM, Bowden CL, Calabrese JR, Grunze H, Kasper S, White R, Greene P, Leadbetter R (2004): A pooled analysis of 2 placebo-controlled 18-month trials of lamotrigine and lithium maintenance in bipolar I disorder. J Clin Psychiatry 65: 432–441

Greil W, Ludwig-Mayerhofer W, Erazo N, Engel RR, Czernik A, Giedke H, Müller-Oerlinghausen B, Osterheider M, Rudolf GA, Sauer H, Tegeler J, Wetterling T (1996): Comparative efficacy of lithium and amitriptyline in the maintenance treatment of recurrent unipolar depression: a randomised study. J Affect Disord 40: 179–190

Grof P (2013): Melancholia: a distinct entity? Can J Psychiatry 58: 181–182

Grof P, Müller-Oerlinghausen B (2009): A critical appraisal of lithium's efficacy and effectiveness: the last 60 years. Bipolar Disord 11 (Suppl 2): 10–19

Grohmann R, Engel RR, Geissler KH, Rüther E (2004): Psychotropic drug use in psychiatric inpatients: recent trends and changes over time-data from the AMSP study. Pharmacopsychiatry 37 Suppl 1: S27–38

Guaiana G, Gupta S, Chiodo D, Davies SJ, Haederle K, Koesters M (2013): Agomelatine versus other antidepressive agents for major depression. Cochrane Database Syst Rev. 2013 Dec 17; (12): CD008851

Hägg S, Bate A, Stahl M, Spigset O (2008): Associations between venous thromboembolism and antipsychotics. A study of the WHO database of adverse drug reactions. Drug Saf 31: 685–694

Hansen R, Gaynes B, Thieda P, Gartlehner G, Deveaugh-Geiss A, Krebs E, Lohr K (2008): Meta-analysis of major depressive disorder relapse and recurrence with second-generation antidepressants. Psychiatr Serv 59: 1121–1130

Hayes JF, Marston L, Walters K, Geddes JR, King M, Osborn DP (2016): Lithium vs. valproate vs. olanzapine vs. quetiapine as maintenance monotherapy for bipolar disorder: a population-based UK cohort study using electronic health records. World Psychiatry 15: 53–58

Healy D (2003): Lines of evidence on the risks of suicide with selective serotonin reuptake inhibitors. Psychother Psychosom 72: 71–79

Hegerl U, Mergl R, Quail D, Schneider E, Hundemer HP, Linden M (2012): Does pain improve earlier than mood in depressed patients with painful physical symptoms treated with duloxetine? Pharmacopsychiatry 45: 114–118

Hiemke C, Baumann P, Bergemann N, Conca A, Dietmaier O, Egberts K, Fric M, Gerlach M, Greiner C, Gründer G, Haen E, Havemann-Reinecke U, Jaquenoud Sirot E, Kirchherr H, Laux G, Lutz UC, Messer T, Müller MJ, Pfuhlmann B, Rambeck B, Riederer P, Schoppek B, Stingl J, Uhr M, Ulrich S, Waschgler R, Zernig G (2011): AGNP consensus guidelines for therapeutic drug monitoring in psychiatry: update 2011. Pharmacopsychiatry 44: 195–235

Hwang YJ, Dixon SN, Reiss JP, Wald R, Parikh CR, Gandhi S, Shariff SZ, Pannu N, Nash DM, Rehman F, Garg AX (2014): Atypical antipsychotic drugs and the risk for acute kidney injury and other adverse outcomes in older adults: a population-based cohort study. Ann Intern Med 161: 242–248

Janhsen K, Roser P, Hoffmann K (2015): Probleme der Dauertherapie mit Benzodiazepinen und verwandten Substanzen. Dtsch Ärztebl 112: 1–7

Jans T, Warnke A (2010): Die britische NICE-Guidance zu Diagnose und Therapie der Aufmerksamkeitsdefizit-/ Hyperaktivitätsstörung (ADHS) im Kindes-, Jugend- und Erwachsenenalter. Arzneiverordnung in der Praxis. 37: 4–6

Jones PB, Barnes TR, Davies L, Dunn G, Lloyd H, Hayhurst KP, Murray RM, Markwick A, Lewis SW (2006): Randomized controlled trial of the effect on Quality of Life of second- vs first-generation antipsychotic drugs in schizophrenia: Cost Utility of the Latest Antipsychotic Drugs in Schizo-phrenia Study (CUtLASS 1). Arch Gen Psychiatry 63: 1079–1087

Kendrick T, Chatwin J, Dowrick C, Tylee A, Morriss R, Peveler R, Leese M, McCrone P, Harris T, Moore M, Byng R, Brown G, Barthel S, Mander H, Ring A, Kelly V, Wallace V, Gabbay M, Craig T, Mann A (2009): Randomised controlled trial to determine the clinical effectiveness and cost-effective-ness of selective serotonin reuptake inhibitors plus supportive care, versus supportive care alone, for mild to moderate depression with somatic symptoms in primary care: the THREAD (THREshold for AntiDepressant re-sponse) study. Health Technol Assess 13: iii-iv, ix-xi, 1–159

Kirsch I, Deacon BJ, Huedo-Medina TB, Scoboria A, Moore TJ, Johnson BT (2008): Initial severity and antidepressant benefit: a meta-analysis of data submitted to the Food and Drug Administration. PloS Med 5: e45

KlauberJ, Günther C, Gerste B, Robra BP, Schmacke N (Hsgb) (2016): Versorgungsreport 2015/2016. Schwerpunkt: Kinder und Jugendliche. Schattauer Verlag Stuttgart 2016

Komossa K, Depping AM, Meyer M, Kissling W, Leucht S (2010): Second-generation antipsychotics for obsessive compulsive disorder. Cochrane Database Syst Rev. 2010 Dec 8; (12): CD008141

Komossa K, Rummel-Kluge C, Schmid F, Hunger H, Schwarz S, El-Sayeh HG, Kissling W, Leucht S (2009): Aripiprazole versus other atypical antipsychotics for schizophrenia. Cochrane Database Syst Rev. 2009 Oct 7; (4): CD006569

Kupfer DJ, Frank E, Phillips ML (2012): Major depressive disor-der: new clinical, neurobiological, and treatment per-spectives. Lancet 379: 1045–1055

La Torre A, Conca A, Duffy D, Giupponi G, Pompili M, Grözinger M (2014): Sexual dysfunction related to psy-chotropic drugs: a critical review part II: antipsychotics. Pharmacopsychiatry 46: 201–208

Lepping P, Sambhi RS, Whittington R, Lane S, Poole R (2011): Clinical relevance of findings in trials of antipsychotics: systematic review. Br J Psychiatry 198: 341–345

Leucht S, Arbter D, Engel RR, Kissling W, Davis JM (2009a): How effective are second-generation antipsychotic drugs? A meta-analysis of placebo-controlled trials. Mol Psychiatry 14: 429–447

Leucht S, Corves C, Arbter D, Engel RR, Li C, Davis JM (2009b): Second-generation versus first-generation antipsychotic drugs for schizophrenia: a meta-analysis. Lancet 373: 31–41

Leucht S, Wahlbeck K, Hamann J, Kissling W (2003): New generation antipsychotics versus low-potency conven-tional antipsychotics: a systematic review and meta-analysis. Lancet 361: 1581–1589

Lewitzka U, Bauer M, Felber W, Müller-Oerlinghausen B (2013): Suizidprophylaktische Wirkung von Lithium. Aktueller Forschungsstand und Implikationen für die Therapie affektiver Störungen. Nervenarzt 84: 294–306

Lewitzka U, Severus E, Bauer R, Ritter P, Müller-Oerlinghausen B, Bauer M (2015): The suicide protective effects of lithium: More than 20 years of evidence. Int. J Bipol Dis 3: 1–15

Lieberman JA, Stroup TS, McEvoy JP, Swartz MS, Rosenheck RA, Perkins DO, Keefe RS, Davis SM, Davis CE, Lebowitz BD, Severe J, Hsiao JK; Clinical Antipsychotic Trials of Intervention Effectiveness (CATIE) Investigators (2005): Effectiveness of antipsychotic drugs in patients with chronic schizophrenia. N Engl J Med 353: 1209–1233

Linde K, Kriston L, Rücker G, Jamil S, Schumann I, Meissner K, Sigterman K, Schneider A (2015): Efficacy and accepta-bility of pharmacological treatments for ndepressive disorders in primary care: a systematic review and net-work meta-analysis. Am Fam Med 13: 69–79

MacGillivray S, Arroll B, Hatcher S, Ogston S, Reid I, Sullivan F, Williams B, Crombie I (2003): Efficacy and tolerability of selective serotonin reuptake inhibitors compared with tricyclic antidepressants in depression treated in primary care: systematic review and meta-analysis. Brit Med J 326: 1014–1019

Macritchie KAN, Geddes MR, Scott J, Haslam DRS, Goodwin GM (2001): Valproic acid, valproate and divalproex in the maintenance treatment of bipolar disorders. Cochrane Review. In: The Cochrane Library Issue 3. Oxford, Updated Software

Maher AR, Maglione M, Bagley S, Suttorp M, Hu JH, Ewing B, Wang Z, Timmer M, Sultzer D, Shekelle PG (2011): Efficacy and comparative effectiveness of atypical antipsychotic medications for off-label uses in adults: a systematic review and meta-analysis. JAMA 306: 1359–1369

Maher AR, Theodore G (2012): Summary of the comparative effectiveness review on off-label use of atypical anti-psychotics. J Manag Care Pharm 18 (5 Suppl B): S1–20

McDonagh M, Peterson K, Carson S, Fu R, Thakurta S (2010): Drug Class Review: Atypical Antipsychotic Drugs. Final Update 3 Report. Portland (OR): Oregon Health & Science University; July 2010. Internet: http://www.ncbi.nlm.nih.gov/books/NBK50583/

McEvoy JP, Byerly M, Hamer RM, Dominik R, Swartz MS, Rosen-heck RA, Ray N, Lamberti JS, Buckley PF, Wilkins TM, Stroup TS (2014): Effectiveness of paliperidone palmitate vs haloperidol decanoate for maintenance treatment of schizophrenia: a randomized clinical trial. JAMA 311: 1978–1987

McEvoy JP, Lieberman JA, Stroup TS, Davis SM, Meltzer HY, Rosenheck RA, Swartz MS, Perkins DO, Keefe RS, Davis CE, Severe J, Hsiao JK; CATIE Investigators (2006): Effective-ness of clozapine versus olanzapine, quetiapine, and risperidone in patients with chronic schizophrenia who did not respond to prior atypical antipsychotic treatment. Am J Psychiatry 163: 600–610

McGorry P, Alvarez-Jimenez M, Killackey E (2013): Antipsychotic medication during the critical period following remission from first-episode psychosis: less is more. JAMA Psychiatry 70: 898–900

McKnight RF, Adida M, Budge K, Stockton S, Goodwin GM, Geddes JR (2012): Lithium toxicity profile: a systematic review and meta-analysis. Lancet 379: 721–728

Mészáros A, Czobor P, Bálint S, Komlósi S, Simon V, Bitter I (2009): Pharmacotherapy of adult attention deficit hyperactivity disorder (ADHD): a meta-analysis. Int J Neuropsychopharmacol 12: 1137–1147

Miyamoto S, Miyake S, Jarskog LF, Fleischhacker WW, Lieberman JA (2012): Pharmacological treatment of schizophrenia: a critical review of the pharmacology and clinical effects of current and future therapeutic agents. Mol Psychiatry 17: 1206–1227

Molina BSG, Florey K, Hinshaw SP, Greiner, AR, Arnold E, Swanson JM, Hechtman L, Jensen PS, Vitiello B, Hoza B, Pelham WE, Elliot GR, Wells KC, Abikoff HB, Gibbons RD, Marcus S, Conners CK, Epstein JN, Greenhill LL, March JS, Newcorn JH, Severe JB, Wigal T (2007): Delinquent behavior and emerging substance use in the MTA at 36 months: Prevalence, course, and treatment effects. J Am Acad Child Adolesc Psychiatry 46: 1028–1040

Möller H-J, Volz HP, Reimann IW, Stoll KD (2001): Opipramol for the treatment of generalized anxiety disorder: a placebo-controlled trial including an alprazolam-treated group. J Clin Psychopharmacol 21: 59–65

Moncrieff J (2008): Steht die Psychiatrie zum Verkauf an? Sozialpsychiatr Informationen 38: 8–18

Moncrieff J, Kirsch I (2005): Efficacy of antidepressants in adults. BMJ 331: 155–157

MTA Cooperative Group (1999): A 14-month randomized clinical trial of treatment strategies for attention-deficit/hyperactivity disorder. Arch Gen Psychiat 56: 1073–1086

Müller-Oerlinghausen B (2011): Antidepressiva sind nur bei sehr schwerer Depression Placebo überlegen. Arzneiverordnung in der Praxis 39: 60–62

Müller-Oerlinghausen B (2012): Sind atypische Antipsychotika Mittel erster Wahl bei bipolaren Störungen? Kontra. Nervenarzt 83: 1191–1192

National Institute for Health and Care Excellence (2014): Psychosis and schizophrenia in adults: prevention and management. Clinical guideline. Internet: nice.org.uk/guidance/cg178

Niedrig DF, Gött C, Fischer A, Müller ST, Greil W, Buckler G, Russmann S (2016): Second-generation antipsychotics in a tettiary care hospital: prescribing patterns, metabolic profiles, and drug interactions. Int Clin Psychopharmacol 31: 42–50

Offidani E, Fava GA, Tomba E, Baldessarini RJ (2013): Excessive mood elevation and behavioral activation with antidepressant treatment of juvenile depressive and anxiety disorders: a systematic review. Psychother Psychosom 82: 132–141

Patel JK, Buckley PF, Woolson S, Hamer RM, McEvoy JP, Perkins DO, Lieberman JA, For The Cafe Investigators (2009): Metabolic profiles of second-generation antipsychotics in early psychosis: Findings from the CAFE study. Schizophr Res 111: 9–16

Qaseem A, Snow V, Denberg TD, Forciea MA, Owens DK; Clinical Efficacy Assessment Subcommittee of American College of Physicians (2008): Using second-generation antidepressants to treat depressive disorders: a clinical practice guideline from the American College of Physicians. Ann Intern Med 149: 725–733

Ray WA, Chung CP, Murray KT, Hall K, Stein CM (2009): Atypical antipsychotic drugs and the risk of sudden cardiac death. N Engl J Med 360: 225–235

Reeves RR, Ladner ME (2010): Antidepressant-induced suicidality: an update. CNS Neurosci Ther 16: 227–234

Remschmidt H; Global ADHD Working Group (2005): Global consensus on ADHD/HKD. Eur Child Adolesc Psychiatry 14: 127–137

Rosenberg PB, Drye LT, Martin BK, Frangakis C, Mintzer JE, Weintraub D, Porsteinsson AP, Schneider LS, Rabins PV, Munro CA, Meinert CL, Lyketsos CG; DIADS-2 Research Group (2010): Sertraline for the treatment of depression in Alzheimer disease. Am J Geriatr Psychiatry 18: 136–145

Rösner S, Leucht S, Lehert P, Soyka M (2008): Acamprosate supports abstinence, naltrexone prevents excessive drinking: evidence from a meta-analysis with unreported outcomes. J Psychopharmacol 22: 11–23

Sanacora G, Frye MA, McDonald W, Mathew SJ, Turner MS, Schatzberg AF, Summergrad P, Nemeroff CB; American Psychiatric Association (APA) Council of Research Task Force on Novel Biomarkers and Treatments (2017) A consensus statement on the use of ketamine in the treatment of mood disorders. JAMA Psychiatry 74: 399–405

Sayadipour A, Mago R, Kepler CK, Chambliss RB, Certa KM, Vaccaro AR, Albert TJ, Anderson DG (2012): Antidepressants and the risk of abnormal bleeding during spinal surgery: a case-control study. Eur Spine J 21: 2070–2078

Schubert I, Lehmkuhl G (2017) : Verlauf und Therapie von ADHS und der Stellenwert im Erwachsenenalter. Dtsch Ärztebl 114: 139–140

Schueler YB, Koesters M, Wieseler B, Grouven U, Kromp M, Kerekes MF, Kreis J, Kaiser T, Becker T, Weinmann S (2011): A systematic review of duloxetine and venlafaxine in major depression, including unpublished data. Acta Psychiatr Scand 123: 247–265

Sharma T, Guski LS, Freund N, Gøtzsche PC (2016): Suicidality and aggression during antidepressant treatment: systematic review and meta-analyses based on clinical study reports. BMJ 2016 Jan 27; 352: i65. doi: 10.1136/bmj.i65.

Shine B, McKnight RF, Geddes JR (2015): Long-term effects of lithium on renal, thyroid, and parathyroid function: a retrospective analysis of laboratory data. Lancet 386: 461–468

Sikich L, Frazier JA, McClellan J, Findling RL, Vitiello B, Ritz L, Ambler D, Puglia M, Maloney AE, Michael E, De Jong S, Slifka K, Noyes N, Hlastala S, Pierson L, McNamara NK, Delporto-Bedoya D, Anderson R, Hamer RM, Lieberman

JA (2008): Double-blind comparison of first- and second-generation antipsychotics in early-onset schizophrenia and schizo-affective disorder: findings from the treatment of early-onset schizophrenia spectrum disorders (TEOSS) study. Am J Psychiatry 165: 1420–1431

Smith D, Dempster C, Glanville J, Freemantle N, Anderson I (2002): Efficacy and tolerability of venlafaxine compared with selective serotonin reuptake inhibitors and other antidepressants: a meta-analysis. Br J Psychiatry 180: 396–404

Smith EG, Austin KL, Kim HM, Eisen SV, Kilbourne AM, Miller DR, Zivin K, Hannemann C, Sauer BC, Valenstein M (2015): Mortality associated with lithium and valproate treatment of US Veterans Health Administration patients with mental disorders. Br J Psychiatry 207: 55–63

Sobanski E, Sabljic D, Alm B, Baehr C, Dittmann RW, Skopp G, Strohbeck-Kuehner P (2012): A randomized, waiting list-controlled 12-week trial of atomoxetine in adults with ADHD. Pharmacopsychiatry 45: 100–107

Song HR, Kwon YJ, Woo YS, Bahk WM (2015): Effects of mirtazapine on patients undergoing naturalistic diabetes treatment: A follow-up study extended from 6 to 12 months. J Clin Psychopharmacol 35: 730–731

Soyka M, Lieb M (2015): Recent developments in pharmacotherapy of alcoholism. Pharmacopsychiatry 48: 123–135

Spielmans GI, Berman MI, Linardatos E, Rosenlicht NZ, Perry A, Tsai AC (2013): Adjunctive atypical antipsychotic treatment for major depressive disorder: a meta-analysis of depression, quality of life, and safety outcomes. PLoS Med 10(3): e1001403

Sterke CS, Ziere G, van Beeck EF, Looman CW, van der Cammen TJ (2012): Dose-response relationship between selective serotonin re-uptake inhibitors and injurious falls: a study in nursing home residents with dementia. Br J Clin Pharmacol 73: 812–820

Storebø OJ, Ramstad E, Krogh HB, Nilausen TD, Skoog M, Holmskov M, Rosendal S, Groth C, Magnusson FL, Moreira-Maia CR, Gillies D, Buch Rasmussen K, Gauci D, Zwi M, Kirubakaran R, Forsbøl B, Simonsen E, Gluud C (2015): Methylphenidate for children and adolescents with attention deficit hyperactivity disorder (ADHD). Cochrane Database Syst Rev. 2015 Nov 25; (11): CD009885

Stübner S, Grohmann R, von Strahlendorff I, Rüther E, Möller HJ, Müller-Oerlinghausen B, Engel R, Horvarth A, Greil W (2010): Suicidality as a rare advserse event of antidepressant medication. Report from the AMSP Multicenter Drug Surveillance Project. J Clin Psychiatry 71: 1293–1307

Tandon R, Jibson MD (2003): Efficacy of newer generation antipsychotics in the treatment of schizophrenia. Psychoneuroendocrinology 28: 9–26

Toffol E, Hätönen T, Tanskanen A, Lönnqvist J, Wahlbeck K, Joffe G, Tiihonen J, Haukka J, Partonen T (2016): Lithium is associated with decrease in all-cause and suicide mortality in high-risk bipolar patients: A nationwide registry-based prospective cohort study. J Affect Disord 183: 159–165

Tranulis C, Skalli L, Lalonde P, Nicole L, Stip E (2008): Benefits and risks of antipsychotic polypharmacy: an evidence-based review of the literature. Drug Saf 31: 7–20

Tsapakis EM, Gamie Z, Tran GT, Adshead S, Lampard A, Mantalaris A, Tsiridis E (2012): The adverse skeletal effects of selective serotonin reuptake inhibitors. Eur Psychiatry 27: 156–169

Tsai AC, Rosenlicht NZ, Jureidini JN, Parry PI, Spielmans GI, Healy D (2011): Aripiprazole in the maintenance treatment of bipolar disorder: a critical review of the evidence and its dissemination into the scientific literature. PLoS Med 8: e1000434

Turner EH, Matthews AM, Linardatos E, Tell RA, Rosenthal R (2008): Selective publication of antidepressant trials and its influence on apparent efficacy. N Engl J Med 358: 252–260

Ujeyl M, Müller-Oerlinghausen B (2012): Antidepressiva zur Behandlung der Depression bei Palliativpatienten: Eine systematische Übersicht. Schmerz 26: 523–536

Vitiello B, Correll C, van Zwieten-Boot B, Zuddas A, Parellada M, Arango C (2009): Antipsychotics in children and adolescents: increasing use, evidence for efficacy and safety concerns. Eur Neuropsychopharmacol 19: 629–635

Volz HP, Möller HJ, Reimann I, Stoll K (2000): Opipramol for the treatment of somatoform disorders. Results from a placebo-controlled trial. Eur Neuropsychopharmacol 10: 211–217

Wagstaff AJ, Ormrod D, Spencer CM (2001): Tianeptine: a review of its use in depressive disorders. CNS Drugs 15: 231–259

Walder A, Greil W, Baumann P (2009): Drug-induced Pisa syndrome under quetiapine. Prog Neuropsychopharmacol Biol Psychiatry 33: 1286–1287

Wensel TM, Powe KW, Cates ME (2012): Pregabalin for the treatment of generalized anxiety disorder. Ann Pharmacother 46: 424–429

Whitaker R (2010): Anatomy of an epidemic. Magic bullets, psychiatric drugs, and the astonishing rise of mental illness in America. Crown Publishing, New York

Wolter DK (2009): Risiken von Antipsychotika im Alter, speziell bei Demenzen. Eine Übersicht. Z Gerontopsychol psychiatr 22: 17–56

Zhang J, Mathis MV, Sellers JW, Kordzakhia G, Jackson AJ, Dow A, Yang P, Fossom L, Zhu H, Patel H, Unger EF, Temple RJ (2015): The US Food and Drug Administration's perspective on the new antidepressant vortioxetine. J Clin Psychiatry 76: 8–14

Zhou S, Chan E, Pan SQ, Huang M, Lee EJ (2004): Pharmacokinetic interactions of drugs with St John's wort. J Psychopharmacol 18: 262–276

Rhinologika und Otologika

Karl-Friedrich Hamann

© Springer-Verlag GmbH Germany 2017
U. Schwabe, D. Paffrath, W.-D. Ludwig, J. Klauber (Hrsg.), *Arzneiverordnungs-Report 2017*
DOI 10.1007/978-3-662-54630-7_42

Auf einen Blick

Verordnungsprofil
Rhinologika werden lokal zur symptomatischen Linderung der behinderten Nasenatmung bei Nasenschleimhautentzündungen eingesetzt. Die weitaus größte Gruppe bilden die schleimhautabschwellenden Sympathomimetika mit fast 50% der Verordnungen. Otologika werden entweder zur lokalen Antibiotikatherapie bei Entzündungen des äußeren Ohrs eingesetzt oder als Lokalanästhetika zur symptomatischen Therapie des Ohrschmerzes.

Bewertung
Die topischen Sympathomimetika gehören zu den nicht verschreibungspflichtigen Arzneimitteln und werden daher fast nur noch bei Kindern verordnet. Topische Glucocorticoide sind bei allergischer Rhinitis zuverlässig wirksam. Für die Lokaltherapie der Otitis externa stehen mit der Einführung von Ciprofloxacin-Ohrentropfen gut wirksame Monopräparate zur Verfügung. Die nur symptomatisch wirksamen Lokalanästhetikakombinationen zeigen weiter deutliche Verordnungsabnahmen.

Mit Rhinologika und Otologika werden Arzneimittel zusammengefasst, die überwiegend lokal bei verschiedenen Erkrankungen des äußeren Ohres und des Mittelohres sowie bei bestimmten Erkrankungen der Nasenhaupthöhlen und bei Beteiligung der Nasennebenhöhlen eingesetzt werden. Die Beliebtheit der Lokaltherapeutika geht auf den alten Volksglauben zurück, Krankheiten dort behandeln zu müssen, wo sie sich bemerkbar machen. Der Hauptteil der Verordnungen fällt weiterhin auf Sympathomimetika und glucocorticoidhaltige Rhinologika, während alle anderen Rhinologika und auch die Otologika eine geringere Rolle spielen (◘ Abbildung 42.1). Im Laufe der letzten 10 Jahre sind die Verordnungen der glucocorticoidhaltigen Rhinologika zweifach angestiegen, während rhinologische Sympathomimetika um etwa 10% und Otologika um fast 50% abgenommen haben.

Rhinologika und Otologika zählen, bezogen auf die Einzelverordnung, zu den preiswerten Therapeutika, erreichen jedoch relativ hohe Umsätze, weil sie in der Behandlung von sehr häufig auftretenden Erkrankungen zum Einsatz kommen.

42.1 Rhinologika

Im Vordergrund der symptomatischen Behandlung mit Rhinologika steht die Beseitigung der behinderten Nasenatmung. Sie ist das am meisten störende Symptom aller Rhinitisformen, wobei in manchen Fällen noch Niesreiz und eine Hypersekretion der Schleimhäute hinzukommen. Zur lokalen Applikation stehen schleimhautabschwellende Alphasympathomimetika, Corticosteroide und Antiallergika zur Verfügung. Darüber hinaus gibt es Präparate zur systemischen Anwendung, Homöopathika oder Kombinationen von Alphasympathomimetika und Antihistaminika. Letztere besitzen eher Nebenwirkungen als die Lokaltherapeutika. Die bei manchen Rhinitisformen eingesetzten Sekretomukolytika werden bei den Expektorantien (siehe ▶ Kapitel 20) abgehandelt.

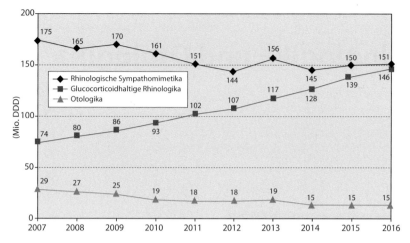

◘ **Abbildung 42.1 Verordnungen von Rhinologika und Otologika 2007 bis 2016.** Gesamtverordnungen nach definierten Tagesdosen.

Die im Zusammenhang mit banalen Erkältungskrankheiten auftretende *akute Rhinitis* ist im Allgemeinen harmlos und weist eine hohe Selbstheilungsrate auf. Der Gesichtspunkt einer Vorbeugung von Komplikationen in den Nasennebenhöhlen und die durch starke Blutfüllung der Schleimhäute bedingte „verstopfte Nase" machen je nach Leidensdruck dennoch eine Therapie notwendig. Sinnvoll ist die kurzfristige Anwendung von Alphasympathomimetika. Durch ihren abschwellenden Effekt lässt sich zum einen die Nasenluftpassage selbst verbessern, zum anderen werden auch die Ostien der Nasennebenhöhlen für den natürlichen Selbstreinigungsmechanismus frei gemacht. Schließlich muss man auch versuchen, ein Zuschwellen der Ostien der Tuba Eustachii zu verhindern und so den Mittelohr-Belüftungsmechanismus aufrechtzuerhalten, damit kein lästiger Ohrendruck entsteht. Die Therapiedauer sollte sieben Tage nicht überschreiten, damit nicht durch den vasokonstriktorischen Effekt eine trophische Störung der Schleimhaut mit anschließender Nekrosebildung auftritt. Dieser Gesichtspunkt gewinnt vor allem bei langanhaltenden Beschwerden an Bedeutung.

Der Begriff „nasale Hyperreaktivität" umfasst alle übersteigerten Reaktionsformen der Nasenschleimhaut auf physikalische, chemische oder pharmakologische Reize, die zu den bekannten Symptomen Obstruktion, Sekretion und Niesreiz führen (Bachert und Holtappels 2015). Sie beruht auf unterschiedlichen, sich teilweise überlappenden Pathomechanismen. Dazu gehören auch die allergische Rhinitis und die früher sog. „vasomotorische Rhinitis", der neben lokalen Reizfaktoren auch psychosomatische Faktoren zugrunde liegen können.

Die Behandlung der nasalen Hyperreaktivität richtet sich, wenn möglich, nach Ätiologie und Pathogenese, vor allem aber gegen die dominierenden Symptome (Bachert 1996). Zur medikamentösen Therapie werden Degranulationshemmer (Cromoglicinsäure), die am besten prophylaktisch anzuwenden sind, topische und systemische Corticosteroide, Alphasympathomimetika sowie topische und systemische Antihistaminika vorzugsweise in Form der wenig sedierenden Präparate eingesetzt (siehe ▶ Kapitel 10, Antiallergika).

42.1.1 Alphasympathomimetika

Die Sympathomimetika sind bei geringen Verordnungszunahmen im Jahre 2016 weiterhin die größte therapeutische Gruppe (knapp 50% Anteil) der Rhinologika (◘ Abbildung 42.1). Der Hauptteil der Verordnungen entfällt auf drei führende Xylometazolinpräparate, während andere Sympathomimetika nur eine geringere Rolle spielen (◘ Tabelle 42.1). Alle Wirkstoffe gehören zur Gruppe der Alpha$_1$-Sympathomimetika und gelten als therapeutisch gleichwertig. Das Kombinationspräparat *Nasic* hat 2016 leicht

◻ **Tabelle 42.1 Verordnungen rhinologischer Alphasympathomimetika und Antiallergika 2016.** Angegeben sind die 2016 verordneten Tagesdosen, die Änderungen gegenüber 2015 und die mittleren Kosten je DDD 2016.

Präparat	Bestandteile	DDD Mio.	Änderung %	DDD-Nettokosten €
Xylometazolin				
Nasengel/Spray/Tropfen AL	Xylometazolin	47,0	(–6,2)	0,07
Otriven Lösung etc.	Xylometazolin	33,1	(–3,4)	0,07
Olynth	Xylometazolin	28,2	(+0,5)	0,07
Imidin/-N/o. K.	Xylometazolin	12,8	(+95,7)	0,08
Nasenspray/-etc.-ratiopharm	Xylometazolin	10,0	(–10,2)	0,07
Snup	Xylometazolin	0,39	(–30,7)	0,07
		131,4	(+0,6)	0,07
Andere Sympathomimetika				
Nasivin	Oxymetazolin	11,5	(–0,9)	0,15
Kombinationen				
Nasic	Xylometazolin Dexpanthenol	7,3	(–5,8)	0,22
Xyloduo ratio	Xylometazolin	0,66	(+747,1)	0,17
		8,0	(+1,7)	0,21
Antiallergika				
Allergodil Nspr., Nspr./AT	Azelastin	1,1	(–0,2)	0,93
Livocab Nspr., Nspr./AT	Levocabastin	0,45	(+0,8)	2,74
CromoHEXAL Nspr., Nspr./AT	Cromoglicinsäure	0,26	(+2,2)	1,23
		1,8	(+0,4)	1,41
Summe		152,7	(+0,6)	0,10

abgenommen. Alle diese Präparate sind nicht verschreibungspflichtig und sind daher seit Inkrafttreten des GKV-Modernisierungsgesetzes nur noch für Kinder bis zu 12 Jahren zu Lasten der gesetzlichen Krankenversicherung verordnungsfähig.

Die schleimhautabschwellenden Sympathomimetika ermöglichen eine sichere Linderung der behinderten Nasenatmung, wie sie bei akuter Rhinitis im Rahmen von Erkältungskrankheiten, aber auch bei der allergischen Rhinitis auftritt. Allerdings kommt es bei diesen Substanzen zu einem Reboundphänomen nach 4–6 Stunden mit verstärkter Schleimhautschwellung, die eine erneute Anwendung notwendig macht. Um diesen Circulus vitiosus nicht zu stabilisieren, sollte die Anwendung auf sieben Tage begrenzt sein, maximal auf 14 Tage (Günnel und Knothe 1973).

Hinzu kommt, dass der vasokonstriktorische Effekt bei Daueranwendung zu einer Mangel-

durchblutung der Schleimhaut führt und damit zu einer Beeinträchtigung ihrer Hauptfunktion, der Schleimbildung. Die Folge davon ist, dass weniger Schleim produziert wird. Die Nase trocknet aus, es kommt zur Borkenbildung, in extremen Fällen zusätzlich zu Nekrosen mit dem Endbild einer Ozäna (Stinknase). Um einem Missbrauch vorzubeugen, sollten die Sympathomimetika zur rhinologischen Anwendung nur in kleinsten Packungen von 10 ml verschrieben werden.

42.1.2 Antiallergika

Die Bedeutung der lokal wirksamen Antiallergika ist 2016 gleich geblieben, lediglich die Cromoglicinsäure hat etwas zugenommen. Sie sind nicht verschreibungspflichtig und damit nur noch bei Kindern bis zu 12 Jahren zu Lasten der gesetzlichen

42

Krankenversicherung erstattungsfähig (❒ Tabelle 42.1). Cromoglicinsäure soll als Degranulationshemmer prophylaktisch das Auftreten allergischer Symptome verhindern. Im Gegensatz zu manchen systemisch verabreichten Antiallergika ist für diese topisch applizierten Substanzen nicht mit sedierenden Nebenwirkungen zu rechnen.

42.1.3 Glucocorticoide

Lokal applizierte Glucocorticoide besitzen zwar zuverlässige Wirkungen in der Behandlung der allergischen Rhinitis, manche sind aber je nach Wirkstoff nicht frei von systemischen Nebenwirkungen (Myginol und Andersson 2006). Der Wirkungseintritt ist allerdings langsam. Corticosteroide können auch zu einer Schrumpfung von Nasenpolypen führen.

Das mit weitem Abstand führende Mometason hat 2016 durch Mehrverordnung preiswerter Generika seine Position noch weiter ausgebaut (❒ Tabelle 42.2). Auch Budesonid und Beclometason haben zugelegt, während Fluticasonverordnungen rückläufig waren. Die meisten Wirkstoffe zeigen neben der guten lokalen Wirkung keine systemischen Corticosteroidnebenwirkungen. Triamcinolon wird als zilienhemmend eingestuft (Merkus et al. 2001). Es gibt keine eindeutige Evidenz, dass eines der verschiedenen topisch angewendeten Glucocorticoide eine überlegene Wirkung hat (Waddell et al. 2003). Gleiches gilt mit Ausnahme von Dexamethason auch für das Nebenwirkungsprofil, insbesondere wachstumshemmende Wirkungen bei Kindern. Unter diesen Bedingungen sind ohne Einschränkungen bei Wirksamkeit und Verträglichkeit deutliche Kostensenkungen möglich, wenn relativ teure Präparate durch preisgünstige Budesonidgenerika substituiert werden.

Für Dexamethason ist bekannt, dass mit systemischen Nebenwirkungen zu rechnen ist. Nach Anwendung Dexamethason-haltiger Nasentropfen sind wiederholt Fälle von iatrogenem Cushing-Syndrom und Nebennierenrindensuppression beschrieben worden (Fuchs et al. 1999). Die Anwendung solcher Präparate erscheint trotz der relativ geringen Dexamethasonmengen nicht mehr gerechtfertigt, da andere Corticosteroide ohne solche Nebenwirkungen zur Verfügung stehen. Alle Dexa-

methason-Präparate haben weiter abgenommen. Die Verordnungen des relativ teuren Kombinationspräparats *Dymista* aus dem H_1-Rezeptorantagonisten Azelastin und dem Glucocorticoid Fluticasonpropionat haben nochmals kräftig zugenommen, das im März 2013 zur Linderung der Symptome der mittelschweren bis schweren saisonalen und perennialen allergischen Rhinitis zugelassen wurde. Die Azelastin-Fluticason-Kombination wirkte bei 70% der Patienten innerhalb eines Monats und hatte einen Langzeiteffekt über einen Zeitraum von 52 Wochen (Übersicht bei Derendorf et al. 2014).

42.1.4 Sonstige Rhinologika

Selbst hergestellte Salzlösungen oder Fertigpräparate wie *Emser Salz Nase* haben keine direkten Wirkungen auf die Durchgängigkeit der Nase, bewirken aber durch eine pH-Verschiebung eine Alkalisierung des Schleimes und damit eine Verflüssigung. Besonders bei lang anhaltenden Rhinitiden mit starker Borkenbildung kommt dieses rational begründete Therapieprinzip in Frage. Als Salzlösung erscheint nur noch *Emser Salz Nase*, das leicht zugenommen hat (❒ Tabelle 42.3).

Die Verordnungen der pflanzlichen und homöopathischen Rhinologika waren bereits 2004 um mehr als 70% zurückgegangen, da alle diese Präparate nicht verschreibungspflichtig und damit außer bei Kindern unter 12 Jahren nicht mehr zu Lasten der gesetzlichen Krankenversicherung verordnungsfähig sind. Im Jahre 2016 ist es nur bei *Euphorbium comp.* zu einer weiteren deutlichen Abnahme der Verordnungen bei den noch verbliebenen Kombinationspräparaten gekommen (❒ Tabelle 42.3).

Das pflanzliche Kombinationspräparat *Sinupret* hat 1997 die Nachzulassung erhalten, obwohl die als Wirksamkeitsnachweis vorgelegten Daten keiner strengen wissenschaftlichen Überprüfung standhalten (Chibanguza et al. 1984, Neubauer und März 1994, Ernst et al. 1997). Fünf verschiedene Inhaltsstoffe sollen antivirale, antiinflammatorische und sekretolytische Wirkungen besitzen, deren pharmakologische Zuordnung jedoch nicht nachvollziehbar ist. Für die homöopathischen Kombinationspräparate sind keine spezifischen pharmakologi-

◨ Tabelle 42.2 Verordnungen von glucocorticoidhaltigen Rhinologika 2016. Angegeben sind die 2016 verordneten Tagesdosen, die Änderungen gegenüber 2015 und die mittleren Kosten je DDD 2016.

Präparat	Bestandteile	DDD Mio.	Änderung %	DDD-Nettokosten €
Beclometason				
Beclometason-ratioph. Nasal	Beclometason	7,3	(+25,4)	0,35
Beclorhinol	Beclometason	1,2	(−46,1)	0,54
Beclomet Nasal Orion	Beclometason	0,78	(−1,4)	0,39
		9,3	(+4,9)	0,38
Budesonid				
Aquacort Nasenspray	Budesonid	16,0	(+32,1)	0,32
Budes Nasenspray	Budesonid	12,8	(−14,1)	0,41
Budesonid-1 A Pharma	Budesonid	1,8	(−16,6)	0,23
Pulmicort Topinasal	Budesonid	0,95	(−8,6)	0,46
Budesonid acis Nasenspray	Budesonid	0,93	(−23,3)	0,36
		32,5	(+3,3)	0,36
Fluticason				
Avamys	Fluticason	5,0	(−23,8)	0,63
Flutica TEVA	Fluticason	2,7	(−14,0)	0,58
Flutide Nasal	Fluticason	1,0	(+21,7)	0,58
		8,7	(−17,3)	0,61
Mometason				
MometaHEXAL	Mometason	32,1	(−14,0)	0,51
Momeallerg/Momegalen Nase	Mometason	17,9	(>1000)	0,50
Mometasonfuroat Cipla	Mometason	10,8	(+202,0)	0,48
Mometason/-furoat-ratiopharm	Mometason	8,6	(−33,3)	0,52
Nasonex	Mometason	8,0	(−42,2)	0,63
Mometasonfuroat-1 A Pharma	Mometason	0,88	(−40,8)	0,55
Mometasonfuroat AL	Mometason	0,82	(>1000)	0,47
		79,0	(+14,4)	0,52
Weitere Mittel				
Dymista	Fluticason Azelastin	6,2	(+24,9)	1,10
Syntaris	Flunisolid	5,7	(−7,8)	0,44
Rhinisan	Triamcinolonacetonid	2,5	(−11,3)	0,47
Nasacort	Triamcinolonacetonid	0,43	(+3,3)	0,58
Dexa Rhinospray Mono	Dexamethason	0,33	(−2,2)	1,38
Dexa Siozwo mit Dexamethason	Dexamethason	0,33	(−1,2)	0,93
Solupen N/-sine	Dexamethason	0,12	(−4,7)	1,65
		15,6	(+2,8)	0,75
Summe		145,1	(+7,5)	0,50

42

■ **Tabelle 42.3 Verordnungen sonstiger Rhinologika 2016.** Angegeben sind die 2016 verordneten Tagesdosen, die Änderungen gegenüber 2015 und die mittleren Kosten je DDD 2016.

Präparat	Bestandteile	DDD Mio.	Änderung %	DDD-Nettokosten €
Monopräparate				
Emser Salz Nase	Emser Salz	2,9	(+2,7)	0,28
Nasic Cur	Dexpanthenol	0,46	(−3,6)	0,23
		3,4	(+1,8)	0,27
Kombinationen				
Sinupret	Enzianwurzel Schlüsselblumenblüten Ampferblätter Holunderblüten Eisenkraut	3,3	(−0,4)	1,68
Euphorbium comp. SN/Spray	Euphorbium D4 Pulsatilla D2 Mercurius biiod. D8 Hepar sulfuris D10 Argentum nitr. D10 Luffa operculata D2	0,87	(−13,6)	0,57
Sinusitis Hevert SL	Apis D4 Baptisia D4 Cinnabaris D3 Echinacea D2 Hepar sulfuris D3 Kalium bichromic. D8 Lachesis D8 Luffa D4 Mercurius bijodatus D9 Silicea D2 Spongia D6	0,06	(+2,0)	3,07
		4,2	(−3,4)	1,47
Summe		7,6	(−1,2)	0,94

schen Wirkungen bekannt. Die Anwendung des Homöopathikums *Euphorbium compositum Spray N* beruht wahrscheinlich auch darauf, dass es vielfach als Placebo angesehen wird. Das Argument, dass diese Produkte als Placebo wegen des Fehlens von Nebenwirkungen eingesetzt werden können, wird bedenklich bei ernsten Erkrankungen, bei denen eine wirkungsvolle Therapie versäumt wird.

42.2 Otologika

Otologika sind Arzneimittel zur topischen Applikation in den äußeren Gehörgang. Sie werden ein-

gesetzt zur Behandlung des Ohrekzems, der Otitis externa und zur Vorbereitung einer operativen Therapie der chronischen Otitis media. Für die Therapie der *akuten* Otitis media sind Otologika *nicht* geeignet, da diese Substanzen den Ort der Erkrankung wegen des geschlossenen Trommelfells nicht erreichen können.

Bei der *Otitis externa* handelt es sich um eine banale Entzündung der Haut des äußeren Gehörgangs. Sie wird meist verursacht durch Bakterien, die über Mikroläsionen in die Haut eindringen können. Im Allgemeinen tritt die Otitis externa als diffuse Form auf, ganz selten als Gehörgangsfurunkel. Wegen der entzündlich bedingten Schwellung kommt es zu starken Schmerzen mit erheblichem Leidensdruck. Die Abschwellung der Gehörgangshaut selbst bringt meist schon den gewünschten Erfolg und Abheilung der Entzündung.

Die *chronische Mittelohrentzündung* entsteht, von Ausnahmen abgesehen, als primär chronische Erkrankung. Sie ist gekennzeichnet durch einen mesotympanalen oder epitympanalen Defekt, durch den es immer wieder zum Eindringen von Mikroorganismen und damit zum Aufflammen der Entzündung kommt. Die chronische Mittelohrentzündung macht sich fast nie durch Schmerzen bemerkbar als vielmehr durch eine pathologische Ohrsekretion und Schwerhörigkeit. Die sinnvolle Therapie einer chronischen Mittelohrentzündung besteht in der Tympanoplastik. Allerdings sind die Erfolgschancen von tympanoplastischen Operationen sehr vom Reizzustand der Mittelohrschleimhaut abhängig. Man versucht daher immer, eine chronische Mittelohrentzündung ohne akute Reiz-

◘ Tabelle 42.4 Verordnungen von Otologika 2016. Angegeben sind die 2016 verordneten Tagesdosen, die Änderungen gegenüber 2015 und die mittleren Kosten je DDD 2016.

Präparat	Bestandteile	DDD Mio.	Änderung %	DDD-Nettokosten €
Antibiotika				
Ciloxan Ohren	Ciprofloxacin	3,5	(–3,6)	1,20
Panotile cipro	Ciprofloxacin	2,9	(–1,0)	1,75
Infectocipro 2 mg/ml	Ciprofloxacin	0,55	(+5,0)	2,23
		7,0	(–1,9)	1,51
Corticosteroide				
Otoflamm	Fluocinolonacetonid	0,14	(+303,2)	2,11
Antibiotikakombinationen				
Infectociprocort	Fluocinolonacetonid Ciprofloxacin	2,7	(+23,8)	1,28
Cilodex	Dexamethason Ciprofloxacin	2,5	(+1,3)	0,90
		5,2	(+11,7)	1,09
Lokalanästhetikakombinationen				
Otobacid N	Dexamethason Cinchocain Butandiol	1,4	(–10,5)	1,74
Otalgan	Phenazon Procain	0,48	(–10,2)	0,36
		1,9	(–10,4)	1,39
Sonstige Kombinationen				
Otovowen	Aconitum D6 Capsicum D4 Chamomilla Ø Echinacea purp. Ø Hydrastis D4 Hydrargyrum D6 Jodum D4 Natrium tetraboracicum D4 Sambucus nigra Ø Sanguinaria Ø	0,46	(–27,8)	1,45
Summe		14,7	(+0,8)	1,35

zeichen zu operieren. Dieser Gesichtspunkt berechtigt zur Vorbehandlung mit Otologika, die das Ziel hat, die pathologische Ohrsekretion zum Stillstand zu bringen.

42.2.1 Antibiotika

In der Therapie der Otitis externa diffusa kommen Präparate mit dem Ziel einer lokalen antibiotischen Wirkung zur Anwendung. Wegen des Keimspektrums, das sich hauptsächlich aus Pseudomonas aeruginosa und Proteus zusammensetzt, werden in zunehmendem Maße Fluorchinolone eingesetzt. Nach einem Cochrane-Review von fünf Studien sind Fluorchinolone bei der Behandlung der chronischen Mittelohrentzündung wirksamer als andere Lokalantibiotika (Acuin et al. 2000).

Ciprofloxacin-haltige Ohrentropfen haben 2016 bis auf das teuere *Infectocipro* nicht zugenommen. Die glucocorticoidhaltigen Ciprofloxacinkombinationen, die sogar preiswerter als die Monopräparate sind, haben noch stärker zugenommen (❏ Tabelle 42.4). In diesen Kombinationspräparaten ist ein Corticosteroid enthalten, das die akuten Entzündungserscheinungen zurückdrängen soll. Nach heutiger Auffassung stellen Viruserkrankungen wie der Zoster oticus keine absolute Kontraindikation für Corticosteroide dar.

42.2.2 Lokalanästhetikakombinationen

Die Lokalanästhetikakombinationen *Otobacid N* und *Otalgan* werden mit dem Ziel einer lokalen Schmerzbehandlung eingesetzt. Selbst wenn der lokalanästhetische Effekt wegen der geringen Resorption durch die Haut nur schwach ist, wird er durch das abschwellende Agens unterstützt. Reicht diese Therapie nicht aus, müssen systemisch wirkende Analgetika zusätzlich eingesetzt werden.

In dem Kombinationspräparat *Otobacid N* ist neben dem Lokalanästhetikum (Cinchocain) Dexamethason enthalten. Es wird bevorzugt beim Ohrekzem zur Behandlung des Juckreizes palliativ eingesetzt. Seine Verordnungen sind wie auch die von *Otalgan* weiterhin erheblich abgefallen (❏ Tabelle 42.4).

42.2.3 Homöopathika

Weiterhin ist mit *Otovowen* ein Homöopathikum als Otologikum vertreten, dessen Verordnungen weiter stark abgenommen haben (❏ Tabelle 42.4). Es gilt aber, dass pharmakologische Wirkungen ebenso wenig nachgewiesen sind wie die Wirksamkeit.

Literatur

Acuin J, Smith A, Mackenzie I (2000): Interventions for chronic supportive otitis media. Cochrane Database Syst Rev 2000 (2): CD000473

Bachert C (1996): Klinik der Umwelterkrankungen von Nase und Nasennebenhöhlen. Eur Arch Otorhinolaryngol (Suppl I): 75–153

Bachert C, Holtappels G (2015): Pathophysiologie der chronischen Rhinosinusitis, konservative Therapieoptionen. Laryngorhinootologie 94 Suppl 1: S32–63

Chibanguza G, März R, Sterner W (1984): Zur Wirksamkeit und Toxizität eines pflanzlichen Sekretolytikums und seiner Einzeldrogen. Arzneim-Forsch 34: 32–36

Derendorf H, Meltzer EO, Hermann R, Canonica GW (2014): Clinical development of an advanced intranasal delivery system of azelastine hydrochloride and fluticasone propionate. Drugs Today 50: 15–31

Ernst E, März RW, Sieder C (1997): Akute Bronchitis: Nutzen von Sinupret. Fortschr Med 115: 52–53

Fuchs M, Wetzig H, Kertscher F, Täschner R, Keller E (1999): Iatrogenes Cushing-Syndrom und Mutatio tarda durch Dexamethason-haltige Nasentropfen. HNO 47: 647–650

Günnel F, Knothe J (1973): HNO-Therapiefibel. Steinkopff, Darmstadt

Merkus P, Romeijn SG, Verhoef JC, Merkus F, Schouwenburg PF (2001): Classification of cilio-inhibiting effects of nasal drugs. Laryngoscope 111: 595–602

Myginol N, Andersson M (2006): Topical glucosteroides in rhinitis: clinical aspects. Acta Otolaryngol 126: 1022–1029

Neubauer N, März RW (1994): Placebo-controlled, randomized double-blind clinical trial with Sinupret sugar coated tablets on the basis of a therapy with antibiotics and decongestant nasal drops in acute sinusitis. Phytomedicine 1: 177–181

Waddell AN, Patel SK, Toma AG, Maw AR (2003): Intranasal steroid sprays in the treatment of rhinitis: is one better than another? J Laryngol Otol 117: 843–845

Schilddrüsentherapeutika

Reinhard Ziegler und Christian Kasperk

© Springer-Verlag GmbH Germany 2017
U. Schwabe, D. Paffrath, W.-D. Ludwig, J. Klauber (Hrsg.), *Arzneiverordnungs-Report 2017*
DOI 10.1007/978-3-662-54630-7_43

Auf einen Blick

Verordnungsprofil
Krankheiten der Schilddrüse werden mit Schilddrüsenhormonen, Iodsalzen und Thyreostatika behandelt. Die größte Gruppe der Schilddrüsentherapeutika sind Schilddrüsenhormone, die bei Schilddrüsenunterfunktion und beim Iodmangelkropf eingesetzt werden. Als zweitgrößte Gruppe folgen Iodsalze zur Strumaprophylaxe. Wesentlich seltener und weiter langsam abnehmend werden Thyreostatika zur Hemmung der Hormonproduktion bei Schilddrüsenüberfunktion eingesetzt.

Trend
Seit 2007 sind die Verschreibungen für Schilddrüsenhormone kontinuierlich weiter um über 50% angestiegen. Der frühere Einbruch bei den Iodsalzen ist zum Stillstand gekommen. Zwei Komponenten können eine Rolle spielen: (a) die Anerkennung des fortbestehenden therapeutischen Bedarfs, (b) vermehrte Selbstmedikation bei Iodsalzen.

Schilddrüsentherapeutika werden eingesetzt, um eine Unterfunktion zu substituieren bzw. eine Kropfprophylaxe zu betreiben oder eine Überfunktion der Schilddrüse zu behandeln. Dementsprechend werden innerhalb dieser Indikationsgruppe drei Arzneimittelgruppen unterschieden. Schilddrüsenhormone werden gegeben, um bei Unterfunktion die mangelnde Hormonbildung der Drüse zu substituieren. Sie dienen auch der TSH-Absenkung bei der endemischen Struma infolge Iodmangels. Bei letzterem werden bevorzugt Iodidpräparate verabreicht, insbesondere solange die Struma noch nicht regressiv bzw. knotig verändert ist. Thyreostatika werden bei Schilddrüsenüberfunktion gegeben, um eine übermäßige Hormonproduktion der Schilddrüse zu blockieren bis zur Einleitung einer definitiven Therapie (Operation oder Radiojodbehandlung).

Die weitaus häufigste Schilddrüsenerkrankung in Deutschland ist der Iodmangelkropf, der bei etwa 25% der Bevölkerung entsprechend mindestens 20 Millionen Personen nachgewiesen ist (Schumm-

Dräger und Feldkamp 2007). Wesentliche Ursache ist eine nicht ausreichende Iodversorgung der Bevölkerung, die immer noch hinter den Empfehlungen der WHO zurückbleibt. Bedeutsam ist auch die Hypothyreose, die bei 0,5–1% der Gesamtbevölkerung vorkommt und am häufigsten durch eine Autoimmunthyreoiditis (Hashimoto Thyreoiditis) bedingt ist. Bei der Schilddrüsenüberfunktion stehen funktionelle Autonomien und der Morbus Basedow im Vordergrund. Die Prävalenz einer latenten/manifesten Hyperthyreose beträgt in Süddeutschland 5,8% bzw. 0,8 % (Saam et al. 2005).

43.1 Verordnungsspektrum

Schilddrüsentherapeutika gehören mit einem Verordnungsvolumen von 1,8 Mrd. DDD zu den führenden Indikationsgruppen (vgl. ▶ Tabelle 1.2). Die Verlaufsbeobachtung der definierten Tagesdosen (DDD) zeigt bei den Hormonen seit 2007 einen Anstieg um 53%, während die Verordnungen der

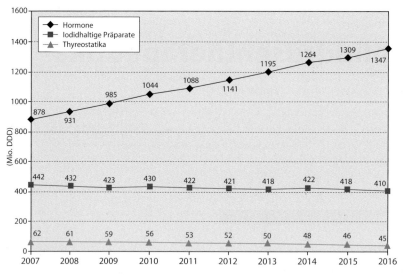

◻ Abbildung 43.1 Verordnungen von Schilddrüsentherapeutika 2007 bis 2016. Gesamtverordnungen nach definierten Tagesdosen.

iodhaltigen Präparate (Iodidmonopräparate, Kombinationen von Iodid plus Schilddrüsenhormon) nach dem früheren Einbruch von 2004 weitgehend stabil geblieben sind. Bei den Verordnungen der iodhaltigen Präparate hat sich die bisher geäußerte Vermutung einer verbesserten Iodidversorgung mit der Nahrung leider nicht dauerhaft bestätigt. Im Vergleich zu früher war die Iodidversorgung in Deutschland zwar verbessert worden, lag aber immer noch am unteren Ende der von der Weltgesundheitsorganisation (WHO) empfohlenen Werte (Thamm et al. 2007). In den letzten Jahren hat sich die Iodidversorgung bei Schulkindern jedoch in dem Zeitraum von 2007–2010 wieder verschlechtert und lag erneut unterhalb der empfohlenen Mindestaufnahmen (Johner et al. 2013). Die Jodversorgung der deutschen Erwachsenenbevölkerung liegt nach den Gesundheitsdaten der Jahre 2008–2011 im mittleren unteren Bereich der von der WHO geforderten Zufuhr und ist damit noch nicht optimal, da über 30% der untersuchten Population eine Jodzufuhr unterhalb ihres mittleren geschätzten Bedarfs aufwiesen (Johner et al. 2016).

Der weitaus größte Teil der Verordnungen entfällt auf Schilddrüsenhormone, gefolgt von den deutlich seltener, aber relativ konstant verordneten Iodidpräparaten, während der Anteil der Thyreostatika nur sehr gering ist und 2016 gegenüber dem

Vorjahr neuerlich leicht abgenommen hat (◻ Abbildung 43.1).

43.1.1 Schilddrüsenhormone

Bei den Schilddrüsenhormonen entfällt der Hauptteil der verordneten Tagesdosen auf drei führende Monopräparate (*L-Thyroxin Henning, L-Thyrox HEXAL, Euthyrox*) (◻ Tabelle 43.1). Bei den Kombinationspräparaten von Liothyronin (Triiodthyronin) und Levothyroxin haben sich die Verschreibungen gegenüber 2015 kaum verändert.

Hauptindikation ist die Hypothyreose, insbesondere bei deutlich erhöhten TSH-Werten (über 5 µU/ml) und positiven TPO-Antikörpern als Zeichen einer Autoimmunthyreoiditis (Gärtner und Reincke 2008). In den meisten Empfehlungen wird dem Monopräparat Levothyroxin eindeutig der Vorzug gegeben. Bei der Langzeittherapie ist ein gleichmäßiger Hormonspiegel im Serum durch das pharmakologisch langlebige Levothyroxin (Halbwertszeit 5 bis 8 Tage) wesentlich besser zu erreichen als durch das kurzlebige Liothyronin (Halbwertszeit 1 bis 2 Tage). Bei der Verwendung von Kombinationspräparaten beider Schilddrüsenhormone entstehen unerwünschte Spitzen des Triiodthyroninspiegels im Serum (Saravanan et al. 2007)

■ **Tabelle 43.1 Verordnungen von Schilddrüsenhormonen und Kaliumiodid 2016.** Angegeben sind die 2016 verordneten Tagesdosen, die Änderungen gegenüber 2015 und die mittleren Kosten je DDD 2016.

Präparat	Bestandteile	DDD Mio.	Änderung %	DDD-Nettokosten €
Levothyroxin				
L-Thyroxin Henning	Levothyroxin	492,3	(+1,4)	0,22
L-Thyrox HEXAL	Levothyroxin	306,7	(+6,2)	0,22
Euthyrox	Levothyroxin	205,5	(+1,6)	0,22
L-Thyroxin Winthrop	Levothyroxin	80,1	(−15,2)	0,24
Eferox	Levothyroxin	55,2	(+11,0)	0,24
L-Thyroxin-1 A Pharma	Levothyroxin	52,3	(+22,3)	0,23
L-Thyroxin Aristo	Levothyroxin	44,9	(+14,3)	0,25
L-Thyroxin beta	Levothyroxin	43,9	(+6,7)	0,22
L-Thyroxin-Na-ratiopharm	Levothyroxin	10,0	(−11,6)	0,24
L-Thyroxin AL	Levothyroxin	8,5	(+51,5)	0,27
Berlthyrox	Levothyroxin	5,8	(−5,3)	0,21
L-Thyroxin-Na AbZ	Levothyroxin	1,2	(+24,1)	0,24
L-Thyroxin/-Na-CT	Levothyroxin	1,1	(−32,2)	0,24
		1307,5	(+3,0)	0,22
Liothyronin				
Thybon	Liothyronin	1,6	(+6,7)	0,69
Hormonkombinationen				
Novothyral	Liothyronin Levothyroxin	27,2	(−0,8)	0,20
Prothyrid	Liothyronin Levothyroxin	9,8	(+0,9)	0,26
		37,0	(−0,3)	0,22
Schilddrüsenhormone plus Iodid				
Thyronajod	Levothyroxin Kaliumiodid	210,0	(−1,3)	0,15
L-Thyrox Jod HEXAL	Levothyroxin Kaliumiodid	57,2	(+1,2)	0,14
Jodthyrox	Levothyroxin Kaliumiodid	25,4	(−13,6)	0,14
L-Thyroxin Iod Aristo	Levothyroxin Kaliumiodid	17,6	(−1,1)	0,15
L-Thyroxin Henning plus	Levothyroxin Kaliumiodid	16,8	(−0,0)	0,14
Eferox Jod	Levothyroxin Kaliumiodid	16,4	(+9,4)	0,15
L-Thyroxin Iod Winthrop	Levothyroxin Kaliumiodid	3,9	(−13,2)	0,15
		347,4	(−1,5)	0,15

Präparat	Bestandteile	DDD Mio.	Änderung %	DDD-Nettokosten €
Kaliumiodid				
Jodetten	Kaliumiodid	16,2	(−5,8)	0,02
Jodid Tabletten	Kaliumiodid	13,4	(−15,2)	0,04
Jodid HEXAL	Kaliumiodid	13,3	(+1,5)	0,04
Jodid-ratiopharm	Kaliumiodid	9,8	(+11,8)	0,04
Jodinat Lindopharm	Kaliumiodid	6,9	(−4,7)	0,04
		59,5	(−4,0)	0,03
Summe		1752,9	(+1,7)	0,20

◼ Tabelle 43.1 Verordnungen von Schilddrüsenhormonen und Kaliumiodid 2016. (Fortsetzung)

mit entsprechend unerwünschten Nebenwirkungen bei höherer Dosierung. Beim „Härtetest" der Schilddrüsenhormontherapie, der Substitution der Hypothyreose, bestätigt die Metaanalyse von 11 Studien, dass die Zugabe von Liothyronin keine Vorteile erkennen lässt (Grozinsky-Glasberg et al. 2006). Auch nach Thyreoidektomie wurden mit alleiniger Gabe von Levothyroxin normale Triiodthyroninspiegel erreicht (Jonklaas et al. 2008). Zu beachten ist bei der Einstellung von Frauen mit Hypothyreose, dass eine Schwangerschaft den Substitutionsbedarf für Levothyroxin erhöht (Alexander et al. 2004). Magensäuremangel kann die Levothyroxinresorption vermindern (Centanni et al. 2006). Auch in anderen Ländern (z. B. in den USA) wird immer wieder auf die Notwendigkeit hingewiesen, auf die Bioverfügbarkeit der Hormonpräparate zu achten (Burman et al. 2008).

43.1.2 Iodidhaltige Präparate

Iodidhaltige Präparate zeigten 2004 einen bemerkenswerten Einbruch (siehe ► Arzneiverordnungs-Report 2005, Abbildung 45.1), haben sich danach aber auf dem neuen Niveau stabilisiert (◼ Abbildung 43.1). Die reinen Iodidsalze zeigen dagegen einen weiteren Rückgang (◼ Tabelle 43.1). Hauptgrund dürfte der Ausschluss rezeptfreier Präparate aus der vertragsärztlichen Versorgung durch das GKV-Modernisierungs-Gesetz seit Januar 2004 sein. Allerdings gehören Iodidpräparate zur Behandlung von Schilddrüsenkrankheiten zu den Arzneimitteln der Ausnahmeliste gemäß § 34 Abs. 1 SGB V und sind damit weiterhin verordnungsfähig. Eine besondere Bedeutung hat die optimale Versorgung mit Iodid bei Schwangeren und Stillenden (American Academy of Pediatrics 2014).

Iodid wird vor allem zur Substitution bei Patienten mit Iodmangelstruma empfohlen, da die Behandlung mit Levothyroxin in TSH-suppressiver Dosierung den Iodmangel in der Schilddrüse verstärkt und eine Knotenbildung nicht verhindert (Gärtner und Reincke 2008). Für ein Jahr kann eine Kombination mit Levothyroxin in nicht TSH-suppressiver Dosierung eingesetzt werden. Die unterschiedlichen Angriffspunkte der beiden Prinzipien rechtfertigen ihre Kombination (Schumm-Dräger und Grünwald 2003). Dementsprechend erwies sich die Kombination von Levothyroxin plus Iodid in einer größeren Studie an Patienten mit Struma nodosa den anderen Therapiearmen überlegen (Grussendorf et al. 2011). Die Verordnungen der Kombinationspräparate aus Levothyroxin und Kaliumiodid waren leicht rückläufig, aber weniger als die Kaliumiodidmonopräparate (◼ Tabelle 43.1).

43.1.3 Thyreostatika

Die langsame Abnahme der Verschreibungen von Thyreostatika gegenüber den Maxima von 1996 mit 84 Mio. definierten Tagesdosen (DDD) (siehe ► Arzneiverordnungs-Report 2005, Abbildung 45.1) ist noch nicht zum Stillstand gekommen und hat 2016 insgesamt 46% erreicht (◼ Abbildung 43.1).

◘ **Tabelle 43.2 Verordnungen von Thyreostatika 2016.** Angegeben sind die 2016 verordneten Tagesdosen, die Änderungen gegenüber 2015 und die mittleren Kosten je DDD 2016.

Präparat	Bestandteile	DDD Mio.	Änderung %	DDD-Nettokosten €
Carbimazol				
Carbimazol Aristo	Carbimazol	11,8	(+20,2)	0,34
Carbimazol Henning	Carbimazol	3,8	(−37,6)	0,34
		15,6	(−1,8)	0,34
Thiamazol				
Thiamazol Aristo	Thiamazol	13,2	(+114,4)	0,19
Thiamazol HEXAL	Thiamazol	7,8	(−43,1)	0,20
Methizol	Thiamazol	2,7	(−22,9)	0,27
Thiamazol Henning	Thiamazol	2,0	(−21,6)	0,23
		25,7	(−0,7)	0,20
Propylthiouracil				
Propycil	Propylthiouracil	1,1	(−1,6)	0,54
Perchlorat				
Irenat	Natriumperchlorat	1,4	(−1,5)	0,54
Summe		43,7	(−1,1)	0,27

Hier scheint das Maximum der Demaskierung der Autonomien durch Iodexposition bleibend unterschritten zu sein. In berechtigter Interpretation dürfte das Überschreiten des Gipfels der Thyreostatikaverschreibungen bedeuten, dass die Demaskierung von Autonomien durch Iodidexposition abnimmt, wie es in Dänemark nach Erreichen einer verbesserten Iodversorgung gesehen wurde (Cerqueira et al. 2009).

Für die medikamentöse Therapie der Schilddrüsenüberfunktion werden fast ausschließlich Carbimazol und Thiamazol eingesetzt (◘ Tabelle 43.2). Insgesamt haben alle Thyreostatika etwas abgenommen. Carbimazol wird im Organismus in seinen aktiven Metaboliten Thiamazol umgewandelt. Da es Carbimazol-refraktäre Fälle gibt, die auf Thiamazol ansprechen, kann auch direkt mit dem aktiven Metaboliten behandelt werden. Außerdem ist Thiamazol (10 mg) in äquimolaren Mengen billiger als das Prodrug Carbimazol (15 mg). Eine untergeordnete Rolle spielt Propylthiouracil (*Propycil*), das wegen seiner kurzen Halbwertszeit mehrmals täglich gegeben werden muss, ggf. aber bei der Behandlung von Schwangeren Vorteile hat.

43.2 Wirtschaftliche Aspekte der Kropfbehandlung

Unter den Schilddrüsenpräparaten haben sich die Verordnungen der Hormonpräparate erfreulicherweise weiter erholt, Iodide haben nicht weiter abgenommen. Es ist anzunehmen, dass der größte Teil der Patienten diese Behandlung als Strumaprophylaxe gegen den Iodmangelkropf benötigt hat. Angesichts der hohen Kropfhäufigkeit in Deutschland kann man davon ausgehen, dass sogar 40 Mio. Menschen potentiell behandlungsbedürftig sind. Damit ist möglich, dass die Therapie mit Schilddrüsenpräparaten in den kommenden Jahren immer noch nicht optimal ist. Sehr genau sind die Iodidverordnungen mit ihrem Abnahmetrend zu beobachten, um einer ungünstigen „Iodidmüdigkeit" durch Aufklärung entgegenzusteuern (Scriba et al. 2007). Wichtig sind immer wieder aufklärende Appelle auch an die Ärzte, dass die Iodprophylaxe kein Risiko darstellt.

Angesichts des endemischen Iodmangels in Deutschland hatten Endokrinologen seit langem gefordert, eine wirksame Iodprophylaxe bei der Bevölkerung durchzuführen. In unseren Nachbarlän-

43

dern wie Österreich, Schweiz, der ehemaligen Tschechoslowakei und der ehemaligen DDR wurde die Iodsalzprophylaxe mit großem Erfolg eingeführt. In Schweden ist der Kropf seit Einführung der Iodsalzprophylaxe weitgehend beseitigt. Bei uns hat sich die Jodversorgung in den letzten 25 Jahren zwar verbessert, ist aber immer noch nicht optimal, da in einer aktuellen Untersuchung über 30% der untersuchten Population unterhalb des mittleren Bedarfs lagen (Johner et al. 2016). Allerdings ist anzumerken, dass die Iodsalzprophylaxe oder auch Iodidgabe bei der seltenen Strumaform der Iodfehlverwertung nicht wirksam ist. Interessant ist, dass die Verbesserung der Iodversorgung die Demaskierung anderer Risikofaktoren für die Struma wie z. B. das Rauchen erlaubt: Die Umsetzung in eine gesündere Lebensweise (Nichtrauchen) würde Ausgaben für Medikamente einsparen helfen (Völzke et al. 2005).

Auch wenn aus dem Absinken der Thyreostatika-Verschreibungskurve eine „Morgenröte" der Verbesserung der Iodversorgung abgelesen werden könnte, sollte dies nicht als Signal missverstanden werden, in den Bemühungen um eine weitere Optimierung nachzulassen.

Literatur

Alexander EK, Marquesee E, Lawrence J, Jarolim P, Fischer GA, Larsen PR (2004): Timing and magnitude of increases in levothyroxine requirements during pregnancy in women with hypothyroidism N Engl J Med 351: 241–249

American Academy of Pediatrics (2014): Iodine deficiency, pollutant chemicals, and the thyroid: new information on an old problem. Pediatrics 133: 1163–1166

Burman K, Hennessey J, McDermott M, Wartofsky L, Emerson C (2008): The FDA revises requirements for levothyroxine products. Thyroid 18: 487–490

Centanni M, Garganol L, Canettieri G, Viceconti N, Franchi A, Delle Fave G, Annibale B (2006): Thyroxine in goiter, helicobacter pylori infection, and chronic gastritis. N Engl J Med 354: 1787–1795

Cerqueira C, Knudsen N, Ovesen L, Perrild H, Rasmussen LB, Laurberg P, Jørgensen T (2009): Association of iodine fortification with incident use of antithyroid medication – a Danish Nationwide Study. J Clin Endocrinol Metab 94: 2400–2405

Gärtner R, Reincke M (2008): Substitution von Schilddrüsenhormonen. Internist 49: 538–544

Grozinsky-Glasberg S, Fraser A, Nashoni E, Weizman A, Leibovici L (2006): Thyroxine-triiodothyronine combination therapy versus thyroxine monotherapy for clinical hypothyroidism: Meta-analysis of randomized controlled trials. J Clin Endocrinol Metab 91: 2692–2699

Grussendorf M, Reiners C, Paschke R, Wegscheider K; LISA Investigators (2011): Reduction of thyroid nodule volume by levothyroxine and iodine alone and in combination: a randomized, placebo-controlled trial. J Clin Endocrinol Metab 96: 2786–2795

Johner SA, Thamm M, Nöthlings U, Remer T (2013): Iodine status in preschool children and evaluation of major dietary iodine sources: a German experience. Eur J Nutr 52: 1711–1719

Johner SA, Thamm M, Schmitz R, Remer T (2016): Examination of iodine status in the German population: an example for methodological pitfalls of the current approach of iodine status assessment. Eur J Nutr 55: 1275–1282

Jonklaas J, Davidson B, Bhagat S, Soldin SJ (2008): Triiodothyronine levels in athyreotic individuals during levothyroxine therapy. JAMA 299: 769–777

Saravanan P, Siddique H, Simmons DJ, Greenwood R, Dayan CM (2007): Twenty-four hour hormone profiles of TSH, free T3 and free T4 in hypothyroid patients on combined T3/T4 therapy. Exp Clin Endocrinol Diabetes 115: 261–267

Saam T, Hess T, Kasperk C, Kauffmann GW, Düx M (2005): Prävalenz der latenten und manifesten Hyperthyreose in einem Jodmangelgebiet: Erhebung an einem nichtselektionierten Patientenkollektiv vor Durchführung einer Computertomographie mit jodhaltigem Kontrastmittel. Rofo 177: 1250–1254

Schumm-Dräger PM, Feldkamp J (2007): Schilddrüsenkrankheiten in Deutschland – Ausmaß, Entwicklung, Auswirkungen auf das Gesundheitswesen und Präventionsfolge. Präv Gesundheitsf 2: 153–158

Schumm-Dräger PM, Grünwald F (2003): Aspekte der Kombinationstherapie. Dtsch Ärztebl 100: C427–C428

Scriba PC, Heseker H, Fischer A (2007): Jodmangel und Jodversorgung in Deutschland – Erfolgreiche Verbraucherbildung und Prävention am Beispiel von jodiertem Speisesalz. Präv Gesundheitsf 2:143–148

Thamm M, Ellert U, Thierfelder W, Liesenkötter KP, Völzke H (2007): Jodversorgung in Deutschland – Ergebnisse des Jodmonitorings im Kinder- und Jugendgesundheitssurvey (KiGGS). Bundesgesundheitsblatt Gesundheitsforschung Gesundheitsschutz 50: 744–749

Völzke H, Schwahn C, Kohlmann T, Kramer A, Robinson DM, John U, Meng W (2005): Risk factors for goiter in a previously iodine-deficient region. Exp Clin Endocrinol Diabetes 113: 507–515

Sexualhormone

Thomas Strowitzki

© Springer-Verlag GmbH Germany 2017
U. Schwabe, D. Paffrath, W.-D. Ludwig, J. Klauber (Hrsg.), *Arzneiverordnungs-Report 2017*
DOI 10.1007/978-3-662-54630-7_44

Auf einen Blick

Verordnungsprofil
Die wichtigsten Gruppen der Sexualhormone sind Östrogenpräparate und Kontrazeptiva. Danach folgen mit weitem Abstand Androgene, Antiandrogene und Gestagene. Die Verordnungen aller Östrogenpräparate zur Hormontherapie in der Postmenopause (systemische und topische Präparate) sind seit 1999 um 63% zurückgegangen, seit 2007 betrachtet um 26%. Von 2015 auf 2016 zeigte sich nur noch ein moderater weiterer Rückgang von 4% insbesondere bei Kombinationspräparaten. Damit sind die Therapieempfehlungen zur postmenopausalen Hormontherapie weitgehend als umgesetzt erkennbar. Nach langjähriger Konstanz zeigten auch die hormonalen Kontrazeptiva seit 2007 eine kontinuierliche Verordnungsabnahme um 24%. Die Gestagenverordnungen haben zugenommen, insbesondere bei reinen Gestagenkontrazeptiva. Die Zunahme der Testosteronverordnungen ist im letzten Jahr nur noch moderat ausgefallen, hat aber seit 10 Jahren dreifach zugenommen.

Trend
Die Zurückhaltung bei der postmenopausalen Hormontherapie beruht auf einer strengeren Nutzen-Risiko-Bewertung der Östrogene, da sie nach aktuellen Leitlinien nur noch bei klimakterischen Ausfallerscheinungen (z. B. vasomotorische und urogenitale Symptome) und nicht mehr zur Osteoporoseprophylaxe indiziert ist. Sie soll so niedrig dosiert und so kurz wie möglich gegeben werden.

Sexualhormone werden zur Behandlung von Störungen der Sexualfunktion bei Mann und Frau eingesetzt. Sie dienen in erster Linie zur Substitution einer ungenügenden körpereigenen Hormonproduktion, aber auch zur Hemmung der Hormonproduktion durch Änderung der zentralen Regulationsvorgänge im Zwischenhirn und der Hypophyse. Neben vielen anderen Anwendungen sind Sexualhormone bei der Therapie von Sexualhormon-abhängigen Tumoren von Bedeutung wie z. B. in der Therapie mit Antiöstrogenen.

Im Einzelnen lassen sich Sexualhormone in Androgene, Anabolika, Antiandrogene, Östrogene, Gestagene und Antiöstrogene einteilen. Antiöstrogene bis auf das zur hormonellen Stimulation verwendete Clomifen sind ausschließlich zur Behandlung des Mammakarzinoms indiziert und werden daher bei den Onkologika (► Kapitel 37) dargestellt.

Östrogen-Gestagen-Kombinationen vor allem in Form von ethinylestradiolhaltigen Präparaten werden in großem Umfang für die hormonale Kontrazeption eingesetzt. Kontrazeptiva sind seit 1992 in dieser Indikationsgruppe vertreten, weil sie seitdem bei Frauen bis zum vollendeten 20. Lebensjahr auf Kassenrezept verordnet werden können.

Das Verordnungsspektrum der Sexualhormone ist mittlerweile bzgl. der Verordnung von östrogenhaltigen Substitutionen zur postmenopausalen Hormontherapie fast auf einem konstanten Niveau angekommen, wobei die systemisch und topisch (vaginal) applizierten Östrogenpräparate erstmals gemeinsam dargestellt wurden (◙ Abbildung 44.1). Östrogenhaltige Präparate machen mit 499 Mio. DDD einen Anteil von 58% am Gesamtverordnungsvolumen der Sexualhormone von 862 Mio. DDD aus (siehe ► Tabelle 1.2). Die seit 1999 eingetretene Abnahme hat

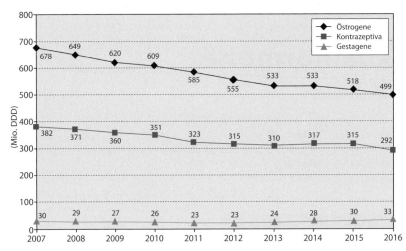

Abbildung 44.1 Verordnungen von Sexualhormonen 2007 bis 2016. Gesamtverordnungen nach definierten Tagesdosen.

sich 2016 konsolidiert, so dass jetzt gegenüber dem damaligen Spitzenwert von 1367 Mio. DDD für alle Östrogenpräparate eine Reduktion auf 37% eingetreten ist (vgl. ▶ Arzneiverordnungs-Report 2000). Die Verordnung der hormonalen Kontrazeptiva war seit 2011 weitgehend konstant, nahm aber 2016 erneut ab (◘ Abbildung 44.1). Alle übrigen Sexualhormonpräparate (Androgene, Antiandrogene, Gestagene) spielen nur eine untergeordnete Rolle.

44.1 Androgene

Androgene werden zur Substitutionstherapie bei männlichem Hypogonadismus eingesetzt. Beim primären Hypogonadismus ist eine Dauertherapie mit lang wirksamen Testosteronpräparaten erforderlich. Beim sekundären Hypogonadismus, der durch Gonadotropinmangel infolge von hypothalamischen oder hypophysären Störungen bedingt ist, werden Behandlungspausen eingelegt, um eine reaktive Stimulation des zentralen Steuerungssystems der Hormonsekretion zu induzieren. Bei psychisch bedingten Potenzstörungen ist die Zufuhr von Androgenen unwirksam. Bei älteren Männern erhöht Testosteron die Muskelkraft, aber auch das Risiko kardiovaskulärer unerwünschter Ereignisse (Basaria et al. 2010, TOM). Daher gilt eine Testosteronsupplementation aus geriatrischer Indikation als nicht indiziert (Hilbert-Walter et al. 2013).

Vor diesem Hintergrund ist die weitere Zunahme der Testosteronverordnungen um fast 20% im Vergleich zu 2015 bedenklich (◘ Tabelle 44.1), zumal das Verordnungsvolumen seit 2004 fast dreifach angestiegen ist. Mit Abstand führendes Präparat ist weiterhin Testosteronundecanoat (*Nebido*) zur Langzeittherapie (1mal 1000 mg i.m. alle 12 Wochen), das den Testosteronspiegel über einen Zeitraum von 27 Monaten im Normbereich hält (Schubert et al. 2004). Danach folgt das transdermale Testosteronpräparat (*Testogel*), das einmal pro Tag mit einer Dosis von 25–50 mg auf die Haut von Schulter, Armen oder Bauch aufgetragen wird und in dieser Form eine Resorptionsquote von 9–14% hat. Testosteronenantat ist ein Testosteronester zur intramuskulären Injektion alle 4 Wochen.

44.2 Antiandrogene

Antiandrogene verdrängen männliche Hormone von ihrem Rezeptor und heben dadurch ihre Wirkung auf. Sie werden eingesetzt, um androgenbedingte Krankheitszustände zu behandeln. Dazu gehören beim Mann das Prostatakarzinom und die Sexualdeviation. Cyproteron (*Androcur*) wird wenig verordnet (◘ Tabelle 44.1). Wesentlich häufiger werden Cyproteronkombinationen mit Ethinylestradiol bei Frauen zur Behandlung von Hirsutismus, Akne vulgaris und androgenetischem Haarausfall

■ **Tabelle 44.1 Verordnungen von Androgenen und Antiandrogenen 2016.** Angegeben sind die 2016 verordneten Tagesdosen, die Änderungen gegenüber 2015 und die mittleren Kosten je DDD 2016.

Präparat	Bestandteile	DDD Mio.	Änderung %	DDD-Nettokosten €
Androgene				
Nebido	Testosteronundecanoat	12,3	(+7,3)	1,54
Testogel	Testosteron	5,0	(+65,9)	1,93
Testosteron JENAPHARM	Testosteronenantat	1,5	(+14,3)	0,79
Testosteron-Depot GALEN	Testosteronenantat	1,0	(+11,2)	0,52
		19,8	(+18,6)	1,53
Cyproteronacetat				
Androcur	Cyproteron	0,74	(+13,9)	2,67
Cyproteronkombinationen				
Bella HEXAL	Cyproteronacetat Ethinylestradiol	4,6	(−10,4)	0,23
Climen	Cyproteronacetat Estradiolvalerat	2,5	(−12,1)	0,37
Attempta-ratiopharm	Cyproteronacetat Ethinylestradiol	1,9	(−20,7)	0,22
		9,0	(−13,3)	0,27
Summe		29,5	(+6,6)	1,17

eingesetzt. Daneben gibt es eine Cyproteron-Estradiol-Kombination (*Climen*), die für die postmenopausale Hormonsubstitution zugelassen ist. Weitere Kombinationen mit antiandrogen wirksamen Gestagenen wie Chlormadinonacetat, Dienogest oder Drospirenon finden sich in verschiedenen hormonalen oralen Kontrazeptiva, Dienogest und Drospirenon auch in Präparaten zur postmenopausalen Hormonsubstitution. Die Verordnung von Cyproteronkombinationen hat 2016 deutlich abgenommen (■ Tabelle 44.1).

44.3 Östrogene

Östrogene regeln zusammen mit den Gestagenen die Reproduktionsvorgänge bei der Frau, induzieren die Pubertätsveränderungen und erhalten die Funktion der Sexualorgane. Zu den therapeutisch wichtigen Wirkungen der Östrogene gehört die Proliferation der Schleimhaut in Uterus und Vagina sowie die Förderung der Knochenmineralisation. Hauptindikation für die Verordnung natürlicher Östrogene in verschiedensten Kombinationen ist die postmenopausale Hormontherapie und damit die Therapie des klimakterischen Syndroms. Für die Behandlung klimakterischer Ausfallserscheinungen werden Östrogene (Estradiol, Estradiolester, equine Östrogene) mit einem 10–14tägigen Gestagenzusatz (Sequenztherapie) oder die kontinuierliche Kombinationstherapie (Östrogen/Gestagen) oral oder als Pflaster transdermal angewendet. Bei hysterektomierten Patientinnen ist eine Östrogentherapie ohne Gestagenzusatz indiziert.

Randomisierte Studien haben Langzeitnebenwirkungen einer postmenopausalen Hormontherapie gezeigt. In der Women's Health Initiative (WHI) an 16608 Frauen waren die gesundheitlichen Risiken insgesamt höher als der Nutzen einer kombinierten Östrogen-Gestagen-Substitution (Writing Group for the Women's Health Initiative Investigators 2002), auch wenn die Altersverteilung der Patientinnen bei Studieneinschluss und das Risikoprofil die Studienbewertung einschränken. Wegen der erhöhten Risiken wurde diese placebokontrollierte Studie nach 5,2 Jahren vorzeitig abgebrochen.

Die WHI-Studie fand bei postmenopausalen Frauen zwischen 50 und 59 Jahren und einer durchschnittlichen Behandlungsdauer von 3,2 Jahre mit Östrogenen und Gestagenen ein absolutes zusätzliches Risiko für Brustkrebs von 8 auf 1000 Frauen im Vergleich zu Frauen ohne Hormontherapie. Insgesamt lag das Risiko für eine koronare Herzkrankheit 29%, Brustkrebs 26%, Schlaganfall 41% und Lungenembolie 133% höher. Niedriger lag dagegen das Risiko für kolorektales Karzinom (–37%), Korpuskarzinom (–17%) und Oberschenkelfrakturen (–33%). Der absolute Risikoüberschuss ist mit einem Ereignis pro 100 Frauen in 5 Jahren zwar gering, aber das eigentliche Ziel der Hormontherapie, die Gesundheit zu erhalten, wurde nicht erreicht. Eine erste Nachuntersuchung der WHI-Studie hat drei Jahre nach der Beendigung der Hormonzufuhr eine unterschiedliche Entwicklung der gesundheitlichen Risiken gezeigt. In der Nachbeobachtungszeit war das kardiovaskuläre Risiko in der ursprünglichen Hormongruppe nicht mehr erhöht und mit der Kontrollgruppe vergleichbar, das Krebsrisiko lag jedoch in der ursprünglichen Hormongruppe weiterhin um 24% höher (Heiss et al. 2008). In einer weiteren Nachauswertung der WHI-Studie nach 11 Jahren war die Inzidenz des Brustkrebses und die dadurch bedingte Mortalität auch noch lange nach Abbruch der kombinierten Hormontherapie um 78% bzw. 96% erhöht (Chlebowski et al. 2010).

Auch der Studienarm der Östrogenmonotherapie wurde wegen fehlenden Nutzens vorzeitig nach 7,1 Jahren vor dem geplanten Studienende durch die National Institutes of Health (NIH) abgebrochen. Konjugierte equine Östrogene (0,625 mg/Tag) erhöhten das Schlaganfallsrisiko bei 10739 postmenopausalen hysterektomierten Frauen in 6,8 Jahren signifikant um 39% (276 Fälle) und das Lungenembolierisiko um 34% (85 Fälle) (Womens Health Initiative Steering Committee 2004). Unklar ist aber aus dieser Studie, ob diese Beobachtung auf andere Präparate oder auf eine transdermale Applikation übertragen werden kann. Das Risiko für Hüftfrakturen wurde um 39% (102 Fälle) reduziert. Die Risikoreduktionen für koronare Herzkrankheit (–9%) und Brustkrebs (–23%) waren eben noch nicht signifikant. Eine Nachuntersuchung der Östrogenmonotherapie nach insgesamt 10,7 Jahren hat keine erhöhten gesundheitlichen Risiken mehr gezeigt

(LaCroix et al. 2011). Nach 13 Jahren hat eine post-hoc Auswertung der Östrogenmonotherapie bei jüngeren Frauen (50–59 Jahre) sogar günstigere Ergebnisse für Gesamtmortalität und Myokardinfarkte gezeigt, die jedoch nur als hypothesegenerierend angesehen werden (Manson et al. 2013). Die derzeitigen Empfehlungen in den Leitlinien zur Verordnung einer postmenopausalen Hormontherapie ändern sich dadurch nicht (Keaney und Solomon 2016).

Nach Leitlinien bleibt die Behandlung von klimakterischen Symptomen (z. B. vasomotorische und urogenitale Symptome) die Hauptindikation für die Hormontherapie, während eine Prävention von koronarer Herzkrankheit, Brustkrebs oder Demenz nicht durch die derzeit verfügbare Evidenz gerechtfertigt ist (Deutsche Gesellschaft für Gynäkologie und Geburtshilfe 2009, Stuenkel et al. 2015). Vor Beginn der Hormontherapie sollen kardiovaskuläres Risiko und Brustkrebsrisiko der Patientinnen abgeklärt werden. Die Behandlung sollte mit der niedrigsten wirksamen Dosis und so kurz wie möglich, aber so lange wie notwendig erfolgen.

Die Risikobewertung der Hormontherapie hat in der ersten NICE-Guideline zur Behandlung der Menopause eine gewisse Neubewertung erfahren (National Institute for Health and Care Excellence 2015). Bei der Auswertung der Langzeitrisiken wurde festgestellt, dass das thromboembolische Risiko durch orale Präparate signifikant erhöht wird, nicht aber durch transdermale Präparate. Auch das kardiovaskuläre Risiko wird bei Frauen unter 60 Jahren durch die Hormontherapie nicht erhöht. Das koronare Risiko und das Brustkrebsrisiko werden nur durch Östrogen-Gestagenkombinationen erhöht, jedoch kaum oder gar nicht durch die Östrogenmonotherapie. Allerdings ist die NICE-Guideline wegen methodischer Mängel kritisiert worden (Hickey und Banks 2016, Editorial 2015).

44.3.1 Östrogenmonopräparate

Die Verordnungen der Östrogenmonopräparate sind 2016 mit einem geringen Minus praktisch identisch zu 2015 geblieben (☐ Tabelle 44.2). Östrogenpflaster ermöglichen eine transdermale Resorption von Estradiol in Dosierungen von täglich 25–100 µg

◘ **Tabelle 44.2 Verordnungen von Östrogenen 2016 (Monopräparate).** Angegeben sind die 2016 verordneten Tagesdosen, die Änderungen gegenüber 2015 und die mittleren Kosten je DDD 2016.

Präparat	Bestandteile	DDD Mio.	Änderung %	DDD-Nettokosten €
Estradiol (transdermal)				
Estreva	Estradiol	11,4	(−24,3)	0,20
Estradot	Estradiol	9,4	(−14,3)	0,29
Estramon	Estradiol	8,8	(−3,7)	0,32
Lenzetto	Estradiol	2,0	(neu)	0,24
Sisare Gel	Estradiol	1,4	(−1,5)	0,36
Femoston mono	Estradiol	1,3	(+38,2)	0,26
		34,3	(−8,7)	0,27
Estradiol (oral)				
Gynokadin	Estradiol/-valerat	58,0	(+13,4)	0,23
Estrifam	Estradiol	5,6	(+21,4)	0,31
Estradiol fem JENAPHARM	Estradiolvalerat	4,1	(−9,2)	0,21
Estradiol-1 A Pharma	Estradiol	1,9	(−35,4)	0,28
Progynova	Estradiolvalerat	1,4	(−6,4)	0,32
		71,0	(+9,7)	0,24
Konjugierte Estrogene				
Presomen	Konjugierte Estrogene	5,9	(−5,2)	0,39
Estriol				
Oekolp Tabl.	Estriol	1,8	(+13,4)	0,29
Ovestin Tabl.	Estriol	1,4	(−1,4)	0,58
Estriol fem JENAPHARM Tbl.	Estriol	1,0	(−18,3)	0,29
		4,2	(−0,7)	0,39
Weitere Östrogene				
Liviella	Tibolon	1,7	(−21,4)	0,91
Östrogene (vaginal)				
Oekolp Vaginal	Estriol	123,0	(+7,9)	0,12
Xapro	Estriol	49,1	(−2,2)	0,06
Ovestin Creme/Ovula	Estriol	30,1	(−12,3)	0,10
Oestro-Gynaedron M	Estriol	13,5	(−9,6)	0,10
Estriol Wolff	Estriol	12,2	(>1000)	0,06
Linoladiol N Creme	Estradiol	11,0	(−47,0)	0,10
Cordes Estriol	Estriol	5,1	(−62,0)	0,06
Estriol Ov. fem JENAPHARM	Estriol	4,8	(−15,7)	0,27
Linoladiol-H N Creme	Estradiol Prednisolon	3,5	(−5,6)	0,71
Gynoflor	Estriol L. acidophilus	1,7	(+19,1)	1,83
		254,0	(−1,7)	0,12
Summe		371,2	(−0,6)	0,17

bei zweimaliger bzw. einmaliger Gabe pro Woche, Gele werden in der Regel täglich appliziert. Transdermal werden infolge der Umgehung der Leber 40fach kleinere Estradioldosen benötigt. In die Leber gelangen auf diesem Wege erheblich geringere Hormonmengen, so dass die östrogenabhängige Synthese von Angiotensinogen, Lipoproteinen und Gerinnungsfaktoren nicht übermäßig stimuliert wird. In einer Fallkontrollstudie wurden bereits vor 10 Jahren erste Daten erhoben, dass nur die orale, aber nicht die transdermale Hormontherapie mit einem erhöhten Thromboembolierisiko (4,2-fach versus 0,9-fach) einhergeht (Canonico et al. 2007, ESTHER). Daher werden transdermale Präparate für die Hormontherapie empfohlen (American College of Obstetricians and Gynecologists 2013, National Institute for Health and Care Excellence 2015).

Weiter um 5% abgenommen haben abermals die Verordnungen der oralen Präparate mit konjugierten equinen Östrogenen und spielen mit 5,9 Mio. DDD praktisch kaum noch eine Rolle (◘ Tabelle 44.2). Sie werden aus dem Harn trächtiger Stuten extrahiert und liegen hauptsächlich als Estron und Equilin in Form konjugierter Sulfate vor. Eine systematische Übersicht über 32 Studien zeigte für konjugierte equine Östrogene und Estradiol vergleichbare Kurzzeiteffekte auf menopausale Hitzewallungen (Nelson 2004). Nur geringe Verordnungsmengen entfallen auf die orale Estriolgabe, die nur eine schwache östrogene Wirkung hat. Es stimuliert das Endometrium nur noch schwach und löst kaum Blutungen aus. Postmenopausale Dysphorien und lokale Befunde im Genitalbereich werden gemindert.

Vaginale Östrogenpräparate hatten ein leicht rückläufiges Verordnungsvolumen von 254 Mio. DDD (◘ Tabelle 44.2), das jedoch über die Hälfte aller Östrogenpräparate ausmacht (◘ Abbildung 44.1). Vaginale Sexualhormonpräparate enthalten überwiegend Estriol, den schwächer wirksamen Metaboliten von Estradiol. Die beiden Östrogene werden erfolgreich im Rahmen der postmenopausalen Östrogentherapie als Lokaltherapeutika bei Genitalatrophien, postmenopausalen Dysurien und zur Prophylaxe bei rezidivierenden Harnwegsinfektionen eingesetzt. Östrogene werden nach vaginaler und kutaner Applikation schnell resorbiert und haben im Vergleich zur systemischen Therapie eine bessere symptomatische Wirkung (Long et al. 2006).

44.3.2 Tibolon

Tibolon (*Liviella*) ist ein synthetisches Steroid mit östrogenen, gestagenen und schwach androgenen Eigenschaften, das als Selective Tissue Estrogenic Activity Regulator (STEAR) bezeichnet wird. Ähnlich wie Östrogen-Gestagen-Kombinationen reduziert Tibolon klimakterische Ausfallerscheinungen. Durch das Überwiegen gestagener Tibolonmetaboliten wird der Endometriumaufbau vermindert, so dass es in über 90% der Fälle zur Amenorrhö kommt. Weiterhin wurde in klinischen Studien eine Verbesserung der Knochendichte nachgewiesen, aber keine Verminderung der Frakturhäufigkeit (Modelska und Cummings 2002). Aus diesem Grunde ist Tibolon nicht zur Behandlung der postmenopausalen Osteoporose zugelassen.

Im Hinblick auf ein potentielles Brustkrebsrisiko wurde bisher als vorteilhaft angesehen, dass Tibolon als Monosubstanz angewendet werden kann und keinen Gestagenzusatz benötigt. In einer großen britischen Studie zur Hormontherapie war das Brustkrebsrisiko bei Anwenderinnen von Tibolon (+45%) jedoch stärker erhöht als nach alleiniger Östrogengabe (+30%), wenn auch geringer als nach Östrogen-Gestagen-Kombinationen (+100%) (Million Women Study Collaborators 2003). Nach einer weiteren Auswertung der Million Women Study erhöhte Tibolon das Risiko für ein Endometriumkarzinom (+79%) stärker als unter einer Östrogenmonotherapie (+45%), während kombinierte Östrogen/Gestagen-Präparate das Risiko bei zyklischer Gabe nicht veränderten und bei kontinuierlicher Gabe sogar senkten (Million Women Study Collaborators 2005). Die Verordnungen von Tibolon (*Liviella*) waren 2016 im Vergleich zu 2015 um mehr als 20% weiter rückläufig und sind auf 15% des 2001 erreichten Höchststandes von 10,8 Mio. DDD zurückgegangen (◘ Tabelle 44.2).

44.3.3 Östrogenkombinationen

Auch die Östrogen-Gestagen-Kombinationen haben 2016 weiter abgenommen (◘ Tabelle 44.3). Die rückläufige Verordnungsentwicklung der Östrogenpräparate für die postmenopausale Hormonsubstitution entspricht den derzeitigen Empfeh-

◨ Tabelle 44.3 Verordnungen von Östrogen-Gestagen-Kombinationen 2016. Angegeben sind die 2016 verordneten Tagesdosen, die Änderungen gegenüber 2015 und die mittleren Kosten je DDD 2016.

Präparat	Bestandteile	DDD Mio.	Änderung %	DDD-Nettokosten €
Estradiol und Norethisteron				
Cliovelle	Estradiolvalerat Norethisteron	8,1	(+0,8)	0,32
Activelle	Estradiol Norethisteronacetat	6,4	(−14,8)	0,44
Estramon comp	Norethisteron Estradiol	5,9	(+6,3)	0,53
Clionara	Estradiol Norethisteronacetat	2,8	(+11,9)	0,33
Kliogest N	Estradiol Norethisteronacetat	1,5	(−8,5)	0,45
Novofem	Estradiol Norethisteronacetat	1,3	(−1,1)	0,44
		25,9	(−2,1)	0,41
Estradiol und Levonorgestrel				
Fem 7 Conti	Estradiol Levonorgestrel	7,5	(−3,6)	0,44
Cyclo Progynova N	Estradiolvalerat Levonorgestrel	4,3	(−3,8)	0,36
Wellnara	Estradiol Levonorgestrel	4,2	(−7,5)	0,41
Klimonorm	Estradiolvalerat Levonorgestrel	1,9	(−9,3)	0,35
		17,9	(−5,2)	0,40
Östrogene und Medroxyprogesteron				
Indivina	Estradiolvalerat Medroxyprogesteronacetat	1,8	(+1,1)	0,41
Östrogene und andere Gestagene				
Lafamme	Estradiolvalerat Dienogest	26,8	(−9,5)	0,42
Femoston Conti/-mini	Estradiol Dydrogesteron	11,7	(−1,8)	0,43
Presomen comp./-conti Drag.	Konjugierte Östrogene Medrogeston	8,0	(−3,2)	0,40
Femoston	Estradiol Dydrogesteron	6,9	(−2,3)	0,39
Angeliq	Estradiol Drospirenon	4,6	(−14,4)	0,66
Velbienne	Dienogest Estradiolvalerat	2,1	(+138,9)	0,36
		60,0	(−4,7)	0,43
Summe		105,6	(−4,1)	0,42

lungen zur Hormontherapie, die von mehreren Fachgesellschaften und Arzneimittelbehörden publiziert wurden (siehe oben).

44.4 Gestagene und Progesteronantagonisten

Gestagene haben im Gegensatz zu den Östrogenen ein sehr viel kleineres Verordnungsvolumen, das bis 2011 ebenfalls rückläufig war, seitdem aber kontinuierlich auf bis zu 33 Mio. DDD im Jahre 2016 zugenommen hat (◘ Abbildung 44.1). Gestagene wirken zusammen mit Östrogenen auf nahezu alle weiblichen Reproduktionsvorgänge. Sie hemmen die Östrogen-induzierte Proliferation des Endometriums und induzieren die Sekretionsphase. Alle Gestagene unterdrücken dosisabhängig die Ovulation und hemmen die Tubenmotilität. In der Schwangerschaft führen Progesteron und 17α-Hydroxyprogesteron zu einer Ruhigstellung des Uterus.

Gestagene werden entweder als natürliches Progesteron oder als synthetische Gestagene eingesetzt, die sich von dem natürlichen Gestagen Progesteron oder von Testosteron ableiten. Die meisten Derivate haben unterschiedliche Zusatzeffekte auf androgene und östrogene Hormonwirkungen. Indikation der oralen Progesteronpräparate (*Famenita, Utrogest, Progestan*) und von Dydrogeston (*Duphaston*) ist neben der Verwendung in der Reproduktionsmedizin die Endometriumprotektion für die postmenopausale Hormontherapie mit Östrogenen bei nicht hysterektomierten Frauen. Das relativ teure *Crinone Vaginalgel* wird zur Unterstützung der Lutealphase praktisch nur bei der assistierten Reproduktion eingesetzt. Zusätzlich steht mit *Prolutex* ein subkutan täglich zu applizierendes Progesteron zur Verfügung, dessen Verordnung 2016 stark zugenommen hat, das im Gesamtverordnungsverhalten aber nur eine geringe Rolle spielt (◘ Tabelle 44.4).

Außerdem gibt es ein Progesterongel (*Progestogel*), das bei hormonbedingten prämenstruellen Brustschmerzen zur lokalen Applikation auf der Brust angewendet werden soll. Progesteron wird nur zu 10% durch die Haut resorbiert und schnell zu unwirksamen Metaboliten abgebaut. Tatsächlich wirkte eine 1% Progesteroncreme gegen zyklusbedingte Brustschmerzen nicht besser als Placebo (McFadyen et al. 1989). Auch nach einem Cochrane-Review gibt es keine gute Evidenz für die Behandlung des prämenstruellen Syndroms mit Progesteron (Ford et al. 2012).

Chlormadinon ist zusätzlich noch für Gestagenmangelzustände bei sekundärer Amenorrhö, dysfunktionellen Blutungen und unregelmäßigen Zyklen zugelassen. Dienogest (*Visanne*) ist ausschließlich zur Behandlung der Endometriose zugelassen. Seine Verordnungen haben von 2015 auf 2016 abermals um 11,4% zugenommen (◘ Tabelle 44.4).

Der selektive Progesteronrezeptorantagonist Ulipristalacetat (*Esmya*) wurde 2012 für die präoperative Behandlung mittlerer bis starker Symptome durch Gebärmuttermyome zugelassen und hat auch 2016 weiter kräftig zugenommen. Ulipristal wirkt rasch auf Myom-bedingte Blutungen und vermindert die Myomgröße über einen Zeitraum von mindestens 6 Monaten (Übersicht bei Biglia et al. 2014).

44.5 Hormonale Kontrazeptiva

Kontrazeptiva gehören bis auf wenige Ausnahmen zur Gruppe der Östrogen-Gestagen-Kombinationen. Als Ovulationshemmer supprimieren sie in erster Linie die Ausschüttung des hypothalamischen Gonadotropin-Releasinghormons und der hypophysären Gonadotropine. Dadurch hemmen sie Follikelwachstum, Ovulation und Gelbkörperbildung. Die Gestagenkomponente vermindert zusätzlich die Proliferation des Endometriums (Nidationshemmung) und steigert die Viskosität des Zervixschleims (Hemmung der Spermienaszension).

Orale Kontrazeptiva sind seit ihrer Einführung vor 50 Jahren kontinuierlich weiterentwickelt worden, um das Nebenwirkungsrisiko zu reduzieren. Nach der Beobachtung von seltenen, aber gefährlichen kardiovaskulären Komplikationen in Form von Schlaganfällen, Herzinfarkten und Thromboembolien (Royal College of General Practitioners 1981) wurde zunächst Ethinylestradiol als wichtigste Östrogenkomponente von 50 μg auf 20–35 μg pro Tag reduziert. Mit diesen Präparaten gingen die thromboembolischen Zwischenfälle zurück. In einer dänischen Kohortenstudie an 1,6 Mio. Frauen war das absolute Risiko thromboembolischer Komplikationen (Schlaganfälle, Herzinfarkte) gering,

◻ **Tabelle 44.4 Verordnungen von Gestagenen und Progesteronantagonisten 2016.** Angegeben sind die 2016 verordneten Tagesdosen, die Änderungen gegenüber 2015 und die mittleren Kosten je DDD 2016.

Präparat	Bestandteile	DDD Mio.	Änderung %	DDD-Nettokosten €
Progesteron				
Famenita	Progesteron	8,0	(+42,9)	0,95
Progestan	Progesteron	4,0	(+13,1)	0,90
Progestogel	Progesteron	2,9	(−1,5)	0,62
Utrogest	Progesteron	1,4	(−38,9)	1,00
Crinone Vaginalgel	Progesteron	0,25	(−2,1)	4,78
Prolutex	Progesteron	0,12	(+54,3)	7,66
		16,6	(+13,1)	0,99
Weitere Gestagene				
Chlormadinon JENAPHARM	Chlormadinon	6,2	(+5,7)	0,45
Visanne	Dienogest	5,0	(+11,4)	1,78
Duphaston	Dydrogesteron	3,5	(+3,6)	0,43
MPA Gyn HEXAL	Medroxyprogesteronacetat	0,60	(−44,3)	0,41
		15,3	(+3,3)	0,88
Progesteronantagonisten				
Esmya	Ulipristal	2,7	(+40,8)	6,44
Summe		34,6	(+10,2)	1,36

wurde aber durch höher dosiertes Ethinylestradiol (30–40 µg/Tag) stärker als durch niedrig dosierte Präparate (20 µg Tag) erhöht (Lidegaard et al. 2013). Nach der Einführung niedrig dosierter Gestagene aus der Gruppe der Gonangestagene (Desogestrel 1981, Gestoden 1987) wurden im Oktober 1995 drei große Studien bekannt, die ein erhöhtes thromboembolisches Risiko für die beiden niedrig dosierten Gestagene zeigten (World Health Organization Collaborative Study 1995, Jick et al. 1995, Spitzer et al. 1996). Eine Metaanalyse von 12 Studien bestätigte, dass orale Kontrazeptiva der dritten Generation (Desogestrel, Gestoden) ein 1,7fach erhöhtes Thromboserisiko im Vergleich zu Kontrazeptiva der zweiten Generation hatten (Kemmeren et al. 2001). Auch für Drospirenon wird ein erhöhtes thromboembolisches Risiko beschrieben (Wu et al. 2013). Nach einer neueren industriegesponserten Fallkontrollstudie soll das Thromboserisiko durch Dienogest- und Drospirenonkombinationen gegenüber Levonorgestrelkombinationen aber nicht erhöht sein (Dinger et al. 2010). Der neueste Cochrane-Review von 26 Studien zeigte jedoch weiterhin ein um 50–80% erhöhtes Thromboserisiko von Kontrazeptivakombinationen mit Gestoden, Desogestrel, Cyproteronacetat oder Drospirenon im Vergleich zu Levonorgestrelkombinationen (de Bastos et al. 2014).

Ein weiteres seit langem diskutiertes Nebenwirkungsrisiko ist die Karzinogenität. Nach Anwendung hormonaler Kontrazeptiva ist das Risiko für Mamma- und Zervixkarzinome sowie für das Leberkarzinom in Populationen mit niedriger Inzidenz chronischer Leberkrankheiten erhöht, während das Risiko für Endometrium- und Ovarialkarzinome vermindert ist. Aus diesem Grunde hat eine Arbeitsgruppe der Weltgesundheitsorganisation die kombinierte Behandlung mit Östrogen-Gestagenkombinationen zur Kontrazeption und postmenopausalen Hormonsubstitution als karzinogen klassifiziert (Cogliano et al. 2005).

44.5.1 Einphasen- und Sequenzialpräparate

Die Verordnungen der hormonalen Kontrazeptiva hatten sich seit 2012 wieder auf ein relativ konstantes Niveau eingependelt, waren aber 2016 erneut rückläufig (◨ Abbildung 44.1). Levonorgestrelkombinationen waren das einzige Gestagen mit einer erneuten Verordnungszunahme (◨ Tabelle 44.5). Damit liegen sie auch absolut wieder vor der Verordnungshäufigkeit von Dienogestkombinationen. Dienogest ist ein gestagenes Nortestosteronderivat mit antiandrogenen Eigenschaften, das seit 1995 in Deutschland zur hormonalen Kontrazeption und zur Behandlung von Frauen mit Akne eingeführt wurde. Laut aktueller Fachinformation ist das relative Thromboserisiko von Dienogest im Vergleich zu den Kontrazeptiva mit dem geringsten Risiko bisher nicht bekannt, worüber die Patientinnen vor der Anwendung zu informieren sind.

Desogestrel- und Drospirenonkombinationen sind auch 2016 weiter dramatisch rückläufig (◨ Tabelle 44.5). Für Desogestrel ist schon seit 20 Jahren ein erhöhtes thromboembolisches Risiko bekannt (Kemmeren et al. 2001). Aber auch für Drospirenon-haltige Kontrazeptiva haben zwei Kohortenstudien aus Israel und Dänemark gezeigt, dass die Anwendung mit einem erhöhten Thromboembolierisiko verbunden ist (Gronich et al. 2011, Lidegaard et al. 2011). Nach einer aktuellen Metaanalyse von 17 Beobachtungsstudien gibt es kein oder nur ein leicht erhöhtes Risiko für Drospirenon-haltige Kontrazeptiva, eine Verdoppelung des Risikos lässt sich jedoch nicht ausschließen (Larivée et al. 2017).

Die 2012 eingeführte Nomegestrolkombination Zoely zeigt dieses Jahr im Vergleich zu 2015 eine abnehmende Verordnung (◨ Tabelle 44.5). Das Präparat enthält ein seit 30 Jahren bekanntes Gestagen in fixer Kombination mit natürlichem Estradiol. Im direkten Vergleich mit einer Drospirenonkombination hatte Zoely einen sicheren Konzeptionsschutz, verursachte aber häufiger Nebenwirkungen wie Veränderungen der monatlichen Abbruchblutung, Akne und Gewichtszunahme (Übersicht bei Yang und Plosker 2012).

Sequenzialpräparate sind jetzt nur noch mit einem Präparat vertreten (◨ Tabelle 44.6). Bei Qlaira handelt es sich um ein Dreiphasenpräparat, das wie Zoely natürliches Estradiol, aber in größerer Menge enthält. Es gibt bisher keine zuverlässigen Kriterien für die Entscheidung, ob eine Patientin eher Einphasen- oder Sequenzialpräparate einnehmen sollte.

44.5.2 Gestagenmonopräparate

Gestagenmonopräparate sind 2016 in der Liste der topverordneten Präparate mit einem Depotpräparat und 4 Anbietern von Desogestrel oral vertreten (◨ Tabelle 44.6). Depo-Clinovir ist ein Depotpräparat, das alle 12 Wochen i.m. injiziert wird. Danach folgen orale niedrig dosierte Desogestrelpräparate mit einem erneut kräftig gestiegenen Verordnungsvolumen. Sie enthalten eine halb so hoch dosierte Gestagenmenge (75 µg/Tag) wie die Desogestrelkombinationen aus der Gruppe der Einphasenpräparate (z. B. Lamuna), die einen genauso sicheren Konzeptionsschutz wie Einphasenpräparate aufweisen.

44.5.3 Notfallkontrazeptiva

Für die Notfallkontrazeption stehen zwei Arzneimittel zur Verfügung. Levonorgestrel wurde bisher in Form eines Monopräparats mit einer Einmaldosis von 1,5 mg verordnet, das die Anwendung ohne zusätzliche Nebenwirkungen vereinfacht (Cheng et al. 2004). Die Monogestagenmethode wird spätestens 72 Stunden nach ungeschütztem Geschlechtsverkehr eingesetzt. Das 2011 eingeführte Präparat PiDaNa ist seit 2015 nicht mehr unter den meistverordneten Arzneimitteln vertreten (◨ Tabelle 44.6). Wesentlicher Grund ist die Entlassung der Notfallkontrazeptiva aus der Rezeptpflicht durch eine Änderung der Arzneimittelverschreibungsverordnung im März 2015 (Bundesminister für Gesundheit 2015). Aus dem gleichen Grunde haben sich die Verordnungen des selektiven Progesteronrezeptorantagonisten Ulipristalacetat (EllaOne) 2016 erneut fast halbiert. Das Präparat wurde 2009 für die Notfallkontrazeption zugelassen und wird innerhalb von 5 Tagen nach ungeschütztem Geschlechtsverkehr eingesetzt. Die Schwangerschaftsrate mit Ulipristal war im direkten Vergleich etwa doppelt so hoch wie mit Levonorgestrel (Creinin et al. 2006).

◘ **Tabelle 44.5: Verordnungen von Kontrazeptiva 2016.** Angegeben sind die 2016 verordneten Tagesdosen, die Änderungen gegenüber 2015 und die mittleren Kosten je DDD 2016.

Präparat	Bestandteile	DDD Mio.	Änderung %	DDD-Nettokosten €
Mit Levonorgestrel				
Femikadin	Ethinylestradiol Levonorgestrel	15,7	(+150,2)	0,22
Minisiston/-fem	Ethinylestradiol Levonorgestrel	15,6	(+25,5)	0,27
Asumate	Ethinylestradiol Levonorgestrel	15,3	(+35,8)	0,25
Levomin	Ethinylestradiol Levonorgestrel	14,8	(+33,7)	0,18
Evaluna	Ethinylestradiol Levonorgestrel	12,5	(−35,2)	0,21
Swingo	Ethinylestradiol Levonorgestrel	7,0	(+22,8)	0,20
Microgynon	Ethinylestradiol Levonorgestrel	6,4	(+7,2)	0,22
Leanova AL	Ethinylestradiol Levonorgestrel	5,0	(−16,4)	0,19
Leona HEXAL	Ethinylestradiol Levonorgestrel	4,4	(−31,8)	0,26
Kleodina	Ethinylestradiol Levonorgestrel	3,6	(+5,7)	0,21
Leios	Ethinylestradiol Levonorgestrel	3,4	(−1,2)	0,31
Femigyne-ratiopharm	Ethinylestradiol Levonorgestrel	1,8	(−5,4)	0,18
Femigoa	Ethinylestradiol Levonorgestrel	1,3	(+32,7)	0,25
		106,7	(+13,4)	0,23
Mit Desogestrel				
Lamuna	Ethinylestradiol Desogestrel	3,9	(−38,6)	0,23
Desofemine	Desogestrel Ethinylestradiol	3,7	(−21,2)	0,21
Juliane	Ethinylestradiol Desogestrel	1,3	(−9,5)	0,21
		8,9	(−28,6)	0,22
Mit Drospirenon				
Maitalon	Ethinylestradiol Drospirenon	1,9	(−32,3)	0,36
Yaz	Ethinylestradiol Drospirenon	1,9	(−48,5)	0,40
Yasmin/Yasminelle	Ethinylestradiol Drospirenon	1,5	(−51,1)	0,40
		5,3	(−44,5)	0,38

□ Tabelle 44.5: Verordnungen von Kontrazeptiva 2016. (Fortsetzung)

Präparat	Bestandteile	DDD Mio.	Änderung %	DDD-Nettokosten €
Mit Chlormadinonacetat				
Belara	Ethinylestradiol Chlormadinonacetat	15,1	(−31,7)	0,38
Bellissima	Ethinylestradiol Chlormadinonacetat	8,4	(−18,6)	0,31
Madinette	Ethinylestradiol Chlormadinonacetat	3,1	(+304,7)	0,30
Chariva	Ethinylestradiol Chlormadinonacetat	2,8	(−19,9)	0,30
Mona HEXAL	Ethinylestradiol Chlormadinonacetat	1,9	(−20,3)	0,31
		31,3	(−20,0)	0,34
Mit Dienogest				
Maxim	Ethinylestradiol Dienogest	38,0	(−10,8)	0,27
Dienovel	Dienogest Ethinylestradiol	34,6	(−8,3)	0,21
Sibilla	Dienogest Ethinylestradiol	10,8	(+25,3)	0,21
Velafee	Ethinylestradiol Dienogest	3,8	(−28,1)	0,23
Mayra	Ethinylestradiol Dienogest	1,5	(−62,7)	0,21
Aristelle	Dienogest Ethinylestradiol	1,4	(−19,5)	0,20
		90,0	(−9,9)	0,23
Mit Nomegestrol				
Zoely	Estradiol Nomegestrol	4,3	(−12,1)	0,38
Summe		246,5	(−5,2)	0,25

Die Kosten einer Einmalanwendung von *EllaOne* liegen etwa doppelt so hoch wie mit Levonorgestrel (*PiDaNa*).

44.5.4 Vaginale hormonale Kontrazeptiva

Die vaginal anwendbare Östrogen-Gestagen-Kombination NuvaRing enthält ein vaginales Freisetzungssystem, das pro Tag 15 µg Ethinylestradiol und 120 µg Etonogestrel abgibt. Vorteile sind die einmal monatliche Anwendung sowie die Möglichkeit, Östrogene und Gestagene in niedrigeren Dosen anzuwenden als bei kombinierten oralen Kontrazeptiva. Daraus resultieren konstante Serumhormonspiegel, gute Zyklusstabilität und sichere Kontrazeption bei Magen-Darm-Störungen. In einer offenen Einjahresstudie an 1030 Frauen wurde eine vergleichbare Wirksamkeit und Verträglichkeit wie mit einem oralen Kontrazeptivum festgestellt (Oddsson et al. 2005).

❏ **Tabelle 44.6 Verordnungen von weiteren Kontrazeptiva 2016.** Angegeben sind die 2016 verordneten Tagesdosen, die Änderungen gegenüber 2015 und die mittleren Kosten je DDD 2016.

Präparat	Bestandteile	DDD Mio.	Änderung %	DDD-Nettokosten €
Sequenzialpräparate				
Qlaira	Estradiolvalerat Dienogest	1,7	(−15,5)	0,47
Depotgestagene				
Depo-Clinovir	Medroxyprogesteron	3,2	(−8,0)	0,27
Gestagenpräparate				
Desirett	Desogestrel	3,1	(+493,2)	0,25
Desofemono	Desogestrel	2,8	(+44,5)	0,21
Jubrele	Desogestrel	1,5	(+0,4)	0,26
Desogestrel Aristo	Desogestrel	1,3	(+99,9)	0,19
		8,7	(+88,5)	0,23
Notfallskontrazeptiva				
Ellaone	Ulipristal	0,02	(−46,0)	27,33
Vaginale Kontrazeptiva				
NuvaRing	Ethinylestradiol Etonogestrel	5,9	(−1,4)	0,53
Summe		19,5	(+21,0)	0,37

Literatur

American College of Obstetricians and Gynecologists (2013): Committee opinion no. 556: Postmenopausal estrogen therapy: route of administration and risk of venous thromboembolism. Obstet Gynecol 121: 887–890

Basaria S, Coviello AD, Travison TG, Storer TW, Farwell WR, Jette AM, Eder R, Tennstedt S, Ulloor J, Zhang A, Choong K, Lakshman KM, Mazer NA, Miciek R, Krasnoff J, Elmi A, Knapp PE, Brooks B, Appleman E, Aggarwal S, Bhasin G, Hede-Brierley L, Bhatia A, Collins L, LeBrasseur N, Fiore LD, Bhasin S (2010): Adverse events associated with testosterone administration. N Engl J Med 363: 109–122

Biglia N, Carinelli S, Maiorana A, D'Alonzo M, Lo Monte G, Marci R (2014): Ulipristal acetate: a novel pharmacological approach for the treatment of uterine fibroids. Drug Des Devel Ther 8: 285–292

Bundesminister für Gesundheit (2015): Verordnung zur Änderung der Arzneimittelverschreibungsverordnung und der Apothekenbetriebsordnung vom 6. März 2015. Bundesgesetzblatt 2015, Teil I, Nr. 10, Seite 278, ausgegeben zu Bonn am 13. März 2015

Canonico M, Oger E, Plu-Bureau G, Conard J, Meyer G, Lévesque H, Trillot N, Barrellier MT, Wahl D, Emmerich J, Scarabin PY; Estrogen and Thromboembolism Risk (ESTHER) Study Group (2007): Hormone therapy and venous thromboembolism among postmenopausal women: impact of the route of estrogen administration and progestogens: the ESTHER study. Circulation 115: 840–845

Cheng L, Gulmezoglu AM, Oel CJ, Piaggio G, Ezcurra E, Look PF (2004): Interventions for emergency contraception. Cochrane Database Syst Rev. 2004; (3): CD001324

Chlebowski RT, Anderson GL, Gass M, Lane DS, Aragaki AK, Kuller LH, Manson JE, Stefanick ML, Ockene J, Sarto GE, Johnson KC, Wactawski-Wende J, Ravdin PM, Schenken R, Hendrix SL, Rajkovic A, Rohan TE, Yasmeen S, Prentice RL; WHI Investigators (2010): Estrogen plus progestin and breast cancer incidence and mortality in postmenopausal women. JAMA 304: 1684–1692

Cogliano V, Grosse Y, Baan R, Straif K, Secretan B, El Ghissassi F; WHO International Agency for Research on Cancer (2005): Carcinogenicity of combined oestrogen-progestagen contraceptives and menopausal treatment. Lancet Oncol 6: 552–553

Creinin MD, Schlaff W, Archer DF, Wan L, Frezieres R, Thomas M, Rosenberg M, Higgins J (2006): Progesterone receptor modulator for emergency contraception: a randomized controlled trial. Obstet Gynecol 108: 1089–1097

de Bastos M, Stegeman BH, Rosendaal FR, Van Hylckama Vlieg A, Helmerhorst FM, Stijnen T, Dekkers OM (2014): Combined oral contraceptives: venous thrombosis. Cochrane

Database Syst Rev. 2014 Mar 3;3:CD010813. doi: 10.1002/14651858.CD010813.pub2. Review

Deutsche Gesellschaft für Gynäkologie und Geburtshilfe (Hrsg) (2009): Hormontherapie in der Peri- und Postmenopause (HT). Internet: http://www.awmf.org/leitlinien/detail/ll/015-062.html

Dinger J, Assmann A, Möhner S, Minh TD (2010): Risk of venous thromboembolism and the use of dienogest- and drospirenone-containing oral contraceptives: results from a German case-control study. J Fam Plann Reprod Health Care 36: 123–129

Editorial (2015): HRT for menopause: a NICE treatment? Lancet 386: 2030

Ford O, Lethaby A, Roberts H, Mol BW (2012): Progesterone for premenstrual syndrome. Cochrane Database Syst Rev. 2012 Mar 14;3:CD003415

Gronich N, Lavi I, Rennert G (2011): Higher risk of venous thrombosis associated with drospirenone-containing oral contraceptives: a population-based cohort study. CMAJ 183: E1319–1325

Heiss G, Wallace R, Anderson GL, Aragaki A, Beresford SA, Brzyski R, Chlebowski RT, Gass M, LaCroix A, Manson JE, Prentice RL, Rossouw J, Stefanick ML; WHI Investigators (2008): Health risks and benefits 3 years after stopping randomized treatment with estrogen and progestin. JAMA 299: 1036–1045

Hickey M, Banks E (2016): NICE guidelines on the menopause. BMJ Jan 18; 352: i191

Hilbert-Walter A, Büttner R, Sieber C, Bollheimer C (2013): Testosteron im Alter: ein Update. Dtsch Med Wochenschr 137: 2117–2122

Jick H, Jick SS, Gurewich V, Myers MW, Vasilakis C (1995): Risk of idiopathic cardiovascular death and nonfatal venous thromboembolism in women using oral contraceptives with differing progestagen components. Lancet 346: 1589–1593

Keaney JF, Solomon CG (2016): Postmenopausal hormone therapy and atherosclerosis – Time is of the essence. N Engl J Med 374: 1279–1280

Kemmeren JM, Algra A, Grobbee DE (2001): Third generation oral contraceptives and risk of venous thrombosis: meta-analysis. Brit Med J 323: 1–9

LaCroix AZ, Chlebowski RT, Manson JE, Aragaki AK, Johnson KC, Martin L, Margolis KL, Stefanick ML, Brzyski R, Curb JD, Howard BV, Lewis CE, Wactawski-Wende J; WHI Investigators (2011): Health outcomes after stopping conjugated equine estrogens among postmenopausal women with prior hysterectomy: a randomized controlled trial. JAMA 305: 1305–1314

Larivée N, Suissa S, Khosrow-Khavar F, Tagalakis V, Filion KB (2017): Drospirenone-containing oral contraceptive pills and the risk of venous thromboembolism: a systematic review of observational studies. BJOG Mar 9.doi: 10.1111/1471-0528.14623. [Epub ahead of print]

Lidegaard Ø, Nielsen LH, Skovlund CW, Skjeldestad FE, Løkkegaard E (2011): Risk of venous thromboembolism from use of oral contraceptives containing different progestogens and oestrogen doses: Danish cohort study, 2001-9. BMJ 25;343:d6423

Lidegaard O, Nielsen LH, Skovlund CW, Løkkegaard E (2013): Venous thrombosis in users of non-oral hormonal contraception: follow-up study, Denmark 2001-10. BMJ 344: e2990

Long CY, Liu CM, Hsu SC, Wu CH, Wang CL, Tsai EM (2006): A randomized comparative study of the effects of oral and topical estrogen therapy on the vaginal vascularization and sexual function in hysterectomized postmenopausal women. Menopause 13: 737–743

Manson JE, Chlebowski RT, Stefanick ML, Aragaki AK, Rossouw JE, Prentice RL, Anderson G, Howard BV, Thomson CA, LaCroix AZ, Wactawski-Wende J, Jackson RD, Limacher M, Margolis KL, Wassertheil-Smoller S, Beresford SA, Cauley JA, Eaton CB, Gass M, Hsia J, Johnson KC, Kooperberg C, Kuller LH, Lewis CE, Liu S, Martin LW, Ockene JK, O'Sullivan MJ, Powell LH, Simon MS, Van Horn L, Vitolins MZ, Wallace RB (2013): Menopausal hormone therapy and health outcomes during the intervention and extended poststopping phases of the Women's Health Initiative randomized trials. JAMA 310: 1353–1368

McFadyen IJ, Forrest APM, Raab GM, Macintyre CCA (1989): Progesterone cream for cyclic breast pain. Brit Med J 289: 931

Million Women Study Collaborators (2003): Breast cancer and hormone-replacement in the Million Women Study. Lancet 362: 419–427

Million Women Study Collaborators (2005): Endometrial cancer and hormone-replacement therapy in the Million Women Study. Lancet 365: 1543–1551

Modelska K, Cummings S (2002): Tibolone for postmenopausal women: systematic review of randomized trials. J Clin Endocrinol Metab 87:16–23

National Institute for Health and Care Excellence (2015): Menopause: diagnosis and management. NICE guideline published 12 November 2015 (NG 23). Internet: https://www.nice.org.uk/guidance/ng23

Nelson HD (2004): Commonly used types of postmenopausal estrogen for treatment of hot flashes: scientific review. JAMA 291: 1610–1620

Oddsson K, Leifels-Fischer B, de Melo NR, Wiel-Masson D, Benedetto C, Verhoeven CH, Dieben TO (2005): Efficacy and safety of a contraceptive vaginal ring (NuvaRing) compared with a combined oral contraceptive: a 1-year randomized trial. Contraception 71: 176–182

Royal College of General Practitioners Oral Contraception Study (1981): Further analysis of mortality in oral contraceptive users. Lancet I: 541–546

Schubert M, Minnemann T, Hubler D, Rouskova D, Christoph A, Oettel M, Ernst M, Mellinger U, Krone W, Jockenhövel F (2004): Intramuscular testosterone undecanoate: pharmacokinetic aspects of a novel testosterone formulation during long-term treatment of men with hypogonadism. J Clin Endocrinol Metab 89: 5429–5434

Spitzer WO, Lewis MA, Heinemann LAJ, Thorogood M, MacRae KD (1996): Third generation oral contraceptives and risk of venous thromboembolic disorders: an international case-control study. Brit Med J 312: 83–88

Stuenkel CA, Davis SR, Gompel A, Lumsden MA, Murad MH, Pinkerton JV, Santen RJ (2015): Treatment of symptoms of the menopause: An Endocrine Society Clinical Practice Guideline. J Clin Endocrinol Metab 100: 3975–4011

World Health Organization Collaborative Study of Cardiovascular Disease and Steroid Hormone Contraception (1995): Effect of different progestagens in low oestrogen oral contraceptives on venous thromboembolic disease. Lancet 346: 1582–1588

Womens Health Initiative Steering Committee (2004): Effect of conjugated equine estrogen in postmenopausal women with hysterectomy. The Women's Health Initiative randomized controlled trial. JAMA 291: 1701–1712

Writing Group for the Women's Health Initiative Investigators (2002): Risks and benefits of estrogen plus progestin in healthy postmenopausal women. Principal results from the Women's Health Initiative randomized controlled trial. JAMA 288: 321–333

Wu C, Grandi S, Filion K, Abenhaim H, Joseph L, Eisenberg M (2013): Drospirenone-containing oral contraceptive pills and the risk of venous and arterial thrombosis: a systematic review. BJOG 120: 801–811

Yang LP, Plosker GL (2012): Nomegestrol acetate/estradiol: in oral contraception. Drugs 72: 1917–1928

Urologika

Bernd Mühlbauer und Hartmut Oßwald

© Springer-Verlag GmbH Germany 2017
U. Schwabe, D. Paffrath, W.-D. Ludwig, J. Klauber (Hrsg.), *Arzneiverordnungs-Report 2017*
DOI 10.1007/978-3-662-54630-7_45

Auf einen Blick

Verordnungsprofil

Mit über 70% der Verordnungen bleiben Prostatamittel die überwiegende Gruppe der Urologika. Urologische Spasmolytika repräsentieren weiterhin knapp 30 % des Verordnungsvolumens, während Urolithiasis- und Kathetermittel nur sehr geringe Verordnungszahlen erreichen.

Trend

Die langjährige Zunahme des Verordnungsvolumens von Alpha$_1$-Rezeptorenblockern zur Behandlung von Miktionsstörungen hat sich 2016 fortgesetzt. Dasselbe gilt für die 5α-Reduktasehemmer zur Behandlung des benignen Prostatasyndroms. Die Verordnungen anticholinerg wirkender Spasmolytika zur Behandlung der Harninkontinenz hat nach jahrelanger Zunahme seit 2014 ein Plateau erreicht; das Ausmaß des therapeutischen Nutzens dieser Substanzen wird seit langem kontrovers diskutiert.

Urologika werden zur Behandlung von Miktionsstörungen im weitesten Sinne angewandt, denen Störungen der Blase und – bei Männern – der Prostata sowie verschiedene andere urologische Erkrankungen zugrunde liegen. Die beiden wichtigsten Arzneimittelgruppen sind Prostatamittel (Alpha$_1$-Rezeptorenblocker, 5α-Reduktasehemmer) und urologische Spasmolytika (◘ Abbildung 45.1). Das Verordnungsvolumen der gesamten Indikationsgruppe hat 2016 gegenüber dem Vorjahr leicht zugenommen (+2,8%) (vgl. ► Tabelle 1.2).

45.1 Prostatamittel

Die benigne Prostatahyperplasie ist eine Veränderung, die ab einem Alter von 65 Jahren bei 50% aller Männer auftritt. Ohne subjektive Beschwerden oder klinisch relevante Obstruktion bedarf sie keiner Therapie. Bei der Hälfte der betroffenen Patienten kommt es allerdings im weiteren Verlauf zu einer behandlungsbedürftigen Blasenentleerungsstörung mit Nykturie, zu Restharnbildung und Überlaufblase bis hin zur Harninkontinenz. Das klinische Bild wird als LUTS (lower urinary tract symptoms) zusammengefasst. Symptome, Pathophysiologie, objektiv quantifizierbare somatische Befunde, subjektive Symptomatik sowie Progredienz dieser Erkrankung weisen eine große interindividuelle Varianz auf, was die vergleichende Beurteilung klinischer Studien erschwert. Die Bezeichnung benignes Prostata-Syndrom ist der Überbegriff für die symptomatischen Störungen und wird je nach pathophysiologischem Hintergrund in Prostatavergrößerung, Prostataobstruktion oder Blasenauslassobstruktion unterschieden.

Die therapeutische Vorgehensweise ist in der aktuellen Leitlinie der European Association of Urology zusammengefasst (Oelke et al. 2013). Bei milder Symptomatik ist beobachtendes Zuwarten („watchful waiting") gerechtfertigt. Als Standardverfahren bei vergrößerter Prostata und deutlicher Symptomatik (zunehmendes Restharnvolumen und rezidivierende Harnverhaltungen) gilt die

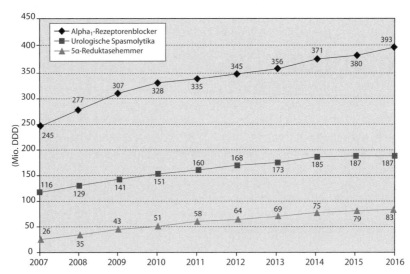

○ **Abbildung 45.1 Verordnungen von Urologika 2007 bis 2016.** Gesamtverordnungen nach definierten Tagesdosen.

transurethrale Resektion der Prostata. Alternativen sind zahlreiche andere Behandlungsverfahren (z. B. Laserkoagulation, Laserresektion, transurethrale Mikrowellentherapie). Mit selektiven Inhibitoren adrenerger Alpha$_1$-Rezeptoren sowie des Enzyms 5α-Reduktase (bei Überwiegen der Prostatavergrößerung) stehen medikamentöse Therapieoptionen zur Verfügung, die bei leichter bis mäßiger Symptomatik, zumindest in der Zeit bis zur Operation, eine wirksame Behandlung möglich machen. Da die medikamentösen Strategien in der Regel zu symptomatischen Verbesserungen führen, muss vor Behandlungsbeginn eine differenzierte urologische Beurteilung erfolgen, da sonst eine bisher asymptomatische, aber ausgeprägte Obstruktion außer Kontrolle geraten kann.

45.1.1 Adrenerge Alpha$_1$-Rezeptoren-blocker

Adrenerge Alpha$_1$-Rezeptorenblocker werden aufgrund ihrer vasodilatierenden Wirkungen seit langem als Antihypertensiva eingesetzt (▶ Kapitel 17). Daneben blockieren sie die Alpha$_1$-Rezeptoren in der glatten Muskulatur der Prostata und des Blasenhalses, so dass der Urinfluss ansteigt und das Restharnvolumen sinkt. Aufgrund der besseren kardiovaskulären Verträglichkeit werden bei LUTS aus-

schließlich die selektiven Alpha$_1$-Rezeptorenblocker Tamsulosin, Alfuzosin, Terazosin und Doxazosin eingesetzt. Ausreichend lange Eliminationshalbwertszeiten oder galenische Retardierung erlauben bei allen Substanzen eine tägliche Einmaldosierung. Trotz der hohen Zahl klinischer Untersuchungen zu den Alpha$_1$-Rezeptorenblockern ist aufgrund der Heterogenität in Design und methodischer Qualität die Datenlage unübersichtlich. Im Wesentlichen sind Steigerungen der Urinflussrate um 20–35% nachgewiesen worden, wobei vergleichende Studien oder Übersichten einmal weniger (Chapple 1996), einmal mehr (Djavan und Marberger 1999, Tsujii 2000) Unterschiede zwischen den einzelnen Substanzen berichten. In der Mehrzahl der Studien zeigen sich auch in den Placeboarmen erhebliche Responderraten, so dass die absoluten Unterschiede eher gering sind.

Die selektiven Alpha$_1$-Rezeptorenblocker haben auch 2016 den seit über einem Jahrzehnt zu beobachtenden Verordnungszuwachs fortgesetzt (○ Abbildung 45.1) und stellen einen Anteil von fast 60% am DDD-Volumen der gesamten Indikationsgruppe der Urologika dar. Tamsulosin hat seine führende Position mit knapp 90 % der Verordnungen dieser Wirkstoffgruppe behauptet. Das ähnlich preisgünstige Alfuzosin verzeichnete ebenfalls einen Verordnungsanstieg. Die etwas teureren Terazosinpräparate verzeichneten gegenüber dem

Vorjahr einen deutlichen Verordnungszuwachs (❑ Tabelle 45.1). Das zuletzt eingeführte Silodosin (*Urorec*) zeigt im Vergleich zu Tamsulosin keine höhere Wirksamkeit, dafür aber häufiger (14% vs. 2%) die für diese Wirkstoffgruppe typische Nebenwirkung Erektionsstörung (Chapple et al 2011), die früher als „retrograde Ejakulation" beschrieben wurde. Nach mehrfachen Preissenkungen hat *Urorec* seinen Verordnungsanteil weiter gesteigert, ist aber immer noch teurer als Tamsulosin (❑ Tabelle 45.1).

Nach einem systematischen Review haben alle Alpha$_1$-Rezeptorenblocker eine vergleichbare Wirksamkeit bei der symptomatischen Behandlung des benignen Prostatasyndroms (Milani und Djavan 2005). In Kurzzeitstudien über 2–3 Monate verbesserten sie den Gesamtsymptomenscore um 30–45% und die maximale Urinflussrate um 15–30% gegenüber den Ausgangswerten. Dabei hatten Alfuzosin (10 mg/Tag) und Tamsulosin (0,4 mg/Tag) eine etwas bessere kardiovaskuläre Verträglichkeit als Doxazosin und Terazosin, während Tamsulosin häufiger Ejakulationsstörungen (s. o.) auslöste.

Kontrollierte Langzeitstudien zu Alpharezeptorenblockern bei der benignen Prostatahyperplasie liegen nur für Doxazosin vor. In einer Vergleichsstudie über 52 Wochen an 1095 Männern hatte Doxazosin einen stärkeren Effekt auf die maximale Harnflussrate und den Internationalen Prostata Symptomenscore (IPSS) als Placebo und Finasterid, am wirksamsten aber war die Kombination von Doxazosin und Finasterid (Kirby et al. 2003). Durch die Ergebnisse der MTOPS- sowie der COMBAT-Studie (siehe unten) verfügen Doxazosin und Tamsulosin über zusätzliche Evidenz für die Langzeitbehandlung der benignen Prostatahyperplasie.

45.1.2 5α-Reduktasehemmer

Hemmstoffe des in zwei Isoformen (Typ 1 und 2) vorkommenden Enzyms 5α-Reduktase verringern die Umwandlung von Testosteron in Dihydrotestosteron, welches das primäre Androgen der Prostata ist und für die Zunahme des Prostatavolumens verantwortlich gemacht wird. Die Reduktion der Prostatavolumina, der LUTS Symptomatik sowie die Senkung des PSA-Wertes mit Hemmstoffen der

5α-Reduktase zeigten sich in einer Metaanalyse sechs relevanter klinischer Studien (Boyle et al. 1996). Gemäß den oben erwähnten Therapieempfehlungen ist ein Erfolg der Therapie mit 5α-Reduktasehemmern vor allem bei Prostatavolumina über 40 ml zu erwarten. Finasterid hat nach einer eindrucksvollen Verordnungszunahme in den Vorjahren auch in 2016 deutlich zugelegt (❑ Tabelle 45.2). Außerdem ist in dieser Gruppe noch Dutasterid in Form einer fixen Kombination mit Tamsulosin (*Avodart*) vertreten, das im Gegensatz zu Finasterid zusätzlich auch den Typ 1 der 5α-Reduktase hemmt. Eine einjährige direkte Vergleichsstudie der beiden Wirkstoffe hat allerdings nachgewiesen, dass es keine Unterschiede im Wirkungs- oder Nebenwirkungsprofil gibt (Nickel et al. 2011).

Während früher lediglich die 5α-Reduktase-vermittelte Aktivierung von Testosteron zu Dihydrotestosteron betrachtet wurde, ist in den letzten Jahren die ebenfalls durch sie bedingte Umwandlung von Progesteron, Desoxycorticosteron, Aldosteron und Corticosteron in deren entsprechende 5α-Dihydroderivate in den Fokus gerückt. Diese sind Substrate der 3α-Hydroxysteroid-Dehydrogenase, die wiederum die Bildung von neuroaktiven Steroidhormonen katalysiert. Dies lässt einige bekannte, aber in ihrem Mechanismus bisher nicht vollständig verstandenen Nebeneffekte in neuem Licht erscheinen (Traish et al. 2015). Zwei große klinische Studien zur Prävention des Prostatakarzinoms mit den beiden 5α-Reduktasehemmern waren allerdings enttäuschend, da die Inzidenz des höhergradigen Prostatakarzinoms (Gleason Score 7–10) gegenüber den jeweiligen Placebogruppen erhöht und nicht etwa erniedrigt war (Thompson et al. 2003, Andriole et al. 2010). Deshalb sollen Patienten hinsichtlich des Risikos eines Prostatakarzinoms regelmäßig überprüft werden.

45.1.3 Kombinationstherapie

Aufgrund der unterschiedlichen pharmakodynamischen Mechanismen kann in ausgewählten Fällen die Kombination von Alpha$_1$-Rezeptorblockern und 5α-Reduktaseinhibitoren eine komplementäre Wirkung entfalten. Für zwei solcher Kombinationen liegen mehrjährige Vergleichsstudien vor.

◘ Tabelle 45.1 Verordnungen von Alpharezeptorenblockern 2016. Angegeben sind die 2016 verordneten Tagesdosen, die Änderungen gegenüber 2015 und die mittleren Kosten je DDD 2016.

Präparat	Bestandteile	DDD Mio.	Änderung %	DDD-Nettokosten €
Tamsulosin				
Tamsulosin BASICS	Tamsulosin	195,7	(+3,1)	0,25
Tamsublock	Tamsulosin	23,2	(+1,6)	0,21
Tamsulosin AL	Tamsulosin	21,8	(−50,0)	0,23
Tamsulosin AbZ	Tamsulosin	19,7	(+117,6)	0,18
Tadin	Tamsulosin	17,8	(+78,8)	0,26
Tamsulosin-1 A Pharma	Tamsulosin	16,2	(−15,4)	0,24
Tamsulosin-ratiopharm	Tamsulosin	14,7	(+993,6)	0,26
Tamsulosin beta	Tamsulosin	4,8	(+9,7)	0,24
Tamsulosinhydrochl. Heumann	Tamsulosin	4,2	(+109,2)	0,21
Tamsunar	Tamsulosin	3,9	(−4,5)	0,21
Tamsulosin Aristo	Tamsulosin	3,7	(+14,9)	0,21
Tamsulosin Aurobindo	Tamsulosin	3,1	(>1000)	0,21
Tamsulosin Esparma	Tamsulosin	2,6	(−14,1)	0,21
Tamsulosin STADA	Tamsulosin	2,5	(−42,1)	0,21
Tamsulosin HEXAL	Tamsulosin	2,5	(−13,3)	0,26
Tamsulosin Uropharm	Tamsulosin	2,4	(+4,9)	0,21
Tamsu Astellas	Tamsulosin	1,6	(−28,3)	0,27
		340,5	(+5,0)	0,24
Terazosin				
Tera TAD	Terazosin	2,1	(+11,8)	0,33
Terablock	Terazosin	2,0	(−14,1)	0,40
Terazosin Aristo	Terazosin	1,2	(+189,6)	0,32
		5,3	(+14,2)	0,35
Alfuzosin				
Alfuzosin Winthrop	Alfuzosin	16,7	(−24,1)	0,23
Alfuzosin Zentiva	Alfuzosin	10,6	(+134,8)	0,20
Alfuzosin AbZ	Alfuzosin	3,5	(+17,4)	0,20
		30,8	(+4,2)	0,22
Weitere Alpharezeptorenblocker				
Urorec	Silodosin	4,6	(+12,0)	0,31
Summe		381,1	(+5,1)	0,24

Durch eine Kombinationstherapie mit Doxazosin und Finasterid wurde die klinische Progression bei Patienten mit symptomatischer benigner Prostatahyperplasie nach 4,5 Jahren im Vergleich zu Placebo deutlich stärker (−66%) gesenkt als durch die jeweiligen Einzelkomponenten (39% bzw. 34%) (McConnell et al. 2003, MTOPS). Nahezu identische Ergebnisse lieferten Dutasterid und Tamsulosin sowie deren Kombination über einen Zeitraum von 4 Jahren (Roehrborn et al. 2010, CombAT).

Nur Dutasterid ist bisher als Fixkombination mit Tamsulosin verfügbar *(Duodart).* Inzwischen stellt dieses Präparat knapp 30% der Verordnungen von Präparaten mit 5α-Reduktaseinhibitoren (◘ Ta-

◻ Tabelle 45.2 Verordnungen von 5α-Reduktasehemmern 2016. Angegeben sind die 2016 verordneten Tagesdosen, die Änderungen gegenüber 2015 und die mittleren Kosten je DDD 2016.

Präparat	Bestandteile	DDD Mio.	Änderung %	DDD-Nettokosten €
Finasterid				
Finasterid Heumann	Finasterid	18,5	(+135,4)	0,52
Finasterid Winthrop	Finasterid	12,2	(−5,7)	0,63
Finasterid Aurobindo	Finasterid	10,6	(−30,5)	0,52
Finural	Finasterid	5,7	(+4,8)	0,63
Finasterid AbZ	Finasterid	3,0	(+9,9)	0,52
Finasterid Bluefish	Finasterid	2,8	(+189,9)	0,51
Finasterid Aristo	Finasterid	1,5	(−12,0)	0,51
		54,3	(+15,7)	0,55
Dutasterid				
Duodart	Tamsulosin Dutasterid	22,6	(−3,6)	1,09
Summe		76,9	(+9,3)	0,71

belle 45.2) dar. Seine DDD-Nettokosten (1,09 €) liegen höher als die freie Kombination preisgünstiger Generika von Finasterid und Tamsulosin (unter 0,70 €). Fast 10 Mio. € könnten hier jährlich eingespart werden.

45.2 Urologische Spasmolytika

Urologische Spasmolytika werden zur Behandlung der Harninkontinenz eingesetzt. Die anticholinerge Wirkung dieser Medikamente soll in der Blase hauptsächlich den Detrusortonus senken. Bei der Beurteilung der therapeutischen Wirksamkeit urologischer Spasmolytika muss die heterogene Ätiologie der Blasenfunktionsstörung beachtet werden, da sich daraus unterschiedliche Effizienzraten ableiten. So ist bei erhöhter Detrusoraktivität infolge neurologischer Erkrankungen, die mit Drang- oder Reflexinkontinenz einhergeht (Hyperreflexie), eine höhere Wirksamkeit von Anticholinergika zu erwarten als bei instabiler Blase, die beispielsweise der weit verbreiteten Inkontinenz geriatrischer Pflegepatienten zugrunde liegt. Bei Überlaufinkontinenz (z. B. durch Prostatahyperplasie) oder Belastungsinkontinenz (z. B. durch Sphinkterinsuffizienz) sollten Behandlungen mit kausalem Therapieziel immer differentialtherapeutische Priorität erhalten. Bei der häufigen Dranginkontinenz können Harnwegsentzündungen vorliegen, die einen kausalen Behandlungsansatz ermöglichen. In jedem Fall sollte die Entscheidung zur Behandlung der Harninkontinenz auf gründlicher Anamnese und suffizienter Differentialdiagnostik einschließlich des Ausschlusses eines Blasentumors beruhen, im Idealfall auf einer Untersuchung der Urodynamik.

Die Heterogenität der Symptomatik, die Vielfalt der pathophysiologischen Faktoren sowie ein Mangel an differentialdiagnostischen Erwägungen bei der Definition von Ein- und Ausschlusskriterien sind vermutlich die Ursache dafür, dass sich trotz einer wachsenden Zahl von klinischen Studien kein eindeutiges Bild des therapeutischen Stellenwertes von anticholinergen Spasmolytika in der Behandlung der Harninkontinenz ergibt. Erschwert wird die Quantifizierung von Therapieeffekten zudem durch die relativ hohen Ansprechraten in den Placeboarmen. Dies betont den Wert einer intensiven therapeutischen Betreuung dieser Patienten, z. B. durch spezielles Verhaltenstraining (Physiotherapie). In Übersichtsarbeiten sind die verschiedenen therapeutischen Situationen sowie die zur Inkontinenzbehandlung verfügbaren Substanzen ausführlich beschrieben (Thüroff et al. 1998, Grünewald 2005).

Die Einschätzung eines begrenzten therapeutischen Nutzens der spasmolytischen Anticholinergika wird durch systematische Reviews unterstrichen: Sie kommen zwar zu dem Schluss, dass die Reduktion der Symptomatik durch diese Präparate im Vergleich zu Placebo statistisch signifikant ist, dass aber das Effektausmaß insgesamt gering ist und die Lebensqualität nur unerheblich beeinflusst wird. Darüber hinaus bilden sich klinisch relevante Unterschiede zwischen den Substanzen nicht ab (Hay-Smith et al. 2005, Alhasso et al. 2006, Nabi et al. 2006). Nichtmedikamentöse Verfahren bleiben daher Therapie der ersten Wahl für die verschiedenen Inkontinenzformen, zu ihrer Ergänzung kann ein Therapieversuch mit Anticholinergika angezeigt sein.

Die Indikationsgruppe der urologischen Spasmolytika erfuhr gegenüber dem Vorjahr eine weitere Verordnungszunahme und hat damit in den letzten 10 Jahren über 60% zugenommen (Tabelle 45.3). Ein weiterer Anstieg wird in der nächsten Dekade erwartet, da die Prävalenz der Harninkontinenz in beiden Geschlechtern mit zunehmendem Alter ansteigt (Milsom et al. 2014).

Über ein Drittel der Verordnungen entfällt auf Trospiumchlorid, das als parasympatholytisches Spasmolytikum bei vegetativ bedingten Blasenfunktionsstörungen sowie bei gastrointestinalen Spasmen der glatten Muskulatur eingesetzt wird. Deutlich geringere Verordnungsvolumina haben zwei weitere ältere Anticholinergika. Oxybutynin ist aufgrund seiner breiten Datenbasis nach wie vor als therapeutischer Standard dieser Gruppe anzusehen. Nach Verordnungsanstieg im Vorjahr hat es sich 2016 stabilisiert (Tabelle 45.3). Das bereits 2005 eingeführte transdermale Oxybutininpräparat *Kentera* ist nach einem erneuten Verordnungsanstieg das führende Präparat dieser Gruppe, obwohl es mehr als doppelt so hohe DDD-Kosten aufweist und belastbare Überlegenheitsbeweise fehlen. Propiverin hat neben seiner anticholinergen Wirkung einen zusätzlichen muskulotropen Effekt und zeigte in einer Vergleichsstudie mit Oxybutynin weniger anticholinerge Nebenwirkungen (Madersbacher et al. 1999). Von den Präparaten mit dem Wirkstoff Tolterodin erreichen die Liste der 3000 am häufigsten verordneten Arzneimittel nur noch Generika, die allerdings im Verordnungsvolumen leicht zuge-

nommen haben (Tabelle 45.3). Im Vergleich zu Oxybutynin hat Tolterodin etwas geringere anticholinerge Nebenwirkungen, was aber nach den Daten einer Metaanalyse zumindest bei Dranginkontinenz mit einer signifikant geringeren therapeutischen Wirksamkeit einherging. Dies deutet auf nicht äquieffektive Dosierungen in den Vergleichsstudien hin (Harvey et al. 2003).

Mit dem Anspruch einer geringeren Rate anticholinerger Nebenwirkungen sind die beiden vorzugsweise an den M_3-Acetylcholinrezeptor der Blase bindenden Antagonisten Solifenacin (*Vesicur*) und Darifenacin (*Emselex*) zur symptomatischen Therapie der Dranginkontinenz sowie von Pollakisurie und imperativem Harndrangs bei überaktiver Blase vor 10 Jahren eingeführt worden. Für beide Substanzen wurden in kurzen Phase III-Studien eine im Vergleich zu Placebo höhere Wirksamkeit bei ähnlicher Nebenwirkungsrate wie unter Tolterodin beschrieben (Chapple et al. 2004, Haab et al. 2004). Ein Cochrane-Review über 86 Studien an 31249 Patienten mit überaktiver Blase zeigte eine Überlegenheit von Solifenacin gegenüber Tolterodin bezüglich Inkontinenzperioden, Drangepisoden und Lebensqualität (Madhuvrata et al. 2012). Solifenacin hat sich seitdem zum führenden Wirkstoff der neueren Anticholinergika entwickelt und legte nach deutlicher Preisreduktion im Zuge der Festbetragsgruppenbildung für urologische Spasmolytika (Bundesministerium für Gesundheit 2015) 2016 noch einmal 16,5% im Verordnungsvolumen zu (Tabelle 45.3).

Fesoterodin (*Toviax*) ist ein eng verwandtes Molekülanalogon von Tolterodin, das in einem Cochrane-Review bei Patienten mit überaktiver Blase eine Überlegenheit gegenüber Tolterodin bezüglich Inkontinenzperioden, Drangepisoden und Lebensqualität gezeigt hat (Madhuvrata et al. 2012). Dennoch hat sich das Verordnungsvolumen 2016 gegenüber dem Vorjahr mehr als halbiert, weil der Preis nach der Festbetragsgruppenbildung für urologische Spasmolytika nicht gesenkt wurde und die Patienten eine hohe Zuzahlung zum Festbetrag leisten müssen.

Mit Duloxetin (*Yentreve*) wurde vor wenigen Jahren ein selektiver Serotonin-Noradrenalin-Rückaufnahme-Inhibitor (SNRI) zur Inkontinenzbehandlung eingeführt. Eine große internationale

□ Tabelle 45.3 Verordnungen von urologischen Spasmolytika 2016. Angegeben sind die 2016 verordneten Tagesdosen, die Änderungen gegenüber 2015 und die mittleren Kosten je DDD 2016.

Präparat	Bestandteile	DDD Mio.	Änderung %	DDD-Nettokosten €
Trospiumchlorid				
Spasmex	Trospiumchlorid	29,0	(−4,4)	0,75
Spasmolyt	Trospiumchlorid	25,6	(+7,7)	0,93
Urivesc	Trospiumchlorid	8,7	(−6,1)	0,43
Trospi	Trospiumchlorid	3,6	(+100,3)	0,78
		67,0	(+2,7)	0,78
Oxybutynin				
Kentera	Oxybutynin	3,2	(+11,4)	1,57
Oxybutynin AbZ	Oxybutynin	2,4	(−47,8)	0,63
Oxybutynin HCL Aristo	Oxybutynin	1,6	(>1000)	0,64
Oxybutynin-ratiopharm	Oxybutynin	0,71	(+9,6)	0,89
Oxybugamma	Oxybutynin	0,66	(−0,8)	0,72
Oxybutynin AL	Oxybutynin	0,53	(+81,1)	0,64
		9,1	(+0,4)	1,00
Propiverin				
Mictonorm/Mictonetten	Propiverin	16,6	(+5,9)	1,01
Propiverin AL	Propiverin	3,6	(+95,0)	1,13
		20,2	(+15,2)	1,03
Tolterodin				
Tolterodin Pfizer	Tolterodin	4,3	(+2,1)	0,90
Tolterodin-1 A Pharma	Tolterodin	1,3	(+35,1)	0,98
Tolterodin HEXAL	Tolterodin	0,71	(+60,3)	1,24
		6,3	(+12,2)	0,96
Andere Spasmolytika				
Vesikur	Solifenacin	59,1	(+16,5)	0,79
Emselex	Darifenacin	12,2	(−3,5)	0,80
Toviaz	Fesoterodin	4,6	(−64,5)	0,98
Yentreve	Duloxetin	1,4	(−40,2)	3,82
Duloxetin Glenmark uro	Duloxetin	1,3	(neu)	3,01
Cialis	Tadalafil	0,58	(+58,8)	6,24
		79,2	(+0,1)	0,93
Summe		181,7	(+3,0)	0,89

Zulassungsstudie (Millard et al. 2004) zeigte bei Patientinnen mit Stressinkontinenz lediglich eine Überlegenheit gegenüber Placebo. Übelkeit war die häufigste Nebenwirkung und hauptsächlich für den Studienabbruch von ca. 20% der Patientinnen im Duloxetin-Arm verantwortlich. Diese schlechte Verträglichkeit zeigt sich offensichtlich auch im Praxisalltag: Wie im Vorjahr war auch 2016 ein dramatischer Rückgang des sowieso geringen Verordnungsvolumens dieser nicht nachvollziehbar teuren, auch als Antidepressivum zugelassenen Substanz (*Cymbalta* siehe ▶ Tabelle 41.4) zu beobachten.

Nicht mehr in Deutschland vertrieben wird Mirabegron (*Betmiga*), der erste Vertreter der Beta-

◻ Tabelle 45.4 Verordnungen von Urolithiasismitteln und Kathetermitteln 2016. Angegeben sind die 2016 verordneten Tagesdosen, die Änderungen gegenüber 2015 und die mittleren Kosten je DDD 2016.

Präparat	Bestandteile	DDD Mio.	Änderung %	DDD-Nettokosten €
Urolithiasismittel				
Blemaren N	Citronensäure Kaliumhydrogencarbonat Natriumcitrat	1,1	(+0,2)	1,29
Blanel Brause	Kalium-Natriumhydrogencitrat	0,69	(+1,2)	1,11
Reducto-Spezial	Kaliumhydrogenphosphat Natriumhydrogenphosphat	0,22	(+3,2)	1,64
		2,0	(+0,9)	1,27
Kathetermittel				
Instillagel	Lidocain Chlorhexidindigluconat	0,66	(−5,8)	1,45
Summe		2,6	(−0,9)	1,31

3-Adrenozeptoragonisten, der 2014 zugelassen wurde. Nach Fehlen signifikanter Vorteile gegenüber Tolterodin (Chapple et al. 2013, TAURUS) hatte der Gemeinsame Bundesausschuss keinen Zusatznutzen für Mirabegron gesehen (vgl. ▶ Arzneiverordnungs-Report 2015, Kapitel 2, Neue Arzneimittel 2014, Abschnitt 2.1.27). Die GKV hat damit 2016 überflüssige Mehrausgaben von über 8 Mio. Euro (beim Vergleich mit dem günstigsten Trospiumpräparat) vermieden.

45.3 Urolithiasis- und Kathetermittel

Wie in den Vorjahren sind in dieser Arzneimittelgruppe auch 2016 nur wenige Präparate unter den 3000 meistverordneten Arzneimitteln zu finden: Das lokalanästhesierende und oberflächendesinfizierende Kathetermittel *Instillagel* sowie drei Urolithiasismittel, eines mit Hydrogenphosphat (*Reducto-Spezial*) und zwei citrathaltige (*Blemaren N*, *Blanel Brause*) (◻ Tabelle 45.4). Citrathaltige Präparate erhöhen die renale Bikarbonatausscheidung und bewirken dadurch eine Harnalkalisierung. Sie werden zur Prophylaxe von Cystin- und Harnsäuresteinen eingesetzt. Zusätzlich kann durch sie eine Hypocitraturie, die mit einem erhöhten Risiko für calciumhaltige Nierensteine einhergeht, korrigiert werden.

Literatur

Alhasso AA, McKinlay J, Patrick K, Stewart L (2006): Anticholinergic drugs versus non-drug active therapies for overactive bladder syndrome in adults. Cochrane Database Syst Rev. 2006; 4: CD003193

Andriole GL, Bostwick DG, Brawley OW, Gomella LG, Marberger M, Montorsi F, Pettaway CA, Tammela TL, Teloken C, Tindall DJ, Somerville MC, Wilson TH, Fowler IL, Rittmasser R (2010): Effect of dutasteride on the risk of prostate cancer. N Engl J Med 362 (13):1192–1202

Boyle P, Gould AL, Roehrborn CG (1996): Prostate volume predicts outcome of treatment of benign prostatic hyperplasia with finasteride: meta-analysis of randomized clinical trials. Urology 48: 398–405

Bundesministerium für Gesundheit (2015): Bekanntmachung eines Beschlusses des Gemeinsamen Bundesausschusses über eine Änderung der Arzneimittel-Richtlinie (AM-RL): Anlage IX – Festbetragsgruppenbildung Anlage X – Aktualisierung von Vergleichsgrößen, Urologische Spasmolytika, Gruppe 1, in Stufe 3 nach § 35 Absatz 1 des Fünften Buches Sozialgesetzbuch (SGB V) vom 15. Oktober 2015 veröffentlicht am Mittwoch, 2. Dezember 2015 BAnz AT 02.12.2015 B2

Chapple CR (1996): Selective a₁-adrenoceptor antagonists in benign prostatic hyperplasia: rationale and clinical experience. Eur Urol 29: 129–144

Chapple CR, Kaplan SA, Mitcheson D, Klecka J, Cummings J, Drogendijk T, Dorrepaal C, Martin N (2013): Randomized double-blind, active-controlled phase 3 study to assess 12-month safety and efficacy of mirabegron, a β(3)-adrenoceptor agonist, in overactive bladder. Eur Urol 63: 296–305

Chapple CR, Rechberger T, Al-Shukri S, Meffan P, Everaert K, Huang M, Ridder A; YM-905 Study Group (2004): Rand-

omized, double-blind placebo- and tolterodine-con-
trolled trial of the once-daily antimuscarinic agent solifenacin in patients with symptomatic overactive bladder.
Brit J Urol Int. 93: 303–310

Chapple CR, Montorsi F, Tammela TL, Wirth M, Koldewijn E,
Fernández Fernández E; European Silodosin Study Group
(2011): Silodosin therapy for lower urinary tract symptoms in men with suspected benign prostatic hyperplasia: results of an international, randomized, double-blind,
placebo- and active-controlled clinical trial performed in
Europe. Eur Urol. 59: 342–352

Djavan B, Marberger M (1999): A meta-analysis on the efficacy
and tolerability of alpha1-adrenoceptor antagonists in
patients with lower urinary tract symptoms suggestive of
benign prostatic obstruction. Eur Urol 36: 1–13

Grünewald V (2005): Pharmakologische Therapie von neuro-
genen Harnblasenfunktionsstörungen. In: Truß MC et al:
Pharmakotherapie in der Urologie. Springer Medizin
Verlag Heidelberg, S.383–311

Haab F, Stewart L, Dwyer P (2004): Darifenacin, an M3 selective receptor antagonist, is an effective and well-tolerat-
ed once-daily treatment for overactive bladder. Eur Urol
45: 420–429

Harvey M-A, Baker K, Wells GA (2003): Tolterodine versus
oxybutynin in the treatment of urge urinary incontinence: A meta-analysis. Am J Obstet Gynecol 185:
56–61

Hay-Smith J, Herbison P, Ellis G, Morris A (2005): Which anticholinergic drug for overactive bladder symptoms in
adults. Cochrane Database Syst Rev. 2005; 3: CD005429

Kirby RS, Roehrborn C, Boyle P, Bartsch G, Jardin A, Cary MM,
Sweeney M, Grossman EB and the Prospective European
Doxazosin and Combination Therapy Study Investigators
(2003): Efficacy and tolerability of doxazosin and finas-
teride, alone or in combination, in treatment of sympto-
matic benign prostatic hyperplasia: the Prospective
European Doxazosin and Combination Therapy
(PRE-DICT) trial. Urology 61: 119–126

Madhuvrata P, Cody JD, Ellis G, Herbison GP, Hay-Smith EJ
(2012): Which anticholinergic drug for overactive bladder
symptoms in adults. Cochrane Database Syst Rev. 2012
Jan 18; 1: CD005429

Madersbacher H, Halaska M, Voigt R, Alloussi S, Höfner K
(1999): A placebo-controlled, multicentre study comparing the tolerability and efficacy of propiverine and oxybutynin in patients with urgency and urge incontinence.
BJU Int 84: 646–651

McConnell JD, Roehrborn CG, Bautista OM, Andriole GL Jr,
Dixon CM, Kusek JW, Lepor H, McVary KT, Nyberg LM Jr,
Clarke HS, Crawford ED, Diokno A, Foley JP, Foster HE,
Jacobs SC, Kaplan SA, Kreder KJ, Lieber MM, Lucia MS,
Miller GJ, Menon M, Milam DF, Ramsdell JW, Schenkman
NS, Slawin KM, Smith JA; Medical Therapy of Prostatic
Symptoms (MTOPS) Research Group (2003): The long-
term effect of doxazosin, finasteride, and combination
therapy on the clinical progression of benign prostatic
hyperplasia. N Engl J Med 349: 2387–2398

Milani S, Djavan B (2005): Lower urinary tract symptoms
suggestive of benign prostatic hyperplasia: latest update
on alpha-adrenoceptor antagonists. BJU Int 95 (Suppl 4):
29–36

Millard RJ, Moore K, Rencken R, Yalcin I, Bump RC; Duloxetine
UI Study Group (2004): Duloxetine vs placebo in the
treatment of stress urinary incontinence: a four-continent
randomized clinical trial. Brit J Urol Int 93: 311–318

Milsom I, Coyne KS, Nicholson S, Kvasz M, Chen CI, Wein AJ
(2014): Global prevalence and economic burden of
urgency urinary incontinence: a systematic review.
Eur Urol 65: 79–95

Nabi G, Cody JD, Ellis G, Herbison P, Hay-Smith J (2006): Anticholinergic drugs versus placebo for overactive bladder
syndrome in adults. Cochrane Database Syst Rev. 2006;
4: CD003781

Nickel JC, Gilling P, Tammela TL, Morrill B, Wilson TH, Rittmas-
ter RS (2011): Comparison of dutasteride and finasteride
for treating benign prostatic hyperplasia: the Enlarged
Prostate International Comparator Study (EPICS). BJU Int
108: 388–394

Oelke M, Bachmann A, Descazeaud A, Emberton M, Gravas S,
Michel MC, N'dow J, Nordling J, de la Rosette JJ; European
Association of Urology (2013): EAU guidelines on the
treatment and follow-up of non-neurogenic male lower
urinary tract symptoms including benign prostatic
obstruction. Eur Urol 64: 118–140

Roehrborn CG, Siami P, Barkin J, Damião R, Major-Walker K,
Nandy I, Morrill BB, Gagnier RP, Montorsi F; CombAT Study
Group (2010): The effects of combination therapy with
dutasteride and tamsulosin on clinical outcomes in men
with symptomatic benign prostatic hyperplasia: 4-year
results from the CombAT study. Eur Urol 57: 123–131

Thüroff JW, Chartier-Kastler E, Corcus J, Humke J, Jonas U,
Palmtag H, Tanagho EA (1998): Medical treatment and
medical side effects in urinary incontinence in the elderly. World J Urol 16 (suppl): S48–S61

Thompson IM, Goodman PJ, Tangen CM, Lucia M.S. ,Miller GJ,
Ford LG, Lieber MM, Cespedes RD, Atkins JN, Lippman SM,
Carlin SM, Ryan BA, Szczepanek CM, Ceowley JJ, Coltman
CA (2003): The Influence of finasteride on the develop-
ment of prostate cancer. N Engl J Med 349: 215–224

Traish AM, Melcangi RC, Bortolato M, Garcia-Segura LM,
Zitzmann M (2015): Adverse effects of 5α-reductase
inhibitors: What do we know, don't know, and need to
know? Rev Endocr Metab Disord 16: 177–198

Tsujii T (2000): Comparison of prazosin, terazosin and tamsulosin in the treatment of symptomatic benign prostatic
hyperplasia: a short-term open, randomized multicenter
study. Int J Urol 7: 199–205

Vitamine und Mineralstoffpräparate

Klaus Mengel und Katja Niepraschk-von Dollen

© Springer-Verlag GmbH Germany 2017
U. Schwabe, D. Paffrath, W.-D. Ludwig, J. Klauber (Hrsg.), *Arzneiverordnungs-Report 2017*
DOI 10.1007/978-3-662-54630-7_46

Auf einen Blick

Verordnungsprofil

Nach dem 2004 erfolgten Ausschluss nicht verschreibungspflichtiger Arzneimittel aus der vertragsärztlichen Versorgung werden in der Gruppe der Vitamine nahezu nur noch Vitamin-D-Präparate und Vitamin B_{12} (Cyanocobalamin) verordnet. Vitamin-D-Verordnungen haben seit 5 Jahren wieder deutlich zugenommen und liegen jetzt sogar höher als vor dem Verordnungsausschluss. Der Einsatz von Vitamin B_{12}-Präparaten nahm ebenfalls wieder langsam zu und hat den Stand von 2003 erreicht. Auch die Verordnungen der verschreibungsfreien Mineralstoffpräparate nahmen 2004 erheblich ab. Während die Verordnungen von Kaliumpräparaten seitdem aber wieder um 30% angestiegen sind, bewegen sich die Magnesiumverordnungen nach dem massiven Einbruch von 2004 seit mehreren Jahren auf konstant niedrigem Niveau.

Bewertung

In der Gruppe der Vitamin-D-Präparate wird Colecalciferol zur Rachitisprophylaxe, zur Behandlung der Osteoporose und auch begleitend zu einer länger andauernden hochdosierten Steroidtherapie eingesetzt, während die Metaboliten Alfacalcidol und Calcitriol insbesondere bei Dialysepatienten indiziert sind. Vitamin B_{12} wird vorwiegend für die parenterale Therapie schwerwiegender Vitaminmangelzustände wie der perniziösen Anämie benötigt. Kaliumpräparate dienen der Korrektur eines höhergradigen Kaliummangels. Magnesiumpräparate sind in erster Linie bei Magnesiummangel indiziert, der aber bei der weiten Verbreitung von Magnesium in der Nahrung bei üblicher Kost selten ist.

Vitamine sind lebensnotwendige organische Verbindungen, die unter normalen Bedingungen in ausreichenden Mengen in der Nahrung für Erwachsene enthalten sind. Eine zusätzliche Gabe von Vitaminen ist nur bei ungenügender Zufuhr (z. B. Reduktionskost, Vegetarier), erhöhtem Bedarf (z. B. Säuglinge, Schwangere, Dialysepatienten) oder bei Resorptionsstörungen (z. B. perniziöse Anämie) indiziert (Übersicht bei Pietrzik et al. 2008). Der weitaus größte Anteil der verordneten Tagesdosen entfällt auf Vitamin-D-Präparate (◘ Abbildung 46.1). Nennenswerte Verordnungen erreichen außerdem Vitamin-B_{12}-Präparate. Weitere Vitamine werden in den Kapiteln Antianämika (Folsäure ► Kapitel 11) und Antithrombotika und Antihämorrhagika (Vitamin K ► Kapitel 18) dargestellt.

Hauptvertreter bei den Mineralstoffverordnungen sind Kalium- und Magnesiumpräparate. Calciumsalze sind eine weitere bedeutsame Gruppe, die schwerpunktmäßig als Basistherapeutika bei der Osteoporose eingesetzt werden und daher bei den Osteoporosemitteln besprochen werden (► Kapitel 39).

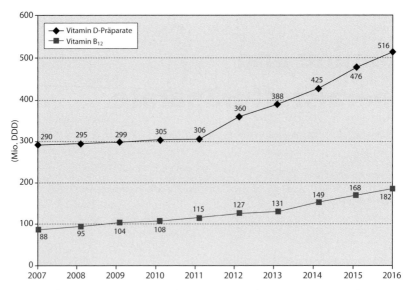

Abbildung 46.1 Verordnungen von Vitamin D und Vitamin B₁₂ 2007 bis 2016. Gesamtverordnungen nach definierten Tagesdosen.

46.1   Vitamine

Nach dem Ausschluss nicht verschreibungspflichtiger Arzneimittel aus der vertragsärztlichen Versorgung durch das GKV-Modernisierungsgesetz im Jahre 2004 sind die Verordnungen der Vitaminpräparate zunächst drastisch gesunken. Vitamin-D-Präparate und Vitamin B₁₂ haben sich seitdem wieder weitgehend erholt (◘ Abbildung 46.1).

46.1.1 Vitamin D

Die Verordnungen von Vitamin-D-Präparaten sind nach dem 2004 eingetretenen Einbruch in den letzten fünf Jahren deutlich angestiegen und haben das frühere Verordnungsvolumen (2003: 409 Mio. DDD) auch im Jahre 2016 wieder deutlich übertroffen (◘ Abbildung 46.1). Grund könnte eine Klarstellung in den zugelassenen Ausnahmen zum gesetzlichen Verordnungsausschluss nach § 34 Abs. 1 Satz 2 SGB V (OTC-Übersicht) in der Arzneimittel-Richtlinie sein, die Vitamin D auch als Monopräparat als verordnungsfähig aufführt. Auffällig ist die erneute erhebliche Zunahme bei *Dekristol* mit hochdosiertem Colecalciferol. Dieses Präparat wird auch mit 20 000 I.E./Kapsel zur einmaligen An-

fangsbehandlung von Vitamin-D-Mangelzuständen angeboten, das deshalb höhere DDD-Kosten aufweist (◘ Tabelle 46.1).

Vitamin D₃ (Colecalciferol) wird zur Rachitis-prophylaxe, bei der Osteoporose als adjuvante Therapie zur Förderung der intestinalen Calciumresorption (siehe ► Kapitel 39, Osteoporosemittel) und zeitgleich zu einer länger andauernden hochdosierten Steroidtherapie verordnet. Säuglinge und Kleinkinder werden mit dem Vitamin substituiert, da der Gehalt der Muttermilch an Vitamin D häufig unzureichend ist. Säuglinge sollten pro Tag 10–12,5 µg (entspricht 400–500 I.E.) oral bekommen. Je nach Sonnenbestrahlung kann diese Dosis für Kinder nach dem ersten Lebensjahr auf nur noch 5 µg pro Tag entsprechend 200 I.E reduziert werden (Pietrzik et al. 2008). Ohne ausreichende endogene Bildung des Vitamins in der Haut können höhere Dosen erwogen werden.

Die Deutsche Gesellschaft für Ernährung (DGE) hat den Referenzwert für Vitamin D für gesunde Erwachsene auf 20 µg (entspricht 800 I.E.) pro Tag angehoben (Karsten 2012). Eine Versorgung kann über Sonnenlicht in der Haut oder durch eine tägliche Vitamin-D-Aufnahme erreicht werden. Für ältere Menschen wird sogar eine Vitamin-D-Zufuhr von 10 bis maximal 50 µg/Tag (entspricht

◻ **Tabelle 46.1 Verordnungen von Vitamin D-Präparaten 2016.** Angegeben sind die 2016 verordneten Tagesdosen, die Änderungen gegenüber 2015 und die mittleren Kosten je DDD 2016.

Präparat	Bestandteile	DDD Mio.	Änderung %	DDD-Nettokosten €
Colecalciferol				
Vigantol/Vigantoletten	Colecalciferol	267,3	(+8,9)	0,04
Dekristol	Colecalciferol	111,3	(+54,3)	0,19
Vitagamma Vitamin D3	Colecalciferol	13,5	(−53,4)	0,04
Vitamin D3 Hevert	Colecalciferol	12,7	(−9,8)	0,04
		404,8	(+12,2)	0,08
Dihydrotachysterol				
A.T. 10	Dihydrotachysterol	3,5	(−4,5)	1,55
Alfacalcidol				
Alfacalcidol HEXAL	Alfacalcidol	2,9	(−20,9)	1,05
Alfacalcidol-1 A Pharma	Alfacalcidol	2,3	(+145,6)	0,99
Tevacidol	Alfacalcidol	1,6	(−37,3)	1,30
Alfacalcidol Aristo	Alfacalcidol	1,5	(neu)	0,91
Einsalpha	Alfacalcidol	0,87	(−33,4)	2,55
		9,2	(+8,3)	1,20
Calcitriol				
Osteotriol	Calcitriol	3,1	(+90,3)	1,95
Decostriol	Calcitriol	2,7	(−17,2)	2,08
Calcitriol-GRY	Calcitriol	1,1	(+3,9)	1,79
Rocaltrol	Calcitriol	0,93	(+0,3)	2,31
		7,9	(+14,3)	2,02
Paricalcitol				
Zemplar	Paricalcitol	0,64	(−42,5)	9,42
Paricalcitol HEXAL	Paricalcitol	0,52	(+103,0)	8,17
		1,2	(−15,3)	8,86
Kombinationen				
Zymafluor D	Colecalciferol Natriumfluorid	43,7	(−9,0)	0,06
D-Fluoretten	Colecalciferol Natriumfluorid	34,0	(+3,4)	0,06
Fluor-Vigantoletten	Colecalciferol Natriumfluorid	10,5	(−15,5)	0,06
		88,2	(−5,5)	0,06
Summe		514,7	(+8,5)	0,16

400 bis 2000 I.E.) empfohlen, sofern keine maßvolle Sonnenlichtexposition durch körperliche Aktivität im Freien möglich ist (Glossmann 2011). Seit längerer Zeit ist bekannt, dass geriatrische Patienten häufig zu niedrige Serumspiegel des aktiven Metaboliten von Vitamin D (25-Hydroxy-colecalciferol = Calcifediol) als Zeichen eines Vitamin-D-Mangels aufweisen (Pietrzik et al. 2008, Schilling 2012). Die zunehmend propagierte routinemäßige Messung von 25-Hydroxy-colecalciferol bei asympto-

matischen Patienten ist jedoch nicht hilfreich, weil sie teuer und wenig glaubwürdig ist (Sattar et al. 2012). So stellte sich in einer aktuellen randomisierten doppelblinden Untersuchung an über 70jährigen Senioren durch die höhere Gabe von 60 000 I.E. Vitamin D oder 24 000 I.E. Vitamin D_3 plus 300 µg Calcifediol pro Monat keine Verbesserung der Beweglichkeit der unteren Extremitäten ein, es resultierte sogar ein höheres Sturzrisiko gegenüber einer moderaten Dosierung von 24 000 I.E. pro Monat (Bischoff-Ferrari et al. 2016). Es gibt bisher keine überzeugenden Belege, dass der Ausgleich eines Vitamin-D-Mangels das Risiko von kardiovaskulären Krankheiten oder Diabetes senkt (Schlereth und Badenhoop 2016).

Die beiden Vitamin D_3-Metabolite Alfacalcidol und Calcitriol haben eine andere therapeutische Anwendung als Colecalciferol. Calcitriol (1,25-Dihydroxycolecalciferol) ist die finale biologisch aktive Form des Vitamin D_3, das bei ungenügender renaler Synthese infolge fortschreitender Niereninsuffizienz mit renaler Osteopathie indiziert ist. Alternativ kann Alfacalcidol (1α-Hydroxycalciferol) eingesetzt werden, das in der Leber zu Calcitriol hydroxyliert wird. Beide Präparate sind im Vergleich zu Colecalciferol wesentlich teurer (◼ Tabelle 46.1).

Paricalcitol ist ein Derivat von Vitamin D_2, das in Deutschland zur parenteralen und oralen Anwendung verfügbar ist. Es hat ähnliche Indikationen wie Calcitriol, wenngleich die Betonung auf Seiten der Nebenschilddrüsenhemmung bei sekundärem Hyperparathyreoidismus liegt. Paricalcitol wurde mit dem Anspruch propagiert, bei Vorliegen eines Hyperparathyreoidismus im Gefolge einer schweren Niereninsuffizienz neben der Senkung der Parathormonkonzentration keine erhöhten Calciumwerte im Serum infolge einer verstärkten enteralen Resorption zu bewirken. Eine scheinbare Überlegenheit von Paricalcitol stützte sich auf retrospektive und unkontrollierte Untersuchungen, während eine prospektive Vergleichsuntersuchung mit Calcitriol keinen signifikanten Unterschied im primären Endpunkt zeigte (Sprague et al. 2003). Auch in einer randomisierten Crossover-Studie waren Alfacalcidol und Paricalcitol bei Hämodialysepatienten bezüglich der Suppression des sekundären Hyperparathyreoidismus gleich wirksam,

wobei auch Calcium- und Phosphatwerte im angestrebten Bereich blieben (Hansen et al. 2011). Ein weiterer Vergleich von Calcitriol und Paricalcitol zeigte bei 90 Patienten mit chronischer Niereninsuffizienz über 24 Wochen ebenfalls keine unterschiedlichen Wirkungen auf Parathormon, alkalische Phosphatase und Calciumplasmawerte (Coyne et al. 2014). Das Originalpräparat *Zemplar* wurde nach Einführung der ersten Generika erneut weniger verordnet, die aber immer noch erheblich teurer als Calcitriolpräparate und damit genauso unwirtschaftlich wie *Zemplar* sind (◼ Tabelle 46.1).

Dihydrotachysterol (*A.T. 10*) ist ein Vitamin-D-Derivat, das schon 1933 auf den Markt kam und seit jeher bei idiopathischem und postoperativem Hypoparathyreoidismus mit mangelnder Calciummobilisierung und Tetanieneigung eingesetzt wird. Ziel ist die Steigerung der Calciumkonzentration im Blut durch erhöhte enterale Calciumaufnahme und Calciummobilisation aus dem Knochen. Das DDD-Volumen hat erneut abgenommen (◼ Tabelle 46.1).

Seit langem spielt Fluorid in der Kariesprophylaxe bei Kleinkindern eine herausragende Rolle. Die Wirkung von systemisch zugeführtem Fluorid im Trinkwasser und Speisesalz sowie als Tabletten ist in zahlreichen Studien dokumentiert. In Deutschland ist das Trinkwasser nicht fluoriert, Speisesalz mit geringem Fluoridzusatz hingegen ist sehr verbreitet. Die topische Einwirkung von Fluorid auf den Zahnschmelz ist wichtiger als der systemische Effekt (Bowen 2002). Eine Fluoridsupplementierung mit Fluoridtabletten wird empfohlen, wenn die Zahnpflege nicht mit fluoridhaltiger Zahnpaste durchgeführt und auch kein fluoridhaltiges Speisesalz verwendet wird (Deutsche Gesellschaft für Zahn-, Mund- und Kieferheilkunde 2002, Pieper und Momeni 2006). Nach Meinung der Deutschen Akademie für Kinder- und Jugendmedizin ist die Verwendung entsprechender Zahnpasten aber erst nach dem 4. Lebensjahr sinnvoll. Zahnpastenreste können von kleinen Kindern verschluckt werden und enthalten ganz unterschiedliche Fluoridmengen (Bergmann und Niethammer 2007). Die Natriumfluorid-Lutschtabletten (je nach Alter 0,25 bzw. 0,5 mg) gelten neben einer fluoridfreien Zahnpasta im Kleinkindalter demnach als vorteilhaft. Die Verordnungen der Kombinationspräparate aber (Vitamin D_3 und Natriumfluorid) sind 2016 insgesamt nochmals etwas gesunken (◘ Tabelle 46.1). Damit ist die früher propagierte systemische Fluoridprophylaxe im Laufe der letzten 20 Jahre kontinuierlich durch topische Fluoridpräparate ersetzt worden, die fast ausschließlich von Zahnärzten verordnet werden (siehe ▶ Kapitel 47, Zahnärztliche Arzneiverordnungen, ▶ Abbildung 47.1).

46.1.2 Vitamin B$_{12}$

Vitamin B$_{12}$ (Cyanocobalamin) wird vorwiegend für die parenterale Behandlung der perniziösen Anämie benötigt, bei der infolge des Mangels an Intrinsic Factor eine orale Resorption nicht möglich ist. Gelegentlich können die damit verbundenen vielfältigen neurologischen Störungen (bis hin zu funikulärer Myelose) auch isoliert auftreten oder den hämatologischen Symptomen vorausgehen (Herrmann und Obeid 2008). Auch Protonenpumpenhemmer können über längere Zeit angewendet einen Vitamin-B$_{12}$-Mangel verursachen (Lam et al. 2013).

Eine therapeutische Wirkung von Cyanocobalamin ist nur bei Vitamin-B$_{12}$-Mangel, aber nicht bei anderen Indikationen belegt (American Medical Association 1986, Alpers 2005). Auch der Einsatz bei Hyperhomocysteinämie in Kombination mit Folsäure und Vitamin B$_6$ ist bezüglich therapeutischer Ziele (z. B. Überlebenschance) nicht gesichert, da der aktuelle Cochrane-Review über 12 kontrollierte Studien mit 47429 Patienten keinen Beleg für die Senkung des Homocysteinspiegels durch Vitaminsupplemente mit Cyanocobalamin (B$_{12}$), Folsäure (B$_9$) und Pyridoxin (B$_6$) für die Prävention kardiovaskulärer Ereignisse ergab (Marti-Carvajal et al. 2015). Cyanocobalamin ist nicht rezeptpflichtig und daher wie die meisten Vitaminpräparate generell nicht mehr zu Lasten der gesetzlichen Krankenkassen verordnungsfähig. Ausgenommen ist schwerwiegender Vitaminmangel, der durch eine entsprechende Ernährung nicht behoben werden kann. Die parenterale Behandlung der perniziösen Anämie und anderer schwerwiegender Mangelzustände sind also weiterhin erstattungsfähig. Die Verordnungszahlen haben sich nach dem 2004 erfolgten massiven Einbruch auf 80 Mio. DDD (2003: 171 Mio. DDD) in den vergangenen Jahren wieder erholt (◘ Abbildung 46.1).

46.1.3 Vitaminkombinationen

Bei den Vitaminkombinationen führt mit Abstand das rezeptfreie *Dreisavit N* (◘ Tabelle 46.2), das zur oralen Vorbeugung eines kombinierten Mangels an B-Vitaminen und Vitamin C zugelassen ist. Es wird vermutlich vor allem bei Kindern eingesetzt, bei denen rezeptfreie Mittel weiterhin verordnungsfähig sind. Die vorbeugende Vitamingabe dürfte allerdings kaum den Arzneimittel-Richtlinien entsprechen. Die anderen Multivitaminpräparate (*Feka Vit* wasserlöslich und fettlöslich, *Cernevit* sowie *Soluvit N* und *Vitaliquid*) werden zunehmend zur Vitaminsubstitution im Rahmen einer parenteralen Ernährung eingesetzt.

Viele Menschen nehmen hochdosierte Vitaminkombinationen als Antioxidantien ein, um ihre Gesundheit zu stärken oder Krankheiten zu verhindern. Nach einer Metaanalyse hatte die Supplementation mit B-Vitaminen keine signifikanten Effekte auf kardiovaskuläre Ereignisse, Mortalität oder Krebs (Clarke et al. 2011). In einer kontrollierten Studie an Patienten mit diabetischer Nephropathie verschlechterten hochdosierte B-Vitamine sogar die Nierenfunktion (House et al. 2010).

46.2 Mineralstoffpräparate

46.2.1 Kaliumpräparate

Kaliumpräparate dienen zur Korrektur eines Kaliummangels, der in ausgeprägten Fällen auch als Hypokaliämie in Erscheinung tritt. Ursachen sind meist renale oder gastrointestinale Kaliumverluste. Am häufigsten ist die durch Diuretika induzierte Hypokaliämie. Auch an einen Diuretika- oder Laxantienabusus muss gedacht werden. Bei einer Hypokaliämie ist auch auf einen eventuellen Magnesiummangel zu achten.

Kalium sollte grundsätzlich oral substituiert werden. Die intravenöse Gabe ist nur dann notwendig, wenn der Patient oral kein Kalium einnehmen kann oder bei schweren Rhythmusstörungen. Bei leichterem Kaliummangel ohne zusätzliche Risiken (z. B. Digitalistherapie, EKG-Veränderungen) und einem Kaliumserumspiegel über 3,5 mmol/l ist keine medikamentöse Therapie erforderlich (Ame-

◘ **Tabelle 46.2 Verordnungen weiterer Vitaminpräparate 2016.** Angegeben sind die 2016 verordneten Tagesdosen, die Änderungen gegenüber 2015 und die mittleren Kosten je DDD 2016.

Präparat	Bestandteile	DDD Mio.	Änderung %	DDD-Nettokosten €
Vitamin B$_{12}$				
Vitamin B12 JENAPHARM	Cyanocobalamin	54,8	(+8,3)	0,01
Vitamin B12 Lichtenstein	Cyanocobalamin	51,1	(+4,7)	0,01
B12 Ankermann	Cyanocobalamin	14,8	(+26,3)	0,13
B12-Steigerwald	Cyanocobalamin	7,4	(−5,8)	0,01
Vitamin B12 AAA Pharma	Cyanocobalamin	6,8	(+28,3)	0,01
Vitamin-B12-ratiopharm	Cyanocobalamin	2,6	(+11,4)	0,11
		137,4	(+8,6)	0,03
Vitamin-Kombinationen				
Dreisavit N	Folsäure Biotin Ascorbinsäure Thiamin Riboflavin Pyridoxin Nicotinamid Calciumpantothenat	6,4	(−0,7)	0,28
Freka Vit wasserlöslich	Thiamin Riboflavin Nicotinamid Pyridoxin Natriumpantothenat Ascorbinsäure Biotin Folsäure Cyanocobalamin	0,62	(+5,8)	13,95
Freka Vit fettlöslich	Retinol Ergocalciferol Phytomenadion Tocopherol	0,53	(+6,3)	12,00
Cernevit	Retinolpalmitat Colecalciferol alpha-Tocopherol Ascorbinsäure Cocarboxylase Riboflavin Pyridoxin Cyanocobalamin Folsäure Dexpanthenol Biotin Nicotinamid	0,49	(−10,8)	23,46

◘ Tabelle 46.2 Verordnungen weiterer Vitaminpräparate 2016. (Fortsetzung)

Präparat	Bestandteile	DDD Mio.	Änderung %	DDD-Nettokosten €
Soluvit N/-neu	Thiamin Riboflavin Nicotinamid Pyridoxin Natriumpantothenat Ascorbinsäure Biotin Folsäure Cyanocobalamin	0,21	(+10,4)	14,41
Vitalipid	Retinol Ergocalciferol Phytomenadion Tocopherol	0,20	(+7,0)	12,93
		8,5	(–0,0)	4,00
Summe		145,9	(+8,0)	0,26

rican Medical Association 1986). Hier reicht eine Korrektur durch kaliumreiche Nahrungsmittel aus (z. B. Obst, Gemüse, Kartoffeln, Fruchtsäfte). Die normale tägliche Kost enthält ohnehin 2 bis 4 g Kalium (50–100 mmol). Erst bei einem Kaliumserumspiegel unter 3,5 mmol/l ist die Verordnung von Kaliumpräparaten sinnvoll. Als Tagesdosis werden 40 mmol Kalium unter Laborkontrolle empfohlen. Da ein Kaliummangel fast immer mit einer hypochlorämischen Alkalose einhergeht, ist Kaliumchlorid das Mittel der Wahl, das in zwei Monopräparaten enthalten ist. Das Kombinationspräparat aus Kaliumcitrat und Kaliumhydrogencarbonat (*Kalinor Brausetbl.*) wirkt alkalosefördernd und ist daher für die Korrektur der häufig vorkommenden hypochlorämischen Hypokaliämie wenig geeignet. Nach der fast 50%igen Abnahme im Jahre 2004 (14,8 Mio. DDD, Arzneiverordnungs-Report 2005, (▶ Tabelle 38.4) als Folge des GKV-Modernisierungsgesetzes sind die Verschreibungen der Kaliumpräparate seitdem wieder um 30% angestiegen (◘ Tabelle 46.3).

46.2.2 Magnesiumpräparate

Die Verordnungen von Magnesiumpräparaten liegen nach dem scharfen Einbruch im Jahre 2004 (2003: 152 Mio. DDD) seit vielen Jahren auf extrem niedrigem Niveau (◘ Tabelle 46.3). Sie sind zur Korrektur von Magnesiummangelzuständen indiziert. Typisches Symptom einer Hypomagnesiämie ist eine Tetanie infolge gesteigerter neuromuskulärer Erregbarkeit. Ursachen können langdauernde Elektrolytverluste bei Malabsorptionszuständen, Diarrhö, Nierenerkrankungen oder Diuretikatherapie sein, aber auch eine mangelnde Zufuhr bei chronischem Alkoholismus oder parenteraler Ernährung. Daher sollte eine ausreichende Magnesiumaufnahme generell Teil einer gesunden Ernährung sein. Die tägliche Magnesiumaufnahme des Erwachsenen beträgt 240–480 mg (10–20 mmol). Wegen der weiten Verbreitung dieses Kations in der Nahrung ist ein alimentär bedingter Magnesiummangel bei üblicher Kost selten (Kuhlmann et al. 1987).

Magnesium wird häufig bei nächtlichen Wadenkrämpfen eingesetzt, die Belege dazu sind widersprüchlich (z. B. Roffe et al. 2002, Mueller und Kirch 2010). Weiterhin wird Magnesium für die Prävention und Behandlung von Herzrhythmusstörungen empfohlen. Trotzdem besteht ein Bedarf an methodisch akzeptablen Kohortenstudien, um

◘ Tabelle 46.3 Verordnungen von Mineralstoffpräparaten 2016. Angegeben sind die 2016 verordneten Tagesdosen, die Änderungen gegenüber 2015 und die mittleren Kosten je DDD 2016.

Präparat	Bestandteile	DDD Mio.	Änderung %	DDD-Nettokosten €
Kaliumpräparate				
Kalinor-retard	Kaliumchlorid	9,4	(+6,5)	0,70
Kalinor-Brausetabl.	Kaliumcitrat Kaliumhydrogencarbonat Citronensäure	6,1	(−3,8)	0,93
Rekawan	Kaliumchlorid	2,2	(−15,1)	0,72
Kalium Verla	Kaliumcitrat	1,5	(+0,8)	0,31
		19,2	(−0,2)	0,74
Magnesiumpräparate				
Magnetrans forte/extra	Magnesiumoxid	1,4	(+3,2)	0,28
Magnesium Verla N Drag.	Magnesiumhydrogen-glutamat Magnesiumcitrat	1,2	(−2,3)	0,34
Magnesium Verla Tabl./N Konz	Magnesiumaspartat	0,48	(−5,3)	0,31
		3,1	(−0,3)	0,31
Selenpräparate				
Cefasel	Natriumselenit	2,1	(+8,5)	0,44
Selenase	Natriumselenit	1,7	(+5,9)	0,51
		3,8	(+7,3)	0,47
Summe		26,1	(+0,8)	0,65

die Zusammenhänge zwischen Magnesiumaufnahme, Magnesiumserumkonzentration und kardiovaskulären Krankheiten nachzuweisen, um eine ausreichende Evidenz für Nutzen und Risiken einer zusätzlichen Magnesiumzufuhr zu gewinnen (Kolte et al. 2015).

46.2.3 Selenpräparate

Unter den meistverordneten Arzneimitteln sind zwei Selenpräparate gelistet (◘ Tabelle 46.3), die zuletzt deutlich mehr verordnet wurden. Selen ist in Form von Selenocystein struktureller Bestandteil zahlreicher Enzyme, insbesondere von Glutathionperoxidasen und Deiodasen. Dadurch hat Selen Einfluss auf die antioxidative Kapazität einerseits und andererseits auf die Regulation des Schilddrüsenhormon-Stoffwechsels.

Selen ist bei Selenmangel indiziert, der ernährungsmäßig nicht behoben werden kann. Auch bei langdauernder parenteraler Ernährung können Mangelzustände auftreten. Insgesamt gibt es damit nur wenige Patienten, die eine Verordnung von Selen benötigen. Insbesondere gibt es keine Belege für den Nutzen einer Selensupplementation bei geriatrischen Patienten (Lacour et al. 2004). Auch für die Anwendung von Selen zur Behandlung der Autoimmunthyreoiditis (Hashimoto) gibt es nach einem Cochrane-Review keine ausreichende Evidenz (van Zuuren et al. 2013).

Literatur

Alpers DH (2005): What is new in vitamin B_{12}? Curr Opin Gastroenterol 21: 183–186

American Medical Association (1986): Drug evaluations (6th edition). Saunders Company, Philadelphia London, pp. 589–601

Bergmann KE, Niethammer D (2007): Empfehlungen zur Prävention der Milchzahnkaries. Monatsschr Kinderheilkd 155: 544–548

Bischoff-Ferrari HA, Dawson-Hughes B, Orav EJ, Staehelin HB, Meyer OW, Theiler R, Dick W, Willett WC, Egli A (2016): Monthly high-dose vitamin D treatment for the prevention of functional decline: a randomized clinical trial. JAMA Intern Med 176: 175–183

Bowen WH (2002): Do we need to be concerned about dental caries in the coming millennium? Crit Rev Oral Biol Med 13: 126–131

Clarke R, Halsey J, Bennett D, Lewington S (2011): Homocysteine and vascular disease: review of published results of the homocysteine-lowering trials. J Inherit Metab Dis 34: 83–91

Coyne DW, Goldberg S, Faber M, Ghossein C, Sprague SM (2014): A randomized multicenter trial of paricalcitol versus calcitriol for secondary hyperparathyreoidism in stages 3-4 CKD. Clin J Am Soc Nephrol 9: 1620–1626

Deutsche Gesellschaft für Zahn- Mund- und Kieferheilkunde (2002): Empfehlungen zur Kariesprophylaxe mit Fluoriden. Stellungnahme des DGZMK, Version 2.1. Internet: www.dgzmk.de/index.php?site=std45&backlink= m034X

Glossmann H (2011): Vitamin D, UV, and skin cancer in the elderly: To expose or not to expose? Gerontology 57: 350–353

Hansen D, Rasmussen K, Danielsen H, Meyer-Hofmann H. Bacevicius E, Lauridsen TG, Madsen JK, Tougaard BG, Marckmann P, Thye-Roenn P, Nielsen JE, Kreiner S, Brandi L (2011) : No difference between alfacalcidol and paricalcidol in the treatment of secondary hyperparathyreoidism in hemodialysis patients: a randomized crossover trial. Kidney Int 80: 841–850

Herrmann W, Obeid R (2008): Ursachen und frühzeitige Diagnostik von Vitamin-B12-Mangel. Dtsch Ärztebl 105: 680–692

House AA, Eliasziw M, Cattran DC, Churchill DN, Oliver MJ, Fine A, Dresser GK, Spence JD (2010): Effect of B-vitamin therapy on progression of diabetic nephropathy: a randomized controlled trial. JAMA 303: 1603–1609

Karsten M (2012): Vitamin-D-Substitution - Bewusster Umgang gefordert. Dtsch Ärztebl 109: A261

Kolte D, Vijayaraghavan K, Khera S, Sica DA, Frishman WH (2015): Role of magnesium in cardiovascular diseases. Cardiol Rev 22: 182–192

Kuhlmann U, Siegenthaler W, Siegenthaler G (1987): Wasser- und Elektrolythaushalt. In : Siegenthaler W (Hrsg): Klin. Pathophysiol. G. Thieme-Verlag, Stuttgart New York, S. 209–237

Lacour M, Zunder T, Restle A, Schwarzer G (2004): No evidence for an impact of selenium supplementation on environment associated health disorders – a systematic review. Int J Hyg Environ Health 207: 1–13

Lam JR, Schneider JL, Zhao W, Corley DA (2013): Proton pump inhibitor and histamine 2 receptor antagonist use and vitamin B12 deficiency. JAMA 310: 2435–2442

Martí-Carvajal AJ, Solà I, Lathyris (2015): Homocysteine-lowering interventions for preventing cardiovascular events. Cochrane Database Syst Rev. 2015 Jan 15;1:CD006612

Mueller A, Kirch W (2010): Muskelkrämpfe – was tun? Arzneiverordnung in der Praxis 37: 47–49

Pieper K, Momeni A (2006): Grundlagen der Kariesprophylaxe bei Kindern. Dtsch Ärztebl 103: A 1003–1009

Pietrzik K, Golly I, Loew D (2008): Handbuch der Vitamine (für Prophylaxe, Therapie u. Beratung). Urban & Fischer Verlag, München, Jena, 1. Aufl

Roffe C, Sills S, Crome P, Jones P (2002): Randomised, crossover, placebo controlled trial of magnesium citrate in the treatment of chronic persistent leg cramps. Med Sci Monit 8: CR 326–330

Sattar N, Welsh P, Panarelli M, Forouhi NG (2012): Increasing requests for vitamin D measurement: costly, confusing, and without credibility. Lancet 379: 95–96

Schlereth F, Badenhoop K (2016): Vitamin D – Mehr als ein Knochenhormon. Internist 57: 646–655

Schilling S (2012): Epidemischer Vitamin-D-Mangel bei Patienten einer geriatrischen Rehabilitationsklinik. Dtsch Ärztebl 109: 33–38

Sprague SM, Llach F, Amdahl M, Taccetta C, Batlle D (2003): Paricalcitol versus calcitriol in the treatment of secondary hyperparathyroidism. Kidney Int 63: 1483–1490

van Zuuren EJ, Albusta AY, Fedorowicz Z, Carter B, Pijl H (2013): Selenium supplementation for Hashimoto's thyroiditis. Cochrane Database Syst Rev. 2013 Jun 6; 6: CD010223

Zahnärztliche Arzneiverordnungen

Frank Halling

© Springer-Verlag GmbH Germany 2017
U. Schwabe, D. Paffrath, W.-D. Ludwig, J. Klauber (Hrsg.), *Arzneiverordnungs-Report 2017*
DOI 10.1007/978-3-662-54630-7_47

Auf einen Blick

Verordnungsprofil

Zahnärztliche Arzneiverordnungen haben nur einen Anteil von 1,1% am gesamten Verordnungsvolumen des Arzneimittelmarktes. Sie konzentrieren sich auf Antibiotika/Antiinfektiva, Antiphlogistika, Fluoridpräparate und Analgetika. Mehr als 60% der Antibiotikaverordnungen entfallen auf Amoxicillin und Oralpenicilline. Obwohl der Anteil der Clindamycinverordnungen in den letzten Jahren deutlich abgenommen hat, liegt er mit fast 30% im Vergleich zu internationalen Daten in Deutschland immer noch sehr hoch. Bei den Antiphlogistika ist Ibuprofen der dominierende Wirkstoff. Auf Analgetika entfallen nur wenige Verordnungen. Allerdings werden immer noch relativ häufig Codein/Coffeinkombinationen verordnet, die aufgrund komplexer Nebenwirkungen problematisch sind. Bei den Fluoridpräparaten stehen die topisch wirksamen, fluoridhaltigen Gelees bei den Verordnungen absolut im Vordergrund, während die systemische Fluoridprophylaxe mit Tabletten nur noch eine marginale Rolle spielt.

Der Anteil zahnärztlicher Arzneiverordnungen am gesamten Arzneimittelmarkt ist relativ gering und blieb mit 1,1% gegenüber 2015 unverändert, während die Kosten wiederum nur 0,3% des Gesamtmarktes betrugen (◘ Tabelle 47.1). Untersuchungen zu zahnärztlichen Verordnungen in anderen Ländern zeigen ähnlich geringe Verordnungsvolumina. Aus der in Großbritannien publizierten Übersicht über die Verschreibungen von Zahnärzten mit den Daten des National Health Service geht hervor, dass der zahnärztliche Anteil am gesamten Verordnungsvolumen 2014 zwar nur bei 0,5% lag, allerdings bei einem Kostenanstieg gegenüber 2013 um mehr als 19% (Health & Social Care Information Centre 2015). In Deutschland stiegen die Gesamtkosten 2016 (112,20 Mio. €) im Vergleich zum Vorjahr (105,67 Mio. €) um 6,2% (◘ Tabelle 47.1).

In Deutschland stehen zahnärztliche Verordnungsdaten bisher nur in begrenzter Form für einzelne Indikationen zur Verfügung. So sind zu Beginn des Jahrzehntes Analysen der zahnärztlichen Antibiotika- und Analgetikaverordnungen auf der Basis von IMS-Daten publiziert worden, die erste wichtige Einblicke geliefert haben (Halling 2010, Halling 2011). Eine weitere Studie beschreibt den Verbrauch und die Struktur der in Deutschland verwendeten dentalen Lokalanästhetika (Halling 2015).

Um einen möglichst vollständigen Überblick über die zahnärztlichen Arzneiverordnungen zu gewinnen, wurden die im GKV-Arzneimittelindex verfügbaren Verordnungsdaten analysiert. In Deutschland gibt es Mitte 2016 61.901 Vertragszahnärzte und angestellte Zahnärzte, die damit als größte Arztgruppe noch vor den 40143 Hausärzten stehen (vgl. ▶ Tabelle 48.1). Allein deshalb erreichen sie auch eine relativ hohe Zahl von Arzneiverordnungen. So haben Zahnärzte 2016 insgesamt 7,6 Mio. Arzneiverordnungen (+8,6% gegenüber 2015) rezeptiert und damit mehr als Chirurgen (5,2 Mio.)

◘ **Tabelle 47.1 Die verordnungsstärksten Arzneimittelgruppen der zahnärztlichen Arzneiverordnungen 2016.** Angegeben sind die Gesamtmengen der 2016 verordneten Tagesdosen, Verordnungen und Nettokosten.

Arzneimittelgruppe	Verordnungen Mio.	Nettokosten Mio. €	DDD Mio.
Antibiotika und Antiinfektiva	3,51	58,95	35,31
Antiphlogistika	2,37	25,86	26,54
Fluoridpräparate	0,77	10,23	415,26
Analgetika und orale Lokalanästhetika	0,43	5,09	1,93
Summe	7,09	100,12	479,03
Anteil	93,4%	89,2%	97,6%
Gesamtzahl zahnärztlicher Arzneiverordnungen	7,59	112,20	490,65
Anteil am Gesamtmarkt	1,1%	0,3%	1,2%

und Anästhesisten (2,5 Mio.), die seit vielen Jahren in der Analyse der Arzneiverordnungen nach Arztgruppen vertreten sind (vgl. ▶ Tabelle 48.1). Bezogen auf den einzelnen Zahnarzt wurden allerdings im Durchschnitt nur 123 Verordnungen pro Jahr vorgenommen und damit im Vergleich zu allen anderen Arztgruppen die wenigsten Arzneimittel verordnet (vgl. ▶ Tabelle 48.1). Außerdem ist der Arzneimittelumsatz pro Zahnarzt mit 2.100 € minimal im Vergleich zu allen anderen Ärzten, die im Durchschnitt Arzneimittel für 174.500 € pro Jahr verordnen.

Im Jahr 2016 wurden von Zahnärzten Medikamente mit 490,7 Mio. definierten Tagesdosen (DDD) (+7,5%) im Gesamtwert (Nettokosten) von 112,2 Mio. € (+6,2%) für Patienten der gesetzlichen Krankenversicherung verordnet (◘ Tabelle 47.1). In die Analyse wurden alle Arzneimittel mit mindestens 10.000 zahnärztlichen Verordnungen im Jahre 2016 einbezogen. Die Summenangaben bei den einzelnen Wirkstoffgruppen sind aufgrund von Änderungen des Präparateprofils (z. B. Wegfall selten verordneter Präparate) für die einzelnen Jahre nicht direkt vergleichbar.

Das fachspezifische Verordnungsprofil der Zahnärzte wird zum größten Teil durch Antibiotika/Antiinfektiva, Antiphlogistika sowie mit deutlichem Abstand durch Fluoridpräparate zur Kariesprophylaxe und Arzneimittel zur Schmerzbehandlung abgedeckt. Diese vier Arzneimittelgruppen werden im Folgenden auf der Ebene der pharmakologischen Wirkstoffgruppen und der verordneten Präparate analysiert.

Mit dem Verordnungssegment der vier genannten Arzneimittelgruppen werden 93,4% aller zahnärztlichen Verordnungen, 89,2% der gesamten Nettokosten und 97,6% der zahnärztlichen DDD erfasst. Hier ergaben sich keine wesentlichen Änderungen zum Jahr 2015 (◘ Tabelle 47.1).

47.1   Antibiotika und Antiinfektiva

Gegenüber 2015 wurden 2016 18,2% mehr Antibiotika von Zahnärzten verordnet (◘ Tabelle 47.2). Auf Antibiotika und Antiinfektiva entfallen 46,2% aller zahnärztlichen Arzneiverordnungen (◘ Tabelle 47.1). Der hohe Verordnungsanteil ist auch im internationalen Vergleich nicht ungewöhnlich, denn in England haben die zahnärztlichen Antibiotikaverordnungen sogar auf einen Anteil von mehr als 66% (Health & Social Care Information Centre 2015). Knapp 10% aller Antibiotikaverordnungen in Deutschland werden von Zahnärzten vorgenommen (Halling 2012). Ähnliche Daten liefern Untersuchungen aus Wales (Karki et al. 2011), der Tschechischen Republik (Pipalova et al. 2014) und Kanada (Marra et al. 2016). Die hier im Detail analysierten Daten (◘ Tabelle 47.2 und ▶ Tabelle 47.3) entsprechen etwa 97% aller von Zahnärzten verordneten Tagesdosen im Bereich Antibiotika und Antiinfektiva.

◘ Tabelle 47.2 Zahnärztliche Verordnungen von Penicillinen 2016. Angegeben sind die 2016 verordneten Tagesdosen (DDD), die Änderung gegenüber 2015 und die mittleren DDD-Nettokosten von Arzneimitteln mit mindestens 10.000 zahnärztlichen Verordnungen.

Präparat	Bestandteile	DDD Mio.	Änderung %	DDD-Nettokosten €
Oralpencilline				
Penicillin V STADA	Phenoxymethylpenicillin	1,1	(+7,3)	1,43
Isocillin	Phenoxymethylpenicillin	0,57	(−16,6)	1,55
Penicillin V-ratiopharm	Phenoxymethylpenicillin	0,43	(+35,1)	1,52
Penicillin V AL	Phenoxymethylpenicillin	0,34	(+17,7)	1,44
PenHEXAL	Phenoxymethylpenicillin	0,23	(−23,1)	1,58
Pen Mega-1 A Pharma	Phenoxymethylpenicillin	0,18	(−12,8)	1,51
		2,8	(+0,9)	1,49
Aminopenicilline				
Amoxi-1 A Pharma	Amoxicillin	6,6	(+5,7)	0,87
Amoxicillin AL	Amoxicillin	5,4	(+55,4)	0,87
Amoxicillin-ratiopharm	Amoxicillin	2,8	(+103,3)	0,90
AmoxiHEXAL	Amoxicillin	1,3	(−30,9)	0,89
Amoxicillin Heumann	Amoxicillin	0,69	(+21,0)	0,87
Amoxicillin AbZ	Amoxicillin	0,23	(−37,5)	0,85
Amoxi-saar	Amoxicillin	0,14	(+10,3)	1,04
Unacid PD	Sultamicillin	0,12	(−9,3)	9,02
Sultamicillin-ratiopharm	Sultamicillin	0,05	(+3,8)	9,03
		17,4	(+21,6)	0,95
Amoxicillinkombinationen				
Amoxiclav BASICS	Amoxicillin Clavulansäure	0,58	(+17,4)	5,53
Amoxiclav-1 A Pharma	Amoxicillin Clavulansäure	0,37	(+10,4)	5,55
Amoxicillin-ratiopharm comp.	Amoxicillin Clavulansäure	0,22	(+54,9)	5,67
Amoxi Clavulan STADA	Amoxicillin Clavulansäure	0,20	(−5,3)	5,00
Amoclav/Amoxclav HEXAL	Amoxicillin Clavulansäure	0,14	(+51,5)	5,60
		1,5	(+18,4)	5,49
Summe		21,8	(+18,2)	1,34

47.1.1 Penicilline

Der Hauptanteil der Antibiotikaverordnungen entfällt mit mehr als 60% des DDD-Volumens auf die Penicilline (◘ Tabelle 47.2). Den weitaus größten Anteil an den Penicillinverordnungen haben Monopräparate der Aminopenicilline mit einem gegenüber Oralpenicillinen erweiterten Wirkungsspektrum im gramnegativen Bereich, während die Kombination mit dem Betalactamasehemmer Clavulansäure nur selten eingesetzt wurde. An zweiter Stelle steht das Oralpenicillin Phenoxymethylpenicillin mit überwiegender Wirkung auf grampositive Erreger. Gegenüber 2015 blieb die Anzahl der Phenoxymethylpenicillin-Verordnungen gleich, während Aminopenicilline und Amoxicillinkombinationen deutlich häufiger verordnet wurden (◘ Tabelle 47.2). Auch in anderen Ländern sind Aminopenicilline die am häufigsten in der Zahnmedizin verschriebenen Arzneimittel (Mainjot et al. 2009, Health & Social Care Information Centre 2015, Ford et al. 2016).

47.1.2 Clindamycin

Clindamycin ist mit 10,2 Mio. DDD (entspricht 29% aller zahnärztlich verordneten Antibiotika-DDD) nach den Aminopenicillinen das von Zahnärzten am zweithäufigsten verordnete Antibiotikum (◘ Tabelle 47.3). Dieses Verordnungsvolumen ist für ein Fachgebiet ungewöhnlich hoch, da 2016 insgesamt nur 17,5 Mio. Tagesdosen Clindamycin in Deutschland verordnet wurden (vgl. ▶ Tabelle 12.5). Das bedeutet, dass immer noch fast 60% aller Clindamycinverordnungen von Zahnärzten stammen. Clindamycin ist aber keineswegs ein spezifisch zahnmedizinisches Antibiotikum, sondern ist für die Behandlung zahlreicher akuter und chronischer bakterieller Infektionen durch Clindamycin-empfindliche Erreger zugelassen. Auch im internationalen Umfeld ist die hohe deutsche Verordnungsrate von Clindamycin in der Zahnmedizin sehr auffällig. So betrug der Anteil der Clindamycinverordnungen an allen zahnärztlichen Antibiotikaverordnungen in Großbritannien 2014 nur 0,5% (Health & Social Care Information Centre 2015). In British Columbia/Kanada lag der Verordnungsanteil von Clindamycin mit 7,8% zwar höher, aber immer noch weitaus niedriger als in Deutschland (Marra et al 2016). Ähnlich hoch wie in Deutschland ist der Anteil der Clindamycin-Verordnungen in der Tschechischen Republik (Pipalova et al. 2014).

Diese Daten stehen im Widerspruch zu den Informationen über zahnärztliche Arzneimittel, die bei den meisten in der Zahnarztpraxis vorkommenden Infektionen durch grampositive Bakterien in erster Linie bakterizide Oralpenicilline und nur als Alternative das eher bakteriostatische Clindamycin empfehlen (Bundeszahnärztekammer 2017a). Außerdem besteht bei Clindamycin im Vergleich zu Penicillinen ein erhöhtes Risiko für die Entstehung einer pseudomembranösen Enterokolitis mit blutigschleimigen Durchfällen und unter Umständen lebensbedrohlichem Verlauf (Brown et al. 2013). Weiterhin zeigte Clindamycin bei odontogenen Infektionen mit anaerob-aeroben Erregern deutlich höhere Resistenzquoten als Phenoxymethylpenicillin und Amoxicillin und kommt somit lediglich als Reserveantibiotikum bei Penicillinallergie in Frage (Eckert und Kolk 2014, Poeschl et al. 2010).

47.1.3 Doxycyclin

Aus der Gruppe der Tetracycline spielt im zahnärztlichen Bereich nur noch Doxycyclin eine nennenswerte Rolle (◘ Tabelle 47.3). Niedriger als in Deutschland (2,5%) sind die zahnärztlichen Verordnungsraten von Doxycyclin mit 0,2% in Großbritannien (Health & Social Care Information Centre 2015) und 1,6% in Kanada (Marra et al. 2016). Für Doxycyclin wurde mittlerweile eine außerordentlich hohe Resistenzquote von mehr als 40% bei odontogenen Infektionen nachgewiesen (Eckert und Kolk 2014).

47.2   Antiphlogistika

An zweiter Stelle der zahnärztlichen Arzneiverordnungen stehen die Antiphlogistika mit knapp 2,4 Mio. Verordnungen und 26,5 Mio. DDD (◘ Tabelle 47.1). Mehr als 80% der verordneten Tagesdosen entfallen auf systemisch angewendete nichtsteroidale Antiphlogistika, ein kleinerer Teil auf topisch in der Mundhöhle angewendete Glucocorticoide.

47.2.1 Nichtsteroidale Antiphlogistika

Dominierender Wirkstoff der nichtsteroidalen Antiphlogistika mit weiter steigenden Verordnungen ist Ibuprofen, auf das 78% der verordneten Tagesdosen in dieser Indikation entfallen, während Diclofenac und Dexketoprofen praktisch keine Rolle spielen (◘ Tabelle 47.4). Eine ähnliche Präferenz für Ibuprofen ist auch aus anderen Ländern bekannt. Spanische Zahnärzte verordneten ebenfalls am häufigsten Ibuprofen (61%) (Poveda-Roda et al. 2007). In Großbritannien liegt der Anteil von Ibuprofen

◻ **Tabelle 47.3 Zahnärztliche Verordnungen von weiteren Antibiotika und antiinfektiven Mitteln 2016.** Angegeben sind die 2016 verordneten Tagesdosen (DDD), die Änderung gegenüber 2015 und die mittleren DDD-Nettokosten von Arzneimitteln mit mindestens 10.000 zahnärztlichen Verordnungen.

Präparat	Bestandteile	DDD Mio.	Änderung %	DDD-Nettokosten €
Oralcephalosporine				
Cefurox BASICS	Cefuroximaxetil	0,24	(+37,7)	1,30
Cefurax	Cefuroximaxetil	0,21	(+42,1)	1,34
		0,44	(+39,7)	1,32
Doxycyclin				
Doxycyclin AL	Doxycyclin	0,67	(+6,4)	0,71
Doxycyclin-1 A Pharma	Doxycyclin	0,23	(+9,7)	0,70
		0,90	(+7,2)	0,71
Clindamycin				
Clinda-saar	Clindamycin	4,2	(+1,8)	2,22
Clindasol	Clindamycin	1,5	(−29,7)	2,50
Clindamycin-ratiopharm	Clindamycin	1,3	(+16,2)	2,29
Clindamycin-1 A Pharma	Clindamycin	1,3	(+6,7)	2,29
Clindamycin Aristo	Clindamycin	1,1	(+63,2)	2,19
ClindaHEXAL	Clindamycin	0,64	(+38,8)	2,44
Sobelin	Clindamycin	0,08	(+5,7)	4,66
Clindamycin AL	Clindamycin	0,07	(+1,5)	3,41
		10,2	(+3,2)	2,32
Metronidazol				
Metronidazol Aristo	Metronidazol	0,27	(+66,9)	3,38
Metronidazol AL	Metronidazol	0,07	(−43,6)	3,68
		0,33	(+19,4)	3,44
Weitere Mittel				
Chlorhexamed	Chlorhexidin	0,47	(+5,5)	0,79
Ampho-Moronal Lutschtabl.	Amphotericin B	0,15	(+16,2)	2,06
		0,62	(+7,9)	1,10
Summe		12,5	(+5,1)	2,14

bei 52,8% aller Antiphlogistikaverordnungen (Health & Social Care Information Centre 2015).

Alle nichtsteroidalen Antiphlogistika haben mit der Hemmung der Cyclooxygenase (COX) den gleichen Wirkungsmechanismus, unterscheiden sich jedoch in ihrer Pharmakokinetik, in der Selektivität ihrer Hemmung der konstitutiven COX-1 und der durch Entzündungen induzierbaren COX-2 sowie in ihrem Nebenwirkungsprofil (vgl. auch ▶ Antirheumatika und Antiphlogistika, Kapitel 19). Für Ibuprofen besteht aufgrund zahlreicher Studien eine

robuste Datenlage bezüglich der vergleichsweise guten Verträglichkeit und Sicherheit (Rainsford 2009, Thieme und Wille 2013). So ist seit langem bekannt, dass die unerwünschten gastrointestinalen Effekte von Ibuprofen geringer sind als von anderen nichtsteroidalen Antiphlogistika. Daten aus einer Metaanalyse zeigten für Aceclofenac, Celecoxib und Ibuprofen das niedrigste Ulkusblutungsrisiko (1,4fach bis 1,8fach), während Diclofenac (3,3fach), Naproxen (4,1fach) und Piroxicam (7,4fach) deutlich höhere Risiken aufwiesen (Arzneimittelkommission der Deutschen Ärzteschaft 2013). Ibuprofen oder andere NSAID (v.a. auch Naproxen) in hoher Dosis als Schmerzmittel eingesetzt, können bei längerer Einnahme die kardioprotektive Wirkung von Acetylsalicylsäure (z.B.100 mg/d) reduzieren und somit gefährden, wenn beide Medikamente gleichzeitig eingenommen werden (Bundeszahnärztekammer 2017b).

Aufgrund der besseren Verträglichkeit wird Ibuprofen in der Zahnmedizin vielfach nicht nur als Antiphlogistikum, sondern auch als Analgetikum empfohlen (Bundeszahnärztekammer 2017b). Es ist anzunehmen, dass Ibuprofen in einem nicht unwesentlichen Teil der Verordnungen für die Behandlung von Schmerzen eingesetzt wird, was aber aus den vorliegenden Daten nicht zu entnehmen ist, da keine Diagnosen für die ausgewerteten Arzneiverordnungen verfügbar sind. Für die analgetische Wirkung von Ibuprofen gibt es zahlreiche Belege aus kontrollierten Studien. Ein Cochrane-Review über 72 Studien mit 9681 Patienten mit postoperativen Schmerzen (überwiegend nach Extraktion von Weisheitszähnen) hat gezeigt, dass Ibuprofen in Einzeldosen von 200 mg und 400 mg bei über der Hälfte der Patienten eine gute analgetische Wirkung hatte und nicht mehr Nebenwirkungen als Placebo verursachte (Derry et al. 2012). Allerdings muss an mögliche Komplikationen bei älteren Patienten mit eingeschränkter Nieren- und Leberfunktion bzw. gastrointestinalen oder kardiovaskulären Vorerkrankungen gedacht werden (Thieme und Wille 2013). Neueste Studienergebnisse deuten darauf hin, dass alle nichtsteroidalen Antiphlogistika bereits bei kurzzeitiger Anwendung, wie in der Zahnmedizin üblich, ein um 20 bis 50% erhöhtes Herzinfarktrisiko hervorrufen und somit bei kardial vorgeschädigten Patienten mit Vorsicht eingesetzt werden sollten (Bally et al. 2017).

47.2.2 Topische Antiphlogistika

Auf die topisch in der Mundhöhle applizierten Antiphlogistika entfallen knapp 20% des DDD-Volumens der zahnärztlichen Antiphlogistikaverordnungen (◻ Tabelle 47.4). Hauptsächlich verordnet wird Prednisolon (*Dontisolon D*) aus der Gruppe der Glucocorticoide. Es ist zur vorübergehenden Anwendung bei akuter Gingivitis, Stomatitis und Perikoronitis (entzündliche Veränderungen des Zahnfleischs beim Zahndurchbruch) zugelassen und wird fast ausschließlich von Zahnärzten verordnet, da die Gesamtverordnungen dieses Präparates nur 5,1 Mio. DDD betrugen (vgl. ▶ Tabelle 36.2). Durch Anwendung der stark antiphlogistisch wirkenden Glucocorticoide können vorübergehend akute Entzündungen (z. B. Dentitio difficilis) unterdrückt werden. Allerdings ersetzt dieser Effekt keine kausale Therapie (Bundeszahnärztekammer 2017b). Aussagekräftige wissenschaftliche Studien existieren zu diesen Anwendungen nicht.

47.3 Arzneimittel zur Schmerzbehandlung (Analgetika und topische Lokalanästhetika)

Arzneimittel zur Behandlung von Schmerzen werden von Zahnärzten nur in geringem Umfang auf GKV-Rezepten verordnet. Ein Grund mag sein, dass verschreibungspflichtige nichtopioide Analgetika, die von Ärzten und Zahnärzten verordnet werden, nur ein Zehntel des Marktvolumens im Vergleich zu nicht verschreibungspflichtigen Präparaten haben, die von den Patienten selbst gekauft werden (Halling 2011).

Zahnärzte haben 2015 insgesamt nur 1,9 Mio. Tagesdosen von Schmerzmitteln in Form von rezeptpflichtigen Analgetika und topischen Lokalanästhetika verordnet (◻ Tabelle 47.1). Gegenüber 2015 ist dies eine geringfügige Zunahme. Die Aufgliederung in die Einzelpräparate zeigt, dass mittlerweile fast die Hälfte des DDD-Volumens auf Metamizol entfallen (◻ Tabelle 47.5). Die von Zahnärzten zunehmend verordneten Metamizolpräparate erreichen damit aber nur 0,4% aller Verordnungen von Metamizol mit 203,7 Mio. DDD (▶ Tabelle 9.5). Bei den Codeinkombinationen kommen die Zahnärzte mit 0,66 Mio. DDD auf einen Verordnungsanteil von 12%, da die insgesamt verordnete DDD-Menge 5,5 Mio. DDD beträgt (▶ Tabelle 9.4). Trotz des insgesamt niedrigen Verordnungsvolumens gibt es auch im Sektor der zahnärztlichen Analgetikaverordnungen einige Besonderheiten.

◘ **Tabelle 47.4 Zahnärztliche Verordnungen von Antiphlogistika 2016.** Angegeben sind die 2016 verordneten Tagesdosen (DDD), die Änderung gegenüber 2015 und die mittleren DDD-Nettokosten von Arzneimitteln mit mindestens 10.000 zahnärztlichen Verordnungen.

Präparat	Bestandteile	DDD Mio.	Änderung %	DDD-Nettokosten €
Ibuprofen				
Ibuflam/-Lysin	Ibuprofen	15,6	(+14,8)	1,00
Ibuprofen AL	Ibuprofen	3,1	(+3,6)	1,01
Ibu-1 A Pharma	Ibuprofen	0,99	(+67,2)	1,06
Ibu/Ibu Lysinat-ratiopharm	Ibuprofen	0,28	(−8,7)	1,52
Nurofen	Ibuprofen	0,19	(−21,6)	0,51
Ibuprofen-Actavis	Ibuprofen	0,17	(−27,9)	0,97
IbuHEXAL/Ibu Lysin HEXAL	Ibuprofen	0,15	(−40,1)	1,70
Ibuprofen AbZ	Ibuprofen	0,13	(−10,4)	0,88
Ibuprofen/Ibu Atid	Ibuprofen	0,09	(−26,7)	1,30
		20,7	(+12,0)	1,02
Diclofenac				
Voltaren	Diclofenac	0,29	(+5,5)	0,56
Diclofenac-ratiopharm	Diclofenac	0,25	(+37,0)	0,60
		0,54	(+18,2)	0,58
Weitere Antiphlogistika				
Sympal	Dexketoprofen	0,18	(+2,6)	3,05
Topische Antiphlogistika				
Dontisolon D	Prednisolon	4,5	(+10,3)	0,70
Volon A Haftsalbe	Triamcinolonacetonid	0,27	(+16,3)	1,92
		4,7	(+10,7)	0,77
Summe		26,2	(+11,8)	0,98

47.3.1 Analgetika

Bei den Monopräparaten der nichtopioiden Analgetika ist nur noch Metamizol mit einem Volumen von 0,9 Mio. DDD vertreten (◘ Tabelle 47.5). Die ärztlichen Verordnungen von Metamizol steigen dagegen seit Jahren an (vgl. ▶ Abbildung 9.2), obwohl wiederholt auf das lebensgefährliche Agranulozytoserisiko hingewiesen wurde (Arzneimittelkommission der deutschen Ärzteschaft 2011). Die Risiken von Metamizol werden von den Zahnärzten offenbar besser beachtet (Halling 2012), trotzdem stiegen auch die zahnärztlichen Metamizolverordnungen gegenüber 2015 um 11,9% an (◘ Tabelle 47.5).

An zweiter Stelle der zahnärztlichen Analgetikaverordnungen stehen Codeinkombinationen, die gegenüber 2015 in gleicher Menge verordnet wurden (◘ Tabelle 47.5). Das dominierende Präparat ist eine Dreifachkombination aus Acetylsalicylsäure und Paracetamol mit Coffein bzw. Codein (*Dolomo TN*), das mit 0,58 Mio. DDD fast ausschließlich von Zahnärzten verordnet wird, da die Gesamtverordnungen dieses Präparates nur 0,65 Mio. DDD betrugen (vgl. ▶ Tabelle 9.4).

Die Verordnung analgetischer Kombinationspräparate mit Codein und Coffein wird in den Informationen über zahnärztliche Arzneimittel kritisch betrachtet, da diese Präparate immer das Risiko von Mehrfachsensibilisierungen oder von komplexen Nebenwirkungen beinhalten (Bundeszahnärztekammer 2017c). Eine große Metaanalyse lieferte zudem keine suffizienten Daten für eine re-

▣ Tabelle 47.5 Zahnärztliche Verordnungen von Analgetika und topischen Lokalanästhetika 2016. Angegeben sind die 2016 verordneten Tagesdosen (DDD), die Änderung gegenüber 2015 und die mittleren DDD-Nettokosten von Arzneimitteln mit mindestens 10.000 zahnärztlichen Verordnungen.

Präparat	Bestandteile	DDD Mio.	Änderung %	DDD-Nettokosten €
Metamizol				
Novaminsulfon Lichtenstein	Metamizol	0,79	(+10,8)	2,69
Novaminsulfon-1 A Pharma	Metamizol	0,10	(+21,7)	2,51
		0,89	(+11,9)	2,67
Kombinationen				
Dolomo TN	Acetylsalicylsäure Paracetamol Coffein/Codein	0,58	(+0,7)	3,51
Talvosilen	Paracetamol Codein	0,05	(+7,5)	3,97
Paracetamol AL comp	Paracetamol Codein	0,03	(−15,3)	4,20
		0,66	(+0,2)	3,57
Topische Lokalanästhetika				
Dynexan Mundgel	Lidocain	0,28	(+11,8)	0,38
Summe		1,8	(+7,4)	2,64

levante Wirkungssteigerung von Acetylsalicylsäure durch Codein bzw. Coffein (Moore et al. 2011). Auch die Arzneimittelkommission der deutschen Ärzteschaft (2009) hat auf das Missbrauchspotenzial von Coffeinkombinationen hingewiesen.

47.4   Injektionsanästhetika

In einer kürzlich publizierten Studie wurde erstmals untersucht, welche dentalen Injektionsanästhetika und Vasokonstriktoren in Deutschland verwendet werden (Halling 2015). Im Unterschied zu Analgetika dürfen Lokalanästhetika außer über Apotheken in Deutschland und in vielen anderen Ländern auch über Dentalhändler vertrieben werden. Arzneimittel, die für die Zahnheilkunde verwandt werden, dürfen von Großhändlern direkt an zur Ausübung der Zahnheilkunde berechtigte Personen abgegeben werden (§ 47 AMG). Bei den Dentalhändlern wird zumeist darauf verwiesen, dass es keine staatlichen Verpflichtungen gibt, Daten für Studien zur Verfügung zu stellen. Somit ist es bei Lokalanästhetika deutlich schwieriger als bei anderen Pharmaka,

den Verbrauch in den zahnärztlichen Praxen zu analysieren. Aus diesem Grund basierte die Studie auf den Daten einer für Deutschland repräsentativen Stichprobe von 770 Zahnärzten für die Jahre 2011 bis 2013.

Es zeigte sich, dass im Jahr 2013 97% aller dentalen Lokalanästhetika auf den Wirkstoff Articain entfielen. Damit liegt der Articain-Anteil in Deutschland im internationalen Vergleich am höchsten. Mepivacain, Lidocain und Prilocain spielen nur eine absolut untergeordnete Rolle. In Großbritannien und den Vereinigten Staaten ist Lidocain weiterhin das häufigste dentale Lokalanästhetikum (Corbett et al. 2005, Pogrel 2007). Der meistbenutzte Vasokonstriktor in Deutschland ist Adrenalin mit einem Anteil mehr als 95%, wobei in mehr als 53% der Fälle eine Konzentration von Adrenalin 1:200.000 verwendet wird. Einen sehr hohen Marktanteil hat Adrenalin auch in anderen Ländern wie Frankreich oder Kanada (van der Auwera et al. 2007, Gaffen und Haas 2009).

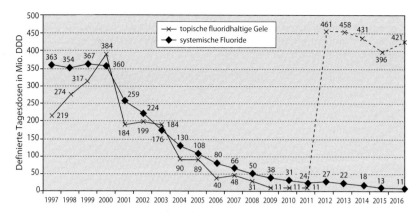

☐ Abbildung 47.1 Verordnungen von Fluoriden 1997 bis 2016. Gesamtverordnungen nach definierten Tagesdosen.

47.5   Fluoridpräparate

Neben der zahngesunden Ernährung und der effizienten Mundhygiene ist die Anwendung unterschiedlicher fluoridhaltiger Präparate eine der wichtigsten Eckpfeiler der Kariesprophylaxe (Pieper und Momeni 2006, Geurtsen et al. 2017). Seit 1980 wurde in mehreren Untersuchungen nachgewiesen, dass die topische Einwirkung von Fluorid auf den Zahnschmelz wichtiger ist als der systemische Effekt (Bowen 2002). Fluorid wirkt lokal kariesprotektiv, indem es die Löslichkeit des Apatits senkt, die Remineralisation fördert und den Stoffwechsel der dentalen Plaque hemmt (Stößer und Heinrich-Weltzien 2010).

Diese wissenschaftlichen Erkenntnisse haben mittlerweile zu einem eindrucksvollen Wandel der Fluoridzufuhr und der Rolle der an der Kariesprophylaxe beteiligten Ärzte und Zahnärzte geführt. So wurden 1997 vor allem durch Kinderärzte und praktische Ärzte 363 Mio. Tagesdosen Fluoridtabletten für die systemische Zufuhr und 193 Mio. Tagesdosen topisch wirksame, fluoridhaltige Gelees verordnet (☐ Abbildung 47.1). Im Laufe der letzten 20 Jahre wurde die systemische Fluoridgabe kontinuierlich durch topische Fluoridpräparate ersetzt. Die topischen Fluoridpräparate werden fast ausschließlich von Zahnärzten verordnet, während der sehr kleine Anteil der systemischen Fluoridverordnungen vor allem von Ärzten (insbesondere Kinderärzten) stammt (☐ Tabelle 47.6). Zahnärztliche Arzneiverordnungen wurden in den Auswertungen bis 2011 nicht berücksichtigt.

Nach den aktuellen Analysen der Fluoridverordnungen aller Ärzte einschließlich der Zahnärzte ergibt sich gegenüber dem Jahr 2015 eine Zunahme um 5,6%. 2016 wurden insgesamt 432,07 Mio. Tagesdosen verordnet, wobei der Anteil der Fluoridtabletten nur noch bei 2,5% lag (☐ Tabelle 47.6). Dieses Verordnungsmuster entspricht weitgehend der aktuellen Leitlinie über Fluoridierungsmaßnahmen zur Kariesprophylaxe, die unter Beteiligung mehrerer Fachgesellschaften der Zahnmedizin sowie der Kinder- und Jugendmedizin erstellt wurde (Hellwig et al. 2013). Während sich zur Tablettenfluoridierung keine randomisierten, kontrollierten klinischen Studien finden ließen (Hellwig et al. 2013), ist die kariesprophylaktische Wirksamkeit von fluoridhaltigem Speisesalz und fluoridhaltigen Gelen belegt (Geurtsen et al. 2017). Für die topische Fluoridierung empfehlen die zahnärztlichen Fachgesellschaften ab dem Durchbruch der ersten Milchzähne Kinderzahnpasten (500 ppm Fluorid) und nach dem Durchbruch der bleibenden Zähne Erwachsenenzahnpasten (1000 ppm Fluorid) (Hellwig et al. 2013). Im Gegensatz dazu empfiehlt die Deutsche Gesellschaft für Kinder- und Jugendmedizin in der vorliegenden Leitlinie die Gabe von Fluoridtabletten (bis 18 Monate in Kombination mit Vitamin D) bis zu dem Zeitpunkt, an dem ein Kind Zahnpasta nach dem Zähneputzen vollständig ausspucken kann (in der Regel bis zum Beginn des fünften Lebensjahres). Wenn regelmäßig eine relevante Menge an fluoridiertem Haushaltssalz verzehrt wird, sollte die Tablettenprophylaxe beendet werden (Hellwig et al. 2013). Fluoridgele sollen un-

◨ **Tabelle 47.6 Verordnungen von Fluoridpräparaten aller Arztgruppen.** Angegeben sind die 2016 verordneten Tagesdosen (DDD), die Änderung gegenüber 2015 und die mittleren DDD-Nettokosten von Arzneimitteln mit mindestens 10.000 zahnärztlichen Verordnungen.

Präparat	Bestandteile	DDD in Mio.	Änderung in %	DDD-Nettokosten in €	Zahnärztliche Verordnungen %
Topische fluoridhaltige Zahngele					
Elmex Gelee	Olaflur Dectaflur Natriumfluorid	355,3	(+5,7)	0,03	97,8
Sensodyne	Natriumfluorid	40,5	(+6,5)	0,02	97,3
Duraphat	Natriumfluorid	5,42	(+30,8)	0,02	97,4
Elmex-Fluid	Natriumfluorid	19,35	(+10,9)	<0,01	96,0
Dynexaminfluorid	Natriumfluorid	0,69	(<1000)	0,01	99,1
		421,30	(+6,5)	0,02	97,7
Systemische Fluoride					
Fluoretten	Natriumfluorid	7,3	(−18,8)	0,04	40,3 %
Zymafluor Tabl.	Natriumfluorid	3,5	(−20,5)	0,03	21,3 %
		10,8	(−19,4)	0,04	34,1 %
Summe		432,07	(+5,6)	0,02	94,7 %

abhängig von bereits bestehenden Basisfluoridierungs-Maßnahmen, wie zum Beispiel fluoridhaltige Zahnpasta, verwendet werden. Da der kariespräventive Effekt von Fluoridgelen unabhängig von der Applikationsmethode ist, sollte die Art der Applikation individuell gewählt werden. Bei kariesaktiven Patienten sollte eine mehrmalige Applikation fluoridhaltiger Gele erfolgen, da der kariespräventive Effekt mit der Applikationsfrequenz und der Applikationsintensität pro Jahr korreliert (Hellwig et al. 2013) Die tägliche Anwendung einer niedrig dosierten Fluoridlösung ist der wöchentlichen Anwendung höherer Konzentrationen vorzuziehen (Stößer und Heinrich-Weltzien 2010).

Literatur

Arzneimittelkommission der deutschen Ärzteschaft (Hrsg) (2009): Arzneiverordnungen. 22. Auflage, Medizinische Medien Informations GmbH (MMI), Neu-Isenburg
Arzneimittelkommission der deutschen Ärzteschaft (2011): Aus der UAW-Datenbank: Agranulozytose nach Metamizol – sehr selten, aber häufiger als gedacht. Dtsch Ärztebl 108: A1758–1759
Arzneimittelkommission der deutschen Ärzteschaft (2013): UAW–News International Nichtsteroidale Antirheumatika (NSAR) im Vergleich: Risiko von Komplikationen im oberen Gastrointestinaltrakt, Herzinfarkt und Schlaganfall. Dtsch Arztebl 110: A-1447–1448
Bally M, Dendukuri N, Rich B, Nadeau L, Helin-Salmivaara A, Garbe E, Brophy JM (2017): Risk of acute myocardial infarction with NSAIDs in real world use: bayesian metaanalysis of individual patient data. BMJ 357:j1909. doi: 10.1136/bmj.j1909
Bowen WH (2002): Do we need to be concerned about dental caries in the coming millennium? Crit Rev Oral Biol Med 13: 126–131
Brown KA, Khanafer N, Daneman N, Fisman DN (2013): Meta-Analysis of antibiotics and the risk of community-associated clostridium difficile infection. Antimicrob Agents Chemother 57: 2326–2332
Bundeszahnärztekammer (2017a): Informationen über zahnärztliche Arzneimittel. Kapitel 06: Behandlung von Infektionen. Internet: https://www.bzaek.de/fileadmin/PDFs/iza_pdf/IZA.pdf
Bundeszahnärztekammer (2017b): Informationen über zahnärztliche Arzneimittel. Kapitel 05: Behandlung von Entzündungen. Internet: https://www.bzaek.de/fileadmin/PDFs/iza_pdf/IZA.pdf
Bundeszahnärztekammer (2017c): Informationen über zahnärztliche Arzneimittel. Kapitel 08: Behandlung von Schmerzzuständen. Internet: https://www.bzaek.de/fileadmin/PDFs/iza_pdf/IZA.pdf

Corbett IP, Ramacciato JC, Groppo FC, Meechan JG (2005): A survey of local anaesthetic use among general dental practitioners in the UK attending postgraduate courses on pain control. British Dent J 199: 784–787

Derry CJ, Derry S, Moore RA, McQuay HJ (2012): Single dose oral ibuprofen for acute postoperative pain in adults. Cochrane Database of Systematic Reviews 2009, Issue 3. Art. No.: CD001548. DOI: 10.1002/14651858.CD001548.pub2

Eckert AW, Kolk A (2014): Odontogene Infektionen und Erregerspektren in der MKG-Chirurgie. MKG-Chirurg 7: 256–260

Ford PJ, Saladine C, Zhang K, Hollingworth S (2016): Prescribing patterns of dental practitioners in Australia from 2001-2012. Part I: antimicrobials Aust Dent J Apr 28. doi: 10.1111/adj.12427

Gaffen AS, Haas DA (2009): Survey of local anesthetic use by Ontario dentists. J Can Dent Assoc 75: 649–649e

Geurtsen W, Hellwig E, Klimek J (2017): Kariesprophylaxe bei bleibenden Zähnen – grundlegende Empfehlungen. S2K-Leitlinie. AWMF-Registernr: 083-021. [http://www.awmf.org/uploads/tx_szleitlinien/083-021l_S2k_Kariesprophylaxe_2017-03.pdf]

Halling F (2010): Zahnärztliche Antibiotikaverordnungen – Zwischen Anspruch und Wirklichkeit. Zahnärztl Mitt 100: 50–55

Halling F (2011): Aktuelle Analyse zahnärztlicher Analgetikaverordnungen. ZWR 120: 216–227

Halling F (2012): Zahnärztliche Antibiotika- und Analgetikaverordnungen. In: Barmer GEK, Glaeske G, Schicktanz C (Hrsg): Barmer GEK Arzneimittelreport 2012. Asgard Verlagsservice Siegburg. Internet: https://www.barmer-gek.de/barmer/web/Portale/Versicherte/Rundum-gut-versichert/Infothek/Wissenschaft-Forschung/Reports/Reports-2012/Arzneimittelreport-2012

Halling F (2015) Verbrauch dentaler Lokalanästhetika in Deutschland und im internationalen Vergleich. Dtsch Zahnärztl Z 70: 426–432

Health & Social Care Information Centre (HSCIC) (2015): Prescribing by Dentists, England – 2014.Internet: http://www.hscic.gov.uk/article/2021/Website-Search?productid=17854&q=dentist&sort=Relevance&size=10&page=1&area=both#top

Hellwig E, Schiffner U, Koletzko B, Bergmann K, Przyrembel H (2013): S2K-Leitlinie-Fluoridierungsmaßnahmen zur Kariesprophylaxe. AWMF Register 2013;Nr. 083-001 [http://www.awmf.org/uploads/tx_szleitlinien/083-001l_S2k_Fluoridierungsma%C3%9Fnahmen_zur_Kariesprophylaxe_2013-01.pdf]

Karki AJ, Holyfield G, Thomas D (2011): Dental prescribing in Wales and associated public health issues. Br Dent J 210: E21. doi: 10.1038/sj.bdj.2010.1179

Mainjot A, D'Hoore W, Vanheusden A, Van Nieuwenhuysen JP (2009): Antibiotic prescribing in dental practice in Belgium. Int Endod J 42: 1112–1117

Marra F, George D, Chong M, Sutherland S, Patrick DM (2016): Antibiotic prescribing by dentists has increased: Why? J Am Dent Assoc 147: 320–327

Moore RA, Derry S, McQuay HJ, Wiffen PJ (2011): Single dose analgesics for acute postoperative pain in adults (Review). Cochrane Database Syst Rev 9:CD008659. DOI: 10.1002/14651858.CD008659.pub2

Pieper K, Momeni A (2006): Grundlagen der Kariesprophylaxe bei Kindern. Dtsch Ärztebl 103: A 1003–1009

Pipalova R, Vlcek J, Slezak R (2014): The trends in antibiotic use by general dental practioners in the Czech Republic (2006 – 2012). Int Dent J 64: 138-143

Poeschl PW, Spusta L, Russmueller G, Seemann R, Hirschl A, Poeschl E, Klug C, Ewers R (2010): Antibiotic susceptibility and resistance of the odontogenic microbiological spectrum and its clinical impact on severe deep space head and neck infections. Oral Surg Oral Med Oral Pathol Oral Radiol Endod 110:151–156

Pogrel MA (2007): Permanent nerve damage from inferior alveolar nerve blocks – an update to include articaine. J Calif Dent Assoc 35: 271–273

Poveda-Roda R, Bagán JV, Jiménez-Soriano Y, Gallud-Romero L (2007): Use of nonsteroidal antiinflammatory drugs in dental practice. A review. Med Oral Patol Oral Cir Bucal 12: E10–18

Rainsford KD (2009): Ibuprofen: pharmacology, efficacy and safety. Inflammopharmacology 17: 275–342

Stößer L, Heinrich-Weltzien R (2010): Kariesprävention mit Fluoriden. In: Balogh A, Haen E (Hrsg): Klinische Pharmakologie in der zahnärztlichen Praxis. Wissenschaftliche Verlagsgesellschaft Stuttgart

Thieme V, Wille H (2013): Orale postoperative Schmerztherapie bei Erwachsenen. Update zu Wirksamkeit, Nebenwirkungen und Wirtschaftlichkeit. MKG-Chirurg 6: 290 – 300

Van der Auwera A, Abdessamad B, Meyer N, Bahi S, Ahmed, F (2007): Enquête sur l'utilisation des anesthétiques locaux par les chirurgiens dentists exerçant en Alsace. Med Buccale Chir Buccale 13: 187–198

Teil III
Arzt- und
Patientengruppen

Überblick über die Arzneiverordnungen nach Arztgruppen

Melanie Schröder und Carsten Telschow

© Springer-Verlag GmbH Germany 2017
U. Schwabe, D. Paffrath, W.-D. Ludwig, J. Klauber (Hrsg.), *Arzneiverordnungs-Report 2017*
DOI 10.1007/978-3-662-54630-7_48

Auf einen Blick

Die Zahl der Vertragsärzte bzw. Vertragszahnärzte ist 2016 auf 206.969 gestiegen. Sie haben 2016 durchschnittlich 3.206 Arzneimittelpackungen mit 198.400 Tagesdosen zu einem Umsatz von 174.500 Euro verordnet. Der größte Teil der Verordnungen nach Tagesdosen entfällt auf Hausärzte (55,8%) und hausärztlich tätige Internisten (22,9%). Bei den Arzneimittelumsätzen steht die Gruppe der Hämatologen und Onkologen mit durchschnittlich rund 1,9 Mio. € je Arzt auf dem ersten Platz, gefolgt von den Neurologen (706.500 €) und den nicht hausärztlich tätigen Internisten (666.000 €). Die Verordnungen der Zahnärzte weisen mit 0,26 € den niedrigsten Wert je DDD auf, während die Verordnungen der Hämatologen und Onkologen mit 17,00 € den Durchschnittswert über alle Ärzte von 0,88 € um ein Vielfaches überschreitet.

Der Arzneimittelverbrauch hängt – neben einer Vielzahl anderer Faktoren – maßgeblich vom Verordnungsverhalten der Ärzte ab. Seit Einführung der lebenslangen individuellen Arztnummer gemäß § 75 Abs. 7 SGB V im Jahr 2008 kann das Verschreibungsverhalten der Ärzte getrennt nach ihren jeweiligen Fachgebieten betrachtet werden. Die genaueren Angaben bei der Zuordnung der Fachgruppen wurden bei der Bildung der Datengrundlage ab dem Jahr 2009 berücksichtigt. Erstmals wurden im Arzneiverordnungs-Report 2013 auch die Verordnungen durch Zahnärzte berücksichtigt, deren Verordnungen über einen gesonderten Weg abgerechnet werden. Damit ist eine Analyse von insgesamt 21 verschiedenen Arztgruppen möglich, die im Jahr 2016 Arzneimittel verordnet haben. Durch den Einschluss der zahlenmäßig größten Gruppe der Zahnärzte ergeben sich zum Teil deutliche Veränderungen bei einigen Aussagen. Arztgruppen, die weniger als 1,5 Millionen Verordnungen aufweisen – im Jahr 2016 trifft dies u. a. auf die Kinderneuropsychiater und die Mund-Kiefer-Gesichts-Chirurgen zu – werden in der Gruppe der Sonstigen Ärzte erfasst (Schröder und Telschow 2017). Die ab 2009 geänderte Systematik hat zur Folge, dass die Werte gegenüber der alten Arztnummernsystematik in den einzelnen Arztgruppen differenzierter abgebildet werden können. Zusammen mit den Änderungen, die sich ab dem Datenjahr 2012 durch die Zahnärzte ergeben, sind diese mit den früher publizierten Auswertungen jedoch nur eingeschränkt vergleichbar.

48.1 Verschreibungsmengen nach Arztgruppen

Im Jahr 2016 erreicht die Gesamtmenge der verordneten Tagesdosen (DDD) durchschnittlich rund 198.000 DDD je Arzt (◘ Tabelle 48.1). Sie lag damit 1,0% über dem Durchschnittswert des Vorjahres (2015: 196.000 DDD), während die Anzahl der verordneten Packungen je Arzt im Mittel lediglich um

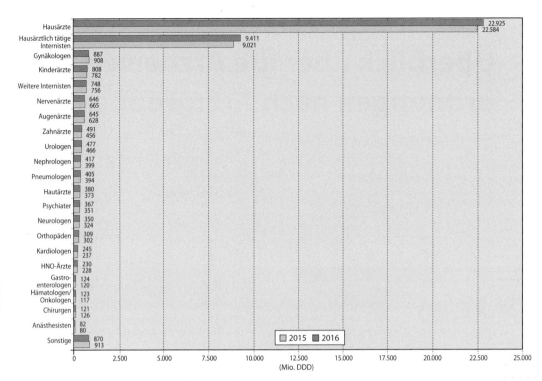

Hausärzte — 22.925 / 22.584
Hausärztlich tätige Internisten — 9.411 / 9.021
Gynäkologen — 887 / 908
Kinderärzte — 808 / 782
Weitere Internisten — 748 / 756
Nervenärzte — 646 / 665
Augenärzte — 645 / 628
Zahnärzte — 491 / 456
Urologen — 477 / 466
Nephrologen — 417 / 399
Pneumologen — 405 / 394
Hautärzte — 380 / 373
Psychiater — 367 / 351
Neurologen — 350 / 324
Orthopäden — 309 / 302
Kardiologen — 245 / 237
HNO-Ärzte — 230 / 228
Gastroenterologen — 124 / 120
Hämatologen/Onkologen — 123 / 117
Chirurgen — 121 / 126
Anästhesisten — 82 / 80
Sonstige — 870 / 913

□ 2015 ■ 2016

0   2.500   5.000   7.500   10.000   12.500   15.000   17.500   20.000   22.500   25.000
(Mio. DDD)

□ Abbildung 48.1 Arzneiverordnungen einzelner Arztgruppen nach Tagesdosen 2015/2016

0,25% angestiegen ist. Der durchschnittliche Umsatz je Arzt ist gleichzeitig um rund 1,7% auf 175.000 € gestiegen (2015: 172.000 €). Der Umsatz je Verordnung sowie je Tagesdosis ist im Vergleich zum Vorjahr nahezu konstant geblieben.

Hausärztlich tätige Internisten sowie Hausärzte lagen im Jahr 2016 mit 571 Tsd. bzw. 617 Tsd. Tagesdosen je Arzt wie in den Vorjahren deutlich über dem Durchschnitt aller Ärzte. Die Hämatologen und Onkologen, die nur 113 Tsd. Tagesdosen je Arzt verordnet haben, weisen mit rund 1,9 Mio. € den höchsten Umsatz je Arzt auf. Dieser wird zum großen Teil durch Verordnungen von hochpreisigen onkologischen Präparaten und Immuntherapeutika verursacht. Die Nervenärzte und Neurologen liegen mit jeweils im Mittel 622 Tsd. € bzw. 707 Tsd. € Umsatz je Arzt ebenfalls weit über dem Durchschnitt (175 Tsd. €).

Auch die Analyse der Verordnungen nach Arzneimittelpackungen zeigt, dass von der Gesamtzahl der rund 663 Mio. Verordnungen der größte Teil auf Hausärzte (334 Mio.) und hausärztlich tätige Internisten (129 Mio.) entfällt. Entsprechend beträgt der Verordnungsanteil der Allgemeinmediziner an allen Verordnungen 50,3% und der der hausärztlich tätigen Internisten 19,5%. Der Unterschied zwischen den Umsatzanteilen der beiden Arztgruppen ist jedoch deutlich geringer: Allgemeinmediziner erreichen 2016 einen Wert von 31,0% und hausärztlich tätige Internisten 15,4%. Hausärzte und hausärztlich tätige Internisten stellen nach den Zahnärzten die größten Arztgruppen mit einem weiten Verordnungsspektrum dar, so dass die Konzentration des Verordnungsgeschehens auf diese Gruppen weitgehend erklärbar ist (□ Tabelle 48.1).

Aber auch die Verordnungsfrequenz der einzelnen Arztgruppen zeigt große Unterschiede. Sie ist besonders hoch bei hausärztlich tätigen Internisten, Hausärzten und Nervenärzten. Beim Umsatz und bei den mittleren Tagesdosen bleiben die Kinderärzte jedoch deutlich hinter den hausärztlich tätigen Internisten und Hausärzten zurück, da sie vor allem akute Krankheiten mit in der Regel kleinen Arznei-

◘ Tabelle 48.1 Arzneiverordnungen, Umsätze und definierte Tagesdosen je Arzt 2016, aufgeführt nach Facharztgruppen

	Zahl der Ärzte	Verordnungen je Arzt	Umsatz je Arzt (Tsd. €)	DDD je Arzt (Tsd. DDD)
Hausärztlich tätige Internisten	15.256	8.477	365,1	617
Hausärzte	40.143	8.312	278,8	571
Pneumologen	1.296	5.128	563,2	313
Nervenärzte	2.248	5.898	621,9	287
Nephrologen	1.583	3.690	417,2	263
Weitere Internisten	3.832	2.865	666,0	195
Psychiater	2.127	3.069	177,0	172
Neurologen	2.060	3.471	706,5	170
Urologen	3.292	2.386	306,5	145
Hämatologen/Onkologen	1.086	3.578	1.918,4	113
Kinderärzte	7.493	5.403	136,1	108
Augenärzte	6.131	2.081	165,5	105
Hautärzte	3.911	2.837	214,6	97
Kardiologen	2.860	1.050	69,1	86
Gastroenterologen	1.682	1.230	536,1	74
Gynäkologen	12.317	1.193	56,9	72
HNO-Ärzte	4.491	1.720	62,8	51
Orthopäden	7.147	1.392	51,8	43
Anästhesisten	3.929	634	50,7	21
Chirurgen	7.341	708	22,7	17
Sonstige	14.843	1.442	220,4	59
Zahnärzte	61.901	123	2,1	8
Alle Ärzte	206.969	3.206	174,5	198

mittelpackungen behandeln und niedrig dosierte Präparate (Kinderdosen) verordnen (◘ Tabelle 48.1). Die Zahnärzte verordnen vergleichsweise sehr wenige Arzneimittel aus begrenzten Indikationsgebieten (vgl. h ► Kapitel 47, Zahnärztliche Verordnungen).

Deutliche Unterschiede im Verordnungsverhalten der einzelnen Arztgruppen zeigen sich auch in diesem Jahr bei Packungsgrößen und Umsätzen je Verordnung (◘ Tabelle 48.2).

Die Anzahl der Tagesdosen je Verordnung gibt an, wie viele Tage die Medikation mit einer Verordnung durchgeführt werden kann, sofern die DDD der so genannten PDD (prescribed daily dose) nahe kommt. Die Anzahl der DDD pro Packung ist somit ein Maß für die Packungsgröße. Im Vergleich der Arztgruppen muss bedacht werden, dass die unterschiedlichen Krankheitsbilder, die von den jeweiligen Arztgruppen behandelt werden, verschiedene Verläufe haben und deshalb auch eine unterschiedlich lange Therapiedauer erfordern. Im Durchschnitt enthielt im Jahr 2016 jede Verordnung 61,9 Tagesdosen. Die Gruppe der Kardiologen hat 2016 mit 81,5 Tagesdosen je Verordnung den höchsten Durchschnittswert erreicht. Die durchschnittliche Kardiologen-Verordnung reichte damit für knapp drei Monate. Dieser hohe Wert lässt sich auf die Versorgung chronisch kranker Patienten zurückführen. Nephrologen und Internisten verordnen ebenfalls überdurchschnittlich große Packungen mit im Mittel rund 70 Tagesdosen.

☐ Tabelle 48.2 Maßzahlen zur Beschreibung der arztgruppenspezifischen Besonderheiten 2016

Arztgruppe	DDD je Verordnung	Umsatz je Verordnung in €	Umsatz je DDD in €
Hämatologen/Onkologen	31,5	536,15	17,00
Gastroenterologen	60,1	435,90	7,25
Neurologen	48,9	203,54	4,16
Weitere Internisten	68,2	232,45	3,41
Anästhesisten	32,7	79,98	2,44
Hautärzte	34,2	75,63	2,21
Nervenärzte	48,7	105,44	2,16
Urologen	60,7	128,47	2,12
Pneumologen	61,0	109,83	1,80
Nephrologen	71,4	113,07	1,58
Augenärzte	50,5	79,51	1,57
Chirurgen	23,3	32,09	1,38
Kinderärzte	19,9	25,18	1,26
HNO-Ärzte	29,8	36,50	1,22
Orthopäden	31,0	37,24	1,20
Psychiater	56,2	57,66	1,03
Kardiologen	81,5	65,78	0,81
Gynäkologen	60,4	47,71	0,79
Hausärztlich tätige Internisten	72,8	43,07	0,59
Hausärzte	68,7	33,54	0,49
Sonstige	40,6	152,88	3,76
Zahnärzte	64,6	16,91	0,26
Mittelwert	61,9	54,43	0,88

Gynäkologen erreichen nur noch 60 Tagesdosen pro Verordnung, nachdem das Verordnungsvolumen der postmenopausalen Hormontherapie seit 1999 um 77% abgenommen hat. Die stärksten Rückgänge waren in den Jahren 2003 und 2004 zu verzeichnen, 2016 lag der Rückgang nur noch bei 4,5% (siehe ► Sexualhormone, Kapitel 44, Abbildung 44.1).

Ebenfalls überdurchschnittlich große Packungen verordnen Hausärzte mit gut 69 DDD je Verordnung, worin sich – wie auch bei den Internisten – die Versorgung chronisch kranker Patienten widerspiegelt. Bei den Zahnärzten fällt ebenfalls eine hohe DDD-Menge je Verordnung auf (64,6). Dies ist hauptsächlich auf die hohen DDD-Mengen der Fluoridpräparate zurückzuführen, die fast nur noch von Zahnärzten verordnet werden (vgl. Kapitel 47, Tabelle 47.6). Auf der anderen Seite der Skala verordnen die Kinderärzte mit durchschnittlich 19,9 DDD je Verordnung die kleinsten Packungen, die durchschnittlich lediglich für rund zwei Wochen ausreichen.

Bei der Beurteilung dieser Zahlen muss der Anteil der chronisch Kranken berücksichtigt werden. Hier sind hohe DDD-Volumina je Verordnung durchaus wirtschaftlich, denn größere Packungen haben meist niedrigere Tagestherapiekosten. Die Umsätze je Verordnung und Tagesdosis zeigen große Unterschiede zwischen den verschiedenen Arztgruppen (☐ Tabelle 48.2). Bezogen auf die einzelne Verordnung liegt der durchschnittliche Umsatz je Packung mit 16,91 € bei den Zahnärzten am niedrigsten. Dagegen kostet die durchschnittliche Verordnung eines Hämatologen/Onkologen mehr als dreißig Mal so viel.

Bezieht man die Reichweite der verordneten Packungen in die Berechnung ein (Tagestherapiekosten im Arzneimittelbereich), haben auch hier die Zahnärzte mit 0,26 € den niedrigsten Umsatz je DDD. Ganz anders ist die Situation bei den Hämatologen/Onkologen, die vor allem teure Onkologika mit DDD-Umsätzen von durchschnittlich 17,00 € je DDD verordnen. An zweiter Stelle folgen die Gastroenterologen mit 7,25 € je DDD, die ebenfalls ein unterdurchschnittliches Verordnungsvolumen von 74.000 DDD je Arzt aufweisen. Während der Umsatz der Hämatologen/Onkologen gegenüber dem Vorjahr erneut um rund 11% wächst – bedingt durch die stetig steigenden Preise und Umsätze für onkologische Arzneimittel – verringert sich dieser für die Gastroenterologen, was über den Rückgang der verordneten Hepatitis C-Arzneimittel im Jahr 2016 erklärt werden kann. Sowohl die Hämatologen/Onkologen als auch die Gastroenterologen verordnen somit in Relation zu anderen Arztgruppen zwar insgesamt weniger aber gleichzeitig deutlich teurere Medikamente. Die Arzneimittel-Umsätze der Augenärzte im Jahr 2016 blieben nach dem beträchtlichen Umsatzzuwachs von 58,5 % im Vorjahr auf stabilem Niveau. Im Wesentlichen war diese Entwicklung auf die Verordnungen von Ranibizumab (Lucentis) und Aflibercept (Eylea) zurückzuführen (vgl. Kapitel 38). Seit 2012 haben sich die Umsätze der Augenärzte mehr als verdoppelt von 80.000 Euro auf 165.000 Euro je Arzt. Einen Gesamtüberblick über die Anzahl der verordneten Tagesdosen je Arzt in den wesentlichen Arzneimittelgruppen bietet ◘ Tabelle 48.3.

Dabei werden spezifische Verteilungsmuster nach Arztgruppen deutlich, die – wie zum Thema Antibiotikaverbrauch dargestellt – eine weitergehende Analyse ermöglichen (Schröder et al. 2003, Schröder et al. 2005, Kern und Schröder 2008, Kern et al. 2014). So zeigen beispielsweise neben den Hausärzten die HNO-Ärzte, Urologen und Kinderärzte hohe Verschreibungsmengen von Antibiotika, da von diesen Ärzten offensichtlich viele Patienten mit akuten Infektionen, etwa der Atem- oder Harnwege, behandelt werden. Bei Hausärzten und hausärztlich tätigen Internisten konzentriert sich das Verordnungsgeschehen hingegen – wie bereits erläutert – auf die Behandlung chronischer Erkrankungen, was sich in hohen Verordnungsmengen bei Herz-Kreislaufmitteln, Ulkustherapeutika, Antidiabetika, und Schilddrüsentherapeutika widerspiegelt. Auch andere Arztgruppen zeigen für ihre Fachrichtung typische Verschreibungsmuster wie etwa die Orthopäden mit Verordnungsschwerpunkten bei Analgetika, Antiphlogistika/Antirheumatika, systemischen Corticosteroiden und Osteoporosemitteln. Die hier an fünfter Stelle stehenden Ulkustherapeutika dürften entsprechend zur Vorbeugung der häufigen magenschädigenden Nebenwirkungen dieser Schmerz und Entzündung hemmenden Arzneimittel dienen.

□ Tabelle 48.3 Arzneiverordnungen in definierten Tagesdosen (DDD) je Arzt der Facharztgruppe in der Gesetzlichen Krankenversicherung im Jahre 2016 nach Arzneimittelgruppen (2. ATC-Ebene)

Therapeutische Gruppe	ATC	Hausärzte	Hausärztlich tätige Internisten	Kinderärzte	Gynäkologen	HNO-Ärzte	Augenärzte	Chirurgen	Orthopäden	Urologen	Hautärzte	Kardiologen
Aknemittel	D10	175,0	93,7	268,2	14,5	18,3	2,4	5,6	2,5	5,4	9.118,3	3,7
Analgetika	N02	9.669,9	9.269,2	1.098,6	73,7	185,7	12,0	1.451,7	4.009,1	542,5	74,6	178,7
Andere Dermatika	D11	271,3	143,1	1.575,8	28,2	6,2	2,2	72,6	6,5	79,6	10.609,3	4,0
Angiotensinhemmstoffe	C09	152.178,7	161.150,2	493,7	86,2	131,8	55,8	338,2	92,4	192,4	132,9	26.378,3
Antianämika	B03	3.725,3	4.887,0	231,6	708,6	7,4	4,2	34,0	62,3	83,7	82,4	180,6
Antiasthmatika	R03	15.883,0	15.582,2	7.183,6	21,8	423,8	10,6	54,8	20,7	36,1	375,6	1.111,0
Antibiotika	J01	4.317,3	3.444,6	3.219,1	627,9	4.863,9	91,7	442,8	156,8	4.740,9	2.599,9	102,5
Antidiabetika	A10	30.935,7	52.856,6	1.352,2	34,5	16,7	7,5	63,2	12,7	24,0	21,4	2.200,9
Antidiarrhoika	A07	1.008,5	1.341,7	418,9	7,4	40,0	1,2	170,9	3,3	25,4	21,7	57,5
Antiemetika	A04	37,3	32,5	306,7	22,2	3,5	0,1	3,5	0,5	8,7	0,7	0,9
Antiepileptika	N03	3.311,9	2.879,7	1.254,6	11,5	17,3	4,2	176,6	174,2	25,5	20,6	67,6
Antihistaminika	R06	1.213,2	1.047,4	1.406,3	15,7	1.143,1	12,9	17,0	9,5	18,9	4.628,9	48,4
Antihypertonika	C02	5.526,5	6.585,1	20,5	58,4	4,8	1,8	13,3	2,7	258,9	8,0	1.320,2
Antiinfektiva (dermatologisch)	D06	281,6	187,5	309,7	140,0	59,3	3,1	99,9	6,2	166,6	3.089,6	3,4
Antimykotika (topisch)	D01	883,7	608,6	1.083,0	369,1	80,6	1,4	37,1	3,6	439,4	5.843,4	9,0
Antiparkinsonmittel	N04	842,5	697,0	9,3	4,8	3,0	1,5	14,5	5,1	3,3	37,1	15,2
Antiphlogistika/Antirheumatika	M01	14.565,7	12.230,9	5.554,7	228,7	888,7	45,3	5.173,4	15.441,1	899,0	1.110,6	304,3
Antithrombotische Mittel	B01	26.884,9	31.042,6	199,6	479,0	36,6	15,4	1.707,4	1.343,3	330,7	114,4	11.666,7
Antivertiginosa und Suchttherapeutika	N07	1.273,8	1.122,2	12,9	18,9	4.332,9	2,6	29,1	10,8	1.017,7	4,2	34,6
Antivirale Mittel	J05	288,9	899,6	18,7	24,7	10,9	44,3	3,4	1,3	4,5	227,0	7,2
Betarezeptorenblocker	C07	37.908,6	40.512,9	137,1	30,2	33,0	15,0	93,9	22,6	47,8	32,7	7.855,0
Blutersatzmittel	B05	216,1	214,0	985,9	24,5	21,4	1,7	19,4	11,5	134,6	3,3	5,0
Calciumantagonisten	C08	36.543,3	40.702,2	74,5	27,2	27,8	11,6	78,4	17,8	38,1	32,4	6.100,1
Corticosteroide (dermatologisch)	D07	2.839,7	1.995,7	1.546,7	660,4	873,4	14,2	165,9	18,2	345,8	34.362,2	38,9
Corticosteroide (systemisch)	H02	4.332,8	4.894,5	592,2	258,6	2.974,6	338,8	1.205,3	3.550,2	783,0	2.353,3	221,3
Diuretika	C03	29.982,1	30.830,3	97,0	28,2	28,7	18,8	83,8	23,7	219,9	33,2	5.676,8

Gichtmittel	M04	6.537,6	6.543,7	41,2	3,6	4,4	1,4	56,2	135,5	1.022,1	9,6	415,7
Hals- und Rachentherapeutika	R02	36,3	11,7	300,0	0,3	40,7	0,1	0,4	0,3	0,3	0,4	0,1
Hautschutzmittel	D02	57,2	26,4	1.302,2	3,4	1,8	0,5	12,4	0,8	6,3	476,9	0,7
Herztherapeutika	C01	6.573,7	7.534,3	38,2	5,1	9,0	2,6	17,4	6,7	6,9	13,4	5.152,4
Hormonantagonisten	L02	317,8	295,2	33,7	5.607,1	2,6	0,5	12,6	2,4	15.005,3	1,4	7,8
Immunstimulanzien	L03	23,0	18,9	31,8	39,0	24,0	0,6	3,2	0,4	482,0	40,5	0,6
Immunsuppressiva	L04	384,1	791,6	221,8	0,8	2,6	19,1	29,0	210,7	3,1	1.686,8	139,0
Kontrastmittel	V08	0,1	0,1	0,0	0,0	0,0	0,0	0,0	0,0	0,0	0,0	0,0
Laxanzien	A06	1.079,6	1.199,2	1.607,5	12,3	4,5	0,6	103,6	78,9	77,5	3,0	26,1
Medizinische Verbände	D09	261,8	246,8	26,2	2,6	0,7	0,2	122,5	6,0	3,2	306,5	2,4
Mineralstoffe	A12	1.543,3	1.694,3	121,6	121,1	5,7	18,3	41,9	872,5	398,9	22,7	113,6
Nichtmedikamentöse Mittel	V07	3,3	3,5	17,3	0,1	0,5	0,1	0,3	0,1	2,7	0,2	0,2
Ophthalmika/Otologika	S03	10,6	5,9	19,3	0,1	64,5	18,5	0,2	0,1	0,3	0,3	0,1
Protozoenmittel	P01	91,2	132,2	6,7	22,2	1,5	0,5	2,9	16,9	7,5	72,1	2,6
Psychoanaleptika	N06	14.022,2	11.554,5	2.263,3	107,4	57,9	52,7	163,8	129,1	115,7	33,4	272,0
Radiotherapeutika	V10	0,0	0,0	0,0	0,0	0,0	0,0	0,0	0,0	0,0	0,0	0,0
Rhinologika	R01	1.586,6	1.057,0	16.957,8	9,4	18.752,7	14,8	19,9	9,8	10,8	479,6	28,5
Schilddrüsentherapeutika	H03	30.157,9	32.222,5	984,3	1.042,2	240,5	25,2	131,3	42,9	72,8	63,4	1.153,2
Sexualhormone	G03	1.973,6	1.230,4	1.088,6	57.832,1	32,4	13,7	89,3	159,1	7.598,6	458,1	56,7
Spasmolytika	A03	896,2	941,2	471,7	29,4	6,4	0,8	14,7	8,2	22,5	6,8	24,1
Tonika	A13	3,3	1,2	7,2	0,6	0,1	0,0	0,0	0,0	0,0	0,0	0,0
Ulkustherapeutika	A02	64.237,9	66.091,8	730,1	305,9	1.423,3	92,7	2.356,9	3.045,7	1.008,6	338,8	3.589,6
Urologika	G04	5.340,1	4.731,6	140,7	1.238,1	5,0	2,3	43,0	6,4	106.411,8	11,0	192,4
Vitamine	A11	3.352,0	3.784,2	33.312,7	202,4	84,3	14,5	152,8	1.986,6	123,8	94,5	256,0
Gesamter Fertigarzneimittelmarkt		571.073,9	616.865,6	107.771,9	72.010,5	51.316,5	105.141,1	16.506,3	43.180,9	144.895,6	97.104,5	85.550,9

Tabelle 48.3 Arzneiverordnungen in definierten Tagesdosen (DDD) je Arzt der Facharztgruppe in der Gesetzlichen Krankenversicherung im Jahre 2016 nach Arzneimittelgruppen (2. ATC-Ebene)

Therapeutische Gruppe	ATC	Nerven-ärzte	Neuro-logen	Psychia-ter	Anästhe-sisten	Gastro-entero-logen	Hämatolo-gen/Onko-logen	Nephro-logen	Pneumo-logen	Weitere Inter-nisten	Zahn-ärzte	Sonstige	Insge-samt
Aknemittel	D10	2,4	1,7	1,5	1,2	7,0	38,5	10,4	8,4	20,9	0,7	52,9	229,5
Analgetika	N02	2.837,0	2.949,1	485,4	8.543,6	402,4	4.245,4	2.225,9	340,7	1.992,0	33,4	1.010,0	3.201,1
Andere Dermatika	D11	6,7	5,0	5,2	4,3	7,0	22,0	12,6	11,7	44,6	0,4	146,7	338,8
Angiotensinhemmstoffe	C09	344,5	340,7	172,4	244,6	4.990,9	4.741,3	39.079,0	3.803,0	29.020,4	13,6	3.150,0	42.976,4
Antianämika	B03	925,6	1.214,5	294,8	53,0	1.380,2	8.246,0	12.357,1	278,4	3.146,9	2,1	501,9	1.414,2
Antiasthmatika	R03	43,6	31,9	29,9	73,8	681,3	758,9	1.438,0	249.989,7	6.411,5	3,6	848,9	6.294,8
Antibiotika	J01	65,3	52,2	23,2	45,4	483,4	1.531,2	697,9	1.562,9	731,2	564,1	921,0	1.778,2
Antidiabetika	A10	46,8	19,4	36,4	47,1	3.707,5	706,6	10.048,5	508,0	20.535,2	2,6	1.051,3	10.554,0
Antidiarrhoika	A07	5,5	5,0	3,0	4,5	12.119,2	928,3	348,6	78,4	2.336,2	2,5	240,3	486,8
Antiemetika	A04	8,3	12,9	1,5	6,8	26,8	1.194,6	9,8	21,3	42,9	0,1	45,0	33,5
Antiepileptika	N03	40.063,9	33.931,9	9.183,1	2.195,1	78,7	754,6	611,8	66,8	577,5	1,5	2.135,0	1.998,1
Antihistaminika	R06	25,6	20,0	12,7	15,3	71,1	484,5	578,3	3.735,6	325,1	2,0	340,6	541,8
Antihypertonika	C02	17,1	10,2	14,4	19,3	179,4	186,8	7.996,3	607,8	1.643,6	0,4	381,5	1.710,9
Antiinfektiva (dermatologisch)	D06	3,0	1,7	1,6	1,9	12,0	86,7	30,2	9,0	41,5	0,7	68,8	161,1
Antimykotika (topisch)	D01	2,8	2,8	1,7	3,9	53,9	52,5	46,5	18,7	96,5	0,8	116,7	409,9
Antiparkinsonmittel	N04	22.613,7	21.548,0	2.956,2	50,7	17,4	40,7	293,6	52,0	121,8	0,2	492,4	749,2
Antiphlogistika/Antirheumatika	M01	1.811,0	1.516,3	286,8	2.039,3	777,7	1.659,1	876,5	540,6	15.920,1	358,9	1.877,6	5.356,5
Antithrombotische Mittel	B01	1.132,8	909,9	134,2	82,8	1.352,9	6.379,6	9.529,6	1.019,1	8.221,0	3,1	1.274,1	8.207,8
Antivertiginosa und Suchttherapeutika	N07	3.518,7	4.136,1	777,7	38,8	34,9	81,6	123,0	29,5	211,9	1,1	276,0	557,6
Antivirale Mittel	J05	6,7	12,0	1,8	1,5	2.011,3	2.790,0	269,3	26,3	1.089,1	0,6	514,2	221,3
Betarezeptorenblocker	C07	890,7	834,1	177,2	102,2	1.445,2	1.331,8	9.836,1	944,2	7.820,9	3,6	815,1	10.786,8
Blutersatzmittel	B05	26,0	36,5	4,2	40,1	106,1	2.523,3	171,1	168,6	154,9	0,2	165,5	131,4
Calciumantagonisten	C08	147,3	216,1	43,3	76,0	1.270,7	1.285,3	15.215,8	885,7	7.308,9	2,9	890,7	10.526,9
Corticosteroide (dermatologisch)	D07	27,9	17,3	9,0	18,7	108,9	563,7	223,9	154,6	413,3	2,8	673,7	1.538,7
Corticosteroide (systemisch)	H02	2.177,5	3.316,1	155,0	302,9	3.524,1	18.373,8	3.483,1	13.181,5	8.662,0	20,5	1.536,5	2.112,8
Diuretika	C03	73,3	63,3	39,7	73,1	1.254,2	2.199,8	67.063,4	1.134,4	8.537,9	2,4	1.821,5	9.014,9

Gichtmittel	M04	12,6	9,6	4,5	17,4	253,1	818,0	3.605,9	174,7	1.657,5	0,6	175,5	1.860,1
Hals- und Rachentherapeutika	R02	0,3	0,1	0,2	0,1	0,2	2,2	0,2	0,6	1,5	0,2	4,7	20,2
Hautschutzmittel	D02	0,9	0,8	0,2	0,5	5,4	54,9	20,3	6,0	14,4	0,1	65,2	75,6
Herztherapeutika	C01	19,5	16,1	10,4	16,8	282,3	279,6	1.935,8	298,4	2.031,9	0,7	167,5	1.975,8
Hormonantagonisten	L02	2,8	1,9	0,8	6,2	35,2	6.530,8	55,5	17,8	313,1	0,2	192,7	712,7
Immunstimulanzien	L03	2.880,9	3.960,9	194,1	0,3	18,9	1.089,3	1,7	55,6	49,0	0,2	114,3	106,5
Immunsuppressiva	L04	1.523,9	2.682,1	103,8	2,6	8.058,5	1.592,2	6.042,8	536,9	9.285,0	0,3	1.182,3	608,3
Kontrastmittel	V08	0,0	0,0	0,0	0,1	0,2	0,2	0,0	0,1	0,0	0,0	0,1	0,0
Laxanzien	A06	236,4	241,7	51,6	1.136,2	776,7	1.260,4	786,3	52,9	359,2	0,3	269,8	437,3
Medizinische Verbände	D09	0,7	0,6	0,2	1,6	7,0	25,6	86,3	1,7	76,0	0,1	25,0	84,7
Mineralstoffe	A12	48,4	54,3	9,5	30,8	382,0	1.974,3	1.515,3	484,5	1.216,0	0,7	421,3	559,2
Nichtmedikamentöse Mittel	V07	0,0	0,1	0,0	0,3	9,3	20,9	11,6	4,7	4,5	0,0	4,9	2,4
Ophthalmika/Otologika	S03	0,1	0,1	0,1	0,1	0,1	0,4	0,7	0,2	0,7	0,0	3,8	5,5
Protozoenmittel	P01	1,4	1,1	0,3	0,9	48,2	35,0	74,8	7,0	778,9	6,7	42,7	52,0
Psychoanaleptika	N06	143.722,9	55.800,0	118.090,8	2.417,6	316,6	957,0	1.263,4	289,5	1.708,1	4,5	12.068,0	7.972,5
Radiotherapeutika	V10	0,0	0,0	0,0	0,0	0,0	0,0	0,0	0,0	0,0	0,0	0,7	0,1
Rhinologika	R01	11,3	7,1	4,3	15,0	36,5	37,1	86,9	5.429,3	231,7	6,3	503,9	1.496,2
Schilddrüsentherapeutika	H03	200,8	114,9	177,1	56,3	1.366,5	1.600,3	3.775,1	735,6	9.070,2	6,8	1.662,3	8.700,9
Sexualhormone	G03	93,9	32,6	50,4	81,5	84,1	165,1	152,8	78,6	1.201,6	4,0	539,8	4.163,4
Spasmolytika	A03	274,2	312,5	47,4	84,9	540,8	1.633,4	221,2	66,9	342,7	0,4	108,6	301,3
Tonika	A13	0,2	0,1	1,2	0,0	0,0	3,0	0,0	0,0	0,1	0,0	0,2	1,1
Ulkustherapeutika	A02	1.779,9	1.786,8	667,1	1.282,5	20.102,4	13.909,4	25.385,9	6.385,5	19.462,0	29,7	3.848,4	18.854,2
Urologika	G04	363,7	386,1	127,2	33,6	145,9	318,8	1.407,3	108,4	778,1	0,9	420,7	3.229,6
Vitamine	A11	476,5	686,9	175,7	105,3	884,0	2.316,9	12.886,2	612,6	4.512,7	8,1	1.646,7	2.572,4
Gesamter Fertigarzneimittelmarkt		287.305,0	169.900,8	172.456,6	20.762,9	73.901,7	112.857,9	263.392,3	312.867,8	195.260,3	7.926,4	58.589,8	198.379,5

Literatur

Kern WV/Schröder H (2008), Antibiotikaverbrauch im ambu-
    lanten Bereich in: Lebensmittelsicherheit GERMAP 2008:
    Antibiotika-Resistenz und -Verbrauch. 11–16
Kern WV/Zeidan R/Telschow C/Schröder H (2014), Antibiotika-
    verbrauch in der Humanmedizin. in: GERMAP 2012 –
    Antibiotika-Resistenz und -Verbrauch. Bundesamt für
    Verbraucherschutz und Lebensmittelsicherheit, 11–17
Schröder H/Nink K/Günther J/Kern WV (2003), Antibiotika-
    studie „Solange sie noch wirken ...“ – Analysen und Kom-
    mentare zum Antibiotikaverbrauch in Deutschland.
    Gesundheit und Gesellschaft 2, 7–16
Schröder H/Nink K/Günther J/Kern WV (2005), Antibiotika:
    Solange sie noch wirken... Revisited: 2001 – 2004. https://
    www.wido.de/fileadmin/wido/downloads/pdf_arznei-
    mittel/wido_arz_antib_patinfo_1005.pdf. (04.06.2017)

48

Arzneimittelverordnungen nach Alter und Geschlecht

Melanie Schröder und Carsten Telschow

© Springer-Verlag GmbH Germany 2017
U. Schwabe, D. Paffrath, W.-D. Ludwig, J. Klauber (Hrsg.), *Arzneiverordnungs-Report 2017*
DOI 10.1007/978-3-662-54630-7_49

Auf einen Blick

Der Arzneimittelverbrauch zeigt deutliche Unterschiede nach Alter und Geschlecht der Versicherten. Jedem Versicherten wurden im Jahr 2016 durchschnittlich 575 definierte Tagesdosen (DDD) verordnet. Am niedrigsten ist der durchschnittliche Verbrauch in der Gruppe der 20- bis unter 25-Jährigen mit 79 DDD und am höchsten in der Gruppe der 85- bis unter 90-Jährigen mit durchschnittlich 1722 DDD. Frauen wurden mit durchschnittlich 621 Tagesdosen 19% mehr DDD verordnet als Männern. Der Mehrverbrauch der Frauen zeigt sich neben typischen Arzneimittelgruppen wie Sexualhormonen, Gynäkologika, Osteoporosemitteln oder Schilddrüsentherapeutika vor allem bei Psychopharmaka und Analgetika, die Frauen um 55% bzw. 58% häufiger verordnet werden als Männern. Bestimmte Arzneimittelgruppen werden hingegen häufiger für Männer verordnet. Neben Urologika betrifft dies auch antithrombotische Mittel (+25%) und Lipidsenker (+26%).

Im vorliegenden Beitrag werden die Arzneimittelverordnungen des Jahres 2016 nach Alter und Geschlecht der Patienten analysiert. Die Größen der Altersgruppen wurden dabei mit Hilfe der Erhebungen der Gesetzlichen Krankenversicherung (GKV) zur Struktur von Mitgliedern und mitversicherten Familienangehörigen für das Jahr 2016 (KM 6, Stichtag 1. Juli 2016) sowie der GKV-Versichertentage der GKV-Versicherten nach Alter und Geschlecht für das Jahr 2016 ermittelt. Die daraus ermittelte Altersverteilung der GKV-Versicherten ist in ◘ Tabelle 49.1 dargestellt.

Setzt man die Daten der Arzneimittelverordnungen nach Altersgruppen zu den Versichertenzahlen in Beziehung, dann erhält man die in ◘ Tabelle 49.2 angegebenen Werte für die verordneten Tagesdosen der Arzneimittel nach Wirkstoffgruppen je Versicherten der GKV. Ausführlichere Auswertungen finden sich bei Schröder und Telschow 2017.

Für die Altersanalysen werden seit 2008 die vollständigen Altersangaben aller GKV-Arzneimittelverordnungen genutzt, die in den Rezeptdaten nach § 300 SGB V enthalten sind und dem GKV-Arzneimittelindex zur Verfügung stehen. In früheren Publikationen wurden die Verordnungsdaten anhand der Altersangaben der Versichertenstichprobe des Risikostrukturausgleichs auf die Gesamtmenge der Verordnungen hochgezählt. Mit der Umstellung der Auswertungen auf die vollständigen Altersangaben sind die Auswertungen seit 2008 nur begrenzt mit früheren Publikationen vergleichbar. Für die Geschlechtszuordnung der Verordnungen innerhalb der Altersgruppen wurden für 2016 – wie bereits in den Vorjahren – die spezifischen Geschlechtsangaben der Arzneimittelverordnungen ausgewählter Gesetzlicher Krankenkassen zu Grunde gelegt, um dann deren Verteilung auf die Arzneimittelverordnungen aller GKV-Versicherten abzubilden. Damit sind ebenfalls die hier vorliegenden geschlechtsspe-

□ Tabelle 49.1 Alters- und Geschlechtsstruktur der GKV-Versicherten 2016

Altersgruppe	Männer (Tsd.)	Frauen (Tsd.)	Zusammen (Tsd.)
0 bis unter 5	1466,4	1389,8	2856,2
5 bis unter 10	1568,3	1486,5	3054,7
10 bis unter 15	1609,5	1526,9	3136,4
15 bis unter 20	1834,1	1727,6	3561,8
20 bis unter 25	2017,2	1907,1	3924,3
25 bis unter 30	2405,8	2312,5	4718,3
30 bis unter 35	2321,3	2280,2	4601,5
35 bis unter 40	2188,2	2247,4	4435,6
40 bis unter 45	2009,5	2132,0	4141,5
45 bis unter 50	2580,9	2786,6	5367,4
50 bis unter 55	2910,2	3135,0	6045,3
55 bis unter 60	2559,2	2815,3	5374,6
60 bis unter 65	2096,7	2400,8	4497,5
65 bis unter 70	1782,2	2124,6	3906,8
70 bis unter 75	1416,8	1786,1	3202,8
75 bis unter 80	1681,1	2246,8	3927,9
80 bis unter 85	999,1	1518,6	2517,6
85 bis unter 90	486,5	953,5	1440,0
90 und älter	166,8	572,1	738,9
Summe	34099,9	37349,2	71449,1

Quelle: Amtliche Mitgliederstatistik KM6 des Bundesministeriums für Gesundheit

zifischen Auswertungen nur begrenzt mit Auswertungen der Jahre bis 2008 vergleichbar, bei denen für die Geschlechtszuordnung der Versicherten die Angaben der RSA-Stichprobe verwendet wurden.

Die Aufschlüsselung der verordneten Mengen nach Alter und Arzneimittelgruppen weist beachtliche Unterschiede auf. Höchste Werte werden für den Verbrauch der Angiotensinhemmstoffe (ATC C09) beobachtet, von denen rein rechnerisch jeder GKV-Versicherte im Alter von 80-84 Jahren täglich mehr als eine Tagesdosis verordnet bekommt. Auch Arzneimittelgruppen, die im Gesamtmarkt keine große Rolle spielen, treten mitunter in einzelnen Altersgruppen deutlich hervor. Nicht immer sind diese Unterschiede durch alterstypische Krankheiten bedingt. Vielmehr können sie auch auf die Regelungen zur Erstattung von Arzneimitteln durch die GKV zurückgeführt werden, wie beispielsweise bei der Verordnung hormonaler Kontrazeptiva, die die GKV nur bis zur Vollendung des 20. Lebensjah-

res erstattet (§ 24 a SGB V) oder die Verordnung nicht verschreibungspflichtiger Medikamente, die – abgesehen von definierten Ausnahmen – ausschließlich für Kinder möglich ist.

Die hier zugrunde gelegten Verordnungsdaten erfassen nur die von niedergelassenen Ärzten zu Lasten der GKV ausgestellten und in öffentlichen Apotheken eingelösten Rezepte (siehe ► Kapitel 51). Der Selbstmedikationsmarkt wird hingegen nicht erfasst. Besonders betrifft dies einige Arzneimittelgruppen, die in größerem Umfang rezeptfreie Arzneimittel umfassen – beispielsweise Husten- und Erkältungsmittel oder Analgetika – andere hingegen gar nicht. Zudem haben die Zuzahlungsregelungen zur Folge, dass erstattungsfähige, nicht verschreibungspflichtige Medikamente bis zum Betrag der Zuzahlung vollständig von den Patienten bezahlt werden müssen. Inwieweit diese Verschreibungen abrechnungstechnisch möglicherweise unterrepräsentiert sind oder preiswerte Arzneimittel auch für GKV-Versicherte auf Privatrezepten verordnet werden, lässt sich trotz der zugrunde liegenden Vollerhebung nicht quantifizieren.

Andererseits beziehen sich die angegebenen Mengen auf die ärztlich verordneten und über die Apotheken eingelösten Rezepte, nicht aber auf die tatsächlich verbrauchten Arzneimittelmengen. Während man bei chronischen Indikationen davon ausgehen kann, dass diese beiden Mengen gleich sind, werden bei akuten Erkrankungen Packungen nicht immer vollständig aufgebraucht, wie frühere Untersuchungen über weggeworfene Arzneimittel belegt haben (Heeke und Günther 1993, Bronder und Klimpel 2001).

49.1 Verordnungen nach Alter der Versicherten

Im Jahr 2016 wurden jedem GKV-Versicherten in Deutschland durchschnittlich 9,3 Arzneimittelpackungen mit 575 definierten Tagesdosen (DDD) verordnet (◘ Tabelle 49.2). Wird der Mittelwert der Tagesdosen für die Alterskategorien in Fünfjahresschritten betrachtet, ergibt sich die in ◘ Abbildung 49.1 dargestellte Verteilung. Diese reicht im Jahr 2016 von 79 DDD bei den 20- bis unter 25-Jährigen bis zu 1.722 DDD bei den Versicherten zwischen 85 und 89 Jahren, entsprechend 0,2 bzw. 4,7 definierten Tagesdosen pro Tag.

Versicherte mit einem Lebensalter ab 65 Jahre, die 22% der Gesamtpopulation in 2016 darstellen, haben 55% des DDD-Volumens und 44% des Umsatzes des gesamten GKV-Fertigarzneimittelmarktes verursacht. Im Durchschnitt wird jeder Versicherte über 65 Jahre täglich mit 3,9 Tagesdosen verschiedener Arzneimittel behandelt, jeder über 80 Jahre sogar mit 4,6.

Vor dem Hintergrund des Anstiegs der Morbidität im Alter zeigt sich, dass gerade bei älteren Patienten häufig eine Multimedikation stattfindet. Die Einnahme zahlreicher verschiedener Arzneimittel ist wegen oft schwer überschaubarer Wechselwirkungen jedoch problematisch. Der Anteil der über 65-Jährigen, die fünf oder mehr Arzneimittel erhalten, an allen Arzneimittelpatienten liegt bei 36% (Thürmann und Selke 2014). Analysen zur Arzneimittelversorgung älterer Menschen sowie Studien

über die Häufigkeit unerwünschter Arzneimittelwirkungen zeigen, dass ältere Patienten besonders gefährdet sind, eine nicht altersgemäße Medikation zu erhalten und unerwünschte Arzneimittelwirkungen zu erleiden (Grandt et al. 2005, Mallet et al. 2007, Moore et al. 2007, Spinewine et al. 2007, Coca et al. 2008, Milton et al. 2008, Thürmann und Selke 2014, Endres et al. 2016). In einer Umfrage wurden 1.000 GKV-Versicherte im Alter ab 65 Jahren zu Ihrem Einnahmeverhalten, ihrer Adhärenz sowie ihrem Risikobewusstsein im Umgang mit Arzneimitteln befragt (Zok 2012). Die Auswertungen zeigen, dass eine große Mehrheit (71,2%) dem Verschreibungsverhalten der behandelnden Ärzte vertraut. Jedoch können sich Befragte teilweise nicht an eine Therapieberatung durch ihren Hausarzt oder Apotheker erinnern und sind sich der Arzneimittelrisiken weniger bewusst. So wurden diejenigen Patienten, die eine nicht altersgemäße Medikation erhalten haben, nur zu knapp 40% von ihrem Arzt und sogar nur zu 16,7% von ihrem Apotheker darüber informiert.

Des Weiteren zeigt eine Analyse der Arzneimittelverordnungen des Jahres 2010, dass ältere Menschen ab 65 Jahre im Durchschnitt innerhalb eines Quartals 4,6 verschiedene Wirkstoffe verordnet bekommen. Dabei liegt der Anteil der Arzneimittelpatienten mit kumulativer Polypharmazie, definiert als die Verordnung von fünf oder mehr Wirkstoffen innerhalb eines Quartals, in dieser Altersgruppe bei 42% (Thürmann et al. 2011). Der Konsum von potentiell inadäquater Medikation (PIM) ist bei Älteren deutlich mit einem höheren Risiko für schwere unerwünschte Arzneimittelwirkungen und für Hospitalisierungen assoziiert, verglichen mit der Medikation mit verträglicheren Alternativen (Endres et al. 2016, Heider et al. 2017). Analysen zeigen, dass ein Viertel aller älteren Menschen in Deutschland (entsprechend 4,5 Millionen) mindestens ein altersgemäß potenziell ungeeignetes Arzneimittel verordnet bekommen. Insbesondere sind dies Antihypertensiva und kardiovaskuläre Arzneimittel sowie Psychopharmaka bei Frauen (Thürmann und Selke 2014). Es handelt sich hierbei um Arzneimittel der so genannten PRISCUS-Liste, die 83 potenziell inadäquate Medikamente für ältere Menschen umfasst (Holt et al. 2010). So entfielen im Jahr 2010 5,2% der verordneten Arzneimittelpackungen

□ Tabelle 49.2 Arzneiverbrauch in definierten Tagesdosen (DDD) je Versicherter in der GKV im Jahr 2016 nach Arzneimittelgruppen (2. ATC-Ebene)

Therapeutische Gruppe	ATC	0–4	5–9	10–14	15–19	20–24	25–29	30–34	35–39	40–44	45–49	50–54	55–59	60–64	65–69	70–74	75–79	80–84	85–89	≥90	Summe
Aknemittel	D10	0,0	0,0	1,8	4,5	1,9	1,1	0,7	0,5	0,4	0,3	0,2	0,2	0,2	0,2	0,2	0,2	0,1	0,1	0,1	0,7
Allergene	V01	0,0	3,4	6,6	4,0	2,7	2,9	2,8	2,8	2,6	2,0	1,5	1,1	0,8	0,7	0,4	0,2	0,1	0,0	0,0	1,9
Analgetika	N02	3,0	0,6	0,3	0,7	1,1	1,5	2,3	3,3	4,8	6,6	8,5	10,9	12,8	13,6	18,3	23,1	32,8	44,9	53,8	9,3
Andere Dermatika	D11	1,4	3,8	2,3	0,7	0,4	0,4	0,4	0,4	0,4	0,5	0,5	0,6	0,7	1,0	1,6	1,9	1,8	1,7	1,3	1,0
Angiotensinhemmstoffe	C09	0,6	0,3	0,6	1,5	3,1	6,9	12,4	23,6	46,4	80,0	122,8	173,2	235,6	281,3	338,0	361,2	378,2	372,9	318,2	124,5
Antianämika	B03	0,3	0,2	0,3	0,8	1,1	1,4	1,7	1,9	2,3	2,7	2,9	3,5	4,9	6,3	9,0	11,7	15,4	18,6	18,2	4,1
Antiasthmatika	R03	8,0	6,7	7,0	5,9	5,8	6,5	7,7	9,3	11,8	15,1	18,9	24,6	31,6	35,6	40,5	36,4	35,8	33,1	23,8	18,2
Antibiotika	J01	4,7	4,3	3,2	5,5	5,3	5,1	5,4	5,5	5,5	5,1	5,1	5,3	5,4	5,1	5,5	5,4	5,3	5,4	5,5	5,2
Antidiabetika	A10	0,2	0,7	2,0	2,7	2,4	2,8	3,8	6,0	10,3	16,6	26,0	41,5	63,9	83,8	90,3	89,8	84,6	62,5	37,2	30,6
Antidiarrhoika	A07	0,7	0,3	0,3	0,6	0,9	1,2	1,4	1,4	1,5	1,7	1,8	1,8	1,9	1,8	1,9	1,8	1,7	1,7	1,3	1,4
Antiepileptika	N03	0,4	1,0	1,5	2,2	2,8	3,4	4,0	4,5	5,2	6,1	7,1	8,0	8,5	8,4	9,8	10,4	11,0	10,3	7,8	5,8
Antihistaminika	R06	0,9	2,0	2,0	1,4	1,2	1,3	1,3	1,4	1,7	1,8	1,8	1,7	1,7	1,7	1,6	1,4	1,4	1,5	1,8	1,6
Antihypertonika	C02	0,0	0,0	0,0	0,0	0,1	0,2	0,4	0,7	1,0	1,7	3,1	5,1	8,4	11,7	15,7	18,2	19,5	17,3	12,1	5,0
Antiinfektiva (dermatologisch)	D06	0,5	0,4	0,3	0,2	0,3	0,3	0,3	0,3	0,4	0,4	0,4	0,4	0,5	0,6	0,8	0,9	0,9	1,0	1,1	0,5
Antimykotika (topisch)	D01	3,3	0,6	0,4	0,4	0,5	0,5	0,6	0,7	0,8	0,9	1,0	1,2	1,5	1,7	2,0	2,1	2,3	2,7	3,1	1,2
Antiparkinsonmittel	N04	0,0	0,0	0,0	0,0	0,1	0,1	0,2	0,2	0,4	0,7	1,1	1,8	2,9	4,3	7,2	9,2	9,9	8,7	5,8	2,2
Antiphlogistika/Antirheumatika	M01	8,3	7,7	3,3	3,9	4,5	5,5	7,0	9,3	12,9	16,4	20,1	23,7	26,2	25,8	28,2	27,5	26,1	23,3	18,5	15,5
Antipsoriatika	D05	0,0	0,0	0,1	0,2	0,3	0,5	0,6	0,7	0,7	0,8	0,9	1,0	1,1	1,0	0,9	0,7	0,6	0,5	0,3	0,6
Antithrombotische Mittel	B01	0,3	0,2	0,3	0,8	1,0	1,5	2,2	2,9	4,4	7,8	13,2	21,8	34,6	48,5	71,3	86,7	102,7	110,2	95,5	23,8
Antivertiginosa und Suchttherapeutika	N07	0,0	0,0	0,0	0,1	0,2	0,4	0,7	1,1	1,4	1,4	1,5	1,8	2,0	2,4	3,2	4,0	5,2	6,5	6,4	1,6
Antivirale Mittel	J05	0,0	0,0	0,0	0,1	0,2	0,4	0,7	1,0	1,3	1,4	1,3	1,0	0,7	0,6	0,5	0,3	0,2	0,1	0,1	0,6
Betarezeptorenblocker	C07	0,2	0,1	0,1	0,3	0,7	1,4	2,6	4,8	9,2	16,4	26,2	39,6	57,8	73,4	91,8	99,0	103,6	99,0	77,9	31,2
Blutersatzmittel	B05	2,1	0,8	0,3	0,1	0,1	0,1	0,1	0,1	0,1	0,1	0,2	0,3	0,4	0,5	0,6	0,6	0,6	0,9	1,5	0,4
Calciumantagonisten	C08	0,3	0,1	0,1	0,2	0,4	0,9	1,8	3,6	7,4	13,6	22,6	35,0	52,3	68,9	89,2	101,1	113,5	117,0	103,4	30,5
Corticosteroide (dermatologisch)	D07	3,2	2,6	2,4	2,9	2,9	3,0	3,0	3,2	3,5	3,9	4,3	4,8	5,6	6,1	7,3	7,7	8,3	9,1	9,2	4,5
Corticosteroide (systemisch)	H02	0,6	0,5	0,8	1,4	2,0	2,4	3,0	3,7	4,7	5,8	7,0	8,4	9,7	10,7	13,1	13,7	13,4	12,3	9,6	6,1
Diuretika	C03	0,5	0,1	0,1	0,1	0,3	0,6	1,1	2,2	4,4	7,9	13,0	21,0	33,6	47,8	68,0	90,3	126,6	162,5	174,7	26,1
Gallen-/Lebertherapeutika	A05	0,0	0,0	0,0	0,1	0,1	0,1	0,1	0,1	0,2	0,3	0,4	0,6	0,7	0,7	0,8	0,7	0,6	0,5	0,3	0,4
Gichtmittel	M04	0,0	0,0	0,0	0,1	0,2	0,2	0,4	0,7	1,4	2,4	3,9	6,2	9,7	12,9	16,7	18,5	19,2	17,5	12,6	5,4
Herztherapeutika	C01	0,2	0,0	0,0	0,0	0,1	0,1	0,1	0,2	0,5	0,9	1,8	3,4	6,3	9,9	16,4	22,1	30,3	38,8	42,4	5,7
Hormonantagonisten	L02	0,0	0,0	0,0	0,1	0,0	0,1	0,1	0,2	0,6	1,3	2,0	2,2	3,0	4,3	5,8	6,8	8,1	8,1	5,4	2,1
Husten- und Erkältungspräparate	R05	10,6	6,7	2,5	0,6	0,3	0,3	0,3	0,4	0,4	0,5	0,6	0,7	1,0	1,1	1,4	1,4	1,5	1,5	1,5	1,5
Immunstimulanzien	L03	0,1	0,1	0,0	0,0	0,1	0,2	0,4	0,5	0,5	0,6	0,5	0,4	0,4	0,3	0,2	0,2	0,1	0,1	0,0	0,3
Immunsuppressiva	L04	0,0	0,0	0,3	0,7	1,1	1,4	1,7	1,9	2,2	2,5	2,7	2,8	2,9	2,5	2,3	1,8	1,2	0,6	0,2	1,8

49

49.1 · Verordnungen nach Alter der Versicherten

Arzneimittelgruppe																					
Impfstoffe	J07	0,0	0,0	0,1	0,1	0,0	0,0	0,0	0,0	0,0	0,0	0,0	0,0	0,0	0,0	0,0	0,0	0,0	0,0	0,0	0,0
Laxanzien	A06	2,8	1,4	0,6	0,2	0,1	0,1	0,2	0,2	0,3	0,5	0,7	1,0	1,3	1,6	2,5	3,2	4,4	6,6	8,7	1,3
Lipidsenker	C10	0,1	0,0	0,1	0,1	0,1	0,4	0,9	2,4	6,1	12,9	24,0	40,4	61,2	78,5	98,8	104,0	100,4	83,3	48,3	30,7
Mineralstoffe	A12	0,1	0,1	0,2	0,2	0,2	0,2	0,3	0,4	0,5	0,7	1,0	1,4	2,1	2,8	4,0	5,1	6,7	8,5	8,8	1,6
Muskelrelaxanzien	M03	0,2	0,4	0,4	0,5	0,6	0,8	1,0	1,2	1,6	2,1	2,5	2,7	2,8	2,7	2,9	2,4	1,9	1,3	0,9	1,6
Ophthalmika	S01	11,0	4,5	2,3	1,6	1,5	1,7	2,0	2,3	3,0	4,2	6,0	8,6	13,3	19,5	30,5	36,5	39,4	40,5	36,0	10,8
Osteoporosemittel	M05	0,0	0,0	0,0	0,0	0,0	0,0	0,0	0,1	0,1	0,3	0,7	1,7	3,5	5,4	9,7	13,3	16,5	18,0	13,8	3,0
Psychoanaleptika	N06	0,1	2,9	9,0	6,9	7,8	10,2	13,8	17,6	22,4	26,6	30,7	35,1	34,4	28,3	33,1	38,3	47,5	55,1	51,2	23,1
Psycholeptika	N05	0,6	0,4	0,6	1,0	2,1	3,4	5,4	6,8	8,1	9,4	10,8	11,5	11,3	10,3	11,3	11,9	14,2	18,8	23,2	7,7
Rhinologika	R01	33,8	17,8	6,1	2,1	1,9	2,0	2,2	2,4	2,6	2,6	2,5	2,5	2,3	2,3	2,4	1,9	1,5	1,1	0,8	4,3
Schilddrüsentherapeutika	H03	0,3	0,6	1,9	4,1	7,2	10,9	14,6	18,2	23,2	28,4	33,0	37,5	42,7	48,0	50,1	44,3	42,0	38,7	32,3	25,2
Sexualhormone	G03	2,1	0,5	3,7	77,0	2,7	2,6	2,9	3,3	4,2	7,9	15,2	18,0	16,3	15,4	14,9	12,4	9,6	7,4	5,4	12,1
Spasmolytika	A03	1,1	0,4	0,3	0,4	0,4	0,4	0,4	0,4	0,5	0,6	0,7	0,9	1,1	1,2	1,6	1,8	2,2	2,8	3,4	0,9
Stomatologika	A01	5,2	50,2	56,5	20,8	0,4	0,4	0,4	0,4	0,5	0,5	0,6	0,6	0,5	0,5	0,5	0,5	0,4	0,3	0,5	6,3
Ulkustherapeutika	A02	0,7	0,4	1,2	4,5	7,3	10,3	14,5	20,8	30,6	41,3	53,9	70,8	90,9	104,8	127,1	139,2	163,0	186,7	185,7	54,6
Urologika	G04	0,0	0,4	0,2	0,2	0,2	0,3	0,4	0,6	1,1	2,0	3,8	7,1	12,9	21,1	32,9	38,5	42,1	40,0	28,3	9,4
Vitamine	A11	2,9	2,8	1,7	0,9	0,9	0,9	1,2	1,5	1,9	2,3	2,9	3,8	5,0	6,1	8,3	10,1	12,3	14,8	14,8	7,5
Gesamter Fertigarzneimittelmarkt		89,5	133,4	129,2	167,3	78,8	101,0	132,9	179,3	260,0	371,0	516,5	702,2	935,0	1.128,1	1.396,4	1.526,2	1.673,3	1.721,7	1.520,0	574,7

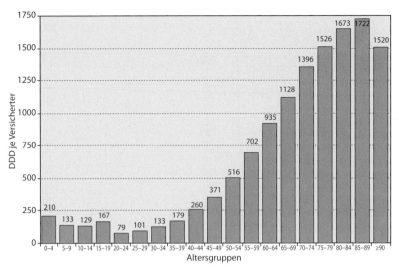

□ Abbildung 49.1 Arzneiverbrauch je Versicherter in der GKV 2016

für Personen ab 65 Jahre auf ein potenziell inadäquates Medikament der PRISCUS-Liste und nahezu ein Viertel der älteren Menschen erhält mindestens eine Verordnung eines PRISCUS-Arzneimittels (Thürmann et al. 2011, Endres et al. 2016).

Im Schnitt wurden 2016 jedem Versicherten Arzneimittel mit einem Umsatz von 502 € verordnet. Dabei ist die Aussagekraft von Durchschnittswerten allerdings begrenzt, da es sowohl große Unterschiede zwischen den Altersgruppen als auch der Kostenbelastung der Versicherten gibt. So zeigte schon eine frühere Studie mit Verordnungsdaten einzelner Krankenkassen, dass die knapp 27% verordnungsintensivsten Versicherten 80% der Verordnungen und die knapp 18% umsatzintensivsten Versicherten 80% des Umsatzes auf sich vereinigten (▶ Arzneiverordnungs-Report 2003). Betrachtet man darüber hinaus alle Leistungsausgaben für Krankenhaus, Krankengeld und Arzneimittel, so verschärft sich dieser Effekt, wobei 10% der Versicherten 80% und 1% der Versicherten bereits 30% der Kosten verursachen (Winkelhake et al. 2002).

Gleichwohl ist der demographische Wandel nicht die treibende Kraft hinter den steigenden Ausgaben. Wie bereits früher gezeigt wurde (vgl. Arzneiverordnungs-Report 1994), erklärt das Älterwerden unserer Gesellschaft den Kostenanstieg nur zu einem geringen Teil. Vielmehr scheinen Krankheitskosten nicht allein mit wachsendem Alter zu-

zunehmen, sondern mit der Nähe zum Tod (Braun et al. 1998, Zweifel 2001, Bosbach und Bingler 2008). Nach Felder (2008) wird im letzten Lebensjahr für Gesundheit im Durchschnitt mehr als das Zehnfache ausgegeben als für überlebende Menschen in einem Lebensjahr. Daher können Mehrausgaben für unser Gesundheitssystem nicht pauschal mit einer wachsenden Lebenserwartung in unserer Gesellschaft erklärt werden, zumal viele der insbesondere im höheren Alter auftretenden Volkskrankheiten wie Herz-Kreislauf-Erkrankungen oder Diabetes mit vergleichsweise wenig kostenträchtigen Generika behandelt werden können. Dies zeigt sich auch in der Abnahme der durchschnittlichen DDD-Kosten mit zunehmendem Alter (□ Abbildung 49.2). Darüber hinaus ist zu erwarten, dass sich mit steigender Lebenserwartung auch der altersspezifische Gesundheitszustand ändert, also der Anstieg der Lebenserwartung für gleiche Altersgruppen mit besserer Gesundheit einhergeht (Bosbach und Bingler 2008).

Auf der anderen Seite der Altersskala findet das Problem der Off-Label-Verschreibung von Arzneimitteln – also eine Verschreibung für Indikationen außerhalb der formalen Zulassung – für Kinder zunehmend Aufmerksamkeit. Mühlbauer et al. (2009) kommen anhand von Verschreibungsdaten einer Gesetzlichen Krankenkasse zu dem Ergebnis, dass Verschreibungen außerhalb der Zulassung für Kin-

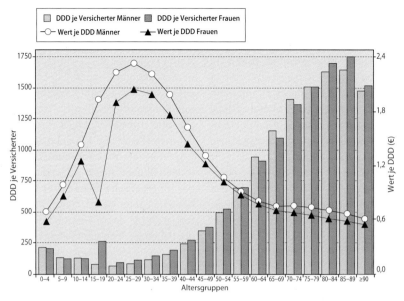

D Abbildung 49.2 Arzneiverbrauch und Kosten je Tagesdosis nach Alter und Geschlecht 2016

der regelmäßig stattfinden – nur 87% der in der Studie analysierten Verordnungen bzw. 66% der verordneten Wirkstoffe waren jeweils für die Kinder (0-16 Jahre) erkennbar zugelassen. Dabei sind insbesondere die jüngsten Altersgruppen betroffen sowie Indikationen, die bei Kindern seltener auftreten. Jedoch auch bei Diabetes bei Kindern und Jugendlichen unter 15 Jahren entfielen im Jahr 2013 nur 40% aller Verordnungen eines Nicht-Insulin-Antidiabetikums auf den einzigen für diese Altersgruppe arzneimittelrechtlich zugelassenen Wirkstoff Metformin. Die meisten Kinder und Jugendlichen werden hier offenbar (auch) mit Wirkstoffen außerhalb des Zulassungs-Labels behandelt (Kapellen et al. 2015).

Mit der im Januar 2007 in Kraft getretenen EU-Verordnung über Kinderarzneimittel (wie die so genannte PUMA-Zulassung (paediatric use marketing authorization)) soll die Arzneimittelsicherheit bei Kindern und Jugendlichen verbessert werden. Die Verordnung verpflichtet pharmazeutische Unternehmen, Arzneimittel mit neuen Wirkstoffen, Indikationen, Dosierungen und Darreichungsformen auch in Studien mit Kindern zu prüfen, sofern das Arzneimittel für die Behandlung von Kindern eine Rolle spielen wird. Seit dem 26. Juli 2008 muss daher für die meisten neu zuzulassenden Arznei-

mittel ein pädiatrisches Prüfkonzept mit den Zulassungsunterlagen eingereicht werden. Als Anreiz für die Hersteller gilt eine Verlängerung der Patentlaufzeit für Kinderarzneimittel um sechs Monate. Für Arzneimittel, deren Patentschutz bereits abgelaufen ist, wird ein erneuter Unterlagenschutz von zehn Jahren gewährt (Nahnhauer 2005, Müllens et al. 2007). Jedoch scheinen diese Instrumente nicht ausreichend attraktiv zu sein, um in einigen Therapiebereichen benötigte Studien auch mit älteren Arzneimitteln speziell an Kindern durchzuführen und so eine neue Zulassung oder eine Zulassungserweiterung für diese Patientengruppe zu erzielen (Kapellen et al. 2015).

Neben dem Anstieg des Arzneimittelverbrauchs im Alter zeigen einzelne Arzneimittelgruppen einen hohen Verbrauch im Kindesalter. Dies betrifft neben Vitaminen für Säuglinge und Kleinkinder bis zu 4 Jahren (89,5 DDD je Versicherter) und Stomatologika (insbesondere Karies- und Parodontosemittel) für Kinder von 10 bis 14 Jahre (56,5 DDD je Versicherter) insbesondere Arzneimittel gegen akute Beschwerden, wie beispielsweise Rhinologika oder Husten- und Erkältungspräparate (vgl. D Tabelle 49.2). Charakteristisch ist auch der altersabhängige Arzneimittelverbrauch von Frauen im Bereich der Sexualhormone. Hier zeigt sich ein deutlicher

Gipfel bei den 15- bis 19-Jährigen (158,4 DDD je Versicherte), bei denen hormonale Kontrazeptiva erstattungsfähig sind. Ab etwa 45 Jahren steigt die verordnete Menge der Sexualhormone erneut an, erreicht in der Altersgruppe 55 bis 59 Jahre erneut einen Gipfel (33,1 DDD je Versicherte), um dann wieder abzusinken. Dieser zweite, breitere Gipfel wird durch die postmenopausale Hormontherapie verursacht. Ergebnisse aus großen prospektiven Studien belegen bereits seit einigen Jahren, dass die Risiken einer langjährigen Hormontherapie deren Nutzen überwiegen (WHI-Studie, Million-Women Studie, siehe hierzu ▶ Kapitel 44, Sexualhormone, und ▶ Kapitel 48, Überblick über die Arzneiverordnungen nach Arztgruppen.

49.2   Verordnungen nach Geschlecht der Versicherten

Der Arzneimittelverbrauch zeigt Unterschiede im DDD-Volumen zwischen Männern und Frauen. So werden Frauen im Alter von 15 bis 54 Jahren sowie ab 80 Jahren mehr Arzneimittel verordnet als Männern, bei Kindern bis 14 Jahren und älteren Versicherten ab 55 bis 79 Jahren liegt hingegen bei Männern die verordnete Menge an Tagesdosen höher (◘ Abbildung 49.2). Die durchschnittlich verordnete Menge für Frauen liegt 2016 mit 621 Tagesdosen um 19% über dem Durchschnittswert der Männer mit 522 Tagesdosen. In den letzten Jahren konnte beobachtet werden, dass sich die Unterschiede zwischen Männern und Frauen kontinuierlich verringert haben. Der Rückgang der Mehrverordnungen bei Frauen war insbesondere durch die Ausgrenzung nicht verschreibungspflichtiger Arzneimittel aus der Erstattung durch die GKV im Rahmen des GMG bedingt, von der Frauen stärker betroffen waren als Männer. Unterschiede zu den vorjährigen Auswertungen kommen insbesondere bei den dargestellten DDD-Kosten auch aufgrund der Berücksichtigung der Verordnungen durch Zahnärzte zustande, die vor allem bei den jungen Altersgruppen viele vergleichsweise günstige Stomatologika verordnen (vgl. Arzneiverordnungs-Report 2013).

Zudem hat die verordnete Menge an Sexualhormonen für Frauen auch in den letzten Jahren weiterhin abgenommen.

Begründet werden kann das insgesamt höhere Verordnungsvolumen für Frauen beispielsweise durch die Tatsache, dass Männer und Frauen pro Arztbesuch zwar gleich häufig Arzneimittel verordnet bekommen, Frauen jedoch deutlich häufiger einen Arzt aufsuchen (Schoettler 1992, Bergmann und Kamtsiuris 1999) sowie Vorsorgeuntersuchungen und präventive Angebote öfter in Anspruch nehmen (Kolip und Koppelin 2002). So zeigen die Ergebnisse des WIdO-Monitors, dass 68,2% der befragten Frauen, aber nur 53,4% der befragten Männer innerhalb der letzten drei Monate einen Arzt besucht haben (Zok 2006). Dabei ist die Erwartungshaltung der Patientinnen eine andere als die der Patienten: Von 1320 befragten Versicherten der GKV, die in den vorangegangenen drei Monaten eine Arzneimittelverordnung erhalten hatten, erwarteten 48% der Frauen aber nur 39% der Männer von vornherein eine Verordnung eines Arzneimittels (Zok 2002). Darüber hinaus ist davon auszugehen, dass Frauen zusätzlich zu den verordneten Arzneimitteln auch in großem Umfang Selbstmedikation betreiben. So zeigt die Untersuchung auch, dass 62,7% der befragten Frauen mindestens ein OTC-Präparat einnahm, während dies nur für 46,2% der Männer der Fall war (Zok 2006). In der Summe verdeutlichen die Analysen, dass Patienten, die bereits Arzneimittel von ihrem Arzt verordnet bekommen haben, außerdem in erheblichem Umfang Arzneimittel im Rahmen der Selbstmedikation einnehmen. Die gleichzeitige Einnahme von verordneten Mitteln und selbst gekauften Präparaten kann jedoch zu Problemen führen, so dass – wie beispielsweise für Johanniskraut- oder Schmerzmittel bekannt ist – sowohl erwünschte Wirkungen als auch Nebenwirkungen von Arzneimitteln verstärkt werden können.

Die Tatsache, dass in allen westlichen Industrienationen Frauen länger leben als Männer, ihren Gesundheitszustand jedoch subjektiv schlechter bewerten, mehr Arzneimittel einnehmen und deutlich häufiger zum Arzt gehen, ist unter dem Begriff „Geschlechterparadox" in der Gesundheitsforschung bekannt. Neben biologisch-genetischen Faktoren, unterschiedlichen Gesundheitskonzepten und Unterschieden im Gesundheitsverhalten von Männern und Frauen, sollen auch psychosoziale Einflussfaktoren sowie geschlechtsspezifische Lebenslagen bedeutsam sein (Macintyre et al. 1996, Kuhlmann und Kolip 1997, Maschewsky-Schneider 1997, Kolip 1998). So zeigen Payne et al. 2004, dass neben der höheren Anzahl der Arztbesuche auch das individuelle Bildungsniveau, die individuelle Einkommenshöhe und auch die soziale Rolle einen Einfluss auf die Einnahme von Medikamenten (hier ärztlich verordnete und in der Selbstmedikation erworbene) haben.

Stuft man Männer und Frauen in einem Alter zwischen 60 und 80 Jahren nach deren individuellem Gesundheitslebensstil ein, so wird deutlich, dass Frauen zu knapp 60% der Gruppe der „Gesundheitsinterventionisten" zugeordnet werden können (Männer 11%), die nie geraucht haben, einen stressfreien Beruf ausgeübt haben, keinen hochprozentigen Alkohol konsumierten und regelmäßig Obst und Gemüse verzehrten. Dahingehen fanden sich 70% der Männer in der Gruppe der „aktiven Bon Vivants" (Frauen: 21%), die von einem stressvollen Beruf und Verhaltensweisen wie Rauchen, übermäßigen Alkoholkonsum oder Übergewichtigkeit berichteten (Luy und Di Giulio 2005). In einer Umfrage zur Gesundheitskompetenz der GKV-Versicherten weisen Männer eine deutlich niedrigere Gesundheitskompetenz auf als Frauen. Wenn es darum geht, gesundheitsrelevante Informationen zu finden, zu verstehen und zu beurteilen, haben 16,7 % der Männer eine unzureichende Gesundheitskompetenz (Frauen: 12,6%), eine ausgezeichnete Gesundheitskompetenz kommt bei 6,6% der Männer und 7,3% der Frauen vor (Zok 2014).

In einzelnen therapeutischen Arzneimittelgruppen treten die geschlechtsspezifischen Unterschiede teilweise noch deutlicher hervor als im Gesamtmarkt. Hierzu zählen typische Arzneimittelgruppen wie Sexualhormone, Gynäkologika, Osteoporosemittel, Schilddrüsentherapeutika und Mineralstoffe. Daneben erhielten im Jahr 2016 Frauen mit durchschnittlich 37,0 verordneten Tagesdosen 55% mehr Psychopharmakaverordnungen (ATC-Gruppen N05 und N06) als Männer mit durchschnittlich 23,8 Tagesdosen. Betrachtet man hier einzelne Arzneimittelgruppen näher, so zeigen sich jedoch deutliche Unterschiede: Männliche Versicherte haben mit durchschnittlich 1,4 verordneten Tagesdosen fast drei Mal so viel Psychostimulanzien zur Behandlung von Aufmerksamkeits- und Hyperaktivi-

tätsstörungen (ATC-Gruppe N06BA) erhalten wie weibliche mit durchschnittlich 0,4 Tagesdosen. Dies deckt sich mit der unterschiedlichen Diagnosehäufigkeit: Beispielsweise haben fast 11% der AOK-versicherten zehnjährigen Jungen eine entsprechende Diagnose, bei den Mädchen hingegen nur ca. 4% (Schröder et al. 2014). Auf der anderen Seite wurde Frauen mit durchschnittlich 26,6 verordneten Tagesdosen 92% mehr an antidepressiv wirkenden Psychopharmaka (ATC-Gruppe N06A) verordnet als Männern mit durchschnittlich 13,9 Tagesdosen. Auch bei Analgetika (ATC-Gruppe N02) werden mit durchschnittlich 11,2 Tagesdosen den Frauen deutlich mehr Tagesdosen verordnet als Männern (7,1 DDD, +58%). Auf der anderen Seite erhalten Männer erwartungsgemäß mehr Tagesdosen aus der Gruppe der Urologika. Darüber hinaus liegt jedoch der durchschnittliche Pro-Kopf-Wert der verordneten Tagesdosen bei Männern auch in einigen Arzneimittelgruppen zur Behandlung chronischer Erkrankungen höher als bei Frauen, wie bei antithrombotischen Mitteln (+25%) oder Lipidsenkern (+26%). Die Gründe für diese Unterschiede lassen sich ohne Personen- und Diagnosebezug der Daten nicht benennen. Es gibt bereits seit längerem Hinweise darauf, dass Frauen seltener Medikamente zur Sekundärprävention der Koronaren Herzkrankheit wie beispielsweise Statine erhalten und Risikofaktoren weniger konsequent kontrolliert werden als bei Männern (Hippisley-Cox et al. 2001).

Literatur

Bergmann E, Kamtsiuris P (1999), Inanspruchnahme medizinischer Leistungen. Gesundheitswesen 61, 138–144

Bosbach G, Bingler K (2008), Demographische Entwicklung und medizinischer Fortschritt: Droht eine Kostenlawine im Gesundheitswesen? Irrtümer und Fakten zu den Folgen einer alternden Gesellschaft. Soziale Sicherheit 57 (1), 5–12

Braun B, Kühn H, Reiners H (1998), Das Märchen von der Kostenexplosion. Populäre Irrtümer zur Gesundheitspolitik. Frankfurt am Main: Fischer

Bronder E, Klimpel A (2001), Unverbrauchte Arzneimittel. DAZ 6 (141), 49–54

Coca V, Nink K, Zawinell A (2008), Arzneimittelversorgung im Alter. in: Heiß W (Hrsg.), Altersmedizin aktuell. 8. Ergänzungslieferung. Landsberg, Lech: Ecomed Medizin

Endres HG, Kaufmann-Kolle P, Steeb V, Bauer E, Böttner C, Thürmann P (2016), Association between Potentially Inappropriate Medication (PIM) Use and Risk of Hospitalization in Older Adults: An Observational Study Based on Routine Data Comparing PIM Use with Use of PIM Alternatives. PLoS ONE 11 (2).

Felder S (2008), Im Alter krank und teuer? Gesundheitsausgaben am Lebensende. GGW 8 (4), 23–30

Grandt D, Friebel H, Müller-Oerlinghausen B (2005), Arzneitherapie(un)sicherheit. Notwendige Schritte zur Verbesserung der Patientensicherheit bei medikamentöser Therapie. Deutsches Ärzteblatt 102 (8), A 509- A 515

Heeke A, Günther J (1993), Arzneimittel im Müll. Essen

Heider D, Matschinger H, Meid AD, Quinzler R, Adler JB, Günster C, Haefeli WE, König HH (2017), Health Servce Use, Costs, and Adverse Events Associated with Potentially Inappropriate Medication in Old Age in Germany: Retrospective Matched Cohort Study. Drugs Aging 34, 289

Hippisley-Cox J, Pringle M, Crown N, Meal A, Wynn A (2001), Sex inequalities in ischaemic heart disease in general practice: cross sectional survey. BMJ 322 (7290), 832

Holt S, Schmiedl S, Thürmann PA (2010), Potenziell inadäquate Medikation für ältere Menschen: Die PRISCUS Liste. Deutsches Ärzteblatt 107 (31–32), 543–551

Kapellen T, Telschow C, Zawinell A (2015), Trends bei der Verordnung von Arzneimitteln bei Kindern und Jugendlichen. in: Klauber J, Günster C, Gerste B, Robra BP und Schmacke N (Hrsg.), Versorgungsreport 2015. Stuttgart: Schattauer Verlag, 71–88

Kolip P (1998), Frauen und Männer. in: Schwartz FW/Badura B/ Busse R et al. (Hrsg.), Das Public Health Buch. Gesundheit und Gesundheitswesen. München: Urban und Fischer, 642–652

Kolip P, Koppelin F (2002), Geschlechtsspezifische Inanspruchnahme von Prävention und Krankheitsfrüherkennung. in: Hurrelmann K und Kolip P (Hrsg.), Geschlecht, Gesundheit und Krankheit. Bern: Hans Huber Verlag

Kuhlmann E, Kolip P (1997), Das Geschlechterparadox in der Gesundheitsforschung. Welche Rolle spielt privilegierte Berufstätigkeit? in: Hermann M (Hrsg.), Jahrbuch für kritische Medizin. Band 26 – Soziale Medizin. Hamburg: Argument-Verlag, 45–62

Luy M, Di Giulio P (2005), Der Einfluss von Verhaltensweisen und Lebensstilen auf die Mortalitätsdifferenzen der Geschlechter. in: Gärtner K, Grünheid E und Luy M (Hrsg.), Lebensstile, Lebensphasen, Lebensqualität. Interdisziplinäre Analysen von Gesundheit und Sterblichkeit aus dem Lebenserwartungssurvey des BiB. 365–392

Macintyre S, Hunt K, Sweeting H (1996), Gender differences in health: are things really as simple as they seem? Social science & medicine (1982) 42 (4), 617–624

Mallet L, Spinewine A, Huang A (2007), The challenge of managing drug interactions in elderly people. Lancet (London, England) 370 (9582), 185–191

Maschewsky-Schneider U (1997), Frauen sind anders krank: Zur gesundheitlichen Lage der Frauen in Deutschland. Weinheim, München: Juventa-Verlag

Milton JC, Hill-Smith I, Jackson SH (2008), Prescribing for older people. BMJ 336 (7644), 606–609

Moore TJ, Cohen MR und Furberg CD (2007), Serious adverse drug events reported to the Food and Drug Administration, 1998-2005. Archives of internal medicine 167 (16), 1752–1759

Mühlbauer B, Janhsen K, Pichler J, Schoettler P (2009), Off-label Use of Prescription Drugs in Childhood and Adolescence – an Analysis of Prescription Patterns in Germany. Deutsches Ärzteblatt International 106 (3), 25–31

Müllens M, Butzer R, Seibert-Grafe M, Zepp F (2007), EU Verordnung über Kinderarzneimittel: Mehr Sicherheit. Deutsches Ärzteblatt 104 (5), A226–A228

Nahnhauer A (2005), Europäische Regelung für Kinderarzneimittel vor dem Abschluss. Die BKK (9), 403–408

Payne J, Neutel I, Cho R, DesMeules M (2004), Factors associated with women's medication use. BMC women's health 4 (1), 29

Schoettler P (1992), Untersuchung der Verordnung von psychotropen Arzneimitteln und oralen Antidiabetika in der allgemeinmedizinischen Praxis (Dissertation). Kiel

Schröder H, K.S, Waltersbacher A (2014), Diagnose Zappelphilipp. Gesundheit und Gesellschaft 17 (10), 22–28

Schröder M, Telschow C (2017), Arzneimittelverordnungen nach Altersgruppen 2016, Wissenschaftliches Institut der AOK

Spinewine A, Schmader KE, Barber N, Hughes C, Lapane KL, Swine C und Hanlon JT (2007), Appropriate prescribing in elderly people: how well can it be measured and optimised? Lancet (370 (9582), 173–184

Thürmann PA, Holt S, Nink K, Zawinell A (2011), Arzneimittelversorgung älterer Patienten. in: Günster C, Klose J und Schmacke N (Hrsg.), Versorgungs-Report 2012: Gesundheit im Alter. Stuttgart: Schattauer Verlag, 111–130

Thürmann PA, Selke GW (2014), Arzneimittelversorgung älterer Patienten. in: Klauber J, Günster C, Gerste B, Robra BP und Schmacke N (Hrsg.), Versorgungs-Report 2013/2014: Depression. Stuttgart: Schattauer Verlag, 185–208

Winkelhake O, Miegel U, Thormeier K (2002), Die personelle Verteilung von Leistungsausgaben in der Gesetzlichen Krankenversicherung 1998 und 1999. Sozialer Fortschritt 51 (3), 58–61

Zok K (2002), Ergebnisse des WIdO-GKV-Monitors 2002. WIdO Monitor. Wissenschaftliches Institut der AOK

Zok K (2006), Arzneimittelmarkt: Selbstmedikation im Fokus. Ergebnisse einer Repräsentativ-Umfrage unter 3.000 GKV-Versicherten. WIdO Monitor 1/2006. Wissenschaftliches Institut der AOK

Zok K (2012), Einstellungen älterer Menschen zur Arzneimitteltherapie. WIdO Monitor 1/2012. Wissenschaftliches Institut der AOK

Zok K (2014), Unterschiede bei der Gesundheitskompetenz. WIdO Monitor 2/2014. Wissenschaftliches Institut der AOK

Zweifel P (2001), Alter, Gesundheit und Gesundheitsausgaben – eine neue Sicht. GGW 1 (1), 6–12

49

Arzneimittelverordnungen nach Regionen

Katja Niepraschk-von Dollen, Melanie Schröder und Anette Zawinell

© Springer-Verlag GmbH Germany 2017
U. Schwabe, D. Paffrath, W.-D. Ludwig, J. Klauber (Hrsg.), *Arzneiverordnungs-Report 2017*
DOI 10.1007/978-3-662-54630-7_50

Auf einen Blick

Die regionalen Verordnungsmengen und Umsätze je Versicherten unterscheiden sich zwischen den Kassenärztlichen Vereinigungen. Auch wenn sich diese Unterschiede durch eine Altersstandardisierung angleichen, bleibt die Rangfolge der Regionen nach Verbrauch und Umsatz ähnlich.
Starke regionale Variation sieht man im Anteil der Biosimilars an allen Arzneimitteln des gleichen Wirkstoffs. Der ungewichtete durchschnittliche Biosimilaranteil reicht von 22,2% in Baden-Württemberg bis 41,4% in Brandenburg.
Am Beispiel der Antidiabetika, die die frühe Nutzenbewertung gemäß AMNOG durchlaufen haben und keinen belegbaren oder nur einen geringen Zusatznutzen attestiert bekamen, wird ein anderer Aspekt der regionalen Variation beleuchtet: Die Umsetzung der Information der frühen Nutzenbewertung in der Praxis, die regional sehr unterschiedlich ausfällt.

Die Arzneimittelversorgung in der gesetzlichen Krankenversicherung (GKV) wird auf der Ebene der 17 Kassenärztlichen Vereinigungen (KVen) organisiert. Die KV-Regionen entsprechen nahezu den Bundesländern; eine Ausnahme ist lediglich Nordrhein-Westfalen, das in zwei KVen, Nordrhein und Westfalen-Lippe, unterteilt ist. Im Folgenden werden die Arzneimittelverordnungen des Fertigarzneimittelmarktes auf Basis dieser Regionen analysiert. Dabei erfolgt die Zuordnung der Verordnungen anhand der KV-Zugehörigkeit des ausstellenden Arztes.

50.1   Überblick über den Arzneimittelmarkt in den Regionen

Die betrachteten 17 KV-Regionen unterscheiden sich sowohl in der Anzahl der zu versorgenden GKV-Versicherten als auch in der demografischen Zusammensetzung. Um einen fairen Vergleich der Regionen zu erreichen, müssen diese Faktoren berücksichtigt werden. Zunächst werden die regionalen Verordnungs- und Umsatzmengen als Werte je GKV-Versicherter dargestellt, sodass der unterschiedlichen Größe der Region Rechnung getragen wird. Zudem soll mit Hilfe einer direkten Altersstandardisierung verhindert werden, dass Unterschiede in der Altersstruktur der Versicherten in der Region zu Verzerrungen führen. So ist bekannt, dass der Arzneimittelverbrauch im höheren Alter zunimmt (▶ Kapitel 49). Die Informationen zu den Altersangaben der Versicherten werden den Rezeptdaten nach § 300 SGB V entnommen. Um die Altersstandardisierung durchzuführen, wird die Altersverteilung in den Regionen aus der amtlichen Statistik KM6 (Stichtag 1. Juli 2016) herangezogen. Bei der direkten Altersstandardisierung wird für die einzelnen KVen die gleiche Altersverteilung wie in der gesamten GKV unterstellt.

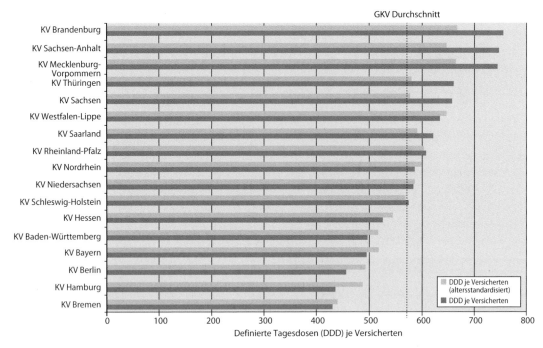

◘ Abbildung 50.1 Regionale Arzneiverordnungen in definierten Tagesdosen (DDD) je Versicherten im Jahr 2016 mit und ohne Altersstandardisierung.

◘ Abbildung 50.1 zeigt deutliche Unterschiede in den Gesamtverordnungen je GKV-Versicherten im Fertigarzneimittelmarkt zwischen den einzelnen KV-Regionen. Das Verordnungsvolumen von definierten Tagesdosen (DDD) je GKV-Versicherten im Jahr 2016 war in den KV-Regionen Brandenburg mit 756, Sachsen-Anhalt mit 748 und Mecklenburg-Vorpommern mit 745 am höchsten, während die KV-Regionen Bremen mit 431 und Hamburg mit 436 das geringste DDD-Volumen aufweisen. Wie erwartet nähern sich durch eine Altersstandardisierung die regionalen Unterschiede teilweise an. Insgesamt ändert sich nur wenig an der bisherigen Rangfolge, die KVen Mecklenburg-Vorpommern, Sachsen Anhalt und Brandenburg bleiben weiterhin die Regionen mit dem höchsten Arzneimittelverbrauch. Regionen mit einem hohen Anteil älterer GKV-Versicherter wie Brandenburg, Sachsen-Anhalt, Mecklenburg-Vorpommern, Sachsen und Thüringen weisen nach erfolgter Altersstandardisierung durchaus deutlich niedrigere DDD-Mengen auf. In den Regionen, in denen der Anteil der älteren Population dagegen geringer ist als in der gesamten GKV, wie in der KV Hamburg oder in Berlin, steigt die Verordnungsquote mit der Standardisierung. Zusammenfassend bleiben mit der Altersstandardisierung erhebliche Unterschiede in den KV-Regionen bestehen. Mögliche Ursachen könnten in den regionalen Unterschieden, in der Morbidität, der sozioökonomischen Struktur der Versicherten (Lampert and Kroll 2014) oder auch in einem unterschiedlichen Verordnungsverhalten der Ärzte begründet sein.

In 2016 lag der durchschnittliche Arzneimittelumsatz je GKV-Versicherten bei rund 507 Euro. Es zeigt sich ein ähnliches Bild wie bei den Arzneimittelverordnungen in DDD. Die KV Mecklenburg-Vorpommern weist mit 651 Euro den höchsten Wert auf, gefolgt von Sachsen-Anhalt mit 631 Euro. Die KV-Region Bremen hat mit 407 Euro einen um 37% geringeren Umsatz je GKV-Versicherten als der Spitzenreiter Mecklenburg-Vorpommern, der Abstand zum GKV-Durchschnitt beträgt 20%. Wie in der Analyse der Gesamtverordnungen nivelliert die Altersstandardisierung auch hier einen großen Teil der vorliegenden regionalen Unterschiede. In

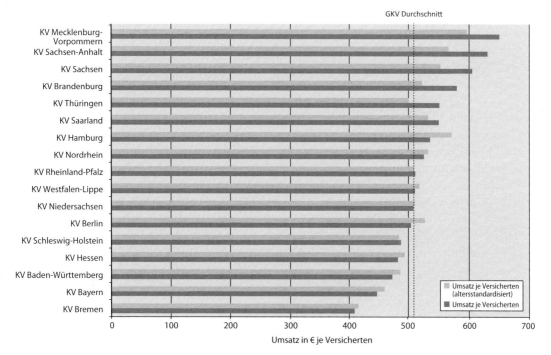

GKV Durchschnitt

◻ Abbildung 50.2 Regionaler Umsatz je Versicherten in Euro im Jahr 2016 mit und ohne Altersstandardisierung.

Sachsen-Anhalt und in Mecklenburg-Vorpommern verringern sich die Umsatzraten nach Altersstandardisierung, in Hamburg dagegen steigt die Umsatzrate an. Auffällig ist in der KV Region Hamburg der hohe Umsatz, der Hamburg auf Platz zwei der Rangfolge nach Altersstandardisierung führt, bei gleichzeitig niedrigem DDD-Volumen (◻ Abbildung 50.2). Hier müssen andere Erklärungsansätze wie kostenintensive Krankheiten, teure Arzneimittel oder auch Effekte der Umlandversorgung herangezogen werden. So ist zu vermuten, dass sich hier die intensive Spezialversorgung von Versicherten aus angrenzenden KV-Regionen umsatzsteigernd für diese Regionen auswirkt.

50.2 Regionale Verordnung von Biosimilars

Seit 2006 gibt es in Deutschland für einige gentechnologisch hergestellte Arzneimittel mit abgelaufenen Schutzfristen Präparate von Zweitanbietern, sogenannte Biosimilars. Ihre Qualität, biologische Aktivität, Sicherheit und Wirksamkeit gegenüber dem Original (Referenzprodukt) ist durch die europäische Zulassung belegt (European Medicines Agency 2014, 2017). Die Arzneimittelkommission der deutschen Ärzteschaft empfiehlt in ihrem aktuellen Leitfaden zu Biosimilars (Arzneimittelkommission der Deutschen Ärzteschaft 2017) diese als wirtschaftlichere Alternative sowohl für die Erstverordnung als auch für eine Umstellung vom Referenzprodukt (Switch). Im Verordnungsjahr 2016 waren für sieben Wirkstoffe Biosimilars verfügbar: Somatropin, Epoetin alfa/zeta, Filgrastim, Infliximab, Follitropin alfa, Insulin glargin und Etanercept (vgl. ► Kapitel 1 und ► Kapitel 4).

In ◻ Abbildung 50.3 wird der Anteil der Tagesdosen der verordneten Biosimilars den Tagesdosen aller Präparate des gleichen Wirkstoffes gegenübergestellt. Diese Vergleichsgruppe umfasst neben den Biosimilars und den Referenzprodukten gemäß EMA-Zulassung auch weitere wirkstoffgleiche Originalprodukte.

Die regionale Analyse der Biosimilaranteile zeigt nicht nur Unterschiede nach Wirkstoffen,

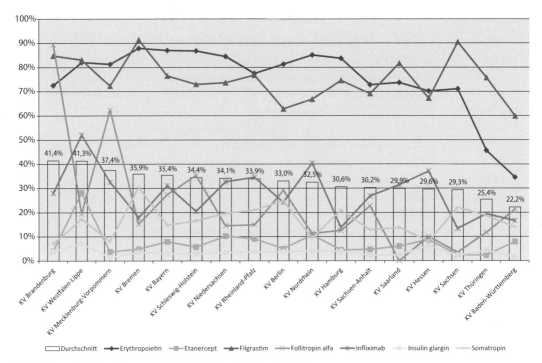

◘ Abbildung 50.3 Verordnungsanteil der Biosimilars je Region in 2016.

sondern auch eine hohe Variabilität zwischen den Regionen. Im Schnitt rangieren die ungewichteten durchschnittlichen Biosimilaranteile in den Regionen zwischen 22,2% in Baden-Württemberg und 41,4% in Brandenburg. Während die Biosimilaranteile für Erythropoetine in allen Regionen relativ hoch und die Anteile von Insulin glargin in allen Regionen relativ niedrig sind, variieren die Biosimilaranteile über die Regionen am stärksten bei Follitropin alfa und Infliximab. So wurden in der Region Brandenburg 89% der Follitropin alfa Tagesdosen als Biosimilar verordnet, im Saarland nahezu ausschließlich das Originalprodukt.

Ein Vergleich zwischen den einzelnen Regionen bildet nicht nur den Status quo des biosimilarfähigen Marktes ab, er zeigt ebenso unterschiedliche Herangehensweisen im Umgang mit diesen Arzneimitteln auf. Möglicherweise schlagen sich regional unterschiedliche Verordnungsmindestquoten in den Rahmenvorgaben für Arzneimittel nach § 84 SGB V in den unterschiedlichen Anteilen nieder. So konnte am Beispiel von Infliximab gezeigt werden, dass Unterschiede zwischen den realisierten Biosimilaranteilen bestehen, je nachdem ob es eine ver-

einbarte Biosimilarquote gibt: Regionen mit Biosimilarquote weisen höhere Biosimilaranteile auf. Inwieweit die Höhe der Biosimilarquote Einfluss auf den realisierten Biosimilaranteil hat, konnte allerdings nicht nachgewiesen werden (Arbeitsgemeinschaft probiosimilars 2017). Auffällig ist die Region Westfalen-Lippe, die bei allen betrachteten Wirkstoffen relativ hohe Biosimilaranteile aufweist. Bereits seit 2009 werden dort Biosimilars in den Arzneimittelvereinbarungen berücksichtigt und die verordnenden Ärzte werden über ihre persönlich erreichte Quote aktiv informiert (Kassenärztliche Vereinigung Westfalen-Lippe 2016).

Daneben können Selektivverträge ebenfalls ihre Steuerungswirkung entfalten. Die Höhe des Biosimilaranteils wird dadurch bestimmt, welches Arzneimittel – ob Biosimilar, Referenzprodukt oder ein anderes wirkstoffgleiches Original – einem Rabattvertrag unterliegt. Ein niedriger Biosimilaranteil in einer Region muss somit nicht unmittelbar mit einer unwirtschaftlicheren Verordnungsweise gleichzusetzen sein.

In dieser Analyse der Verordnungsanteile der Biosimilars wird der Wettbewerb zwischen den

Präparaten eines gentechnologisch hergestellten biosimilarfähigen Wirkstoffes dargestellt. Mit Zunahme der Verfügbarkeit von mehreren gentechnologischen sowie biosimilarfähigen Wirkstoffen innerhalb einer Indikation (Beispiel Rheumatoide Arthritis: Infliximab, Etanercept, Rituximab und Adalimumab) gibt es nicht nur die Konkurrenz zwischen Biosimilar und Original. Für eine wirtschaftliche und evidenzbasierte Verordnung sind mehrere Wirkstoffe in den Blick zu nehmen. Da ein großer Teil der heute im Markt befindlichen gentechnologisch hergestellten Arzneimittel ist vor Beginn der frühen Nutzenbewertung in den Handel gekommen ist, fehlt eine Bewertung ihres jeweiligen Stellenwertes in der Therapie. So ist zu begrüßen, dass der Gemeinsame Bundesausschuss das Institut für Qualität und Wirtschaftlichkeit im Gesundheitswesen beauftragt hat, eine Nutzenbewertung von Biologika zumindest zur Behandlung der rheumatoiden Arthritis durchzuführen (Institut für Qualität und Wirtschaftlichkeit im Gesundheitswesen (IQWIG) 2017).

Vor diesem Hintergrund sind die einzelnen Regionen besonders gefordert. Um eine qualitativ hochwertige und wirtschaftliche Versorgung zu gewährleisten, müssen Instrumente wie Biosimiliarquoten und Selektivverträge mit unabhängigen Arzneimittelinformationen gekoppelt und in geeigneter Weise in die Praxis gebracht werden.

50.3 Regionale Verordnung ausgewählter AMNOG-Arzneimittel

Mit der frühen Nutzenbewertung werden seit 2011 Arzneimittel mit neuen Wirkstoffen beurteilt. Es wird der Zusatznutzen zur bisherigen Arzneimitteltherapie, das Ausmaß des Zusatznutzens und die therapeutische Bedeutung durch den Gemeinsamen Bundesausschuss festgelegt und darauf basierend ein Erstattungsbetrag vereinbart. (§ 35a SGB V). Im Jahr 2016 lagen für insgesamt 172 Arzneimittel AMNOG-Bewertungen vor (vgl. ▶ Kapitel 5). Hauptsächlich wurden in den letzten Jahren neue Arzneimittel gegen Krebserkrankungen und Infektionskrankheiten, sowie Antidiabetika und Arzneimittel zur Behandlung verschiedener seltener Erkrankungen (Orphan Drugs) zugelassen und bewer-

tet. Wird der Anteil dieser Arzneimittel im Verhältnis zum gesamten Fertigarzneimittelmarkt regional betrachtet, nehmen die verordneten Tagesdosen der AMNOG-Arzneimittel insgesamt einen relativ geringen Anteil von 1,9% ein, der regional zwischen 1,4% in Bremen bis zu 2,4 % in der Region Brandenburg variiert. Diesem geringen Verordnungsanteil steht ein deutlich höherer Umsatzanteil von durchschnittlich 14,8% gegenüber. Regional liegt der Umsatz der betrachteten AMNOG-Arzneimittel am Gesamtfertigarzneimittelumsatz zwischen 11,6% in Brandenburg und 19,6% in der Region Berlin.

Die ◘ Abbildung 50.4 zeigt, dass niedrige Verordnungsanteile nicht unbedingt im Zusammenhang mit geringen Umsatzanteilen stehen. Insbesondere die KV Brandenburg fällt mit dem regional höchsten Anteil an Tagesdosen bei gleichzeitig niedrigem Umsatzanteil auf, wogegen die KV Berlin und Hamburg einen besonders hohen Umsatzanteil bei einem moderaten Verordnungsanteil erreichen. So ist zu vermuten, dass diese Regionen durch intensive Spezialversorgung mit teuren Arzneimitteln gekennzeichnet sind, die unter anderem auch das Umland versorgen. Zudem spielt hier sicherlich auch die relativ teure Versorgung mit den neuen Arzneimitteln zur Behandlung von chronischen Infektionskrankheiten wie Hepatitis-C eine Rolle: So war die Anzahl der Erstdiagnosen von Hepatitis-C je Einwohner in Berlin, Hamburg, Bayern und Baden-Württemberg besonders hoch (Zimmermann et al. 2017). Hohe Verordnungsanteile in Verbindung mit geringen Umsatzanteilen können dagegen als Hinweis auf eine hohe regionale Prävalenz von Krankheiten sein, die mit relativ günstigen AMNOG-Wirkstoffen, wie beispielsweise Diabetesmitteln versorgt werden.

Da diese Betrachtung relativ stark durch krankheitsspezifische Morbidität beeinflusst ist und regionale Unterschiede in der Versorgung zwar aufdeckt aber nicht ausreichend erklären kann, wird ein spezieller Marktausschnitt gewählt. Im Folgenden werden die regionalen Verordnungsunterschiede von AMNOG-Arzneimitteln, insbesondere von AMNOG-Arzneimitteln mit keinem oder geringem Zusatznutzen, gegenüber einer Referenzgruppe innerhalb einer Indikation analysiert, um die Versorgungssituation zu beleuchten. Der Fokus liegt hier auf der Fragestellung der Umsetzung der frühen

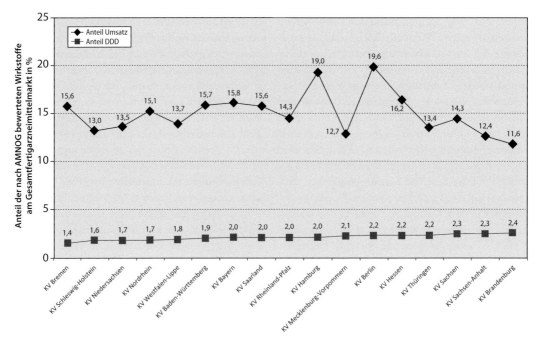

50

■ Abbildung 50.4 Anteile der nach AMNOG bewerteten Wirkstoffe am gesamten Fertigarzneimittelmarkt in 2016 nach Regionen.

Nutzenbewertung in der Praxis: Werden in einigen Regionen neue Arzneimittel mit geringem oder keinem Zusatznutzen häufiger im Vergleich zur Standardtherapie verordnet als in anderen Regionen? Hier können Rückschlüsse auf die Umsetzung der Ergebnisse der frühen Nutzenbewertung in der Praxis gezogen werden.

Exemplarisch wurden dazu ausschließlich neue, nach AMNOG bewertete Arzneimittel für das Anwendungsgebiet des Typ-2-Diabetes analysiert. Die Gruppe der Antidiabetika bietet sich an, da hier in den vergangenen Jahren eine hohe Anzahl an neuen Wirkstoffen und Wirkstoffkombinationen ein Verfahren der frühen Nutzenbewertung durchlaufen hat. Im Vergleich zu anderen Arzneimittelgruppen fallen die Nutzenbewertungen für Antidiabetika zur Behandlung des Typ-2-Diabetes relativ schlecht aus und für den Großteil der Wirkstoffe konnte kein oder nur ein geringer Zusatznutzen festgestellt werden. Einige Arzneimittel ohne belegbaren Zusatznutzen wurden daraufhin von ihren Herstellern wieder vom Markt genommen. In der folgenden Analyse werden die regionalen Unterschiede der Verordnung der gemäß AMNOG bewerteten oralen

Antidiabetika zur Behandlung des Typ-2-Diabetes mit nicht belegtem oder geringem Zusatznutzen gegenüber der Referenzgruppe, bestehend aus den oral angewendeten Präparaten der Vergleichstherapie (Metformin und einem Sulfonylharnstoff), untersucht (■ Tabelle 50.1).

Die Basistherapie eines Typ-2 Diabetes, gemäß aktueller S3-Leitlinie, ist die Schulung des Patienten hinsichtlich diabetesgerechter Ernährung, Steigerung der körperlichen Aktivität und Verringerung weiterer Risikofaktoren wie Rauchen und Alkoholkonsum (Bundesärztekammer (BAK), Kassenärztliche Vereinigung (KBV) et al. 2014). Metformin und Sulfonylharnstoffe, die als Vergleichstherapie im AMNOG-Verfahren herangezogen wurden, gelten als orale Antidiabetika mit gesicherter günstiger Beeinflussung klinischer Endpunkte und erfüllen alle Kriterien für ein Mittel der Wahl in der Diabetestherapie (vgl. ▶ Kapitel 14). Erst bei zu geringer Effektivität, Kontraindikationen und Unverträglichkeit werden geeignete zusätzliche oder andere Antidiabetika aufgrund von Wirkung, Sicherheit und Verträglichkeit empfohlen (Bojunga and Schölmerich 2015).

◻ Tabelle 50.1 Wirkstoffauswahl für die Analyse.

Wirkstoffe	Markteintritt	Höchster Zusatznutzen	DDD Nettokosten
Vergleichstherapie			
Metformin	vor 1989		0,21
Glibenclamid	vor 1982		0,19
Gliquidon	vor 1989		0,39
Gliclacid	1983		0,39
Glimepirid	1996		0,14
Metformin+Glibenclamid	2010		0,41
AMNOG-bewertete Arzneimittel			
Metformin+Sitagliptin	2008	Zusatznutzen ist nicht belegt	1,56
Metformin+Saxagliptin	2012	Zusatznutzen ist nicht belegt	1,39
Metformin+Dapagliflozin	2014	Zusatznutzen ist nicht belegt	1,20
Metformin+Empagliflozin	2016	Zusatznutzen ist nicht belegt	2,14
Sitagliptin	2007	geringer Zusatznutzen	1,59
Vildagliptin	2007	Zusatznutzen ist nicht belegt	1,38
Saxagliptin	2009	geringer Zusatznutzen	1,51
Albiglutid	2014	geringer Zusatznutzen	3,35
Dulaglutid	2015	geringer Zusatznutzen	3,13
Dapagliflozin	2012	Zusatznutzen ist nicht belegt	1,13

Die Arzneimittelgruppen der Glinide und Glitazone, ebenfalls relativ neue Arzneimittel zur Behandlung des Typ-2-Diabetes, werden hier nicht betrachtet. Sie sind bereits vor Inkrafttreten des AMNOG und der frühen Nutzenbewertung in den Markt gekommen und wurden vom Gemeinsamen Bundesausschuss in der Anlage III der Arzneimittelrichtlinie von der Verordnung ausgeschlossen bzw. erheblich eingeschränkt (Gemeinsamer Bundesausschuss 2016).

Trotz des nicht belegten oder nur geringen Zusatznutzens und der Leitlinienempfehlung als nachrangige Arzneimittel ist der Anteil der gemäß AMNOG bewerteten Arzneimittel zur Behandlung des Typ-2-Diabetes gegenüber der Vergleichstherapie aus Metformin oder einem Sulfonylharnstoff mit rund 32% relativ hoch (◻ Abbildung 50.5). Sie gelten nicht als Mittel der Wahl, haben allenfalls einen geringen Zusatznutzen bei speziellen Indikationen und sollten nur im Einzelfall zur Anwendung kommen. Der mit einem Drittel hoch erscheinende Verordnungsanteil überrascht daher.

Daneben ist auffällig, dass der Anteil dieser Wirkstoffe an den Verordnungen der gesamten Gruppe regional stark variiert (◻ Abbildung 50.5). Die Prävalenz des Diabetes unterscheidet sich zwar regional ebenfalls stark (Goffrier et al. 2017), dies spielt jedoch bei dieser anteiligen Betrachtung innerhalb einer Indikation keine Rolle. Besonders häufig werden diese neuen oralen Antidiabetika mit geringem oder keinem belegten Zusatznutzen in den KVen Brandenburg, Sachsen-Anhalt und Mecklenburg-Vorpommern mit einem Verordnungsanteil von beinahe 40% an der Gesamtgruppe verordnet. In Bremen liegt dieser Wert dagegen nur bei rund 17%. Insgesamt zeigen sich regional große Unterschiede zwischen den östlichen und den westlichen KV-Regionen. Diese Differenzen dürften allein mit Morbiditätsunterschieden (beispielsweise durch Kontraindikationen und unterschiedliche Krankheitsverläufe), wie es der Stellenwert entsprechend der Leitlinienempfehlungen vorsieht, kaum zu erklären sein.

Die große Varianz in der Verordnung von gemäß AMNOG bewerteten Arzneimitteln zur Behandlung des Typ-2-Diabetes mit geringem oder nicht beleg-

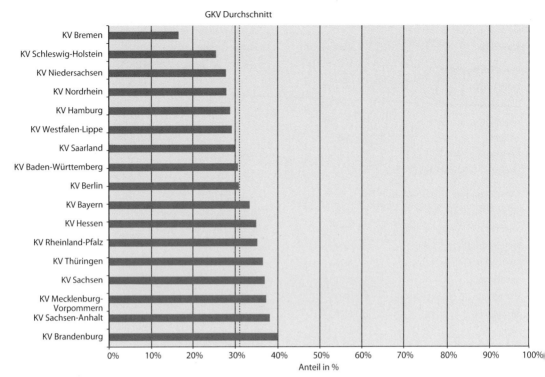

◘ Abbildung 50.5 Anteil der Antidiabetika mit der höchsten Zusatznutzenkategorie „geringer Zusatznutzen" oder „Zusatznutzen ist nicht belegt" an den Arzneimitteln der Vergleichstherapie (Metformin und Sulfonylharnstoff) und diesen AMNOG-bewerteten Arzneimitteln (◘ Tabelle 50.1) im Jahr 2016.

tem Zusatznutzen zwischen den Kassenärztlichen Vereinigungen könnte ein Hinweis auf die regional sehr unterschiedliche Informationsvermittlung der AMNOG-Ergebnisse sein. Damit verbunden ist offenbar eine unterschiedliche Einschätzung des Stellenwerts dieser Wirkstoffe. Der außergewöhnlich geringe Anteil an neuen Typ-2-Antidiabetika mit nicht belegtem oder geringem Zusatznutzen in der KV-Region Bremen von nur 17% stützt diese Annahme: Das Bremer Arzneimittelregister arbeitet intensiv daran, die Arzneimittelauswahl nach evidenzbasierten Kriterien in der Praxis zu erleichtern (Kassenärztliche Vereinigung Bremen 2017).

Die regionalen Unterschiede zeigen Potenziale für eine qualitativ hochwertigere und auch wirtschaftlichere Arzneimittelversorgung auf. Sowohl in der GKV-weiten wie auch in der regionalen Versorgung können entsprechende Arzneimittelvereinbarungen und begleitende unabhängige Informationen helfen, die Potenziale zu erschließen. Letztlich muss im Einzelfall entschieden werden, ob

ein verordnetes Medikament wirksam, sicher und unter den gegebenen Umständen wirtschaftlich ist. Die Integration der AMNOG-Informationen in die Praxissoftware ist hierfür essenziell und sollte den Ärztinnen und Ärzten zukünftig hilfreiche Unterstützung bei der Einschätzung neuer Arzneimittel, wie beispielsweise der Antidiabetika, bieten. Auch eine individuelle Pharmakotherapie-Beratung sowie Qualitätszirkel, deren Nutzen und Wirksamkeit belegt sind (Langner und Selke 2006, Fiß et al. 2015), können Bedingungen für Ärzte schaffen, Fragen zum therapeutischen Stellenwert neuer Arzneimittel und deren wirtschaftlichen Einsatz besser zu beantworten. Aktuelle wissenschaftliche Erkenntnisse zu Arzneimitteln können über diese Wege schnell den verordnenden Arzt erreichen und dieser kann sie letztlich beim Patienten zur optimalen Therapieplanung einsetzen.

Literatur

Arbeitsgemeinschaft probiosimilars (2017), Handbuch Biosimilars 2017. www.probiosimilars.de/publikationen/handbuch-biosimilars-2017

Arzneimittelkommission der Deutschen Ärzteschaft (2017), Leitfaden der Arzneimittelkommission der Deutschen Ärzteschaft zu Biosimilars. https://www.akdae.de/Arzneimitteltherapie/LF/Biosimilars/index.html. (26.07.2017)

Bojunga J., Schölmerich J. (2015), SGLT2-Inhibitoren – Eine neue Substanzklasse zur Behandlung des Typ-2-Diabetes AMT 33 (5), 137–145

Bundesärztekammer (BAK), Kassenärztiche Vereinigung (KBV), Arbeitsgemeinschaft der Wissenschaftlichen Medizinischen Fachgesellschaften (AWMF) (2014), Nationale Versorgungsleitlinie Therapie des Typ-2-Diabetes – Langfassung, www.dm-therapie.versorgungsleitlinien.de

European Medicines Agency (2014), Guideline on similar biological medicinal products. http://www.ema.europa.eu/docs/en_GB/document_library/Scientific_guideline/2014/10/WC500176768.pdf. (01.08.2017)

European Medicines Agency (2017), Biosimilars in the EU -Information guide for healthcare professionals. http://www.ema.europa.eu/docs/en_GB/document_library/Leaflet/2017/05/WC500226648.pdf. (01.08.2017)

Fiß T., Selke G.W., Langner I., Neubauer R., Knobloch A., Dolfen S. (2015), Gute Beratung ist ein Gewinn. GuG 18 (7-8), 33–36

Gemeinsamer Bundesausschuss (2016), Anlage III: Übersicht über Verordnungseinschränkungen und –ausschlüsse. https://www.g-ba.de/downloads/83-691-430/AM-RL-III_Verordnungeinschraenkungen_2016-10-25.pdf. (01.08.2017)

Goffrier B., Schulz M., Bätzing-Feigenbaum J. (2017), Administrative Prävalenzen und Inzidenzen des Diabetes mellitus von 2009 bis 2015. Zentralinstitut für die kassenärztliche Versorgung in Deutschland

Institut für Qualität und Wirtschaftlichkeit im Gesundheitswesen (IQWIG) (2017), Nutzenbewertung von biotechnologisch hergestellten Wirkstoffen zur Behandlung der rheumatoiden Arthritis https://www.iqwig.de/de/projekte-ergebnisse/projekte/arzneimittelbewertung/a16-70-nutzenbewertung-von-biotechnologisch-hergestellten-wirkstoffen-zur-behandlung-der-rheumatoiden-arthritis.7688.html. (01.08.2017)

Kassenärztliche Vereinigung Bremen (2017), Bremer Arzneimittelregister (BAR) ist jetzt in vielen Praxissystemen integriert. https://www.kvhb.de/bar-anleitungen. (31.08.2017)

Kassenärztliche Vereinigung Westfalen-Lippe (2016), Arzneimittel-Vereinbarung 2016. https://www.kvwl.de/arzt/verordnung/arzneimittel/info/agavm/somatropin_ag.pdf. (01.08.2017)

Lampert T., Kroll L. (2014), Soziale Unterschiede in der Mortalität und Lebenserwartung. GBE kompakt 5 (2).

Langner I., Selke G. (2006), Gut beraten – klug verordnen. Gesundheit und Gesellschaft 9 (11), 26–32

Zimmermann R., Seidel J., Simeonova Y., Schmidt D., Dudareva-Vizule S., Bremer V. (2017), Hepatitis C im Jahr 2016. Epidemiologisches Bulletin 30, 279–290

Teil IV
Anhang

Ergänzende statistische Übersicht

Melanie Schröder, Carsten Telschow und Jana Weiss

© Springer-Verlag GmbH Germany 2017
U. Schwabe, D. Paffrath, W.-D. Ludwig, J. Klauber (Hrsg.), *Arzneiverordnungs-Report 2017*
DOI 10.1007/978-3-662-54630-7_51

In Ergänzung zur ausführlichen Marktbetrachtung und der Marktsegmentanalyse (▶ Kapitel 4) werden im Folgenden Erläuterungen zur Berechnung definierter Tagesdosen (DDD) und zur Analyse des GKV-Fertigarzneimittelmarktes gegeben. In tabellarischen Übersichten werden außerdem Umsätze im Nicht-Fertigarzneimittelmarkt, die Entwicklungen der Arzneimittelgruppen nach ATC-Klassifikation, die DDD-Analysen kleinerer Arzneimittelgruppen sowie der Anteil der Zweitanmelder-Präparate dargestellt. Grundlage für die in den einzelnen Kapiteln dargestellten Präparate sind die 3000 verordnungsstärksten Arzneimittel des Jahres 2016. Diese decken 97,6% der Verordnungen, 97,9% der Tagesdosen (DDD) bzw. 89,6% der Nettokosten des Gesamtmarktes ab. Neben den 3000 verordnungsstärksten Arzneimitteln sind weitere Präparate in einzelnen Kapiteln aufgenommen und diskutiert worden. Die Verordnungsgrenzen wurden für jeden der Bereiche individuell gewählt, um jeweils einen repräsentativen Ausschnitt mit großer Marktabdeckung darstellen zu können:

- 163 Präparate mit mehr als 3.000 Verordnungen der Hyposensibilisierungsmittel (ATC-Gruppe der Allergen-Extrakte (V01AA)) und der Mittel zur künstlichen Befruchtung (ATC-Gruppen Prolactinhemmer (G02CB), Gonadotropine (G03GA), Ovulationsauslöser (G03GB) Hypophysen- und Hypothalamushormone und Analoga (H01)).
- 83 Arzneimittel mit Verordnungen mit mehr als 100.000 DDD, die vorrangig im Rahmen von in Apotheken hergestellten individuellen Zubereitungen abgegeben wurden und somit nicht dem Fertigarzneimittelmarkt zuzurechnen sind (ATC-Gruppen Antineoplastische Mittel (L01), GnRH-Analoga (L02AE), Hormonantagonisten (L02B), Immunsuppressiva (L04AA, L04AX) und Entgiftungsmittel für die Behandlung mit Zytostatika (V03AF)).
- Zwei Präparate, die mit mehr als 10.000 Verordnungen von Zahnärzten verordnet wurden.
- Elf weitere Präparate, die aufgrund ihrer therapeutischen oder wirtschaftlichen Bedeutung ergänzend in die Betrachtung aufgenommen wurden.

Die 3.000 verordnungsstärksten Arzneimittel des Jahres 2016 werden als Zusatzmaterial unter http://extras.springer.com bereitgestellt.

Grundlage der Auswertungen im Arzneiverordnungs-Report sind alle zu Lasten der Gesetzlichen Krankenversicherung (GKV) ausgestellten Rezepte, die über öffentliche Apotheken abgerechnet wurden und in verschiedenen Kontexten für Analysen genutzt werden (Schröder et al. 2004). Mit rund 489 Mio. Rezeptblättern basieren die Analysen des Jahres 2016 auf 828 Mio. einzelnen Verordnungen.

51.1 Warenkorb

Der Arzneiverordnungs-Report beruht auf der Datenbasis des GKV-Arzneimittelindex, die 2002 von einer 4-Promille-Stichprobe auf eine Vollerhebung umgestellt wurde. Damit stehen dem Arzneiverordnungs-Report seit dem Verordnungsjahr 2002 alle ambulanten Arzneimittelverordnungsdaten der Gesetzlichen Krankenversicherung zur Verfügung. Um die Vollständigkeit der Abrechnungsdaten sicherzustellen, werden diese quartalsweise auf die amtliche Ausgabenstatistik (KV 45) hochgerechnet. Für das Verordnungsjahr 2001 liegen hierbei sowohl die Daten der 4-Promille-Stichprobe als auch die Vollerhebungsdaten aller Rezepte nach § 300 SGB V vor. Ältere Publikationen, wie der Arzneiverordnungs-Report 2002, basieren daher auf den Stichprobendaten der Jahre 1980 bis 2001, neuere Publikationen – ab dem Arzneiverordnungs-Report 2003 – beruhen nur bis zum Jahr 2000 auf der Stichprobe, ab 2001 hingegen auf den Daten der Vollerhebung. Es kann daher zu unterschiedlichen Ergebnissen – insbesondere für das Jahr 2001 – in älteren und neueren Publikationen kommen, die zum einen durch die unterschiedlichen Datengrundlagen, zum anderen durch eine aktuellere und vollständigere Arzneimittelklassifikation zustande kommen. Insbesondere bei der Interpretation der Darstellungen von Zeitreihen ist dies zu berücksichtigen. Seit dem Jahr 2008 werden ebenfalls Ausgaben für Impfstoffe berücksichtigt. Diese werden anhand der entsprechenden Konten der amtlichen Ausgabenstatistik KV 45 geschätzt. Seit dem Arzneiverordnungs-Report 2013 werden Verordnungen von parenteralen Lösungen und Zytostatika-Zubereitungen in einem gesonderten Hochzählungsverfahren berücksichtigt.

51.2   Berechnung von definierten Tagesdosen

Als Maß für die verordnete Arzneimittelmenge wird in diesem Buch in erster Linie die definierte Tagesdosis (*defined daily dose*, DDD) verwendet. Gegenüber anderen Messgrößen wie der Anzahl der abgegebenen Packungen oder dem damit erzielten Umsatz hat die DDD den Vorteil, dass der Verbrauch eines Arzneimittels anhand einer zuvor festgelegten Wirkstoffmenge direkt gemessen wird. Veränderungen anderer Messgrößen, die ebenfalls dem Einfluss des Verordnungsverhaltens unterliegen – etwa Änderungen der Packungsgrößen oder der Preise – können den in DDD gemessenen Verbrauch nicht verfälschen. Zudem bietet diese Messgröße den Vorteil, auch international verwendet zu werden, so dass länderübergreifend vergleichende Untersuchungen des Arzneimittelverbrauchs möglich werden (Merlo et al. 1996, Pfannkuche et al. 2009).

Die definierte Tagesdosis basiert auf der Menge eines Wirkstoffes bzw. eines Arzneimittels, die typischerweise für die Hauptindikation bei Erwachsenen pro Tag angewendet wird (Nordic Council on Medicines 1985, WHO Collaborating Centre for Drug Statistics Methodology 2017a und 2017b). Für Arzneimittel, die ausschließlich bzw. vornehmlich für die Anwendung bei Kindern vorgesehen sind, werden für die Daten der vorliegenden Publikation durchschnittliche Kinderdosen eingesetzt (vgl. auch Fricke et al. 2017a, 2017b). In beiden Fällen ist zu berücksichtigen, dass die DDD nicht notwendigerweise die empfohlene oder tatsächlich verordnete Tagesdosis eines Arzneimittels wiedergibt, sondern primär eine technische Maß- und Vergleichseinheit darstellt.

In der Regel wird die DDD als in Milligramm (mg) oder Gramm (g) gemessene Wirkstoffmenge definiert. Bei einigen Kombinationspräparaten, bei denen die Wirkstoffmenge nicht als Vergleichsbasis geeignet ist, wird die DDD in Form sogenannter *Standarddosen* angegeben. Hierbei werden keine exakten Wirkstoffmengen für jedes einzelne Präparat festgelegt. Vielmehr wird für die gesamte Präparategruppe die durchschnittliche Dosierungsempfehlung ohne Berücksichtigung der Stärke der einzelnen Kombinationspartner als DDD zugrunde gelegt. Die DDD gibt in diesen Fällen die üblicherweise empfohlene Anzahl der festgelegten Einzeldosen in Form der jeweiligen Arzneizubereitungen (Tabletten, Kapseln, Ampullen, Suppositorien etc.) pro Tag an.

Die DDD für Arzneimittel aus der gleichen therapeutischen Gruppe sollen entsprechend den Grundregeln für die Festlegung von DDD-Werten in ähnlicher Weise ermittelt werden, um eine gute Vergleichbarkeit zwischen den Dosierungen zu erhalten. Innerhalb einer therapeutischen Gruppe soll nach Möglichkeit eine Äquivalenz der Wirkungsstärke (*equipotency*) angestrebt werden (Nordic

Council on Medicines 1985). Wenn für ein Arzneimittel sowohl eine Initialdosierung wie auch eine Erhaltungsdosis angegeben werden, bezieht sich die DDD grundsätzlich auf die Erhaltungsdosis. Wenn Unterschiede zwischen stationärer und ambulanter Behandlung bestehen, werden in der Regel die Angaben für die ambulante Dosierung verwendet.

Für die Berechnung definierter Tagesdosen werden die Angaben aus mehreren Quellen herangezogen. Bei Monopräparaten werden, soweit sie den Gegebenheiten des deutschen Marktes entsprechen, die DDD-Angaben der WHO benutzt. Mit dem GKV-Modernisierungsgesetz (GMG) hat der Gesetzgeber der Selbstverwaltung ein weiteres Instrument zur Information der Vertragsärzte über eine wirtschaftliche Verordnungsweise an die Hand gegeben. So können Kostenvergleiche für Arzneimittel mit Hilfe der Tagesdosis nach dem anatomisch-therapeutisch-chemischen Klassifikationssystem (ATC-System) durchgeführt werden (§ 73 Abs. 8 SGB V). Ein weiterer gesetzlicher Anwendungszweck besteht seit Mai 2006 durch das Arzneimittelversorgungs-Wirtschaftlichkeitsgesetz (AVWG), wonach die Kassenärztliche Bundesvereinigung und die Spitzenverbände der Krankenkassen jeweils für das folgende Kalenderjahr für Gruppen von Arzneimitteln in verordnungsstarken Anwendungsgebieten Vereinbarungen für eine wirtschaftliche Verordnungsweise formulieren. Diese können auf Grundlage der Klassifikation nach § 73 Abs. 8 Satz 5 SGB V festgelegt werden (§ 84 Abs. 7a SGB V).

Die gesetzliche Regelung sieht vor, dass die ATC-Klassifikation mit definierten Tagesdosen (DDD) bei Bedarf an die Besonderheiten der Versorgungssituation in Deutschland angepasst wird (Wissenschaftliches Institut der AOK 2017a). Zur Weiterentwicklung des Klassifikationssystems mit definierten Tagesdosen und zur Anpassung an die besonderen Gegebenheiten des deutschen Arzneimittelmarktes wurde im Jahr 2004 im Auftrag des Bundesministeriums für Gesundheit (BMG) eine ATC/DDD-Arbeitsgruppe beim Kuratorium für Fragen der Klassifikation im Gesundheitswesen eingesetzt, in der die maßgeblichen Fachkreise vertreten sind. Grundlage für die jährliche Anpassung der amtlichen ATC-Klassifikation ist das ATC-Code-Verzeichnis mit DDD für den deutschen Arzneimittelmarkt, das das WIdO im Rahmen des langjährigen Forschungsprojekts GKV-Arzneimittelindex kontinuierlich an die nationalen Besonderheiten adaptiert und jährlich publiziert. Im Rahmen eines Anhörungsverfahrens werden Anmerkungen zur bestehenden ATC-Klassifikation und DDD-Festlegung des GKV-Arzneimittelindex gesammelt, inhaltlich geprüft und bewertet. Auf Empfehlung der ATC/DDD-Arbeitsgruppe sowie nach Abstimmung mit dem BMG wird die Fassung dann jährlich zum 1. Januar vom BMG für amtlich erklärt (Fricke et al. 2017b).

Die den Tabellen und Abbildungen zugrunde liegenden ATC-Klassifikationen und DDD-Festlegungen entsprechen dem jeweils aktuellen Klassifikationsstand des GKV-Arzneimittelindex, der in die Systematik des WHO Collaborating Centre for Drug Statistics Methodology eingebettet ist und gleichzeitig die Grundlage für die amtliche nationale Fassung mit Gültigkeit ab 1. Januar 2018 darstellt. In sämtlichen Zeitreihen der Verordnungsanalysen sind die Verordnungen auch für die früheren Jahre mit den aktualisierten DDD-Werten berechnet worden, so dass die jeweiligen Verordnungsentwicklungen korrekt dargestellt sind.

Soweit die WHO keine Angaben festlegt, werden für Monopräparate und alle Kombinationspräparate die Dosierungsempfehlungen der Hersteller zugrunde gelegt (Fachinformationen, Gebrauchsinformationen). Wird ein Wirkstoff oder eine fixe Kombination von mehreren Herstellern für dasselbe Indikationsgebiet in den Handel gebracht, dient die Berechnung des arithmetischen Mittelwertes der Dosierungsangaben aller Hersteller als Basis für die DDD-Festlegung. Bei der Festlegung dieser mittleren DDD werden darüber hinaus Angaben aus der Fachliteratur berücksichtigt. Soweit Monographien der Kommission E formuliert wurden, fungieren die dort angegebenen Tagesdosen als Grundlage für die DDD-Festlegung bei den Phytopharmaka.

Die DDD sind üblicherweise für verschiedene Arzneiformen identisch. Wenn die Bioverfügbarkeit für einzelne Darreichungsformen jedoch unterschiedlich ist, können unterschiedliche DDD-Werte festgelegt werden. Bei topisch angewendeten Arzneimitteln gibt es häufig keine genauen Dosierungsempfehlungen des Herstellers. Hier wurde bei topischen Dermatika eine Standardfläche von 100 cm^2 zugrunde gelegt, für die üblicherweise als Einzeldosis 1 g Creme oder Salbe benötigt wird (Arndt und Clark 1979). Die DDD-Festlegung bei topischen Dermatika erfolgte daher unter Zugrundelegung einer Standarddosis von 1g pro Einzeldosis. Bei anderen topisch angewendeten Arzneimitteln wurden Herstellerangaben zur DDD-Berechnung verwendet, sofern für diese keine WHO-DDD existiert. Falls dort auch keine exakten Dosierungsempfehlungen erhältlich waren, wurde ebenfalls eine Standarddosis von 1 g pro Einzeldosis für die DDD-Berechnung zugrunde gelegt. Für Ophthalmika und Arzneimittel, die nur auf einer begrenzten Fläche angewendet werden (z. B. Stomatologika), wurde bei fehlender Dosierungsempfehlung als Standarddosis eine Einzeldosis von 0,1 g bzw. 0,1 ml (d. h. bei den Ophthalmika je 1 Tropfen pro behandeltes Auge) festgelegt.

Die in diesem Buch aufgeführten Arzneimittelnamen (Standardaggregatnamen) entsprechen den Bezeichnungen der Fertigarzneimittel in der Fachinformation. Die Bezeichnungen von Packungsgrößen, Darreichungsformen oder Stärken eines Fertigarzneimittels werden nicht erwähnt. Zusätze zum Handelsnamen wie „mite", „forte" oder „semi" werden in den Arzneimittelbezeichnungen des GKV-Arzneimittelindex üblicherweise ebenfalls nicht aufgeführt. Von diesem Grundsatz wird nur dann abgewichen, wenn eine solche Zusatzbezeichnung zur Benennung eines Arzneimittels benötigt wird, das von einem anderen Fertigarzneimittel mit gleicher Hauptbezeichnung wegen anderer Bestandteile oder einer relevanten abweichenden Indikation getrennt werden muss.

51.3 Arzneimittelausgaben und Fertigarzneimittelumsatz

Um die abgerechneten Verordnungen umfassend und in dem präsentierten Detailgrad darstellen zu können, ist es erforderlich, dass die zugrunde gelegten Verordnungsdaten nach §300 SGB V auf die inhaltlich entsprechenden Konten der amtlichen Statistik KV45 hochgerechnet werden. Hierfür können aufgrund des spezifischen Zuschnitts des verwendeten Datensatzes nicht alle Arznei- und Hilfs-

mittel-Ausgabekonten verwendet werden, da in Einzelfällen die in den einzelnen Konten verbuchten Ausgaben nicht vollständig oder gar nicht im Datensatz enthalten sind. Basis der Berechnung der GKV-Fertigarzneimittel-Nettokosten und des GKV-Fertigarzneimittelumsatzes sind die Ausgaben der GKV für Arznei-, Verband- und Hilfsmittel aus Apotheken sowie dem Versandhandel. Es wurden ebenfalls die jährlichen Ausgaben für Impfstoffe berücksichtigt, die anhand der entsprechenden Konten der Ausgabenstatistik (KV 45) geschätzt wurden. Eine Zusammenstellung der für dieses Verfahren berücksichtigten Konten gibt ◘ Tabelle 51.1.

Die über die berücksichtigten Konten verbuchten Ausgaben in Höhe von 38.350 Mio. € sind demnach um 3,7% im Vergleich zum Vorjahr gestiegen. Die amtliche vorläufige Quartals-Statistik KV 45 weist hinsichtlich der hier berücksichtigten Konten nur marginale Abweichungen zu den endgültigen Rechnungsergebnissen der GKV (KJ 1) auf. Gemäß KJ1 ergibt sich ein Ausgabenwert von 38.341 Mio. €, der damit um 9 Mio. € (0,02%) geringer ausfällt.

Unberücksichtigt bleiben im Vergleich zur amtlichen Statistik Datenlieferungen von „sonstigen Leistungserbringern", da diese Rezepte nur unvollständig in den Daten nach § 300 SGB V enthalten sind. Die nach §130a Abs. 8 und §130c SGB V vertraglich vereinbarten Rabatte werden in den amtlichen Statistiken nur nach Kassenarten getrennt in Summe dargestellt. Für die im Arzneiverordnungs-Report dargestellten produktbezogenen Kosten können diese Rabatte daher nicht berücksichtigt werden. Wo möglich bzw. in der jeweiligen Betrachtung sinnvoll werden die Rabattsummen im vorliegenden Buch berichtet.

Sowohl die Gesamtsummen zu Arzneimittelausgaben als auch die Steigerungsraten zum Vorjahr können sich aufgrund der benannten Unterschiede hinsichtlich der Kontenabgrenzungen zwischen amtlichen Darstellungen des BMG und der Analysen im Arzneiverordnungs-Report unterscheiden.

Nachdem die Arzneimittelausgaben ermittelt wurden, werden die Fertigarzneimittel-Nettokosten und der Fertigarzneimittelumsatz berechnet. Der rechnerische Zusammenhang zwischen Arzneimittelausgaben nach KV45, Fertigarzneimittel-Nettokosten und Fertigarzneimittel-Umsatz in der GKV ist in ◘ Tabelle 51.2 dargestellt. Vier Positionen ma-

❏ Tabelle 51.1 Für das Hochrechnungsverfahren berücksichtigte Konten aus der amtlichen Ausgabenstatistik KV45.

Konto	Bezeichnung	Ausgaben lt. KV45 für 2016
4300	Arznei- und Verbandmittel aus Apotheken – nur vertragsärztliche Versorgung	38.712.799.227
4310	Hilfsmittel aus Apotheken – besonderer Art	609.699.547
4330	Pauschale für die Digitalisierung der Verordnungsblätter	14.782.761
4340	Arznei- und Verbandmittel aus Apotheken – ohne vertragsärztliche Versorgung	134.727.398
4343	Arzneimittel im Rahmen der spezialisierten ambulanten Palliativversorgung	54.916.037
4346	Arznei- und Verbandmittel aus Apotheken im Rahmen der ambulanten spezialfach-ärztlichen Versorgung	125.545.499
4350	Arznei- und Verbandmittel aus Versandhandel - nur vertragsärztliche Versorgung	366.480.609
4380	Arznei- und Verbandmittel aus Versandhandel - ohne vertragsärztliche Versorgung	98.108
4390	Arzneimittelrabatte	–1.707.458.588
4393	Gesetzliche Rabatte von Apotheken	–1.102.869.897
	Arzneimittel nach KV45	37.208.720.701
5180	Schutzimpfungen nach § 20d Abs. 2 SGB V	110.028.831
5180 – gekürzt	Ausgaben für Impfstoffe nach Kürzung um ärztliche Honorare*	88.322.341
5186	Schutzimpfungen nach § 20d Abs. 1 und 3 SGB V - Regelleistungen - Arzneimittel (Impfstoffe)	1.053.317.851
	Impfstoffe nach KV 45	1.141.904.839
	Zielwert nach KV 45	38.350.625.540

* Die Ausgaben im Konto 5180 beinhalten sowohl die Impfstoffkosten als auch ärztliche Honorare als Satzungsleistungen. Um die Impfstoffkosten zu ermitteln, werden die hier gebuchten Gesamtausgaben daher um den quartalsweise berechneten Faktor der Konten 5183 und 5186 für ärztliche Honorare in der Regelleistung gekürzt.

chen eine Unterscheidung zwischen Arzneimittelausgaben und Fertigarzneimittelumsatz notwendig:

- Eigenanteil der Versicherten (seit 1.1.2004 prozentuale Zuzahlung von 10%, mind. 5 € und max. 10 €), der 2015 bei 6,4% und im Jahr 2016 bei 5,9% der GKV-Ausgaben nach KV45 gelegen hat und damit gesunken ist.
- Sprechstundenbedarf, der für die Berechnung des GKV-Fertigarzneimittelumsatzes nicht berücksichtigt wird und der im Jahr 2015 bei 3,8% und im Jahr 2016 bei 3,7% der Ausgaben nach KV45 lag.
- Verordnungen von Nicht-Fertigarzneimitteln (Rezepturen, Verbandstoffe, Krankenpflegeartikel etc.) ohne gesetzliche Abschläge. Die Nicht-Fertigarzneimittel werden im Rahmen des GKV-Arzneimittelindex nicht unter Fertigarzneimitteln geführt, sondern auf gesonderten Sammelpositionen erfasst und mit Aus-

nahme der In-vitro-Diagnostika sowie der individuell hergestellten parenteralen Lösungen und Zytostatika-Zubereitungen von der weiteren Analyse ausgeschlossen. Letztgenannte werden zusammen mit den betreffenden Fertigarzneimitteln gemeinsam im ▶ Kapitel 37, Onkologika dargestellt. Nicht-Fertigarzneimittel können auch über andere Distributionswege abgegeben werden und sind daher nicht vollständig in den Abrechnungsdaten der Apotheken nach § 300 SGB V enthalten. Die Beschreibung von Änderungsraten ist daher für diese Arzneimittelgruppen insgesamt nicht sinnvoll (Schröder et al. 2007). Zu berücksichtigen ist außerdem, dass auch nicht identifizierbare Verordnungspositionen in dieser Sammelposition summiert werden.

- Um den GKV-Fertigarzneimittelumsatz auszuweisen, werden zu den GKV-Fertigarznei-

◘ Tabelle 51.2 Zusammenhang zwischen GKV-Ausgaben, Fertigarzneimittel-Umsatz und -Nettokosten 2015/2016.

	Beträge in Mio. €		Veränderung	
	2015	2016	Mio. €	in %
GKV-Ausgaben für Arzneimittel nach KV 45[1]	36.990	38.351	1.361	3,7
Eigenanteil (2015: 6,4%) (2016: 5,9%)	2.358	2.269	–89	–3,8
Zwischensumme	39.347	40.619	1.272	3,2
Praxisbedarf (2015: 3,8%) (2016: 3,7%)	1.401	1.405	3	0,2
Zwischensumme	37.946	39.215	1.269	3,3
Umsatz für Rezepturen, Verbandstoffe, Krankenpflege-artikel usw., sowie bei der Erfassung nicht identifi-zierte Rezepte excl. gesetzl. Abschläge (2015: 15,7%) (2016: 16,8%)	5.147	5.641	495	9,6
GKV-Fertigarzneimittel-Nettokosten	32.799	33.573	774	2,4
Gesetzliche Abschläge (Fertigarzneimittel)[2] (2015: 7,2%) (2016: 7,0%)				
Apotheken (§130 SGBV)	1.088	1.100	11	1,0
Hersteller (§130a SGBV)	1.462	1.446	–16	–1,1
GKV-Fertigarzneimittel-Umsatz	35.350	36.119	769	2,2

1 Arznei-, Verband- und Hilfsmittel aus Apotheken und Versandhandel einschließlich Impfstoffe, vgl. Tab. 51.1
2 Gesetzliche Abschläge, die durch die Rezeptdaten nach § 300 SGB V erfasst sind, ohne vertraglich vereinbarte Rabatte gemäß § 130a Abs. 8 SGB V

mittel-Nettokosten, die im Jahre 2016 33.573 Mio. € betragen, die gesetzlichen Abschläge der Hersteller und der Apotheken gemäß § 130 und § 130a SGB V addiert. Der resultierende Fertigarzneimittelumsatz liegt 2016 bei 36.119 Mio. €. Der Apothekenabschlag wurde dabei für 2016 mit 1,77 € berücksichtigt. Des Weiteren gilt ein Herstellerabschlag von 7% für patentgeschützte – bzw. von 6% für patentfreie – verschreibungspflichtige Nicht-Festbetrags-arzneimittel. Für patentfreie Arzneimittel gilt weiterhin ein Abschlag von 10%, wobei Preissenkungen diesen um die jeweilige Preissenkung mindern. Letzterer kann zudem ganz entfallen, wenn der Preis 30% unterhalb des geltenden Festbetrages liegt. Soweit Rabattverträge mit einzelnen Krankenkassen oder Erstattungsbetragsvereinbarungen mit dem GKV-Spitzenverband geschlossen werden, kann der Herstellerabschlag abgelöst werden.

Die kontinuierlichen Änderungen der gesetzlichen Abschläge von Herstellern, Großhandel und Apotheken im Fertigarzneimittelmarkt haben in den letzten Jahren dazu geführt, dass sich die Veränderungsrate des Bruttoumsatzes nach Apothekenverkaufspreisen von der Veränderungsrate der Nettokosten ohne gesetzliche Abschläge unterscheidet. So erreichen die gesetzlichen Abschläge im Jahr 2016 mit 2,5 Mrd. Euro einen Umsatzanteil von 7,0% am Brutto-Fertigarzneimittelumsatz von 36,1 Mrd. Euro und haben sich damit prozentual erneut reduziert. Unberücksichtigt bleiben in dieser Betrachtung die vertraglich zwischen Krankenkassen und pharmazeutischen Herstellern ausgehandelten Rabatte nach § 130a Abs. 8 und nach § 130c SGB V,

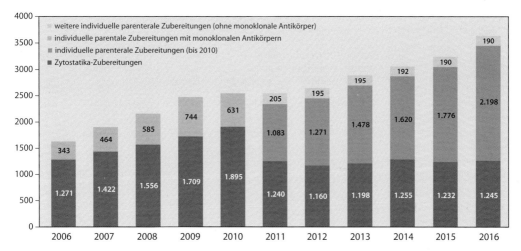

◘ Abbildung 51.1 Umsatzentwicklung der parenteralen Zubereitungen (individuell hergestellte parenterale Lösungen und Zytostatika-Zubereitungen) in den Jahren 2006 bis 2016.

da diese auf der Produktebene der Öffentlichkeit nicht bekannt sind und ausschließlich als Rabattsummen in den amtlichen Rechnungsergebnissen veröffentlicht werden. Im Jahr 2016 erreichten diese eine Höhe von 3,852 Mrd. Euro entsprechend der vorläufigen amtlichen Statistik KV45 bzw. von 3,888 Mrd. Euro nach endgültiger Statistik KJ1. Die Rabatte, die aufgrund von Verhandlungen um den Erstattungsbetrag nach § 130b SGB V erzielt wurden, sind in den Umsatz- und Nettokostenbetrachtungen des Arzneiverordnungs-Reports 2017 entsprechend der Meldungen in den Preisverzeichnissen enthalten. In allen betrachteten Ausgaben, Umsätzen und Kosten sind jeweils die Mehrwertsteueranteile enthalten. Die DDD-bezogenen Nettokosten, die für die einzelnen Arzneimittel in den Tabellen der Kapitel 8 bis 46 dargestellt werden, werden verordnungsgewichtet über alle in einem Standardaggregat zusammengefassten Arzneimittel aus den tatsächlich abgerechneten Summen berechnet.

Der Markt der Nicht-Fertigarzneimittel umfasst 2016 ein Umsatzvolumen (inkl. gesetzlicher Abschläge) von insgesamt 5.721,7 Mio. €. Die detailliertere Aufschlüsselung der Nicht-Fertigarzneimittel nach Gruppen findet sich in ◘ Tabelle 51.3. Sofern in diesen Gruppen jeweils quantifizierbare Untergruppen mit einem Bruttoumsatz von mehr als 25 Mio. € existieren, werden diese getrennt aufgeführt.

Im Jahr 2016 werden in den drei größten Gruppen (Individuell hergestellte parenterale Lösungen, Zytostatika-Zubereitungen und In-vitro-Diagnostika) 76,0% des Umsatzes der Nichtfertigarzneimittel realisiert. 63,5% des Umsatzes entfallen auf Verordnungen von individuell hergestellten parenteralen Lösungen sowie Zytostatika-Rezepturen, insbesondere in onkologischen Indikationen. Diese sind im ▶ Kapitel 37 Onkologika detaillierter dargestellt. Aus dem Verlauf der Umsätze für diese meist in speziellen Einrichtungen hergestellten Produkte für die Jahre seit 2006 wird deutlich, dass insbesondere die individuellen Zubereitungen, und hier vor allem die Zubereitungen mit monoklonalen Antikörpern erheblich zugenommen haben: Im Jahr 2016 wurde mit diesen Produkten aus Apotheken mehr umgesetzt als mit Zytostatika-Zubereitungen (◘ Abbildung 51.1). Der Umsatz mit individuellen Zubereitungen mit monoklonalen Antikörpern ist dabei im Vergleich zum Vorjahr um 23,8% angestiegen, wobei der Umsatz mit Zytostatika-Rezepturen stagniert. Innerhalb der individuell hergestellten parenteralen Lösungen entfallen 92,0% des Umsatzes auf solche mit monoklonalen Antikörpern (◘ Tabelle 51.3).

Für die beiden größten Gruppen – Individuell hergestellte parenterale Lösungen sowie Zytostatika-Zubereitungen – sind in ◘ Tabelle 51.4 die zehn umsatzstärksten Wirkstoffe/Wirkstoffkombinatio-

Tabelle 51.3 Verordnungen von Nicht-Fertigarzneimitteln 2016.

	Wert je Verordnung (€)	Verordnungen (Mio.)	Verordnungsanteil in %	Änderung in % zum VJ	Umsatz (Mio. €)	Umsatzanteil in %	Änderung in % zum VJ
Individuell hergestellte parenterale Lösungen	1927,93	1,2	1,6	8,5	2388,4	41,7	17,7
Individuell hergestellte parenterale Lösungen mit Monoklonalen Antikörpern	2902,35	0,8	1,0	15,0	2198,5	38,4	19,2
Individuell hergestellte parenterale Ernährungslösungen	663,41	0,1	0,2	0,8	80,3	1,4	0,9
Individuell hergestellte parenterale Lösungen mit Folinaten, die keine weiteren Wirkstoffe enthalten	142,59	0,3	0,3	-4,7	37,7	0,7	-1,3
Sonstige Individuell hergestellte parenterale Lösungen	749,33	0,1	0,1	3,5	71,9	1,3	-0,8
Zytostatika-Zubereitungen	519,69	2,4	3,1	-0,8	1245,0	21,8	1,1
In-vitro-Diagnostika	27,99	25,5	32,9	1,5	713,1	12,5	-0,2
Glucose-Testzone, Blut	26,86	25,2	32,5	1,5	675,7	11,8	-0,3
Gerinnungsparameter	147,36	0,2	0,3	0,6	35,7	0,6	0,7
Sonstige In-vitro-Diagnostika	21,84	0,1	0,1	0,6	1,8	< 0,1	16,0
Pflaster und Verbandstoffe	33,91	13,1	17,0	-0,6	445,3	7,8	8,0
Auseinzelung	370,96	0,7	0,9	11,3	254,1	4,4	13,3
Hilfsmittel	12,96	17,0	21,9	-21,7	219,9	3,8	-16,0
Rezepturen (auch Rezeptursubstanzen ungemischt)	22,54	7,3	9,4	-2,0	163,9	2,9	2,1
Abrechnung der Substitutionstherapie	12,12	6,5	8,4	2,8	79,1	1,4	-0,5
Abrechnung von Levomethadon-Einzeldosen	11,40	3,3	4,3	7,2	37,8	0,7	0,8
Sonstige Abrechnung der Substitutionstherapie	12,87	3,2	4,1	-1,8	41,3	0,7	-1,7
Diätetika	75,41	1,0	1,2	2,7	72,6	1,3	6,1
Sonstige nichttherapeutische Mittel	39,92	1,2	1,5		47,3	0,8	6,4
Einzeln importierte AM § 73 Absatz 3 AMG)	494,38	0,1	0,1	1,9	40,5	0,7	49,8
Blutprodukte ohne Pharmazentralnummer	180,26	0,1	0,2	-6,5	22,1	0,4	-5,9
Arzneimittel ohne Pharmazentralnummer	173,24	0,1	0,1	-36,7	9,8	0,2	16,3
Aus Fertigarzneimitteln entnommene, patientenindividuelle Teilmengen im Rahmen einer Dauermedikation (z.B. Blister)	176,22	< 0,1	0,1		6,9	0,1	-23,3

◻ **Tabelle 51.3** Verordnungen von Nicht-Fertigarzneimitteln 2016. (Fortsetzung)

	Wert je Verord-nung (€)	Verord-nungen (Mio.)	Verord-nungs-anteil in %	Ände-rung in % zum VJ	Umsatz (Mio. €)	Umsatz-anteil in %	Ände-rung in % zum VJ
Homöopathika/Biochemie u. Anthroposophika	12,89	0,5	0,6	−6,7	6,2	0,1	−1,6
Gebühren	6,46	0,5	0,7	−21,2	3,3	0,1	−20,4
Regionale und kassenspezi-fische Sonder-PZN	15,97	0,2	0,3	−22,2	3,2	0,1	−32,3
Stückelung nach Ziffer 3	49,51	< 0,1	< 0,1		0,4	< 0,1	7,9
Tierarzneimittel	39,46	< 0,1	< 0,1		< 0,1	< 0,1	
Unspezifische Produktgruppen	30,64	< 0,1	< 0,1		0,6	< 0,1	
Summe Nicht-Fertigarznei-mittel	73,98	77,3		−4,3	5.721,7		9,5
Summe Fertigarzneimittel-markt	54,43	663,6		1,0	36.118,6		2,2
Gesamtmarkt GKV-Rezepte	56,47	740,9		0,4	41.840,3		3,1

◻ **Tabelle 51.4** Umsatz und Verordnungen der zehn umsatzstärksten Wirkstoffe/Wirkstoffkombinationen in individuell hergestellten parenteralen Lösungen und Zytostatika-Zubereitungen 2016.

Wirkstoff	Verordnungen in Mio.	Bruttoumsatz in Mio. €	Änd. in %
Bevacizumab	0,4	547,2	5,1
Trastuzumab	0,5	418,2	3,0
Rituximab	0,2	283,2	−1,2
Nivolumab	0,2	239,6	540,0
Paclitaxel	0,3	186,8	4,0
Pertuzumab	0,1	157,5	73,7
Bortezomib	0,1	128,6	−3,8
Pemetrexed	0,1	123,1	−4,8
Eculizumab	< 0,1	119,8	10,7
Cetuximab	0,1	92,4	−4,1
Summe	1,8	2.296,2	
Anteil in %	43,8	63,2	
Gesamt	4,0	3.633,5	13,6

nen mit ihren jeweiligen Verordnungs- und Umsatzanteilen aufgelistet. Mit diesen zehn Wirkstoffen wurden im Jahr 2016 bereits 63,2% des Umsatzes der individuell hergestellten parenteralen Lösungen und Zytostatika-Zubereitungen erzielt. Die Zusammenstellung wurde auf der Wirkstoffanstatt Präparate-Ebene erstellt und unterscheidet sich daher von der Darstellung in Kapitel 37.

Die dritte umsatzstarke Gruppe von Verordnungen im Bereich des Nicht-Fertigarzneimittelmarktes stellen die In-vitro-Diagnostika dar. In der ◻ Tabelle 51.5 sind alle In-vitro-Diagnostika aufgeführt, die 2016 einen Umsatz von mehr als 5 Mio. € erzielt haben, wobei hier ausschließlich Verordnungen berücksichtigt wurden, die in den Daten nach § 300 SGB V enthalten sind, demnach sind hier

◻ Tabelle 51.5 Verordnungen von In-vitro-Diagnostika mit mehr als 5 Mio. € Umsatz pro Jahr 2016.

Präparat	Wert je Verordnung in €	Verordnungen in Mio.	Umsatz in Mio. €
Accu Chek Glucose	26,56	9,3	248,2
Contour Sensoren	26,79	8,1	215,6
LifeScan OneTouch	27,88	2,7	75,0
Freestyle	46,46	0,8	39,2
CoaguChek	147,71	0,2	34,2
Glucomen sensor	25,83	0,7	17,6
BGStar	26,03	0,5	11,7
Gluco Check	23,96	0,5	11,5
Beurer Blutzuckertest	25,56	0,3	8,7
Omnitest Blutzucker	38,65	0,2	8,2
mylife GM	25,24	0,3	6,9
Ascensia	28,62	0,2	5,5
Stada Glucose Controll	24,18	0,2	5,1
Alle In-vitro-Diagnostika	27,99	25,5	713,1

ausschließlich die über Apotheken abgerechneten Verordnungen für diese Produkte aufgeführt. Innerhalb der In-vitro-Diagnostika machen neben geringen Anteilen der Tests auf Blutgerinnung die Tests zur Bestimmung der Blut-Glukose mit 94,7% den weit überwiegenden Anteil aus.

Die den Tabellen und Abbildungen zugrunde liegenden Klassifikationen (bspw. die Abgrenzung Patentmarkt und generikafähiger Markt) entsprechen dem jeweils aktuellen Klassifikationsstand des GKV-Arzneimittelindex. Dies gilt auch für die rückwirkende Betrachtung in sämtlichen Zeitreihen der Verordnungsanalysen, so dass die jeweiligen Verordnungsentwicklungen in sich korrekt dargestellt sind und daher von den Werten in früheren Ausgaben des Arzneiverordnungs-Reports abweichen können.

51.4 Erläuterungen zur Komponentenzerlegung

Die in ▶ Kapitel 4 dargestellte Analyse des Arzneimittelmarktes basiert im GKV-Arzneimittelindex auf dem Konzept der Komponentenzerlegung. Die Umsatzentwicklung wird danach in Preis-, Mengen- und Strukturkomponenten zerlegt. Die Komponen-

tenzerlegung wird dabei differenziert nach Arzneimittelgruppen der ATC-Klassifikation dargestellt. Wie bisher erfolgt ebenfalls eine Komponentenanalyse des Gesamtmarktes. Eine detaillierte Beschreibung der Methode und der zu Grunde liegenden Algorithmen findet sich bei Reichelt (1987, 1988).

In ◻ Tabelle 51.6 wird eine Komponentenzerlegung der Umsatzentwicklung des Jahres 2016 getrennt nach ATC-Gruppen auf der 2. ATC-Ebene dargestellt. Dabei werden Arzneimittelgruppen mit einem Verordnungsanteil oder Umsatzanteil von mindestens 0,1 Prozent am Gesamtmarkt ausgewiesen, die insgesamt jeweils 96,0 Prozent des Marktes nach Umsatz und 99,1 Prozent nach Verordnungen beinhalten. Im Einzelnen werden für jede der alphabetisch aufgeführten Arzneimittelgruppen nach der ATC-Klassifikation (2. ATC-Ebene) angegeben:

- Benennung der Arzneimittelgruppe mit ATC-Code (2. ATC-Ebene),
- Brutto-Durchschnittswert je Verordnung in der Arzneimittelgruppe (Apothekenverkaufspreise inklusive Mehrwertsteuer),
- Anzahl der Verordnungen in der Arzneimittelgruppe und stückzahlmäßiger Marktanteil,
- Umsatz in der Arzneimittelgruppe (nach Apothekenverkaufspreisen inklusive Mehrwertsteuer) und umsatzmäßiger Marktanteil.

Zusätzlich werden folgende Veränderungswerte errechnet:

- Veränderung des Gesamtumsatzes (zu Brutto-Apothekenverkaufspreisen) in der Arzneimittelgruppe (rechts in der Tabelle),
- Veränderung der Verordnungszahl (Zahl der Packungen),
- Veränderung des durchschnittlichen Wertes je Arzneimittelverordnung,
- Preisveränderungen in der Arzneimittelgruppe (Preisindex nach Laspeyres als Durchschnitt der zwölf Monate),
- Warenkorbkomponente als statistischer Korrekturfaktor, der die Abweichungen des Laspeyres-Preisindex von derjenigen Preiskomponente angibt, die sich aus effektiven Umsätzen und Verordnungen ergibt (Berücksichtigung von außer Handel genommenen Präparaten und Neueinführungen sowie saisonalen Schwankungen im Warenkorb),
- Strukturkomponente: für jede der ausgewiesenen Arzneimittelgruppen wird errechnet, in welchem Umfang sich der Durchschnittswert je verkaufter Einheit (Packung) verändert hat aufgrund einer strukturell veränderten Nachfrage nach anderen Packungsgrößen, Darreichungsformen, Stärken oder anderen Arzneimitteln innerhalb der Arzneimittelgruppe. Die Strukturkomponente wird gegliedert in:
- Intermedikamentenkomponente: Veränderung des Durchschnittswertes je verkaufter Einheit (Packung) aufgrund der Veränderung der Verordnung von *anderen Arzneimitteln*,
- Intramedikamentenkomponente: Veränderung des Durchschnittswertes je verkaufter Einheit (Packung) aufgrund Verordnungsveränderung von *anderen Packungsgrößen, Stärken* und *Darreichungsformen identischer Arzneimittel*. Die Intramedikamentenkomponente wird ihrerseits untergliedert in:
- Darreichungsformen-/Stärken-Effekt: Veränderung des Durchschnittswertes je verkaufter Einheit (Packung) aufgrund Verordnungsveränderung von anderen Stärken und Darreichungsformen identischer Arzneimittel,
- Packungsgrößeneffekt: Veränderung des Durchschnittswertes je verkaufter Einheit (Packung) aufgrund Nachfrageveränderung

nach anderen Packungsgrößen identischer Arzneimittel.

Neben der Analyse der Komponenten innerhalb der einzelnen Arzneimittelgruppen erfolgt ebenfalls eine Analyse des Gesamtmarktes, die ausschließlich Anteilsverschiebungen zwischen Standardaggregaten unabhängig von Arzneimittelgruppen betrachtet. Die Gesamtmarktanalyse findet sich dabei in der Zeile unterhalb der Gruppenanalysen, eine grafische Darstellung gibt Abbildung 4.3. Um die Anteilsverschiebungen der einzelnen Arzneimittelgruppen zu bestimmen, wird berechnet, wie sich der Intermedikamenteneffekt auf Verschiebungen zwischen Arzneimittelgruppen (Inter-Arzneimittelgruppeneffekt) sowie Verschiebungen innerhalb dieser Gruppen (Intra-Arzneimittelgruppeneffekt) verteilt:

- Verschiebungen bei Fertigarzneimitteln zwischen Arzneimittelgruppen (Inter-Arzneimittelgruppeneffekt): Veränderung des Durchschnittswertes je verkaufter Einheit (Packung) aufgrund Veränderung der Verordnung von Arzneimitteln anderer Arzneimittelgruppen,
- Verschiebungen bei Fertigarzneimitteln innerhalb der Arzneimittelgruppen (Intra-Arzneimittelgruppeneffekt): Veränderung des Durchschnittswertes je verkaufter Einheit (Packung) aufgrund Veränderung der Verordnung von anderen Arzneimitteln innerhalb der einzelnen Arzneimittelgruppe.

Das methodische Konzept der Komponentenzerlegung differenziert den Arzneimittelmarkt in verschiedene Arzneimittelgruppen, für die die Komponenten Preis, Menge und Struktur ermittelt werden (Reichelt 1988). Dabei sind die einzelnen Ergebnisse der Komponentenzerlegung auf jeder Ebene der Arzneimittelgruppen sowie auf der Gesamtmarktebene interpretierbar, jedoch gilt, dass die Addition der Teilkomponenten der einzelnen Teilmärkte von den gleichen Teilkomponenten auf dem Gesamtmarkt abweicht. Insbesondere wird bereits bei Reichelt (1988) beschrieben, dass eine Addition der Strukturkomponenten der Teilmärkte strukturelle Verschiebungen zwischen den Teilmärkten unberücksichtigt lässt. Die Ergebnisse einer rein additiven Verknüpfung der Einzelergebnisse aller

◘ Tabelle 51.6 Arzneimittelgruppenübersicht und Gesamtmarkt 2016: Preis-, Mengen- und Strukturentwicklung 2015/2016.

Veränderungswerte:
1. Zeile: Indexwert in %
2. Zeile: Äquivalent in Mio. Euro

Therapeutische Gruppe	ATC Code	Wert je VO	VO 2016 in Mio.	Ant. VO	Umsatz 2016 in Mio. €	Ant. Ums.	Verord-nungen	Wert je VO	Preis-index	Waren-korbk.	Struk-turk.	Inter-medk.	Intra-medk.	Darr./Stärke	Pack-größe	Gesamt-umsatz
Aknemittel	D10	29,95	1,7	0,3	49,7	0,1	-2,8	0,4	-0,1	-0,0	0,5	-0,2	0,7	-0,2	0,9	-2,4
	D10						-1,4	0,2	-0,0	-0,0	0,3	-0,1	0,3	-0,1	0,4	-1,2
Allergene	V01	539,93	0,8	0,1	431,6	1,2	-3,3	-0,4	2,1	-0,1	-2,3	-1,8	-0,5	-0,3	-0,3	-3,7
	V01						-14,6	-1,7	9,0	-0,5	-10,2	-7,9	-2,4	-1,1	-1,2	-16,4
Analgetika	N02	38,09	45,6	6,9	1735,8	4,8	4,1	-1,5	-1,5	0,2	-0,2	-1,0	0,8	-0,2	1,0	2,6
	N02						69,3	-25,5	-25,3	2,9	-3,0	-17,0	14,0	-3,6	17,6	43,8
Andere Dermatika	D11	51,11	1,8	0,3	91,1	0,3	9,9	0,3	0,3	0,0	-0,0	-0,5	0,5	0,3	0,2	10,3
	D11						8,2	0,3	0,3	0,0	-0,0	-0,4	0,4	0,3	0,1	8,5
Angiotensinhemmstoffe	C09	27,35	58,7	8,8	1604,2	4,4	2,0	-1,1	-1,5	-1,1	1,5	1,4	0,2	-0,0	0,2	0,9
	C09						32,1	-17,8	-24,0	-18,4	24,5	21,9	2,6	-0,6	3,2	14,3
Antianämika	B03	71,51	4,1	0,6	295,1	0,8	6,1	0,3	0,1	-0,1	0,4	0,0	0,4	0,4	-0,0	6,5
	B03						17,0	0,9	0,2	-0,4	1,1	0,0	1,1	1,1	-0,1	17,9
Antiasthmatika	R03	68,29	25,5	3,8	1743,1	4,8	0,4	2,3	-2,1	-0,0	4,5	3,0	1,5	1,0	0,5	2,7
	R03						6,3	39,4	-36,7	-0,1	76,3	50,3	26,0	17,2	8,8	45,7
Antibiotika	J01	19,91	37,9	5,7	754,6	2,1	-1,8	-0,1	-0,2	-0,3	0,4	0,4	0,0	-0,2	0,2	-2,0
	J01						-14,1	-0,9	-1,7	-2,3	3,1	2,7	0,3	-1,4	1,8	-15,0
Antidiabetika	A10	81,92	29,5	4,4	2416,9	6,7	1,3	3,6	-1,2	-0,1	4,9	4,0	0,9	0,3	0,7	4,9
	A10						30,1	83,3	-28,2	-2,0	113,5	91,5	22,0	6,2	15,8	113,3
Antidiarrhoika	A07	68,47	3,4	0,5	233,4	0,6	-0,2	3,9	0,2	-0,2	3,9	2,2	1,6	1,3	0,3	3,7
	A07						-0,6	8,8	0,5	-0,5	8,8	5,1	3,7	2,9	0,8	8,3
Antidota/andere Mittel	V03	227,50	0,6	0,1	128,4	0,4	1,2	-0,5	-1,6	0,1	1,0	-1,7	2,7	3,2	-0,4	0,6
	V03						1,5	-0,7	-2,1	0,2	1,2	-2,2	3,4	4,0	-0,6	0,8
Antiemetika	A04	42,35	2,0	0,3	83,6	0,2	3,1	-1,8	-1,9	-0,1	0,2	-0,1	0,4	0,5	-0,1	1,3
	A04						2,6	-1,5	-1,6	-0,1	0,2	-0,1	0,3	0,4	-0,1	1,1
Antiepileptika	N03	69,92	11,2	1,7	783,3	2,2	3,0	-1,4	-1,9	0,2	0,2	-1,5	1,8	0,5	1,3	1,6
	N03						23,1	-11,1	-14,6	1,5	1,9	-12,0	13,9	4,2	9,8	12,0
Antihistaminika	R06	21,87	2,9	0,4	63,6	0,2	2,1	-5,2	-7,2	1,7	0,4	-0,4	0,8	-0,5	1,3	-3,3
	R06						1,3	-3,5	-4,8	1,1	0,3	-0,2	0,5	-0,3	0,8	-2,1
Antihypertonika	C02	77,95	5,0	0,8	390,1	1,1	2,1	2,8	-2,1	-0,2	5,2	0,4	4,7	1,8	2,9	5,0
	C02						8,0	10,5	-7,9	-0,9	19,3	1,7	17,7	6,9	10,8	18,5
Antiinfektiva (dermatologisch)	D06	23,77	2,5	0,4	59,2	0,2	-1,2	0,6	-0,2	0,0	0,8	0,7	0,1	-0,0	0,1	-0,6
	D06						-0,7	0,4	-0,1	0,0	0,5	0,4	0,1	-0,0	0,1	-0,4

51

Wirkstoffgruppe	ATC															
Antimykotika	J02	143,29	0,6	0,1	87,5	0,2	-1,9	4,7	-0,1	0,0	4,7	-7,4	13,1	14,8	-1,4	2,7
	J02						-1,6	4,0	-0,1	0,0	4,0	-6,7	10,7	11,9	-1,2	2,3
Antimykotika (topisch)	D01	23,90	4,3	0,7	103,9	0,3	1,5	-0,3	0,5	-0,2	-0,6	-0,9	0,3	0,0	0,3	1,1
	D01						1,5	-0,3	0,5	-0,2	-0,6	-1,0	0,3	0,0	0,3	1,2
Antineoplastische Mittel	L01	1881,12	0,9	0,1	1724,5	4,8	2,7	10,2	-1,9	0,1	12,2	10,4	1,7	1,6	0,1	13,2
	L01						43,1	157,3	-31,4	1,9	186,8	159,9	26,9	25,6	1,3	200,5
Antiparkinsonmittel	N04	80,87	6,0	0,9	483,4	1,3	0,4	-0,9	-1,6	0,1	0,7	-0,6	1,3	0,6	0,6	-0,5
	N04						1,8	-4,5	-8,0	0,3	3,2	-2,8	6,1	3,0	3,1	-2,7
Antiphlogistika/Antirheumatika	M01	17,95	40,9	6,2	734,7	2,0	-0,2	-0,7	0,1	-1,1	0,3	0,7	-0,4	-1,0	0,6	-0,9
	M01						-1,3	-5,5	1,0	-8,3	1,9	5,1	-3,2	-7,7	4,5	-6,7
Antipruriginosa	D04	9,49	0,5	0,1	4,7	0,0	5,5	0,2	1,4	-1,1	-0,1	0,1	-0,3	-0,2	-0,1	5,7
	D04						0,2	0,0	0,1	-0,1	-0,0	0,0	-0,0	-0,0	-0,0	0,3
Antipsoriatika	D05	111,55	0,9	0,1	98,8	0,3	1,4	-3,5	0,0	0,0	-3,5	-3,8	0,3	0,1	0,2	-2,1
	D05						1,4	-3,5	0,0	0,0	-3,6	-3,9	0,3	0,1	0,2	-2,2
Antiseptika/Desinfektionsmittel	D08	11,35	0,6	0,1	7,2	0,0	0,2	-0,1	1,5	-2,1	0,5	0,4	0,1	-0,1	0,2	0,2
	D08						0,0	-0,0	0,1	-0,2	0,0	0,0	0,0	-0,0	0,0	0,0
Antithrombotische Mittel	B01	87,08	22,2	3,3	1932,1	5,3	3,7	10,2	-0,5	-0,5	11,3	7,7	3,4	1,7	1,7	14,3
	B01						65,9	176,2	-9,3	-8,8	194,3	134,2	60,1	29,9	30,2	242,1
Antivertiginosa und Suchttherapeutika	N07	135,29	2,9	0,4	389,8	1,1	-1,9	-12,9	-14,4	-0,7	2,6	-12,1	16,6	16,8	-0,1	-14,5
	N07						-8,0	-58,1	-65,7	-3,0	10,6	-54,3	65,0	65,4	-0,5	-66,1
Antivirale Mittel	J05	1089,00	1,7	0,3	1870,6	5,2	-3,6	-18,4	-5,5	-0,2	-13,4	-15,9	2,9	2,4	0,5	-21,3
	J05						-76,9	-428,8	-119,7	-3,8	-305,3	-366,2	60,9	50,8	10,1	-505,8
Betarezeptorenblocker	C07	15,93	41,4	6,2	659,7	1,8	0,8	-2,2	0,1	-1,8	-0,4	-0,5	0,0	0,0	0,2	-1,4
	C07						5,3	-14,5	0,3	-11,9	-2,9	-3,2	0,0	0,0	0,2	-9,1
Blutersatzmittel	B05	90,43	2,6	0,4	237,1	0,7	-2,7	1,4	0,0	0,0	1,4	0,7	0,7	0,1	0,6	-1,3
	B05						-6,5	3,4	0,0	0,0	3,3	1,7	1,6	0,3	1,3	-3,1
Calciumantagonisten	C08	14,57	19,6	2,9	285,0	0,8	2,7	-2,6	0,2	-2,2	-0,5	-0,6	0,1	0,1	0,0	0,0
	C08						7,5	-7,4	0,5	-6,4	-1,5	-1,8	0,3	0,2	0,1	0,1
Corticosteroide (dermatologisch)	D07	18,98	9,6	1,4	182,0	0,5	0,8	-0,9	0,3	-1,8	0,6	0,3	0,3	0,1	0,2	-0,1
	D07						1,4	-1,7	0,5	-3,3	1,1	0,5	0,6	0,2	0,4	-0,2
Corticosteroide (systemisch)	H02	20,55	9,1	1,4	186,8	0,5	0,8	1,0	0,2	-0,3	1,2	1,4	-0,2	-0,3	0,1	1,9
	H02						1,5	1,9	0,4	-0,6	2,1	2,5	-0,4	-0,6	0,3	3,4
Digestiva	A09	77,90	1,0	0,1	75,4	0,2	4,5	-2,5	-0,1	-0,1	-2,3	0,8	-3,0	-4,3	1,3	1,9
	A09						3,3	-1,9	-0,1	-0,0	-1,8	0,6	-2,3	-3,3	1,0	1,4
Diuretika	C03	20,14	22,3	3,4	449,9	1,2	1,4	0,1	-0,5	-0,1	0,7	0,4	0,2	-0,3	0,5	1,5
	C03						6,3	0,3	-2,3	-0,6	3,1	2,0	1,1	-1,1	2,2	6,6
Gallen-/Lebertherapeutika	A05	70,15	0,5	0,1	38,0	0,1	2,6	2,4	0,0	-0,6	2,5	1,9	0,6	0,1	0,5	5,1
	A05						0,9	0,9	0,0	-0,0	0,9	0,7	0,2	0,0	0,2	1,8
Gichtmittel	M04	20,94	7,1	1,1	149,5	0,4	1,5	5,3	-0,0	-0,0	5,3	5,2	0,1	-0,2	0,3	6,9
	M04						2,2	7,4	-0,0	-0,0	7,4	7,3	0,1	-0,3	0,4	9,6

□ Tabelle 51.6 Arzneimittelgruppenübersicht und Gesamtmarkt 2016: Preis-, Mengen- und Strukturentwicklung 2015/2016. (Fortsetzung)

Veränderungswerte:
1. Zeile: Indexwert in %
2. Zeile: Äquivalent in Mio. Euro

Therapeutische Gruppe	ATC Code	Wert je VO	VO 2016 in Mio.	Ant. VO	Umsatz 2016 in Mio. €	Ant. Ums.	Verord-nungen	Wert je VO	Preis-index	Waren-korbk.	Struk-turk.	Inter-medk.	Intra-medk.	Darr./Stärke	Pack-größe	Gesamt-umsatz
Hämorrhoidenmittel	C05	22,02	0,9	0,1	19,4	0,1	-4,8	-2,1	0,1	-1,8	-0,4	-0,3	-0,1	-0,2	0,0	-6,8
	C05						-1,0	-0,4	0,0	-0,4	-0,1	-0,1	-0,0	-0,0	0,0	-1,4
Herztherapeutika	C01	42,51	6,7	1,0	286,4	0,8	-6,1	5,3	0,1	-0,2	5,4	4,9	0,5	0,4	0,1	-1,1
	C01						-18,1	14,8	0,3	-0,6	15,1	13,7	1,4	1,1	0,3	-3,3
Hormonantagonisten	L02	484,94	1,7	0,3	818,0	2,3	2,6	4,6	-2,0	0,1	6,5	6,4	0,1	0,1	0,0	7,2
	L02						20,0	35,2	-15,6	1,0	49,9	48,7	1,2	1,1	0,0	55,2
Husten- und Erkältungspräparate	R05	12,09	10,8	1,6	131,0	0,4	-7,8	0,6	0,8	-0,4	0,2	0,2	-0,0	0,1	-0,1	-7,2
	R05						-11,0	0,8	1,1	-0,5	0,2	0,3	-0,0	0,1	-0,2	-10,2
Hypophysen-/Hypothalamus-hormone	H01	925,57	0,4	0,1	412,3	1,1	0,1	1,4	-0,0	0,0	1,4	-2,0	3,6	3,1	0,4	1,5
	H01						0,4	5,8	-0,1	0,0	5,8	-8,5	14,3	12,5	1,8	6,2
Immunstimulanzien	L03	1967,30	0,6	0,1	1234,5	3,4	-6,5	3,5	0,0	0,1	3,5	-0,1	3,6	2,7	0,9	-3,2
	L03						-84,1	42,8	0,1	0,1	42,7	-1,8	44,5	32,9	11,6	-41,3
Immunsuppressiva	L04	1552,35	2,8	0,4	4322,0	12,0	3,9	9,6	-0,6	0,1	10,1	7,3	2,6	0,9	1,6	13,8
	L04						154,8	370,2	-22,4	2,9	389,7	286,2	103,4	37,3	66,1	524,9
Impfstoffe	J07	79,07	1,8	0,3	141,2	0,4	-11,7	5,1	0,6	0,1	4,4	3,2	1,2	1,2	-0,0	-7,2
	J07						-18,2	7,3	0,9	0,1	6,3	4,6	1,7	1,7	-0,0	-11,0
Insektizide und Repellenzien	P03	28,65	0,8	0,1	21,9	0,1	17,2	7,8	0,4	-0,4	7,8	5,4	2,3	1,3	1,0	26,3
	P03						3,1	1,5	0,1	-0,1	1,5	1,0	0,4	0,3	0,2	4,6
Kontrastmittel	V08	64,11	0,0	0,0	0,3	0,0	3,5	-18,9	-4,0	-69,7	179,1	166,7	4,6	16,6	-10,3	-16,1
	V08						0,0	-0,1	-0,0	-0,4	0,3	0,3	0,0	0,0	-0,0	-0,1
Laxanzien	A06	25,33	3,3	0,5	84,6	0,2	3,3	4,6	1,2	-0,2	3,6	1,7	1,9	0,8	1,1	8,1
	A06						2,6	3,7	1,0	-0,2	2,9	1,4	1,5	0,6	0,9	6,3
Lipidsenker	C10	30,59	21,8	3,3	665,6	1,8	4,9	6,3	-0,2	-0,2	6,7	6,9	-0,2	-0,5	0,3	11,5
	C10						30,1	38,6	-1,2	-1,2	41,1	42,3	-1,2	-3,2	2,0	68,7
Medizinische Verbände	D09	93,02	0,6	0,1	55,2	0,2	-4,6	1,5	8,9	-3,1	-3,8	-2,8	-1,1	-1,0	-0,1	-3,2
	D09						-2,7	0,8	4,8	-1,8	-2,2	-1,6	-0,6	-0,5	-0,1	-1,8
Mineralstoffe	A12	24,02	2,5	0,4	59,9	0,2	-4,2	-1,4	0,7	-0,6	-1,5	-1,8	0,3	0,1	0,2	-5,6
	A12						-2,7	-0,9	0,4	-0,4	-1,0	-1,1	0,2	0,0	0,1	-3,6
Muskelrelaxanzien	M03	51,91	2,9	0,4	151,4	0,4	5,9	-1,4	-0,6	-0,2	-0,5	-0,3	-0,2	-0,2	0,0	4,4
	M03						8,5	-2,1	-1,0	-0,3	-0,8	-0,5	-0,3	-0,3	0,0	6,4
Nichtmedikamentöse Mittel	V07	16,01	0,0	0,0	0,6	0,0	-6,7	1,9	1,1	0,1	0,7	-0,9	1,7	-2,5	4,3	-4,9
	V07						-0,0	0,0	0,0	0,0	0,0	-0,0	0,0	-0,0	0,0	-0,0

51

Ophthalmika	S01	66,54	17,4	2,6	1156,7	3,2	1,3	9,6	-0,4	-0,1	10,0	9,7	0,3	0,2	0,1	11,0
	S01						14,2	100,3	-3,9	-0,6	104,8	101,4	3,4	2,7	0,7	114,5
Ophthalmika/Otologika	S03	17,81	0,1	0,0	1,5	0,0	-9,5	-0,1	0,0	-0,0	-0,1	-0,0	-0,1	0,0	-0,1	-9,6
	S03						-0,2	-0,0	0,0	-0,0	-0,0	-0,0	-0,0	0,0	-0,0	-0,2
Osteoporosemittel	M05	132,03	2,7	0,4	351,3	1,0	-2,3	1,5	-0,4	-0,1	2,0	1,2	0,8	1,1	-0,3	-0,9
	M05						-8,4	5,4	-1,3	-0,2	6,9	4,2	2,7	3,9	-1,2	-3,0
Otologika	S02	18,34	1,3	0,2	23,0	0,1	-0,1	1,1	0,3	0,0	0,7	0,8	-0,1	-0,1	0,0	0,9
	S02						-0,0	0,2	0,1	0,0	0,2	0,2	-0,0	-0,0	0,0	0,2
Protozoenmittel	P01	23,20	0,9	0,1	21,5	0,1	0,8	-0,2	0,7	-1,2	0,4	0,8	-0,5	-0,2	-0,3	0,6
	P01						0,2	-0,0	0,1	-0,3	0,1	0,2	-0,1	-0,0	-0,1	0,1
Psychoanaleptika	N06	41,47	24,6	3,7	1018,7	2,8	-0,2	-5,2	-2,7	-0,3	-2,3	-3,7	1,5	0,1	1,4	-5,4
	N06						-2,1	-55,7	-28,6	-3,2	-23,9	-39,9	16,0	1,4	14,6	-57,8
Psycholeptika	N05	36,68	22,8	3,4	835,5	2,3	-1,6	-6,4	-5,2	-0,2	-1,0	-2,1	1,1	1,0	0,1	-8,0
	N05						-14,3	-58,0	-46,8	-2,0	-9,1	-18,3	9,2	8,4	0,8	-72,3
Rhinologika	R01	9,19	12,0	1,8	110,5	0,3	2,0	-0,5	-0,2	-2,0	1,7	1,7	-0,0	-0,0	0,0	1,5
	R01						2,2	-0,6	-0,3	-2,2	1,9	1,9	-0,0	-0,0	0,0	1,6
Schilddrüsentherapeutika	H03	15,10	27,6	4,2	417,3	1,2	2,6	-4,6	-0,2	-4,3	-0,2	-0,1	-0,1	-0,1	0,0	-2,2
	H03						10,6	-20,1	-0,7	-18,5	-0,9	-0,5	-0,4	-0,4	0,1	-9,4
Sexualhormone	G03	39,56	10,1	1,5	401,2	1,1	-3,4	2,0	0,3	-0,4	2,0	1,9	0,1	-0,0	0,1	-1,5
	G03						-14,1	7,9	1,4	-1,5	8,0	7,7	0,3	-0,1	0,4	-6,3
Spasmolytika	A03	15,45	4,5	0,7	69,3	0,2	0,5	-3,4	0,3	-0,9	-2,8	-2,8	0,0	-0,5	0,6	-3,0
	A03						0,3	-2,5	0,2	-0,6	-2,0	-2,0	0,0	-0,4	0,4	-2,1
Stomatologika	A01	14,75	2,0	0,3	29,7	0,1	6,1	0,8	1,5	-0,0	-0,6	-0,4	-0,2	-0,2	-0,0	7,0
	A01						1,7	0,2	0,4	-0,0	-0,2	-0,1	-0,1	-0,1	-0,0	1,9
Ulkustherapeutika	A02	23,52	33,7	5,1	791,5	2,2	1,2	-3,9	-4,7	0,8	-0,0	-1,0	1,0	0,0	1,0	-2,8
	A02						9,8	-32,3	-38,5	6,4	-0,1	-8,2	8,1	0,2	7,9	-22,5
Urologika	G04	45,50	7,9	1,2	357,8	1,0	2,4	-11,7	-11,1	0,4	-1,0	-1,8	0,8	1,6	-0,8	-9,6
	G04						8,8	-46,9	-44,5	1,4	-3,9	-7,0	3,1	6,0	-2,9	-38,1
Vitamine	A11	22,81	4,6	0,7	105,2	0,3	2,4	3,1	2,7	-0,2	0,7	1,6	-0,9	-0,9	-0,0	5,6
	A11						2,5	3,1	2,7	-0,2	0,7	1,6	-0,9	-0,9	-0,0	5,6
Gesamt		54,43	663,6	100,0	36.118,6	100,0	1,0	1,1	-1,6	-0,3	3,1	1,4	1,7	0,9	0,7	2,2
			100,0		100,0		362,6	406,5	-582,8	-97,9	1087,1	500,8	586,4	330,7	255,7	769,1

◻ Erläuterung zu Tabelle 51.6 Arzneimittelgruppenübersicht und Gesamtmarkt 2016: Preis-, Mengen- und Strukturentwicklung 2015/2016.

Veränderungswerte:
1. Zeile: Indexwert in %
2. Zeile: Äquivalent in Mio. €

Therapeutische Gruppe	ATC Code	Wert je VO	VO 2016 in Mio.	Ant. VO	Umsatz 2015 in Mio. €	Ant. Ums. %	Verord-nungen	Wert je VO	Preis-index	Waren-korbk.	Struk-turk.	Inter-med.	Intra-med.	Darr./Strk.	Pack'-größe	Gesamt-umsatz
Aknemittel	D10	29,57	1,778	0,27	52,65	0,16										
							3,83	3,15	1,54	0,03	1,55	0,71	0,83	-0,63	1,47	7,10
							1,91	1,58	0,78	0,02	0,78	0,36	0,42	-0,32	0,74	3,49
①		②	③	④	⑤	⑥	⑦	⑧	⑨	⑩	⑪	⑫	⑬	⑭	⑮	⑯

① Kurzbezeichnung der therapeutischen Arzneimittelgruppe und ATC-Code (2. ATC-Ebene)

② Durchschnittswert brutto je Verordnung in Arzneimittelgruppe

③ Anzahl der Verordnungen (verordneten Arzneimittelpackungen) in der Arzneimittelgruppe in Mio.

④ Stückzahlmäßiger Marktanteil der Arzneimittelgruppe in Prozent

⑤ Umsatz in der Arzneimittelgruppe in Mio. €

⑥ Umsatzmäßiger Marktanteil der Arzneimittelgruppe in Prozent

⑦ Veränderung der Verordnungszahl

⑧ Veränderung des durchschnittlichen Wertes je Verordnung

⑨ Preisindex nach Laspeyres (Durchschnitt der 12 Monate)

⑩ Warenkorbkomponente; statistischer Korrekturfaktor, der die Wirkung von saisonalen Schwankungen und Warenkorbveränderungen auf die Preiskomponente beschreibt

⑪ Veränderungen des durchschnittlichen Wertes je Verordnung in der Arzneimittelgruppe aufgrund struktureller Nachfrageveränderung gesamt

⑫ Veränderung des durchschnittlichen Wertes je Verordnung aufgrund veränderter Nachfrage nach den unterschiedlichen Arzneimitteln (Standardaggregate) der Arzneimittelgruppe

⑬ Veränderung des durchschnittlichen Wertes je Verordnung aufgrund veränderter Nachfrage nach Stärken, Darreichungsformen und Packungsgrößen identischer Arzneimittel

⑭ Veränderung des durchschnittlichen Wertes je Verordnung aufgrund veränderter Nachfrage nach Stärken und Darreichungsformen identischer Arzneimittel

⑮ Veränderung des durchschnittlichen Wertes je Verordnung aufgrund veränderter Nachfrage nach Packungsgrößen identischer Darreichungsformen und Stärken

⑯ Veränderung des Umsatzes

100 Arzneimittelgruppen für die Gesamtmarktergebnisse würde deutlich machen, dass durch eine Ausblendung der Verschiebungen zwischen Arzneimittelgruppen der Struktureffekt unter- und die Verordnungskomponente überschätzt wird (Schröder et al. 2007, vgl. auch methodische Erläuterungen bei Coca et al. 2008). Für die vollständige Darstellung der Strukturkomponente ist es somit erforderlich, neben der Komponentenanalyse innerhalb der einzelnen Arzneimittelgruppen eine Analyse des Gesamtmarktes durchzuführen, die alle Anteilsverschiebungen zwischen Arzneimitteln (Standardaggregaten) unabhängig von Arzneimittelgruppen erfasst (vgl. ❏ Tabelle 51.6).

Die Gesamtmarktbetrachtung erlaubt eine der Versorgungsrealität angemessene Analyse, da sie nicht nur Verschiebungen innerhalb von Arzneimittelgruppen sondern auch Verschiebungen zwischen Arzneimittelgruppen abbildet (Schröder et al. 2007). So wird beispielsweise die arterielle Hypertonie mit Arzneimitteln aus fünf verschiedenen Arzneimittelgruppen (2. ATC-Ebene) für das kardiovaskuläre System behandelt – Antihypertonika (C02), Diuretika (C03), Betarezeptorenblocker (C07), Calciumantagonisten (C08) und Angiotensinhemmstoffe (C09) – deren Verordnungen und Anteile sich im Jahr 2016 unterschiedlich entwickelt haben. Umsatzänderungen, die sich jedoch aus der Verordnungsverschiebung zwischen Gruppen ergeben, sind nur über eine Analyse der Strukturkomponente des Gesamtmarktes erkennbar. Dies macht deutlich, dass eine vollständige Analyse der Entwicklung des Gesamtmarktes nur dann erfolgen kann, wenn diese ohne Berücksichtigung von „Gruppengrenzen" durchgeführt wird (Schröder et al. 2007).

Die Differenzierung der Umsatzsteigerung in einzelne Umsatzeffekte orientiert sich an verschiedenen Methoden der Indexberechnung. Ganz allgemein lautet das Konzept der Berechnung eines bestimmten Umsatzeffektes

entweder:

▬ Vergleiche den tatsächlichen Umsatz der Berichtsperiode 2016 mit einem fiktiven Umsatz der Berichtsperiode, der entstanden wäre, wenn sich ausschließlich ein bestimmter Parameter (beispielsweise die Preise bei der Berechnung des Preisindex) so, wie tatsächlich beobachtet, verändert hätte, wenn aber alle anderen Parameter von der Basis- zur Berichtsperiode 2016 hin gleich geblieben wären (Paasche-Konzept);

oder:

▬ Vergleiche einen fiktiven Umsatz der Basisperiode 2015, der entstanden wäre, wenn in der Basisperiode bereits der ins Auge gefasste Parameter aus dem Jahre 2016 gegolten hätte (für die Berechnung des Preisindex: wenn in der Basisperiode bereits die Preise der Berichtsperiode gegolten hätten), mit dem tatsächlichen Umsatz der Basisperiode (Laspeyres-Konzept).

Diese konzeptionellen Überlegungen können auf alle ausgewiesenen Umsatzkomponenten angewandt werden. So gibt beispielsweise die Veränderung der Verordnungshäufigkeit (1,0%) an: Wären die Preise von der Basisperiode 2015 zur Berichtsperiode 2016 hin unverändert geblieben und hätte es in der Struktur der Verordnungen keine Veränderungen gegeben, dann wäre aufgrund der ansteigenden Verordnungsmenge auch der Umsatz angestiegen. Der Preisindex (-1,6%) gibt entsprechend an: Hätte sich die Zahl der Verordnungen von der Basisperiode 2015 zur Berichtsperiode 2016 hin nicht verändert und wäre auch die Struktur der Verordnungen gleich geblieben, so wäre der Umsatz aufgrund von Preisrückgängen um 1,6% gesunken.

In gleicher Weise kann mit der Interpretation aller anderen Umsatzeffekte, insbesondere auch aller Struktureffekte, verfahren werden. Es sei im Übrigen ausdrücklich darauf hingewiesen, dass es sich bei der Darstellung der Struktureffekte als „Wanderungen" der Verordnungen lediglich um eine bildhafte Umschreibung handelt, die nicht in jedem Falle die Realität treffen muss. Rechnerisch beziehen sich die Struktureffekte auf Veränderungen der Relationen zwischen den Verordnungszahlen einzelner Produkte (Arzneimittel bzw. Packungsgrößen, Darreichungsformen, Stärken). Bei insgesamt rückläufiger Verordnungszahl etwa würden sich die Relationen selbstverständlich auch dann verändern, wenn ein Produkt A in geringer Zahl verordnet würde, Produkt B jedoch eine konstante Verordnungszahl aufwiese. In diesem Fall träte ein umsatzsteigernder Effekt ein, wenn das Produkt A das preisgünstigere wäre.

Die Analysen können konzeptionell bedingt vorrangig Marktbewegungen zwischen dem Basiszeitraum und dem Berichtszeitraum darstellen – also innerhalb der letzten zwei Jahre. Neuere Entwicklungen wie bspw. die Preisentwicklung bei neuen Wirkstoffen bleiben ausschließlich im Rahmen der Strukturkomponente ersichtlich. Ergänzend sei daher auf die monatlich aktualisierte Analyse zur Preisentwicklung auf dem Arzneimittelmarkt des Wissenschaftlichen Institutes der AOK verweisen (Wissenschaftliches Institut der AOK 2017b). In dieser Publikation wird die Preisentwicklung für die aktuelle Marktsituation und damit auch bei neuen Arzneimitteln dargestellt und ergänzt so die klassische Analyse auf Basis des Laspeyres-Index.

51.5   Tabellarische Übersichten zu den Arzneimittelgruppen

Das ATC-System wurde bereits in der Anfangsphase der Projektarbeit für den GKV-Arzneimittelindex als international akzeptiertes Klassifikationssystem für Arzneimittel ausgewählt (Schwabe 1981) und im Laufe der Jahre für die spezifischen Belange des deutschen Arzneimittelmarktes erweitert (Schwabe 1995, Fricke et al. 2017a). Detaillierte Angaben zur Methodik der ATC-Klassifikation und DDD-Festlegung im GKV-Arzneimittelindex zusammen mit einem tabellarischen ATC-Index mit DDD-Angaben finden sich bei Fricke et al. (2017b). Diese Klassifikation basiert auf der internationalen Systematik des vom WHO Collaborating Centre (2017a) veröffentlichten Standards und ist darüber hinaus Grundlage für die amtliche nationale Fassung für Deutschland mit Gültigkeit ab 1. Januar 2018.

Die Klassifikation des ATC-Systems folgt anatomischen, therapeutischen und chemischen Prinzipien und ist daher unabhängig von Umgruppierungen, die z. B. von Herstellern in der Roten Liste vorgenommen werden. Sie erlaubt Aussagen über die therapeutische Verwendung eines Arzneimittels. In der Klassifikation des ATC-Systems werden Arzneimittel in Gruppen mit fünf verschiedenen Ebenen klassifiziert. Die erste Ebene besteht aus 14

anatomischen Hauptgruppen, die in pharmakologische/therapeutische Untergruppen untergliedert werden. Darauf folgen chemische/ pharmakologische/ therapeutische Untergruppen und schließlich die Ebene der einzelnen chemischen Substanzen. ◻ Tabelle 51.7 zeigt die Verordnungen, Nettokosten und Tagesdosen des Jahres 2016 sowie die Änderungsraten gegenüber dem Vorjahr auf der zweiten Gliederungsebene, also der pharmakologischen/ therapeutischen Untergruppe.

51.6   Weitere Übersichten zum Arzneimittelmarkt

Präparate aus Arzneimittelgruppen der 3.000 verordnungshäufigsten Arzneimittel, die nicht in den indikationsbezogenen Kapiteln erfasst sind, werden in der ◻ Tabelle 51.8 mit Angabe von Bestandteilen, definierten Tagesdosen (DDD) und DDD-Nettokosten dargestellt.

Des Weiteren finden sich in ◻ Tabelle 51.9 die Werte für Verordnungen und Nettokosten für alle nicht patentgeschützten Wirkstoffe und Wirkstoffkombinationen, sofern sie mindestens 30.000 Verordnungen im Jahr 2016 aufweisen, sowie die jeweiligen Anteile der Generika (sofern generische Produkte am Markt sind).

❏ **Tabelle 51.7** Die verordnungsstärksten therapeutischen Arzneimittelgruppen (2. ATC-Ebene) 2016.

Arzneimittelgruppe	ATC	Verordnungen		Nettokosten		DDD	
		(Mio.)	Änd. in %	(Mio. €)	Änd. in %	(Mio.)	Änd. in %
Aknemittel	D10	1,7	−2,8	43,3	−2,0	47,5	−0,5
Allergene	V01	0,8	−3,2	345,6	−4,3	139,3	−5,9
Analgetika	N02	45,6	4,1	1.622,2	2,3	662,5	2,6
Anästhetika	N01	0,3	4,2	12,8	12,3	2,8	4,0
Andere Dermatika	D11	1,8	9,9	78,7	9,7	70,1	8,8
Andere Gynäkologika	G02	0,2	−1,9	9,7	−5,0	9,3	−2,8
Angiotensinhemmstoffe	C09	58,7	2,0	1.478,2	0,7	8.894,8	2,6
Anthelmintika	P02	0,6	21,1	14,2	28,3	1,4	12,9
Antianämika	B03	4,1	6,1	283,9	6,2	292,7	7,5
Antiarthrotika/andere Mittel	M09	0,3	70,5	14,1	13,3	16,9	84,3
Antiasthmatika	R03	25,5	0,4	1.648,5	2,6	1.302,8	1,3
Antibiotika	J01	37,9	−1,8	676,2	−1,9	368,0	−0,5
Antidiabetika	A10	29,5	1,3	2.273,7	4,8	2.184,4	2,4
Antidiarrhoika	A07	3,4	−0,2	221,5	3,6	100,7	2,7
Antidota/andere Mittel	V03	0,6	1,2	119,2	0,8	12,1	2,2
Antiemetika	A04	2,0	3,1	76,8	1,4	6,9	0,1
Antiepileptika	N03	11,2	3,0	723,9	1,7	413,5	3,3
Antihämorrhagika	B02	0,3	−3,6	307,5	2,5	2,9	−3,7
Antihistaminika	R06	2,9	2,1	58,3	−2,3	112,1	4,4
Antihypertonika	C02	5,0	2,1	367,1	5,1	354,1	0,7
Antiinfektiva (dermatologisch)	D06	2,5	−1,2	52,6	−0,4	33,3	−3,7
Antimykotika	J02	0,6	−1,9	82,2	2,1	5,2	−0,2
Antimykotika (topisch)	D01	4,3	1,5	91,8	0,6	84,8	1,4
Antineoplastische Mittel	L01	0,9	2,7	1.628,3	13,8	22,1	2,4
Antiparkinsonmittel	N04	6,0	0,4	456,4	−0,3	155,1	0,3
Antiphlogistika/Antirheumatika	M01	40,9	−0,2	658,2	−0,9	1.108,6	−0,4
Antipruriginosa	D04	0,5	5,5	4,0	5,0	11,5	6,8
Antipsoriatika	D05	0,9	1,4	87,1	−2,5	45,6	2,4
Antiseptika/Desinfektionsmittel	D08	0,6	0,2	6,2	−0,7	9,7	−0,2
Antithrombotische Mittel	B01	22,2	3,7	1.845,4	14,3	1.698,8	3,7
Antivertiginosa und Suchttherapeutika	N07	2,9	−1,9	377,0	−13,2	115,4	1,0
Antivirale Mittel	J05	1,7	−3,6	1.760,8	−21,0	45,8	−0,8
Betarezeptorenblocker	C07	41,4	0,8	584,8	−1,6	2.232,5	−1,1
Blutersatzmittel	B05	2,6	−2,7	220,1	−1,3	27,2	2,2
Brusteinreibungen/Inhalate	R04	0,5	3,5	6,0	9,2	7,8	4,4
Calciumantagonisten	C08	19,6	2,7	249,6	−0,3	2.178,7	2,8
Calciumhomöostase	H05	0,2	−1,7	90,8	3,7	6,2	5,2
Corticosteroide (dermatologisch)	D07	9,6	0,8	161,4	−0,3	318,5	2,7
Corticosteroide (systemisch)	H02	9,1	0,8	167,2	1,9	437,3	0,6
Digestiva	A09	1,0	4,5	71,4	1,9	18,3	1,5

◻ Tabelle 51.7 Die verordnungsstärksten therapeutischen Arzneimittelgruppen (2. ATC-Ebene) 2016. (Fortsetzung)

Arzneimittelgruppe	ATC	Verordnungen		Nettokosten		DDD	
		(Mio.)	Änd. in %	(Mio. €)	Änd. in %	(Mio.)	Änd. in %
Diuretika	C03	22,3	1,4	404,9	2,1	1.865,8	−0,4
Gallen-/Lebertherapeutika	A05	0,5	2,6	35,1	4,8	25,4	3,9
Gichtmittel	M04	7,1	1,5	133,9	7,2	385,0	1,0
Gynäkologische Antiinfektiva	G01	0,9	−2,9	13,1	−3,3	4,4	−3,2
Hals- und Rachentherapeutika	R02	0,5	1,1	3,4	0,4	4,2	−1,9
Hämorrhoidenmittel	C05	0,9	−4,8	16,7	−6,8	13,7	−3,9
Hautschutzmittel	D02	0,5	−1,9	5,7	−2,0	15,6	−1,0
Herztherapeutika	C01	6,7	−6,1	263,6	−0,8	408,9	−7,1
Hormonantagonisten	L02	1,7	2,6	798,7	8,3	147,5	1,9
Husten- und Erkältungspräparate	R05	10,8	−7,8	116,1	−7,3	104,5	−6,0
Hypophysen-/Hypothalamushormone	H01	0,4	0,1	381,4	1,6	14,6	0,4
Immunsera/Immunglobuline	J06	0,3	1,1	342,8	6,8	3,5	4,6
Immunstimulanzien	L03	0,6	−6,5	1.143,1	−3,1	22,0	−2,6
Immunsuppressiva	L04	2,8	3,9	4.082,9	14,3	125,9	8,1
Impfstoffe	J07	1,8	−11,7	128,8	−6,9	1,9	−10,5
Insektizide und Repellenzien	P03	0,8	17,2	20,4	26,0	2,5	14,4
Laxanzien	A06	3,3	3,3	78,6	8,5	90,5	4,2
Lipidsenker	C10	21,8	4,9	606,8	11,8	2.190,2	7,0
Medizinische Verbände	D09	0,6	−4,6	55,2	−3,2	17,5	−6,5
Mineralstoffe	A12	2,5	−4,2	52,4	−5,7	115,7	−5,6
Muskelrelaxanzien	M03	2,9	5,9	139,0	4,4	117,9	3,8
Ophthalmika	S01	17,4	1,3	1.069,7	11,1	769,5	2,2
Osteoporosemittel	M05	2,7	−2,3	332,0	−0,7	213,8	−0,7
Otologika	S02	1,3	−0,1	19,9	1,0	15,2	−0,4
Protozoenmittel	P01	0,9	0,8	19,5	1,0	10,8	3,9
Psychoanaleptika	N06	24,6	−0,2	947,4	−5,1	1.650,1	1,2
Psycholeptika	N05	22,8	−1,6	773,0	−7,8	552,9	−1,5
Rhinologika	R01	12,0	2,0	98,9	1,1	309,7	2,8
Schilddrüsentherapeutika	H03	27,6	2,6	367,6	−2,3	1.800,8	1,6
Sexualhormone	G03	10,1	−3,4	358,2	−1,5	861,7	−4,3
Spasmolytika	A03	4,5	0,5	61,2	−3,4	62,4	−7,0
Stomatologika	A01	2,0	6,1	24,5	5,5	447,7	5,8
Ulkustherapeutika	A02	33,7	1,2	729,8	−3,1	3.902,2	3,9
Urologika	G04	7,9	2,4	335,7	−8,7	668,4	2,8
Vitamine	A11	4,6	2,4	88,6	2,7	532,4	8,1
Wundbehandlungsmittel	D03	0,4	−1,5	3,7	−6,9	9,6	−3,5
Weitere Arzneimittelgruppen		1,0	−5,6	544,3	18,9	16,6	−6,1
Nicht klassifiziert		< 0,1		1,2			
Gesamtmarkt GKV-Rezepte mit Fertigarzneimitteln		663,6	1,0	33.573,1	2,4	41.058,4	2,1

Angegeben sind nur therapeutische Arzneimittelgruppen mit mindestens 200.000 Verordnungen.

◘ Tabelle 51.8 **Verordnungen weiterer häufig verordneter Arzneimittel 2016.** Angegeben sind die 2016 verordneten Tagesdosen, die Änderungen gegenüber 2015 und die mittleren Kosten je DDD 2016.

Präparat	Bestandteile	DDD Mio.	Änderung %	DDD-Nettokosten €
Acidosetherapeutika				
Bicanorm	Natriumhydrogencarbonat	12,9	(+11,7)	0,80
Nephrotrans	Natriumhydrogencarbonat	3,2	(+6,5)	1,59
		16,1	(+10,6)	0,96
Anästhetika				
Versatis	Lidocain	1,3	(+9,3)	4,33
Emla	Lidocain	0,32	(+3,0)	2,28
	Prilocain			
Xylocain Salbe etc.	Lidocain	0,31	(+6,0)	0,80
		1,9	(+7,6)	3,40
Anthelmintika				
Vermox	Mebendazol	0,74	(+4,8)	3,31
Helmex	Pyrantel	0,31	(+12,6)	19,03
Surfont	Mebendazol	0,07	(+16,7)	4,38
Scabioral	Ivermectin	0,06	(neu)	30,96
Molevac	Pyrvinium	0,03	(+11,6)	26,43
Pyrcon	Pyrvinium	0,01	(+0,5)	27,08
		1,2	(+13,2)	9,47
Infusionslösungen				
Isotone Kochsalzlsg. Braun	Natriumchlorid	15,5	(−0,5)	0,86
Isot. Kochsalzlsg. Fresenius	Natriumchlorid	2,7	(+1,2)	1,05
Isot. Kochsalzlsg. BC	Natriumchlorid	0,99	(+68,0)	0,82
Kochsalz Spüllösg. Fresenius	Natriumchlorid	0,64	(−0,4)	2,54
Isot. Kochsalzlsg. Alleman	Natriumchlorid	0,64	(−4,1)	1,61
Smofkabiven zentral/ peripher	Aminosäuren Glucose Fettemulsion	0,48	(+1,8)	134,68
Addaven	Chrom(III)-chlorid Kupfer(II)-chlorid Eisen(III)-chlorid Mangan(II)-chlorid Kaliumiodid Natriumfluorid Natriummolybdat Zinkchlorid	0,35	(>1000)	8,70
Jonosteril	Natriumchlorid Natriumacetat Kaliumacetat Calciumacetat Magnesiumacetat	0,34	(−2,3)	6,19

▣ Tabelle 51.8 Verordnungen weiterer häufig verordneter Arzneimittel 2016. (Fortsetzung)

Präparat	Bestandteile	DDD Mio.	Änderung %	DDD-Nettokosten €
Tracutil	Eisen-(II)-chlorid Zinkchlorid Mangan(II)-chlorid Kupfer(II)-chlorid Chrom-(III)-chlorid Natriummolybdat Natriumselenit Natriumfluorid Kaliumiodid	0,33	(−41,6)	7,14
Olimel	Glucose Essentielle Fettsäuren Aminosäuren Elektrolyte	0,26	(−9,4)	193,72
Addel Trace	Zinkgluconat Kupfer(II)-D-gluconat Mangan(II)-D-gluconat Natriumfluorid Kaliumiodid Natriumselenit Natriummolybdat Chrom(III)-chlorid Eisen(II)gluconat	0,24	(neu)	9,16
Nutriflex Lipid	Glucose Essentielle Fettsäuren Aminosäuren Elektrolyte	0,20	(−0,9)	128,66
Ampuwa	Wasser	0,19	(−6,0)	1,27
Isot. Kochsalzlsg Eifelfango	Natriumchlorid	0,18	(−5,6)	1,46
Sterofundin	Natriumchlorid Kaliumchlorid Magnesiumchlorid Calciumchlorid Natriumlactat	0,18	(+4,7)	5,94
Ringerlösung Braun	Natriumchlorid Kaliumchlorid Calciumchlorid	0,14	(−8,6)	4,67
Isot. Kochsalzlsg Serumwerke	Natriumchlorid	0,10	(+1,6)	2,60
Nutriflex Omega	Glucose Fettemulsion Aminosäuren Elektrolyte	0,08	(+10,7)	152,76
		23,6	(+2,7)	7,88
Durchblutungsfördernde Mittel				
Cilostazol AL	Cilostazol	1,4	(+68,4)	1,61
Nafti-ratiopharm	Naftidrofuryl	1,3	(+35,0)	0,84
Pletal	Cilostazol	0,89	(−56,1)	2,03
Pentoxifyllin-ratiopharm	Pentoxifyllin	0,75	(−7,2)	0,47
Cilostazol HEXAL	Cilostazol	0,68	(+18,4)	1,73

51

◻ Tabelle 51.8 Verordnungen weiterer häufig verordneter Arzneimittel 2016. (Fortsetzung)

Präparat	Bestandteile	DDD Mio.	Änderung %	DDD-Nettokosten €
Naftilong	Naftidrofuryl	0,52	(−41,8)	0,85
Dusodril	Naftidrofuryl	0,40	(−33,3)	1,22
		6,0	(−11,3)	1,28
Enzymersatzmittel				
Biocarn	Levocarnitin	0,33	(+4,8)	3,57
Nefrocarnit	Levocarnitin	0,17	(−2,4)	3,89
Vimizim	Elosulfase alfa	0,01	(+8,9)	1331,49
Berinert	C1-Inhibitor	0,009	(+40,2)	3341,56
		0,52	(+2,8)	86,80
Hyperkaliämie-Mittel				
CPS Pulver	Polystyrolsulfonat	0,33	(+14,4)	5,61
Anti Kalium Na	Polystyrolsulfonat	0,25	(+7,5)	6,42
Resonium	Polystyrolsulfonat	0,23	(+0,3)	5,66
		0,81	(+8,0)	5,88
Impfstoffe				
Twinrix	Hepatitis-A-Virus Hepatitis-B-Oberflächenantigen	0,28	(−10,7)	67,94
Gardasil	Humaner Papillomvirus-Impfstoff (Typen 6,11,16,18)	0,27	(−29,9)	144,22
Havrix	Hepatitis A, inaktiviert, ganzes Virus	0,19	(+30,7)	46,56
Rabipur	Tollwut, inaktiviert, ganzes Virus	0,12	(−2,8)	63,19
Engerix-B	Hepatitis B, gereinigtes Antigen	0,11	(−13,9)	49,49
Gardasil 9	Humaner Papillomvirus-Impfstoff (Typen 6,11,16,18,31,33,45,52,58)	0,11	(neu)	152,48
FSME-Immun	FSME, inaktiviert, ganzes Virus	0,09	(+1,4)	39,00
Typhim	Typhus, gereinigtes Polysaccharid-Antigen	0,06	(+48,3)	23,33
Dukoral	Cholera, inaktiviert, ganze Zelle	0,06	(+22,3)	24,62
MMR-Priorix/-Vaxpro	Masern, Kombinationen mit Mumps und Röteln, lebend abgeschwächt	0,05	(−45,6)	37,70
Vaqta/K	Hepatitis A, inaktiviert, ganzes Virus	0,05	(−8,7)	48,63

◘ Tabelle 51.8 **Verordnungen weiterer häufig verordneter Arzneimittel 2016.** (Fortsetzung)

Präparat	Bestandteile	DDD Mio.	Änderung %	DDD-Nettokosten €
Cervarix	Humaner Papillomvirus-Impfstoff(Typen 16,18)	0,04	(−27,8)	132,36
Pneumovax 23	Pneumokokken, gereinigtes Polysaccharid-Antigen	0,03	(+3,2)	32,25
Encepur	FSME, inaktiviert, ganzes Virus	0,03	(+7,8)	37,17
Prevenar 13	Pneumokokken, gereinigtes Polysaccharid-Antigen, konjugiert	0,03	(+36,3)	72,92
Nimenrix	Meningokokken tetravalent (A, C, Y, W-135)	0,02	(+5,6)	44,04
Hbvaxpro	Hepatitis B, gereinigtes Antigen	0,02	(−15,6)	54,90
Boostrix	Pertussis, Antigene Tetanus-Toxoid Diphtherie-Toxoid	0,02	(−10,3)	25,77
Tollwut HDC inaktiv	Tollwut, inaktiviert, ganzes Virus	0,02	(+51,0)	46,58
Ixiaro	Encephalitis, japan. inaktiv., ganzes Virus	0,02	(+2,9)	79,41
Repevax	Diphtherie-Pertussis-Poliomyelitis-Tetanus	0,02	(−23,7)	38,68
IPV Merieux	Poliomyelitis, trivalent, inaktiviert	0,02	(−16,0)	21,04
		1,6	(−2,8)	74,42
Insektizide und Repellenzien				
Nyda	Dimeticon Triglyceride Jojobawachs	1,1	(+20,5)	5,23
Infectoscab	Permethrin	0,36	(+39,5)	19,76
Goldgeist	Pyrethrumextrakt Piperonylbutoxid Chlorocresol Diethylenglycol	0,36	(−10,9)	1,32
Infectopedicul	Permethrin	0,26	(−1,9)	7,47
Permethrin-biomo	Permethrin	0,21	(+71,9)	17,80
Dimet	Dimeticon Dodecanol	0,12	(+67,3)	6,63
Etopril	Dimeticon	0,05	(+10,7)	8,52
		2,4	(+18,2)	8,26
Pankreashormone				
Glucagen	Glucagon	0,07	(+1,5)	30,38
Parasympathomimetika/Glutamatantagonisten				
Mestinon	Pyridostigmin	4,3	(+3,2)	2,35
Ubretid	Distigmin	3,8	(+0,5)	1,54

51

◻ Tabelle 51.8 Verordnungen weiterer häufig verordneter Arzneimittel 2016. (Fortsetzung)

Präparat	Bestandteile	DDD Mio.	Änderung %	DDD-Nettokosten €
Kalymin	Pyridostigmin	2,3	(+3,8)	1,65
Myocholine-Glenwood	Bethanechol	1,9	(−1,2)	0,76
		12,3	(+1,7)	1,73
Vasoprotektoren				
Dolo Posterine N	Cinchocain	6,0	(−1,8)	1,37
Postericort	Hydrocortison	5,3	(−0,1)	0,92
Rectogesic	Glyceroltrinitrat	0,83	(−5,8)	1,59
Jelliproct	Fluocinonid Lidocain	0,54	(−24,8)	1,89
Doloproct Creme/Supp.	Fluocortolon Lidocain	0,35	(−16,9)	1,77
		13,0	(−3,1)	1,23
Sonstige Mittel				
Fieber-u.Zahnungs. Weleda	Atropa belladonna D3 Chamomilla, radix-ethanol. Decoctum D2 Echinacea Ø Echinacea purpurea ex planta tota Ø Papaver somniferum D3 Argentum metallicum praeparatum D19	0,05	(+4,5)	2,25
Summe		79,5	(+2,4)	5,75

◻ Tabelle 51.9 Anteil der Generikapräparate an Verordnungen und Nettokosten 2016.

Wirkstoff	Gesamtverordnungen		Gesamtnettokosten	
	(Tsd.)	% Generika	(Tsd. €)	% Generika
Acarbose	133,4	82,8	4560,5	81,6
Acemetacin	160,2	66,7	4009,9	46,2
Acetazolamid	108,1	87,5	2760,7	85,9
Acetylcystein	1362,1	100,0	12896,2	100,0
Acetyldigoxin	396,1	0,7	5009,1	0,7
Acetylsalicylsäure	7130,0	97,3	22951,3	94,7
Aciclovir	995,0	97,9	18945,0	98,7
Acitretin	32,5	56,8	4297,7	55,6
Adapalen	70,0	2,8	1638,5	2,5
Alendronsäure	1299,6	99,6	51290,1	99,5
Alendronsäure und Colecalciferol	86,6	40,7	3688,6	33,8
Alfuzosin	301,8	99,9	7554,5	100,0
Allopurinol	6248,3	99,8	76572,4	99,8
Allopurinol, Kombinationen	31,2	100,0	603,4	100,0

◘ Tabelle 51.9 Anteil der Generikapräparate an Verordnungen und Nettokosten 2016. (Fortsetzung)

Wirkstoff	Gesamtverordnungen		Gesamtnettokosten	
	(Tsd.)	% Generika	(Tsd. €)	% Generika
Alprazolam	281,7	92,1	3890,9	89,1
Amantadin	179,5	89,4	3270,8	87,1
Ambroxol	1685,1	73,1	5067,3	62,3
Amiodaron	503,5	99,0	29246,0	99,0
Amisulprid	245,8	94,9	16266,3	94,3
Amitriptylin	2033,5	100,0	33366,9	100,0
Amitriptylinoxid	69,3	100,0	1062,8	100,0
Amlodipin	12872,3	99,9	143276,1	99,9
Amoxicillin	5730,1	100,0	76239,1	100,0
Amoxicillin und Clavulansäure	1587,3	99,8	60570,5	99,8
Amphotericin B	402,9	0,1	12396,5	5,0
Anastrozol	190,5	99,9	15727,3	99,9
Aripiprazol	382,9	81,1	111721,7	72,7
Atenolol	566,7	98,5	8223,4	98,1
Atenolol und Chlortalidon	88,1	98,4	2697,2	97,6
Atenolol und Nifedipin	39,5	38,4	1956,9	35,1
Atorvastatin	4541,0	99,7	78625,3	99,8
Atropin	50,8	100,0	833,5	100,0
Azathioprin	657,3	97,8	25468,4	97,8
Azelastin	90,2	20,3	1606,1	12,6
Azithromycin	2831,2	99,5	34010,7	99,5
Baclofen	741,8	91,4	15353,7	81,7
Beclometason	971,1	94,5	27357,0	91,4
Benazepril	80,1	81,5	1085,4	81,6
Benazepril und Hydrochlorothiazid	101,8	88,3	2251,1	88,4
Bendroflumethiazid und Amilorid	68,3	100,0	1442,1	100,0
Benperidol	61,3	82,0	2364,6	82,9
Benzbromaron	62,9	100,0	914,4	100,0
Betahistin	1106,3	100,0	17684,2	100,0
Betamethason	1690,1	81,6	26790,4	78,4
Bezafibrat	239,5	89,9	5557,6	89,2
Bicalutamid	132,9	99,8	32478,5	99,8
Biperiden	290,7	40,9	5581,4	34,2
Bisacodyl	111,0	35,4	970,4	18,0
Bismutsubcitrat, Tetracyclin und Metronidazol	31,8	100,0	2967,1	100,0
Bisoprolol	16144,1	98,8	190651,9	98,8
Bisoprolol und Hydrochlorothiazid	1423,0	98,5	30300,2	98,5
Brimonidin	311,6	90,5	14116,5	88,4
Brinzolamid	533,0	16,0	24752,8	14,7
Bromazepam	563,1	100,0	6702,3	100,0

◻ Tabelle 51.9 Anteil der Generikapräparate an Verordnungen und Nettokosten 2016. (Fortsetzung)

Wirkstoff	Gesamtverordnungen		Gesamtnettokosten	
	(Tsd.)	% Generika	(Tsd. €)	% Generika
Bromocriptin	49,6	89,6	1831,0	89,1
Budesonid	2766,4	95,2	129209,4	95,5
Buprenorphin	702,7	26,4	81549,8	29,9
Bupropion	282,4	32,7	29645,0	29,7
Buspiron	32,1	100,0	1046,1	100,0
Butylscopolamin	90,5	6,3	723,5	9,0
Cabergolin	60,1	40,4	5867,9	38,0
Calcipotriol	217,5	3,5	8622,8	3,2
Calciumacetat	95,2	100,0	1751,0	100,0
Candesartan	5830,0	99,2	130800,4	99,1
Candesartan und Amlodipin	51,2	100,0	3131,2	100,0
Candesartan und Hydrochlorothiazid	2726,0	98,8	90487,1	98,8
Capecitabin	75,6	94,6	11403,4	88,7
Captopril	401,0	100,0	4539,5	100,0
Captopril und Hydrochlorothiazid	219,0	100,0	4138,8	100,0
Carbamazepin	767,8	89,9	19846,6	88,7
Carbimazol	331,9	100,0	5309,5	100,0
Carvedilol	1798,0	99,7	33069,3	99,7
Cefaclor	1499,2	99,1	26283,6	99,0
Cefadroxil	128,9	100,0	3056,3	100,0
Cefalexin	55,7	100,0	1167,0	100,0
Cefixim	412,1	100,0	8744,7	100,0
Cefpodoxim	711,4	97,8	16479,7	98,2
Cefuroxim	4820,6	99,4	83060,8	99,4
Celecoxib	662,9	91,2	20148,9	79,7
Celiprolol	60,7	85,7	733,6	86,9
Cetirizin	731,2	99,8	5157,6	99,5
Chinin	266,9	100,0	7882,9	100,0
Chloralhydrat	56,0	0,0	913,0	0,0
Chlormadinon	145,9	100,0	2827,4	100,0
Chlormadinon und Ethinylestradiol	410,1	56,3	12184,2	49,9
Chlorprothixen	301,2	100,0	4834,7	100,0
Choriongonadotrophin	73,4	100,0	2110,8	100,0
Ciclopirox	405,8	32,2	6651,9	31,3
Ciclosporin	273,1	23,6	46143,1	29,4
Cilostazol	84,4	74,3	6134,9	70,5
Cinnarizin und Dimenhydrinat	719,3	1,2	23924,8	1,2
Ciprofloxacin	4247,3	85,7	58752,9	82,0
Citalopram	3173,7	100,0	73538,0	100,0
Clarithromycin	1396,6	99,6	18737,3	99,6

◻ **Tabelle 51.9 Anteil der Generikapräparate an Verordnungen und Nettokosten 2016.** (Fortsetzung)

Wirkstoff	Gesamtverordnungen		Gesamtnettokosten	
	(Tsd.)	% Generika	(Tsd. €)	% Generika
Clindamycin	2255,8	94,6	42293,3	93,3
Clobetasol	874,8	81,4	14530,9	84,3
Clomifen	75,1	100,0	1437,0	100,0
Clomipramin	173,9	100,0	4615,7	100,0
Clonazepam	217,4	11,6	4299,6	13,3
Clonidin	604,3	96,1	10494,2	95,5
Clopidogrel	1804,7	99,1	62868,5	98,9
Clotrimazol	379,7	98,3	3541,2	99,2
Clozapin	513,4	91,8	27107,8	92,4
Codein	1313,0	86,3	16051,0	86,2
Codein und Paracetamol	611,8	98,6	6875,5	98,5
Colestyramin	101,4	87,1	4831,5	85,1
Cromoglicinsäure	105,5	97,8	1086,3	90,9
Cyproteron	71,1	32,2	3756,7	47,4
Cyproteron und Estrogen	137,7	70,4	3209,5	62,0
Desloratadin	549,0	70,1	15008,0	65,5
Desmopressin	180,2	56,0	17336,7	61,6
Desogestrel	122,7	81,4	2520,4	77,3
Desogestrel und Ethinylestradiol	151,6	94,2	3050,6	91,9
Dexamethason	1907,6	97,1	61786,3	98,4
Dexamethason und Neomycin	54,2	100,0	710,7	100,0
Dexpanthenol	187,9	12,5	792,3	18,9
Diazepam	847,5	100,0	9450,1	100,0
Diclofenac	8580,1	76,9	117134,0	80,0
Dienogest und Estrogen	375,7	9,9	12786,1	8,6
Dienogest und Ethinylestradiol	1071,9	99,0	22174,6	98,3
Digitoxin	1080,7	49,0	14219,4	48,9
Dihydrocodein	1235,8	1,5	17061,2	13,4
Diltiazem	313,0	94,3	5523,5	91,8
Dimenhydrinat	1000,7	34,6	6225,3	20,1
Diphenhydramin	54,5	100,0	210,4	100,0
Domperidon	532,5	84,2	12468,5	72,8
Donepezil	389,7	99,9	19727,1	99,9
Dorzolamid	452,9	76,9	19047,2	65,4
Doxazosin	817,0	99,4	20280,8	99,4
Doxepin	1210,2	96,0	19629,2	96,8
Doxycyclin	2253,4	100,0	26385,5	100,0
Drospirenon und Ethinylestradiol	105,6	54,9	3523,7	51,4
Duloxetin	1168,3	69,4	163389,1	56,0
Ebastin	214,7	53,3	7410,4	50,3

51

◻ Tabelle 51.9 Anteil der Generikapräparate an Verordnungen und Nettokosten 2016. (Fortsetzung)

Wirkstoff	Gesamtverordnungen		Gesamtnettokosten	
	(Tsd.)	% Generika	(Tsd. €)	% Generika
Enalapril	3737,1	99,8	44526,8	99,8
Enalapril und Hydrochlorothiazid	966,8	99,5	19948,2	99,4
Enalapril und Nitrendipin	45,7	100,0	3365,5	100,0
Epinephrin	160,5	100,0	13233,0	100,0
Eplerenon	354,7	84,0	68121,3	80,3
Eprosartan	47,8	97,8	1355,1	97,7
Eprosartan und Hydrochlorothiazid	84,4	60,5	4672,1	41,5
Erythromycin	602,5	99,9	9723,1	99,9
Escitalopram	1100,1	99,3	25533,2	99,4
Esomeprazol	1489,7	97,2	31543,5	98,0
Estradiol	1134,6	100,0	28268,7	100,0
Estriol	1940,6	85,8	26125,3	85,2
Ethosuximid	59,2	100,0	2875,2	100,0
Exemestan	87,1	99,9	10157,3	99,9
Felodipin	424,3	99,4	15073,3	99,4
Fenofibrat	270,7	100,0	8845,5	100,0
Fentanyl	1924,3	95,8	237094,9	94,6
Fexofenadin	302,7	91,9	11032,8	91,0
Finasterid	620,4	99,9	33574,2	99,9
Flecainid	454,0	92,9	16363,5	90,9
Flucloxacillin	65,2	22,6	2694,2	20,2
Fluconazol	404,6	97,3	17564,6	96,5
Flunarizin	37,3	100,0	860,8	100,0
Flunitrazepam	74,1	21,6	881,5	21,0
Fluocinolonacetonid	73,9	26,0	1099,6	26,2
Fluorometholon	92,2	59,5	1232,5	55,5
Fluorouracil	44,7	100,0	1908,5	100,0
Fluoxetin	605,4	100,0	14524,0	100,0
Flupentixol	243,3	23,0	11840,4	36,1
Fluphenazin	56,4	43,7	3519,6	73,9
Flupirtin	496,0	31,7	21395,3	31,6
Flurazepam	58,9	63,2	712,1	63,8
Fluspirilen	73,5	13,4	1660,3	18,1
Fluticason	397,2	29,7	7561,8	31,7
Fluvastatin	468,4	95,4	8635,6	94,0
Fluvoxamin	36,4	98,0	615,7	98,5
Fondaparinux	178,7	0,0	19892,7	0,0
Formoterol	1556,0	93,6	94604,7	93,5
Formoterol und Budesonid	1791,6	8,5	232017,5	8,5
Fosfomycin	1492,9	100,0	22492,3	100,0

☐ **Tabelle 51.9 Anteil der Generikapräparate an Verordnungen und Nettokosten 2016.** (Fortsetzung)

Wirkstoff	Gesamtverordnungen		Gesamtnettokosten	
	(Tsd.)	% Generika	(Tsd. €)	% Generika
Fosinopril	41,9	62,3	548,5	64,7
Furosemid	2927,8	99,3	39776,4	99,1
Fusidinsäure	1100,8	36,3	16542,2	35,5
Gabapentin	1783,1	99,7	80130,9	99,6
Galantamin	143,6	95,9	7322,1	95,5
Gentamicin	1158,7	80,2	13823,8	78,9
Glatirameracetat	93,0	0,0	260417,2	0,0
Glibenclamid	421,2	98,9	5108,8	98,9
Glimepirid	1259,7	99,2	28510,6	99,2
Glyceroltrinitrat	805,6	14,7	16909,7	14,5
Granisetron	211,1	92,8	15341,1	93,1
Haloperidol	383,8	86,7	7604,2	68,7
Hydrochlorothiazid	4143,1	99,9	56126,5	99,9
Hydrochlorothiazid und Amilorid	100,2	100,0	1309,6	100,0
Hydrochlorothiazid und Triamteren	683,5	85,3	9875,8	84,9
Hydrocortison	1191,4	90,8	24415,6	94,8
Hydrocortisonbuteprat	106,4	100,0	1300,9	100,0
Hydrocortisonbutyrat	293,1	100,0	4868,0	100,0
Hydromorphon	937,7	75,4	161355,8	73,2
Hydroxycarbamid	137,3	84,3	20050,1	83,4
Hydroxyzin	153,6	14,3	3175,5	16,7
Ibandronsäure	290,2	87,6	39384,6	89,5
Ibuprofen	27386,4	100,0	283792,8	100,0
Imatinib	39,7	0,1	249599,0	0,1
Imipramin	53,2	100,0	880,5	100,0
Indapamid	188,0	92,1	5028,5	90,7
Indometacin	252,3	100,0	3688,4	100,0
Insulin (human)	4352,1	100,0	345516,2	100,0
Iodide	355,3	83,6	2014,4	80,9
Ipratropiumbromid	470,0	16,3	14607,3	16,4
Irbesartan	599,7	97,8	16199,5	97,9
Irbesartan und Hydrochlorothiazid	608,1	95,5	22263,4	95,2
Isosorbiddinitrat	682,2	50,8	10799,8	46,3
Isosorbidmononitrat	386,5	99,1	6822,6	99,0
Isotretinoin	283,8	100,0	8651,7	100,0
Itraconazol	176,6	95,5	8302,7	93,9
Kanamycin	380,6	99,9	4348,6	99,9
Ketoprofen	33,1	97,1	602,8	96,4
Ketorolac	95,7	65,3	1852,9	58,9
Ketotifen	58,8	62,9	864,0	66,8

51

🔲 **Tabelle 51.9 Anteil der Generikapräparate an Verordnungen und Nettokosten 2016.** (Fortsetzung)

Wirkstoff	Gesamtverordnungen		Gesamtnettokosten	
	(Tsd.)	% Generika	(Tsd. €)	% Generika
Kombinationen von Levothyroxin und Liothyronin	310,2	100,0	8080,8	100,0
Konjugierte Estrogene	90,4	8,8	2536,5	9,4
Lactulose	550,8	57,3	6896,4	55,8
Lamotrigin	965,0	93,1	35139,1	93,4
Lansoprazol	203,0	93,8	4839,5	93,5
Latanoprost	1271,3	87,4	58396,7	82,9
Leflunomid	196,1	94,7	52727,9	94,1
Lercanidipin	2785,1	92,6	34571,7	92,4
Letrozol	217,6	99,9	15409,9	99,9
Leuprorelin	291,2	21,5	144690,7	18,0
Levetiracetam	1356,0	97,6	99549,2	96,6
Levocarnitin	37,5	100,0	2129,3	100,0
Levocetirizin	274,9	70,4	7775,7	63,1
Levodopa in Kombination mit Benserazid	2569,1	63,2	65022,2	56,9
Levodopa in Kombination mit Carbidopa	862,3	95,7	60915,5	98,3
Levodopa in Kombination mit Carbidopa und Entacapon	300,7	80,6	51422,6	76,6
Levofloxacin	1170,4	94,7	15319,6	93,5
Levomepromazin	214,8	91,9	3765,8	92,7
Levomethadon	71,9	4,6	3230,6	7,3
Levonorgestrel und Estrogen	101,6	100,0	2893,6	100,0
Levonorgestrel und Ethinylestradiol	1293,2	93,8	25422,9	93,6
Levothyroxin und Kaliumiodid	3529,0	92,7	51558,6	93,0
Levothyroxin-Natrium	22639,5	100,0	292860,1	100,0
Lidocain	111,9	98,0	772,9	96,0
Liothyronin-Natrium	42,4	100,0	1150,6	100,0
Lisinopril	2148,5	100,0	27981,0	100,0
Lisinopril und Hydrochlorothiazid	904,4	99,1	18789,7	99,0
Lithium	444,8	25,5	10656,0	24,9
Loperamid	577,4	88,4	7472,7	87,9
Loratadin	55,2	100,0	445,1	100,0
Lorazepam	1967,9	26,9	25224,3	25,7
Lormetazepam	235,9	84,5	2977,8	84,0
Losartan	1182,1	99,5	30638,6	99,5
Losartan und Hydrochlorothiazid	720,2	98,8	22919,1	98,7
Lovastatin	78,6	100,0	1490,5	100,0
Maprotilin	66,6	88,8	1056,2	86,2
Mebeverin	257,2	42,0	7386,5	33,6
Medazepam	67,0	100,0	1114,2	100,0
Medroxyprogesteron	62,0	25,2	1652,9	27,3

■ Tabelle 51.9 Anteil der Generikapräparate an Verordnungen und Nettokosten 2016. (Fortsetzung)

Wirkstoff	Gesamtverordnungen		Gesamtnettokosten	
	(Tsd.)	% Generika	(Tsd. €)	% Generika
Meloxicam	270,7	100,0	3916,1	100,0
Melperon	1590,0	100,0	25312,2	100,0
Memantin	505,7	98,4	50700,9	98,0
Mercaptopurin	49,9	100,0	4037,1	100,0
Mesalazin	1021,2	6,3	116773,7	6,6
Metamizol-Natrium	22950,2	99,2	285759,5	99,3
Metformin	9210,6	99,5	124365,8	99,5
Methadon	49,8	100,0	2684,8	100,0
Methocarbamol	1306,6	100,0	42465,7	100,0
Methotrexat	1044,7	63,1	128091,1	82,3
Methyldopa (linksdrehend)	148,6	68,0	3711,0	62,6
Methylphenidat	1587,7	84,6	68824,5	83,8
Methylprednisolon	355,8	78,8	12926,1	63,6
Metoclopramid	2665,9	99,5	29100,0	99,5
Metoprolol	17383,3	98,0	244464,9	98,1
Metoprolol und Hydrochlorothiazid	631,3	97,4	17948,9	96,5
Metronidazol	1500,8	99,5	22599,6	99,6
Miconazol	177,3	91,3	1431,0	93,2
Miconazol, Kombinationen	208,1	11,3	2849,8	8,9
Midazolam	39,0	70,6	706,0	71,4
Minocyclin	223,3	100,0	3939,5	100,0
Minoxidil	79,8	0,0	8735,0	0,0
Mirtazapin	3006,5	99,8	77181,3	99,9
Moclobemid	53,6	97,3	2763,9	96,7
Molsidomin	791,2	26,5	12269,1	24,9
Mometason	4147,0	85,9	63402,0	84,6
Montelukast	567,2	93,5	22594,3	88,6
Morphin	983,0	93,0	51299,6	93,0
Moxifloxacin	422,2	90,1	13393,3	86,4
Moxonidin	2361,2	99,4	50894,0	99,3
Mycophenolsäure	249,2	23,2	100190,8	16,3
Naftidrofuryl	98,2	78,9	2173,2	77,4
Naproxen	759,9	100,0	13661,2	100,0
Naratriptan	94,2	88,6	2425,1	87,7
Natriumpicosulfat	186,2	31,0	2494,2	27,1
Nebivolol	1923,8	97,1	23264,7	97,1
Nifedipin	608,3	97,0	8656,5	96,2
Nitrazepam	86,9	96,5	947,1	96,6
Nitrendipin	1146,8	87,4	15780,7	79,6
Nitrofurantoin	514,0	74,6	7169,3	77,6

◘ Tabelle 51.9 Anteil der Generikapräparate an Verordnungen und Nettokosten 2016. (Fortsetzung)

Wirkstoff	Gesamtverordnungen		Gesamtnettokosten	
	(Tsd.)	% Generika	(Tsd. €)	% Generika
Nitroxolin	72,8	100,0	2990,5	100,0
Norethisteron und Estrogen	343,2	92,3	11491,2	
Norfloxacin	217,3	99,7	2929,4	99,7
Nystatin	207,2	98,8	1929,0	97,8
Nystatin und Zinkoxid	313,8	100,0	2891,1	100,0
Ofloxacin	2093,6	62,6	29932,2	60,4
Olanzapin	811,3	97,3	47691,9	84,6
Omeprazol	7738,2	99,4	162911,8	99,5
Ondansetron	264,2	92,4	19967,8	93,9
Opipramol	2183,9	95,2	30860,8	94,3
Ornithinaspartat	51,0	100,0	7058,4	100,0
Oxazepam	591,6	94,7	6446,7	94,7
Oxcarbazepin	233,9	77,1	21252,9	76,4
Oxybutynin	277,4	99,3	9541,0	99,6
Oxycodon	1260,6	89,8	148622,9	87,3
Oxymetazolin	347,6	0,0	1710,1	0,0
Oxytetracyclin	78,3	19,4	1182,1	16,9
Palonosetron	122,6	13,6	10956,7	11,4
Pamidronsäure	39,9	95,0	10949,7	96,3
Pantoprazol	22508,9	99,8	482270,6	99,8
Paracetamol	3130,5	83,3	4861,1	88,5
Paricalcitol	106,3	58,6	13386,6	54,7
Paroxetin	488,6	99,5	11744,5	99,3
Pentaerythrityltetranitrat	62,0	100,0	1540,0	100,0
Pentoxifyllin	46,7	80,4	872,9	78,1
Pentoxyverin	351,7	9,2	1489,8	10,5
Perazin	158,5	84,6	3664,4	86,4
Perindopril und Indapamid	292,9	8,9	17468,8	8,5
Permethrin	380,8	28,3	12837,8	29,0
Phenobarbital	64,6	25,6	1924,1	25,7
Phenoxymethylpenicillin	1987,3	94,9	23740,7	95,3
Phenoxymethylpenicillin-Benzathin	195,9	100,0	5807,7	100,0
Phenprocoumon	3228,1	64,8	50499,3	65,9
Phenytoin	102,0	68,5	1579,2	69,0
Phytomenadion	32,9	100,0	448,5	100,0
Pilocarpin	65,2	100,0	1687,4	100,0
Pipamperon	1079,9	96,9	25883,8	97,1
Piracetam	165,8	100,0	2979,5	100,0
Piretanid	110,6	86,148	2664,8	84,3
Piritramid	40,4	29,7	654,7	34,8

◘ Tabelle 51.9 Anteil der Generikapräparate an Verordnungen und Nettokosten 2016. (Fortsetzung)

Wirkstoff	Gesamtverordnungen		Gesamtnettokosten	
	(Tsd.)	% Generika	(Tsd. €)	% Generika
Piroxicam	137,5	100,0	1782,0	100,0
Polystyrolsulfonat	93,4	100,0	5182,2	100,0
Pramipexol	912,2	91,3	58442,2	76,4
Pravastatin	819,5	99,9	15436,1	99,9
Prednicarbat	1221,8	59,0	19449,4	58,4
Prednisolon	6965,0	93,6	95022,5	93,2
Prednisolon-Depot	52,3	100,0	699,4	100,0
Prednison	867,0	53,6	18757,7	64,3
Pregabalin	3451,4	67,3	293854,3	51,3
Primidon	156,3	61,0	3733,9	57,2
Progesteron	568,9	100,0	17565,9	100,0
Proguanil, Kombinationen	34,2	48,8	1521,3	44,7
Promethazin	1095,2	92,8	15139,8	93,7
Propafenon	133,1	71,5	2698,3	64,7
Propiverin	352,8	37,2	22028,7	24,0
Propranolol	945,1	64,0	14615,5	63,9
Pyridostigmin	191,3	34,4	13842,4	26,9
Quetiapin	2343,8	99,5	86774,4	99,3
Quinapril	54,2	18,3	746,6	19,0
Quinapril und Hydrochlorothiazid	98,3	87,5	2182,9	87,2
Rabeprazol	44,3	88,0	991,4	88,4
Raloxifen	34,9	67,0	3239,2	64,7
Ramipril	19474,3	99,6	237010,7	99,6
Ramipril und Amlodipin	695,1	100,0	36830,9	100,0
Ramipril und Hydrochlorothiazid	5280,8	99,4	108424,4	99,4
Ramipril und Piretanid	71,3	91,8	4296,1	91,8
Ranitidin	784,9	100,0	15001,1	100,0
Rasagilin	98,8	76,1	33300,0	70,0
Repaglinid	344,9	92,0	14725,8	91,9
Rifampicin	39,9	100,0	4282,0	100,0
Risedronsäure	237,0	92,4	10998,4	90,7
Risedronsäure, Calcium und Colecalciferol, Sequenzialpräparate	63,8	58,7	3414,7	58,3
Risedronsäure und Calcium, Sequenzialpräparate	33,1	19,1	1806,4	18,5
Risperidon	1808,9	94,0	99078,6	30,3
Rivastigmin	309,1	91,7	41623,7	84,4
Rizatriptan	422,2	73,9	11518,0	67,3
Ropinirol	291,2	86,8	39264,3	79,9
Roxithromycin	1197,4	98,7	16275,6	98,6
Salbutamol	7074,3	94,4	107190,3	94,3

51

◘ Tabelle 51.9 Anteil der Generikapräparate an Verordnungen und Nettokosten 2016. (Fortsetzung)

Wirkstoff	Gesamtverordnungen		Gesamtnettokosten	
	(Tsd.)	% Generika	(Tsd. €)	% Generika
Salbutamol und Ipratropiumbromid	41,3	100,0	1667,1	100,0
Salmeterol	43,5	43,4	2551,4	41,5
Salmeterol und Fluticason	1937,5	10,4	173639,3	8,4
Scopolamin	63,6	100,0	1717,0	100,0
Sertralin	1139,6	99,8	34499,4	99,9
Sevelamer	150,3	51,5	33500,3	47,0
Sildenafil	44,6	13,9	42438,9	7,0
Simvastatin	13948,4	100,0	246641,0	100,0
Sotalol	224,9	95,9	4034,3	94,6
Spironolacton	2054,4	77,7	35933,9	82,0
Spironolacton und Furosemid	215,1	99,3	6031,4	99,3
Sucralfat	48,2	100,0	1281,2	100,0
Sulfamethoxazol und Trimethoprim	1538,9	99,7	15953,2	99,7
Sulfasalazin	220,1	89,9	11367,7	86,5
Sulpirid	300,7	98,3	5896,8	98,5
Sultamicillin	522,7	24,4	19174,6	26,0
Sumatriptan	1179,7	91,9	34221,8	83,7
Tacrolimus	350,8	7,4	161179,0	6,6
Tamoxifen	442,2	99,9	8508,3	99,9
Tamsulosin	3606,2	99,9	82204,4	100,0
Telmisartan	819,1	98,2	22055,5	98,4
Telmisartan und Hydrochlorothiazid	633,6	96,8	21795,9	96,6
Temazepam	177,7	51,1	2100,2	50,9
Temozolomid	60,7	84,2	64066,2	85,8
Terazosin	106,3	90,0	2661,1	89,8
Terbinafin	565,9	99,4	17042,3	99,8
Terbutalin	68,9	83,4	1054,9	80,2
Testosteron	314,3	97,0	35030,4	98,9
Tetracyclin	31,7	100,0	511,5	100,0
Theophyllin	581,2	100,0	8630,6	100,0
Thiamazol	361,7	99,5	5291,9	99,4
Thioridazin	31,3	64,4	789,1	47,1
Tiaprid	153,3	96,2	8142,6	96,7
Tilidin und Naloxon	5146,3	97,8	191729,3	97,8
Timolol	1187,8	100,0	17253,0	100,0
Timolol und Dorzolamid	710,2	77,0	40706,8	71,3
Timolol und Latanoprost	370,8	80,5	19041,3	73,7
Tiotropiumbromid	1788,8	1,2	232035,0	1,0
Tizanidin	339,2	54,1	5113,3	48,1
Tolperison	350,6	87,9	10570,0	91,8

◨ Tabelle 51.9 Anteil der Generikapräparate an Verordnungen und Nettokosten 2016. (Fortsetzung)

Wirkstoff	Gesamtverordnungen		Gesamtnettokosten	
	(Tsd.)	% Generika	(Tsd. €)	% Generika
Tolterodin	133,2	94,9	8183,2	92,9
Topiramat	250,6	89,1	14865,7	85,8
Torasemid	10512,3	99,7	152216,9	99,7
Tramadol	3128,2	92,6	69304,4	93,1
Tramadol und Paracetamol	183,0	46,7	4486,5	43,6
Tranexamsäure	41,6	100,0	1389,5	100,0
Trazodon	135,2	100,0	4511,5	100,0
Triamcinolon	782,4	100,0	11289,5	100,0
Triamcinolon-Depot	451,1	100,0	8506,1	100,0
Trihexyphenidyl	43,4	77,8	860,1	74,7
Trimethoprim	206,2	100,0	3386,5	100,0
Trimipramin	983,7	96,9	19134,7	96,3
Triptorelin	58,9	88,3	28861,0	95,2
Trospium	1137,6	63,9	52744,2	58,9
Urapidil	789,0	0,4	35272,2	0,3
Urokinase	37,8	100,0	2283,0	100,0
Ursodesoxycholsäure	481,5	100,0	27001,1	100,0
Valaciclovir	36,4	81,9	3322,0	79,0
Valproinsäure	1368,7	83,2	43148,0	82,4
Valsartan	4332,4	99,5	95040,8	99,5
Valsartan und Hydrochlorothiazid	2546,5	99,3	85255,8	99,2
Vancomycin	54,6	82,9	12975,6	68,2
Venlafaxin	2181,8	99,7	78466,6	99,8
Verapamil	1328,0	96,0	23520,3	95,8
Xipamid	769,7	99,6	11424,6	99,6
Xylometazolin	5805,9	68,1	9353,9	74,5
Ziprasidon	77,5	86,1	15855,1	80,5
Zoledronsäure	133,5	96,4	47934,4	94,0
Zolmitriptan	255,8	57,8	11646,4	31,8
Zolpidem	1374,2	98,6	17325,8	98,6
Zonisamid	114,9	40,6	17673,2	35,6
Zopiclon	2434,0	99,8	31763,1	99,8
Alle 444 Wirkstoffe mit mind. 30 Tsd. Verordnungen	553.880,4	91,1	14.095.151,7	77,6
Alle generikafähigen Wirkstoffe*	575.443,3	87,9	15.309.806,5	72,4
Gesamtmarkt GKV-Rezepte mit Fertigarzneimitteln	663.568,6	76,2	33.571.915,4	33,0

* Biosimilarfähige Wirkstoffe sind von dieser Betrachtung ausgeschlossen.

Literatur

Arndt KA, Clark RAF (1979): Principles of topical therapy. In: Fitzpatrick TB et al (eds): Dermatology in general medicine, 2nd ed McGraw–Hill Book Company, New York, pp 1753–1758

Coca V, Nink K, Schröder H (2008): Ergänzende statistische Übersicht. In: Schwabe U, Paffrath D (Hrsg.): Arzneiverordnungs-Report 2007. Springer-Verlag, Berlin, Heidelberg

Fricke U, Günther J, Niepraschk-von Dollen K, Zawinell A (2017a): Anatomisch-therapeutisch-chemische Klassifikation mit Tagesdosen für den deutschen Arzneimittelmarkt. ATC-Index mit DDD–Angaben. Wissenschaftliches Institut der AOK, Berlin

Fricke U, Günther J, Niepraschk-von Dollen K, Zawinell A (2017b): Anatomisch-therapeutisch-chemische Klassifikation mit Tagesdosen für den deutschen Arzneimittelmarkt. Methodik der ATC-Klassifikation und DDD-Festlegung. ATC-Index mit DDD-Angaben. Wissenschaftliches Institut der AOK, Berlin

Merlo J, Wessling A, Melander A (1996): Comparison of dose standard units for drug utilization studies. Eur J Clin Pharmacol 50: 27–30

Nordic Council on Medicines (1985): Guidelines for DDD, Oslo

Pfannkuche M S, Glaeske G, Neye H, Schöffski O, Hoffmann F (2009): Kostenvergleiche für Arzneimittel auf der Basis von DDD im Rahmen der Vertragsärztlichen Versorgung. Gesundh ökon Qual manag; 14: 17–23

Reichelt H (1987): Strukturkomponente „Packungsgröße" – Eine Meßzahl ohne Aussagekraft? DOK: 485–488

Reichelt H (1988): Eine Methode der statistischen Komponentenzerlegung. WIdO-Materialien 31, Bonn

Schröder H, Nink K, Zawinell A (2004): Transparenz jetzt nutzen! Arzneimittelverbrauchsforschung in Deutschland. Deutsche Apotheker Zeitung, 144, 21, 2413–2418

Schröder H, Nink K, Coca V, Zawinell A, Brückner G, Ajanovic K (2007): Report oder Atlas? Zur Analyse von Arzneimittelverordnungsdaten. WIdO, Bonn

Schwabe U (1981): Pharmakologisch-therapeutische Analyse der kassenärztlichen Arzneiverordnungen in der Bundesrepublik Deutschland. Wissenschaftliches Institut der Ortskrankenkassen, Bonn

Schwabe U (1995): ATC–Code. Anatomisch-therapeutisch-chemische Klassifikation für den deutschen Arzneimittelmarkt. Wissenschaftliches Institut der AOK, Bonn

WHO Collaborating Centre for Drug Statistics Methodology (2017a): Anatomical Therapeutic Chemical (ATC) classification index with Defined Daily Doses (DDDs). Oslo

WHO Collaborating Centre for Drug Statistics Methodology (2017b): Guidelines for ATC classification and DDD assignment. Oslo

Wissenschaftliches Institut der AOK (WIdO) (2017a): ATC/DDD-Klassifikation: Amtlicher ATC-Index mit DDD–Angaben. Im Internet aufgesucht am 03.07.2017 unter: https://www.wido.de/fileadmin/wido/downloads/pdf_arzneimittel/atc/wido_arz_amtlicher_atc-index_2017_1216.zip

Wissenschaftliches Institut der AOK (WIdO) (2017b): Preisentwicklung auf dem Arzneimittelmarkt bis April 2017. Im Internet aufgesucht am 06.07.2016 unter: http://www.wido.de/fileadmin/wido/downloads/pdf_arzneimittel/Preisinfo/wido_arz_preisinfo_April2017.pdf

Stichwortverzeichnis

A

Aarane/N 407
Abacavir 104
Abasaglar 17, 311
Abatacept 381, 382
Abilify 700
Abirateron 10, 627, 628
Abnobaviscum 632
Abraxane 118
Abseamed 16, 269
Abstral 239
Acamprosat 702
Acara Duo Vitamin D3 669
Acara Trio 669
Acarbose 304
Acarbose dura 305
Acarizax 257
Acaroid Milbenallergoid 257
ACC HEXAL 389
Accofil Accord 16
Accupro 215
ACE-Hemmer 97, 211, 212, 215, 227, 230
ACE-Hemmer-ratiopharm 214
Acemetacin 377, 829
Acemetacin Heumann 377
Acemetacin STADA 377
Acemit 653
Acetazolamid 652, 653, 829
Acetylcystein 387
Acetyldigoxin 829
Acetylsalicylsäure 354, 361, 545
Acic Creme 445
Acic HEXAL Tabl./p.i. 287
Aciclo BASICS 287
Aciclostad 287
Aciclostad Creme 445
Aciclovir 287, 643, 829
Aciclovir-1 A Pharma 287
Aciclovir AL 287
Aciclovir Aristo 287
Aciclovir Creme-1 A Pharma 445
Aciclovir Heumann Creme 445
Aciclovir Heumann Tabl. 287
Aciclovir-ratiopharm Creme 445
Acic-Ophtal 643
Acicutan 456
Acitretin 458
Acivision 643
Aclasta 669
Aclidiniumbromid 80

Acnatac 450
Actelion 58
Actikerall 454
Actilyse 358
Actisorb Silver 463
Activelle 729
Actonel 5/35/75 669
Actonel plus Calcium 669
Actonel plus Calcium D 669
Actraphane 311
Actrapid human 311
Acular 647
Adalat 420
Adalimumab 10, 27, 380, 382, 553
Adapalen 450
Adaptive Pathways 46
Adcirca 98, 343
Addaven 825
Addel Trace 826
Adempas 98
Adenuric 489
ADP-Rezeptorantagonisten 362
adrenogenitales Syndrom 425
Adumbran 684
Advagraf 526
Advanced Therapy Medicinal Products, AMTP 34
Advantan 434
Advate 71, 366
Aequamen 318
Aerius 253
Aerodur Turbohaler 407
Afamelanotid 57, 60
Afatinib 68, 69, 72, 76, 85, 87, 88, 90, 94, 548, 101
Afinitor 111, 614
Aflibercept 10, 107, 614, 623, 656
Agalsidase alfa 82
Agalsidase beta 82
Aggrenox retard 362
Agomelatin 103, 692
AH3 N 254
Airflusal 410
Akineton 679
Akne 449, 450
Aknefug-EL 450
Aknemittel 817, 449
Aknemycin Lösung/Salbe 450
Aknemycin Plus 450
Aknenormin 450
Akrinor 125
aktinische Keratosen 454

Akynzeo 319
Albutrepenonacog alfa 57, 61, 63
Aldactone Tabl./Kaps. 483
Aldara 454
Aldosteronantagonisten 219
Alecensa 85
Alectinib 85
Alemtuzumab 113
Alendron-HEXAL 669
Alendronsäure 668
Alendronsäure-1 A Pharma 669
Alendronsäure Aurobindo 669
Alendronsäure ratio plus Col 669
Alfacalcidol 752
Alfacalcidol-1 A Pharma 751
Alfacalcidol Aristo 751
Alfacalcidol HEXAL 751
Alfa-Interferone 75
Alfason 434
Alfuzosin 829
Alfuzosin AbZ 742
Alfuzosin Winthrop 742
Alfuzosin Zentiva 742
Alimta 85, 603
Aliskiren 229, 230
Alitretinoin 449
Alizaprid 319
Alk 7/-depot SQ Birke 258
Alk 7/-depot SQ Frühblüher 258
Alk-depot/lyophil. SQ Biene 256
Alk-depot/lyophil.SQ Wespe 256
Alk Depot SQ Gräser/Roggen 256
Alk-depot SQ Milbe 257
Alkeran 67, 601
ALK-Inhibitoren 85
Alkoholfolgekrankheiten 702, 703
Alkylanzien 600
Allegro 565
Alleinstellungsmerkmale 153
Allergene 7, 9, 817, 823
Allergenextrakte 254
Allergenkarenz 254
Allergika Basis 467
Allergodil Nspr., Nspr./AT 711
Allergospasmin 407
Allergovit Birke 258
Allergovit Birke/Erle/Hasel 257
Allergovit Gräser 256
Allergovit Gräser/Getr/Birke 259
Allergovit Gräser/Getreide 256
Allergovit Gräser/Roggen 256
Allevyn Ag Gentle Border 463

© Springer-Verlag GmbH Germany 2017
U. Schwabe, D. Paffrath, W.-D. Ludwig, J. Klauber (Hrsg.), *Arzneiverordnungs-Report 2017*
DOI 10.1007/978-3-662-54630-7

D

E

U

V

W